J.-F. Chenot, M. Scherer (Hrsg.)

Allgemeinmedizin

Jean-François Chenot, Martin Scherer (Hrsg.)

Allgemeinmedizin

2., vollständig überarbeitete Auflage

Mit einem Geleitwort von Dr. med. (I) Klaus Reinhardt, Bundesärztekammer Berlin

Mit Beiträgen von Ilka Aden, Braunschweig; Aniela Angelow, Greifswald; Erika Baum, Biebertal; Annette Becker, Marburg; Antje Bergmann, Dresden; Ruben Bernau, Hambergen; Markus Bleckwenn, Leipzig; Eva Blozik, Zürich; Stefan Bösner, Marburg; Bettina Brandt, Lübeck; Jean-François Chenot, Greifswald; Ruth Deecke, Eicklingen; Iris Demmer, Göttingen; Norbert Donner-Banzhoff, Marburg; Maren Ehrhardt, Hamburg; Marion Eisele, Hamburg; Bettina Engel, Erlangen; Gregor Feldmeier, Rostock; Kristina Flägel, Lübeck; Luca Frank, Erlangen; Michael H. Freitag, Oldenburg; Lisa Freivogel, Pforzheim; Jennis Freyer-Adam, Greifswald; Julia Freyer Martins Pereira, Greifswald; Stephan Fuchs, Halle (Saale); Simone Gärtner, Greifswald; Ildikó Gágyor, Würzburg; Jörg Haasenritter, Marburg; Holger Hein, Reinbek; Christoph Heintze, Berlin; Leonor Heinz, Berlin; Alina Herrmann, Köln; Markus Herrmann, Magdeburg; Guido Heydecke, Hamburg; Felix Holzinger, Berlin; Stefanie Joos, Tübingen; Hanna Kaduszkiewicz, Kiel; Vera Kalitzkus, Düsseldorf; Ralf Kampmann, Verden (Aller); Simone Kiel, Greifswald; Thomas Kötter, Lübeck; Thomas Kloppe, Hamburg; Karen Krüger, Berlin; Katarina Krüger, Hamburg; Thomas Kühlein, Erlangen; Anja Lange, Greifswald; Alexander Laske, Bergen auf Rügen; Nicole Lindner, Marburg; Fabian Ludwig, Oranienburg; Dagmar Lühmann, Hamburg; Rebecca Machnik, Hamburg; Frederik M. Mader, Nittendorf; Gabriella Marx, Hamburg; Elizabeth Mathias, Greifswald; Leonard Mathias, Greifswald; Claudia Mews, Hamburg; Achim Mortsiefer, Witten; Cathleen Muche-Borowski, Hamburg; Beate S. Müller, Köln; Pascal Nohl-Deryk, Köln; Jan Hendrik Oltrogge-Abiry, Hamburg; Saskia Otte, Hamburg; Sarah Porzelt, Hamburg; Horst Prautzsch, Trochtelfingen; Rebekka Preuß, Greifswald; Susanne Pruskil, Hamburg; Egina Puschmann, Hamburg; Christina Raus, Greifswald; Olaf Reddemann, Düsseldorf; Freya Sophia Reusch, Lübeck; Marco Roos, Erlangen; Mathias Rosenbaum, Lübeck; Kristin Runge, Greifswald; Thomas Ruppel, Lübeck; Martin Scherer, Hamburg; Katharina Schmalstieg-Bahr, Hamburg; Konrad Schmidt, Jena und Berlin; Guido Schmiemann, Bremen; Nils Schneider, Hannover; Wolfgang Schneider-Rathert, Braunschweig; Jeannine Schübel, Dresden; Simon Schwill, Heidelberg; Alexander Sikorski†, Aachen; Johannes Spanke, Greifswald; Jost Steinhäuser, Lübeck; Annette Strauß, Hamburg; Britta Tetzlaff, Hamburg; Ulrich Thiem, Hamburg; Rüdiger Thiesemann, Hamburg; Jens Thonack, Greifswald; Julia Truthmann, Greifswald; Til Uebel, Würzburg; Jan Valentini, Tübingen; Hendrik van den Bussche†, Hamburg; Iris Veit, Bochum; Annika Viniol, Marburg; Karen Voigt, Dresden; Cornelia Wachter, Schriesheim; Lisette Warkentin, Erlangen; Gesine Friederike C. Weckmann, Rostock; Caroline Werkmeister, Hamburg; Stefan Wilm, Düsseldorf; Christian Wolfram, Hamburg; Thomas Zimmermann, Hamburg; Stefan Zutz, Neubukow

ELSEVIER

Elsevier GmbH, Bernhard-Wicki-Str. 5, 80636 München, Deutschland
Wir freuen uns über Ihr Feedback und Ihre Anregungen an kundendienst@elsevier.com

ISBN 978-3-437-21029-7
eISBN 978-3-437-05541-6

2. Auflage 2025

Wichtiger Hinweis
Die medizinischen Wissenschaften unterliegen einem sehr schnellen Wissenszuwachs. Der stetige Wandel von Methoden, Wirkstoffen und Erkenntnissen ist allen an diesem Werk Beteiligten bewusst. Sowohl der Verlag als auch die Autorinnen und Autoren und alle, die an der Entstehung dieses Werkes beteiligt waren, haben große Sorgfalt darauf verwandt, dass die Angaben zu Methoden, Anweisungen, Produkten, Anwendungen oder Konzepten dem aktuellen Wissensstand zum Zeitpunkt der Fertigstellung des Werkes entsprechen.
Der Verlag kann jedoch keine Gewähr für Angaben zu Dosierung und Applikationsformen übernehmen. Es sollte stets eine unabhängige und sorgfältige Überprüfung von Diagnosen und Arzneimitteldosierungen sowie möglicher Kontraindikationen erfolgen. Jede Dosierung oder Applikation liegt in der Verantwortung der Anwenderin oder des Anwenders. Die Elsevier GmbH, die Autorinnen und Autoren und alle, die an der Entstehung des Werkes mitgewirkt haben, können keinerlei Haftung in Bezug auf jegliche Verletzung und/oder Schäden an Personen oder Eigentum, im Rahmen von Produkthaftung, Fahrlässigkeit oder anderweitig übernehmen.

Für die Vollständigkeit und Auswahl der aufgeführten Medikamente übernimmt der Verlag keine Gewähr.
Geschützte Warennamen (Warenzeichen) werden in der Regel besonders kenntlich gemacht (®). Aus dem Fehlen eines solchen Hinweises kann jedoch nicht automatisch geschlossen werden, dass es sich um einen freien Warennamen handelt.

Bibliografische Information der Deutschen Nationalbibliothek
Die Deutsche Nationalbibliothek verzeichnet diese Publikation in der Deutschen Nationalbibliografie; detaillierte bibliografische Daten sind im Internet über https://www.dnb.de abrufbar.

25 26 27 28 29 5 4 3 2 1

In ihren Veröffentlichungen verfolgt die Elsevier GmbH das Ziel, genderneutrale Formulierungen für Personengruppen zu verwenden. Um jedoch den Textfluss nicht zu stören sowie die gestalterische Freiheit nicht einzuschränken, wurden bisweilen Kompromisse eingegangen. Selbstverständlich sind **immer alle Geschlechter** gemeint.

Planung: Dr. Andreas Dubitzky, München
Projektmanagement: Martha Kürzl-Harrison, Ulrike Schmidt, München
Redaktion: Lisa Lorz, Garmisch-Partenkirchen
Bildredaktion und Rechteklärung: Katja Sieger-Schauer, München
Herstellung: Ute Landwehr-Heldt, Bremen
Satz: Thomson Digital, Noida/Indien
Druck und Bindung: Printer Trento, Trento/Italien
Umschlaggestaltung: SpieszDesign, Neu-Ulm
Titelfotografie: Hauptbild © Mizkit - stock.adobe.com/Stethoskop © Ocskay Bence - stock.adobe.com/
5 zusätzliche Icons: 2 x © colourbox.com + 2 x © stock.adobe.com + 1 x medizin-Dingbats

Aktuelle Informationen finden Sie im Internet unter **www.elsevier.de**

Geleitwort zur 1. Auflage

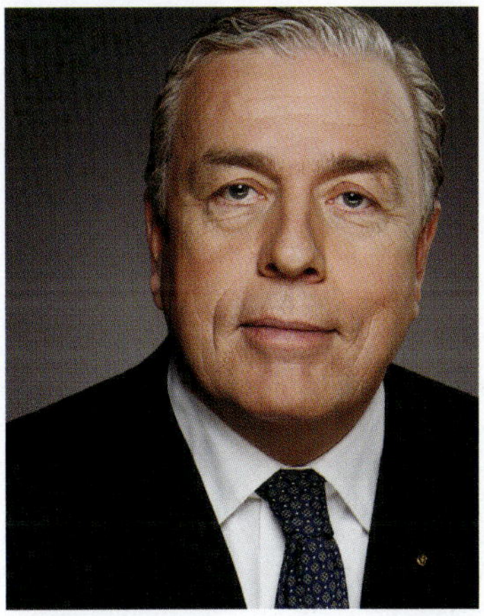

Selbst für einen langjährigen Hausarzt offenbart dieses neue Lehrbuch noch einmal eindrucksvoll die außerordentliche Breite der Allgemeinmedizin. Erkennbar werden auch die positiven Auswirkungen der mittlerweile fast flächendeckend erreichten Verankerung der Allgemeinmedizin an den medizinischen Fakultäten in Deutschland. So finden sich unter den Autorinnen und Autoren neben den beiden Herausgebern, Prof. Dr. med. Jean-François Chenot und Prof. Dr. med. Martin Scherer, zahlreiche weitere Professorinnen und Professoren für Allgemeinmedizin. Grundlage vieler Beiträge sind zudem die wissenschaftlichen Leitlinien, die unter dem Dach der Deutschen Gesellschaft für Allgemeinmedizin und Familienmedizin (DEGAM) entwickelt wurden.

Das zugleich wissenschaftlich fundierte, gut strukturierte und praxistaugliche Lehrbuch umfasst das gesamte für den komplexen hausärztlichen Praxisalltag erforderliche Wissen. Da Hausärztinnen und Hausärzte Patientinnen und Patienten jeden Alters versorgen, freut mich persönlich auch die familienmedizinische Ausrichtung. Das Lehrbuch hat das Potenzial, ein „Lehrbuchklassiker“ für Ärztinnen und Ärzte in der allgemeinmedizinischen Weiterbildung zu werden!

Berlin, im Juni 2021

Dr. med. (I) Klaus Reinhardt, Präsident der Bundesärztekammer

Vorwort zur 2. Auflage

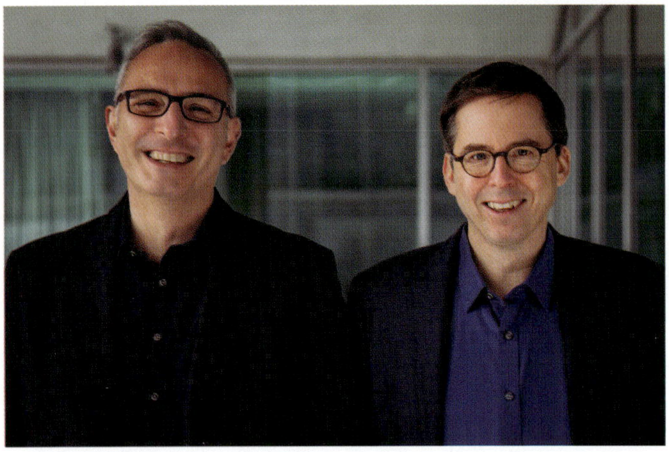

Guérir quelquefois, soulager souvent, consoler toujours
– Manchmal heilen, oft lindern, immer trösten

Unklare Urheberschaft

Der Fortschritt und die Entwicklung in der Medizin sind eine ständige Herausforderung. In der kurzen Zeit seit der ersten Auflage dieses Buches haben sich telemedizinische Anwendungen wie die eArbeitsunfähigkeitsbescheinigung, das eRezept und der Austausch mit Kollegen über die KIM (Kommunikation im Medizinwesen) etabliert. Zudem wurde ein Großteil der allgemeinmedizinisch relevanten Leitlinien aktualisiert. Noch in letzter Minute haben wir versucht, den aktuellen Stand im Buch darzustellen – ein Versuch, der zum Scheitern verurteilt ist. Aus dem Erfolg der ersten Auflage schließen wir aber, dass es den Autorinnen und Autoren und uns als Herausgebern in einer immer digitaleren Welt dennoch gelungen ist, Orientierung zu geben.

Wir bedanken uns bei allen Autorinnen und Autoren, ohne deren Expertise die Erstellung dieses Buchs nicht möglich gewesen wäre. Es gab auch viele Menschen, die im Hintergrund unterstützt oder Korrektur gelesen haben, denen wir danken möchten. Ein ganz besonderer Dank gilt Herrn Dr. med. Martin Dokter des Instituts für Rechtsmedizin der Universitätsmedizin Greifswald für die inhaltliche Unterstützung und die Bereitstellung der Abbildungen für das neue Kapitel 97 (Leichenschau und Totenschein). Wir danken auch den Leserinnen und Lesern, deren Rückmeldungen das Buch weiter verbessert haben. Wir freuen uns auch in Zukunft auf konstruktive Kritik.

Immer wieder gibt es Stimmen, die angesichts der rasanten Entwicklung im Gesundheitsbereich das Ende der Allgemeinmedizin kommen sehen. Wir halten dagegen, der Kern der allgemeinärztlichen Versorgung wird auch in einer immer spezialisierteren und digitaleren Welt gebraucht werden: Manchmal heilen, oft lindern, immer trösten – und zwar so evidenzbasiert und patientenzentriert wie möglich.

Wir wünschen allen Leserinnen und Lesern viel Freude mit unserem Buch und wünschen den Ärztinnen und Ärzten, die sich damit auf die Facharztprüfung vorbereiten, viel Erfolg.

Greifswald und Hamburg, im Sommer 2024
Jean-François Chenot und Martin Scherer

Benutzerhinweise

MERKE

Das Wichtigste und Wesentlichste eines Abschnitts noch einmal explizit hervorgehoben.

TIPP

Persönliche Empfehlungen, Einschätzungen, Erfahrungen, Tipps der Autorinnen und Autoren.

Box 1.1

Übersichtlich präsentierte Zusatzinformationen zu Begriffen, Diagnosekriterien, Behandlungsverfahren etc.

CAVE

Alles, was wichtig ist und unbedingt beachtet werden sollte, um Fehler zu vermeiden.

Patientenbeispiel

Informative und prägnante Fälle aus der Praxis zur Veranschaulichung.

LEITLINIEN

Täglich erscheinen neue Studien. Leitlinien sind daher oft kurzfristigen Änderungen und Überarbeitungen unterworfen. Die Hinweise in den einzelnen Buchkapiteln beziehen sich jeweils auf die Leitlinienversion, die bei Fertigstellung des Buches vorlag. Der QR-Code führt zur jeweils aktuellen Fassung der betreffenden Leitlinie.

Patienteninfo

Hinweise und Links zu Krankheitsbildern und Behandlungsoptionen für Patienten und Angehörige.

Fehler gefunden?

An unsere Inhalte haben wir sehr hohe Ansprüche. Trotz aller Sorgfalt kann es jedoch passieren, dass sich ein Fehler einschleicht oder fachlich-inhaltliche Aktualisierungen notwendig geworden sind.

Sobald ein relevanter Fehler entdeckt wird, stellen wir eine Korrektur zur Verfügung. Mit diesem QR-Code gelingt der schnelle Zugriff.

https://else4.de/978-3-437-21029-7

Wir sind dankbar für jeden Hinweis, der uns hilft, dieses Werk zu verbessern. Bitte richten Sie Ihre Anregungen, Lob und Kritik an folgende E-Mail-Adresse: kundendienst@elsevier.com

Herausgeber

Prof. Dr. med. Jean-François Chenot, MPH
Universitätsmedizin Greifswald
Institut für Community Medicine
Abteilung Allgemeinmedizin
Fleischmannstr. 6
17475 Greifswald

Prof. Dr. med. Martin Scherer
Universitätsklinikum Hamburg-Eppendorf
Zentrum für Psychosoziale Medizin
Institut und Poliklinik für Allgemeinmedizin
Martinistr. 52
20246 Hamburg

Autorinnen und Autoren

Dr. med. Ilka Aden
Breite Riede
38116 Braunschweig

Dr. med.MPH Aniela Angelow, Dr. med.MPH
Universitätsmedizin Greifswald
Institut für Community Medicine
Abteilung Allgemeinmedizin
Fleischmannstr. 6
17475 Greifswald

Prof. Dr. med. Erika Baum
Dresdener Str. 34
35444 Biebertal

Prof. Dr. med. Annette Becker, MPH
Philipps-Universität Marburg
Institut für Allgemeinmedizin
Karl-von-Frisch-Str. 4
35032 Marburg

Prof. Dr. med. Antje Bergmann
TU Dresden
Bereich Allgemeinmedizin
Medizinische Klinik und Poliklinik III
Fetscherstr. 74
01307 Dresden

Ruben Bernau
Praxis für Familienmedizin
Dr.med. Iris Bernau und Ruben Bernau
Lehrpraxis der Universität Oldenburg und der
Medizinischen Hochschule Hannover
Querstr. 1a
27729 Hambergen

Prof. Dr. med. Markus Bleckwenn
Universität Leipzig, Medizinische Fakultät
Institut für Allgemeinmedizin
Philipp-Rosenthal-Str. 55
04103 Leipzig

Prof. Dr. med. Eva Blozik
UniversitätsSpital Zürich
Institut für Hausarztmedizin
Pestalozzistr. 24
CH-8091 Zürich

Prof. Dr. med. Stefan Bösner, MPH
Philipps-Universität Marburg
Institut für Allgemeinmedizin
Karl-von-Frisch-Str. 4
35032 Marburg

Dr. med. Bettina Brandt
Hausärzte vor dem Mühlentor
Akademische Lehr- und Forschungspraxis
Kronsforder Allee 17
23560 Lübeck

Ruth Deecke
Gemeinschaftspraxis
Dr. Kirsten Bleich & Ruth Deecke
Webersfeld 9
29358 Eicklingen

Dr. med. Iris Demmer, MME
Universitätsmedizin Göttingen
Regionales Gesundheitszentrum Bad Gandersheim
Albert-Rohloff-Str. 2
37581 Bad Gandersheim

Prof. Dr. med. Norbert Donner-Banzhoff
Philipps Universität Marburg
Abteilung für Allgemeinmedizin, Präventive und Rehabilitative Medizin
Karl-von-Frisch-Str. 4
35043 Marburg

Dr. med. Maren Ehrhardt
Universitätsklinikum Hamburg-Eppendorf
Zentrum für Psychosoziale Medizin
Institut und Poliklinik für Allgemeinmedizin
Martinistr. 52
20246 Hamburg

PD Dr. hum. biol. Marion Eisele
Universitätsklinikum Hamburg-Eppendorf
Zentrum für Psychosoziale Medizin
Institut und Poliklinik für Allgemeinmedizin
Martinistr. 52
20246 Hamburg

PD Dr. med. Bettina Engel
Uniklinikum Erlangen
Allgemeinmedizinisches Institut
Universitätsstr. 29
91054 Erlangen

Dr. med. Gregor Feldmeier
Universitätsmedizin Rostock
Institut für Allgemeinmedizin
Doberaner Str. 142
18057 Rostock

Dr. med. Kristina Flägel
Universitätsklinikum Schleswig-Holstein
Campus Lübeck
Institut für Allgemeinmedizin
Ratzeburger Allee 160
23538 Lübeck

Dr. med. Luca Frank
Uniklinikum Erlangen
Allgemeinmedizinisches Institut
Universitätsstr. 29
91054 Erlangen

Prof. Dr. med. Michael H. Freitag, MPH
Carl von Ossietzky Universität Oldenburg
Department für Versorgungsforschung
Abteilung Allgemeinmedizin
Ammerländer Heerstr. 114–118
26129 Oldenburg

Lisa Freivogel
Universitätsklinikum Heidelberg
Abteilung Allgemeinmedizin und Versorgungsforschung
Im Neuenheimer Feld 130
69120 Heidelberg
und
Gemeinschaftspraxis Dres. med. Knapp
Praxis für Allgemeinmedizin und Akademische Lehrpraxis der Universitäten Heidelberg und Tübingen
Hauptstraße 44
75223 Niefern-Öschelbronn

apl. Prof. Dr. phil. Dr. rer. med. habil. Jennis Freyer-Adam
Universitätsmedizin Greifswald
Institut für Medizinische Psychologie
Walther- Rathenau- Str. 48
17475 Greifswald

Julia Freyer Martins Pereira, MBChB, MPhil, DIMM(UIAA)
Universitätsmedizin Greifswald
Institut für Community Medicine
Abteilung Allgemeinmedizin
Fleischmannstr. 6
17475 Greifswald

Dr. med. Stephan Fuchs
Martin-Luther-Universität Halle-Wittenberg
Medizinische Fakultät
Institut für Allgemeinmedizin
Magdeburger Str. 8
06112 Halle (Saale)

Dr. rer. med. Simone Gärtner
Universitätsmedizin Greifswald
Klinik und Poliklinik für Innere Medizin A
Bereich Ernährungsmedizin
Ferdinand-Sauerbruch-Str.
17475 Greifswald

Prof. Dr. med. Ildikó Gágyor
Julius-Maximilians-Universität Würzburg
Institut für Allgemeinmedizin
Josef-Schneider-Str. 2
97080 Würzburg

Dr. rer. medic. Jörg Haasenritter, MScN
Philipps-Universität Marburg
Abteilung für Allgemeinmedizin, Präventive und Rehabilitative Medizin
Karl-von-Frisch-Str. 4
35032 Marburg

Dr. med. Holger Hein
Praxis für Innere Medizin, Pneumologie, Allergologie, Schlafmedizin
Bahnhofstr. 9
21465 Reinbek

Prof. Dr. med. Christoph Heintze, MPH
Charité – Universitätsmedizin Berlin
Institut für Allgemeinmedizin
Charitéplatz 1
10117 Berlin

Dr. med. Leonor Heinz
Deutsche Stiftung für Allgemeinmedizin (DESAM)
Schumannstr. 9
10117 Berlin

Dr. med. Alina Herrmann
Universität zu Köln
Medizinische Fakultät und Uniklinik Köln
Institut für Allgemeinmedizin
Kerpener Str. 62
50937 Köln

Prof. Dr. med. Markus Herrmann, MPH, M,A.
Otto-von-Guericke-Universität
Medizinische Fakultät
Leipziger Str. 44
39120 Magdeburg

Prof. Dr. med. dent. Guido Heydecke
Universitätsklinikum Hamburg-Eppendorf
Zentrum für Zahn-, Mund- und Kieferheilkunde
Poliklinik für Zahnärztliche Prothetik
Martinistr. 52
20246 Hamburg

PD Dr. med. Felix Holzinger, MPH
Charité – Universitätsmedizin Berlin
Institut für Allgemeinmedizin
Chariteplatz 1
10117 Berlin

Prof. Dr. med. Stefanie Joos
Universitätsklinikum Tübingen
Institut für Allgemeinmedizin & Interprofessionelle Versorgung
Osianderstr. 5
72076 Tübingen

Prof. Dr. med. Hanna Kaduszkiewicz
Christian-Albrechts-Universität zu Kiel
Institut für Allgemeinmedizin
Michaelisstr. 5, Haus U 30
24105 Kiel

Dr. disc. pol. Vera Kalitzkus
Universitätsklinikum Düsseldorf
Institut für Allgemeinmedizin
Centre for Health and Society
Moorenstr. 5
40225 Düsseldorf

Dr. med. Ralf Kampmann
Gesundheitspraxis Georgstraße
Georgstr. 9
27283 Verden/Aller

Dr. rer. med. Simone Kiel, M.Sc.
Universitätsmedizin Greifswald
Institut für Community Medicine
Abteilung Allgemeinmedizin
Fleischmannstr. 6
17475 Greifswald

Dr. rer. biol. hum. Thomas Kloppe, M. A.
Universitätsklinikum Hamburg-Eppendorf
Zentrum für Psychosoziale Medizin
Institut und Poliklinik für Allgemeinmedizin
Martinistr. 52
20246 Hamburg

Prof. Dr. med. Thomas Kötter, MPH
Hausärztliche Praxis vor dem Mühlentor
Akademische Lehr- und Forschungspraxis der Universität zu Lübeck
Kronsforder Allee 17
23560 Lübeck
und
Universitätsklinikum Schleswig-Holstein
Campus Lübeck
Institut für Allgemeinmedizin
Ratzeburger Allee 160
23538 Lübeck

Dr. med. Karen Krüger
Charité – Universitätsmedizin Berlin
Institut für Allgemeinmedizin
Chariteplatz 1
10117 Berlin

Katarina Krüger
Universitätsklinikum Hamburg-Eppendorf
Zentrum für Psychosoziale Medizin
Institut und Poliklinik für Allgemeinmedizin
Martinistr. 52
20246 Hamburg

Prof. Dr. Thomas Kühlein
Uniklinikum Erlangen
Allgemeinmedizinisches Institut
Universitätsstr. 29
91054 Erlangen

PD Dr. med. Anja Lange
Universitätsmedizin Greifswald
Klinik und Poliklinik für Kinder- und Jugendmedizin
Abt. Neonatologie und pädiatrische Intensivmedizin
Ferdinand-Sauerbruch-Str.
17475 Greifswald

Alexander Laske
Hausarztpraxis
Straße der DSF 3a
18528 Bergen auf Rügen

Dr. med. Nicole Lindner
Philipps-Universität-Marburg
Institut für Allgemeinmedizin
Karl-von-Frisch-Str. 4
35043 Marburg

Dr. med. Fabian Ludwig
Hausarztpraxis
Ärztegemeinschaft Oranienburg MVZ GmbH
Lehnitzstr. 21A
16515 Oranienburg

Dr. med. Dagmar Lühmann
Universitätsklinikum Hamburg-Eppendorf
Zentrum für Psychosoziale Medizin
Institut und Poliklinik für Allgemeinmedizin
Martinistr. 52
20246 Hamburg

Dipl.-Psych. Rebecca Machnik
Universitätsklinikum Hamburg-Eppendorf
Zentrum für Psychosoziale Medizin
Institut und Poliklinik für Allgemeinmedizin
Martinistr. 52
20246 Hamburg

Prof. Dr. med. Frederik M. Mader
Gemeinschaftspraxis für Hausärztliche Versorgung
Talstr. 5
93152 Nittendorf

PD Dr. disc. pol. Gabriella Marx
Universitätsklinikum Hamburg-Eppendorf
Zentrum für Psychosoziale Medizin
Institut und Poliklinik für Allgemeinmedizin
Martinistr. 52
20246 Hamburg

Dr. med. Elizabeth Mathias, MD
Universitätsmedizin Greifswald
Institut für Community Medicine
Abteilung Allgemeinmedizin
Fleischmannstr. 6
17475 Greifswald

Leonard Mathias
Universitätsmedizin Greifswald
Institut für Community Medicine
Abteilung Allgemeinmedizin
Fleischmannstr. 6
17475 Greifswald

Claudia Mews
Universitätsklinikum Hamburg-Eppendorf
Zentrum für Psychosoziale Medizin
Institut und Poliklinik für Allgemeinmedizin
Martinistr. 52
20246 Hamburg

Prof. Dr. med. Achim Mortsiefer
Universität Witten/Herdecke
Fakultät für Gesundheit Department für Humanmedizin
Professur für Primärärztliche Versorgung
Alfred-Herrhausen-Str. 50
58448 Witten

Dr. rer. biol. hum. Cathleen Muche-Borowski, MPH
Universitätsklinikum Hamburg-Eppendorf
Zentrum für Psychosoziale Medizin
Institut und Poliklinik für Allgemeinmedizin
Martinistr. 52
20246 Hamburg

Prof. Dr. med. Beate S. Müller
Goethe-Universität Frankfurt am Main
Zentrum der Gesundheitswissenschaften
Institut für Allgemeinmedizin
Theodor-Stern-Kai 7
60590 Frankfurt am Main

Pascal Nohl-Deryk
Universität zu Köln
Medizinische Fakultät und Uniklinik Köln
Institut für Allgemeinmedizin
Kerpener Str. 62
50937 Köln

Dr. med. Jan Hendrik Oltrogge-Abiry
Universitätsklinikum Hamburg-Eppendorf
Zentrum für Psychosoziale Medizin
Institut und Poliklinik für Allgemeinmedizin
Martinistr. 52
20246 Hamburg

Dr. med. Saskia Otte
Albertinen Haus – Zentrum für Geriatrie und Gerontologie
Sellhopsweg 18–22
22459 Hamburg

Sarah Porzelt, M.Sc.
Universitätsklinikum Hamburg-Eppendorf
Zentrum für Psychosoziale Medizin
Institut und Poliklinik für Allgemeinmedizin
Martinistr. 52
20246 Hamburg

Dr. med. Horst Prautzsch
Marktstr. 17
72818 Trochtelfingen

Dr. med. Rebekka Preuß
Universitätsmedizin Greifswald
Institut für Community Medicine
Abteilung Allgemeinmedizin
Fleischmannstr. 6
17475 Greifswald

Dr. med. Susanne Pruskil
Fachamt Gesundheit
Freie und Hansestadt Hamburg
Gesundheitsamt Altona
Bahrenfelder Str. 254–260
22765 Hamburg

Dr. med. Egina Puschmann
Universitätsklinikum Hamburg-Eppendorf
Zentrum für Psychosoziale Medizin
Institut und Poliklinik für Allgemeinmedizin
Martinistr. 52
20246 Hamburg

Christina Raus, B.Sc.
Universitätsmedizin Greifswald
Institut für Community Medicine
Abteilung Allgemeinmedizin
Fleischmannstr. 6
17475 Greifswald

Olaf Reddemann
Universitätsklinikum Düsseldorf
Institut für Allgemeinmedizin
Centre for Health and Society
Moorenstr. 5
40225 Düsseldorf

Dr. med. Freya Sophia Reusch
Universitätsklinikum Schleswig-Holstein
Campus Lübeck
Institut für Allgemeinmedizin
Ratzeburger Allee 160
23538 Lübeck

Prof. Dr. med. Marco Roos
Universitätsklinikum Augsburg
Institut für Allgemeinmedizin
Stenglinstr. 2
86156 Augsburg

Dr. med. Mathias Rosenbaum
Allgemein- und Schmerzmedizin
im Gesellenhaus
Parade 8
23552 Lübeck

Dr. med. Kristin Runge
Universitätsmedizin Greifswald
Institut für Community Medicine
Abteilung Allgemeinmedizin
Fleischmannstr. 6
17475 Greifswald

Dr. jur. Dr. rer. med. Thomas Ruppel
Rechtsanwälte Dr. Dr. Ruppel
Kanzlei für Medizinrecht und Gesundheitsrecht
Moislinger Allee 9d
23558 Lübeck

Dr. med. Katharina Schmalstieg-Bahr
Universitätsklinikum Hamburg-Eppendorf
Zentrum für Psychosoziale Medizin
Institut und Poliklinik für Allgemeinmedizin
Martinistr. 52
20246 Hamburg

PD Dr. med. Konrad Schmidt
Charité – Universitätsmedizin
Institut für Allgemeinmedizin
Chariteplatz 1
10117 Berlin
und
Universitätsklinikum Jena
Institut für Allgemeinmedizin
Bachstr. 18
07743 Jena
und
Gemeinschaftspraxis Nahmitz - Groß Kreutz
Dorfstr. 34
14797 Kloster Lehnin

PD Dr. med. Guido Schmiemann, MPH
Universität Bremen
Institut für Public Health und Pflegeforschung
Abteilung 1: Versorgungsforschung
Grazer Str. 4
28359 Bremen

Prof. Dr. med. Nils Schneider, MPH
Medizinische Hochschule Hannover
Institut für Allgemeinmedizin und Palliativmedizin
Carl-Neuberg-Str. 1
30625 Hannover

Dr. med. Wolfgang Schneider-Rathert
Hausärztliche Gemeinschaftspraxis Querum
Bevenroder Str. 30a
38108 Braunschweig

Dr. med. Jeannine Schübel
TU Dresden
Bereich Allgemeinmedizin
Medizinische Fakultät und Universitätsklinikum Carl Gustav Carus
Technische Universität Dresden
Fetscherstr. 74
01307 Dresden

Dr. med. Simon Schwill, MME
Universitätsklinikum Heidelberg
Abteilung Allgemeinmedizin und Versorgungsforschung
Im Neuenheimer Feld 130.3
69120 Heidelberg

Dr. med. Alexander Sikorski†

Johannes Spanke, MME
Universitätsmedizin Greifswald
Institut für Community Medicine
Abteilung Allgemeinmedizin
Fleischmannstr. 6
17475 Greifswald

Prof. Dr. med. Jost Steinhäuser
Universitätsklinikum Schleswig-Holstein
Campus Lübeck
Institut für Allgemeinmedizin
Ratzeburger Allee 160
23538 Lübeck

Dr. med. Annette Strauß
Universitätsklinikum Hamburg-Eppendorf
Zentrum für Psychosoziale Medizin
Institut und Poliklinik für Allgemeinmedizin
Martinistr. 52
20246 Hamburg

Dr. rer. biol. hum. Britta Tetzlaff, M.Sc.
Universitätsklinikum Hamburg-Eppendorf
Institut und Poliklinik für Allgemeinmedizin
Martinistr. 52
20246 Hamburg

PD Dr. med. Ulrich Thiem
Albertinen Haus – Zentrum für Geriatrie und Gerontologie
Sellhopsweg 18–22
22459 Hamburg

Dr. med. Rüdiger Thiesemann, M.Sc.
Hausarztpraxis und Akademische Lehrpraxis der Universität Hamburg
Alsterdorfer Str. 201
22297 Hamburg

Prof. Dr. med. Jens Thonack, M.Sc.
Universitätsmedizin Greifswald
Institut für Community Medicine
Abteilung Allgemeinmedizin
Fleischmannstr. 6
17475 Greifswald

Dr. rer. nat. Julia Truthmann, M.Sc.
Universitätsmedizin Greifswald
Institut für Community Medicine
Abteilung Allgemeinmedizin
Fleischmannstr. 6
17475 Greifswald

Dr. med. Til Uebel
FA für Allgemeinmedizin, Diabetologie, Notfallmedizin
Lehrarzt am Institut für Allgemeinmedizin
Universität Würzburg
Josef-Schneider-Str. 2; Haus D7
97080 Würzburg

Dr. med. Dr. med. univ. Jan Valentini
Universitätsklinikum Tübingen
Institut für Allgemeinmedizin & Interprofessionelle Versorgung
Osianderstr. 5
72076 Tübingen

Prof. Dr. med. Hendrik van den Bussche†

Dr. med. Iris Veit
Wieland-Str. 76
44791 Bochum

Prof. Dr. med. Annika Viniol
Philipps-Universität Marburg
Institut für Allgemeinmedizin
Karl-von-Frisch-Str. 4
35043 Marburg

Dr. rer. medic. Dipl.-Soz. Karen Voigt, MPH
TU Dresden
Bereich Allgemeinmedizin
Medizinische Fakultät und Universitätsklinikum Carl Gustav Carus
Technische Universität Dresden
Fetscherstr. 74
01307 Dresden

Dr. med. Cornelia Wachter
Universitätsklinikum Heidelberg Abteilung Allgemeinmedizin und Versorgungsforschung Im Neuenheimer Feld 130.3
69120 Heidelberg
und
DAS DOK:TOR
Akademische Lehrpraxis der Universität Heidelberg
Ladenburger Str. 1–3
69198 Schriesheim

Dr. med. Lisette Warkentin
Uniklinikum Erlangen
Allgemeinmedizinisches Institut
Universitätsstr. 29
91054 Erlangen

Prof. Dr. med. Gesine Friederike C. Weckmann
Professur für Gesundheitsbildung und Prävention Europäische Fachhochschule
Fachbereich Angewandte Gesundheitswissenschaften
Werftstr. 5
18057 Rostock

Dr. med. Caroline Werkmeister
Universitätsklinikum Hamburg-Eppendorf
Athleticum
Martinistr. 52
20246 Hamburg

Prof. Dr. med. Stefan Wilm
Universitätsklinikum Düsseldorf
Institut für Allgemeinmedizin
Centre for Health and Society
Moorenstr. 5
40225 Düsseldorf

PD Dr. med. Christian Wolfram
Universitätsklinikum Hamburg-Eppendorf
Klinik und Poliklinik für Augenheilkunde
Martinistr. 52
20246 Hamburg

Dr. sc. hum. Thomas Zimmermann
Universitätsklinikum Hamburg-Eppendorf
Zentrum für Psychosoziale Medizin
Institut und Poliklinik für Allgemeinmedizin
Martinistr. 52
20246 Hamburg

Stefan Zutz
Amtsgarten 19
18233 Neubukow

Nach der 1. Auflage ausgeschiedene Autorinnen und Autoren

Tim Th. A. Bender, Bonn
PD Dr. med. Martin Mücke, Bonn
Julian Detmer, Lübeck
Dr. med. Hans-Otto Wagner, Hamburg und Lübeck
Dr. med. Viola Wagner, Lübeck

Abkürzungen

A

A(A)PV	allgemeine (ambulante) Palliativversorgung
ÄBD	Ärztlicher Bereitschaftsdienst
ACE	angiotensin converting enzyme
ACG	Akromioklavikulargelenk
ACR	Albumin-Kreatinin-Ratio
ACS	akutes Koronarsyndrom
ADH	antidiuretisches Hormon
ADHS	Aufmerksamkeitsdefizit-/Hyperaktivitätsstörung
AF	Atemfrequenz
AGV	abwendbar gefährlicher Verlauf
AHA	American Heart Association
AIDS	acquired immunodeficiency syndrome
AiW	Arzt in Weiterbildung
Ak	Antikörper
ÄK	Ärztekammer
AkdÄ	Arzneimittelkommission der Deutschen Ärzteschaft
AKI	acute kidney injury
ALAT/ALT	Alanin-Aminotransferase
AMG	Arzneimittelgesetz
Amp.	Ampulle
AM-RL	Arzneimittel-Richtlinie
ANA	antinukleäre Antikörper
AP	alkalische Phosphatase
ARB	Angiotensin-Rezeptor-Blocker
ARDS	acute respiratory distress syndrome
ASS	Acetylsalicylsäure
AsylbLG	Asylbewerberleistungsgesetz
AUC	area under the curve
AV	atrioventrikulär
AWMF	Arbeitsgemeinschaft der Wissenschaftlichen Medizinischen Fachgesellschaften
AZ	Allgemeinzustand

B

BÄK	Bundesärztekammer
BAuA	Bundesanstalt für Arbeitsschutz und Arbeitsmedizin
BB	Blutbild
bds.	beidseits
BfArM	Bundesinstitut für Arzneimittel und Medizinprodukte
BG	Berufsgenossenschaft
BGB	Bürgerliches Gesetzbuch
BMG	Bundesministerium für Gesundheit
BMI	Body-Mass-Index
BNP	brain natriuretic peptide
BPH	benigne Prostatahyperplasie
BPPV	benigner paroxysmaler Lagerungsschwindel
BSG	Blutkörperchensenkungsgeschwindigkeit
BtM	Betäubungsmittel
BVKJ	Berufsverband der Kinder- und Jugendärzte
BZ	Blutzucker
BZgA	Bundeszentrale für gesundheitliche Aufklärung

C

Ca	Karzinom
CCP	cyclische citrullinierte Peptide
cCT	kranielle Computertomografie
CDSMP	Chronic Disease Self Management Program
CEA	carcinoembryonales Antigen
CED	chronisch-entzündliche Darmerkrankung
CFS	Chronisches Fatigue-Syndrom
CHI	chronische Herzinsuffizienz
Chol	Cholesterin/-ol
CI	confidence interval (Konfidenzintervall)
CK	Kreatinkinase
CKD(-MBD)	chronic kidney disease (mineral and bone disorders)
CMD	craniomandibuläre Dysfunktion
CMV	Zytomegalievirus
COPD	chronisch-obstruktive Lungenerkrankung
COVID-19	coronavirus disease 2019
COX	Cyclooxygenase
CPR	cardiopulmonary resuscitation (kardiopulmonale Reanimation)
CRF	Cancer-related Fatigue (tumorassoziiertes Erschöpfungssyndrom)
CRP	C-reaktives Protein
CSE	Cholesterinsynthese-Enzym
CT	Computertomografie
CVI	chronisch-venöse Insuffizienz
CYP	Cytochrom P

D

d	Tag
D-Arzt	Durchgangsarzt
DD	Differenzialdiagnose
DEGAM	Deutsche Gesellschaft für Allgemeinmedizin und Familienmedizin
DGE	Deutsche Gesellschaft für Ernährung
DGKJ	Deutsche Gesellschaft für Kinder- und Jugendmedizin
diast.	diastolisch
DiGA	digitale Gesundheitsanwendung
DIP-Gelenk	distales Interphalangealgelenk
DMARDs	disease-modifying antirheumatic drugs
DMP	Disease-Management-Programm
DOAK	direkte orale Antikoagulanzien
DRU	digital-rektale Untersuchung
DRV	Deutsche Rentenversicherung
DXA	Dual X-Ray Absorptiometry

E

EbM	evidenzbasierte Medizin
EBM	Einheitlicher Bewertungsmaßstab
EBV	Epstein-Barr-Virus
ECF	Epiphysiolysis capitis femoris
ED	erektile Dysfunktion; Einzeldosis
EDV	elektronische Datenverarbeitung
EE	Ethinylestradiol
EEG	Elektroenzephalografie/-gramm
eGFR	„estimated" glomeruläre Filtrationsrate
EHEC	enterohämorrhagische Escherichia-coli
EKG	Elektrokardiografie/-gramm
EL	Esslöffel

EMA	European Medicines Agency
ePA	elektronische Patientenakte
ESC	European Society of Cardiology
EZ	Ernährungszustand

F

FA	Facharzt
FAP	familiäre adenomatöse Polyposis
FAS	fetales Alkoholsyndrom
FDA	Food and Drug Administration
FEV	forced expiratory volume
FH	familiäre Hypercholesterinämie
FSME	Frühsommer-Meningoenzephalitis
FUO	fever of unknown origin (Fieber unklarer Genese)
FVC	forcierte vital capacity

G

GAS	Gruppe-A-Streptokokken
G-BA	Gemeinsamer Bundesausschuss
GCS	Glasgow Coma Scale/Score
GDM	Gestationsdiabetes
GERD	gastroösophageale Refluxkrankheit
gFOBT	gujakbasierter Stuhltest
GFR	glomeruläre Filtrationsrate
GG	Grundgesetz
ggf.	gegebenenfalls
GGT	Gamma-Glutamyl-Transferase
GKS	Glukokortikosteroide
GKV	gesetzliche Krankenversicherung
GOÄ	Gebührenordnung für Ärzte
GOP	Gebührenordnungspositionen
gtt.	guttae (Tropfen)
GU	Gesundheitsuntersuchung
GUV	gesetzliche Unfallversicherung

H

h	Stunde (hora)
HAV	Hepatitis-A-Virus
Hb	Hämoglobin
HBV	Hepatitis-B-Virus
HCG	humanes Choriongonadotropin
HCT	Hydrochlorothiazid
HCV	Hepatitis-C-Virus
HDL	high-density lipoprotein
HeilM-RL	Heilmittel-Richtlinie
HF	Herzfrequenz
HFmrEF	heart failure with mid-range ejection fraction
HFpEF	heart failure with preserved ejection fraction
HFrEF	heart failure with reduced ejection fraction
HilfsM-RL	Hilfsmittel-Richtlinie
HIV	humanes Immundefizienzvirus
Hkt	Hämatokrit
HNO	Hals-Nasen-Ohren
HNPCC	hereditäres nicht polypöses Kolonkarzinom
HPV	humanes Papillomvirus
HRST	Herzrhythmusstörungen
HUS	hämolytisch-urämisches Syndrom
HWI	Harnwegsinfektion
HWS	Halswirbelsäule
HZV	hausarztzentrierte Versorgung

I

i. m.	intramuskulär
i. o.	intraossär
i. v.	intravenös
IADL	Instrumental Activities of Daily Living
ICD	implantierbarer Kardioverter-Defibrillator
ICD-10(-GM)	International Classification of Diseases Version 10 (German Modification)
ICF	Internationale Klassifikation der Funktionsfähigkeit, Behinderung und Gesundheit
ICS	inhalative Kortikosteroide; International Continence Society
ICT	intensivierte Insulintherapie
IE	Internationale Einheiten
iFOBT	immunbasierter Stuhltest
IfSG	Infektionsschutzgesetz
Ig	Immunglobulin
IGeL	individuelle Gesundheitsleistung
INR	International Normalized Ratio
insb.	insbesondere
IQWiG	Institut für Qualität und Wirtschaftlichkeit im Gesundheitswesen
ISG	Iliosakralgelenk
IUP	Intrauterinpessar

J

J.	Jahr(e)
Jh.	Jahrhundert

K

KBV	Kassenärztliche Bundesvereinigung
KG	Körpergewicht; Krankengeld
KHK	koronare Herzkrankheit
KI	Kontraindikation; Konfidenzintervall; Künstliche Intelligenz
KiGGS	Studie zur Gesundheit von Kindern und Jugendlichen in Deutschland
KKP	klinischer Konsenspunkt
KOF	Körperoberfläche
KOK	kombinierte orale Kontrazeptiva
Kps.	Kapsel
KSGB	klimasensible Gesundheitsberatung
KV(en)	Kassenärztliche Vereinigung(en)
KVT	kognitive Verhaltenstherapie

L

L(A)E	Lungen(arterien)embolie
LDH	Laktatdehydrogenase
LDL	low-density lipoprotein
Lj.	Lebensjahr
Lm	Lebensmonat
LNG	Levonorgestrel
LoE	Level of Evidence
Lp(a)	Lipoprotein (a)
LR	Likelihood Ratio
LuFu	Lungenfunktionsprüfung
LUTS	lower urinary tract symptoms
LVEF	linksventrikuläre Ejektionsfraktion
LW	Lebenswoche
LWS	Lendenwirbelsäule

M

M(m).	Musculus, -i
MAGIC	Manageable Geriatric Assessment
MCH(C)	mean corpuscular haemoglobin (concentration)
MCP	Metoclopramid
MCV	mean corpuscular volume
MDK	Medizinischer Dienst der Krankenkassen
MEN	multiple endokrine Neoplasie
MFA	medizinische Fachangestellte
MHS	Marburger Herzscore
Mio.	Million
MLD	manuelle Lymphdrainage
MMR	Maser-Mumps-Röteln
MMST	Mini-Mental-Status-Test
MNA	Mini Nutritional Assessment
MoCA	Montreal Cognitive Assessment
mod.	modifiziert
MOH	medication overuse headache
Mon.	Monat
MPA	Medroxyprogesteronacetat
MRA	Mineralokortikoid-Rezeptor-Antagonisten
Mrd.	Milliarde
MRT	Magnetresonanztomografie
MT	Metatarsale/-ia
MTX	Methotrexat
MVZ	Medizinisches Versorgungszentrum

N

NäPa	nicht ärztliche Praxisassistenz
NAAT	Nukleinsäureamplifikationstechnik
NAW	Notarztwagen
NFP	natürliche Familienplanung
NFS	nichtspezifische, funktionelle und somatoforme Körperbeschwerde
NICE	National Institute for Health and Care Excellence
NIH	National Institutes of Health
NLG	Nervenleitgeschwindigkeit
NMH	niedermolekulares Heparin
NNE	number needed to excise
NNH	Nasennebenhöhlen; number needed to harm
NNK	number needed to kill
NNR	Nebennierenrinde
NNS	number needed to screen
NNT	number needed to treat
NSAR	nichtsteroidale Antirheumatika
NSTEMI	Nicht-ST-Hebungsinfarkt
NVL	Nationale VersorgungsLeitlinie
NYHA	New York Heart Association

O

OAK	orale Antikoagulation
ÖGD	Ösophagogastroduodenoskopie; Öffentlicher Gesundheitsdienst
oGTT	oraler Glukosetoleranztest
OP	Operation
OSG	Oberes Sprunggelenk
OTC	over the counter (frei verkäuflich)

P

p. o.	per os
p. p.	post partum
pAVK	periphere arterielle Verschlusskrankheit
PCI	perkutane Koronarintervention
PCR	Polymerasekettenreaktion
PCT	Procalcitonin
PDE	Phosphodiesterase
PEF	peak expiratory flow
PEG	perkutane endoskopische Gastrostomie
PEM	postexertionelle Malaise
PHQ	Patient Health Questionnaire
PI	Pearl-Index
PIP-Gelenk	proximales Interphalangealgelenk
PKV	Private Krankenversicherung
PNP	Polyneuropathie
POCT	Point-of-Care-Test
PPI	Protonenpumpeninhibitor
ppm	parts per million
Proc.	Processus
PSA	prostataspezifisches Antigen
PTBS	posttraumatische Belastungsstörung
PTH	Parathormon
PTT	partielle Thromboplastinzeit

Q

QM	Qualitätsmanagement

R

RA	rheumatoide Arthritis
RCT	randomized controlled trial (randomisierte, kontrollierte Studie)
RDS	Reizdarmsyndrom
Reha	Rehabilitation
RF	Rheumafaktor
RG	Rasselgeräusche
RKI	Robert Koch-Institut
RR	Blutdruck nach Riva-Rocci; relatives Risiko
RS	Rückenschmerzen
RSI	repetitive strain injury
RSV	respiratory syncytial virus

S

s. c.	subkutan
s. l.	sublingual
SAB	Subarachnoidalblutung
SAPV	spezialisierte ambulante Palliativversorgung
SGB	Sozialgesetzbuch
SHS	Sulfonylharnstoffe
SHT	Schädel-Hirn-Trauma
sKHK	chronische stabile koronare Herzkrankheit
SMF	Selbstmanagementförderung
SSW	Schwangerschaftswoche
STD/I	sexually transmitted disease/infections (sexuell übertragbare Erkrankungen)
STEMI	ST-Hebungsinfarkt
StGB	Strafgesetzbuch
STIKO	Ständige Impfkommission
StPO	Strafprozessordnung
Supp.	Suppositorium
SVES	supraventrikuläre Extrasystolen
syst.	systolisch

T

TAH	Thrombozytenaggregationshemmer/-ung
Tbc	Tuberkulose
Tbl.	Tablette

Temp	Temperatur
TENS	transkutane elektrische Nervenstimulation
TEP	Totalendoprothese
TF	Trommelfell
TfS	Transferrinsättigung
TG	Triglyzerid
tgl.	täglich
THC	Tetrahydrocannabinol
TIA	transitorische ischämische Attacke
TiR	Time in Range
TL	Teelöffel
TNF	Tumornekrosefaktor
TPO	Thyreoperoxidas
Tr.	Tropfen
Trim.	Trimenon
TSH	Thyreoidea-stimulierendes Hormon
TSS	toxisches Schocksyndrom
TVT	tiefe Venenthrombose
TZA	tri-/tetrazyklische Antidepressiva

U

UAW	unerwünschte Arzneimittelwirkungen
ÜW	Überweisung
USG	unteres Sprunggelenk
UV	Ultraviolett

V

V. a.	Verdacht auf
VeraH	Versorgungsassistentin in der Hausarztpraxis
VES	ventrikuläre Extrasystolen
VHF	Vorhofflimmern
VKA	Vitamin-K-Antagonisten
VLDL	very low-density lipoprotein
VT	ventrikuläre Tachykardie
VTE	venöse Thrombembolie
VWF/-S	Von-Willebrand-Faktor/-Syndrom

W

WHO	World Health Organization
Wo.	Woche(n)

Z

Z. n.	Zustand nach
z. N.	zur Nacht
ZNS	zentrales Nervensystem

Abbildungsnachweis

Der Verweis auf die jeweilige Abbildungsquelle befindet sich bei allen Abbildungen im Werk am Ende des Legendentextes in eckigen Klammern. Alle nicht besonders gekennzeichneten Grafiken und Abbildungen © Elsevier GmbH, München.

A400	Reihe Pflege konkret, Elsevier/Urban & Fischer.
E179–168	Classen M, Diehl V, Kochsiek K. Innere Medizin. 4. Aufl. München: Urban & Schwarzenberg, 1998.
E282-008	Salmon JF. Kanski's Clinical Ophthalmology. Elsevier, 9. Aufl. 2020.
E342-012	Chabner D.-E. The Language of Medicine. Elsevier/Saunders, 12. Aufl. 2020.
E355-026	Goldman L, Schafer AI. Goldman-Cecil Medicine. Elsevier, 26th edition 2020.
E416-004	Bonewit-West K, Hunt S. Today's Medical Assistant. Elsevier/Saunders, 4. Aufl. 2019.
E434-004	Bolognia JL et al. Dermatology. Elsevier, 4. Aufl. 2018.
E441-005	Shiland B. Mastering Healthcare Terminology. Elsevier/Mosby, 6. Aufl. 2018.
E514-005	Herring W, Learning Radiology: Recognizing the Basics, Fifth Edition 2024 Elsevier Inc.
E645	Telser: Elsevier's Integrated Histology, 1st edition, Mosby, 2007, ISBN 978-0323033886.
E703	Zaoutis LB et al. Comprehensive Pediatric Hospital Medicine. Elsevier/Mosby, 1. Aufl. 2007.
E939-002	Habif TP et al. Skin Disease: Diagnosis and Treatment. Elsevier, 4. Aufl. 2018.
E989-002	Magee DJ et al. Orthopedic Physical Assessment. Elsevier, 7. Aufl. 2021.
E1336	Leung JWT, Berg WA. Diagnostic Imaging : Breast, Third Edition 2019.
F201-007	Gräf M. Früherkennung von Sehstörungen bei Kindern. Deutsches Ärzteblatt. 2007; 104(11): A-724/B-638/C-614.
F201-022	Zimmermann HW et al. Gastroenterologie: Erhöhte Leberwerte – was nun?. In: Deutsches Ärzteblatt. Jg. 113, Heft 22–23, A 1104–1108. Deutscher Ärzteverlag, Juni 2016.
F235-001	Brandt T, Strupp M. General vestibular testing. In: Clinical Neurophysiology. Volume 116, Issue 2, Pages 406–426. Elsevier, February 2005.
F430-003	DEGAM-Leitlinie: Hausärztliche Leitlinie: Multimedikation 2014, AWMF-Registernummer 053-043.
F430-010	DEGAM-Leitlinie: DEGAM Anwenderversion zur NVL Typ-2-Diabetes: Therapie.
F430-013	Mainz A. Nicht-sichtbare Hämaturie (NSH). DEGAM S1-Handlungsempfehlung. Deutsche Gesellschaft für Allgemeinmedizin und Familienmedizin e. V., 2019. AWMF-Registernummer 053-02.
F430-014	Scherer M et al. Multimorbidität - S3-Leitlinie. Deutsche Gesellschaft für Allgemeinmedizin und Familienmedizin (DEGAM), 2017. AWMF-Registernummer 053-047, DEGAM-Leitlinie Nr. 20.
F430-015	DEGAM-Praxisempfehlung: Hausärztliche Beratung zu PSA-Screening, 2018.
F430-018	Hausärztliche Versorgung von Patientinnen und Patienten mit Angst, DEGAM-Praxisempfehlung.
F558-009	Muschaweck U, Gollwitzer H, Conze J. Sportlerleiste. In: Der Orthopäde. Volume 44, Issue 2, Pages 173–187. Springer, February 2015.

F748-004 Lugeder A, Zeichen J. Klinische Untersuchung des Hüftgelenks und des Beckengürtels. In: Orthopädie und Unfallchirurgie up2date 2014; 9(3): 183–204 DOI: 10.1055/s-0033-1357954.

F759-002 Lip GY, Nieuwlaat R, Pisters R, Lane DA, Crijns HJ. Refining clinical risk stratification for predicting stroke and thromboembolism in atrial fibrillation using a novel risk factor-based approach: the euro heart survey on atrial fibrillation. Chest. 2010;137(2):263 -72.

F759-007 Mahler DA, Wells CK. Evaluation of clinical methods for rating dyspnea. Chest. 1988; 93(3): 580 -586. doi:10.1378/chest.93.3.580.

F849-011 Steffel J et al. The 2018 European Heart Rhythm Association Practical Guide on the use of non-vitamin K antagonist oral anticoagulants in patients with atrial fibrillation. In: European Heart Journal. Volume 39, Issue 16, Pages 1330–1393. Oxford University Press, April 2018.

F849-030 SCORE2 working group and ESC Cardiovascular risk collaboration. SCORE2 risk prediction algorithms: new models to estimate 10-year risk of cardiovascular disease in Europe. Eur Heart J. 2021; 42: 2439–54; doi: 10.1093/eurheartj/ehab309.

F1122-002 Alnouri F et al. Novel combined variants of LDLR and LDLRAP1. In: Atherosclerosis. Volume 277, Pages 425–433. Elsevier, 2018.

F1183 Kesser BW et al. Dizziness and Vertigo Across the Lifespan2018.

G550-002 Zitelli BJ et al. Zitelli and Davis' Atlas of Pediatric Physical Diagnosis. Elsevier, 7. Aufl. 2018.

G624-002 Paller AS et al. Hurwitz Clinical Pediatric Dermatology. Elsevier, 5. Aufl. 2016.

G772-001 Kurtz S et al. Marrying Content and Process in Clinical Method Teaching: Enhancing the Calgary–Cambridge Guides. In: Academic Medicine. Volume 78, Issue 8, Pages 802–809. Wolters Kluwer, August 2003.

G864 Hochberg MC et al. Rheumatology. Elsevier, 7. Aufl. 2019.

G880 Sökeland J et al. Taschenlehrbuch Urologie. Thieme, 14. Aufl. 2007.

G881 Swartz MH. Textbook of Physical Diagnosis: History and Examination. Elsevier, 8. Aufl. 2021.

G888 Dinulos J et al. Habif's Clinical Dermatology. Elsevier, 7. Aufl. 2020.

G890 Aumüller G et al. Duale Reihe Anatomie. Thieme, 3. Aufl. 2014.

G949 Kliegman RM et al. Nelson Textbook of Pediatrics. Elsevier, 21. Aufl. 2020.

G992 Kühlein T et al. Kontinuierliche Morbiditätsregistrierung in der Hausarztpraxis – Vom Beratungsanlass zum Beratungsergebnis. Urban & Vogel, 1. Aufl. 2008.

G993 Murtagh J et al. Murtagh's General Practice. Sydney: McGraw-Hill, 7. Aufl. 2018.

G994 Bolognia JL et al. Dermatology Essentials. Elsevier/Saunders, 1. Aufl. 2014.

G1004 Mader FH. Allgemeinmedizin und Praxis. Springer Nature, 7. Aufl. 2014.

H026-004 Metcalfe D et al. Does This Patient Have Hip Osteoarthritis?: The Rational Clinical Examination Systematic Review. In: JAMA. Volume 322, No. 23, Pages 2261–2358. American Medical Association, December 2019.

H189-001 Péus D, Newcomb B, Hofer S. Appraisal of the Karnofsky Performance Status and proposal of a simple algorithmic system for its evaluation. IN: BMC Medical Informatics and Decision Making. Volume 13, Article 72. Springer Nature, July 2013.

H190-001 Garfinkel D, Mangin D. Feasibility Study of a Systematic Approach for Discontinuation of Multiple Medications in Older Adults: Addressing Polypharmacy. In: JAMA Internal Medicine. Volume 170, Issue 18, Pages 1619–1700. JAMA Network, October 2010.

H401-001 Tennison I, Roschnik S, Ashby B et al. Health care's response to climate change: a carbon footprint assessment of the NHS in England. The Lancet Planetary Health. 2021;5(2): e84-e92; doi:https://doi.org/10.1016/S2542-5196(20)30271-0.

H409 How consumer and provider responses to nutritional labelling interact: An online shopping experiment with implications for policy. JFPO 2023.

J787 Colourbox.com.

J787–114 Colourbox.com/praisaeng.

J794-008 CDC/#9874.

J803 Biederbick & Rumpf, Adelsdorf.

L106 Henriette Rintelen, Velbert.

L126 Dr. med. Katja Dalkowski, Buckenhof.

L138 Martha Kosthorst, Borken.

L141 Stefan Elsberger, Planegg.

L143 Heike Hübner, Berlin.

L157 Susanne Adler, Lübeck.

L190 Gerda Raichle, Ulm.

L217 Esther Schenk-Panic, München.

L238 Sonja Klebe, Löhne.

M123 Prof. Dr. T. Dirschka, Wuppertal.

M174 Prof. Dr. Gernot Rassner, Tübingen.

M650 Alperen Bingöl, Hannover.

M885 Stefan Hemm, Saarbrücken.

M1357 Prof. Dr. med. Frederik Mader, Nittendorf.

M1358 Dr. med. Mathias Rosenbaum, Lübeck.

M1359 Dr. med. Stephan Fuchs, Halle.

M1360 Dr. med. Gregor Feldmeier, Rostock.

M1384 Prof. Dr. med. Jens Thonak, Greifswald.

M1385 Prof. Dr. med. Erika Baum, Marburg.

M1386 Dr. med. Nicole Lindner, Marburg.

M1387 Prof. Dr. med. Jennis Freyer-Adam, Greifswald.

M1388 Leonard Matthias, Greifswald.

M1389 Dr. med. Lisette Warkentin, Erlangen.

M1390 Dr. rer. med. Simone Kiel, Greifswald.

O244 Dr. med. Klaus D. Peter, Wiehl.

O562 Dr. Andreas Dubitzky, Hebertshausen.

O578 Prof. Dr. med. Rolf Mesters, Münster.

P281 Prof. Dr. Dr. Dieter Herrmann.

P785 Dr. med. Beate Müller, Frankfurt.

P786 Dr. med. Rebekka Preuß, Passow.

P793 PD Dr. med. Achim Mortsiefer, Düsseldorf.

P950 Rebecca Machnik, Hamburg.

P951 Ruth Deecke, Eicklingen.

P953 Dr. Caroline Werkmeister, Hamburg.

P959 Dr. med. Til Uebel, Neckargemünd.

R246 Gruber G, Hansch A. Kompaktatlas Blickdiagnosen in der Inneren Medizin. Elsevier/Urban & Fischer, 2. Aufl. 2009.

R356 Götte K, Nicolai T. Pädiatrische HNO-Heilkunde. Elsevier/Urban & Fischer, 1. Aufl. 2009.

R430 Peter H.-H. et al. Klinische Immunologie. Elsevier/Urban & Fischer, 3. Aufl. 2012.

S700 Sobotta-Archiv aus Paulsen/Waschke. Sobotta Atlas der Anatomie. 25. Aufl. 2022 © Elsevier GmbH.

T500 Prof. Dr. med. Jean-François Chenot, Greifswald.
T522 Prof. Dr. med. Thomas Lempert, Berlin.
T569 Dr. med. K. Reising, Aystetten.
T698 Prof. Dr. med. Stefan Rehart, AGAPLESI-ON Markus-Krankenhaus, Klinik für Orthopädie und Unfallchirurgie, Wilhelm-Epstein-Str. 4, 60431 Frankfurt.
T787-001 Universitätsmedizin Greifswald, Institut für Rechtsmedizin, Greifswald.
T824 Klinikum Dritter Orden, München.
T867 Prof. Dr. Gerd Geerling, Klinik für Augenheilkunde, Universitätsklinikum Düsseldorf.
T1144 Dr. med. Hans Peter Lorenzen, Hannover.
U106 CEGLA Medizintechnik GmbH & Co. KG, Montabaur.
V083 Weinmann Geräte für Medizin GmbH + Co. KG, Hamburg.
V492 abavo GmbH, Buchloe.
W181 Kassenärztliche Bundesvereinigung (KBV).
W257 Gemeinsamer Bundesausschuss (G-BA).
W329 Bundesministerium für Arzneimittel und Medizinprodukte (BfArM).
W798 World Health Organization (WHO), Genf.
W854-013 Eckardt L et al. ESC Pocket Guidelines. Management von Vorhofflimmern, Version. 2016, 2. überarbeitete Auflage. Deutsche Gesellschaft für Kardiologie - Herz-und Kreislaufforschung e.V., 2017. Kurzfassung der „ESC Guidelines for the Management of Atrial Fibrillation".
W854-035 Deutsche Gesellschaft für Kardiologie - Herz-und Kreislaufforschung e.V (2021). ESC Pocket Guidelines. Diagnose und Behandlung von Vorhofflimmern, Version 2020. Börm Bruckmeier Verlag GmbH, Grünwald. Kurzfassung der „2020 ESC Guidelines for the diagnosis and management of atrial fibrillation" (European Heart Journal; 2020 - doi/10.1093/eurheartj/ehaa612).
W867-004 Bundesärztekammer (BÄK), Kassenärztliche Bundesvereinigung (KBV), Arbeitsgemeinschaft der Wissenschaftlichen Medizinischen Fachgesellschaften (AWMF). Nationale VersorgungsLeitlinie COPD – Teilpublikation der Langfassung, 2. Aufl. Version 1. 2021 [cited: 2024-04-06]. DOI: 10.6101/AZQ/000477. www.leitlinien.de/copd.
W867-005 Bundesärztekammer (BÄK), Kassenärztliche Bundesvereinigung (KBV), Arbeitsgemeinschaft der Wissenschaftlichen Medizinischen Fachgesellschaften (AWMF). Nationale VersorgungsLeitlinie Asthma – Langfassung, 4. Aufl. Version 1. 2020 [cited: 2024-04-06]. DOI: 10.6101/AZQ/000469. www.asthma.versorgungsleitlinien.de.
W867-011 Bundesärztekammer (BÄK), Kassenärztliche Bundesvereinigung (KBV), Arbeitsgemeinschaft der Wissenschaftlichen Medizinischen Fachgesellschaften (AWMF). Nationale VersorgungsLeitlinie Hypertonie – Langfassung, Version 1.0. 2023 [cited: 2024-04-06]. DOI: 10.6101/AZQ/000502. www.leitlinien.de/hypertonie.
W876 Deutsche Gesetzliche Unfallversicherung e. V. (DGUV).
W944 GKV-Spitzenverband.
W983 Deutsche Rentenversicherung Bund, Berlin.
W988-003 Bundesärztekammer (BÄK), Kassenärztliche Bundesvereinigung (KBV), Arbeitsgemeinschaft der Wissenschaftlichen Medizinischen Fachgesellschaften (AWMF). Nationale VersorgungsLeitlinie Typ-2-Diabetes – Leitlinienreport, 2. Aufl. Version 1. 2021 [cited: 2021-06-07]. DOI: 10.6101/AZQ/000476. www.leitlinien.de/diabetes.
W1078 Heratizadeh A. S2k-Leitlinie Neurodermitis [atopisches Ekzem; atopische Dermatitis] – Kurzversion. Journal der Deutschen Dermatologischen Gesellschaft (JDDG), 2015.
W1010-002 S3-Leitlinie „Atopische Dermatitis" (AWMF-Registernr. 013-027) (2023) verfügbar unter: https://register.awmf.org/de/leitlinien/detail/013-027.
W1127 Deutsche Gesellschaft für Allgemeinmedizin und Familienmedizin (DEGAM), Berlin.
W1142-002 BARMER GEK Arztreport 2012.
W1153-001 Clinical guideline for the diagnosis and management of early rheumatoid arthritis. The Royal Australian College of General Practitioners, August 2009.
W1157 Bertelsmann Stiftung.
X333 Wikimedia Commons (Wikipedia.org).
X333-013 Wikimedia Commons/Wjh31.

Inhaltsverzeichnis

I Die Grundlagen der Allgemeinmedizin

KAPITEL

1

Martin Scherer, Jean-François Chenot

Was ist Allgemeinmedizin?

1.1 Definition

Allgemeinmedizin ist ein Fachgebiet, auf das man sich in Deutschland nach Abschluss des Medizinstudiums durch eine Facharztweiterbildung spezialisieren kann. Die Weiterbildung wird mit einer Facharztprüfung in der Ärztekammer abgeschlossen.

Die Inhalte des Fachgebiets Allgemeinmedizin umfassen (BÄK 2018, DEGAM 2002)

- die medizinische Akut-, Langzeit- und Notfallversorgung von Patienten jeden Alters,
- den ärztlichen Umgang mit jeglicher Art von Gesundheitsstörung,
- Erkennen und Behandlung der häufigsten körperlichen und psychischen Erkrankungen,
- die Koordination der Versorgung mit gezielter Hinzuziehung und Integration anderer Arztgruppen und Fachberufe im Gesundheitswesen, dabei Schutz des Patienten vor Fehl-, Unter- oder Überversorgung,
- die Zusammenführung und Bewertung aller medizinisch relevanten Daten des Patienten,
- Gesundheitsbildung und -förderung als Maßnahme der Prävention, Krankheitsfrüherkennung und Rehabilitation sowie die Versorgung in der Palliativsituation,
- das ganzheitliche (hermeneutische) Fallverständnis mit Berücksichtigung somatischer, psychosozialer, soziokultureller und ökologischer Aspekte auf der Grundlage der langfristigen Arzt-Patient-Beziehung und der erlebten Anamnese,
- die haus- und familienärztliche Funktion mit Betreuung des Patienten im Kontext seines Umfelds,
- den Umgang mit Multimorbidität (➤ Kap. 91) und Polypharmazie (➤ Kap. 106) und
- den Umgang mit den epidemiologischen Besonderheiten des unausgelesenen Patientenkollektivs bzw. des Niedrigprävalenzbereichs mithilfe spezifischer Methoden zur Entscheidungsfindung (abwartendes Offenhalten, Merkmale des abwendbar gefährlichen Verlaufs, Stufendiagnostik) (➤ Kap. 4).

MERKE

Hermeneutisches Fallverständnis des hausärztlichen Arbeitens

Mit Hermeneutik ist die Methode gemeint, Texte oder Zeichen systematisch zu erfassen, zu deuten und einzuordnen (Bahrs 2012).
Das hermeneutische Fallverständnis ist eine spezifische Arbeitsmethode in der Allgemeinarztpraxis. Grundlage dieser Methode ist die Arzt-Patient-Begegnung:

- Der Patient präsentiert sich mit seinem Beratungsanlass.
- Der Arzt nimmt die Szenerie und das vorgestellte individuelle Krankheitskonzept unter Beachtung somatischer, psychosozialer und soziokultureller Aspekte in sich auf, um mithilfe des eigenen Vorwissens und eigener Gegenübertragungsreaktionen das hermeneutische Fallverständnis zu entwickeln.

Die Momente des einzelnen Arzt-Patient-Gesprächs und der wiederholten Begegnungen in der weiteren Arzt-Patient-Beziehung geraten mit dieser Arbeitsmethode zu einer Kette von Interpretationen und Einordnungen, die ein tiefgreifendes und umfassendes Verständnis des individuellen Patientenfalls ermöglichen. Diese psychosomatisch geprägte Methodik des beziehungsbasierten Verstehens ist ein wichtiges Werkzeug, um patientenzentriert ärztlich beraten und behandeln zu können.

Die Allgemeinmedizin ist nicht an ein Organsystem gebunden, sondern auf den ganzen Menschen spezialisiert. Sie ist im Unterschied zu Organfächern nicht krankheits-, sondern patientenzentriert. Ein patientenzentrierter Ansatz führt bei vielen chronischen Gesundheitsproblemen zu einer besseren Versorgung (Olson et al. 2012). Die Allgemeinmedizin ist auch nicht zwangsläufig an ein bestimmtes Setting gebunden, wenngleich die hausärztliche Tätigkeit ihr häufigster und wichtigster Anwendungsbereich ist. Die Sinnhaftigkeit der allgemeinmedizinischen Denk- und Arbeitsweise wird zunehmend auch für Krankenhäuser der Maximal- und Supramaximalversorgung erkannt (Scherer et al. 2014).

Die meisten Fachgebiete bearbeiten spezifische Krankheiten und hängen dem Paradigma der Diagnose an (➤ Kap. 4). Nur im Zusammenspiel von diagnostischen und therapeutischen Maßnahmen sowie mit den sozialen und wissenschaftlichen Grundlagen ist eine verantwortungsvolle und rationale Patientenversorgung möglich. Die Besonderheit der Allgemeinmedizin liegt in der Integration dieser unterschiedlichen Aspekte. Ein wesentlicher Faktor, damit dies gelingt, ist die Kontinuität der Versorgung über Jahre oder sogar Jahrzehnte. Diese wird von Patienten als besonders wichtig eingeschätzt und schafft eine vertrauensvolle Beziehung.

Häufig wird das Fach Allgemeinmedizin mit hausärztlicher Versorgung gleichgesetzt. Dies trifft zu in Ländern, in denen ein Hausarzt automatisch auch ein Facharzt für Allgemeinmedizin ist: in England, Schweden und den Niederlanden sowie bis 1989 in der damaligen Deutschen Demokratischen Republik (DDR). In diesen Ländern gab bzw. gibt es auch ein Primärarztsystem, d. h., Patienten suchen (Ausnahme: lebensbedrohlicher Notfall) zunächst ihren Hausarzt auf, der die Versorgung übernimmt und im Bedarfsfall die Weiterbehandlung durch spezialisierte Kollegen oder andere Fachberufe veranlasst und koordiniert. Eine hausärztlich koordinierte Versorgung ist deutlich effizienter, was international und in Deutschland gezeigt werden konnte (Schneider et al. 2016).

Die Spezialisierung auf den „ganzen Menschen“ ist nicht mit einer „Allzuständigkeit“ zu verwechseln (DEGAM-Zukunftspositionen, DEGAM 2012). Allgemeinmedizin bedeutet vielmehr, die Komplexität von Sorgen und Beschwerden durch Abgleich der ärztlichen bzw. patientenseitigen Wertvorstellungen beherrschbar zu machen, unterschiedliche Krankheitskonzepte in Einklang zu bringen, die Vielzahl der Problemlagen zu priorisieren und sich letztlich auf gemeinsame Ziele zu verständigen. Allgemeinmedizin als Fach beschreibt also eine Herangehensweise, eine Haltung, eine (Gesprächs-)Technik sowie die Konfrontation mit Gesundheitsproblemen, welche die Gesamtheit von Körper und Psyche umfassen.

Dass in Deutschland die hausärztliche Versorgung nicht allein durch Fachärzte für Allgemeinmedizin geleistet wird, hat historische Gründe. In Westdeutschland war bis 1992 für die Niederlassung als Hausarzt keine Facharztweiterbildung erforderlich (➤ Tab. 1.1). Zwar gab es auch in Westdeutschland seit 1972 (in der DDR schon 1967) eine Facharztweiterbildung für Allgemeinmedizin. Doch in den meisten Fällen erfolgte die hausärztliche Niederlassung als praktischer Arzt ohne Weiterbildung oder aber als hausärztlicher Internist mit internistischer Weiterbildung im Krankenhaus. Eine kleine Gruppe von Fachärzten für Allgemeinmedizin warb seit den 1970er-Jahren dafür, eine allgemeinmedizinische Weiterbildung als verpflichtende Grundlage für die hausärztliche Versorgung festzuschreiben, was die Mehrheit der Ärzte in der ärztlichen Selbstverwaltung jedoch ablehnte. Vor diesem Hintergrund wurde nach der Wiedervereinigung

Tab. 1.1 Begriffsbestimmungen (Sachverständigenrat 2009)

Praktischer Arzt	Historischer Begriff aus der Zeit, als eine kassenärztliche Niederlassung ohne Facharztprüfung möglich war. Das ist seit 2003 in Deutschland nicht mehr möglich.
Allgemeinmedizin *(general practice)*	Medizinische Fach- bzw. Wissenschaftsdisziplin mit eigenen Merkmalen, Kernkompetenzen und Umsetzungsbereichen bzw. Tätigkeitsgebieten. Pflichtfach im deutschen Medizinstudium.
Familienmedizin *(family medicine)*	Der Begriff, den die DEGAM im Namen trägt (Deutsche Gesellschaft für Allgemeinmedizin und Familienmedizin), verdeutlicht die Zuständigkeit für alle Generationen (Kinder, Erwachsene, Ältere) und die Versorgung mehrerer Familienmitglieder, was eine stärkere Berücksichtigung des psychosozialen Kontextes ermöglicht.
Community Medicine	Die wörtliche Übersetzung „Gemeindemedizin" hat sich im Deutschen nicht durchgesetzt. Gemeint ist die Verbindung zwischen lokalen Public-Health-Aspekten (z. B. Sportangebot, Lärm- und Umweltbelastungen, Zugang zu und Kooperation mit anderen Gesundheitsversorgern) und der individuellen hausärztlichen Versorgung.
Hausärztliche Versorgung	In Abgrenzung zur fachärztlichen Versorgung definierter Tätigkeitsbereich nach § 73 Abs. 1 SGB V: *„Die vertragsärztliche Versorgung gliedert sich in die hausärztliche und die fachärztliche Versorgung."* Im Sozialrecht werden formal auch niedergelassene Kinderärzte als Hausärzte aufgefasst.
Primärversorgung *(primary care)*	Bereich medizinischer Grundversorgung, in dem die primäre (auch durch ungefilterte Erstinanspruchnahme), umfassende und individuelle Versorgung aller Gesundheitsanliegen erfolgt. Die Primärversorgung beinhaltet die niedrigschwellige Betreuung auch durch andere Gesundheitsberufe, auch innerhalb von Familien sowie kommunalen Strukturen. International wird dies als *primary (health) care* bezeichnet; in Entwicklungsländern wird allerdings auch die Versorgung durch Krankenschwestern und Gesundheitshelfer als *primary care* verstanden.

die gesetzliche Regelung, dass an der hausärztlichen Versorgung sowohl Fachärzte für Allgemeinmedizin als auch Fachärzte für Innere Medizin teilnehmen (SGB V § 73), auf das gesamte Bundesgebiet übertragen. Darum umfasst der deutsche Begriff „Hausarzt“ sowohl niedergelassene Fachärzte für Allgemeinmedizin als auch hausärztlich niedergelassene Internisten und niedergelassene praktische Ärzte.

1.2 Interessenvertretungen

Die „Hüterin des Fachs“ Allgemeinmedizin ist die **Deutsche Gesellschaft für Allgemeinmedizin und Familienmedizin (DEGAM).** Sie veranstaltet Jahreskongresse, erstellt Positionspapiere zu wichtigen medizinischen und wissenschaftspolitischen Fragen und entwickelt hausärztliche Leitlinien. Zuständig hierfür ist die Sektion „Leitlinien und Qualitätsförderung“ der DEGAM. Das Präsidium besteht aus dem Präsidenten, zwei Vizepräsidenten, dem Schatzmeister, den Beisitzern sowie den Sprecherinnen und Sprechern der einzelnen Sektionen (www.degam.de). Die Fachzeitschrift der DEGAM ist die *Zeitschrift für Allgemeinmedizin* (ZFA). Die Deutsche Stiftung für Allgemeinmedizin und Familienmedizin (DESAM) wurde 1973 mit dem Zweck gegründet, „*auf dem Gebiet der Allgemeinmedizin die Forschung, Aus-, Weiter- und Fortbildung zu fördern.*" An dieser Zielsetzung hält die DEGAM als Stifterin seit über 40 Jahren fest und entwickelt Angebote für den Nachwuchs in der Allgemeinmedizin konsequent weiter.

Die beruflichen und wirtschaftlichen Interessen der Hausärzte werden durch den Deutschen **Hausärztinnen- und Hausärzteverband e. V.** vertreten. Dieser Berufsverband für Hausärzte ist in 18 Landesverbänden organisiert, die dem Deutschen Hausärztinnen- und Hausärzteverband angehören. Zweimal jährlich treffen sich Vertreter aller 18 Landesverbände zu Delegiertenversammlungen und stimmen das politische Vorgehen ab.

Es sind staatliche Interventionen in Form mehrerer Gesetze, welche die Hausärzteschaft seit den 1990er-Jahren gestärkt haben. Aus diesem Grund ist die politische Einflussnahme des Hausärzteverbandes so relevant. Beispielsweise sind seit 2004 nach § 73b SGB V die Krankenkassen verpflichtet, ihren Versicherten mit der hausarztzentrierten Versorgung (HZV) ein freiwilliges hausärztliches Primärarztsystem anzubieten. Die Organisation der HZV erfolgt über die Hausärztliche Vertragsgemeinschaft AG (HÄVG), die Dienstleistungsgesellschaft der hausärztlichen Landesverbände und des Bundesverbandes.

1.3 Allgemeinmedizinische Forschung

Ziel medizinischer Forschung ist es, die Versorgung von Patienten zu verbessern. Wenn die Wirksamkeit einer medizinischen Intervention untersucht wird, beispielsweise in einer randomisierten kontrollierten Studie (RCT), wird dies traditionell als „klinische Forschung" bezeichnet. Forschungsergebnisse aus der Klinik sind nur teilweise auf Patienten in der Praxis übertragbar, sodass für viele relevante Fragestellungen in der Hausarztpraxis fundierte Antworten fehlen. Es gibt relevante Unterschiede zwischen der Situation in der Klinik und der in der Hausarztpraxis. Daher muss Forschung in Hausarztpraxen durchgeführt werden. Einerseits gibt es spezifische Krankheiten, die in der Allgemeinmedizin seltener vorkommen als in – durch Vorselektion verdichteten – spezialisierten Bereichen und außerdem eher in leichteren Ausprägungsformen vorliegen (Niedrigrisiko- und Niedrigprävalenz-Bereich), andererseits gibt es Erkrankungen wie z. B. Bluthochdruck, die fast nur in diesem Setting behandelt werden. Dies führt dazu, dass im hausärztlichen Bereich häufig andere Strategien zur (Stufen-)Diagnostik und zur risiko- bzw. schweregradadaptierten Therapie angewendet werden müssen als im stationären Bereich. Erkenntnisse aus Studien in der Tertiär- und Sekundärversorgung sind daher nicht unbedingt auf die Primärversorgung übertragbar und umgekehrt (Sachverständigenrat 2009).

Die Notwendigkeit und Wichtigkeit der Forschung in Hausarztpraxen ist selbst vielen Allgemeinärzten nicht sofort klar, und bis vor einem Jahrzehnt gab es in Deutschland auch wenig hausärztliche Forschungskompetenz (Hummers et al. 2012). Viele Krankheitsbilder und Versorgungssituationen müssen aber in Hausarztpraxen untersucht werden, damit daraus für die hausärztliche Versorgung relevante Empfehlungen abgeleitet werden können.

Neben klinischer Forschung und Public-Health-Forschung ist die Versorgungsforschung eine für die Allgemeinmedizin sehr wichtige Forschungsebene.

Dies eröffnet ein breites Spektrum an Forschungsgegenständen, Fragestellungen, Studiendesigns sowie analytischen Modellen und Methoden. Die Idee einer wissenschaftsgetriebenen Forschung in der Allgemeinmedizin beinhaltet darüber hinaus eine potenzielle Verfolgung kritischer oder (sofern wissenschaftliche Exzellenz und Interessenneutralität gewährleistet sind) unkonventioneller Fragestellungen. Interessenneutralität ist jedoch nicht nur für die akademische Allgemeinmedizin, sondern auch für die tägliche hausärztliche Praxis ein hohes Gut, das im Ringen um einen industrieunabhängigen Evidenztransfer eine Kernvoraussetzung rationaler Versorgung ist.

1.4 Allgemeinmedizinische Lehre

In Deutschland ist Allgemeinmedizin erst spät ein eigenständiges Fach an Universitäten, in Forschung, Lehre und zunehmend auch in der Patientenversorgung geworden. An den meisten Hochschulstandorten in Deutschland gibt es inzwischen Institute für Allgemeinmedizin und z. T. angegliederte Polikliniken. Die Identität eines Faches wird stark durch die Lehre und ihre Lehrer, die eine Vorbildfunktion haben, beeinflusst. In der Lehre wird unterschieden zwischen:

- Ausbildung (= Medizinstudium)
- Weiterbildung
- Fortbildung (= Kompetenzerhalt und lebenslanges Lernen)
- Zusatzqualifikationen

1.4.1 Ausbildung

Obwohl die meisten Patienten ambulant durch Hausärzte versorgt werden, wurde an den krankenhausfixierten medizinischen Fakultäten die Notwendigkeit einer allgemeinmedizinischen Lehre lange nicht erkannt. Hausärzte durften vereinzelt fakultative Veranstaltungen anbieten. 1936 hielt erstmals ein Praktiker einen Vortrag an der Universität Freiburg. Erst in den 1970er-Jahren wurden die ersten Lehraufträge etabliert, und 1989 wurde Allgemeinmedizin in der damaligen Approbationsordnung ein mögliches Prüfungsfach im Staatsexamen. Das hatte Auswirkungen, erlebten Medizinstudierende doch zuvor hauptsächlich das scheinbare Versagen der ambulanten Medizin bei Patienten, die einer Krankenhausversorgung bedurften. Sie lernten die Allgemeinmedizin gar nicht kennen, dafür aber die Vorurteile der Kliniker (Kaucher et al. 2016). Inzwischen haben fast alle Universitäten Lehrstühle für Allgemeinmedizin. Die Approbationsordnung schreibt Famulaturen, Blockpraktikum, Vorlesungen und Seminare sowie Prüfungen im Fach Allgemeinmedizin vor. Seitdem Medizinstudierende die Allgemeinmedizin als wichtige Voraussetzung für eine Tätigkeit im deutschen Gesundheitssystem kennen, ist das Interesse am Fach deutlich gestiegen.

1

MERKE

Allgemeinmedizin im Studium

Ziel der allgemeinmedizinischen Lehre ist es nicht, Medizinstudierende zu „überreden", Hausärzte zu werden, sondern ihnen die Rolle der Allgemeinmedizin in der medizinischen Versorgung und die im Vergleich zu Spezialisten unterschiedliche und ganzheitliche Herangehensweise zu vermitteln.

1.4.2 Weiterbildung

Anders als in den meisten Industriestaaten findet die Weiterbildung in Deutschland nicht in strukturierten, an Universitäten angebundenen Weiterbildungsprogrammen statt. Die Inhalte werden durch die Weiterbildungsordnung der Landesärztekammern vorgegeben, die auch die Weiterbildungsbefugnisse vergeben. Abweichungen von den Empfehlungen der Bundesärztekammer sind möglich und können beim Wechsel des Bundeslandes in der Weiterbildung zu erheblichen Problemen führen (Sierocinski et al. 2022).

Die Weiterbildung dauert mindestens 5 Jahre und muss von den Ärztinnen und Ärzten in Weiterbildung (ÄiW) selbst organisiert werden; sie sind selbst dafür verantwortlich, dass die vorgeschriebenen Weiterbildungsinhalte vermittelt werden. Das führt in der Praxis zu im Schnitt deutlich längeren Weiterbildungszeiten, weil Rotationen durch mindestens drei verschiedene Fächer notwendig sind. Vorteil dieser mangelnden Struktur ist, dass eine Änderung des Weiterbildungsziels unkompliziert möglich ist. Sowohl die Weiterbildungsabschnitte im Krankenhaus als auch im ambulanten Bereich werden gefördert. Vernetzung ist für ÄiW Allgemeinmedizin, die oft auf sich allein gestellt sind, wichtig. Seit 2008 organisieren sich ÄiW im bundesweiten Netzwerk der Jungen Allgemeinmedizin Deutschland (JADE – www.jungeallgemeinmedizin.de). Seit 2017 gibt es bundesweit **Kompetenzzentren Weiterbildung** (www.desam.de/kompetenzzentren-weiterbildung.html), die neben speziellen Weiterbildungstagen auch Beratung, Mentoring und Prüfungsvorbereitungen anbieten.

TIPP

Weiterbildung Allgemeinmedizin

Besorgen Sie sich die Weiterbildungsordnung Ihres Kammerbereichs. Führen Sie von Anfang an das e-Logbuch. Planen Sie die Rotationen mit einem Vorlauf von mindestens einem Jahr. Melden Sie sich bei Ihrem lokalen Kompetenzzentrum Weiterbildung und vernetzen Sie sich mit anderen ÄiW. Dort erhalten Sie lokal relevante Informationen und können auch einen Mentor vermittelt bekommen. Schließen Sie sich der Jungen Allgemeinmedizin (JADE) an und überlegen Sie, ob es für Sie infrage kommt, Mitglied zu ermäßigten Beiträgen in der DEGAM und im Hausärztinnen- und Hausärzteverband zu werden.

1.4.3 Fortbildung

Das medizinische Wissen ändert sich immer schneller und erfordert auch nach erfolgreicher Facharztprüfung für die bestmögliche Patientenversorgung ein ständiges Am-Ball-Bleiben. Fortbildung ist daher für alle Ärzte nach der Weiterbildung eine in § 4 der Berufsordnung und in § 95d SGB V festgelegte Pflicht. Diese Pflicht wird von den Ärztekammern und der Kassenärztlichen Vereinigung (KV) kontrolliert. Man muss lediglich innerhalb von 5 Jahren 250 Fortbildungspunkte bei von den Ärztekammern zertifizierten Fortbildungsveranstaltungen nachweisen. Bei Nichteinhaltung sind Honorarkürzungen und ein Entzug der Kassenzulassung möglich. Besondere Anforderungen an eine geeignete Mischung aus didaktischen Formaten oder relevanten Inhalten werden nicht gestellt. Die Fortbildung stellt für Allgemeinärzte aufgrund der Breite ihres Versorgungsauftrags eine Herausforderung dar. Die Sektion Fortbildung der DEGAM nennt folgende Kriterien für eine gute hausärztliche Fortbildung:

- **Patientenorientierung:** Orientierung an den Bedürfnissen der versorgten Patienten
- **Kontextrelevanz:** Berücksichtigung der Gegebenheiten der allgemeinärztlichen Praxis
- **Lernerzentrierung:** Ausrichtung am individuellen Lernbedarf
- **Hausärzte lernen von Hausärzten**
- **Teamorientierung:** Einbindung des gesamten Praxisteams
- **Evidenzbasierung:** Empfehlungen in Fortbildungen sollen transparent begründet sein
- **Transparente Finanzierung:** eine von kommerziellen Interessen unabhängige Finanzierung

Das lokale Fortbildungsangebot wird immer noch häufig durch Pharmafirmen, lokale Praxen und Kliniken, die Zuweisermarketing betreiben, bestimmt. Viele Ärzte besuchen auch bevorzugt Fortbildungen in einem Bereich, an dem sie ein besonderes Interesse haben, und werden dort immer besser, erkennen aber u. U. ihre blinden Flecken nicht. Ein weiteres Problem kann die Belehrung durch Spezialisten aus dem Krankenhaus sein, bei denen die vermittelten Inhalte manchmal nur eine geringe Relevanz für die ambulante Versorgung haben.

Es haben sich mehrere, auf Hausärzte zugeschnittene Fortbildungsformate etabliert:

- **Ärztliche Qualitätszirkel** sind feste Gruppen von Ärzten einer oder mehrerer Fachdisziplinen, die sich regelmäßig zu Themen des Praxisalltags austauschen und von einem geschulten Moderator geleitet werden. Manchmal werden externe Referenten eingeladen, aber häufig erarbeiten die Mitglieder selbst Produkte wie Anleitungen oder Patienteninformationen.
- Spezielle Fortbildungsangebote, bei denen der größte Teil der Referenten Hausärzte sind, sind die von den Universitäten teilweise angebotenen **Tage der Allgemeinmedizin** oder die vom Institut für hausärztliche Fortbildung (IhF) des Hausärzteverbandes organisierten **Hausärztetage.**
- Einige Ärztekammern erkennen auch sog. **Praxishospitationen** als Fortbildung an, bei denen sich Kollegen gegenseitig bei der Arbeit beobachten und so neue Anregungen für eine bessere Patientenversorgung erhalten.

1.4.4 Zusatzqualifikationen

Unter Zusatzqualifikationen werden in Abgrenzung zur Fortbildung zertifizierte Qualifikationen verstanden (➤ Tab. 1.2). Die meisten Zusatzqualifikationen oder Fachkunden werden von Ärztekammern zertifiziert und können Voraussetzung für die Teilnahme an der Ver-

Tab. 1.2 Fachkunden und Zusatzqualifikationen

Thema	Kommentar
Fachkunde	
Ultraschalldiagnostik	➤ Kap. 100
Strahlenschutz	Entbehrliche Qualifikation, da Hausarztpraxen keine Zulassung zum Betreiben von Röntgenanlagen erhalten
Ernährungsmedizin	Kann berufsbegleitend erworben werden
Die 10 häufigsten Zusatzbezeichnungen nach Angaben der Kassenärztlichen Bundesvereinigung	
Naturheilverfahren	Kann berufsbegleitend erworben werden
Notfallmedizin	Nützlich, aber keine Vorrausetzung für die Teilnahme am ärztlichen Notdienst
Manuelle Medizin und Chirotherapie	(➤ Kap. 111), kann berufsbegleitend erworben werden, Abrechnungsvoraussetzung
Akupunktur	Kann berufsbegleitend erworben werden
Sportmedizin	Kann berufsbegleitend erworben werden
Palliativmedizin	Erfordert eine gute Planung, weil eine klinische Tätigkeit in der Palliativmedizin verlangt wird
Diabetologie	Erfordert eine gute Planung, weil eine klinische Tätigkeit in der Diabetologie verlangt wird
Psychotherapie (auch fachgebunden)	Aufwendig, kann berufsbegleitend erworben werden
Betriebsmedizin	Erfordert eine gute Planung, weil eine praktische Tätigkeit in der Arbeitsmedizin verlangt wird

sorgung oder für das Abrechnen bestimmter Leistungen sein. Zudem gibt es noch Qualifikationsangebote von privaten Organisationen; dazu gehört z. B. die Tauchmedizin.

Seit einigen Jahren besteht eine Tendenz zur fortschreitenden Subspezialisierung in Form von speziellen Curricula und neuen Zusatzbezeichnungen. Die Schaffung dieser Vielzahl von Subspezialitäten in Verbindung mit Titeln, Zusatzbezeichnungen oder Abrechnungsprivilegien unterhöhlt und gefährdet eine ressourcensparende gesundheitliche Versorgung der Bevölkerung und das umfassende Betreuungskonzept der Allgemeinmedizin. Um den umfassenden Versorgungsauftrags in der Allgemeinmedizin erfüllen zu können, ist eine gut strukturierte und inhaltlich reichhaltige Weiter- und Fortbildung am wichtigsten; wir empfehlen, sich auf wenige Zusatzqualifikationen zu beschränken.

1.5 Zukunft der Allgemeinmedizin

Neue technische Möglichkeiten und wissenschaftlicher Fortschritt machen die medizinische Versorgung zunehmend komplexer; umso wichtiger ist eine ordnende und koordinierende Instanz. Auf den Umgang mit hochgradiger Komplexität spezialisiert insbesondere das Fachgebiet Allgemeinmedizin, weil hier ein sehr breites Spektrum an Beschwerden und Krankheitsbildern zu behandeln ist und pro Patient häufig mehrere verschiedene Beratungsanliegen zu bearbeiten sind (Katerndahl et al. 2010). Letztlich zählen die eigentlichen Bedürfnisse des Individuums. Während alle anderen Fachgebiete sich auf Krankheiten und Organsysteme, spezifische Patientengruppen, diagnostische und therapeutische Verfahren sowie medizinisches Grundlagenwissen konzentrieren, ist die Allgemeinmedizin auf den ganzen Menschen spezialisiert. Damit sticht sie als diejenige Fachrichtung hervor, der das Gelingen des Brückenschlags zwischen Mensch und Technik am ehesten zuzutrauen ist. Für die Zukunft wird erwartet, dass die medizinische Diagnostik und Therapie durch automatisierte Prozesse (künstliche Intelligenz) unterstützt werden (➤ Kap. 93, Seltene Erkrankungen). Im positiven Fall kann das Ressourcen sparen und die Medizin besser machen. Im negativen Fall wird die digitale Revolution Veränderungen mit sich bringen, die auf pseudowissenschaftlichen Heilsversprechungen beruhen und letztlich vor allem den wirtschaftlichen Interessen von Herstellern dieser Angebote dienen.

Das Fachgebiet Allgemeinmedizin wird seine starke Position in der Zukunft weiter festigen und ausbauen, um den digitalen Wandel für eine menschliche und gute medizinische Versorgung zu prägen.

LITERATUR

Bahrs O. Hermeneutisches Fallverständnis – Versuch einer Annäherung. ZFA 2012; 88: 355–59.

BÄK – Bundesärztekammer. (Muster-)Weiterbildungsordnung der Bundesärztekammer 2018; www.bundesaerztekammer.de/themen/aerzte/aus-fort-und-weiterbildung/aerztliche-weiterbildung/muster-weiterbildungsordnung (letzter Zugriff: 6.3.2024).

DEGAM – Deutsche Gesellschaft für Allgemeinmedizin und Familienmedizin. Fachdefinition; Beschluss der Jahreshauptversammlung vom 21.9.2002; www.degam.de/fachdefinition (letzter Zugriff: 6.3.2024).

DEGAM – Deutsche Gesellschaft für Allgemeinmedizin und Familienmedizin. Zukunftspositionen der DEGAM; www.degam.de/zukunftspositionen (Stand: 2012) (letzter Zugriff: 6.3.2024).

Hummers-Pradier E, Bleidorn J, Schmiemann G et al. General practice-based clinical trials in Germany – a problem analysis. Trials 2012; 13: 205.

Katerndahl DA, Wood R, Jaén CR. A method for estimating relative complexity of ambulatory care. Ann Fam Med 2010; 8: 341–347.

Kaucher M, Richter N, Kopp J et al. Das Image der Allgemeinmedizin aus Sicht von Medizinstudierenden. Z Allg Med 2016; 92: 320–325.

Kochen MM, Niebling W, Abholz HH. Forschen oder beforscht werden? Z Allg Med 2000; 76: 347–348.

Kroenke K. The many C's of primary care. J Gen Intern Med 2004; 19: 708–709.

Olsson LE, Jakobsson Ung E, Swedberg K, Ekman I. Efficacy of person-centred care as an intervention in controlled trials – a systematic review. J Clin Nurs 2013; 22: 456–465.

Sachverständigenrat zur Begutachtung der Entwicklung im Gesundheitswesen (2009). Koordination und Integration – Gesundheitsversorgung in einer Gesellschaft des längeren Lebens. Sondergutachten 2009, Ziffer 639, Tabelle 77; www.svr-gesundheit.de/gutachten/sondergutachten-2009 (letzter Zugriff: 6.3.2024).

Scherer M, Boczor S, Weinberg J et al. Allgemeinmedizin in einer Universitätsklinik – Ergebnisse eines Pilotprojekts. Z Allg Med 2014; 90: 165–173.

Schneider A, Donnachie E, Tauscher M et al. Costs of coordinated versus uncoordinated care in Germany: Results of a routine data analysis in Bavaria. BMJ Open 2016; 6(6): e011621.

Sierocinski E, Mathias L, Freyer Martins Pereira J, Chenot JF. Postgraduate medical training in Germany: A narrative review. GMS J Med Educ 2022; 39(5): Doc49.

Starfield B, Shi L, Macinko J. Contribution of primary care to health systems and health. Milbank Q 2005; 83: 457–502.

INTERNETADRESSEN

Deutsche Gesellschaft für Allgemeinmedizin und Familienmedizin (DEGAM): www.degam.de.

Deutsche Stiftung für Allgemeinmedizin und Familienmedizin (DESAM): www.desam.de.

Hausärztinnen- und Hausärzteverband e.V. (HÄV): www.haev.de.

Institut für hausärztliche Fortbildung (IhF): www.ihf-fobi.de.

KAPITEL 2

Rebecca Machnik, Egina Puschmann, Dagmar Lühmann

Arzt-Patient-Kommunikation

2.1 Was ist gute Arzt-Patient-Kommunikation?

Wir alle kommunizieren täglich, dennoch besteht eine große Diskrepanz zwischen unserem Alltagswissen über gute Kommunikation und der tatsächlichen „Best Practice". Eine gute Basis für die Definition guter Arzt-Patient-Kommunikation bzw. der ärztlichen Fertigkeiten, die zu einer solchen führen, ist daher die Anleihe aus den aktuellen evidenzbasierten allgemeinmedizinischen Curricula.

Im 2015 entwickelten *Kompetenzbasierten Curriculum Allgemeinmedizin* der Deutschen Gesellschaft für Allgemeinmedizin (DEGAM) stellt Kommunikation einen wesentlichen Pfeiler der ärztlichen Expertise dar. Es werden folgende **Kernkompetenzen** der ärztlichen Kommunikation identifiziert, die im Rahmen der Facharztweiterbildung Allgemeinmedizin erworben werden sollten:

1. **Aufbau und Pflege der Beziehung zu Patienten und Angehörigen:** Hier gilt es, sowohl aktiv und empathisch zuzuhören als auch den Patienten zu einem Gespräch, zu Fragen und aktivem Austausch zu ermuntern. An dieser Stelle sollen grundsätzliche Gesprächstechniken angewandt werden, z. B. das Verbalisieren von Emotionen und die Reaktion auf nonverbale Hinweise. Dabei soll die Selbstbestimmung des Patienten im Kontext seiner Lebenswelt, des Sozialraums und seiner Werte respektiert werden. Die Beteiligung an medizinischen Entscheidungen ist zu fördern, z. B. durch partizipative Entscheidungsfindung (➤ Kap.2.2.1), und ein kultursensibler Umgang einzuhalten.
2. **Erfassung, Zusammenführung und Dokumentation von Informationen:** Bei der Anamneseerhebung sollen unter bewusstem Einsatz von Kommunikationstechniken relevante somatische, psychische und soziale Aspekte aktiv eruiert und klar und nachvollziehbar dokumentiert werden.
3. **Übermittlung von Informationen an Patienten und ggf. Angehörige:** Die Informationsübermittlung soll empathisch, situationsangepasst und verständlich erfolgen, insbesondere in menschlich schwierigen Situationen. Hierbei soll zur Diskussion und Teilnahme am Entscheidungsprozess angeregt werden. Irrtümer oder kritische Ereignisse sind proaktiv anzusprechen.
   Ein besonderes Augenmerk gilt dem Spannungsfeld zwischen ärztlicher Schweigepflicht und Informationsvermittlung an Angehörige.

Ein Zitat aus dem DEGAM-Curriculum (2015: 25) zeigt die enorme Bandbreite der Anforderungen:

„Allgemeinärzte zeigen Verständnis für die Krankheitskonzepte der Patienten, für deren Werte, Gefühle und Erwartungen und für die Auswirkungen des Krankseins auf das Leben der Patienten und deren Familien. Sie nutzen die wiederholten Begegnungen mit Patienten, um die Arzt-Patienten-Beziehungen auszubauen und die heilende Wirkung durch Zuwendung und Interaktion zu fördern. Allgemeinärzte besitzen die Fertigkeit, Informationen angepasst an den jeweiligen Patienten, den jeweiligen Mitversorger und die jeweilige Situation zu übermitteln."

Wenn man dieses Curriculum anderen etablierten Modellen der Arzt-Patient-Kommunikation zur Seite stellt, wird die komplexe Kombination von Gesprächszielen auf der Inhalts- und Beziehungsebene deutlich (siehe z. B. die Modelle von Bird und Cohen-Cole 1990 sowie Lazare et al. 1995), die sowohl synchron auf verschiedenen Ebenen als auch im Zeitverlauf u. U. über Jahre zu verfolgen sind. Inhaltsebene und Beziehungsebene gleichermaßen zufriedenstellend im Auge zu behalten, ist eine anspruchsvolle Herausforderung. Analog zur DEGAM werden dort folgende Ziele des Arzt-Patient-Gesprächs postuliert:

1. Eine Beziehung entwickeln, beibehalten und abschließen
2. Die Art des Problems identifizieren und Informationen gewinnen
3. Informationen an den Patienten vermitteln
4. Ziele formulieren
5. Behandlungspläne implementieren

6. Den Verlauf unter Einbeziehung neuer Aspekte überwachen
7. Auf Gefühle achten, um daraus Erkenntnisse für die gemeinsame Arbeit an dem Problem zu gewinnen

Bei der Betrachtung der Kernkompetenzen wird deutlich, dass sich Inhalt, Prozess, und Beziehung in gelingender Arzt-Patient-Kommunikation kaum trennen lassen.

MERKE

Kommunikationskompetenz und Empathie verbessern die Behandlungsergebnisse

- **Bei Patienten durch …**
  - Anpassung der Erwartungshaltung, Kommunikation,
  - Minderung von Angst und Symptomen,
  - Erleichterung der Krankheitsbewältigung,
  - Steigerung der Therapietreue,
  - verbesserte Erinnerung medizinischer Information und
  - eine höhere Zufriedenheit.
- **Bei Ärzten durch …**
  - die umfassende Informationsbeschaffung unter Vermeiden unnötiger Tests,
  - eine präzisere Diagnosestellung,
  - höhere berufliche Effizienz und Zufriedenheit sowie
  - eine geringere Neigung zu Stress, Angst und Depression.

Aber nicht nur die Lehrpläne motivieren zum Erwerb guter Gesprächskompetenzen im medizinischen Berufsfeld, auch mannigfache Evidenz bestärkt den Nutzen empathischer Kommunikation (siehe Merke-Kasten).

CAVE

90 % aller Beschwerdefälle sind durch Kommunikationsprobleme und nicht durch inadäquate medizinische Behandlung bedingt (z. B. Lahmann und Dinkel 2014, Matusitz und Spear 2014, van Osch 2014).

Entscheidend für jedes Gespräch sind die verbalen (Inhalt und Wortwahl), paraverbalen (Tonfall, Einstellung) und nonverbalen (Körperhaltung) Bestandteile:

- **Verbal:** nachfragen, den Patienten einbinden, zusammenfassen, strukturieren, offene Fragen klären …
- **Non-/paraverbal:** Blickkontakt halten, angemessene Körperhaltung einnehmen, auf Tonfall und Tonlage achten …
- **Haltung:** respektvoll, nicht wertend, empathisch, fürsorglich, interessiert, zuversichtlich …
- **Professionalität:** in der professionellen Rolle bleibend, souverän, kompetent …

Durch gute Kommunikation eine positive, tragfähige und vertrauensvolle Arzt-Patient-Beziehung aufzubauen, je nach Patient und Gesprächsanlass einen passenden Kommunikationsstil zu wählen und gleichzeitig die eigene Kommunikation und deren Auswirkungen zu reflektieren, sind komplexe Anforderungen an die ärztliche Tätigkeit. Ziel dieses Kapitels ist, Anregungen zu geben, die 50–80 % der ärztlichen Arbeitszeit, die ein Arzt im Patientengespräch verbringt, so zu nutzen, dass sich eine möglichst große Berufszufriedenheit und -effizienz einstellen.

2.1.1 Ideale Struktur des ärztlichen Gesprächs

Der strukturelle Aufbau des idealtypischen ärztlichen Gesprächs wird z. B. in den **Calgary-Cambridge Guides** erläutert: Ein gutes Arzt-Patient-Gespräch besteht aus fünf aufeinander folgenden Phasen, über den gesamten Prozess hinweg werden die Strukturierung des Gesprächs und der Beziehungsaufbau als flankierende Prozesse aufrechterhalten (➤ Abb. 2.1).

Im Folgenden werden alle Prozessschritte nacheinander ausführlich erläutert und mit konkreten Praxisbeispielen ergänzt, sodass ein

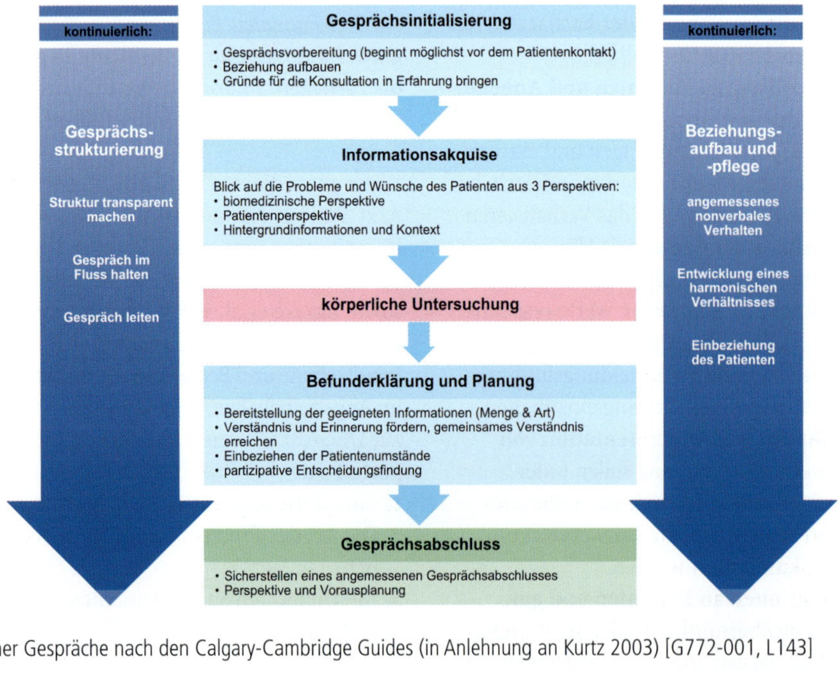

Abb. 2.1 Idealstruktur ärztlicher Gespräche nach den Calgary-Cambridge Guides (in Anlehnung an Kurtz 2003) [G772-001, L143]

praktisches Gerüst für die idealen Kommunikationsabläufe in der Konsultation entsteht.

Gesprächsinitialisierung

Als Vorbereitung das Gespräch in einem ruhigen Raum ohne Störungen in einem angemessenen Zeitrahmen zu planen und durch Einsichtnahme in die Patientenakte wesentliche Punkte der Krankengeschichte vorab zu studieren, um diese im Gesprächsverlauf berücksichtigen zu können, schafft gute Voraussetzungen für die Konsultation. Eine namentliche Begrüßung und Vorstellung der eigenen Rolle und Funktion sind ein erster Schritt zum Bindungsaufbau. Die Möglichkeit, die Stuhlposition zu variieren, bietet dem Patienten Spielraum, die Gesprächsdistanz frei zu wählen. Die Nutzung verschiedener Positionen am Tisch kann auch dem Arzt helfen, eigene Wünsche nach Nähe und Distanz zu regulieren. Augenkontakt, Angemessenheit von Lautstärke und Tonfall sowie eine zugewandte Körpersprache helfen, eine angenehme Gesprächssituation zu schaffen. Lassen Sie den Patienten zunächst durch eine offene Frage frei berichten, um seine Situation und den Konsultationsanlass zu erfassen.

Nicht immer ist es möglich, alles optimal umzusetzen. Hier sollte für Verständnis geworben werden, indem Sie dem Patienten kurz die Hintergründe für die Problematik erläutern (z. B. Telefonnutzung während der Konsultation, Dokumentation in Patientenakte, lange Wartezeit etc.): *„Entschuldigen Sie bitte, dass ich ans Telefon gegangen bin, ich habe einen dringenden Anruf erwartet. Jetzt haben Sie aber wieder meine ungeteilte Aufmerksamkeit."*

Informationsakquise

Zu Beginn einer Konsultation ist das Stellen offener Fragen hilfreich, um den Patienten sein Anliegen möglichst ohne Unterbrechung schildern zu lassen. Aktives Zuhören mit nonverbalen Signalen (z. B. Nicken, offene Mimik und Gestik) unterstützt diesen Prozess. Nachfragen bei Unklarheiten und der Übergang zu geschlossenen Fragen helfen im weiteren Verlauf, wichtige Informationen zu erhalten und neben der Patientenperspektive auch die biomedizinische Perspektive zu erfassen. Schambesetzte Themen können behutsam eingeleitet werden: *„Entschuldigen Sie, wenn ich so direkt nachfrage, aber mir ist es wichtig, nichts zu übersehen …"* Interesse, Mitgefühl und Respekt sollten ausgedrückt werden und für den Patienten spürbar sein. Von Anfang an auf die Emotionen des Patienten zu reagieren, ist hierbei von großer Bedeutung (vgl. das NURSE-Modell in ➤ Kap. 2.2.2, ➤ Box 2.2). Einen Teil des Gesprächs sollte der Patient nach Möglichkeit allein mit Ihnen führen. Manchmal ist die Interaktion zwischen dem Patienten und seinen Angehörigen ein Hinweis auf eine Dynamik, die auch gegenüber dem Patienten angesprochen werden muss. Die Einbeziehung von Angehörigen kann wichtige Informationen liefern und wird vom Patienten oft ausdrücklich gewünscht, um ihn zu entlasten (aber eben auch den Arzt!).

Eine allgemeinverständliche, klare, unkomplizierte Sprache und verständnisfördernde Rückfragen sowie das regelmäßige Zusammenfassen des Gesagten helfen, Missverständnissen vorzubeugen.

Körperliche Untersuchung

Unter Beachtung angenehmer Umgebungsfaktoren (Temperatur, Lautstärke, Geruch, Privatsphäre) ist es wichtig, den Patienten nicht unnötig lange unbekleidete Körperteile präsentieren zu lassen; eine abschnittsweise Untersuchung ist hier hilfreich. Berührungen oder Manipulationen am Körper sollten immer angekündigt werden, auf zu erwartende Unannehmlichkeiten wie z. B. Kälte, Lärm oder Schmerzen (*„Nicht erschrecken, meine Hände sind kalt!"*) ist vorher hinzuweisen. Saubere Kleidung und hygienisches Arbeiten vermitteln dem Patienten ein gutes Gefühl und sollten selbstverständlich sein.

Befunderklärung und Planung

Wenn es um Behandlungsentscheidungen oder das Überbringen von Diagnosen geht, haben sich die Bereitstellung von Informationsmaterial und Flyern zur Unterstützung der Erläuterungen bewährt. So können z. B. Patienteninformationen in verschiedenen Sprachen zu einzelnen Leitlinien oder Krankheitsbildern genutzt werden. Eine visuelle Unterstützung hilft nicht nur beim Verständnis, der Patient kann so auch in Ruhe zu Hause noch einmal nachvollziehen, was er im Stress der Konsultation vielleicht nicht verstanden hat. Damit wird dann auch der Arzt entlastet.

Es ist wichtig, durch direktes Nachfragen festzustellen, ob die wichtigsten Gesprächsinhalte vermittelt werden konnten: *„Es waren sehr viele Informationen heute, vielleicht mögen Sie mir rückmelden, was für Sie besonders wichtig war oder zu welchem Punkt Sie noch Fragen haben …"* Anschließend können wichtige Punkte aus Sicht des Arztes ergänzt werden. Bei der Abstimmung von Behandlungsentscheidungen bietet es sich an, die Methode der **partizipativen Entscheidungsfindung** zu nutzen (➤ Kap. 2.2.1). Eine verbindliche Vereinbarung über das weitere Vorgehen sollte am Ende dieser Gesprächsphase getroffen werden, idealerweise in schriftlicher Form. Dies wirkt unterstützend und schafft Verbindlichkeit.

Gesprächsabschluss

Eine offene Frage, ob der Patient noch etwas ansprechen möchte, lässt dem Patienten Raum und erhöht die Gewissheit, dass nichts unausgesprochen bleibt. Versuchen Sie Hektik zu vermeiden, bei Zeitdruck oder offensichtlich überforderten Patienten ist es hilfreich, dem Patienten kurzfristig einen erneuten Termin anzubieten. Eine kurze Wiederholung der Therapieziele und der weiteren Planung, insbesondere die weiteren Vereinbarungen für das Zeitfenster bis zum Folgetermin, sind abschließend zu präsentieren. Unter Umständen sind Hinweise auf Symptome, die zu einer sofortigen Wiedervorstellung führen sollten, möglichst auch schriftlich festzuhalten. Nach dem Ende des Gesprächs sollten das Gespräch und die eigene innere Haltung zu dem Patienten kurz reflektiert werden.

2.1.2 Der Mensch hinter der professionellen Rolle

Viele Faktoren wirken sich auf das Arzt-Patient-Gespräch aus, insbesondere die ärztliche Grundhaltung zum Patienten. Selbst die ausgefeilteste Kommunikationstechnik kann das Vertrauensverhältnis in einer Konsultation nicht mehr retten, wenn der Patient vonseiten des Arztes mangelnden Respekt, Unverständnis oder Herablassung verspürt. Daher lohnt sich ein kurzer Exkurs zur ärztlichen Grundhaltung, bevor im Folgenden die praktischen Aspekte eines guten Arzt-Patient-Gesprächs weiter erläutert werden.

Ein professionelles Rollenverständnis bedeutet meist auch das Zurückstellen eigener Meinungen und Wertvorstellungen. Das ärztliche Krankheitsmodell ist ein Angebot an den Patienten. Es ist hilfreich, vorab die Vorstellungen des Patienten zu erfragen und zu klären, ob er das vom Arzt präsentierte Krankheitsmodell nachvollziehen und annehmen kann. Ein respektvoller Umgang mit konkurrierenden Krankheitsmodellen von Arzt und Patient ist wichtig, um die Beziehung nicht zu gefährden (vgl. Bechmann 2014: 158). Das Patientenerleben zu validieren und Bemerkungen zu vermeiden, die es herabwürdigen könnten, helfen dabei, dass sich der Patient verstanden und angenommen fühlt, und sind von großer Bedeutung für den Aufbau eines Vertrauensverhältnisses. Soll die eigene Sicht eingebracht werden, kann dies ausdrücklich formuliert werden, z. B.: *„In Ihrer Lage würde ich mir Sorgen machen. Wie geht es Ihnen damit? Jeder Mensch hat ja eine andere Umgangsweise …"*

Manche Patienten werden als unsympathischer oder zwischenmenschlich herausfordernder empfunden als andere: Es ist wichtig, dies zu reflektieren und im Rahmen der ärztlichen Tätigkeit einen respektvollen Umgang und eine gute Behandlung zu bieten. Hilfreich hierbei kann die Teilnahme an einer Selbsterfahrungsgruppe oder die Intervision im Praxisteam oder mit Kollegen sein, welche die eigene Sicht auf den Patienten erweitert und helfen kann, Lösungsstrategien zu entwickeln. Die Wahrnehmung des Patienten als gleichberechtigten Partner und eine Ansprache auf Augenhöhe sind die Basis für eine tragfähige Beziehung und können so schwierige Gespräche einfacher machen (➤ Kap. 2.2.1).

2.1.3 Belastung beider Parteien

Viele zwischenmenschliche Konflikte entstehen aufgrund kommunikativer Missverständnisse, ausgelöst durch einen Mangel an Ressourcen (vgl. z. B. Schulz von Thuns Vier-Ohren-Modell). Konsultationen können eskalieren, wenn der belastete Arzt nach einem langen, fordernden Arbeitstag seine professionelle Distanz nicht mehr wahren kann und den schwierigen Patienten frustriert abfertigt, seine Forderungen etwa persönlich nimmt, z. B. weil er sich selbst als Dienstleister wahrgenommen sieht. Der Patient kommt i. d. R. schon mit verminderten Ressourcen ins Sprechzimmer: Er ist krank, hat womöglich Beschwerden, fürchtet sich oder ist frustriert über eine lange Wartezeit. Damit ist eine Situation geschaffen, in der Kommunikation naturgemäß selten optimal abläuft (➤ Abb. 2.2).

Daher bedeutet ein professionelles ärztliches Selbstverständnis auch, achtsam auf eigene Reaktionen und Bedürfnisse zu reagieren. Das eigene Verhalten zu beobachten, Emotionen und Befindlichkeit

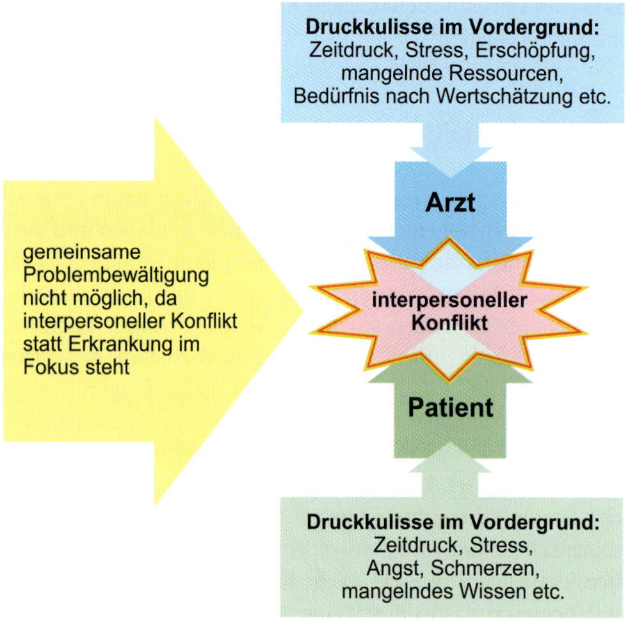

Abb. 2.2 Zunächst steht ein Konflikt statt der Behandlung im Vordergrund: Die Druckkulisse nimmt zu viel Raum ein (Machnik 2017). [P950]

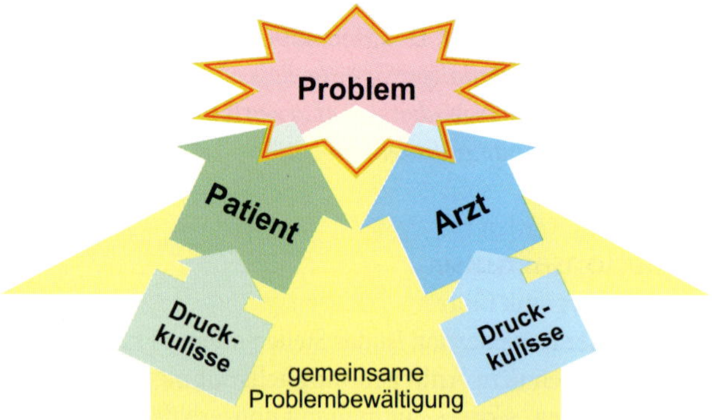

Abb. 2.3 Gemeinsame Problembewältigung wird erst möglich, wenn sich der Gesprächsfokus auf die Erkrankung und ihre Behandlung verschiebt (Machnik 2017). [P950]

(z. B. Stress, Druck, Müdigkeit) und die eigene innere Haltung (zum Gesprächspartner) sich selbst gegenüber transparent zu machen hilft, die zugrunde liegenden Faktoren zu verstehen und bestenfalls darauf zu reagieren, sowie den Konflikt neu zu bewerten und einen konstruktiveren Umgang damit zu ermöglichen (➤ Abb. 2.3 und Tipp).

TIPP

Wenn der Patient über Grenzen geht, fordernd oder aggressiv ist:

- Erkennen Sie, dass der Patient sehr wahrscheinlich unter (emotionalem) Druck steht, leidet oder verzweifelt ist und sich deshalb so verhält.
- Befeuern Sie die Situation nicht, indem Sie eigene Befindlichkeiten (z. B. Stress, Hektik) einbringen, sondern versuchen Sie, bewusst Distanz dazu einzunehmen.
- Setzen Sie klare Grenzen und bleiben Sie dabei konsequent.
- Bleiben Sie immer respektvoll und beschämen oder erniedrigen Sie Ihr Gegenüber nicht.

- Lassen Sie sich nicht auf Diskussionen oder „Machtkämpfe" ein.
- Versuchen Sie, Ihrem Gesprächspartner klarzumachen, dass Sie auf seiner Seite stehen und ihn unterstützen möchten, auch wenn es gewisse Grenzen gibt.
- Achten Sie auf Reaktionen (z. B. Mimik) Ihres Gegenübers, denn sie können Ihnen wichtige Informationen verschaffen.
- Achten Sie auf Ihre eigene (emotionale) Reaktion auf Ihr Gegenüber und versuchen Sie, sich davon nicht leiten zu lassen. Handeln Sie stattdessen bewusst und selbstgesteuert, um die Situation zu entschärfen.

2.2 Konkrete Techniken für typische Konsultationsherausforderungen

2.2.1 Partizipative Entscheidungsfindung

In den letzten Jahrzehnten hat sich das traditionelle Verständnis der Arzt-Patient-Beziehung von einem stark hierarchisch geprägten paternalistischen Modell hin zu einem stärker patientenzentrierten Umgang gewandelt. Moderne Patienten wünschen sich oftmals eine stärkere Einbeziehung und möchten im Dialog mit dem Behandler als mündige, gleichberechtigte Partner über ihre Behandlung entscheiden.

Als Werkzeug dafür bietet sich das Prozessmodell der partizipativen Entscheidungsfindung (PEF; *shared decison-making*) an. Kennzeichnend für das Gesprächsmodell ist, dass alle medizinisch relevanten Informationen gemeinsam intensiv bearbeitet und die daraus resultierenden Entscheidungen gemeinsam von Behandler und Patient (und ggf. seinen Angehörigen) im gleichberechtigten Dialog getroffen werden (➤ Box 2.1). Damit werden sowohl Verantwortung als auch Konsequenzen der Entscheidung auf beide Parteien verteilt. Diese Technik führt messbar zu einer höheren Therapietreue und Zufriedenheit bei den Patienten.

Box 2.1

Prozessschritte der partizipativen Entscheidungsfindung (PEF)

1. Mitteilung, dass eine Entscheidung ansteht
2. Angebot der PEF: Rollen klären und Gleichberechtigung der Partner formulieren
3. Aussage über das Vorliegen verschiedener Wahlmöglichkeiten
4. Informationen über Wahlmöglichkeiten sowie deren Vor- und Nachteile
5. Rückmeldung des Patienten über Verständnis der Wahlmöglichkeiten sowie Erfragen weiterer Optionen
6. Ideen, Bedenken und Erwartungen bzgl. der Intervention explorieren und Präferenzen ermitteln
7. Aushandeln
8. Gemeinsame Entscheidung
9. Plan zur Umsetzung der Entscheidung (Vertrag/Selbstverpflichtung)

(Quelle: Gesundheitsmonitor 3/2005)

Vor dem Einsatz dieser Gesprächstechnik ist allerdings zu beachten, dass nicht jeder Patient diese Form der Einbeziehung wünscht oder davon profitiert: Neben der PEF existieren auch andere tradierte Interaktionsmodelle, die zur Behandlung vieler Patienten besser geeignet sind, z. B.:

- das eingangs erwähnte **paternalistische Modell,** in dem Entscheidungshoheit und Information allein beim Arzt liegen, oder
- das **Professional-as-Agent-Modell,** bei dem zwar die Informationen geteilt werden, aber die Entscheidung ultimativ beim Arzt liegt.
- Auch das der PEF ähnliche **Informed-Decision-Modell,** in dem der Arzt den Patienten umfassend informiert, der Patient jedoch allein die Entscheidungen trifft, hat sich in der Praxis bewähren können.

Es lohnt sich, die Präferenz des Patienten vorher zu erfassen (z. B. mit der Degner-Skala, die die o. g. Interaktionsmodelle abbildet), sodass die Behandlung individuell angepasst und ein maximaler Erfolg erzielt werden kann.

Grundsätzlich ist es die Aufgabe des Arztes, dem Patienten alle relevanten Informationen über Nutzen und Schaden seiner Behandlungsoptionen zu vermitteln, auch des Verzichts auf eine Behandlung. Denn letztlich entscheidet der Patient als mündiger Mensch immer auch rechtlich selbstbestimmt über seine Gesundheit.

2.2.2 Umgang mit Emotionen

Eine gute ärztliche Kommunikation beinhaltet auch den souveränen Umgang mit Gefühlen – eine Herausforderung, mit der sich Menschen in Gesundheitsberufen besonders oft konfrontiert sehen.

Typische Fehler im Umgang mit Patientenemotionen, die oft den besten Absichten entspringen, sind z. B. Ignorieren, Bagatellisieren *(„Das ist doch halb so schlimm!")* und Entwerten *(„Sie müssen sich doch nicht so anstellen")* von Patientenäußerungen. Diese sind nicht nur katastrophal für die Arzt-Patient-Beziehung, sondern können auch zu einer Eskalation der Situation führen.

Als hilfreich hat sich in solchen Situationen das NURSE-Modell nach Back (2007) erwiesen. Das Modell benennt fünf nützliche Techniken mittels des englischen Akronyms: NURSE, das für *Naming, Understanding, Respecting, Supporting* und *Exploring* steht (➤ Box 2.2).

Box 2.2

Das NURSE-Modell nach Back (2007)

- **N** – *Naming:* Das Benennen oder Spiegeln von Emotionen ist als Einstieg des Emotionsmanagements sinnvoll, sofern der Patient dies noch nicht selbst getan hat. Der Patient wird und fühlt sich durch die Benennung wahrgenommen, und der Behandelnde stellt sicher, dass er die Reaktion oder Aussage seines Patienten richtig verstanden hat.
- **U** – *Understanding:* Danach dann (falls vorhanden) Verständnis zu signalisieren, also den Punkt anzubringen, validiert die Gefühle des Patienten und trägt massiv zur Beziehungsgestaltung bei.

- **R** – *Respecting:* Patienten in schwierigen Lebenssituationen profitieren von Respekt und Anerkennung durch den Behandelnden, indem der Arzt z. B. vom Patienten gezeigtes resilientes Verhalten oder die Nutzung von Hilfsangeboten anspricht.
- **S** – *Supporting:* Ärzte sollen und wollen aufgewühlten und belasteten Patienten helfen. Professionelle Unterstützungsangebote sollten daher als Optionen benannt werden. Wichtig ist, dass die Optionen als Angebote vermittelt werden und kein Druck auf den Patienten ausgeübt wird (➤ Kap. 2.2.1).
- **E** – *Exploring:* Insbesondere in Gesprächssituationen, in denen die Patientenperspektive dem Arzt nicht eindeutig erscheint, sollte die Gefühlssituation des Patienten weiter exploriert werden, sodass anschließend wieder mit *Naming*/Spiegeln usw. fortgefahren werden kann und ultimativ keine wichtigen Themen übersehen werden.

Die Anwendung dieser Gesprächstechniken hilft einerseits beim Umgang mit Emotionen, kann aber auf der anderen Seite auch dazu beitragen, dass eine tragfähige und vertrauensbasierte Beziehung und Arzt-Patient-Kommunikation entsteht und aufrechterhalten wird.

LITERATUR

Ärztekammer Nordrhein. Kommunikation im medizinischen Alltag. Ein Leitfaden für die Praxis. Stand: 2015; www.aekno.de/fileadmin/user_upload/aekno/downloads/leitfaden-kommunikation-2015.pdf (letzter Zugriff: 6.3.2024).

Bechmann S. Medizinische Kommunikation: Grundlagen der ärztlichen Gesprächsführung. Stuttgart: UTB 2014.

Bertelsmann Stiftung und Zentrum für Sozialpolitik der Universität Bremen (Hrsg.). Shared Decision Making: Beteiligung von Patienten an medizinischen Entscheidungen, Gesundheitsmonitor 3/2005. Gütersloh: Bertelsmann Stiftung; 2005.

Bird J, Cohen-Cole SA. The three-function model of the medical interview. An educational device. Adv Psychosom Med 1990; 20: 65–88.

DEGAM – Deutsche Gesellschaft für Allgemeinmedizin und Familienmedizin. Kompetenzbasiertes Curriculum Allgemeinmedizin. Stand: Juli 2015; www.weiterbildung-allgemeinmedizin.de/downloads/Curriculum_01-10-15.pdf (letzter Zugriff: 6.3.2024).

Degner LF, Sloan JA, Venkatesh P. The Control Preferences Scale. Can J Nurs Res 1997; 29(3): 21–43.

Elwyn G, Edwards AG, Rhydderch M. Shared decision making: das Konzept und seine Anwendung in der klinischen Praxis. In: Härter M, Loh A, Spiess C (Hrsg.). Gemeinsam Entscheiden – Erfolgreich Behandeln: Neue Wege für Ärzte und Patienten im Gesundheitswesen. Köln: Deutscher Ärzte-Verlag; 2005, S. 3–12.

Füeßl H, Middeke M (Hrsg.). Anamnese und Klinische Untersuchung. Stuttgart: Thieme; 2002.

Gerber M, Kraft E, Bosshard C. Grundlagenpapier der DDQ: Shared Decision Making – Arzt und Patient entscheiden gemeinsam. Schweizerische Ärztezeitung 2014; 95: 50.

Lazare A, Putnam SM, Lipkin M Jr. Three functions of the medical interview. In: Lipkin M, Lazare A, Putnam SM (eds.). The Medical Interview: Clinical Care, Teaching and Research. New York: Springer 1995, pp. 3–19.

Machnik R. Kommunikative Herausforderungen im Praxisalltag besser bewältigen – Ein interaktiver Workshop mit Simulationspatienten/-innen (Workshop). 7. Tag der Allgemeinmedizin Hamburg 2017.

Robinson A, Thomson R. Variability in patient preferences for participating in medical decision making: Implication for the use of decision support tools. Qual Health Care 2001; 10 (Suppl 1): i34–38.

KAPITEL

3

Vera Kalitzkus, Stefan Wilm

Familienmedizin

3.1 Einleitung

Die Familienmedizin ist integraler Teil der Allgemeinmedizin. Die Familie spielt – wenn auch in unterschiedlichem Ausmaß – in jeden Kontakt eines Patienten mit der hausärztlichen Praxis hinein: als Herkunftsfamilie über mehrere Generationen, als aktuelle eigene Familie oder in Form des festen sozialen Umfelds. *„Die haus- und familienärztliche Funktion, insbesondere die Betreuung des Patienten im Kontext seiner Familie oder sozialen Gemeinschaft, auch im häuslichen Umfeld (Hausbesuch)"* gehören explizit zum allgemeinmedizinischen Arbeitsauftrag (DEGAM 2002). Patient, Erkrankung und Familie stehen in einem komplexen Verhältnis gegenseitiger Beeinflussung. Die Familie prägt den Lebensstil und den eigenen Umgang mit Erkrankungen und dem medizinischen System. Sie stellt eine wichtige Ressource für Patienten in der Krankheitsbewältigung dar. Ebenso ist sie aber einerseits durch die Erkrankung eines Familienmitglieds und die damit zusammenhängende Belastung selbst betroffen, andererseits können sich familiäre Konflikte und Problemlagen negativ auf die Gesundheit von Familienmitgliedern auswirken.

Für die primärmedizinische Versorgung ist der familienmedizinische Ansatz von Nutzen, weil dadurch die Zunahme von chronischen Erkrankungen und Multimorbidität mit steigender Pflegebedürftigkeit besser bewältigt werden kann. Der umfassende Behandlungsansatz ermöglicht bei Einbezug der Familie in die Behandlung erfolgreichere Therapien (vor allem bei psychosomatischen und chronischen Erkrankungen) (Hartmann et al. 2010). Für das Gesundheitssystem ist die Familienmedizin als Ankerpunkt für präventive und gesundheitsfördernde Strategien und wegen ihrer niedrigschwelligen Zugangsmöglichkeit unabdingbar.

3.2 Definition und Epidemiologie

Familienmedizin in der Hausarztpraxis ist definiert als *„die Behandlung eines Patienten/einer Patientin unter Berücksichtigung des familiären Umfeldes und besonderer familiärer Belastungen, ohne dass weitere Familienmitglieder in derselben Praxis in Behandlung sein müssen"* (Kalitzkus und Vollmar 2016: 210). Zur Familie von Patienten gehören dabei nicht nur die Mitglieder ihrer Herkunftsfamilien oder angeheiratete Verwandtschaft, sondern auch Personen, die sich für den Patienten mitverantwortlich fühlen oder sich emotional aufeinander beziehen. Dies können Mitbewohner in einer Wohn- oder Hausgemeinschaft (auch im höheren Alter) sein, ehemalige Partner, „Patchwork"-Familien oder weit entfernt lebende Angehörige.

MERKE

Der Familienmedizin in der Hausarztpraxis liegt ein erweitertes Verständnis von Familie zugrunde: Familie ist, was sich als Familie versteht. Dies schließt alle Formen von Lebensgemeinschaften (auch ohne Trauschein, mit und ohne Kinder) ein, die sich emotional aufeinander beziehen. Je nach medizinischem Handlungsrahmen spielen biologische Verwandtschaft (genetisches Risiko) oder gesetzliche Vorgaben (gesetzliche Vertreter, Auskunftsrecht) oder die gelebten alltagsrelevanten Beziehungen die vorrangige Rolle.

Bei der komplexen Wechselwirkung zwischen der Familie und ihren Mitgliedern hinsichtlich ihrer Gesundheit lassen sich verschiedene Ebenen unterscheiden. Familie prägt ihre Mitglieder durch **Vererbung und Sozialisation/Tradition** über:

- Genetische Prägung und körperliche Konstitution
- Gesundheitsverhalten/Lebensstil (Ernährung, Bewegung, Sinnhaftigkeit)
- Krankheitskonzepte und Umgang mit dem medizinischen System

Die familiären Beziehungen und das Familienklima können den Krankheitsverlauf und die Genesungschancen von Patienten beeinflussen:

- Emotionale Unterstützung
- Hilfe bei der Krankheits- und Alltagsbewältigung (bis hin zur Pflege)
- Finanzielle Unterstützung

Darüber hinaus können sich zu bewältigende familiäre Aufgaben und Belastungen negativ auf die Gesundheit einzelner Familienmitglieder auswirken und zu höherer Vulnerabilität gegenüber Erkrankungen führen:

- Herausforderungen im Lebenszyklus einer Familie, z. B. Geburten, Rollenkonflikte der Partner, Pubertät der Kinder, Pflege der eigenen Eltern, Auszug der Kinder („leeres Nest")
- Finanzielle Probleme/sozialer Status
- Emotionale und körperliche Belastungen durch Erkrankung und/oder Sterben/Tod eines Familienmitglieds

Diese unterschiedlichen Wechselwirkungen sind gut belegt. Sie wirken über die Mechanismen von Vererbung und Vulnerabilität bzgl. bestimmter Erkrankungen oder Stressanfälligkeit, Sozialisation und Erziehung, gemeinsamer physischer, ökonomischer und sozialer Umstände (Kolip und Lademann 2012). Trotz aller gesellschaftlichen Veränderungen (Individualisierung) prägt die Familie die Art und Weise, wie medizinische Hilfe gesucht wird (Cardol et al. 2005). Das Ansprechen und Einbeziehen von familiären Beziehungen bei chronischen Erkrankungen verbessert die Ergebnisqualität bei den Patienten. Die Qualität einer Ehe/Partnerschaft beeinflusst das kardiovaskuläre Risiko: sowohl direkt in Bezug auf die kardiovaskulären, neuroendokrinologischen und Immunfunktionen als auch indirekt durch Lebensstil und Therapieadhärenz (Tulloch und Greenman 2018). Eine chronische Erkrankung wirkt sich auch auf die Gesundheit der Familienmitglieder aus, insbesondere bei Erkrankungen des Gehirns oder psychischen Erkrankungen – dies in verstärktem Maße, wenn finanzielle und/oder Probleme mit der Krankenversicherung hinzukommen (Holmes und Deb 2003).

Dem familienmedizinischen Ansatz entsprechend gilt es, die Gesundheits- und Krankheitskonzepte mit den „Zuständigen" in der Familie zu klären und zusammen mit dem Patienten die Perspektive zu öffnen: Welche Bedeutung hat die Familie, wie kann sie helfen, wo macht sie krank? Welche Krankheitskonzepte kommen aus der eigenen Herkunftsfamilie, und wie beeinflussen sie das Alltagshandeln des Patienten?

Studien zum konkreten Effekt des familienmedizinischen Ansatzes in der Allgemeinmedizin stehen noch aus. Die Wechselwirkungen zwischen Gesundheit, Krankheit, Patienten und ihrem engsten sozialen Umfeld jedoch sind belegt, sodass die Beachtung des familiären und sozialen Umfelds zur guten medizinischen Praxis gehört. Nicht mit aktuellen Zahlen belegt ist, wie viele Familienangehörige heute noch in ein und derselben Hausarztpraxis in Behandlung sind. Schätzungen belaufen sich auf etwa ein Drittel aller Patienten (Himmel und Kochen 1998). Daten aus einer repräsentativen Bevölkerungsbefragung im Jahr 2020 zeigen, dass sich 45,6 % der Bevölkerung die Behandlung vieler oder aller Familienmitglieder in ein und derselben Hausarztpraxis wünschen (Kalitzkus et al. 2021). Auch lässt sich der Großteil der Patienten, die in Begleitung in die hausärztliche Sprechstunde kommen, von einem Familienmitglied begleiten (Kalitzkus et al. 2024).

3.3 Diagnostische Strategie und Differenzialdiagnose

Notwendig zur Umsetzung des familienmedizinischen Ansatzes in der Hausarztpraxis sind Wissen um und Kenntnisse über die Beziehungen in der Familie und zum sozialen Umfeld sowie ein grundlegendes Verständnis psychosomatischer (➤ Kap. 78), familiensystemischer und psychosozialer Zusammenhänge.

MERKE
Das familiäre Bezugssystem ist in der hausärztlichen Sprechstunde immer mitzudenken.

Bei der Entwicklung der Anamnesen, Befunde, Risiken und Prognosen gilt es, auch den Langzeitverlauf (Individuum wie Familie) und belastende Aspekte wie biografische, kulturelle, religiöse oder ähnliche Konflikte und Verletzungen zu beachten. Das Wissen um das familiäre Umfeld und seine gesundheits- bzw. krankheitsfördernden Aspekte fließt in Anamnese, (Differenzial-)Diagnostik und Therapieplanung ein. Familiäre Interaktionen und Dynamiken beim Umgang mit Diagnosen, Krankheitsbildern und Krankheitsfolgen sollen berücksichtigt werden, unabhängig vom Setting der Konsultation (Einzel-, Paar-, Familiengespräch). Auch das Beobachten und Abklären von sozialen Ereignissen, die nicht unmittelbar mit medizinischen Befunden korrelieren, gehört dazu. Denn z. B. Armut und Einsamkeit reichen in ihren krankmachenden Auswirkungen in ihrer Schwere an die klassischen Risikofaktoren wie Rauchen oder Übergewicht heran (Fekete und Weyers 2015, Lampert et al. 2005).

Wann ist an mögliche familiär bedingte Beschwerden zu denken?

- Hinweise im Gespräch von Patienten- oder Angehörigenseite
- Abwesenheit eines sonst ständig anwesenden Familienmitglieds (z. B. Urlaubszeit)
- Belastende Lebensereignisse (z. B. Umzug, Scheidung, Arbeitslosigkeit)
- Belastungen in der Familie (z. B. finanziell, chronische Erkrankung, Pflegesituation, Gewalt)
- Veränderungen im Familienzyklus (z. B. Heirat, Geburt, Pubertät, Auszug von Kindern, Berentung, Tod)
- Stress oder Konflikte in den familiären Beziehungen
- Konsum von Alkohol, Drogen, Schlaf- oder Beruhigungsmitteln in der Familie
- Probleme bei Migrationshintergrund (z. B. Sprache, Trauma, Aufenthaltsstatus, Konflikte zwischen Herkunfts- und Gastkultur) (Kalitzkus et al. 2019)

Familienmedizinische Beratungsanlässe können von einer einfachen Durchfallerkrankung in der Familie (Wer steckt wen an? Wer kümmert sich um wen?), der Betreuung des an Demenz erkrankten Schwiegervaters bis zur Sorge um die krebskranke Ehefrau (familiäre Pflege, Angst vor dem Verlassenwerden und dem eigenen Tod) reichen, um die dadurch ausgelösten familiären Belastungen in den Blick zu nehmen und darüber ins Gespräch zu kommen.

3.3.1 Familienmedizinische Anamnese – allgemeine Hinweise

Bei der familienmedizinischen Anamnese gibt es zwei unterschiedliche Schwerpunkte, die beide Beachtung finden sollten:

- zum einen primär auf somatischer Ebene verankerte Fragen (genetische Erkrankungen/Risiken und andere familiär bedingte Vulnerabilitäten), die hinsichtlich präventiver Maßnahmen von Interesse sind,
- zum anderen die Betrachtung der Familie unter dem Blickwinkel von Beziehungen und Interaktionen der Familienmitglieder, der von der Familie zu bewältigenden Aufgaben und der in der Familie vorhandenen Ressourcen zu ihrer Bewältigung.

Aufmerksamkeit verlangen familiäre Problemlagen und Belastungen, die sich gesundheitsschädigend auswirken können, um sie a) in Gesundheitsförderung/Prävention zu berücksichtigen und b) als Ressourcen und Risiken von Familie zu (er-)kennen und einzubeziehen.

Eine **ausführliche Familienanamnese** bietet sich an bei Erstkontakt, einschneidenden Veränderungen (schwerwiegende Diagnose, belastende Lebensereignisse) oder stagnierenden Prozessen im Verlauf einer chronischen Erkrankung (➤ Kap. 91) sowie bei pflegenden Angehörigen (Höppner et al. 2015, Lichte et al. 2018). Bei einem großen Teil der Patienten wird die familienmedizinische Anamnese über mehrere Konsultationen bzw. einen längeren Zeitraum hinweg erhoben (erlebte Anamnese). Die ausführliche familienmedizinische Anamnese schließt psychosoziale Aspekte und Kenntnis der Lebenssituation mit ein.

Ärztliche Beobachtungen als Anstoß einer familienmedizinischen Anamnese

- Auffällige Häufung von Praxisbesuchen (auch verschiedener Familienmitglieder)
- Sorgenvolle oder sich widersprechende Angaben zur häuslichen oder familiären Situation
- Offenkundige Widersprüche zwischen beobachteten Verhältnissen (z. B. beim Hausbesuch oder beim Praxisbesuch mehrerer Familienangehöriger) und Bericht (Kalitzkus et al. 2019)

Je nach Problematik und Beschwerden ist eine vertiefte Familienanamnese indiziert. Auf ärztlicher Seite sind familiäre Problematik infolge einer Grunderkrankung, Pflegebedürftigkeit oder Sterben/Tod eines Familienmitglieds ein Hinweis darauf, auf etwaige gesundheitliche Einschränkungen bei den nicht primär erkrankten Familienmitgliedern zu achten (➤ Kap. 113). Patienten und Angehörige benötigen Informationen und Aufklärung darüber, dass sich solche Belastungen auch gesundheitsschädigend auf andere Mitglieder der Familie auswirken können und welche Maßnahmen der Prävention (➤ Kap. 5, ➤ Kap. 6, ➤ Kap. 7) und Selbstfürsorge/Selbstmanagement möglich sind (➤ Kap. 10).

MERKE

Eine familienmedizinische Sichtweise ist bei genetischen Erkrankungen (➤ Kap. 60), sexuell übertragbaren Erkrankungen (➤ Kap. 59) und zur Vermeidung von Erkrankungsrisiken infolge anderer erkrankter Familienmitglieder (Pflege, seelische Belastung ➤ Kap. 92) indiziert, wie auch bei Familien in somatischen, psychischen oder sozialen Problemlagen.

Wesentliche abwendbar gefährliche Verläufe und ähnliche Beschwerdebilder (Red Flags)

- Somatisierung
- Überlastung, Erschöpfung, Vernachlässigung der Selbstsorge
- Anpassungsstörungen
- Angststörungen, Soziophobien
- Depression
- Bipolare Störungen
- Psychotraumata
- Suchterkrankungen (auch Koabhängigkeit)
- Folgen häuslicher Gewalt
- Seltene Krankheiten (Kalitzkus et al. 2019)

Patientenbeispiel

Familie Mangold in hausärztlicher Behandlung

Klaus Mangold (52), der seit vielen Jahren in Ihrer Praxis in Behandlung ist, hat vor 6 Monaten einen rechtshirnigen ischämischen zerebralen Insult erlitten. Eine Schwäche des linken Armes und Beines ist geblieben, er ist aber als Finanzsachbearbeiter wieder voll ins Arbeitsleben integriert. Seine Ehefrau Gisela Mangold (41) war kürzlich mehrfach wegen eines Atemwegsinfekts in Ihrer Sprechstunde und berichtete dabei von einer Wesensänderung ihres Ehemannes, die sie wahrnehme, und von Spannungen in der Familie. Auch die beiden Kinder des Ehepaars, Jacqueline (12) und Simon (15), sind bei Ihnen in regelmäßiger Behandlung. Sie versuchen, die Situation im familientherapeutischen Kontext zu verstehen.

Konsultationsverlauf

Gesprächsthemen mit einzelnen Familienmitgliedern oder auch in einem Paar- oder Familiengespräch:

- Globales kardiovaskuläres (genetisch mitbedingtes) zukünftiges Risiko der Kinder?
- Aktueller und zukünftiger pflegerischer Unterstützungsbedarf von Klaus Mangold?
- Selbst-/Fremdbild und veränderte familiäre Rolle von Klaus Mangold durch die Behinderung?
- Ängste innerhalb der Familie vor einem zweiten Schlaganfall bei Klaus Mangold?
- Veränderte Sexualität des Paares?
- Neue Bedeutung des Altersunterschieds zwischen den Eheleuten?
- Pubertätskonflikte der Kinder?
- Finanzielle Belastungen durch mögliche zukünftige Einkommensverluste?
- Veränderungen des Lebensstils der Familie?

- Mögliche Anpassungsstörung/Depression von Klaus Mangold?
- Mögliche Suchtgefährdung/-erkrankung von Familienmitgliedern?
- Ressourcen innerhalb und außerhalb der Familie?

3.3.2 Die ärztliche Sicht

Jede medizinische Disziplin ist mit der Familie ihrer Patienten konfrontiert und kann/soll sie sowohl als mögliche Ressource wie auch als möglichen Risikofaktor begreifen (Kalitzkus und Wilm 2018). Nur in der Hausarztpraxis werden Familienangehörige jedoch regelmäßig auch selbst als Patienten behandelt. Dies erlaubt detaillierte Einblicke in eine Familie, ihre Struktur, ihre Lebensbedingungen, ihr Familienklima und eine etwaige Häufung bestimmter Krankheiten und Vulnerabilitäten, wie sie der niederländische Allgemeinmediziner Frans Huygen schon in den 1970er-Jahren beschrieben hat (Huygen 1979). Hausärzte können durch Kenntnis des familiären Hintergrunds (Ursachen und Kontext gesundheitlicher Probleme) ein besseres Verständnis für komplexe Problematiken von Patienten erlangen. Dies ermöglicht eine verbesserte gemeinsame Entscheidungsfindung und eine adäquatere Behandlung aufgrund der Integration der Informationen und Erkenntnisse über das familiäre Umfeld.

Ein familienmedizinischer Ansatz erleichtert die Behandlung, stärkt das hausärztliche Selbstverständnis und ist förderlich für die Berufszufriedenheit. Er ermöglicht einen schnellen Überblick über die Situation von ärztlicher Seite und bietet darüber hinaus die Chance, die abstrakt-allgemeinen Konzepte von Gesundheit und Krankheit mit den familiär verankerten Zielvorstellungen zu verknüpfen und sich damit dem je individuellen Krank- und Gesundsein der Patienten besser anzunähern. Dazu ist eine spezifische ärztliche Haltung erforderlich. Diese liegt insbesondere in ihrer Patienten- (und Familien-) Zentrierung begründet, aber auch in der Parallelität der Orientierung an der Selbstregulation des Systems Familie insgesamt und der Orientierung am Individuum und seiner Fähigkeit zur Selbstregulation.

Aus hausärztlicher Sicht birgt eine familienmedizinische Orientierung das **Risiko von ethischen Konflikten** bei widersprüchlichen Interessen/Bedarfen innerhalb der Familie. Eine 19-jährige Tochter kann eine salutogenetische Ressource für ihre alleinerziehende krebskranke Mutter sein (also raten wir im Interesse der Mutter zum Verbleib in der gemeinsamen Wohnung), aber unter den Erwartungen und der Enge selbst psychisch erkranken (also raten wir im Interesse der Tochter zum Auszug und zur Selbstständigkeit). Ethische Fallstricke können auftreten in Bezug auf Wissen, das zwar mit dem Hausarzt, nicht jedoch mit der Familie geteilt wurde, etwa wenn es durch „Fremdgehen" zu einer sexuell übertragbaren Krankheit gekommen ist, welche die Betroffene ihrem Partner gegenüber noch nicht offenzulegen bereit ist. Hier steht die Schweigepflicht des beide behandelnden Hausarztes im Konflikt mit der Verantwortung gegenüber dem nichtwissenden Partner. Im Fall von häuslicher Gewalt oder Missbrauch oder dem Verdacht darauf kann es zu ähnlichen ethischen Problematiken kommen.

CAVE

Der familienmedizinische Ansatz ...
- birgt die Gefahr der Verletzung der ärztlichen Schweigepflicht (Umgang mit intimen Informationen über einzelne Patienten gegenüber der Familie wie auch gegenüber anderen Institutionen innerhalb des Gesundheitssystems),
- kann schwieriges Konfliktmanagement im Spannungsfeld der Interessen zwischen Hausarzt, Patient und Familie bedeuten sowie
- eine Einschränkung der Autonomie des Einzelnen gegenüber dem Interesse des Familienverbandes mit sich bringen.

Hausärzte werden in ihrer ärztlichen Rolle Teil eines Beziehungsdreiecks: Arzt – Patient – Familie. Eine **(selbst-)reflektierende Haltung** ist nötig, um sich nicht instrumentalisieren zu lassen („Schiedsrichter", „Anwalt", „Familienmitglied") oder unbewusst Kollusionen einzugehen. Ärztlicherseits ist die Bereitschaft gefragt, sich berühren und eine Beziehung zuzulassen, verbunden mit der Aufmerksamkeit, sich nicht in die familiäre Dynamik verstricken zu lassen. Notwendig ist die (Selbst-)Reflexion der Rolle des Hausarztes als Handelndem im Familiensystem. Hierzu werden a) Methoden der (Selbst-)Reflexion, b) die Balint-Gruppe und c) (interdisziplinäre) Qualitätszirkel empfohlen (Cierpka et al. 2001, Kalitzkus und Vollmar 2016).

Patientenbeispiel

Familie Siemens in hausärztlicher Behandlung

Die seit 7 Jahren nach einem Unfall querschnittgelähmte, bettlägerige, stark pflegebedürftige Sigrid Siemens (74) wird von ihrem Ehemann Dieter (75) und ihrer leicht intelligenzgeminderten Tochter Barbara (34) aufopferungsvoll gepflegt. Sie kennen als neue Hausärztin die Familie erst seit einigen Monaten. Da kann es naheliegen, dem durch die Pflege belasteten herzinsuffizienten Ehemann und der ebenfalls in die Pflege involvierten Tochter zu empfehlen, zur Schonung der eigenen Ressourcen und zur gesundheitlichen Entlastung die Pflege einem ambulanten Pflegedienst zu übertragen. Die Tochter sollte, um eines Tages nach dem Tod der Eltern ihren Alltag bewältigen zu können, ohnehin außerhalb der Familie ins Berufsleben integriert werden. Andererseits ist die körperlich und seelisch nahe Beziehung der Ehefrau zu ihrer pflegenden Familie eine salutogene Ressource, aus der sie die Kraft zieht, ihre schwere Erkrankung zu meistern. Alle drei sind bei Ihnen in Betreuung. Was raten Sie der Familie und jedem einzelnen Ihrer drei Patienten?

Konsultationsverlauf

In einer Familienkonferenz am Bett von Sigrid Siemens klären Sie zuerst den Behandlungsauftrag. Von Bedeutung ist es dabei, die Familienmitglieder auch als individuelle Patienten wahrzunehmen, um deren Bedürfnisse zu erkennen und zu thematisieren, unter Reflexion der eigenen Wertungen. Gesprächsthemen (idealerweise der Familie miteinander): wechselseitige Schuldgefühle (die krank machen); Schamgefühle von Sigrid Siemens; Verantwortungsgefühle des Paares füreinander, der Eltern gegenüber der Tochter, der Tochter gegenüber den Eltern; Möglichkeiten, Dieter Siemens von körperlich anstrengenden Pflegetätigkeiten durch professionelle ambulante Pflege zu entlasten, ihn aber weiterhin in die Pflege einzubeziehen;

Möglichkeiten, weitere Betreuungspersonen zur Schaffung von zeitlichen Freiräumen für Vater und Tochter einzubeziehen (unter Berücksichtigung der finanziellen Verhältnisse der Familie); Möglichkeiten der schrittweisen Gewinnung von Autonomie für Barbara; Rolle der Hausärztin im mehrdimensionalen Beziehungsdreieck.

Besonders förderlich zur Umsetzung von Familienmedizin ist der Teamansatz mit medizinischen Fachangestellten (MFA) in der Hausarztpraxis. Das Kontextwissen der MFA und anderer Teammitglieder liefert aufgrund des anderen Zugangs zu den Patienten (Hierarchiegefälle, zusätzliche Zeit z. B. bei Wundpflege, Blutabnahme u. Ä.) und ihres lokalen Wissens über das soziale Gefüge des Stadtteils/Dorfes wichtige Hinweise für die behandelnden Hausärzte.

Hilfreich zur Umsetzung eines familienmedizinischen Ansatzes in der Allgemeinmedizin sind ärztliche Fähigkeiten und Erfahrungen in folgenden Bereichen:

- Psychosomatische Grundversorgung (➤ Kap. 113)
- Patientenzentrierte Gesprächsführung (➤ Kap. 2)
- Partizipative Entscheidungsfindung (➤ Kap. 2)
- Grundwissen über Konfliktlösung und Mediation
- Lösungsorientierte Gesprächstechniken
- Ressourcenorientierte Gesprächstechniken
- Familiensystemische Kenntnisse (Herrmann et al. 2023)

3.3.3 Die Patientenperspektive

Knapp die Hälfte der Bevölkerung wünscht sich die Behandlung vieler oder aller Familienmitglieder in ein und derselben Hausarztpraxis (Kalitzkus et al. 2021). Es gibt jedoch keine weiteren belastbaren Daten zu Patientenpräferenzen und Sichtweisen von Familien auf einen familienmedizinischen Ansatz in der hausärztlichen Praxis.

Für Familien bedeutet die gemeinsame hausärztliche Praxis eine Vereinfachung in komplexen Krankheitsgeschehen (insb. bei chronischen Erkrankungen) und im Krankheitsmanagement (Konsultationstermine, Hausbesuche). Es erleichtert ihnen die Navigation im Gesundheitssystem und die Organisation/Abstimmung zusätzlicher medizinischer oder beratender Hilfe.

Dem Patienten ermöglicht ein familienmedizinischer Ansatz, sich durch die Betrachtung des familiären Umfelds auch selbst besser zu verstehen und den eigenen Spielraum des Möglichen zu erweitern (Förderung der Selbstwirksamkeit). Familiär bedingte Gesundheitsbeeinträchtigungen und Risiken können frühzeitig erkannt und zu ihrer Bewältigung familiäre Ressourcen und Ressourcen aus den sozialen Bezugssystemen der Familie genutzt werden (Prävention). Informationen von ärztlicher Seite zum komplexen Zusammenspiel können ihren Umgang mit der Erkrankung und die familiäre Krankheitsbewältigung erleichtern.

Inwieweit sich Patienten öffnen, um Einblick in ihre Familie und etwaige Probleme zu geben, ist ihre eigene Entscheidung. Werden sie von ärztlicher Seite darauf angesprochen, ist die Bereitschaft für ein Gespräch über familiäre Aspekte meist groß. Nach einer Studie zu ungewollter Kinderlosigkeit wünschten sich die Patienten sogar ein noch stärkeres familienmedizinisches Engagement ihrer Hausärzte (Himmel und Kochen 1998). Es kann jedoch auch sein, dass das Wissen darum, dass die Ehefrau oder die Kinder dieselbe Hausarztpraxis aufsuchen, bei manchen Patienten zu einer größeren Zurückhaltung bzgl. des Ansprechens bestimmter Problematiken führt (das Bild der Familie nicht zerstören, niemanden schlecht machen wollen, Fragen der Vertraulichkeit).

3.4 Familienmedizinische Strategien

3.4.1 Arbeitsweisen und Methoden

Zur Umsetzung familienmedizinischer Strategien gibt es Arbeitsweisen und Methoden, die charakteristisch und hilfreich sind. Zu diesen gehören:

- Ausführliche biopsychosoziale Familienanamnese
- Praxisdokumentation verwandtschaftlicher Beziehungen
- Arbeit mit dem Genogramm (Campbell 2002, Hildenbrand und Kalitzkus 2013, s. a. Himmel und Klein 2017)
- Kommunikation
- Teamansatz
- Interdisziplinarität/Einbezug von kommunalen Unterstützungssystemen

Dabei gilt es, die Bedürfnisse der einzelnen Familienmitglieder innerhalb der Familie oder Lebensgemeinschaft zu berücksichtigen und das Individuum und die Familie bei der Selbstbefähigung und Selbstregulation zu unterstützen.

Gesprächsführung

Wichtig sind allgemein gute kommunikative Fähigkeiten (➤ Kap. 2), die durch ressourcen- und lösungsorientierte Gesprächsführung sowie zirkuläre Fragen (Was würde Ihre Frau/Ihr Sohn dazu sagen?) ergänzt werden.

Das **familienorientierte Gespräch** in der hausärztlichen Praxis ist in drei Konstellationen möglich:

- Familienorientiertes Gespräch mit einem individuellen Patienten
- Gespräch in Anwesenheit eines Angehörigen, der den Patienten begleitet/Paargespräch
- Familienkonferenz (Himmel und Klein 2017)

MERKE

Hilfreiche Schlüsselfragen/Formulierungshilfen für das familienorientierte Gespräch (nach Himmel und Klein 2017: 612)

- Hat noch jemand in der Familie dieses Problem?
  - *Hintergrund:* Gibt es eine Familienanamnese? Bisheriger Umgang der Familie mit diesem Problem?
- Wodurch wurde dieses Problem (nach Meinung der Familie) verursacht oder wie könnte es behandelt werden?
  - *Hintergrund und Ziel:* Krankheitskonzept der Familie, Abschätzen der Adhärenz
- Wer ist in der Familie am meisten über das Problem beunruhigt?
  - *Hintergrund und Ziel:* Ist der Patient über die Erkrankung beunruhigt? Hat jemand aus der Familie ihn zum Arzt geschickt? Wer ist der eigentliche „Auftraggeber" des Arztes?

- Gab es im Verlauf der Erkrankung andere Veränderungen in der Familie?
  - *Hintergrund und Ziel:* familiärer Stress? Übergangsprobleme im Rahmen des Familienzyklus?
- Wie könnte Ihre Familie Ihnen helfen, mit dem Problem fertig zu werden?
  - *Hintergrund und Ziel:* Aktivierung familiärer Unterstützung möglich? (Campbell et al. 2016)

Besonderheit Bei Anwesenheit mehrerer Familienmitglieder gemeinsam in der Sprechstunde (begleitete Patienten, gemeinsame Konsultation) oder beim Hausbesuch gilt es, dafür Sorge zu tragen, dass keiner benachteiligt wird oder die Konsultation dominiert, indem er die Aufmerksamkeit auf sich zieht. Es ist besonders auf weniger wortgewandte oder zurückhaltende Familienmitglieder zu achten, um deren Anliegen nicht zu übersehen.

Ebenen der Involviertheit von und mit Familien in der Hausarztpraxis

Der Kontakt zwischen der Hausarztpraxis und der Familie der Patienten fällt je nach Fall und Situation unterschiedlich aus. Im hausärztlichen Alltag können drei familienmedizinische Arbeitsweisen unterschieden werden, die sich – in Ebenen abgestuft – auf die Familie beziehen:

- Beziehung zum individuellen Patienten in seinem familiären Kontext
- Fokus auf Patienten und deren Familien, die in familiären Strukturen in Not leben
- Begleitende und therapeutische Beziehung und Haltung zur Familie als Ganzes, als System

1. Auf der **Ebene des individuellen Patienten** ist zum einen nach dem Einfluss zu fragen, den die Familie auf das Kranksein des individuellen Familienmitglieds hat:
   - Der Ursprung von Müdigkeit, Bauchschmerzen und Gewichtsabnahme eines Patienten kann in einer konflikthaften Paarbeziehung liegen oder mit den pubertierenden Kindern und deren Freunden zu tun haben.
   - Der Magen-Darm-Infekt des alleinerziehenden Vaters könnte durch Ansteckung bei den Kindern im Vorschulalter verursacht sein.
   - Die kalorienreiche Ernährungsweise der früh an Diabetes mellitus erkrankten Enkelin ist evtl. durch Lebensstil und Rollenmodell der die Familie beherrschenden Großeltern geprägt.
   - Das Erkrankungsrisiko der Tochter ist durch die Brustkrebserkrankung der Mutter erhöht.

   Zum anderen gilt es zu erfragen, welche Auswirkung das Kranksein des individuellen Patienten auf seine Familie und das Familienleben hat:
   - Die invalidisierende Erkrankung der individuellen Patientin durch einen Schlaganfall bedroht die finanzielle Sicherheit der Familie und damit ihr Gesundheitspotenzial.
   - Die Krebserkrankung der Mutter/Ehefrau führt zu Depression und Vereinsamung des Partners und der Tochter.
   - Die Pflegebedürftigkeit und der Sterbeprozess des an Demenz erkrankten Großvaters lassen die Familie zusammenrücken, etwaige Konflikte zwischen den Geschwistern treten in den Hintergrund.
2. Die nächste Ebene fokussiert **gleichzeitig den Patienten und seine Familie,** die **in familiären Strukturen in Not** lebt; die Familie bildet den therapeutischen Rahmen:
   - Der Hausbesuch beim alkoholkranken Vater zeigt der Hausärztin den Umgang der Familienmitglieder mehrerer Generationen mit der Erkrankung des Patienten und deren eigene Sucht- und Aggressionsgefährdung.
   - Sohn und Schwiegertochter begleiten die pflegebedürftige, fast erblindete, stark gehbehinderte Mutter in die Sprechstunde, die Überforderung der berufstätigen, pflegenden Schwiegertochter äußert sich in Schlafstörungen und Rückenschmerzen, aber auch in den Konflikten mit ihrem Ehemann, der sich asthmabedingt kaum an der Pflege beteiligt.
3. Auf der dritten Ebene nimmt der Hausarzt eine begleitende und therapeutische Beziehung und Haltung zur **Familie als Ganzes, als System,** ein. So wird die Familie als Einheit zum Patienten:
   - Die beginnende Anorexia nervosa der Tochter wird in der Familienkonferenz mit der afghanischen Familie als Ausbruchsversuch aus den kulturellen Traditionen verstehbar.
   - Die Beziehung eines jungen Paares verändert sich durch die erste Schwangerschaft und – so wird es im gemeinsamen Gespräch mit der Hausärztin deutlich – bedroht sie, ohne dass die Partner dies wollen (Kalitzkus und Wilm 2013).

Bei Patienten, die gemeinsam in die hausärztliche Sprechstunde kommen, ist die verwandtschaftliche Beziehung offensichtlich. Nicht immer wird die verwandtschaftliche Beziehung jedoch durch Familiennamen oder eine gemeinsame Adresse deutlich (Patchwork-Familien, Individuation). Hier lassen sich über die Praxis-EDV entsprechende Verknüpfungen aufzeigen (in den unterschiedlichen Systemen sehr unterschiedlich angelegt – es hilft ein Anruf bei der jeweiligen Hotline).

3.4.2 Vertiefte familienmedizinische Anamnese

Es gibt eine Vielzahl von Aspekten, die in der aktuellen Situation von Bedeutung sein können. Die familienorientierte Anamnese soll sich möglichen familiären Problematiken einfühlsam nähern. Sie soll dem Patienten die Möglichkeit geben, sich zu öffnen, falls er dies möchte. Hilfreich ist dabei die offen gehaltene Frage nach etwaigen „weiteren Belastungen" in seinem Umfeld. Zur Umsetzung kann das Vorgehen gemäß der Programmierten Diagnostik nach Braun/Mader hilfreich sein (Familienproblematik – Bild familiär bedingter Beschwerden) (Kalitzkus et al. 2019).

Folgende generelle Aspekte zur Familie sind hier als mögliche Erkrankungsursache oder erhöhtes Erkrankungsrisiko zu bedenken:

- Partnerschaftliche und familiäre Situation
- Kinder/Enkel
- Soziale Einbindung (Freundeskreis, Nachbarschaft, Sonstiges)
- Stellenwert der Arbeit (ggf. Arbeitslosigkeit)

- Kulturelle und religiöse Einbindung (Flucht, Migration, religiöse Gemeinschaft)
- Familiärer Zusammenhalt (Bindungen, Trennungen, Loyalitätskonflikte, Vorbilder)
- Freude, Beschäftigung der Einzelnen (Sport, Hobbys, Natur)
- Gemeinsame Beschäftigungen und Aktivitäten (Essen, Unternehmungen, Familientreffen, Familienfeiern)
- Emotionales Familienklima (z. B. liebevoll, traurig, ängstlich, schamhaft, schuldhaft, kalt, konflikthaft) (vgl. Hantel-Quitmann 2015)

MERKE

Situationen, in denen besonders an krankheitsbedingte familiäre Belastungen zu denken ist

- Psychische Erkrankungen in engster Familie (Depression, Angststörung, Psychosen, Demenz)
- Chronische Erkrankungen
- Onkologische Erkrankungen
- Herzinfarkt/Schlaganfall etc.
- Palliative Situation
- Pflegende Angehörige: Hier liegt zur Handlungsorientierung eine S3-Leitlinie mit einer Fassung für Patienten und ihre Angehörigen vor (Lichte et al. 2018).

Die Schwelle, eine psychosomatische Erkrankung aufgrund familiärer Belastungen zu explorieren, sollte bei Patienten in diesen familiären Situationen niedriger liegen. So treten z. B. bei Patienten nach Trennung oder Tod des Partners überdurchschnittlich häufig depressive Verstimmungen oder Somatisierungsstörungen auf (Lacruz et al. 2016) (➤ Kap. 78). Die Indikation für tiefergehende familienmedizinische Anamnesen und Therapie im Falle von dysfunktionalen Familiensystemen (Missbrauch, Gewalt, Anorexie, Sucht) sollte von entsprechenden Fachdisziplinen und Familientherapeuten gestellt werden.

3.4.3 Die Familienkonferenz in der hausärztlichen Praxis

Die Familienkonferenz ist ein im Voraus geplantes Treffen zwischen Hausarzt, weiteren Personen des (interdisziplinären) Behandlungsteams, dem Patienten sowie den Familienangehörigen (im erweiterten Sinne) zu einem vorher vereinbarten Thema. Ein frühzeitiges Einbeziehen der Familie in die Behandlung eines Patienten schafft Vertrauen, stärkt das Arbeitsbündnis und hilft, einen patientenzentrierten Therapieplan zu erarbeiten.

TIPP

Detaillierte Hinweise zu Indikation und Durchführung von Familienkonferenzen finden sich in Kalitzkus et al. 2022, McDaniel et al. 2005 (insb. Kap. 5 und Kap. 7), Campbell 2002, Griffith et al. 2004.

Familienkonferenzen können in der Hausarztpraxis oder im häuslichen Umfeld der Familie stattfinden. Je nach Thema ist ein zeitlicher Rahmen von 30–60 min einzuplanen. Ihr Ziel ist die gemeinsame Klärung bzw. Lösungssuche zur Bewältigung einer Krankheit und ihrer Folgen:

- Gemeinsame Entscheidungsfindung bei Therapiezielfindung/-änderung
- Unterstützung bei der gemeinsamen Krankheitsbewältigung
- Schulung und Information über eine Erkrankung und ihre Folgen
- Gemeinsame Klärung offener Fragen der Angehörigen
- Unterstützung der Familie im Umgang mit Sterben und Verlust des Patienten

Bei der Durchführung gilt es, folgende Aspekte zu beachten:

- Thema und Ziel der Familienkonferenz klären und mit allen Beteiligten kommunizieren
- Setting klären: Wer soll teilnehmen, wo, wann und in welchem zeitlichen Rahmen soll das Treffen stattfinden? (Patientenwünsche beachten!)
- Hilfestellung für die Familie und ihr erkranktes Mitglied zur Vorbereitung des Treffens (Informationen zusammenstellen, Fragen notieren)
- Dokumentationsbogen für das Ergebnis und getroffene Vereinbarungen
- Nachhalten verteilter Aufgaben bzw. vereinbarter Veränderungen

Der Erfolg einer Familienkonferenz hängt von ihrer guten Vor- und Nachbereitung ab. Gute Kommunikation ist ein essenzieller Faktor für eine erfolgreiche Familienkonferenz. Ein besonderes Augenmerk sollte auf der patientenzentrierten Durchführung liegen:

- Der Patient äußert Wünsche, wer beteiligt werden soll.
- Der Patient wird über Ziel und Vorgehen informiert und willigt ein.
- Darauf achten, dass das erkrankte Familienmitglied aktiv in die Kommunikation eingeschlossen ist und nicht überfordert wird (Ermüdbarkeit, inhaltliches Verstehen, Hörfähigkeit) (Griffith et al. 2004).

Darüber hinaus sollen alle Anwesenden motiviert werden, ihre Sichtweisen und Fragen zu äußern. Etwaige Konflikte innerhalb der Familie gilt es, in Betracht zu ziehen. (Kalitzkus et al. 2022)

LEITLINIEN

DEGAM-S3-Leitlinie „Pflegende Angehörige von Erwachsenen". AWMF-Registernummer-Nr. 053-006:

https://register.awmf.org/de/leitlinien/detail/053-006

3.4.4 Interdisziplinäre Kooperation

Familienmedizin ist wie die Allgemeinmedizin auf Kooperation mit anderen medizinischen Fachdisziplinen und Akteuren im Gesundheitssystem angewiesen. Für die „Familienmedizin in der Hausarztpraxis" sind die Kooperation mit der Pflege/ambulanten Krankenpflege und mit sozialen Einrichtungen (z. B. Einrichtungen des öffentlichen Gesundheitswesens, der Jugendhilfe oder Selbsthilfeorganisationen) von besonderer Bedeutung. Darüber hinaus kommt der Kooperation mit Kinder- und Jugendpsychiatrie, Sozialpsychiatrie/Sozialpsychiatrischem Zentrum, Psychotherapie/Psychosomatik und Palliativdiensten/Hospiz eine wesentliche Bedeutung zu.

TIPP

Es ist empfehlenswert, für die hausärztliche Praxis eine Netzwerkdatei zu erstellen, Hilfeangebote zu listen und festzuhalten, welche Erfahrung in der Praxis damit gemacht wurde. Entsprechend vorbereitete Informationsblätter a) für das Praxisteam und b) für die Patienten und ihre Familien erleichtern den Arbeitsaufwand erheblich.

LITERATUR

Campbell TL. Family interviewing: a review of the literature in primary care. Fam Med 2002; 34(5): 312–318.

Cardol M, Groenewegen PP, de Bakker DH, et al. Primary care. Shared help seeking behaviour within families: A retrospective cohort study. BMJ 2005; 330(7496): 882.

Cierpka M, Krebeck S, Retzlaff R. Arzt, Patient und Familie. Stuttgart: Klett-Cotta; 2001.

DEGAM – Deutsche Gesellschaft für Allgemeinmedizin und Familienmedizin. Fachdefinition. DEGAM, Deutsche Gesellschaft für Allgemeinmedizin und Familienmedizin. Beschluss der Jahreshauptversammlung vom 21.9.2002; www.degam.de/fachdefinition (letzter Zugriff: 6.3.2024).

Fekete C, Weyers S. Soziale Ungleichheit im Ernährungsverhalten: Befundlage, Ursachen und Interventionen. Bundesgesundheitsblatt 2015; 59(2): 197–205.

Griffith JC, Brosnan M, Lacey K, et al. Family meetings – a qualitative exploration of improving care planning with older people and their families. Age Ageing 2004; 33: 577–381.

Hantel-Quitmann W. Klinische Familienpsychologie. Familien verstehen und helfen. Stuttgart: Klett-Cotta; 2015.

Hartmann M, Bäzner E, Wild B, et al. Effects of interventions involving the family in the treatment of adult patients with chronic physical diseases: A meta-analysis. Psychother Psychosom 2010; 79: 136–148.

Herrmann M, Kalitzkus V, Wilm S. Familienmedizin, Systemische Familientherapie, Systemische Familienmedizin. Plädoyer für eine familienorientierte Primärversorgung von morgen. Ärztliche Psychotherapie 2023; 18(4): 255–259.

Hildenbrand B, Kalitzkus V. Lebens- und familiengeschichtliche Orientierung in der Hausarztmedizin: Genogramm und Biographie. In: Kalitzkus V, Wilm S (Hrsg.). Familienmedizin in der hausärztlichen Versorgung der Zukunft. Düsseldorf: düsseldorf university press; 2013, S. 121–135.

Himmel W, Klein R. Der Patient im Kontext der Familie. In: Kochen MM (Hrsg.). Allgemeinmedizin und Familienmedizin. 5. A. Stuttgart: Thieme; 2017, S. 600–613.

Himmel W, Kochen MM. Der familienmedizinische Ansatz in der Allgemeinmedizin. Dtsch Arztebl 1998; 95(28–29): A-1794–1797.

Holmes AM, Deb P. The effect of chronic illness on the psychological health of family members. J Ment Health Policy Econ 2003; 6(1): 13–22.

Höppner C, Schneemilch M, Lichte T. Pflegende Angehörige und ihre Belastungen in Hausarztpraxen identifizieren – Hindernisse und Empfehlungen. Z Allg Med 2015; 91(7/8): 310–314.

Huygen FJA. Familienmedizin. Aufgabe für den Hausarzt. Stuttgart: Hippokrates; 1979.

Kalitzkus V, Randerath F, Hoppe S, Wilm S. Begleitete Patient: innen in der hausärztlichen Sprechstunde. Patient:innen mit/ohne türkischen Migrationshintergrund im Vergleich. Z Allg Med 2024; 100(3): 150–157.

Kalitzkus V, Reddemann O, Wilm S. Checkliste Nr. 4.84 Familienproblematik – Bild familiär bedingter Beschwerden. In: Mader FH, Brückner T (Hrsg.). Programmierte Diagnostik in der Allgemeinmedizin. 92 Checklisten nach Braun für Anamnese, Untersuchung und Dokumentation. 6. A. Berlin: Springer; 2019, S. 248–250.

Kalitzkus V, Steinhoff P, Wilm S, Mortsiefer A. Handlungsempfehlungen für den Einsatz von Familienkonferenzen im hausärztlichen Bereich – ein Scoping Review. Z Allg Med 2022; 98(11): 377–385.

Kalitzkus V, Vollmar HC. Familienmedizin in der Hausarztpraxis – Eine Delphi-Studie zur Entwicklung einer gemeinsamen Arbeitsdefinition. Z Allg Med 2016; 92(5): 208–212.

Kalitzkus V, Wilm S. Einleitung. In: Kalitzkus V, Wilm S (Hrsg.). Familienmedizin in der hausärztlichen Versorgung der Zukunft. Düsseldorf: düsseldorf university press; 2013, S. 11–25.

Kalitzkus V, Wilm S. Familie in der Medizin – Familienmedizin. In: Wonneberger A, Weidtmann K, Stelzig-Willutzki S (Hrsg.). Familienwissenschaft – Grundlagen und Überblick. Wiesbaden: Springer VS; 2018, S. 417–450.

Kalitzkus V, Wilm S, Kotz D, Kastaun S. Präferenzen der Bevölkerung für die Versorgung von Familienmitgliedern in derselben Hausarztpraxis – Ergebnisse einer repräsentativen Bevölkerungsbefragung (Population preferences for the care of family members in the same primary care practice — results of a representative population survey). Dtsch Arztebl Int 2021; 118: 844–845.

Kolip und Lademann Kolip P, Lademann J. Familie und Gesundheit. In: Hurrelmann K, Laaser U, Ratzum O (Hrsg.). Handbuch Gesundheitswissenschaften. Weinheim: Juventa; 2012, S. 517–540.

Lacruz ME, Schmidt-Pokrzywniak A, Dragano N, et al. Depressive symptoms, life satisfaction and prevalence of sleep disturbances in the general population of Germany: Results from the Heinz Nixdorf Recall study. BMJ Open 2016; 6(1): e007919; bmjopen.bmj.com/content/6/1/e007919 (letzter Zugriff: 6.3.2024).

Lampert T, Saß AC, Häfelinger M, Ziese T. Armut, soziale Ungleichheit und Gesundheit. Expertise des Robert Koch-Instituts zum 2. Armuts- und Reichtumsbericht der Bundesregierung. Beiträge zur Gesundheitsberichterstattung des Bundes. Berlin: Robert Koch-Institut; 2005.

McDaniel SH, Campbell T, Hepworth J, Lorenz A (eds.). Family-Oriented Primary Care. 2nd ed. New York: Springer; 2005 (insb. Kap. 5 und Kap. 7).

Tulloch HE, Greenman PS. In sickness and in health: Relationship quality and cardiovascular risk and management. Curr Opin Cardiol 2018; 33(5): 521–528.

KAPITEL

4 Diagnostische und therapeutische Strategien

Jean-François Chenot, Thomas Kühlein, Norbert Donner-Banzhoff

4.1 Beratungsanlässe

Surveys zur Gesundheit der Bevölkerung, wie sie in Deutschland z. B. das Robert Koch-Institut (RKI; Studie zur Gesundheit Erwachsener in Deutschland [RKI 2012]) durchführt, reflektieren nicht, mit welchen Problemen Menschen zum Arzt gehen. So sind z. B. Kopfschmerzen ausgesprochen verbreitet, aber nur wenige Menschen konsultieren deswegen einen Arzt und werden damit zu Patienten. Es ist daher wichtig, **Populationsepidemiologie** von **Versorgungsepidemiologie** zu unterscheiden. Surveys, die von Spezialisten oder Pharmafirmen initiiert wurden, werden häufig genutzt, um diagnostische Missstände, insbesondere in Hausarztpraxen, anzuprangern. Diese Studien zeichnen sich oft durch methodische Mängel, massive Interessenkonflikte und eine ungenügende Berücksichtigung der Patientenperspektive aus.

Das Stellen von Diagnosen ist zentraler Bestandteil (haus-)ärztlicher Tätigkeit. Einerseits sind Diagnose und Entscheidungsfindung ganz leicht, da Patienten mit ihren häufigen, oft banalen akuten Erkrankungen oder mit chronischen Krankheiten, mit bereits etablierten Diagnosen, die Sprechstunde dominieren. Andererseits ist das breite Versorgungsspektrum **(unausgelesenes Krankengut)** eine große Herausforderung. Die Frage, welche Beratungsanlässe besonders häufig und relevant sind, hat große Bedeutung für die Weiterbildung und das Vorgehen in der Praxis. Hinter den als Beratungsanlässe angebotenen Symptomen stecken verhältnismäßig selten schwere bedrohliche Erkrankungen **(Niedrigprävalenzbereich).** Schon die Begriffe **Beratungsanlass** *(reason for encounter)* (z. B. Rückenschmerzen) oder **Symptomdiagnose** statt Diagnose (z. B. Rückenschmerzen statt Facettengelenkarthrose) sind Ausdruck eines anderen Verständnisses und einer anderen Herangehensweise der Primärmedizin. Das gilt besonders im Vergleich zu den anderen Herangehensweisen in der Sekundärmedizin, z. B. in Krankenhäusern, die dort durchaus ihre Berechtigung haben.

Die Prognose akuter Beschwerden ist in der Hausarztpraxis im Regelfall günstig, und bei den meisten Patienten tritt innerhalb weniger Wochen eine spontane Besserung ein. Schätzungen gehen dabei von bis zu 80 % Selbstheilungen aus. Optimal ist, wenn die kleine Gruppe von Patienten mit einem speziellen Versorgungsbedarf erkannt und behandelt wird oder von der Primär- in die Sekundärmedizin wechselt, wenn eine spezielle Expertise gebraucht wird. In der Sekundärmedizin sind durch diesen Selektionsvorgang schwerwiegende Erkrankungen deutlich häufiger die Ursachen der Symptome und rechtfertigen dann dort auch invasivere und aufwendigere Diagnostik und Therapie. Im allgemeinmedizinischen Setting gibt es aber viele gute Gründe, in bestimmten Situationen auf eine ausführliche Diagnostik und genaue Diagnose (zumindest erst einmal) zu verzichten und mit einer **beschreibenden Symptomdiagnose** zu arbeiten. Dieses Vorgehen ist auch in der Kinderheilkunde und in der Geriatrie sehr verbreitet. Gründe dafür sind:

- Die erklärende Erkrankung ist zu selten oder unwahrscheinlich
- Hohe Belastung oder hohes Risiko durch die Untersuchung
- Das Untersuchungsergebnis hätte keine therapeutische Konsequenz
- Das potenzielle Untersuchungsergebnis führt zu unnötigen Ängsten
- Eine andere Krankheit ist für den Patienten prognosebestimmend
- Fehlende Verfügbarkeit/Zugang *(access to care)*
- Ungünstiges Kosten-Nutzen-Verhältnis

Ein Pionier der Praxisepidemiologie war **Robert N. Braun** (1914–2007), der in den 1950er-Jahren viele heute noch im Deutschen verwendete Begriffe (z. B. abwendbar gefährlicher Verlauf, abwartendes Offenlassen) prägte. Er führte damals Studien durch, in denen er die Häufigkeiten von Beratungsanlässen beschrieb. Heute nutzt man als Quelle für häufige Diagnosen in Praxen meist die ICD-kodierten

Tab. 4.1 Die 10 häufigsten Diagnosen bei Hausärzten in 2022 ohne COVID-19 (nach KV Nordrhein)

ICD-Code	Bezeichnung	Anteil der Behandlungsfälle in %*
I10	Arterielle Hypertonie	33,3
E78	Lipidstoffwechselstörung	22,
M54	Rückenschmerzen	16,2
J06	Akute Infektion der oberen Atemwege	17,3
E11	Diabetes mellitus Typ 2	12,7
F32	Depressive Episode	10,2
E66	Adipositas	9,3
E04	Struma	9,0
J45	Asthma bronchiale	7,9
I25	Koronare Herzkrankheit (KHK)	7,8

* Mehrfachnennungen möglich

Diagnosen der Abrechnungsdaten, die einige KVen zur Verfügung stellen (➤ Tab. 4.1). Die Abrechnungsdaten beziehen sich auf etablierte Diagnosen, meist chronischer Erkrankungen, die den Großteil der dokumentierten hausärztlichen Tätigkeit ausmachen. Sie sagen aber nichts darüber aus, warum die Patienten überhaupt zum Arzt gehen. Sie beschreiben nur die Sicht der Ärzte. Eine Quelle für häufige Beratungsanlässe ist das Heidelberger CONTENT-Projekt (www.content-info.org), das auf Codes der International Classification of Primary Care (ICPC-2) basiert, die speziell für den primärärztlichen Bereich konzipiert wurde (➤ Abb. 4.1). Dort lässt sich deutlich erkennen, dass Patienten vor allem mit Symptomen in die Praxis kommen, Ärzte sich aber überwiegend mit chronischen Erkrankungen und Risikofaktoren befassen. Die CONTENT-Daten geben einen realistischen, wenn auch nur ungefähren Blick auf die diagnostischen Herausforderungen in der Praxis auf dem Weg vom Beratungsanlass zur Diagnose.

4.2 Diagnostische Sicherheit und Unsicherheit

Wenn es eine Gewissheit in der Hausarztpraxis gibt, ist es die, dass immer ein hohes Maß an diagnostischer und therapeutischer Unsicherheit akzeptiert und ausgehalten werden muss. Symptome sind oft vage, und es stehen über die Anamnese und körperliche Untersuchung hinaus nur begrenzte diagnostische Möglichkeiten zur Verfügung. Laboruntersuchungen sind im Regelfall erst mit Verzögerung verfügbar (➤ Kap. 99). Für viele Beratungsanlässe stehen keine Leitlinien zur Verfügung. Diese Unsicherheit kann für manche Ärzte ein hoher Stressfaktor sein, vor allem wenn sie nach einer Weiterbildung im Krankenhaus erstmalig in der Praxis tätig sind.

MERKE

Irren ist menschlich und unvermeidlich. Die meisten Patienten haben Verständnis, dass der Weg zur richtigen Diagnose lang sein kann. Trotzdem ist die Angst vor einem Diagnosefehler vorhanden. Ärzte schulden ihren Patienten die Einhaltung der Sorgfaltspflicht nach einem anerkannten fachlichen Standard, aber keinen Erfolg. Es muss zwischen einem **Befunderhebungsfehler** und einem **Diagnosefehler** unterschieden werden. Ein Diagnosefehler ist eine Fehlinterpretation von Befunden, die, wenn sie nicht grob fehlerhaft ist, zumindest juristisch nicht angreifbar ist. Problematischer ist ein Befunderhebungsfehler, darunter versteht man:

- Das Nicht-Erheben eines gebotenen Befunds
- Das Nicht-Reagieren auf einen erhobenen Befund

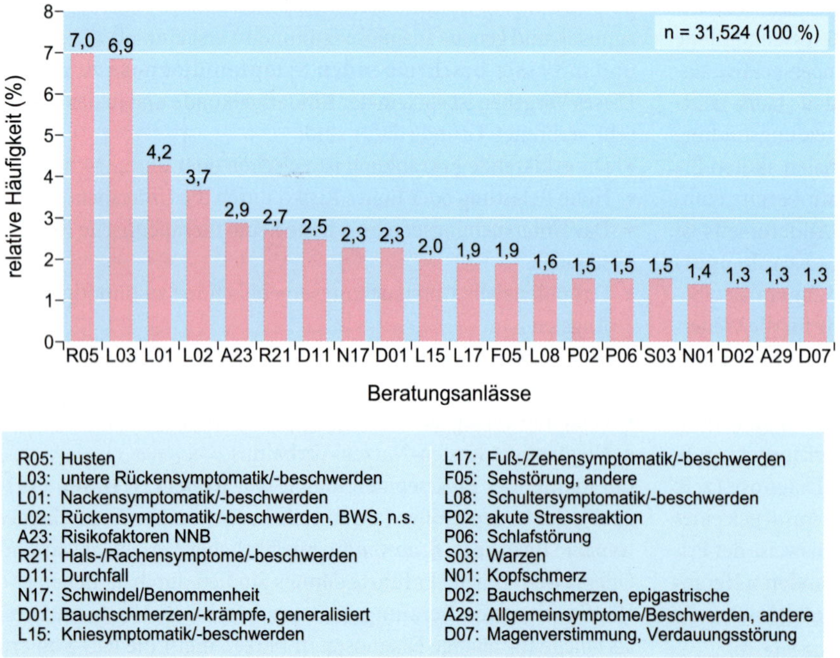

Abb. 4.1 Häufigste Beratungsanlässe nach CONTENT [G992]

Es gibt keine für jede Situation angemessene und optimale diagnostische Strategie. Daher folgt nicht aus der gleichen Diagnose für jeden Patienten automatisch die gleiche Therapie. Das diagnostische wie auch das therapeutische Vorgehen muss immer individuell angepasst werden. Zu den Strategien, um mit dieser inhärenten Unsicherheit in der Hausarztpraxis umzugehen, gehören:

- Abwägen abwendbar gefährlicher Verläufe durch Erkennen oder Ausschluss von Red Flags (Warnhinweisen) und, wenn möglich, „aufmerksames Abwarten" statt diagnostischer Suche nach Krankheiten
- Testgütekriterien orientierend kennen
- Patientenwünsche und -vorstellungen klar identifizieren und das diagnostische Vorgehen mit dem Patienten gemeinsam festlegen (partizipative Entscheidungsfindung, ➤ Kap. 2.2.1)
- Diagnoseprozesse aktiv reflektieren
- Vortestwahrscheinlichkeiten/Epidemiologie kennen
- Aktive Suche nach Evidenz (z. B. Literaturrecherche)
- *Safety Netting* und abwartendes Offenhalten (➤ Kap. 4.6)
- Unsicherheit teilen (Zweitmeinung von Kollegen, Überweisung)
- Unsicherheit akzeptieren und Fehler als Gelegenheit zum Lernen und nicht als persönliches Versagen wahrnehmen

4.3 Studienevidenz: Testgütekriterien

Es gibt in der Medizin keine perfekten diagnostischen Tests. Die Assoziationen von Symptom und Befund einerseits und dem pathologischen Prozess andererseits sind lediglich probabilistisch, d. h., die Wahrscheinlichkeit der Verknüpfung liegt unter 100 %. Wie groß der Zusammenhang ist, lässt sich mit diagnostischen Querschnittsstudien erfassen. Dazu werden Patienten rekrutiert, deren Symptomatik der Entscheidungssituation entspricht, in welcher der zu evaluierende Test (Index-Test) zum Einsatz kommen soll. Dies können z. B. Patienten mit einseitigen Schwellungen und Rötungen des Beins sein, d. h. Patienten mit Verdacht auf Thrombose, bei denen ein D-Dimer-Test durchgeführt wird. Dabei geht es um die diagnostische Aussagekraft der D-Dimere. Diese werden an einem Referenzstandard gemessen. Dies kann etwa die Kombination von Ultraschall und klinischem Verlauf sein. Ein Referenzgremium trifft für jeden Patienten, ohne das Resultat der D-Dimer-Untersuchung zu kennen, die Entscheidung, ob eine tiefe Beinvenenthrombose vorgelegen hat oder nicht.

Das Ergebnis lässt sich in einer **Vierfeldertafel** übersichtlich darstellen (➤ Abb. 4.2). Ein Patient hat die Krankheit oder nicht; der Test kann positiv oder negativ sein. Daraus ergeben sich vier Möglichkeiten: richtig positiv, falsch positiv, falsch negativ und richtig negativ.

Die **Sensitivität** beschreibt die Fähigkeit eines Tests, eine bestimmte Erkrankung zu erkennen (a/a + c). Sie beschreibt den Anteil der richtig Positiven an denen, die laut Referenzstandard die interessierende Krankheit (hier die Thrombose) haben. Eine Sensitivität von 87 % bedeutet also, dass von 100 Erkrankten 87 durch den Test auch als krank erkannt werden. Bei den verbleibenden 13 Patienten ist der Test falsch negativ.

Die **Spezifität** quantifiziert den Anteil der Test-Negativen an denen, welche die Erkrankung nicht haben (d/b + d). Vereinfacht ist sie ein Maß, wie gut Gesunde als solche erkannt werden. Eine Spezifität von 92 % bedeutet also beispielsweise, dass von 100 Nichtbetroffenen 92 richtigerweise ein negatives Testergebnis haben. Die verbleibenden 8 erhalten ein falsch positives Ergebnis.

Index-Test	Erkrankung	
	liegt vor	liegt nicht vor
positiv	richtig positiv a	falsch positiv b
negativ	falsch negativ c	richtig negativ d

Abb. 4.2 Vierfeldertafel zu den möglichen Ergebnissen einer Untersuchung/eines Tests [L141]

Die **Nachtestwahrscheinlichkeit** ist die Wahrscheinlichkeit, mit der eine Krankheit nach einem Test vorliegt. Der positive Vorhersagewert beschreibt die Wahrscheinlichkeit, mit der ein positives Testergebnis auch wirklich zutrifft (a/a + b). Der negative Vorhersagewert beschreibt die Wahrscheinlichkeit, mit der ein Patient mit negativem Testergebnis die Erkrankung tatsächlich nicht hat (d/c + d). Positiver und negativer Vorhersagewert hängen aber nicht nur von den Testgütekriterien ab, sondern ganz entscheidend von der **Vortestwahrscheinlichkeit,** d. h. von der Prävalenz der Erkrankung in der untersuchten Stichprobe (a+c/a+b+c+d), die stark vom Setting abhängt. In ➤ Abb. 4.3 wird, um den Effekt der Vortestwahrscheinlichkeit zu demonstrieren, statt der Vierfeldertafel ein **Entscheidungsbaum** benutzt. Einmal wird eine Vortestwahrscheinlichkeit von 10 % für das Vorliegen eines Bandscheibenvorfalls angenommen und einmal eine Vortestwahrscheinlichkeit von 50 %. Die veränderte Vortestwahrscheinlichkeit führt in den jeweiligen Situationen für denselben Test zu sehr unterschiedlichen positiven und negativen prädiktiven Werten. Bei niedriger Vortestwahrscheinlichkeit (10 %) liegt der **positive prädiktive Wert** (die Wahrscheinlichkeit, dass ein positiver Wert auch tatsächlich richtig ist) bei enttäuschenden 14 %, d. h., von 7 Test-Positiven hat lediglich einer tatsächlich die Erkrankung. Der negative prädiktive Wert liegt dagegen bei beinahe 100 %. Das bedeutet, dass man im Niedrigprävalenzbereich selbst bei guten Testqualitäten kein großes Vertrauen haben sollte, dass ein positiver Test richtig ist. Bei negativem Testergebnis kann man dagegen sehr sicher sein, dass der Patient wirklich nichts hat. Im Hochprävalenzbereich ist das Verhältnis umgekehrt. Bei einer Vortestwahrscheinlichkeit von 50 % liegt der positive Vorhersagewert für denselben Test plötzlich bei 60 %, während der negative Vorhersagewert bei nur noch 80 % liegt.

MERKE

Je höher die Prävalenz, desto besser wird die Aussagekraft für positive und desto schlechter wird sie für negative Testergebnisse.

Eine plausiblere Art, die Fähigkeit eines Tests oder einer Untersuchung, zwischen richtig positiv und richtig negativ zu beschreiben, sind die **positive Likelihood Ratio** (LR+) und die **negative Likelihood Ratio** (LR–). Sie geben die Stärke wieder, mit der ein gegebener Test die Wahrscheinlichkeit für eine Erkrankung erhöhen oder erniedrigen kann.

- LR+ = Sensitivität/(1-Spezifität)
- LR– = (1-Sensitivität)/Spezifität

Dabei entspricht 1-Spezifität dem Anteil der falsch Positiven und 1-Sensitivität dem Anteil der falsch Negativen. In ➤ Kap. 45 (Luft-

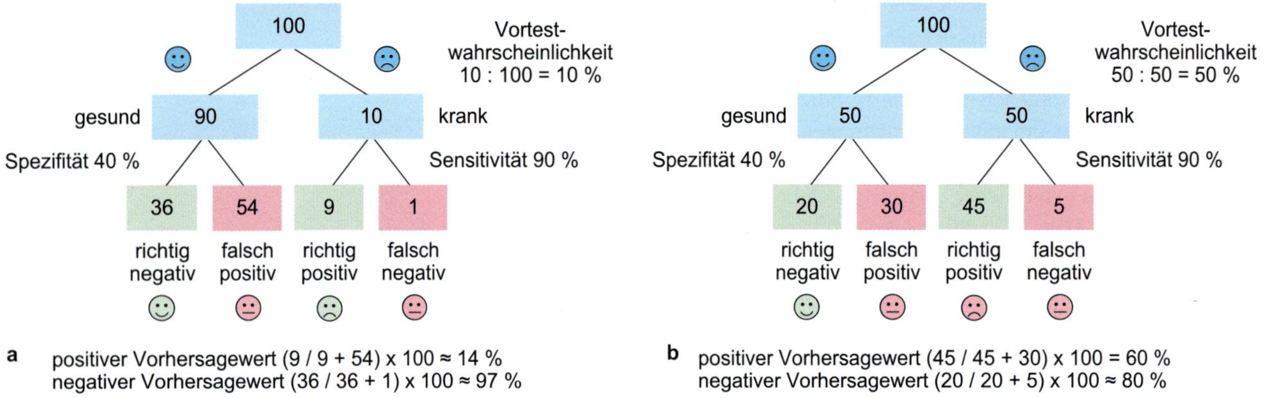

Abb. 4.3 Der Einfluss der Vortestwahrscheinlichkeit auf die Nachtestwahrscheinlichkeit [L141]

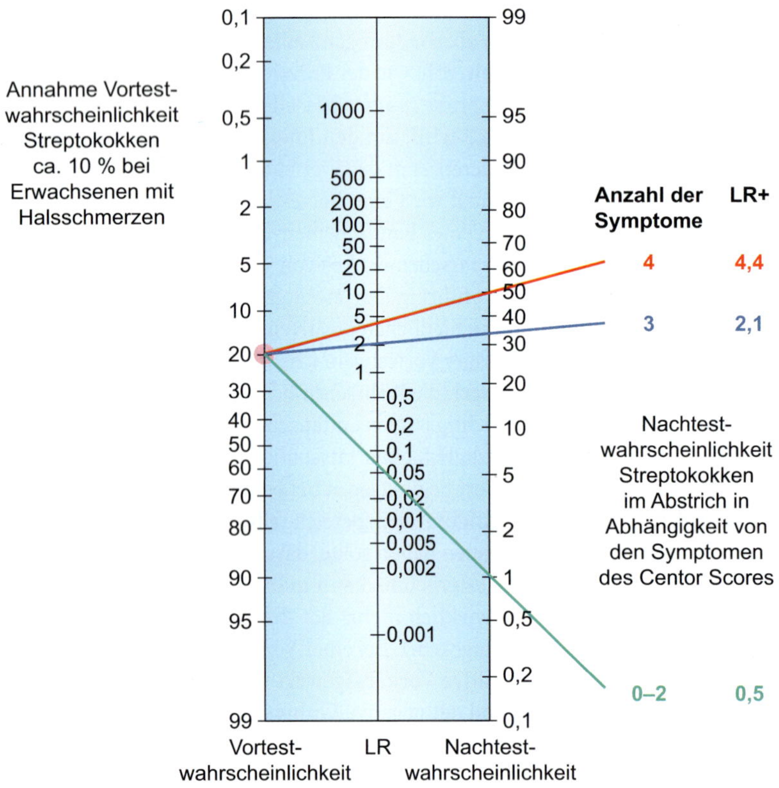

Abb. 4.4 Die diagnostische Aussagekraft von Likelihood Ratios (LR), demonstriert anhand eines Fagan-Nomogramms am Beispiel der Wahrscheinlichkeit einer Streptokokkeninfektion bei Halsschmerzen. Dabei wird eine Gerade von einem Punkt auf der Achse der Vortestwahrscheinlichkeit (ca. 20 %) durch die LR gelegt; so erhält man die Nachtestwahrscheinlichkeit (➤ Kap. 24.3, ➤ Tab. 24.6). [L141, L143]

not) werden Beispiele für Likelihood Ratios angegeben. Die LR+ von Fieber für Lungenentzündung beträgt 2,0, während die LR–, wenn also kein Fieber vorliegt, 0,7 beträgt. Je höher die LR+, desto stärker wird die Krankheitswahrscheinlichkeit bei einem positiven Testergebnis erhöht. Je niedriger die LR– (diese bewegt sich von 1 in Richtung 0), umso unwahrscheinlicher wird eine Krankheit. Anschaulich wird dies am Beispiel des Centor-Scores zur klinischen Abschätzung der Wahrscheinlichkeit, dass bei Halsschmerzen eine Streptokokkeninfektion anhand der vier Symptome Fieber, Lymphadenopathie, Tonsillenbeläge und Fehlen von Husten abgeschätzt werden kann (➤ Kap. 26; ➤ Abb. 4.4). Das Nomogramm in ➤ Abb. 4.4 ist hilfreich, um komplizierte Berechnungen zu vermeiden (LRs beziehen sich nicht auf die Wahrscheinlichkeit [z. B. 20 %], sondern auf Chancen [z. B. 1 : 4]).

Die oft geringe diagnostische Aussagekraft einzelner Tests führt auf den ersten Blick häufig zu Enttäuschung und Verunsicherung. Eine Diagnose wird aber praktisch nie nur auf der Basis eines einzigen Tests bzw. einer einzelnen Information gestellt. Vielmehr kombiniert man diagnostische Informationen aus verschiedenen Quellen. Dazu gehören nicht nur technische Tests wie Labor- oder Röntgenuntersuchungen. Fragen wie z. B. „Haben Sie Atemnot?“ oder der Auskultationsbefund der Lunge haben diagnostische Aussagekraft

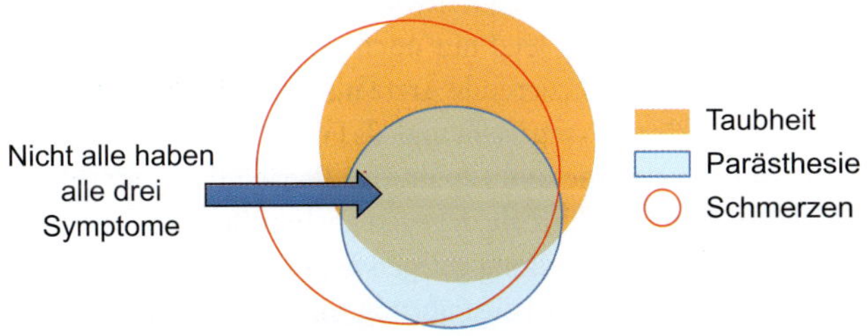

Abb. 4.5 Venn-Diagramm mit den Symptomen von 300 Patienten mit einem radiologisch nachgewiesenen Bandscheibenvorfall (modifiziert nach Huang und Sengupta 2014) [L143]

mit entsprechenden Likelihood Ratios und erhöhen oder erniedrigen die Wahrscheinlichkeit für z. B. eine Pneumonie. Auch wird eine Nervenwurzelreizung nicht nur wegen eines positiven Lasègue-Tests angenommen. Die Kombination des Tests mit Sensibilitätsstörungen, motorischer Schwäche und/oder einer dazu passenden Reflexabschwächung erhöhen letztlich in der Summe stark die Wahrscheinlichkeit für das Vorliegen einer Wurzelreizung (➤ Abb. 4.5).

Mit einer aufmerksamen Anamnese gelangt man oft in Sekunden in einen Hochprävalenzbereich, in dem technische Untersuchungen aussagekräftiger sind oder gar schon eine Behandlung sinnvoll ist. Auch das **„abwartende Offenhalten"** hat hier seine wissenschaftliche Rechtfertigung. Wenn man bei einer unklaren Präsentation den Patienten nach ein oder zwei Wochen wiedereinbestellt, klärt sich häufig die Situation. Bessern sich die Beschwerden, ist die Wahrscheinlichkeit für relevante Erkrankungen noch niedriger als bei der ersten Vorstellung. Bei einem Teil der Betroffenen hat sich die Symptomatik jetzt deutlicher in Richtung etwa einer Depression, einer chronisch-entzündlichen Darmerkrankung (CED) oder einer rheumatoiden Arthritis verändert. Mit anderen Worten: Durch diesen *test of time* hat man jetzt eine höhere Nachtestwahrscheinlichkeit für die jeweilige Erkrankung, die selbst wiederum als neue Vortestwahrscheinlichkeit für weitere Untersuchungen einen besseren Ertrag, d. h. höhere positive prädiktive Werte, verspricht.

MERKE

Die vermeintliche diagnostische Unsicherheit durch die unvermeidliche Subjektivität von Anamnese und körperlicher Untersuchung kann dazu verleiten, technische und Laboruntersuchungen zu überschätzen. Bedeutungslose und oft auch noch falsch positive Laboruntersuchungen können jedoch an sich schon die Genesung behindern oder gar zu unnötigen invasiven Eingriffen führen (➤ Kap. 4.4).

4.4 Überdiagnose

Eine der möglichen Folgen, wenn diagnostische Unsicherheit nicht ausgehalten werden kann, ist das wahllose und unangemessene Anfordern von Tests und Ausstellen von Überweisungen sowie die daraus resultierenden Über- und Fehldiagnosen. Neben der eigenen Unsicherheit tragen der Druck durch Patienten, manchmal induziert durch Medien oder Angehörige, und nicht zuletzt auch die Angst vor Fehlervorwürfen dazu bei. Unter dem Begriff Überdiagnostik werden mehrere unterschiedliche Dinge verstanden:

- Unnötige oder ungeeignete Untersuchungen
- Nicht indizierte Untersuchungen
- Untersuchungen, die keine Konsequenz oder keinen Nutzen für den Patienten haben
- Untersuchungen, die zu einem Schaden führen, ohne dass sie einen angemessenen Nutzen versprechen
- Medikalisierung von normalen oder unbedeutenden Problemen

Auch ein richtig positives Ergebnis, z. B. ein Darmpolyp, der sich nie zum Darmkrebs weiterentwickelt, kann als Überdiagnose aufgefasst werden. In diesem Zusammenhang ist der Begriff **Überdetektion** *(overdetection)* angebrachter. Viele Ärzte und Patienten bedenken im diagnostischen Prozess zu wenig die Konsequenzen und den Nutzen, die sich aus einer Untersuchung ergeben. Ein gutes Gerüst, um den Nutzen einer diagnostischen Maßnahme abzuschätzen, wurde von Fryback und Thonbury (1991) entwickelt. Sie unterscheiden 6 Stufen: von der technischen Qualität einer diagnostischen Maßnahme über ihre Bedeutung für den Patienten bis zu ihrer Bedeutung für die Gesellschaft (➤ Tab. 4.2).

Tab. 4.2 Hierarchie der Qualitäten von Diagnostik nach Fryback und Thonbury (1991)

Level 1	**Technische Qualität** *Machbarkeit, Reliabilität*
Level 2	**Diagnostische Genauigkeit** *Sensitivität, Spezifität, prädiktive Werte*
Level 3	**Diagnostischer Impact** *Auswirkung des Tests auf die Diagnosefindung*
Level 4	**Therapeutischer Impact** *Auswirkung des Tests auf das therapeutische Vorgehen*
Level 5	**Patientennutzen** *Patientenrelevante Effektivität*
Level 6	**Gesellschaftlicher Impact** *Nutzen für die Gesellschaft (Kosteneffektivität)*

Beispiele für Untersuchungen mit umstrittenen Auswirkungen auf die Versorgung:

- Geriatrisches Basis-Assessment (➤ Kap. 88)
- Demenz-Screening (➤ Kap. 77)
- Depressions-Screening (➤ Kap. 78)
- Osteoporose-Screening (➤ Kap. 72)
- Hautkrebs-Screening (➤ Kap. 5.4)
- Karotisuntersuchungen bei asymptomatischen Patienten (➤ Kap. 6.5)
- Aortenaneurysma-Screening (➤ Kap. 6.4)
- Prostatakrebs-Screening (➤ Kap. 5.3)
- Ultraschalluntersuchung der Schilddrüse auf Knoten (➤ Kap. 71)
- Bildgebung bei Rückenschmerzen (➤ Kap. 37)
- Genetische Untersuchungen, die Wahrscheinlichkeiten angeben, an einer bestimmten Krankheit zu erkranken (➤ Kap. 60)

Die Schwester der Überdiagnose ist die Unterdiagnose, die nicht mit Untertherapie verwechselt werden sollte (vgl. dazu ➤ Kap. 91).

MERKE

Sind unnötige Untersuchungen harmlos?

Better safe than sorry oder „Eine Untersuchung mehr kann doch nicht schaden": Diese Meinung sollte man überdenken. Gut gemeinte, aber unnötige oder nicht indizierte Untersuchungen können für Patienten schwere Folgen haben. Neben Angst und Verunsicherung können sie Kaskaden i. S. weiterer Untersuchungen und z. T. invasiver Eingriffe auslösen. Außerdem verbrauchen unnötige Untersuchungen Ressourcen (Personal, Zeit, Geld), die dann für andere Zwecke und Patienten nicht mehr zur Verfügung stehen.

Der Schutz vor Überdiagnostik und ihren möglichen negativen Konsequenzen wird auch als **Quartärprävention** bezeichnet (➤ Kap. 5.1) und ist ein neuer und immer wichtigerer Aspekt der Medizin (Kühlein et al. 2013). Im optimalen Fall sind Hausärzte durch gute Kenntnis des Patienten, seiner Wünsche und seiner individuellen Umstände in der Lage, eine ausgewogene Entscheidung zu treffen und nur tatsächlich notwendige Untersuchungen durchzuführen oder zu veranlassen bzw. sie zu unterlassen (S2e-Leitlinie 2024).

LEITLINIEN

DEGAM-S2e-Leitlinie „Schutz vor Über- und Unterversorgung – gemeinsam entscheiden (Living Guideline)". AWMF-Registernummer 053-045LG:

https://register.awmf.org/de/leitlinien/detail/053-045LG

4.5 Diagnosefindung

Beim diagnostischen Prozess lassen sich charakteristische Phasen unterscheiden, die von ärztlicher Seite jeweils unterschiedliche Verhaltensweisen und Überlegungen erfordern (➤ Abb. 4.6).

Am Beginn steht die Einladung an den Patienten, sein Problem zu schildern. Wichtig ist, ihn in dieser Phase nicht zu unterbrechen; Nachfragen sind auf einen späteren Zeitpunkt zu verschieben. Mit **„aktivem Zuhören"** erfahren Ärzte die Breite und Dauer der Symptome, funktionelle Zusammenhänge und eigene Erklärungen. Zusammen mit dem Patienten durchstreifen sie den Raum möglicher Beschwerden, Auffälligkeiten und Probleme **(induktives Streifen).**

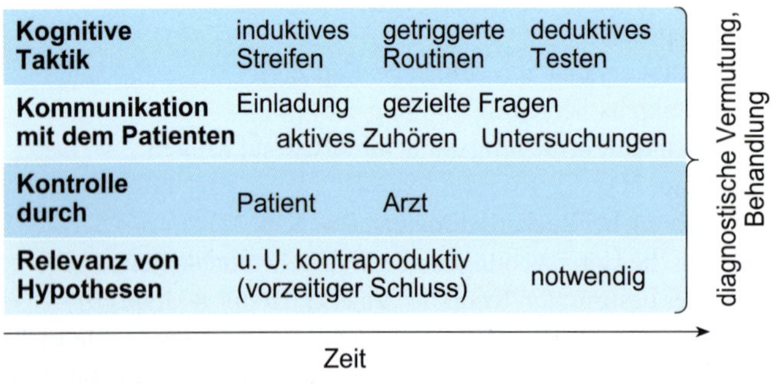

Abb. 4.6 Diagnostischer Prozess [L141]

Sobald Patienten unterbrochen werden, wechseln sie in einen passiven Modus und beantworten jetzt nur noch gezielte Fragen. Ab diesem Punkt erhalten diagnostizierende Ärzte nur noch die Informationen, die sie sich als relevant vorgestellt und als Frage formuliert haben. Ein Patient, der diese offene und explorative Phase ungehindert hat zu Ende führen können, führt sie dagegen auch in Bereiche, die außerhalb der ärztlichen Vorstellung gelegen haben.

Im weiteren Prozess wird die Führung zunehmend vom Arzt übernommen. **„Gezielte Routinen"** setzt man ein, um die Informationen über ein Organsystem zu komplettieren. So fragt man einen Patienten, der über Erbrechen geklagt hat, nach Bauchschmerzen und Stuhlgang.

Schon früh kommen einem Hypothesen in den Sinn, welche die Beschwerden des Patienten erklären könnten. Wenn der Patient seine spontane Schilderung *(patient agenda)* beendet hat, sind gezielte Fragen *(doctor agenda)* angemessen. So wird ein Patient mit akuter Atemnot gefragt, ob er Fieber, Husten und Auswurf hat. Damit evaluiert man die Hypothese einer Pneumonie.

Während im ersten Teil der Sequenz bzw. der Konsultation der Patient den Austausch dominieren sollte, übernimmt der Arzt schrittweise die Steuerung des Prozesses – bis hin zur körperlichen Untersuchung oder Schnelltests. **„Induktiv"** nennt man die Phase, in der gedanklich ein Formulieren von Hypothesen stattfindet; in der **„deduktiven"** Phase ist die Hypothese der Ankerpunkt, und man testet relevante Kriterien der Anamnese und später der Untersuchung, mit denen Hypothesen wahrscheinlicher oder unwahrscheinlicher werden.

Kommunikative Fähigkeiten und diagnostische Kompetenz sind eng miteinander verbunden. Wer mit seinen Patienten ein vertrauensvolles Verhältnis hat und sein eigenes induktives Streifen im Erzählstrom des Patienten nicht unterbricht, erhält reichere diagnostische Information, als wenn das Gegenteil der Fall ist. Wer dagegen glaubt, sehr früh „nachhaken" zu müssen, schneidet sich u. U. von wichtiger Information ab; denn jetzt werden nur noch Dinge thematisiert, die sich der Frager als relevant hat vorstellen können.

4.6 Umgang mit Unsicherheit

In der Allgemeinmedizin wird über (diagnostische) Unsicherheit vergleichsweise offen diskutiert. Es ist allerdings fraglich, ob in diesem Versorgungsbereich die Unsicherheit tatsächlich größer ist als etwa im Krankenhaus oder in spezialisierten Einrichtungen. Dort wird Unsicherheit meist tabuisiert; auch in der universitären Ausbildung werden kaum Strategien für den Umgang mit Unsicherheit vermittelt. Der oft unüberlegte frühe Einsatz apparativer Diagnostik kann die Illusion vermitteln, man habe das Problem des Patienten ausreichend verstanden.

Abwartendes Offenhalten Ist man mit einer diffusen bzw. unklaren Symptomatik konfrontiert, kann man, wie in ➤ Kap. 4.3 dargestellt, mit der Zeit arbeiten *(test of time)*. Wenn ein abwendbar gefährlichen Verlauf (AGV) mit genügender Wahrscheinlichkeit für unwahrscheinlich gehalten wird, kann man damit das Bild von Beschwerden und Befunden in der einen oder anderen Richtung klären.

Sicherheitsnetze (safety netting) Oft wird eine schwerwiegende Erkrankung nicht für so wahrscheinlich gehalten, dass z. B. eine Krankenhauseinweisung veranlasst wird; aber andererseits will man dem Patienten kein „grünes Licht" geben. In dieser Situation kann man mit Patienten ein Sicherheitsnetz besprechen. Dies ist letztlich ein Algorithmus, der genaue Verhaltenshinweise für bestimmte Situationen gibt. So kann man vereinbaren, dass Eltern ihrem Kleinkind mit Gastroenteritis ausreichend Flüssigkeit anbieten. Wenn das Kind bis 20 Uhr nicht trinkt und weiter erbricht, mögen sie bitte die Notaufnahme der Kinderklinik aufsuchen. Hört das Erbrechen auf und wird Flüssigkeit toleriert, können sie das Kind zu Hause weiterbetreuen. Wichtig ist hier, den Patienten genaue „Wenn, dann"-Regeln zu vermitteln: „Wenn es nicht besser wird, kommen Sie wieder vorbei" genügt in diesen Fällen nicht; weder ist geklärt, was unter „besser werden" zu verstehen ist, noch ist die Praxis am späten Abend geöffnet, wenn Patienten die Grenzen der Selbstbehandlung erleben.

Erlebte Anamnese und Kontext Mithilfe von Wissen zu vorbestehenden Erkrankungen, Risikofaktoren, dem Inanspruchnahmeverhalten eines Patienten und dem Praxiskontext kann die Wahrscheinlichkeiten für ernste bzw. spezifisch behandelbare Erkrankungen oft gut eingegrenzt werden. Dieser Vorteil wird durch die Kontinuität der hausärztlichen Versorgung über lange Zeiträume erworben. Patienten ist das intuitiv klar, deswegen möchten sie gerne immer zum selben Arzt. Eine seit Langem bestehende Hypertonie legt die Herzinsuffizienz als Ursache der Dyspnoe nahe; ein wegen Brustschmerz angeforderter Hausbesuch erhöht die Wahrscheinlichkeit für ein akutes Koronarsyndrom. Berichtet ein Patient, der immer zwei- bis dreimal täglich Stuhlgang hat, von Verstopfung, wird man hellhörig. Bei Patienten, die nur bei gravierenden Beschwerden kommen, hat man eine niedrige Schwelle, weitere diagnostische Untersuchungen zu veranlassen. Andere Menschen dagegen machen sich auch bei leichten Beschwerden Sorgen und suchen die Praxis häufig auf; diese Gruppe kann man mit gründlicher Anamnese und körperlicher Untersuchung vor Überversorgung schützen, die sich unweigerlich ergibt, wenn sie als neue und somit unbekannte Patienten andere Praxen aufsuchen.

Unsicherheit teilen Das kollegiale Gespräch, etwa in der Gemeinschaftspraxis, hilft bei der Überlegung, ob alle relevanten Möglichkeiten berücksichtigt worden sind. Formalisiert ist dieser Prozess in der Überweisung, die nicht aus Verlegenheit, sondern gezielt mit einer positiven Fragestellung und ausreichender begleitender Information erfolgen sollte. Aber auch die Patienten sollten nach Möglichkeit einbezogen und darüber aufklärt werden, wo Unsicherheit besteht und welches Vorgehen (Abwarten, Sicherheitsnetz usw.) für sinnvoll gehalten wird. Vor einer Überweisung zum Spezialisten oder zu einer technischen Untersuchung sollte man Patienten seine Einschätzung mitteilen. Dies ist besonders wichtig, wenn eine Untersuchung veranlasst wird, die wegen der Schwere einer Erkrankung für sinnvoll gehalten wird, ein auffälliges Ergebnis aber unwahrscheinlich ist. Der Patient sollte hier nicht annehmen, dass von der Untersuchung die Antwort auf seine Frage geklärt wird, sondern dass nur eine schwere Erkrankung wegen möglicher Behandlungskonsequenzen ausgeschlossen werden soll. Ein solches Vorgehen erleichtert das Gespräch im höchstwahrscheinlichen Fall eines unauffälligen Befunds.

Gerade ältere Menschen wissen um die Unsicherheit des Lebens. Sie sind durchaus dankbar, wenn man Unsicherheit mit ihnen teilt. Gleichzeitig sollte man deutlich machen, dass sie damit nicht allein gelassen werden und dass man für eine symptomatische Therapie, die Behandlung von Krisen und Fragen – auch von Angehörigen – zur Verfügung steht.

4.7 Ex-juvantibus-Therapie

Besteht klinisch ein ausreichender Verdacht für eine Diagnose, kann man versuchen, diese *ex juvantibus* (lat. „was geholfen hat") durch das Ansprechen auf eine Therapie wahrscheinlicher zu machen. Das ist insbesondere dann vertretbar, wenn die Therapie relativ ungefährlich ist und weitere Diagnostik zunächst zu aufwendig, teuer oder riskant ist. Beispiele dafür sind:

- Ansprechen eines klinisch vermuteten akuten Gichtanfalls auf Colchicin unter Verzicht auf eine schmerzhafte und riskante Gelenkaspiration zum Nachweis von Uratkristallen
- Verordnung eines Protonenpumpenhemmers bei Oberbauchbeschwerden; Gastroskopie nur bei Red Flags
- Verordnen eines Antibiotikums bei typischen Symptomen eines Harnwegsinfekts ohne Urinuntersuchung

Bei einer so gestellten Diagnose sollte ggf. eine Verlaufskontrolle geplant und die Schwelle für das Verwerfen der Diagnose niedrig angesetzt werden. Insbesondere bei Schmerzen und funktionellen Beschwerden ist eine Spontanheilung häufig, sodass man aus der Besserung leicht falsche Schlüsse zieht. Der alte medizinische Lehrsatz lautet dabei: *Post hoc, non es propter hoc.* Er bedeutet, dass, nur weil nach einer Maßnahme eine Besserung eintrat, sie nicht unbedingt wegen der Maßnahme eingetreten ist. Der Fall eines Patienten mit Bronchitis, der auf eine Antibiotikatherapie bei Husten scheinbar gut angesprochen hat und seinen Arzt lobt, kann ungünstige Lernprozesse sowohl beim Arzt als auch beim Patienten induzieren. Viel wahrscheinlicher ist eine Spontanheilung.

MERKE

Regression zur Mitte

Die Regression zur Mitte bezeichnet das Phänomen, dass nach einem extrem ausgefallenen Messwert/Symptom die nächste Messung/Befragung wieder näher am Durchschnitt liegt. Da wir uns dieses statistischen Zusammenhangs intuitiv nicht bewusst sind, machen wir den Fehler, die Werte der Vergangenheit in die Zukunft zu extrapolieren oder eine gewisse Richtung anzunehmen. Auch Fehlmessungen sollten bei Besserung nach Extremwerten als mögliche Erklärung erwogen werden.

4.8 Der diagnostische Fehler

Die Angst, bei der diagnostischen Einschätzung Fehler zu begehen, ist verbreitet. Im Vergleich zum Krankenhaus werden in der Allgemeinpraxis Entscheidungen aufgrund weniger Informationen getroffen; technische Untersuchungen spielen eine geringere Rolle. In einer von Technik dominierten medizinischen Kultur wird denjenigen, die zum

Schutz ihrer Patienten diagnostische Tests zurückhaltend einsetzen, manchmal mangelnde Sorgfalt vorgeworfen.

Belastend ist vor allem die Sorge, schwere und behandelbare Erkrankungen zu übersehen und damit Patienten zu schaden. Zwangsläufig sind Allgemeinärzte in ihrem Berufsleben mit der Situation konfrontiert, dass sie von einer leichten Erkrankung mit guter Prognose ausgegangen sind, später jedoch bei diesem Patienten eine schwere Erkrankung festgestellt wird, vielleicht sogar durch versäumte Therapie Schaden entstanden ist. Diese Situationen sind für Ärzte extrem belastend, unabhängig davon, ob Patienten oder ihre Familien rechtliche Schritte unternehmen oder nicht (➤ Kap. 11). Hier stellt sich die Frage, ob ein Fehler gemacht worden ist, der dem entscheidenden Arzt zugerechnet werden muss, und ob eine alternative Behandlung zu einem besseren Ergebnis geführt hätte. Sehr viel seltener ist der umgekehrte Fall, dass uns eine Einweisung oder die Veranlassung einer im Nachhinein unnötigen technischen Untersuchung vorgeworfen wird.

Bei der Diskussion möglicher Fehler ist entscheidend, ob der aktuelle Behandlungsstandard berücksichtigt worden ist. Dieser ist im Bereich der Therapie meist eindeutig zu definieren, nicht jedoch bei der Diagnosestellung. In der allgemeinärztlichen Praxis entstehen bereits durch die erste Symptomschilderung eines Patienten ausgesprochen heterogene Beschwerdebilder; zudem lösen auch erfahrene Ärzte dieses Problem sehr unterschiedlich; diagnostische Prozesse variieren stark. Im Nachhinein fällt die Beurteilung oft schwer, ob ein Standard bzw. welcher verletzt worden ist.

Patientenbeispiel

Am Freitagnachmittag klagt ein 71-jähriger Mann im Ärztlichen Bereitschaftsdienst (ÄBD) über Oberbauchschmerzen. Der Diensthabende stuft sie als akute Gastritis ein. Bei einem Hausbesuch am späten Abend geht er weiterhin von einer gastrointestinalen Ursache aus und rät dazu, am kommenden Montag den Hausarzt aufzusuchen. Dort sind die Untersuchung des Bauches und die Sonografie negativ. Ein routinemäßig durchgeführtes EKG zeigt einen ausgedehnten Vorderwandinfarkt.

Ist hier ein diagnostischer Fehler gemacht worden? Man wird dies zunächst bejahen, denn Lehrbücher der Kardiologie weisen darauf hin, dass Myokardinfarkte sich mit einer abdominalen Symptomatik äußern können. Wer allerdings aus diesem Fall lernen möchte, müsste in Zukunft alle (älteren) Patienten mit Abdominalbeschwerden in eine kardiologische Krankenhausabteilung einweisen, da EKG und ambulant verfügbare Troponine im Frühstadium keine ausreichende Sensitivität aufweisen.

Um die Überlegungen zu einem möglichen diagnostischen Fehler zu systematisieren, wurde die **Pseudofehler-Methode** vorgeschlagen. Danach ist zu überlegen, ob sich eine Regel formulieren lässt, deren Beachtung den gravierenden Verlauf der Erkrankung verhindert hätte (➤ Abb. 4.7). Die so ausformulierte Regel muss drei Kriterien erfüllen; sie muss „plausibel, spezifisch und realistisch" sein. Im Patientenbeispiel (s. o.) könnte die Regel lauten: Bei Patienten > 50 Jahren ist bei akuten Oberbauchschmerzen ein Myokardinfarkt auszuschließen.

1. **Plausibel:** Die Regel muss mit dem einschlägigen medizinischen Wissen übereinstimmen. Dies ist im Patientenbeispiel der Fall (siehe die Lehrbücher der Kardiologie).

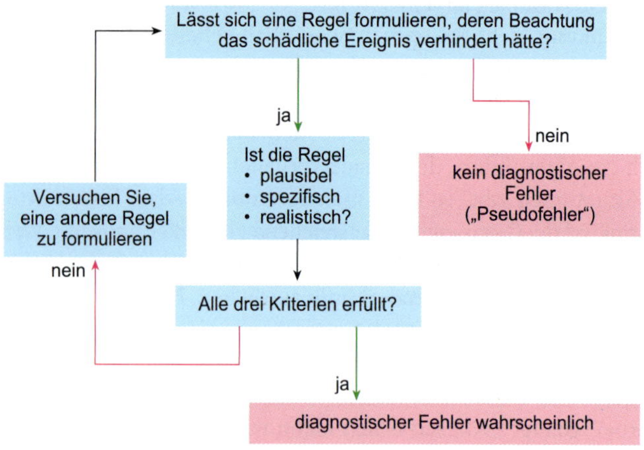

Abb. 4.7 Diagnostische Fehler [L141]

2. **Spezifisch** (bzw. konkret): Regeln wie „immer gründlich untersuchen" oder „an Krankheit X denken" sind zu allgemein. Vielmehr muss die Regel eine „WENN (Beschwerden, Befunde etc.), DANN (definierte Maßnahme)"-Form haben. Diese könnte im Fallbeispiel lauten: „WENN ein Patient > 50 Jahre über akute abdominale Beschwerden klagt, DANN gehe man auch von einem Myokardinfarkt aus und handele entsprechend."
3. **Realistisch** (bzw. praktikabel): Bei diesem Kriterium stellen sich Bedenken ein. EKG und Serummarker sind im Frühstadium eines Infarkts wenig aussagekräftig. Nähme man die Verdachtsdiagnose ernst, wären diese Patienten stationär einzuweisen. Verhielten sich alle Hausärzte einer Region entsprechend, dürften sich die kardiologischen Abteilungen mit betroffenen Patienten füllen. Leicht würden diese Patienten zu Opfern von Über- und Fehlbehandlung. Auch geht die individuelle Abwägung von Nutzen und Risiken negativ aus. Für jeden Patienten, der bei dieser Symptomatik tatsächlich einen Infarkt hat, würden vermutlich Hunderte vergeblich stationär überwacht, oft invasiv abgeklärt, wenn nicht gar behandelt werden. Eine kardiologische Ätiologie ist bei Oberbauchschmerzen letztlich so selten, dass sie in Studien über Bauchschmerzen nicht quantifiziert worden ist; Leitlinien aus der Gastroenterologie geben keine Hinweise zum konkreten Vorgehen.

Da die spezifizierte Regel alle drei Kriterien erfüllen muss, kann man für das Patientenbeispiel davon ausgehen, dass kein diagnostischer Fehler vorliegt (Pseudofehler, schicksalhafter Verlauf). In der hausärztlichen Praxis mit einer niedrigen Prävalenz ernster Erkrankungen ist eine Abklärung, Über- bzw. Einweisung häufig nicht zu rechtfertigen. Nicht nur würden wertvolle Behandlungskapazitäten vergeudet, sondern es würde auch zu viel an iatrogenem Schaden riskiert (zum Thema Überdiagnose ➤ Kap. 4.4). Wenn sich allerdings eine solche Regel aufstellen lässt und diese die genannten Kriterien **sämtlich** erfüllt, ist ein echter diagnostischer Fehler wahrscheinlich. Diese Regel kann helfen, das schädliche Ereignis in Zukunft zu vermeiden und damit die Behandlung künftiger Patienten zu verbessern. Ob man einem behandelnden Arzt in einem konkreten Fall einen Vorwurf machen kann, hängt davon ab, ob diese Regel zur Zeit der Entscheidung bereits zum Wissensbestand und allgemeinen Versorgungsstandard gehört hat.

Beim Rückblick auf einen Fall dieser Art wird oft vorschnell eine Kausalkette in die Ereignisse hineininterpretiert; diese ist jedoch häufig vom späteren Ergebnis beeinflusst **(Hindsight-Bias).** Es wird dann nicht bedacht, dass die betrachtete Fallkonstellation viel häufiger einen günstigen Verlauf nimmt.

Glücklicherweise sind rechtliche Verfahren in der allgemeinmedizinischen Praxis sehr selten (➤ Kap. 11). Die Art der Kommunikation spielt eine wesentliche Rolle: Ein einfühlsam-besorgter Kommunikationsstil ist seltener mit juristischen Verfahren assoziiert als ein dominanter (➤ Kap. 2).

Sollte es einmal zu einem Verfahren kommen, ist die Position der medizinischen Sachverständigen sehr stark. Diese entscheiden darüber, ob der einschlägige Behandlungsstandard (Leitlinien) verletzt worden ist oder nicht, und bestimmen damit wesentlich das Urteil. Es ist inzwischen festgelegt, dass allgemeinärztliches Handeln von Allgemeinärzten begutachtet wird. Die häufig angeführte Begründung, man würde zusätzliche Diagnostik „für die Juristen" veranlassen, ist also nicht gerechtfertigt. Tatsächlich handelt es sich bei solchen Aktivitäten eher um die Verarbeitung eigener Unsicherheit, Unwissenheit oder um ein kommunikatives Defizit (Unfähigkeit, Unsicherheit mit Patienten zu teilen). Von Defensivmedizin spricht man, wenn mit einer ärztlichen Handlung Ärger vermieden werden soll, diese Handlung aber nicht im Interesse des Patienten ist. Als Denkübung kann man sich fragen, ob man diese Maßnahme (Diagnostik, Therapie) auch für sich selbst oder enge Familienangehörige veranlassen würde. Präventiv sollte man sich die Risikofaktoren bewusst machen, die zu nicht optimaler Versorgung führen können:

- **Ärztlicher Bereitschaftsdienst:** Patienten, über die man kein Vorwissen hat (chronische Gesundheitsprobleme, Behandlungen, Inanspruchnahmeverhalten), erhalten leichter eine unangemessene Versorgung. Bei Hausbesuchen kommen oft beengter Raum, schlechte Beleuchtung, Lärm im Hintergrund u. Ä. hinzu.
- **Kommunikationsschwierigkeiten:** Die Anamnese liefert die wichtigsten Informationen für diagnostische Entscheidungen. Professionelle Übersetzerdienste für Menschen ohne ausreichende Deutschkenntnisse stehen in Deutschland praktisch nie zur Verfügung, und übersetzende Familienangehörige oder Apps sind der Aufgabe häufig nicht gewachsen.
- **Zeitdruck und Störungen:** können zu verkürzter Anamneseerhebung und unkonzentrierter Untersuchung führen.
- **Eigene Übermüdung, Hunger, Durst:** Eine Pause ist kein Zeichen von Schwäche, sondern Voraussetzung für hohe Versorgungsqualität.
- **Spannungen im Behandlungsteam:** Weder die moderne hausärztliche Praxis noch der Bereitschaftsdienst sind Einzelkämpferveranstaltungen. Ein gut eingespieltes Team dient der Patientensicherheit.

Zwar sind Ärzte aufgerufen, aus ihren Fehlern zu lernen (➤ Kap. 15). Man sollte jedoch nur dann seine Routinen verändern, wenn es sich um einen echten Fehler gehandelt hat. Gerade in der Primärversorgung besteht immer die Möglichkeit, dass sich aus einem gutartigen klinischen Bild ein gravierender Verlauf entwickelt. Dies kann auch dann geschehen, wenn die Behandlung optimal (z. B. entsprechend der relevanten Leitlinie) erfolgt ist. In diesem Fall ist eine kollegiale Unterstützung wichtiger als der Vorsatz zukünftiger Überdiagnostik.

LITERATUR

Almond S, Mant D, Thompson M. Diagnostic safety-netting. Br J Gen Pract 2009; 5: 872–874.

Brodersen J, Schwartz LM, Heneghan C et al. Overdiagnosis: what it is and what it isn't. BMJ Evid Based Med. 2018; 23(1):1–3.

Devillé WL, van der Windt DA, Dzaferagić A et al. The test of Lasègue: Systematic review of the accuracy in diagnosing herniated discs. Spine (Phila Pa 1976) 2000; 25(9): 1140–1147.

Donner-Banzhoff N. Die ärztliche Diagnose. Erfahrung – Evidenz-Ritual. Göttingen: Hogrefe; 2022.

Donner-Banzhoff N, Seidel J, Sikeler AM et al. The phenomenology of the diagnostic process: A primary care-based survey. Med Decis Making 2017; 37(1): 27–34.

Donner-Banzhoff N. Der Pseudofehler in der Medizin – paradoxe Gefährdungen für Patienten. Z Allg Med 2014; 90: 200–206.

Fryback DG, Thornbury JR. The efficacy of diagnostic imaging. Med Decis Making 1991; 11: 88–94.

Hensler S, Wieseman A. Diskreditierende Versorgungsstudien in deutschen Hausarztpraxen. Oder: Der Versuch, die Prävalenz von Krankheiten und die medikamentöse Behandlungsbedürftigkeit zu steigern? Z Allg Med 2003; 79: 579–585.

Huang P, Sengupta DK. How fast pain, numbness, and paresthesia resolves after lumbar nerve root decompression: a retrospective study of patient's self-reported computerized pain drawing. Spine 2014; 39: E529–36.

Kühlein T, Freund T, Joos S. Patientenorientierte Medizin: Von der Kunst des Weglassens. Dtsch Arztebl 2013; 110(48): 2312–2314.

KV Nordrhein. Die 100 häufigsten ICD-10-Schlüssel und Kurztexte. 2022; www.kvno.de/fileadmin/shared/pdf/online/verordnungen/morbiditaets-statistik/100icd_22-1.pdf (letzter Zugriff: 4.3.2024).

Laux G, Kühlein T, Gutscher A, Szecseny J (Hrsg.). Versorgungsforschung in der Hausarztpraxis. Ergebnisse aus dem CONTENT-Projekt 2006–2009. München: Springer Medizin© Urban & Vogel 2010; www.content-info.org/public/berichtsband/CONTENT_Berichtsband_2.pdf (letzter Zugriff: 4.3.2024).

Michiels-Corsten M, Bösner S, Donner-Banzhoff N. Individual utilisation thresholds and exploring how GPs' knowledge of their patients affects diagnosis: A qualitative study in primary care. Br J Gen Pract 2017; 67(658): e361–e369.

Muche-Borowski C, Abiry D, Wagner HO et al. Protection against the overuse and underuse of health care – methodological considerations for establishing prioritization criteria and recommendations in general practice. BMC Health Serv Res 2018; 18(1): 768.

Robert Koch-Institut (RKI). DEGS: Studie zur Gesundheit Erwachsener in Deutschland. Bundesweite Quer- und Längsschnittstudie im Rahmen des Gesundheitsmonitorings des Robert Koch-Instituts (2012); www.rki.de/DE/Content/Gesundheitsmonitoring/Studien/Degs/BGBl_2012_55_775-780.pdf?__blob=publicationFile (letzter Zugriff: 4.3.2024).

KAPITEL

5 Prävention von Krebserkrankungen

Jean-François Chenot, Thomas Kötter

5.1 Prinzipien der Krebsfrüherkennung

Jean-François Chenot

Screeninguntersuchungen bei symptomlosen Menschen müssen von anlassbezogenen Untersuchungen bei Menschen mit Symptomen (= Patienten), die ärztliche Hilfe suchen, unterschieden werden. Bei Patienten mit Symptomen gibt es einen klaren Auftrag, diese abzuklären. Wird Gesunden eine Untersuchung empfohlen, liegt oft kein klarer Auftrag vor, und es sind daher höhere Anforderungen an den Beleg von Nutzen und Aufklärung zu stellen, insbesondere wenn es auch damit verbundene Nachteile gibt. Befragungen von Versicherten zeigen, dass Nachteile bei der Beratung nur selten thematisiert werden (Schmuker und Zock 2019). Neben dem individuellen Nutzen-Schaden-Verhältnis einer Präventionsmaßnahme spielen auch der gesellschaftliche Nutzen und die Kosten eine große Rolle. In Deutschland werden die Maßnahmen, die ein gesetzlich Versicherter in Anspruch nehmen kann, vom Gemeinsamen Bundesausschuss (G-BA) beschlossen (➤ Tab. 5.1).

TIPP

Die Voraussetzungen für die Präventionsmaßnahmen sind in der **Krebsfrüherkennungs-Richtlinie** (KFE-RL) dargelegt, deren aktuelle Fassung auf den Seiten des Gemeinsamen Bundesauschusses heruntergeladen werden kann (www.g-ba.de).

Man sollte konsequent den Begriff „Früherkennung“ verwenden, denn manche Menschen nehmen irrtümlich an, dass die Teilnahme an der umgangssprachlich sog. „Krebsvorsorge“ einen Krebs verhindern kann. Es handelt sich aber um eine Sekundärprävention. Bestehende Tumoren oder Vorstufen sollen möglichst früh erkannt werden, bevor sie Symptome verursachen, in der Hoffnung, dass sie so besser geheilt werden können. Das setzt neben einem geeigneten Test auch voraus, dass es eine effektive Therapie gibt (Wilson et al. 1968). Diese Hypothese der Früherkennung ist so bestechend logisch, dass schon ihre Überprüfung oder Kritik an ihr gelegentlich als Skandal empfunden wird. Leider tritt der erhoffte Nutzen von Krebsfrüherkennungsuntersuchungen nicht immer ein, sondern nur die Nachteile in Form von Komplikationen, Überdiagnosen und unnötiger Angst durch falsch positive Befunde (➤ Kap. 4). Die Schonung individueller Patienten vor medizinischen Eingriffen, die

Tab. 5.1 Früherkennungsuntersuchungen nach der Krebsfrüherkennungs-Richtlinie (KFE-RL) (G-BA 2020)

Für Männer		
Hautkrebs	Hautkrebs-Screening	Ab dem 35. Lj. alle 2 Jahre*
Prostatakrebs	Digital-rektale Untersuchung der Prostata, Genitaluntersuchung	Ab dem 45. Lj. jährlich
Kolorektales Karzinom	Koloskopie ab dem 50. Lj., kann nach 10 Jahren wiederholt werden*	Zweimal im Leben
	oder iFOBT (➤ Kap. 5.2)	• 50–54 Jahre jährlich • Ab 55 Jahren alle 2 Jahre
Für Frauen		
Hautkrebs	Hautkrebs-Screening	Ab dem 35. Lj. alle 2 Jahre*
Zervixkarzinom	– Genitaluntersuchung mit zytologischem Abstrich ab dem 20. Lj. – Einladungsverfahren für 20- bis 65-Jährige – Ab 35 Jahren HPV-Test	• Jährlich • Ab 35 Jahren alle 3 Jahre
Brustkrebs	Brust-, Haut- und Achselhöhlenuntersuchung (Tastuntersuchung)	Ab dem 30. Lj. jährlich
	Mammografie-Screening	50.–69. Lj. alle 2 Jahre
Kolorektales Karzinom	Koloskopie ab dem 55. Lj., kann nach 10 Jahren wiederholt werden*	Zweimal im Leben
	oder iFOBT	• 50–54 Jahre jährlich • Ab 55 Jahren alle 2 Jahre

* Abweichungen bei bestimmten Krankenkassen möglich

mehr potenzielle Risiken als Nutzen darstellen, ist die Grundlage der quartären Prävention und sollte eine Rolle in der Entscheidung für oder gegen Früherkennung spielen (Martins et al. 2019).

Als Maß für den Nutzen einer Krebsfrüherkennungsuntersuchung gilt die verbesserte tumorspezifische Überlebensrate von Screeningteilnehmern. Eine reduzierte Gesamtmortalität (höhere Lebenserwartung), also der eigentlich patientenrelevante Nutzen, lässt sich im Regelfall nicht nachweisen. Gründe für den geringeren Nutzen in Form einer verbesserten Lebenserwartung sind:

- Teilnahme von Patienten mit niedrigem Risiko *(healthy volunteer bias)* und Nichtteilnahme von Hochrisikogruppen
- Frühere Therapie durch frühere Diagnose beeinflusst die Lebenserwartung nicht:
  - Bessere Diagnose langsam wachsender Tumoren *(lead-time bias)*
  - Diagnose wird beim Screening in Spätstadium gestellt
  - Therapie nicht effektiv (Früherkennung hat keinen Vorteil)
  - Therapie ist sehr effektiv (auch in Spätstadien)
  - Therapie hat massive Nebenwirkungen
- Diagnostischer Test ist zu ungenau (falsch negative Ergebnisse)
- Tumorvorstufen oder Tumor bilden sich spontan zurück oder entwickeln sich nicht weiter *(overdiagnosis bias)*
- Andere Komorbiditäten führen schneller zum Tod *(concurrent morbidity)*

Insbesondere bei älteren Menschen mit einer absehbaren Lebenserwartung oder Menschen mit potenziell lebensverkürzenden Erkrankungen ist eine individuelle Abwägung der Teilnahme an einer Früherkennungsmaßnahme sinnvoll. Befragungen zeigen, dass Patienten bereit sind, die schwierige Frage ihrer Lebenserwartung und ob die Teilnahme an einer Früherkennungsuntersuchung noch sinnvoll ist, mit ihren Ärzten zu besprechen.

Partizipative Entscheidungsfindung (Shared Decision-Making)

Hausärzte sind die wichtigste Informationsquelle für Früherkennungsuntersuchungen. Es ist nicht Aufgabe von Ärzten, Patienten zur Teilnahme an Früherkennungsuntersuchungen zu überreden, sondern ihnen zu helfen, eine gute Entscheidung zu treffen. Dies erfordert akkurate Kenntnisse des Nutzens: Patienten und Ärzte tendieren dazu, die Vorteile medizinischer Eingriffe zu überschätzen (Hoffmann und Del Mar 2015).

TIPP

Es besteht formal keine Verpflichtung, Patienten auf gesetzliche Früherkennungsmaßnahmen hinzuweisen. Dennoch empfiehlt es sich, die Entscheidung des Patienten zu dokumentieren, wenn dies thematisiert wurde.

Die Nutzung guter Patienteninformationsmaterialien kann die Beratung unterstützen. Die gemeinsame Entscheidungsfindung bietet die Möglichkeit, die für den individuellen Patienten sinnvollste Möglichkeit evidenzbasiert auszuwählen (➤ Tab. 5.2). Auch die Entscheidung gegen eine Früherkennung verdient Respekt. Viele Patienten sind mit solchen Entscheidungen überfordert und überlassen sie dann dem Arzt *(best agent model)*. Sie vertrauen darauf, dass der Arzt unter Berücksichtigung ihrer individuellen Situation die beste Entscheidung trifft. Wenn explizit geklärt ist, dass diese Vertrauensbasis besteht, ist die Entscheidung durch den Arzt angemessen.

II Patienteninfo

Die Kassenärztliche Bundesvereinigung erstellt in Zusammenarbeit mit dem Ärztlichen Zentrum für Qualität in der Medizin (ÄZQ) einbis zweiseitige Patienteninformationen, die unter www.patienten-information.de (Stichwort „Früherkennung") abrufbar sind:

- Früherkennung Darmkrebs 2019
- Früherkennung Prostatakrebs 2019
- Hautkrebsprävention 2023 **II**

Tab. 5.2 Risiko, in den nächsten 10 Jahren an einem kolorektalen Karzinom zu erkranken oder zu versterben (RKI 2021)

Alter	Erkrankungsrisiko				Sterberisiko			
	in den nächsten 10 Jahren		jemals		in den nächsten 10 Jahren		jemals	
Männer								
35 Jahre	0,1 %	(1 von 860)	6,6 %	(1 von 15)	< 0,1 %	(1 von 3.900)	2,7 %	(1 von 37)
45 Jahre	0,4 %	(1 von 240)	6,5 %	(1 von 15)	0,1 %	(1 von 1.000)	2,7 %	(1 von 36)
55 Jahre	1,2 %	(1 von 84)	6,4 %	(1 von 16)	0,3 %	(1 von 310)	2,7 %	(1 von 36)
65 Jahre	2,2 %	(1 von 45)	5,8 %	(1 von 17)	0,8 %	(1 von 130)	2,7 %	(1 von 38)
75 Jahre	3,0 %	(1 von 34)	4,5 %	(1 von 22)	1,3 %	(1von 75)	2,4 %	(1 von 42)
Lebenszeitrisiko			6,5 %	(1 von 15)	–	–	2,7 %	(1 von 37)
Frauen								
35 Jahre	0,1 %	(1 von 910)	5,2 %	(1 von 19)	< 0,1 %	(1 von 3 900)	2,2 %	(1 von 45)
45 Jahre	0,3 %	(1 von 300)	5,2 %	(1 von 19)	0,1 %	(1 von 1.000)	2,2 %	(1 von 45)
55 Jahre	0,8 %	(1 von 130)	4,9 %	(1 von 20)	0,2 %	(1 von 310)	2,2 %	(1 von 46)
65 Jahre	1,4 %	(1von 74)	4,4 %	(1 von 23)	0,4 %	(1 von 130)	2,1 %	(1 von 47)
75 Jahre	2,1 %	(1von 48)	3,5 %	(1 von 28)	0,9 %	(1von 75)	1,9 %	(1 von 52)
Lebenszeitrisiko			5,3 %	(1 von 19)	–	–	2,27 %	(1 von 45)

5.2 Kolorektales Karzinom

Jean-François Chenot

5.2.1 Epidemiologie

Das kolorektale Karzinom ist in Deutschland die zweithäufigste Krebsart bei Frauen und die dritthäufigste bei Männern. Es ist für ca. 60.000 Neuerkrankungen und ca. 24.000 Sterbefälle pro Jahr in Deutschland verantwortlich. Die 10-Jahres-Überlebensrate für Männer ist 57 % und für Frauen 62 %.

5.2.2 Risikofaktoren

- Alter und männliches Geschlecht (➤ Tab. 5.2)
- Familiengeschichte (➤ Tab. 5.3)
- Genetische Faktoren
- Rauchen
- Übergewicht
- Ballaststoffarme Ernährung
- Chronisch-entzündliche Darmerkrankungen
- Nachgewiesene Dickdarmpolypen

Tab. 5.3 Risiko für ein Kolorektalkarzinom in Abhängigkeit von Befunden bei Verwandten (Butterworth et al. 2006)

Verwandtschaft	Befund	Relatives Risiko
1 Verwandter 1. Grades	Kolonadenom	2
1 Verwandter 1. Grades ≤ 45 Jahre	Kolorektalkarzinom	2,2
1 Verwandter 1. oder 2. Grades	Kolorektalkarzinom	1,8
≥ 2 Verwandte 1. Grades	Kolorektalkarzinom	5

5.2.3 Früherkennung

In Deutschland stehen zwei Optionen zur Früherkennung zur Verfügung:

- iFOBT (funktioniert nur durch häufige und regelmäßige Wiederholung); GOP 01737 für Ausgabe und Beratung
- Präventive Koloskopie (GOP Beratung 01740) ab dem 50. Lj. (Männer) bzw. 55. Lj. (Frauen)
- (Sigmoidoskopie in Deutschland nicht üblich)

Die Teilnahmerate liegt für den Stuhltest bei ca. 10–15 %, für die präventive Koloskopie bei ca. 20 %. Ein großer Teil der Bevölkerung nimmt das Angebot nicht an, weswegen 2019 ein Einladungsverfahren gestartet wurde.

Der Test auf okkultes Blut im Stuhl **iFOBT** *(immunologic Fecal Occult Blood Test)* weist humanes Hämoglobin im Stuhl nach. So können kleinste Mengen Blut, die von einem Darmkarzinom oder seinen Vorstufen in den Darm gelangen, nachgewiesen werden. Der iFOBT hat eine Sensitivität von 69–86 % und eine Spezifität von 92–95 % (➤ Kap. 4). Falsch positive Befunde können durch Zahnfleischblutungen, Blutungen im oberen Gastrointestinaltrakt oder Hämorrhoiden entstehen. Patienten, die über Blut im Stuhl berichten, sollten keinen iFOBT erhalten (➤ Kap. 20).

Vorteil des iFOBT, der in Hausarztpraxen ausgegeben und dann im Labor ausgewertet wird, ist, dass zumindest erst einmal keine Koloskopie notwendig ist und die damit verbundenen Unannehmlichkeiten entfallen. Die Probenentnahme muss genau erläutert werden (➤ Abb. 5.1). Bei einem positiven Befund wird aber fast immer eine Koloskopie erforderlich. Es gibt zwar auch andere Stuhlteste wie z. B. den Stuhltest M2-Pyruvatkinase; diese werden nicht empfohlen und sind nicht Teil der gesetzlichen Früherkennung.

Die im Vergleich zur Koloskopie geringere Sensitivität des iFOBT (mehr falsch negative Teste) wird durch wiederholtes Testen (zwischen 50 und 55 Jahren jährlich, ab 55 Jahren 2-jährlich) ausgeglichen (➤ Tab. 5.2). Da sich Kolonkarzinome über Vorstufen entwickeln

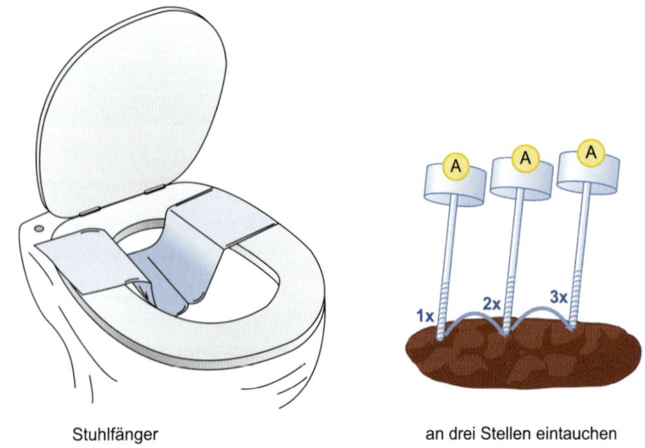

Abb. 5.1 iFOBT: Anleitung für die Probennahme [L141]

(Adenom-Karzinom-Sequenz), muss die Diagnose nicht sofort gestellt werden. Durch das häufigere Testen kann die im Vergleich zur Koloskopie geringere Sensitivität ausgeglichen werden. Die regelmäßige Testwiederholung erfordert von der Arztpraxis eine gute Organisation. Eine diagnostische Koloskopie kann auch unter oraler Antikoagulation erfolgen, allerdings sind dann bei positiven Befunden keine Biopsien möglich.

LEITLINIEN

S3-Leitlinie „Kolorektales Karzinom". AWMF-Registernummer 021-007OL:

https://register.awmf.org/de/leitlinien/detail/021-007OL

5.2.4 Nutzen und Schaden der Früherkennung

Auch ohne Screening kann etwas mehr als die Hälfte aller symptomatischen kolorektalen Karzinome kurativ behandelt werden. Schon für den heute nicht mehr üblichen guajakbasierten Stuhltest **(gFOBT)** konnte eine Senkung der tumorspezifischen Versterberate nachgewiesen werden. Sowohl iFOBT als auch Koloskopie können die Darmkrebsmortalität um etwa die Hälfte senken, die absolute Risikoreduktion liegt zwischen ca. zwischen 30 und 50 %. Für die **Koloskopie** liegen zwar nur wenige Daten aus randomisierten, kontrollierten Studien (RCTs) vor, dennoch gilt sie als effektiv. Keine Screeningmethode senkt die Gesamtmortalität.

In absoluten Zahlen sind die Effekte auf die Darmkrebsmortalität aus individueller Sicht eher niedriger, als man intuitiv vermutet; die meisten Patienten überschätzen diese Effekte (Hoffmann und Del Mar 2015). Für einen 55-jährigen Mann mit einem Risiko von ca. 4 : 10.000, in den nächsten 10 Jahren an einem kolorektalen Karzinom zu versterben (➢ Tab. 5.2), führt die Teilnahme an einem Screening zu einer Senkung des Risikos auf ca. 1–2 : 10.000. Zusätzlich sinkt sein Erkrankungsrisiko, wenn Tumorvorstufen entdeckt und entfernt werden. Andererseits werden durch die Untersuchungen auch Polypen gefunden und behandelt, die sich nie zu einem Karzinom weiterentwickelt hätten.

Vorteile der präventiven Koloskopie
- Hohe diagnostische Sicherheit (Sensitivität je nach Tumorgröße 90–99 %)
- Erfordert keine häufigen Wiederholungen
- Bei auffälligem Befund kann oft sofort eine Gewebeprobe entnommen werden

Nachteile der präventiven Koloskopie
- Aufwendige Vorbereitung
- Verlust eines Arbeitstages
- Oft Sedierung notwendig
- Komplikationen der Koloskopie (➢ Tab. 5.4)

Gründe für ein abweichendes Vorgehen
- Unauffällige diagnostische Darmspiegelung in den letzten 10 Jahren
- Chronisch-entzündliche Darmerkrankungen (ca. 2- bis 3-fach erhöhtes Risiko)
- Bekannte hereditäre Erkrankung (z. B. familiäre adenomatöse Polyposis)
- Auffällige Familienanamnese mit Hinweisen auf ein hereditäres nicht-Polyposis-assoziiertes kolorektales Karzinom (HNPCC)

Nach einer unauffälligen Koloskopie wird davon ausgegangen, dass für die nächsten 10 Jahre keine weitere präventive Koloskopie notwendig ist. Gesetzlich Versicherte können 10 Jahre nach der ersten präventiven Koloskopie eine zweite in Anspruch nehmen. Trotz unauffälliger Koloskopie werden ca. 5 % aller kolorektalen Karzinome in einem Abstand von weniger als 10 Jahren diagnostiziert. Als Hauptursache für solche **Intervallkarzinome** gilt die unzureichende Darmreinigung, die bei ca. 10–25 % der Patienten vorkommt. Bei ca. 5–10 % wird das terminale Ileum nicht erreicht. Bei der Befundbesprechung

Tab. 5.4 Komplikationen der präventiven Koloskopie (Zwink et al. 2017)

Komplikation	Komplikationsrate pro 1.000 Untersuchungen	NNH*
Gesamt-Komplikationsrate	1–2	500–1.000
• Starke Blutung	1–2	500–1.000
• Perforationen	1	1.000
• Divertikulitis	0,2	5.000
• Mortalität	< 0,1	10.000
• Postpolypektomie-Syndrom	0,09	10.000
Komplikationsrisiko erhöht bei:		
Alter > 80 Jahre	RR** 1,7	
NSAR	RR 3–5	
Polypektomie	RR 3	

* Number Needed to Harm = Maßzahl für Patienten, die untersucht werden müssen, um ein unerwünschtes Ereignis zu verursachen.
** Relatives Risiko

Tab. 5.5 Empfehlungen zu Kontrollintervallen bei ausfälligen Befunden (S3-Leitlinie Kolorektales Karzinom 2019)

Ausgangssituation	Intervall Kontrollkoloskopie
1 oder 2 kleine tubuläre Adenome (< 1 cm) ohne villöse Komponente oder hochgradige intraepitheliale Neoplasie	5–10 Jahre
3 oder 4 Adenome oder ≥ 1 Adenom ≥ 1 cm oder villöse Komponente oder hochgradige intraepitheliale Neoplasie	3 Jahre
≥ 5 Adenome	< 3 Jahre
Abtragung in Piecemeal-Technik	Kontrolle der Abtragungsstelle nach 2–6 Monaten
Hyperplastische Polypen	Keine Kontrollen notwendig
Melanosis coli	

ist wegen der unzureichenden Sicherheit in diesen Fällen eine zweite Untersuchung zu empfehlen. Ablehnungen sollten unbedingt dokumentiert werden.

5.2.5 Vorgehen bei einem positiven Befund

Bei Nachweis eines Karzinoms sollte im Regelfall zeitnah (innerhalb von 4 Wochen) eine Überweisung in ein zertifiziertes onkologisches Zentrum erfolgen. Mit einem erhöhten Risiko sind Polypen assoziiert, die der Pathologe als Adenom bezeichnet hat. Diese sollten im Regelfall vollständig entfernt werden, sofern dies nicht schon im Rahmen der präventiven Koloskopie erfolgt ist. Entscheidend für die Kontrollintervalle sind die Größe, die Anzahl und die Histologie der Adenome (➤ Tab. 5.5).

5.3 Prostatakarzinom

Thomas Kötter

5.3.1 Epidemiologie

Prostatakrebs ist mit ca. 70.100 Neuerkrankungen pro Jahr die häufigste Krebsart und mit ca. 15.040 Todesfällen die zweithäufigste Krebstodesursache bei Männern in Deutschland (Prognose für 2022, RKI 2021). Damit erkrankt gut jeder 10. Mann in seinem Leben an Prostatakrebs. Die 5-Jahres-Überlebensrate liegt bei 89 % (zweitbeste Überlebensrate aller Krebsarten nach Hodenkrebs). Drei Viertel der Tumoren werden in einem frühen Stadium (T1 oder T2, also auf die Prostata begrenzt) diagnostiziert. Prostatakrebs tritt in überdurchschnittlich hohem Lebensalter auf. Latente (unentdeckte) Prostatakarzinome, die zu Lebzeiten keinerlei Beschwerden verursachen und auch nicht zum Tod führen, scheinen sehr häufig zu sein.

5.3.2 Risikofaktoren

Die beiden gesicherten Risikofaktoren für Prostatakrebs sind:

- Alter
- Genetische Veranlagung (Familienanamnese)

Im Alter zwischen 45 und 75 Jahren steigt die Wahrscheinlichkeit, in den nächsten 10 Jahren an Prostatakrebs zu erkranken, um das 15-Fache an, zwischen 35 und 44 Jahren liegt das Risiko einer Erkrankung unter 0,1 %. Männer, deren Väter und/oder Brüder an Prostatakrebs erkrankt sind, scheinen ein mindestens doppelt so hohes Risiko zu haben, selbst daran zu erkranken. Männliche Geschlechtshormone gelten als wesentlicher Faktor bei der Entstehung von Prostatakrebs; eine Hormonsubstitution bei Testosteronmangel scheint das Risiko allerdings nicht zu erhöhen. Ein erhöhtes Risiko für Prostatakrebs wurde bei Männern mit chronischer Prostatitis und sexuell übertragbaren Erkrankungen beobachtet (RKI 2021).

5.3.3 Früherkennung

Aufgrund der Häufigkeit von Prostatakrebs bei gleichzeitig kaum beeinflussbaren Risikofaktoren liegt der Schluss nahe, dass eine frühe Erkennung und Behandlung von Prostatakrebs besonders wichtig sind. Für die Früherkennung von Prostatakrebs gibt es zwei unterschiedliche, in Deutschland routinemäßig praktizierte Methoden, deren Wirksamkeit als mortalitätssenkende Früherkennungsmaßnahmen wissenschaftlich nicht belegt sind:

- Abtasten der Prostata vom After aus (digital-rektale Untersuchung [DRU], ➤ Abb. 5.2)
- Bestimmung des prostataspezifischen Antigens (PSA) im Blut

Die DRU ist Bestandteil der Krebsfrüherkennungsuntersuchung für Männer ab dem 45. Lj. nach der Krebsfrüherkennungs-Richtlinie und damit eine Leistung der gesetzlichen Krankenversicherung. Die Datenlage für einen Nutzen der DRU ist jedoch zu schlecht, um sie als Früherkennungsuntersuchung für Prostatakrebs in der Hausarztpraxis empfehlen zu können (Naji et al. 2018). Die PSA-Bestimmung

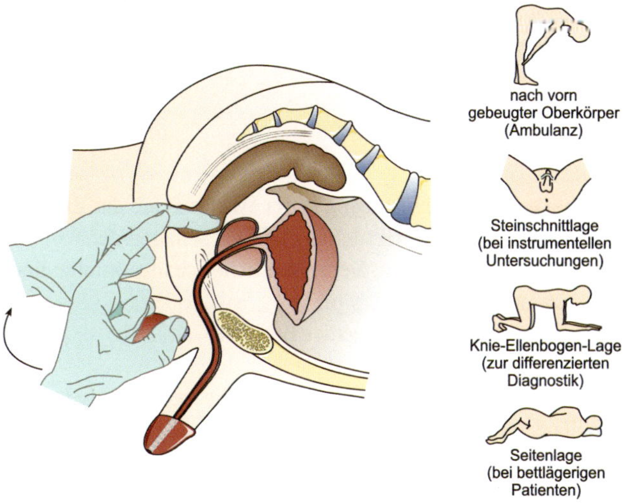

Abb. 5.2 Digital-rektale Untersuchung [G880]

5

hingegen ist keine Leistung der gesetzlichen Krankenversicherung. Nur einige wenige Krankenkassen erstatten ihren Versicherten die Kosten. Die PSA-Bestimmung wird in urologischen und hausärztlichen Praxen als individuelle Gesundheitsleistung (IGeL) angeboten und kostet zwischen 25 und 35 Euro. Auch ihr Nutzen als Früherkennungsuntersuchung für Prostatakrebs ist umstritten (➤ Kap. 5.3.5).

LEITLINIEN

S3-Leitlinie „Prostatakarzinom". AWMF-Registernummer 043-022OL:

https://register.awmf.org/de/leitlinien/detail/043-022OL

5.3.4 PSA-Bestimmung zur Früherkennung von Prostatakrebs

Nutzen

Eine Zusammenfassung aller RCTs zum PSA-Screening zeigte keinen Einfluss des Screenings auf die krankheitsspezifische und die Gesamtmortalität (Ilic et al. 2013). Betrachtet man nur den mit Abstand größten RCT (ERSPC, Schröder et al. 2014) und blendet die Ergebnisse der ebenfalls großen, aber aufgrund von methodischen Mängeln in die Kritik geratene PLCO-Studie (Pinsky et al. 2017) aus, zeigt sich in dem untersuchten Kollektiv von knapp 250.000 Männern eine Reduktion der prostatakarzinomspezifischen Sterblichkeit. Die Größenordnung dieses Effekts liegt bei einem verhinderten Todesfall an Prostatakarzinom pro 1.000 über 13 Jahre zum Screening eingeladenen Männern (➤ Abb. 5.3). Allerdings zeigt sich kein Einfluss eines Screenings auf die Gesamtmortalität (ERSPC-Studie). Um eine mögliche Verschlechterung der Gesamtmortalität durch ein Screening, z. B. durch die Überdiagnostik und Übertherapie bedingt, ausschließen zu können, wären Studien mit mehreren Millionen Teilnehmern notwendig. Ein für den Patienten relevanter Nutzen der PSA-Bestimmung zur Früherkennung von Prostatakrebs gilt daher aus wissenschaftlicher Sicht als nicht belegt und aus methodischen Gründen als nicht belegbar.

Schaden

Eine mögliche seelische Belastung in der Wartezeit auf das Ergebnis und die Kosten für die Untersuchung fällt als Schaden der PSA-Bestimmung kaum ins Gewicht. Der wesentliche Schaden infolge einer PSA-Bestimmung ist das Risiko für

- falsch positive und falsch negative Befunde,
- Folgeuntersuchungen,
- Entdeckung und Therapie von Tumoren, die weder klinisch auffällig geworden wären noch das Leben des Mannes verkürzt hätten.

Letzteres bezeichnet man als Überdiagnose bzw. Übertherapie. Vergleicht man durch Autopsie ermittelte Prävalenzdaten mit der Häufigkeit von Prostatakarzinomen als Todesursache, fällt eine erhebliche Diskrepanz gerade in höheren Altersgruppen auf. Viele Männer sterben mit einem (unentdeckten) Prostatakarzinom, die wenigsten (ca. 3 %) sterben daran. Ein akribisches Suchen nach Tumoren, z. B. im Rahmen von Screeningprogrammen, führt zwangsläufig zum Auffinden auch solcher Tumoren, die das Leben der Betroffenen ohne das Screening nie negativ beeinflusst hätten. Aktuell gelingt es nicht zuverlässig, aufgrund anderer Parameter diese Art Prostatakarzinome von denjenigen zu unterscheiden, die schnell wachsen, zur Metastasierung neigen und das Leben verkürzen bzw. die Lebensqualität verschlechtern. Solche Überdiagnosen und die sich daraus ergebende Übertherapie in Form von Operationen, Chemo- und Strahlentherapien, damit verbundene Komplikationen, weitere Diagnostik etc. sind also für Betroffene ausschließlich als Schaden zu werten.

Auf jeden Mann, der durch eine PSA-Bestimmung vor dem Tod an einem Prostatakarzinom bewahrt wird, kommen ca. 15 Männer, die eine in jeder Hinsicht unnötige Krebsdiagnose und ggf. eine Krebstherapie erhalten. Auch das Risiko von Folgeuntersuchungen (➤ Abb. 5.3) wie vor allem der Prostatabiopsie bei auffälligem PSA-Wert ist als potenzieller Schaden im Kontext der PSA-Bestimmung zu nennen: Auf jeden Mann, der durch eine PSA-Bestimmung vor einem Tod an Prostatakarzinom bewahrt wird, kommen 45 Männer, bei denen diagnostikbedingte Komplikationen wie u. a. Schmerz, Fieber, Blutung, Infektion und vorübergehende Miktionsbeschwerden auftreten. Einer davon erleidet eine schwere Komplikation, die zu einer Krankenhauseinweisung führt.

Nicht zuletzt können falsch negative und falsch positive Befunde im Rahmen der PSA-Bestimmung dem Patienten schaden, indem sie ihn entweder in falscher Sicherheit wiegen oder zu unnötiger weiterer Diagnostik führen, die wiederum risikobehaftet ist. Der positive und der negative prädiktive Wert des PSA-Tests ist aufgrund der mit dem Alter stark steigenden Vortestwahrscheinlichkeit altersabhängig:

- In einer Gruppe von Männern zwischen 55 und 74 Jahren wurde bei ca. 21 % der Männer mit einem positiven PSA-Testergebnis tatsächlich ein Prostatakarzinom gefunden (positiver prädiktiver Wert), bei ca. 79 % stellte sich das Testergebnis als falscher Alarm heraus.
- In einer Gruppe von Männern zwischen 62 und 91 Jahren wurde bei ca. 85 % der Männer mit negativen PSA-Testergebnissen auch kein Prostatakrebs gefunden (negativer prädiktiver Wert), bei ca. 15 % der Männer fand sich trotz negativer Testergebnisse ein Prostatakarzinom.

5.3.5 Zusammenfassung der Leitlinienempfehlungen

Verschiedene aktuelle nationale und internationale Leitlinienempfehlungen zum Thema Früherkennung von Prostatakrebs widersprechen sich ganz oder teilweise (Stand 2023).

- Während in der deutschen interdisziplinären S3-Leitlinie eine PSA-Bestimmung für Männer ab 45 Jahren generell empfohlen wird (schwache Empfehlung), formuliert die US-amerikanische *Preventive Services Task Force* ihre Empfehlung eher offen und fordert eine gemeinsame informierte Entscheidungsfindung.

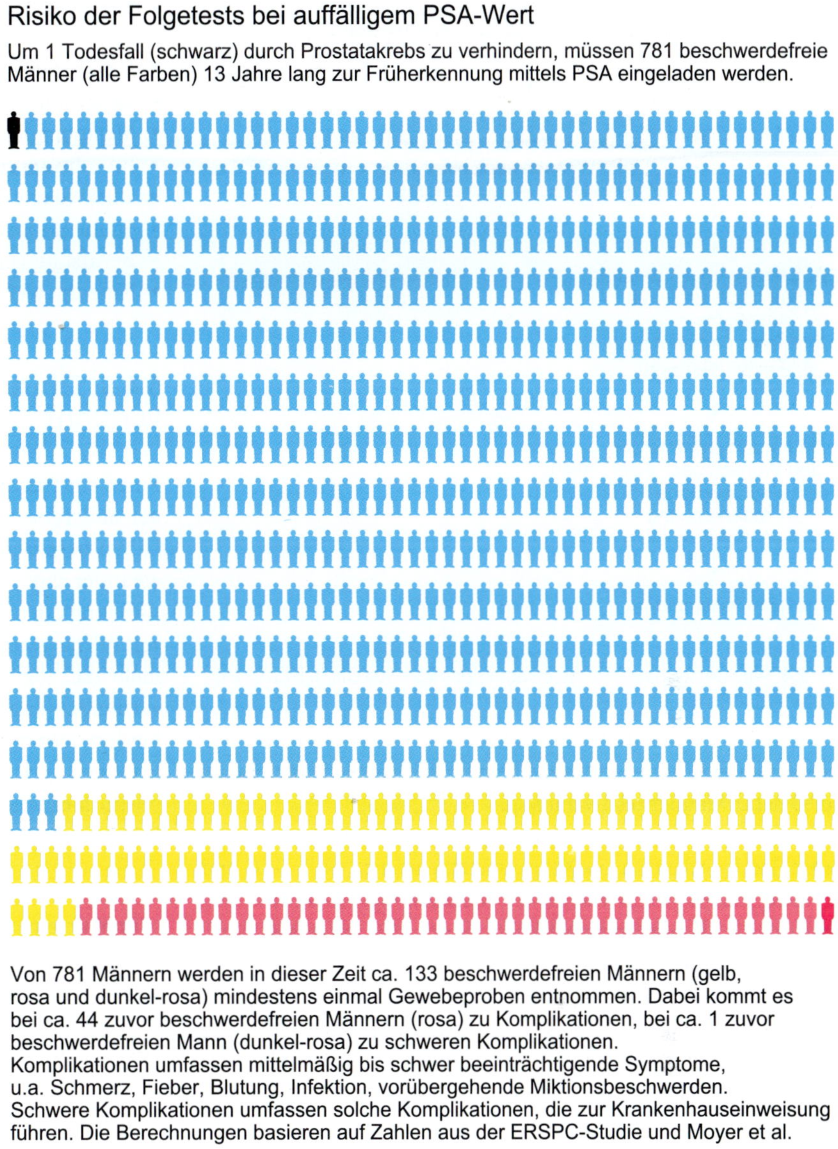

Abb. 5.3 PSA-Test: Risikodarstellung [F430-015]

- Eine internationale Expertengruppe spricht sich gegen eine PSA-Bestimmung aus (schwache Empfehlung).
- Die Empfehlung der DEGAM lautet, Männer, die aktiv nach einer Früherkennungsuntersuchung für Prostatakrebs fragen, mittels patientenverständlicher Formulierungen und Materialien zu beraten und dann gemeinsam zu entscheiden (➤ Abb. 5.4). Männer, die nicht danach fragen, sollen nicht aktiv auf eine PSA-Bestimmung angesprochen werden. Die DRU als Früherkennungsuntersuchung für Prostatakrebs wird in der deutschen S3-Leitlinie noch empfohlen („Kann"-Empfehlung), die DEGAM spricht sich aufgrund o. g. Erkenntnisse ausdrücklich gegen diese Methode aus.

5.4 Hautkrebs-Screening

Jean-François Chenot

5.4.1 Epidemiologie

Unter den Begriff „Hautkrebs" werden das maligne Melanom (MM) und die sog. weißen Hautkrebse subsumiert. Der Begriff „weißer Hautkrebs" fasst das Basalzellkarzinom (BCC) und das Spinalzellkarzinom (SCC) (= Plattenepithelkarzinom) zusammen. Andere seltene Hautkrebse wie z. B. das Merkelzellkarzinom spielen in der hausärztlichen Versorgung eine vernachlässigbare Rolle.

Jährlich werden 20.000–23.000 MM in Deutschland neu diagnostiziert, davon wird ein Viertel bis ein Drittel als Carcinoma in situ entdeckt. Es versterben jährlich etwas mehr als 2.000 Menschen am MM, was etwa 1 % der Krebstodesfälle entspricht. Die Prognose ist mit

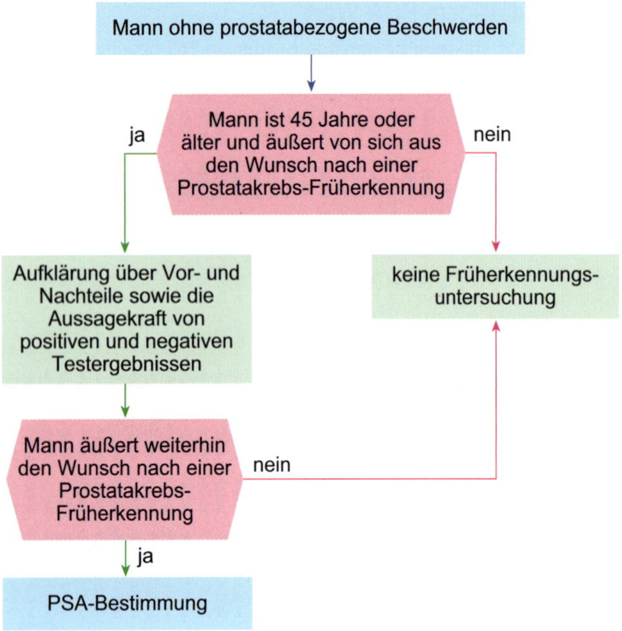

Abb. 5.4 Algorithmus hausärztliche Beratung zum PSA-Screening [F430-015]

einer 10-Jahres-Überlebenswahrscheinlichkeit von 94 % für Frauen und 93 % für Männer relativ günstig.

Die Häufigkeit des altersabhängigen weißen Hautkrebses in Deutschland wird auf ca. 50.000 geschätzt, davon ca. 80 % BCC und 20 % SCC. Zur Häufigkeit der stark altersabhängigen aktinischen Keratose, die als präkanzeröse Vorstufe des SCC aufgefasst wird, und wie häufig diese in ein SCC übergeht, liegen keine Daten vor. Es wird geschätzt, dass über 10 % der Menschen im Rentenalter eine aktinische Keratose haben. Es ist von einer hohen Rate unentdeckter epithelialer Hautkrebse und deren Vorstufen auszugehen. Das Versterben an einem epithelialen Hauttumor ist eine Rarität, es können aber schwere entstellende Operationen nötig sein.

5.4.2 Risikofaktoren

- Heller Hauttyp (➤ Tab. 5.6)
- Große kongenitale Hautnävi und Anzahl erworbener Nävi
- Melanom oder Plattenepithelkarzinome in der Vorgeschichte
- Immunsuppression (z. B. Transplantierte)
- Ultraviolette (UV-)Strahlung
- Sonnenbrände
- Berufstätigkeit im Freien (anerkannte Berufskrankheit, nur SCC)
- Nutzung von Solarien (lt. Bundesamt für Strahlenschutz)

5.4.3 Schutz vor UV-Strahlung (Primärprävention)

Einerseits trägt UV-Strahlung zur Hautalterung und zum Hautkrebs bei, andererseits ist Sonnenlicht wichtig für die endogene Vitamin-D-Synthese und das psychische Wohlbefinden. Dies muss gegeneinander abgewogen werden. Sonnenbrände sollten durch geeignete Kleidung oder das Aufsuchen von Schattenplätzen in der Mittagszeit bei längeren Aufenthalten im Freien vermieden werden. Dass mehrmals tägliches Auftragen von Sonnenschutzcreme Hautkrebs vermeiden kann, ist nicht sicher belegt. Sonnenschutzcreme verhindert Sonnenbrände, indem sie die Zeit bis zur Entwicklung eines Erythems verlängert; dadurch kann sich allerdings auch die UV-Exposition erhöhen. Die Aufklärung zum Sonnenschutz ist Teil der Früherkennungsuntersuchung.

MERKE

Sonnencreme

Der Lichtschutzfaktor (LSF) einer Sonnencreme gibt an, wie viel länger man sich mit einem Sonnenschutzmittel der Sonne aussetzen kann, ohne einen Sonnenbrand zu bekommen (Erythemschwelle bei UV-B-Exposition). Der LSF wird mit der vom Hauttyp abhängigen Eigenschutzzeit (➤ Tab. 5.6) multipliziert. Auch bei höherem LSF sollte mit maximal 30 multipliziert werden. Durch die Bildung einer sog. Lichtschwiele bei längerer UV-Exposition erhöht sich die Eigenschutzzeit um den Faktor 2–3. Anwendungsfehler wie das unvollständige Auftragen einer unzureichenden Menge (2 mg/cm²) sind häufig.

Tab. 5.6 Hauttypen nach Fitzpatrick*

Typ	Merkmale (vereinfacht)	Relatives Risiko, ein MM zu entwickeln	Eigenschutzzeit** [min]
I	Helle Haut, wird nicht braun, rötliche Haare	5	10
II	Helle Haut, minimale Bräunung, blonde hellbraune Haare	2	10–20
III	Mittelhelle Hautfarbe, langsame Bräunung, braune oder schwarze Haare	Leicht erhöhtes Risiko	30
IV	Bräunliche oder olivfarbene Haut, braune oder schwarze Haare	Vergleichsgruppe Geringes Risiko	40
V	Hellbraune bis dunkle Haut, schwarze Haare	Geringes Risiko	60
IV	Dunkelbraune bis schwarze Haut, schwarze Haare		90

* Quelle: www.leitlinienprogramm-onkologie.de/leitlinien/hautkrebs-praevention
** Geschätzte Zeit bis zum Auftreten eines Sonnenbrandes bei ungeschützter Sonnenexposition

5.4.4 Früherkennung (Sekundärprävention)

2008 wurde in Deutschland auf der Grundlage einer Beobachtungsstudie (SCREEN) ein Hautkrebs-Screening ab dem 35. Lj. eingeführt. Einige Krankenkassen erstatten das Screening auch ab dem Alter von 20 Jahren. Voraussetzung für die Abrechnung eines Hautkrebs-Screenings (GOP 01745) ist die Teilnahme an einer Schulung. Teil des Screenings sind die Anamnese und eine Ganzkörperinspektion inkl. der Genitalien. Durchschnittlich haben Europäer 20–30 gutartige melanozytäre Nävi am Körper.

MERKE

Pigmentierte Hautmale werden beim Hautkrebs-Screening anhand der ABCDE-Regel (➤ Abb. 5.5) beurteilt.

Die Sensitivität (56–90 %) und die Spezifität (33–90 %) der Hautinspektion ohne Dermatoskop sind niedrig und stark untersucherabhängig. Durch den Einsatz eines Dermatoskops kann die diagnostische Genauigkeit verbessert werden. Dies erfordert allerdings eine Ausbildung.

Eine andere Regel, um Hautkrebs zu erkennen, insbesondere wenn sehr viel Hautmale vorliegen, ist das *Ugly-duckling*-Zeichen („hässliches Entlein"). Dabei gilt ein auffallend anderes Pigmentmal als verdächtig. Die Dokumentation jedes Mals ist nicht praktikabel; es erfolgt nur mit der Angabe, ob eine verdächtige Läsion vorliegt, in einem Softwaremodul in der Praxis-EDV. Verdächtige Läsionen sollen zur weiteren zweistufigen Diagnostik in die Dermatologie überwiesen werden. Viele Hausärzte entfernen kleine Male selbst, insbesondere, wenn sie einen weißen Hautkrebs vermuten. Diese sollten zur Diagnosesicherung und Kontrolle, ob eine Exzision im Gesunden stattgefunden hat, zur pathologischen Untersuchung eingeschickt werden.

LEITLINIEN

- S3-Leitlinie „Prävention von Hautkrebs". AWMF-Registernummer 032-052OL:

  www.leitlinienprogramm-onkologie.de/leitlinien/hautkrebs-praevention/

- S3-Leitlinie „Aktinische Keratose und Plattenepithelkarzinom der Haut". AWMF-Registernummer 032-022OL:

  https://register.awmf.org/de/leitlinien/detail/032-022OL

5.4.5 Nutzen und Schaden der Früherkennung

Die Teilnehmerrate am Hautkrebs-Screening liegt bei ca. 20 %. Bei ca. 1 % der Teilnehmer wird ein Hautkrebs festgestellt, am häufigsten ein SCC, nur bei 0,1 % ein Melanom. Die *Number Needed to Excise* (NNE) ist die Anzahl notwendiger Biopsien für einen positiven Befund. Schätzungen der NNE liegen zwischen 3 und 179 für alle Hautkrebsarten. Bei Jüngeren ist die NNE deutlich höher. Durch das Screening werden mehr Tumoren und Vorstufen entdeckt, und es ist zu einem Anstieg der Hautkrebsinzidenz gekommen. Trotzdem ist es seit der Einführung des Hautkrebs-Screenings in Deutschland zu keiner Abnahme der Melanomsterblichkeit gekommen. Gründe können die niedrige Teilnehmerrate, die unzureichende diagnostische Genauigkeit und Qualität der Untersuchung oder das Abrechnen des Screenings sein, wenn Patienten selbst eine auffällige Stelle bemerken.

Die DEGAM empfiehlt aufgrund der mangelnden Evidenz, dass ein aktives Screening im Vergleich zu einem opportunistischen Screening (anlassbezogene Untersuchung oder Zufallsbefund, z. B. bei der Auskultation) einen Nutzen hat, übereinstimmend mit internationalen Empfehlungen empfiehlt sie kein Hautkrebs-Screening. Patienten, die sich Sorgen um eine Hautstelle machen, oder Zufallsbefunde müssen selbstverständlich abgeklärt werden. Das Hautkrebs-Screening (GOP 01745) ist eine extrabudgetär vergütete Leistung und für eine Praxis wirtschaftlich durchaus attraktiv. Auf Patientenwunsch und in Verbindung mit einer Beratung (siehe Patienteninfo) ist ein Hautkrebs-Screening adäquat.

Patienteninfo

Gesundheitsinformation Hautkrebsscreening der ÄZQ. Dort werden Maßnahmen der Primär- und Sekundärprävention besprochen. Es wird dort klar gesagt, dass ein Nutzen in Bezug auf Mortalität nicht belegt ist.

www.patienten-information.de/kurzinformationen/hautkrebspraevention

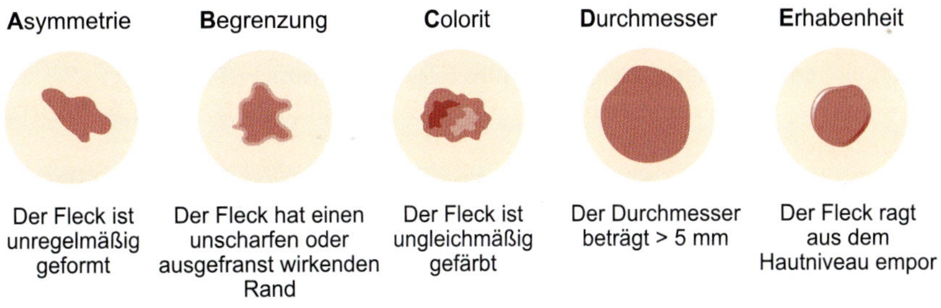

Abb. 5.5 ABCD(E)-Regel zur Beurteilung pigmentierter Hautmale (Hautinspektion als Teil eines Hautkrebs-Screenings) [L141]

5.5 Früherkennung anderer Krebserkrankungen

Jean-François Chenot

5.5.1 Gynäkologische Tumoren

International werden gynäkologische Krebsfrüherkennungsuntersuchungen häufig von Hausärzten durchgeführt, in Deutschland ist dies jedoch immer seltener der Fall und an bestimmte Voraussetzungen gebunden (mindestens 1-jährige gynäkologische Weiterbildung).

5.5.2 Zervixkarzinom

In Deutschland wird jährlich bei ca. 5.000 Frauen ein Gebärmutterhalskrebs (Zervixkarzinom) diagnostiziert, ca. 1.500 Frauen versterben daran. Das mittlere Erkrankungsalter liegt bei 51 Jahren. Etwa drei Viertel sind Plattenepithelkarzinome und ca. 20 % Adenokarzinome am Übergang zwischen Corpus und Zervix. Die Anzahl der Neuerkrankungen ist seit der Einführung der Früherkennungsuntersuchungen rückläufig. Es wird geschätzt, dass die Teilnahme an Früherkennungsuntersuchungen die krebsspezifische Mortalität um ca. 50 % senkt. Die *Number Needed to Screen* (NNS) mit 3- bis 5-Jahres-Intervallen wird auf 4.800 Frauen geschätzt.

Eine entscheidende ätiologische Rolle spielt die Infektion mit dem humanen Papillomvirus (HPV). Die Prävalenz der **HPV-Infektionen** ist altersabhängig und wird bei 20- bis 27-jährigen Frauen in Deutschland auf ca. 20 % geschätzt. Die meisten Infektionen heilen spontan aus. Durch die Einführung der HPV-Impfung (➤ Kap. 8.2) wird mit einem weiteren Rückgang des Zervixkarzinoms gerechnet. Im Jahr 2019 wurde die Krebsfrüherkennungs-Richtlinie geändert. Frauen zwischen 20 und 65 Jahren werden nun alle 5 Jahre mit einem Einladungsverfahren über die Untersuchung informiert. Sie umfasst eine gynäkologische bimanuelle Untersuchung (Palpation von Uterus und Adnexen) und eine Spekulumuntersuchung der Portio sowie einen zytologischen Abstrich (Sensitivität ca. 50 %, Spezifität 95–98 %). Unabhängig vom Einladungsverfahren haben Frauen vom 20. bis zum 34. Lj. jährlich Anspruch auf eine Untersuchung. Anders als in Deutschland sind in anderen Industrieländern Untersuchungsintervalle von 2–3 Jahren üblich. Ab dem 35. Lj. wird zusätzlich eine Untersuchung auf HPV durchgeführt (Sensitivität ca. 90 %, Spezifität 95 %), und die Intervalle verlängern sich auf 3 Jahre. Der zytologische Befund wird nach Papanicolaou mikroskopisch beurteilt (➤ Tab. 5.7). Nachteile der zytologischen Untersuchung sind ein hoher Anteil an falsch positiven Befunden.

Bisher gibt es keine geeigneten Früherkennungsuntersuchungen auf Krebs des Endometriums (Korpuskarzinom), die sich als regelmäßige Reihenuntersuchung für ansonsten gesunde Frauen nachweislich eignen. Wichtigstes Symptom eines Korpuskarzinoms ist eine postmenopausale vaginale Blutung, die immer gynäklogisch abgeklärt werden muss.

Tab. 5.7 Zytologische Einteilung des gynäkologischen Befunds im Rahmen der Zervixkarzinom-Früherkennung (vereinfacht nach der in Deutschland üblichen Münchener Nomenklatur III)

Gruppe	Definition	Interpretation/weiteres Vorgehen
0	Unzureichendes Material	Wiederholung erwägen
I	Unauffälliger Befund	Normalbefund
II	Befunde mit eingeschränkt prädiktivem Wert	Normalbefund der sexuell aktiven Frau, Kontrollen anbieten
III	Unklarer Befund/Dysplasie	Je nach Klinik Kolposkopie
IV	Schwere Dysplasie/Carcinoma in situ	Kolposkopie und Therapie
V	Malignom	Weiterführende Diagnostik und Histologie

LEITLINIEN

S3-Leitlinie „Prävention des Zervixkarzinoms". AWMF-Registernummer 015-027OL:

https://register.awmf.org/de/leitlinien/detail/015-027OL

5.5.3 Ovarialkarzinome

In Deutschland werden jährlich ca. 7.000 Ovarialkarzinome diagnostiziert, bei einem mittleren Erkrankungsalter von 69 Jahren. Rund 5.000 Frauen versterben daran. Ovarialkarzinome werden meist erst in fortgeschrittenen Stadien (FIGO III–IV) symptomatisch und haben dann eine ungünstige Prognose. Dennoch wird ein Screening auf Ovarialkarzinome nicht empfohlen und ist keine Leistung der gesetzlichen Krankenkasse. Die regelmäßige Sonografie der Ovarien, die z. T. als individuelle Gesundheitsleistung (IGeL) angeboten wird, konnte in Studien (PLCO, UKCTOCS) auch in Kombination mit Tumormarkern wie CA-125 (nur in ca. 50 % d. F. erhöht) keinen Einfluss auf die krankheitsspezifische Mortalität zeigen. Falsch positive Befunde sind häufig. Jeder dritte falsch positive Befund führte zu einer unnötigen Ovariektomie.

(Spät-)Symptome beim Ovarialkarzinom

- Unspezifische Abdominalbeschwerden
- Gewichtsverlust, Müdigkeit
- Zunahme des Leibesumfangs (Aszites)
- Veränderungen beim Stuhlgang und Wasserlassen

5.5.4 Mammakarzinom

Brustkrebs ist mit jährlich ca. 72.000 Neuerkrankungen und ca. 18.000 Todesfällen die häufigste Krebserkrankung bei Frauen. Selten können auch Männer an Brustkrebs erkranken. Tasten Frauen in ihrer Brust einen auffälligen Knoten, sollte dieser immer abgeklärt werden. Die meisten Frauen entdecken ihren Brustkrebs zufällig selbst. Gynäkologische und onkologische Fachgesellschaften empfehlen daher die regelmäßige Selbstuntersuchung. Ein Einfluss auf die Brustkrebssterblichkeit ist aber nicht belegt. Die ärztliche Tastuntersuchung der Brust hat eine Sensitivität von 50–60 % und eine Spezifität von 90–95 % und gibt damit sowohl bei einer anlassbezogenen Untersuchung als auch zum Screening nur unzureichende diagnostische Sicherheit. Frauen zwischen dem 50. und 69. Lj. werden in Deutschland mit einem Einladungsverfahren zur Mammografie aufgefordert. Die Teilnahmerate liegt bei knapp über 50 %. Der Nutzen des Mammografie-Screenings über eine anlassbezogene Untersuchung hinaus ist umstritten. Gründe sind eine hohe Anzahl von falsch positiven Befunden, die von Frauen als sehr belastend erlebt werden, erhöhte Raten an chirurgischen Eingriffen, Chemo- und Strahlentherapie ohne oder mit nur geringem Einfluss auf die krebsspezifische Mortalität. In der Informationsbroschüre, die mit dem Einladungsverfahren verschickt wird, heißt es:

„30 von 1.000 Frauen, die am Mammografie-Screening teilnehmen, erhalten einen auffälligen Befund und werden zu weiteren Untersuchungen eingeladen.
6 von 30 Frauen mit auffälliger Screening-Mammografie haben tatsächlich ein Mammakarzinom.
Bei 24 von 30 Frauen mit auffälligem Befund stellt sich nach weiteren Untersuchungen heraus, dass sie keinen Brustkrebs haben."

Die Sensitivität der Mammografie liegt zwischen 90 und 95 %, die Spezifität bei ca. 80–90 %. Eine zusätzliche Ultraschalluntersuchung der Brust zu Screeningzwecken ist keine Leistung der GKV, während die anlassbezogene Untersuchung zur Kontrolle eines auffälligen Befunds eine Leistung der GKV darstellt. Die Teilnahme am Screening ist daher eine individuelle Entscheidung. Die häufigsten Ursachen von auffälligen Knoten in der Brust sind ➤ Tab. 5.8 zu entnehmen.

CAVE

Red Flags bei Knoten in der weiblichen Brust

- Harte und unregelmäßige Knoten
- Hauteinziehungen
- Ödeme (Peau d'orange, Orangenhaut; ➤ Abb. 5.6)
- Absonderungen der Brustwarze
- Veränderungen der Brustwarze oder des Vorhofs

Tab. 5.8 Ursachen auffälliger Knoten in der Brust

Ursache	Häufigkeit [%, Circawerte]
Dysplasien	30
Fibroadenome	25
Brustkrebs	20
Zysten	10
Lipome	2
Abszesse	2
Andere Ursachen	10

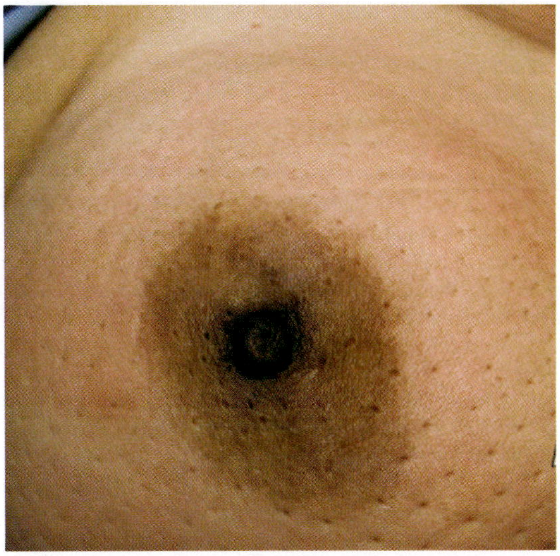

Abb. 5.6 Peau d'orange (Orangenhaut) bei einer Patientin mit Mammakarzinom [E1336]

5.5.5 Bronchialkarzinome

Bronchialkarzinome sind die häufigste tödliche Krebserkrankung bei Männern und die zweithäufigste bei Frauen in Deutschland, wo sie jährlich für ca. 60.000 Neuerkrankungen und ca. 45.000 Sterbefälle verantwortlich sind. Hauptursache ist der Tabakkonsum (➤ Kap. 81); andere Risikofaktoren wie z. B. Passivrauchen, berufliche Exposition gegenüber Asbest und Arsen spielen eine untergeordnete Rolle. Etwa 10 % der Patienten mit einem Bronchialkarzinom waren Nichtraucher. Das Screening auf Lungenkrebs ist zurzeit keine Leistung der gesetzlichen Krankenkassen. Die Einführung dieser Leistung wird aktuell im Gemeinsamen Bundesausschuss nicht beraten. In einem konventionellen Röntgenbild lassen sich Frühstadien nicht sicher erkennen (Sensitivität 90 %, Spezifität 80–90 %). Eine höhere diagnostische Sicherheit (Sensitivität 80–100 %, Spezifität 28–100 %) ist mit einer Low-Dose-Computertomografie (LDCT) möglich. Neuere Studien zeigen bei langjährigen Rauchern (> 15 Jahre) im Alter zwischen 55 und 74 Jahren Überlebensvorteile. Die *Number Needed to Screen* (NNS) ist ca. 130. Die Konsequenzen eines falsch positiven Befunds (➤ Kap. 4.3) beim Bronchialkarzinom-Screening sind je nach Lokalisation des Befunds, der eine Thorakotomie notwendig machen kann, enorm.

LITERATUR

Gemeinsamer Bundesausschuss (G-BA). Richtlinie des Gemeinsamen Bundesausschusses über die Früherkennung von Krebserkrankungen (Krebsfrüherkennungs-Richtlinie/KFE-RL), Stand: 2020; www.g-ba.de/downloads/62-492-2238/KFE-RL_2020-06-18_iK-2020-08-28.pdf (letzter Zugriff: 6.3.2024).

Martins C, Godycki-Cwirko M, Heleno B, Brodersen J. Quaternary prevention: An evidence-based concept aiming to protect patients from medical harm. Br J Gen Pract 2019; 69(689): 614–615.

Pinsky PF, Prorok PC, Yu K et al. Extended mortality results for prostate cancer screening in the PLCO trial with median follow-up of 15 years. Cancer 2017; 123: 592–599.

RKI – Robert Koch-Institut. Krebs in Deutschland für 2019/2020. Berlin: RKI 2021; www.krebsdaten.de/Krebs/DE/Content/Publikationen/Krebs_in_Deutschland/krebs_in_deutschland_node.html (letzter Zugriff: 6.3.2024).

Roobol MJ, Kranse R, Bangma CH et al. Screening for prostate cancer: Results of the Rotterdam section of the European randomized study of screening for prostate cancer. Eur Urol 2013; 64: 530–539.

Schmuker C, Zock K. Informierte Teilnahme an Früherkennungsuntersuchungen: Ergebnisse einer Befragung unter GKV-Versicherten. In: Günster C, Klauber J, Robra BP et al. (Hrsg.). Versorgungs-Report Früherkennung. Berlin: Medizinisch Wissenschaftliche Verlagsgesellschaft; 2019, S. 31–48.

Schröder FH, Hugosson J, Roobol MJ et al. Screening and prostate cancer mortality: Results of the European Randomised Study of Screening for Prostate Cancer (ERSPC) at 13 years of follow-up. Lancet 2014; 384: 2027–2035.

Thompson IM, Pauler DK, Goodman PJ et al. Prevalence of prostate cancer among men with a prostate-specific antigen level < or = 4.0 ng per milliliter. N Engl J Med 2004; 350: 2239–2246.

United States Preventive Services Task Force (USPTF); www.uspreventiveservicestaskforce.org (Expertengremium der Vereinigten Staaten, das den Nutzen von Präventionsmaßnahmen streng evidenzbasiert bewertet) (letzter Zugriff: 6.3.2024).

Wilson JMG, Jungner G, World Health Organization. Principles and Practice of Screening for Disease. World Health Organization 1968; https://apps.who.int/iris/handle/10665/37650 (letzter Zugriff: 6.3.2024).

Zwink N, Holleczek B, Stegmeier C et al. Komplikationsrate der Vorsorgekoloskopie im Krebsfrüherkennungsprogramm. Prospektive Kohortenstudie zu Komplikationen während der Untersuchung und in den folgenden vier Wochen. Dtsch Arztebl Int 2017; 114: 321–327.

5

SYSTEMATISCHE REVIEWS

Butterworth AS, Higgins JP, Pharoah P. Relative and absolute risk of colorectal cancer for individuals with a family history: a meta-analysis. Eur J Cancer 2006; 42: 216–27.

Hoffmann TC, Del Mar C. Patients' expectations of the benefits and harms of treatments, screening, and tests: A systematic review. JAMA Intern Med 2015; 175: 274–286.

Jonas DE, Reuland DS, Reddy SM et al. Screening for Lung Cancer With Low-Dose Computed Tomography: Updated Evidence Report and Systematic Review for the US Preventive Services Task Force. JAMA 2021;325: 971–987.

Ilic D, Neuberger MM, Djulbegovic M, Dahm P. Screening for prostate cancer. Cochrane Database Syst Rev 2013; 1: CD004720.

Lee JK, Liles EG, Bent S et al. Accuracy of fecal immunochemical tests for colorectal cancer: Systematic review and meta-analysis. Ann Intern Med 2014; 160: 71.

Naji L, Randhawa H, Sohani Z et al. Digital rectal examination for prostate cancer screening in primary care: A systematic review and meta-analysis. Ann Fam Med 2018; 16: 149–154.

Zheng S, Schrijvers JJA, Greuter MJW et al. Effectiveness of Colorectal Cancer (CRC) Screening on All-Cause and CRC-Specific Mortality Reduction: A Systematic Review and Meta-Analysis. Cancers (Basel) 2023; 15: 1948.

KAPITEL

6

Jean-François Chenot, Aniela Angelow

Prävention von Herz-Kreislauf-Erkrankungen

6.1 Definition und Epidemiologie

Herz-Kreislauf-Erkrankungen sind für ca. 40 % aller Todesfälle in Deutschland (ca. 400.000 Menschen/Jahr) verantwortlich und damit die häufigste Todesursache. Die meisten kardiovaskulären Ereignisse werden primär überlebt und mindern die Lebensqualität der Betroffenen langfristig. Unter Herz-Kreislauf-Erkrankungen werden Herzinfarkt, Schlaganfall und periphere Gefäßerkrankungen (als symptomatische Manifestation einer Atherosklerose) zusammengefasst. Sie teilen dieselben Risikofaktoren. Aufgrund ihrer Häufigkeit liegt hier der Schwerpunkt der Gesundheitsuntersuchung (GU) für Patienten der gesetzlichen Krankenversicherung (GKV) (Check-up 35). Ein Ziel der GU ist es, kardiovaskuläre Risikofaktoren zu erfassen und Herz-Kreislauf-Erkrankungen durch Lebensstiländerung oder eine medikamentöse Behandlung zu verhindern oder zu verzögern.

Julian Tudor Hart gilt als der erste Hausarzt, der in seiner Praxis in Wales bei allen seinen Patienten systematisch den Blutdruck maß und behandelte. Er soll so die kardiovaskuläre Morbidität um 30 % gesenkt haben. Es gibt über hundert kardiovaskuläre Risikofaktoren. Die wichtigsten neben den nicht beeinflussbaren Faktoren Alter, Geschlecht und Familienanamnese sind:

- Bluthochdruck
- Rauchstatus
- Hyperlipidämie
- Diabetes

Der Umfang der Untersuchungen bei der GU ist vom G-BA in der **Richtlinie über die Gesundheitsuntersuchungen zur Früherkennung von Krankheiten** genau festgelegt. Seit 2019 kann die GU gesetzlich Versicherten ab dem 35. Lj. alle 3 Jahre und zwischen dem 18. und dem 35. Lj. einmal angeboten werden.

MERKE

Gemeinsamer Bundesausschuss. Richtlinie über die Gesundheitsuntersuchungen zur Früherkennung von Krankheiten:

www.g-ba.de/downloads/62-492-2383/GU-RL_2020-11-20_iK-2021-02-12.pdf

Auch wenn der Nutzen der GU aus wissenschaftlicher Sicht nicht gut belegt ist (Krogsbøll et al. 2019), wird der Wert der Untersuchung von Hausärzten und Patienten als hoch eingeschätzt. Bei dieser Gelegenheit werden oft andere relevante Gesundheitsthemen, die formal nicht zur GU gehören, besprochen. Die GU ist eine gute Gelegenheit, den Patienten gesund zu erleben und eine Basis für eine gute Arzt-Patient-Beziehung zu schaffen. Als ein Grund für den nicht nachweisbaren Nutzen wird der **Healthy-volunteer-Bias** angenommen. Damit ist gemeint, dass die Untersuchung vor allem von Menschen in Anspruch genommen wird, die sich ihre gute Gesundheit bestätigen lassen wollen, während Menschen mit Risikofaktoren die GU eher meiden. In Deutschland nehmen ca. 25–30 % der Berechtigten die GU wahr, die Teilnahmerate in sozial schwächeren Schichten ist niedriger.

MERKE

Korrelation vs. kausale Assoziation

Immer wieder werden in Beobachtungsstudien einzelne Faktoren mit einem erhöhten kardiovaskulären Risiko in Zusammenhang gebracht und daraus Schlussfolgerungen für die Prävention abgeleitet. Aus diesen Beispielen lässt sich ein begründetes Misstrauen gegenüber sog. Health Claims und die Empfehlung ableiten, klinische Studien abzuwarten.

Homocystein und Folsäure

Beobachtungsstudien belegen, dass erhöhte Homocystein-Spiegel mit einem erhöhten kardiovaskulären Risiko assoziiert sind. Durch Folsäure lässt sich der Homocysteinspiegel senken. Ob Folsäuresupplemente kardiovaskuläre Ereignisse verhindern können, ist trotz großer Studien unsicher.

Harnsäure

Beobachtungsstudien zeigen, dass erhöhte Harnsäurespiegel mit einem erhöhten kardiovaskulären Risiko assoziiert sind. Durch Allopurinol oder Febuxostat lässt sich der Harnsäurespiegel senken. Ob dies zu einer Senkung des kardiovaskulären Risikos führt, ist nicht belegt. Für Febuxostat wurde sogar eine erhöhte kardiovaskuläre Mortalität beobachtet.

Chlamydien-Hypothese

Um die Jahrtausendwende wurden chronische Infektionen mit *Chlamydia pneumoniae* in Verbindung mit koronarer Herzerkrankung (KHK) gebracht. Eine Senkung der kardiovaskulären Morbidität durch lange antibiotische Therapien konnte bisher nicht belegt werden.

Hochsensitives CRP

Hochsensitives CRP ist ein Marker für Entzündung und mit einem erhöhten kardiovaskulären Risiko assoziiert. Es gibt aber bisher keine daraus ableitbare Maßnahme, die nachweislich das Risiko senken kann.

6.2 Diagnostische Strategie

Zur **Gesundheitsuntersuchung (GU)** gehören:

- Eigen- und Familienanamnese
- Klinische Untersuchung
- Laboruntersuchung
- Impfstatus (➤ Kap. 8)

Zu den Laboruntersuchungen gehören:

- Lipidprofil (Gesamtcholesterin, HDL, LDL, Triglyzeride)[1]
- Plasmaglukose
- Harnstreifentest auf Eiweiß, Glukose, Erythrozyten, Leukozyten und Nitrit

Viele Praxen untersuchen auch noch Kreatinin, das aus dem Laborbudget gedeckt werden muss (➤ Kap. 99). Der Nutzen ist nicht belegt (➤ Kap. 70). Zur Eigenanamnese gehören neben Vorerkrankungen der Rauchstatus (➤ Kap. 81), und es sollen auch andere Suchtmittel wie Alkohol (➤ Kap. 80) erfasst werden. Bei der Familienanamnese (➤ Kap. 60) ist zu beachten, dass Herz-Kreislauf-Erkrankungen so häufig sind, dass fast jeder Erkrankte nahe Verwandte hat. Hier spielt das Erkrankungsalter eine große Rolle. Ein individuell erhöhtes Risiko kann angenommen werden, wenn eine kardiovaskuläre Erkrankung bei männlichen Verwandten 1. Grades vor dem 55. und bei weiblichen Verwandten 1. Grades vor dem 65. Lj. aufgetreten ist.

Der erste Schritt in der kardiovaskulären Primärprävention ist eine individuelle Bestimmung des kardiovaskulären Risikos. Da ein stattgehabtes kardiovaskuläres Ereignis der wichtigste Risikofaktor für ein erneutes Ereignis ist, ist damit i. S. einer Sekundärprävention fast immer die Indikation zur Behandlung der Risikofaktoren gegeben (➤ Kap. 67). Daher ist ein kardiovaskuläres Risikoassessment als Grundlage für Therapieentscheidung und Beratung nur in der Primärprävention sinnvoll. In der Praxis ist es aber nicht immer möglich, scharf zwischen Primär- und Sekundärprävention zu unterscheiden. Durch vermehrte Untersuchungen werden immer mehr Menschen mit Gefäßveränderungen der Koronarien oder der Halsschlagader identifiziert, die noch kein Ereignis wie einen Herz- oder Hirninfarkt erlitten haben. Die optimale Strategie für diese Personen, die sicher ein erhöhtes kardiovaskuläres Risiko aufweisen, ist unklar, weil es weder validierte Risikoscores noch Studien zur präventiven Behandlung gibt. Auf der anderen Seite sind asymptomatische arteriosklerotische Veränderungen altersabhängig so häufig, dass die Annahme, diese Patienten müssten wie Patienten mit einem kardiovaskulären Ereignis behandelt werden, nicht plausibel erscheint.

LEITLINIEN

DEGAM-S3-Leitlinie „Hausärztliche Risikoberatung zur kardiovaskulären Prävention". AWMF-Registernummer 053-024:

https://register.awmf.org/de/leitlinien/detail/053-024

Begleitend zur Leitlinie sind auch Patienteninformationen verfügbar.

6.2.1 Risikobestimmung

Für die individuelle Risikoabschätzung sind drei Instrumente in Deutschland frei verfügbar und prinzipiell geeignet. Diese sind jedoch nicht perfekt und weisen spezifische Vor- und Nachteile auf (➤ Tab. 6.1). Allen gemeinsam ist, dass sie die Risikofaktoren Alter, Geschlecht, Rauchstatus und das Lipidprofil berücksichtigen. Da HDL und LDL korreliert sind, spielt es keine Rolle, ob für die Schätzung der HDL-, der LDL- oder der Non-HDL-Wert (Gesamtcholesterin – HDL) herangezogen wird.

LEITLINIEN

ESC – European Society of Cardiology. 2021 ESC Guidelines on cardiovascular disease prevention in clinical practice. Eur Heart J. 2021 Sep 7;42:3227–337.

Die DEGAM favorisiert das Instrument arriba©. Die wesentlichen Gründe dafür sind eine benutzerfreundliche Darstellung, wobei zwischen drei Optionen gewählt werden kann, und die Möglichkeit, das Instrument auch als Beratungsinstrument zu nutzen (➤ Abb. 6.1). Ein Vorteil der Darstellung als Balken oder als Zeitachse ist, dass es möglich ist, das Risiko für Patienten im Vergleich zu Gleichaltrigen

[1] Liegen keine Risikofaktoren vor (Nichtraucher mit normalem Blutdruck ohne Familienanamnese), kann auf die Messung der Lipidwerte verzichtet werden.

Tab. 6.1 Übersicht über Instrumente zur kardiovaskulären Risikobestimmung

Instrument	Altersgruppe [Jahre]	Risikofaktoren	Geschätzter Endpunkt
arriba© Programm, das kostenlos heruntergeladen werden kann (➤ Abb. 6.1)	30–90	• Alter • Geschlecht • Familienanamnese • Raucherstatus • Systolischer Blutdruck • Gesamtcholesterin • HDL • Diabetes • HbA_{1c}	Vorhersage des 10-Jahres-Herzinfarkt- oder Schlaganfallrisikos (tödlich und nicht tödlich)
PROCAM kostenlose Online-Anwendung	20–75	• Alter • Geschlecht • Familienanamnese • Raucherstatus • Systolischer Blutdruck • Gesamtcholesterin • HDL • Diabetes	• Vorhersage des 10-Jahres-Herzinfarktrisikos (tödlich/nicht tödlich) • Es gibt einen zweiten Score für Schlaganfälle
ESC-SCORE-2 ESC Guideline 2021 (Visseren et al. 2021)	40–70 Jahre	• Alter • Geschlecht • Raucherstatus • Systolischer Blutdruck • Non-HDL-Cholesterin	• Vorhersage des 10-Jahres-Risikos eines Herzinfarkts oder Schlaganfall (tödlich und nicht tödlich) • Bei Diabetes und eingeschränkter Nierenfunktion (eGFR < 60 ml/min) wird grundsätzlich ein erhöhtes kardiovaskuläres Risiko angenommen
ESC-SCORE-2 OP (older people)	70–89 Jahre		

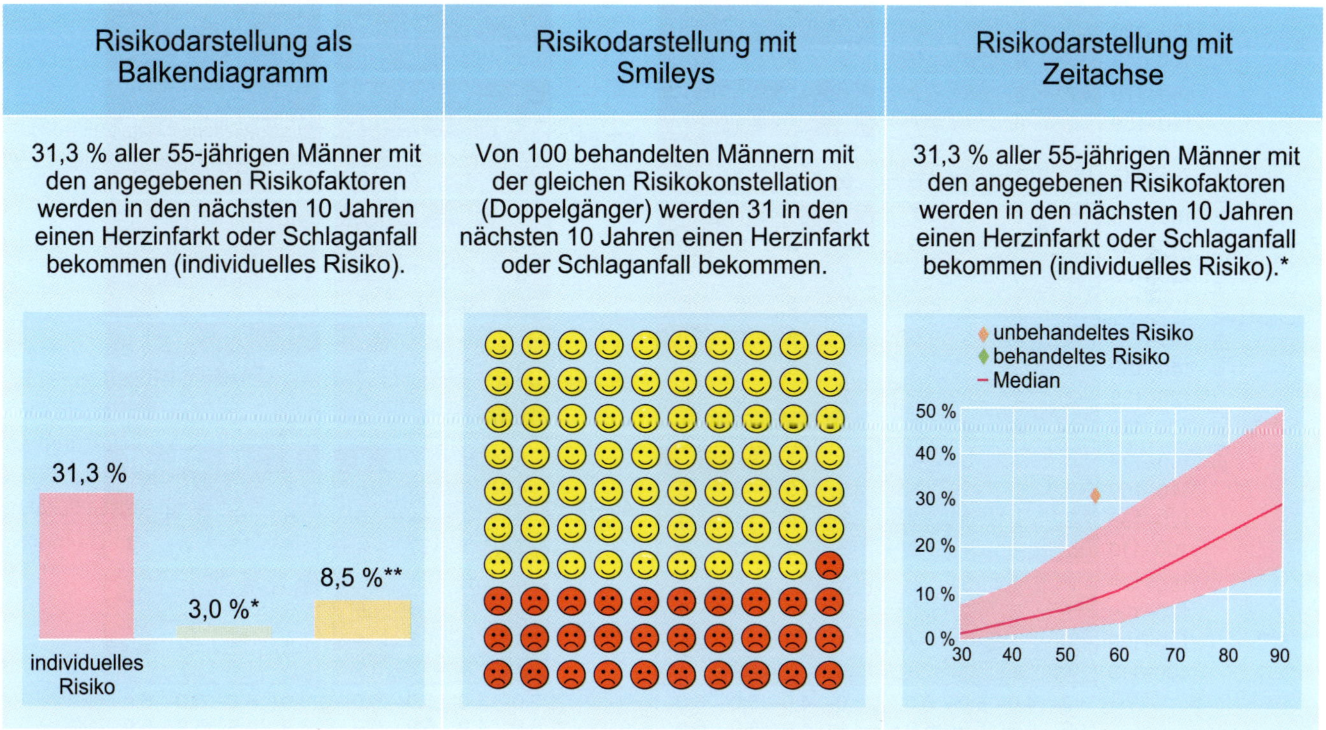

* Nur 5 % aller 55-jährigen Männer haben ein geringeres Risiko als 3,0 %.
** Ein durchschnittlicher 55-jähriger Mann hat ein Risiko von 8,5 %.

* Dargestellt sind der Vergleich mit Männern gleichen Alters und zusätzlich der Bereich zwischen der 5 %- und der 95 %-Risikoperzentile im Altersbereich von 30 bis 90 Jahren.

Abb. 6.1 Beispielhafte Darstellung eines Beratungsergebnisses mit arriba© mit den Annahmen: Mann, 55 Jahre, Raucher, Infarkt beim Vater mit 60 Jahren, Blutdruck 140 mmHg, Gesamtcholesterin 5,8 mmol/l (220 mg/dl), HDL 1,0 mmol/l (38 mg/d) [V492]

einzuordnen. Ein weiterer Vorteil ist, dass Menschen mit Diabetes nicht pauschal als Hochrisikopatienten eingestuft werden. Tatsächlich ist ein kardiovaskuläres Ereignis die häufigste Komplikation des Diabetes, das Risiko ist aber stark abhängig von Krankheitsdauer und Behandlungsqualität. Es besteht die Möglichkeit, den HbA_{1c} bei der Risikoberechnung zu berücksichtigen. arriba© basiert auf den amerikanischen Framingham-Daten, die für Deutschland angepasst und validiert wurden (Angelow et al. 2022). arriba© und PROCAM stehen als interaktive Programme zur Verfügung. Das ESC-Instrument stellt das Risiko mittels einer Farbtafel mit Warnfarben für verschiedene Risikokonstellationen dar. Wichtigster Kritikpunkt ist die tendenziöse Farbgebung, mit der eine Risikobewertung vergeben wird. Insbesondere Männern und älteren Menschen wird mit optimalen oder leicht erhöhten Blutdruck- oder Lipidwerten suggeriert, sie hätten ein erhöhtes Risiko, obwohl ihr Risiko altersentsprechend ist und keine zwingende Handlungsindikation besteht (➤ Abb. 6.2). Die ESC-Leitlinie nimmt bei allen Patienten mit Typ-1-Diabetes und bei allen mit Typ-2-Diabetes > 10 Jahre oder einer eGFR < 60 ml/min unabhängig von der Einstellung ein hohes kardiovaskuläres Risiko (Infarktäquivalent) an. Diese Annahme ist epidemiologisch nicht haltbar und führt zu einer Übertherapie, insbesondere bei Älteren (Pylypchuk et al. 2021) (➤ Kap. 63).

Allen Instrumenten gemeinsam ist, dass ein erst kurz zurückliegender Rauchstopp das Risiko unterschätzt. Pragmatisch wird bei Ex-Rauchern noch bis ein Jahr nach dem Rauchstopp bei der Risikoabschätzung der Raucherstatus angenommen.

10-Jahres-Risiko eines kardiovaskulären Ereignisses (tödlich und nicht tödlich) in Ländern mit moderatem Risiko

	< 50 Jahre	50–69 Jahre
grün	< 2,5%	< 5%
orange	2,5 bis < 7,5%	5 bis < 10%
rot	≥ 7,5%	≥ 10%

Alter	Systolischer Blutdruck (mmHg)	Frauen: Nichtraucherinnen				Frauen: Raucherinnen				Männer: Nichtraucher				Männer: Raucher			
	Non-HDL-Cholesterin (mmol/l)	3,0–3,9	4,0–4,9	5,0–5,9	6,0–6,9	3,0–3,9	4,0–4,9	5,0–5,9	6,0–6,9	3,0–3,9	4,0–4,9	5,0–5,9	6,0–6,9	3,0–3,9	4,0–4,9	5,0–5,9	6,0–6,9
65–69	160–179	10	10	11	12	15	16	17	18	14	15	17	18	20	22	23	25
	140–159	8	9	9	9	13	13	14	15	12	13	14	15	17	18	20	21
	120–139	7	7	7	8	10	11	12	12	10	11	12	13	14	15	17	18
	100–119	5	6	6	6	9	9	9	10	8	9	10	10	12	13	14	15
60–64	160–179	7	8	8	9	12	13	14	15	11	12	13	15	17	18	20	22
	140–159	6	6	7	7	10	11	11	12	9	10	11	12	14	15	17	18
	120–139	5	5	5	6	8	8	9	10	7	8	9	10	11	13	14	15
	100–119	4	4	4	5	6	7	7	8	6	7	7	8	9	10	11	12
55–59	160–179	5	6	6	7	10	11	11	12	9	10	11	12	14	16	17	20
	140–159	4	4	5	5	8	8	9	10	7	8	9	10	11	13	14	16
	120–139	3	3	4	4	6	7	7	8	5	6	7	8	9	10	11	13
	100–119	3	3	3	3	5	5	6	6	4	5	6	6	7	8	9	10
50–54	160–179	4	4	5	5	8	8	9	10	7	8	9	10	11	13	15	17
	140–159	3	3	4	4	6	6	7	8	5	6	7	8	9	10	12	14
	120–139	2	2	2	2	5	5	6	6	4	5	5	6	7	8	9	11
	100–119	2	2	2	2	3	4	4	5	3	4	4	5	5	6	7	8
45–49	160–179	3	3	3	4	6	7	8	9	5	6	7	8	9	11	13	15
	140–159	2	2	3	3	5	5	6	6	4	5	5	6	7	8	10	12
	120–139	2	2	2	2	3	4	4	5	3	4	4	5	5	7	8	9
	100–119	1	1	1	2	3	3	3	4	2	3	3	4	4	5	6	7
40–44	160–179	2	2	3	3	5	5	6	7	4	5	6	7	8	9	11	13
	140–159	1	2	2	2	3	4	5	5	3	4	4	5	6	7	8	10
	120–139	1	1	1	2	3	3	3	4	2	3	3	4	4	5	6	8
	100–119	1	1	1	1	2	2	2	3	2	2	2	3	3	4	5	6

Non-HDL-Cholesterin (mmol/l) — 150, 200, 250 mg/dl

Abb. 6.2 SCORE-2-Tafel zur Darstellung des 10-Jahres-Risikos eines Herzinfarkts oder Schlaganfall (tödlich und nicht tödlich) der ESC-Leitlinie 2021. Deutschland gilt als Land mit einem moderaten Risiko. [F849-030, L143]

MERKE

Instrumente zur Bestimmung des individuellen kardiovaskulären Risikos sind von bestimmten Annahmen abhängig und ermöglichen nur eine Schätzung. Es ist daher immer zu überlegen, ob es gute Gründe gibt, die gegen die Annahme sprechen, dass das Instrument für den zu beratenden Patienten sinnvoll genutzt werden kann. Eine Schätzung bedeutet, dass die Wahrscheinlichkeit in einem bestimmten Bereich liegt, die Instrumente geben aber eine sehr konkret wirkende Annahme. Ein Konfidenzintervall der Schätzung kann in einer der Ergebnisansichten in arriba© dargestellt werden (➤ Abb. 6.1).

Patientenbeispiel

Erhöhtes kardiovaskuläres Risiko

Herr M., ein 55 Jahre alter Förster, nimmt auf Wunsch seiner Frau erstmals eine Gesundheitsuntersuchung in Anspruch. Er ist bisher nur wegen Erkältungskrankheiten Patient gewesen und hat keine aktuellen Beschwerden. Vor dem Untersuchungstermin wird Blut abgenommen, damit diese Werte beim Arzttermin mit körperlicher Untersuchung zur Abschätzung des kardiovaskulären Risikos zur Verfügung stehen. Er ist seit seiner Jugend Raucher, und sein Vater hat im Alter von 60 Jahren einen Infarkt erlitten. Unter Berücksichtigung seines Blutdrucks ergibt sich mit dem Programm arriba© ein für sein Alter deutlich erhöhtes Risiko für eine kardiovaskuläre Erkrankung (➤ Abb. 6.1).

6.2.2 Von den Instrumenten nicht berücksichtigte Faktoren

Für eine pragmatische Abschätzung des kardiovaskulären Risikos reichen wenige relevante Risikofaktoren aus. Es ist weder notwendig noch möglich, alle bekannten Risikofaktoren bei dieser Abschätzung zu berücksichtigen. Viele Faktoren sind zudem nicht unabhängig voneinander; so hängt z. B. Übergewicht eng mit dem Blutdruck und dem Vorhandensein eines Diabetes zusammen, sodass eine Berücksichtigung dieses Faktors das Vorhersagemodell nicht verbessert. Erkrankungen wie entzündlich-rheumatische oder auch chronische Nierenkrankheiten sind mit einem erhöhten kardiovaskulären Risiko assoziiert. Trotzdem werden diese in den Risikomodellen nicht berücksichtigt, weil sie die Präzision *(accuracy)* der Vorhersage nicht wesentlich verbessern. Der größte blinde Fleck der in ➤ Kap. 6.2.1 vorgestellten Instrumente zur Abschätzung des kardiovaskulären Risikos ist, dass der soziale Status nicht mit einfließt. Dies führt bei Menschen mit niedrigem sozialem Status zu einer Unterschätzung des Risikos. Hier kommt der individuellen klinischen Expertise eine Rolle zu, die solche Faktoren bei der Beratung mitberücksichtigen kann. Hausärzte können solche Faktoren oft in die Risikobewertung einfließen lassen.

6.2.3 Koronarkalkmessung

Es besteht die Möglichkeit, nicht invasiv mittels (Elektronenbeam-)Tomografie (EBCT) Verkalkung im Bereich der Koronarien zu messen. Die Ergebnisse werden mit dem Koronaren Kalk-Score (Agatston Score), einem Surrogatparameter für das Vorliegen einer koronaren Herzkrankheit, bewertet. Das EBCT ist z. Z. keine Leistung der gesetzlichen Krankenkassen. Eine Zulassung für Menschen mit Symptomen, die auf eine koronare Herzerkrankung hinweisen (also nicht zum Screening), wird als nichtinvasive Alternative zur Koronarangiografie z. Z. beraten (➤ Kap. 67).

6.3 Therapiestrategie

6.3.1 Medikamentöse vs. nichtmedikamentöse Ansätze

Es gibt Verhaltensweisen, die unabhängig vom persönlichen kardiovaskulären Risiko allen Menschen empfohlen werden können:

- Regelmäßige Bewegung
- Verzicht auf Tabak (➤ Kap. 81)
- Verzicht auf Alkohol (➤ Kap. 80)
- Ausgewogene Ernährung (➤ Kap. 112)

In der modernen kardiovaskulären Prävention stehen nicht mehr einzelne Risikofaktoren im Vordergrund, sondern das kardiovaskuläre Gesamtrisiko. Es besteht Einigkeit, dass nichtmedikamentöse (Lebensstil-)Maßnahmen Vorrang vor medikamentösen Maßnahmen haben sollen. Isolierte Normabweichungen eines kardiovaskulären Risikofaktors rechtfertigen keine medikamentöse Intervention. Lediglich extreme und anhaltende Erhöhungen einzelner Risikofaktoren (z. B. systolische Blutdruckwerte > 160 mmHg oder ein Gesamtcholesterin > 330 mg/dl/9 mmol/l) werden unabhängig von den anderen Faktoren als zeitnah behandlungsbedürftig eingestuft. Es besteht kein Konsens darüber, was ein angemessener Zeitraum für die Umsetzung und Überprüfung des Effekts nichtmedikamentöser Maßnahmen auf Surrogatparameter ist (➤ Tab. 6.2); üblich sind 4 bis 6 Monate. Welche Maßnahmen umgesetzt werden, ist Ergebnis eines Beratungsgesprächs. Dabei sollten das Wissen des Patienten *(health literacy)*, seine Präferenzen und seine Veränderungsbereitschaft erfasst werden.

Ein in der Patientenberatung praktischer und gut nutzbarer Aspekt von arriba© (➤ Kap. 6.2.1) ist, dass der Nutzen einzelner Maßnahmen gut dargestellt werden kann (➤ Abb. 6.3). Auch hier gilt, dass es sich um Schätzungen handelt, die auf Effekten in Interventionsstudien basieren.

Reichen nichtmedikamentöse Maßnahmen nicht aus, sollte je nach Risikofaktoren eine blutdrucksenkende bzw. lipidsenkende Therapie angeboten werden (➤ Kap. 61, ➤ Kap. 62).

Wird im Rahmen der GU ein Diabetes entdeckt bzw. spielt er als Risikofaktor eine Rolle, sollte eine nicht optimale Blutzuckereinstellung verbessert werden (➤ Kap. 63). Für die Senkung des kardiovaskulären Risikos ist die Blutdruckeinstellung wichtiger als der HbA_{1c}.

Von einer **Thrombozytenaggregationshemmung** (TAH) mit ASS wird in der Primärprävention abgeraten. Zwar senkt eine TAH auch bei niedrigem Gesamtrisiko die kardiovaskuläre Morbidität, sie wird aber mit einer erhöhten Rate an hämorrhagischen Schlaganfällen und schweren gastrointestinalen Blutungen erkauft, sodass in der Zusammenschau kein Nutzen auftritt. Das trifft auch auf Menschen mit Diabetes ohne kardiovaskuläres Ereignis zu (➤ Kap. 102).

Tab. 6.2 Zu erwartende Effekte nichtmedikamentöser Maßnahmen auf kardiovaskuläre Surrogatparameter

Nichtmedikamentöse Maßnahme	Auswirkung auf Blutdruck	Auswirkung auf Lipidprofil	Auswirkung auf HbA_{1c} bei Patienten mit Diabetes
Körperliche Aktivität an 5 d/Wo. für 30 min oder 3 × 1 h/Wo.	Senkung um 4–9 mmHg	Leichte HDL-Erhöhung, geringe bis keine Effekte auf Gesamtcholesterin, Triglyzeride sinken	Senkung um ca. 0,5–1 mg%
Kochsalzreduktion auf 5–6 g/d	Senkung um 5–8 mmHg	Kein Effekt	Kein Effekt
Verzicht auf Alkohol	Senkung um 2–4 mmHg	Senkung Gesamtcholesterin 0,1–0,2 mmol/l	Senkung des HbA_{1c}
Gewichtsreduktion pro kg bei Übergewicht	Senkung um 1–2 mmHg/kg	HDL leicht erhöht, Gesamtcholesterin, LDL sinken um ca.0,005 mmol/l/kg	Senkung um ca. 0,1 mg%
Fettarme Ernährung	Kein direkter Effekt	Senkung Gesamtcholesterin 0,1–0,2 mmol/l	Kein Effekt
Rauchstopp	Senkung um 2–5 mmHg	Kein Effekt	Kein Effekt

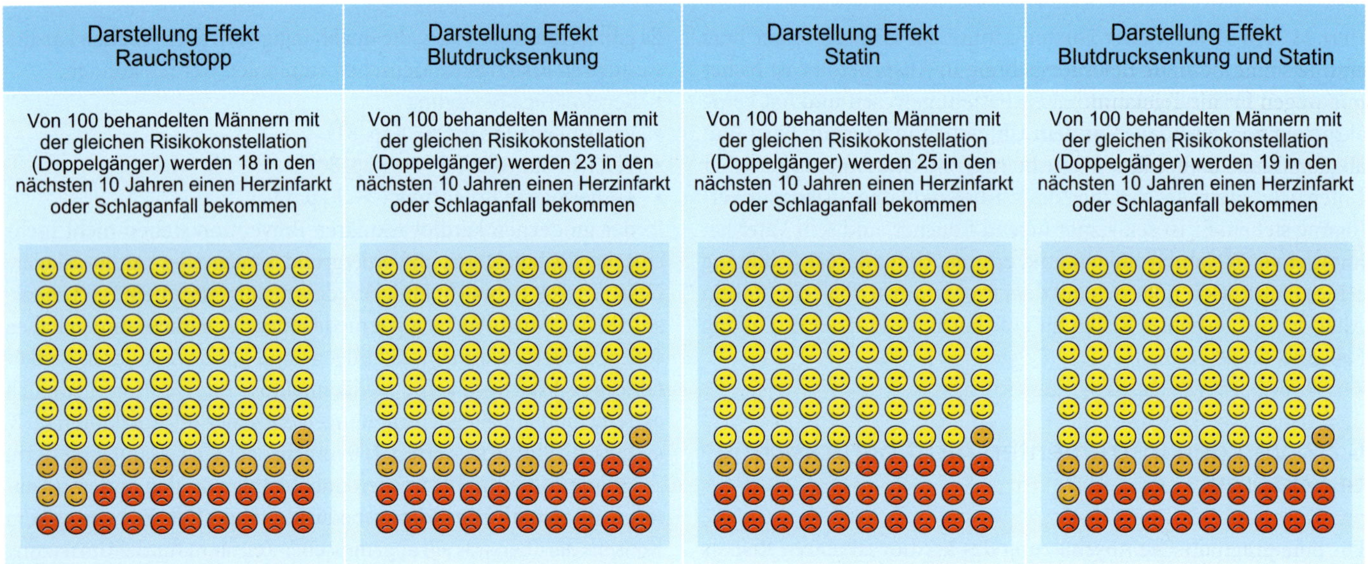

Abb. 6.3 Beispielhafte Darstellung des Nutzens verschiedener Interventionen für den Patienten aus ➤ Abb. 6.1 [V492]

Für **Omega-3-Fettsäuren** (Fischöl) wurde lange Zeit ein kardioprotektiver Effekt angenommen. Dies hat sich in kontrollierten klinischen Studien nicht bestätigt.

Patientenbeispiel (Fortsetzung)

Erhöhtes kardiovaskuläres Risiko

Herr M., der sich jetzt fast in dem Alter befindet, in dem sein Vater einen Herzinfarkt hatte, ist beunruhigt. Besonders beeindruckt ihn der Vergleich seines Risikos mit dem Durchschnittsrisiko von Männern seines Alters. Er fragt, was er denn tun könne, um sein Risiko zu senken. Natürlich weiß ich, was er tun könnte, spiele diese Frage aber an ihn zurück: „Was glauben Sie, was Sie tun können?" Er meint, am besten wäre es, wenn er mit dem Rauchen aufhören könnte. Ich kann ihm den Effekt, den ein Rauchstopp hätte, im Vergleich zu anderen Optionen mit arriba© darstellen (➤ Abb. 6.3). Wir besprechen die Optionen gemeinsam, und es wird entschieden, dass Herr M. zunächst einen Rauchstopp versucht (➤ Kap. 81). Auf die Gabe von Medikamenten verzichte ich vorerst (➤ Tab. 6.3, ➤ Tab. 6.4).

6.3.2 Individuelle vs. populationsbasierte Ansätze

Die Wirksamkeit und Effektstärke eines individuellen präventiven Ansatzes zur kardiovaskulären Risikobestimmung, der in Einklang mit unseren Einstellungen zur Selbstbestimmung steht, ist nicht gut belegt bzw. gilt als gering (Karmali et al. 2017). Eine Alternative dazu sind populationsbasierte Ansätze aus dem Public-Health-Bereich (Rose 2008). So führte das Rauchverbot in Gaststätten in fast allen Ländern, in denen es eingeführt wurde, zu einem Rückgang der Infarkthäufigkeit im nahen zeitlichen Zusammenhang. Der Salzkonsum in Deutschland liegt zwischen 10 und 12 g NaCl/d und damit über den Empfehlungen der Fachgesellschaften von 5–6 g NaCl/d. Es wird geschätzt, dass nur ein Teil der Bevölkerung (ca. 30 %) salzsensibel ist und auf höhere Salzzufuhr mit erhöhtem Blutdruck reagiert. Da das meiste Salz über verarbeitete Lebensmittel (z. B. Brot) aufgenommen wird, lässt sich dies individuell nur schwer anpassen. Ein Versuch der Europäischen Union, den in Deutschland im Vergleich zu den Nachbarländern hohen Salzgehalt im Brot abzusenken, scheiterte. Auch eine Absenkung des Zuckergehalts in Getränken konnte nicht durchgesetzt werden. Andere wichtige populationsbasierte Ansätze

Tab. 6.3 Die Schritte der kardiovaskulären Risikoberatung und Behandlung orientieren sich an der 5A-Strategie

5A	Anleitung
Ask	Relevante Risikofaktoren, Kontextfaktoren, Gesundheitsziele erfassen
Advice	Risiko und Handlungsoptionen orientiert an der Gesundheitskompetenz darstellen
Agree	Gemeinsam mit dem Patienten Maßnahmen zur kardiovaskulären Prävention unter Berücksichtigung von individuellen Gesundheitszielen und Veränderungsbereitschaft vereinbaren
Assist	Hilfe und Information anbieten
Arrange	Festen Kontrolltermin vereinbaren

sind Maßnahmen, die Bewegung fördern, etwa Fahrradwege, Belohnungen für die Teilnahme an Sportkursen, Schulsport etc.

Hausarztpraxen können eine wichtige Rolle als Vermittler zwischen lokalen Gesundheitsangeboten und Patienten spielen.

6.4 Screening auf Bauchaortenaneurysma

Seit 2018 ist das einmalige Screening mit Sonografie (➤ Kap. 97) auf das Vorliegen eines Bauchaortenaneurysmas (AAA) bei Männern ab dem 65. Lj. eine Leistung der GKV. Männer haben ein etwas 6-mal höheres Risiko für ein AAA. Bei ca. 20 von 1.000 Männern über 65 Jahren wird ein AAA gefunden, davon haben 2 ein interventionswürdiges (≥ 5,5 cm) und 18 ein kontrollwürdiges (3–5,4 cm) AAA. Die Screeninguntersuchung soll erst nach gründlicher Aufklärung erfolgen, denn die Angst und der Zwang, im Falle eines auffälligen Befunds eine Behandlungsentscheidung treffen zu müssen, lässt sich nicht zurücknehmen. Es wird vermutet, dass beinahe jedes zweite so entdeckte AAA rupturiert. Auch wenn Patienten mit AAA bei Ruptur eine schlechte Prognose haben, ist der Nutzen in Bezug auf Lebenserwartung in Abwägung mit interventionellen und periinterventionellen Komplikationen grenzwertig. Gerade bei älteren und multimorbiden Männern sollte die konkurrierende Morbidität bedacht werden. Für die gemeinsame Entscheidungsfindung steht eine Patientenbroschüre der KBV zur Verfügung (s. u. Patienteninfo). Wird ein beobachtungswürdiges Aneurysma gefunden, gibt es Empfehlungen für Kontrollintervalle (➤ Abb. 6.4, ➤ Tab. 6.5).

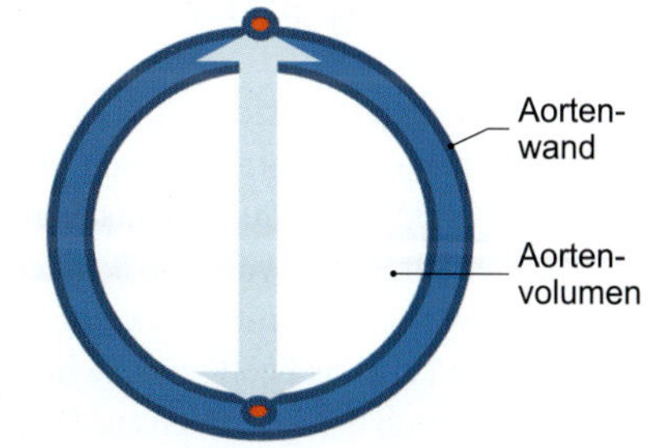

Abb. 6.4 Screening auf Bauchaortenaneurysma: Messung der Aorta nach der Leading-Edge-Methode [L141]

Tab. 6.5 Empfohlenes Vorgehen bei nicht rupturierten Aortenaneurysma

Durchmesser	Empfohlenes Kontrollintervall
30–39 mm	Alle 3 Jahre
40–44 mm	Alle 2 Jahre
> 45 mm	Jährlich
≥ 5,5 cm	Intervention erwägen

Patienteninfo

Bauchaortenaneurysma:

https://www.kbv.de/media/sp/Infokarte_Frueherkennung_Bauchaortenaneurysma.pdf

LEITLINIEN

S3-Leitlinie „Screening, Diagnostik, Therapie und Nachsorge des Bauchaortenaneurysmas“. AWMF-Registernummer 004-14:

https://register.awmf.org/de/leitlinien/detail/004-014

Tab. 6.4 Vorgehen in Abhängigkeit von der Risikokonstellation (DEGAM)

Kardiovaskuläres Risiko	Risiko < 10 %	Risiko 10–20 %	Risiko > 20 %
RR_{syst} 140–159/oder RR_{diast} 90–99	Lebensstiländerung 4–6 Mon.	Lebensstiländerung 4–6 Mon. → dann ggf. Medikation	Lebensstiländerung, ggf. Medikation
RR_{syst} 160–179 oder RR_{diast} 100–109	Lebensstiländerung Wochen → dann ggf. Medikation	Lebensstiländerung Wochen → dann ggf. Medikation	Lebensstiländerung + Medikation
RR_{syst} > 180	Lebensstiländerung + Medikation zeitnah	Lebensstiländerung + Medikation zeitnah	Lebensstiländerung + Medikation zeitnah
Chol > 320 (8 mmol/l) und LDL > 195 mg/dl (5 mmol/l) oder familiäre Hypercholesterinämie	Statin empfehlen	Statin empfehlen	Statin empfehlen
< 320 mg/dl (8 mmol/l) bzw. LDL < 195 mg/dl (5 mmol/l)	–	Statin empfehlen	Statin empfehlen

6.5 Screening auf Karotisstenose

Schätzungsweise lassen sich rund 15–20 % der Schlaganfälle auf atherosklerotisch bedingte Stenosen der Halsschlagader zurückführen (ca. 30.000 Fälle/Jahr in Deutschland). Das Schlaganfallrisiko steigt ab einer Verengung von > 50 % (nach NASCET). Die Prävalenz ist abhängig vom Alter und vom kardiovaskulären Risikoprofil. In Risikogruppen kann sie bei bis zu 5 % liegen.

Die Auskultation der Karotiden zur Diagnose einer Stenose ist unzuverlässig (Sensitivität 50–60 %, Spezifität 90–98 %) und wird von der Leitlinie nicht empfohlen, sie ist aber Teil der GU nach Richtlinie. Differenzialdiagnostisch ist bei einem Strömungsgeräusch ein fortgeleitetes Geräusch bei Aortenklappenstenose in Betracht zu ziehen. Dieser Verdacht kann durch ein meist spindelförmiges Systolikum über der Aortenklappe erhärtet werden (Sensitivität 90 %, Spezifität 70 %). Diagnostischer Standard für die Karotisstenose ist die Duplexsonografie. Für die Angabe der Stenose hat sich die NASCET-Definition durchgesetzt. Bei der Interpretation der Ergebnisse ist die hohe Untersucherabhängigkeit zu bedenken.

Eine duplexsonografische Screeninguntersuchung der Karotiden bei Menschen **ohne Symptome** wird in nationalen und internationalen Leitlinien nicht empfohlen; es handelt sich daher um eine individuelle Gesundheitsleistung (IGeL). Der Nutzen des Screenings ist nicht belegt, daher ist die Duplexsonografie nur bei neurologischen Auffälligkeiten eine GKV-Leistung. Folgende Punkte sollten mit asymptomatischen Patienten, die eine Untersuchung wünschen, besprochen werden:

- Wird eine relevante Stenose gefunden, ist die Abwägung zwischen Nutzen und Risiko einer Intervention schwierig (hohes periinterventionelles Risiko eines Schlaganfalls).
- Wird ein hämodynamisch nicht relevanter kleiner Plaque gefunden, muss eine Entscheidung getroffen werden, wie intensiv die Behandlung sein soll.

LEITLINIEN

S3-Leitlinie „Diagnostik, Therapie und Nachsorge der extracraniellen Carotisstenose". AWMF-Registernummer 004-028:

https://register.awmf.org/de/leitlinien/detail/004-028

6.6 Routine-EKG und Screening auf Vorhofflimmern

Der Nutzen von Screening-EKGs asymptomatischer Erwachsener ist nicht belegt, und ein EKG ist nicht Teil der GU. Dennoch ist es üblich, ein Baseline-EKG abzuleiten, um einen Vergleich für spätere anlassbezogene Untersuchungen zu haben.

Die Häufigkeit von Vorhofflimmern (VHF) nimmt mit zunehmendem Alter, auch bei Patienten ohne Risikofaktoren, zu. Nicht alle Patienten werden symptomatisch. Es wird vermutet, dass bis zu 50 % der Menschen mit VHF nicht diagnostiziert sind und unbehandelt ein erhöhtes Schlaganfallrisiko haben (➤ Kap. 68). Etwa ein Drittel aller Schlaganfälle ist durch unbehandeltes VHF bedingt. Da paroxysmales VHF in einem kurzen 12-Kanal-EKG oft nicht erfasst wird, sind aufwendigere 24-h-Messungen für eine zuverlässige Detektion notwendig. In mehreren Studien konnte kein Nutzen eines Screenings von Menschen über 65 Jahren und anschließender oraler Antikoagulation gezeigt werden. In Zukunft könnte der Anteil der nicht diagnostizierten VHF-Fälle mithilfe von Wearables, die den Puls miterfassen und auf ein VHF hinweisen können, sinken.

LITERATUR

Angelow A, Klötzer C, Donner-Banzhoff N, et al. Validation of Cardiovascular Risk Prediction by the Arriba Instrument. Dtsch Arztebl Int. 2022; 119: 476–482.

Pylypchuk R, Wells S, Kerr A, et al. Cardiovascular risk prediction in type 2 diabetes before and after widespread screening: a derivation and validation study. Lancet 2021; 397: 2264–2274.

Rose G. Rose's Strategy of Preventive Medicine. Oxford: Oxford University Press; 2008.

SCORE2 working group and ESC Cardiovascular risk collaboration. SCORE2 risk prediction algorithms: new models to estimate 10-year risk of cardiovascular disease in Europe. Eur Heart J. 2021; 42: 2439–54.

US Preventive Services Task Force, Curry SJ, Krist AH, et al. Screening for cardiovascular disease risk with electrocardiography: US Preventive Services Task Force recommendation statement. JAMA 2018; 319: 2308–2314.

Visseren FLJ, Mach F, Smulders YM, et al. 2021 ESC Guidelines on cardiovascular disease prevention in clinical practice: Developed by the Task Force for cardiovascular disease prevention in clinical practice with representatives of the European Society of Cardiology and 12 medical societies With the special contribution of the European Association of Preventive Cardiology (EAPC). Eur Heart J 2021; 42(34): 3227–3337.

SYSTEMATISCHE REVIEWS

Adler AJ, Taylor F, Martin N, et al. Reduced dietary salt for the prevention of cardiovascular disease. Cochrane Database Syst Rev 2014; 12: CD009217.

Damen JA, Hooft L, Schuit E, et al. Prediction models for cardiovascular disease risk in the general population: Systematic review. BMJ 2016; 353: i2416.

Gummesson A, Nyman E, Knutsson M, Karpefors M. Effect of weight reduction on glycated haemoglobin in weight loss trials in patients with type 2 diabetes. Diabetes Obes Metab 2017; 19(9): 1295–1305.

Karmali KN, Persell SD, Perel P, et al. Risk scoring for the primary prevention of cardiovascular disease. Cochrane Database Syst Rev 2017; 3: CD006887.

Krogsbøll LT, Jørgensen KJ, Gøtzsche PC. General health checks in adults for reducing morbidity and mortality from disease. Cochrane Database Syst Rev 2019; 1: CD009009.

Pescatello LS, Buchner DM, Jakicic JM, et al. Physical activity to prevent and treat hypertension: A systematic review. Med Sci Sports Exerc 2019; 51(6): 1314–1323.

Welton NJ, McAleenan A, Thom HH, et al. Screening strategies for atrial fibrillation: A systematic review and cost-effectiveness analysis. Health Technol Assess 2017; 21(29): 1–236.

KAPITEL

7

Stefan Zutz, Jean-François Chenot

Früherkennung bei Kindern und Jugendlichen in der Hausarztpraxis

7.1 Hintergrund

Grundsätzlich muss man zwischen primärer, sekundärer, tertiärer und in jüngster Zeit auch quartärer Prävention unterscheiden:

- Bei der **Primärprävention** besteht das Ziel in der Verhinderung von Krankheiten und dem Erhalt der Gesundheit. Das beste Beispiel für Primärprävention sind Impfungen, die bereits ab der 6. Lebenswoche (Rotaviren) durchgeführt werden können (➤ Kap. 8). Ein wichtiger Baustein der Primärprävention im Kleinkindalter ist die Aufklärung der Eltern, u. a. zu hygienischen Maßnahmen, aber vor allem zur Verhütung des plötzlichen Kindstodes.
- Die **Sekundärprävention** verfolgt das Ziel, Krankheiten möglichst früh zu erkennen, sodass eine rechtzeitige Behandlung den Verlauf positiv beeinflussen und die Prognose verbessern kann. Dies ist ein besonderer Schwerpunkt der Früherkennungsuntersuchungen. Die Sekundärprävention beginnt bereits bei der U1 mit der Bestimmung des APGAR-Index und der körperlichen Untersuchung zur Detektion bisher nicht erkannter Störungen (z. B. Herzfehler). Bei der U2 werden diese Maßnahmen mit dem Stoffwechselscreening, der Mukoviszidose-Diagnostik und der Pulsoxymetrie fortgesetzt.
- Zur **Tertiärprävention** zählen Maßnahmen und Behandlungen, die das Fortschreiten von Erkrankungen sowie das Auftreten von Komplikationen verhindern. Hierzu zählen z. B. Rehabilitationsmaßnahmen von adipösen Kindern und eine gute Einstellung von Kindern mit Diabetes mellitus Typ 1 (➤ Kap. 85).
- Die **quartäre Prävention** hat mit den vermehrten diagnostischen und therapeutischen Möglichkeiten der letzten Jahre immer mehr an Bedeutung gewonnen. Dazu zählt die Verhinderung von unnötiger und damit potenziell schädlicher Diagnostik bzw. Therapie (Überdiagnostik, Übertherapie). Auch ihr sollte, z. B. bei ängstlichen Eltern, ausreichend Aufmerksamkeit gewidmet werden, um Kinder und Eltern nicht unnötig zu medikalisieren. Beispielhaft seien hier die logopädische Begleitung der normalen Sprachentwicklung oder die Ausweitung der Diagnose ADHS genannt.

Die Früherkennung bei Kindern und Jugendlichen bewegt sich damit in einem Spannungsfeld zwischen sinnvollen Maßnahmen und der stetig begleitenden Gefahr einer Überdiagnostik. Dies wiegt umso schwerer, da es keine belastbare Evidenz für die meisten Früherkennungsmaßnahmen gibt.

7.2 Die U-Untersuchungen

Die postnatalen U1- und U2-Untersuchungen werden im Regelfall noch im Krankenhaus durchgeführt und darum hier nicht besprochen. In ➤ Tab. 7.1 sind die Ziele und Schwerpunkte der U-Untersuchungen dargestellt. Bei jeder U-Untersuchung ist der Impfstatus zu prüfen und ggf. eine Impfberatung anzubieten.

MERKE

Das Praxisteam sollte gemeinsam ein Set aus Fragebögen und Scores auswählen und diese in geeigneter Form (digital oder auf Papier) vorhalten. Viele Instrumente sind auch online als interaktive Masken mit automatisierter Auswertung verfügbar. Der Einsatz von Fragebögen, Scores und (Online-)Beratungstools bedarf der Übung und teilweise auch der Schulung.

Für die U-Untersuchung wird folgende **apparative Ausstattung** benötigt:

- Kinder-/Säuglingswaage
- Säuglingsuntersuchungsliege mit Wärmelampe
- Messlineal (für Größe und Kopfumfang)

Tab. 7.1 U3 bis U11 sowie J1 und J2

Untersuchung	Alter	Schwerpunkte der Untersuchung	Beratung	Weitere Maßnahmen
U1	Unmittelbar nach der Geburt	• Geburtstraumata • Lebensbedrohliche Komplikationen • Fehlbildungen	–	Vitamin-K-Prophylaxe
U2	3.–10. LT	• Erkennen eines pathologischen Ikterus • Kritische Herzfehler	• Stillen • Plötzlicher Kindstod • Frühe Hilfen	• Erweitertes Neugeborenen-Screening (Blutabnahme, ➤ Kap. 7.5.2) • Hörscreening • Pulsoxymetrie • Vitamin-K-Prophylaxe
U3	4.–5. LW	• Erkennen von Entwicklungsstörungen • Pathologischer Ikterus	Impfungen	Hüftgelenkssonografie
U4	3.–4. LM	• Adaptation Kostaufbau • Entwicklung von Größe, Gewicht, Kopfumfang	Impfungen	–
U5	6.–7. LM	Erkennen von Sehstörungen	• UV-Schutz • Sprachberatung (u. a. Bilingualität)	Verweis an Zahnarzt
U6	10.–12. LM	Kosterweiterung	Mundhygiene, zahnschonende Ernährung	–
U7	21.–24. LM	• Entwicklungsauffälligkeiten • Sehstörungen • Impfberatung • Eltern-Kind-Interaktion	• Bewegung • Ernährung	–
U7a	34.–36. LM	Sehtest	Medienkonsum	–
U8	46.–48. LM	• Seh-/Hörstörungen • Sprachentwicklung	• Bewegung • Ernährung • Medienkonsum	• Audiometrie • Sehtafeln
U9	60.–64. LM	• Sehtest • Fähigkeit zur Teilnahme an der Vorschule • Sprachentwicklung • Grafomotorik	Medienkonsum	• Audiometrie • Sehtafeln
U10	7–8 J.	Soziale Entwicklung nach der Einschulung	• Lese-Rechtschreib-Störung (LRS) • Dyskalkulie • Medienkonsum	–
U11	9–10 J.	Psychische Entwicklung	• Bevorstehende Pubertät • Medienkonsum	Impflücken schließen, Beratung zur HPV-Impfung
J1	12–14 J.	• Beginn der Pubertätsentwicklung • Akzeptanz des eigenen Körpers	• Sexualität • Verhütung • Sucht • Medienkonsum	–
J2	16–17 J.	Beurteilung der Adoleszenz	• Allergien • Berufswahl	Kann ggf. mit der Untersuchung nach dem JArbSchG kombiniert werden

LT = Lebenstag, LW = Lebenswoche, LM = Lebensmonat, J = Jahre, JArbSchG = Jugendarbeitsschutzgesetz

- Kinderstethoskop
- Otoskop
- Ophthalmoskop (für den Durchleuchtungstest nach Brückner)
- Stuhlfarbentafel (U2–U4)
- Pulsoxymeter (U2)
- Bilderbuch zur Prüfung der Sprachentwicklung
- Prüftafeln für Farbsehen (Ishihara)
- Sehtesttafel für Kinder (z. B. Lea®)
- Stereosehtest (z. B. nach Lang)
- Audiometer (U8, U9)
- Adäquate Test-/Spielmaterialien zur Überprüfung von Fein- und Grobmotorik der kleineren Kinder (z. B. bunte Bauklötze, Kleinteile im Reagenzglas)

Bei allen Früherkennungsuntersuchungen sind eine aktuelle Anamnese des Kindes, die Familien- und Sozialanamnese, ein Ganzkörperstatus sowie die orientierende Beurteilung der Entwicklung und der Eltern-Kind-Interaktion obligater Bestandteil. Zudem sollte – insbesondere im jüngeren Alter – einer Beratung der Eltern (z. B. zum

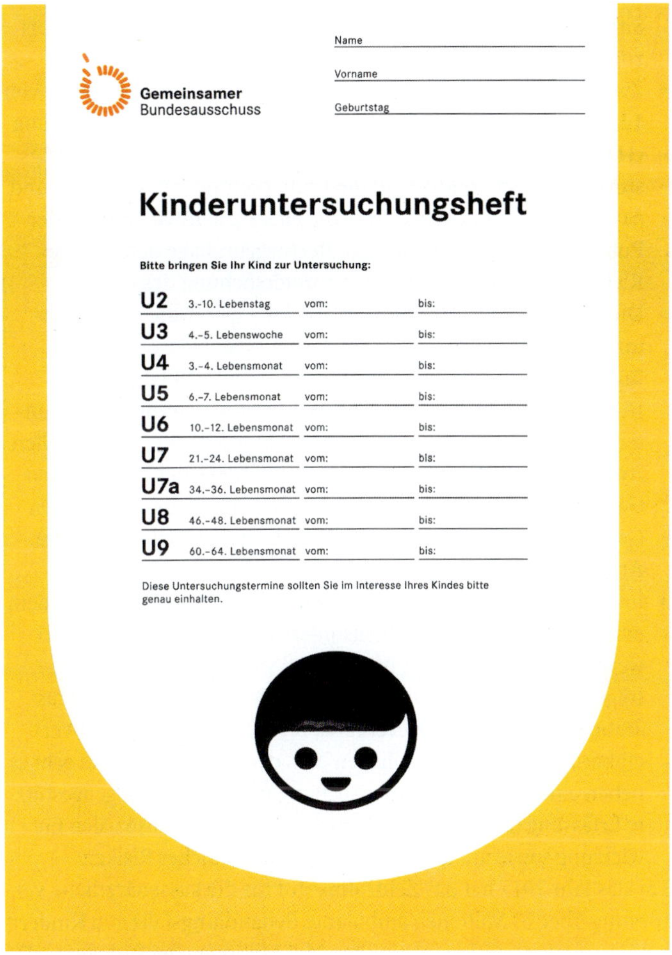
Gemeinsamer Bundesausschuss

Name

Vorname

Geburtstag

Kinderuntersuchungsheft

Bitte bringen Sie Ihr Kind zur Untersuchung:

U2	3.–10. Lebenstag	vom:	bis:
U3	4.–5. Lebenswoche	vom:	bis:
U4	3.–4. Lebensmonat	vom:	bis:
U5	6.–7. Lebensmonat	vom:	bis:
U6	10.–12. Lebensmonat	vom:	bis:
U7	21.–24. Lebensmonat	vom:	bis:
U7a	34.–36. Lebensmonat	vom:	bis:
U8	46.–48. Lebensmonat	vom:	bis:
U9	60.–64. Lebensmonat	vom:	bis:

Diese Untersuchungstermine sollten Sie im Interesse Ihres Kindes bitte genau einhalten.

Abb. 7.1 U-Untersuchungsheft [W257]

plötzlichen Kindstod, Unfallverhütung, Ernährung) ausreichend Raum gegeben werden.

Die U-Untersuchungen werden in das Gelbe Heft eingetragen (➤ Abb. 7.1), das bereits im Krankenhaus angelegt und den Eltern übergeben wird. In dem Heft befindet sich eine abtrennbare Teilnahmekarte. Diese muss in einigen Bundesländern vor der Erstaufnahme in eine Kindertagesstätte neben dem Impfausweis vorgelegt werden, um die nach Infektionsschutzgesetz (IfSG) geforderte ärztliche Beratung zu einem vollständigen und altersgemäßen Impfschutz nachzuweisen. Die Untersuchungen können nur innerhalb einer bestimmten Toleranzzeit erbracht werden.

Patientenbeispiel

Ein 5 Jahre und 5 Monate alter Junge kommt (14 Tage vor Ablauf der Toleranzgrenze) mit seiner Mutter zur U9. Er ist mit seinen Eltern vor 4 Jahren aus Syrien geflohen, wird seit dem Alter von 18 Monaten in der Praxis betreut und besucht seit 2 Jahren die Kindertagesstätte.

Anfänglich standen akute Infekte sowie der Aufbau eines adäquaten Impfschutzes im Vordergrund. Bereits bei früheren U-Untersuchungen fiel ein Strabismus convergens auf, und es wurde (mehrfach) eine Überweisung zum Augenarzt zur weiteren Diagnostik ausgestellt. Ebenso waren der Wortschatz sowie das Sprachverständnis auch unter Berücksichtigung der Zweisprachigkeit erheblich eingeschränkt.

In der U9 fielen der weiterhin nicht abgeklärte Strabismus convergens, eine Sprachentwicklungsverzögerung sowie mehrere kariöse Zähne auf.

Es wird erneut eine logopädische Behandlung verordnet und eine Vorstellung beim Augen- und Zahnarzt empfohlen. Zudem wird ein Impftermin in 6 Wochen vereinbart, an dem auch die Befunde von Augen- und Zahnarzt sowie der Beginn der logopädischen Behandlung besprochen werden sollten.

7.3 Konsequenzen aus auffälligen Befunden

Wie bei Screeninguntersuchungen üblich, wird es zumeist keine Auffälligkeiten geben, da die Kinder die im Gelben Heft klar umschriebenen Meilensteine der Entwicklung für die jeweilige Altersgruppe meistens erreichen. Liegen jedoch Auffälligkeiten vor, stellt sich die Frage nach den Konsequenzen. Hilfreich dabei ist auch in diesen Fällen das Repertoire der allgemeinmedizinischen Handlungsweisen. Nach Ausschluss abwendbar gefährlicher Verläufe und bei Zustimmung der Eltern ist auch bei auffälligen Befunden im Rahmen der Früherkennungsuntersuchungen ein abwartendes Offenhalten möglich, z. B. bei spätem Laufenlernen oder Sprachentwicklungsverzögerung, bis der Befund im Rahmen einer kurzfristigen und verbindlichen Wiedereinbestellung überprüft wurde. Beispielsweise können Auffälligkeiten der Aussprache von der U8 bis zur U9 ohne logopädische Behandlung auch spontan verschwinden. Sollten sich komplexere Befunde oder Hinweise auf Entwicklungsstörungen ergeben, sind die Gesundheitsämter, Frühförderstellen und Sozialpädiatrischen Zentren wichtige Ansprechpartner. Dort arbeiten u. a. Kinderärzte, -psychotherapeuten, Logopäden und Ergotherapeuten eng in der Diagnostik bei einem Verdacht auf Entwicklungsstörungen zusammen und können fundierte Therapieempfehlungen aussprechen. Damit lassen sich sowohl sinnvolle und adäquate Therapien einleiten als auch wieder beenden bzw. bei ausschließlich pädagogischem Förderbedarf unnötige Therapien verhindern (quartäre Prävention).

Früherkennungsuntersuchungen als Kinderschutz

Bei der Verhinderung bzw. Detektion von Kindesmisshandlung und -vernachlässigung ist eine gute interprofessionelle Zusammenarbeit von Ärzten, Hebammen und Jugendhilfe die Voraussetzung für eine rechtzeitige Hilfe für Kinder und Eltern.

Bei schwierigen sozialen Verhältnissen oder einer offensichtlichen Überforderung der Eltern besteht die Möglichkeit der Betreuung durch eine Familienhebamme. Diese kann bei regelmäßigen Besuchen (zusätzlich zu den Besuchen der „normalen" Hebamme) die Familie unterstützen und zur Betreuung des Neugeborenen anleiten. Hebammen sind durch ihre regelmäßigen Besuche beim Neugeborenen und dessen Familie eine wichtige Informationsquelle bei Verdacht auf Kindesmisshandlung bzw. -vernachlässigung. Hierbei

7

sind ein kollegiales Verhältnis auf Augenhöhe mit dem Hausarzt und ein beidseitiger Informationsaustausch sehr wichtig.

Daneben bietet jede Früherkennungsuntersuchung, insbesondere im Kleinkindalter, die Gelegenheit, zum einen auf Symptome von Kindesmisshandlung bzw. -vernachlässigung zu achten, zum anderen aber auch, das Thema einer Überforderung der Eltern aktiv anzusprechen und als Ansprechpartner für Stresssituationen zur Verfügung zu stehen.

TIPP

Die Bundeszentrale für gesundheitliche Aufklärung (BZgA) bietet eine Reihe von „Frühen Hilfen" an, zu denen u. a. Filme zum seelisch gesunden Aufwachsen und zur Verhinderung des Schütteltraumas gehören:

https://www.bzga.de/mediathek/themen/fruehe-hilfen/

Um die Teilnahmequoten der Früherkennungsuntersuchungen zu erhöhen, wurde ein bundesweites Erinnerungssystem etabliert. Unter anderem diese Maßnahme hat dazu geführt, dass die Teilnahmequote an den Früherkennungsuntersuchungen in den letzten Jahren deutlich gestiegen ist und auch die Unterschiede zu sozial schwächeren Familien sowie Familien mit beidseitigem Migrationshintergrund abgenommen haben.

MERKE

G-BA – Gemeinsamer Bundesausschuss. Richtlinie zur Früherkennung von Krankheiten bei Kindern:

www.g-ba.de/downloads/62-492-2156/Kinder-RL_2020-05-14_iK-2020-03-25.pdf

7.4 Rechtliche Grundlagen

Früherkennungsuntersuchungen bei Kindern und Jugendlichen haben in den verschiedenen Altersgruppen unterschiedliche Rechtsgrundlagen und Zielsetzungen:

- Für Neugeborene und Kinder bis zum 6. Lj. gilt die „Richtlinie über die Erkennung von Krankheiten bei Kindern bis zur Vollendung des 6. Lebensjahres" (Kinder-Richtlinie). Diese vom G-BA herausgegebene Richtlinie formuliert das Ziel einer *„Früherkennung von Krankheiten, die [die] körperliche, geistige oder psycho-soziale Entwicklung in nicht geringfügigem Maße gefährden"*. Es handelt sich also bei den Untersuchungen U1–U9 ausdrücklich nicht um eine Entwicklungsdiagnostik!
- Für das Alter von 7 bis 8 (U10) bzw. 9 bis 10 Jahren (U11) wurden im Rahmen von Sonderverträgen einiger Krankenkassen mit Berufsverbänden (BVKJ, Hausärztinnen- und Hausärzteverband, KVen) zwei Untersuchungen entwickelt, die auf Entwicklungsstörungen vor allem im Zusammenhang mit der neuen Situation als Grundschüler zielen und gleichzeitig die Lücke bis zur J1 schließen sollten.
- Zwischen dem 13. und dem vollendeten 14. Lj. (also im Alter von 12 bis 14 Jahren) fokussiert die Jugendgesundheitsuntersuchung (J1) neben möglichen körperlichen und geistigen Entwicklungsstörungen insbesondere auf die Früherkennung psychischer und psychosozialer Risikofaktoren, die eine Fehlentwicklung in der Pubertät verursachen könnten. Rechtsgrundlage dafür ist die Richtlinie zur Jugendgesundheitsuntersuchung des G-BA.
- Die Erstuntersuchung (und ggf. ein Jahr später die erste Nachuntersuchung) nach dem Jugendarbeitsschutzgesetz betrifft Jugendliche im Alter von 15, aber noch nicht 18 Jahren (§ 2 JArbSchG), die in das Berufsleben eintreten. Hierbei geht es unter Berücksichtigung der Krankheitsvorgeschichte, der aktuellen Anamnese sowie des Untersuchungsbefundes der eingehenden Ganzkörperuntersuchung um die Beurteilung einer möglichen Gesundheits- oder Entwicklungsgefährdung durch bestimmte Arbeiten (➤ Kap. 13.2).
- Im 17. und 18. Lj. (also im Alter von 16 bis 17 Jahren) kann zudem eine weitere Jugendgesundheitsuntersuchung (J2) durchgeführt werden. Rechtsgrundlage hierfür sind wiederum Sonderverträge einiger Krankenkassen mit Berufsverbänden (BVKJ, Hausärztinnen- und Hausärzteverband, KVen) oder eine private Vereinbarung mit den Jugendlichen bzw. deren Eltern. Hierbei geht es neben einer Ganzkörperuntersuchung um eine fragebogengestützte Erfassung möglicher Problemfelder in der psychosozialen Entwicklung sowie um die Detektion gesundheitlicher Risiken.

Für das Jahr 2017 hat das Zentralinstitut für die kassenärztliche Versorgung über 10 Millionen ambulante Behandlungsfälle von Kindern bei Hausärzten gezählt (gegenüber 26,7 Millionen bei Pädiatern). Da Kinder ab dem 13. Lj. häufiger beim Hausarzt als beim Kinderarzt behandelt werden (➤ Abb. 7.2), sollten sich Hausärzte vor allem den Untersuchungen ab der U10 stellen.

7.5 Spezielle Präventionsmaßnahmen

7.5.1 Vitamin-D- und Fluoridprophylaxe bei Säuglingen

Die Kinder-Richtlinie empfiehlt ab der U2 eine Beratung über die Vitamin-D-Gabe zur Rachitisprophylaxe und über die Fluoridgabe zur Kariesprophylaxe. Es stehen Kombinationspräparate mit beiden Substanzen zur Verfügung (400–500 IE Vitamin D und 0,25 mg Fluorid).

Die Zufuhr von Fluorid wird von Ärzten durch orale Gabe (Tabletten, fluoridiertes Speisesalz), von Zahnärzten durch externe Gabe (fluoridhaltige Zahnpasten, Lacke, Spüllösungen und Gele) empfohlen. Eine zu hohe Fluoridaufnahme kann zu Zahnverfärbungen führen.

Die Gabe von Vitamin D für Kinder ab 2 Jahren wird von der Deutschen Gesellschaft für Kinder- und Jugendmedizin (DGKJ) kritisch gesehen, da es keinen gesicherten Nutzen einer Prophylaxe in diesem Alter gibt. Empfohlen wird hingegen, dass sich Kinder dieses Alters zwischen April und September mindestens zweimal pro Woche in der Sonne aufhalten sollten.

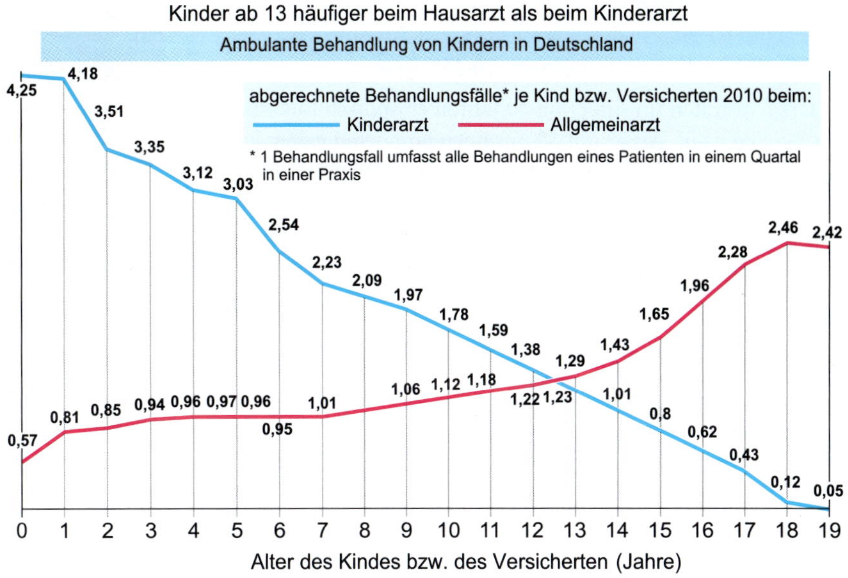

Abb. 7.2 Ambulante Behandlung von Kindern in Deutschland (Barmer GEK 2012) [W1142-002]

LEITLINIEN

S2k-Leitlinie „Fluoridierungsmaßnahmen zur Kariesprophylaxe bei Kindern und Jugendlichen". AWMF-Registernummer 083-001:

https://register.awmf.org/de/leitlinien/detail/083-001

7.5.2 Erweitertes Neugeborenen-Screening

Screeninguntersuchungen auf Phenylketonurie und angeborene Hypothyreose werden schon länger bei der U2 durchgeführt. Die Folgen dieser Erkrankungen können durch frühzeitige Diät oder Substitutionstherapie vermieden werden. Das Neugeborenen-Screening in Deutschland ist auf 14 seltene Erkrankungen deutlich erweitert worden (➤ Kap. 93). Es umfasst Stoffwechselstörungen, Mitochondropathien, Hormonerkrankungen, Mukoviszidose und seit 2019 auch SCID *(severe combined immunodeficiency)*. Seit 2021 ist zudem das Neugeborenen-Screening auf 5q-assoziierte spinale Muskelatrophie hinzugekommen. Ziel ist es, seltene Erkrankungen systematisch zu erkennen, und zwar zu einem Zeitpunkt, an dem durch eine frühzeitige Therapie der Verlauf wesentlich beeinflusst werden kann. Aufgrund der niedrigen Vortestwahrscheinlichkeit sind falsch positive Befunde häufig, und ein positives Screeningergebnis muss immer durch weitere Untersuchungen bestätigt werden. Es ist zu erwarten, dass in Zukunft noch mehr Untersuchungen zu geringeren Kosten zur Verfügung stehen werden, was ein besseres Verständnis der Testinterpretation bei niedriger Vortestwahrscheinlichkeit erfordert (➤ Kap. 4.3).

LEITLINIEN

S2k-Leitlinie „Neugeborenen-Screening auf angeborene Stoffwechselstörungen, Endokrinopathien, schwere kombinierte Immundefekte (SCID), Sichelzellkrankheit, 5q-assoziierte spinale Muskelatrophie (SMA) und Mukoviszidose". AWMF-Registernummer 024-012:

https://register.awmf.org/de/leitlinien/detail/024-012

7.5.3 Hüftsonografie

Bei der U3 (4 Wochen nach Geburt) sollte eine Überweisung zur Hüftsonografie erfolgen. Diese Untersuchung wird von Orthopäden und seltener auch von Kinderärzten angeboten, erfordert eine spezielle Qualifikation und ist stark untersucherabhängig. Bei positiver Familienanamnese kann bereits 2 Wochen nach der Geburt geschallt werden. Die Untersuchung dient der Früherkennung von Hüftreifungsstörungen zur Prävention von Hüftdysplasien. Das Risiko ist für Mädchen deutlich höher als für Jungen. Ein klinischer Hinweis auf eine Hüftgelenkdysplasie kann eine asymmetrische Gesäßfalte sein. Ein manueller Luxationsversuch (Ortolani-Test) sollte wegen der Gefahr einer Verletzung unterlassen werden. Der sonografische Befund wird nach Graf in vier Stadien eingeteilt. Bei einem auffälligen Befund können Kontrollen und eine Spreizbehandlung notwendig sein. Unbehandelt können auch leichtere Formen zu einer Dysplasiekoxarthrose führen.

Patientenbeispiel

Schwere Hüftarthrose bei einem 30-Jährigen

Bei Herrn W. traten im Alter von 20 Jahren episodisch linksseitige Hüftschmerzen auf. Als er mit 30 nur noch humpelnd gehen kann, wird in der Röntgenuntersuchung eine schwere Arthrose bei einer angeborenen linksseitigen Hüftdysplasie festgestellt. Die Hüftsonografie war erst 1996, mehrere Jahre nach seiner Geburt, fester Bestandteil der Früherkennungsuntersuchungen geworden.

7.5.4 Hörscreening

Für Neugeborene gibt es ein Hörscreening, das im Regelfall noch im Krankenhaus durchgeführt und in das U-Heft eingetragen wird (➤ Kap. 7.1, ➤ Kap. 31). Es sollte kontrolliert werden, ob es erfolgt ist. Ab der U7a ist ein Hörtest mittels Pilotentest notwendig, bei der U8 und U9 ein Test mittels Audiometer mit mindestens 5 Prüffrequenzen. Ein Audiometer gehört nicht zur Standardausrüstung einer Hausarztpraxis, muss aber für die Durchführung der U-Untersuchungen vorgehalten werden.

7.5.5 Augenscreening

Je früher eine Sehstörung (z. B. Strabismus, kongenitale Katarakt, hohe Ametropie) festgestellt wird, umso größer ist die Chance, eine Vielzahl von Folgestörungen zu vermeiden, insbesondere eine **Amblyopie** (entwicklungsbedingte Schwachsichtigkeit). Es wird geschätzt, dass ca. 3–6 % der Bevölkerung eine Amblyopie haben. Augenärzte halten die Augenuntersuchung durch Kinder- und Hausärzte im Rahmen der U-Untersuchung für unzureichend. Allerdings besteht kein gesetzlicher Anspruch auf eine augenärztliche Früherkennungsuntersuchung. Viele Krankenkassen erstatten die Kosten aber. Ein Grund, der gegen ein augenärztliches Screening ins Feld geführt wird, ist, dass sich ein hoher Anteil der kindlichen Refraktionsstörungen (ca. 15–20 % der Kinder) spontan bessert und zu einer Übertherapie mit Brillen führen könnte.

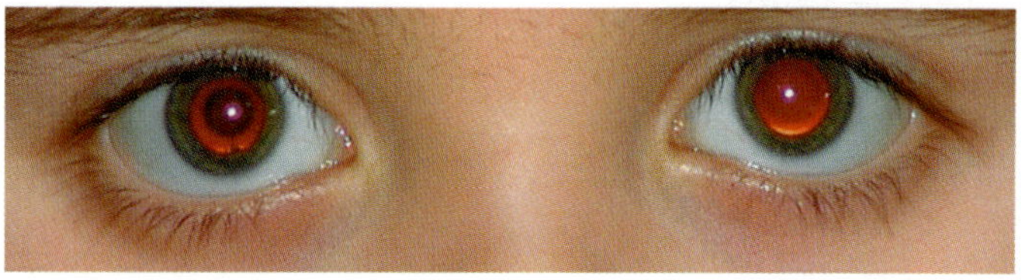

Abb. 7.3 Brückner-Durchleuchtungstest (Normalbefund) [F201-007]

Zur orientierenden Untersuchung auf Refraktionsstörungen und eine kongenitale Katarakt ist bei noch nicht kooperationsfähigen Kindern der **Brückner-Durchleuchtungstest** üblich, bei dem der Arzt in einem abgedunkelten Raum mit einem Ophthalmoskop aus einer Entfernung von 0,2–0,5 m und 3–4 m in die Augen des Kindes leuchtet und der Augenhintergrund rot erscheint (➤ Abb. 7.3). Unterschiede in der Farbe weisen auf eine unterschiedliche Refraktion hin. Ist kein Reflex zu sehen, ist eine Katarakt oder selten ein Aderhauttumor möglich. 3- bis 5-Jährige können schon mit Sehtafeln untersucht werden.

LITERATUR

Barmer GEK. Arztreport 2012. Kindergesundheit; www.barmer.de/resource/blob/1026916/e5fbbbc50b2618d99b23b4579079e574/barmer-gek-arzt-report-2012-data.pdf (letzter Zugriff: 7.3.2024).

Ehrt O. Möglichkeiten und Grenzen des Amblyopiescreenings mit Autorefraktometern.;1; Ophthalmologe 2016; 113: 289–295.

Peterlein CD, Penner T, Schmitt J, et al. Sonografisches Screening der Neugeborenenhüfte am Universitätsklinikum Marburg – eine Langzeitanalyse. Z Orthop Unfall 2014; 152: 234–240.

Seeling S, Prütz F, Gutsche J. Inanspruchnahme pädiatrischer und allgemeinmedizinischer Leistungen durch Kinder und Jugendliche in Deutschland – Querschnittergebnisse aus KiGGS Welle 2 und Trends. Journal of Health Monitoring 2018; 3(4): 57–66.

Schulz, M et al.: Versorgungsmonitor Ambulante Kinder- und Jugendmedizin (2020); https://www.zi.de/fileadmin/Migration/Versorgungsmonitor_ambulante_Paediatrie_Bericht_korrigiert.pdf (letzter Zugriff: 7.3.2024).

Thaiss H, Klein R, Schumann RC, et al. Früherkennungsuntersuchungen als Instrument im Kinderschutz. Bundesgesundheitsbl – Gesundheitsforsch – Gesundheitsschutz 2010; 53: 1029–1047.

KAPITEL

8

Wolfgang Schneider-Rathert

Impfungen

Impfen ist eine der wichtigsten präventiven Maßnahmen. Mit der weltweiten Eradikation der Pocken 1979 gelang ein Meilenstein globaler Gesundheitszusammenarbeit. Bei Impfungen müssen wie bei jeder anderen medizinischen Entscheidung evidenzbasiert Nutzen und Risiko abgewogen werden. Mit dem erfolgreichen Zurückdrängen von Krankheiten, die eine schwere, dauerhafte Behinderung oder Tod (z. B. Masern, Tetanus, Polio) zur Folge haben können, wendet sich die Forschung mittlerweile auch Impfzielen wie der Reduktion von Krankenhausaufenthalten (Rotaviren) oder Schmerzen (Herpes zoster) zu.

8.1 Definitionen und Organisation des Impfwesens in Deutschland

In Deutschland werden öffentliche Impfempfehlungen von den Landesgesundheitsbehörden ausgesprochen, die sich an den Empfehlungen der Ständigen Impfkommission (STIKO) am Robert Koch-Institut (RKI) orientieren. Allerdings gibt es föderal auch einige Unterschiede. In Sachsen wurde lange die zweite Masernimpfung nicht im 2. Lj., sondern weiterhin erst *„um den 4. Geburtstag empfohlen"*. Bei einer späteren Impfung ist die Immunisierungsrate höher, dafür besteht ein geringes Risiko einer Wildinfektion in der Zwischenzeit.

Die Impfempfehlungen der STIKO werden nach evidenzbasierten Kriterien entwickelt und gelten als medizinischer Standard. Mit Zustimmung des G-BA werden STIKO-Empfehlungen zur Pflichtleistung der gesetzlichen Krankenversicherung (GKV), auf die jeder Versicherte Anspruch hat. Für die Qualität, Wirksamkeit und Sicherheit von Impfstoffen ist in Deutschland das Paul-Ehrlich-Institut zuständig. Beide Institute unterstehen dem Geschäftsbereich des Bundesministeriums für Gesundheit (➤ Kap. 9).

Schutzimpfungen werden i. d. R. durch Haus- und Kinderarztpraxen im ambulanten Bereich durchgeführt. Das Masernschutzgesetz erlaubt darüber hinaus mittlerweile jedem approbierten Arzt auch außerhalb seiner Fachgrenzen zu impfen.

➤ Tab. 8.1 gibt einen Überblick über verschiedene Impfstofftypen.

8.2 Praktische Aspekte

8.2.1 Indikation und Kontraindikation

Indikation und Kontraindikation einer Impfung ergeben sich aus der jeweiligen Fachinformation. Grundsätzlich sollten keine fiebernden Patienten (> 38,5° laut RKI) geimpft werden. Ein harmloser fieberfreier Infekt ist hingegen eine „falsche" Kontraindikation. In der Praxis ist individuell abzuwägen, wie dringend eine Impfung für den Impfling ist und wie zuverlässig ein Alternativtermin wahrgenommen werden würde. Ohne lokalen Masernausbruch kann z. B. eine Masernimpfung

Tab. 8.1 Übersicht über verschiedene Impfstofftypen

Impf(stoff)kategorien	Bestandteile	Wirkung und Nebenwirkung	Herdenimmunität	Beispiele
Aktivimpfung	Verabreichung von Erregern oder Erregerbestandteilen zum Auslösen einer aktiven Immunantwort	Eigene Immunität wird sukzessive aufgebaut	Möglich	–
Lebendimpfstoff	Attenuierte vermehrungsfähige (geschwächte) Erreger	• Möglicherweise zusätzliche Schutzwirkung über die Zielerkrankung hinaus • Potenzielles Risiko von Umgebungsinfektionen	Möglich	• MMR, Varizellen, orale Poliovakzine (OPV) • Neue Vektorimpfstoffe: Antigene des Erregers der Zielerkrankung werden auf abgeschwächte Vektorviren gentechnisch übertragen (Beispiel: Ebolaimpfstoff Ervebo®)
Totimpfstoff	Nicht vermehrungsfähige Erreger (Ganzkeimvakzinen) oder deren Bestandteile (Spaltimpfstoff)	Hinweise auf Schwächung des Immunsystems gegenüber anderen Erkrankungen in ärmeren Ländern	Möglich, außer bei Toxoidimpfstoffen	Grippeimpfung, inaktivierte Poliovakzine (IPV)
Sonderform: Toxoidimpfstoff	Entgiftete Toxine	Immunität verhindert nur die Toxinfolgen einer Infektion, nicht die Infektion selbst	Kein Herdenschutz, da kein Infektionsschutz	Diphtherie, Tetanus
mRNA-Impfstoffe (mRNA-Liponanopartikel zirkulieren bis zu 4 Wo. nach der Impfung systemisch in der Blutbahn (Castruita et al. 2023) und werden sukzessive in verschiedenste Körperzellen aufgenommen, dort an den Ribosomen translatiert. Die Spike-Proteine werden aus den Zellen freigesetzt und dem Immunsystem präsentiert.	• mRNA, Liponanopartikel, Polyethylenglykol (PEG) • Die lange systemische Verweildauer der Liponanopartikel von bis zu 1 Mon. (Castruita et al. 2023) könnte die höhere Wirksamkeit, aber auch die häufigeren systemischen Nebenwirkungen erklären.	• Hochwirksam zur Verhinderung schwerer und tödlicher COVID-19-Verläufe, zugleich z. B. im Vergleich zu Grippeimpfstoffen erheblich häufiger Nebenwirkungen wie z. B. Fieber, Lymphadenopathie, Phlebitis oder Myokarditis (1 : 20.000 bei jüngeren Männern) • Individuelle Nutzen-Risiko-Abwägung aufgrund meist benigner Verläufe bei Kindern und Jugendlichen, die Stiko empfiehlt die generelle Impfung gesunder unter 18-Jähriger nicht mehr (Stand 1/24)	• mRNA-Impfstoffe erzeugen keine anhaltende sterile Immunität. • Die Impfung schützt den Geimpften, nicht aber seine Umgebung. Die mittlerweile ausgelaufene Impfpflicht für Gesundheitspersonal, aber keine Impfpflicht für die vulnerablen Gruppen selbst, war eine politische, nicht aber eine wissenschaftlich getroffene Priorisierung.	Comirnaty® (BioNTech/Pfizer), COVID-19 Vaccine Moderna®
Damit Totimpfstoffe wirken können, enthalten diese oft Zusatzstoffe wie … (siehe Spalte „Beispiele")	• Adjuvanzien • Konservierungsstoffe	• Erhöhen die Immunogenität der Impfantigene • Bei mRNA-Impfstoffen: unterstützen mRNA-Aufnahme in die Zellen • Abtöten von Impfviren, Haltbarmachung von Impfstoffen	–	• Aluminium in TD-Vakzinen • Liponanopartikel • Formaldehyd • Phenol • Quecksilberhaltiges Thiomersal ist nicht mehr Bestandteil in Deutschland zugelassener Einzeldosisimpfstoffe
Passivimpfung	Immunglobuline	Vorübergehende Immunität der Blutplasmaspender sofort mit der Injektion verfügbar (Tollwut)	Nein	• Tollwutimmunglobulin • Tetanusimmunglobulin
Simultanimpfung	Gleichzeitige Aktiv- und Passivimpfung	–	• Aktivimpfung: ja • Passivimpfung: nein	Postexpositionsprophylaxe Tollwut

auch verschoben werden, auch um mögliche Erkältungssymptome nicht fälschlicherweise der Impfung anzulasten.

Patientenbeispiel

Eine 27-jährige Mutter kommt in die Sprechstunde. Ihr 63-jähriger Onkel ist unter belastenden Umständen an einem oropharyngealen Karzinom verstorben. Sie möchte, dass ihrem Sohn ein solches Schicksal erspart bleibt. In einem Faktenblatt des RKI zur HPV-Impfung habe sie den Eindruck gewonnen, dass oropharyngeale Karzinome durch eine HPV-Impfung verhindert werden könnten (RKI 2019).

Die Mutter wird aufgeklärt, dass die STIKO seit 2018 die Impfung auch für Jungen grundsätzlich empfiehlt. Dies solle im Wesentlichen den Schutz ihrer Sexualpartnerinnen erhöhen. Als wesentlicher Nutzen für die Jungen selbst ist eine 90-prozentige Reduktion der harmlosen, aber lästigen Condylomata acuminata zu erwarten. Für einen Schutz gegen Oropharynxkarzinome gibt es leider weder für Mädchen noch für Jungen Evidenz. Der HPV-Impfstoff ist hierfür nicht zugelassen (Off-Label-Use). Das EbM-Netzwerk fordert daher die Bereitstellung von Entscheidungshilfen, die als Grundlage für informierte Entscheidungen eingesetzt werden können (EbM-Netzwerk 2019).

Es gibt einen Mangel an guten evidenzbasierten Aufklärungsmaterialien.

8.2.2 Anforderung Aufklärung

Die Grundlagen der Aufklärung werden in ➤ Kap. 11.5 besprochen. Bei Impfungen gibt es einige Besonderheiten. Zunächst einmal handelt sich um eine präventive medizinische Maßnahme bei (noch) nicht eingetretener Krankheit. Zudem steht die Impfpraxis im Spannungsfeld verschiedener Betrachtungsweisen. Das RKI und die STIKO vertreten eine Public-Health-Perspektive und wünschen sich eine möglichst vollständige, einheitliche Umsetzung ihrer Empfehlungen auf Bevölkerungsebene. Viele Patienten wünschen sich eine individuelle Beratung für ihre persönliche Situation – auch über Alternativen. Hierauf haben sie einen gesetzlichen Anspruch (§ 630e BGB).

Der gesetzliche Anspruch ist zugleich Kern hausärztlichen Selbstverständnisses:

„Hausärztliche Versorgung erhöht die Patientensicherheit durch individuelle, gemeinsame Abwägung von potenziellem Nutzen und Schaden […] und dient damit der ressourcenschonenden Vermeidung unnötiger medizinischer Maßnahmen (sog. „quartäre Prävention"). […] Dies beinhaltet die Berücksichtigung des interpersonellen Geschehens, eine langfristige Behandlungsplanung unter Einbeziehung des Patienten (Partizipative Entscheidungsfindung) sowie die Integration aller Maßnahmen in ein therapeutisches Gesamtkonzept."

DEGAM-Zukunftsposition 8

Konkret bedeutet das für Impfungen, auch über andere Schutzmöglichkeiten vor der Erkrankung aufzuklären.

MERKE

Eine schriftliche Einwilligung ist bei Impfungen *nicht* notwendig. Eine praktikable Lösung in der Praxis sind Aufklärungsbögen, die Patienten vor der Impfung standardmäßig erhalten, was in einer Praxisverfahrensanweisung (SOP) festgelegt werden sollte. Es sollte dokumentiert werden, ob der Patient Fragen hatte; wenn ja, ist es eine ärztliche Aufgabe, diese zu beantworten. Die Injektion selbst ist eine delegierbare Aufgabe, die von qualifizierten Medizinischen Fachangestellten durchgeführt werden kann. Für Reiseimpfungen, die nicht von der Krankenkasse getragen werden, ist eine schriftliche Aufklärung zu den Kosten anzuraten (➤ Kap. 11).

Bei Tröpfcheninfektionen wie Influenza oder COVID-19 (➤ Kap. 94.3) ist z. B. über das alternative oder auch ergänzende Tragen von Schutzausrüstung (Faceshield, FFP2-Masken) aufzuklären. Je nach Patientenpräferenz können so keine, eine oder beide Maßnahmen Ergebnis der Impfberatung sein.

Patientenbeispiel (Fortsetzung)

Die 27-jährige Mutter hakt nach. Ihre Tochter wird demnächst 9 Jahre alt. Sie fragt nach Ihrer Einschätzung zur STIKO-Empfehlung für die HPV-Impfung für Mädchen.

Sie klären die Mutter darüber auf, dass die HPV-Impfung 9 von 10 Vorstufen von Gebärmutterhalskrebs verhindert. Wenn später regelmäßig die Früherkennungsuntersuchungen wahrgenommen würden, ist durch die HPV-Impfung aber kein zusätzlicher Todesfall mehr zu verhindern, wahrscheinlich aber etliche operative Eingriffe am Gebärmuttermund (Abrasio, Konisation). Dies sei gegen das immer noch nicht abschließend beurteilbare Sicherheitsprofil abzuwägen.

8.2.3 Impfung

Impfungen werden meist subkutan (s. c.) oder intramuskulär (i. m.) in den Deltamuskel injiziert. Alternativ kann i. m. ventroglutäal z. B. nach Hochstetter oder in den lateralen Anteil des Musculus quadriceps femoris geimpft werden. Zuvor erfolgt eine Hautdesinfektion (Einwirkzeit beachten!) mit einem keimarmen Tupfer. Handschuhe können zum persönlichen Schutz sinnvoll sein, sind aber vom RKI nicht vorgeschrieben. Eine Aspiration vor Injektion ist grundsätzlich nicht mehr empfohlen. Eine Ausnahme besteht noch für die m-RNA-Impfstoffe, hier empfiehlt das RKI weiterhin die Aspiration (Stand 1/2024).

8.2.4 Impfstoffe bestellen und lagern

Impfstoffe (➤ Tab. 8.1) sollen in einem Kühlschrank nach DIN 58345 gelagert werden. Eine abschließbare Tür schützt vor unbefugter Entnahme. Damit Temperaturen zwischen +2 °C und +8 °C eingehalten werden, gibt es akustische und optische Warnung bei Stromausfall sowie Temperaturabweichung. Funkwächter benachrichtigen bei Stromausfall im Praxisurlaub oder am Wochenende per SMS aufs Handy. Wenn Lagerungsbedingungen nicht eingehalten wurden, muss der Impfstoff verworfen werden.

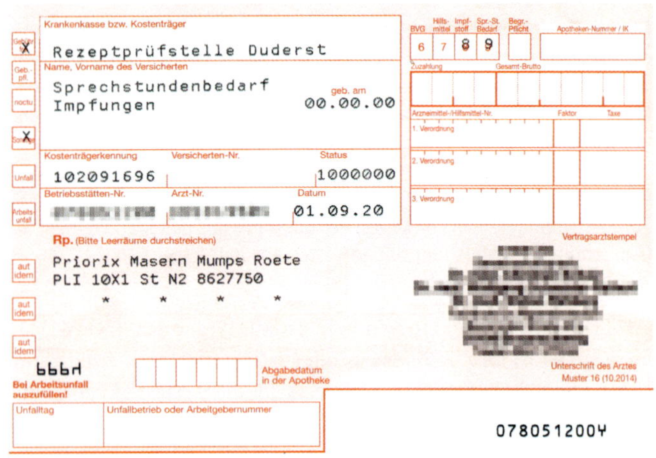

Krankenkasse bzw. Kostenträger
Rezeptprüfstelle Duderst
Name, Vorname des Versicherten
Sprechstundenbedarf
Impfungen
geb. am 00.00.00
Kostenträgerkennung 102091696
Versicherten-Nr.
Status 1000000
Betriebsstätten-Nr. [redacted]
Arzt-Nr. [redacted]
Datum 01.09.20
Rp. (Bitte Leerräume durchstreichen)
Priorix Masern Mumps Roete
PLI 10X1 St N2 8627750
* * * *
Vertragsarztstempel [redacted]
BVG | Hilfsmittel | Impfstoff | Spr.-St. Bedarf | Begr.-Pflicht | Apotheken-Nummer / IK
6 7 8 9
Zuzahlung | Gesamt-Brutto
Arzneimittel-/Hilfsmittel-Nr. | Faktor | Taxe
1. Verordnung
2. Verordnung
3. Verordnung
Gebühr frei | Geb.-pfl. | noctu | Sonstige | Unfall | Arbeitsunfall
aut idem | aut idem | aut idem
6664
Bei Arbeitsunfall auszufüllen!
Abgabedatum in der Apotheke
Unterschrift des Arztes
Muster 16 (10.2014)
Unfalltag | Unfallbetrieb oder Arbeitgebernummer
0780512004

Abb. 8.1 Beispiel einer Verordnung von Impfstoffen auf Sprechstundenbedarf [W181]

Die Bestellung von Impfstoffen für Privatversicherte erfolgt einheitlich mittels eines persönlich für den Patienten ausgestellten Privatrezeptes. Für gesetzlich Versicherte ist dies föderal, von Impfung zu Impfung und von Krankenkasse zu Krankenkasse teils unterschiedlich geregelt. Die für Sie geltenden Regelungen erfahren Sie bei Ihrer örtlichen KV. Die meisten Impfstoffe werden über den Sprechstundenbedarf verordnet (➤ Abb. 8.1), einige individuell auf den Patientennamen.

CAVE

Die Missachtung der regionalen Vorschriften kann zu Regressen seitens der Krankenkassen führen, wenn dadurch Ihnen unbekannte Rabattverträge der Kassen nicht bedient werden.

Impfstoffe müssen regelmäßig auf Ablauf des Mindesthaltbarkeitsdatums überprüft werden. Mittlerweile gibt es hierfür zu gängigen Arztverwaltungssystemen kompatible Software (z. B. ImpfdocNE). Erinnerungssysteme (Recall) an Folgeimpfungen kann man in den gängigen Arztverwaltungssystemen einrichten.

8.2.5 Dokumentation von Impfungen

Die Dokumentation jeder durchgeführten Impfung ist obligat. Hierbei werden der Impfstoff, die Impfcharge (bei Rückruf seitens der Hersteller essenziell!) und das Impfdatum sowohl im Impfpass als auch in der Patientenakte dokumentiert.

Die Dokumentation von Impfungen ist im digitalen Umbruch. Aktuell konzipiert die KBV den „e-Impfpass". Wenn die Impfdaten nicht mehr verloren oder zu Hause vergessen werden, könnten z. B. auch eigentlich unnötige Tetanusauffrischungen bei nicht erinnerter letzter Impfung nach Verletzungen vermieden werden.

8.2.6 Injektionsimpfungen bei oraler Antikoagulation

Für Impfinjektionen bei Antikoagulation gibt es widersprüchliche Empfehlungen. So dürfen laut Fachinformation *„intramuskuläre Injektionen […] unter der Behandlung mit Phenprocoumon aufgrund der Gefahr massiver Blutungen nicht durchgeführt werden"*. Auch wenn eine i. m. Injektion bei vielen DOAKs nicht ausdrücklich in der Fachinformation untersagt wird, empfiehlt das RKI die subkutane Impfung bei Gerinnungsstörung oder Blutungsneigung, sofern der Impfstoff hierfür zugelassen ist (RKI 2020b).

Die hausärztliche Erfahrung zeigt, dass relevante Blutungen nach intramuskulärer Impfung von Patienten mit angeborener oder erworbener Gerinnungsstörung mit einer Kanüle (max. 23 G) selten sind. In einer Studie kam es nur bei 4 % von 153 Hämophiliebetroffenen nach lediglich 1- bis 2-minütigem Drücken nach Hepatitis-B-Impfung mit kleiner Nadel (max. 23 G) noch zu einem Hämatom. Keines davon war behandlungsbedürftig (Evans et al. 1990).

Deshalb empfiehlt das US-Pendant zur STIKO, das *Advisory Committee on Immunization Practices* (ACIP): Für die Impfung sollte eine feine (max. 23 G) Kanüle verwendet werden. Nach der Impfung sollte für mindestens 2 min fest komprimiert werden, ohne zu reiben. (Anmerkung: Dies soll verhindern, dass der Impfstoff im Stichkanal ins Subkutangewebe zurückfließt und dort vermehrt Lokalreaktionen hervorruft.) Antikoagulierte Patienten haben vermutlich das gleiche Risiko wie Patienten mit Gerinnungsfaktorerkrankungen und sollten nach denselben Empfehlungen für die i. m. Injektion behandelt werden. Um das Blutungsrisiko zu minimieren, sollte die Impfung möglichst vor der Einnahme der gerinnungshemmenden Medikamente erfolgen (CDC 2021).

8.2.7 Umgang mit Impfgegnern

Im Bereich des Impfens ist es häufig schwierig, mit einer differenzierten Meinung Gehör zu finden. Schnell findet man sich im Lager der Impforthodoxie oder der orthodoxen Impfgegner verortet. Hausärztliches Selbstverständnis beinhaltet das Engagement für wissenschaftlich gut belegte Schutzimpfungen ebenso wie den Respekt vor der Entscheidung der Patienten. Der Begriff des Impfgegners ist deshalb unglücklich gewählt, da er eine autonome Patiententenentscheidung (ab-)wertet. Meist wird er für die sehr kleine Bevölkerungsgruppe verwendet, die einer faktengebundenen Aufklärung über Impfungen nicht zugänglich ist.

Dass rund 97 % aller Kinder gegen Masern zumindest einmalig geimpft werden, belegt, dass die Bevölkerung einer gut begründbaren Impfung (➤ Kap. 8.3.4) zu fast 100 % ihr Vertrauen schenkt.

Viel wichtiger als geschickte, nicht ergebnisoffene Gesprächsführung mit nicht ausreichend evidenzbasierten Patienteninformationen (vgl. Patientenbeispiel 1) sind deshalb im Umgang mit allen Patienten authentisches Auftreten und Argumentieren. Die langjährige gewachsene Arzt-Patient-Beziehung in der Allgemeinpraxis ist ideal für eine ergebnisoffene individuelle Impfberatung. Denn:

„Eine ehrliche Aufklärung der Ärzteschaft und der Bevölkerung könnte langfristig das Vertrauen in das Medizinsystem stärken und die Impfbereitschaft für sinnvolle Impfungen erhöhen.“

EbM-Netzwerk (2019)

8.3 STIKO-Empfehlungen im internationalen Vergleich

MERKE

Die jeweils aktuellen STIKO-Empfehlungen sind auf der Webseite des RKI abrufbar:

www.rki.de/DE/Content/Kommissionen/STIKO/Empfehlungen/Impfempfehlungen_node.html

Nachfolgend werden die STIKO-Empfehlungen mit den Empfehlungen der WHO und europäischer Nachbarländer verglichen.

8.3.1 Rotaviren

Das Risiko von Invaginationen als Nebenwirkung der Impfung führte in Frankreich 2015 dazu, dass die Rotavirusimpfung nicht mehr landesweit empfohlen wird (PEI 2015). *„Aus Beobachtungsstudien nach der Zulassung von Rotavirusimpfstoffen geht hervor, dass ein erhöhtes Risiko für Invagination nach Rotavirusimpfung insbesondere in einem Zeitfenster von sieben Tagen nach der ersten Dosis besteht“* (Oberle et al. 2019). Über dieses Risiko ist vor der Impfung aufzuklären.

8.3.2 Tetanus und Diphtherie

Dank der Tetanusimpfung ist die Zahl der Tetanustoten in Deutschland fast bis auf 0 gesunken; auch der Neugeborenentetanus ist in Deutschland seit Langem verschwunden. Ähnliches gilt auch für die Diphtherie. Weltweit ist die Zahl der an Tetanus gestorbenen Neugeborenen mit zunehmender Verbreitung der Tetanusimpfung auch in ärmeren Ländern um 96 % zwischen 1988 und 2015 gesunken. Dennoch starben 2015 weltweit laut WHO immer noch 34.000 Neugeborene an Tetanus.

Während die Diphtherie in der EU weitestgehend unbekannt ist, gab es in den Nachfolgestaaten der UdSSR von 1990 bis 1998 mehr als 150.000 Diphtherieerkrankungen und über 6.000 Diphtherietodesfälle. Umstritten ist dabei die Notwendigkeit von regelmäßen Boosterungen nach einer Grundimmunisierung. Die WHO empfiehlt 6 Impfungen bis zur Volljährigkeit ohne weitere Auffrischungen. In Dänemark werden – wie für Polio auch bei uns in Deutschland – sogar nur 4 Impfungen gegen Tetanus und Diphtherie empfohlen (z. B. Tetanus: ECDC 2023).

Die deutsche Empfehlung, 80 Mio. Menschen alle 10 Jahre gegen Tetanus und Diphtherie immer wieder zu impfen, ist offenbar nicht dafür geeignet, die hierzulande im Schnitt noch zwei Todesfälle weiter zu reduzieren.

In einer sehr großen Beobachtungsstudie in 31 nordamerikanischen und europäischen Ländern fand sich kein Nutzen von Boosterimpfungen für Diphtherie und Tetanus (Slifka et al. 2020). Die Autoren schlussfolgern, dass so noch mehr Länder (also auch Deutschland) ihre Ressourcen vermehrt auf vulnerable oder noch nicht grundimmunisierte Patientengruppen fokussieren könnten.

Zumal das sehr seltene (< 1 : 1.000.000) Guillain-Barré-Syndrom (GBS) und periphere Nervenschädigungen auch vom RKI als eine *„überwiegend wahrscheinliche, wenn nicht sogar evidente“* Nebenwirkung der Tetanusimpfung eingeschätzt werden (Dittmann 2002). Selbst wenn man das Risiko eines GBS mit nur 1 : 2 Mio. annähme, könnte die Übernahme der WHO-Empfehlung hierzulande 40 impfbedingte GBS alle 10 Jahre verhindern.

8.3.3 Polio

Viele kennen noch den Impfslogan – *„Schluckimpfung ist süß, Kinderlähmung ist grausam“*. Aus gutem Grund: Vor der Impfära bis zur Mitte des vorherigen Jahrhunderts war die Kinderlähmung eine gefürchtete Erkrankung mit Seuchencharakter. Erkrankten in den 1950er-Jahren in Deutschland jährlich bis zu rund 10.000 Kinder an Polio, ist Deutschland dank der Impfung seit 1993 poliofrei. Mit dem zunehmenden Verschwinden der Wildpolio rückte vermehrt in den Blick, dass die Lebendimpfung nach Sabin in der Umgebung des Impflings durch Rückmutation sehr selten (ca. 1 : 1 Mio.) Polio selbst auslösen konnte. Um die Jahrtausendwende wurde deshalb in den meisten westlichen Ländern der heute noch gebräuchliche Totimpfstoff IPV (4-malige Impfung) eingeführt. Auch wenn die Polio weltweit weitestgehend zurückgedrängt ist, bleibt der Impfschutz aufgrund von Polioausbrüchen (z. B. zuletzt nicht nur in Syrien, sondern auch in den USA) ähnlich wie bei der Diphtherie wichtig.

8.3.4 Masern-Mumps-Röteln

Die Masernimpfung wird von der WHO als einer der *best buys* in Public Health bewertet (Di Pietrantonj et al. 2020). Aufgrund der weltweit auch in ärmeren Ländern steigenden Durchimpfungsraten (2018 waren 86 % aller Kinder weltweit zumindest einmal geimpft) sank zwischen 2000 und 2018 die jährliche Zahl der Maserntoten um 73 % auf 140.000, meist Kinder unter 5 Jahren (WHO 2023). Die Sterblichkeit an Masern liegt in Industrieländern bei ca. 1 : 1.000. In ärmeren Ländern trägt Mangelernährung mit Vitamin-A-Mangel und eine schlechtere gesundheitliche Versorgung zu einer deutlich höheren Sterblichkeit bei. Die WHO empfiehlt die Impfung bereits ab 9 Monaten in Ländern mit andauernder Maserzirkulation in der Bevölkerung. Wo das Risiko einer frühkindlichen Maserninfektion hingegen gering sei, könne aufgrund der dann höheren Serokonversionsraten erst mit 12 Monaten erstmalig geimpft werden (WHO 2017).

MERKE

In Deutschland gibt es jährlich noch max. 2.000–3.000 Masernfälle, es sterben hierzulande jährlich 0 bis 2 Menschen an Masern. In über der Hälfte der Infektionen sind Erwachsene betroffen, die oft nur einmalig gegen MMR geimpft sind. Seit 2010 gibt es die Empfehlung, bislang nur einmal Geimpfte auch ein zweites Mal zu impfen. Gegen Masern Ungeimpfte sollen einmal, bei beruflicher Exposition z. B. in Schulen oder im Gesundheitswesen zweimal geimpft werden.

Eine ernsthafte Komplikation der Maserninfektion ist die Masernenzephalitis. Je älter die Kinder bei der Erkrankung sind, desto häufiger tritt die Enzephalitis auf (bis zu 1 ‰ aller Masernfälle). Die Enzephalitis heilt nur in 60 % ad integrum aus. Dauerschäden sind in 25 %, der Tod in 15 % d. F. zu beklagen. (Cherry et al. 2009)

Das Risiko einer subakut sklerosierenden Panenzephalitis (SSPE), die 7–10 Jahre nach der Masernerkrankung auftreten kann und zu schwerer Behinderung und Tod führt, liegt laut RKI (2020a) bei *„durchschnittlich 4–11 SSPE-Fällen pro 100.000 Masernerkrankungen"*.

TIPP

Fragen Sie bei der Gesundheitsuntersuchung aller nach dem 1.1.1971 Geborenen immer nach dem MMR-Impfschutz und komplettieren Sie ggf. den Impfschutz!

8.3.5 Windpocken

Mit der Einführung der Windpockenimpfung in Deutschland als Regelimpfung wurde erstmals gegen eine Erkrankung geimpft, die jährlich eine Sterblichkeit von deutlich unter 10 Fällen aufwies. Die Einführung wurde u. a. damit begründet, dass volkswirtschaftlich ein Nutzen zu erwarten sei, wenn die Eltern nicht ihre kranken Kinder zu Hause betreuen müssten. Die Einführung 2004 war von Leserbriefen an das Deutsche Ärzteblatt flankiert, in denen langjährig tätige Kinderärzte die angeführten Daten zu den Komplikationen einer Windpockenerkrankung als nicht mit ihrer Berufserfahrung in Einklang zu bringen kritisierten. Die Windpockenimpfung reduziert nach heutigem Kenntnisstand die Häufigkeit von allerdings harmlosen Varizellenerkrankungen im Kindesalter.

8.3.6 Herpes zoster

Seit 2018 empfiehlt die STIKO den Totimpfstoff Shingrix® für Personen ab 60 Jahren und ab 50 Jahren bei bestimmten Grunderkrankungen. Der Impfstoff kann das Risiko einer Zostererkrankung von 33/100 auf 3/100 senken. Es werden 2 Impfungen im Abstand von 6 Monaten empfohlen. Der Impfstoff ist, wie schon in den Zulassungsstudien beobachtet, schlecht verträglich mit starken lokalen Impf- und Allgemeinreaktionen. 2021 wurde in die Fachinformation ein Warnhinweisbezüglich des Guillain-Barré-Syndroms (geschätzt 6 Fälle auf eine Million Geimpfte über 65 Jahre) aufgenommen.

Für die Patientengruppe, die bereits eine Zosterinfektion überstanden hat, rät das Arzneitelegramm 2022 aufgrund weiter *„unbefriedigender Datenlage"* zu „Zurückhaltung in der Indikationsstellung."

Die Zulassungsstudien hatten Zostergenesene ausgeschlossen, Daten dazu stehen weiter aus. Es gibt bisher keine Empfehlungen für Auffrischimpfungen, da die Impfwirkung über die Jahre nur langsam nachzulassen scheint.

8.3.7 Grippeimpfung

Jährlich werden in Deutschland rund 15 Mio. Dosen verimpft. *„Die Schutzwirkung (Effektivität) der Influenzaimpfung ist geringer als bei vielen anderen von der STIKO empfohlenen Impfungen"* (RKI 2021). Die Impfeffektivität kann in den einzelnen Jahren sehr unterschiedlich sein. Es finden sich Angaben zwischen 15 und 80 %. Mit dem saisonalen Grippeimpfstoff wird mittlerweile gegen vier verschiedene Influenzasubtypen geimpft. Die Wirksamkeit des Impfstoffs hängt davon ab, inwieweit die später zirkulierenden Influenzasubtypen zum Zeitpunkt des Produktionsstarts von den Virologen richtig „abgeschätzt" werden. Zudem ist die Vakzine ein klassischer Spaltimpfstoff, d. h., er enthält immer nur einen Teil der Virusproteine. Je nachdem, wie gut diese Antigene effektive Immunantworten auslösen, variiert die Wirksamkeit.

Das RKI empfiehlt deshalb auch für die Influenzaprävention die mittlerweile bekannten Coronapandemiemaßnahmen wie *„das Abstandhalten zu Personen mit Symptomen einer akuten Atemwegserkrankung. […] Regelmäßiges gründliches Händewaschen kann das Risiko einer Atemwegsinfektion ebenfalls vermindern."*

8.4 Ausgewählte Impfungen

8.4.1 Pneumokokkenimpfung

Bei der Impfung gegen Pneumokokken sind Polysaccharidimpfstoffe (z. B. Pneumovax®) und Konjugatimpfstoffe (Polysaccharide an Trägerprotein „konjugiert", z. B. Prevenar®, Vaxneuvance®, Apexxnar®) zu unterscheiden:

- Säuglinge unter 2 Jahren können mit den von der STIKO empfohlenen Konjugatimpfstoffen Prevenar® oder Vaxneuvance® geimpft werden.
- Chronisch Kranke in der Altersgruppe von 2 bis 17 Jahren können als Indikationsimpfung sequenziell mit Prevenar® und 6 bis 12 Monate später mit Pneumovax® geimpft werden.
- Für chronisch Kranke ab 18 Jahren wird seit 2024 nur noch einmalig und ausschließlich mit Apexxnar® geimpft.
- Für alle Patienten ab 60 Jahren ist ebenfalls ausschließlich Apexxnar® empfohlen.

Unbestritten ist, dass Pneumokokkenimpfstoffe Pneumokokkenpneumonien reduzieren können, allerdings bislang ohne Einfluss auf die Gesamtsterblichkeit. Umstritten ist darüber hinaus, ob die Gesamtrate an Lungenentzündungen durch die Impfung reduziert werden kann oder ob andere Erreger den Nutzen wieder zunichtemachen (Konecny et al. 2016).

Ob der ab 18 Jahren zugelassene 20-valente Konjugatimpfstoff (Apexxnar®) in seiner langfristigen klinischen Wirksamkeit besser zu bewerten ist, wie es das RKI in seinen Modellierungen für die

Zukunft berechnet hat, bleibt aktuell mangels entsprechender Real-World-Daten ebenso offen wie die Frage, ob mit Apexxnar® Geimpfte in Zukunft Auffrischimpfungen benötigen.

8.4.2 Gelbfieberimpfung

Die Gelbfieberimpfung ist in einigen Ländern bei der Einreise vorgeschrieben. Sie darf nur in von der WHO akkreditierten Gelbfieberimpfstellen verabreicht werden. Dies sind z. B. Gesundheitsämter oder niedergelassene Ärzte, die je nach Bundesland besondere Anforderungen erfüllen müssen. Die Gelbfieberimpfung ist eine Lebendimpfung und wirksam gegen eine häufig schwer verlaufende Tropenkrankheit, aber selber nicht optimal verträglich. Die früher notwendige Auffrischung alle 10 Jahre ist nicht mehr notwendig.

8.4.3 Meningokokkenimpfung

Die Meningokokken-Meningitis ist mit 300 bis 400 Fällen pro Jahr zwar eine seltene, aber gefährliche Erkrankung mit einer Sterblichkeit von ca. 8 % trotz Intensivtherapie (ca. 12 Todesfälle pro Jahr). Es sind vor allem Kleinkinder betroffen. Die bislang von der STIKO empfohlene Meningokokkenimpfung im 2. Lj. deckte nur die Serogruppe C (10–15 % d. F., 1 bis 2 Todesfälle/Jahr) ab. Die STIKO empfiehlt seit Januar 2024 zusätzlich bereits für alle Säuglinge ab dem Alter von 2 Monaten eine Impfung gegen Meningokokken der Serogruppe B (ca. 60 % d. F., ca. 7 Todesfälle jährlich, 3-malige Impfung mit Bexsero®). Als Impfung für Risikogruppen steht zusätzlich ein tetravalenter Konjugatimpfstoff gegen die Serogruppen A, C, W und Y zur Verfügung.

MERKE
Für die Mekka-Pilger ist zur Einreise nach Saudi-Arabien der gültige Nachweis einer tetravalenten Meningokokkenimpfung vorgeschrieben.

8.4.4 Frühsommer-Meningoenzephalitis (FSME)

Fälle von zeckenübertragener FSME treten hierzulande bei 200–600 Fällen pro Jahr auf. Die FSME ist damit rund 500-mal seltener als die nicht impfpräventable Borreliose. Eine Expositionsprophylaxe (Repellents, Hosenbeine in die Socken stecken, zeitnahes Absuchen nach Zecken) ist deshalb in jedem Fall sinnvoll. Selbst in Risikogebieten ist die Gefahr, an FSME zu erkranken, relativ gering (in den „Höchstrisikogebieten" Deutschlands nicht mehr als 40 Neuerkrankungen binnen 5 Jahren auf 100.000 Einwohner). Das arzneitelegramm (2014) rät zur individuellen Entscheidung nach Abwägung des Expositions- und des Impfrisikos. Waldarbeitern im Schwarzwald, Allgäu oder dem Bayerischen Wald haben eine klare Impfindikation im Vergleich zu kurzfristigen Wanderurlaubern. Kinder sind durch FSME nur in seltensten Fällen gefährdet.

8.4.5 Tollwutimpfung

Seit 2008 gab es in Deutschland keinen Tollwutfall mehr bei einem Landtier. Ein Reservoir sind allerdings Fledermäuse. Somit ist die Tollwutimpfung in Deutschland aktuell nur nach Fledermausbiss oder als Reiseimpfung zu erwägen. Es ist das sehr geringe Expositionsrisiko gegen die sehr seltenen, aber schwerwiegenden Nebenwirkungen (z. B. GBS) abzuwägen. Wichtig ist bei Reisen in Risikogebiete die Aufklärung, in jedem Fall unmittelbar nach einem Tierbiss ärztlich die Notwendigkeit einer umgehenden Tollwutimpfung abklären zu lassen. Wo eine umgehende medizinische Versorgung nicht gegeben ist – zugleich aber ein relevantes Tollwutrisiko besteht –, ist eine präventive Impfung gegen Tollwut zu empfehlen. Die Stiko empfiehlt drei Impfungen, ggf. als Schnellschema an den Tagen 0, 3 und 7 (statt 0, 7, 21 bis 28), während die WHO seit 2018 nur noch zwei Impfungen (Tag 0 und ab Tag 7 nach der ersten Impfung) empfiehlt.

8.4.6 Hepatitis A

Aktuell sind in Deutschland rund 1.000 fäkooral übertragene Hepatitis-A-Fälle pro Jahr via Meldepflicht registriert worden. Todesfälle kommen bei vorgeschädigter Leber und höherem Lebensalter vereinzelt vor. Viele Verläufe sind dagegen wenig symptomatisch, schwere Krankheitsverläufe bis zu einem Vierteljahr sind aber auch keine Seltenheit. Chronische Verläufe wie bei der Hepatitis B und C sind nicht beschrieben.

Die Impfung ist deshalb u. a. für Arbeitende im Gesundheitswesen, Kanalarbeiter, homosexuelle Männer, Menschen in beschützenden oder psychiatrischen Einrichtungen und Patienten mit einer Lebererkrankung empfohlen. Sie kann zudem je nach Reiseart und Reiseziel eine sinnvolle Reiseimpfung sein. Einige Krankenkassen übernehmen die Kosten für die Impfung. Die Immunität hält vermutlich lebenslang an.

8.4.7 Denguefieber

Das Denguefieber ist mit 50–100 Millionen jährlich registrierten Infektionen und 22.000 Todesfällen im Jahr 2022 laut Centers for Disease Control and Prevention (CDC) in subtropischen und tropischen Weltregionen ein erhebliches Gesundheitsproblem. Seit Dezember 2022 ist ein tetravalenter Lebendimpfstoff (Qdenga®) für Kinder ab 4 Jahren, Jugendliche und Erwachsene zugelassen.

Die Dengue-Erstinfektion verläuft meist asymptomatisch bis mild. Bei erneuter Infektion sind schwere Verläufe hingegen deutlich häufiger. Die STIKO empfiehlt Qdenga® deshalb aktuell nur Menschen ab 4 Jahren vor Reisen in Endemiegebiete oder mit beruflichem Expositionsrisiko, die bereits eine Erstinfektion durchgemacht haben. **Eine allgemeine Impfempfehlung ohne durchgemachte Dengue-Erstinfektion in der Vorgeschichte gibt die STIKO aktuell nicht.**

LITERATUR

arznei-telegramm. Frühsommer-Meningoenzephalitis II. a-t 2014; 45: 59–62; www.arznei-telegramm.de/html/2014_06/1406059_01.html (letzter Zugriff: 7.3.2024).

Castruita JAS, Schneider UV, Mollerup S, et al. SARS-CoV-2 spike mRNA vaccine sequences circulate in blood up to 28 days after COVID-19 vaccination. APMIS. 2023; 131: 128–132.

CDC – Centers for Disease Control and Prevention. Vaccine Recommendations and Guidelines of the ACIP. Vaccinating persons with increased bleeding risk. Update: 2/2021; www.cdc.gov/vaccines/hcp/acip-recs/general-recs/special-situations.html#bleeding (letzter Zugriff: 7.3.2024).

Cherry JD. Measles virus. In: Feigin RD, Cherry JD, Demmler-Harrison GJ, et al. (eds.). Textbook of Pediatric Infectious Diseases. 6th edn. Philadelphia: Saunders 2009; p. 2427.

EbM-Netzwerk. Stellungnahme. Impfpflicht versus informierte Entscheidung – Perspektive der evidenzbasierten Medizin. 2.5.2019; www.ebm-netzwerk.de/de/veroeffentlichungen/pdf/stn-20190502-impfen.pdf (letzter Zugriff: 7.3.2024).

ECDC – European Centre for Disease Prevention and Control. Vaccine Scheduler: Tetanus: Recommended vaccinations. Stand: 2023; https://vaccine-schedule.ecdc.europa.eu/Scheduler/ByDisease?SelectedDiseaseId=-2&SelectedCountryIdByDisease=-1 (letzter Zugriff: 7.3.2024).

Konecny N, Sönnichsen A. Pneumokokkenimpfung für Senioren: Immer, nie, manchmal? Z Allg Med 2016; 92(4): 150–153.

Oberle D, Mentzler D, Rocha F, et al. Komplikationen nach Schutzimpfungen bei Kindern und Erwachsenen mit Hinweis auf einen kausalen Zusammenhang. Bulletin zur Arzneimittelsicherheit 2019; 2: 15–21.

Paul-Ehrlich-Institut (PEI). Information des Paul-Ehrlich-Instituts zu Fällen von Darminvagination nach Impfung gegen Rotavirus-Gastroenteritis. Stand 2015; www.pei.de/DE/newsroom/veroffentlichungen-arzneimittel/sicherheitsinformationen-human/2015/ablage2015/2015-05-11-sicherheitsinformation-rotavirus-darminvagination.html (letzter Zugriff: 7.3.2024).

RKI – Robert Koch-Institut. Empfehlungen der Ständigen Impfkommission. HPV-Impfung. Stand: 27.2.2019; www.rki.de/DE/Content/Infekt/Impfen/Materialien/Faktenblaetter/HPV.html (letzter Zugriff: 7.3.2024).

RKI – Robert Koch-Institut. Masernerkrankung. Stand: 28.2.2020a: www.rki.de/SharedDocs/FAQ/Impfen/MMR/Masernerkrankung/FAQ-Liste_Masernerkrankung.html#FAQId13710538 (letzter Zugriff: 7.3.2024).

RKI – Robert Koch-Institut. Impfen bei Blutungsneigung. Stand: 8/2020b; www.rki.de/DE/Content/Infekt/Impfen/Stichwortliste/G/Injektionsort_Tabelle.pdf?__blob=publicationFile (letzter Zugriff: 7.3.2024).

Slifka AM, Park B, Gao, Slifka MK. Incidence of tetanus and diphtheria in relation to adult vaccination schedules. Clin Infect Dis 2021; 72(2): 285–292.

WHO – World Health Organization. Measles vaccines. WHO position paper – April 2017. Weekly Epidemiological Record 2017; 17: 205–228; https://apps.who.int/iris/bitstream/handle/10665/255149/WER9217.pdf;jsessionid=5B33481B89E5D0849887CB90170B8DC8?sequence=1 (letzter Zugriff: 7.3.2024).

WHO – World Health Organization. Measles. August 2023; www.who.int/news-room/fact-sheets/detail/measles (letzter Zugriff: 7.3.2024).

SYSTEMATISCHE REVIEWS

Di Pietrantonj C, Rivetti A, Marchione P, et al. Vaccines for measles, mumps, rubella, and varicella in children. Cochrane Database Syst Rev. 2020; 4: CD004407.

Moberley S, Holden J, Tatham DP, Andrews RM. Vaccines for preventing pneumococcal infection in adults. Cochrane Database Syst Rev 2013; 1: CD000422.

Soares-Weiser K, Bergman H, Henschke N, et al. Vaccines for preventing rotavirus diarrhoea: Vaccines in use. Cochrane Database Syst Rev 2019; 10: CD008521.

OFFIZIELLE EMPFEHLUNGEN

Kommission für Krankenhaushygiene und Infektionsprävention, Robert Koch-Institut. Anforderungen an die Hygiene bei Punktionen und Injektionen. Bundesgesundheitsbl – Gesundheitsforsch – Gesundheitsschutz 2011; 54(9): 1135–1144. www.rki.de/DE/Content/Infekt/Krankenhaushygiene/Kommission/Downloads/Punkt_Inj_Rili.pdf%3F__blob%3DpublicationFile (letzter Zugriff: 7.3.2024).

Thomas Zimmermann, Thomas Kloppe, Claudia Mews, Britta Tetzlaff, Martin Scherer

KAPITEL 9 Das Gesundheitssystem in Deutschland, Strukturmerkmale der hausärztlichen und der sozialen Versorgung

9.1 Definition und Ziel eines Gesundheitssystems

Laut einer Arbeitsdefinition der WHO umfasst ein Gesundheitssystem die Akteure, Institutionen und Ressourcen, die mit der Bereitstellung, der Regulierung und Finanzierung von Gesundheitsmaßnahmen befasst sind. Eine Gesundheitsmaßnahme ist dabei definiert als eine Reihe von Aktivitäten, deren Hauptziel es ist, die Gesundheit zu verbessern oder zu erhalten (Murray und Frenk 2000).

Das Gesundheitssystem eines Landes ist also das lokale, regionale und überregionale Zusammenspiel der Einrichtungen, Organisationen und Körperschaften, die auf der Basis ihrer finanziellen Mittel für folgende Gesundheitsmaßnahmen verantwortlich sind:

- Grundversorgende ambulante und stationäre Diagnostik und Therapie
- Ermöglichung von Rehabilitation und Pflege sowie die Pflege bei Behinderungen und Beeinträchtigungen
- Minderung von Erkrankungsrisiken in der Bevölkerung (Public-Health-Aufgaben) und Förderung von partizipativen und selbstmotivierenden Elementen

Im Sinne der WHO dient das Gesundheitssystem eines Landes der Aufrechterhaltung und Verbesserung von gesundheitlicher Lage und dem Wohlbefinden der eigenen Bevölkerung.

9.2 Das deutsche Gesundheits- und Sozialsystem

9.2.1 Überblick

Zum System der gesundheitlichen Versorgung in Deutschland gehören sämtliche Einrichtungen, Organisationen und Körperschaften gewerblicher, öffentlich-kommunaler oder freigemeinnütziger Trägerschaft, die ambulant, stationär, rehabilitativ oder präventiv Leistungen für gesetzlich oder privat versicherte Patienten erbringen und die Kosten dafür untereinander aushandeln. Rechtsgrundlage ist die Sozialgesetzgebung, insbesondere das Sozialgesetzbuch V (➤ Tab. 9.1).

9.2.2 Strukturmerkmale

Die starke sozialrechtliche Verankerung der gesundheitlichen Versorgung sorgt für große soziale Sicherheit, eine stabile Finanzierungsgrundlage und den gleichberechtigten Zugang zu (Regel-)Versorgungsleistungen der GKV für 90 % der Bevölkerung, die in der GKV versichert sind. Die verbleibenden ca. 10 % sind in einer privaten Krankenversicherung (PKV) versichert (➤ Abb. 9.1). Für diese Personen ist die allgemeine Pflicht, sich gegen Krankheitskosten abzusichern, mit der Wahlfreiheit des Versicherungssystems verbunden (GKV oder PKV). Das gilt für Beamte, die beihilfeberechtigt sind, Selbstständige, Pfarrer sowie abhängig Beschäftigte mit Einkünften oberhalb der GKV-Versicherungspflichtgrenze. Für besondere Gruppen wie Zeit- und Berufssoldaten, Beamte im Justizvollzug oder bei

Tab. 9.1 Das deutsche Sozialgesetzbuch (SGB)

SGB	Inhalt
I	Allgemeiner Teil
II	Bürgergeld, Grundsicherung für Arbeitssuchende
III	Arbeitsförderung
IV	Gemeinsame Vorschriften für die Sozialversicherung
V	Gesetzliche Krankenversicherung
VI	Gesetzliche Rentenversicherung
VII	Gesetzliche Unfallversicherung
VIII	Kinder- und Jugendhilfe
IX	Rehabilitation und Teilhabe von Menschen mit Behinderung
X	Sozialverwaltungsverfahren und Sozialdatenschutz
XI	Soziale Pflegeversicherung
XII	Sozialhilfe
XIV	Soziale Entschädigung

der Berufsfeuerwehr gilt die Freie Heilfürsorge. Hier übernimmt der Staat als Dienstherr sämtliche Krankheitskosten.

Die Leistungen der GKV sind für alle Versicherten gleich, unabhängig von Risiko, Alter oder Einkommen. Der Krankenkassenbeitrag ist abhängig vom Einkommen (➤ Tab. 9.2).

Sektorale Gliederung in der GKV

Die Versorgung gesetzlich Versicherter ist durch eine starke sektorale Gliederung der Versorgungsbereiche gekennzeichnet. Leistungserbringung im ambulanten, stationären und rehabilitativen, aber auch im zahnmedizinischen Sektor, finden in weitgehend voneinander entkoppelten Handlungsfeldern statt.

Die Kassenärztlichen (KV) und Kassenzahnärztlichen Vereinigungen (KZV) stellen sicher, dass es eine ausreichende Menge verschiedener ärztlicher Fachgruppen für die ambulante Versorgung gibt. Die Kassenzahnärztlichen Vereinigungen organisieren auf diese Weise die zahnmedizinische Versorgung.

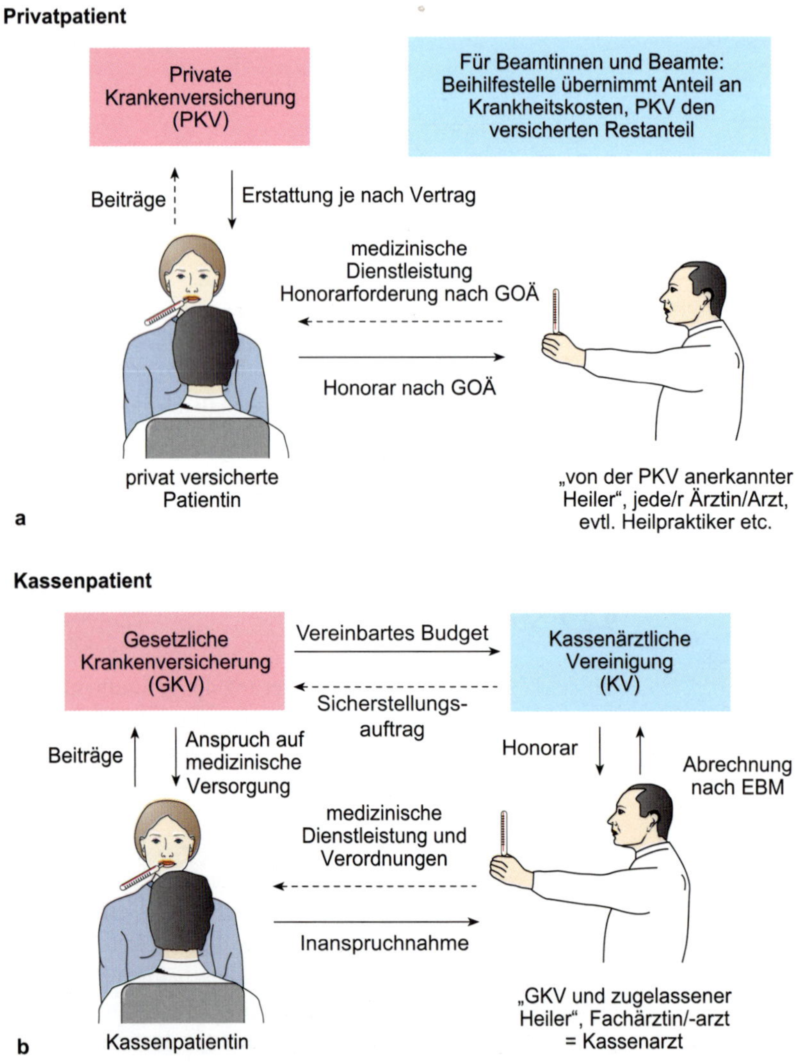

Abb. 9.1 Geld- und Rechtsbeziehungen zwischen Patienten und Leistungserbringern: a) privat Versicherte, b) gesetzlich Versicherte [L141, W944]

Tab. 9.2 Eigenschaften der Versicherungssysteme

Versicherung …	PKV	GKV
… einkommensabhängig	Nein	Ja
… risikoabhängig	Ja	Nein
… altersabhängig	Ja	Nein
… erbringt Sachleistungen (Leistung gegen Versicherungsnachweis)	Nein	Ja
… erstattet Kosten nach Rechnungsstellung (Leistung auf Rechnung)	Ja	Nein

Die Gesundheitsministerien der Bundesländer sorgen mit Krankenhausbedarfsplänen dafür, dass genügend Betten für alle stationär notwendigen Fachbedarfe vorgehalten werden. Während für die ambulante und stationäre Versorgung im Wesentlichen das SGB V als Rechtsrahmen gilt, handelt der rehabilitative Sektor auf der Basis von SGB VI bzw. SGB IX (➢ Abb. 9.1).

Selbstverwaltung als Organisationsprinzip

Das System der sozialen Sicherung in Deutschland wird entscheidend geprägt von Verbänden, Kammern und Organisationen, die sowohl sozial- als auch berufsrechtlich zugewiesene administrative Aufgaben übernehmen. Zentrales Organisationsprinzip ist eine weitreichende gemeinsame Selbstverwaltung der Sozialpartner (Stolleis 2003; ➢ Abb. 9.2).

Zur Selbstverwaltung gehören die Krankenversicherungen, denen die Beiträge der Versicherten zukommen, und die mit diesen Mitteln die Kosten übernehmen. Dazu gehören darüber hinaus die KVen, die KZVen und die Krankenhausgesellschaft. Im Gemeinsamen Bundesausschuss (G-BA), dem obersten Selbstverwaltungsgremium, das den Katalog der GKV-Regelleistungen bestimmt, sind auch Patienten vertreten – gegenwärtig (Juni 2024) ausgestattet mit Antrags- und Beratungs-, aber nicht mit Beschlussrecht.

MERKE

Aufgaben der Landesärztekammern (Dachorganisation: Bundesärztekammer, www.baek.de)

- Arztregister nach Approbation (Pflichtmitgliedschaft)
- Ärztliche Weiterbildung sowie Prüfungen/Fortbildung
- Berufsrecht/Berufsordnung und Berufsgerichtsbarkeit
- Ärztliche Alterssicherung über Versorgungswerke
- Ethikkommission prüft Studienvorhaben

9.3 Merkmale der ambulanten Versorgung

Die ambulante Versorgung in Deutschland ist niedrigschwellig, idealerweise wohnortnah und verhältnismäßig preisgünstig, weil sie für die Versicherten in der Regelversorgung mit nur geringen Kosten verbunden ist (z. B. Zuzahlungen beim Einlösen eines Rezepts).

Die ambulante Versorgung wird laut Kassenärztlicher Bundesvereinigung (KBV) von ca. 185.000 Ärzten und Psychotherapeuten erbracht (KBV 2023). Zu den Merkmalen der in Deutschland praktizierten ambulanten Versorgung gehören:

- Wohnortnahe Krankenversorgung für gesetzlich Versicherte **(bedarfsgeplant)**
- Beziehungen zu GKV (Krankenkassen) über regionale **kassenärztliche Vereinigungen** (N = 17)
- Vertragsärzte bzw. niedergelassene Ärzte übernehmen Versorgung durch **Erwerb eines Kassensitzes (Versorgungsauftrag)**
- **Zulassungsausschuss** entscheidet über Sitzvergabe
- Behandlungsbudgets garantieren bestimmte **Einnahmen einer Praxis,** wenn GKV-Patienten versorgt werden
- Praxisformen: **Einzelpraxis, Gemeinschaftspraxis, Praxisgemeinschaft, Medizinisches Versorgungszentrum, Praxisnetze**
- **Selbstverwaltung innerhalb der KVen**

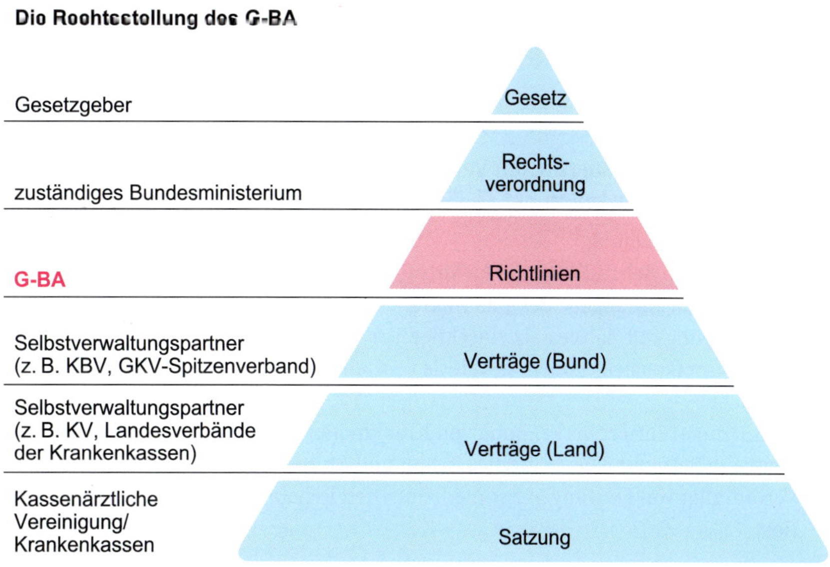

Abb. 9.2 Von der Gesetzgebung zur Satzung der Körperschaften Öffentlichen Rechts. Gemeinsame Selbstverwaltung als Organisationsprinzip (G-BA 2012) [W257]

9.3.1 Bedarfsplanung

Bundesweit macht die **Bedarfsplanungs-Richtlinie** des G-BA (2023) Vorgaben, um die Verteilung von Ärzten entsprechend der jeweiligen Sozial-, Raum- und Bevölkerungsstruktur zu gewährleisten. Die 17 KVen passen den Rahmenbedarfsplan an ihre lokalen Bedingungen an.

Auf Grundlage unterschiedlich großer Planungsregionen werden für vier Versorgungsebenen (hausärztlich, allgemein fachärztlich, spezialisiert fachärztlich, gesondert fachärztlich) arztgruppenspezifisch Verhältniszahlen ermittelt. Die Verhältniszahl bestimmt, wie viele Patienten vom Vertragsarzt einer Fachgruppe versorgt werden, z. B. ca. 1.600 Patienten pro hausärztlichem Sitz. Daraus ergibt sich für die KV, mit wie vielen Kassensitzen die Versorgung in einer umschriebenen Region sicherzustellen ist.

Um spezifische Bedingungen zu berücksichtigen, können auf KV-Ebene Morbiditäts- und Demografiefaktoren (Krankheitslast, Kinder, Ältere), sozioökonomische (Pflegebedarf, Arbeitslosigkeit, Armut) und sozialräumliche (geografische Lage, Erreichbarkeit, Verkehrsanbindung) Faktoren in die lokale Bedarfsplanung einbezogen werden. Die Bedarfsplanung wird nach § 99 SGB V von den Kostenträgern (Krankenkassen) und den Leistungserbringern (KVen) gemeinsam abgestimmt und einvernehmlich beschlossen.

9.3.2 Kassenärztliche Vereinigungen

Der Auftrag an das KV-System, die Versorgung sicherzustellen, ist in § 75 SGB V niedergelegt. Gesetzlich verankert wurde das System der Selbstverwaltung im Jahr 1931 – nach großen Ärztestreiks und Jahrzehnten der Einzelvereinbarungen jedes Niedergelassenen mit einzelnen Krankenkassen (Stolleis 2003).

Die KVen handeln mit den Verbänden der Krankenkassen Kollektivverträge über Leistungsumfang und Vergütungsvolumen aus. In das vertraglich verabredete Vergütungsvolumen sind alle Personen mit einem Kassensitz (kollektiv) einbezogen. Der Honorarverteilungsmaßstab für die einzelnen Fachgruppen innerhalb der o. g. Versorgungsebenen (➤ Kap. 9.3.1) wird zwischen den KVen und Krankenkassen einvernehmlich festgelegt (➤ Box 9.1).

9

Box 9.1

Umfang der vertragsärztlichen Versorgung, den das KV-System sicherzustellen hat (§ 73 Abs. 2 SGB V)

1. Ärztliche Behandlung
2. Zahnärztliche Behandlung und kieferorthopädische Behandlung nach Maßgabe des § 28 Abs. 2*
   a) Versorgung mit Zahnersatz einschließlich Zahnkronen und Suprakonstruktionen, soweit sie § 56 Abs. 2 entspricht*
3. Maßnahmen zur Früherkennung von Krankheiten
4. Ärztliche Betreuung bei Schwangerschaft und Mutterschaft
5. Verordnung von Leistungen zur medizinischen Rehabilitation
6. Anordnung der Hilfeleistung anderer Personen
7. Verordnung von Arznei-, Verband-, Heil- und Hilfsmitteln, Krankentransporten sowie Krankenhausbehandlung oder Behandlung in Vorsorge- oder Rehabilitationseinrichtungen
   a) Verordnung von digitalen Gesundheitsanwendungen
8. Verordnung häuslicher Krankenpflege und außerklinischer Intensivpflege
9. Ausstellung von Bescheinigungen und Erstellung von Berichten, die die Krankenkassen oder der Medizinische Dienst (§ 275) zur Durchführung ihrer gesetzlichen Aufgaben oder die die Versicherten für den Anspruch auf Fortzahlung des Arbeitsentgelts benötigen
10. Medizinische Maßnahmen zur Herbeiführung einer Schwangerschaft nach § 27a Abs. 1 (Künstliche Befruchtung) SGB V
11. Ärztliche Maßnahmen nach den §§ 24a (Empfängnisverhütung) und 24b (Schwangerschaftsabbruch und Sterilisation) SGB V
12. Verordnung von Soziotherapie
13. Erstellen einer unabhängigen ärztlichen Zweitmeinung nach § 27b SGB V
14. Verordnung von spezialisierter ambulanter Palliativversorgung nach § 37b SGB V

* (Zahnärztliche Leistungen werden durch die Kassenzahnärzte der Kassenzahnärztlichen Vereinigung erbracht.)

Der Auftrag einer KV als Körperschaft des Öffentlichen Rechts umfasst nicht nur die Sicherstellung und das Aushandeln der Vergütung. Über die Pflichtmitgliedschaft derjenigen, denen mindestens ein Viertel Kassensitz zugesprochen wird, ergeben sich Kontroll- und Gewährleistungsaufgaben seitens der KV. Die KV muss dafür sorgen, dass die von den Mitgliedern erbrachten Leistungen i. S. des SGB V wirtschaftlich, angemessen, notwendig und zweckmäßig sind. Die KV darf ausdrücklich disziplinarische Mittel anwenden, um Qualität und Wirtschaftlichkeit der Versorgung zu garantieren. Darüber hinaus fungiert die KV als dienstleistende Abrechnungsstelle, die Zahlungen der Krankenkassen als Honorare weiterverteilt.

Durch die Vielfalt der Aufgaben und die Rechtsstellung bewegt sich die KV in einem Spannungsfeld, das von der Aufsichtsbehörde bis zur gewerkschaftlichen Interessenvertretung reicht. Diese hybride Konstellation kann zu Konflikten innerhalb der Mitgliederschaft führen, gerade zwischen einzelnen Fachgruppen – mit Auswirkungen auf politische Entscheidungen.

Hausarztzentrierte Versorgung nach § 73b SGB V

Paragraf 73b des SGB V ermöglicht seit dem GKV-Modernisierungsgesetz 2004 primärärztliche Versorgungsmodelle in Deutschland. Unabhängig von der jeweiligen KV und außerhalb des Kollektivvertrags ist es Vertragsgemeinschaften der Hausärzte seitdem möglich, direkt mit einzelnen Krankenkassen Primärversorgungsverträge auszuhandeln. Die entsprechenden Vergütungsvolumina werden dem KV-Budget entzogen.

Der Gesetzgeber hat damit die **steuernd-koordinierende Funktion des Hausarztes** im System etabliert. Alle Beteiligten in der Selbstverwaltung verfügen nun über eine Vertragsoption, um die ambulante Versorgung in ein Primärarztsystem hinein weiterzuentwickeln. Die GKV ist verpflichtet, ihren Versicherten Hausarzttarife anzubieten. Hingegen ist die hausarzt- und die patientenseitige Teilnahme an solchen hausarztzentrierten Versorgungsverträgen freiwillig. Auf diese Weise können Primärversorgungszentren, lokale integrierte Gesundheitszentren, poliklinische Ansätze oder Gesundheitskioske mit primärärztlicher Versorgung etabliert werden (Zimmermann 2021).

Die hausarztzentrierte Versorgung (HZV) wurde im System verankert, um die Niederlassung im Hausarztberuf wieder attraktiver zu machen. Die HZV schafft einen größeren Gestaltungsspielraum, etabliert vereinfachte Vergütungsstrukturen und unterläuft die häufig in den KV-Vertreterversammlungen vorzufindende Majorisierung der Hausärzte durch die anderen Fachgruppen. Das heißt, bei Vergütung und Abrechnung sind hausärztlich Niedergelassene im KV-System i. d. R. abhängig von spezialistisch denkenden und handelnden Fachdisziplinen. Der Weg über die HZV führt zu mehr Selbstbestimmtheit des Fachs und stärkt durch eine attraktivere Einnahmesituation die ansonsten bedrohte Basisversorgung der Bevölkerung.

Kern des HZV-Modells ist die gezielte Einschreibung von Patienten in einen Versorgungsvertrag. Der Vertrag bindet beide Seiten für 12 Monate aneinander – und ist in den Details ein Selektivvertrag, den jede gesetzliche Krankenkasse nach eigenem Willen ausgestaltet. Dafür müssen die vereinbarten Leistungen über den Umfang der Versorgung (➤ Box 9.1) hinausgehen (§ 73b SGB V):

- Teilnahme der Hausärzte an strukturierten Qualitätszirkeln zur Arzneimitteltherapie unter Leitung entsprechend geschulter Moderatoren
- Behandlung nach für die hausärztliche Versorgung entwickelten evidenzbasierten und praxiserprobten Leitlinien
- Erfüllung der Fortbildungspflicht nach § 95d durch Teilnahme an Fortbildungen, die sich auf hausarzttypische Behandlungsprobleme konzentrieren, wie patientenzentrierte Gesprächsführung, psychosomatische Grundversorgung, Palliativmedizin, allgemeine Schmerztherapie, Geriatrie
- Einführung eines einrichtungsinternen, auf die besonderen Bedingungen einer Hausarztpraxis zugeschnittenen, indikatorengestützten und wissenschaftlich anerkannten Qualitätsmanagements

Typische Ausgestaltungsformen sind Öffnungszeiten außerhalb der Regel (Abend- oder Samstagssprechstunde), spezielle Beratungsangebote für Versicherte in den Verträgen oder die Begrenzung der Wartezeit in der Praxis.

MERKE

Aufgaben nach Kollektivvertrag § 73 1c

Die allgemeinen Aufgaben der hausärztlichen Versorgung erstrecken sich auf die Gesundheitsvorsorge, die Krankheitsfrüherkennung und die Krankheitsbehandlung, die Rehabilitation sowie die integrative ärztliche Betreuung im Rahmen ergänzender medizinischer, sozialer und psychischer Hilfen für die Kranken sowie die Zusammenarbeit mit Fachärzten im Rahmen der fachärztlichen Versorgung und die Zusammenarbeit mit Krankenhäusern. Diese Aufgaben werden im Rahmen der Kompetenz der Fachgebiete der Allgemeinmedizin, der Inneren Medizin und der Kinderheilkunde gleichermaßen, wenn auch mit unterschiedlichen Grundorientierungen, abgedeckt.

Anlage 5 zum Bundesmantelvertrag Ärzte „Vertrag über die hausärztliche Versorgung" (www.kbv.de/media/sp/05_Hausaerztl._Versorgung.pdf)

9.3.3 Antrag auf Zulassung und Erwerb eines Kassensitzes: Wie lasse ich mich nieder?

Um sich vertragsärztlich niederlassen zu können, müssen folgende Voraussetzungen erfüllt sein. Zunächst muss ein Kassensitz vorhanden sein, der zu besetzen ist. Ist der „Allgemeine bedarfsgerechte Versorgungsgrad", also das Verhältnis Arzt einer Fachgruppe/Bevölkerung nicht erreicht, besteht für die Fachgruppe keine Niederlassungsbeschränkung, und ein Antrag auf Niederlassung kann gestellt werden. Liegt in einem Planungsbezirk „Überversorgung" vor (> 110 % des „allgemeinen bedarfsgerechten Versorgungsgrades"), besteht eine Zulassungssperre. In diesem Fall kann nur ein Sitz übernommen werden, wenn ein anderes KV-Mitglied die Zulassung zurück- bzw. abgibt – oder teilt.

So ist es möglich, einen Sitz mit vollem Versorgungsauftrag oder einen Sitz mit Teilversorgungsauftrag (meist 50 %) zu übernehmen. Die Entscheidungen über die Zulassung trifft der Zulassungsausschuss.

Der Zulassungsausschuss ist ein Organ der gemeinsamen Selbstverwaltung, das entscheidet, wer einen Kassensitz übertragen bekommt. Der Ausschuss ist zuständig für die Zulassung von besonderen Praxisformen wie einer Zweig- bzw. Filialpraxis sowie Medizinischen Versorgungszentren (MVZ). Liegt der Antrag eines stationären Leistungserbringers vor, muss der Ausschuss abwägen, welche Vor- und Nachteile durch die Übernahme eines Sitzes zu erwarten sind.

Das Gremium setzt sich paritätisch aus Ärzteschaft und Krankenkassen zusammen und entscheidet unter Berücksichtigung der Rahmenbedingungen in dem zu versorgenden Gebiet und einer Reihe weiterer Kriterien, z. B. (§ 103 SGB V)

1. berufliche Eignung,
2. Approbationsalter,
3. Dauer der ärztlichen Tätigkeit,
4. eine mindestens 5 Jahre dauernde vertragsärztliche Tätigkeit in einem unterversorgten Gebiet,
5. ob der Bewerber Ehegatte, Lebenspartner oder ein Kind des bisherigen Vertragsarztes ist,
6. ob der Bewerber ein angestellter Arzt des bisherigen Vertragsarztes oder ein Vertragsarzt ist, mit dem die Praxis bisher gemeinschaftlich betrieben wurde,
7. ob der Bewerber bereit ist, besondere Versorgungsbedürfnisse, die in der Ausschreibung der KV definiert wurden, zu erfüllen,
8. Belange von Menschen mit Behinderung beim Zugang zur Versorgung,
9. bei MVZ die Ergänzung des besonderen Versorgungsangebots; dies gilt entsprechend für Vertragsärzte und Berufsausübungsgemeinschaften mit einem besonderen Versorgungsangebot.

Der Zulassungsausschuss erteilt eine Zulassung bei einem Nachbesetzungsverfahren unter einer Voraussetzung: Die Versorgungsbedingungen der sitzabgebenden Praxis (Lage, Fachgruppe, Versorgungsauftrag) müssen im Wesentlichen erhalten bleiben. Einen Antrag auf Sitzverlegung an einen anderen Ort darf der Zulassungsausschuss nur genehmigen, wenn Gründe in der vertragsärztlichen Versorgung dem nicht entgegenstehen (Zulassungsverordnung für Ärzte).

Praxisformen: Einzelpraxis, Berufsausübungsgemeinschaft, Medizinisches Versorgungszentrum

Die ambulante Versorgung findet zumeist bei niedergelassenen Ärzten in freiberuflich-privater Praxis statt. Die **Einzelpraxis** ist die am weitesten verbreitete Form des Praxisbetriebs. Die Statistik der KBV (KBV 2023) weist ca. 55 % aller Praxen als Einzelpraxen aus – mit sinkender Tendenz. Historisch entwickelte sich der ärztliche Beruf Ende des 19. und zu Beginn des 20. Jh. außerhalb des Krankenhauses als Einzelunternehmung bzw. Einzeldienstleistung.

Die Berufsausübung kann auch in Form einer **Praxisgemeinschaft** oder in Form einer **Gemeinschaftspraxis** geführt werden. Während in Letzterer alle Beteiligten gemeinschaftlich arbeiten, den Patientenpool teilen und sich gegenseitig vertreten, rechnen in der erstgenannten Praxisform alle Niedergelassenen getrennt mit der KV ab.

Medizinische Versorgungszentren (MVZ) sind ambulante Versorgungseinrichtungen, in denen sich niedergelassene Ärzte zusammengeschlossen haben, um entweder fachübergreifend oder fachgleich Leistungen zu erbringen. MVZ unterliegen dabei ebenso der Bedarfsplanung, wie sie der Genehmigung des Zulassungsausschusses bedürfen. MVZ haben sich seit Mitte der 2000er-Jahre in Deutschland etabliert. Die Einrichtungen bündeln Kompetenzen (Verwaltung, IT-Struktur, Dokumentation, Abrechnung, Fachdisziplinen). Sie schaffen zudem Möglichkeiten, ambulant ärztlich tätig zu sein: angestellt, mit geregelten Arbeitszeiten, bei Bedarf Teilzeit, ohne ökonomisches Risiko. MVZ unterstützen jene mit dem Start in die ambulante Versorgung, die es (zunächst) nicht wagen wollen, in einer Einzelpraxis oder einer BAG auf eigene Rechnung zu arbeiten.

Auch Einzelpraxen oder Berufsausübungsgemeinschaften (BAG) können Ärzte anstellen. Allerdings dürfen in keiner Praxisform mehr abrechenbare Leistungen erbracht werden, als pro Versorgungsauftrag budgetiert ist. Egal wie viele Ärzte ein MVZ, eine BAG oder eine Einzelpraxis anstellt, das von der KV zugewiesene Budget für Behandlungsfälle, Medikamente und Heil- und Hilfsmittel darf nicht überschritten werden.

Das **ambulante ärztliche Angestelltenverhältnis** kann ein Weg sein, die Arbeitswirklichkeit der freiberuflich tätigen Ärzte kennenzulernen, und ein Weg in die Niederlassung, wenn dafür entweder ein Job-Sharing-Modell beim Zulassungsausschuss beantragt oder ein weiterer (anteiliger) Versorgungsauftrag genehmigt wird. Erleben beide Seiten in einer Einzelpraxis die Zusammenarbeit als positiv, kann die Übernahme/Übergabe der Praxis erwogen werden.

Dies ist eine Variante, um in die Verantwortung, das Risiko und das positive Erleben freiberuflich-ärztlicher Tätigkeit hineinzuwachsen. Eine weitere Handlungsoption ist die **angestellte Tätigkeit in einem Krankenhaus** bei gleichzeitiger Übernahme eines (Teil-) Versorgungsauftrags ambulant.

9

TIPP

- Kassenärztliche Bundesvereinigung für die „Haus- und Fachärzte von morgen": www.lass-dich-nieder.de/home.html
- Kassenärztliche Bundesvereinigung zur Bedarfsplanung: www.kbv.de/html/bedarfsplanung.php

Einnahmen in einer Praxis

Die Ertragssituation einer KV-Praxis ist durch 2 wesentliche Merkmale gekennzeichnet:

1. Die Praxis kann weder den Preis noch die Menge der Leistungen selbst bestimmen, die im Regelleistungskatalog der GKV vergütungsfähig sind. Diese Leistungen werden durch Vorgaben der zuständigen KV budgetiert.
2. Eine Praxis erwirtschaftet ca. 80 % des Umsatzes durch die GKV. Dieser Umsatz ist im Rahmen der verschiedenen Budgets garantiert, die tatsächliche Höhe der Einnahmen kann aber zum Zeitpunkt der Leistungserbringung nur geschätzt werden.

Über die Leistungen für die GKV hinaus ist es allen Ärzten mit Kassensitz erlaubt, durch Rechnungslegung nach Gebührenordnung der Ärzte (GOÄ) direkt mit den Patienten abzurechnen (➤ Abb. 9.3). Das gilt bei gesetzlich Versicherten, wenn die erbrachte Leistung nicht Teil des Regelleistungskatalogs der GKV ist (z. B. bei individuellen Gesundheitsleistungen, IGeL), und grundsätzlich bei allen privat Krankenversicherten.

Die Praxis kann weitere Umsätze mit speziellen Versorgungsprogrammen für gesetzlich Versicherte erlösen: Disease-Management-Programme, Grippeschutzimpfungen, Verträge der besonderen Versorgung nach § 140 SGB V, Versorgungsassistenzen in der Hausarztpraxis (VeraH) im Rahmen der HZV.

Individuelle Gesundheitsleistungen können ebenso zum Umsatz beitragen wie Anwendungsbeobachtungen (AWB: nicht interventionelle Beobachtungsstudien in der ambulanten Versorgung). Auch Aufwendungen für Leistungen, die im Rahmen von wissenschaftlichen Forschungsprojekten (Versorgungsforschung) erbracht werden, können Teil des Gesamterlöses einer Praxis sein.

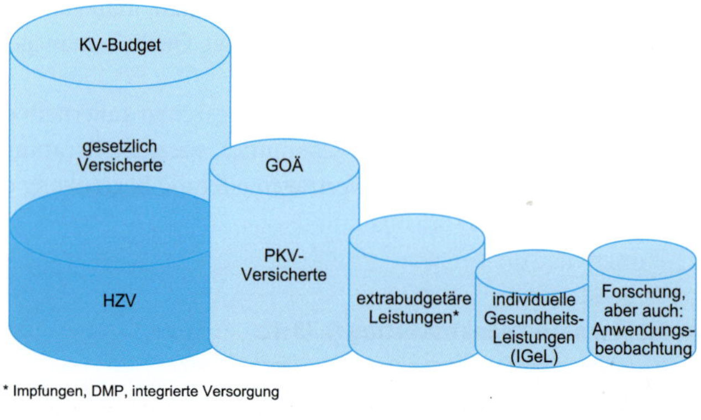

Abb. 9.3 Mögliche Einnahmesäulen einer ambulanten ärztlichen Praxis (Maßstab fiktiv) (KV = Kassenärztliche Vereinigung; HZV = hausarztzentrierte Versorgung) [L141]

Selbstverwaltung in der Kassenärztlichen Vereinigung

Wer mindestens ein Viertel eines Vollversorgungsauftrags durch den Zulassungsausschuss zugesprochen bekommt und entweder selbstständig niedergelassen oder in einem MVZ, einer Einzelpraxis bzw. einer BAG angestellt ist, wird automatisch Mitglied in dieser KV.

Jedes Mitglied erhält das passive und aktive Wahlrecht zur Vertreterversammlung der jeweiligen KV. Als Organ der Selbstverwaltung

- bestimmt es die Vertreterversammlung den geschäftsführenden Vorstand,
- verabschiedet es die Satzung,
- bestätigt es die mit den Krankenkassen ausgehandelte Honorarverteilung unter den ärztlichen Fachgruppen,
- übernimmt es Kontrollfunktionen und
- entsendet es Mitglieder der KV in die Gremien der gemeinsamen Selbstverwaltung wie z. B. den Zulassungsausschuss.

Die Vertreterversammlung ist für 5 Jahre gewählt (§ 79 SGB V).

9.4 Weitere Versorgungsbereiche

Über die ambulante ärztliche und psychotherapeutische Versorgung hinaus gehören bei Bedarf weitere Bereiche in einen primärversorgenden Behandlungsansatz, der in der hausärztlichen Praxis zusammengeführt und im besten Fall koordiniert wird (Zimmermann 2023). Dazu gehören:

- Ambulante pflegerische Versorgung (➤ 9.4.1)
- Versorgung im Krankenhaus (➤ 9.4.2)
- Rehabilitative Versorgung (➤ 9.4.3)
- Öffentlicher Gesundheitsdienst (➤ 9.4.4)
- Soziale Versorgung (➤ 9.5)

Die drei erst genannten Versorgungsbereiche können nicht durch die freie Eigenentscheidung von GKV-Patienten in Anspruch genommen werden – abgesehen von einem Notfall, der zur stationären Aufnahme führt. Vielmehr bedarf es eines Antrags (Pflege und Rehabilitation) oder einer Einweisung (Krankenhaus), um die Leistungen auszulösen. Der öffentliche Gesundheitsdienst ist insbesondere wegen der Meldepflicht für Infektionserkrankungen relevant. Die soziale Versorgung ergänzt die ambulante ärztliche Versorgung um niedrigschwellig erreichbare, pädagogisch-beraterische Ressourcen.

9.4.1 Ambulante pflegerische Versorgung

Leistungen in diesem Bereich werden auf Basis der Sozialen Pflegeversicherung (SGB XI) erbracht und vergütet. Den Antrag auf Pflegeleistungen stellen die Versicherten oder eine betreuende, angehörige Person bei der Pflegekasse. Die Pflegekasse ist eine Abteilung der Krankenkasse, der die Versicherten angehören. Zum Antragsverfahren gehört eine Bedarfsprüfung durch den Medizinischen Dienst (MD). Nach einem Hausbesuch und einem persönlichen Gespräch, in einigen Fällen auch nach Aktenlage, wird der Pflegegrad (1–5) durch den MD bestimmt. In dessen Rahmen genehmigt die Kasse entweder Pflegesach- oder Pflegegeldleistungen.

Lehnt die Pflegekasse eine Einstufung ab, empfiehlt es sich, schriftlich Widerspruch einzulegen. Bleibt die Ablehnung bestehen, kann die Sozialgerichtsbarkeit angerufen werden, um einen Leistungsanspruch durchzusetzen. Für gesetzlich Versicherte ist das Verfahren vor dem Sozialgericht kostenfrei.

Zum Leistungsumfang der sozialen Pflegeversicherung gehören u. a. (§ 28 SGB XI):

- Pflegesachleistung
- Pflegegeld für selbst beschaffte Pflegehilfen
- Kombination von Geldleistung und Sachleistung
- Häusliche Pflege bei Verhinderung der Pflegeperson
- Pflegehilfsmittel und wohnumfeldverbessernde Maßnahmen
- Tagespflege und Nachtpflege
- Kurzzeitpflege
- Leistungen zur sozialen Sicherung der Pflegepersonen

Diese Pflege nach SGB XI, deren Kosten die Pflegekasse trägt, ist von der häuslichen Krankenpflege zu unterscheiden, die nach § 37 SGB V von den Krankenkassen zu finanzieren ist. Diese Form der Pflege kann erfolgen, wenn eine Einweisung in ein Krankenhaus vermieden werden soll (Vermeidungspflege), wenn eine ärztliche Behandlung sichergestellt werden soll (Sicherungspflege) oder wegen einer schweren Erkrankung im Anschluss an einen Krankenhausaufenthalt, eine ambulante Operation oder Krankenhausbehandlung (Unterstützungspflege).

9.4.2 Versorgung im Krankenhaus

Der stationäre Bereich erbringt seine Leistungen auf der Basis des SGB V (z. B. §§ 39, 107, 108). Hinzu kommen weitere krankenhausspezifische Gesetze und Regelungen wie das Krankenhausfinanzierungs- oder das Krankenhausentgeltgesetz oder die Vereinbarung über die Fallpauschalen.

Die Finanzierung der Krankenhäuser erfolgt dual: Investive Mittel werden von den jeweiligen Bundesländern (Sicherstellungsauftrag) zur Verfügung gestellt. Die Vergütung der Behandlungs- und Betriebskosten beruht auf den Regelungen des Fallpauschalensystems und wird von der GKV und PKV getragen.

Allgemeine Krankenhäuser sind demgemäß Einrichtungen, die vollstationär in Anspruch genommen werden können, wenn es für das Behandlungsziel erforderlich ist. Zuvor muss geklärt sein, dass ein Behandlungsziel mittels ambulanter, teil-, vor- und nachstationärer Behandlung oder auch häuslicher Krankenpflege nicht erreicht werden kann. Zu diesen zugelassenen stationären Einrichtungen zählen:

- Hochschulkliniken
- Plankrankenhäuser (Betten für den Krankenhausbedarfsplan berücksichtigt)
- Krankenhäuser, die mit den Kostenträgern besondere Versorgungverträge abgeschlossen haben

Als eigene Kategorie werden die sonstigen Krankenhäuser geführt, in denen in erster Linie psychiatrisch, psychotherapeutisch oder neurologisch zu versorgende Patienten behandelt werden. Die Finanzierung der sonstigen Krankenhäuser wird mit der Bundes-Pflegesatzverordnung sowie der Vereinbarung der zu pauschalierenden Entgelte für die Psychiatrie und Psychosomatik geregelt.

Zu den Trägern der stationären Versorgung gehören:
- Freigemeinnützige (z. B. Diakonie, Caritas, Arbeiterwohlfahrt)
- Öffentliche (z. B. Universitätskliniken, Kreiskrankenhäuser)
- Private (z. B. Sana, Helios, Asklepios)

9.4.3 Rehabilitative Versorgung

Maßnahmen in diesem Versorgungsbereich sollen die Selbstbestimmung der Patienten fördern sowie die volle, wirksame und gleichberechtigte Teilhabe am Leben in der Gesellschaft ermöglichen (➤ Kap. 14). Zur Teilhabe am Leben in der Gesellschaft werden erbracht (§ 5 SGB IX):
- Leistungen zur medizinischen Rehabilitation
- Leistungen zur Teilhabe am Arbeitsleben
- Unterhaltssichernde und andere ergänzende Leistungen
- Leistungen zur Teilhabe an Bildung
- Leistungen zur sozialen Teilhabe (➤ Kap. 9.5)

Die medizinische Rehabilitation ist dafür vorgesehen, Behinderungen einschließlich chronischer Krankheiten abzuwenden, zu beseitigen oder deren Verschlimmerung zu verhindern. Desgleichen ist es das Ziel, Einschränkungen der Erwerbsfähigkeit und den Eintritt der Pflegebedürftigkeit zu vermeiden bzw. eine Verschlimmerung zu verhindern.

Die Anschlussheilbehandlung (AHB) ist dabei eine spezielle Maßnahme, die in direktem Anschluss an eine stationäre Behandlung erfolgt. Diese Form der Rehabilitation kann ambulant, teil- und vollstationär erfolgen.

Die Kosten können im Bereich Rehabilitation u. a. von folgenden Trägern übernommen werden (§ 6 SGB IX):
- GKV
- Bundesagentur für Arbeit
- Gesetzliche Unfallversicherung
- Gesetzliche Rentenversicherung
- Jugendhilfe

9.4.4 Öffentlicher Gesundheitsdienst

Der Öffentliche Gesundheitsdienst (ÖGD) ist ein Bereich der Versorgung, der Bevölkerungsgruppen im Blick hat (Population Medicine) – im Gegensatz zur individuellen Medizin bspw. in der hausärztlichen Versorgung. Die Aufgaben des ÖGD bestehen in erster Linie darin, präventive und gesundheitsförderliche Maßnahmen auf Bevölkerungsebene umzusetzen, gesundheitliche Gefahren abzuwehren und gesundheitliche Schäden der Bevölkerung zu vermeiden.

Deswegen hat die SARS-CoV-2-Pandemie zwischen 2020 und 2023 die Bedeutung dieses Bereichs der Versorgung stark in das Bewusstsein vieler Menschen gerückt. Infektionsschutz ist ein zentrales Handlungsfeld des ÖGD. Vor allem die Entgegennahme und weitere Verwaltung von Meldungen nach dem Infektionsschutzgesetz (IfSG), die notwendige Kontaktnachverfolgung sowie das Aussprechen von Isolations- und Quarantäneanordnungen gehören zu den Kernaufgaben des ÖGD. Auch hausärztliche Praxen haben eine Meldepflicht an den ÖGD, wenn der Verdacht auf eine Krankheit nach dem IfSG besteht (Liste der meldepflichtigen Krankheiten in § 6 IfSG, www.gesetze-im-internet.de/ifsg/__6.html).

Der ÖGD basiert auf den Gesundheitsdienstgesetzen der Bundesländer, in deren Hoheit die lokalen Gesundheitsämter in den Kommunen, Landkreisen und kreisfreien Städten agieren. Über den Infektionsschutz hinaus gehören die Hygieneüberwachung in Gesundheitseinrichtungen und Gemeinschaftsunterkünften, die Schuleingangsuntersuchungen, die schulzahnärztliche Vorsorge, der Kinder- und Jugendgesundheitsdienst sowie der sozialpsychiatrische Dienst, die Sicherung der Trink- und Badewasserqualität sowie in manchen Bundesländern die Lebensmittelsicherheit zu den Pflichtleistungen des ÖGD. Wenn Bevölkerungsgruppen (z. B. Ältere, Kinder) unterversorgt sind oder durch die Regelversorgung nicht erreicht werden können (z. B. Geflüchtete, Sexarbeitende), handelt der ÖGD in vielen Fällen sozialkompensatorisch (Rieger-Ndakorerwa, Nießen und Wildner 2018).

Die SARS-CoV-2-Pandemie hat offenbart, wie ausbaufähig die Beziehung zwischen dem ÖGD und der hausärztlichen Versorgung ist (Zimmermann et al. 2022). Für eine gelingende Kooperation des primärversorgenden Bereichs mit dem Bevölkerungsschutz durch den ÖGD ist es notwendig, eine funktionierende Schnittstelle zu etablieren. Die tatsächliche Rolle der hausärztlichen Praxis in einer pandemischen Situation muss sich zukünftig in den Pandemieplänen widerspiegeln. Hier kommen die ordnungspolitischen Rahmenbedingungen ins Spiel, die beleuchtet werden müssen, um die Zusammenarbeit zwischen ÖGD und hausärztlicher Versorgung zu verbessern. Um Informationswege zu verkürzen, kann der Austausch auf Ebene der Fachgesellschaften und Berufsverbände verbessert werden (DEGAM 2021).

9.5 Soziale Versorgung

9.5.1 Soziale Aspekte in der hausärztlichen Praxis

Im hausärztlichen Arbeitsalltag finden sich neben medizinischen Beratungsanlässen häufig auch soziale Problemlagen wie z. B. finanzielle Schwierigkeiten, Einsamkeit, Probleme im Zusammenhang mit Arbeit und Arbeitslosigkeit oder auch private Konflikte und Herausforderungen in Partnerschaft, Familie und sozialem Umfeld (Jobst und Joos 2014, Zimmermann et al. 2018).

Für den Begriff „soziale Probleme" gibt es keine einheitliche Definition. Für die hausärztliche Praxis kann das Kapitel Z der ICD-10 orientierend sein.

Sowohl die seit Jahrzehnten belegten Auswirkungen sozialer Ungleichheit als auch die von sozioökonomischen Bedingungen unabhängig auftretenden sozialen Probleme können sich auf die gesundheitliche Situation auswirken sowie die Prävention und Therapie vieler Erkrankungen beeinflussen. Menschen mit sozialen Problemen leiden z. B. häufiger unter psychischen Beeinträchtigungen, kardiovaskulären Erkrankungen und Multimorbidität, versterben früher und berichten über eine geringere Lebensqualität bis ins hohe Alter (Marmot et al. 2007; von dem Knesebeck et al. 2015; Lampert et al. 2016; Kroll, Müters und Lampert 2016). Gleichzeitig können schwere, z. B. onkologische Erkrankungen, die Entstehung sozialer Probleme bedingen (Arbeitsplatzverlust, finanzielle Schwierigkeiten).

Umgang mit sozialen Problemen in der hausärztlichen Praxis

Für den Umgang mit sozialen Problemen in der hausärztlichen Praxis existiert keine spezifische Leitlinie. Er ist u. a. von der Persönlichkeit und der Einstellung, den individuellen Erfahrungen und Prioritäten sowie dem Arbeitsumfeld der Hausärzte abhängig. Die aufgewendete Arbeitszeit wird nicht extra vergütet. Die beschriebenen vielfältigen wechselseitigen Einflüsse von sozialen Problemen, Gesundheit und Krankheit zeigen jedoch die Bedeutung eines professionellen Umgangs mit sozialen Problemen in der hausärztlichen Praxis für das Wohl der Patienten auf (➤ Box 9.2).

Box 9.2

Umgang mit sozialen Problemen

Bewusstsein für den Umgang mit sozialen Problemen schärfen

- Gedanken machen: Welche sozialen Probleme kann es bei den Patienten geben? Wie können diese angesprochen werden? Worauf kann geachtet werden?
- Berücksichtigung des weiteren Kontextes der Lebenswelt der Patienten.
- Auseinandersetzung mit der eigenen Rolle: Eigenen Umgang mit sozialen Problemen in Konsultationsanlässen reflektieren, eigene Prioritäten wahrnehmen.
- Wo kann es Tabuisierungen geben – sowohl aufseiten der Patienten als auch des Hausarztes? Wie können schwierige Themen enttabuisiert werden?

Kenntnisse über das soziale Hilfesystem verschaffen

- Kennenlernen des ambulantes sozialen Hilfesystems vor Ort mit den zur Verfügung stehenden Beratungs- und Unterstützungsangeboten (Eigenrecherche, Fortbildung).
- Möglichkeiten kennen, wohin Patienten mit unterschiedlichsten sozialen Problemlagen weiterverwiesen werden können, ggf. Kontakte knüpfen.

Kommunikation mit Patienten über soziale Probleme

A) **Soziale Probleme identifizieren:**
- **Exploration durch Hausarzt:** Das Anamnesegespräch ist eine Möglichkeit, soziale Probleme mitzudenken und zu erfragen. Beispiele für mögliche Fragen je nach Situation sind in der Sozialanamnese:
  - Arbeit/Arbeitslosigkeit des Patienten (ggf. seiner Haushaltsmitglieder): Arbeiten Sie? Welchen Beruf üben Sie aus? Ist Ihr Arbeitsverhältnis be- oder entfristet? Sind Ihre Arbeitsbedingungen sicher? Falls Sie arbeitslos sind, wie finanzieren Sie sich?
  - Finanzielle Situation: Gibt es für Sie finanzielle Probleme? Gibt es immer ausreichend zu essen zu Hause?
  - Wohnsituation: Gibt es einen sicheren Wohnort? Wenn ja, ist die Finanzierung gesichert (bei Miete oder Eigentum)? Gibt es ggf. eine Befristung des Mietverhältnisses?
  - Einsamkeit: Haben Sie Familie, Freunde oder weitere Bezugspersonen, auf die Sie sich in Zeiten der Not verlassen können?
  - Familiäre Situation/soziales Umfeld: Ist die Versorgung Ihrer Kinder gesichert? Gibt es belastende Probleme in Familie oder Freundeskreis?
  - Sicherheit: Fühlen Sie sich zu Hause sicher? Haben Sie Sorgen um die Sicherheit Ihrer Kinder? Haben Sie Gewalterfahrungen gemacht?
  - Diskriminierung: Gibt es Momente, in denen Sie sich unter Druck gesetzt, gemobbt, eingeschüchtert, diskriminiert gefühlt haben?
  - Zusammenfassend ist auch (nach der Sozialanamnese) die Frage möglich: Gibt es für Sie irgendwelche Probleme im sozialen Bereich bzw. im beruflichen oder privaten Kontext?
  - Rückversicherung an die Patienten, die keine sozialen Probleme berichten: Sie können sich bei Bedarf zu einem späteren Zeitpunkt an ihren Hausarzt wenden.
- **Ansprache durch Patienten:** Sprechen Patienten soziale Probleme direkt oder indirekt an, hilft ein konkretes offenes Eingehen darauf (sofern es aktuell möglich ist) bzw. das Signal, dass das Problem wahrgenommen wird und zu einem späteren Zeitpunkt/an einem Folgetermin ausführlicher besprochen werden kann.

B) **Kommunikationsstil:**
- Zugänglichkeit und Offenheit signalisieren, wenn nach sozialen Problemen gefragt wird oder wenn Patienten soziale Probleme äußern; für eine sichere Gesprächsumgebung sorgen.
- Durch respektvollen Umgang Sicherheit und eine vertrauensvolle Basis aufbauen, die das Ansprechen von potenziell schambesetzten oder stigmatisierenden Themen möglich macht.

C) **Lösungswege suchen und finden:**
Der Umgang mit sozialen Problemen ist für viele Hausärzte selbstverständlicher Teil ihrer hausärztlichen Tätigkeit. Wenn soziale Probleme und damit einhergehende aktuelle Herausforderungen und Bedarfe identifiziert werden, gelingt es je nach eigenen Kenntnissen, Weiterbildungen und Interessen oft, gemeinsam mit den Patienten Lösungen in der Praxis zu finden.
- Sollte das nicht möglich oder nicht erfolgreich sein, können die Patienten an die Beratungs- und Unterstützungsangebote des lokalen sozialen Hilfesystems weiterverwiesen werden, die ihnen bei der Verbesserung ihrer Lebensumstände weiterhelfen können.
- Um die Verbindung zwischen hausärztlicher Versorgung und sozialem Hilfesystem zu erleichtern, werden im nächsten Abschnitt (➤ Kap. 9.5.2) die Strukturen und Angebote des sozialen Hilfesystems aufgezeigt und Tipps

zur Integration dieser Informationen in den hausärztlichen Arbeitsalltag gegeben.
- Neben der Suche nach Lösungswegen für individuelle soziale Probleme kann auch eine aktive Beteiligung der Hausärzte an politischen Initiativen und Aktivitäten auf kommunaler und überregionaler Ebene hilfreich sein. Ziel ist es, lokale soziale Ungleichheiten zu vermindern, um bessere und gesündere Lebensbedingungen für die Patienten zu schaffen und dadurch das (erneute) Auftreten der Probleme zu vermeiden.

9.5.2 Versorgung im sozialen Hilfesystem

Der Bereich sozialer Hilfen ist nicht Teil der regulären Krankenversorgung. Leistungen, die hier zur Verfügung stehen, beruhen sozialrechtlich auf Bundes-, Landes- wie auch kommunaler Gesetzgebung. Durch die Kommunen werden

- Teilhabe- und Wiedereingliederungsleistungen (SGB IX),
- Leistungen nach Kinder- und Jugendhilferecht (SGB VIII),
- Sozialhilfeleistungen (SGB XII) in Verbindung mit
- Leistungen zur Grundsicherung für Arbeitssuchende (SGB II) sowie
- Leistungen der ambulanten Suchthilfe, des Betreuungsrechts, der Prävention und weitere Angebote (Schuldenberatung, allgemeine Sozialberatung)

vorgehalten, die abgeleitet sind aus Art. 20 Abs. 1 Grundgesetz (GG), der das Sozialstaatsprinzip begründet.

Wesentliche Träger des sozialen Hilfesystems sind die freigemeinnützigen Vereine und Verbände, die in der freien Wohlfahrtspflege organisiert sind. Hinzu kommen kommunale Einrichtungen wie Beratungsstellen oder der öffentliche Gesundheitsdienst (➤ Kap. 9.4.4), die öffentliche Aufgaben wie Infektionsschutz, Schuleingangsuntersuchungen, Aufklärung über sexuell übertragbare Erkrankungen und die Impfberatung übernehmen. Ergänzt werden die Angebote durch Beratungsvereine, Selbsthilfeorganisationen und private Initiativen.

Leistungsspektrum und Vergütungsregelungen in diesem Bereich werden auf kommunaler Ebene ausgehandelt. Zuweisungen an die Kommunen aus Mitteln der Arbeitsagentur, den Länderhaushalten und Eigenmittel aus Gewerbe- und Grundsteuereinnahmen sollen die Gemeindekassen befähigen, in diesem Bereich i. S. einer allgemeinen Daseinsvorsorge tätig zu werden.

Leistungsspektrum des Sozialen Hilfesystems

Im sozialen Hilfesystem gibt es eine Vielzahl von Angeboten, die darauf abzielen, Menschen in schwierigen Lebenslagen und Situationen zu unterstützen und ihre Lebensqualität zu verbessern. Dabei handelt es sich meist entweder um Sozialversicherungs- bzw. Sozialstaatsleistungen oder um gemeinnützige Organisationen bzw. Vereine in vielfältigen Angebotsbereichen für verschiedene Zielgruppen:

- **Beratung und Unterstützung:** Hier werden Menschen in schwierigen Lebenslagen beraten und unterstützt, um ihre Probleme zu lösen oder zu bewältigen, z. B. Allgemeine Sozialberatung und Schuldenberatung.
- **Soziale Sicherung:** Unterstützung und Hilfe für Menschen in finanziellen Schwierigkeiten oder für von Armut bedrohte Menschen, um ihnen eine Verbesserung ihrer Lebenslage zu ermöglichen. Beispiele: Arbeitsagenturen, Jobcenter und Sozialämter, Wohngeldstellen, Tafeln für die Verteilung von Lebensmitteln an bedürftige Personen.
- **Betreuung, Pflege, Altenhilfe und Seniorenbetreuung:** Hilfe und Unterstützung für Menschen, die aufgrund von Alter und Krankheit Hilfe in verschiedenen Lebenslagen benötigen, wie etwa bei Pflegebedürftigkeit oder sozialer Isolation, z. B. Pflegestützpunkte, Seniorenberatungsstellen, Senioren- und Begegnungszentren, Pflegeheime, Tagespflegeeinrichtungen.
- **Hilfe für Menschen mit Behinderungen:** Unterstützung und Beratung für Menschen mit körperlichen oder geistigen Einschränkungen, um ihnen eine Teilhabe am gesellschaftlichen Leben zu ermöglichen, z. B. Behindertenwerkstätten, Wohngruppen für Menschen mit Behinderungen, Integrationsfachdienste.
- **Migration und Integration:** Unterstützung und Beratung für Menschen mit Migrationshintergrund, um ihnen eine Integration in die Gesellschaft zu ermöglichen. Beispiele: Migrationsberatungsstellen, Angebote für Sprach- und Integrationskurse, Flüchtlingsunterkünfte.
- **Hilfe für psychisch Kranke:** Unterstützung, Beratung und Therapie für Menschen mit psychischen Erkrankungen, um ihnen eine Verbesserung ihrer Lebensqualität zu ermöglichen, z. B.: psychosoziale Begegnungsstätten, Sozialpsychiatrischer Dienst im ÖGD, ambulante soziotherapeutische und sozialpsychiatrische Angebote.
- **Bildung und Qualifikation:** Hier werden Angebote zur Verbesserung der Bildung und Qualifikation bereitgestellt, um die Chancen auf dem Arbeitsmarkt zu erhöhen, z. B. Volkshochschulen, Arbeitsagenturen, Jobcenter, Berufsschulen.
- **Arbeit und Beschäftigung:** Angebote zur Vermittlung von Arbeit und Beschäftigung, um Menschen aus der Arbeitslosigkeit herauszuholen, z. B. Gewerkschaften, Arbeitsagenturen, Jobcenter, Berufsbildungswerke, Integrationsbetriebe.
- **Wohnen und Unterbringung:** Angebote zur Unterbringung und Versorgung von Menschen, die aufgrund ihrer Lebenssituation keinen eigenen Wohnraum haben oder die Wohnumgebung verlassen mussten, z. B. Obdachlosenheime, Frauenhäuser, Wohngruppen für Menschen mit psychischen Erkrankungen, Betreutes Wohnen, Fachstelle für Wohnungsnotfälle.
- **Gesundheitsförderung und Prävention:** Angebote zur Förderung der Gesundheit und zur Prävention von Krankheiten, z. B. Gesundheitsämter, Rehabilitationseinrichtungen, Suchtpräventionsstellen, Impfzentren, Krankenkassen, Gesundheitsberatungsstellen, Gesundheitskioske.
- **Familienplanung und Sexualberatung:** Hier werden Angebote für Fragen rund um Sexualität und Familienplanung bereitgestellt, z. B. Familienberatungsstellen, Schwangerschaftsberatungsstellen, Beratungsstellen für sexuelle Gesundheit.
- **Hilfen für Frauen:** Unterstützung und Beratung für Frauen in verschiedenen Lebenslagen und -problemen, wie etwa bei häuslicher Gewalt, Schwangerschaft oder Berufseinstieg, z. B.

Frauenhäuser, Beratungsstellen für Schwangere, Frauenberatungsstellen, Frauennotruf.
- **Hospiz- und Palliativversorgung:** Begleitung und Unterstützung von Menschen in ihrer letzten Lebensphase.
- **Krisenintervention und Notfallhilfe:** Dieser Bereich bietet Unterstützung für Menschen in akuten Krisensituationen und Notfällen an, z. B. sozialpsychiatrischer Dienst im ÖGD, Obdachlosenhilfe, Krisentelefon, Telefonseelsorge, Schuldenberatung, Beratung bei Wohnungsnotfällen.
- **Straffälligenhilfe und Bewährungshilfe:** Hier werden Menschen unterstützt, die eine Straftat begangen haben, um ihre Taten aufzuarbeiten und ihre Zukunft positiv zu gestalten, z. B. Kurse zur Gewaltprävention, Anti-Aggressions- und soziales Kompetenztraining, Arbeitsprojekte zur Wiedereingliederung.
- **Opferschutz und Täterarbeit:** Angebote, um Gewalt und Kriminalität zu reduzieren und zu verhindern, z. B. Opfer-Beratungsstellen, -Hilfevereine, -Hilfetelefone sowie Rechtsmedizinische Untersuchungsstellen.
- **Sozialpolitik und Sozialrecht:** Hierbei geht es um die politische und rechtliche Gestaltung des sozialen Hilfesystems, um die Bedürfnisse und Interessen der Betroffenen zu berücksichtigen, z. B. Sozialämter, Rentenversicherungsträger, Integrationsämter, Sozialgerichte, Verbraucherzentralen.

Ähnlich wie in der allgemeinmedizinischen Versorgung im medizinischen Versorgungssystem existiert im sozialen Versorgungssystem die **allgemeine Sozialberatung,** die einen lokalen Überblick über soziale Hilfen bietet, viele Beratungsanlässe direkt klärt, ggf. an weitere Einrichtungen vermittelt und verschiedene Unterstützungsprozesse im Sinne eines Case Managements koordiniert.

Professionen

In Einrichtungen des sozialen Versorgungssystems arbeiten überwiegend Sozialarbeiter und Sozialpädagogen. Ergänzt wird das Team je nach Bereich durch Ergotherapeuten, Pflegefachkräfte und Psychologen. Die Profession der Sozialen Arbeit beschäftigt sich mit den sozialen Dimensionen bei physischen und psychischen Beschwerden, Behinderungen und weiteren Beeinträchtigungen der Lebenssituation. Ziel ist, gerechtere Lebensumstände, höhere Autonomie und mehr Teilhabe für die Betroffenen zu erreichen. Methoden sind dabei vor allem:

1. Erstellung sozialer Diagnosen
2. Hilfeplanung
3. Interventionen
   a) Beratung, Case Management
   b) Gruppenarbeit, Training und Begleitung, soziale Netzwerkarbeit
   c) Krisenintervention
4. Forschung und Evaluation

Zugang zum sozialen Hilfesystem

Alle Einrichtungen des sozialen Hilfesystems bieten in der Regel eine offene Beratung für ein Erstgespräch an. Eine Terminabstimmung ist meist nicht nötig, kann aber helfen, um eventuelle Wartezeiten zu vermeiden.

Die Angebote unterscheiden sich lokal stark. Daher ist es schwierig, generelle indikationsspezifische Empfehlungen auszusprechen. Empfehlenswert ist es, sich durch eine lokalspezifische Recherche einen Überblick über die erreichbaren Angebote des sozialen Hilfesystems zu verschaffen.

Die allgemeine Sozialberatung ist meist ein guter erster Anlaufpunkt, doch auch andere Einrichtungen können in der Regel spezialisierte Hilfen vermitteln, wenn sich herausstellt, dass ein Angebot nicht passt.

Es ist für Hausärzte und das Praxisteam empfehlenswert, sich mit den lokalen Angeboten des sozialen Hilfesystems vertraut zu machen. So werden Möglichkeiten geschaffen, die Patienten bestmöglich sozial versorgt zu wissen und sich selbst zu entlasten (Kloppe et al. 2022, Zimmermann et al. 2018).

MERKE

Arbeitshilfe für die lokalspezifische Recherche von Angeboten des sozialen Hilfesystems:

www.uke.de/kliniken-institute/institute/allgemeinmedizin/forschung/soprha.html

LITERATUR

Clear Collaboration. The Clear Toolkit – Training frontline health workers to ask about and act upon the social causes underlying poor health. Department of Family Medicine. Montreal: 2016; www.mcgill.ca/clear/download (letzter Zugriff: 7.3.2024).

DEGAM – Deutsche Gesellschaft für Allgemeinmedizin und Familienmedizin (2021): DEGAM-Strategiepapier „Langzeitmanagement der COVID-19-Pandemie aus allgemeinmedizinischer Sicht". Z Allg Med 2021; 97 (1):44; www.degam.de/files/inhalt/pdf/positionspapiere_stellungnahmen/positionspapiere-altes-verzeichnis/2020_degam_strategiepapier_pandemiemanagement.pdf (letzter Zugriff: 7.3.2024).

G-BA – Gemeinsamer Bundesausschuss. Die Rechtsstellung des Gemeinsamen Bundesausschusses. Stand: Juni 2023; www.g-ba.de/downloads/17-98-2494/2007-09-FB-Rechtsstellung.pdf (letzter Zugriff: 7.3.2024).

G-BA – Gemeinsamer Bundesausschuss. Bedarfsplanungsrichtlinie vom 03.06.2023. https://www.g-ba.de/downloads/62-492-3160/BPL-RL_2023-03-16_iK-2023-06-03.pdf (letzter Zugriff: 7.3.2024).

Jobst D, Joos S. Soziale Patientenanliegen – eine Erhebung in Hausarztpraxen. Z Allg Med 2014; 90(12): 496–501.

KBV – Kassenärztliche Bundesvereinigung. Vertrag über die hausärztliche Versorgung, 2000. www.kbv.de/media/sp/05_Hausaerztl._Versorgung.pdf (letzter Zugriff: 7.3.2024).

KBV – Kassenärztliche Bundesvereinigung 2023. Ärztestatistik zum 31.12.2022; www.kbv.de/media/sp/2022-12-31_BAR_Statistik.pdf (letzter Zugriff: 7.3.2024).

KBV – Kassenärztliche Bundesvereinigung (undatiert); www.lass-dich-nieder.de/home.html (letzter Zugriff: 7.3.2024).

KBV – Kassenärztliche Bundesvereinigung (undatiert). Informationen zur Bedarfsplanung. www.kbv.de/html/bedarfsplanung.php (letzter Zugriff: 7.3.2024).

Kloppe T, Tetzlaff B, Mews C, Zimmermann T, Scherer M. Interprofessional collaboration to support patients with social problems in general practice—a qualitative focus group study. BMC Primary Care 2022; 23: 169.

Kroll LE, Müters S, Lampert T. Arbeitslosigkeit und ihre Auswirkungen auf die Gesundheit: Ein Überblick zum Forschungsstand und zu aktuellen Daten der Studien GEDA 2010 und GEDA 2012. Bundesgesundhbl 2016; 59(2): 228–237.

Lampert T, Richter M, Schneider S, et al. Soziale Ungleichheit und Gesundheit: Stand und Perspektiven der sozialepidemiologischen Forschung in Deutschland. Bundesgesundhbl 2016; 59(2): 153–165.
Marmot M, et al. Achieving health equity: From root causes to fair outcomes. Lancet 2007; 370(9593): 1153–1163.
Murray CJL, Frenk J. A framework for assessing the performance of health systems. Bull World Health Organ 2000; 78(6): 717–731.
Rieger-Ndakorerwa G, Nießen J, Wildner M: Die sozialkompensatorische Funktion des Öffentlichen Gesundheitsdienstes. Public Health Forum 2018; 26(4): 361–364.
SGB V, § 37 (häusliche Krankenpflege); www.gesetze-im-internet.de/sgb_5/__37.html (letzter Zugriff: 7.3.2024).
SGB V, § 39 (Krankenhausbehandlung); www.gesetze-im-internet.de/sgb_5/__39.html (letzter Zugriff: 7.3.2024).
SGB V, § 73b (hausarztzentrierte Versorgung); www.gesetze-im-internet.de/sgb_5/__73b.html (letzter Zugriff: 7.3.2024).
SGB V, § 79 (Organe); www.gesetze-im-internet.de/sgb_5/__79.html (letzter Zugriff: 7.3.2024).
SGB V, § 103 (Zulassungsbeschränkungen); www.gesetze-im-internet.de/sgb_5/__103.html (letzter Zugriff: 7.3.2024).
SGB V, § 107 (Krankenhäuser, Vorsorge- oder Rehabilitationseinrichtungen); www.gesetze-im-internet.de/sgb_5/__107.html (letzter Zugriff: 7.3.2024).
SGB V, § 108 (zugelassene Krankenhäuser); www.gesetze-im-internet.de/sgb_5/__108.html (letzter Zugriff: 7.3.2024).
SGB IX, § 5 (Leistungsgruppen); www.gesetze-im-internet.de/sgb_9_2018/__5.html (letzter Zugriff: 7.3.2024).
SGB IX, § 6 (Rehabilitationsträger); www.gesetze-im-internet.de/sgb_9_2018/__6.html (letzter Zugriff: 7.3.2024).
SGB XI, § 28 (Leistungsarten, Grundsätze); www.gesetze-im-internet.de/sgb_11/__28.html (letzter Zugriff: 12.2.2024).
Stolleis M. Geschichte des Sozialrechts in Deutschland – ein Grundriß. Stuttgart: Lucius & Lucius; 2003.
von dem Knesebeck O, Scherer M, van den Bussche H, Schäfer I. Zusammenhang von sozialem Status und Multimorbidität. Hamburger Ärzteblatt 2015; 6: 12–15.
World Organization of National Colleges, Academies, and Academic Associations of General Practitioners/Family Physicians. International Classification of Primary Care: ICPC-2, 1998. www.who.int/standards/classifications/other-classifications/international-classification-of-primary-care (letzter Zugriff: 12.2.2024).
Zimmermann, T. Primäre Gesundheitsversorgung/Primary Health Care. In: Bundeszentrale für gesundheitliche Aufklärung (BZgA) (Hrsg.). Leitbegriffe der Gesundheitsförderung und Prävention. Glossar zu Konzepten, Strategien und Methoden, 18.8.2023. https://doi.org/10.17623/BZGA:Q4-i096-2.0 (letzter Zugriff: 12.2.2024).
Zimmermann T, Mews C, Kloppe T, Tetzlaff B, Hadwiger M, von dem Knesebeck O, Scherer M. Soziale Probleme in der hausärztlichen Versorgung – Häufigkeit, Reaktionen, Handlungsoptionen und erwünschter Unterstützungsbedarf aus der Sicht von Hausärztinnen und Hausärzten. Zeitschrift für Evidenz, Fortbildung und Qualität im Gesundheitswesen 2018; 131–132, 4, 81–89.
Zimmermann T, Lühmann D, Pruskil S, Husemann J, Ndakorerwa-Rieger G, Scherer M. Öffentlicher Gesundheitsdienst und hausärztliche Versorgung – eine sektorenübergreifende Herausforderung. In: Fehr R, Augustin J (Hrsg.). Nachhaltige StadtGesundheit Hamburg II – Neue Ziele, Wege, Initiativen. München: oekom-Verlag; 2022, S. 271–279.
Zulassungsverordnung für Vertragsärzte (undatiert); www.gesetze-im-internet.de/zo-_rzte/__24.html (letzter Zugriff: 12.2.2024).

KAPITEL

10

Thomas Zimmermann, Sarah Porzelt

Selbstmanagementförderung in der hausärztlichen Praxis

10.1 Was ist Selbstmanagementförderung?

Self-management is good medicine.
Albert Bandura (kanadischer Psychologe)

Patienten können durch Selbstmanagementförderung (SMF) gestärkt und befähigt werden, den Umgang mit einer Erkrankung möglichst selbstständig zu bewältigen. Im Kern bedeutet dies, die Bereitschaft zu wecken, auf sich, den Körper und das emotionale Erleben zu achten, die Reaktionen zu verstehen und besser für sich zu sorgen *(self-care)*. SMF ist eine Form des *Patient Empowerment* und wirkt sich auf die Befolgung (Adhärenz) ärztlicher Anweisungen und Empfehlungen aus (Nieuwlaat et al. 2014). Folglich ist SMF ein wichtiger Qualitätsindikator für die Behandlung und zugleich ein bedeutender Faktor für einen guten Verlauf.

SMF gehört zur täglichen Routine ärztlichen Handelns sowohl im Hinblick auf akute Anlässe als auch auf chronische Erkrankungen. Eine klassische SMF-Maßnahme der Akutversorgung ist die Verordnung von Medikamenten und die Vermittlung des Umgangs im täglichen Leben damit (Einnahmehäufigkeit, Dosierung, Tageszeit, vor oder nach einer Mahlzeit).

Im Alltag einer Praxis ergeben sich insgesamt sehr viele Gelegenheiten seitens aller Teammitglieder, Selbstmanagement zu unterstützen – meist mit einem impliziten Satz zwischendurch: von der Wärmflasche für den Bauch, über besondere Hygiene bei einer Infektion bis hin zu Empfehlungen zur Rauchentwöhnung oder einer Veränderung der Ernährungsgewohnheiten.

Um jedoch SMF gezielt in einer hausärztlichen Praxis einsetzen zu können, müssen die Rahmenbedingungen berücksichtigt werden: Hohe Kontaktzahlen und entsprechend kurze Kontaktzeiten verhindern nicht selten die Chance, einer geordneten SMF-Unterstützung, gerade im Bereich chronischer Verläufe. Die etablierten Disease-Management-Programme für DMP, KHK, COPD oder Brustkrebs empfehlen regelhaft solche patientenorientierten, impulsgebenden Ansätze.

Dieser Abschnitt soll neben einer konzeptuellen Klärung praktische Handlungsoptionen vorstellen, wie SMF in den hausärztlichen Alltag einfließen kann.

10.2 Theoretischer Hintergrund

Das Konzept der SMF entwickelte sich aus den Fragestellungen und Ergebnissen zweier Forschungstraditionen:

- einem medizinsoziologischen Ansatz, der den Umgang mit chronischen Erkrankungen erforscht hat (Corbin und Strauss 1985a, b), und
- einem psychologischen Ansatz, der in der Verhaltensforschung entstand und dem die sozialkognitive Lerntheorie von Albert Bandura (1977) zugrunde liegt.

Corbin und Strauss untersuchten die Auswirkungen chronischer Erkrankungen auf das Zusammenleben und Zusammensein von Paaren und identifizierten die zu lösenden Aufgaben. Sie benannten drei Dimensionen der Arbeit, die im Umgang mit einer chronischen Erkrankung zu leisten sind: das medizinische, das Rollen- und das emotionale Management. Selbstmanagement ist in diesem Modell als Arbeit konzipiert, die zu erbringen ist, um die Krankheit zu bewältigen. Diese Arbeit ist auf allen drei Dimensionen zu leisten.

In der lerntheoretisch orientierten Forschung entwickelte sich das SMF-Konzept als Interventionsmethode zur besseren Selbststeuerung: Durch Lernen am Modell lässt sich ein Verhalten verstärken, wenn es erwünscht ist, oder löschen, wenn es unerwünscht ist. Im Anschluss an einen Zyklus des Modelllernens steht ein besseres Selbstmanagement. Bandura (1977) ergänzte die verhaltensbezogene Komponente um die kognitive und die sozialkontextbezogenen Dimensionen.

Lorig und Kollegen verzahnten beide Sichtweisen – a) mit den chronischen Erkrankungen umzugehen und b) den Erwerb von Kompetenzen dafür (Lorig 1996, Lorig und Holman 2003, Lorig et al. 1985; vgl. auch ➤ Abb. 10.1). Angefangen mit einem Arthritis-

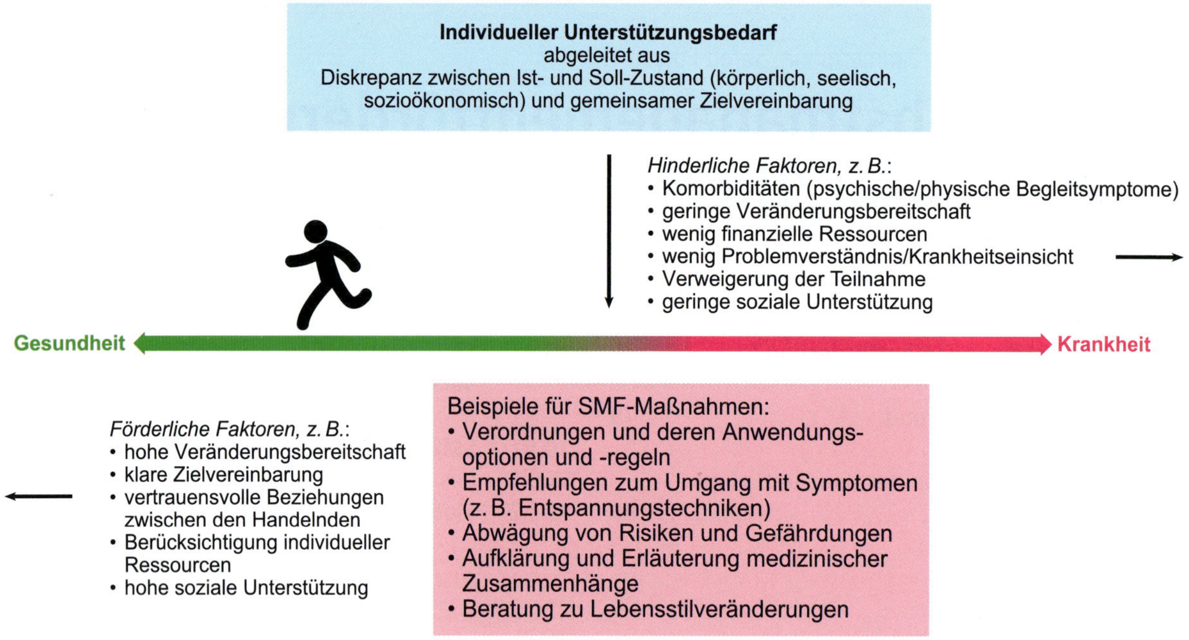

Abb. 10.1 Förderliche und hinderliche Bedingungen der Selbstmanagementförderung in der Hausarztpraxis [L141]

Selbstmanagement-Programm entwickelte die Arbeitsgruppe nachfolgend wegweisend generische Bausteine und Empfehlungen für den Umgang mit chronischer Morbidität (*Chronic Disease Self-Management Program,* CDSMP). Obwohl im Detail chronische Erkrankungen unterschiedliche Managementaufgaben verlangen, teilen sie viele gemeinsame Merkmale, was den Umgang anbelangt. Die Programme zielen im Kern darauf, dass Patienten ihre Symptome selbstständig managen können, ohne ständig professionelle Hilfe in Anspruch nehmen zu müssen. Die Patientenautonomie so ins Zentrum zu rücken, ist ein großes Verdienst dieses Forschungsprogramms.

Es gibt keine allgemeingültige SMF-Definition. Als Arbeitsdefinition lassen sich darunter alle patientenzentrierten Interventionen bei der Versorgung von chronisch erkrankten Menschen verstehen, die dem besseren Umgang mit der Erkrankung dienen (Rosenbach und Ewers 2012, Lorig und Holman 2003). Fünf zentrale Bereiche von Selbstmanagementfähigkeiten werden von Lorig und Holman (2003) beschrieben: Problemlösung, Entscheidungsfindung, Ressourcennutzung, Aufbau einer tragfähigen Arzt-Patient-Beziehung, und Handlungsfähigkeit. Diese Fähigkeiten sollten unterstützt und Patienten dazu befähigt werden, diese auf- und auszubauen.

Ziele der Selbstmanagementförderung sind:

- Patienten in die Lage zu versetzen,
  - die Herausforderungen bei der Bewältigung von Beschwerden aktiv anzugehen,
  - eine adäquate Umgangsweise mit den negativen Begleiterscheinungen einer Erkrankung und ein geeignetes Symptommanagement zu entwickeln sowie
  - (Problemlöse-)Kompetenzen zu trainieren, die für einen eigenverantwortlichen Umgang mit der Krankheitssituation erforderlich sind;
- die Erkrankten und ihre Familien auf ihrem Weg zu kompetenten Experten in eigener Sache zu unterstützen (z. B. durch Vermittlung von Selbsthilfeangeboten) und
- die Chronifizierung einzugrenzen, eine Verschlechterung zu vermeiden und so zur Prävention von weiteren Beeinträchtigungen der Lebensqualität beizutragen.

MERKE

Ziel ist es, als Betroffener die Kontrolle über das eigene Handeln zu erlangen, spezifische Gesundheitsziele zu erreichen und angemessen auf die eigene Symptomatik zu reagieren.

10.3 Bedingungen für SMF in der hausärztlichen Versorgung

Die Hausarztpraxis ist eingebettet in eine stark fragmentierte ambulante Versorgungslandschaft mit vielen spezialistischen Fachdisziplinen, einem breiten Angebot an Rehabilitation und Pflege sowie einer großen Zahl weiterer Leistungserbringer (➤ Kap. 9.4, ➤ Kap. 9.5). Zudem ist die hausärztliche Versorgung gekennzeichnet durch eine hohe Inanspruchnahme und – damit korrespondierend – kurze Kontaktzeiten.

Bei der Behandlung chronischer Krankheiten stellt die hausärztliche Praxis den zentralen Anlaufpunkt des Versorgungsnetzes dar. Es werden Risiken besprochen, relevante Maßnahmen koordiniert und Verläufe begleitet, z. B. im Rahmen der Verträge zur hausarztzentrierten Versorgung (HZV, ➤ Kap. 9.2; ➤ Abb. 10.1).

SMF findet im hausärztlichen Alltag häufig auf implizite Weise statt – meistens aus akutem Anlass. Auf explizite Weise erfolgt die Unterstützung etwa im Rahmen von Versorgungsverträgen wie

Disease-Management-Programmen (DMP), aber auch im Verlauf von Aufklärungsgesprächen, Diagnosemitteilungen (Überbringen schlechter Nachrichten) sowie weiteren Beratungsanlässen.

Besonders bedeutsam und in der Versorgung zu berücksichtigen sind die psychischen (Begleit-)Symptome bei chronischen Erkrankungen wie Antriebsschwäche, Müdigkeit oder Ängste. Sie erschweren den Zugang zu externen Hilfsangeboten. Die komplexen Herausforderungen führen oftmals auch zu einer Überforderung des Einzelnen, was bei der zu leistenden Bewältigungsarbeit zu berücksichtigen ist (Corbin und Strauss 1985a, b).

10.4 SMF-Interventionen in der hausärztlichen Versorgung und deren Wirksamkeit

Verschiebe nicht auf morgen, was genauso gut auf übermorgen verschoben werden kann.

Mark Twain (US-amerikanischer Schriftsteller)

In den letzten Jahrzehnten wurden mannigfaltige Interventionen zur Förderung des Selbstmanagements konzipiert und angewandt, meist mit dem Fokus auf einzelne Erkrankungen. Programme zur Vermittlung von Selbstmanagementfertigkeiten sind effektiver als reine Informationsvermittlung. Sie reduzieren Kosten und verbessern die klinischen Ergebnisse. Ein Nutzen für Erkrankungen wie Arthritis, Diabetes mellitus Typ 2 oder Asthma ist belegt (Bodenheimer et al. 2002).

SMF-Projekte innerhalb der hausärztlichen Versorgung sind rar, zeigen aber, dass es auch intern Möglichkeiten zur Unterstützung dieser Patientengruppe geben kann (Gensichen et al. 2011, Hölzel et al. 2018, Zimmermann et al. 2016).

SMF-Interventionen sind vielfältig, erprobt und gut belegt, wie Überblicksarbeiten sichtbar machen (Dineen-Griffin et al. 2019, Reynolds et al. 2018, Schrijver et al. 2022, Whitlock et al. 2002, Wilson et al. 2019). Dazu gehören im Einzelnen:

- CDSMP (Vermittlung in Kleingruppen durch geschulte Peers)
- Telefonberatung bei Raucherentwöhnung
- Raucherentwöhnung durch minimale Intervention (1–3 min) plus 10 min ergänzende Beratung
- Körperliche Aktivierung
- Verbesserung des Wissens um Krankheitsbild und Behandlung
- Eigenständiges Überwachen der Symptome
- Ermutigung zur Selbstbehandlung durch einen gezielten Handlungsplan, wenn Symptome sich verschlechtern (sollten)
- Aktivierung von Strategien zur psychischen Bewältigung und zum Stressmanagement
- Steigerung der Verantwortung, um Medikamenteneinnahme zu befolgen und den Lebensstil zu verbessern
- Individuelle Rückmeldung, Fortschritt anhand der mit dem Patienten gesetzten Gesundheitsziele bewerten
- Unterweisungen in Techniken, um Probleme zu lösen oder Entscheidungen zu treffen

Zu den verbesserten Ergebnisparametern gehören klinische Indikatoren (Blutdruck, Blutzuckerspiegel), gesundheitsbezogene Lebensqualität, Selbstwirksamkeit (das Vertrauen, mit dem eigenen Handeln auch eigene Ziele erreichen zu können), Krankheitswissen und Kontrolle (Dineen-Griffin et al. 2019). Hinzu kommen Verbesserungen in Bezug auf Risikoverhalten, Zufriedenheit und Wissen (Reynolds et al. 2018).

Es liegen erste Hinweise vor, dass SMF mithilfe von Apps in Mobiltelefonen oder Tablets das Symptommanagement verbessern kann (Whitehead et al. 2016).

10.5 SMF praktisch

Chronische Krankheiten, die mittels SMF gesteuert und kontrolliert werden sollen, sind sehr häufig durch den Lebensstil mitverursacht, z. B. COPD und Rauchen, Diabetes und Ernährung, Bluthochdruck und Bewegungsmangel. Nicht immer sind diese Zusammenhänge so eindeutig, aber in nicht wenigen Konstellationen addieren sich die riskanten Verhaltensmuster.

Den Verhaltensmustern liegen meist jahrelang eingeübte Abläufe und Routinen in der Lebensführung, der Stressbewältigung und im Umgang mit den eigenen Körpersignalen zugrunde. Entscheidend ist in dieser Situation, den Betroffenen auf Augenhöhe und ohne moralischen Zeigefinger zu begegnen – es sei denn, Sie wissen sicher, dass Ihr Patient auf diese Art der Intervention anspricht! Gleichzeitig die Sorge über den gesundheitlichen Zustand auszudrücken und die Autonomie des anderen zu respektieren, erfordert eine klare ärztliche Haltung: bestärkend, respektvoll, wohlwollend. Das setzt die Kenntnis der eigenen Werte und Einstellungen voraus.

Sich zu verändern, gelingt auch Ihren Patienten meist nur in kleinen, manchmal in ganz kleinen Schritten.

So vielfältig nämlich die Möglichkeiten sind, in der eigenen Praxis das Selbstmanagement zu fördern, so begrenzt sind die zeitlichen Ressourcen in der täglichen Routine. Je nach Praxisgegebenheiten und der Bereitschaft, das eigene Gesprächsverhalten in eine bestärkende, respektvolle und wohlwollende Richtung weiterzuentwickeln, bieten sich dennoch verschiedene praktische Gelegenheiten, im Unterstrom des ärztlichen Gesprächs verstärkt SMF-Ideen mitschwingen zu lassen.

10.5.1 Das 5A-Konzept: Ask, Advise, Agree, Assist, Arrange

Um das Selbstmanagement zu stärken, braucht es eine gute Arbeitsbeziehung. Die 5A-Strategie unterstützt dabei, eine Verhaltensänderung anzustoßen und zu begleiten. Die 5 As stellen die fünf Komponenten einer Intervention dar, die indikationsübergreifend eingesetzt werden kann. Allerdings variiert der Einsatz der Komponenten nach Art und Intensität des Verhaltens und des Veränderungswunsches (Whitlock 2002).

TIPP

Zusätzliche Elemente wie motivierende Gesprächsführung (➤ Kap. 10.5.2) und der Einsatz von Zielerreichungsskalen wirken unterstützend, stärken die Beziehung und die Verbindlichkeit.

Ask/Assess: Fragen stellen, Risiko erheben

Erfassung individueller Risikokonstellationen und Klärung der Veränderungsbereitschaft

Der Veränderungsprozess beginnt mit einer gemeinsamen Bestandsaufnahme. Die Selbstmanagementförderung orientiert sich dabei an den Herausforderungen der konkreten persönlichen Lebenssituation. Diese Bestandsaufnahme erfasst das riskante Verhalten, den klinischen Schweregrad, den funktionellen Status, derzeitige Probleme, aktuelles Selbstmanagementverhalten sowie Veränderungswünsche/-bereitschaft (Battersby et al. 2010). So können bereits am Anfang Ressourcen und Schwierigkeiten benannt werden. Unabdingbar ist das Erarbeiten eines gemeinsamen Problemverständnisses. Über die Selbsteinschätzung des Patienten hinaus obliegt es dem Arzt, das Geschilderte zu hinterfragen.

Advise: Beraten

Motivationsunterstützung bzw. Reflexion des Risikoverhaltens; Benennen konkreter Möglichkeiten einer individuellen Verhaltensänderung

Eine zu komplexe Ausgangssituation bei Betroffenen führt oftmals zu Angst und Lähmung der Gedanken (Schilling 2009). Hier helfen ärztliche Steuerung und das Verkleinern der Aufgaben auf eine überschaubare Größe. Mit der ermittelten Veränderungsbereitschaft werden nun spezifische Informationen zum Risikoverhalten sowie die Vorteile einer Verhaltensveränderung vorgestellt. Darauf beruht anschließend die gemeinsame Entscheidung für evidenzbasierte und lernorientierte Interventionen, die dem Patienten Fähigkeiten und Fertigkeiten vermitteln (Battersby et al. 2010).

MERKE

Frage nach den Kosten

Jede Veränderung ist mit Kosten verbunden, weil etwas aufgegeben wird, was bisher mit positivem Erleben verbunden ist (z. B. Suchtmittel und Geselligkeit; Süßigkeiten und Wohlgefühl; Bewegungsmangel und Bequemlichkeit).

Fragen, die diesem Umstand Rechnung tragen, helfen dabei, für die Ambivalenz zu sensibilisieren:

- Welche negativen Auswirkungen (aufgrund des Verhaltens) stellen Sie fest?
- Was sind die guten Seiten daran, dass Sie sich im Moment so verhalten?
- Welche positiven Auswirkungen hätte es, wenn Sie beginnen würden, Ihr Verhalten zu ändern?
- Was würden Sie verlieren, wenn Sie beginnen würden, Ihr Verhalten zu ändern?

Durch gezieltes Einbinden anderer Leistungserbringer (wie Suchtberatung, Sozialberatung, Familienhilfe, weitere gemeindenahe Angebote) kann das Unterstützungssystem verbreitert werden. Für soziale Probleme wie Schulden, Konflikte am Arbeitsplatz, drohende Arbeitslosigkeit, die mit dem riskanten Verhalten einhergehen, existieren meist Hilfsangebote im Umfeld der hausärztlichen Praxis (➤ Kap. 9.5).

Agree: Verbindlichkeit schaffen

Gemeinsame Entscheidung hinsichtlich möglicher Ziele

Voraussetzung für das Gelingen ist eine förderliche Lebenssituation inkl. eines entsprechend wohlwollenden familiären und/oder sozialen Umfelds. Um den Erfolg der SMF zu ermöglichen, ist das gemeinsame Identifizieren von Dringlichkeiten, Zielen und spezifischen Plänen zur Zielerreichung notwendig. Das Problem wird gemeinsam benannt, anschließend werden realistische Ziele vereinbart, und ein individueller Behandlungsplan mit dem Patienten wird beschlossen (Battersby et al. 2010).

Um überprüfbare Ziele zu setzen, eignen sich die S. M. A. R. T.-Kriterien, die auf Zielvereinbarungen im Projektmanagement zurückzuführen sind (➤ Tab. 10.1; Pauls und Reicherts 2012).

Bei der Zielformulierung kommt es darauf an, kleine Schritte im Blick zu behalten. Zu hoch gesteckte Ziele können komplett demotivieren und den ganzen Veränderungsprozess gefährden, wenn sie nicht erreicht werden. Das Erwartungsmanagement an die patientenseitigen Fähigkeiten und Möglichkeiten spielt hier die entscheidende Rolle. Es ist besser, ein Ziel zu niedrig anzusetzen, es (zu) leicht zu erreichen und dann nachzusteuern. Beim umgekehrten Weg (zu hohes Ziel) muss zunächst die Enttäuschung über das unerreichte Ziel aufgearbeitet werden; dies erschwert die Bereitschaft für die Verhaltensänderung/Änderungsbereitschaft.

Assist: Unterstützen

Anbieten individueller Unterstützung je nach Änderungsbereitschaft, z. B. durch Erstellung eines Veränderungsplans oder das konkrete Einbeziehen des sozialen Umfelds

Wenn der Patient Schwierigkeiten hat, bestimmte Probleme selbstständig zu lösen, kann ihm Unterstützung angeboten werden. Exemplarisch wird ein Problem definiert, und es werden Lösungsmöglichkeiten entwickelt. Der bevorzugte Lösungsweg wird erprobt und bewertet. Zur Übung soll anhand weiterer Probleme zunehmend selbstständig ein passender Lösungsweg gefunden werden (➤ Box 10.1).

Box 10.1

Problemlösetraining (z. B. als Hausaufgabe) (Liebeck 1993)

- Definieren Sie ein Problem: Welches Problem besteht, welche Faktoren tragen dazu bei, welche Personen sind beteiligt?
- Welches Ziel/welche Ziele streben Sie an?
- Entwickeln Sie mehrere Lösungsalternativen (Lösungsweg, Vorteil, Nachteil, Hindernisse, Bewertung).
- Bewertung der Lösungswege und Auswahl des günstigsten Lösungsweges.
- Einsetzen der bevorzugten Lösungsstrategie: Was ist nötig, um das Ziel zu erreichen? (Details: wann, wo, mit welchen Personen, Vorbereitungen, Hindernisse).
- Erprobung des Lösungsweges (Zeitpunkt, Situation, Probleme/Erfolge, Bewertung).
- Wie lief die Umsetzung? Wo waren Sie erfolgreich? Wo gibt es noch Schwierigkeiten?

Tab. 10.1 S.M.A.R.T-Regeln zur Formulierung von Zielen	
Spezifisch	Ist das Ziel klar und konkret formuliert?
Messbar	Wie soll das Ergebnis nachweisbar sein (z. B. Blutdruckwert, Gewichtsangabe)?
Attraktiv	Lohnt es sich, das Ziel anzustreben?
Realistisch	Ist das Ziel erreichbar?
Terminiert	Bis wann soll was erreicht werden?

Förderlich ist es, wenn weitere Unterstützungssysteme oder Personen in den Prozess der Veränderung eingebunden werden können. Ein Bündel von Interventionen ist effektiver als eine einzelne Intervention allein. Wenn verschiedene Interventionen gemeinschaftlich von verschiedenen Akteuren erbracht werden (z. B. die Kombination von Gruppen- und Einzelberatung), wirkt sich das positiv auf das Ergebnis aus (Battersby et al. 2010).

Arrange: Arrangieren

Vereinbarung von Folgekontakten, kontinuierliche Langzeitbetreuung, Steigerung des Problembewusstseins bei nicht veränderungsbereiten Patienten
Das Festlegen einer aktiven Nachbeobachtung (fest vereinbarte Termine, Follow-ups), unterstützt durch Rückmelde- und Erinnerungssysteme (Telefonmonitoring durch MFA oder VeraH), stärkt das Selbstmanagement weiter und verbessert das gewünschte Ergebnis (Battersby et al. 2010). Als Erfolgskontrolle dient die Zielerreichungsanalyse/Zielerreichungsskala (Pauls und Reicherts 2012). Diese Erfolgskontrollen helfen ggf. auch, mit unvorhergesehenen Ereignissen und Prozessen umzugehen.

Mögliche Zielerreichungsskalen zu unterschiedlichen Zielen (➤ Tab. 10.2): Der Wert für 0 entspricht in jedem Fall immer der aktuellen Ausgangslage. Positive Werte entsprechen einer Verbesserung, negative Werte entsprechen einer Verschlechterung.

10.5.2 Motivierend Gespräche führen

Beim Ansatz der motivierenden Gesprächsführung handelt es sich um eine personenzentrierte Gesprächstechnik, die sowohl begleiten als auch geleiten soll. Das Verfahren ist dabei durchaus direktiv i. S. einer absichtsvollen, strategischen Bewegung hin zu einem oder mehreren ausgehandelten Zielen.

Die Technik unterstützt dabei, Ambivalenz aufzulösen und Veränderungsmotivation zu stärken. Sie hilft, die Selbstverpflichtung für ein bestimmtes Ziel wachzuhalten und im Zweifelsfall zu erneuern, denn Rückschläge oder nicht erreichte Ziele gehören selbstverständlich ins Behandlungsgeschehen.

Motive, sich zu verändern, werden in einer Atmosphäre der Akzeptanz und der Einfühlsamkeit herausgearbeitet und erkundet (➤ Box 10.2). Dabei geht es darum, auf dem aufzubauen, was bereits vorhanden ist (Ressourcen), nicht darum, einen Mangel (Defizit) zu beheben.

Box 10.2

Change Talk (Miller et al. 2015)

Zunächst eine Skalierungsfrage:

Wenn Sie sich vornehmen würden *(weniger Alkohol zu trinken; die Zahl der alkoholfreien Tage zu erhöhen; mehr Bewegung zu wagen)* – auf einer **Skala von 1 bis 10:** Wie zuversichtlich sind Sie, dass Sie das auch schaffen würden? (1 = gar nicht, 10 = sicher)

Reaktionsmöglichkeiten in Abhängigkeit von der Einschätzung zwischen 1 und 10:

- 2: *„Ein bisschen Hoffnung haben Sie: Wie kommt das?"*
- 4: *„Eine 4 ist ja ein Anfang. Haben Sie eine Idee, wie daraus eine 5 oder 6 werden kann?"*
- 6: *„Okay, da sind Sie ja bereits einigermaßen zuversichtlich. Was müssten Sie tun, um das auszubauen?"*
- 8: *„Das ist ja bereits eine Menge Hoffnung. Was müssen Sie tun, um diese Zuversicht hoch zu halten?"*

LITERATUR

Bandura A. Self-efficacy: Toward a unifying theory of behavioral change. Psychol Rev 1977; 84(2): 191–215.
Battersby M, von Korff M, Schaefer J et al. Twelve evidence-based principles for implementing self-management support in primary care. Jt Comm J Qual Patient Saf 2010; 36(12): 561–570.
Bodenheimer T, Lorig K, Holman H, Grumbach K. Patient self-management of chronic disease in primary care. JAMA 2002; 288(19): 2469–2475.
Corbin JM, Strauss AL. Issues concerning regimen management in the home. Ageing Soc 1985a; 5(3): 249–265.
Corbin J, Strauss A. Managing chronic illness at home: Three lines of work. Qual Sociol 1985b; 8(3): 224–247.
Gensichen J, Petersen JJ, Karroum T et al. Positive impact of a family practice-based depression case management on patient's self-management. Gen Hosp Psychiatry 2011; 33(1): 23–28.

Tab. 10.2 Mögliche Ziele und Skalierungen über Erfolg und Misserfolg

Zielskala	Mehr Sport (pro Woche in Minuten)	Mehr Zeit mit den Kindern (pro Woche in Stunden)	Weniger Alkohol (Anzahl Getränke pro Tag)
+2	90	6	0
+1	60	4	1
0	30	2	3
−1	15	1	4
−2	0	0	5

Hölzel LP, Bjerregaard F, Bleich C et al. Coordinated treatment of depression in elderly people in primary care – a cluster-randomized, controlled study (German IMPACT). Dtsch Arztebl Int 2018; 115: 741–747.
Liebeck H. Problemlösetraining. Verhaltenstherapie. In: Linden M, Hautzinger M (Hrsg.). Techniken, Einzelverfahren und Behandlungsanleitungen. Berlin, Heidelberg: Springer; 1996, S. 245–251.
Lorig K. Chronic disease self-management. Am Behav Sci 1996; 39(6): 676–683.
Lorig K, Holman H. Self-management education: history, definition, outcomes, and mechanisms. Ann Behav Med 2003; 26(1): 1–7.
Lorig K, Lubeck D, Kraines RG et al. Outcomes of self-help education for patients with arthritis. Arthritis Rheum 1985; 28(6): 680–685.
Miller WR, Rollnick S, Demmel R. Motivational Interviewing. 3. A. Freiburg i. Br.: Lambertus; 2015.
Pauls H, Reicherts M. Zielorientierung und Zielerreichungsanalyse in der psycho-sozialen Fallarbeit: Eine Arbeitshilfe für Beratung, Soziale Arbeit, Sozio- und Psychotherapie. 2. A. Weitramsdorf: ZKS-Verlag; 2012.
Reynolds R, Dennis S, Hasan I et al. A systematic review of chronic disease management interventions in primary care. BMC Fam Pract 2018; 19(1): 11.
Rosenbach F, Ewers M. Selbstmanagementförderung bei psychischen Problemen – eine Literaturstudie. Berlin: Charité – Universitätsmedizin Berlin; 2012.
Schilling C. Beratung verschiedener Zielgruppen im Case Management. In: von Reibnitz C (Hrsg.). Case Management: praktisch und effizient. Berlin, Heidelberg: Springer; 2015, S. 154–163.
Whitlock EP, Orleans CT, Pender N, Allan J. Evaluating primary care behavioral counseling interventions: an evidence-based approach. Am J Prev Med 2002; 22(4): 267–284.
Wilson DK, Lorig K, Klein WMP et al. Efficacy and cost-effectiveness of behavioral interventions in nonclinical settings for improving health outcomes. Health Psychol 2019; 38(8): 689–700.
Zimmermann T, Puschmann E, van den Bussche H et al. Collaborative nurse-led self-management support for primary care patients with anxiety, depressive or somatic symptoms: Cluster-randomised controlled trial (findings of the SMADS study). Int J Nurs Stud 2016; 63: 101–111.

SYSTEMATISCHE REVIEWS

Dineen-Griffin S, Garcia-Cardenas V, Williams K, Benrimoj SI. Helping patients help themselves: A systematic review of self-management support strategies in primary health care practice. PLoS One 2019; 14(8): e0220116.
Nieuwlaat R, Wilczynski N, Navarro T et al. Interventions for enhancing medication adherence. Cochrane Database Syst Rev. 2014; 11: CD000011.
Schrijver J, Lenferink A, Brusse-Keizer M et al. Self-management interventions for people with chronic obstructive pulmonary disease. Cochrane Database of Systematic Reviews 2022; 1: CD002990.
Whitehead L, Seaton P. The effectiveness of self-management mobile phone and tablet apps in long-term condition management: A systematic review. J Med Internet Res 2016; 18(5): e97.

KAPITEL

11

Thomas Ruppel, Jean-François Chenot

Rechtliche Grundlagen

11.1 Einführung

Bei der ärztlichen Tätigkeit ist eine Vielzahl rechtlicher Vorgaben einzuhalten, von denen einige Aspekte zur vertragsärztlichen Tätigkeit hier knapp erläutert werden. Für die Zulassung zur kassenärztlichen Tätigkeit wird auf ➤ Kap. 9 verwiesen und zur Dokumentation und Aufklärung auf ➤ Kap. 12.

11.2 Behandlungsvertrag

Das Behandlungsverhältnis ist im Bürgerlichen Gesetzbuch (BGB) in den §§ 630a ff. geregelt. Die Regelungen des BGB gelten sowohl bei der Behandlung von Selbstzahlern (Privatpatienten) als auch – durch sozialrechtliche Vorschriften überlagert – für GKV-Patienten. Der Behandlungsvertrag muss nicht schriftlich geschlossen werden, sondern kann auch mündlich oder durch konkludentes Handeln entstehen.

Vertragspartner des Behandlungsvertrags ist auf Arztseite bei der hausärztlichen Einzelpraxis der Arzt selbst, bei der Gemeinschaftspraxis oder dem MVZ sind es die dahinterstehenden Träger (z. B. Gesellschaft bürgerlichen Rechts [GbR] oder GmbH). Der angestellte Arzt oder Arzt in Weiterbildung (AiW) ist niemals Vertragspartner des Behandlungsvertrags. Auf der anderen Seite des Vertrags stehen die – auch minderjährigen – Patienten.

11.3 Ärztliche Schweigepflicht

Gemäß § 203 StGB und § 9 der Musterberufsordnung Ärzte (MBO-Ä), der in den jeweiligen Berufsordnungen der Landesärztekammern verbindlich umgesetzt wurde, hat der Arzt über das, was ihm in seiner Eigenschaft als Arzt anvertraut oder bekannt geworden ist – auch über den Tod des Patienten hinaus – zu schweigen. Dazu gehören auch schriftliche Mitteilungen des Patienten, Aufzeichnungen über Patienten, Röntgenaufnahmen und sonstige Untersuchungsbefunde.

Was einen Verstoß gegen die ärztliche Schweigepflicht darstellt, sollen die folgenden Beispiele zeigen:

1. In einer Hausarztpraxis mit Patienten zur Methadonsubstitution werden diese namentlich aufgerufen: Die ärztliche Schweigepflicht bezieht sich nicht nur auf konkrete Erkrankungen, sondern auch auf das Bestehen eines Behandlungsverhältnisses und wird hierdurch verletzt.
2. Wartebereich und Tresen (mit der Telefonannahme) sind nicht baulich voneinander getrennt, sodass andere Patienten die geführten Gespräche mithören können.
3. Ein Arzt rechnet Privatpatienten über eine privatärztliche Verrechnungsstelle ab. Zur Übermittlung der Daten an die private Abrechnungsstelle bedarf es der Einwilligung des Patienten. Liegt keine wirksame Schweigepflichtentbindung zu diesem Zweck (inkl. genaue Unternehmensangaben, Kontaktdaten, wer für die Abrechnung eingesetzt wird) vor, stellt die Übermittlung der Daten eine Straftat nach § 203 StGB dar. Zudem ist die

Abtretung der Honorarforderung wegen des Verstoßes gegen § 203 StGB gem. § 134 BGB nichtig – das Honorar kann nicht eingezogen werden (➤ Kap. 12).

Fallbeispiel

Praxisgemeinschaft

Zwei Vertragsärzte haben sich zu einer Praxisgemeinschaft zusammengeschlossen. Aufgrund der von den Vorgängern übernommenen IT-Infrastruktur gibt es nur eine gemeinsame Patientenkartei. Da es sich bei einer Praxisgemeinschaft um zwei rechtlich völlig verschiedene Einzelpraxen handelt, die Behandlung von Patienten anders als bei der Gemeinschaftspraxis also gerade nicht vergesellschaftet wurde, dürfen nur die gemeinsam beschäftigten Mitarbeiter von den Patienten des jeweils anderen Arztes wissen; die gemeinsame Kartei stellt einen schweren Verstoß gegen die ärztliche Schweigepflicht dar. Wenn eine Praxisgemeinschaft (also getrennte Betriebe in gemeinsamen Räumen) wie eine Gemeinschaftspraxis geführt wird, hätte sie so auch vom Zulassungsausschuss genehmigt werden müssen – fehlt diese Genehmigung, liegt zudem ein strafbarer Abrechnungsbetrug vor und wird die KV alle Honorare regressieren, weil der rechtliche Zulassungsstatus nicht dem tatsächlich Gelebtem entspricht.

Bei Beschwerden von Patienten oder bei Streit im Falle einer Praxistrennung drohen Strafverfahren, ein berufsgerichtliches Verfahren und die Rückforderung der Honorare für viele Jahre. Verstöße gegen die ärztliche Schweigepflicht unterlaufen schnell und können bei familiären Streitigkeiten oder Unzufriedenheit mit dem Arzt zu Strafanzeigen oder Verfahren vor den jeweiligen Ärztekammern/Berufsgerichten führen.

Patienten können selbstverständlich in die Übermittlung der Patientendaten einwilligen, und dies muss auch nicht zwingend schriftlich geschehen; aus Dokumentationsgründen wird jedoch die Schriftform empfohlen. Schon aus dem Gebot der Datensparsamkeit folgt, dass eine standardmäßige und zu weite Entbindung von der ärztlichen Schweigepflicht unwirksam ist. Dies gilt auch z. B. bei der Verknüpfung von Anamnesebögen mit der Einwilligung zur Datenübermittlung an Abrechnungsunternehmen oder für Recalls.

11.4 Behandlungsfehlervorwurf

Der Behandlungsfehlervorwurf ist für den Arzt ein einschneidendes und die eigene psychische Situation über viele Monate belastendes Erlebnis. Nach einer akuten Phase des Vorwurfs und der Auseinandersetzung damit (Einbeziehung von Haftpflichtversicherung und Rechtsanwalt) schließt sich eine monate-, oft sogar jahrelange Beschäftigung mit dem Behandlungsfehlervorwurf an. Die berufliche wie private Lebensqualität leiden durch die damit verbundenen Unsicherheiten erheblich. Dieser Zeitraum sollte daher professionell begleitet werden.

Sobald der Vorwurf eines Behandlungsfehlers erhoben wird, muss der Arzt unverzüglich die Haftpflichtversicherung informieren. Die Haftpflichtversicherer versuchen, den Schaden außergerichtlich meist durch eigene Juristen zu regulieren oder die Forderung abzuwehren. Sie haben zudem das Anwaltsbestimmungsrecht, d. h., sie können anders als Rechtsschutzversicherer den Anwalt festlegen, der mit der Bearbeitung des Falls beauftragt wird. Der Arzt kann sich zudem auf eigene Kosten auch selbst einen Anwalt nehmen.

Sollten die Vorwürfe berechtigt sein, zahlt der Haftpflichtversicherer an den Patienten. Ist unklar, ob die Vorwürfe berechtigt sind, kommt auch ein Verfahren vor den Schlichtungsstellen bei den Ärztekammern in Betracht. Kommt keine Einigung zustande, kann der Arzt zivilrechtlich verklagt werden; hier ist schon wegen der Einholung von Sachverständigengutachten mit einer mehrjährigen Verfahrensdauer je Instanz zu rechnen. Alle damit verbundenen Kosten trägt der Haftpflichtversicherer.

Der zivilrechtliche Vorwurf eines Behandlungsfehlers, d. h. das Verlangen von Schadensersatz und Schmerzensgeld, ist für den hinreichend haftpflichtversicherten Arzt zwar eine seelische Belastung, wirtschaftlich aber weitgehend bedeutungslos. Denn hierfür hat er eine Haftpflichtversicherung abgeschlossen, die nicht nur Schadensersatz und Schmerzensgeld leistet, sondern auch Gerichts- und Anwaltskosten trägt und die Abwehr unberechtigter Forderungen übernimmt.

Aus rechtlicher Sicht spricht nichts dagegen, sich bei Patienten und/oder Angehörigen zu entschuldigen. Eine Entschuldigung gefährdet auch nicht den Haftpflichtversicherungsschutz. Auf keinen Fall darf jedoch ein sog. Schuldanerkenntnis abgegeben werden, d. h. die Erklärung, dass man für den Schaden verantwortlich sei. Denn wenn sich später herausstellt, dass doch keine Schadensersatzpflicht besteht, dann ist der Arzt aus dem Schuldanerkenntnis trotzdem verpflichtet, an den Patienten zu zahlen. Die Haftpflichtversicherung zahlt dann nicht.

11.4.1 Haftungsvoraussetzungen

Eine Behandlungsfehlerhaftung setzt zunächst voraus, dass der Patient an Körper und Gesundheit geschädigt wird oder verstirbt oder – nach unzureichender Aufklärung – nicht in die Behandlung eingewilligt hätte.

Weitere Voraussetzung ist, dass der jeweils behandelnde Arzt selbst aktiv diese Verletzungshandlung vorgenommen oder eine gebotene Handlung unterlassen hat.

Die Vornahme der Handlung oder das pflichtwidrige Unterlassen muss ursächlich für den Gesundheitsschaden gewesen sein. An dieser Stelle scheitern Arzthaftungsverfahren in den meisten Fällen, weil ein Kausalitätsnachweis nicht gelingt: Der Tod eines multimorbiden Patienten kann viele Gründe haben und muss nicht auf den konkreten Fehler des Arztes zurückzuführen sein.

Ärzte schulden nicht den Erfolg ihrer Tätigkeit, sondern dass sie ihre Leistung ordnungsgemäß erbringen. Eine Behandlungsfehlerhaftung kommt damit sowohl straf- als auch zivilrechtlich nur in Betracht, wenn der **Facharztstandard** verletzt wird. Nach diesem muss die Behandlung auf dem Niveau eines erfahrenen und besonnenen Facharztes durchgeführt werden. Der Facharztstandard ist dabei von jedem Arzt und Praxismitarbeiter zu gewährleisten, unabhängig davon, welche formale Qualifikation der am

Patienten Tätige hat. Auch bei auf MFA delegierte Leistungen wird er angewendet. Die Verletzung des Facharztstandards muss zumindest fahrlässig erfolgen. Ob gegen den Facharztstandard verstoßen wurde, wird von einem unabhängigen „fachgleichen“ Gutachter festgestellt. Es wird also nicht der Maßstab eines Kardiologen an einen Hausarzt angelegt. Zur Beurteilung, ob eine Verletzung des fachärztlichen Standards vorliegt, werden oft Richtlinien und Leitlinien herangezogen. Richtlinien sind dabei verbindlich und indizieren bei ihrer Unterschreitung das Vorliegen eines Behandlungsfehlers. Leitlinien geben praxisorientierte Handlungsempfehlungen nach dem aktuellen Stand der Wissenschaft und werden in drei Kategorien unterteilt (S1-/S2-/S3-Leitlinie). Von ihnen kann in Einzelfällen, bei Vorliegen patientenindividueller Gründe, eine Abweichung möglich oder sogar geboten sein. Diese Abweichung muss nachvollziehbar begründet werden. Eine Abweichung von einer hochwertigen S3-Leitlinie kann in Einzelfällen das Vorliegen eines Behandlungsfehlers indizieren.

MERKE

- **Richtlinien** sind beschlossene und veröffentlichte Regelungen (z. B. Richtlinie zu Untersuchungs- und Behandlungsmethoden der vertragsärztlichen Versorgung), deren Vorgaben verbindlich sind und zwingend eingehalten werden müssen.
- **Leitlinien** sind wissenschaftlich begründete, praxisorientierte Handlungsempfehlungen. Abweichungen können im Einzelfall möglich oder sogar geboten sein, wenn patientenindividuelle Gründe ein abweichendes Vorgehen erfordern.

11.4.2 Haftung der Praxis und des angestellten Arztes

Bei Behandlungsfehlern können die Vertragspartner des Patienten und die am Patienten Handelnden haften.

Die Arbeitgeber haften für ihre Angestellten. Bei Gemeinschaftspraxen oder MVZs in der Rechtsform einer GbR können Patienten auch direkt einen Gesellschafter persönlich in Anspruch nehmen (zum Haftpflichtversicherungsschutz ➤ Kap. 11.4.4). Daneben haftet der Arzt, der persönlich aktiv am Patienten gearbeitet oder eine gebotene Handlung nicht vorgenommen hat, auch unmittelbar gegenüber dem Patienten. Beide Haftungen stehen nebeneinander; der Patient kann sich so aussuchen, wie und gegen wen er vorgeht.

11.4.3 Behandlungsfehlerverdacht

Sind Umstände erkennbar, welche die Annahme eines Behandlungsfehlers begründen, muss der Patient auf Nachfrage informiert werden. Drohen gesundheitliche Gefahren, muss der Patient auch ohne diese Nachfrage informiert werden. Der behandelnde Arzt hat dann eine **Garantenstellung.** Unterlässt er es in diesen Fällen, seinen Patienten zu informieren, begründet dies eine Strafbarkeit.

Aber auch wenn der Arzt einen Behandlungsfehler von selbst einräumt, drohen ihm Schadensersatzansprüche und Strafverfolgung wegen fahrlässiger Körperverletzung/Tötung. Aus diesem Grund sieht das BGB ein **Beweisverwertungsverbot** vor (§ 630c Abs. 2 S. 3 BGB): Wenn ein Behandlungsfehler unterlaufen ist, darf die Information an den Patienten nicht gegen den Willen des Arztes in einem Straf- oder Bußgeldverfahren verwendet werden. Die Regelung schützt nicht vor berufsrechtlichen Konsequenzen (etwa Approbationsentzug), und sie verhindert auch nicht die Verwertung anderer auf Grundlage der Patienteninformation beschlagnahmter Behandlungsunterlagen.

11.4.4 Gefahr mangelnder Haftpflichtversicherung für angestellte Ärzte

Der Arzt muss darauf achten, über einen ausreichenden Haftpflichtversicherungsschutz zu verfügen: Die Deckungshöhe muss die Höhe der möglichen Schäden abdecken. Hierzu gehören nicht nur Schmerzensgelder, sondern alle Heilbehandlungs- und evtl. jahrzehntelange Pflegekosten und etwaiger Verdienstausfall über mehrere Jahrzehnte. Für Kassenärzte sieht § 95e SGB V Mindestversicherungssummen je nach Praxisstruktur zwischen 3 und 5 Mio. Euro vor; empfehlenswert für Allgemeinmediziner sind 10 Mio. Euro.

Dies gilt auch für angestellte Ärzte, die vermeintlich über die Haftpflichtversicherung des Arbeitgebers versichert sind. Ein angestellter Arzt sollte immer prüfen, was die Haftpflichtversicherung des Arbeitgebers umfasst. Außerhalb der angestellten Tätigkeit, z. B. bei der Erstellung von Gutachten, ärztlicher Erster Hilfe oder privaten Behandlungen im Freundeskreis, greift die Haftpflichtversicherung des Arbeitgebers nicht.

MERKE

Eine Berufshaftpflichtversicherung ist auch für angestellte Ärzte und AiW zwingend notwendig. Nicht ärztliche Praxisangestellte sind mitversichert.

Ein erhebliches Risiko liegt in einem fehlerhaften Außenauftritt einer Praxis: Wenn ein angestellter Arzt auf der Internetseite, dem Praxisschild, einem Recallzettel u. a. nicht als Angestellter kenntlich gemacht wird, dann liegt eine Scheingesellschaft vor. Eine solche Scheingesellschaft wird als Gemeinschaftspraxis behandelt. Dies bedeutet: Bei einer Gemeinschaftspraxis haften alle Gesellschafter mit ihrem gesamten Privatvermögen für die Verbindlichkeiten der Praxis. Wenn ein Patient aufgrund der fehlerhaften Außendarstellung den Eindruck gewinnt, dass der in Wahrheit angestellte Arzt vermeintlich Gesellschafter ist, haftet dieser auch für die Behandlungsfehler seines Chefs. Dieses zusätzliche Risiko wird durch die Haftpflichtversicherung nicht abgedeckt. Hier drohen Deckungslücken bis hin zur Privatinsolvenz des angestellten Arztes!

11.5 Aufklärung

Die Aufklärung verfolgt verschiedene Ziele. Sie dient u. a. der Wahrung des Selbstbestimmungsrechts des Patienten und der Sicherung des Behandlungserfolgs. Man unterscheidet verschiedene Arten der Aufklärung

- Selbstbestimmungsaufklärung
- Sicherungsaufklärung/therapeutische Aufklärung
- Wirtschaftliche Information
- Aufklärung über Behandlungsfehler

Die **Selbstbestimmungsaufklärung** schafft die Voraussetzung für die Rechtmäßigkeit der Behandlung. Sie sorgt dafür, dass der Patient eigenverantwortlich entscheidet. Denn auch die ordnungsgemäße ärztliche Behandlung kann eine Körperverletzung sein. Zu ihrer Rechtmäßigkeit bedarf es daher der Einwilligung des Patienten. Die Einwilligung ist nur wirksam, wenn der Patient vorher aufgeklärt wurde. Die Aufklärung …

- muss vor der Behandlung mündlich erfolgen. Auf Unterlagen darf nur ergänzend zurückgegriffen werden;
- ist nicht delegierbar, sie muss vom Arzt selbst vorgenommen werden;
- muss alle „wesentlichen Umstände" enthalten, insbesondere Art, Umfang, Durchführung, zu erwartende Folgen und Risiken der Maßnahme;
- muss die Notwendigkeit, Dringlichkeit, Eignung und Erfolgsaussichten im Hinblick auf die Diagnose oder Therapie enthalten;
- muss auf Alternativen zur Maßnahme eingehen;
- muss für den Patienten verständlich sein;
- ist zu dokumentieren (➤ Kap. 12).

Die **Sicherungsaufklärung** dient der Erreichung eines therapiegerechten Verhaltens des Patienten. Der Arzt muss dem Patienten die für die Sicherung des Behandlungserfolgs notwendigen Verhaltensweisen mitteilen und ihn darauf hinweisen, wann und unter welchen Umständen er sich wieder vorstellen soll, etwa zu Wund- oder Verlaufskontrollen.

11.6 Pflicht zur wirtschaftlichen Information

Die Kosten einer Behandlung sind im deutschen GKV-System für den Patienten bis auf Zuzahlungen nicht relevant. Anders ist dies bei IGeL-Leistungen oder bei Privatpatienten (Selbstzahlern). Die Praxis muss den Patienten vorher über die Behandlungskosten informieren, wenn sie Anhaltspunkte dafür hat,

- dass eine vollständige Übernahme der Behandlungskosten „durch Dritte" – das können Beihilfestellen für Beamte, private Krankenversicherungen oder auch gesetzliche Krankenkassen sein – nicht erfolgt.
- Dabei wird vom Arzt nicht verlangt, dass er jeden einzelnen PKV-Tarif kennt.

Die Information muss

- vor Beginn der Behandlung
- in Textform – nicht mündlich – erfolgen und
- die voraussichtliche Höhe (einzelne Gebührenordnungspositionen) beinhalten.

Wird dies vonseiten der Praxis versäumt, hat der Patient einen Schadensersatzanspruch in Höhe der Behandlungskosten, die nicht übernommen werden. Macht er diesen geltend, hat die Praxis die Behandlung letztlich kostenfrei erbracht.

11.7 Abrechnung gegenüber Privatpatienten

Für den Bereich der Privatpatienten gilt die Gebührenordnung für Ärzte (GOÄ). Die GOÄ gilt für alle ambulanten Behandlungsverhältnisse, sofern nicht die Einstandspflicht einer GKV oder z. B. eines gesetzlichen Unfallversicherungsträgers (GOÄ-BG) greift.

Die einzelnen Gebührenordnungspositionen (GOP) bestehen aus einer Leistungsbeschreibung, einer Punktzahl, einem Punktwert und den Steigerungsfaktoren (2,3; 3,5). Die Gebührenordnungspositionen sind durchnummeriert und in verschiedene Abschnitte, beginnend mit A, unterteilt. Manche Gebührenordnungspositionen dürfen von allen Ärzten, andere wiederum nur von bestimmten Facharztgruppen abgerechnet werden.

Mehr als der 2,3-fache Satz wird von privaten Krankenversicherungen nur nach ausgiebiger Begründung akzeptiert. Es ist deshalb sehr wichtig, dem Patienten deutlich zu machen, dass der privat liquidierende Arzt keinerlei Rechtsbeziehung zur PKV des Patienten (und bei Beamten zu den Beihilfestellen) hat. Der Behandlungsvertrag besteht allein zwischen dem Behandelnden und dem Patienten, der Versicherungsvertrag zwischen dem Patienten und der PKV.

Die GOÄ ist grundsätzlich verbindlich, durch eine Vereinbarung kann aber eine abweichende Gebührenhöhe festgelegt werden (§ 2 Abs. 1 S. 1 GOÄ). Eine solche Vereinbarung ist nur nach persönlicher Absprache und nur im Einzelfall zwischen dem Arzt und dem Zahlungspflichtigen – vor (!) Erbringung der ärztlichen Leistung – zu treffen. Für Selbstzahler, die im Standardtarif der privaten Krankenversicherung versichert sind, gelten gem. § 5 GOÄ abweichende Grenzen für die Steigerungsfaktoren. Der Standardtarif ist ein Tarif für Privatpatienten, die sich die Beiträge der PKV nicht leisten können, in dieser aber pflichtversichert sind.

Die GOÄ ist seit vielen Jahren nicht reformiert worden, weshalb viele Behandlungsmethoden nicht darin abgebildet sind. Daher ist es möglich, für eine nicht in der GOÄ genannte Behandlungsmethode eine in Umfang und Schwierigkeit vergleichbare vorhandene Ziffer anzusetzen (**Analogbewertung**). Die Bundesärztekammer gibt einen – nicht abschließenden – Katalog der Analogziffern heraus, gleichwohl entsteht hier oftmals Streit mit den Kostenträgern.

Besonders häufig gerät der Arzt bei Beamten zwischen die Fronten, welche die eine Hälfte der Behandlungskosten bei der Beihilfestelle des Dienstherrn, die andere bei einer PKV einreichen, denn Beihilferecht und das Recht der PKV sind nicht deckungsgleich. Hier kann der Arzt den Patienten unterstützen, er sollte sich aber nicht das wirtschaftliche Risiko rechtswidriger Beihilfebescheide oder ungünstiger PKV-Verträge überwälzen lassen.

Verlangen GKV-Patienten Leistungen, die nicht im Leistungskatalog der GKV enthalten sind, werden auch diese nach GOÄ abgerechnet. GKV-Leistungen dürfen nicht nach GOÄ abgerechnet werden.

MERKE

Mit dem Tod endet die gesetzliche Krankenversicherung. Daher sind die gesetzlich vorgeschriebene Leichenschau und das Ausstellen eines Totenscheins (➤ Kap. 97) nach GOÄ abzurechnende privatärztliche Leistungen.

11.8 Abrechnung von GKV-Patienten

Für die Behandlung von gesetzlich Versicherten gilt der **Einheitliche Bewertungsmaßstab (EBM)**. Der EBM ist der Leistungskatalog der GKV für den ambulanten Bereich. Darüber hinausgehende oder davon abweichende Leistungen dürfen von Kassenpatienten nicht zulasten der GKV verlangt und von Vertragsärzten weder erbracht noch abgerechnet werden. Anders als bei der GOÄ ist eine Analogbewertung beim EBM streng verboten.

Der EBM ist ähnlich aufgebaut wie die GOÄ, allerdings deutlich komplexer. Auch beim EBM gibt es Leistungen, die für alle Facharztgruppen gelten, und Leistungen nur für einzelne Facharztgruppen. Die einzelnen **Gebührenordnungspositionen** (GOP) des EBM sind sowohl hinsichtlich der Leistungs-, also Abrechnungsvoraussetzungen als auch der Abrechnungsausschlüsse detailliert beschrieben.

Die Vorgaben der einzelnen GOP sind genau einzuhalten: Wenn etwa eine Behandlung eine Mindestzeit von 12 min vorsieht, dann muss der Arzt, auch wenn er schneller ist, diese Behandlung mindestens 12 min lang vornehmen. Andernfalls darf er die Leistung formal nicht abrechnen, und jede Abrechnung wäre ein strafbarer Abrechnungsbetrug.

Die KVen prüfen durch verschiedene Verfahren – sowohl durch statistische Vergleiche als auch im Einzelfall – die Richtigkeit der Abrechnung.

MERKE

Die Vorgaben von EBM und GOÄ sind einzuhalten, Verstöße können berufs-, straf- und zivilrechtliche Folgen haben.

11.9 Strafrechtliche Vorwürfe

Strafrechtliche Vorwürfe betreffen zumeist die fahrlässige Körperverletzung oder Tötung, Abrechnungsbetrug, Korruptions- oder Sexualdelikte. Strafverfahren werden häufig durch unzufriedene Patienten und ihre (teils emotionalen) Angehörigen ausgelöst, da die **Unterscheidung zwischen zivilrechtlicher Arzthaftung und Arztstrafrecht** nicht geläufig ist. Teilweise werden Strafverfahren nur initiiert, um die von Staatsanwaltschaften eingeholten Sachverständigengutachten in Zivilverfahren zu verwenden.

Strafverfahren gegen Ärzte enden nur selten mit einer Anklage und anschließender Verurteilung. Deutlich häufiger werden Ermittlungsverfahren eingestellt. Hier kommt eine Einstellung mangels Tatverdachts (§ 170 Abs. 2 StPO), wegen geringer Schuld (§ 153 StPO) oder gegen Geldauflage gem. § 153a StPO in Betracht. Bei Letzterer sind zwar teilweise erhebliche Summen zu zahlen, allerdings gilt der Arzt auch hier als nicht vorbestraft, und es kann eine öffentlichkeitswirksame Verhandlung vor dem Strafgericht vermieden werden.

Sofern ein Arzt gerichtlich verurteilt wird, werden die Ärztekammer und auch, sofern er als Vertragsarzt zugelassen ist, die KV über die Verurteilung informiert. Ein strafrechtliches Ermittlungsverfahren zieht häufig ein **Disziplinarverfahren** (KV, Entzug der KV-Zulassung) und/oder ein **berufsgerichtliches Verfahren** (Ärztekammer, Entzug der Approbation) nach sich.

Straf-, berufs- und vertragsarztrechtliche Verfahren werden nicht durch die Berufshaftpflichtversicherung übernommen. Der Abschluss einer Rechtsschutzversicherung mit integriertem Strafrechtsschutz lohnt sich nur, wenn diese nicht nur die gesetzlichen Anwaltsgebühren (ca. 400 Euro), sondern auch den Anwaltsstundensatz übernimmt.

LITERATUR

Bundesärztekammer. Hinweise und Empfehlungen zur ärztlichen Schweigepflicht, Datenschutz und Datenverarbeitung in der Arztpraxis. Dtsch Arztebl 2018; 115(10): A-453/B-395/C-395; www.aerzteblatt.de/archiv/196630/Hinweise-und-Empfehlungen-zur-aerztlichen-Schweigepflicht-Datenschutz-und-Datenverarbeitung-in-der-Arztpraxis (letzter Zugriff: 18.3.2024).

Osmialowski C. Behandlungsstandard: Leitlinien – oft nicht das Maß aller Dinge. Dtsch Arztebl 2016; 113(13): A-622.

GESETZE UND REGELUNGEN

Gebührenordnung für Ärzte (GOÄ) 1982. www.gesetze-im-internet.de/go__1982/GO%C3%84.pdf (letzter Zugriff: 18.3.2024)

Kassenärztliche Bundesvereinigung. Online Version des aktuellen EBM www.kbv.de/html/ebm.php (letzter Zugriff: 18.3.2024).

KAPITEL

12

Jean-François Chenot, Thomas Ruppel

Dokumentation in der Hausarztpraxis

12.1 Zweck der Dokumentation

Dokumentation ist eine notwendige, aber oft ungeliebte Tätigkeit und beansprucht etwa 10 % der ärztlichen Arbeitszeit. Sie dient primär dazu, eine therapeutisch sachgerechte Behandlung und Weiterbehandlung des Patienten zu gewährleisten. Sie hat aber noch viel mehr Funktionen (➤ Tab. 12.1). Eine strukturierte Dokumentation macht eine Kooperation oft erst möglich und führt zur effizienteren Gestaltung der Sprechstunde, wenn Informationen nicht doppelt erhoben werden müssen und rasch verfügbar sind. Sie dient damit auch der Patientensicherheit, wenn z. B. Informationen zu Befundveränderungen, Medikation oder Arzneimittelunverträglichkeiten nachvollziehbar zur Verfügung stehen. Das gilt besonders für Praxen, die weiterbilden oder in denen mehrere Ärzte arbeiten, sodass es besonders wichtig ist, dass Informationen zur bisherigen Behandlung und das geplante weitere Vorgehen für alle verfügbar sind.

Die Dokumentation wird oft nur negativ diskutiert: als administrative Zumutung im Rahmen der Rechenschaftslegung gegenüber Kassenärztlicher Vereinigung (KV) und Krankenkassen oder aus forensischer Sicht im Fall von Patientenbeschwerden. Diese Anforderungen sind legitim und verdienen Berücksichtigung. Nicht zuletzt ist eine strukturierte Dokumentation Voraussetzung und Ausdruck von Versorgungsqualität und Professionalität.

Tab. 12.1 Funktionen der Dokumentation

Primäre Funktion	• Therapeutisch sachgerechte Behandlung und Weiterbehandlung des Patienten; Gedächtnisstütze für den Arzt • Kooperation mit anderen Praxismitarbeitern
Sekundäre Funktion	• Abrechnung (GOP, GOÄ) • Rechenschaftslegung und Abrechnungsbegründung (ICD-10-GM) • Forensische Absicherung • Qualitätssicherung, Auditing, Patientensicherheit • Epidemiologische Forschung, (Versorgungs-)Forschung

12.2 Rechtliche Rahmenvorgaben

Die ärztliche Dokumentation ist zivilrechtlich im Bürgerlichen Gesetzbuch (§ 630 f. BGB) und berufsrechtlich in § 10 der Musterberufsordnung bzw. in dessen verbindlicher Umsetzung in den jeweiligen Berufsordnungen der regionalen Landesärztekammern vorgeschrieben. Zusätzlich gilt für die vertragsärztliche Tätigkeit der Bundesmantelvertrag (§ 57), eine nähere Ausführungsbestimmung des SGB V (Zusammenfassung aller Bestimmungen zur GKV, somit auch zur Teilnahme an der vertragsärztlichen medizinischen Versorgung). Der Vertragsarzt hat die Befunde, die Behandlungsmaßnahmen sowie die veranlassten Leistungen einschließlich des Tages der Behandlung in geeigneter Weise zu dokumentieren. Die Abrechnung der ärztlichen Leistung mit der KV erfolgt mit den fünfstelligen Gebührenordnungspositionen (GOP = Abrechnungsziffern). Dazu müssen abrechnungsbegründende medizinische Leistungen mit den ICD-10-GM-Codes (International Classification of Diseases Version 10, German Modification) codiert werden. Die ICD-10-GM ist mit ihrem teilweise sehr hohen Detaillierungsgrad nicht hausarztfreundlich und passt nicht immer, um den Beratungsanlass oder das Beratungsergebnis zu verschlüsseln. Für den 2022 verabschiedeten ICD-11 ist noch kein Einführungsdatum festgelegt.

Man sollte berücksichtigen, dass die verschlüsselten Diagnosen von den gesetzlichen Krankenkassen (GKV) für Wirtschaftlichkeitsprüfungen (§§ 106 ff. SGB V) herangezogen werden, um die Einhaltung des Wirtschaftlichkeitsgebots des § 12 SGB V bei ärztlichen

Leistungen und ärztlich verordneten Leistungen zu prüfen. Auch werden diese für Plausibilitätsprüfungen – also für Kontrollen zur Frage, ob die ärztlich abgerechneten Leistungen im abgerechneten Zeitfenster erbringbar waren – genutzt.

Eine unzureichende Dokumentation kann im Falle einer Überprüfung existenzvernichtend sein. Unzureichend wäre es z. B., wenn nur Abrechnungsziffern und Diagnosecodes dokumentiert würden.

MERKE

Nur Abrechnungsziffern und Diagnosecodes sind keine ausreichende Dokumentation.

Der Umfang der ärztlichen Dokumentation ist nicht abschließend geregelt, der Arzt muss die für die Behandlung wesentlichen Maßnahmen und deren Ergebnisse aufzeichnen, insoweit führt der § 630 f. Abs. 2 BGB exemplarisch das Nachfolgende auf:

(2) Der Behandelnde ist verpflichtet, in der Patientenakte sämtliche aus fachlicher Sicht für die derzeitige und künftige Behandlung wesentlichen Maßnahmen und deren Ergebnisse aufzuzeichnen, insbesondere die Anamnese, Diagnosen, Untersuchungen, Untersuchungsergebnisse, Befunde, Therapien und ihre Wirkungen, Eingriffe und ihre Wirkungen, Einwilligungen und Aufklärungen. Arztbriefe sind in die Patientenakte aufzunehmen.

Die Dokumentation muss zeitnah erfolgen. Anforderungen und gelebte Dokumentationspraxis fallen deutlich auseinander. Als wichtigster Grund für eine lückenhafte Dokumentation wird Zeitnot genannt. In diesem Zusammenhang sollte man aber bedenken, dass – falls ein Patient einen Behandlungsfehler geltend macht oder die Prüfungsstelle eine Wirtschaftlichkeitsprüfung vornimmt – eine vernünftige und ausführliche Dokumentation zeitraubende sowie massive wirtschaftliche und juristische Auseinandersetzungen vermeiden hilft bzw. erleichtern kann. Spätere Veränderungen der Dokumentation sind nur zulässig, wenn der ursprüngliche Inhalt erkennbar bleibt und deutlich wird, was wann nachgetragen wurde. Dies ist auch für elektronisch geführte Patientenakten sicherzustellen.

Da die zu klärenden Sachverhalte manchmal Jahre zurückliegen und eine mangelnde Dokumentation im Extremfall zu einer Beweislastumkehr führen kann, lohnt sich eine gründliche Dokumentation. Das gilt insbesondere für den Notdienst, wo Patienten und Ärzte sich meist nicht kennen und die Schwelle für eine Klage niedriger und das Risiko höher ist. Leider hat der Notfallschein (Muster 19) nur unzureichend Platz für eine adäquate Dokumentation und verführt zur mangelhaften Dokumentation.

Aufbewahrungspflichten

Die Aufzeichnungen sind für eine Dauer von 10 Jahren nach Abschluss der Behandlung aufzuheben (§ 630 f. Abs. 3 BGB, § 10 MBO, BMV-Ä), sofern anderweitig keine längere Aufbewahrungspflicht vorgeschrieben ist (z. B. Anwendung von Blutprodukten).

Die Vernichtung der Aufzeichnungen muss datenschutzgerecht nach der Norm DIN 66399 erfolgen, dabei ist die Medizinische Dokumentation als Schutzklasse 3 (von 3), Sicherheitsstufe 4 (von 7) (besonders sensible und vertrauliche Daten, Reproduktion nur mit außergewöhnlichem Aufwand) eingestuft. Praktisch bedeutet das, es werden Aktenvernichter benötigt, die diese Anforderungen erfüllen. Für elektronische Medien gelten gesonderte Anforderungen. Eine CD-ROM gilt z. B. nach dem Zerbrechen als unlesbar. Es ist aber ratsam, zumindest die elektronische Dokumentation über die Aufbewahrungspflichtdauer von 10 Jahren hinaus aufzuheben, weil Behandlungsfehlervorwürfe auch nach mehr als 10 Jahren noch möglich sind.

12.3 Strukturierung der Sprechstundendokumentation

Ein bewährtes und weit verbreitetes Dokumentationsschema ist das **SOAP-Schema.** SOAP ist ein Akronym für **S**ubjective, **O**bjective, **A**ssessment und **P**lan (➤ Tab. 12.2, ➤ Tab. 12.3). Es ist leicht anpassbar und eignet sich zur problemorientierten Dokumentation. Bei mehreren Problemen stößt es an seine Grenzen. Hier kann eine priorisierte Problemliste sinnvoll sein, die auch bei limitierter Zeit genutzt werden kann. Die Probleme werden nach ihrer Dringlichkeit geordnet, für weniger dringende Probleme wird ein weiterer Termin vereinbart.

Der Unterpunkt Assessment, der bei erfahrenen Ärzten gleich ihre Arbeitsdiagnose dokumentiert, eignet sich in der Aus- und Weiterbildung dazu, die Differenzialdiagnosen explizit zu erwägen (➤ Kap. 4). Kein Patient sollte die Sprechstunde ohne eine klare Anweisung (Plan), wie es weitergeht, verlassen.

TIPP

Die Dokumentation kann auch aktiv als Instrument zur Optimierung der Arzt-Patient-Kommunikation eingesetzt werden. Eine Zusammenfassung von Anamnese und Befund kann genutzt werden, um dem Patienten zu spiegeln, was der Arzt verstanden hat. Der Patient kann dann bestätigen oder ein Missverständnis korrigieren. Auch am Ende sollte in einer weiteren Zusammenfassung das weitere Vorgehen abgestimmt werden.

Das SOAP-Schema ist auch für mündliche Patientenvorstellungen und didaktisch gut geeignet, um den Prozess des Patientenmanagements nachvollziehbar zu kommunizieren. Das Schema deckt nicht die

Tab. 12.2 Strukturierung der Dokumentation nach dem SOAP-Schema

Gliederung	Inhalt
Subjective (Anamnese)	Worüber klagt der Patient? Evtl. als Problemliste
Objective (Befund)	• Relevante Vorerkrankungen und Therapie • Körperliche/psychische Befunde • Labor • Technische Untersuchungen (z. B. Ultraschall) • Fragebögen
Assessment (Diagnose)	Diagnose, aber auch Differenzial- bzw. Ausschlussdiagnosen
Plan (Therapie)	• Verordnungen und Medikationsplan • Überweisung • Beratungsergebnis • Wiedervorstellung • Aufklärung

Tab. 12.3 Beispieldokumentation

Datum		Dokumentation
21.8.2023	A*	Klagt über Müdigkeit und verminderte Leistungsfähigkeit seit ca. 3 Mon., keine körperlichen Beschwerden, Alkohol wird verneint
21.8.2023	B*	RR 120/70 mmHg, Gewicht stabil, guter AZ und EZ, orientierende körperliche Untersuchung unauffällig
21.8.2023	D*	Müdigkeit ICD-10 R53
21.8.2023	T*	Blutentnahme BB, TSH, Kreatinin, PHQ-9-Fragebogen, Wiedervorstellung wenn Labor verfügbar
21.8.2023	L*	03004

* Für die einzelnen Dokumentationsfelder haben verschiedene Praxissoftware-Anbieter unterschiedliche Kürzel, teilweise können sie auch frei vergeben werden.

Dokumentation von Vorerkrankungen und Operationen, Dauerdiagnosen, Allergien und Sozialanamnese ab. Dafür bieten verschiedene Softwarepakete Lösungen an.

Die Dokumentation in Anwesenheit des Patienten ist ökonomischer, erlaubt Rückfragen und schließt die Behandlungsepisode ab. Eine Dokumentation, nachdem der Patient das Behandlungszimmer verlassen hat, erfordert große Disziplin, eine noch spätere hat ein hohes Risiko, durch Erinnerungslücken fehlerhaft oder unvollständig zu sein.

MERKE

Die elektronische Patientenakte (ePA), die auch anderen an der Patientenversorgung beteiligten Zugriff auf wichtige Daten ermöglichen, muss seit 2021 von Krankenkassen verpflichtend angeboten werden. Praxen müssen die notwendige IT-Infrastruktur vorhalten. Die Teilnahme der Patienten ist freiwillig. Die ePA kann von Ärzten befüllt werden. Insgesamt ist die Umsetzung noch zögerlich. Die Entwicklung ist im Fluss, aktuelle Informationen zur ePA können über den in ➤ Kap. 115.1 angegebenen QR-Code abgerufen werden.

12.4 Aufklärungsdokumentation

Jeder ärztliche Eingriff erfordert zur Wahrung des **Selbstbestimmungsrechts** eine für den Patienten verständliche Aufklärung (§ 630e BGB) und Einwilligung (§ 630d BGB) (➤ Kap. 11). Anders als in Krankenhäusern und bei operativen Eingriffen ist eine standardisierte schriftliche Dokumentation der Aufklärung in der Hausarztpraxis im Regelfall nicht üblich, wird aber verlangt. Hier besteht eine Diskrepanz zwischen Anforderung und dem, was Ärzte leisten können. Man muss sich klarmachen, dass eine unterbliebene Dokumentation der durchgeführten Aufklärung und Einwilligung selbst bei einer ordnungsgemäßen Behandlung zur Strafverfolgung führen kann. Dementsprechend sollte eine möglichst umfassende Dokumentation der Aufklärung erfolgen, welche die einzelne Maßnahme und deren Durchführung/Risiken explizit benennt (➤ Box 12.1). Eine rein formelhafte Dokumentation, man habe über alle Risiken aufgeklärt, ist nicht ausreichend.

Box 12.1

Situationen, in denen eine ausführliche Dokumentation besonders empfehlenswert ist

- Verordnung von Arzneimitteln, welche die Fahrsicherheit beeinträchtigen können
- Verordnung von Arzneimitteln mit Suchtpotenzial
- Verordnung von Medikamenten, welche die Wirkung von Antikontrazeptiva beeinflussen können
- Impfungen
- Kleine chirurgische Eingriffe, Injektionen, Gelenkpunktionen
- Wartezeit nach Desensibilisierung
- Ablehnung einer empfohlenen Maßnahme (z. B. Krankenhauseinweisung) durch den Patienten
- Notdienst
- Individuelle Gesundheitsleistungen (Selbstzahlerleistungen, IGel)

Von besonderer Bedeutung sind eine sachgerechte Aufklärung und Dokumentation bei **Impfungen** (➤ Kap. 8). Bei Aufklärungsfehlern haftet auch der Arzt, selbst wenn bei öffentlich empfohlenen Schutzimpfung ein Entschädigungsanspruch gem. § 60 Abs. 1 IfSG (Infektionsschutzgesetz) besteht.

12.5 Elektronische versus Papierakte

Die Abrechnung der ärztlichen Leistungen mit der KV muss elektronisch erfolgen (§ 295 Abs. 4 SGB V). Im Regelfall erfolgen aus Praktikabilitätsgründen auch Überweisungen und Verordnungen von Medikamenten oder Physiotherapie/Heilmitteln über die Praxis-EDV. Das vermeidet Fehler, erlaubt die Nutzung von Datenbanken (z. B. Diagnosethesaurus oder Arzneimitteldatenbank) und gestattet es außerdem, Statistiken zu den eigenen Verordnungen und Abrechnungen zu erstellen. Ein Vorteil der elektronischen Dokumentation ist die Möglichkeit, Makros zu nutzen: Als Makros werden Textbausteine z. B. zum körperlichen Befund bezeichnet. Diese müssen allerdings immer individuell angepasst werden. Ein weiterer Vorteil der elektronischen Patientenakte (ePA) ist die Möglichkeit, technische Befunde (z. B. EKG) in die Software einzubinden, was aber mit zusätzlichen Kosten verbunden ist (➤ Kap. 115). Labordaten werden häufig über eine sichere Internetverbindung in die Software eingespielt.

Handschriftlich werden Formulare fast nur noch im Notdienst und bei Hausbesuchen ausgestellt. Die meisten Praxen dokumentieren mittlerweile alles, einschließlich Beratungsanlass, Befund und Planung für das weitere Vorgehen, in der ePA und heben oft nur noch Fremdbefunde (z. B. Krankenhausentlassbriefe) in einer gesonderten Papierakte auf. Andere dokumentieren die Befunde teilweise noch in der Papierakte, was insbesondere in Bezug auf Lesbarkeit ein Problem sein kann. Beide Verfahren können zu Reibungsverlusten führen, weil zwei Dokumente benötigt werden, zusätzlich fallen Kosten für Archivierung und Lagerung an. Eine rein elektronische Dokumentation erfordert zwar Aufwand für die rechtssichere Digitalisierung von

Fremdbefunden auf Papier (BSI TR-03138 Ersetzendes Scannen; RESISCAN), dafür stehen z. B. andere Arztbriefe und Röntgenbefunde immer zeitnah zur Verfügung.

Der Grad der Digitalisierung kann sowohl bei der Auswahl einer Praxis zur Weiterbildung als auch bei einer Praxisübernahme eine wichtige Rolle spielen.

MERKE

Als Nachteil der elektronischen Dokumentation wird empfunden, dass der Blick und die Aufmerksamkeit des Arztes lange auf den Bildschirm gerichtet sind und so eine patientenzentrierte Kommunikation stören kann. Prinzipiell zieht auch die Dokumentation auf Papier Aufmerksamkeit ab. Man sollte den regelmäßigen Augenkontakt suchen und sich dem Patienten bewusst aktiv zuwenden. Eine Sitzanordnung über Eck kann das unterstützen.

12.6 Datenschutz und Datensicherheit

Die Dokumentation der Krankengeschichte unterliegt einerseits sowohl dem Datenschutz als auch der ärztlichen Schweigepflicht (> Kap. 11), andererseits werden Patientendaten von Mitarbeitern in der Praxis eingesehen oder z. B. zu Abrechnungszwecken an Andere weitergeleitet. Daraus ergeben sich Konsequenzen für die Praxisorganisation:

- Patienten müssen über Datenschutz und Verarbeitung und Speicherung ihrer Daten informiert werden.
- Soweit die Daten aufgrund gesetzlicher Bestimmungen erhoben werden (Kassenbehandlung, Behandlungsdokumentation), ist weder eine schriftliche Einwilligung notwendig, noch kann der Patient widersprechen oder steht ihm ein Löschungsrecht zu.
- Eine schriftliche Einwilligung zur Speicherung und Verarbeitung ist für alle Daten notwendig, die nicht aufgrund gesetzlicher Bestimmungen erhoben werden (Recalls, Zusammenarbeit mit privatärztlichen Abrechnungsstellen) – in diesen Fällen kann der Patient seine Einwilligung auch widerrufen.
- Es wird auf Diskretion geachtet, insbesondere an der Anmeldung und beim Aufrufen der Patienten.
- Computer sind passwortgeschützt, und es sind Zugangsberechtigungen zu vergeben.
- Praxen müssen ein Verzeichnis von Verarbeitungstätigkeiten erstellen.
- Alle Mitarbeiter einer Praxis müssen über Schweigepflicht und Datenschutz informiert werden, auch Ärzte in Weiterbildung. Dies wird im Regelfall mit Unterschrift bestätigt.
- Bei Praxisgemeinschaften (anders als bei Gemeinschaftspraxen) dürfen nur die gemeinsam beschäftigten Mitarbeiter die gesamte Kartei sehen – der Arzt darf nur in „seine“ Patienten einsehen.
- Ab 10 Mitarbeitern muss ein fachlich qualifizierter Datenschutzbeauftragter festgelegt werden, das kann nicht der Praxisinhaber sein; Datenschutzbeauftragter kann ein Praxismitarbeiter oder ein Externer sein.

Zu diesen Themen stellt die KBV Muster auf ihrer Webseite bereit.

12.7 Einsichtnahme in die Patientenakte

Jeder Patient hat gemäß § 630 g BGB Anspruch auf Einsicht in seine Patientenakte. Die Einsicht ist vollständig zu gewähren.
Ausnahmen:

- Erhebliche therapeutische Gründe (z. B. Suizidgefahr)
- Wichtige Rechte Dritter, etwa sensible Informationen über die Eltern eines behandelten Minderjährigen

Die Ablehnung der Einsichtnahme ist zu begründen (§ 630 g Abs. 1 S. 2 BGB).

MERKE

Die entgegenstehenden Gründe schließen das Recht auf Einsichtnahme nicht unbedingt vollständig aus. Es ist immer auch zu prüfen, ob eine teilweise Einsicht zu gewähren ist. Solange keine erhebliche Eigengefährdung zu befürchten ist, ist es allein Sache des Patienten, wie er mit seiner Patientenakte umgeht.

Kein dem Einsichtsrecht entgegenstehendes „erhebliches Recht“ eines Dritten sind etwaige abwertende Bemerkungen des Arztes gegenüber dem Patienten oder in der Patientenakte geäußerte Kritik an Kollegen.

Die Einsicht ist unverzüglich zu gewähren – dies bedeutet i. d. R. innerhalb von 2 bis3 Tagen. Der Patient kann Einsicht in die Originale verlangen, und es stehen ihm auch elektronische Abschriften zu. Die Patientenakte ist stets in der Praxis einzusehen (§ 630 g Abs. 1 S. 3, § 811 BGB). Sie sollte dem Patienten niemals im Original nach Hause mitgegeben werden.

12.8 Datenweitergabe an Dritte

Häufig wird die Einsichtnahme in die Patientenakte nicht vom Patienten selbst, sondern von Angehörigen verlangt. Wenn der Patient noch lebt, ist seine Zustimmung erforderlich. Die Zustimmung kann zwar mündlich erfolgen, sollte aber aus Gründen der Rechtssicherheit schriftlich eingeholt werden.

Bei Verstorbenen stehen die Einsichtsrechte seinen Erben zu, wenn diese vermögensrechtliche Interessen geltend machen, z. B. Schadensersatz. Angehörige, die nicht Erben sind, haben nur dann ein Einsichtsrecht, wenn sie die „nächsten Angehörigen“ sind – dazu gehören z. B. Kinder, Eltern, Geschwister und Enkel – und nur dann, wenn sie immaterielle Interessen geltend machen. Immaterielle Interessen können sein:

- Die eigene Gesundheit des nächsten Angehörigen (Erbkrankheiten)
- Beantwortung von Fragen vor Abschluss einer Lebensversicherung/privaten Krankenversicherung

Die Praxis sollte sich die Erbenstellung bzw. die Stellung als nächster Angehöriger durch einen Erbschein nachweisen lassen. Das Einsichtsrecht sowohl der Erben als auch der nächsten Angehörigen ist ausgeschlossen, wenn die Einsichtnahme dem ausdrücklichen oder mutmaßlichen Willen des verstorbenen Patienten entgegensteht. Ein solcher Wille ist idealerweise in der Patientenkartei dokumentiert; es reichen aber auch Erinnerungen an mündliche Aussagen des Patienten.

Tab. 12.4 Einzelbeispiele für Rechtsgrundlagen, Einwilligung und Vergütung bei Anfragen* (KVN et al. 2013)

Anfragende Stelle	Rechtsgrundlage	Patienteneinwilligung	Vergütung
Patient selbst/von ihm beauftragte Rechtsanwälte	Auskunftsrecht nach Art. 2 GG/§ 630 g Abs. 1 BGB Einsichtsrecht in Krankenunterlagen; Auskunft zu Behandlungskosten gem. § 305 Abs. 2 SGB V	Beauftragter Anwalt muss Vollmacht und Schweigepflichtentbindung vorlegen	Nur Auslagenersatz für z. B. Porto, Kopien (nach GOÄ Nr. 96), kostenfrei bei erstmaliger Einsicht
Erziehungsberechtigte	Abwägung elterliche Sorge und Geheimhaltungsinteresse des Minderjährigen	Im Rahmen der Abwägung ist die Einsichtsfähigkeit des Minderjährigen entscheidend, abhängig von Alter und Reife	
Betreuer/Vorsorgebevollmächtigte	Vollmacht, § 174 BGB bzw. Betreuungsbeschluss	Entgegenstehender Wille des einsichtsfähigen Patienten; Reichweite der Betreuung beachten	
Erben/nächste Angehörige	§ 630 g Abs. 3 BGB; nächste Angehörige, die keine Erben sind, nur bei immateriellem Interesse (eigene Gesundheitssorge) – Erbschein zeigen lassen	Keine Herausgabe bei entgegenstehendem Willen des Verstorbenen	
Krankenkasse mit vereinbarten Vordrucken	§ 73 Abs. 2 Nr. 9 SGB V mit §§ 69 Abs. 1 Nr. 1, 100 Abs. 1 SGB X	Bei Anfragen auf nicht vereinbarten oder von der Krankenkasse modifizierten Vordrucken ist eine Einwilligung des Patienten erforderlich	EBM GOP 01610 ff. und Kopierkosten
Medizinischer Dienst der Kassen (MDK) (Muster 11)	§§ 275, 276 Abs. 2 S. 1 SGB V	–	EBM GOP 01621
Sozialämter	§ 69 Abs. 1 Nr. 1 SGB X	–	–
Unfallversicherungsträger	§§ 201 ff. SGB VII	–	Eigenes Gebührenverzeichnis
Rentenversicherungsträger	–	Erforderlichkeit der Auskunft zur Aufgabenerfüllung und schriftliche Einwilligung des Patienten (§ 100 Abs. 1 SGB X)	Anlage zu § 10 Justizvergütungs- und Entschädigungsgesetz (JVEG)
Arbeitsagentur			
Fahrerlaubnisbehörde	Nach Aufklärung des Patienten über Fahrtüchtigkeit bei Vorliegen eines Rechtfertigenden Notstandes u. U. Meldung an Fahrerlaubnisbehörde möglich	–	Keine
Arbeitgeber	–	Einwilligung des Patienten notwendig	GOÄ Nr. 70 ff.
Private Versicherungen			
Polizei			
Gerichte			Anlage zu § 10 JVEG
Tumorregister	Jeweiliges Landesrecht	–	Je nach Bundesland
Leichenschau und Todesbescheinigung	Jeweiliges Landesrecht	–	GOÄ Nr. 100

* Keine abschließende Darstellung

Zunehmend häufiger werden von Krankenkassen, Sozialämtern und anderen Institutionen Anfragen gestellt. Die Beantwortung dieser Anfragen ist für Patienten oft wichtig (z. B. Antrag auf einen Schwerbehindertenausweis), gehört aber zu den wenig geliebten Aufgaben in der Praxis. Hier gibt es aus Sicht der Praxis zwei wesentliche Aspekte: Aufwandsentschädigung und Einhalten von Datenschutz sowie Schweigepflicht. Das Weitergeben von Patientendaten ist nur unter bestimmten Voraussetzungen möglich, andererseits besteht auch eine Auskunftspflicht. Die Rechtslage dazu ist komplex. Der Arzt ist grundsätzlich berechtigt und teilweise auch verpflichtet, den gesetzlichen Trägern der Sozialversicherung für die Erfüllung ihrer gesetzlichen Aufgaben Auskünfte zu erteilen sowie Bescheinigungen, Zeugnisse, Berichte und Gutachten zu erstellen (➤ Tab. 12.4). Für einige Anfragen gibt es bestimmte Formulare in den Vordruckvereinbarungen (➤ Tab. 12.5). Hier ist keine schriftliche Einwilligung des Patienten notwendig. Für Anfragen von privaten Versicherungen und Gerichten muss prinzipiell eine schriftliche Einverständniserklärung des Patienten vorliegen.

Tab. 12.5 Übersicht über Vordrucke zu Befundaustausch und Abrechnung

Gliederung	Nr. Vordruckmuster	EBM GOP
Bescheinigung zum Erreichen der Belastungsgrenze zur Feststellung einer schweren chronischen Erkrankung	55	01610
Verordnung von medizinischer Rehabilitation	61	01611
Konsiliarbericht vor Aufnahme einer Psychotherapie	22	01612
Anfrage zur Zuständigkeit einer anderen Krankenkasse	50	01621
Bericht für den Medizinischen Dienst	11	01622
Anfrage zum Zusammenhang von Arbeitsunfähigkeitszeiten	53	
Antrag auf Kostenübernahme für Rehabilitationssport und Funktionstraining	56	01621
Maßnahmen zur stufenweisen Wiedereingliederung in das Erwerbsleben	20	01622
Anfrage zur Zuständigkeit eines sonstigen Kostenträgers	51	
Anfrage bei Fortbestehen der Arbeitsunfähigkeit	52	
Anregung für eine ambulanten Vorsorgeleistung	25	01623

LITERATUR

Ärztekammer Berlin. Die ärztliche Dokumentationspflicht. Stand: 2018; www.aekb.de/recht/berufsrecht-berufsordnung/aerztliche-dokumentationspflicht (letzter Zugriff: 18.3.2024).

Donnelly WJ. Viewpoint: Patient-centered medical care requires a patient-centered medical record. Acad Med 2005; 80(1): 33–38.

KVN – Kassenärztliche Vereinigung Niedersachsen (KVN), Ärztekammer Niedersachsen (ÄKN). Der schnelle Überblick: Anfragen von Krankenkassen, MDK und Anderen. 2. A. 2013; https://www.aekn.de/fileadmin/inhalte/pdf/infos-fuer-klinik-und-praxis/MDKBroschuere2.pdf (letzter Zugriff: 18.3.2024).

Landesärztekammer Baden-Württemberg mit den Bezirksärztekammern. Die Aufklärungs- und Informationspflichten des Arztes. Stand: 2016; https://files.aerztekammer-bw.de/1f74af3028c2672e/1e688d88552f/Aerztliche_aufklaerungs-_und_informationspflichten.pdf (letzter Zugriff: 18.3.2024).

Lau F, Price M, Boyd J et al. Impact of electronic medical record on physician practice in office settings: A systematic review. BMC Med Inform Decis Mak 2012; 12: 10.

Richter M, Fleßa S, Chenot JF et al. Dokumentation in der Hausarztpraxis – eine qualitative Studie. Z Allg Med 2018; 94: 223–228.

GESETZE UND REGELUNGEN

Bundesärztekammer. (Muster-)Berufsordnung für die in Deutschland tätigen Ärztinnen und Ärzte (Stand 2021); www.bundesaerztekammer.de/themen/recht/berufsrecht (letzter Zugriff: 18.3.2024).

Bürgerliches Gesetzbuch (BGB). Abschnitt Behandlungsvertrag § 630a–h (Stand 2022); www.gesetze-im-internet.de/bgb/BJNR001950896.html#BJNR001950896BJNG026900377 (letzter Zugriff: 18.3.2024).

Kassenärztliche Bundesvereinigung. Bundesmantelvertrag. Stand 2023; www.kbv.de/html/bundesmantelvertrag.php (letzter Zugriff: 18.3.2024).

KAPITEL

13

Stephan Fuchs, Jean-François Chenot

Arbeitsunfälle und Berufskrankheiten

13.1 Grundlagen

Bei Erkrankungen oder Verletzungen im Zusammenhang mit der Berufstätigkeit sind die gesetzliche Krankenversicherung (GKV) (SGB V: Gesetzliche Krankenversicherung) oder die private Krankenversicherung (PKV) im Regelfall nicht die zuständigen Kostenträger. Hieraus resultieren andere Ansprechpartner und Leistungsansprüche. Kosten für die Behandlung von Berufskrankheiten oder arbeitsbezogenen Unfällen werden durch Berufsgenossenschaften oder Unfallkassen getragen (SGB VI = **gesetzliche Unfallversicherung** [GUV]) (➤ Kap. 9). Alle angestellten Arbeitnehmer müssen bei der zuständigen **Berufsgenossenschaft** (BG) gemeldet werden, und der Arbeitgeber muss Beiträge für sie entrichten. Das gilt auch für Bildungseinrichtungen, also Kindergartenkinder, Schüler, Studierende, die formal kein Arbeitsverhältnis haben. Daher ist bei Unfällen immer zu prüfen, ob diese im Zusammenhang mit der Berufstätigkeit oder Ausbildung stehen. Besteht bei einem Unfall ein Zusammenhang mit der Berufstätigkeit, ist im Regelfall ein Durchgangsarzt (D-Arzt) zuständig.

Bei Verdacht auf eine Berufskrankheit besteht eine **Meldepflicht** des behandelnden Arztes (§ 202 SGB VII). Das Erkennen einer solchen und die Koordination der Zuständigkeit der BG durch den Hausarzt ist wegen der z. T. wesentlich besseren Leistungsansprüche der Patienten wichtig. Im Jahr 2021 wurden 227.730 Anträge gestellt und 123.626 Fälle (plus 230 % im Vergleich zum Vorjahr) anerkannt. Die Zahl der Anträge auf Anerkennung als Berufskrankheit ist ungewöhnlich stark angestiegen, da Beschäftigte im Gesundheitswesen bei anhaltenden Beschwerden nach einer SARS-CoV-2-Infektion eine Anerkennung als Berufskrankheit (BK-Nr. 3101) beantragen können.

In den letzten Jahren sind neue Berufskrankheiten hinzugekommen wie z. B. Plattenepithelkarzinome bei Menschen, die im Freien arbeiten, und Lungenkrebs nach langjähriger und intensiver Passivrauchexposition am Arbeitsplatz bei Versicherten, die selbst nie oder wenig geraucht haben. Die Anerkennungsquoten schwanken stark je nach Berufskrankheit. Die Aussichten auf Anerkennung eines Wirbelsäulenschadens durch Heben/Tragen sind gering.

Davon abzugrenzen sind arbeitsmedizinische Leistungen (Untersuchungen, Bewertungen, Beratungen, Begutachtungen), die i. d. R. vom Unternehmer (Arbeitgeber) getragen werden und nicht im Bereich der hausärztlichen Zuständigkeit liegen.

MERKE

Selbstständige, also auch Praxisinhaber, sind nicht gesetzlich unfallversichert. Das Risiko kann privat versichert werden. Alternativ besteht die Möglichkeit der freiwilligen Mitgliedschaft in einer Berufsgenossenschaft (§ 6 SGB VII).

13.2 Jugendschutz-Untersuchung

Bei Jugendlichen (< 18 Jahre), die eine gewerbliche Tätigkeit aufnehmen (meistens eine Berufsausbildung), schreibt das Gesetz zum Schutz der arbeitenden Jugend eine Jugendschutz-Untersuchung (ärztliche Untersuchungen nach dem JArbschG) vor. Diese wird üblicherweise vom Hausarzt durchgeführt. Die Formulare bringen die Jugendlichen von der örtlichen Stadtverwaltung meist mit, ansonsten können die Formulare

- Erhebungsbogen Erstuntersuchung

13

- Ärztliche Mitteilung an den Personensorgeberechtigten
- Ärztliche Bescheinigung für den Arbeitgeber

auch aus dem Netz heruntergeladen werden. Der Umfang der Untersuchungen ist genau geregelt. Die Kosten werden im Regelfall vom Land getragen. Gibt es Auffälligkeiten bei der Untersuchung, kann eine vorübergehende oder dauerhafte Einschränkung von Tätigkeiten, z. B. überwiegendes Arbeiten im Stehen, vorübergehend oder dauerhaft ausgeschlossen werden. In diesen Fällen kann auch eine Nachuntersuchung sinnvoll sein.

13.3 Vorgehen bei einem Arbeitsunfall

In Deutschland ereignen sich jedes Jahr mehr als 1 Mio. Arbeits- und Wegeunfälle, und oft sind Hausarztpraxen die erste Anlaufstelle, auch wenn D-Ärzte primär zuständig sind. Vertragsärzte sind dann verpflichtet, eine Erstversorgung vorzunehmen. Bei Verletzungen im Augen- oder HNO-Bereich können die betreffenden Fachärzte direkt aufgesucht werden. Stellt sich ein Patient mit einer Verletzung oder Gesundheitsstörung vor, die auf der Arbeitsstelle oder auf dem Weg von oder zur Arbeitsstelle (Wegeunfall) aufgetreten ist, muss geprüft werden, ob ein BG-Fall vorliegt. Ein Zusammenhang mit der Berufstätigkeit ist nicht notwendigerweise anzunehmen, nur weil die Beschwerden erstmals am Arbeitsplatz aufgetreten sind, z. B. bei Rückenschmerzen. Wird das Vorliegen eines BG-Falls angenommen, muss eine ärztliche **Unfallmeldung** auf dem Vordruck F1050 erstellt werden. Dann muss meist mit einem Anruf beim Arbeitgeber geklärt werden, welche Berufsgenossenschaft zuständig ist, da erfahrungsgemäß die meisten Patienten hierzu keine Auskunft geben können. Die Abrechnung erfolgt nicht über die Krankenversicherung, sondern mit dem zuständigen Unfallversicherungsträger (z. B. Berufsgenossenschaft für Gesundheitsdienst und Wohlfahrtspflege bei Angestellten im karitativen oder medizinischen Bereich) nach der **UV-GOÄ.** Oft kann auf eine Überweisung zu einem **D-Arzt** (im Regelfall von der Unfallversicherung ermächtigte Chirurgen) verzichtet werden. Eine Überweisung ist immer notwendig, wenn:

- der Patient über den Tag des Unfalls hinaus arbeitsunfähig ist,
- die Behandlungsbedürftigkeit voraussichtlich länger als 1 Woche beträgt und/oder wenn
- der Patient bestimmte Heil- und Hilfsmittel benötigt.

Bei Überweisung, Verordnung von Medikamenten (Muster 16) oder Krankschreibungen (Muster 1) bei BG-Fällen muss dies unbedingt auf den Vordrucken in dem entsprechenden Feld „Unfall/Unfallfolgen" bzw. „dem Durchgangsarzt zugewiesen" markiert werden.

Nach einem Arbeitsunfall kann ein Patient Leistungen erhalten, welche die Ansprüche bei privaten Unfällen deutlich übersteigen:

- Spezielle ärztliche Behandlung
- Verletztengeld während der Arbeitsunfähigkeit
- Umschulung oder behindertengerechte Umgestaltung des Arbeitsplatzes
- Unfallrente (dauerhafte Gesundheitsschäden)
- Hinterbliebenenrente (im Todesfall)

Das Verletztengeld ab der 7. Woche beträgt 80 % des Lohns und liegt damit höher als das Krankengeld (70 %).

MERKE

Wegeunfälle sind Unfälle, die sich auf dem direkten Arbeits- oder Nachhauseweg des Beschäftigten ereignen. Dieser Weg beginnt vor der eigenen Haustür und endet, sobald der Arbeitnehmer das Unternehmen erreicht hat. Normalerweise besteht der Versicherungsschutz nur auf dem direkten Weg. Bestimmte notwendige Umwege können erlaubt sein. Sachschäden werden von der GUV nicht getragen.

MERKE

Arbeitsunfall Nadelstichverletzung

Nadelstichverletzungen bei medizinischem Personal kommen auch in Hausarztpraxen vor. Sie sollten wegen der möglichen Infektionen (z. B. Hepatitis C) unbedingt als Arbeitsunfall gemeldet werden.

Bei der Erstversorgung einer Nadelstichverletzung soll der spontane Blutfluss nicht sofort unterbunden werden, da potenziell infektiöses Material dadurch ausgespült werden kann. Eine Manipulation oder ein Quetschen der Wunde ist zu unterlassen. Der Stichkanal sollte mit Wasser und Seife gespült und mit Povidonjod, einem Händedesinfektionsmittel oder einem Hautantiseptikum versorgt werden. Am Unfalltag sollte bei dem verletzten Mitarbeiter sowie, wenn möglich, beim Quellpatienten eine Blutprobe entnommen werden, um einen HIV-Antikörpertest und eine Hepatitis-Serologie durchzuführen. Bei bekannt hohem HIV-Infektionsrisiko kann, noch bevor das Ergebnis der serologischen Untersuchung vorliegt, der sofortige Beginn einer medikamentösen HIV-Postexpositionsprophylaxe (PEP) erwogen werden.

13.4 Vorgehen bei Verdacht auf eine Berufskrankheit

Bei begründetem Verdacht auf eine Berufskrankheit soll der Verdacht auf einem standardisierten Meldeformular (➤ Abb. 13.1) an die zuständige Berufsgenossenschaft bzw. Unfallkasse (bei Angestellten

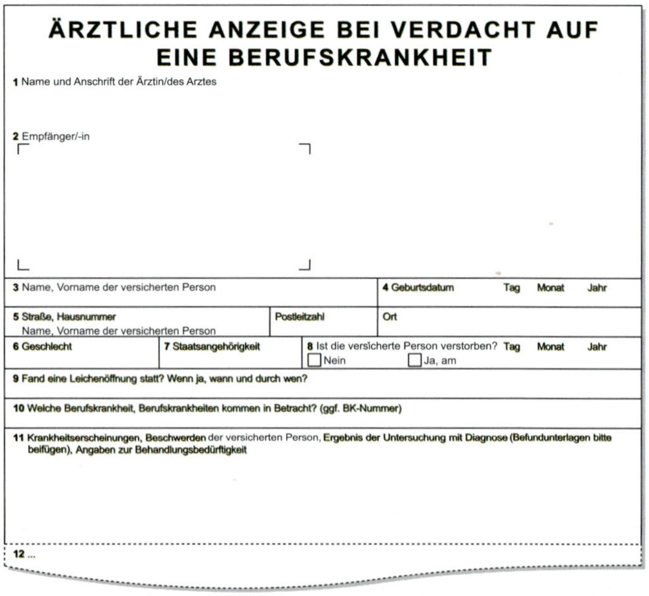
ÄRZTLICHE ANZEIGE BEI VERDACHT AUF EINE BERUFSKRANKHEIT

1 Name und Anschrift der Ärztin/des Arztes

2 Empfänger/-in

3 Name, Vorname der versicherten Person		4 Geburtsdatum Tag Monat Jahr	
5 Straße, Hausnummer Name, Vorname der versicherten Person	Postleitzahl	Ort	
6 Geschlecht	7 Staatsangehörigkeit	8 Ist die versicherte Person verstorben? Tag Monat Jahr ☐ Nein ☐ Ja, am	

9 Fand eine Leichenöffnung statt? Wenn ja, wann und durch wen?

10 Welche Berufskrankheit, Berufskrankheiten kommen in Betracht? (ggf. BK-Nummer)

11 Krankheitserscheinungen, Beschwerden der versicherten Person, Ergebnis der Untersuchung mit Diagnose (Befundunterlagen bitte beifügen), Angaben zur Behandlungsbedürftigkeit

12 ...

Abb. 13.1 Meldeformular für die ärztliche Anzeige eines begründeten Verdachts auf eine Berufskrankheit (F6000; abrufbar unter www.dguv.de/medien/formtexte/aerzte/f_6000/f6000-2.pdf) [W876]

im öffentlichen Dienst) gemeldet werden. Die BG prüft formal die Zuständigkeit und gibt diese ggf. an den korrekten Leistungsträger zur Bearbeitung weiter. Das Formular für die ärztliche Anzeige, **F6000,** kann aus dem Internet heruntergeladen werden oder ist in die Praxissoftware integriert.

Patientenbeispiel

Berufsbedingte Hauterkrankung einer Krankenschwester

Eine Krankenschwester stellt sich in der Hausarztpraxis mit einer Rötung und Blasenbildung interdigital und in der Hohlhand an beiden Händen vor. Auf dem Handrücken befinden sich kaum Effloreszenzen. Die Patientin berichtet von einem Wechsel des Arbeitsplatzes, an dem sie aktuell vermehrt Einmalhandschuhe tragen müsse. Die Hände sind ständig feucht. Nach dem Wochenende und dem Urlaub nehmen die Hautbeschwerden, auch der Juckreiz und das Spannungsgefühl, ab.

Es liegt ein (begründeter) Zusammenhang mit der beruflichen Tätigkeit vor. Daher erfolgt die Meldung wegen Verdachts auf eine Berufskrankheit, und zwar an die – sofern bekannt – zuständige Berufsgenossenschaft (BG). Die Patientin erhält durch die BG Fragebögen zum Ausfüllen. Bei einem weiterbestehenden Verdacht auf eine Berufskrankheit wird die Patientin an einen durch die BG ermächtigten Hautarzt überwiesen. Dort erfolgen eine dermatologische Diagnostik und Behandlung. Danach entscheidet die BG über das Vorliegen einer Berufskrankheit. Bei Anerkennung kann die Patientin an einem Hautschutzseminar (1 oder 2 Tage) teilnehmen. Alle weiteren Behandlungskosten für die Krankenschwester (Hautarzt, Arzneimittel, …) übernimmt die BG.

13.5 Rechtliche Grundlagen

Die Verordnung zur arbeitsmedizinischen Vorsorge (ArbMedVV) regelt arbeitsmedizinische Untersuchungen. Berufsgenossenschaften können ergänzende Empfehlungen verfassen. Vor der Aufnahme einer beruflichen Tätigkeit findet verpflichtend die arbeitsmedizinische Erstuntersuchung statt. Die Intervalle für die Nachuntersuchungen werden individuell festgelegt. Die Nachuntersuchungen können auch erfolgen, wenn die berufliche Exposition bereits beendet ist (z. B. Asbest-Nachuntersuchung im Rentenalter).

Berufskrankheiten stehen in einem direkten Zusammenhang mit der beruflichen Tätigkeit (Stresemann 2002). Hierbei liegt definitionsgemäß ein deutlich erhöhtes Risiko – eben durch die berufliche Belastung – vor. Zur Übersicht sind Berufskrankheiten in einer eigenen Klassifikation zusammengestellt (➤ Tab. 13.1). Detaillierte Informationen sind in der **Berufskrankheiten-Verordnung (BKV)** aufgeführt. Zusätzlich existiert für jede Berufskrankheit ein Merkblatt (www.baua.de), in dem wissenschaftliche Zusammenhänge zwischen der beruflichen Belastung und der daraus resultierenden Erkrankung aufbereitet sind. Jede Berufskrankheit (BK) hat eine 4-stellige Nummer. 2022 wurden von 370.141 vermuteten Berufskrankheiten 199.542 anerkannt und 4.893 Renten aufgrund einer BK gewährt.

Tab. 13.1 Übersicht über Berufskrankheiten und deren Untergruppen

Durch chemische Einwirkungen verursachte Krankheiten [BK 1…]	Metalle, Metalloide	Blei, Quecksilber, Chrom, …
	Erstickungsgase	Kohlenmonoxid, Schwefelwasserstoff
	Lösemittel, Schädlingsbekämpfungsmittel (Pestizide) und sonstige chemische Stoffe	Nitroverbindungen, Aminoverbindungen, Phosphor, Fluor, …
Durch physikalische Einwirkungen verursachte Krankheiten [BK 2…f]	Mechanische Einwirkungen	Erschütterungen durch Arbeitsgeräte, vibrierende Arbeitsgeräte, intensive kniende Tätigkeiten
	Druck	Unterwasserarbeit, Arbeiten in der Tiefe
	Lärm	Lärm
	Strahlen	Ionisierende Strahlung, Wärmestrahlung
Durch Infektionserreger oder Parasiten verursachte Krankheiten sowie Tropenkrankheiten [BK 3…]	–	Spezielle Wurmerkrankungen, Parasiten, …
Erkrankungen der Atemwege und der Lungen, des Rippenfells und Bauchfells [BK 4…]	Erkrankungen durch anorganische Stäube	Schweißgase, aromatische Kohlenwasserstoffe, Metallstäube, Aluminium
	Erkrankungen durch organische Stäube	Stroh, Vogelkot, Eichenstaub, Buchenstaub
	Obstruktive Atemwegserkrankungen	Pflanzliche Allergene, tierische Allergene
Hauterkrankungen [BK 5…]	–	Ruß, Rohparaffin, Teer, Anthrazen, Pech oder ähnliche Stoffe, UV-Strahlung Hautkrebs bei Arbeiten im Freien
Krankheiten sonstiger Ursachen	–	Augenzuckungen der Bergleute
Neue Berufskrankheiten	–	Passivrauchen am Arbeitsplatz

TIPP

Formulare im Zusammenhang mit Arbeitsunfällen und Berufserkrankungen:

www.dguv.de/formtexte/aerzte/index.jsp

13.6 Arbeitsmedizin

Die Arbeitsmedizin beschäftigt sich mit verschiedenen Aspekten der beruflichen Arbeit und dem Menschen mit seiner individuellen Gesundheit. Die Arbeitsmedizin umfasst folgende Arbeitsbereiche:

- Diagnostik und Therapie von Berufskrankheiten

- Prävention von Berufskrankheiten
- Integration von Menschen mit chronischen Erkrankungen und/oder Behinderungen in den Arbeitsprozess
- Betrieblicher Gesundheitsschutz

Für alle beruflich verursachten Krankheitsbilder, Schädigungen oder arbeitsplatzbedingten Störungen kann der zuständige Arbeitsmediziner oder D-Arzt kontaktiert werden. Dieser übernimmt bzw. koordiniert die arbeitsmedizinische Vorsorge. Diese beinhaltet nach einer klinischen und/oder apparativen Untersuchung die Beratung der Arbeitnehmer. Belastungen und Gefährdungen sollen erkannt und bewertet werden.

Patientenbeispiel

Hautkrebserkrankung bei einem Dachdecker

Bei einem 62-jährigen Dachdecker wurden im Rahmen einer arbeitsmedizinischen Untersuchung (Höhentauglichkeit) im Gesichtsbereich und an den Händen in sonnenexponierten Hautarealen mehrere ulzerierende Hautveränderungen festgestellt.

In der anschließenden Bearbeitung der BK-Meldung erfolgt die Evaluation aller beruflichen Tätigkeiten, inkl. der summarischen UV-Einstrahlung in die betroffenen Hautregionen. Beim Überschreiten eines kumulativen Wertes kann die berufsbedingte UV-Strahlung als Auslöser von Plattenepithelkarzinomen angesehen und als Berufskrankheit anerkannt werden.

Die arbeitsmedizinische Vorsorge unterscheidet zwischen:

- **Pflichtuntersuchungen** bei besonders gefährdenden Tätigkeiten, z. B.:
  - Schweißen von Metallen
    - Schweißer (Bronchialkarzinom)
  - Feuchtraumarbeit über 4 h:
    - Reinigungspersonal, Pflegefachkraft (Handekzem bei Einmalhandschuhen)
    - Fleischer, Kanalreiniger (Fußekzem bei Gummistiefeln)
  - Getreide- und Futtermittelstäube
    - Vogelzüchter (Vogelzüchterlunge)
    - Landwirt (Farmerlunge)
- **Angebotsuntersuchungen** bei bestimmten gefährdenden Tätigkeiten, z. B.:
  - Büromitarbeiter (Spannungskopfschmerz)
- **Wunschuntersuchungen** auf Wunsch des Arbeitnehmers

Häufig eingesetzte Untersuchungen sind:

- Validierte Fragebögen (z. B. Workability Index)
- Sehtestverfahren (z. B. arbeitsmedizinische Vorsorge: Bildschirmarbeitsplatz)
- Laboranalysen (z. B. Schwermetalle)
- Augenuntersuchungen (z. B. arbeitsmedizinische Vorsorge bei Berufskraftfahrern)
- Hörtestverfahren (z. B. arbeitsmedizinische Vorsorge: Lärm)
- Ergometrie (z. B. arbeitsmedizinische Vorsorge: Arbeiten in der Höhe)
- Röntgendiagnostik (z. B. Screeningverfahren bei Quarzstaubexposition, Asbestexposition)

MERKE

Eine arbeitsmedizinische Vorsorge ist keine Eignungs- oder Tauglichkeitsuntersuchung.

13.7 Arzt als Arbeitgeber

Als Praxisinhaber sind Hausärzte in ihrer Rolle als Arbeitgeber für die Arbeitssicherheit und arbeitsmedizinische Betreuung ihrer Mitarbeiter verantwortlich. Die Praxis als Arbeitgeber muss aushang- oder auslagepflichtige Bestimmungen zum Arbeitsrecht, Arbeitsschutz und ggf. auch Jugendschutz vorhalten. Das kann, wenn alle Mitarbeiter Zugang zu einem Computer haben, auch in elektronischer Form erfolgen. Dazu gehören:

- Allgemeines Gleichbehandlungsgesetz (AGG)
- Arbeitszeitgesetz (ArbZG)
- Teile des Bürgerlichen Gesetzbuches (BGB)
  - § 611a: geschlechtsbezogene Benachteiligung
  - § 611b: Arbeitsplatzausschreibung
  - § 612: Vergütung
  - § 612a: Maßregelungsverbot
- Gesetz zum Schutz der Beschäftigten vor sexueller Belästigung am Arbeitsplatz (BeschäftigungsschutzG)
- Gesetz zum Schutz der arbeitenden Jugend (Jugendarbeitsschutzgesetz, JArbSchG), wenn Jugendliche in der Praxis beschäftigt werden
- Gesetz zum Schutz der erwerbstätigen Mütter (Mutterschutzgesetz, MuSchG)
- Unfallverhütungsvorschriften der Berufsgenossenschaft (UVV)

Weitere Gesetze wie Strahlenschutz oder Gefahrenstoffverordnung spielen in der Hausarztpraxis meist keine Rolle.

Zur praktischen arbeitsmedizinischen Betreuung ist es üblich, einen Vertrag mit einem Unternehmen/einer Praxis für Arbeitsmedizin zu schließen. Alternativ besteht die Möglichkeit, die **Betreuung in Eigenverantwortung** durchzuführen (Alternative bedarfsorientierte Betreuung in kleineren Betrieben nach DGUV Vorschrift 2). Dazu muss im Regelfall ein von der DGUV anerkannter Kurs absolviert werden.

Folgende arbeitsmedizinische Aspekte spielen bei der betriebsmedizinischen Vorsorge von Praxispersonal (z. B. Arzthelferin, AiW) eine Rolle:

- G24 („Feuchtraumarbeiten")
- G37 („Bildschirmarbeitsplatz")
- G42 („Umgang mit infektiösen Stoffen")

Eine regelmäßige Herausforderung in Kleinbetrieben wie Hausarztpraxen stellen schwangere Mitarbeiterinnen dar. Werdende Mütter sollten ihrem Arbeitgeber die Schwangerschaft und den voraussichtlichen Entbindungstag mitteilen, sobald ihnen diese bekannt sind. Nur so kann der Arbeitgeber seine besonderen Pflichten bei der Beschäftigung von werdenden oder stillenden Müttern erfüllen. Dabei gelten:

- Mutterschutzgesetz (MuSchG)
- Verordnung zum Schutze der Mütter am Arbeitsplatz (MuSchArbV)

Das bedeutet praktisch, dass die betreffenden Mitarbeiterinnen keine Blutentnahmen und keine Impfungen durchführen dürfen (➤ Kap. 83).

LITERATUR

Karsch-Völk M. Berufskrankheiten und Arbeitsunfälle in der Hausarztpraxis. Z Allg Med 2020; 96: 127–131.

Nowak D, Brandenburg S. Zusammenhangsbegutachtung von Berufskrankheiten – die Rolle des Arztes. Dtsch Med Wochenschr 2019; 144: 1487–1495.

Stresemann E. Diagnose „Berufskrankheit". Fingerspitzengefühl erforderlich. Dtsch Arztebl 2002; 99: A769–770.

Deutsche Gesetzliche Unfallversicherung. DGUV-Statistiken für die Praxis 2021. https://publikationen.dguv.de/widgets/pdf/download/article/4588 (letzter Zugriff am 19.3.2024).

GESETZE UND VERORDNUNGEN

Arbeitsschutzgesetz (ArbSchG); www.gesetze-im-internet.de/arbschg/ (letzter Zugriff: 19.12.2023).

Arbeitssicherheitsgesetz (ASiG); www.gesetze-im-internet.de/asig/ (letzter Zugriff: 19.12.2023).

Berufskrankheiten-Verordnung; www.gesetze-im-internet.de/bkv/ (letzter Zugriff: 19.12.2023).

Deutsche Gesetzliche Unfallversicherung. DGUV-Statistiken für die Praxis 2021. https://publikationen.dguv.de/widgets/pdf/download/article/4588 (letzter Zugriff am 19.12.2023)

Gefahrstoffverordnung (GefStoffV); www.gesetze-im-internet.de/gefstoffv_2010/ (letzter Zugriff: 19.12.2023).

Verordnung über die ärztlichen Untersuchungen nach dem Jugendarbeitsschutzgesetz: www.gesetze-im-internet.de/jarbschuv/ (letzter Zugriff: 19.12.2023).

Verordnung zur arbeitsmedizinischen Vorsorge: www.gesetze-im-internet.de/arbmedvv/ (letzter Zugriff: 19.12.2023).

KAPITEL

14

Stephan Fuchs, Jean-François Chenot

Rehabilitation

14.1 Grundlagen

Eine Rehabilitation ist angezeigt, wenn die berufliche Teilhabe oder die soziale Teilhabe am gesellschaftlichen Leben durch eine Erkrankung bedroht ist. Ein Anspruch besteht somit bei Personen im arbeitsfähigen sowie nicht arbeitsfähigen Alter (z. B. Kinder, Rentner). Ziel ist die berufliche und/oder gesellschaftliche Wiedereingliederung von betroffenen oder bedrohten Personen. Hausärzte sind in einer guten Position, Patienten mit einem Rehabilitationsbedarf zu erkennen und zu beraten. Bei Patienten im arbeitsfähigen Alter können z. B. häufige oder langanhaltende Ausstellungen von Arbeitsunfähigkeitsbescheinigungen, häufige Verordnungen von Heilmitteln (z. B. Physiotherapie, Ergotherapie) oder zunehmende Verordnungen an Schmerzmedikamenten ein Hinweis auf eine Gefährdung der Erwerbsfähigkeit sein. Auch bei Patienten im Rentenalter kann bei einer drohenden Pflegebedürftigkeit oder einer Zunahme der Pflegebedürftigkeit eine medizinische Rehabilitation indiziert sein (➤ Kap. 88). Ziel ist dann die Vermeidung bzw. die Verminderung der Pflegebedürftigkeit. Die folgenden Ausführungen konzentrieren sich auf Erwachsene im erwerbsfähigen Alter.

MERKE

Konstellationen, die auf einen Reha-Bedarf hinweisen können

- Zunehmende Arbeitsunfähigkeitszeiten in den vergangenen 12 Monaten
- Zunehmender Bedarf an Schmerzmedikamenten und Physiotherapieverordnungen bei orthopädischen Problemen
- Hinweis des Arbeitsgebers, dass der Patient körperlich oder kognitiv nicht mehr leistungsfähig ist
- Akute bzw. sich verschlechternde chronische Erkrankung, die eine Gefahr für die Erwerbsfähigkeit darstellt

Für einen erfolgreichen Antrag bei der Deutschen Rentenversicherung (DRV) müssen im Regelfall folgende Voraussetzungen erfüllt sein.

- Die ambulanten Behandlungsmöglichkeiten müssen ausgeschöpft sein.
- **Reha-Bedürftigkeit:** Die Erwerbsfähigkeit ist aus medizinischen Gründen erheblich gefährdet oder gemindert.
- **Reha-Fähigkeit:** Der Patient muss das Therapieangebot wahrnehmen können. Der Barthel-Index sollte zwischen 40 und 85 Punkten liegen.
- **Reha-Prognose:** die Wahrscheinlichkeit, mit der das angestrebte Reha-Ziel erreicht wird.

Eine medizinische Rehabilitation wird vom Patienten beantragt. Der Arzt berät vor und während der Antragstellung. Er stellt relevante Informationen aus den Krankenunterlagen zusammen (z. B. für Muster 61 bei GKV-Versicherten oder Formular G1204 oder S0051 Ärztlicher Befundbericht der Deutschen Rentenversicherung (DRV) bei Versicherten im arbeitsfähigen Alter).

Es ist allerdings auch möglich, dass ein Patient von der Krankenkasse oder der Agentur für Arbeit aufgefordert wird, eine Rehabilitation zu beantragen, wobei dann Mitwirkungspflicht besteht.

Welche Leistungsträger jeweils zuständig sind (➤ Tab. 14.1), ist in unterschiedlichen Büchern des Sozialgesetzbuches (SGB) geregelt:

- **SGB V:** Krankenkasse → Rentner
- **SGB VII:** Unfallversicherung → Arbeitsunfall

Tab. 14.1 Kostenträger und Verantwortlichkeiten eines Rehabilitationsantrags

Deutsche Rentenversicherung	Gesetzliche Krankenversicherung
Antragstellung durch den Versicherten	Verordnung und Formularerstellung durch Arzt
Arzt füllt Befundbericht aus (G1204)	Antragsverfahren (Formular Muster 61)
Begutachtung nach Aktenlage	–

- **SGB IX:** Deutsche Rentenversicherung (DRV) → gesetzlich versicherte Arbeitende

Der Antragsteller muss nicht wissen, welcher Kostenträger zuständig ist. Der Rehabilitationsantrag muss bei einem Leistungsträger abgegeben werden und wird dann innerhalb von 2 Wochen ggf. an den richtigen Leistungsträger weitergeleitet. Innerhalb von 3 Wochen muss der Reha-Antrag entschieden sein, oder es müssen zusätzliche Unterlagen angefordert werden. In der Hausarztpraxis ist das im Regelfall die Krankenkasse, es kommen aber auch Regionalstellen der Rentenversicherung oder die Berufsgenossenschaft infrage. Es gibt verschiedene Formen und Möglichkeiten der Rehabilitation:

- Berufliche Rehabilitation
- Medizinische Rehabilitation:
  - Ambulante Reha
  - Stationäre Reha
  - Anschlussheilbehandlung

Für privat Versicherte und von der Rentenversicherungspflicht befreite Personen (z. B. Beamte; Ärzte, die Mitglied in einem Versorgungswerk sind) gelten abweichende Regelungen. Hier werden die Kosten einer Rehabilitation oft nur anteilig erstattet.

14.2 Vom Antrag zur Rehabilitation

Aus hausärztlicher Sicht ist es primär nicht entscheidend, wer der zuständige Leistungsträger ist (z. B. Berufsgenossenschaft bei Arbeitsunfällen, Krankenkasse bei Rentnern und ggf. Kindern, DRV bei Personen im arbeitsfähigen Alter und ggf. Kindern, Landesversorgungsämter bei Wehrdienstbeschädigungen oder Impfschäden). Zur Erleichterung des Antragsverfahrens kann für den ärztlichen Befundbericht beispielsweise ein vertrautes Formular (z. B. Muster 61, Formular G1204 oder S0051) genutzt werden. Anschließend wird dieses an den vermuteten Leistungsträger übersendet. Dieser prüft gem. SGB IX seine Zuständigkeit und muss den Antrag innerhalb einer gesetzlichen Frist von 14 Tagen an den zuständigen Leistungsträger weiterleiten. Der zuständige Leistungsträger fordert dann ggf. beim Antragsteller (ist immer der Patient) und/oder beim Arzt zusätzliche Unterlagen an.

LEITLINIEN

Spezielle hausärztliche Leitlinien zur medizinischen Rehabilitation gibt es nicht. Die Deutsche Gesellschaft für Neurorehabilitation hat folgende Leitlinie herausgegeben:
S2e-Leitlinie „Rehabilitation der Mobilität nach Schlaganfall". AWMF-Registernummer 080-004:

www.dgnr.de/images/pdf/leitlinien/S2e_Leitlinie_Rehabilitation_der_Mobilitaet_nach_Schlaganfall.pdf

14.2.1 Antragstellung

2020 gingen bei der Rentenversicherung mehr als 1,7 Mio. Anträge auf medizinische Rehabilitation ein. Rund 68 % der bearbeiteten Anträge wurden bewilligt.

Der erwerbsfähige Versicherte (Patient) stellt seinen Antrag. Hierzu nutzt er das Formular „G0100" der DRV. Zusätzlich sind die Formulare „G0110" und „G0120" nötig. Die Formulare sind sowohl online als auch bei den Reha-Servicestellen oder bei den Krankenkassen kostenfrei erhältlich.

Bei der Antragstellung und Ausfüllung können Hausärzte oder Mitarbeiter der Leistungsträger unterstützen. Wichtig ist, dass eine Beratungspflicht der Leistungsträger besteht. So muss ein Krankenkassenmitarbeiter auch zu Anträgen bei der DRV oder bei einer Berufsgenossenschaft beraten. Einen gesetzlichen Beratungsauftrag, auch zur Unterstützung des Antragstellers, haben die gemeinsamen Serviceberatungsstellen (www.reha-servicestellen.de) in Wohnortnähe.

Der behandelnde Hausarzt erstellt für die Rentenversicherung einen **Befundbericht** (G1204 oder S0051) und seine Honorarrechnung (G0600 oder S0052). Dort muss neben der Reha-relevanten Diagnose die dazugehörige rehabilitationsbegründende Funktionsstörung i. S. der **ICF** (Internationale Klassifikation der Funktionsfähigkeit, Behinderung und Gesundheit) angegeben werden. Praktisch bedeutet das, es reicht nicht aus, Koxarthrose mit ICD M16.9 anzugeben, sondern im Freitext „Koxarthrose re. mit eingeschränkter Gehfähigkeit" (➤ Abb. 14.1).

Durch unterschiedliche Sichtweisen (ICD-10- vs. ICF-Sichtweise) entstehen häufig Diskrepanzen zwischen Informationen in den ärztlichen Befundberichten (häufig: auf Diagnosen bezogen) und sozialmedizinischen Ärzten/Gutachtern (häufig: auf Störungen und/oder Funktionseinschränkungen bezogen). In der Folge können Reha-Anträge abgelehnt werden, wenn z. B. dem genehmigenden Arzt nicht klar wird, welche Körperfunktionen, Aktivitäten und Teilhabe durch die Krankheit beeinträchtigt sind (➤ Abb. 14.2).

Um eine medizinische Rehabilitation als multimodale Komplextherapie genehmigt zu bekommen, müssen alle ambulant zur Verfügung stehenden Maßnahmen ausgeschöpft sein (➤ Abb. 14.3). Häufig haben Patienten mit psychosomatischen Beschwerden einen Rehabilitationsbedarf. Hierfür sind unter sozialmedizinischen Aspekten Informationen im Antragsformular notwendig (➤ Abb. 14.4 und ➤ Abb. 14.5).

Basierend auf dem Antrag und seinen verschiedenen Bestandteilen wird der Bescheid erstellt, und der Patient bekommt eine Zusage zur Rehabilitation (➤ Kap. 14.2.2) oder eine Ablehnung (➤ Kap. 14.2.3). Die Rehabilitationsunterlagen werden vom Leistungsträger an die Reha-Klinik oder die Reha-Einrichtung weitergeleitet. Danach meldet sich die Reha-Einrichtung beim Antragsteller (Patient).

14.2.2 Genehmigte Reha-Anträge

Wenige Tage vor der medizinischen Rehabilitation muss der Hausarzt die **Reha-Fähigkeit** des Patienten bescheinigen. Hier sind Aspekte wie kardiopulmonale Belastbarkeit, psychische Stabilität oder z. B. chronische Wunden (**cave:** multiresistente Keime, Wassertherapie bei orthopädischer Reha nicht möglich) zu beachten.

Die Reha-Einrichtung teilt den Zeitraum der Rehabilitation mit; eine Änderung kann z. B. aus medizinischen Gründen beantragt werden. Bei Änderungen im persönlichen Umfeld kann beim Kosten-

Zusätzlich zu den Diagnosen sind unbedingt die aktuellen Diagnosenschlüssel anzugeben!

5 Diagnosen in der Reihenfolge ihrer medizinischen Bedeutung	Diagnosenschlüssel ICD-10-GM (bitte linksbündig ohne Punkt ausfüllen)	Seiten-lokali.	Diagn. Sicherh.
1.			
2.			
3.			
4.			

6 Jetzige Beschwerden und Funktionsbeeinträchtigungen

☐ Taubheit ☐ Blindheit ☐ wesentliche Gehbehinderung ☐ Rollstuhlfahrer

Abb. 14.1 Ausschnitt aus dem Formular G1204, das identisch ist mit dem Abschnitt im Muster 61 [W983]

4.

6 Jetzige Beschwerden und Funktionsbeeinträchtigungen

Schmerzen bei der Arbeit, Tätigkeit muss häufig unterbrochen bzw. verlangsamt durchgeführt werden. Hierdurch Verminderung der Arbeitsleistung und Zunahme der Konflikte am Arbeitsplatz, Zunahme der Beschwerden mit der Arbeitsdauer, ...
BESCHREIBEN SIE KONKRETE BERUFL. TÄTIGKEITEN MIT DEREN BEEINTRÄCHTIGUNG

☐ Taubheit ☐ Blindheit ☐ wesentliche Gehbehinderung ☐ Rollstuhlfahrer

Abb. 14.2 Formulierungsvorschlag, um einen Zusammenhang zwischen der Erkrankung und den beruflichen Beschwerden herzustellen [W983]

11 Bisherige Therapien (Medikamente, physikalische Therapie, Psychotherapie etc.)

Krankengymnastik (Muskelaufbau, Ergotherapie (propriozeptives Training), Wärmetherapie, Kältetherapie, NSAR-Schmerztherapie mit stufenweiser Deeskalation, Belastungserprobung im Alltag, Entspannungstechniken, Reha-Sport über Muster 56 => vor Ort alle ambulanten Maßnahmen ausgeschöpft.

Abb. 14.3 Formulierungsbeispiel für medizinische Rehabilitation mit orthopädischem Schwerpunkt [W983]

11 Bisherige Therapien (Medikamente, physikalische Therapie, Psychotherapie etc.)

PHQ-Fragebogen als psychologisches Testverfahren, Physio-, Ergotherapie (psychisch-funktionelle Behandlung), Wärmetherapie, Kältetherapie, psychosomatische Diagnostik, psychosomatische Intervention, bedarfsorientierte Gabe von Psychopharmaka mit Belastungserprobung im Alltag, Entspannungstechniken => vor Ort alle ambulanten Maßnahmen ausgeschöpft.

Abb. 14.4 Formulierungsbeispiel für medizinische Rehabilitation mit psychosomatischem Schwerpunkt [W983]

18 Bemerkungen

Hohe Reha-Motivation, sehr gute Reha-Prognose, Unterstützung durch Familie und Arbeitgeber vorhanden.
Ziel: Patientenedukation und Erlernen von Verhaltensweisen zum Umgang mit der Erkrankung im beruflichen Kontext, Schaffung von Coping-Mechanismen, Erarbeitung und Aufbau von salutogenen Faktoren, Gefahr: dauerhafte Minderung der Erwerbstätigkeit bzw. Erwerbsunfähigkeit

Abb. 14.5 Zusätzliches Formulierungsbeispiel für eine medizinische Rehabilitation [W983]

träger die Änderung der Reha-Maßnahme (ambulant → stationär oder stationär → ambulant) beantragt werden.

- Die **ambulante medizinische Rehabilitation** wird meist in Wohnortnähe des Patienten genehmigt. Sie ist ganztags ausgerichtet, sodass der Patient abends zu Hause übernachtet. Dieses bietet sich etwa für Alleinerziehende oder Personen mit sozialen Verpflichtungen (z. B. Pflege von Angehörigen) an. Der Patient muss körperlich und kognitiv ausreichend belastbar sein. Die ambulante Rehabilitation dauert i. d. R. 3 Wochen und kann bei entsprechender medizinischer Indikation auch verlängert werden. Meist handelt es sich hierbei um orthopädische oder suchtmedizinische Rehabilitationsmaßnahmen bei einem intakten sozialen/familiären Umfeld.
- Die **stationäre medizinische Rehabilitation** eignet sich für Patienten, die aufgrund von komplexen Funktionseinschränkungen nicht für eine ambulante medizinische Rehabilitation geeignet sind. Das kann z. B. auf ältere (alleinstehende) Personen zutreffen, wenn die Versorgung in der Häuslichkeit nicht sichergestellt ist. Auch bei einem Fehlen von ambulanten Reha-Einrichtungen im Umkreis von 30 min Autofahrt (bezogen auf den Wohnort des Patienten) kann eine stationäre Reha-Maßnahme indiziert sein. Bei Patienten mit psychischen oder psychosomatischen Erkrankungen kann eine Distanzierung vom sozialen Umfeld hilfreich für das Reha-Ergebnis sein. Bei Suchterkrankungen sind auch längere Reha-Aufenthalte bis 9 Monate möglich.

Der Leistungsträger übernimmt **Übergangsgeld** („Gehalt"), Fahrkosten, Kosten für Haushaltshilfe und Kinderbetreuung. Bei einer medizinischen Reha zulasten der GKV müssen 10 Euro pro Tag, für längstens 42 Tage, zugezahlt werden. Bei einer Reha zulasten der Rentenversicherung wird ein einkommensabhängiger Zuschuss bezahlt. Befreiungen sind möglich.

14.2.3 Abgelehnte Reha-Anträge

Bei einem abgelehnten Reha-Antrag stehen verschiedene Handlungsoptionen zur Verfügung:

- Stufenweise Wiedereingliederung (➤ Kap. 114)
- Erneuter Reha-Antrag
- Reha-Sport

Der Patient kann jederzeit einen neuen Reha-Antrag stellen. Hierbei kann es sinnvoll sein, ggf. die Ablehnungsgründe (z. B. „ambulante Maßnahmen sind noch nicht ausgeschöpft") aufzugreifen. Wenn z. B. bei einer gewünschten orthopädischen Rehabilitation solch ein Ablehnungsgrund durch den Leistungsträger vorgetragen wird, können die Verordnung von Heilmitteln (Physiotherapie, Ergotherapie, Orthesen …), eine abgebrochene stufenweise Wiedereingliederung oder auch die Therapie(mit)begleitung durch einen Neurochirurgen/Orthopäden/Schmerztherapeuten in der Argumentation für einen erneuten Reha-Antrag hilfreich sein.

Bei orthopädischen, pneumologischen oder kardiologischen Diagnosen kann z. B. auf dem **Muster 56** (Reha-Sport/Funktionstraining) z. B. „Rückensport", „Herzsport" oder „Atemtherapie" rezeptiert werden. Je nach örtlicher Verfügbarkeit und medizinischer Notwendigkeit können 1–3 Therapieeinheiten/Woche verordnet werden. Hierdurch kann auch das Heilmittelbudget deutlich entlastet werden.

14.3 Nach der Rehabilitation

Am Ende einer Rehabilitation steht ein Abschlussgespräch, in dem mit dem Patienten das Ergebnis der Rehabilitation besprochen wird. Der behandelnde Arzt erhält einen **Ärztlichen Entlassungsbericht.** Er ist gleichzeitig ein medizinisches Gutachten und dient zur Kommunikation an der Schnittstelle Reha-Einrichtung/weiterbehandelnde Ärzte. Er beschreibt die Arbeitsfähigkeit des Patienten (bis 3 h/Tag: nicht arbeitsfähig, 3–6 h/Tag: teilweise arbeitsfähig, > 6 h: vollständig arbeitsfähig). Es wird auch eine Empfehlung zur möglichen körperlichen Belastbarkeit für den Beruf gegeben („leichte Tätigkeit möglich") oder eine Aussage zur Schichtdiensttätigkeit („3-Schicht-System möglich", eine „Nachtdiensttätigkeit wird zur Sicherstellung des Erfolgs der medizinischen Rehabilitation für 12 Monate nicht empfohlen"). Manchmal veranlasst schon die Reha-Klinik ein berufsbegleitendes Nachsorgeprogramm des Rentenversicherungsträgers (IRENA: intensivierte Rehabilitationsnachsorge) zur Stabilisierung des Behandlungsergebnisses.

Auch nach einer absolvierten Rehabilitation kann zur Sicherstellung des Reha-Ergebnisses die Verordnung von Reha-Sport (Muster 56), Stufenweiser Wiedereingliederung (➤ Kap. 114) sowie Physio- oder Ergotherapie hilfreich sein. Hierzu werden im Entlassungsbericht Maßnahmen vorgeschlagen. Mit Einverständnis des Patienten kann es sinnvoll sein, den Entlassungsbericht an den zuständigen Betriebsarzt weiterzuleiten, damit das **Betriebliche Eingliederungsmanagement** (BEM) im Interesse des Patienten/Arbeitnehmers und letztendlich auch des Arbeitsgebers unterstützt wird.

Mehr als die Hälfte der Patienten kann so wieder in das Arbeitsleben zurückkehren. Ist ein Patient mit der Einschätzung der Arbeitsfähigkeit im Entlassungsbericht nicht einverstanden, bleibt meist nur der Weg vor ein Sozialgericht.

14.4 Berufliche Rehabilitation

Die Medizinisch-beruflich orientierte Rehabilitation (MBOR) wird auch **„Leistungen zur Teilhabe am Arbeitsleben"** genannt. Ziele sind der Erhalt der Erwerbsfähigkeit sowie das Eröffnen neuer Berufschancen für Menschen mit gesundheitlichen Beeinträchtigungen. Diese Leistungen können mit oder ohne eine vorherige medizinische Rehabilitation genehmigt werden. Leistungsträger ist die DRV. Die bisherige berufliche Tätigkeit, Eignung, Neigung, Prognose, gesundheitliche Beeinträchtigung (Art und Schwere der Behinderung) sowie der Bedarf bestimmter Berufe auf dem Arbeitsmarkt entscheiden über die Art der „Leistungen zur Teilhabe am Arbeitsleben". Sie umfassen:

- Berufsförderung
  - Weiterbildungen bis 2 Jahre
  - Längerfristige Aus- und Weiterbildungen (über 2 Jahre)
- Berufliche Rehabilitation

14.5 Erwerbsminderungsrente

Ist jemand aus gesundheitlichen Gründen langfristig nicht mehr arbeitsfähig, so besteht die Möglichkeit, eine volle oder teilweise Erwerbsminderungsrente zu beantragen. Voraussetzung für die Feststellung einer Erwerbsminderung ist im Regelfall eine vorausgegangene Rehabilitation. Es gilt der Grundsatz **„Reha vor Rente"**. Ist eine Erwerbsminderungsrente das Ziel eines Patienten (Rentenbegehren), ist es – unabhängig davon, wie berechtigt diese Hoffnung erscheint – wichtig, dies als behandelnder Arzt zu erfassen, und zwar zum einen, damit die sozialrechtlichen Schritte für den Patienten möglichst rasch eingeleitet werden (Reha-Antrag), um die oft kritische finanzielle Situation zu klären, zum anderen, weil ohne diese Klärung mit dem Patienten manchmal kein therapeutisches Bündnis geschlossen werden kann. Denn so lange liegt eine Besserung oder ein Ansprechen auf eine Therapie nicht immer im Interesse des Patienten.

MERKE

Es ist wichtig, **Berufsunfähigkeit** von **Erwerbsunfähigkeit** zu trennen.

- Berufsfähigkeit ist die Fähigkeit, in seinem bisherigen Beruf zu arbeiten.
- Erwerbsfähigkeit ist die Fähigkeit, einer (egal welcher) Erwerbstätigkeit nachzugehen.

Einem Antrag auf Erwerbsminderungsrente der gesetzlichen Rentenversicherung wird nur bei wenigen Ausnahmen stattgegeben. Eine Berufsunfähigkeit kann privat versichert werden.

LITERATUR

Fuchs S, Parthier K, Wienke A et al. Fostering needs assessment and access to medical rehabilitation for patients with chronic disease and endangered work ability: Protocol of a multilevel evaluation of the effectiveness and efficacy of CME intervention for general practitioners. J Occup Med Toxicol 2017; 12: 21.

Hüppe A. Langbrandtner J, Lill C, Raspe H. Wirksamkeit und Nutzen einer aktiv induzierten medizinischen Rehabilitation bei chronisch entzündlichen Darmerkrankungen. Ergebnisse einer randomisierten kontrollierten Studie (MERCED). Dtsch Arztebl Int 2020; 117: 89–96.

KBV – Kassenärztliche Bundesvereinigung. Serviceheft Rehabilitation; https://www.kbv.de/media/sp/KBV_PraxisWissen_Medizinische_Rehabilitation.pdf (letzter Zugriff: 19.3.2024).

Parthier K, Fuchs S, Klement A, Mau W. Entwicklung und Evaluation eines rehabilitationsbezogenen Fortbildungsmoduls für hausärztliche Qualitätszirkel in Sachsen-Anhalt: Ergebnisse zur Zufriedenheit der Qualitätszirkelmoderatoren. In: Deutsche Rentenversicherung Bund (Hrsg.). 25. Rehabilitationswissenschaftliches Kolloquium Deutscher Kongress für Rehabilitationsforschung. Gesundheitssystem im Wandel – Perspektiven der Rehabilitation. Berlin 2016, S. 211–213.

Parthier K, Fuchs S, Klement A, Mau W. Verbessert ein reha-bezogenes Fortbildungsmodul in hausärztlichen Qualifikationszirkeln den Reha-Zugang? Evaluationsergebnisse und „Lessons Learned". DRV Schriften 2017; 111: 120–122.

GESETZE UND RICHTLINIEN

G-BA – Gemeinsamer Bundesausschuss. Richtlinie über Leistungen zur medizinischen Rehabilitation; www.g-ba.de/richtlinien/23/ (letzter Zugriff: 19.3.2024).

International Classification of Functioning, Disability and Health (ICF). Deutsch Version 2005. www.bfarm.de/DE/Kodiersysteme/Klassifikationen/ICF/_node.html. https://www.bfarm.de/DE/Kodiersysteme/Klassifikationen/ICF/_node.html (letzter Zugriff: 19.3.2024).

Sozialgesetzbuch IX: www.gesetze-im-internet.de/sgb_9_2018/ (letzter Zugriff: 19.3.2024).

14

KAPITEL

15

Beate S. Müller

Patientensicherheit

15.1 Einführung

Täglich werden in Hausarztpraxen hierzulande hunderttausende Patienten behandelt. Die Versorgung ist oft komplex, und meist sind zahlreiche Personen über diverse Schnittstellen hinweg beteiligt. Bei dieser Komplexität die Sicherheit der Patienten zu gewährleisten, ist immer wieder eine große Herausforderung für jedes Praxisteam. Dieses Kapitel beschreibt, was Patientensicherheit in der ambulanten Versorgung bedeutet, und skizziert konkrete Wege für die Praxis zur Steigerung der Patientensicherheit. Zu den Themen Behandlungsfehler und Medikationssicherheit wird auf ➤ Kap. 11 bzw. ➤ Kap. 101 verwiesen.

15.2 Begriffe der Patientensicherheit

Im Jahr 1999 rückte das Thema Patientensicherheit erstmals verstärkt in die öffentliche Wahrnehmung. Ausschlaggebend war der Bericht „To Err Is Human“ des US Institute of Medicine (IOM), in dem die Anzahl der Todesfälle, die jährlich durch vermeidbare unerwünschte Ereignisse in Krankenhäusern auftraten, veröffentlicht wurde. Bis dahin war der Begriff „Ärztepfusch“ bezeichnend gewesen für die Sichtweise auf Fehler in der Medizin. Das individuelle Versagen von Ärzten und Pflegekräften wurde für vermeidbare Gesundheitsschäden verantwortlich gemacht. Das IOM hingegen sprach nun von Fehlerketten statt von singulären Fehlerereignissen. Der Bericht lenkte den Blick auf generelle Schwachstellen in den Abläufen einer Organisation, also auf Defizite in Strukturen und Prozessen statt auf die Schuld Einzelner.

Patientensicherheit beschäftigt sich mit der Sicherheit der Patienten vor Schäden, die durch die medizinische Behandlung und Versorgung entstehen können. Abzugrenzen hiervon sind Komplikationen einer Krankheit selbst: Die Patientensicherheit kann gewährleistet gewesen sein, auch wenn der Patient letztlich an seiner Krebserkrankung verstorben ist.

Patientenschäden entstehen durch unerwünschte Ereignisse im Behandlungs- oder Versorgungsprozess, die vermeidbar oder unvermeidbar sein können. Ein Ereignis, das den Patienten noch nicht erreicht hat, aber zu einem Schaden führen könnte, wird als kritisches Ereignis bezeichnet. Die frühzeitige Entdeckung dieser kritischen Ereignisse ist für die Patientensicherheit in der Hausarztpraxis besonders relevant, da hier ein Schaden für den Patienten häufig noch abgewendet werden kann.

Als **Fehler** wird eine Handlung oder das Unterlassen einer Handlung beschrieben, bei dem eine Abweichung vom Plan, ein falscher oder kein Plan vorliegt. Ein Fehler kann zu einem kritischen Ereignis führen und ebenso in der Folge zu einem Patientenschaden. Ob letztlich tatsächlich ein Schaden entsteht oder entstanden ist, ist für die Definition des Fehlers allerdings irrelevant.

MERKE

- **Unerwünschtes Ereignis:** Ein Ereignis mit Patientenschaden, das eher durch die Behandlung als durch die Erkrankung entsteht. Es kann vermeidbar oder unvermeidbar sein.
  Beispiel: Einer Patientin wird erstmalig Penicillin rezeptiert, sie reagiert allergisch.
- **Vermeidbares unerwünschtes Ereignis:** Ein unerwünschtes Ereignis, das z. B. mit den über einen Patienten verfügbaren Informationen vermeidbar ist.
  Beispiel: Bei einer Penicillin-Verordnung wird der Allergie-Warnhinweis übersehen. Die Patientin nimmt das Medikament ein und reagiert allergisch.
- **Kritisches Ereignis:** Ein Ereignis, das zu einem unerwünschten Ereignis führen könnte oder dessen Wahrscheinlichkeit deutlich erhöht.
  Beispiel: Bei einer Penicillin-Verordnung wird der Allergie-Warnhinweis übersehen und ein Rezept auf Penicillin ausgestellt. (Hier besteht noch die Möglichkeit, dass sich die MFA/Patientin/Apothekerin an die Allergie erinnert und den Fehler bemerkt.)
- **Fehler:** Eine Handlung oder das Unterlassen einer Handlung, bei dem eine Abweichung vom Plan, ein falscher Plan oder kein Plan vorliegt.

15.3 Fehlerarten

Ein Fehler, also eine falsche Handlung oder das Unterlassen einer richtigen Handlung, kann aus unterschiedlichen Gründen geschehen (➤ Tab. 15.1).

So kann ein Fehler passieren, wenn zwar der Plan stimmt, aber von ihm abgewichen wird, also die Ausführung unzureichend ist. Man hat dann etwas falsch gemacht. In diesem Fall spricht man von einem **Ausführungsfehler.** Zu den Ausführungsfehlern zählen die Aufmerksamkeitsfehler, die z. B. durch Ablenkung entstehen. Auch Gedächtnisfehler, bei denen der Plan oder Teile davon vergessen werden, fallen unter die Ausführungsfehler.

Wird die Handlung hingegen von vornherein falsch oder unzureichend geplant und somit etwas Falsches gemacht, liegt ein **Planungsfehler** vor. Zu den Planungsfehlern gehören regel- oder wissensbasierte Fehler, die z. B. aufgrund falsch angewendeter Regeln oder mangelnden Wissens entstehen. Es gibt auch bewusste Abweichungen von einem korrekten Handlungsplan, wenn z. B. eine Anweisung routinemäßig nicht befolgt wird, weil sie nicht praktikabel erscheint. Eine solche Abweichung (bewusste Planänderung) wird als **Zuwiderhandlung** oder **Verstoß** bezeichnet und zählt nicht im eigentlichen Sinne zu den Fehlern, kann aber Fehler nach sich ziehen.

15.4 Sicherheitskultur

Die Sicherheitskultur einer Hausarztpraxis beschreibt die Art und Weise, wie in der Praxis mit Risiken und Fehlern umgegangen wird. Sie besteht aus gemeinsam geteilten Werten, Einstellungen und Verhaltensmustern und einem gemeinsamen Grundverständnis dafür, welches Verhalten erwünscht und als positiv und zielführend erachtet wird. Dabei geht es darum, sowohl die Patienten vor unerwünschten Ereignissen als auch das Praxisteam vor (eigenen) Fehlern und deren Folgen zu schützen.

Ein Werkzeug, um die Sicherheitskultur einer Praxis einzuschätzen, zu reflektieren und im Team zu verbessern, ist die Frankfurter Patientensicherheitsmatrix (FraTrix). Dabei werden für die Hausarztpraxis 9 Bereiche oder Dimensionen der Sicherheitskultur abgegrenzt:

1. Allgemeine Bereitschaft, sich für Qualität einzusetzen
2. Stellenwert von Patientensicherheit (➤ Tab. 15.2)
3. Wahrnehmung von kritischen Ereignissen und ihren Ursachen
4. Untersuchung von kritischen Ereignissen
5. Lernen nach einem kritischen Ereignis
6. Kommunikation
7. Personalführung
8. Aus- und Fortbildung des Personals
9. Teamarbeit

Für jede dieser Dimensionen kann die Sicherheitskultur in 5 Stufen oder Reifegraden beschrieben werden, von ablehnender bis zukunftsweisender Sicherheitskultur. Für die Dimension „Stellenwert von Patientensicherheit“ z. B. lassen sich fünf Stufen differenzieren (➤ Tab. 15.2).

Viele Prozesse einer Hausarztpraxis, die Risiken und Fehlerquellen bergen, sind gesetzlich vorgegeben. So regelt z. B. die Arzneimittelverschreibungsverordnung, dass auf einem Rezept die ärztliche Unterschrift verpflichtend ist. Ob dieses Rezept allerdings bei der Ausstellung per Vier-Augen-Prinzip auf den richtigen Patientennamen, das korrekte Medikament und die entsprechende Dosis über-

Tab. 15.1 Schema der Fehlerarten (mod. nach Kohn et al. 1999)

Plan	Verhalten	Fehlerart	Unterkategorie	Beispiel
Richtig	Nicht wie geplant	Ausführungsfehler	Aufmerksamkeitsfehler	Die Ärztin verklickt sich im PC bei der Auswahl eines Medikaments für ein Rezept.
			Gedächtnisfehler	Der Arzt vergisst, den Patienten mit einem auffälligen Testergebnis anzurufen.
Falsch	Wie geplant	Planungsfehler	Regelbasierter Fehler (falsche Anwendung oder Nichtanwendung einer richtigen Regel oder Anwendung einer falschen Regel)	Die Ärztin verordnet bei Hypertonie einen Betablocker (richtige Regel) trotz eines bekannten Asthma bronchiale (falsche Anwendung).
			Wissensbasierter Fehler (fehlendes oder falsches Wissen)	Die MFA kennt die neuesten STIKO-Empfehlungen nicht und verabreicht die falsche Impfung.
			Bewusste Zuwiderhandlung (Planänderung)	Bei Wiederholungsrezepten wird die vereinbarte 4-Augen-Kontrolle weggelassen, weil sie so zeitaufwendig ist.

Tab. 15.2 Beschreibung der Sicherheitskulturstufen in der Dimension „Stellenwert von Patientensicherheit" (Auszug Frankfurter Patientensicherheitsmatrix)

Ablehnend	**Es herrscht insgesamt kein Bewusstsein dafür, dass die Tätigkeiten in der Hausarztpraxis auch ein Sicherheitsrisiko für Patienten darstellen können.** Nach einem kritischen Ereignis wird der entstandene Schaden behoben, Patienten werden besänftigt. Probleme werden sofort oder gar nicht besprochen und, so gut es geht, gelöst. Es ist nicht klar, wer wofür verantwortlich und zuständig ist.
Reaktiv	**Patientensicherheit wird wichtig, wenn es zu einem kritischen Ereignis gekommen ist.** Man ist bemüht, dass nichts passiert. Die Leitung der Praxis kommt den gesetzlichen Verpflichtungen nach und informiert die Mitarbeitenden über Arbeitsschutzmaßnahmen, Tragen von Handschuhen usw. Es wird jedoch nicht geprüft, ob dies umgesetzt wird. Kritische Ereignisse werden behoben; Patienten werden nur ungern informiert, es könnte mit der Versicherung sonst Probleme geben.
Vorschriftsmäßig	**Patientensicherheit hat eine recht hohe Priorität, man fühlt sich aber nicht gemeinsam zuständig.** Die Verantwortung für Verfahren zur Schadensvermeidung liegt bei jedem Einzelnen. Diese Praxis ist ein sicherer Arbeitsplatz, was durch umfangreiche Dienstanweisungen dokumentiert wird. Ob diese Anweisungen umsetzbar sind, wird nicht überprüft. Die Patienten werden bei der Untersuchung von kritischen Ereignissen vorsichtig befragt, man möchte sie jedoch nicht unnötig beunruhigen und gibt Informationen nur sehr vage an sie weiter.
Initiativ	**Patientensicherheit ist allen in der Praxis wichtig, und es geht vor allem um Patientenschutz.** Verantwortlichkeiten und Kommunikationswege sind klar geregelt und für alle, auch für Patienten, im Alltag erkennbar. Patienten fühlen sich zu Themen der eigenen Sicherheit ernst genommen und werden dazu gehört. Man braucht kein kritisches Ereignis, um Risiken für Patienten zu erkennen.
Zukunftsweisend	**Patientensicherheit ist ein fester Bestandteil der täglichen Arbeit in der Praxis und im Team und wird bei allen Tätigkeiten berücksichtigt.** In dieser Praxis herrscht allseits großes Vertrauen. Patienten werden zu Aspekten der Patientensicherheit gezielt gefragt und bei Problemlösungen einbezogen. Für alle im Team hat die Sicherheit des Patienten Vorrang, und jeder fühlt sich jederzeit verantwortlich. Dies wird u. a. auch dadurch deutlich, dass kritische Ereignisse regelmäßig besprochen werden. Der Austausch mit anderen, auch außerhalb der Praxis, zu Fragen der Patientensicherheit ist ein wichtiges Anliegen dieses Teams.

prüft wird, bleibt der Praxis überlassen. Auch ob das Rezept einen Tag im Voraus bestellt werden muss, damit für eben diese Prüfung genügend Zeit bleibt, oder ob das Rezept während der Sprechstunde zum Unterschreiben hereingereicht wird, ist Sache des Praxisteams bzw. der Praxisleitung. In den Details dieser Vorgänge wird die Stufe der zugrunde liegenden Sicherheitskultur erkennbar.

15.5 Fehlerentstehung

15.5.1 Systemorientierte Perspektive auf Fehler

Die systemorientierte Perspektive sieht Fehler nicht als die fehlerhafte Handlung eines einzelnen Menschen, sondern bezieht alle anderen Faktoren, die bei der Fehlerentstehung eine Rolle gespielt haben könnten, mit ein. Damit sind z. B. ungünstige strukturelle Rahmenbedingungen gemeint, die das Auftreten eines Fehlers wahrscheinlicher machen. Solche fehlerbegünstigenden Rahmenbedingungen werden als beitragende Faktoren bezeichnet. Die systemorientierte Perspektive geht davon aus, dass die meisten Fehler durch beitragende Faktoren begünstigt werden.

Der systemorientierten Perspektive liegen folgende Annahmen zugrunde:

1. Kein Mensch ist perfekt. Jeder (selbst der Beste oder Erfahrenste) macht gelegentlich Fehler.
2. Ein Fehler ist ein Prozess, dem viele beitragende Faktoren den Weg ebnen. Der Mensch ist dabei häufig das letzte Glied in der Kette.
3. Bei der Suche nach der Fehlerursache muss das ganze System in den Blick genommen werden, nicht nur der Mensch.

15.5.2 Das Schweizer-Käse-Modell

Das Schweizer-Käse-Modell veranschaulicht die Systemperspektive auf Fehler. Es wurde von James Reason entwickelt und geht davon aus, dass sich ein Fehler aus vielen Fehlerquellen zusammensetzt und nicht das Versagen des Einzelnen im Vordergrund steht (➤ Abb. 15.1). Es verdeutlicht, wie ein Fehler durch die Verkettung verschiedener Umstände entstehen kann. Die Käsescheiben symbolisieren dabei die Sicherheitsbarrieren eines Prozesses, an denen der Fehler noch abgewendet werden kann. Das kann z. B. eine aufmerksame Person sein oder eine technische Vorkehrung wie ein Alarm.

In einer idealen Welt wären diese Sicherheitsbarrieren immer intakt, sodass ein Fehler an der ersten Barriere sogleich gestoppt würde. In der Realität läuft aber nicht alles unter optimalen Bedingungen ab; die Sicherheitsbarrieren funktionieren nicht immer einwandfrei. Die „Käsescheiben haben Löcher", sodass ein Fehler trotz vorhandener Sicherheitsbarrieren passieren kann. Die Löcher entstehen einerseits durch aktives Versagen des medizinischen Personals oder der technischen Ausstattung, andererseits durch die latenten, unbewussten Vorbedingungen der Organisations- und Prozessstrukturen wie starre Hierarchien oder Personalmangel. In einer Praxis kann aktives Versagen bedeuten, dass eine MFA bei den Impfungen „danebengreift" und die falsche Impfung appliziert. Aktives Versagen ist es auch, wenn ein Arzt ein Laborblatt überprüft, dabei einen pathologischen Laborwert übersieht und die notwendigen Folgeuntersuchungen nicht veranlasst. Fehleranfällige Organisationsstrukturen sind ausgedünnte Personalpläne, die nicht mehr funktionieren, sobald Urlaubszeit

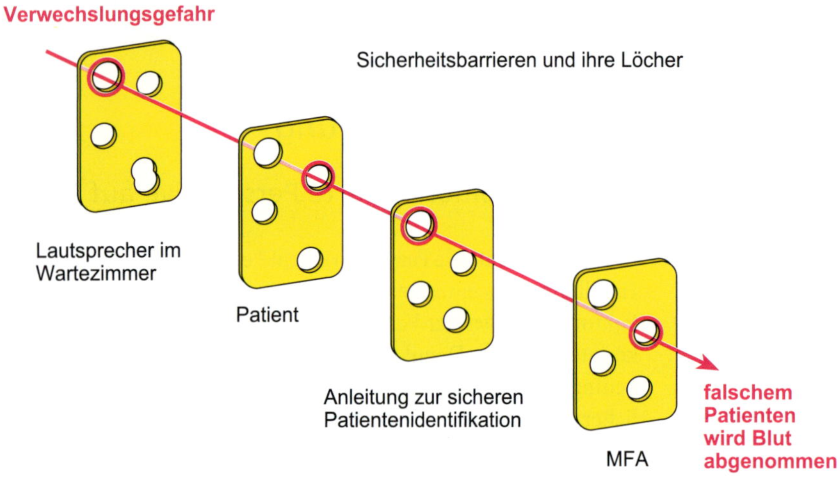

Abb. 15.1 Schweizer-Käse-Modell (mod. nach Reason 1990) [P785]

ist. Auch wenn keine oder nur theoriebasierte Notfalltrainings für die Praxis stattfinden, sind das latente Vorbedingungen, die Fehler begünstigen.

Reasons Unterscheidung zwischen **aktiven Fehlern** und **latenten Vorbedingungen,** die erst in der Gesamtheit zum Auftreten eines Fehlers führen, macht deutlich, dass das medizinische Personal meist erst am Ende einer langen Reihe von durchlöcherten Sicherheitsbarrieren steht und somit nicht die alleinige Ursache eines Fehlers ist. Wenn sich solche Löcher oder Schwachstellen ungünstig addieren, ist gewissermaßen der Weg für den Fehler frei.

Fallbeispiel

Falsche Blutabnahme

Im Wartezimmer gibt es einen Lautsprecher, über den die Patienten klar und deutlich aufgerufen werden können. Die Lautsprecheranlage wird einmal jährlich gewartet und an diesem Tag auf „leise" eingestellt. Die Einstellung ist noch nicht rückgängig gemacht, als Herr Koschinsky aufgerufen wird. Herr Koschinsky ist schwerhörig und bekommt die Durchsage nicht mit. Stattdessen fühlt sich Herr Pinsky angesprochen und geht wie aufgefordert ins Labor. Er wundert sich, da er eigentlich einen Termin bei der Ärztin hat. Da er schlecht Deutsch spricht, traut er sich nicht, seine Zweifel zu äußern. In der Praxis gibt es eine Anleitung zur sicheren Patientenidentifikation, die aber als umständlich empfunden und nicht umgesetzt wird. Daher wurde sie auch der neuen MFA noch nicht vermittelt. Die neue MFA ist im Labor eingeteilt, kennt weder Herrn Pinsky noch Herrn Koschinsky und führt die Blutabnahme beim falschen Patienten durch.

15.6 Fehleranalyse

Bei der Analyse eines Fehlers oder eines kritischen Ereignisses liegt der Schwerpunkt darauf, was passiert ist und nicht darauf, wer „schuld" ist. Ein Fehler hat fast immer mehrere Ursachen, die aber häufig nicht auf den ersten Blick ersichtlich sind. Ziel der Fehleranalyse ist es, Ansatzpunkte für wirkungsvolle Maßnahmen zu identifizieren, um denselben oder ähnliche Fehler zukünftig zu vermeiden. Es lohnt sich, auch dann genauer hinzusehen, wenn ein Schaden für den Patienten noch abgewendet werden konnte. Diese kritischen Ereignisse sind auch ohne Patientenschaden ein Indiz dafür, dass Prozesse noch sicherer gestaltet werden können.

Bei der Analyse ist es hilfreich, das Ereignis zunächst im zeitlichen Ablauf darzustellen, um mögliche Fehlerketten zu erkennen. Um dann die Frage „Warum konnte das passieren?" beantworten zu können, müssen die Ursachen und die zum Fehler beitragenden Faktoren identifiziert werden (➤ Tab. 15.3). Dazu kann es auch gehören, beteiligte Mitarbeitende zu befragen oder die fehlerhaften Prozesse nochmals im Detail zu untersuchen.

15.7 Aus Fehlern lernen

15.7.1 Präventive Maßnahmen identifizieren

Hat sich in der Fehleranalyse herauskristallisiert, wo das Problem lag und welche Ursachen zur Entstehung eines Fehlers beigetragen haben, folgt die Identifikation vorbeugender Maßnahmen. Diese Maßnahmen unterscheiden sich hinsichtlich des Ziels (Person vs. System), des Umsetzungsaufwands und ihrer Effektivität in Bezug auf die Verhinderung eines weiteren Fehlers. Sie lassen sich einteilen in schwache, mittelstarke und starke Maßnahmen (➤ Abb. 15.2):

- **Schwache Maßnahmen** sind in der Umsetzung meist wenig aufwendig, aber oft auch wenig effektiv. Ihr Erfolg hängt davon ab, dass die einzelne Person daran denkt, etwas richtig zu machen, und sich daran erinnert, was „richtig" ist. Eine Theorieeinheit über das Verhalten bei Notfällen z. B. ist bis zum nächsten Vorfall vermutlich vergessen.
- Bei **mittelstarken Maßnahmen** wird das Gedächtnis einer Person aktiv unterstützt, sodass der Erfolg der Maßnahme weniger von der Aufmerksamkeit des Individuums abhängt. Sind alle Notfallkoffer der Praxis einheitlich ausgestattet und die Medika-

Tab. 15.3 Checkliste beitragende Faktoren (mod. nach Rohe et al. 2013)

Patienten	• Krankheitszustand (Komplexität/Schweregrad), Alter • Sprech-, Hör-, Lese- und Kommunikationsfähigkeit • Persönlichkeit, familiäres Umfeld • Beziehung zum Behandelnden/Mitarbeitenden
Individuelle Faktoren	• Wissen, Fähigkeit, Fertigkeit (Qualifikation) • Motivation, Befindlichkeit, persönliche Wahrnehmung • Persönlichkeit, Gesundheit, soziales Umfeld
Team	• Führung (Supervision, Kontrolle, …) • Verbale und schriftliche Verständigung • Teamstruktur, -beständigkeit • Koordination und Kooperation • Stimmung
Arbeitsbedingungen	• Personalausstattung, Qualifikationsmix • Arbeitsbelastung • Physische Umgebung (Lärm/Licht) • Ausstattung der Arbeitsplätze
Organisation und Management	• Standards und Ziele, Notfallmanagement, Untersuchungen • Trainings und Schulungen • Sicherheitskultur • Finanzielle Ressourcen
Schnittstellen	• Mündliche und schriftliche Verständigung mit den Kooperationspartnern (Kliniken, Praxen, Gesundheitsamt usw.) • Gesetzliche Regelungen
Aufgabe	• Eindeutigkeit der Definition • Passgerechte Zuordnung, Ressourcen • Komplexität • Verfügbarkeit von Richtlinien, Funktionsbeschreibungen, Entscheidungshilfen

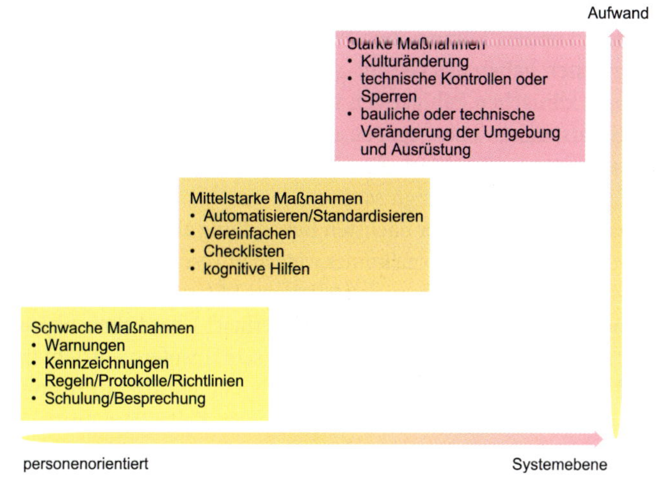

Abb. 15.2 Einteilung von präventiven Maßnahmen (mod. nach Hibbert et al. 2018 und Müller et al. 2022) [P785]

mente und Werkzeuge darin eindeutig und deutlich beschriftet, kann auch die ungelernte Kraft im Notfall unterstützen.

- **Starke Maßnahmen** beugen Fehlern und Risiken am effektivsten vor, sind aber oft auch aufwendig in der Umsetzung. Sie sorgen dafür, dass es schwer ist, das Falsche zu tun. Ist z. B. geplant, neue Blutzuckermessgeräte anzuschaffen, sollte zunächst eine Auswahl verschiedener Geräte bestellt werden. Die Mitarbeitenden können sie ausgiebig testen und insbesondere auf die Bedienbarkeit achten, sodass Fehlerquellen direkt minimiert werden.

TIPP

Häufige Fehler in der Hausarztpraxis und Strategien zur Vermeidung

1. **Missverständnisse zwischen Mitarbeitenden**
   Im Team wird die „Closed-Loop-Kommunikation" genutzt und regelmäßig trainiert, bei der Fehler durch verbale Rückbestätigung vermieden werden.
   Ärztin: „Bitte bereiten Sie eine Prevenar-13-Impfung für Martha Schmidt vor."
   MFA: „Gerne, Prevenar-13-Impfung für Martha Schmidt".
2. **Verwechslung von Patienten**
   Die Patienten werden aktiv nach ihrem Namen gefragt: „Wie heißen Sie?" statt „Sind Sie Frau/Herr XY?".
   Patienten mit häufigen Nachnamen (Müller, Yilmaz, Rossi) werden über ihr Verwechslungsrisiko aufgeklärt und gebeten, selbst auch aufmerksam zu sein (Patient Empowerment).
3. **Fehlerhafte Herausgabe von Rezepten**
   Rezepte für Dauermedikamente werden von den Patienten einen Tag im Voraus bestellt, damit jedes Rezept durch eine zweite Person „geprüft" werden kann. (Der Hinweis, dass eine sorgfältige Prüfung des Rezepts vorgenommen wird, macht es den Patienten leichter, die unbequeme Bestellung am Vortag zu akzeptieren.)
4. **Übersehen pathologischer Laborwerte**
   Mit dem Labordienstleister ist vereinbart, bei welchen Werten angerufen werden soll, und eine Notfall-Handynummer ist hinterlegt. Auch hier werden wieder die Patienten aktiviert: „Fragen Sie bitte auf jeden Fall nach" statt „Wir melden uns, falls ein Wert auffällig ist". Wichtig ist, dass die Prozesse hier genau mit den MFA abgestimmt werden, die dann die vielen Anfragen entgegennehmen.

15.7.2 Präventive Maßnahmen umsetzen

Präventive Maßnahmen müssen möglichst konkret geplant und am besten bereits verbindlich bestimmten Personen zugeordnet werden, damit sie umgesetzt und langfristig in die Praxisabläufe integriert werden können. Es sollte regelmäßig, z. B. im Rahmen der Teamsitzungen, überprüft werden, ob die vereinbarten Maßnahmen umgesetzt wurden und ob sie zu einer tatsächlichen Verbesserung geführt haben.

Ein wesentlicher Erfolgsfaktor für das nachhaltige Lernen aus Fehlern und kritischen Ereignissen ist die kontinuierliche Rückmeldung an alle Beteiligten. Wenn Mitarbeitende selbst merken und ihnen rückgespiegelt wird, dass sie mit ihrem Engagement Verbesserungen erreichen können, sind die Chancen auf Erfolg einer Maßnahme gegeben.

15.8 Kommunikation über Fehler

15.8.1 Praxisinterne Fehlerberichts- und Lernsysteme

In einer Praxis braucht es eine Stelle, an der kritische Ereignisse und Fehler gesammelt werden. Hier bietet sich ein praxisinternes **Critical Incident Reporting System (CIRS)** an, in dem die Ereignisse und auch deren Analyse sowie die abgeleiteten Maßnahmen und deren Wirksamkeit systematisch schriftlich festgehalten werden.

Häufig legen Praxen dafür einen Fehlerpatienten, z. B. „Felix Fehler" in der Praxissoftware an. Alternativ kann ein CIRS auch ein Fehlerbuch sein, das an einer zentralen Stelle für das ganze Team zugänglich aufbewahrt wird.

Wichtig sind folgende Grundsätze, damit ein CIRS praxistauglich genutzt werden kann:

1. Mitarbeitende berichten freiwillig.
2. Alle Informationen werden, soweit es geht, anonym berichtet und vertraulich behandelt. Für manche Ereignisse kann es im Rahmen der Anonymisierung zudem angebracht sein, den entstandenen Schaden nicht zu dokumentieren.
3. Es herrscht Sanktionsfreiheit: Niemand wird für Fehler bestraft.
4. Bei der Aufarbeitung eines Fehlers wird eine systemorientierte Perspektive eingenommen. Es wird nach Ursachen gesucht und nicht nach Schuldigen. Auch die abgeleiteten Maßnahmen richten sich auf Veränderungen im System und in Prozessen oder Produkten statt auf Personen.
5. Das Praxisteam erhält regelmäßiges Feedback über Berichte und Maßnahmen.
6. Die Praxisleitung setzt sich aktiv für den konstruktiven Umgang mit Fehlern ein.

So eingesetzt, stärkt ein CIRS die Sicherheitskultur der Praxis. Beispielformulare und eine Handlungsanleitung für die konstruktive Nutzung von CIRS finden sich unter www.cirsforte.de.

15.8.2 Kommunikation im Praxisteam

Wenn ein Fehler passiert, sollte sich das Praxisteam darüber austauschen, vor allem wenn es sich um ein schwerwiegenderes Ereignis handelt. Dazu eignen sich Teamsitzungen gut, die an dieser Stelle aus mehreren Gründen relevant sind. Zunächst ist es wichtig, das Ereignis im Team wertneutral aufzuarbeiten, um das meist vorhandene Schuldgefühl des Einzelnen zu relativieren (➤ Kap. 15.9). Weiterhin können präventive Maßnahmen besser identifiziert werden, wenn die Perspektive aller Mitarbeitenden einbezogen wird. Abschließend sollte im Team die Kommunikationsstrategie dem Patienten gegenüber festgelegt werden, falls ein Patient betroffen ist (➤ Kap. 15.8.3).

Grundlagen für eine erfolgreiche Teambesprechung sind eine vertrauensvolle offene Kommunikation und ein sachlicher, konstruktiver Umgang unter allen Teammitgliedern. Selbstverständlich sollte eine allgemeinverständliche Sprache sein, welche die verschiedenen Bildungs- und Kulturhintergründe der Teammitglieder berücksichtigt. Dies gilt umso mehr, wenn ein sensibles Thema wie praxisinterne Fehler und kritische Ereignisse besprochen werden soll.

15.8.3 Kommunikation mit Patienten und Angehörigen

Patienten müssen nicht über jedes kritische Ereignis informiert werden, das in ihrem Behandlungsverlauf passiert. Wird eine Impfung fast verwechselt, ist es wichtig, dass das Praxisteam das Ereignis intern aufarbeitet, muss dies aber nicht zwingend mit dem Patienten besprechen. Anders ist es, wenn ein Patient zu Schaden kommt. Unabhängig davon, ob ein vermeidbares oder unvermeidbares unerwünschtes Ereignis vorliegt, sollte zeitnah eine transparente, empathische Kommunikation mit dem Patienten und ggf. den Angehörigen aufgenommen werden.

Zu Beginn sollte eine Beileidsbekundung selbstverständlich sein. „Was Ihnen passiert ist, tut mir leid". So wird das Problem anerkannt, ohne dass sich der Arzt in strafrechtliche Fallstricke verwickelt (➤ Kap. 11.4). Dabei gilt es, die Gefühle des Patienten oder der Angehörigen wie Wut und Trauer auszuhalten und deutlich zu machen, dass sie in der Situation angemessen und nachvollziehbar reagieren: „Ich kann mir vorstellen, dass das jetzt für Sie ganz schrecklich ist. Das würde jedem so gehen." Hat die Praxis das Ereignis aufgearbeitet und präventive Maßnahmen eingeleitet, ist es sinnvoll, dies den Betroffenen gegenüber zu kommunizieren. Patienten und Angehörige können das Geschehene besser verarbeiten, wenn sie das Gefühl haben, dass der Arzt oder die Praxis aus dem Vorfall lernt. In der ersten Zeit nach einem Schadensfall können rationale Gespräche häufig schwerfallen. Das Angebot zu Folgegesprächen ist wichtig, um den Kontakt zu halten und immer wieder Gesprächsbereitschaft zu signalisieren.

15.9 Second Victim

Geschieht ein Fehler, hat das nicht nur Folgen für die Patienten. Fehler beeinträchtigen und belasten auch die involvierten Mitarbeitenden und können schwere persönliche Krisen auslösen. Selbst wenn die Mitarbeitenden aus der Systemperspektive nur ein kleines Glied in einer langen Fehlerkette waren oder einen Fehler nicht hätten verhindern können, können Belastungsreaktionen die Folge sein. Die Betroffenen haben das Gefühl, versagt zu haben, und stellen ihre eigenen klinischen Fähigkeiten infrage. Schuldgefühle können bis zur Berufsaufgabe oder sogar zu suizidalen Gedanken führen. Daher bezeichnet man die Mitarbeitenden auch als *Second Victim* (zweites Opfer) eines solchen Ereignisses.

Das Bestreben, bei der nächsten Behandlung alles richtig machen zu wollen, führt in der Folge immer wieder zu Vermeidungsstrategien. In der Praxis kann das ein nicht indiziertes EKG sein, der zusätzliche Laborwert oder die Bildgebung „zur Sicherheit". Überdiagnostik kann aber ebenso schädlich für die Patienten sein, insofern entsteht hier ein Teufelskreis. Daher ist es wichtig, Fehler und kritische Ereignisse nicht im Stillen mit sich selbst auszumachen. Kollegialer Austausch und Supervision sind häufig hilfreich, um das eigene Verhalten zu reflektieren und Vermeidungsstrategien abzubauen.

15.10 Lernen, bevor etwas passiert

15.10.1 Einrichtungsübergreifende CIRS

Man muss nicht jeden Fehler selbst machen, sondern kann auch aus Fehlern anderer lernen – das ist das Prinzip einrichtungsübergreifender CIRS. Auf diesen Plattformen finden sich umfangreiche Fehlerberichts-Datenbanken, die sich z. B. nach Praxisbereich (Labor, Medikation, Impfen etc.) durchsuchen lassen und dadurch viele Lernmöglichkeiten bieten, um Risiken in der eigenen Praxis zu minimieren (➤ Tab. 15.4).

Durch das anonyme Veröffentlichen eines eigenen Berichts kann eine Praxis zudem andere Perspektiven und Verbesserungsvorschläge zu einem Ereignis erhalten.

15.10.2 Lernen von Patienten und Mitarbeitenden

In den Rückmeldungen von Patienten steckt großes Potenzial für positive, fehlervermeidende Anregungen und strukturelle Verbesserungsvorschläge. Vorlagen für Patientenbefragungen als Papierbogen oder als Online-Umfrage finden sich auf den Seiten der KBV: www.kbv.de/html/6332.php.

Tab. 15.4 Einrichtungsübergreifende CIRS mit Relevanz für die Hausarztpraxis

Webseite	Beschreibung	Betreiber
www.jeder-fehler-zaehlt.de	CIRS für Hausarztpraxen	Institut für Allgemeinmedizin der Goethe-Universität Frankfurt am Main
www.cirs-nrw.de	Sektorenübergreifendes regionales CIRS	Ärztekammern Nordrhein und Westfalen-Lippe, KVen Nordrhein und Westfalen-Lippe, Apothekerkammern Nordrhein und Westfalen-Lippe und Krankenhausgesellschaft NRW in Zusammenarbeit mit dem Ärztlichen Zentrum für Qualität in der Medizin (ÄZQ)
www.cirs-health-care.de	Klinikübergreifendes CIRS. Neben Krankenhäusern berichten auch MVZ, Rettungsdienste und größere Praxen	Inworks GmbH in Kooperation mit Marcus Rall Institut für Patientensicherheit und Simulations-Teamtraining GmbH
www.cirsmedical.de	CIRS der deutschen Ärzteschaft	Bundesärztekammer

Ebenso haben gerade neue Mitarbeitende oft einen frischen, unverstellten Blick auf eingefahrene Praxisabläufe. Diese Ressource kann z. B. genutzt werden, indem bei einem „100-Tage-Gespräch“ (100 Tage nach Arbeitsbeginn) gezielt nach Verbesserungsvorschlägen der Mitarbeitenden gefragt wird.

LITERATUR

Gallagher TH, Mazor KM. Taking complaints seriously: Using the patient safety lens. BMJ Qual Saf 2015; 24: 352–355.

Hibbert PD, Thomas MJW, Deakin A et al. Are root cause analyses recommendations effective and sustainable? An observational study. Int J Qual Health Care 2018; 30(2): 124–131.

Hoffmann B, Domanska O, Müller V, Gerlach F. Entwicklung des Fragebogens zum Sicherheitsklima in Hausarztpraxen (FraSiK): Transkulturelle Adaptation – ein Methodenbericht. ZEFQ 2009; 103(8): 521–529.

Hoffmann B, Müller V, Rochon J et al. Effects of a team-based assessment and intervention on patient safety culture in general practice: An open randomised controlled trial. BMJ Qual Saf 2014; 23: 35–46.

Kohn L, Corrigan J, Donaldson M. To Err is Human: Building a safer health system (Institute of Medicine Report). Washington, DC: National Academy Press; 1999.

Müller BS, Lüttel D, Schütze D et al. Strength of Safety Measures Introduced by Medical Practices to Prevent a Recurrence of Patient Safety Incidents: An Observational Study. Journal of Patient Safety 2022; 18(5): 444–448.

Reason J. Human Error. Cambridge: Cambridge University Press; 1990.

Rohe J, Beyer M, Gerlach FM. Leitfaden zur systematischen Analyse von kritischen Ereignissen in der Arztpraxis. In: KBV Handbuch Qualitätszirkel. Berlin: KBV; 2013.

Wu AW. Medical error: The second victim. The doctor who makes the mistake needs help too. BMJ 2000; 320: 726–727.

GESETZE, REGELUNGEN UND HANDLUNGSEMPFEHLUNGEN

APS e.V. Handeln, bevor etwas passiert. Berichts- und Lernsysteme erfolgreich nutzen. Handlungsempfehlung für ambulante Einrichtungen im Gesundheitswesen. Berlin 2018; www.aps-ev.de/wp-content/uploads/2018/04/APS_HE_CIRSambulant_web.pdf (letzter Zugriff: 20.3.2024).

G-BA – Gemeinsamer Bundesausschuss. Richtlinie des Gemeinsamen Bundesausschusses über grundsätzliche Anforderungen an ein einrichtungsinternes Qualitätsmanagement für Vertragsärztinnen und Vertragsärzte, Vertragspsychotherapeutinnen und Vertragspsychotherapeuten, medizinische Versorgungszentren, Vertragszahnärztinnen und Vertragszahnärzte sowie zugelassene Krankenhäuser: Qualitätsmanagement-Richtlinie/QM-RL; 17. Dezember 2015; www.g-ba.de/richtlinien/87 (letzter Zugriff: 20.3.2024).

Hart D. Patientensicherheit im Medizin- und Gesundheitsrecht. MedR 2019; 37: 509–518.

KAPITEL

16

Alina Herrmann, Beate S. Müller

Die Allgemeinmedizin im Klimawandel

Die Veränderungen durch den Klimawandel werden die Allgemeinmedizin zukünftig noch deutlich mehr fordern, als sie es derzeit bereits tun. Wir sollten uns der gesundheitlichen Risiken der Klimakrise bewusst sein. Gleichzeitig hat die Allgemeinmedizin verschiedene Möglichkeiten, um Gesundheits- und Klimaschutz effizient zu verbinden. Denn letztlich gilt: Gesunde Menschen kann es nur auf einem gesunden Planeten geben.

16.1 Auswirkungen des Klimawandels

16.1.1 Gesundheitliche Auswirkungen

In der hausärztlichen Sprechstunde sehen wir bereits heute eine zunehmende Zahl an Krankheitsbildern, die durch den Klimawandel beeinflusst werden. Exemplarisch gehen wir in diesem Kapitel auf Diagnosen und Symptome ein, die in der hausärztlichen Sprechstunde häufig auftreten.

Hitzebedingte Gesundheitsstörungen

Hitzebedingte Gesundheitsstörungen reichen von Hitzeausschlag und Hitzeödemen bis hin zu Hitzeerschöpfung und (häufig letalem) Hitzschlag. Besonders gefährdet sind Kinder, Schwangere, Menschen mit sonnenexponierten Arbeitsplätzen, obdachlose Menschen, Ältere sowie Menschen mit chronischen Erkrankungen und Multimedikation.

Hitzewellen verursachen in Deutschland jährlich mehrere tausend Todesfälle, im Hitzesommer 2018 wurde die **Übersterblichkeit** durch Hitze vom Robert Koch-Institut auf etwa 8.000 Fälle geschätzt (Winklmayr und an der Heiden 2022). Ein Anstieg der Umgebungstemperatur von 1 °C über die regional angemessene Temperatur ist mit einem Anstieg der kardiovaskulären Mortalität um 3,4 % verbunden. Auch bei chronischen Lungenerkrankungen erhöhen Hitzewellen Mortalität (bis zu 43 %) und Morbidität (bis zu 9 %) deutlich. Pathophysiologisch verursacht Hitzestress Flüssigkeitsverlust und pulmonale Perfusionsstörungen, die insbesondere bei hoher Schadstoffbelastung der Atemluft zu einer bronchialen Entzündungsreaktion führen können.

Hitze kann zudem die **Lagerungsfähigkeit von Medikamenten** beeinträchtigen. Während die meisten Medikamente in Tablettenform auch in tropischen Klimaten sehr stabil sind, werden Medikamente in anderen Darreichungsformen (z. B. Suppositorien) sowie Insulin stark von Hitze beeinträchtigt. Insulinpens sollten im Sommer immer in Kühltaschen mitgeführt werden. Ist die Haut im Sommer stärker durchblutet, fluten Wirkstoffe aus Opioid-Schmerzpflastern schneller an, sodass die Gefahr einer Überdosierung besteht. Medikamente wie ACE-Hemmer können in höherer Dosierung das Durstgefühl hemmen und so zur hitzebedingten Dehydrierung beitragen. Weitere Beispiele sind in der Heidelberger Hitzetabelle aufgeführt (https://dosing.de/Hitze/Medikamentenmanagement_bei_Hitzewellen.pdf).

Allergien

Der Klimawandel verlängert die Pollenflugsaison und begünstigt die Ausbreitung neuer allergener Pflanzen, beispielsweise Ambrosia, Olivenbäume und Zypressen. Zunehmende Überschwemmungen können die Luftfeuchtigkeit in Räumen erhöhen und damit die Belastung durch Schimmelpilze und Hausstaubmilben, was Allergiker zusätzlich belastet.

Psychische Erkrankungen

Der Klimawandel beeinflusst die psychische Gesundheit direkt, dies wird beispielsweise bei Extremwetterereignissen wie Flutkatastrophen, Waldbränden und Stürmen deutlich. Die betroffenen Menschen leiden langfristig unter Depressionen, Angststörungen, Substanzabusus und posttraumatischen Belastungsstörungen, dabei sind Kinder und Jugendliche besonders vulnerabel und oft lebenslang beeinträchtigt. Auch Hitze hat einen direkten negativen Einfluss auf psychische Erkrankungen, was sich in steigenden Krankenhausaufnahmen bei Psychose- und Demenzerkrankten in Hitzeperioden zeigt. Zunehmende Dürren können darüber hinaus für Menschen, die in der Landwirtschaft tätig sind, einen chronischen psychischen Belastungsfaktor darstellen. (Walinski et al. 2023)

Im Zusammenhang mit dem Klimawandel treten auch neue psychische Belastungen auf. So beschreibt der Begriff **Solastalgie** den Stress und das Verlustgefühl durch die fortschreitende Zerstörung des eigenen Lebensraums. Hierzulande wurde Solastalgie bei Menschen, deren Wohnraum vom Braunkohletagebau bedroht ist, dokumentiert. Ein weiteres, neues Phänomen ist **Climate Anxiety,** was die Angst vor den Folgen des Klimawandels und der eigenen Betroffenheit beschreibt und bereits 2019 mehr als die Hälfte der Menschen zwischen 12 und 25 Jahren betraf.

16.1.2 Auswirkungen auf die Praxis

Der Klimawandel macht sich nicht nur in der Sprechstunde bemerkbar, sondern wirkt sich bis in die Team- und Infrastrukturen der Praxis aus.

Auswirkungen auf die Mitarbeitenden

Hohe Temperaturen stellen generell ein Gesundheitsrisiko dar und beeinträchtigen insbesondere die Konzentrationsfähigkeit des Praxispersonals. Zudem steigt mit den Temperaturen auch die Aggressivität. In einer Praxis kann dies sowohl Mitarbeitende als auch Patienten betreffen. An heißen Tagen ist daher das Risiko für Fehler und Konflikte innerhalb des Teams sowie zwischen Team und Patienten erhöht, was insgesamt die Produktivität der Praxis in Hitzeperioden einschränken kann.

Auswirkungen auf die Praxisinfrastruktur

Nicht erst seit der Ahrtalflut im Jahr 2021 ist bekannt, dass Flutkatastrophen die Praxisräumlichkeiten zerstören und damit den Zugang zur Gesundheitsversorgung für die Bevölkerung regional massiv einschränken können. Auch stärkere Regenfälle, bei denen das Wasser „nur" in die Kellerräume eindringt, können die dort stehenden Praxisserver gefährden. Ebenso sind Server und weitere technische Geräte einer Praxis bei heißen Temperaturen anfällig für Defekte.

16.2 Anpassungsmaßnahmen an die Auswirkungen des Klimawandels

Das Ziel der Anpassung an die Auswirkungen des Klimawandels im Gesundheitssektor ist, dass mögliche gesundheitliche Folgen des Klimawandels abgemildert werden. Die Weltgesundheitsorganisation

Tab. 16.1 Anpassungsmaßnahmen an Hitze in der Hausarztpraxis

Kategorie	Verhaltensmaßnahme
Kommunikation von Gesundheitsrisiken und Präventionsmaßnahmen	Praxisteam zu hitzebedingten Gesundheitsrisiken, Behandlungsmöglichkeiten und Präventionsstrategien schulen
	Hitze-Newsletter des Deutschen Wetterdienstes abonnieren und Praxis und Patienten rechtzeitig vorbereiten
	Patienten über hitzebedingte Gesundheitsrisiken und Präventionsmaßnahmen, gestützt durch Informationsmaterial, informieren
Überwachung und Anpassung der Medikation	Überblick über Risikomedikamente bei Hitze verschaffen und einen vorsommerlichen Medikamenten-Check-up bei Risikopatienten durchführen (ggf. Medikationsplan anpassen)
	Beratung von Patienten und Angehörigen zur Überwachung, Einnahme und Lagerung der Medikamente in Hitzewellen, z. B.: • Regelmäßige Gewichtskontrolle bei Diuretika und/oder morgendliche RR-Kontrolle und ggf. Dosisanpassung • Hinweise zur kühlen Lagerung von Insulin z. B. mittels Kühltaschen
Anpassung bzgl. Praxisablauf, Räumlichkeiten, Personal	Sprechzeiten in frühen Morgen- und Abendstunden ermöglichen • Risikopatienten nicht zur Mittagszeit einbestellen (ggf. Hausbesuch anbieten)
	Trinkwasser für die Patienten zur Verfügung stellen
	Praxisräumlichkeiten kühl halten: • Richtig lüften und schattieren, bei bis zu 35 °C sind Ventilatoren wirksam
	Schutzmaßnahmen für das Personal: • Wasser bereitstellen, mehr Pausen, ggf. Kühlwesten
Proaktive Kontaktaufnahme mit Risikopatienten	(Vor-)sommerlicher Hausbesuch mit Beratung zur Wohnsituation in Hitzewellen (Schattierung, Lüften, Bett im kühlsten Raum der Wohnung etc.)
	Sensibilisierung des sozialen Netzwerks und der Pflegedienste für die intensivierte Betreuung von Risikopatienten in Hitzewellen (Unterstützung bei kühlenden Maßnahmen und Überwachung des Gesundheitszustands)

spricht von **klimaresilienten Gesundheitssystemen,** die *„in der Lage sind, klimabedingte Schocks und Belastungen zu antizipieren, darauf zu reagieren, diese zu bewältigen, sich davon zu erholen und sich daran anzupassen, um die Gesundheit der Bevölkerung trotz eines instabilen Klimas nachhaltig zu verbessern".*

Voraussetzung für eine erfolgreiche Anpassung ist die Schulung des Praxisteams zu den Zusammenhängen zwischen Klimawandel und Gesundheit. So müssen Ärzte wissen, dass es bereits lokal erworbene Fälle von tropischen Erkrankungen wie Dengue- oder West-Nil-Fieber in Europa gab, um differenzialdiagnostische Überlegungen anzustellen. Während dies jedoch auch in den nächsten Jahren noch Einzelfälle bleiben dürften, ist eine ganz konkrete Auswirkung, für die schon heute effektive Anpassungsmaßnahmen benötigt werden, der Bereich der **Hitzeanpassung** (➤ Tab. 16.1).

16.3 Klimaschutz in der Hausarztpraxis

Das deutsche Gesundheitssystem hat im Jahr 2014 55 Megatonnen CO_2-Äquivalente verursacht, was etwa 6,7 % der nationalen Emissionen entspricht (Pichler et al. 2019). Im Nationalen Gesundheitsdienst in England (National Health Service, NHS) verursacht die Primärversorgung, die dort die hausärztliche, zahnärztliche und augenärztliche Versorgung sowie die Apotheken umfasst, etwa 23 % der Emissionen (Tennison et al. 2019).

Treibhausgasbilanz in der Primärversorgung

Innerhalb der Primärversorgung lassen sich die Emissionsquellen, wie in ➤ Abb. 16.1 dargestellt, zusammenfassen.

Was bedeuten die genannten Zahlen für eine klimafreundliche Medizin? ➤ Tab. 16.2 fasst wichtige Klimaschutzmaßnahmen für die allgemeinmedizinische Praxis zusammen.

Einige dieser Themen bedürfen einer genaueren Betrachtung.

Dosieraerosole

Bei der inhalativen Therapie von Lungenerkrankungen werden im Wesentlichen 2 Inhalatortypen verwendet: Zum einen Inhalatoren, die den Wirkstoff mithilfe eines Trägergases in die Lunge befördern (Dosieraerosole, DA). Zum anderen Inhalatoren, bei denen ein Pulver durch einen kräftigen Inspirationszug in die Lunge gelangt (Trockenpulverinhalatoren, TPI). Die Trägergase der Dosieraerosole sind potente Treibhausgase, das am häufigsten verwendete Norfluran ist etwa 1.400-fach so treibhauswirksam wie CO_2. Die meisten verschriebenen Wirkstoffe und Wirkstoffkombinationen liegen sowohl als DA als auch als TPI vor. Die Umstellung eines Patienten von einem DA auf ein TPI kann in einem Jahr so viele Treibhausgasemissionen einsparen wie die Umstellung von Mischkost auf eine vegetarische Ernährungsweise. Während eine Umstellung bei vielen Patienten nach ausführlicher Schulung zur Nutzung des neuen Geräts möglich ist, gibt es jedoch auch Kontraindikationen für die Nutzung eines TPIs. Kinder unter 5 Jahren können aufgrund der nötigen Atemkoordination keine TPIs nutzen. Auch Patienten mit deutlich eingeschränktem Inspirationsfluss sind auf die Nutzung von DA angewiesen. In der S1-Leitline „Klimabewusste Verordnung von Inhalativa" der DEGAM ist ein Algorithmus dargestellt, der die klinische Entscheidung für einen DA oder einen TPI unterstützen kann.

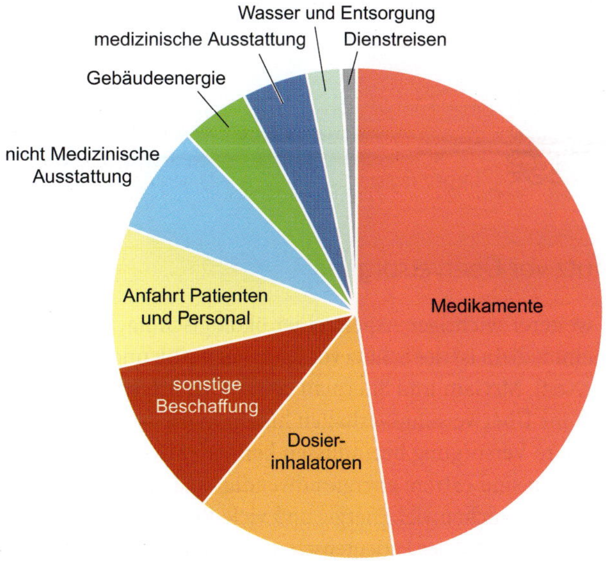

Abb. 16.1 Emissionsquellen der Primärversorgung (nach Tennison et al. 2019) [H401-001, L143]

Tab. 16.2 Klimaschutzmaßnahmen in der allgemeinmedizinischen Praxis

Emissionskategorie (➤ Abb. 16.1)	Reduktionsmaßnahmen
Medikamente	• Vermeidung von Überverschreibung, z. B. Beachtung von Antibiotika-Stewardship-Programmen • Angemessene Packungsgrößen • Medikamenten-Adhärenz prüfen
Dosieraerosole	• Wenn klinisch gleichwertig: bevorzugt Trockenpulverinhalatoren verschreiben • Bei Mehrfachtherapie möglichst Anzahl der Geräte reduzieren
Nicht medizinische und medizinische Ausstattung und sonstige Beschaffung	• Möglichst nachhaltige Beschaffung (Hersteller mit Umweltsiegel etc.) • Einmalinstrumente vermeiden (z. B. Nahtsets)
Anfahrt Patienten und Personal	• Mitarbeiteranreize zu Anreise mit ÖPNV und Fahrrad setzen (Leasingrad, Jobticket, Teamaktivitäten etc.) • Hausbesuche mit E-Bike (ggf. E-Auto)
Gebäudeenergie	• Nachhaltige Gebäudestandards, Ökostrom • Haushaltsübliche Energiesparmaßnahmen
Wasser und Entsorgung	• Wassersparmaßnahmen • Mülltrennung und Recycling
Dienstreisen	• Online-Veranstaltungen besuchen • Umweltfreundlich anreisen (Bahn, Fahrgemeinschaften etc.)

S1-Leitlinie „Klimabewusste Verordnung von Inhalativa". AWMF-Registernummer 053–059:

https://register.awmf.org/de/leitlinien/detail/053-059

Schutz vor Überversorgung

Ein weiterer wichtiger Aspekt einer ökologisch nachhaltigen Allgemeinmedizin ist der Schutz vor Überdiagnostik und Übertherapie (MacNeill, McGain und Sherman 2021), den Allgemeinmediziner durch ihr Überweisungsverhalten hinein in die fachärztliche oder stationäre Versorgung beeinflussen können. MRT- und CT-Untersuchungen sind extrem energieaufwendig, und auch operative Verfahren verbrauchen viel Energie und viele Ressourcen. Daher ist es nicht nur aus Sicht des Patientenschutzes, sondern auch aus Sicht des Klimaschutzes sinnvoll, eine schädliche Überdiagnostik oder Übertherapie zu vermeiden (➤ Kap. 4).

16.4 Klimasensible Gesundheitsberatung

Die klimasensible Gesundheitsberatung (KSGB) ist ein Konzept, welches es erleichtern soll, Inhalte zu Klimawandel und Gesundheit in das Gespräch mit Patienten einzubinden. Man kann die KSGB in 3 Ebenen einteilen (Quitmann et al. 2023): Ziele, Inhalte und Kommunikationsstrategien (siehe Merke-Kasten).

MERKE

- **Ziele der klimasensiblen Gesundheitsberatung:**
  - Individuelle und öffentliche Gesundheit schützen und fördern
  - Bewusstsein und Wissen zu Klimawandel und Gesundheit erhöhen
  - Engagement für Klimaschutz und Lebensstiländerungen stärken
- **Inhaltliche Schwerpunkte:**
  - Gesundheitliche Auswirkungen und entsprechende Anpassungsmaßnahmen
  - Gesunde und nachhaltige Lebensstile
  - Klimaschutz und Politisches
- **Kommunikationsstrategien (Auswahl):**
  - Motivationale Gesprächsführung
  - Shared Decision-Making
  - Patientenzentrierte Kommunikation
  - Betonung von Co-Benefits von Klimaschutz und Gesundheitsschutz

16.4.1 Ziele

Der Klimawandel bedroht die Gesundheit der Menschen, sodass eine Aufklärung über Gesundheitsrisiken und Präventionsstrategien geboten ist. Gleichzeitig können aus einer globalen Perspektive Ärzte und Patienten zum Klimaschutz und damit zu einer Abschwächung der negativen gesundheitlichen Folgen beitragen. Daher ist es wichtig, Bewusstsein und Wissen zu diesen Zusammenhängen zu erhöhen und Patienten in ihrem Engagement für Klimaschutz und gesunde und klimafreundliche Lebensstiländerungen zu bestärken.

16.4.2 Inhaltliche Schwerpunkte

Inhaltlich ist es naheliegend, Risikopatienten im Sommer über Hitzerisiken und entsprechende Schutzmaßnahmen aufzuklären. Zudem finden in der allgemeinmedizinischen Praxis ohnehin Gespräche zur Lebensstilberatung statt, in die auch Aspekte der ökologischen Nachhaltigkeit eingeflochten werden können. Jedoch kann auch der Bereich des Politischen gesundheitsrelevant sein, da ein Engagement für Klimaschutz auch als Bewältigungsstrategie für Patienten genutzt werden kann, die sich große Sorgen wegen des Klimawandels machen („Klimaangst").

16.4.3 Kommunikationsstrategien

In der Art und Weise, wie wir kommunizieren, kann man sich in der KSGB sowohl an etablierten Strategien der Gesundheitskommunikation als auch an etablierten Kommunikationsstrategien der Klimakommunikation orientieren. Hilfreiche Techniken aus dem Gesundheitsbereich sind beispielsweise die motivationale Gesprächsführung, das Shared Decision-Making und die patientenzentrierte Kommunikation. Bei der patientenzentrierten Kommunikation gilt auch im Themenbereich Klima, dass man die Werte des Patienten herausarbeiten und darauf basierend kommunizieren sollte. So sollte man auch in der klimasensiblen Gesundheitsberatung Lösungen finden, die mit den umweltbezogenen Werten der Patienten übereinstimmen.

Abschließend bleibt festzuhalten, dass KSGB vor allem dann möglich wird, wenn Ärzte sich über die Zusammenhänge zwischen Klimawandel und Gesundheit informieren und eine Haltung zur Klimakrise ausbilden. Sind diese beiden Bedingungen erfüllt, fällt es leichter, die eigenen Patienten vor dem Hintergrund des Klimawandels zu betrachten und so Klimaschutz und Klimaanpassung in die Versorgungsroutine zu integrieren.

LITERATUR

Herrmann A, Haefeli WE, Lindemann U, Rapp K, Roigk P, Becker C. Epidemiologie und Prävention hitzebedingter Gesundheitsschäden älterer Menschen –Handlungsmöglichkeiten für Hausärzte. Zeitschrift für Gerontologie und Geriatrie 2019; 52: 487–502.

Herrmann A, Krolewski R, Lenzer B, Müller B und Veit I. Allgemeinmedizin. In: Traidl-Hoffmann C, Schulz C, Herrmann M, Simon B (Hrsg.). Planetary Health. Klima, Umwelt und Gesundheit im Anthropozän. Berlin: MWV Medizinisch Wissenschaftliche Verlagsgesellschaft; 2021, S. 65–76.

MacNeill AJ, McGain F, Sherman JD. Planetary health care: a framework for sustainable health systems. The Lancet Planetary Health 2021; 5(2):e66–8.

Nikendei C, Bugaj TJ, Cranz A, Herrmann A, Tabatabei J (Hrsg.). Heidelberger Standards der Klimamedizin. Heidelberg: Medizinische Fakultät Heidelberg; 2023.

Pichler PP, Jaccard IS, Weisz U, Weisz H. International comparison of health care carbon footprints. Environmental Research Letters 2019; 14(6):064004.

Quitmann C, Griesel S, Nayna Schwerdtle P, Danquah I, Herrmann A. Climate-sensitive health counseling: A scoping review and conceptual framework. Lancet Planet Health 2023; 7(7): e600-e610.

Tennison I, Roschnik S, Ashby B et al. Health care's response to climate change: a carbon footprint assessment of the NHS in England. Lancet Planetary Health 2021; 5(2):e84–e92.

Walinski A, Sander J, Gerlinger G et al. The effects of climate change on mental health. Dtsch Arztebl Int 2023; 120: 117–24.

Winklmayr C, an der Heiden M, Hitzebedingte Mortalität in Deutschland. Epid Bull 2022; 42:3–9.

GESETZE, REGELUNGEN UND HANDLUNGSEMPFEHLUNGEN

DEGAM – Deutsche Gesellschaft für Allgemeinmedizin und Familienmedizin. S1-Leitlinie. Hitzebedingte Gesundheitsstörungen in der hausärztlichen Praxis (Stand: 06/2020). AWMF-Register-Nr. 053-052; https://register.awmf.org/de/leitlinien/detail/053-052 (letzter Zugriff: 20.3.2024).

DEGAM – Deutsche Gesellschaft für Allgemeinmedizin und Familienmedizin. S1-Leitline Klimabewusste Verordnung von Inhalativa (Stand: 31.3.2022). AWMF-Register-Nr. 053-059; https://register.awmf.org/de/leitlinien/detail/053-059 (letzter Zugriff: 20.3.2024).

Haefeli W, Czock D. Heidelberger Hitzetabelle https://dosing.de/Hitze/Medikamentenmanagement_bei_Hitzewellen.pdf (letzter Zugriff: 20.3.2024).

Information der Bundeszentrale für gesundheitliche Aufklärung zum Hitzeschutz (inkl. Links zu Broschüren etc.): www.klima-mensch-gesundheit.de/hitzeschutz (letzter Zugriff: 20.3.2024).

II Allgemeinmedizinische Entscheidungsfindung und Problemlösung

KAPITEL

17

Michael H. Freitag, Annika Viniol

Bauchschmerzen

17.1 Definition und Epidemiologie

Bauchschmerzen gehören zu den herausfordernden Beratungsanlässen in der Hausarztpraxis. Sie reichen von leichten Beschwerden bis hin zu potenziell lebensbedrohlichen Erkrankungen. In Hausarztpraxen sind es etwa 2–3 % der Beratungsanlässe, in Notaufnahmen etwa 5 %. Eine Einteilung in akute, subakute, chronische und rezidivierende Beschwerden ist hilfreich. Da es sich in den meisten Fällen um vorübergehende, selbstlimitierende Beschwerden handelt, ist es umso herausfordernder, lebensbedrohliche Ursachen und abwendbar gefährliche Verläufe zu erkennen. Hausärzte sind i. d. R. die erste Anlaufstelle für Patienten mit Bauchschmerzen und beginnen die weitere Abklärung auf dem Boden der Prävalenzen (Vortest-Wahrscheinlichkeiten) für einzelne Ursachen im Setting der Primärversorgung. Die Evidenzgrundlage hierfür ist niedrig (Viniol et al. 2014), es folgt eine Annäherung.

Bei akuten Beschwerden ist in vielen Fällen keine spezifische Ursachenzuordnung möglich und nötig (➤ Kap. 4). Häufig handelt es sich um Infekte oder Nahrungsmittel-assoziierte Probleme. Akut gefährdete Organe durch Entzündung, Durchblutungsstörung oder Perforation kommen seltener vor.

Im Fall von chronischen Beschwerden gehören Magen-assoziierte Beschwerden, Nahrungsmittel-assoziierte Probleme, Reizdarmsyndrom, Dysmenorrhö und Verstopfung zu den häufigeren Ursachen. Chronische Entzündungen oder maligne Geschehen kommen vergleichsweise selten vor.

17.2 Diagnostische Strategie und Differenzialdiagnosen

Informationen zur Dauer der Beschwerden (akut/subakut oder chronisch) sind bei der Abklärung von Bauchschmerzen ein wichtiger Ausgangspunkt. Je nach Dauer der Beschwerden unterscheiden sich die zugrunde liegenden Ursachen und deren Wahrscheinlichkeiten. Dies beeinflusst das weitere hausärztliche Vorgehen.

Abstrahierte Darstellung des hausärztlichen Vorgehens bei akuten Bauchschmerzen

Beim Vorliegen von Red Flags in Anamnese oder klinischer Untersuchung (➤ Tab. 17.2) ist eine sofortige hypothesengeleitete weitere Diagnostik in oder meist außerhalb der Praxis (je nach Ausstattung) indiziert. Die Weiterversorgung des Patienten außerhalb der Praxis sollte von hausärztlicher Seite mittels gezielter Einweisung, Überweisung oder Terminvereinbarung gesteuert werden. Bei fehlenden Red Flags in der Anamnese, bei nur leichten Beschwerden sowie einer wenig auffälligen Bauchuntersuchung (normale Darmgeräusche, Bauch weich, kaum Druckschmerz) ist eine symptomatische Therapie ohne weitere Diagnostik ausreichend. In Situationen, in denen zwar keine klassischen Red Flags (➤ Tab. 17.2) vorliegen, aber klinische Auffälligkeiten bestehen, wird gestuft vorgegangen. Je nach Ausprägung kommen eine Wiedervorstellung oder eine zeitnahe Laboruntersuchung und/oder eine Abdomen-Sonografie infrage. Praxen, die dies nicht vorhalten, müssen an dieser Stelle überweisen. Imponieren die Auffälligkeiten eher leicht-/mittelgradig (z. B. leichter Druckschmerz bei normalen Darmgeräuschen und weichem Bauch), ist zunächst eine Laboruntersuchung ohne Abdomen-Sonografie ausreichend. In den meisten ambulanten Laboren gibt es die Möglich-

Tab. 17.1 Lokalisation von Bauchschmerzen

Schmerzlokalisation	Mögliche Diagnosen
Rechter oberer Quadrant	• **Gallenwege: Cholezystitis, Cholelithiasis, Cholangitis** • Darm: Kolitis, Divertikulitis, Ileus • Leber: Abszess, Tumor, Hepatitis • Lunge: Pneumonie, Lungenembolie • Niere: Nephrolithiasis, Pyelonephritis
Epigastrisch	• Gallenwege: Cholezystitis, Cholelithiasis, Cholangitis • Kardial: Myokardinfarkt, Perikarditis • Magen: Ösophagitis, Gastritis, Magenulkus • Pankreas: Tumor, Pankreatitis • Vaskulär: Aortendissektion, Mesenterialischämie
Linker oberer Quadrant	• Magen: Ösophagitis, Gastritis, Magenulkus • Pankreas: Tumor, Pankreatitis • Kardial: Angina pectoris, Myokardinfarkt, Perikarditis • Niere: Nephrolithiasis, Pyelonephritis • Vaskulär: Aortendissektion, Mesenterialischämie
Periumbilikal	• Darm: Appendizitis (früh) • Magen: Ösophagitis, Gastritis, Magenulkus, Dünndarmtumor oder -obstruktion • Vaskulär: Aortendissektion, Mesenterialischämie
Rechter unterer Quadrant	• Darm: Appendizitis, Kolitis, Divertikulitis, chronisch-entzündliche Darmerkrankung, Reizdarmsyndrom, Ileus • Gynäkologisch: Eileiterschwangerschaft, Zysten (Ruptur, Stieldrehung, Einblutung), Ovarialtumor, Ovartorsion, Beckenentzündung • Niere: Nephrolithiasis, Pyelonephritis
Suprapubisch	• Darm: Appendizitis, Kolitis, Divertikulitis, chronisch-entzündliche Darmerkrankung, Reizdarmsyndrom, Ileus • Gynäkologisch: Eileiterschwangerschaft, Zysten, Ovarialtumor, Ovartorsion, Beckenentzündung • Niere: Zystitis, Nephrolithiasis, Pyelonephritis
Linker unterer Quadrant	• Darm: Kolitis, Divertikulitis, Ileus, chronisch-entzündliche Darmerkrankung, Reizdarmsyndrom • Gynäkologisch: Eileiterschwangerschaft, Zysten, Ovarialtumor, Ovartorsion, Beckenentzündung • Niere: Nephrolithiasis, Pyelonephritis
Alle	• Bauchwand: Herpes zoster, Muskelzerrung, Hernie • Sonstige: Darmverschluss, Mesenterialischämie, Peritonitis, Entzugssymptome, Sichelzellkrise, Porphyrie, chronisch-entzündliche Darmerkrankung, Schwermetallvergiftung

keit, in ausgewählten Fällen die Ergebnisse innerhalb von 12 bis 24 Stunden zu bekommen. Auf Grundlage der Laborergebnisse sollte eine Reevaluation erfolgen. Im Fall von unauffälligen Ergebnissen und einer ausbleibenden klinischen Verschlechterung bedeutet das meist, dass die eingeschlagene abwartende, symptomatische Strategie weitergeführt wird. Bei Verschlechterung oder pathologischen Laborwerten gilt es, die Strategie anzupassen.

Tab. 17.2 Red Flags bei akuten Bauchschmerzen

Anamnese	Klinische Zeichen
Kollaps auf Toilette	Blässe, Schwitzen
Benommenheit/Schwindel	Hypotonie
Koronare Herzkrankheit	Vorhofflimmern, Tachykardie
Anhaltendes Erbrechen	Fieber
Hämatemesis	Schlechter Allgemeinzustand
Miserere (Stuhlerbrechen)	Starker Schmerz
Menstruelle Auffälligkeiten	Loslassschmerz
Tumorerkrankung	Abwehrspannung
Schwangerschaft	Veränderte Urinausscheidung
–	Blut im Stuhl

Abstrahierte Darstellung des hausärztlichen Vorgehens bei chronischen Bauchschmerzen

Zeigen sich in Anamnese, klinischer Untersuchung oder im Basislabor Red Flags (u. a. Entzündungszeichen, Laborveränderung [z. B. deutliche Erhöhung von CRP/Leukozyten, Transaminasen, Lipase], eher kurze Anamnese, ungewöhnlich starke Schmerzen, progrediente Beschwerden, Gewichtsabnahme, Blut im Stuhl), gilt es, diese zeitnah, i. d. R. spezialärztlich (ambulant oder stationär), abzuklären. Liegen keine Red Flags vor, kann im Fall einer naheliegenden Hypothese (z. B. Nahrungsmittel-assoziierte Beschwerden) diese in der eigenen Praxis oder spezialärztlich mit etwas mehr Zeitaufwand diagnostisch und/oder therapeutisch weiterverfolgt werden. Gibt es keine naheliegende Hypothese oder führt der Weg nicht weiter, ist eine umfassendere diagnostische Abklärung indiziert (z. B. Test auf Nahrungsmittelallergien und -unverträglichkeiten, Stuhldiagnostik, Abdomen-Sonografie, Endoskopie sowie ggf. gynäkologische Untersuchung). Gleich zu Beginn der Abklärung von chronischen Bauchschmerzen sollten psychosomatische Zusammenhänge thematisiert und – begleitend zu weiteren Untersuchungen – als mögliche (Mit-)Ursache kommuniziert werden. Hier empfiehlt sich ein Vorgehen entsprechend der S3-Leitlinie zum Reizdarmsyndrom.

LEITLINIEN

S3-Leitlinie „Definition, Pathophysiologie, Diagnostik und Therapie des Reizdarmsyndroms". AMWF-Registernummer 021-016:

https://register.awmf.org/de/leitlinien/detail/021-016

17.2.1 Anamnese

Die Beschreibung der Schmerzen steht bei der Anamnese an erster Stelle, insbesondere ihre **Lokalisation** (➤ Tab. 17.1). Der Schmerzort hängt bei Bauchschmerzen mit einer ersten differenzialdiagnostischen Einteilung der möglichen Ursachen zusammen (➤ Box 17.1). Schmerzen im Zusammenhang mit Leber und Gallenwegen sind z. B. meist im rechten oberen Quadranten lokalisiert und können in den Rücken oder ins Epigastrium ausstrahlen.

Box 17.1

Ursachen von Bauchschmerzen

Wahrscheinlichste Diagnosen (Viniol et al. 2014)

- Unspezifisch nicht zuzuordnen
- Obstipation (➤ Kap. 21)
- Gastroenteritis
- Reizdarmsyndrom
- Unspezifische Gastritis
- Psychosomatische Bauchschmerzen

Was man nicht übersehen sollte (abwendbar gefährliche Verläufe)

- Cholezystitis
- Divertikulitis
- Pankreatitis
- Appendizitis
- Ileus
- Mesenterialarterienverschluss

Diagnosen seltener oder sekundärer Ursachen

- Kardiovaskulär:
  - Myokardinfarkt (v. a. Hinterwand)
  - Rupturiertes Bauchaortenaneurysma
  - Disseziierendes Aortenaneurysma
  - Mesenterialischämie
- Malignom (Dünn- oder Dickdarmverschluss)
- Entzündliche Darmerkrankung (➤ Kap. 20)
- Schwere Entzündungen (akute Salpingitis, Peritonitis, aszendierende Cholangitis, intraabdominaler Abszess)
- Ektope Schwangerschaft
- Strangulierte Hernie
- Volvulus
- Perforation
- Peritonitis
- Vergiftung (z. B. Bleikolik)
- Hereditär (z. B. Mittelmeerfieber)

In der Anamnese ist abzuklären, ob es Hinweise auf gefährliche bzw. schwere Erkrankungen (z. B. Aortenaneurysma, Myokardinfarkt oder Mesenterialischämie) gibt. Neben der Lokalisation wird nach Ausstrahlung, Veränderung, Beginn, Dauer, Schweregrad (1–10) und Art der Schmerzen gefragt. Pankreatitisschmerzen strahlen z. B. oft gürtelförmig in den Rücken aus, während Nierenkoliken in die Leiste ausstrahlen können. Es ist wichtig, eine Einschätzung zu erzielen, ob die Schmerzen noch zunehmen, ob sie ein Plateau erreicht haben oder ob sie schon länger bestehen und rezidivieren. Sind dem Patienten verstärkende und abschwächende Faktoren bekannt (z. B. Zusammenhang mit Mahlzeiten)?

Begleitende Symptome sollten ebenfalls erfragt werden, insbesondere Übelkeit und Erbrechen, Blutungen, Fieber, Ikterus, Gewichtsverlust, Veränderungen des Stuhlgangs, der Miktion oder der Menstruation. Diese Begleitbeschwerden können für die Abklärung wegweisend sein, z. B. Verstopfung bei Bauchschmerzen, die durch eine Obstipation oder einen Darmverschluss bedingt sind. Bei Appendizitis liegen typischerweise rechtsseitige Unterbauchschmerzen vor, die manchmal zunächst periumbilikal entstehen und erst dann in den rechten Unterbauch wandern. Kolikartige Schmerzen (scharfe, lokalisierbare, rhythmisch auftretende spastische Bauchschmerzen mit einem Schmerzverlauf, der stark zu- und dann wieder abnimmt) sind typisch für Pathologien im Bereich der Hohlorgane. Diese treten typischerweise bei Obstruktionen auf, z. B. bei Gallensteinen, Nierensteinen oder Darmverschluss. Auch die Lokalisation der Koliken kann helfen, die Ursache einzugrenzen.

MERKE

Besonderheiten bei Kindern und älteren Menschen

Bauchschmerzen kommen bei **Kindern** sehr häufig vor, insbesondere rezidivierende Bauchschmerzen. Die Beschwerden sind meistens harmlos. Umso wichtiger ist es, die ernsthaften Ursachen zu identifizieren. Häufig sind Koliken (bei Säuglingen, meist im Lebensalter zwischen 1 und 16 Wo.), Gastroenteritis und mesenteriale Lymphadenitis. Schwerwiegende Ursachen sind z. B. Darminvagination, Appendizitis und Darmverschluss.
Bei **älteren Patienten** stehen andere Ursachen im Vordergrund, insbesondere ischämische Ereignisse, Embolien, Tumorerkrankungen und Divertikulose.

Warnhinweise auf dringliche Verläufe sind u. a. Fieber, anhaltendes Erbrechen, anhaltend starke Schmerzen, Synkope und gastrointestinale Blutung (➤ Tab. 17.2). Besondere Ernährung bzw. Speisen, Alkoholgenuss, Vorerkrankungen, Operationen, Medikamenteneinnahme und Auslandsaufenthalte sollten ebenfalls erfragt werden.

17.2.2 Klinische Untersuchung

Bei der klinischen Untersuchung werden neben Allgemein- und Ernährungszustand die Vitalparameter erfasst. Die Abdomenuntersuchung sollte in flachliegender Position (Kopf leicht erhöht) durchgeführt werden und Inspektion, Auskultation, Palpation und Perkussion beinhalten. Bei Kindern und bei Vorliegen psychogener Faktoren sollte die Untersuchung auch unter Ablenkung erfolgen.

Worauf außerdem geachtet werden sollte: Wie wirkt der Patient, wie legt er sich hin (z. B. mit angezogenen Beinen bei peritonitischer Reizung)? Wie klingen die Darmgeräusche, sind diese vermehrt, reduziert, abwesend oder hochgestellt? Ein „stilles Abdomen“ kann für einen paralytischen Ileus, fortgeschrittene mechanische Obstruktion oder Sepsis sprechen.

Mit der Palpation beginnt man in der Region, die am wenigsten schmerzt, achtet auf Abwehrspannung als Zeichen für eine Peritonitis und Loslassschmerz als Zeichen für eine peritoneale Reizung. Der Ort des Schmerzmaximums gibt einen Hinweis auf den Ursprung der

Beschwerden. Ein punktförmiger Schmerzort spricht eher für eine fokale peritoneale Reizung, ein flächiger Schmerz eher für viszerale Schmerzen.

17.2.3 Labor und apparative Untersuchungen

Je nach vermuteter Ursache und insbesondere im Zusammenhang mit der Lokalisation sind folgende Untersuchungen zur Abklärung von Bauchschmerzen zu erwägen:

- Urinstatus (Stein, Infektion, Ketoazidose)
- Blutbild (Anämie bei chronischem Blutverlust, Leukozytose bei Appendizitis, Cholezystitis, Pankreatitis, Pyelonephritis)
- CRP, BSG (Entzündung, Krebserkrankung)
- Leberfunktionstests (Cholestase)
- Lipase (Pankreatitis)
- Schwangerschaftstest (ektope Schwangerschaft)
- iFOBT (Polypen, Darmtumoren, entzündliche Darmerkrankung)

Da die Untersuchungsergebnisse oft erst am nächsten Tag verfügbar sind, muss überlegt werden, ob ein so langes Offenhalten der Diagnose vertretbar ist.

Bildgebung und Endoskopie

Viele Hausarztpraxen verfügen über eine Abdomen-Sonografie (➤ Kap. 100). Besonders gut eignet sie sich für die Beurteilung des hepatobiliären Systems, der Nieren und des weiblichen Beckens. Dabei sollte auf Gallensteine, Auffälligkeiten im Pankreas, Aortenaneurysma, Lebermetastasen, verdickte Appendix bzw. verdickte Darmwand und freie Flüssigkeit geachtet werden. Wird bei Bauchschmerzen eine weiterführende Bildgebung oder Endoskopie für notwendig erachtet, ist je nach Dringlichkeit eine Überweisung oder eine Krankenhauseinweisung erforderlich.

17.2.4 Ausgewählte Krankheitsbilder

Im Folgenden werden einzelne Ursachen von Bauchschmerzen mit jeweils spezifischen Verläufen, Abklärung und therapeutischem Prozedere vorgestellt.

Akute Pankreatitis

Typisch sind meist plötzlich auftretende, stark anhaltende Oberbauchschmerzen, ggf. mit Ausstrahlung in den Rücken, Übelkeit/Erbrechen, Schwitzen/Schwäche. Der Bauch imponiert ohne Abwehrspannung oder Loslassschmerz. Evtl. kommt es zu Fieber und Tachykardie. Es sind eher ältere Menschen > 45 Jahre betroffen.

- Häufige Ursachen sind:
  - Gallenwegserkrankungen (ca. 45 %)
  - Alkoholabusus (ca. 35 %)
  - Idiopathisch (ca. 15 %)
- Seltenere Ursachen (ca. 5 %):
  - Medikamente (z. B. Furosemid, Opiate, Tetracycline)
  - Virale Infektionen
  - Stumpfes Bauchtrauma
  - Hypertriglyzeridämie
  - Hereditäre Formen

Gegebenenfalls gab es bereits frühere Episoden, die nach fettreichen Mahlzeiten oder Alkohol aufgetreten sind. Die Diagnose muss in der Hausarztpraxis meist klinisch gestellt werden, da Laborwerte wie eine Erhöhung der Lipase, CRP und Leukozytose i. d. R. nicht zur Verfügung stehen. Es gibt zwei Verlaufsformen: die prognostisch günstige ödematöse Pankreatitis und die potenziell tödlich verlaufende hämorrhagische Pankreatitis. Auch wenn heute eine Nahrungskarenz nicht mehr als zwingend notwendig gilt, bedarf es zum Management von Schmerzen und Komplikationen im Regelfall einer stationären Einweisung.

Cholelithiasis

Gallensteine bilden sich entweder aus Galle in der Gallenblase oder im Gallengang; sie können aus Cholesterin oder Pigment (Bilirubin) bestehen. Die meisten Patienten mit Gallensteinen bleiben asymptomatisch. Das Risiko, Symptome zu entwickeln, liegt bei etwa 15 % in 20 Jahren. Es kommt dann zu starken Schmerzen mit plötzlichem Beginn im rechten oberen Quadranten bzw. epigastrisch, postprandial bzw. nachts, meist nach fettreichen Mahlzeiten, ggf. mit Erbrechen. Ein Ikterus ist selten. Diagnostisch ist die Abdomen-Sonografie wegweisend. Steht diese nicht zur Verfügung, muss die Verdachtsdiagnose klinisch gestellt und der Patient zur Sonografie überwiesen werden, weil klinisch nicht sicher zwischen einer Gallenkolik und einer Cholezystitis unterschieden werden kann. Von Laborergebnissen wie erhöhtem Bilirubin und erhöhter alkalischer Phosphatase sollte man die Diagnose nicht abhängig machen. Auch wenn die Schmerzen mit Schmerzmitteln und Spasmolytika (Butylscopolamin, Buscopan®: z. B. 3–5 10 mg, Maximaldosis 60 mg) oft ambulant beherrschbar sind, wird im Regelfall bei der Cholelithiasis eine elektive Cholezystektomie angestrebt, um Komplikationen zu vermeiden.

Akute Cholezystitis

Ursächlich liegen in den meisten Fällen Gallensteine zugrunde, die in den Gallengängen stecken bleiben und eine Entzündung auslösen. Oftmals gehen den akuten Episoden große und/oder fettreiche Mahlzeiten voraus. Typisch sind kontinuierliche starke Schmerzen und Druckschmerz im rechten Oberbauch oder Epigastrium, Übelkeit/Erbrechen sowie Zunahme bei tiefer Inspiration. Im Ultraschall zeigen sich ggf. Gallensteine und eine Verdickung und Schichtung der Gallenblasenwand. Bei V. a. eine akute Cholezystitis ist eine Krankenhauseinweisung notwendig.

LEITLINIEN

S3-Leitlinie „Diagnostik und Therapie von Gallensteinen". AMWF-Registernummer 021-008:

https://register.awmf.org/de/leitlinien/detail/021-008

Gastritis/Magenulkus

Völlegefühl, Oberbauchschmerzen und Übelkeit können Anzeichen für eine Gastritis bzw. ein Magen- oder Duodenalulkus sein. Aufstoßen, Appetitlosigkeit und Mundgeruch kommen ebenfalls häufiger vor. Ursachen sind neben Stress insbesondere nichtsteroidale Antiphlogistika und eine *Helicobacter-pylori*-Infektion. Letztere kann in einer Gastroskopie, im Harnstoff-Atemtest oder Stuhl-Antigentest nachgewiesen werden. Therapeutisch wird eine Dreifach- bzw. Vierfachtherapie eingesetzt (Fischbach und Malfertheiner 2018; aktualisierte Leitlinie zum Thema).

LEITLINIEN

S2k-Leitlinie „Helicobacter pylori und gastroduodenale Ulkuskrankheit". AWMF-Registernummer 021-001:

https://register.awmf.org/de/leitlinien/detail/021-001

Perforiertes Magenulkus

Beginn mit plötzlichen Schmerzen epigastrisch, Verbesserung der Schmerzen für ein paar Stunden, dann generalisierte Schmerzen im gesamten Bauchraum. Blässe, Schwitzen, Abwehrspannung. Bei Verdacht ist eine sofortige Krankenhauseinweisung indiziert.

Bauchaortenaneurysma

Ein Bauchaortenaneurysma ist entweder asymptomatisch, bis es zur Ruptur kommt, oder es bestehen abdominale Schmerzen, und es kann ein pulsierender Tumor getastet werden. Die Dicke der Bauchaorta kann in der Abdomen-Sonografie bestimmt werden: Werte ab 30 mm sprechen für ein Aneurysma; ab 50 mm besteht die Indikation zur Operation (➤ Kap. 6). Ein rupturiertes Bauchaortenaneurysma ist ein lebensbedrohlicher Notfall! Typische Zeichen sind starke periumbilikale Bauchschmerzen, evtl. Rückenschmerzen und Kreislaufkollaps.

Mesenterialischämie

Die **akute Mesenterialischämie** entsteht durch eine Sklerose bzw. Embolie meist der A. mesenterica superior, was z. B. im Rahmen von Vorhofflimmern geschehen kann. Es droht eine Darmnekrose, falls keine schnelle Intervention erfolgt. Die Mortalität liegt bei 50–70 %, wenn die Therapie nicht innerhalb von 6 bis 12 h eingeleitet wird. Die Mesenterialischämie kommt bei weniger als 1 % aller Patienten mit „akutem Abdomen" vor, macht aber in Notaufnahmen bei Patienten > 70 Jahre bis zu 10 % aus. Typisch sind zunehmende abdominale Schmerzen, Erbrechen, wässrige, teils blutige Durchfälle (➤ Kap. 20), Angst und Verwirrtheit. Klinisch fallen im Verlauf ein abdominaler Druckschmerz, Abwehrspannung und Loslassschmerz, fehlende Darmgeräusche und ggf. Kreislaufschock und Tachykardie bzw. eine absolute Arrhythmie auf.

Harnverhalt

Ein akuter Harnverhalt bedingt normalerweise starke Bauchschmerzen. Ursächlich können Prostatahypertrophie, Prostatitis oder eine Obstruktion des Blasenhalses vorliegen, z. B. durch Obstipation, Raumforderungen im Becken oder nach Einnahme von Anticholinergika. Therapeutisch ist akut eine Katheterisierung notwendig, bei Obstipation kann eine rektal-digitale Ausräumung hilfreich sein.

Akute Appendizitis

Eine Appendizitis kann in allen Altersstufen auftreten, am häufigsten jedoch bei Jugendlichen und jüngeren Erwachsenen. Bei Patienten in der Hausarztpraxis, die sich mit Bauchschmerzen vorstellen, liegt bei etwa 1 % d. F. eine Appendizitis vor (bei Kindern 2 %). Typisch sind ein periumbilikaler Beginn, Zunahme der Schmerzen und Wanderung in den rechten unteren Quadranten innerhalb von 6 h. Zudem Zunahme der Schmerzen beim Laufen, Husten oder Hüpfen auf einem Bein. Außerdem sind im Verlauf Appetitlosigkeit, Übelkeit und Erbrechen typisch.

Bei der klinischen Untersuchung können folgende Zeichen vorhanden sein: reduzierter Allgemeinzustand, Blässe, Fieber, Druckschmerz im rechten Unterbauch (McBurney- und Lanz-Punkt), Abwehrspannung, (gekreuzter) Loslassschmerz, Psoas-Zeichen (Schmerzen bei Beugung des rechten Beins gegen Widerstand).

Es bleibt schwierig, die Diagnose abzusichern bzw. auszuschließen. Zahlreiche Studien haben die Aussagekraft der einzelnen anamnestischen Kriterien und Untersuchungsbefunde untersucht. Die höchsten positiven Likelihood Ratios (LR) haben die Kriterien Schmerzen im rechten Unterbauch, Abwehrspannung und Verlagerung der Schmerzen von periumbilikal in den rechten Unterbauch. Kriterien, die eine Appendizitis unwahrscheinlich machen (niedrigste negative Likelihood Ratios, ➤ Kap. 4) sind das Fehlen von Schmerzen im rechten Unterbauch, ähnliche Schmerzen in der Vorgeschichte und die fehlende Verlagerung der Schmerzen von periumbilikal in den rechten Unterbauch (➤ Tab. 17.3).

Es gibt verschiedene Scores zur Abschätzung des Appendizitisrisikos. In einem Vergleich schnitt dabei der *Appendicitis Inflammatory Response* (AIR) am besten ab: Sensitivität 92 %, Spezifität 63 % und AUC-Werte von 0,84–0,97 (➤ Tab. 17.4) (Kularatna et al. 2017, Andersson et al. 2017). Ein Score von 1 bis 4 wird dabei als niedrige, von

Tab. 17.3 Kennzahlen der anamnestischen Kriterien und Untersuchungsbefunde bei V. a. Appendizitis (Wagner et al. 1996)

Befund	Sensitivität [%]	Spezifität [%]	LR+ (95 %-CI)*	LR– (95 %-CI)
Schmerzen im rechten Unterbauch	0,81	0,53	7,31–8,46	0–0,28
Abwehrspannung	0,27	0,83	3,76 (2,96–4,78)	0,82 (0,79–0,85)
Verlagerung der Schmerzen	0,64	0,82	3,18 (2,41–4,21)	0,50 (0,42–0,59)
Schmerzen vor Erbrechen	1,0	0,64	2,76 (1,94–3,94)	N/A
Psoasschmerz	0,16	0,95	2,38 (1,21–4,67)	0,90 (0,83–0,98)
Fieber	0,67	0,79	1,94 (1,63–2,32)	0,58 (0,51–0,67)
Loslassschmerz	0,63	0,69	1,10–6,30	0–0,86
Abwehrspannung	0,74	0,57	1,65–1,78	0–0,54
Ähnliche Schmerzen noch nicht gehabt	0,81	0,41	1,50 (1,36–1,66)	0,323 (0,246–0,424)
Rektaler Druckschmerz	0,41	0,77	0,83–5,34	0,36–1,15
Anorexie	0,68	0,36	1,27 (1,16–1,38)	0,64 (0,54–0,75)
Übelkeit	0,58	0,37	0,69	0,70–0,84
Erbrechen	0,51	0,45	0,92 (0,82–1,04)	1,12 (0,95–1,33)

LR+ = positive Likelihood Ratio; LR– = negative Likelihood Ratio
* Bei heterogenen Studien wurden die LR-Werte als Bereiche angegeben und keine 95 %-CI berechnet.

17

Tab. 17.4 Appendicitis Inflammatory Response (AIR) Score (nach Andersson et al. 2017))

Zeichen	Punkte
Erbrechen	1
Schmerzen im rechten Unterbauch	1
Loslassschmerz oder Abwehrspannung	1
• Leicht	1
• Mittel	2
• Stark	3
Körpertemperatur ≥ 38,5 °C	1
Leukozyten	
• 10,0–14,9 × 10^9/l	1
• ≥ 15,0 × 10^9/l	2
Anteil neutrophiler Granulozyten	
• 70–84 %	1
• ≥ 85 %	2
CRP-Wert	
• 10–49 mg/l	1
• ≥ 50 mg/l	2

Score: 0–12 Punkte
Niedriges Risiko: < 5 Punkte; mittleres Risiko: 5–8 Punkte; hohes Risiko: > 8 Punkte

5 bis 8 als mittlere und von 9 bis 12 als hohe Risikogruppe eingestuft. Durch Anwendung des AIR konnte die Anzahl der Bildgebungen und stationären Aufnahmen reduziert werden, ohne dadurch die Rate der Rezidive oder Komplikationen zu erhöhen. Bei Unklarheit können die Patienten auch kurzfristig zur Kontrolle in die Praxis kommen bzw. sich bei Verschlechterung der Beschwerden beim Bereitschaftsdienst bzw. in der Notaufnahme vorstellen. Bei höhergradigem Verdacht sollten die Patienten zur weiteren Abklärung direkt chirurgisch vorgestellt werden.

Dünndarmileus

Die Symptome hängen von der Höhe des Ileus ab: je proximaler, desto ausgeprägter die Schmerzen und das Erbrechen (➤ Kap. 19). Als Ursachen kommen z. B. Adhäsionen, Strangulationen bei Hernien oder intraluminale Prozesse infrage. Kolikartige Spasmen wiederholen sich alle 3 bis 10 min (je nach Abschnitt) und halten etwa 1 min an. Bei Verdacht ist eine Krankenhauseinweisung erforderlich. Therapeutisch kann i. v. Flüssigkeit substituiert und eine Nasensonde gelegt werden.

Dickdarmileus

Als Ursachen kommen vor allem Kolonkarzinom, Divertikulitis und Sigmavolvulus, aber auch Obstipation in Betracht. Es treten starke kolikartige Schmerzen auf, die Spasmen dauern etwas kürzer, und das Erbrechen ist weniger stark ausgeprägt. Klinisch fallen eine ausgeprägte Distension, verstärkte Darmgeräusche und ein Druckschmerz mit Abwehrspannung auf. Bei Verdacht ist eine Krankenhauseinweisung erforderlich.

Divertikulitis

Bei Patienten mit Divertikeln (meist im Sigmabereich, Risikofaktoren: Bewegungsmangel und fleischreiche Kost) kann es zu einer Divertikulitis kommen. Dann entstehen Schmerzen im linken Unterbauch, Obstipation, Druckschmerz, ggf. mit Abwehrspannung im linken Unterbauch und Fieber. Bei der Laboruntersuchung fallen eine Leukozytose sowie eine BSG- und CRP-Erhöhung auf. Die Trias Abwesenheit von Erbrechen, Druckschmerz im linken unteren Quadranten und ein CRP-Wert > 50 mg/l hat einen positiven prädiktiven Wert von > 81 %, allerdings nur eine Sensitivität von 25 % (Kiewiet et al. 2014). Daher benötigt man bei entsprechendem Verdacht eine Bildgebung (zunächst Sonografie, bei hochgradigem Verdacht ggf. CT, die hierfür noch besser geeignet ist). Eine unkomplizierte Divertikulitis ist i. d. R. selbstlimitierend und kann auch ohne Antibiose behandelt werden (Boermeester et al. 2016). Antibiotika der Wahl sind Amoxicillin/Clavulansäure und Metronidazol (**cave:** Komplikationen mit Blutung, Perforation, Abszess, Peritonitis, Fistel und Ileus). Je nach klinischer Ausprägung ist eine stationäre Einweisung zu erwägen. Neuere Studien haben gezeigt, dass Rezidive zwar häufig sind (13–42 %), aber einen tendenziell eher abnehmenden Schweregrad aufweisen (Etzioni et al. 2010, Biondo et al. 2014). Nach abgeheilter Divertikulitis kann eine Koloskopie erwogen werden, um die Diagnose Divertikulose zu sichern und Malignität auszuschließen.

LEITLINIEN

S1-Leitlinie „Bauchschmerz bei Kindern – Bildgebende Diagnostik". AMWF-Registernummer 064-016:

https://register.awmf.org/de/leitlinien/detail/064-016

LITERATUR

Andersson M, Kolodziej B, Andersson RE, et al. Randomized clinical trial of Appendicitis Inflammatory Response score-based management of patients with suspected appendicitis. Br J Surg 2017; 104: 1451–1461.

Biondo S, Golda T, Kreisler E, et al. Outpatient versus hospitalization management for uncomplicated diverticulitis: A prospective, multicenter randomized clinical trial (DIVER Trial). Ann Surg 2014; 259: 38–44.

Boermeester MA, Humes DJ, Velmahos GC, et al. Contemporary review of risk-stratified management in acute uncomplicated and complicated diverticulitis. World J Surg 2016; 40: 2537–2545.

Etzioni DA, Chiu VY, Cannom RR, et al. Outpatient treatment of acute diverticulitis: Rates and predictors of failure. Dis Colon Rectum 2010; 53: 861–865.

Fischbach W, Malfertheiner P. Helicobacter pylori infection — when to eradicate, how to diagnose and treat. Dtsch Arztebl Int 2018; 115: 429–36.

Kiewiet JJ, Andeweg CS, Laurell H, et al. External validation of two tools for the clinical diagnosis of acute diverticulitis without imaging. Dig Liver Dis 2014; 46: 119–124.

Klar E, Rahmanian PB, Bücker A, et al. Acute mesenteric ischemia: A vascular emergency. Dtsch Arztebl Int 2012; 109: 249–256.

Kularatna M, Lauti M, Haran C, et al. Clinical prediction rules for appendicitis in adults: Which is best? World J Surg 2017; 41: 1769–1781.

Murtagh J, Rosenblatt J, Coleman J, Murtagh C. John Murtagh's General Practice. Chapter 34: Abdominal Pain. 7th edn. Sydney: Mc Graw Hill 2018.

Penner RM, Fishman MB, et al. UpToDate: Evaluation of the adult with abdominal pain. Last update: Jan 17, 2020; www.uptodate.com/contents/evaluation-of-the-adult-with-abdominal-pain (letzter Zugriff: 20.3.2024).

Trowbridge RL, Rutkowski NK, Shojana KG. Does this patient have acute cholecystitis? J Am Med Assoc 2003; 289: 80–86.

Viniol A, Keunecke C, Biroga T, et al. Studies of the symptom abdominal pain – a systematic review and meta-analysis. Fam Pract 2014; 31: 517–529.

Wagner JM, McKinney WP, Carpenter JL. Does this patient have appendicitis? J Am Med Assoc 1996; 276: 1589–1594.

Yew KS, George MK, Allred HB. Acute Abdominal Pain in Adults: Evaluation and Diagnosis. Am Fam Physician. 2023;107(6):585–596.

KAPITEL

18

Michael H. Freitag

Diarrhö

18.1 Definition und Epidemiologie

Diarrhö oder Durchfall ist eine Erkrankung des Darms mit erhöhter Stuhlfrequenz und weicher bis flüssiger Stuhlkonsistenz. Durchfall ist definiert durch drei oder mehr Stuhlentleerungen über 24 h, eine Stuhlmenge von > 250 g/d oder einen erhöhten Wassergehalt im Stuhl von > 75 %. Diese Parameter werden durch die aufgenommene Nahrung, den Ballaststoffgehalt, Medikamente und Stress beeinflusst. Unterschieden werden akute Durchfälle (meist 2–7 Tage), anhaltende Durchfälle (14–28 Tage) und chronische bzw. rezidivierende Durchfälle (über 4 Wochen anhaltend bzw. wiederholt auftretend). Unter einer invasiven Diarrhö versteht man eine Diarrhö mit sichtbarem Blut- oder Schleimabgang, oft gemeinsam mit Fieber und Bauchschmerzen.

Das Symptom Diarrhö gehört zu den häufigeren Beratungsanlässen in der Hausarztpraxis (Prävalenz in der CONTENT-Studie 4,0 %, in der SESAM-4-Studie 3,4 %). Kleinkinder und Schulkinder sind häufiger betroffen als Erwachsene, und es besteht eine saisonale Häufung in den Herbst- und Wintermonaten. In entwickelten Ländern handelt es sich in den meisten Fällen um ein mildes und selbstlimitierendes Symptom, das allenfalls einer symptomatischen Therapie bedarf. Weltweit gehören Durchfallerkrankungen allerdings immer noch zu den fünf häufigsten Todesursachen und sind vor allem bei Kindern < 5 Jahren bedrohlich.

MERKE

Besonderheiten bei Säuglingen und Kindern

Erreger sind häufig Rota- und Noroviren oder durch Bakterien verunreinigte Lebensmittel. Säuglinge und Kleinkinder bis 2 Jahre sind besonders durch eine Dehydratation gefährdet. Wichtig ist die Frage nach der Trinkmenge in den letzten 24 h. Bei Kleinkindern kann die Urinausscheidung über das Intervall seit letztem Windelwechsel sowie Füllung der Windel, bei größeren Kindern über die Farbe des Urins eingeschätzt werden.

18.2 Diagnostische Strategie und Differenzialdiagnose

Die meisten Fälle mit akuter Diarrhö sind durch Infektionen bedingt und selbstlimitierend. Viele Patienten werden keine ärztliche Hilfe in Anspruch nehmen, da der Verlauf bekannt und vorübergehend ist. Für eine ärztliche Konsultation sprechen u. a. Fieber, blutiger Durchfall, starke Bauchschmerzen, Volumenmangel oder eine bekannte chronisch-entzündliche Darmerkrankung (CED).

In der Anamnese wird nach der Dauer und Häufigkeit der Beschwerden gefragt, außerdem nach Menge und Eigenschaften des Stuhlgangs sowie Begleitsymptomen (Bauchschmerzen, Erbrechen, Fieber). Wichtig sind vor allem Hinweise auf einen Volumenmangel (dunkler Urin, Schwindel). Abhängig von der körperlichen Beeinträchtigung kann man den Schweregrad in mild, moderat und schwer einteilen.

Zurückliegende Mahlzeiten und Reisen können manchmal Hinweise zur Genese der Diarrhö geben (z. B. Grillfest, bestimmte Lebensmittel, Auslandsaufenthalte, betroffene Familienmitglieder bzw. Kontaktpersonen), ebenso eine zurückliegende Antibiotikaeinnahme.

Bei der **akuten nichtentzündlichen Diarrhö** ist die Inkubationszeit kurz (Beginn wenige Stunden nach Toxinaufnahme), und es liegt i. d. R. kein Fieber vor. Bei der entzündlichen Diarrhö liegt die Inkubationszeit bei 16 bis 48 h, und es kommt häufiger zu Fieber und Erbrechen.

Wenn Diarrhö und Meteorismus im Zusammenhang mit dem Verzehr von Milchprodukten auftreten, könnte eine **Laktoseintoleranz** ursächlich sein. Die Fähigkeit zur Laktosespaltung ist von Mensch zu Mensch unterschiedlich gut ausgeprägt; außerdem nimmt sie im Laufe des Lebens ab. In Mitteleuropa tritt die Laktoseintoleranz bei etwa 10 % der Erwachsenen auf. Bei einer gesteigerten Zufuhr von Fruktose, Sorbit oder Xylit (u. a. in Kernobst oder als Zuckeraustauschstoff in Softdrinks oder Diabetikerprodukten enthalten) können ebenfalls Diarrhö und Meteorismus auftreten, da die Resorptionskapazität für diese Substanzen begrenzt ist (➤ Kap. 23). Ein häufiges Absetzen von kleinen Stuhlmengen kann sowohl für ein Reizdarmsyndrom als auch für eine Erkrankung im distalen Kolon bzw. im Rektosigmoid sprechen.

Unter einer **paradoxen Diarrhö** versteht man das Phänomen, wenn es stenosebedingt zu einer Obstipation kommt, aber nur bakteriell verflüssigter Stuhl die Engstelle passieren kann und somit gleichzeitig eine Diarrhö resultiert. Große Stuhlmengen sprechen für eine Dünndarm- oder Pankreaserkrankung, glänzende, übelriechende Fettstühle für eine Pankreaserkrankung.

Bei chronischen Verläufen (> 4 Wo.) sind Reizdarmsyndrom (➤ Kap. 18.4.2), Arzneimittelwirkungen und chronische Infektionen am häufigsten. Pathophysiologisch können die Durchfälle osmotisch, sekretorisch, entzündlich, durch eine Mobilitätsstörung bedingt oder selbstinduziert sein. Der Fastentest hilft bei der Unterscheidung weiter (➤ Tab. 18.1). Anschließend folgt eine gezielte symptombezogene klinische Untersuchung. Das primäre Ziel dabei ist, das Ausmaß der Dehydratation zu erheben. Allgemeinzustand, trockene Schleimhäute, verzögerte kapilläre Füllungszeit, Tachykardie und orthostatische Auffälligkeiten können Anhaltspunkte sein. Fieber tritt bei entzündlichen Ursachen auf. Die Untersuchung des Abdomens und Rektums gibt weitere Hinweise auf abdominale Prozesse.

Weitere Diagnostik (insbesondere Stuhlkultur, Laborwerte, Abdomen-Sonografie) ist nur bei persistierenden Beschwerden, schwerem Krankheitsverlauf, zurückliegendem Aufenthalt in den Tropen, Immunsuppression oder Hinweisen auf eine maligne Grunderkrankung notwendig. Bei Stuhlkulturen kann die Suche initial auf *Campylobacter* und Salmoneleillen beschränkt werden, die in Deutschland für die meisten bakteriell bedingten Durchfälle ursächlich sind. Bei Verdacht auf pseudomembranöse Kolitis (➤ Kap. 18.4.1) sollte auf *Clostridioides-difficile*-Toxin A und B getestet werden, bei Verdacht auf exokrine Pankreasinsuffizienz sollten Elastase und Chymotrypsin bestimmt werden.

Für einige Durchfallerkrankungen besteht Meldepflicht; die Meldung übernehmen im Regelfall die Labore (§ 7 IfSG).

In einzelnen Fällen können je nach Anamnese im Verlauf eine Koloskopie, ein Xylose-Toleranztest (V. a. Malabsorption/Maldigestion), ein H_2-Atemtest (V. a. Laktasemangel) und/oder eine Dünndarmbiopsie (V. a. glutensensitive Enteropathie) erforderlich sein (➤ Abb. 18.1; ➤ Kap. 23).

Tab. 18.1 Fastentest (Nahrungskarenz)

Abnahme der Diarrhö	Persistenz der Diarrhö
• Gallensäureverlustsyndrom • Inkontinenz • Bakterielle Überbesiedelung • Osmotische Diarrhö • Steatorrhö • Nahrungsallergie	• Bakterielle und virale Infektionen • Chronisch-entzündliche Darmerkrankungen • Sekretorische Diarrhö • Neuroendokrine Diarrhö • Laxanzieninduzierte Diarrhö • Hyperthyreose

LEITLINIEN

- S2k-Leitlinie „Gastrointestinale Infektionen". AWMF-Registernummer 021-024:

  https://register.awmf.org/de/leitlinien/detail/021-024

- S2k-Leitlinie „Akute infektiöse Gastroenteritis im Säuglings-, Kindes- und Jugendalter". AWMF-Registernummer 068-003:

  https://register.awmf.org/de/leitlinien/detail/068-003

18.2.1 Ursachen für Diarrhö: die wahrscheinlichsten Erreger

Infektiöse Ursachen einer Diarrhö können Viren, Bakterien und Einzeller sein. Genaue Daten existieren hierzu nicht, da in den meisten Fällen pragmatisch vorgegangen und keine Erregerdiagnostik durchgeführt wird. Die häufigsten Erreger sind Viren, daher sind Stuhlkulturen auch in weniger als 5 % der Fälle positiv. Bei schwerwiegenden Verläufen sind allerdings bakterielle Erreger am häufigsten.

Eine chronische Diarrhö kann osmotisch, sekretorisch oder entzündlich bedingt sein, außerdem im Rahmen einer Mobilitätsstörung auftreten oder selbstinduziert sein (Abführmittel, Laktose/Sorbitol in Kaugummi). Durch den Fastentest (bis zu 48 h) kann man eine osmotische (Abnahme der Diarrhö bei Fasten) von einer sekretorischen Diarrhö (Persistenz bei Fasten) unterscheiden (➤ Tab. 18.1).

MERKE

Psychosomatik

Diarrhö ist auch ein typisches Symptom bei Nervosität, Angst und Anspannung (Aufregung, Stress, vor Prüfungen). Wenn Patienten den Zusammenhang kennen, können sie besser damit umgehen, sich darauf einstellen bzw. weniger beunruhigen.

18.2.2 Was man nicht übersehen sollte: abwendbar gefährlicher Verlauf

- Hypotonie mit prärenaler akuter Nierenschädigung (➤ Kap. 70)
- Schwere Elektrolytverschiebungen mit neurologischen (u. a. Vigilanzverlust) oder kardialen Komplikationen

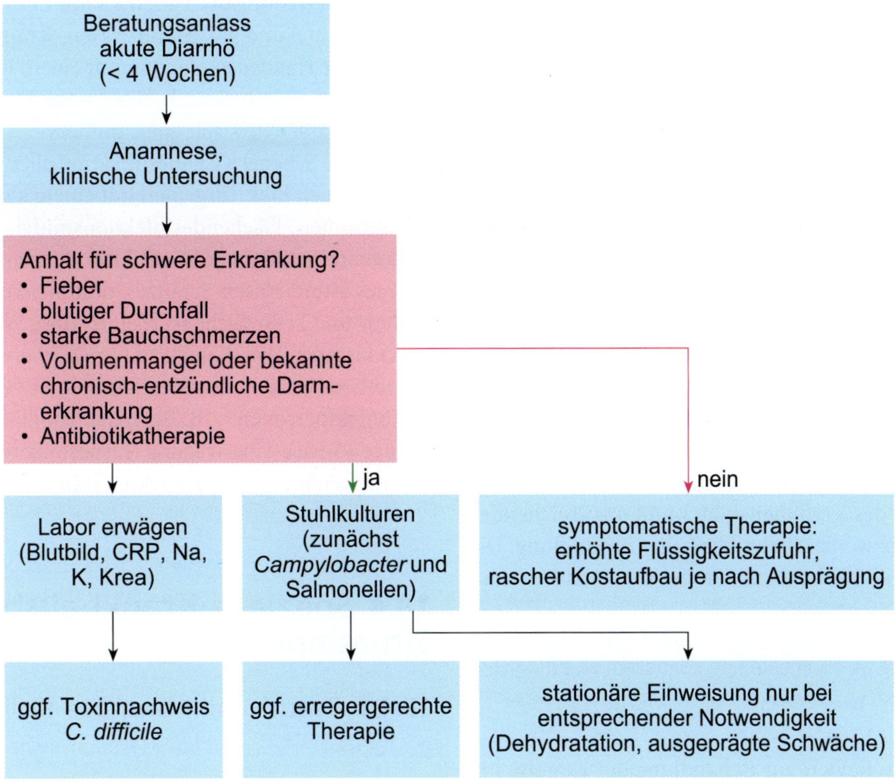

Abb. 18.1 Algorithmus Vorgehen bei akuter Diarrhö [L141]

- Medikamenteninduzierter Durchfall:
  - Antibiotika
  - Olmesartan
  - Colchicin-Überdosierung
  - Chemotherapie
- Verschlechterung einer Grunderkrankung bei fehlender Wirksamkeit bestehender Medikation
- Appendizitis (bei retrozökaler oder Beckenlage)
- Maligne Grunderkrankung (Kolon/Rektum, Ovarien, Peritonealkarzinose)
- Paradoxe Diarrhö: Stenose im distalen Kolon führt zu Obstipation, durch Passagehindernis kann nur bakteriell verflüssigter (oft übelriechender) Stuhl abgesetzt werden
- Pseudomembranöse Kolitis bei antibiotikaassoziierter Diarrhö (Erreger: *Clostridioides* [früher *Clostridium*] *difficile*)
- Morbus Crohn/Colitis ulcerosa
- Pankreasinsuffizienz

18.2.3 Diagnosen seltener oder sekundärer Ursachen

- Sepsis bei Durchwanderungsperitonitis
- Infektion mit enterohämorrhagischen *E. coli* (EHEC), ggf. mit Ausbildung eines hämolytisch-urämischen Syndroms (HUS)
- HIV-Infektion/AIDS
- Für ein hämolytisch-urämisches Syndrom (HUS) bei EHEC-Infektion sprechen folgende Symptome: Reduktion des Allgemeinzustands, Blässe, Ödeme, Hämaturie, hämolytische Anämie, Thrombopenie und Niereninsuffizienz
- Weitere spezifische/schwerwiegende Infektionen: Cholera, Typhus/Paratyphus, Amöbiasis, Malaria

CAVE

Red Flags

Warnhinweise auf einen abwendbar gefährlichen Verlauf bei Diarrhö sind:
- Profuse (ausgeprägte) Durchfälle, die zur Dehydratation führen
- Gewichtsverlust (➤ Kap. 47)
- Blutiger Stuhl (➤ Kap. 20)
- Fieber ≥ 38,5 °C (➤ Kap. 24)
- Dauer der Durchfälle > 48 h ohne klinische Besserung
- Mehrere Kontaktpersonen mit akuten Durchfällen
- Heftige Bauchschmerzen (➤ Kap. 17)
- Patienten > 70 Jahre, Kleinkinder, immungeschwächte Patienten
- Zurückliegender Auslandsaufenthalt, insbesondere in südlichen Ländern bzw. in den Tropen
- Familienanamnese: Kolonkarzinom, Morbus Crohn

18.3 Therapiestrategie

In den meisten Fällen ist **eine symptomatische Behandlung** ausreichend, abhängig vom Schweregrad der Beschwerden bzw. der Erkrankung. Im Vordergrund steht der Ausgleich des Flüssigkeitsverlusts sowie ggf. der Elektrolyte. Je nach Ausprägung kommt ein Kostaufbau dazu (zuerst nur flüssige Kost, Brühe, Brei, trockenes Brot, Zwieback, Kekse, Banane, Kartoffeln/Nudeln/Reis; zu vermeiden sind Kaffee, Säfte, Limonade, Alkohol, fettige Speisen). Auf körperliche Anstrengungen sollte verzichtet werden. Bei Säuglingen und Kleinkindern ist besonders auf Dehydratation zu achten, da diese lebensbedrohlich sein kann.

Außerdem sollten die Patienten auf **Hygiene- und Verhaltensmaßnahmen** hingewiesen werden: Händewaschen, eigene Handtücher/Geschirr, Meiden von Gemeinschaftseinrichtungen, ggf. Arbeitsverbot bei Tätigkeiten im Gastronomie- und Lebensmittelbereich.

Medikamente wie Antidiarrhoika (z. B. Loperamid 2 mg, max. 6 mg/d, Racecadotril [Tiorfan®] 100 mg), Spasmolytika (z. B. Butylscopolamin [Buscopan®]) und Probiotika (z. B. Perenterol forte®) sind nur in wenigen Fällen indiziert. Obstipierende Mittel wie Loperamid hemmen die Darmperistaltik und verzögern dadurch auch die Ausscheidung der infektiösen Erreger. Es besteht die Gefahr der Verschleierung des Krankheitsbildes und unzureichender Rehydratationstherapie bzw. verspäteter klinischer Behandlung. Die Gabe kommt auf Reisen im Ausland und nur kurzfristig in Betracht.

MERKE
Bei Durchfall sind manche Medikamente und Kontrazeptiva evtl. nicht wirksam.

18

In einem systematischen Review zur Behandlung der Diarrhö bei Kindern lag für *Saccharomyces boulardii,* Smektit und Zink die beste Evidenz vor, allerdings nur in Ländern mit niedrigem und mittlerem Einkommen.

Wichtig ist das Absetzen von evtl. eine Diarrhö auslösenden Medikamenten, insbesondere auch von Antibiotika. Antibiotika sollten zur Behandlung der Diarrhö nur gegeben werden, wenn es einen begründeten Verdacht auf bestimmte bakterielle Erreger gibt bzw. diese in der Stuhlkultur nachgewiesen wurden (z. B. *Clostridioides difficile,* Typhus, Shigellen, Amöben, Cholera). Bei Shigellen, Salmonellen und Lambliasis können Cotrimoxazol oder Chinolone gegeben werden. Bei Amöbiasis oder Lambliasis ist Metronidazol indiziert.

Insbesondere bei EHEC-Infektion/HUS sollte *keine* probatorische Antibiose erfolgen, da sich darunter die Symptomatik durch vermehrte Toxinfreisetzung verschlimmern kann.

LEITLINIE
DEGAM-S1-Leitlinie „EHEC/HUS. Epidemiologische und klinische Informationen":

www.degam.de/files/inhalt/pdf/positionspapiere_stellungnahmen/positionspapiere-altes-verzeichnis/2011_degam_s1-ll_ehec_03-06-2011.pdf

Maßnahmen bei Ausbrüchen

Bei Ausbrüchen in Pflegeheimen sind besondere Hygienemaßnahmen notwendig:

- Isolation des Patienten mit eigenem WC; ggf. Kohortenisolierung.
- Unterweisung des Patienten hinsichtlich korrekter Händedesinfektion mit einem viruswirksamen Händedesinfektionsmittel.
- Pflege/Betreuung der Patienten mit Einweghandschuhen, Schutzkittel und ggf. Mund-Nasen-Schutz.
- Korrekte Händedesinfektion mit einem viruswirksamen Händedesinfektionsmittel nach Ablegen der Einweghandschuhe und vor Verlassen des Isolationszimmers.
- Tägliche Scheuerwischdesinfektion aller patientennahen Kontaktflächen inkl. Türgriffen mit einem aldehydhaltigen (viruswirksamen) Flächendesinfektionsmittel.
- Kontaminationen (z. B. mit Erbrochenem) sofort, nach Anlegen eines Mund-Nasen-Schutzes, desinfizierend reinigen.
- Bett- und Leibwäsche ist als infektiöse Wäsche in einem geschlossenen Wäschesack zu transportieren und in einem (chemothermischen) Waschverfahren ≥ 60 °C zu reinigen.
- Kontaktpersonen (z. B. Besucher, Familie) sind auf die mögliche Face-to-Face-Übertragung (insbesondere bei Erbrechen) hinzuweisen und in der korrekten Händedesinfektion zu unterweisen.

18.4 Spezielle Krankheitsbilder/Situationen

18.4.1 Pseudomembranöse Kolitis

Alle Antibiotika können eine Diarrhö auslösen. Eine Sonderform in etwa 15–20 % d. F. ist die antibiotikaassoziierte pseudomembranöse Kolitis. Sowohl Häufigkeit (5–20 Fälle pro 100.000 Einwohner/Jahr) als auch Schweregrad haben in den letzten Jahren zugenommen. Der Erreger ist *Clostridioides difficile,* dessen Toxine Enterotoxin A und Zytotoxin B im Stuhl nachweisbar sind. Am häufigsten sind Amoxicillin/Clavulansäure, Clindamycin, Cephalosporine und Chinolone („4 C") als auslösende Antibiotika mit der Erkrankung assoziiert. Weitere Risikofaktoren sind Hospitalisation und fortgeschrittenes Alter. Die Symptome (wässriger Durchfall mit charakteristischem fauligem Geruch) treten meist schon wenige Tage nach Beginn der Antibiotikatherapie abrupt auf, mehrere Wochen sind allerdings ebenso möglich (Anamnese!). Bei Toxinnachweis im Stuhl sollte die Antibiotikatherapie abgesetzt werden. Therapeutisch kommen bei einfachen Verläufen Metronidazol (Clont®) 3 × 500 mg oral oder bei schweren Verläufen Vancomycin (4 × 125 mg oral) für 10 Tage in Betracht (Lübbert et al. 2014). Rezidive sind möglich.

18.4.2 Reizdarmsyndrom

Das Reizdarmsyndrom (RDS, Colon irritabile) kommt sehr häufig vor; bis zu 50 % der Bauchbeschwerden sind dadurch bedingt. Die Motilitätsstörung hängt u. a. mit psychischen und konstitutionellen Belastungsfaktoren zusammen. Das RDS kann sowohl mit Obstipation (➤ Kap. 21) als auch mit Diarrhö einhergehen (oder auch im Wechsel auftreten). Typisch für die Diarrhö bei RDS ist, dass nur eine erhöhte Stuhlfrequenz bei normalem Stuhlgewicht vorliegt und die Diarrhö nicht nachts auftritt. Nach den ROM-II-Kriterien müssen die Beschwerden mindestens 12 Wochen lang bestehen. Wenn andere Ursachen ausgeschlossen sind, ist es wichtig, die Patienten über die

Harmlosigkeit und die Zusammenhänge der Beschwerden aufzuklären. Diätetische Maßnahmen können in Einzelfällen hilfreich sein (Ernährungstagebuch zur Identifikation von Unverträglichkeiten).

18.4.3 Exokrine Pankreasinsuffizienz

Fehlen die für die Fettverdauung notwendigen Lipasen, kommt es Fettstühlen. Eine Pankreasinsuffizienz kann durch eine Bestimmung der Pankreaselastase im Stuhl nachgewiesen werden. Mögliche Ursachen:

- Chronisch Pankreatitis
- Mukoviszidose
- Pankreastumoren
- Z. n. Pankreatektomie oder Gastrektomie

Neben einer diätetischen Anpassung (kleine Mahlzeiten mit begrenzter Fettmenge) können Enzympräparate aus der Schweinebauchspeicheldrüse (Pankreatin, z. B. Kreon®, Pangrol®, u. v. m.) zu den Mahlzeiten verordnet werden. Die Dosierung wird in Lipase-Aktivität (E) angeben. Zu den Hauptmahlzeiten sind ca. 25.000 bis 75.000 E notwendig, zu Zwischenmahlzeiten ca. 10.000 bis 25.000 E. Die individuelle Dosisfindung geschieht klinisch nach Symptomen. Eine Verordnung ohne rechtfertigende Indikation kann zu Regressen führen.

18.4.4 Menschen, die mit Lebensmitteln arbeiten

Menschen, die beruflich mit Lebensmitteln arbeiten, benötigen vorher eine Belehrung gemäß § 43 IfSG. Wichtig ist die Einhaltung von Hygieneregeln, um lebensmittelbedingte Infektionen zu vermeiden. Bei Auftreten einer Diarrhö ist bei Menschen, die im Lebensmittelbereich arbeiten, bereits der Verdacht auf eine Erkrankung mit infektiösen Durchfallerregern meldepflichtig, außerdem besteht für die Zeit der Symptomatik Beschäftigungsverbot.

MERKE

Belehrung gemäß § 43 Abs. 1 IfSG:

www.rki.de/DE/Content/Infekt/IfSG/Belehrungsbogen/belehrungsbogen_lebensmittel_deutsch.pdf

LITERATUR

Barr W, Smith A. Acute diarrhea in adults. Am Fam Physician 2014; 89: 180–189.

Lankisch PG, Mahlke R, Lübbers H et al. W. Leitsymptom Diarrhö (CME-Artikel). Dtsch Arztebl 2006; 103: 261–268.

Lübbert C, Endres J, Müller L. Clostridium-difficile-Infektion. Leitliniengerechte Diagnostik- und Behandlungsoptionen. Dtsch Arztebl Int 2014; 111: 723–731.

Murtagh J, Rosenblatt J, Coleman J, Murtagh C. John Murtagh's General Practice. Chapter 44: Diarrhoea. 7th edn. Sydney: McGraw Hill Australia; 2018.

RKI-Ratgeber Clostridioides (früher Clostridium) difficile; www.rki.de/DE/Content/Infekt/EpidBull/Merkblaetter/Ratgeber_Clostridium.html (letzter Zugriff: 21.3.2024).

SYSTEMATISCHE REVIEWS

Florez ID, Veroniki AA, Al Khalifah R et al. Comparative effectiveness and safety of interventions for acute diarrhea and gastroenteritis in children: A systematic review and network meta-analysis. PLoS One 2018; 13(12): e0207701.

Guo Q, Goldenberg JZ, Humphrey C et al. Probiotics for the prevention of pediatric antibiotic-associated diarrhea. Cochrane Database Syst Rev 2019; 4: CD004827.

Patro-Golab B, Shamir R, Szajewska H. Yogurt for treating antibiotic-associated diarrhea: Systematic review and meta-analysis. Nutrition 2015; 31: 796-800.

KAPITEL

19

Michael H. Freitag

Übelkeit und Erbrechen

19.1 Definition und Epidemiologie

Übelkeit und Erbrechen gehören zu den täglich in Hausarztpraxen vorgebrachten Symptomen; meist sind sie harmlos und selbstlimitierend. Sie können aber auch Zeichen schwerer Erkrankungen sein. Da Übelkeit und Erbrechen meist als Begleitsymptome einer Erkrankung auftreten, lässt sich die Epidemiologie anhand von Hauptdiagnosen schwer erheben.

- **Übelkeit** (Nausea) ist eine Befindlichkeitsstörung, die mit einem „flauen" Gefühl in der Magengegend bzw. mit Brechreiz einhergehen kann.
- **Erbrechen** ist eine schwallartige Entleerung des Mageninhalts bei relaxiertem Ösophagussphinkter durch den Mund.

Übelkeit geht Erbrechen meist voraus. Die physiologische Bedeutung des Erbrechens ist ein Reflex zum Loswerden von Toxinen. Induziert werden kann es durch humorale oder neuronale Stimuli. Dabei haben die Area postrema im IV. Ventrikel und der Nucleus tractus solitarius in der Medulla oblongata eine besondere Bedeutung.

Abgrenzen kann man:

- **Regurgitation:** Passage von Mageninhalt in den Mund ohne Übelkeit und ohne Zwerchfellkontraktionen, mit der Gefahr der Aspiration
- **Würgen:** ein unwillkürlicher Akt mit allen Phänomenen des Erbrechens ohne Austritt von Mageninhalt, weil der Mageneingang geschlossen ist
- **Miserere:** Erbrechen von Kot

Von chronischer Übelkeit und Erbrechen spricht man, wenn die Beschwerden länger als einen Monat andauern.

19.2 Diagnostische Strategie und Differenzialdiagnose

Die Anamnese ergibt wichtige Hinweise auf mögliche Ursachen der Übelkeit bzw. des Erbrechens. Neben Dauer, Häufigkeit und Art der Übelkeit sowie Besonderheiten bei zurückliegenden Aktivitäten (Sonnen- und/oder Hitzeexposition, Traumata), Kontakt mit erkrankten Personen und Ernährung sollte gezielt nach spezifischen **Begleitsymptomen** gefragt werden (Fieber, Schmerzen, Diarrhö, Schwindel, Kopfschmerzen, Gewichtsverlust), außerdem nach Vorerkrankungen (z. B. Gallensteine, Niereninsuffizienz, Essstörungen), Operationen, Medikamenteneinnahme (z. B. NSAR, Antibiotika, Opioide), Chemotherapie, Drogen- und Alkoholgebrauch, Schwangerschaft und möglichen psychischen Faktoren. Eine spezielle Form ist die **Bewegungskrankheit** (*motion sickness*), die als Reisekrankheit bei Autofahrten, Schifffahrten oder Flugreisen, aber auch im Aufzug auftreten kann.

MERKE

Psychosomatik

Wichtig ist es – wie immer – zu eruieren, ob es auch mögliche Faktoren im privaten, sozialen oder beruflichen Umfeld des Patienten gibt:

- Bestehen Anhaltspunkte für besondere Belastungen, die im wahrsten Sinne des Wortes zu Übelkeit führen („zum Kotzen")?
- Gibt es Hinweise für besonderen Stress oder Angst?
- Gibt es Hinweise, dass der Patient ein spezielles Interesse an der Ausstellung einer Arbeitsunfähigkeit hat?

Gleichzeitig vorliegende Bauchschmerzen (➤ Kap. 17) sprechen für eine organische Ätiologie (z. B. Gallensteine). Wenn Übelkeit und Sodbrennen gemeinsam auftreten, spricht es für gastroösophagealen Reflux. Reflux kann sich auch als chronische Übelkeit ohne Sodbrennen manifestieren.

Morgendliches Erbrechen ist typisch für eine Schwangerschaft.

Patienteninfo

IQWiG-Gesundheitsinformation. „Was hilft gegen Übelkeit in der Schwangerschaft?“:

www.gesundheitsinformation.de/was-hilft-gegen-uebelkeit-in-der-schwangerschaft.2686.de.html?part=beschwerden-sd

19.2.1 Ursachen für Übelkeit und Erbrechen: die wahrscheinlichsten Diagnosen

Am häufigsten sind akute Gastroenteritis, Reisekrankheit, Medikamente als Auslöser, psychosomatische Ursachen und andere Infektionen. Insbesondere bei kleinen Kindern ist an Mittelohrentzündung und Harnwegsinfektionen zu denken, bei Erwachsenen an Gastritis, Alkoholintoxikation, andere Toxine, Schwangerschaft und Migräne.

Klinische Untersuchung

Bei der klinischen Untersuchung achtet man auf Zeichen von Dehydratation, Ikterus, vergrößerte Lymphknoten, Darmgeräusche, Druckschmerz im Abdomen, Narben von zurückliegenden Bauchoperationen und neurologische Ausfälle. Eine Schwellung des Abdomens mit Druckschmerz kann für einen Darmverschluss sprechen. Beim Vorhandensein von **Fieber** sollten auch häufige Infektionsursachen (Mittelohr, Meningen, Harnwege) bedacht werden (➤ Kap. 24). Ein Urinstatus gehört ebenfalls dazu. Bei Verdacht auf erhöhten Hirndruck muss eine Ophthalmoskopie durchgeführt werden. Die Hydrierung der Patienten muss geprüft werden, um einen relevanten Flüssigkeitsmangel auszuschließen, insbesondere bei kleinen Kindern und bei sehr alten Patienten. Außerdem kann es zu Hypokaliämie und metabolischer Alkalose kommen.

Schwindel und **Nystagmus** sind typische Zeichen einer vestibulären Neuritis und anderer Schwindelursachen.

Der Umfang der Anamnese und Untersuchung hängt von der Schwere des Krankheitsbildes und davon ab, ob abwendbar gefährliche Verläufe ausgeschlossen werden müssen.

CAVE

Red Flags

Warnhinweise auf einen abwendbar gefährlichen Verlauf bei Übelkeit und Erbrechen sind:

- Alter > 55 Jahre
- Gewichtsverlust (unbeabsichtigt) (➤ Kap. 47)
- Dysphagie
- Anhaltendes Erbrechen
- Gastrointestinale Blutung
- Deutliche Blässe
- Anzeichen für Dehydratation/Hypovolämie (niedriger Blutdruck, Tachykardie)
- Peritonitische Zeichen (Abwehrspannung) (➤ Kap. 17)
- Kopfschmerzen, Nackensteifigkeit, Verwirrung
- Überblähtes Abdomen
- Fehlende Darmgeräusche
- Miserere (Hinweis auf Darmverschluss)

In Einzelfällen kann auch die **Beschaffenheit des Erbrochenen** Hinweise auf die Genese der Beschwerden bieten: Darmverschluss bei Fäzes, obere gastrointestinale Blutung bei Blut oder kaffeesatzartigem Vomitus. Erbrechen von Nahrung, die mehrere Stunden vorher verzehrt wurde, kann für eine Obstruktion im Magen oder eine Gastroparese sprechen. Erbrechen ohne galligen Vomitus kann bei Säuglingen auf eine Pylorusstenose hinweisen, galliges Erbrechen für eine Obstruktion unterhalb des Duodenums, Erbrechen ohne Übelkeit, ggf. projektilartig, kann bei erhöhtem intrakraniellem Druck auftreten.

Eine **Gastroparese** bzw. eine deutlich verlängerte Magenentleerung kann ebenfalls Übelkeit und Erbrechen auslösen. Es gibt zahlreiche Ursachen, z. B. Diabetes, postoperativ, Trauma, idiopathisch und seltener Bindegewebs- und Muskelerkrankungen (Vaskulitis, Sklerodermie, muskuläre Dystrophie), Schilddrüsenunterfunktion, Hypokaliämie sowie Pankreatitis. Typisch dafür sind Oberbauchschmerzen und Blähungen, vorzeitiges Sättigungsgefühl, Übelkeit und Erbrechen 1 bis 3 h nach den Mahlzeiten.

Eine weitere Ursache ist das **zyklische Erbrechen,** das mit starkem unerklärtem Erbrechen oder Übelkeit einhergeht, in variablen Intervallen und bei ansonsten gesunden Personen. Am häufigsten tritt es bei Kindern auf. Es wird zu den funktionellen Magen-Darm-Erkrankungen gezählt und weist Gemeinsamkeiten mit der Migräne auf.

In den meisten Fällen sind Anamnese und körperliche Untersuchung ausreichend für eine erste Einschätzung und ein pragmatisches Vorgehen (➤ Abb. 19.1). Wenn die Beschwerden bereits wieder abklingen und alles für eine Gastroenteritis spricht, kann die Konsultation pragmatisch erfolgen, vorausgesetzt man erläutert dem Patienten, dass die aktuelle Situation nur eine Momentaufnahme darstellt und er sich bei erneuten bzw. veränderten oder zunehmenden Beschwerden wieder in der Praxis vorstellen soll.

Weitere diagnostische Hinweise

- Chirurgisch zu behandelnde Ursachen sind unwahrscheinlich, wenn keine Bauchschmerzen bestehen.
- Wenn zusätzlich auch keine Hämatochezie vorliegt, d. h. kein Blut im Stuhl nachweisbar ist, können ein gastrointestinales Malignom zu 99 % und ein gastrointestinales Ulkus mit 97 % ausgeschlossen werden (➤ Meineche-Schmidt und Jorgensen 2002) (Kap. 19).
- Falls vorhandene Bauchschmerzen sich durch Erbrechen verbessern, spricht dies für eine Obstruktion (Spezifität 94 %) (➤ Böhner et al. 1998).

19.2.2 Hinweise für spezielle Diagnosen von Übelkeit und Erbrechen

➤ Tab. 19.1 gibt einen Überblick über spezielle Diagnosen von Übelkeit und Erbrechen.

19.2.3 Klinische Zeichen und diagnostische Sicherheiten bei Übelkeit und Erbrechen

In ➤ Tab. 19.2 sind klinische Zeichen und diagnostische Sicherheiten bei Übelkeit und Erbrechen zusammengefasst.

19.2.4 Diagnostik bei Übelkeit und Erbrechen

Folgende Untersuchungen können zur weiteren Abklärung eingesetzt werden: Schwangerschaftstest, Urinstatus, ggf. Ophthalmoskopie zum Ausschluss eines Papillenödems (Hirndruck), wenn eine entsprechende Ausbildung vorhanden ist. Spezifische Laboruntersuchungen zur Abklärung von Übelkeit und Erbrechen gibt es nicht. Ggf. kann man bei unklarer Situation nach Anamnese und Untersuchung eine Bestimmung von Hb, BSG, CRP, Leukozyten, Glukose, Krea, Leberwerten, Lipase, TSH, Na, K, ggf. Ca und Albumin durchführen. Die weitere Abklärung erfolgt ggf. gastroenterologisch bzw. radiologisch (➤ Abb. 19.1).

Tab. 19.1 Hinweise für spezielle Diagnosen von Übelkeit und Erbrechen

Klinische Zeichen	Mögliche Diagnose	Weitere Abklärung
Plötzlicher Beginn	Gastroenteritis, Cholezystitis, UAW, Pankreatitis	Abdomen-Sonografie, Lipase
Galliges Erbrechen	Darmverschluss	Abdomen-Sonografie, Abdomen-Übersicht (Röntgen), Abdomen-CT
Spätes Erbrechen (> 1 h nach Nahrungsaufnahme)	Magenausgangsverschluss, Gastroparese	Abdomen-Übersicht, Motilitätsstudien
Miserere	Darmverschluss	Krankenhauseinweisung, dort Abdomen-Übersicht
Postprandiales Erbrechen, unregelmäßig	Bulimia nervosa, psychosomatische Ursachen	Fragebogen Depression, psychosomatische Grundversorgung
Projektilartiges Erbrechen	Erhöhter Hirndruck	Schädel-CT
Regurgitation von unverdautem Essen	Achalasie, Ösophagusstriktur, Zenker-Divertikel	Gastroskopie, ggf. Ösophagus-Breischluck
Morgendliches Erbrechen (nüchtern)	Alkoholintoxikation, erhöhter Hirndruck, Schwangerschaft	Anamnese, Schädel-CT, Schwangerschaftstest
Rezidivierendes schwallartiges Erbrechen beim Säugling (ab 2.–3. Lebenswoche)	Hypertrophe Pylorusstenose	Abdomen-Sonografie

Tab. 19.2 Klinische Zeichen und diagnostische Sicherheiten bei Übelkeit und Erbrechen (nach Wagner et al. 1996, Trowbridge et al. 2003)

Klinische Zeichen	Diagnose	Statistische Kennzahlen
Abdominale Schmerzen vor dem Erbrechen	Appendizitis	• 99 % Sensitivität, 64 % Spezifität • LR+ 2,7 • LR– 0,02 • PPV 47,4 %, NPV 99,3 % (bei Vortestwahrscheinlichkeit von 25 %)
Abdominale Schmerzen mit Übelkeit oder Erbrechen	Appendizitis	• 58 % Sensitivität, 37 % Spezifität für Übelkeit • 51 % Sensitivität, 45 % Spezifität für Erbrechen • LR+ 0,9 • LR– 1,1 • PPV 24 %, NPV 73 % (bei Vortestwahrscheinlichkeit von 25 %)
Abdominale Schmerzen und Übelkeit	Cholezystitis	• 77 % Sensitivität, 36 % Spezifität • LR+1,2 • LR– 0,6 • PPV 12 %, NPV 93 % (bei Vortestwahrscheinlichkeit von 10 %)
Abdominale Schmerzen und Erbrechen	Cholezystitis	• 71 % Sensitivität, 53 % Spezifität • LR+ 1,5 • LR– 0,6 • PPV 14,3 %, NPV 94,2 % (bei Vortestwahrscheinlichkeit von 10 %)

LR+ = positive Likelihood Ratio; LR– = negative Likelihood Ratio; PPV = positiver prädiktiver Wert; NPV = negativer prädiktiver Wert

Die wahrscheinlichsten Diagnosen

- Gastroenteritis
- Unerwünschte Arzneimittelwirkung (z. B. Opioide, Chemotherapie)
- Alkohol
- Schwangerschaft
- Migräne
- Bei Kindern oft unspezifisch bei Husten und fieberhaften Infekten
- Psychosomatisch (z. B. Bulimia nervosa)
- Reise- oder Seekrankheit

Was man nicht übersehen sollte: abwendbar gefährlicher Verlauf

- Darmverschluss (Ösophagusatresie bei Neugeborenen, Pylorusstenose, Invagination, Malignom)
- Vergiftung (z. B. Pilze)
- Schwere Infektion (Botulinumtoxin, Sepsis, Meningitis/Enzephalitis, Endokarditis)
- Malignom
- Intrakranielle Ursachen (Tumor, Blutung, Hirndruck)

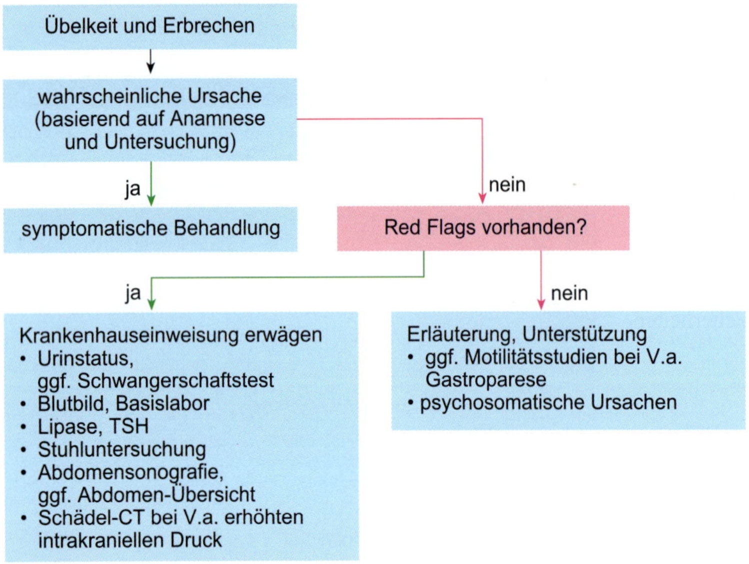

Abb. 19.1 Diagnostischer Algorithmus bei Übelkeit und Erbrechen [L141]

- Appendizitis
- Pankreatitis
- Myokardinfarkt
- Anorexie
- Sonnenstich

19.3 Therapiestrategie

Im Vordergrund stehen die Behandlung der Grunderkrankung, das Weglassen des Übelkeitsreizes und eine Erholung. Eventuell auslösende Medikamente sollten bzgl. Alternativen überprüft werden. Außerdem sollten der Flüssigkeits- und der Elektrolythaushalt ausgeglichen werden. Falls eine symptomatische Therapie notwendig ist, können z. B. Antiemetika, Antihistaminika oder pflanzliche Mittel (Ingwer, Fenchel) verwendet werden. Dopaminantagonisten wie Metoclopramid sollten wegen der extrapyramidalen Nebenwirkungen nur zurückhaltend eingesetzt werden. Serotoninantagonisten wie Ondansetron werden bei Chemo- und Strahlentherapie eingesetzt, in ausgeprägten Fällen auch Dexamethason (➤ Tab. 19.3).

Bei einer Gastroparese kann man kleinere, häufige Mahlzeiten und gutes Zerkauen der Nahrung empfehlen. Vermieden werden sollten fettreiche Nahrung, größere Brotstücke sowie rohes Obst und Gemüse.

Tab. 19.3 Übersicht über Antiemetika

Wirkstoffgruppe/ Wirkmechanismus	Substanz	Dosierung/Wirkungseintritt	Kommentar
Antihistaminika	Dimenhydrinat (z. B. Vomex A®)	50–400 mg/d (1–2 Dragees bis zu 4x/d)	Bei Reisekrankheit, **cave:** Müdigkeit als UAW
Dopaminantagonisten	Metoclopramid (Promethazin, Haloperidol, **cave:** Off-Label-Use)	• 10 mg bis zu 3 ×/d (MCP) • 20–30 mg (Promethazin) • 1–3 m/d (Haloperidol)	• **Cave:** extrapyramidale Nebenwirkungen (bei längerer Anwendung auch bleibende) • Bei Kindern und Jugendlichen vermeiden!
Serotoninantagonisten (5-HT3)	Ondansetron (Zofran®)	4–8 mg/d	• Bei Chemo- und Strahlentherapie • **Cave:** QT-Zeit-Verlängerung
	Granisetron (Kevatril®)	1 mg/d	
Steroide	Dexamethason (Fortecortin®)	4–8 mg/d	Bei ausgeprägter Übelkeit und Appetitlosigkeit bei Chemotherapie
Tropanalkaloid (Anticholinergikum)	Scopolamin-Pflaster (Scopoderm®)	• 0,5 mg/d Kinder • 1,5 mg/d Erwachsene	Nur bei Reise- und Seekrankheit zugelassen; andere Verwendungen sind Off-Label-Use

LITERATUR

Anderson WD. Evaluation of nausea and vomiting in adults: A case-based approach. Am Fam Physician 2013; 88: 371–379.

Böhner H, Yang Q, Franke C, et al. Simple data from history and physical examination help to exclude bowel obstruction and to avoid radiographic studies in patients with acute abdominal pain. Eur J Surg 1998; 164: 777–784.

Furyk JS. Drug treatment of adults with nausea and vomiting in primary care. Br Med J 2014; 349: g4714.

Meineche-Schmidt V, Jorgensen T. „Alarm symptoms" in patients with dyspepsia: A three year prospective study from general practice. Scan J Gastroenterol 2002; 37: 999–1007.

Murtagh J, Rosenblatt J, Coleman J, Murtagh C. John Murtagh's General Practice. Chapter 60: Nausea and Vomiting. 7th edn. Sydney: Mc Graw Hill Australia; 2018.

Trowbridge RL, Rutkowski NK, Shojana KG. Does this patient have acute cholecystitis? J Am Med Assoc 2003; 289: 80–86.

Wagner JM, McKinney WP, Carpenter JL. Does this patient have appendicitis? J Am Med Assoc 1996; 276: 1589–1594.

SYSTEMATISCHE REVIEWS

Davis MP, Hallerberg G. Palliative Medicine Study Group of the Multinational Association of Supportive Care in Cancer. A systematic review of the treatment of nausea and/or vomiting in cancer unrelated to chemotherapy or radiation. J Pain Symptom Manage 2010; 39: 756–767.

McParlin C, O'Donnell A, Robson SC, et al. Treatments for hyperemesis gravidarum and nausea and vomiting in pregnancy: A systematic review. JAMA 2016; 316: 1392–1401.

KAPITEL

20 Blut im Stuhl

Gesine F.C. Weckmann, Jean-François Chenot

20.1 Definition und Epidemiologie

Sichtbares Blut im Stuhl kommt in der Allgemeinbevölkerung mit einer Inzidenz von 10 % pro Jahr vor. Dieses Symptom kann einerseits bei Patienten die Besorgnis auslösen, an Darmkrebs erkrankt zu sein, andererseits fälschlich als harmlose Hämorrhoidalblutung abgetan werden. Das Blut kann auf dem Stuhl sichtbar sein oder beim Abwischen auf dem Toilettenpapier auffallen. Sichtbares Blut im Stuhl wird häufig durch lokale Abweichungen im distalen Gastrointestinaltrakt verursacht. Die meisten Ursachen von Blut im Stuhl sind nicht maligne und selbstlimitierend, aber die Möglichkeit eines kolorektalen Karzinoms (KRK) oder einer gastrointestinalen Blutung muss immer erwogen werden. Wegen des selbstlimitierenden Charakters stellt sich nur ein Teil der Personen mit dem Symptom Blut im Stuhl ärztlich vor. Die häufigsten Begleitbefunde sind Bauchschmerzen oder veränderter Stuhlgang bei 20 %, Anämie bei 5 % und Gewichtsverlust bei 3 % der Patienten.

Als **Hämatochezie** bezeichnet man das Auftreten von frischem, meist hellrotem Blut im Unterschied zu dunklem **Teerstuhl** (Meläna). Hämoglobin wird durch Kontakt mit Magensäure zu dunklem Hämatin, weshalb dies am ehesten für eine obere gastrointestinale Blutung spricht. Da Teerstuhl einen lokalen Reiz ausüben kann, kommt es dabei auch meistens zu Durchfall.

Nicht sichtbares Blut im Stuhl wird meistens im Rahmen der Darmkrebsprävention festgestellt. Durch die Umstellung vom guajakbasierten Stuhltest (gFOBT), der Hämeisen nachweist, auf den immunbasierten Stuhltest (iFOBT), der menschliches Blut nachweist, sind falsch positive Befunde deutlich seltener geworden.

MERKE

Alter und Risiko für ein kolorektales Karzinom

Das KRK-Risiko ist stark altersabhängig. Die jährliche Erkrankungsrate steigt mit dem Alter von 0,01 % bei den unter 40-Jährigen auf 0,5 % bei den über 85-Jährigen an. Bei 7 % der Altersgruppe > 50 Jahre, die sich mit Blut im Stuhl in der Hausarztpraxis vorstellen, liegt ein Malignom vor.

LEITLINIEN

S3-Leitlinie „Kolorektales Karzinom". AWMF-Registernummer 021-007OL:

www.leitlinienprogramm-onkologie.de/leitlinien/kolorektales-karzinom/

20.2 Diagnostische Strategie und Differenzialdiagnose

20.2.1 Diagnostische Überlegungen

Liegt überhaupt eine Blutung vor?

Wenn Blut mit dem iFOBT nachgewiesen wurde oder der Patient hellrotes Blut am Toilettenpapier berichtet, besteht i. d. R. kein Zweifel, dass es sich um Blut handelt. Schwieriger ist es, wenn von Patienten oder Angehörigen dunkle Stuhlverfärbungen beobachtet wurden (➤ Tab. 20.1). Bei V. a. Blut im Stuhl oder sonstige gastrointestinale Blutungen soll der Hämoglobinwert bestimmt werden.

Tab. 20.1 Ursachen für Stuhlverfärbung

Farbe	Mögliche Ursache
Schwarz	• Blut • Eisenpräparate • Aktivkohle • Wismut • Heilerde • Heidelbeeren • Obstipation
Grau	Kontrastmittel (Barium)
Rötlich	Rote Bete
Orange	Rifampicin
Grün	Spinat
Gelb (lehmig)	• Gallenerkrankung • Orlistat (Fettresorptionshemmer) • Ezetemib

MERKE

Wenn Blut im Stuhl angegeben wurde oder der iFOBT-Stuhltest positiv war, sollte eine Abklärung z. B. mittels Koloskopie erfolgen. Ein „Nachtesten" durch Wiederholung des iFOBT soll nicht zur Objektivierung eingesetzt werden. Man kann die Angabe, dass Blut im Stuhl war, oder einen positiven iFOBT nicht durch einen weiteren iFOBT „wegtesten". Ein intermittierend blutendes Karzinom kann so übersehen werden.

Liegt eine hämodynamisch wirksame Blutung vor?

Bei Verdacht auf den Verlust von größeren Mengen Blut, z. B. eine hämodynamisch wirksame Blutung (Blutdruck, Puls, AZ), sollte eine sofortige Klinikeinweisung erfolgen. Die Quelle für größere Blutungen ist am häufigsten der Magen, aber auch Divertikel können einen erheblichen Blutverlust verursachen. Sehr seltene Ursachen sind Enterokolitiden, arterio-enterale Fistelformung oder andere Gefäßanomalien. Ist der Patient herzkreislaufstabil, kann eine Kontrolle des Blutbilds erfolgen, um eine mögliche Anämie durch chronische Sickerblutungen auszuschließen. Der **Glasgow Blatchford Bleeding Score,** mit dem sich abschätzen lässt, ob ein ambulantes Management vertretbar ist, spielt in der Hausarztpraxis keine Rolle, da die notwendigen Laborwerte nicht schnell genug verfügbar sind.

Könnte eine maligne Erkrankung vorliegen?

Auch der Verlust von geringen Mengen Blut im Stuhl sollte abgeklärt werden, um schwerwiegende Erkrankungen wie z. B. ein KRK als Ursache auszuschließen. Wenn Patienten über Blut im Stuhl berichten, ist ein Test auf Blut im Stuhl nicht sinnvoll. Malignome und andere Läsionen bluten häufig intermittierend, d. h., ein negativer Test schließt ein Malignom **nicht** aus.

Bei Patienten, die vor weniger als 5 bis 10 Jahren eine unauffällige Darmspiegelung hatten, kann mit hoher Wahrscheinlichkeit angenommen werden, dass kein KRK vorliegt. Intervallkarzinome (Tumor, der im Screeningintervall neu auftritt; ➤ Kap. 5) sind aber möglich. Sonst sollte gemäß dem diagnostischen Algorithmus (➤ Abb. 20.1, ➤ Kap. 20.2.4) vorgegangen werden.

Die Indikationsstellung für eine Überweisung zur Koloskopie hängt stark vom Alter des Patienten ab. Je jünger ein Patient ist, desto unwahrscheinlicher ist das Vorliegen eines KRK. Allerdings lässt sich kein Alter festlegen, ab dem ein KRK völlig ausgeschlossen ist, daher sollte für die Nichtdurchführung einer Koloskopie immer eine Aufklärung dokumentiert werden. Bei Patienten, die das 50. Lj. überschritten und keine präventive Koloskopie in Anspruch genommen haben, sollte eine Abklärung mittels Koloskopie eher niedrigschwellig empfohlen werden.

Gibt es eine andere Erklärung?

MERKE

Sichtbare Analerkrankungen, z. B. Hämorrhoiden, schließen ein KRK nicht aus.

- Sichtbare Analerkrankungen, z. B. Hämorrhoiden, schließen ein KRK nicht aus (➤ Kap. 22). Daher sollte individuell entschieden werden, ob die Hämorrhoiden als Ursache angenommen werden oder ob weitere Diagnostik (Koloskopie) erfolgen soll. Bei bekannten oder sichtbar blutenden Hämorrhoiden oder Fissura ani kann bei jüngeren Patienten auf weiterführende Diagnostik eher verzichtet werden.
- **Bei mit Antikoagulanzien oder Thrombozytenaggregationshemmern (TAH) behandelten Patienten sollte bei Blut im Stuhl eine diagnostische Abklärung erfolgen.** Gerinnungshemmende Medikamente erhöhen die Wahrscheinlichkeit einer gastrointestinalen Blutung und führen häufiger zu positiven Befunden bei Darmkrebsfrüherkennungsuntersuchungen mittels iFOBT (➤ Kap. 5). Polypen und KRK bluten unter oraler Antikoagulation häufiger. Deshalb sollte bei einem positiven Stuhltest oder Angabe von sichtbarem Blut im Stuhl auch bei stabilem Hämoglobinwert nicht auf eine endoskopische Abklärung verzichtet werden.
- **Bei postmenopausalen Frauen sollte die Möglichkeit eines Endometriumkarzinoms erwogen werden,** wenn nicht objektiviert wurde, ob es sich um eine vaginale oder eine rektale Blutung handelt.

20.2.2 Anamnese

Bei der Anamnese sollten folgende Aspekte erfragt werden:
- Dauer und Menge des Blutverlustes
- Liegt das Blut auf, oder ist es mit dem Stuhlgang vermischt?
- Änderungen im Stuhlgangmuster
- Perianale Beschwerden wie Schmerz, Juckreiz, Schwellungen, Inkontinenz oder Schleimabsonderung
- Persistierender Stuhldrang nach dem Stuhlgang
- Allgemeine Symptome wie Fieber, Gewichtsverlust, Krankheitsgefühl, Bauchschmerzen

20

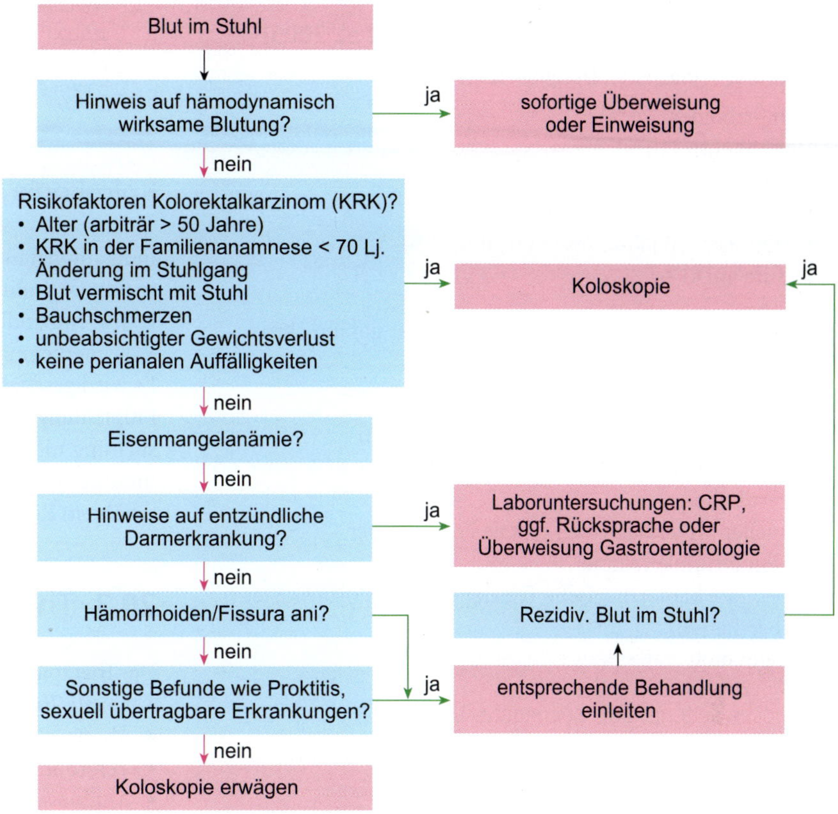

Abb. 20.1 Algorithmus Blut im Stuhl (adaptiert nach NHG-Standaard rectaal bloedverlies 2017) [L141]

- Blutverlust, Hämorrhoiden und entzündliche Darmerkrankungen in der Anamnese
- Koloskopien oder Darmkrebsfrüherkennung
- Familienanamnese für entzündliche Darmerkrankungen und KRK
- Dauer-, Bedarfs- und eigenständig verwendete Medikation (Antikoagulanzien, TAH, Antibiotika, Immunsuppressiva, Zytostatika)
- Ggf. Sexualverhalten (Analverkehr, Infektionen, Risikokontakte)
- Traumata, Fremdkörper, Gewalt
- Bei akutem blutigem Durchfall sollte auch nach dem Konsum von unvollständig gegartem Fleisch und ungekühlten Speisen sowie nach Auslandsaufenthalten gefragt werden.

20.2.3 Körperliche Untersuchung

Eine Inspektion und Palpation des Abdomens sollten immer durchgeführt werden, ebenso eine Inspektion der Analregion und eine digital-rektale Untersuchung (DGU) oder, wenn möglich, eine Rektoskopie (➤ Kap. 22). Bei systemischen Beschwerden ist die Untersuchung ggf. zu erweitern. Bei Hinweisen auf einen kreislaufwirksamen Blutverlust sollten Puls und Blutdruck überprüft werden.

20.2.4 Diagnostik

- Bei V. a. Blut im Stuhl oder sonstigen gastrointestinalen Blutungen soll der Hämoglobinwert bestimmt werden.
- Bei chronischem oder wiederholtem Blutverlust sollten Blutbild und Ferritin überprüft werden (➤ Kap. 48). Eine Koloskopie sollte bei einer Kombination aus Blut im Stuhl und Anämie erfolgen (➤ Abb. 20.1).
- Bei V. a. entzündliche Darmerkrankung: Blutbild, CRP und Albumin. Bei Auffälligkeiten sollte eine Koloskopie angeboten werden.
- Bei Blut im Stuhl in der Anamnese oder im Testbefund soll eine Koloskopie angeboten werden, wenn gleichzeitig einer oder mehrere Risikofaktoren für ein KRK vorliegen (➤ Abb. 20.1; ➤ Kap. 5).
- Bei akutem blutigem Durchfall sollte eine Stuhluntersuchung durchgeführt werden. Untersuchungen mittels Multiplex-PCR können wegen der besseren Testeigenschaften bevorzugt werden (➤ Kap. 18).

Box 20.1

Ursachen für Blut im Stuhl (nach Heinze et al. 2005)

Die wahrscheinlichsten Diagnosen

- Hämorrhoiden (26 %)
- Divertikulitis (10 %)
- Darmpolyp (11 %)
- Kolitiden (7 %)
- KRK (5 %; > 50 Jahre: 7 %; < 50 Jahre: 2 %)
- Fissura ani (3 %)

Was man nicht übersehen sollte: abwendbar gefährlicher Verlauf

- KRK oder anale Tumoren
- Kreislaufwirksame gastrointestinale Blutungen
- Chronisch-entzündliche Darmerkrankungen (CED)
- Divertikulitis
- Sexueller Missbrauch oder rektale Fremdkörper
- Endometriumkarzinom
- Hereditäre hämorrhagische Teleangiektasie (Morbus Osler-Weber-Rendu)
- Invagination

Diagnosen seltener oder sekundärer Ursachen

- Rektale Entzündungen durch sexuell übertragbare Erkrankungen wie Gonorrhö
- Ischämische Ursachen
- Gastrointestinale Gefäßveränderungen und Blutungen bei Aortenstenose
- Pseudomembranöse Kolitis, z. B. nach Antibiotikagebrauch
- Folgen einer Strahlentherapie
- Rektalgeschwür oder Rektalprolaps
- Folgen einer portalen Hypertension
- Lichen sclerosus kann auch anale Läsionen verursachen. Daher sollte bei Läsionen, die schnell bluten, bei zumeist ausgeprägtem Juckreiz an dieses Krankheitsbild gedacht werden.
- Aortoenterale Fistel, z. B. als Komplikation bei Morbus Crohn

20

CAVE

Red Flags

Warnhinweise auf einen abwendbar gefährlichen Verlauf bei Blut im Stuhl sind:

- Fieber
- Größere Mengen an sichtbarem Blut im Stuhl
- Lebensalter, arbiträr > 50 Jahre
- Unerwünschter Gewichtsverlust
- Darmkrebs oder Endometriumkarzinom in der Familienanamnese, v. a. im jungen Alter (➤ Kap. 5)
- Tachykardie, Kreislaufinstabilität
- Einnahme von NSAR, TAH, oralen Antikoagulanzien
- Kleinkinder sollen bei folgenden Konstellationen zur weiteren (sonografischen) Diagnostik vorgestellt werden:
  - Kombination von blutig-schleimigem Stuhl („Himbeergelee"), kolikartigen Schmerzen und Erbrechen (v. a. Invagination)
  - Blutverlust per anum und akute Bauchschmerzen oder unerklärbarem Weinen

Koloskopie

Indikationen für eine Koloskopie sind:

- Blut im Stuhl und ein Risikofaktor für KRK (➤ Abb. 20.1)
- V. a. entzündliche Darmerkrankung
- Früherkennung von KRK (➤ Kap. 5)

Es wird geschätzt, dass 1 von 4 hausärztlichen Patienten mit einer Empfehlung zur Koloskopie bei einer rektalen Blutung diese Untersuchung nicht in Anspruch nimmt. Gemeinsame Entscheidungsfindung sowie regelmäßige Folgekonsultationen bei Patienten mit erhöhtem Risiko können sinnvolle Maßnahmen sein.

20.3 Therapiestrategie

Die Therapie richtet sich nach der Ursache der Beschwerden:

- Lokale Therapie (➤ Kap. 22)
- Absetzen von NSAR
- Verordnung von Protonenpumpenhemmern (PPI)
- Antibiose bei pseudomembranöser Kolitis
- Einleitung einer Darmkrebsbehandlung
- Einleitung einer Behandlung einer entzündlichen Darmerkrankung

Tritt nach erfolgreicher Behandlung lokaler Probleme wiederholt Blutverlust auf, sollte zum Ausschluss eines KRK eine Koloskopie erfolgen.

20.4 Spezielle Erkrankungen

20.4.1 Proktitis

Eine Proktitis soll nur dann hausärztlich behandelt werden, wenn eine proktologische Untersuchung erfolgt ist und kein Verdacht auf eine sexuell übertragbare Erkrankung, auf eine entzündliche Darmerkrankung oder auf eine Kolitis besteht. Eine isolierte Proktitis kann nach dem folgenden Stufenschema behandelt werden:

1. Rektale Applikation von Mesalazin 500–1.000 mg 1–3 ×/d, je nach Beschwerden.
2. Wenn nach 2 Wo. kein Behandlungserfolg eintritt, werden Kortikosteroide lokal eingesetzt: z. B. Budesonid 2,3 mg rektal, 1 ×/d z. N.
3. Der Behandlungseffekt sollte in 2-wöchigen Abständen überprüft werden.
4. Eine Erhaltungsdosis von Mesalazin rektal sollte in Absprache mit der Gastroenterologie noch einige Wochen weitergegeben werden.

20.4.2 Divertikulitis

Bei Verdacht auf eine Blutung aufgrund einer Divertikulitis sollte das erhöhte Risiko für größere Blutungen berücksichtigt werden. Die Letalität bei Patienten, die eingewiesen werden, wird mit bis zu 2 % angegeben. Diese Angaben basieren auf retrospektiven Studien, sodass keine Analogien zur hausärztlichen Patientenklientel gezogen werden können. Eine Blutung bei Divertikulitis ist per definitionem eine komplizierte Form der Divertikulitis. Bei komplizierter Divertikulitis sollte eine Überweisung in die Gastroenterologie erfolgen.

LEITLINIEN

S2k-Leitlinie „Divertikelkrankheit/Divertikulitis". AWMF-Registernummer 021-020:

https://register.awmf.org/de/leitlinien/detail/021-020

20.4.3 Kolitiden

Bei Blut im Stuhl in Kombination mit Bauchschmerzen oder Fieber sollte eine weiterführende Diagnostik oder Überweisung erfolgen, um akute Kolitiden oder chronisch-entzündliche Darmerkrankungen wie Morbus Crohn oder Colitis ulcerosa auszuschließen.

Infektiöse hämorrhagische Kolitis

Mehrere Pathogene können Gastroenteritiden verursachen, die mit blutigem Durchfall einhergehen. Hierzu gehören bakterielle Erreger (z. B. *Escherichia-coli*-Stamm EHEC 0157, Shigellen, *Salmonella*-Spezies, *Campylobacter*) und Einzeller wie Amöben. Bei Typhus abdominalis kann das Fieber den intestinalen Symptomen um mehrere Tage vorausgehen. Komplikationen wie das hämolytisch-urämische Syndrom (HUS) können auftreten. Bei blutigem Durchfall ist eine Stuhluntersuchung mit eine Multiplex-PCR indiziert. Die Therapie richtet sich nach der klinischen Situation und dem Befund der Stuhluntersuchung. Bei klinisch instabilen Patienten oder Verdacht auf HUS oder EHEC sollte eine Krankenhauseinweisung erfolgen. Bei blutigem Durchfall soll Loperamid nicht angewandt werden.

Eine empirische Therapie bei allgemeinen Krankheitserscheinungen oder bei Patienten mit geschwächtem Immunsystem kann nach Entnahme einer Stuhlprobe begonnen werden: Azithromycin, 500 mg 1 ×/d, über 3 Tage oder 1.000 mg/d als Einzeldosis.

Infektiöse Gastroenteritiden sind teilweise meldepflichtig (IfSG § 6). Die Meldung erfolgt im Regelfall durch das Labor.

LEITLINIEN

S2k-Leitlinie „Leitlinie Gastrointestinale Infektionen und Morbus Whipple". AWMF-Registernummer 021-024:

https://register.awmf.org/de/leitlinien/detail/021-024

Akute hämorrhagische pseudomembranöse Kolitis nach Antibiotikagebrauch

Eine antibiotikaassoziierte hämorrhagische Kolitis kann nach Einnahme von Antibiotika auftreten. Eine pseudomembranöse Kolitis durch *Clostridioides difficile* ist ebenfalls antibiotikaassoziiert, und Patienten, die mit PPI behandelt werden, haben ein erhöhtes Risiko. Ein Toxinnachweis im Stuhl (mittels Enzymimmunoassays [EIA]) kann die Diagnose sichern. Manchmal sind mehrere Tests notwendig. Unkomplizierte Fälle können ambulant oder im Pflegeheim behandelt werden. Mittel der Wahl in der ambulanten Versorgung sind:

- Metronidazol 500 mg p. o. 3 ×/d für 10–14 d
- Vancomycin 125 mg p. o. 4 ×/d, für 10 d (lokal wirksam, wird oral nicht resorbiert)
- Reserveoption: Fidaxomicin (Dificlir®) 200 mg p. o. 2 x/d für 10 d

Bei Verdacht auf eine schwere Form der antibiotikaassoziierten Kolitis sollte eine Krankenhauseinweisung erfolgen, und die Antibiotika sollten abgesetzt werden. Loperamid darf nicht verwendet werden (➤ Kap. 17).

Chronisch-entzündliche Darmerkrankungen

Chronisch-entzündliche Darmerkrankungen (CED) können auch im mittleren oder späteren Lebensalter auftreten oder diagnostiziert werden. Symptome sind rezidivierender, manchmal blutiger Durchfall und krampfartige Bauchschmerzen. In weniger schweren Fällen kann die Erkrankung lange Zeit unentdeckt bleiben. Komplikationen sind Sakroiliitis und Gelenkentzündungen, Osteoporose, Augenentzündungen wie Uveitis und Episkleritis und sklerosierende Cholangitis. Die Behandlung ist zur Vorbeugung von Folgebeschwerden und KRK sehr wichtig. Zur diagnostischen Sicherung ist eine Darmspiegelung mit Biopsie notwendig.

Colitis ulcerosa Bei der Colitis ulcerosa ist der gesamte Dickdarm inkl. des Rektums betroffen. Symptome sind Durchfall, Bauchschmerzen und schmerzhafter Stuhldrang. Akute Schübe dieser Erkrankung können mit blutigem Durchfall einhergehen, mit toxischem Megakolon als abwendbar gefährlichem Verlauf. Raucher haben ein verringertes Risiko und zeigen weniger schwere Verlaufsformen. Diagnose und Therapie sollten in Zusammenarbeit mit der Gastroenterologie erfolgen. Bei Mangel an Mikronährstoffen soll eine Substitution erfolgen.

Morbus Crohn Beim Morbus Crohn sind die Schmerzen oft rechtsbetont und treten typischerweise nach dem Essen und vor dem Stuhlgang auf. Im Gegensatz zur Colitis ulcerosa können Abszesse auftreten, die zu Fistelformung führen können. Im Laufe der Erkrankung können durch Adhäsionen und Strikturen Stenosen auftreten (➤ Kap. 17).

LITERATUR

Heintze C, Matysiak-Klose D, Kröhn T et al. Diagnostic work-up of rectal bleeding in general practice. Br J Gen Pract 2005; 55: 14–19.
Percac-Lima S, Pace LE, Nguyen KH et al. Diagnostic evaluation of patients presenting to primary care with rectal bleeding. J Gen Intern Med 2018; 33: 415–422.
Riss S, Weiser FA, Schameis K et al. The prevalence of hemorrhoids in adults. Int J Colorectal Dis 2012; 27: 215–220.
Seifert V. Akuter Durchfall. Allgemeinarzt 2013; 35: 46–49.
Walsh CJ, Delaney S, Rowlands A. Rectal bleeding in general practice: New guidance on commissioning. Br J Gen Pract 2018; 68: 514–515.
Weckmann G, Chenot JF. Beratung zum Darmkrebsscreening in der Hausarztpraxis. Z Allg Med 2013; 89: 392–399.

KAPITEL

21

Jean-François Chenot

Obstipation

21.1 Definition und Epidemiologie

Eine gängige Definition für Obstipation bei Erwachsenen lautet: weniger als drei Stuhlgänge in der Woche, die mit Beschwerden wie Blähungen und Völlegefühl (Meteorismus) assoziiert sind. Harter Stuhlgang und das Gefühl der inkompletten Entleerung gehören ebenfalls dazu. Davon müssen Schmerzen beim Stuhlgang (Proktalgie) abgegrenzt werden (➤ Kap. 22). Ärzte und Patienten verstehen unter Verstopfung oft etwas Unterschiedliches, und normale Stuhlfrequenz, Volumen und Konsistenz sind sehr variabel. Daher muss zunächst geklärt werden, ob überhaupt eine Obstipation vorliegt. Bei bis zu einem Drittel der Patienten, die über Verstopfung klagen, liegt diese objektiv nicht vor. Eine verbreitete Vorstellung von Patienten ist, dass es durch den Stuhl im Darm zu einer Selbstvergiftung (Autointoxikation) infolge von „innerem Verfaulen" kommt. Solche Annahmen sind manchmal schwer zu korrigieren.

MERKE

Besonderheiten bei Säuglingen und Kindern

Bei Säuglingen ist Stuhlgang von 6 ×/d bis hin zu 1 × alle 10 Tage im Rahmen des Normalen. Für ältere Kinder ist es schwer, eine Norm anzugeben. Die Sauberkeitserziehung (Topfgang) spielt neben Lebensstilmaßnahmen und dem Umgang der Eltern mit dem Problem eine große Rolle.

Risikofaktoren für Obstipation sind weibliches Geschlecht, Alter, ballaststoffarme Diät, geringe körperliche Aktivität und bestimmte Medikamente. Die 1-Jahres-Prävalenz der Obstipation beträgt in Deutschland 15 % bei Erwachsenen, wovon ca. ein Drittel Abführmittel einnimmt und etwa jeder Fünfte ärztlichen Rat einholt.
Medikamente, die häufig zu Verstopfung führen:

- Opioide
- Diuretika
- Anticholinerge Arzneimittel zur Behandlung von Harninkontinenz (Oxybutynin u. a.)
- Anticholinerge Psychopharmaka (Amitriptylin, Doxepin, Paroxetin, Chlorpromazin, Thioridazin, Clozapin, Olanzapin)
- Parkinson-Medikamente (Amantadin, Bromocriptin, Biperiden)
- Blutdruckmedikamente (Alphablocker, Betablocker, Kalziumkanalblocker)
- Antikonvulsiva (Gabapentin, Pregabalin, Phenytoin)
- Antihistaminika (H_1- und H_2-Blocker)
- Kalziumsupplemente
- Eisentabletten

21.2 Diagnostische Strategie und Differenzialdiagnose

Verstopfung ist ein häufiges und meist harmloses Problem, hinter dem sich aber auch ernste Probleme verbergen können (➤ Box 21.1). Daher ist ein gestuftes und systematisches Vorgehen notwendig (s. dazu den Algorithmus in ➤ Abb. 21.1). Am häufigsten ist die als primär bezeichnete Verstopfung durch ungünstige Lebensstilfaktoren oder Medikamente, die anamnestisch erfasst werden können.

Box 21.1

Ursachen für Obstipation

Die wahrscheinlichsten Diagnosen

- Einfache Verstopfung durch ungünstige Lebensstilfaktoren (habituelle Obstipation)
- Medikamenteninduzierte Obstipation
- Reiseobstipation
- Irritables Kolon/Reizdarm (bei chronischen Beschwerden)
- (Schwangerschaft ab 2. Trimenon)

Was man nicht übersehen sollte: abwendbar gefährlicher Verlauf

- Kolorektaler Tumor oder Analkarzinom, selten Ovarialkarzinom
- Entzündliche Darmerkrankung
- Divertikulitis
- Ileus
- Analerkrankungen (z. B. Fissuren)

Seltenere oder sekundäre Ursachen/Diagnosen

- Neurogene Darmstörung bei Diabetes mit autonomer Neuropathie, multiple Sklerose, Morbus Parkinson, Querschnittslähmung/Paraplegie
- Hypothyreose
- Hypokaliämie (Diuretika), Hypomagnesiämie, Hypokalzämie/Hypoparathyreoidismus
- Strahlentherapie des Darms
- Urämie
- Porphyrie
- Bleivergiftung
- Psychosoziale Ursachen
- Morbus Hirschsprung bei Säuglingen

Psychosomatik, Fallstricke: „Was will der Patient mir damit sagen?"

- Möglicher Hinweis auf Depression oder sexuellen Missbrauch

Als sekundär bezeichnet man Verstopfung infolge einer Grunderkrankung, wie z. B. multipler Sklerose. Metabolische Ursachen wie eine Hypokaliämie, z. B. bei Diuretikaeinnahme oder Schilddrüsenunterfunktion sind seltener und müssen, nur wenn es Hinweise darauf gibt, ausgeschlossen werden. Routinemäßige Laborkontrollen sind nicht notwendig. Davon abgegrenzt werden müssen Hinweise auf eine schwere Erkrankung (Red Flags) (➤ Kap. 17, ➤ Kap. 20):

CAVE

Red Flags

Warnhinweise auf einen abwendbar gefährlichen Verlauf bei Verstopfung sind:

- Fieber
- Sichtbares Blut im Stuhl (➤ Kap. 20)
- Ungeklärte Anämie
- Paradoxe Diarrhö*
- Übelkeit, Erbrechen
- Unerwünschter Gewichtsverlust (➤ Kap. 47)
- Darmkrebs in der Familienanamnese

*Unter **paradoxer Diarrhö** versteht man einen Wechsel zwischen festen, harten Stühlen und flüssigen Stühlen. Dies kann ein Hinweis auf eine Stenose (entzündlich oder tumorös) sein und muss zeitnah abgeklärt werden.

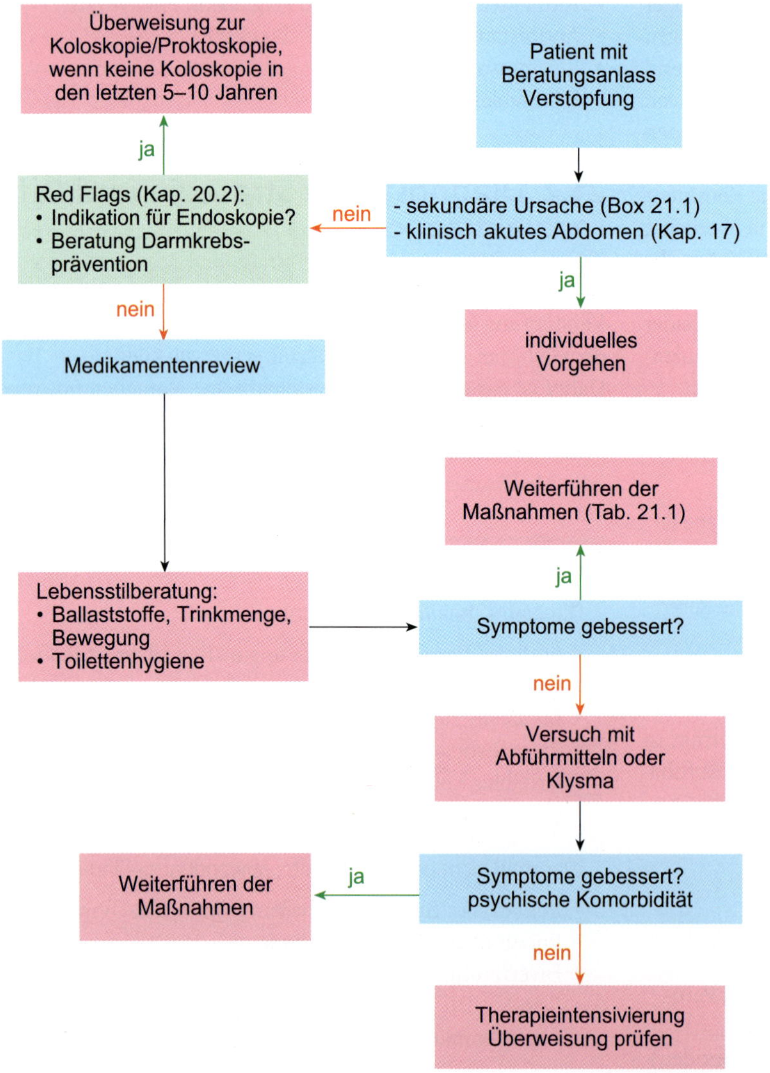

Abb. 21.1 Algorithmus Beratungsanlass Obstipation [L141]

Die Untersuchung des Bauchs (Auskultation, Palpation) kann helfen, ein seltenes akutes Problem wie Darmverschluss oder Divertikulitis zu diagnostizieren. Die begrenzte diagnostische Sicherheit erfordert es aber abzuwägen, ob abgewartet werden kann oder zeitnahe technische Untersuchungen notwendig sind (➤ Kap. 20). Üblicherweise wird auch generell eine rektale Untersuchung gefordert; das ist im hausärztlichen Setting nicht immer zwingend notwendig, wenn keine Hinweise auf ein Analproblem bestehen. Ohne Warnhinweise ist eine probatorische Therapie ohne weitere Diagnostik vertretbar. Bei Säuglingen oder Kindern sollte die Untersuchung der Analregion immer erfolgen.

Die Dauer der Beschwerden ist eine wichtige Information. Bei neu aufgetretenen Beschwerden ohne Red Flags ist ein beobachtendes Offenhalten vertretbar; es sollte in Abhängigkeit vom Alter und von anderen Begleitumständen aber immer die Möglichkeit eines kolorektalen Tumors erwogen werden. Tritt in einem angemessenen Zeitraum keine Besserung ein, sollte ein solcher unbedingt ausgeschlossen werden. Daher sollen Patienten aktiv aufgefordert werden, sich bei Beschwerdepersistenz wieder vorzustellen. Ab 3 Monaten spricht man von einer chronischen Obstipation.

CAVE

Neu aufgetretene Obstipation kann ein Hinweis auf einen kolorektalen Tumor sein.

Bei chronischen Beschwerden (Monate bis Jahre) oder wenn eine Darmspiegelung in den letzten 10 Jahren erfolgt ist, sind kolorektale Tumoren unwahrscheinlich. Insbesondere bei Patienten > 50 Jahren, die bisher keine Darmkrebsfrüherkennung in Anspruch genommen haben, ist dies eine gute Gelegenheit, das zu besprechen (➤ Kap. 5). Bestehen neben der chronischen Obstipation andere abdominale Beschwerden, sollte ein Reizdarmsyndrom erwogen werden, was eine unauffällige Koloskopie erfordert. Die Indikation für spezielle Untersuchungen, Kolontransitstudien (Hinton-Test), anorektale Manometrie oder Defäkografie ist Spezialisten vorbehalten. Laborchemische oder mikrobiogische Stuhluntersuchungen sind nicht notwendig.

LEITLINIEN

S2k-Leitlinie „Chronische Obstipation". AWMF-Registernummer 021-019:

https://register.awmf.org/de/leitlinien/detail/021-019

Bei Patienten mit Beratungsanlass „Obstipation" liegen überdurchschnittlich häufig depressive Verstimmungen oder Somatisierungsstörungen vor (➤ Kap. 78). Daher sollte die Schwelle, eine psychische oder psychosomatische Erkrankung zu explorieren, bei diesen Patienten niedriger liegen (➤ Kap. 113).

MERKE

Klagen über Verstopfung können ein Hinweis auf psychischen oder psychosomatischen Leidensdruck sein.

21.3 Therapiestrategie

Wenn keine Hinweise auf eine akute oder sekundäre Ursache, die sofort abgeklärt werden muss, vorliegen, sind die ersten Schritte Lebensstilmaßnahmen und, wenn möglich, eine Anpassung der Medikation. Dazu gehören: Steigerung der Ballaststoffaufnahme, ausreichende Trinkmenge und regelmäßige Bewegung. Die Deutsche Gesellschaft für Ernährung empfiehlt Erwachsenen eine Aufnahme von mindestens 30 g/d Ballaststoffen. Sie kommen in Obst, Gemüse und Getreide (Vollkorn) vor. Sie binden Wasser und sorgen so für eine bessere Stuhlkonsistenz. Für Erwachsene wird eine Trinkmenge von ca. 1 ½ bis 2 Liter/d empfohlen; über feste Nahrung werden zusätzlich 600–800 ml aufgenommen. Größere Trinkmengen sind nicht sinnvoll. Eine Unterdrückung des Stuhlgangs, häufig wegen unhygienischer Toiletten oder aus beruflichen Gründen (z. B. Fernfahrer), sollte vermieden werden, z. B. durch geplanten regelmäßigen Toilettengang.

Lässt sich durch Lebensstilmaßnahmen oder Medikamentenanpassung keine ausreichende Besserung erzielen, können Abführmittel empfohlen werden. Bei starken Beschwerden ist auch eine frühere Empfehlung von Laxanzien vertretbar.

Eine Übersicht über Laxanzien gibt ➤ Tab. 21.1. Managementoptionen bei sekundärer oder chronischer Obstipation unterscheiden sich nicht wesentlich.

Tab. 21.1 Übersicht über Abführmittel (Laxanzien) (orientiert an der Leitlinie Chronische Obstipation 2013)

Wirkstoffgruppe/Wirkmechanismus		Substanz	Dosierung/Wirkungseintritt	Kommentar
Füll-/Quellmittel binden Wasser im Darm		• Flohsamen (*Psyllium, Plantago ovata*) • Leinsamen • Weizenkleie	Wirkungseintritt langsam über Tage	Erste Maßnahme der Selbstbehandlung, Besserung bei 30–50 % der Pat.
Osmotische Laxanzien	Nicht resorbierbare Zuckerstoffe/Alkohole/Makromoleküle	• Laktulose (viele Generika) • Sorbitol	• 7,5–15 ml 1–2 ×/d • Wirkungseintritt nach 8–48 h	• Mittel der 1. Wahl., kann auch in der Schwangerschaft eingesetzt werden • Zubereitungen für Kinder ab 6 Mon. (z. B. Kinderlax®)
		Polyethylenglykol = Macrogol (viele Generika)	• 1–3 Btl./d • Wirkungseintritt nach 12–48 h	
	Salinische Mittel	• Natriumsulfat (Glaubersalz) • Magnesiumsulfat (Bittersalz) und andere	–	Sollten nicht mehr eingesetzt werden, insbesondere nicht bei Niereninsuffizienz

Tab. 21.1 Übersicht über Abführmittel (Laxanzien) (orientiert an der Leitlinie Chronische Obstipation 2013) *(Forts.)*

Wirkstoffgruppe/Wirkmechanismus		Substanz	Dosierung/Wirkungseintritt	Kommentar
Hydragoge (stimulierende) Laxanzien (antiresorptiv/sekretorisch)		• Bisacodyl (z. B. Dulcolax®) • Natriumpicosulfat (z. B. Agiolax®)	Tropfen und Zäpfchen, Häufigkeit nach Wirkung und Bedarf Wirkungseintritt nach 6–8 h	• Mittel der 2. Wahl, kann auch in der Schwangerschaft eingesetzt werden • Bei Kindern erst ab 10 Jahren
		Senneblätter (Antrachinone) (z. B. in Agiolax®), auch als Tee	Wirkungseintritt nach 6–8 h	Nur eingeschränkt empfohlen
		Rizinusöl	1–2 EL Wirkungseintritt nach 2–4 h	Nicht empfohlen
Prokinetika (wirken z. B. über 5-HT4-Rezeptoren)		Prucaloprid (Resolor®)	2 mg 1 ×/d Nur für Frauen zugelassen	Ultima Ratio Vorgängerpräparat Cisaprid wurde wegen kardialer Störungen vom Markt genommen
		Ceruletid (Takus®)	Zur Infusion	Ultima Ratio nur im Krankenhaus
Andere	Opioidantagonisten	Methylnaltrexon (Relistor®)	8–12 mg zu Injektion, max. 2 × in 24 h Wirkungseintritt sofort	Nur bei opioidbedingter Obstipation, teuer
		Naloxegol (Moventiq®)	25 mg oral 1 ×/d	
	Stuhlaufweichend, Gleitmittel	Paraffinöl	Nicht empfohlen, Störung der Resorption fettlöslicher Vitamine	
	Auslösung des Stuhlreflexes, Gleitmittel	Glyzerin-Zäpfchen (viele Generika)	Säuglinge: Zäpfchen 1 g Kinder: 2 g Erwachsene: 3 g Wirkungseintritt nach 15–60 min	Evtl. vorteilhaft bei schmerzhafter Defäkation
	Probiotika	• *Lactobacillus casei Shirota* • *Bifidobacterium animalis* ssp. lactis DN-173010 • *E. coli* Nissle 1917	Individueller Therapieversuch bei chronischer Obstipation	
Lebensmittel		• Sauerkraut • Trockenobst • Äpfel	Variabel	Hausmittel
Pflanzliche Abführmittel (Auswahl)	Rizinus *(Ricinus communis)*	Rizinusöl (Anthrachinone; enthält kein Ricin!)	1–2 TL	Wird nicht empfohlen, wirkt stark!
	Faulbaum *(Rhamnus frangula)*	Faulbaumrinde (Anthrachinone) als Tee, oft mit Kümmel oder Anis	½ TL auf 200 ml Wasser, 6–8 h	Melanosis coli möglich
	Sennespflanze *(Senna alexandrina/ Cassia angustifolia)*	Früchte und Blätter (Anthrachinone)	Ca. 1 g Blätter/Tasse Tee, auch Teebeutel vor dem Schlafengehen, Wirkung dann morgens	Hausmittel

Die meisten Laxanzien gehören zu den Bagatellarzneimitteln und können nicht zulasten der gesetzlichen Krankenkasse verordnet werden (Arzneimittel-Richtlinie). Eine Ausnahme stellt die Verordnung betäubungsmittelrezeptpflichtiger Opioide dar, bei denen auf dem Betäubungsmittelrezept ein Abführmittel mit verordnet werden kann. Da eine opioidinduzierte Verstopfung regelhaft auftritt, sollte dies im Prinzip immer erfolgen. Weitere Ausnahmen sind Erkrankungen im Zusammenhang mit Tumorleiden, Megakolon, Divertikulose, Divertikulitis, Mukoviszidose, neurogener Darmlähmung, vor diagnostischen Eingriffen.

Patienten sollten über die Dauer bis zum Wirkungseintritt aufgeklärt werden, erst einmal nur eine Dosis nehmen und die Wirkung abwarten. Bei Überdosierung kann es zu Durchfall, Flatulenz und Stuhlinkontinenz kommen. Bei Darmverschluss sind alle Laxanzien kontraindiziert.

Bei neu aufgetretener Obstipation ist die Einnahme über 3 Tage bis 2 Wochen üblich, bei chronischer Obstipation muss individuell entschieden werden, ob eine Einnahme bei Bedarf oder regelmäßig sinnvoll ist. Die ständige unsachgemäße Einnahme von Abführmitteln ohne medizinische Indikation wird als **Laxanzienabusus** bezeichnet und ist nicht selten. Zum Teil geschieht dies auch unter der falschen Annahme, dass man so Gewicht reduzieren kann, zum Teil assoziiert mit Essstörungen (Bulimie, Anorexie). Davon abgegrenzt werden muss der regelmäßige Laxanziengebrauch bei einer chronischen Grunderkrankung. Einzelne Patienten entwickeln eine Stuhlneurose (inadäquate Fixierung auf den Stuhlgang). Die Annahme, dass der chronische Gebrauch von Laxanzien schädlich sei, ist nicht gut belegt, eine Gewöhnung ist nicht nachgewiesen. Schwere Komplikationen wie Elektrolytverluste sind sehr selten. Eine bei der

Koloskopie sichtbare Pigmenteinlagerung ([Pseudo-]Melanosis coli) bei regelmäßigem Gebrauch von antrachinonhaltigen Laxanzien ist harmlos.

Bei anhaltender Verstopfung mit Entleerungsstörung oder bei hohem Zeit- und Leidensdruck sind Klistiere oder Zäpfchen oralen Laxanzien vorzuziehen. Klistiere zur Irrigation des Enddarms gibt es sowohl wiederverwendbar als auch als Einmalprodukte, mit denen zwischen 25 und 500 ml Flüssigkeit mit und ohne Wirkstoffe in den Enddarm eingebracht werden können. Sie wirken, abgesehen von der Veränderung der Stuhlkonsistenz, durch Auslösung des Defäkationsreizes. Patienten benötigen dazu eine Anleitung. Wichtig ist, dass die Flüssigkeit eine Weile eingehalten wird.

Die manuelle fäkale Desimpaktation des Enddarms ist für Patienten und Ärzte eine unangenehme letzte Option. Dabei sollte ein Gleitmittel (Vaseline) verwendet und evtl. eine Analgesie oder Sedierung vorgenommen werden. Die Indikation zu Biofeedback, chirurgischen Verfahren oder Sakralnervenstimulation ist Spezialisten vorbehalten.

LITERATUR

Chen TS, Chen PS. Intestinal autointoxication: A medical leitmotif. J Clin Gastroenterol 1989; 11: 434–41.

Dykes S, Smilgin-Humphreys S, Bass C. Chronic idiopathic constipation: A psychological enquiry. Eur J Gastroenterol Hepatol. 2001; 13: 39–44.

Enck P, Leinert J, Smid M, Köhler T, Schwille-Kiuntke J. Prevalence of constipation in the German population – a representative survey (GECCO). United European Gastroenterol J 2016; 4: 429–437.

Longstreth GF, Thompson WG, Chey WD, et al. Functional bowel disorders. Rome III. Gastroenterology 2006; 130: 1480–1491.

Paré P, Bridges R, Champion MC, et al. Recommendations on chronic constipation (including constipation associated with irritable bowel syndrome) treatment. Can J Gastroenterol 2007; 21(Suppl B): 3B–22B.

SYSTEMATISCHE REVIEWS

Alsalimy N, Madi L, Awaisu A. Efficacy and safety of laxatives for chronic constipation in long-term care settings: A systematic review. J Clin Pharm Ther 2018; 43(5): 595–605.

Gordon M, MacDonald JK, Parker CE, et al. Osmotic and stimulant laxatives for the management of childhood constipation. Cochrane Database Syst Rev 2016; 8:CD009118.

Izzy M, Malieckal A, Little E, Anand S. Review of efficacy and safety of laxatives use in geriatrics. World J Gastrointest Pharmacol Ther 2016; 7(2): 334–342.

KAPITEL

22 Analprobleme

Frederik Mader

22.1 Definition und Epidemiologie

Beschwerden rund um den Analbereich werden dem Hausarzt in der Sprechstunde häufig berichtet. In erster Linie sind es Schmerzen, plötzlich aufgetretene Schwellungen, Juckreiz oder Blut am Papier, im Stuhl oder in der Toilettenschüssel, die Patienten beunruhigen. Fast immer vermuten sie, dass Hämorrhoiden die Beschwerden verursachen, und haben vor dem ersten Kontakt mit dem Hausarzt bereits mehrere (erfolglose) Therapieversuche, z. B. mittels Salben, hinter sich.

Die Basisdiagnostik und -therapie analer Beschwerden gehört in die Hände des qualifiziert ausgebildeten Facharztes für Allgemeinmedizin. Den Patienten einfach weiterzuverweisen, ohne zumindest eine Inspektion und Palpation durchzuführen und Empfehlungen zur Behandlung auszusprechen, entspricht nicht dem aktuellen Facharztstandard.

Beratungsergebnisse im Bereich des Anoderms bzw. Anorektums, die dem Hausarzt regelmäßig häufig begegnen, sind:

- Analvenenthrombosen
- Hämorrhoidalleiden
- Perianalekzem
- Pruritus ani
- Analfissur

Eher selten sieht der Hausarzt Condylomata acuminata und perianale Abszesse. Auch wenden sich ratsuchende Patientinnen mit Stuhlinkontinenz wohl typischerweise nicht an den Allgemeinarzt.

22.2 Diagnostische Strategie und Differenzialdiagnose

Das wichtigste diagnostische Instrument für die hausärztliche Proktologie ist eine kurze, aber exakte Anamneseerhebung. Gerade in der Perianalregion sind die geschilderten Leitsymptome sehr häufig typisch für bestimmte zugrunde liegende Probleme.

Patienten tun sich aber erfahrungsgemäß schwer, über ihre Analbeschwerden von sich aus strukturiert zu berichten. Es empfiehlt sich daher, i. S. einer **Checkliste** die Symptome exakt einzugrenzen:

- Blut? Falls ja: am Toilettenpapier? Am Stuhl? In die Schüssel gespritzt?
- Schmerzen bzw. Brennen?
- Knoten bemerkt? Oder Vorfall, der nur beim oder nach dem Stuhlgang auftritt?
- Juckreiz bzw. Wundsein?
- Nässen? Stuhlschmieren? („Rallyestreifen in der Unterhose?")
- Gefühl des Nicht-Entleertseins?

Einige weitere kurze Fragen dienen dem Hausarzt dazu, **abwendbar gefährliche Verläufe** (AGVs) nicht außer Acht zu lassen:

- Bisherige koloproktologische Vordiagnostik und -behandlung, insb. Koloskopie
- (Familien-)Anamnese bzgl. Darmkrebs
- Gewichtsverlust
- Veränderungen der Stuhlgewohnheiten

Die Leitsymptome sind in ➤ Box 22.1 zusammengefasst.

Box 22.1

Leitsymptome

Blut am Papier

- Symptomatisches Hämorrhoidalleiden
- Perianalekzem
- Analfissur (wenn zugleich starke Schmerzen vorliegen)

Perianaler Juckreiz

- Perianalekzem
- Symptomatische Hämorrhoiden
- Oxyuriasis (fast nur im Kindes- und frühen Jugendalter)

Anale Schmerzen beim und nach dem Stuhlgang

- Analfissur

Plötzlich aufgetretene schmerzhafte perianale Schwellung

- Analvenenthrombose
- Entzündlich gereizte Mariske

Die mit Abstand häufigsten Analbeschwerden (Blut am Papier, Juckreiz, schmerzhafter Knoten) sind i. d. R. harmlose Gesundheitsstörungen, hinter denen aber grundsätzlich ernste Probleme stecken können. Daher ist ein strukturiertes und systematisches Vorgehen notwendig.

CAVE

Was man nicht übersehen sollte: abwendbar gefährliche Verläufe

- Kolorektales Karzinom
- Analkarzinom
- Entzündliche Darmerkrankung
- Analabszess

Schon die alleinige **Inspektion der Analregion** liefert dem Hausarzt wertvolle Informationen. Ist in der Praxis ein gynäkologischer Untersuchungsstuhl vorhanden, bietet sich dieser für die proktologische Diagnostik an. Andernfalls erfolgt die Untersuchung in Linksseitenlage auf der Liege im Sprechzimmer bei gespreizten Gesäßbacken. Prima vista erkennt der Arzt Ekzeme, Analvenenthrombosen, Marisken, Condylomata acuminata, Abszesse und sezernierende Fistelostien. Bei der bloßen Inspektion sind Hämorrhoiden als klassisch intrarektal gelegenes schwammartiges Gefäßpolster nicht sichtbar. Allenfalls seltene, ausgeprägte Befunde mit extraanal fixiertem Prolaps Grad IV präsentieren sich dem Auge des Untersuchers.

Wenn Patienten als Leitsymptom perianalen Juckreiz beklagen, und die Inspektion auf den ersten Blick keine wesentlichen pathologischen Befunde aufdeckt, lohnt ggf. das Aufsprühen von Alkohol (aus z. B. einem handelsüblichen Desinfektionsspray). Beklagt der Patient ein schmerzhaftes Brennen auf der Haut, ist davon auszugehen, dass die schützende Hautbarriere signifikant gestört und eine protektive Lokaltherapie angezeigt ist (z. B. Ausduschen, weiche Zinkpaste).

Anders als häufig vermutet, dient die **digitale Austastung** des Anorektums nicht dem Nachweis von vergrößerten Hämorrhoiden: Diese sind grundsätzlich nicht palpabel; als arteriovenöses Gefäßpolster streicht es der untersuchende Finger widerstandslos aus. Dennoch hat die digital-rektale Exploration im Kontext aller anorektalen Beratungsursachen einen hohen Stellenwert. So weist ein hoher Sphinktertonus in Verbindung mit ausgeprägten Schmerzen bei der vorsichtigen Untersuchung mit hoher Wahrscheinlichkeit auf eine Analfissur hin. Als seltene, aber obligat auszuschließende abwendbar gefährliche Verläufe präsentieren sich weit distale Rektum- oder Analkarzinome.

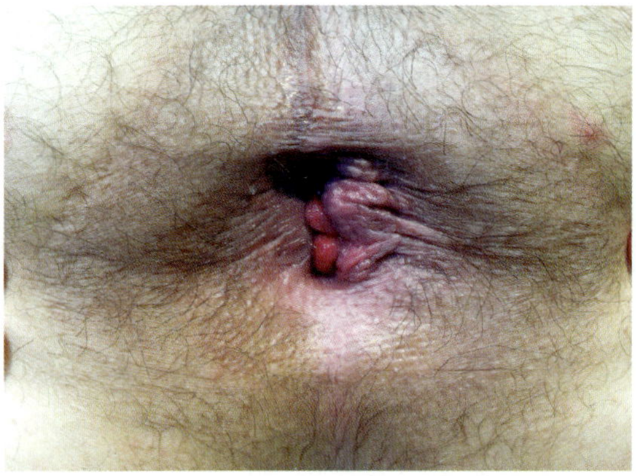

Abb. 22.1 Prolabierte Hämorrhoiden bei 6 bis 10 Uhr (Steinschnittlage) [M1357]

TIPP

Mit einem einfachen Praxistipp kann es gelingen, auch niedrigere Stadien des Hämorrhoidalleidens ohne apparative Unterstützung sichtbar zu machen: Der Untersucher nimmt in jede Hand einige Lagen Zellstoff oder Kompressen, hält diese gegen den After und bittet den Patienten, fest zu pressen („Pressen Sie wie zum Stuhlgang! Keine Angst, es kann nichts passieren, ich halte die Kompressen fest gegen Ihren After"). Wegen ihrer Angst, unwillkürlich Stuhl abzusetzen, müssen die Patienten oft mehrfach ermuntert werden, gegen die vorgelegten Kompressen zu pressen. Während der Arzt die Patienten pressen lässt und sie durch ein beiläufiges Gespräch ablenkt, schiebt er die Hände wenige Zentimeter zu den Seiten. Nicht selten demaskiert das forcierte Pressen nun sichtbare prolabierende Hämorrhoiden Grad II oder III.

Leider besteht bei vielen Ärzten aller Fachrichtungen häufig Unklarheit, was genau Hämorrhoiden sind bzw. unterschiedlichste perianale Läsionen werden fälschlicherweise als Hämorrhoiden bezeichnet. **Prolabierte Hämorrhoiden** zeichnen sich obligat durch das Vorhandensein von Rektummukosa aus, d. h., nur wenn – ggf. nach forciertem Pressen – Schleimhaut sichtbar ist, darf von einem Hämorrhoidalprolaps gesprochen werden (➤ Abb. 22.1). Am häufigsten werden Analvenenthrombosen und Marisken fälschlicherweise als Hämorrhoiden bezeichnet, obwohl beide im Unterschied zu vorgefallenen Hämorrhoidalknoten immer im oder distal des Analkanals entstehen und daher von Plattenepithel überzogen sind.

Zur gezielten Diagnostik bei Analleiden gehört die Proktoskopie. In der Regel werden in der Hausarztpraxis heute Einweg-Proktoskope und -Rektoskope verwendet, die kostengünstig in der Anschaffung sind und – auch beim nicht vorbereiteten und nicht abgeführten Patienten – einfach handhabbar sind. Im Proktoskop lassen sich häufige pathologische Veränderungen des Analkanals (Analfissur) und des Anorektums (blutende oder vergrößerte Hämorrhoiden) zu-

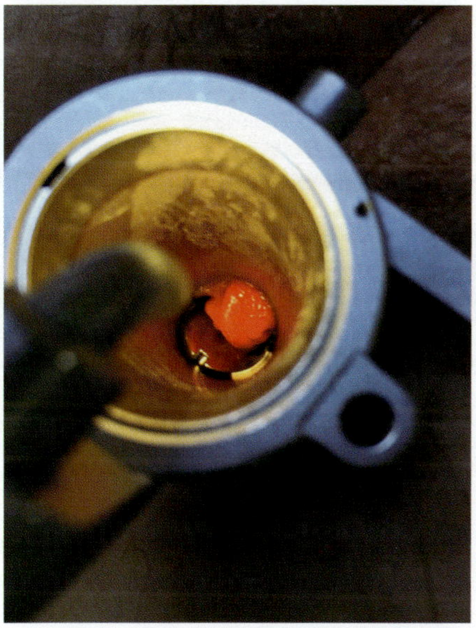

Abb. 22.2 Hämorrhoidalknoten bei 2 Uhr (Blick durch das Proktoskop) [M1357]

verlässig darstellen (➤ Abb. 22.2). Mit dem Rektoskop gelingen die Intubation und Darstellung des Rektums fast immer bis in eine Tiefe von 10 cm, manchmal bis 20 cm. Mögliche rektoskopisch detektierbare pathologische Befunde sind die Proktokolitis (auf dem Boden einer Colitis ulcerosa), Polypen oder Malignome.

Hämorrhoidalbeschwerden sind uncharakteristisch. Am häufigsten klagen Patienten über eine i. d. R. schmerzlose Blutung. Hellrote Blutspuren finden sich oft auf dem Toilettenpapier; manchmal schildern Patienten aber auch in die Schüssel tropfendes Blut. Weitere Symptome sind in ➤ Box 22.2 aufgeführt. **Das Hämorrhoidalleiden verursacht üblicherweise keine Schmerzen.**

Box 22.2

Symptomatik des Hämorrhoidalleidens

- Blut am Papier und/oder in der Schüssel
- Vorfall beim oder nach dem Stuhlgang
- Brennen
- Jucken
- Nässen
- Wundsein
- Stuhlschmieren/Verunreinigung der Unterwäsche
- Gefühl des Nicht-Entleertseins

LEITLINIEN

S3-Leitlinie „Hämorrhoidalleiden". AWMF-Registernummer 081-007:

https://register.awmf.org/de/leitlinien/detail/081-007

22.3 Therapiestrategie

Dem Hausarzt kommt eine wichtige Rolle bei der Lifestyle-Beratung zu, speziell bzgl. Ernährung, Defäkationsverhalten und Stuhlregulation. Häufig profitieren Patienten mit einem symptomatischen Hämorrhoidalleiden erheblich von ballaststoffreicher Kost und Quellstoffen wie Flohsamen, um den Stuhl gleitfähig zu machen. Ein wichtiger Bestandteil der hausärztlichen Beratung ist die Motivation zu kurzen Toilettensitzungen und zum Verzicht auf schweres Pressen.

TIPP

Präsentieren sich Patienten mit analen Beschwerden in der hausärztlichen Sprechstunde, bietet sich eine hervorragende Gelegenheit für ein individualisiertes Gespräch über den möglichen Nutzen einer Koloskopie zur Darmkrebsfrüherkennung (➤ Kap. 5.2).

In der Akutphase kann eine topische Therapie anale Missempfindungen lindern (➤ Tab. 22.1).

Bei persistierendem Blutabgang oder die Lebensqualität anhaltend beeinträchtigenden analen Missempfindungen ist die Überweisung zum Proktologen indiziert. Je nach Stadium des Hämorrhoidalleidens kommen semiinterventionelle (Sklerotherapie, Gummibandapplikation nach Barron) oder operative Verfahren in Betracht.

Nicht selten klagen Patienten in der hausärztlichen Sprechstunde über analen Juckreiz **(Pruritus ani)**. Bei der Inspektion zeigt sich häufig ein Perianalekzem. In der Regel handelt es sich um ein **toxisch-irritatives Perianalekzem** (➤ Abb. 22.3), das gerade perianal aufgrund der längerfristigen Einwirkung von Reizen (wie fäkulenten Absonderungen im Rahmen von Stuhlschmieren oder Durchfall, Hämorrhoidalvorfall, analer Inkontinenz, Schwitzen) und mechanischen Mikrotraumata (Nachwischen mit Toilettenpapier) häufig entsteht. Prädisponiert sind adipöse Personen und Menschen, die aufgrund kognitiver oder körperlicher Einschränkungen keine suffiziente Analhygiene aufrechterhalten können.

Tab. 22.1 Topische Therapie analer Beschwerden

	Lokalanästhetika (z. B. Lidocain)	Pasta cinci mollis DAB 10	Kortikoide (z. B. Prednicarbat, Hydrocortisonbutyrat)	Hautpflege (z. B. Phytopharmaka)
Adstringierend	–	+	–	(+)
Entzündungshemmend	–	(+)	++	–
Pflegend	–	+	–	(+)
Schmerzlindernd	+	–	(+)	–

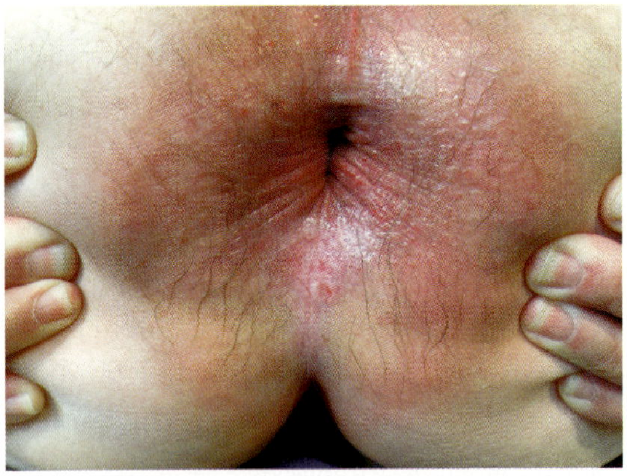

Abb. 22.3 Irritativ-toxisches Perianalekzem [M1357]

MERKE

Besonderheiten bei Kindern

Gerade bei Kindern vom Kindergartenalter bis etwa zum 15. Lj. ist bei analem Juckreiz immer auch ein Madenwurmbefall (Oxyuren) zu bedenken, auch wenn mit bloßem Auge keine Würmer festgestellt werden. In diesem Fall sind Abklatschtests mit handelsüblichen Tesafilmstreifen durchzuführen: An 3 Tagen hintereinander jeweils früh morgens vor dem Waschen bei gespreizten Pobacken einen Tesastreifen auf dem Anus aufsetzen und wiederholt anpressen. Den Streifen dann auf einen Objektträger aufkleben. Der mikroskopische Nachweis von Wurmeiern erfolgt in der Hausarztpraxis oder im mikrobiologischen Labor.

Gelegentlich findet der Hausarzt bei der proktologischen Untersuchung eine perianale Manifestation einer Psoriasis. Betroffene berichten häufig keine nennenswerten Beschwerden. Pathognomonisch präsentiert sich die **Psoriasis inversa** mit einer mehr oder weniger kräftig ausgebildeten Rhagade in der Rima ani und einem eher blassrosa Ekzem (➤ Abb. 22.4). Andere perianale Ekzemformen (atopisches Ekzem, Kontaktekzem) sind in der hausärztlichen Sprechstunde Raritäten.

LEITLINIEN

S1-Leitlinie „Diagnostik und Therapie des Analekzems". AWMF-Registernummer 013-007:

https://register.awmf.org/de/leitlinien/detail/013-007

Akute und chronische Perianalekzeme sprechen i. d. R. gut auf eine pragmatische hausärztliche Therapie an. Gerade Patienten mit chronischen Perianalekzemen haben häufig eine lange Leidenszeit hinter sich, die geprägt ist von vielen frustranen Therapieversuchen, u. a. mit rezeptfreien Präparaten aus der Apotheke. In diesem Fall ist eine klar strukturierte Behandlung eminent wichtig, die sich immer auf einige wenige Regeln stützt:

- Weglassen sämtlicher bisher vom Patienten verwendeten (häufig in der Apotheke bunt zusammengewürfelten) Externa.

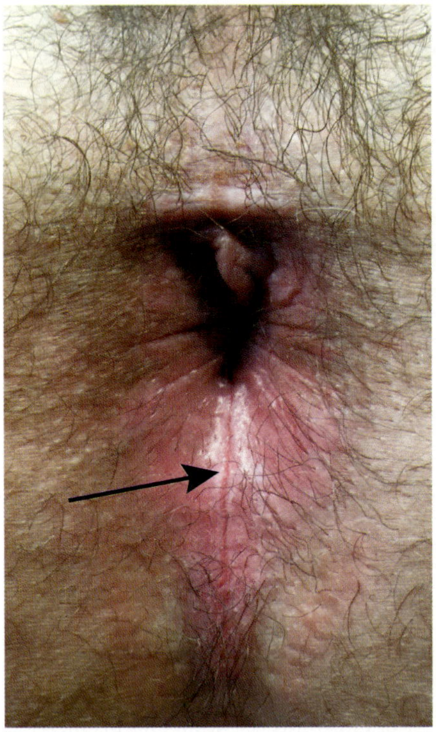

Abb. 22.4 Typischer Befund einer analen Psoriasis (↖ Rhagade in der Rima ani) [M1357]

- Verzicht auf viel Toilettenpapier („Nehmen Sie nur maximal 3 Blatt für die grobe Verunreinigung"), um weitere mechanische Irritation zu reduzieren.
- Anschließend Ausduschen des Afters mindestens nach jedem Stuhlgang mit kaltem Wasser (eleganter: Bidet, sofern vorhanden).
- Hautpflege mit weicher Zinkpaste (Rp.: Pasta cinci mollis DAB10) 2–3 ×/d.
- Hilfreich ist häufig die Auflage von Schwarzteebeuteln (kalt, unparfümiert) wegen des adstringierenden und antipruriginösen Effekts.
- Gerade bei hartnäckigen Verläufen und ausgeprägtem Leidensdruck anfangs zusätzlich topisches Kortikoid (z. B. Alfason® Creme [Hydrocortisonbutyrat] oder Dermatop®/Prednitop® Creme [Prednicarbat]) 1–2 ×/d für max. 1–2 Wochen.

Zeigt sich trotz dieser Maßnahmen innerhalb von 6 Wochen keine entscheidende Besserung, ist ein dermatologisches Konsil angezeigt, um die seltenen AGVs (Neoplasie, Lichen ruber, Lichen sclerosus) ggf. mittels Biopsie auszuschließen.

CAVE

Kortisonsalben helfen bei analem Juckreiz sofort. Sie sind daher bei Patienten sehr beliebt. **Wegen der Gefahr irreversibler perianaler Hautschäden verbietet sich jedoch jede über 4 Wochen hinausgehende längerfristige Therapie.** Es empfiehlt sich für den Hausarzt, immer die kleinste Packungsgröße zu verschreiben und die unkontrollierte Ausstellung von Wiederholungsrezepten zu vermeiden.

Nicht selten suchen beunruhigte Patienten ihren Hausarzt wegen perianaler Schwellungen oder Knoten auf. Fast immer vermuten die Betroffenen, dass ein Hämorrhoidalleiden oder sogar ein Ma-

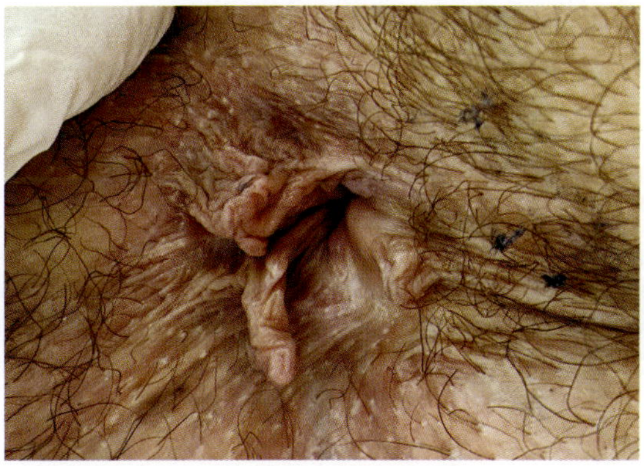

Abb. 22.5 Mariske [M1357]

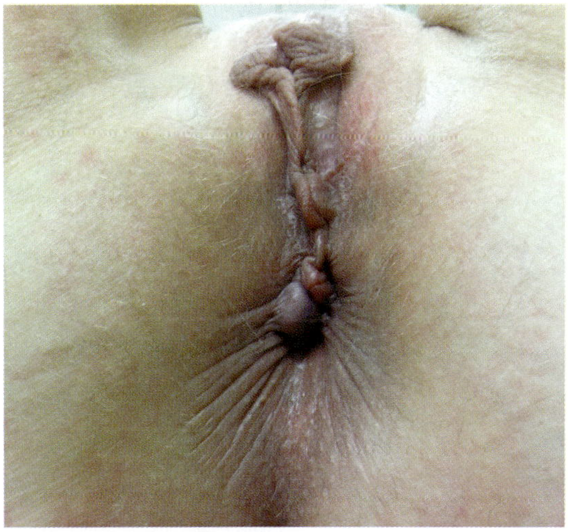

Abb. 22.6 Perianalthrombose [M1357]

lignom vorliegen könnte. Eine typische Prima-Vista-Diagnose ist die **Mariske.** Dabei handelt es sich um eine häufig idiopathische, harmlose Hyperplasie der perianalen Haut (➤ Abb. 22.5). Sie verursacht außer möglichen Schwierigkeiten bei der Analhygiene keine relevanten Probleme, stört manche Patienten aber in hohem Maß in ihrem ästhetischen Empfinden. Die wichtigste hausärztliche Maßnahme ist die Aufklärung über die Harmlosigkeit des Befunds, ggf. flankiert von einer Beratung zu sorgfältiger Analhygiene mit blankem Wasser bzw. Ausduschen. Marisken lassen sich nach Unterspritzung mit einem Lokalanästhetikum auch in der hausärztlichen Sprechstunde problemlos mittels Scherenschlags oder Skalpell exzidieren. Aus formalen Gründen empfiehlt sich in diesem Fall die histopathologische Aufarbeitung.

Auch **Perianalthrombosen** begegnen dem Hausarzt regelmäßig in seiner Sprechstunde. Anamnese und geklagte Beschwerden sind klassisch: Die Patienten berichten i. d. R. über eine ganz spontan aufgetretene, mehr oder weniger schmerzhafte Knotenbildung („Knubbel", „Batzen") am Anus. Blutspuren am Papier sind möglich. Der Hausarzt sieht und tastet eine kugelige, häufig bläulich durchscheinende Läsion am Anus (selten im Analkanal), die – im Unterschied zu einem Hämorrhoidalknoten – nicht mit rektaler Mukosa, sondern mit Plattenepithel überzogen ist (➤ Abb. 22.6). Die Therapie ist

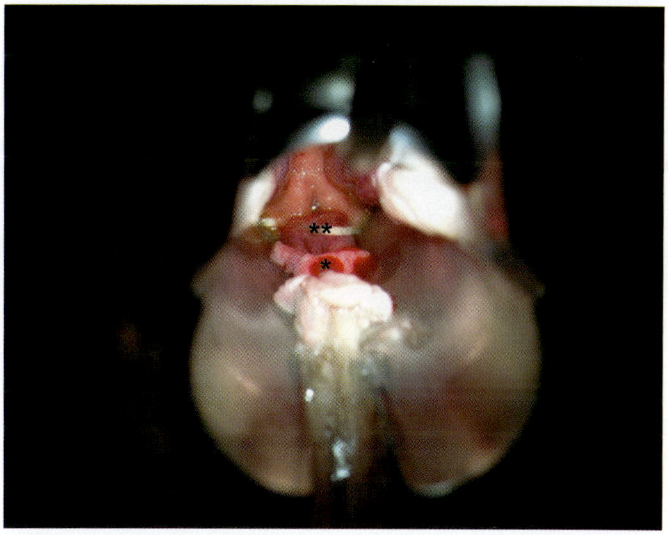

Abb. 22.7 Frische blutende Analfissur bei 6 Uhr (*) im Spreizspekulum (** Hämorrhoidalknoten) [M1357]

pragmatisch: Zunächst ist der Patient über die Harmlosigkeit des selbstlimitierenden Geschehens aufzuklären, auch wenn bis zu einer kompletten Rückbildung mehrere Wochen vergehen können. Eine topische Therapie mit Lokalanästhetika oder (bei stärkeren Schmerzen) ggf. die innerliche Anwendung von NSAR helfen i. d. R. gut über die ersten problematischen Tage hinweg. Bei sehr starken Schmerzen, ausgeprägtem Leidensdruck oder entsprechendem Patientenwunsch ist – idealerweise in den ersten 3 Tagen – die chirurgische Abtragung in Lokalanästhesie eine hervorragende Option auch für die Hausarztpraxis. Die verbleibende kleine Defektwunde heilt üblicherweise binnen ganz weniger Tage unkompliziert ab.

Berichten Patienten von eher starken Schmerzen bei und nach der Defäkation („So, dass ich am liebsten gar nimmer aufs Klo gehen mag!") und zeigt die hausärztliche Inspektion keinen wegweisenden Befund, liegt mit hoher Wahrscheinlichkeit eine **Analfissur** vor (➤ Abb. 22.7). Häufig findet sich Blut am Stuhl oder am Papier. Erfahrungsgemäß lassen sich Analfissuren beim bloßen Spreizen der Gesäßbacken oft nicht darstellen (➤ Abb. 22.8). Wegen nicht tolerabler Schmerzen muss auf die anale Palpation und das Einführen

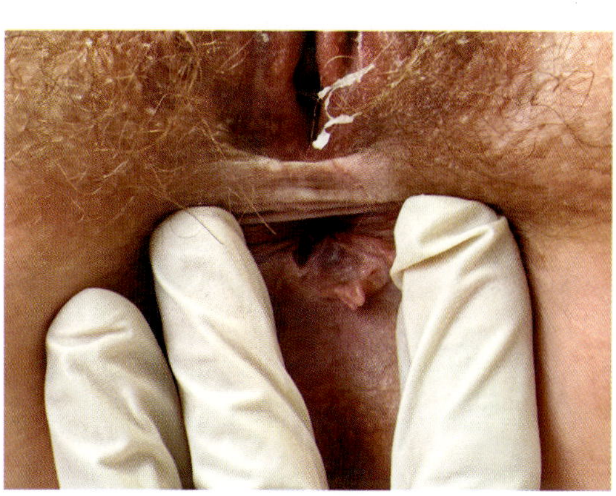

Abb. 22.8 Schon beim Spreizen der Gesäßbacken sichtbare chronische Analfissur [M1357]

Tab. 22.2 Lokaltherapie der Analfissur

Primär sphinkterdetonisierende Wirkung	Primär analgetische Wirkung
• Kalziumantagonisten (z. B. Diltiazem 2 % – Rp.: 2 % Diltiazem in DAC Basiscreme ad 50,0 – mind. 2–3 ×/d im Analkanal auftragen) • Glyceroltrinitrat (z. B. Rectogesic®)	• Lidocain (Posterisan Akut®) • Cinchocain (DoloPosterine® N)

eines Proktoskops häufig verzichtet werden, sodass die pragmatische Basistherapie mitunter ohne gesicherte Diagnose erfolgt.

Das hausärztliche Management zielt auf eine suffiziente Symptomlinderung bis zur spontanen Abheilung der Läsion ab, was leider häufig mehrere Wochen und Monate dauern kann. Für die topische Therapie stehen sphinkterdetonisierende Präparate und unterstützend Lokalanästhetika zur Verfügung (➤ Tab. 22.2).

Bei ausbleibender Besserung sollte der Patient spätestens nach 6 Wochen einem Spezialisten vorgestellt werden, um eine erweiterte Diagnostik, ggf. mit einer Untersuchung in Narkose, oder operative Maßnahmen zu erörtern.

LEITLINIEN

Stewart DB, Gaertner W, Glasgow S, et al. Clinical Practice Guideline for the Management of Anal Fissures. Prepared on behalf of the Clinical Practice Guidelines Committee of the American Society of Colon and Rectal Surgeons. Dis Colon Rectum 2017; 60: 7–14.

LITERATUR

Herold A, Schiedeck T. Manual der Koloproktologie. Bd. 1. Berlin: de Gruyter; 2019.
Wendt S, Trawinski H, Schubert S, et al. Diagnostik und Therapie des Madenwurmbefalls. Dtsch Arztebl Int 2019; 116: 213–219.

KAPITEL

23

Simone Gärtner, Julia Truthmann

Nahrungsmittelunverträglichkeiten

23.1 Definition und Epidemiologie

Unter dem Begriff Nahrungsmittelunverträglichkeit (NMU) werden alle replizierbaren, unerwünschten und unerwarteten Reaktionen, die nach dem Verzehr bestimmter Nahrungsmittel auftreten, zusammengefasst. Dazu zählen:

- Toxische Reaktionen (z. B. Lebensmittelvergiftung durch bakterielle Kontamination)
- Immunologische Reaktionen (z. B. IgE-vermittelte, T-Zell-vermittelte und andere Nahrungsmittelallergien; ➤ Kap. 75)
- Nahrungsmittelintoleranzen (z. B. Enzymdefizienzen, Transporterdefizienzen)

Die nicht toxischen NMU werden in Abhängigkeit von ihrer Pathogenese klassifiziert (➤ Abb. 23.1).

Etwa ein Drittel der erwachsenen Bevölkerung vermutet nach eigenen Angaben, an einer NMU zu leiden (Zuberbier et al. 2004). Die **Nahrungsmittelallergien (NMA)** machen dabei mit ca. 4,7 % den geringsten Anteil aus. Bei Kleinkindern ist die Prävalenz mit 5–10 % etwas höher (Langen et al. 2013).

Einen deutlich größeren Anteil machen mit etwa 15 % die **Nahrungsmittelintoleranzen (NMI)** wie z. B. Kohlenhydratverwertungsstörungen aus. Bei > 10 % bestehen Schätzungen zufolge psychosomatisch bedingte Beschwerden, die fälschlicherweise einer NMU zugeordnet werden. Demzufolge ist die Sicherstellung der korrekten Diagnose ein entscheidender Punkt für eine adäquate Therapie (Lomer 2015).

Die Vielzahl der Erscheinungsformen von Nahrungsmittelunverträglichkeiten führt zu Schwierigkeiten bei der diagnostischen Unterscheidung. Bei den NMA können bereits Spuren des Allergens zu einer allergischen oder lebensbedrohlichen Reaktion führen. Bei den NMI werden zum Teil geringe Dosen des auslösenden Inhaltsstoffs vertragen.

MERKE

Diagnostik von Nahrungsmittelunverträglichkeiten

Nicht jede unerwünschte Reaktion auf ein Lebensmittel ist einer Allergie zuzuordnen. Ein Verzicht auf entsprechende Lebensmittel birgt das Risiko einer Mangelernährung und ist mit einem erheblichen Verlust an Lebensqualität verbunden. Nur nach wissenschaftlich fundierter Diagnose und entsprechender Ernährungsberatung sollte auf Lebensmittel verzichtet bzw. deren Aufnahme reduziert werden. Aufgrund des häufig langwierigen Prozesses ist die Suche nach Auslösern in der Hausarztpraxis nur schwer zu leisten, sodass eine Zuweisung zum Allergologen, Gastroenterologen, Ernährungsmediziner und/oder zu einer Ernährungsfachkraft zu empfehlen ist.

23.2 Nahrungsmittelallergien

Obwohl es unzählige Nahrungsmittelproteine gibt, agieren nur wenige als Nahrungsmittelallergene. Die 14 häufigsten Auslöser für NMA sind für 90 % der Unverträglichkeitsreaktionen verantwortlich.

Eine Allergenkennzeichnung dieser **„Allergenen 14"** ist sowohl bei verpackter als auch bei loser Ware verpflichtend (Lebensmittel-Informationsverordnung [LMIV], Verordnung [EU] Nr. 1169/2011).

Zu den „Allergenen 14" und daraus hergestellten Erzeugnissen gehören:

- Glutenhaltiges Getreide (Weizen, Dinkel, Roggen, Gerste, Hafer oder Hybridstämme davon)
- Krebstiere
- Eier
- Fische
- Erdnüsse
- Sojabohnen
- Milch (einschließlich Laktose)

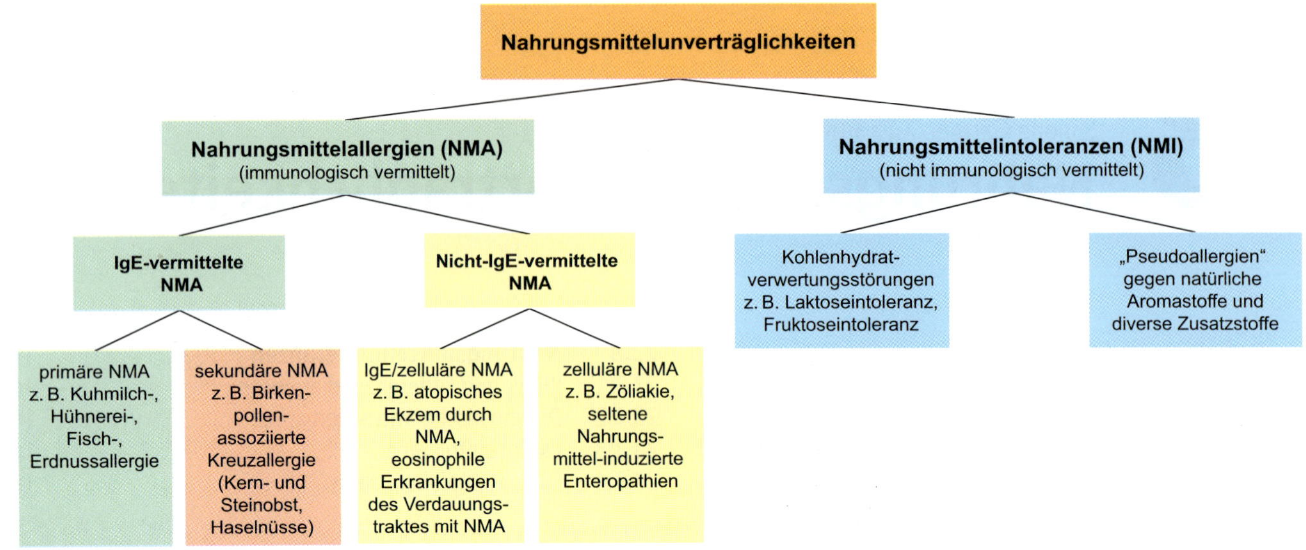

Abb. 23.1 Klassifikation der nicht toxischen Nahrungsmittelunverträglichkeit (nach Muraro et al. 2014 und Worm et al. 2015) [L143]

Tab. 23.1 Nahrungsmittelallergien aufgrund von Kreuzreaktionen (Worm et al. 2014)

Relevanz	Inhalationsallergen	Nahrungsmittelallergen
Häufig	Baumpollen	Apfel, Haselnuss, Karotte, Kartoffel (roh), Kirsche, grüne Kiwi, Nektarine, Pfirsich, Sellerie, Soja, Feige
Weniger Häufig	Beifußpollen	Gewürze, Karotte, Mango, Sellerie, Sonnenblumensamen
	Naturlatex	Acerola-Kirsche, Ananas, Avocado, Banane, Esskastanie, Kartoffel, Kiwi, Pfirsich, Mango, Papaya, Sellerie, Tomate
Selten	*Ficus benjamini*	Ananas, Avocado, Banane, (getrocknete) Feige, Kiwi, Papaya; möglich auch Brotfrucht und Jackfrucht
	Vogelallergen	Ei, Geflügelfleisch, Innereien
	Hausstaubmilben	Schalen- und Weichtiere
	Tierepidermis	Fleisch
Nicht bestätigt	Ambrosiapollen	Banane, Gurke, Melone, Zucchini
	Gräser- und Getreidepollen	Kleie, Hülsenfrüchte, Mehle, Tomate

- Schalenfrüchte (Mandeln, Haselnüsse, Walnüsse, Cashewnüsse, Pekanüsse, Paranüsse, Pistazien, Macadamia- oder Queenslandnüsse)
- Sellerie
- Senf
- Sesamsamen
- Schwefeldioxid und Sulphite (> 10 mg/kg oder 10 mg/l als insgesamt vorhandenes Schwefeldioxid)
- Lupinen
- Weichtiere

Im Kindesalter sind die primären NMA auf Milch- und Hühnereiweiß, Soja, Weizen sowie Nüsse vorrangig. Im Erwachsenenalter dominieren die sekundären (pollenassoziierten) NMA (Kreuzallergien) auf Stein- und Kernobst, Nüsse, Soja, Sellerie und Karotte mit Inhalationsallergenen wie Baumpollen, Beifußpollen und Latex, gefolgt von Allergien gegen Nüsse, Ölsaaten (z. B. Sesam, Erdnuss) sowie gegen Fisch und Krustentiere. In ➤ Tab. 23.1 sind mögliche **Kreuzreaktionen** aufgrund von Inhalationsallergenen dargestellt.

In Abhängigkeit von der Krankheitsgeschichte des Patienten (Vorliegen einer klinisch relevanten Allergie gegen Pollen oder Inhalationsallergene) kann die Vorgehensweise bei der Testung auf das kreuzreaktive Nahrungsmittel auch abweichen. Beispielsweise kann bei Bestätigung der Sensibilisierung gegenüber Pollen und Nahrungsmitteln durch Haut-Prick-Test und/oder In-vitro-IgE-Testung die orale Provokation entfallen.

MERKE

IgE-vermittelte Nahrungsmittelallergien

Primäre Nahrungsmittelallergien entstehen primär (am ehesten) infolge gastrointestinaler Sensibilisierungen auf vorwiegend stabile Nahrungsmittelallergene.
Sekundäre Nahrungsmittelallergien entstehen infolge einer Sensibilisierung gegenüber Aeroallergenen (z. B. Pollenallergenen) mit anschließender Reaktion (Kreuzallergien) auf strukturverwandte, häufig instabile Allergene (in pflanzlichen Lebensmitteln). Diese Reaktionen sind möglich, aber nicht obligat.

LEITLINIEN

S2k-Leitline „Management IgE-vermittelter Nahrungsmittelallergien". AWMF-Registernummer 061-031:

https://register.awmf.org/de/leitlinien/detail/061-031

23.2.1 Klinik und Differenzialdiagnosen

Symptome einer NMA können jedes Organ betreffen und bis zum **anaphylaktischen Schock** führen (➤ Kap. 75). Besonders häufig bei pollenassoziierten NMA ist das **orale Allergiesyndrom (OAS),** welches mit Juckreiz, Schwellungen im Mund- und Rachenraum einhergeht, auch **Hautreaktionen** sind häufig. Im Magen-Darm-Trakt macht sich eine NMA mit Schmerzen, Krämpfen und diversen **gastrointestinalen Beschwerden** bemerkbar.

Eine Abgrenzung zu eigenständigen Magen-Darm-Erkrankungen und anderen NMU ist daher notwendig.

Differenzialdiagnostisch kommen bei NMA, die sich im Magen-Darm-Trakt manifestieren, folgende Diagnosen infrage (Klein-Tebbe 2016):

- Reizdarmsyndrom (➤ Kap. 18.4.2)
- Intestinale Dysbiose
- Chronisch-entzündliche Darmerkrankungen
- Nahrungsmittelintoleranzen (➤ Kap. 23.3)

23.2.2 Diagnostische Strategien

Die Diagnostik der NMA setzt sich, wie bei anderen allergischen Erkrankungen (➤ Kap. 75.2), aus folgenden Komponenten zusammen:

- Anamnese, unterstützt durch ein Symptom-Ernährungs-Tagebuch
- Nachweis allergenspezifischer IgE-Antikörper einschließlich Gesamt-IgE-Konzentration im Serum
- Hauttest
- Orale Provokationstestungen (offen oder doppelblind placebokontrolliert) nach vorangegangener Eliminationsdiät (Niggemann 2011)

Eine ausführliche Anamnese (Familien- und Eigenanamnese) sowie ein Ernährungs-Symptom-Tagebuch liefern erste Hinweise auf mögliche Auslöser. Dabei werden über 2 bis 4 Wochen Lebensmittel, Getränke und Genussmittel, aber auch Medikamente und Nahrungsergänzungsmittel und die entsprechenden Reaktionen nach der Aufnahme dokumentiert. Die IgE-Konzentration im Serum kann in der Hausarztpraxis einfach bestimmt werden, hat jedoch eine geringe diagnostische Spezifität (ca. 50 % = häufig falsch positive Ergebnisse). Als Goldstandard der Diagnostik gilt die **orale Provokationstestung.**

CAVE

Orale Provokationstestung

Aus Sicherheitsgründen sollten die Testungen nur in spezialisierten Einrichtungen durchgeführt werden, in denen allergische Reaktionen einschließlich der Anaphylaxie adäquat behandelt werden können und Notfallmedikamente bereitstehen.

23.2.3 Zöliakie

Die Zöliakie oder auch glutensensitive Enteropathie nimmt eine Sonderstellung unter den NMA ein. Durch das Getreideeiweiß Gluten kommt es zu einer Immunreaktion des Darms, die zu charakteristischen histopathologischen Veränderungen führt (Zottenatrophie, Kryptenhyperplasie) und ein Malabsorptionssyndrom zur Folge haben kann. Unter einer strikten glutenfreien Ernährung sind die Folgen in der Regel jedoch reversibel. Eine Beendigung der glutenfreien Diät führt immer zu einem Rezidiv und geht mit einem erhöhten Risiko für maligne bzw. lymphoproliferative Erkrankungen einher, wie beispielsweise dem enteropathieassoziierten T-Zelllymphom (EATL), Adenokarzinom des Dünndarms und dem Ösophaguskarzinom.

Die Prävalenz der Zöliakie wird auf 0,5–1 % geschätzt. Die T-Zell-vermittelte Autoimmunerkrankung wird auch als das „Chamäleon der Medizin" beschrieben, da sie sich mit verschiedenen intestinalen und extraintestinalen Symptomen in jedem Alter manifestieren, aber auch gänzlich symptomlos bleiben kann. Aufgrund der hohen Dunkelziffer spricht man inzwischen vom Eisbergphänomen der Zöliakie.

Bei einer Reihe von genetischen Syndromen wie z. B. dem Down-Syndrom, IgA-Mangel, aber auch bei einigen Autoimmunerkrankungen wie beispielsweise dem Diabetes mellitus Typ 1 oder der Autoimmunthyreoiditis besteht ein erhöhtes Risiko für Zöliakie.

Bei nachfolgenden Symptomen **soll** nach aktueller Leitlinienempfehlung eine Diagnostik veranlasst werden:

- Chronische Diarrhöen
- Gedeihstörungen
- Geblähtes Abdomen
- Chronische abdominelle Beschwerden/Schmerzen
- Unklarer Gewichtsverlust
- Kleinwuchs oder verminderte Wachstumsgeschwindigkeit
- Verspätete Pubertätsentwicklung

Diagnostik

Die Diagnostik besteht aus einer Kombination von serologischen und histologischen Untersuchungen.

Serologische Untersuchung

- Initial Bestimmung der Autoantikörper gegen Gewebstransglutaminase (tTG-IgA) sowie Gesamt-IgA im Serum.
- Bei erniedrigtem Gesamt-IgA im Serum und negativer tTG-IgA sollen die IgG-Antikörper gegen Gewebstransglutaminase (tTG-IgG), Endomysium (EMA-IgG) oder deamidierte Gliadinpeptide (dGP-IgG) bestimmt werden.
- Die Bestimmung von HLA-Risikogenotypen ist nicht notwendig.

Bei positiver Serologie ist eine Überweisung zur Ösophagogastroduodenoskopie zur histologischen Untersuchung und Diagnosesicherung indiziert.

Die Diagnose gilt bei positiven Autoantikörpern und Vorliegen von Marsh-2- oder Marsh-3-Läsionen (histologische Klassifikation) als gesichert.

CAVE

Zöliakie-Diagnostik: Voraussetzungen und ungeeignete Tests

Grundvoraussetzung für eine zuverlässige serologische und histologische Diagnostik ist eine regelmäßige und ausreichende Zufuhr von Gluten (mind. 10 g Gluten pro Tag, mind. 1–2 Mahlzeiten mit Brot, Backwaren oder Nudeln).
Bei bereits begonnener Glutenkarenz kann eine sichere Diagnose erst nach erneuter Glutenbelastung über mind. 3 Monate gestellt werden.

Ungeeignete Tests zur Diagnostik

- Antikörper gegen natives Gliadin (AGA) oder Weizenkeim-Agglutinin (WGA)
- Zonulin im Serum oder Stuhl
- Zöliakie-spezifische Antikörper im Speichel und Stuhl
- Blut-Schnelltests

Verlaufskontrolle

Mit Beginn einer glutenfreien Ernährung kommt es im Verlauf zum Ausheilen der Schleimhaut, und Zöliakie-spezifische Autoantikörper werden nicht mehr gebildet. Eine Normalisierung der Autoantikörper kann je nach Ausgangswert unterschiedlich lang dauern. Entscheidend für die Verlaufsbeurteilung ist der kontinuierliche Abfall. Eine serologische Kontrolle wird 6 Monate nach Beginn der Diät empfohlen und dann alle 6 Monate, bis das Ergebnis unter dem Grenzwert liegt.

Danach sollten einmal jährlich, bei sehr stabilem Verlauf im Erwachsenenalter auch alle 2 Jahre serologische Kontrollen erfolgen.

Eine unbehandelte Zöliakie führt häufig zu einem Mangel an Mikronährstoffen (z. B. Kalzium, Eisen, Kupfer, Magnesium, Zink, Vitamin A, Vitamin B_{12}, B_6 und D).
Folgende Labordiagnostik empfiehlt sich bei Erstdiagnose:

- Blutbild
- Transaminasen, alkalische Phosphatase
- Thyroidea-stimulierendes Hormon (TSH)
- Eisenstatus
- Folsäure
- Vitamin B_{12}, Vitamin D (25-OH-Cholecalciferol)
- Ggf. Kalzium und Parathormon

LEITLINIEN

S2k-Leitlinie „Zöliakie". AWMF-Registernummer 021-021:

https://register.awmf.org/de/leitlinien/detail/021-021

Therapeutisches Vorgehen

Die Therapie besteht in einer **lebenslangen, strikt glutenfreien Ernährung.** Bereits minimale Spuren können zu einer erneuten Schädigung im Darm führen. Ziel ist es daher, eine Glutenbelastung von < 10 mg/Tag zu erreichen.

Infolge der Darmschädigungen kann eine enteropathieassoziierte sekundäre Laktoseintoleranz bei Diagnosestellung vorliegen. Diese ist jedoch in der Regel transient. Werden nach dem Verzehr laktosehaltiger Lebensmittel Beschwerden geäußert, sollte eine laktosereduzierte/-arme Diät empfohlen werden (➤ Kap. 23.3).

MERKE

Gluten

Gluten ist ein Überbegriff für Klebereiweiße vieler Getreidesorten.

- Es ist enthalten in Weizen, Roggen, Gerste, Dinkel, Kamut, Grünkern, Spelt (Einkorn), Triticale und daraus hergestellten Lebensmitteln.
- In Fertigprodukten wird Gluten häufig aufgrund erwünschter physikalischer Eigenschaften eingesetzt.
- Als glutenfrei gekennzeichneter Hafer kann bei einer glutenfreien Diät verzehrt werden, sofern keine Symptome auftreten.
- Handelsübliche Haferprodukte ohne die Kennzeichnung „glutenfrei" dürfen aufgrund der Kontamination durch andere Getreide nicht verzehrt werden.

Bei Vorliegen einer Eisenmangelanämie, Osteoporose/-penie sowie einem klinisch evidenten Mangel an Nährstoffen sollte eine adäquate altersspezifische Supplementation erfolgen. Betroffenen sollte mit Diagnosestellung eine qualifizierte **ernährungstherapeutische Beratung** angeboten werden.

In der Ernährungsberatung werden Informationen über das Vorkommen und die Elimination von Gluten vermittelt und über Lebensmittelkennzeichnung, versteckte Auslöser und Kontaminationen zur Vermeidung von Diätfehlern sowie über Alternativen und Spezialprodukte beraten, um Mängel zu vermeiden und die Lebensqualität weitestgehend zu erhalten. Die Ernährungstherapie sollte bei Bedarf ein- bis zweimal im Jahr wiederholt werden, um Diätfehler frühzeitig aufzudecken und eine optimale Therapieadhärenz zu gewährleisten. Auch der Kontakt zu Selbsthilfegruppen sollte vermittelt werden, da sie entscheidend zur Compliance und Lebensqualität beitragen können.

TIPP

Onlineinformationen zur Zöliakie

- Deutsche Zöliakie-Gesellschaft: www.dzg-online.de
- Österreichische Arbeitsgemeinschaft Zöliakie: www.zoeliakie.or.at
- IG Zöliakie der Deutschen Schweiz: www.zoeliakie.ch
- Online-Tools Focus IN CD: www.celiacfacts-onlinecourses.eu

23.3 Nahrungsmittelintoleranzen

Unter dem Begriff Nahrungsmittelintoleranz (NMI) werden alle nicht immunologischen Reaktionen auf Nahrungsmittel und -bestandteile zusammengefasst. Ursache für das Auftreten von Symptomen können Transporter- oder Enzymdefizienzen oder noch unklare

Mechanismen sein. Am häufigsten treten Kohlenhydratverwertungsstörungen auf. Bei **Pseudoallergien** lösen häufig Zusatzstoffe wie Sulfide, Tartrazin oder Glutamat eine IgE-unabhängige Reaktion aus.

23.3.1 Klinik und Differenzialdiagnosen

Aufgrund der ähnlichen gastrointestinalen Symptomatik bei NMI und NMA (➤ Kap. 23.2) ist eine sorgfältige Ausschluss- und Differenzialdiagnostik wichtig.

Häufig stehen Symptome wie abdominelle Schmerzen, Blähungen, Diarrhöen oder Obstipationen im Vordergrund. Extraintestinale Symptome wie Kopfschmerzen, Hautausschläge und Müdigkeit treten deutlich seltener auf.

Differenzialdiagnostisch kommen bei NMI, die sich im Magen-Darm-Trakt manifestieren, folgende Diagnosen infrage (Klein-Tebbe 2016):

- Reizdarmsyndrom (➤ Kap. 18.4.2)
- Intestinale Dysbiose
- Chronisch-entzündliche Darmerkrankungen
- Maligne Erkrankungen
- Hereditäre Fruktoseintoleranz (➤ Kap. 23.3.4)
- Nahrungsmittelallergien (➤ Kap. 23.2)

23.3.2 Diagnostische Strategien

Die Diagnostik der NMI setzt sich aus nachstehenden Komponenten zusammen:

- Anamnese, unterstützt durch ein Symptom-Ernährungs-Tagebuch
- H_2-Atemtest (bei Kohlenhydratverwertungsstörungen)
- Orale Provokationstestungen (offen oder doppelblind placebokontrolliert) nach vorangegangener Eliminationsdiät/pseudoallergenarmer Diät

23.3.3 Laktoseintoleranz

Die Laktoseintoleranz beruht auf dem Fehlen/Mangel des Verdauungsenzyms Laktase. Etwa drei Viertel der Weltbevölkerung und etwa 10–15 % der Bevölkerung in Deutschland sind schätzungsweise davon betroffen (Goldstein et al. 2000).

Man unterscheidet zwischen der primären (genetisch bedingten) und der sekundären Laktoseintoleranz, wie sie bei Morbus Crohn oder Zöliakie auftreten kann. Wird die Grunderkrankung erfolgreich therapiert, ist die sekundäre Laktoseintoleranz reversibel.

Physiologie und klinisches Bild

Die im Bürstensaum des Dünndarmepithels produzierte Laktase spaltet den Milchzucker in seine Einzelbestandteile Glukose und Galaktose, die dann von der Dünndarmschleimhaut resorbiert werden. Erfolgt dies aufgrund eines Enzymmangels nicht in ausreichendem Maß, gelangt die Laktose ungespalten in das Kolon. Dort wird sie von anaeroben Bakterien zu kurzkettigen Fettsäuren, Kohlendioxid, Wasserstoff und Methan metabolisiert.

Sowohl die Laktose als auch die kurzkettigen Fettsäuren erhöhen den osmotischen Druck, bewirken einen Wassereinstrom in das Darmlumen und führen zu osmotischen Diarrhöen. Die kurzkettigen Fettsäuren vermehren die peristaltische Aktivität. Die gebildeten Gase können Meteorismus, Flatulenz und Bauchschmerzen/-krämpfe hervorrufen.

Diagnostik

Die Laktoseintoleranz kann durch folgende Diagnoseverfahren überprüft werden:

- H_2-Atemtest
- Laktose-Resorptionstest

Der **H_2-Atemtest** hat sich als diagnostischer Goldstandard etabliert. Nach oraler Belastung mit 50 g Laktose wird über einen Zeitraum von 2 h alle 20 min H_2 mit einem geeigneten Detektor in der Exspirationsluft gemessen (Keller et al. 2005). Ein Anstieg um mehr als 20 ppm vom Ausgangswert nach üblicherweise 60 bis 120 min und bei gleichzeitig auftretenden gastrointestinalen Symptomen wird als Nachweis einer Laktoseintoleranz gewertet.

Etwa 2–3 % der Bevölkerung sind H_2-Non-Producer. Diese haben keine H_2-produzierenden Darmbakterien, sodass kein H_2 in der Exspirationsluft gemessen werden kann. Hier kann ein **Laktose-Resorptionstest** zum Nachweis durchgeführt werden. Dabei wird vor und nach einer oralen Belastung mit 50 g Laktose der Blutzuckerspiegel gemessen. Steigt der Blutzuckerspiegel um < 20 mg/dl an, wird die Laktose nur unzureichend gespalten und somit weniger Glukose ins Blut aufgenommen. Treten gleichzeitig gastrointestinale Symptome auf, kann dies auf eine Laktoseintoleranz hindeuten. Als alleiniger Test wird der Laktose-Resorptionstest jedoch nicht empfohlen, da er durch das Vorliegen eines Diabetes, verzögerte Magenentleerung oder bakterielle Fehlbesiedelung fehleranfällig ist.

Alternativ kann ein Methan-Atemtest durchgeführt werden, der jedoch nicht sehr verbreitet ist. Die Genotypisierung ermöglicht es, die genetische Disposition zur primären Laktoseintoleranz nachzuweisen. Ein positiver Befund sagt jedoch nichts über die Ausprägung des Laktasemangels aus.

Therapeutisches Vorgehen

Die Therapie besteht in einer Reduktion der Laktosemenge auf ein tolerierbares Maß. Ein kompletter Verzicht ist in den meisten Fällen nicht notwendig, da eine gewisse Restaktivität der Laktase häufig noch vorhanden ist.

Um die individuelle Toleranzgrenze zu ermitteln, empfiehlt sich ein dreistufiges Vorgehen:

1. **Karenzphase (4 bis 6 Wochen):** laktosefreie Diät mit dem Ziel der Beschwerdefreiheit.
2. **Testphase (6 bis 8 Wochen):** Ermittlung der individuellen Toleranzgrenze durch Einführen kleiner Portionen laktosehaltiger

Lebensmittel. Diese werden über den Tag verteilt als Bestandteil einer Mahlzeit aufgenommen. Bei Verträglichkeit wird die Menge langsam erhöht.
3. **Dauerernährung:** bedarfsdeckende Ernährung mit einer individuellen Laktosemenge.

Eine qualifizierte Ernährungsberatung ist bei Neudiagnose zu empfehlen, um einen Nährstoffmangel an Kalzium, Vitamin D und Vitamin B_{12} durch eine geeignete Lebensmittelauswahl und Alternativprodukte zu verhindern.

23.3.4 Fruktosemalabsorption

Die Fruktosemalabsorption ist die häufigste Unverträglichkeit auf Nahrungsmittelkohlenhydrate in Deutschland. Schätzungen zufolge sind zwei Drittel der Kinder und ein Drittel der Erwachsenen davon betroffen (Schäfer et al. 2010). Sie ist klar von der hereditären Fruktoseintoleranz (HFI) abzugrenzen, die durch eine genetisch bedingte Defizienz der Fruktose-1-Phosphat-Aldolase bedingt ist. HFI-Betroffene müssen eine lebenslange Fruktosekarenz einhalten, da sonst schwere Leberfunktionsstörungen mit lebensbedrohlichen Folgen auftreten.

Physiologie und klinisches Bild

Fruktose wird im Dünndarm durch erleichterte passive Diffusion über den **GLUT-5-Transporter** aufgenommen. Die Resorptionskapazität des Transporters ist physiologisch auf 35 bis 50 g Fruktose/Stunde begrenzt. Bei einer Fruktosemalabsorption wird aufgrund einer Transporterdefizienz deutlich weniger Fruktose resorbiert. Diese gelangt ins Kolon und wird dort bakteriell metabolisiert. Die Symptome sind wie bei der Laktoseintoleranz (➤ Kap. 23.3.3) Meteorismus, Flatulenz und Diarrhöen.

Diagnostik

Der **H_2-Atemtest** gilt als diagnostisches Standardverfahren. Nach oraler Belastung mit 25 g Fruktose wird H_2 in der Exspirationsluft gemessen (Keller 2005). Ein Anstieg um mehr als 20 ppm vom Ausgangswert, verbunden mit gastrointestinalen Symptomen, wird als Nachweis einer Fruktosemalabsorption gewertet.

Therapeutisches Vorgehen

Therapieziel ist die Reduktion der Fruktose auf eine tolerierbare Menge. Eine komplette Elimination sollte nicht erfolgen, da die Expression des GLUT-5-Transporters durch die Karenz absinkt, wodurch die gastrointestinale Symptomatik zunimmt.

1. **Karenzphase (max. 2 Wochen):**
   - Fruktosearme Diät mit dem Ziel der Beschwerdefreiheit
   - Verzicht auf Zuckeralkohole
2. **Testphase (6 Wochen):**
   - Ermittlung der individuellen Fruktosetoleranzgrenze
   - Einführen fruktosehaltiger Lebensmittel über den Tag verteilt als Bestandteil einer Mahlzeit. Unterstützung der Fruktoseresorption durch die gleichzeitige Aufnahme von Glukose
3. **Dauerernährung:** bedarfsdeckende Ernährung mit einer individuellen Fruktosemenge

Eine qualifizierte Ernährungsberatung ist bei Neudiagnose zu empfehlen, damit der Patient erlernt, wie durch die Mahlzeitenkomposition (Fett- und Proteingehalt der Nahrung) die Fruktoseverträglichkeit verbessert werden kann und Nährstoffmängel verhindert werden können.

LITERATUR

Felber J, Bläker H, Fischbach W, Koletzko S, et al. Aktualisierte S2k-Leitlinie Zöliakie der Deutschen Gesellschaft für Gastroenterologie, Verdauungs- und Stoffwechselkrankheiten (DGVS). Z Gastroenterologie 2022; 60: 790–856.

Goldstein R, Braverman D, Stankiewiecz H. Carbohydrate malabsorption and the effect of dietary restriction on symptoms of irritable bowel syndrome and functional bowel complains. Isr Med Assoc J 2000; 2: 583–587.

Keller J, Franke A, Storr M, Wiedbruck F, et al. Klinisch relevante Atemtests in der gastroenterologischen Diagnostik, Empfehlungen der Deutschen Gesellschaft für Neurogastroenterologie und Motilität sowie der Deutschen Gesellschaft für Verdauungs- und Stoffwechselerkrankungen. Z Gastroenterol 2005; 43: 1071–90.

Kleine-Tebbe J, Waßmann-Otto A, Mönnikes H. Nahrungsmittelallergien und andere -unverträglichkeiten. Bundesgesundheitsblatt 2016: 59:705–722.

Langen U, Schmitz R, Steppuhn H. Prevalence of allergic diseases in Germany. Bundesgesundheitsbl – Gesundheitsforsch – Gesundheitsschutz 2013; 56: 698–706.

Lomer MCE. Review article: the aetiology, diagnosis, mechanisms and clinical evidence for food intolerance. Alimentary Pharmacology and Therapeutics 2015: 41: 262–275.

Muraro A, Werfel T, Hoffmann-Sommergruber K. EAACI food allergy and anaphylaxis guidelines: diagnosis and management of food allergy. Allergy 2014; 69: 1008–1025.

Niggemann B, Beyer K, Erdmann S, Fuchs T, et al. Standardisierung von oralen Provokationstest bei Verdacht auf Nahrungsmittelallergie. Allgo J 2011: 20, 149–160.

Schäfer C, Reese I, Ballmer-Weber B, Beyer K, et al. Fruktosemalabsorption. Allergo J;1; 2010; 19: 66–9.

Worm M, Jappe U, Kleine-Tebbe J, Schafer C et al. S1-Leitlinie: Nahrungsmittelallergie infolge immunologischer Kreuzreaktivitäten mit Inhalationsallergenen. Allergo J Int 2014; 23: 1.

Worm M, Reese I, Ballmer-Weber B, et al. Guidelines on the management of IgE-mediated foodallergies. Allergo JInt 2015;24: 256–293.

Zuberbier T, Edenharter G, Worm M, Ehlers I, et al. Prevalence of adverse reactions to food in Germany – a population study. Allergy 2004; 59(3):338–45.

KAPITEL

24 Fieber

Katarina Krüger, Jan H. Oltrogge

24.1 Definition und Epidemiologie

Schätzungen zur Häufigkeit von Fieber als primärem Beratungsanlass oder als Begleitsymptom in der Hausarztpraxis sind nicht zuletzt aufgrund des Fehlens einer einheitlichen Definition unzuverlässig.

Fieber wird i. d. R. definiert als eine Körperkerntemperatur von > 37,8 °C mit der rektalen Messung als Referenzmethode. Bei axillärer oder oraler Messung liegt die gemessene Temperatur durchschnittlich um 0,5 °C niedriger und bei der tympanischen Thermometrie (Infrarotmessung im Ohr) im Durchschnitt um 0,3 °C niedriger als die rektal gemessene Temperatur. Messungen an der Stirn oder an den Temporalarterien können aufgrund geringerer Messgenauigkeit nicht empfohlen werden. Wegen fehlender Vergleichsstudien kann für keine Messmethode allein eine Empfehlung ausgesprochen werden. Bei Praxis- oder Selbstmessungen kann man pragmatisch ab einer Temperatur von > 38 °C von Fieber sprechen. Ab 39 °C liegt definitionsgemäß **hohes Fieber** vor.

Anamnestisch wichtig sind Dauer und Verlauf des Fiebers, die maximale Temperatur und ob das Fieber schon durch eingenommene Antipyretika gesenkt wurde. Es ist ratsam, die genau gemessene Temperatur zu erfragen, da Patienten teilweise schon ab 37 °C von Fieber sprechen. Zusätzlich berichten Patienten immer wieder von Fieber, ohne die Körpertemperatur gemessen zu haben. Die Abschätzung der Temperatur durch Handauflegen auf die Stirn hat eine gute Vorhersagewahrscheinlichkeit für das Bestehen von Fieber (Sensitivität 84 %, Spezifität 76 %). Das vom Patienten vorgetragene Symptom „Fieber" sollte als Beratungsanlass daher auch bei einer in der Praxis gemessenen Normaltemperatur ernst genommen werden.

Von Fieber abzugrenzen ist **Nachtschweiß.** Dieser kann von einem leichten Schweißfilm bis zu einer kompletten Durchnässung der Nachtwäsche führen. Häufig treten Fieber und Nachtschweiß gemeinsam auf, da der Nachtschweiß eine Folge des Fiebers sein kann. Er tritt aber durchaus auch als alleiniges Symptom auf. Die Differenzialdiagnostik des Nachtschweißes orientiert sich an der des Fiebers.

Als eigene Entität wird das **Fieber unklarer Genese** (**FUO,** *fever of unknown origin*) betrachtet. Die seit 1961 verwendete Definition des FUO wird bis heute in leicht abgewandelter Form verwendet:

- Wiederkehrendes, objektivierbares Fieber (> 38,3 °C)
- Mindestens 3 Wochen Dauer
- Kein Fokus nach intensiver diagnostischer Abklärung

Unter intensiver diagnostischer Abklärung werden verschiedene apparative Untersuchungsmethoden verstanden, die im ambulanten Sektor i. S. einer rationalen Diagnostik (wirtschaftlich, ausreichend, notwendig, zweckmäßig) stufenweise und in Abhängigkeit bereits vorliegender Befunde durchgeführt werden sollten. Je nach Symptomatik und Verfügbarkeit können andere Fachspezialisten dabei hinzugezogen werden. Ziel sollte sein, die Diagnosekriterien für FUO in dem 3-wöchigen Zeitfenster zu erfüllen oder durch auffällige Befunde auf dem Weg dahin eine ursächlich-behandelbare Diagnose stellen zu können. Sollte nach 3 Wochen im Rahmen der Diagnostik keine spezifische Diagnose gestellt werden können, ist eine Krankenhauseinweisung zur Abklärung eines FUO angezeigt. Bei Vorliegen von Red Flags in Anamnese oder Befunderhebung ist ggf. eine frühere stationäre Behandlung indiziert. Der Algorithmus in ➤ Abb. 24.1 fasst dieses Vorgehen zusammen.

24.2 Anamnese und körperliche Untersuchung

Die initiale Anamnese und die körperliche Untersuchung dienen der Fokussuche und dem Erkennen von Red Flags. Ergibt sich hierbei ein auffälliger Befund, der das Fieber hinreichend erklärt, wird zur spezifischen Diagnostik und Therapie auf das entsprechende Kapitel dieses Lehrbuchs verwiesen.

Im Rahmen der **Fokussuche** sollten folgende **Symptome** proaktiv erfragt werden:

- Halsschmerzen, Husten, Auswurf, Ohrenschmerzen
- Brennen beim Wasserlassen

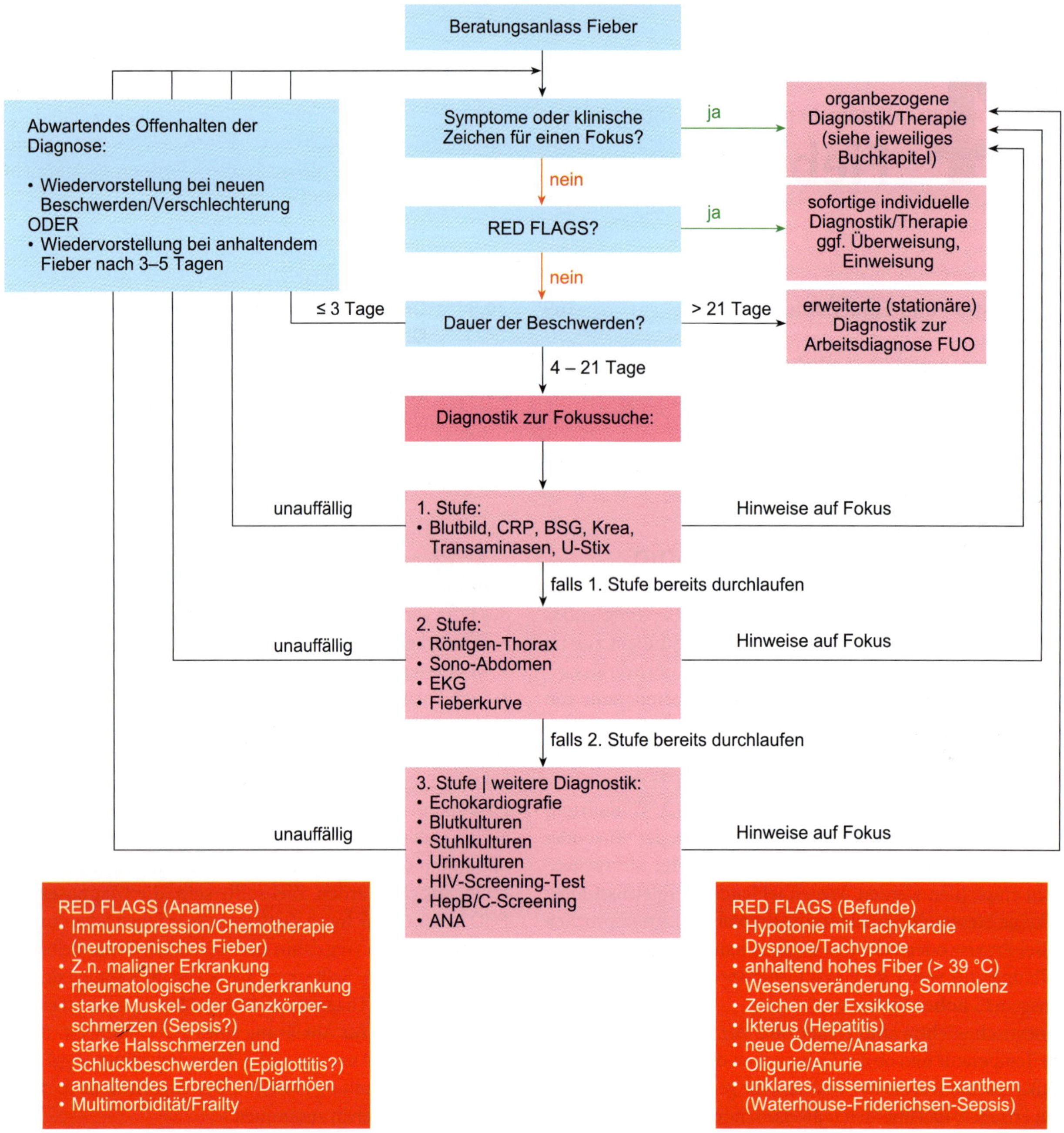

Abb. 24.1 Algorithmus Beratungsanlass „Fieber" [L141]

- Durchfall, Übelkeit oder Erbrechen
- Brustschmerz, Luftnot
- Rückenschmerzen, andere Gelenkschmerzen
- Kopfschmerz, Augenschmerz, Schläfenschmerzen
- Hautauffälligkeiten

In der **Anamnese** sollte man folgende Punkte abfragen:

- Reiseanamnese, Arbeitsanamnese
- Vorangegangene Operationen, Verletzungen
- Schwangerschaft, Entbindung
- Andere Erkrankte im Umfeld, Kleinkinder/Kita
- Tierbisse oder Insektenstiche
- Sexualanamnese
- Drogenkonsum
- Familienanamnese und Herkunft
- B-Symptomatik

Bei der **körperlichen Untersuchung** sollten folgende Befunde erhoben werden:

- Vigilanz, Vitalparameter (Blutdruck, AF, HF)
- Exsikkosezeichen, Gefäßveränderungen, Effloreszenzen (Erysipel, Exanthem), Wundinfektionen, Lymphknotenschwellung

- Rachen- und Zahnstatus, Lymphknotenschwellungen, Palpation der Schilddrüse
- Untersuchung von Herz, Lunge, Abdomen inkl. Nierenlager
- Neurologischer Status
- Periphere Arthritis oder Schmerzmuster einer Spondyloarthritis
- Rektale Untersuchung

24.3 Diagnostische Strategie und Differenzialdiagnose

Lässt sich im Rahmen der initialen Anamnese und körperlichen Untersuchung kein organbezogener Fokus ableiten, ist bei einem Patienten ohne Red Flags ein abwartendes Offenhalten der Diagnose gerechtfertigt. Die wahrscheinlichste Verdachtsdiagnose ist ein viraler Infekt, der für Patienten ohne Red Flags keinen AGV darstellt. Bleibt das Fieber über mehr als 3 Tage bestehen, sollte eine regelmäßige Evaluation alle 3 bis 5 Tage erfolgen. Eine durch den Patienten geführte Fieberkurve kann weitere diagnostische Anhaltspunkte geben.

MERKE

Patienten mit anhaltenden febrilen Temperaturen sollten mehrmals reevaluiert werden. Oft ergeben sich wegweisende Befunde erst im Verlauf.

Sind auch bei Wiedervorstellungen nach 3 bis 5 Tagen weiterhin kein Fokus und keine Red Flags identifizierbar, können ergänzend folgende labormedizinische und bildgebende Untersuchungen zur erweiterten Fokussuche veranlasst werden:

- **Labormedizin:**
  - Diff-BB, BSG, CRP, Transaminasen, Lipase, Kreatinin, Na, Kalium (Wiederholung nach 4–7 Tagen):
  - Im weiteren Verlauf einmalig: HepB/C-Testung (bei erhöhten Transaminasen), bei Risikokonstellation aus der Anamnese und Untersuchung: ANA, HIV-Testung
- **Mikrobiologie:**
  - 3 × Blutkulturen, aerob und anaerob (möglichst im Fieberschub)
  - U-Stix, Urinkultur
  - Stuhlkultur (bei Diarrhöen/Bauchschmerzen)
- **Apparative Diagnostik:**
  - Sonografie Abdomen
  - Röntgen Thorax
  - EKG
  - Echokardiografie

MERKE

Eine normale Konzentration von Procalcitonin (PCT; < 0,25 ng/ml) macht eine schwere systemische Infektion oder Sepsis sehr unwahrscheinlich (hoher negativer prädiktiver Wert). Eine Überlegenheit von PCT gegenüber CRP als Marker einer bakteriellen Infektion ist allerdings im primärärztlichen Bereich nicht ausreichend belegt. Bei Red Flags oder Hinweisen auf einen Organfokus kann unabhängig von den PCT-Werten über die weitere Behandlung entschieden werden.
Der Nachweis erhöhter Entzündungswerte wie CRP oder PCT allein stellt keine Indikation für eine Antibiotikagabe dar.

Sind die o. g. Untersuchungen nicht wegweisend, kann bei seit länger als 21 Tagen bestehendem Fieber die Diagnose „Fieber unklarer Genese" (FUO) gestellt werden. Diese Diagnose rechtfertigt eine Einweisung zur weiteren stationären Abklärung. Die Ursachen eines FUO sind in den meisten Fällen (nach stationärer Abklärung) Infektionen, malignen Erkrankungen oder rheumatologischen Erkrankungen zuzuordnen. Weitere stationär durchzuführende Maßnahmen bei FUO wären: Schnittbilddiagnostik, Endoskopie, manuelles Blutbild, Elektrophorese, Liquordiagnostik und serologischer Ausschluss seltener Infektionen (z. B. Q-Fieber, Brucellose, Rückfallfieber, Malaria, Hantavirus-Infektion usw.).

Die wahrscheinlichsten und seltenere Diagnosen wie auch AGVs sind in ➤ Box 24.1 zusammengestellt.

Box 24.1

Ursachen für Fieber

Die wahrscheinlichsten Diagnosen

- Virale Atemwegsinfekte
- Otitis media
- Tonsillitis, Scharlach und Epstein-Barr-Virusinfektion
- Bronchitis, Pneumonie
- Zystitis, Pyelonephritis
- Cholezystitis, Appendizitis, Divertikulitis
- Gastroenteritis
- Arthritis
- Erysipel, Abszess

Was man nicht übersehen sollte: abwendbar gefährlicher Verlauf

- Meningitis, Enzephalitis
- Endokarditis
- HIV-Infektion
- Tuberkulose
- Neutropenisches Fieber
- Kawasaki-Syndrom

Diagnosen seltener oder sekundärer Ursachen

- Malignom
- Sarkoidose
- Lupus erythematodes
- Rheumatoide Arthritis
- Morbus Basedow
- Chronisch-entzündliche Darmerkrankungen (CED)
- Lungenembolie
- Malaria
- Drug fever (Arzneimittelfieber)
- Schädel-Hirn-Trauma
- Familiäres Mittelmeerfieber

Akute Infektionen Akute Infektionen sind die häufigste Fieberursache in der Allgemeinmedizin. Hierbei findet sich im Rahmen der Anamnese und Untersuchung häufig ein Fokus. Auch schwere septische Verläufe oder gefährliche Infektionen sollten bedacht werden.

MERKE

Bei Kindern unter 5 Jahren mit Fieber und Halsschmerzen, Lymphadenitis, oder Exanthem kann ein Kawasaki-Syndrom vorliegen (besonders bei fehlender Besserung unter antibiotischer Therapie). Eine stationäre Behandlung sollte unverzüglich eingeleitet werden, da schwere kardiovaskuläre Folgen drohen.

Chronische Infektionen Bei chronischen Infektionen steht vor allem eine gute Anamnese mit Erhebung von Risikoindikatoren aus Anamnese und Befunden im Vordergrund. Hier sind häufig Auslandsaufenthalte oder vorangegangene Risikokontakte von Bedeutung. Bei Fieber sollte dann an HIV, Tuberkulose, Typhus und Malaria gedacht werden. Die Inkubationszeit bei diesen Erkrankungen kann mehrere Wochen betragen.

Autoimmunerkrankungen Autoimmunerkrankungen zeigen eine familiäre Häufung, daher kann die Familienanamnese erste Hinweise auf ihr Vorliegen geben. Meist finden sich dann auch in der Anamnese und klinischen Untersuchung spezifische Befunde wie Arthritiden bei rheumatischen Erkrankungen oder wechselnde/blutige Stühle bei CED. Auch bei einer Sarkoidose, Lupus erythematodes oder Morbus Basedow kann Fieber die vorherrschende Beschwerde sein.

Malignome Bei tumorassoziiertem Fieber handelt es sich nur in 10 % d. F. um ein tumorbedingtes Fieber. Die Mehrzahl ist infektiöser Ursache (⅔ d. F. septisch bedingt). Daher empfiehlt sich auch hier eine genaue Fokussuche.

MERKE

Als AGV gilt die febrile Neutropenie bei Patienten unter Chemotherapie, die einen Notfall darstellt und einer sofortigen Behandlung bedarf.

Medikamentenassoziiert Auch Medikamente können Fieber auslösen. Bei allergischen Reaktionen manifestiert sich dieses meist innerhalb weniger Stunden, bei Antibiotika oder Zytostatika nach 5 bis 6 Tagen, und bei kardiovaskulären Medikamenten kann die Zeitspanne zwischen Einnahme und Fieber bis zu 6 Wochen dauern.

Auslösende Medikamente: Amphotericin B, Ampicillin, Antithrombin III, Atropinsulfat, Bleomycinsulfat, Calciumdobesilat, Carbimazol, Carbamazepin, Cephalosporine, Chinidin, Chinin, Chlorpromazin, Colistin, Diltiazem, Diphenylhydantoin, Dobutamin, Famotidin, Filgrastin, Fludarabin, Halothan, Levothyroxin, Methyldopa, Minocyclin, Nifedipin, Nitrofurantoin, Oxprenolol, Pamidronat, Pegaspargase, Penicillin G, Pentazocin, Phenytoin, Procainamid, Procarbazin, Propicillin, Ranitidin, Streptomycin, Sulfamethizol, Teicoplanin, Ticarcillin/Clavulansäure, Vancomycin.

Hereditäre Fiebersyndrome Bei hereditären Fiebersyndromen lässt sich meist eine auffällige Familienanamnese finden. Außerdem sind diese Fiebersyndrome durch häufiger wiederkehrende Fieberepisoden gekennzeichnet. Hierunter fällt u. a. das familiäre Mittelmeerfieber oder das Hyper-IgD-Syndrom.

Seltene oder sekundäre Ursachen Im Rahmen von Hirnverletzungen oder endokrinen Erkrankungen kann es häufig sekundär zu Fieberschüben kommen. Ursachen können ein Schlaganfall oder ein Schädel-Hirn-Trauma sowie ein Phäochromozytom oder eine Hyperthyreose sein. Auch eine rezidivierende Lungenarterienembolie kann mit Fieberschüben einhergehen.

LEITLINIEN

- S2k-Leitlinie „Diagnostik und Therapie bei Fieber ohne Fokus während der Granulozytopenie (Kinderonkologie)". AWMF-Registernummer 048-014:

  https://register.awmf.org/de/leitlinien/detail/048-014
- S2k-Leitlinie „Sepsis – Prävention, Diagnose, Therapie und Nachsorge". AWMF-Registernummer 079-001:

  www.awmf.org/leitlinien/detail/ll/079-001.html
- S2k-Leitlinie „Kalkulierte parenterale Initialtherapie bakterieller Erkrankungen bei Erwachsenen". AWMF-Registernummer 082-006:

  https://register.awmf.org/de/leitlinien/detail/082-006

24.4 Therapiestrategie

Fieber per se ist kein Grund, eine medikamentöse Therapie einzuleiten. Vielmehr sollte man eine Therapie in Abhängigkeit vom Allgemeinzustand und von den Begleitsymptomen erwägen. Für die alleinige Senkung des Fiebers konnte bisher kein Einfluss auf die Verkürzung der Krankheitsdauer oder auf die Komplikationsraten nachgewiesen werden.

Wenn noch kein Fokus gefunden wurde, steht die symptomatische Therapie mit ausreichender Trinkmenge und körperlicher Schonung im Vordergrund. In diesem Zusammenhang sollte auch die Arbeitsfähigkeit kritisch geprüft werden.

Bei Beeinträchtigung des Allgemeinzustands oder starken Begleitsymptomen kann auf verschiedene Antipyretika zurückgegriffen werden (➤ Tab. 24.1). Eine Senkung des Fiebers durch Wadenwickel ist ebenfalls möglich.

Wenn bei Kindern in der Anamnese über stattgefundene Fieberkrämpfe berichtet wird, sollte die Temperatur möglichst unter 38,5 °C gehalten werden. Meist treten Fieberkrämpfe jedoch im Fieberanstieg auf und sind daher häufig nicht zu verhindern. Bei Auftreten eines Fieberkrampfes stellt Diazepam, als Rektiole gegeben, die erste Behandlungsoption dar.

Tab. 24.1 Übersicht über Antipyretika

Substanz	Dosierung/Wirkungseintritt	Kommentar
Paracetamol	• 7,5–15 mg/kg KG alle 6 h, max. 30 mg/kg KG/24 h • 75 mg, 125 mg, 250 mg supp. • Im 3. Trimenon kontraindiziert • 40 mg/ml Saft • 500 mg Tbl. • Max. 4.000 mg/24 h • Wirkungseintritt: 30–60 min	• Mittel der Wahl in der Schwangerschaft und Stillzeit • **Cave:** Bei GFR < 50 Dosisanpassung, bei eingeschränkter Leberfunktion Dosisanpassung • Ab > 4 g/d Intoxikation möglich. Antidot: Acetylcystein
Ibuprofen	• 7–10 mg/kg KG alle 6 h, max. 30 mg/kg KG/24 h • 60 mg, 125 mg, 500 mg, 600 mg supp. • 2 % (20 mg/ml), 4 % (40 mg/ml) Saft • 200 mg, 400 mg, 600 mg, 800 mg Tbl. • Max. 2.400 mg/24 h • Wirkungseintritt 30–60 min	• Im 1. Trimenon und in der Stillzeit Mittel der Wahl, im 3. Trimenon der Schwangerschaft kontraindiziert • **Cave:** GI-Blutung, andere Blutung, Asthma, Urtikaria, schwere Leber-, Nieren- oder Herzinsuffizienz
ASS	• 500 mg Tbl. • Max. 3.000 mg/24 h • Wirkungseintritt: 30–60 min	• Bis zur 28. SSW Mittel der 2. Wahl, in der Stillzeit nicht empfohlen, aber max. bis 1,5 g/d, gelegentlich oder als Low-Dose-Dauertherapie (100–300 mg/d) möglich • **Bei Kindern nicht empfohlen (Reye-Syndrom)** • **Cave:** GI-Blutung, andere Blutung, Asthma, schwere Leber-, Nieren- oder Herzinsuffizienz
Metamizol	• 8–16 mg/kg KG alle 6 h • Max. 64 mg/kg KG/24 h • 500 mg Tbl. • 500 mg/ml Tropfen • 1.000 mg supp. • Max. 4.000 mg/24 h • Wirkungseintritt: 30–60 min	• In Schwangerschaft und Stillzeit nicht empfohlen, im 3. Trimenon und in der Stillzeit kontraindiziert • Bei Kindern nicht empfohlen; bei Kindern < 3 Mon. kontraindiziert • **Cave:** Hypotonie, Blutbildungsstörungen, Asthma, Urtikaria, Dosisanpassung bei schwerer Nieren- oder Leberinsuffizienz bei längerer Anwendung

MERKE

Bei Kindern mit Zustand nach Fieberkrampf sollte eine Diazepam-Rektiole (5 mg) als Notfallmedikament zu Hause verfügbar sein. Bei erstmaligem oder nicht selbstlimitierendem Fieberkrampf ist der Rettungsdienst zu verständigen.

Eine Antibiotikagabe ist bei unklarem Fokus zu vermeiden, da zum einen das Erregerspektrum unklar ist und zum anderen Resistenzentwicklungen gefördert werden und eine weitere Diagnostik (Urinkultur, Blutkultur) erschwert wird. Auch unerwünschte Effekte der antibiotischen Therapie wie u. a. allergische Reaktionen oder Durchfälle sollten bedacht werden.

Wie bei vielen Beratungsanlässen in der Allgemeinmedizin ist auch bei Fieber eine enge Einbeziehung des Patienten und seiner Sorgen und Wünsche in die diagnostische und therapeutische Planung wichtig. Im Vordergrund steht natürlich immer die Erkennung von AGVs und einer entsprechend adäquaten Behandlung nach den allgemein gültigen Therapieprinzipien.

LITERATUR

Fink W, Haidinger G. Die Häufigkeit von Gesundheitsstörungen in 10 Jahren Allgemeinpraxis. Z Allg Med 2007; 83: 102–108.
Gabay C, Kushner I. Acute-phase proteins and other systemic responses to inflammation. N Engl J Med 1999; 340: 448–454.
Obermeyer Z, Samra J, Mullainathan S. Individual differences in normal body temperature: Longitudinal big data analysis of patient records. BMJ 2017; 359: j5468.
Takeda R, Mizooka M, Kobayashi T et al. Key diagnostic features of fever of unknown origin: Medical history and physical findings. J Gen Fam Med. 2017; 18: 131–134.
Toussaint E, Bahel-Ball E, Vekemans M et al. Causes of fever in cancer patients (prospective study over 477 episodes). Support Care Cancer 2006; 14(7): 763–769.

SYSTEMATISCHE REVIEWS

Muscari I, Iacoponi F, Cantarini L et al. The diagnostic evaluation of patients with potential adult-onset autoinflammatory disorders: Our experience and review of the literature. Autoimmun Rev 2012; 12: 10–13.
Simon L, Gauvin F, Amre D et al. Serum procalcitonin and C-reactive protein levels as markers of bacterial infection: A systematic review and meta-analysis. Clin Infect Dis 2004; 39(2): 206–217.

KAPITEL

25 Husten

Felix Holzinger

25.1 Definition und Epidemiologie

Husten ist mit ca. 8 % aller Patientenvorstellungen ein häufiger Beratungsanlass in der hausärztlichen Praxis. Die Einteilung in „akuten Husten" von bis zu 8 Wochen und „chronischen Husten" von > 8 Wochen Dauer hat sich etabliert. Teilweise wird zusätzlich der „subakute Husten" unterschieden, der > 3, jedoch < 8 Wochen besteht.

Die Prävalenz des akuten Hustens variiert je nach Saison, Patientenkollektiv (u. a. Altersgruppe), mutmaßlich liegt sie innerhalb eines Jahres bei bis zu über 30 %. Verlässliche Zahlen für Deutschland liegen nicht vor. Für den chronischen Husten wird von einer Prävalenz von ca. 10 % ausgegangen.

Husten ist ein Reflex. Hustenrezeptoren (sensible Nervenendigungen von Ästen des N. vagus) finden sich in unterschiedlichen Abschnitten des Atemtrakts, u. a. Pharynx, Trachea und Bronchien. Diese werden gereizt durch mechanisch-physikalische (z. B. Fremdkörper) oder chemische Reize und Noxen (z. B. Magensäure, Rauch) sowie Entzündungsmediatoren, die z. B. im Rahmen von Virusinfekten ausgeschüttet werden (u. a. Prostaglandine, Bradykinin, TNF-α, Histamin). Das „Hustenzentrum" ist in der Medulla oblongata lokalisiert. Weitere kortikale und subkortikale Zentren im Gehirn wirken modulatorisch. Über Spinalnerven, den N. phrenicus und den N. laryngeus recurrens werden Muskelgruppen (Bauchmuskulatur, Kehlkopf, Zwerchfell) aktiviert: Es kommt zum Hustenstoß.

Beim häufigen akuten Husten im Rahmen eines Atemweginfekts wird dabei pathophysiologisch das Symptom über die genannten Reflexmechanismen auf dem Boden der akut entzündlichen Vorgänge im Atemtrakt verursacht. Ein chronischer Husten hat häufig keine klare Ursache, und es wird diskutiert, dass bei der Entstehung eine Hypersensitivität des Hustenreflexes eine Rolle spielt.

Die volkswirtschaftliche Bedeutung von Husten als Krankheitserscheinung ist beträchtlich: Atemwegsinfekte sind für fast 10 % aller Arbeitsunfähigkeitstage verantwortlich. Auch der chronische Husten verursacht aufgrund seiner Häufigkeit beträchtliche Kosten für das Gesundheitswesen, ist oftmals mit erheblichem Leidensdruck verbunden und kann die betroffenen Patienten stark beeinträchtigen.

MERKE

Die Einteilung in akuten und chronischen Husten ist in der Praxis hilfreich, da je nach Symptomdauer ein unterschiedliches differenzialdiagnostisches Spektrum bedacht werden muss. Bei mehr als 3 Wochen Dauer (einem „subakuten Husten" entsprechend) kann es jedoch bereits sinnvoll sein, auch häufige Ursachen des chronischen Hustens in die differenzialdiagnostischen Überlegungen einzubeziehen.

25.2 Diagnostische Strategie und Differenzialdiagnose

MERKE

Die Überlegungen zur Differenzialdiagnose und Therapiestrategie bei akutem und chronischem Husten beziehen sich primär auf Erwachsene. Auch bei Kindern sind virale respiratorische Infekte die häufigste Ursache eines akuten Hustens, oft gehen diese auch in den ersten Kita-Jahren quasi direkt „ineinander über". Im Unterschied zu erwachsenen Patienten ist aber bei der Differenzialdiagnose eine Reihe pädiatrisch relevanter Krankheitsbilder wie z. B. Pseudokrupp (= stenosierende Laryngitis) oder Bronchiolitis (Respiratory-Syncytial-Viren) mit zu berücksichtigen. Auch an eine mögliche Fremdkörperaspiration sollte bei Kleinkindern gedacht werden. Besonders bei Neugeborenen und Säuglingen kann sich der klinische Zustand u. U. rasch verschlechtern. Alarmzeichen sind hier z. B. reduzierter Allgemeinzustand, Tachypnoe und thorakale Einziehungen (➤ Kap. 85). In der Pädiatrie wird zudem häufig schon ab mehr als 4 Wochen Dauer von „chronischem Husten" gesprochen, das Ursachenspektrum unterscheidet sich hier ebenfalls deutlich von Erwachsenen.

25.2.1 Akuter Husten

Infektionen der oberen Atemwege sowie die akute Bronchitis stellen die bei Weitem bedeutendste Ursache dar (➤ Box 25.1). Der viral bedingte Husten („Erkältungshusten") ist meist selbstlimitierend und bedarf keiner über Anamnese und körperliche Untersuchung hinausgehenden Diagnostik oder Therapie.

Box 25.1

Ursachen für akuten Husten

Die wahrscheinlichsten Diagnosen

- **Erkältungskrankheiten (common cold) und akute Bronchitis:** kein oder geringes bis mäßiges Fieber, Halsschmerzen, Schnupfen, Kopf- und Gliederschmerzen, Husten erst trocken, dann produktiv, ggf. bronchiale Obstruktion bei Bronchitis.
- **Pneumonie:** Tachypnoe, Tachykardie, produktiver Husten, evtl. atemabhängige Schmerzen, Fieber meist > 38,5 °C, AZ oft beeinträchtigt.
- **Influenza:** hohes Fieber, plötzlicher Beginn, deutliches Krankheitsgefühl, Myalgien.
- **COVID-19:** Husten, Fieber, ggf. Dyspnoe, Riech- und Geschmacksstörungen möglich.
- **Pertussis:** vorausgehendes unspezifisches Stadium catarrhale, dann typischerweise bellender („stakkatoartiger") Husten mit inspiratorischem Ziehen und ggf. Hervorwürgen zähen Schleims oder Erbrechen. Bei Erwachsenen oft atypische Symptomatik ohne klassische Begleitsymptome. Komplikation: Pneumonie, insbesondere bei Säuglingen und älteren Patienten. Stadienabhängige Diagnostik mittels Kultur, PCR, später Serologie.
- **Exazerbation bei COPD:** verstärkte Atemnot, vermehrter Auswurf, exspiratorisches Giemen, ggf. Fieber.
- **„Postinfektiöser" Husten:** anhaltender Husten nach Infekt ohne Erkältungszeichen.

Was man nicht übersehen sollte: abwendbar gefährliche Verläufe

- **Kardiale Stauung und Lungenödem:** Atemnot, Tachypnoe, Orthopnoe, feuchte Rasselgeräusche (RG), Ödeme, Halsvenenstauung.
- **Status asthmaticus:** exspiratorisches Giemen, verlängertes Exspirium. **Cave:** Es kann auskultatorisch ein *silent chest* bestehen.
- **Pneumothorax:** Thoraxschmerz, asymmetrische Thoraxexkursionen, einseitig abgeschwächtes Atemgeräusch, hypersonorer Perkussionsschall.
- **Fremdkörperaspiration:** Atemnot, inspiratorischer Stridor.
- **Lungenembolie:** Atemnot, Tachypnoe, Tachykardie, Thoraxschmerz, ggf. Schockzeichen.

Akuter Husten hat selten eine schwerwiegende bzw. bedrohliche Ursache, trotzdem müssen Red Flags für gefährliche Verläufe beachtet werden.

CAVE

Red Flags für gefährliche Verläufe

- Hämoptysen
- Luftnot (➤ Kap. 45)
- Tachypnoe (➤ Kap. 45)
- Gewichtsverlust (➤ Kap. 47)
- Begleitende Ödeme
- Thrombosezeichen

Patientenbeispiel

Eine 45-jährige Patientin, Verwaltungsangestellte, sonst eigentlich gesund, war vor ca. 10 Tagen wegen Symptomen eines Erkältungsinfekts in der Praxis und stellt sich heute erneut vor. Beim ersten Praxisbesuch hatte sie eine AU-Bescheinigung für 1 Woche erhalten. Anfangs bestanden mäßiges Fieber bis 38,2 °C, Halsschmerzen und Schnupfen. Mittlerweile klingt der Schnupfen ab, Fieber besteht nicht mehr, aber die Patientin hat in der letzten Woche einen subjektiv starken Husten entwickelt. Es besteht gelb-grünlicher Auswurf, beim Husten „schmerzen die Bronchien", nachts besteht ein quälender Reizhusten, der den Nachtschlaf beeinträchtigt. Sie war inzwischen wieder arbeiten, aber macht sich doch langsam Sorgen, weil der Husten sich seit 1 Woche nicht so richtig bessert und so „eitrig" ist. Auskultatorisch finden sich keine Auffälligkeiten. Sie fragt sich, ob sie jetzt nicht antibiotisch behandelt werden sollte; das habe ihr früher schon öfter gut bei Bronchitis geholfen – und sie möchte keine „Lungenentzündung riskieren, wenn es verschleppt wird". Oder sollte man nicht „so langsam mal röntgen?"

Die Kasuistik verdeutlicht, dass die Herausforderungen für die hausärztliche Beratung von Patienten mit akutem Husten häufig weniger in der Differenzialdiagnose liegen als vielmehr in den Fragen, ob eine weitergehende Diagnostik sinnvoll oder erforderlich ist, welche Therapie denn empfohlen werden kann und welche Beratungskonzepte sinnvoll sind. Um die Symptomatik einzuordnen, sind i. d. R. Anamnese und körperliche Untersuchung ausreichend.

Die **Auskultation** ist Bestandteil der symptombezogenen Untersuchung, weist aber eine beträchtliche Variation bzgl. der klinischen Beurteilung bei Vergleichen mehrerer Untersucher (bei denselben Patienten) auf. Die alleinige Auskultation ist nicht geeignet, eine Pneumonie verlässlich auszuschließen. Wichtig ist vielmehr das klinische Gesamtbild; besonders prädiktiv sind hier Anamnese und Abweichungen der Vitalparameter wie Fieber, Tachykardie, Tachypnoe und reduzierte Sauerstoffsättigung.

Die **Farbe des Sputums** hat beim akuten Husten bei sonst lungengesunden Patienten keine diagnostische Aussagekraft. In Studien sind kulturell zwar bei etwa jeder zehnten akuten Bronchitis Bakterien im Sputum nachweisbar, jedoch beträgt der positive prädiktive Wert des Markers „Sputumfarbe" nur 16 % und ist daher diagnostisch untauglich. Hinzu kommt, dass selbst wenn das Sputum bei einer Bronchitis Bakterien enthält, deren Beteiligung am Krankheitsgeschehen unklar ist: Die unkomplizierte Bronchitis verläuft auch ohne Antibiose selbstlimitierend und wird durch Antibiotika nicht relevant verkürzt, egal welche Farbe das Sputum aufweist. Daraus folgt, dass eine mikrobiologische Sputumdiagnostik bei akuter Bronchitis bei sonst gesunden Personen nicht sinnvoll ist: Selbst bei positivem Befund wäre eine antibiotische Behandlung nicht indiziert. Auch bzgl. der Differenzierung einer Pneumonie von einer Bronchitis ist die Farbe des Sputums nicht hilfreich. Bei klinischem Verdacht auf eine Pneumonie sollte primär eine Röntgen-Thoraxaufnahme veranlasst werden. Anamnestisch sollte trotzdem nach Menge und Farbe des Sputums gefragt werden: So kann z. B. ein persistierender großvolumiger gelb-grünlicher Auswurf (ggf. verbunden mit Dyspnoe, Hämoptysen, Trommelschlegelfingern) auf das Vorhandensein von Bronchiektasen hinweisen.

Die **Bestimmung von Entzündungsparametern** (Blutbild, CRP) bei einer – klinisch klar diagnostizierten – Bronchitis ist nicht sinnvoll, da die unkomplizierte Bronchitis i. d. R. durch Viren verursacht ist. Auch kann anhand des **CRP**-Wertes bzw. eines entsprechenden Schnelltests nicht sicher zwischen Pneumonie und Bronchitis unterschieden werden. Die Messung des Procalcitonins (PCT) hat eine vergleichsweise gute Sensitivität und Spezifität zum Nachweis eines bakteriellen Infekts. Eine **PCT**-Bestimmung könnte daher theoretisch in Fällen hilfreich sein, in denen klinisch eine Pneumonie möglich erscheint, sich aber eine zeitnahe Röntgen-Thorax-Untersuchung nicht realisieren lässt. In Studien konnte gezeigt werden, dass sich durch die Bestimmung ggf. Antibiotikatherapien vermeiden lassen. Die PCT-Bestimmung ist seit 2018 im EBM als Kassenleistung enthalten. Dies gilt jedoch nur bei Erbringung durch Labors, was in der Praxis zu Zeitverzögerungen in der Diagnosestellung und Therapieeinleitung führt und daher i. d. R. keine sinnvolle Option bei einem Pneumonieverdacht ist. Geeignete Point-of-Care-Tests (➤ Kap. 99), die kostendeckend vergütet werden, fehlen bisher. Gegebenenfalls kann bei saisonaler Häufung von Atemwegsinfektionen eine Differenzierung per Multiplex-PCR erwogen werden (bei V. a. meldepflichtige Erkrankungen EBM-Ausnahmekennziffer). Der Stellenwert einer solchen Diagnostik ist wissenschaftlich jedoch bisher nicht gut evaluiert.

Bei nach einer Erkältungskrankheit bzw. Bronchitis persistierendem Husten, der vom zeitlichen Verlauf her oft einem „subakuten Husten" entspricht, handelt es sich häufig um einen postinfektiösen Husten. Ursächlich ist vermutlich eine noch nicht vollständig abgeklungene Atemwegsentzündung mit passagerer Schädigung des Epithels, ggf. besteht zusätzlich eine bronchiale Hyperreagibilität (➤ Kap. 25.2.2). Der postinfektiöse Husten ist i. d. R. innerhalb weniger Wochen selbstlimitierend. Die Verdachtsdiagnose wird klinisch gestellt.

LEITLINIEN

- S3-Leitlinie „Behandlung von erwachsenen Patienten mit ambulant erworbener Pneumonie und Prävention". AWMF-Registernummer 020-020.

https://register.awmf.org/de/leitlinien/detail/020-020

- DEGAM-S3-Leitlinie „Akuter und chronischer Husten". AWMF-Registernummer 053-013:

https://register.awmf.org/de/leitlinien/detail/053-013

- Irwin RS, French CT, Lewis SZ et al. Overview of the management of cough – Chest Guideline and Expert Panel Report. Chest 2014; 146(4): 885–889.
- Irwin RS, French CL, Chang AB, Altman KW. Classification of cough as a symptom in adults and management algorithms. Chest 2018; 153(1)1: 196–209.
- Kardos P, Dinh QT, Fuchs KH et al. Leitlinie der Deutschen Gesellschaft für Pneumologie und Beatmungsmedizin zur Diagnostik und Therapie von erwachsenen Patienten mit Husten. Pneumologie 2019; 73(3): 143–180.

25.2.2 Chronischer Husten

Chronischer Husten ist eine Herausforderung für die hausärztliche Differenzialdiagnostik (➤ Box 25.2). Liegen Hinweise auf einen gefährlichen Verlauf vor, sollte rasch die entsprechende spezifische Diagnostik eingeleitet werden (z. B. Thorax-CT bei V. a. Bronchialkarzinom). Gelegentlich ist eine stationäre Einweisung notwendig. Generell empfehlen Leitlinien bei einer Hustendauer von > 8 Wochen eine konventionelle Röntgen-Thorax-Aufnahme in zwei Ebenen, auch wenn keine Hinweise auf einen gefährlichen Verlauf vorliegen.

Box 25.2

Ursachen für chronischen Husten

Die wahrscheinlichsten Diagnosen

- **COPD:** (Belastungs-)Dyspnoe, Auswurf, exspiratorisches Giemen, rezidivierende Exazerbationen, ggf. Zyanose, ggf. Kachexie, sehr häufig Raucheranamnese
- **Asthma bronchiale:** Dyspnoe, exspiratorischer Stridor, Husten, exspiratorisches Giemen, verlängertes Exspirium
- **Medikamente:** trockener Husten, z. B. unter ACE-Hemmern bei ca. 5–10 % der Patienten, weitere Substanzen: Amiodaron, Betablocker, Zytostatika/Immunsuppressiva (z. B. MTX), ggf. zeitlicher Zusammenhang mit neuer Medikation
- **Bronchiale Hyperreagibilität/Husten als Asthmaäquivalent (cough variant asthma):** Kardinalsymptom trockener Husten. Andere Symptome des Asthmas wie Atemnot oder Giemen fehlen. Normalbefund in Spirometrie, häufig nach viralem Infekt
- **Refluxkrankheit:** ggf. (nicht obligat) begleitende gastrointestinale Refluxsymptomatik
- **Upper Airway Cough Syndrome (UACS):** im Rachen herunterfließendes Sekret (*post-nasal drip,* Schleimstraße), Räusperzwang, verstopfte Nase, pflastersteinartige Schleimhaut im Rachen bei Inspektion, Globusgefühl, Heiserkeit

Was man nicht übersehen sollte: abwendbar gefährlicher Verlauf

- **Linksherzinsuffizienz (Asthma cardiale):** Belastungsdyspnoe, Orthopnoe, Müdigkeit/Erschöpfung, Ödeme, Halsvenenstauung, Nykturie

- **Rezidivierende Lungenembolien/pulmonalarterielle Hypertonie:** Belastungsdyspnoe, Müdigkeit, trockener Husten, häufiger bei Erkrankungen des Gerinnungssystems
- **Bronchialkarzinom:** Raucheranamnese (**cave:** Änderung der Hustenqualität bei Rauchern) und/oder berufliche Karzinogenexposition (z. B. Asbest), Gewichtsverlust, Hämoptysen, Thoraxschmerz, Heiserkeit
- **Tuberkulose:** Gewichtsverlust, Fieber, Nachtschweiß, Hämoptysen, anamnestisch Kontakt zu Erkrankten, Reise- und Migrationsanamnese
- **Fremdkörperaspiration:** plötzlicher Beginn, ggf. pfeifendes Atemgeräusch, insb. bei Kindern (unbeobachtetes Spielen; ➤ Kap. 96.3.3) und älteren Patienten (Schluckstörung); Folgen: Atelektasen, Aspirationspneumonie

LEITLINIEN

- Dicpinigaitis PV. Angiotensin-converting enzyme inhibitor-induced cough: ACCP evidence-based clinical practice guidelines. Chest 2006; 129: 169S–173S.
- Pratter MR. Chronic upper airway cough syndrome secondary to rhinosinus diseases (previously referred to as postnasal drip syndrome): ACCP evidence-based clinical practice guidelines. Chest 2006; 129(1 Suppl): 63S–71S.

Bei der weiteren Abklärung wird man sich zunächst auf häufige Krankheitsbilder konzentrieren (➤ Box 25.2). Je nach anamnestischer Konstellation und klinischem Bild erfolgt die weitere Diagnostik (z. B. Lungenfunktion).

Patientenbeispiel

Herr M. (52) ist Systemadministrator in einem metallverarbeitenden Unternehmen. Er stellt sich auf Drängen seiner Lebensgefährtin in der Praxis seiner Hausärztin vor. Er berichtet von einem trockenen Husten, der seit ca. ¼ Jahr bestehe und sich nicht bessere, besonders abends, wenn er sich zum Schlafen hingelegt habe. Er vermutet eine „verschleppte Grippe", weil die Beschwerden mit einem Erkältungsinfekt mit Schnupfen, Husten und Halsschmerzen begonnen hätten. Alle Symptome bis auf den sehr lästigen Husten seien aber schon seit 2 Monaten wieder verschwunden. Herr M. fühlt sich sonst eigentlich nicht sonderlich krank, es bestehen auch keine bekannten chronischen Erkrankungen, Medikamente nimmt er nicht ein. Gelegentlich tritt nach reichlichem Essen anamnestisch Sodbrennen auf. Herr M. ist aktuell Nichtraucher (hat vor 15 Jahren aufgehört, anamnestisch 20 Packungsjahre). Auskultatorisch sind Herz und Lunge unauffällig, ebenso alle sonstigen körperlichen Untersuchungsbefunde.

Differenzialdiagnostisch denkt die Hausärztin primär an eine postinfektiöse bronchiale Hyperreagibilität, aber auch ein refluxbedingter Husten erscheint möglich.

Die Kasuistik illustriert einen Fall, in dem die häufigsten Ursachen des chronischen Hustens Asthma und COPD eher unwahrscheinlich erscheinen. Da für viele der weiter infrage kommenden Erkrankungen kein spezifischer technischer diagnostischer Test (Labor oder Bildgebung) verfügbar ist, wird bei unklarem chronischem Husten häufig für die am wahrscheinlichsten erscheinende Hustenursache eine probatorische Therapie eingeleitet, die bei Erfolg zugleich als Nachweis der vermuteten Ursache aufgefasst werden kann. Dieses kombiniert diagnostisch-therapeutische Vorgehen wird in ➤ Kap. 25.3.2 thematisiert.

25.3 Therapiestrategie

25.3.1 Akuter Husten

Noch immer werden in bis zur Hälfte der Fälle von Husten bei akuten Atemwegsinfekten in der hausärztlichen Praxis Antibiotika verordnet. Die Ursachen dafür sind sicherlich komplex und umfassen die ärztliche Sorge um die Sicherheit des Patienten, eine Überschätzung des therapeutischen Benefits sowie die patientenseitige Erwartungshaltung.

Studien zum natürlichen Verlauf von Atemwegsinfekten zeigen, dass es häufig und normal ist, dass ein Bronchitishusten länger als 2 Wochen andauert – Patienten dagegen gehen vielfach davon aus, dass nach ca. 1 Woche eigentlich die Symptomatik gebessert sein müsste und sonst „etwas nicht stimmen kann", zumal meist der lästige Husten noch hartnäckig anhält, wenn andere Erkältungsbeschwerden bereits abgeklungen sind. Man kann dann mit einem starken Therapiewunsch konfrontiert sein. Eine Aufklärung über die Gutartigkeit der Beschwerden und den Spontanverlauf eines oberen Atemwegsinfekts ist ein angemessenes Vorgehen, solange keine Warnzeichen für einen gefährlichen Verlauf bestehen.

TIPP

Eine gute Arzt-Patient-Kommunikation (➤ Kap. 2) und ggf. die Aushändigung einer Patienteninformation kann die Zahl der Antibiotikaverordnungen deutlich reduzieren. Gute Informationen für Patienten sind z. B. bei www.gesundheitsinformation.de (IQWiG) verfügbar.

Die Beratung bei hohem Leidensdruck oder ausgeprägtem Therapiewunsch wird dadurch erschwert, dass es für die häufig nachgefragten und in Apotheken vielfach verkauften OTC-Hustentherapeutika keinen guten Wirksamkeitsnachweis gibt. Dies gilt sowohl für Expektoranzien wie Ambroxol oder Acetylcystein als auch für Antitussiva wie Dropropizin, Noscapin oder Dextrometorphan. Auch das verschreibungspflichtige Codein in Standarddosen bis zu 120 mg/d ist beim Erkältungshusten nicht wirksamer als Placebo. Phytotherapeutika wie z. B. Myrtol- oder Thymian-Efeu-Präparate zeigen in RCTs begrenzte Effekte i. S. einer rascheren Linderung von Hustenbeschwerden, die klinische Relevanz ist aber diskutabel und muss gegenüber den Kosten abgewogen werden, die der Patient selbst für die Präparate aufbringen muss. Bei starkem Therapiewusch kann der Einsatz eines solchen pflanzlichen Präparats ggf. ebenso erwogen werden wie (auch mangels Alternative) der Einsatz eines Antitussivums bei ausgeprägtem Leidensdruck. ➤ Tab. 25.1 zeigt eine Übersicht der wichtigsten Hustentherapeutika. Diese sind als Bagatellarzneimittel nach der Arzneimittel-Richtlinie bis auf Codein nur bis zum 12. Lj. bei Kindern verordnungsfähig (➤ Kap. 101).

Tab. 25.1 Antitussiva und Expektoranzien (Quelle: In Anlehnung an DEGAM-S3-Leitlinie "Akuter und chronischer Husten", Update 2021)

Gruppe	Wirkstoffe	Beispielpräparat(e)	Evidenz für Wirksamkeit beim akuten Husten/Kommentar	Wichtige UAW
Antitussiva	Codein/Dihydrocodein	Paracodin®	• Antitussiver Effekt in Studien nicht besser als unter Placebo • Evtl. bei gestörtem Nachtschlaf sinnvoll (sedierend)	Entsprechend dem UAW-Spektrum der Opioide, z. B. Sedierung, Obstipation, Abhängigkeit (**cave:** *fast metabolizer*) Bei Kindern < 12 Jahren kontraindiziert!
	Noscapin	Capval®	Keine*	• Opioid ohne sedierende oder atemdepressive Wirkung, UAW u. a. Übelkeit, Kopfschmerzen • Bei Kindern zugelassen
	Dextrometorphan	Silomat® DMP, WICK Sirup gegen Reizhusten	Hinweise auf antitussiven Effekt, aber nur wenige Studien. Klinischer Stellenwert bleibt bei derzeitiger Studienlage unklar	Neurol.-psych. Symptome, Cytochrom P450-bedingte Wechselwirkungen (z. B. mit best. Antidepressiva): KI beachten
	Dropropizin/Levodropropizin	Larylin®	Keine*	Müdigkeit
	Pentoxyverin	Sedotussin®	Keine*	Müdigkeit, gastrointestinale Beschwerden
Expektoranzien	Ambroxol/Bromhexin	Mucosolvan®, Bisolvon®	Keine*	Überempfindlichkeitsreaktionen, gastrointestinale Beschwerden
	Acetylcystein	ACC®, Fluimucil®	Keine*	Überempfindlichkeitsreaktionen, gastrointestinale Beschwerden, Kopfschmerzen, Fieber
	Guaifenesin	Wick Husten-Löser	Wenige Studien mit eher geringen Effekten. Klinischer Stellenwert bleibt bei derzeitiger Studienlage unklar	Überempfindlichkeitsreaktionen, neurol.-psych. Symptome, gastrointestinale Beschwerden
Phytotherapie	Efeu	–	Unterschiedlicher Grad an Evidenz aus kontrollierten klinischen Studien für eine gegenüber Placebo stärkere bzw. schnellere symptomatische Besserung. Der Umfang der klinischen Effekte ist jedoch begrenzt, daher individuelle Therapieentscheidung	• Überempfindlichkeitsreaktionen, gastrointestinale Beschwerden • Pelargonium: berichtete Fälle von Leberschäden und Hepatitis, Häufigkeit ist nicht bekannt
	Thymian	Aspecton®		
	Pelargonium	Umckaloabo®		
Kombinationen Phytotherapie	Thymian + Efeu	Bronchipret®		
	Thymian + Primel	Bronchicum®		
	Kombination mehrerer ätherischer Öle	Gelomyrtol®		

* Für die Indikation „akuter Husten beim Erwachsenen" keine oder keine adäquaten (z. B. RCT) klinischen Studien

LEITLINIEN

Malesker MA, Callahan-Lyon P, Ireland B et al. Pharmacologic and nonpharmacologic treatment for acute cough associated with the common cold: CHEST Expert Panel Report. Chest 2017; 152(5): 1021–1037.

Der nach einem respiratorischen Infekt prolongiert anhaltende **postinfektiöse Husten** ist i. d. R. ohne therapeutische Maßnahmen selbstlimitierend, bei entsprechendem Verdacht und Fehlen von Red Flags kann zugewartet werden. Symptomatisch kann bei ausgeprägtem Leidensdruck Ipratropiumbromid inhalativ (Monotherapie oder in Kombination mit einem inhalativen β_2-Mimetikum) versucht werden, bei ausbleibendem Erfolg inhalative Kortikosteroide. Für sehr ausgeprägte Fälle wird die kurzzeitige orale Gabe von Prednisolon diskutiert.

LEITLINIEN

Braman S. Postinfectious Cough – ACCP Evidence-Based Clinical Practice Guidelines. Chest 2006; 129(1 Suppl): 138S–146S.

Seltenere, spezifische Ursachen eines akuten Hustens (z. B. Pneumonie, Exazerbation einer COPD) werden entsprechend den aktuellen Leitlinienempfehlungen zur Grunderkrankung behandelt.

MERKE

Wenn anamnestisch und klinisch ein Erkältungsinfekt wahrscheinlich erscheint und keine Warnzeichen für einen AGV bestehen, kann i. d. R. ohne Gefährdung des Patienten auf eine über Anamnese und körperliche Untersuchung hinausgehende Diagnostik verzichtet werden. Ggf. erforderlich sind Tests auf pandemische Erreger (z. B. COVID-19) aus Gründen des Infektionsschutzes nach den jeweils aktuellen Empfehlungen. Beim unkomplizierten Atemwegsinfekt besteht aufgrund des i. d. R. selbstlimitierenden Charakters der Erkrankung keine Therapienotwendigkeit. Für eine Beeinflussung des Krankheitsverlaufs oder eine wirklich effektive Symptomlinderung gibt es für keine verfügbare medikamentöse Therapie – inkl. Antibiotika – überzeugende Evidenz.

25.3.2 Chronischer Husten

Eine aufwendige Diagnostik vor der Einleitung einer Therapie ist i. d. R. nicht notwendig bzw. verhältnismäßig. So könnte zur Bestätigung einer – häufig postinfektiös auftretenden – **bronchialen Hyperreagibilität** *(cough variant asthma)* zwar ein Metacholin-Provokationstest in einer pneumologischen Praxis oder Ambulanz durchgeführt werden, dieser ist aber oft nicht zeitnah verfügbar und auch nicht sehr spezifisch, da ca. ein Viertel der Bevölkerung eine asymptomatische Hyperreagibilität aufweist und im Test ggf. reagiert. Zu empfehlen ist daher ein „Ex juvantibus"-Therapieversuch mit inhalativen Kortikosteroiden (ICS) über 6–8 Wochen. Die Patienten sprechen häufig auch auf andere Asthmatherapeutika (z. B. β_2-Mimetika) gut an. Bei ausbleibendem Erfolg sollte zum Pneumologen überwiesen werden. Die **eosinophile Bronchitis,** die klinisch mit trockenem Husten ebenfalls dem Asthma ähnelt und auch eine normale Spirometrie aufweist, aber deutlich seltener auftritt, spricht ebenfalls gut auf ICS an. Eine mögliche differenzialdiagnostische Abgrenzung (z. B. mittels Sputumuntersuchung) hätte auch hier keine direkte praktische Relevanz.

Ein **gastroösophagealer Reflux** als Hustentrigger stellt in der o. g. Kasuistik geschilderten Konstellation eine Differenzialdiagnose dar. Wichtig ist dabei, dass Refluxsymptome wie Sodbrennen oder saures Aufstoßen vorliegen können, aber nicht müssen. Wenn klinisch typische Refluxsymptome vorliegen, kann eine probatorische PPI-Therapie versucht werden; meist ist diese für 3 Monate oder länger notwendig. Ohne klinische Refluxsymptomatik ist die diagnostische und therapeutische Herangehensweise schwierig. Eine Gastroskopie ist wenig hilfreich, da der Nachweis einer Ösophagitis nichts darüber aussagt, ob der Husten damit zusammenhängt. Weitere mögliche Tests wie die Ösophagusmotilitätsmessung und die Impedanz-pH-Metrie sind aufwendig und nur eingeschränkt verfügbar, Stellenwert und Nutzen teilweise ungeklärt. Die Evidenzlage für eine Wirksamkeit von PPI auf chronischen Husten bei fehlender ösophagealer Symptomatik ist aber insgesamt nicht gut, dasselbe gilt für chirurgische Verfahren wie die Fundoplicatio.

Husten mit vermuteter Ursache in den oberen Atemwegen (UACS) kann probatorisch bei Verdacht auf **chronische Sinusitis** mit kortikosteroidhaltigen Nasensprays (z. B. Beclometason nasal, Budesonid nasal 1–2 Sprühstöße/d) behandelt werden. US-amerikanische Leitlinien empfehlen u. a. Kombinationen aus sedierenden Antihistaminika der 1. Generation und abschwellenden Wirkstoffen (z. B. Pseudoephedrin). Solche Kombinationen sind auch bei uns in einzelnen Präparaten erhältlich, aber im Gegensatz zu den USA wenig verbreitet. Aufgrund des Nebenwirkungsprofils sind hier aber eher Vorsicht und individuelle Abwägung angeraten. Bei diagnostischen Unklarheiten oder fehlendem Ansprechen empfehlen sich die HNO-ärztliche Vorstellung und ggf. die Einleitung einer Bildgebung (chron. Sinusitis?) mit CT bzw. MRT.

LEITLINIEN

Kahrilas PJ, Altman KW, Chang AB et al. Chronic cough due to gastroesophageal reflux in adults: CHEST Guideline and Expert Panel Report. Chest 2016; 150(6): 1341–1360.

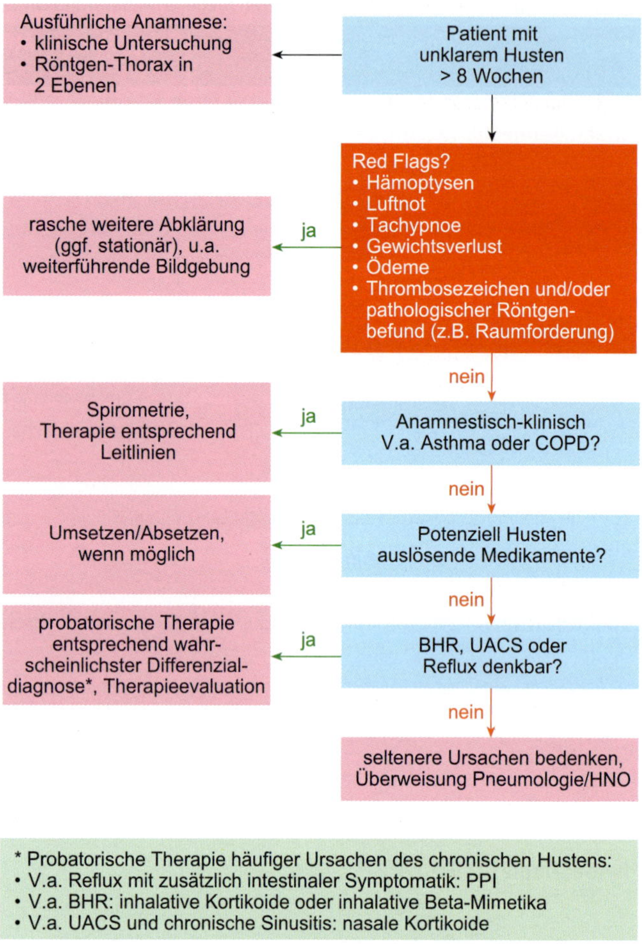

Abb. 25.1 Algorithmus „Chronischer Husten" (UACS = *upper airway cough syndrome;* BHR = bronchiale Hyperreagibilität) [L141]

Ein für die Praxis hilfreicher diagnostisch-therapeutischer Algorithmus ist in ➤ Abb. 25.1 dargestellt.

Sind die Abklärung und ggf. die probatorische Behandlung häufiger Ursachen des chronischen Hustens erfolglos, sollte zur Abklärung seltenerer spezifischer Ursachen (z. B. Bronchiektasien, interstitielle Lungenerkrankungen) eine Vorstellung beim Lungenfacharzt erfolgen. Aber auch mit der dort erweiterten Diagnostik kann in einem Teil der Fälle keine Ursache gefunden werden. Für den Bereich der Primärversorgung gibt es keine verlässlichen Zahlen zur Häufigkeit eines solchen ungeklärten bzw. **refraktären Hustens.** Ätiologisch wird heute modellhaft zumeist von einer zentralen und peripheren Sensibilisierung ausgegangen (analog zum chronischen Schmerz) und nicht primär von einer psychischen Genese. Das Modell einer entwickelten „Überempfindlichkeit" kann auch in der Beratung der Patienten hilfreich sein. Bei einem Teil der Patienten kann eine Aufklärung darüber ausreichen, dass das Symptom zwar lästig ist, aber „nichts Schlimmes" gefunden wurde. In der Praxis besteht aber häufig ein Therapiewunsch, mit dem die hausärztliche Praxis aufgesucht wird. Als nichtmedikamentöse Optionen kommen physio- und logopädische Interventionen zur Erlernung einer Hustenunterdrückung in Betracht, diese sind aber nur in kleinen und z. T. nicht kontrollierten Studien untersucht. Physiotherapie kann in der Diagnosegruppe AT „Störungen der Atmung", z. B. als Krankengymnastik (Atemtherapie), bei Husten und/oder Dyspnoe (Leitsymptomgruppe a) verordnet werden. Logopädie ist nicht für chronischen Husten verordnungsfähig, außer wenn eine Heiserkeit oder beeinträchtigte stimmliche Belastbarkeit (Diagnosegruppe ST2) vorliegt. Die Rücksprache mit dem Behandler ist sinnvoll, da nicht alle Therapeuten die genannten Indikationen behandeln bzw. Erfahrung damit haben. Nach derzeitiger Studienlage potenziell wirksame medikamentöse Therapieoptionen sind Gabapentin, Pregabalin, Morphin und Amitriptylin, die jedoch für die Indikation Husten sämtlich nicht zugelassen sind und damit lediglich off-label mit entsprechender Aufklärung verordnet werden können. Das nicht unerhebliche Nebenwirkungspotenzial muss in die Therapieentscheidung und Patientenberatung einbezogen werden. Dies trifft auch für den seit 2023 für refraktären/ungeklärten chronischen Husten zugelassenen P2X3-Rezeptorantagonisten Gefapixant zu. Aufgrund des Nebenwirkungsprofils (bis zu 50 % Geschmacksstörungen, u. U. lang anhaltend) ist diese Therapieoption kritisch zu sehen. Für die für Husten zugelassenen Wirkstoffe Codein und Noscapin gibt es beim refraktären Husten keine Nutzenbelege.

MERKE

Auch nach umfassender Abklärung bleibt bei einem Teil der Patienten ein ätiologisch ungeklärter refraktärer Husten bestehen. Die Evidenz für mögliche medikamentöse und nichtmedikamentöse Therapieansätze ist unzureichend. Trotzdem können bei starkem Leidensdruck in individueller Absprache mit dem Patienten entsprechende Therapieversuche sinnvoll sein; es kann aber keine allgemein gültige Empfehlung gegeben werden.

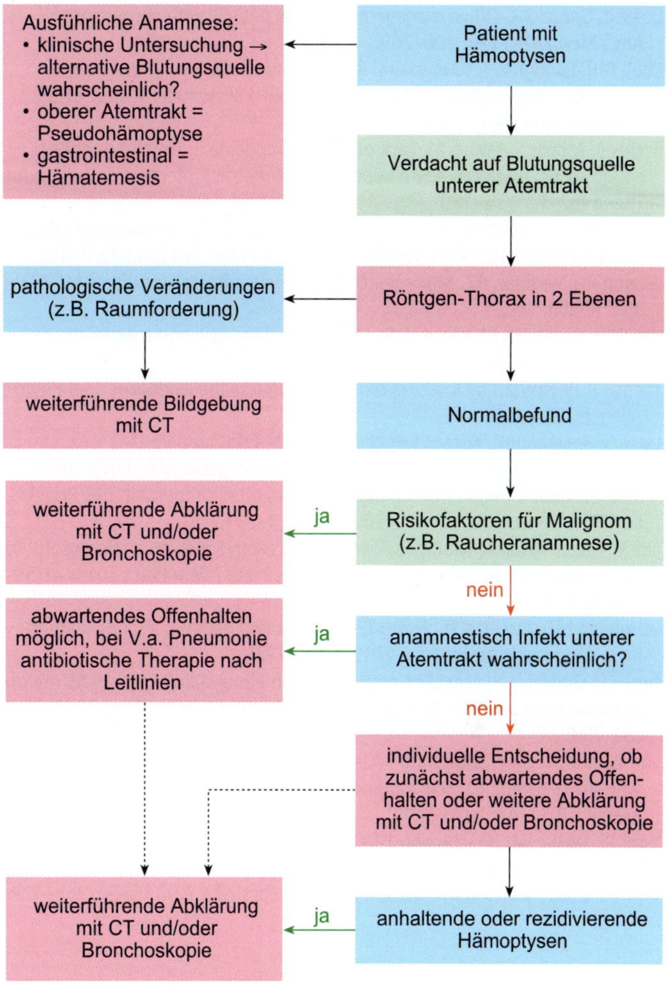

Abb. 25.2 Algorithmus „Vorgehen bei nicht massiven Hämoptysen" [L141]

25.3.3 Hämoptysen

Ein Warnzeichen, das situativ Anlass für eine erweiterte Diagnostik sein kann, sind Hämoptysen. Sie sind mit einer jährlichen Inzidenz von 0,1 % bei ambulanten Patienten nicht selten. In 90 % sind Hämoptysen selbstlimitierend, können aber potenziell massiv und lebensbedrohlich sein (→ Notfall). Die häufigsten Ursachen stellen entzündliche Erkrankungen der Atemwege (z. B. Bronchitis, Pneumonie) und das Bronchialkarzinom dar. Wichtig ist zunächst eine Abgrenzung von „Pseudohämoptysen" mit Blutungsquelle z. B. im Mund oder im Nasen-Rachen-Raum. Ein Röntgen-Thorax in zwei Ebenen ist bei Hämoptysen indiziert. Zusätzlich gehört ein Labor mit Blutbild und Gerinnungsstatus und evtl. D-Dimeren zur Abklärung. Bei milder Hämoptyse, wahrscheinlich benigner Ursache (Anamnese weist auf respiratorischen Infekt hin), normalem Röntgenbefund und Fehlen von Risiken für Malignität kann auf weitere Diagnostik i. d. R. verzichtet werden. Bei Risikofaktoren (ältere Patienten, Raucheranamnese) sollte eine CT-Untersuchung erfolgen, da im Röntgenbild kleinere Malignome häufig nicht erkennbar sind. Das Vorgehen bei nicht massiven Hämoptysen ist in ➤ Abb. 25.2 dargestellt.

LITERATUR

Almirall J, Bolibar I, Toran P et al. Contribution of C-reactive protein to the diagnosis and assessment of severity of community-acquired pneumonia. Chest 2004; 125(4): 1335–1342.
Altiner A, Brockmann S, Sielk M et al. Reducing antibiotic prescriptions for acute cough by motivating GPs to change their attitudes to communication and empowering patients: A cluster-randomized intervention study. J Antimicrob Chemother 2007; 60(3): 638–644.
Altiner A, Wilm S, Daubener W et al. Sputum colour for diagnosis of a bacterial infection in patients with acute cough. Scand J Prim Health Care 2009; 27: 70–73.
Benich JJ IIIrd, Carek PJ. Evaluation of the patient with chronic cough. Am Fam Physician 2011; 84: 887–892.
Bidwell JL, Pachner RW. Hemoptysis: Diagnosis and management. Am Fam Physician 2005; 72(7): 1253–1260.
Butler CC, Kelly MJ, Hood K et al. Antibiotic prescribing for discoloured sputum in acute cough/lower respiratory tract infection. Eur Respir J 2011; 38: 119–125.
Chung KF, Pavord ID. Prevalence, pathogenesis, and causes of chronic cough. Lancet 2008; 371: 1364–1374.
DAK Gesundheitsreport 2022; www.dak.de/dak/download/report-2548214.pdf (letzter Zugriff: 22.3.2024).

Dalal B, Geraci SA. Office management of the patient with chronic cough. Am J Med 2011; 124: 206–209.
Ebell MH, Lundgren J, Youngpairoj S. How long does a cough last? Comparing patients' expectations with data from a systematic review of the literature. Ann Fam Med 2013; 11(1): 5–13.
Eccles R, Morris S, Jawad M. Lack of effect of codeine in the treatment of cough associated with acute upper respiratory tract infection. J Clin Pharm Ther 1992; 17: 175–180.
Gehrke-Beck S, Holzinger F. Abklärung und Behandlung von chronischem und refraktärem Husten. Arzneiverordnung in der Praxis 2017: 44(1): 2–10.
Gibson PG, Vertigan AE. Management of chronic refractory cough. BMJ 2015; 351: h5590.
Ittrich H, Bockhorn M, Klose H, Simon M. The diagnosis and treatment of hemoptysis. Dtsch Arztebl Int 2017; 114: 371–381.
Kardos P. Phytotherapy in acute bronchitis: what is the evidence? Clin Phytoscience 2015; 1: 2.
Laux G, Rosemann T, Körner T et al. Detaillierte Erfassung von Inanspruchnahme, Morbidität, Erkrankungsverläufen und Ergebnissen durch episodenbezogene Dokumentation in der Hausarztpraxis innerhalb des Projekts CONTENT. Gesundheitswesen 2007; 69: 284–291.
Llor C, Plana-Ripoll O, Moragas A, et al. Is C-reactive protein testing useful to predict outcome in patients with acute bronchitis? Fam Pract 2014; 31(5): 530–537.
Lougheed MD, Turcotte SE, Fisher T. Cough variant asthma: lessons learned from deep inspirations. Lung 2012; 190: 17–22.
Nolt BR, Gonzales R, Maselli J, et al. Vital-sign abnormalities as predictors of pneumonia in adults with acute cough illness. Am J Emerg Med 2007; 25: 631–636.
van Vugt SF, Verheij TJ, de Jong PA, et al. Diagnosing pneumonia in patients with acute cough: Clinical judgment compared to chest radiography. Eur Respir J 2013; 42: 1076–1082.
Wipf JE, Lipsky BA, Hirschmann JV, et al. Diagnosing pneumonia by physical examination – relevant or relic? Arch Intern Med 1999; 159(10): 1082–1087.
Worrall G. Acute cough in children. Can Fam Physician 2011; 57(3): 315–318.
Zanasi A, Lecchi M, Del Forno M, et al. A randomized, placebo-controlled, double-blind trial on the management of post-infective cough by inhaled ipratropium and salbutamol administered in combination. Pulm Pharmacol Ther 2014; 29(2): 224–232.
Zentralinstitut für die kassenärztliche Versorgung. Versorgungsatlas 2018. Antibiotikaverordnungen bei Atemwegsinfektionen; www.versorgungs-atlas.de/fileadmin/pdf/Zi-Grafik_des_Monats_2017-03.pdf (letzter Zugriff: 22.3.2024).

SYSTEMATISCHE REVIEWS

Aabenhus R, Jensen JUS, Jørgensen KJ, et al. Biomarkers as point-of-care tests to guide prescription of antibiotics in patients with acute respiratory infections in primary care. Cochrane Database Syst Rev 2014; 11: CD010130.
Chang AB, Lasserson TJ, Gaffney J, et al. Gastro-oesophageal reflux treatment for prolonged non-specific cough in children and adults. Cochrane Database Syst Rev 2011; 1: CD004823.
Schuetz P, Wirz Y, Sager R, et al. Procalcitonin to initiate or discontinue antibiotics in acute respiratory tract infections. Cochrane Database Syst Rev 2017; 10: CD007498.
Smedemark SA, Aabenhus R, Llor C et al. Biomarkers as point-of-care tests to guide prescription of antibiotics in people with acute respiratory infections in primary care. Cochrane Database Syst Rev 2022; 10(10): CD010130.
Smith SM, Schroeder K, Fahey T. Over-the-counter (OTC) medications for acute cough in children and adults in community settings. Cochrane Database Syst Rev 2014; 11: CD001831.
Smith SM, Fahey T, Smucny J, Becker LA. Antibiotics for acute bronchitis. Cochrane Database Syst Rev 2017; 6: CD000245.
Song WJ, Chang YS, Faruqi S, et al. The global epidemiology of chronic cough in adults: A systematic review and meta-analysis. Eur Respir J 2015; 45: 1479–1481.
Wagner L, Cramer H, Klose P, et al. Herbal medicine for cough: A systematic review and meta-analysis. Forsch Komplementmed 2015; 22: 359–368.

KAPITEL

26 Halsschmerzen

Jan H. Oltrogge, Jean-François Chenot

26.1 Definition und Epidemiologie

Über ein Drittel aller Kinder und jüngeren Erwachsenen haben mindestens eine Halsschmerzepisode im Jahr. Die Beschwerden sind meist selbstlimitierend und dauern ca. 3 bis 10 Tage. Obwohl die meisten Betroffenen nicht zum Arzt gehen, sind Halsschmerzen ein regelmäßiger Beratungsanlass.

Akute Halsschmerzen (Dauer ≤ 14 Tage) sind in den meisten Fällen durch virale Infektionen und in einer geringeren Zahl durch bakterielle Infektionen der oberen Atemwege verursacht. Nicht infektiöse Ursachen wie Husten und Reflux können die Schleimhäute im Hals irritieren. In einer Studie mit Patienten, die wegen akuter Halsschmerzen Hausarztpraxen aufsuchten, konnten in weniger als 40 % d. F. Bakterien (i. d. R. Streptokokken) als mögliche Ursache nachgewiesen werden. Hinzu kommt, dass die Anzahl asymptomatischer Träger von Streptokokken auf mindestens 10 % geschätzt wird. Komplikationen bei hausärztlichen Patienten mit Verdacht auf eine infektiöse (Tonsillo-)Pharyngitis treten in weniger als 1,5 % d. F. auf. Die Angaben zur Häufigkeit der Ursachen variieren in Abhängigkeit des Alters und der verwendeten Nachweismethoden.

Als eine pragmatische Definition von **chronischen Halsschmerzen** kann eine Beschwerdedauer von > 14 Tagen angenommen werden. Aufgrund des natürlichen Verlaufs von Infekten der oberen Atemwege sollten bei länger anhaltenden Halsschmerzen nicht infektiöse Ursachen als wahrscheinlicher eingestuft werden (➤ Box 26.1).

Box 26.1

Ursachen für Halsschmerzen

Wahrscheinlichste Diagnosen

- Akute Halsschmerzen (≤ 14 Tage Dauer):
  - Virale Pharyngitis/Tonsillitis/Tonsillopharyngitis (63–75 %)
  - Bakterielle Pharyngitis/Tonsillitis/Tonsillopharyngitis (25–37 %)
  - Bei jugendlichen Patienten (15–25 Jahre): Mononukleose (1–6 %)
  - Kein Erreger nachweisbar (20–40 %)
- Chronische Halsschmerzen:
  - Zigarettenrauchen
  - Medikamenteninduziert (inhalative Kortikosteroide und ACE-Hemmer)
  - Stimmbelastung durch organische oder funktionelle Dysphonie
  - Gastroösophageale Refluxkrankheit

Gelegentlich beklagen Patienten Schmerzen der Halsmuskulatur, z. B. bei unsachgerechtem Training, als Halsschmerzen.

Was man nicht übersehen sollte: abwendbar gefährliche Verläufe

- Akute Halsschmerzen (≤ 14 Tage Dauer):
  - Peritonsillarabszess
  - Besonders bei Kleinkindern: Scharlach, Epiglottitis, Kawasaki-Syndrom
  - Lemierre-Syndrom
  - Agranulozytäre Angina
- Chronische Halsschmerzen:
  - Tonsillenkarzinom
  - Andere Neoplasien des HNO-Bereichs (Schilddrüse, Larynx, Pharynx)
  - Rekurrensparese bei malignen Tumoren (z. B. metastasierendes Bronchialkarzinom)

Seltenere Ursachen für Halsschmerzen

- Angina specifica (Syphilis)
- Oropharyngeale und ösophageale Candidose (bei Immunsuppression und dauerhafter Einnahme von Steroiden oder Anticholinergika)

- Akute Thyreoiditis
- Nach Intubation
- Schnarchen, Schlafapnoe-Syndrom
- UACS (*upper airway cough syndrome*, früher: Postnasal-Drip-Syndrom)
- Stimmbandpolypen
- Idiopathische einseitige Rekurrensparese (i. d. R. mit Heiserkeit)
- Eosinophile Ösophagitis
- Vaskulitiden
- Diphtherie

26.2 Diagnostische Strategie und Differenzialdiagnose

26.2.1 Akute Halsschmerzen

Bei akuten Halsschmerzen als Beratungsanlass ist meist schon durch den klinischen Eindruck klar, dass kein gefährlicher Verlauf droht. Durch gezielte Anamnese und fokussierte körperliche Untersuchung wird eruiert, ob Red Flags bestehen, die auf ein erhöhtes Risiko für Komplikationen hinweisen.

CAVE

Red Flags

Symptome und klinische Zeichen, die auf einen AGV hinweisen:
- Stridor, Zyanose, Dyspnoe, Tachypnoe
- Scharlach-Exanthem
- Immunsuppression
- Chemotherapie (Mukositis)
- Vorbestehende orale Kortikoidtherapie
- Schwere akute oder chronische Komorbiditäten
- Risikoindikatoren aus der Anamnese für Poststreptokokken-Erkrankungen:
  - Crowding (überdurchschnittliche Anzahl an Personen pro Haushalt bzw. Wohnraum)
  - Aktuelle Migrationsanamnese aus Regionen mit hoher Inzidenz von akutem rheumatischem Fieber (Subsahara-Afrika, Süd- und Zentralasien, Ozeanien)
  - Zugehörigkeit zu ethnischen Gruppen mit hoher Inzidenz von akutem rheumatischem Fieber (Pazifikstaaten, Aborigines oder Maori)

Laborwertbestimmungen in der Differenzialdiagnose akuter Halsschmerzen

Laboruntersuchungen sind im Regelfall entbehrlich. Bei Halsschmerzen mit klinischen Zeichen einer **infektiösen Pharyngitis** kann es zu einer Leukozytose mit Granulozytose sowie zu einer Erhöhung von CRP und PCT kommen. Als diagnostischer Test zur Identifikation einer bakteriellen Infektion zeigten diese Parameter jedoch in Studien nur eine geringe Sensitivität (66–90 %) und Spezifität (45–87 %).

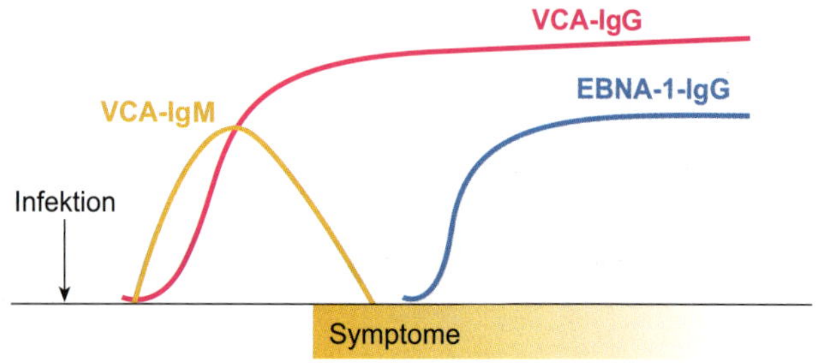

Abb. 26.1 Serologisches Verlaufsschema der EBV-Infektion [L141]

Auch für die Bestimmung spezifischer serologischer Parameter für Streptokokkeninfektionen (Anti-Streptolysin-Ak, Anti-Hyaluronidase-Ak, Anti-DNAseB-Ak) konnte nicht gezeigt werden, dass sie mit einem erhöhten Risiko für eine durch Streptokokken bedingte Pharyngitis/Tonsillitis oder mit einem Risiko für infektiöse oder immunologische Komplikationen einhergehen.

In 1–6 % d. F. einer Pharyngitis mit Fieber und Lymphadenopathie bei jugendlichen Patienten (Alter 15–25 Jahre) liegt eine Mononukleose (Infektion mit dem Epstein-Barr-Virus) vor. Sollte der klinische Verdacht auf eine Mononukleose bestehen, kann eine serologische Bestimmung der Immunglobulin-Titer des EBV-Virus-Capsid-Antigens (VCA) durchgeführt werden (➤ Abb. 26.1). In der Frühphase der Infektion sind falsch negative Ergebnisse möglich.

MERKE

In der Regel reichen Anamnese und körperliche Befunderhebung bei Patienten mit akuten Halsschmerzen ohne Red Flags für eine therapeutische Entscheidung aus. Zusätzliche Laborwertbestimmungen erhöhen nicht die diagnostische Sicherheit zur Unterscheidung zwischen viraler und bakterieller Genese akuter Halsschmerzen. Eine EBV-Serologie kann bei jüngeren Patienten mit fieberhafter Pharyngitis zur Diagnosesicherung sinnvoll sein.

Kulturelle Nachweisverfahren und antigenbasierte Schnelltests für Gruppe-A-Streptokokken

Der Goldstandard zum Nachweis einer durch Streptokokken oder andere bakterielle Erreger verursachten Pharyngitis oder Tonsillitis ist die **mikrobiologische Kultur** eines Rachenabstrichs. Da ein solcher Nachweis i. d. R. 3 Werktage dauert, eignet er sich selten zur gemeinsamen Therapieentscheidung im Rahmen der hausärztlichen Konsultation, sondern eher zur nachträglichen Diagnosesicherung, falls diese für erforderlich erachtet wird.

Weiterhin stehen **antigenbasierte Schnelltests** zur sofortigen Detektion der Antigene von Gruppe-A-Streptokokken (GAS) aus einem Rachenabstrich zur Verfügung. In der Hausarztpraxis kommen i. d. R. Schnelltests zum Einsatz, in denen bei Vorhandensein der Antigene die Linie eines Teststreifens eingefärbt wird. Eine aktuelle Cochrane-Metaanalyse wertete 98 Studien zu GAS-Schnelltests aus. Es wurde eine durchschnittliche Sensitivität von 86 % und eine Spezifität von 95 % ermittelt. Zu bedenken ist, dass sämtliche erhältlichen Schnelltests lediglich GAS und keine Streptokokken der Gruppen C und G (non-GAS) nachweisen. Studiendaten weisen auf eine Altersabhängigkeit der Prävalenz von bakteriellen Pharyngitiden hin. Patienten unter 10 Jahren zeigen eine insgesamt viel höhere Prävalenz von GAS-Pharyngitiden (48 %), wohingegen in dieser Altersgruppe keine non-GAS-Pharyngitiden nachgewiesen wurden.

Der Nutzen von GAS-Schnelltests in der Hausarztpraxis ist somit nicht sicher nachgewiesen. Zum einen könnten bei erwachsenen Patienten non-GAS-Pharyngitiden durch GAS-Schnelltests übersehen werden. Zum anderen würden Patienten mit einer viralen Pharyngitis/Tonsillitis, die zur Gruppe asymptomatischer GAS-Träger gehören, falsch positive Schnelltestergebnisse erhalten. Aufgrund einer höheren Prävalenz von GAS-Pharyngitiden und der sehr geringen Prävalenz von non-GAS-Pharyngitiden bei Kindern ist der klinische Nutzen von GAS-Schnelltests in dieser Patientengruppe als höher einzustufen. Ein Schnelltest auf A-Streptokokken-Gruppenantigen ist nur bis zum vollendeten 16. Lj. (GOP 32152) als Leistung der gesetzlichen Krankenkasse abrechenbar.

Zum Nachweis einer EBV-Infektion stehen ebenfalls Schnelltests für Blut zur Verfügung (GOP 32605), die allerdings in der Frühphase noch negativ sein können. Sie sind in der Hausarztpraxis eher unüblich.

Infektiöse Komplikationen

Komplikationen und schwere Verläufe sind in der Hausarztpraxis selten. Bei den meisten Patienten liegen keine Red Flags vor, und das individuelle Risiko für Komplikationen ist gering. Dazu gehören:

- Otitis media (ca. 0,5 % aller Patienten)
- Peritonsillarabszess (ca. 0,4 % aller Patienten)
- Sinusitis (ca. 0,2 % aller Patienten)
- Impetigo und andere Hautinfektionen (ca. 0,2 % aller Patienten)

Aus dieser geringen Rate an Komplikationen wurde eine *Number Needed to Treat* (NNT) von 200 bis 400 Patienten abgeleitet, die antibiotisch behandelt werden müssten, um eine dieser Komplikationen zu vermeiden. Ob ein **Peritonsillarabszess** durch eine Antibiotikatherapie überhaupt verhindert werden kann, ist unklar. Ein Abszess wird nicht durchblutet. Patienten mit Peritonsillarabszess sind meist leicht zu erkennen, da sie deutlich kränker sind als die Mehrheit der Menschen mit Halsschmerzen. Der Abszess besteht bei der Konsultation meist schon (➤ Abb. 26.2); ein Drittel der Patienten stellt sich erst nach der Spontaneröffnung des Abszesses vor und berichtet über das Ausspucken von Eiter. Im Verdachtsfall sollte eine Weiterleitung an einen HNO-Arzt am gleichen Tag oder eine Krankenhauseinweisung zur Abszessspaltung erfolgen. Typische Symptome und klinische Zeichen für einen Peritonsillarabszess sind:

- Zunehmende Odynophagie und Angina
- Unfähigkeit, Speichel zu schlucken
- Ausgeprägte Asymmetrie des Oropharynx mit Ödem der Uvula (Kulissenverzug)
- Zunehmend kloßige Stimme
- Kiefersperre (Schwierigkeiten, den Mund zu öffnen)

Weitere Komplikationen von Halsschmerzen sind aszendierende Infektionen oder bakterielle Superinfektionen der unteren Atemwege (Bronchitis und Pneumonie).

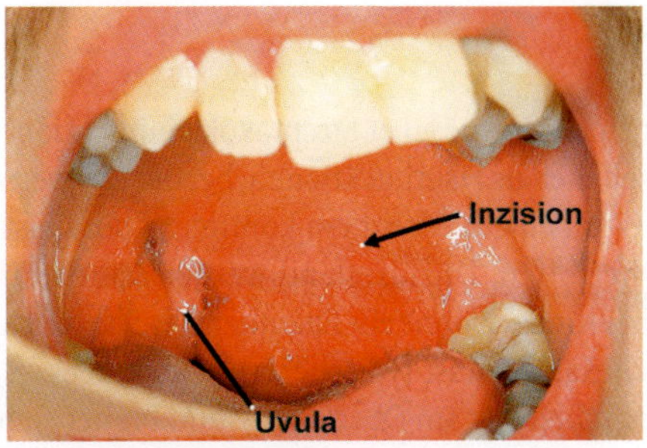

Abb. 26.2 Peritonsillarabszess [R356]

Autoimmunologische Komplikationen

Autoimmunologische Komplikationen einer bakteriellen Pharyngitis oder Tonsillitis wie das **akute rheumatische Fieber** (ARF) und die **Poststreptokokken-Glomerulonephritis** (PSGN) sind in Mitteleuropa sehr selten. Die Inzidenz des ARF wird für Deutschland auf < 1 : 1 Mio. Einwohner geschätzt, die der PSGN auf 0,3 pro 100.000 Einwohner. Kontrollierte klinische Studien zur Prävention rheumatologischer Komplikationen mit Penicillin G wurden ausschließlich in Ausbruchssituationen in Gemeinschaftseinrichtungen in den USA vor 1960 durchgeführt. Rechnerisch ergäbe sich auf Basis dieser Daten eine NNT von (mindestens) 5.500 Patienten, die in Deutschland antibiotisch behandelt werden müssten, um einen Fall einer rheumatischen Herzerkrankung als Folge eines ARF zu verhindern. Demgegenüber wird die NNH *(Number Needed to Harm)* von Antibiotikaeinnahmen für leichtere Nebenwirkungen auf 10 bis 20 Patienten und für schwerere Nebenwirkungen auf 100 bis 500 Patienten geschätzt.

MERKE

Autoimmunologische Komplikationen einer bakteriellen Pharyngitis oder Tonsillitis wie das akute rheumatische Fieber und die Poststreptokokken-Glomerulonephritis sind in Deutschland so selten, dass eine Antibiotikatherapie zu deren Prophylaxe nicht vertretbar ist.

Es ist bekannt, dass das Risiko für die Entwicklung eines ARF und einer rheumatischen Herzerkrankung als dessen Folge eine hohe geografische Varianz zeigt. Als Risikofaktoren gelten Armut, Leben in Massenunterkünften und bestimmte ethnische Zugehörigkeiten (z. B. neuseeländische Maori) oder Migration aus Ländern mit hoher Inzidenz.

Seitenstrangangina

Die Seitenstrangangina ist ein deutsches Phänomen; sie wird in anderen Ländern nicht von der Pharyngitis abgegrenzt. Damit wird eine schmerzhafte entzündliche Reaktion des tiefer im Hals gelegenen Lymphgewebes bezeichnet, die häufiger nach Tonsillektomie auftreten soll. Die Differenzierung der betroffenen Struktur im Rachen ist aufgrund der meist generalisierten Rötung klinisch schwierig und hat keine therapeutische Konsequenz. Auch hier ist die Mehrheit der Infekte viral bedingt.

Scharlach

Scharlach ist eine Variante einer Streptokokkeninfektion, im Regelfall im Rachen, seltener als Hautinfektionen, bei der es – vermittelt durch ein Exotoxin – zu einem Exanthem kommt. Es sind fast ausschließlich Kinder betroffen. Unzutreffend werden häufig auch Racheninfektionen bei Kindern ohne ein Exanthem als Scharlach bezeichnet. Das Scharlachexanthem ist typischerweise kleinfleckig, beginnt am 1. oder 2. Krankheitstag am Oberkörper und breitet sich zentrifugal unter Aussparung der Handinnenflächen und Fußsohlen aus. Als pathognomonisch gelten die periorale Blässe (Milchbart) und die Himbeerzunge (vergrößerte Papillen). Das Exanthem verschwindet nach 6 bis 9 Tagen. Einige Tage danach kann es zur Abschuppung der Haut an den Handinnenflächen und Fußsohlen kommen. Eine Abgrenzung zum **Exanthema subitum** (HHV-6) ist schwierig.

Da eine Immunität nur gegen die vorliegende Variante des Toxins erworben wird, sind mehrfache Erkrankungen an Scharlach möglich. Historisch war Scharlach eine schwere Erkrankung, und manchmal müssen besorgte Eltern deshalb beruhigt werden. Heute ist ein milder Verlauf die Regel. Kinder mit Scharlach dürfen nicht in Gemeinschaftseinrichtungen (IfSG § 34), in einigen Bundesländern ist die Erkrankung meldepflichtig. Eine **Wiederzulassung** zu Gemeinschaftseinrichtungen kann nach Beginn einer wirksamen Antibiotikatherapie (➤ Tab. 26.5) und 24 h nach Abklingen der Symptome erfolgen. Ohne Antibiotikatherapie kann eine Wiederzulassung allerdings nach Maßgabe des RKI erst 2 Wochen nach dem Abklingen der spezifischen Symptome erfolgen. Eine Behandlung von Geschwisterkindern oder der Eltern ist nicht indiziert.

EBV-Infektion/Mononukleose

Die Mononukleose verläuft bei Kleinkindern nur wenig symptomatisch. Durch verbesserte Hygienebedingungen hat sich die Infektion in das Jugendalter verschoben und verläuft dann deutlich symptomatischer. Nach dem 20. Lj. ist eine Infektion selten. Schwere Verläufe und Komplikationen wie Milzruptur sind möglich, aber selten. Wichtigster klinischer Hinweis auf eine Mononukleose sind das Alter der Patienten, Lymphknotenschwellung und Splenomegalie. Bei gesunden Kindern und jungen Erwachsenen sind aber fast immer Lymphknoten tastbar. Die klinische Diagnose ist daher unzuverlässig (➤ Tab. 26.1). Die Beläge auf den Tonsillen lassen sich nicht sicher von eitrigen Belägen unterscheiden.

Die akute EBV-Infektion kann mit einem blassen makulopapulösen, nicht juckenden Exanthem einhergehen. Die unnötige Verordnung von Amoxicillin kann ein juckendes Exanthem auslösen, das häufig als allergische Reaktion fehlinterpretiert wird.

Die Sicherung der Diagnose im Labor ist bei ausgeprägten Symptomen und anhaltender Abgeschlagenheit (Fatigue) empfehlenswert, um unnötige oder wiederholte Antibiotikaverordnungen zu vermeiden und besorgte Eltern zu beruhigen. Die Therapie ist symptomatisch (➤ Tab. 26.5).

Verwendung klinischer Scores

Eine Unterscheidung zwischen viralen, bakteriellen oder nicht infektiös bedingten Halsschmerzen ist durch eine klinische Untersuchung nicht sicher möglich. Im Regelfall ist allein durch den klinischen Eindruck bei den meisten Patienten mit Halsschmerzen schon klar, dass ein Antibiotikum, das ja kein Schmerzmittel ist, keinen wesentlichen Vorteil bietet. Bei Unsicherheit oder wenn im Beratungsgespräch die Frage aufkommt, ob eine antibiotische Therapie von Nutzen sein könnte, kann ein klinischer Score bei der Entscheidungsfindung helfen. Dazu stehen verschiedene Scores zur Verfügung, die in unterschiedlichen Patientenkollektiven und Versorgungsebenen entwickelt und getestet wurden:

- Am verbreitetsten ist der **Centor-Score,** der aus einem Kollektiv von Patienten (Alter > 15 Jahre) in US-amerikanischen Notaufnahmen abgeleitet wurde (➤ Tab. 26.2). Höhere Score-Werte korrelieren mit einer höheren Wahrscheinlichkeit für einen mikrobiologischen Nachweis von GAS.
- Für Kinder gibt es den **McIsaac-Score,** der noch das Alter berücksichtigt. Eine Alternative ist der neuere **FeverPAIN-Score** (https://feverpainscore.de), der in einem allgemeinmedizinischen Patientenkollektiv entwickelt wurde und die Wahrscheinlichkeit für einen mikrobiologischen Nachweis von GAS oder non-GAS-Streptokokken abschätzt. Der Score besteht aus fünf Parametern (➤ Tab. 26.3). Die Höhe der Scores korreliert mit einer höheren Wahrscheinlichkeit für einen mikrobiologischen Nachweis von Streptokokken der Gruppen A, C und G.

Tab. 26.1 Klinische Diagnose der EBV-Infektion

Symptom	Sensitivität [%]	Spezifität [%]	Positive LR	Negative LR
Pharyngitis	n.a.	n.a.	n.a.	n.a.
Fieber (> 37,5 °C)	27	84	1,7	0,87
Vordere zervikale Adenopathie	27	91	1,2	0,7
Hintere zervikale Adenopathie	40	87	2,1	0,2
Axilläre Adenopathie	27	91	3,0	0,8
Palatale Petechien	27	95	5,4	0,77
Splenomegalie	7	99	7	0,94

LR: Likelihood Ratio (➤ Kap. 4); n. a. = nicht angegeben

Tab. 26.2 Centor-Score [W1099-003]

Symptom	Punkte
Fieber in Anamnese (> 38 °C)	1
Fehlen von Husten	1
Geschwollene vordere Halslymphknoten	1
Tonsillenexsudate	1

Tab. 26.3 FeverPAIN-Score (https://feverpainscore.de)

Symptom	Punkte
Fieber während der letzten 24h	1
Belegte Tonsillen	1
Arztbesuch in den ersten 3 Tagen nach Symptombeginn	1
Stark gerötete Tonsillen	1
Kein Vorliegen von Husten oder akuter Rhinitis	1

26.2.2 Chronische Halsschmerzen

Halsschmerzen, die länger als 14 Tage andauern, werden als chronische Halsschmerzen bezeichnet. In diesen Fällen sind nicht infektiöse Ursachen viel wahrscheinlicher. Dies gilt auch für Patienten mit anhaltenden Beschwerden, die bereits wegen einer früheren Konsultation erfolglos antibiotisch behandelt wurden.

Als AGVs bei chronischen Halsschmerzen kommen seltene Neoplasien des Rachenraums, der Schilddrüse oder der Lunge in Betracht. Ergibt sich aus Anamnese und Befunderhebung der Verdacht auf eine maligne Grunderkrankung, sollte eine Diagnosesicherung mittels apparativer Diagnostik (Schnittbildgebung, Laryngoskopie, Ösophagogastroduodenoskopie [ÖGD]) erfolgen.

Chronische Halsschmerzen haben häufig sekundäre Ursachen, die außerhalb des Nasen-Rachen-Raums lokalisiert sind (➤ Tab. 26.4). Eine weiterführende Anamnese mit Berücksichtigung von Lebensgewohnheiten, Arbeits- und Wohnumgebungen kann sinnvoll sein.

26.3 Therapiestrategie

26.3.1 Akute Halsschmerzen

Bei allen Patienten mit akuten Halsschmerzen sollte eine ärztliche Risikostratifikation in Bezug auf AGVs auf der Basis von Anamnese und klinischer Untersuchung erfolgen. Bei Vorliegen von Red Flags muss eine individuelle Therapieentscheidung entsprechend den vermuteten Krankheitsbildern getroffen werden.

LEITLINIEN

S3-Leitlinie „Halsschmerzen". DEGAM-Leitlinie Nr. 14. AWMF-Registernummer 053-010:

https://register.awmf.org/de/leitlinien/detail/053-010

Tab. 26.4 Übersicht über Ursachen und Behandlungsansätze bei chronischem Halsschmerz

Ursachen chronischer Halsschmerzen	Geschätzte Häufigkeit von Halsschmerzen	Mögliche Diagnostik und Beratung
Rauchen	Bis zu 70 %	Rauchverzicht
Schnarchen/obstruktives Schlafapnoe-Syndrom	17 × häufiger bei Schnarchern	Diagnostik mittels ambulanter Polygrafie, ggf. Schlaflabor
Stimmbelastung und funktionelle Dysphonie	Bis zu 60 % der Betroffenen	Überweisung zu HNO-Arzt bzw. Phoniatrie
Refluxerkrankung (GERD)	Ca. 10 %	ÖGD bzw. Therapieversuch mit PPI
Medikamenten-induziert: • ACE-Hemmer • Inhalative Kortikosteroide	Ca. 27 % Bis zu 100 % bei Langzeiteinnahme	Schrittweises Pausieren der Medikamente bzw. Substanzwechsel
Schilddrüsenerkrankungen	Bis 40 %	Sonografie und Labordiagnostik
Nach Intubation	Bis zu 40 % der intubierten Patienten	HNO-ärztliche Überweisung bei länger anhaltenden Beschwerden

ÖGD = Ösophagogastroduodenoskopie

Beratungsgespräch

An erster Stelle steht die Beratung der Patienten, um eine gemeinsame Entscheidungsfindung zu ermöglichen. Entgegen der häufigen Annahme von ärztlicher Seite haben keineswegs alle Patienten den Wunsch nach Antibiotika. Das Beratungsgespräch sollte folgende Punkte adressieren:

- Voraussichtlicher Erkrankungsverlauf: selbstlimitierende Beschwerden von ca. 1 Woche bis max. 14 Tage
- Sinnvolle Maßnahmen zum Selbstmanagement: viel Flüssigkeit, körperliche Schonung, Lutschen nicht medizinischer Bonbons, Klärung der Arbeitsfähigkeit
- Geringes Risiko für Komplikationen
- Ärztliche Einschätzung der Wahrscheinlichkeit für das Vorliegen einer bakteriellen Infektion
- Vor- und Nachteile einer antibiotischen Therapie, wenn diese erwogen oder im Gespräch thematisiert wird:
  - Durchschnittliche Verkürzung der Beschwerden um ca. 16 h
  - NNT von ca. 200–400 zur Vermeidung einer infektiösen Komplikation
  - Ca. 10 % unerwünschte Nebenwirkungen bei Einnahme von Antibiotika (Diarrhöen, Mykosen, Anaphylaxien)
- Ggf. auf Nachfrage: sehr geringe Inzidenz von immunologischen Komplikationen (geschätzte NNT > 5.000 zur Vermeidung einer rheumatischen Herzerkrankung)

Die Einschätzung, dass kein Antibiotikum benötigt wird, kann man geschickt in eine positive Aussage verpacken: „Ich bin froh, dass Sie kein Antibiotikum werden nehmen müssen."

MERKE

Patienten mit Halsschmerzen konsultieren ihren Hausarzt zum einen zur Bescheinigung einer Arbeitsunfähigkeit bei starker Symptombelastung und zum anderen aus Sorge vor Komplikationen, die bei zu später medikamentöser Behandlung vermeintlich drohen. Der Wunsch nach Antibiotika wird von Ärzten häufig überschätzt. Patienten, die ein Antibiotikum wünschen, tun dies oft, weil sie es fälschlicherweise für schmerzlindernd halten. Eine adäquate Beratung darüber, dass die Beschwerden selbstlimitierend sind und das Risiko für Komplikationen gering ist, stellt daher den wichtigsten Pfeiler zur Vermeidung von Überversorgung dar.

Symptomatische Therapie

Symptomatischen Therapieansätzen kommt ein hoher Stellenwert zu, um die Symptomlast im zeitlichen Rahmen des natürlichen Erkrankungsverlaufs zu mindern und den Verzicht auf Antibiotika zu erleichtern. Zur lokalen Therapie von Halsschmerzen werden rezeptfreie Lutschtabletten, Gurgellösungen und Sprays angeboten (➤ Tab. 26.5). Die zu diesen Rachentherapeutika verfügbaren Studien sind von geringer wissenschaftlicher Qualität. Medikamentöse Lutschtabletten, die Lokalanästhetika und NSAR enthalten (z. B. Benzocain, Flurbiprofen), sind hingegen etwas besser untersucht. Die durchgeführten kontrollierten Studien belegen ein geringes Schadenspotenzial bei gleichsam nur geringfügig besserer Symptomlinderung im Vergleich zu nicht medizinischen Lutschbonbons. Schwere Nebenwirkungen sind im Allgemeinen selten. Bei fast allen Mitteln sind allergische Reaktionen möglich. NSAR können Halsschmerzsymptome sowohl innerhalb von 24 h als auch bei einer Einnahmedauer von 2 bis 5 Tagen nachweislich reduzieren (➤ Tab. 26.5). In der Pädiatrie ist Ibuprofen das NSAR, für das die längsten und umfangreichsten Erfahrungen vorliegen. Jegliche symptomatische Therapie sollte bei Nachlassen der Symptome auf eine Bedarfsmedikation umgestellt und zum frühestmöglichen Zeitpunkt abgesetzt werden, um Schäden durch langfristige oder Dauereinnahmen zu vermeiden.

Entscheidung über eine antibiotische Therapie

Selbst bei Patienten mit akuten Halsschmerzen, die eine höhere klinische Wahrscheinlichkeit (z. B. 4–5 Punkte in einem klinischen Score) für eine bakterielle (Tonsillo-)Pharyngitis aufweisen, ist das Risiko für Komplikationen gering.

MERKE

Die S3-Leitlinie „Halsschmerzen" der DEGAM stellt fest, dass in der Primärversorgung bei Patienten ab 3 Jahren, die sich ohne Red Flags mit akuten Halsschmerzen vorstellen, eine symptomatische Therapie (ohne Antibiotikum) eine adäquate Behandlung ist.

Eine hohe Anzahl an Patienten, die dem Risiko von Nebenwirkungen (NNH) und Resistenzentwicklung durch Antibiotika ausgesetzt werden, steht einem ungünstigen Verhältnis zum Nutzen (NNT) gegenüber.

Die Versorgungsrealität ist jedoch, dass häufig der Wunsch nach einer antibiotischen Therapie bei Halsschmerzen in der Konsultation thematisiert wird. Eine aktuelle Cochrane-Metaanalyse kommt zu dem Schluss, dass durch Antibiotikagabe bei Halsschmerzen eine durch-

Tab. 26.5 Übersicht über die medikamentösen Behandlungsmöglichkeiten von Halsschmerzen

Substanz	Dosierung	Kommentar
Lokale symptomatische Therapie		
Flurbiprofen-Lutschtabletten, -Spray	• 8,75 mg • *Kinder ab 12 J. und Erw.:* 1–8 ×/d	• Zugelassen ab 12 J. • Kontraindiziert bei NSAR-Unverträglichkeit • Häufig Hypersensitivitätsreaktionen, insb. bei Atopikern
Benzocain-Lutschtabletten	• 10 mg • *Kinder (6–12 J.):* 1–4 ×/d • *Kinder ab 12 J. und Erw.:* 1–8 ×/d (ab 12 J.)	• Zugelassen ab 6 J. • Selten Methämoglobinämie
Systemische symptomatische Therapie		
Ibuprofen	• *Kinder ab 6 Mon.:* 7–10 mg/kg KG alle 6 h, max. 30 mg/kg KG/24 h • 60 mg, 125 mg, 500 mg, 600 mg supp. • 2 % (20 mg/ml), 4 % (40 mg/ml) Saft • *Erw.:* 200 mg, 400 mg, 600 mg, 800 mg Tbl., max. 2.400 mg/24 h	• Zugelassen ab 6 Mon. • Bis zur 28. SSW und in Stillzeit Mittel der Wahl • Im 3. Trimenon kontraindiziert • **Cave:** GI-Blutung, andere Blutung, Asthma, Urtikaria, schwere Leber-, Nieren- oder Herzinsuffizienz
Naproxen	10–15 mg/kg KG, verteilt auf 2 ED	• Zugelassen ab 12 J. • Im 3. Trimenon kontraindiziert
Prednisolon oral	10 mg einmalig	• Off-Label-Use • Unnötige Medikalisierung
Antibiotische Therapie (5–7 Tage)		
Penicillin V	• *Kinder (3–16 J.):* 50–100.000 IE/kg KG, verteilt auf 3 ED • *Kinder ab 16 J. und Erw.:* 0,8–1,0 Mio. IE 3 ×/d	1. Wahl bei (Tonsillo-)Pharyngitis
Clarithromycin	• *Kinder (3–16 J.):* 15 mg/kg KG verteilt auf 3 ED • *Kinder ab 16 J. und Erw.:* 500 mg 2 ×/d	Nur bei Penicillinallergie

Tab. 26.6 Vergleich der klinischen Scores für Patienten mit akuten Halsschmerzen ohne Red Flags mit Angaben zur Wahrscheinlichkeit einer bakteriellen Genese

Klinischer Score	Wahrscheinlichkeit			Prävalenz in der Gesamt-Studienpopulation (Vortestwahrscheinlichkeit)
	Gering	Mittel	Erhöht	
Centor (Alter ≥ 15 J.)	**0–2 Punkte** 13 % GAS (LR+ 0,5)	**3 Punkte** 38 % GAS (LR+ 2,1)	**4 Punkte** 57 % GAS (LR+ 4,4)	23 % GAS (n = 142.081)
FeverPAIN (Alter ≥ 3 J.)	**0–2 Punkte** 16 % A-/C-/G-Strep (LR+ 0,3)	**3 Punkte** 43 % A-/C-/G-Strep (LR+ 1,3)	**4–5 Punkte** 63 % A-/C-/G-Strep (LR+ 2,9)	37 % A-/C-/G-Strep (25 % GAS, 12 % non-GAS) (n = 1.114)
LR+: positive Likelihood Ratio (➤ Kap. 4)				

schnittliche Verkürzung der Beschwerden um 16 h erreicht wird. Es handelt sich bei dieser Angabe um einen Durchschnittswert, der im individuellen Fall sowohl höher als auch niedriger ausfallen kann.

Falls der Einsatz eines Antibiotikums in Betracht gezogen wird, sollten als Hilfestellung zur gemeinsamen Entscheidungsfindung die o. g. klinischen Scores (➤ Kap. 26.2.1) verwendet werden. Sie ermöglichen die Bestimmung, ob eine geringe, eine mittlere oder eine höhere Wahrscheinlichkeit für eine bakterielle Genese der Halsschmerzen vorliegt (➤ Tab. 26.6).

- Bei geringer Wahrscheinlichkeit (0–2 Punkte) erscheint ein Einsatz von Antibiotika nicht rational, da der mögliche Schaden durch unerwünschte Nebenwirkungen (1–10 % allergische Reaktionen, 2–25 % antibiotikaassoziierte Diarrhöen) den Nutzen wahrscheinlich überwiegt.
- Bei mittlerer Wahrscheinlichkeit (3 Punkte) kann der verzögerte Einsatz eines Antibiotikums durch ein *delayed prescribing* erfolgen. Hier wird ein Rezept ausgestellt und in der Praxis hinterlegt, das der Patient einlösen kann, wenn unter symptomatischer Therapie innerhalb von 3 bis 5 Tagen keine Besserung eintritt. Das *delayed prescribing* ist gut untersucht. Ein Cochrane-Review mit Metaanalyse errechnete für respiratorische Infekte eine Reduktion des Antibiotikagebrauchs durch *delayed prescribing* um ca. 60 %.
- Bei höherer Wahrscheinlichkeit (4–5 Punkte) ist alternativ zum *delayed prescribing* ein sofortiger Einsatz von Antibiotika vertretbar.

MERKE

Bei Kindern bis zum Alter von 15 Jahren ist die Prävalenz einer (Tonsillo-)Pharyngitis durch non-GAS-Streptokokken sehr niedrig. Somit lässt sich eine bakterielle Genese bei Kindern (bei mittlerer bis hoher Vortestwahrscheinlichkeit → Score-Werte ≥ 3) durch einen negativen GAS-Schnelltest mit hoher Sicherheit ausschließen.

Antibiotische Therapie

In Studien zur klinischen Wirksamkeit der antibiotischen Therapie fanden sich sowohl bei Erwachsenen als auch bei Kindern keine klinisch relevanten Unterschiede zwischen Penicillinen, Cephalosporinen, Makroliden und Sulfonamiden. Aufgrund eines engen Wirkspektrums und fehlender Penicillinresistenz von Streptokokken ist **Penicillin weiterhin Mittel der 1. Wahl,** falls antibiotisch behandelt werden soll. Bei Patienten ohne Red Flags wird i. d. R. eine Verkürzung der Beschwerdedauer angestrebt, sodass eine Einnahmedauer von 5 bis 7 Tagen ausreicht. Bei Penicillinunverträglichkeit ist Clarithromycin die 2. Wahl (➤ Tab. 26.5). Als Reservepräparat kommt Doxycyclin in Betracht.

MERKE

Auf Cephalosporine bei (Tonsillo-)Pharyngitis sollte wegen der schlechten Bioverfügbarkeit und des damit verbundenen höheren Risikos für *Clostridioides-difficile*-Selektion, Therapieversagen und Hospitalisierungen verzichtet werden.

Ein für die Praxis hilfreicher diagnostisch-therapeutischer Algorithmus ist in ➤ Abb. 26.3 wiedergegeben.

26.3.2 Chronische Halsschmerzen

Behandlung vgl. ➤ Kap. 26.2.2, ➤ Tab. 26.5.

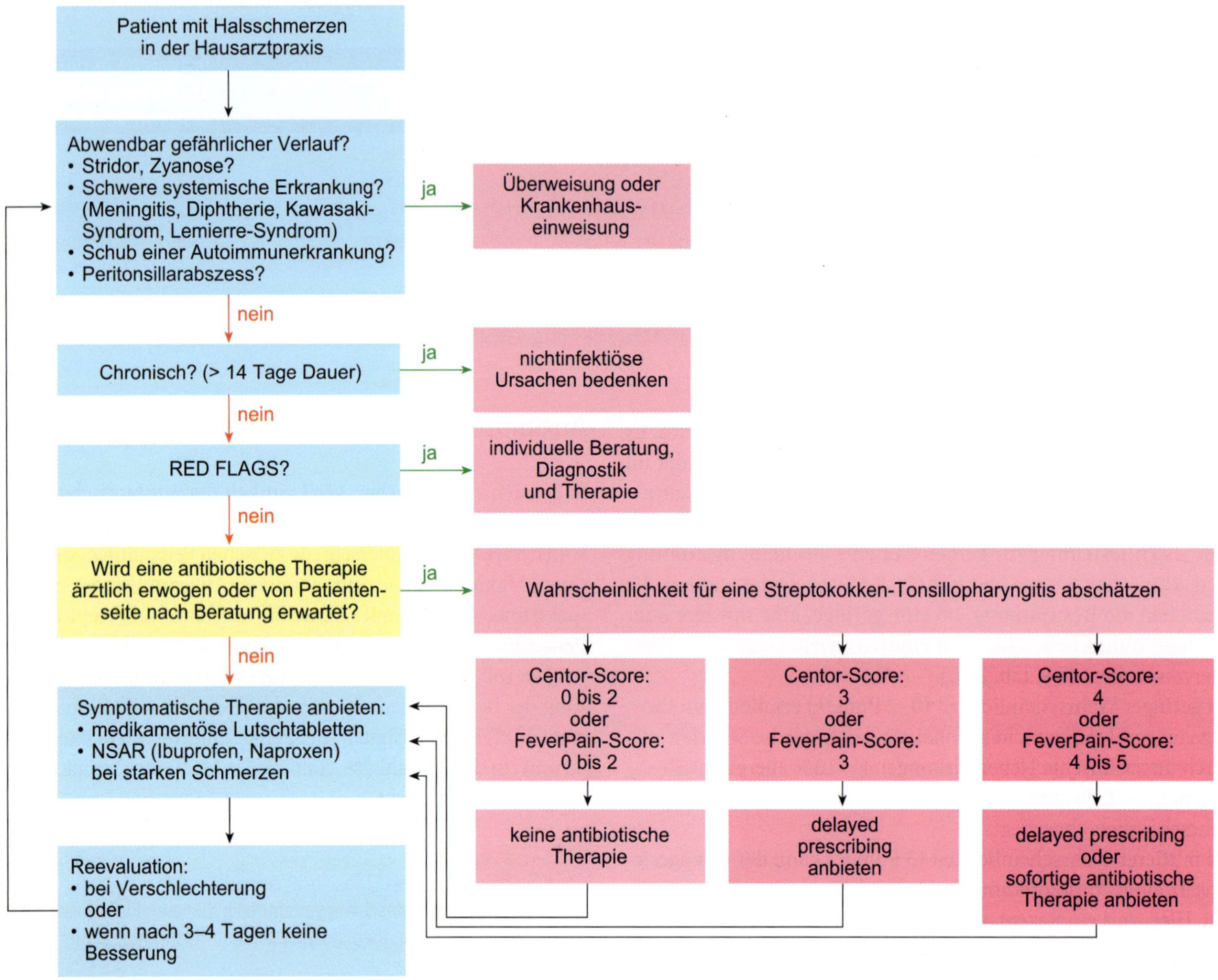

Abb. 26.3 Algorithmus Halsschmerzen [L141]

LITERATUR

Fine AM, Nizet V, Mandl KD. Large-scale validation of the Centor and McIsaac Scores to predict group A streptococcal pharyngitis. Arch Intern Med 2012; 172 (11): 847–852.

Little P, Stuart B, Hobbs FDR et al. Antibiotic prescription strategies for acute sore throat: A prospective observational cohort study. Lancet Infect Dis 2014; 14: 213–219.

Rodriguez-Iturbe B, Musser JM. The current state of poststreptococcal glomerulonephritis. J Am Soc Nephrol 2008; 19(10): 1855–1864.

von Koskull S. Incidence and prevalence of juvenile arthritis in an urban population of southern Germany: A prospective study. Ann Rheum Dis 2001; 60: 940–945.

SYSTEMATISCHE REVIEWS

Cohen JF, Bertille N, Cohen R, Chalumeau M. Rapid antigen detection test for group A streptococcus in children with pharyngitis. Cochrane Database Syst Rev 2016; 7: CD010502.

Hayward G, Thompson MJ, Perera R et al. Corticosteroids as standalone or add-on treatment for sore throat. Cochrane Database Syst Rev 2012; 10: CD008268.

Shaikh N, Leonard E, Martin JM. Prevalence of streptococcal pharyngitis and streptococcal carriage in children: A meta-analysis. Pediatrics 2010; 126: e557–e564.

Spinks A, Glasziou PP, Del Mar CB. Antibiotics for sore throat. Cochrane Database Syst Rev 2013; 11: CD000023.

KAPITEL

27 Mundprobleme

Jean-François Chenot

27.1 Definition und Epidemiologie

Beratungsanlässe zur Mundgesundheit sind in der Hausarztpraxis relativ selten und werden oft überwiesen. Viele sind harmlos und können dort versorgt werden. Probleme der Mundhöhle können im Zusammenhang mit Medikamenteneinnahme, Chemo- oder Strahlentherapie (➤ Kap. 89) oder Organtransplantation auftreten. Gerade bei Heimbewohnern mit Demenz werden Mund- und Zahnprobleme (➤ Kap. 33) oft nicht aktiv beklagt und erkannt. Munderkrankungen können auch im Zusammenhang mit systemischen Erkrankungen stehen. Jedes Jahr erkranken 10.000 Menschen in Deutschland an Mundhöhlenkrebs. In drei Viertel der Fälle sind Männer nach dem 50. Lj. betroffen. Wichtigster Risikofaktor ist Tabakkonsum.

Stomatologika (Mund und Rachentherapeutika) sind mit Ausnahme der Antimykotika als Bagatellarzneimittel eingestuft und nicht zu Lasten der gesetzlichen Krankenversicherung verordnungsfähig.

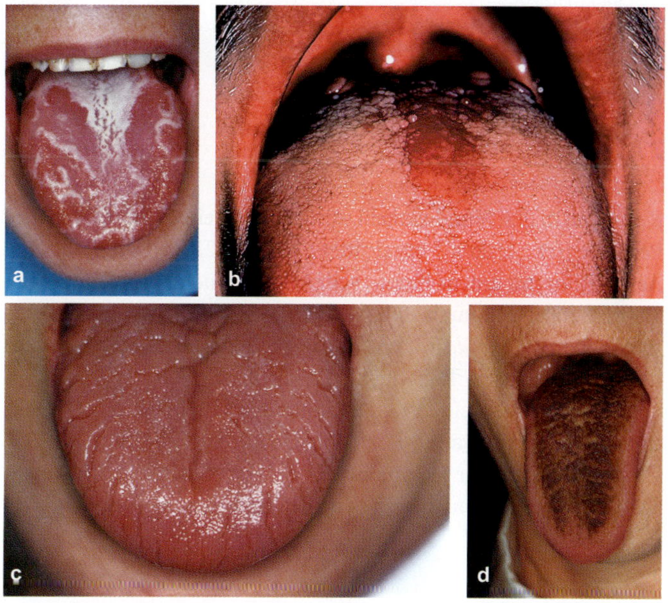

Abb. 27.1 Zungenbeläge: a) Landkartenzunge (Lingua geographica) [P281]; b) Glossitis rhombica mediana [O244]; c) fissurierte Zunge (Lingua plicata), ca. 10–20 % der Bevölkerung [P281]; d) schwarze Haarzunge (Lingua pilosa nigra) [P281]

27.2 Spezifische Beratungsanlässe

27.2.1 Zungenprobleme

Auch wenn **Zungenbelägen** in manchen traditionellen Medizinsystemen eine große Bedeutung zugeordnet wird, sind sie meist harmlos. Wenn sie mit Mundgeruch assoziiert sind, kann ein Zungenschaber empfohlen werden, ansonsten bedürfen sie keiner weiteren Diagnostik oder Therapie (➤ Abb. 27.1).

Als **Makroglossie** bezeichnet man eine vergrößerte Zunge. Sie kommt bei Trisomie 21, Hypothyreoidismus und einigen Stoffwechselerkrankungen vor. Davon muss eine Schwellung der Zunge beim angioneurotischen Ödem oder infolge einer allergischen Reaktion abgegrenzt werden (➤ Kap. 75).

Eine besondere Herausforderung sind isolierte **Zungenschmerzen** (Glossodynie), die oft als Brennen beschrieben werden. Ist der gesamte Mund betroffen, spricht man von einem **Burning-Mouth-Syndrom.** Eine seltene Ursache ist die **Hunter-Glossitis,** die im Rahmen eines Vitaminmangels (Vitamin B_{12} und andere) auftritt. Die Evidenz zum Management dieser seltenen Beschwerdebilder ist schwach.

Als **Dysgeusie** werden Störungen des Geschmackempfindens bezeichnet. Diese sind eher selten durch Erkrankungen der Zunge bedingt. Daher sollte eine **Anosmie,** bei der Patienten ebenfalls über ein gestörtes Geschmackempfinden klagen, durch Geschmacksproben (Zucker, Zitrone) abgrenzt werden. Mögliche Ursachen:

- Strahlentherapie
- Chemotherapie
- Medikamentöse Dysgeusie (➤ Tab. 27.1)
- Xerostomie
- COVID-Infektion

Tab. 27.1 Auswahl von Arzneimitteln, die zu Mundtrockenheit oder Geschmacksstörungen führen können

Mundtrockenheit		Geschmacksstörung	
Wirkstoffklasse	Beispiele	Störung	Beispiele
Neuroleptika	Melperon, Risperidon, Quetiapin	Metallischer Geschmack	Chinolone, Clindamycin, Metronidazol, Lithium, Metformin
Trizyklische Antidepressiva	Amitriptylin, Opipramol		
Diuretika	Hydrochlorothiazid, Spironolacton	Hypogeusie	Chinolone, ACE-Hemmer
Opioide	Tramadol		
Hypertensiva	Moxonidin	Dysgeusie	Carbimazole, Metformin

MERKE

Was man nicht übersehen sollte

- **Zungenkarzinome** sind sehr selten. Risikofaktoren sind Alkoholismus und Rauchen. Klinische Hinweise sind: weißliche oder rote Flecken im Mund, die sich weder abwischen noch abkratzen lassen; wunde Stellen im Mund, die oft leicht bluten und nicht verheilen.
- Die **orale Haarleukoplakie** ist eine meist asymptomatische weißliche Veränderung der Schleimhaut, meist am seitlichen Zungenrand. Sie tritt unter Immunsuppression auf, z. B. bei HIV oder Transplantatempfängern.
- Manifestation der Syphilis an der Zunge (➤ Kap. 59).
- **Zungenbiss,** z. B. nach Krampfanfall

MERKE

Was man nicht übersehen sollte

- Da sich im Lippenrot keine Pigmente befinden, sind Lippen besonders anfällig für UV-Strahlung und eine Prädilektionsstelle für **Plattenepithelkarzinome,** insbesondere Spinalzellkarzinome. Nicht heilende Veränderungen der Lippe sollten dermatologisch abgeklärt werden.
- **Angioneurotische Ödeme** der Lippen oder seltener der Zunge treten meist im Zusammenhang mit Angiotensin-Converting-Enzym-(ACE-)Hemmern auf. Das Risiko ist ein Zuschwellen der oberen Atemwege. Dennoch kann das meist ambulant gemanagt werden, wenn keine Luftnot vorliegt. Wichtig ist, auslösende Medikamente (ACE-Hemmer, Sacubitril) sofort abzusetzen.
- **Sklerodermie** mit Tabaksbeutelmund.

27.2.2 Lippen

Rhagaden in den Mundwinkeln werden als **Cheilitis angularis** oder Perlèche (frz. „lecken") bezeichnet (➤ Abb. 27.2). Es besteht eine Assoziation mit einem Eisen-, seltener mit einem Vitaminmangel. Therapeutisch kommen Zinkpaste und – da es oft zu einer Superinfektion mit *Candida* kommt – Azolmykotika infrage. Der Verlauf ist häufig chronisch. Topische Kortikoide vermeiden.

Die Lippen sind eine Prädilektionsstelle für Herpesvirus-Infektionen **(Herpes labialis).** Eine topische Therapie mit Aciclovir 5 % Creme ist nur in der Frühphase erfolgversprechend. Alternativen zur symptomatischen Therapie sind Zinksalben oder lidocainhaltige Gele (z. B. Dynexan®).

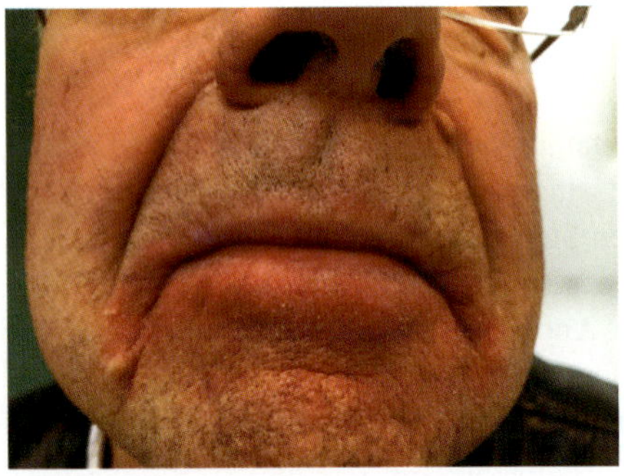

Abb. 27.2 Cheilitis angularis [T500]

27.2.3 Mundschleimhaut

Lichen ruber planus ist die häufigste Mundschleimhauterkrankung des Erwachsenen und wird meist nur zufällig entdeckt. Die Ursache ist unbekannt. Der klinische Verlauf ist variabel und reicht von völliger Beschwerdelosigkeit bis hin zu brennenden Schmerzen. Patienten können über eine „raue" Mundschleimhaut und eine erhöhte Empfindlichkeit gegenüber heißen und scharf gewürzten Speisen klagen. Das klinische Bild ist ebenfalls bunt. Pathognomonisch sind die weißen **Wickham-Streifungen,** die **nicht abwischbar** sind (➤ Abb. 27.3). Ein Faktor können lokale Reizungen (z. B. Zahnprothesen) sein. Das Risiko einer malignen Transformation eines oralen Lichen planus wird kontrovers diskutiert. Das sollte mit dem Patienten besprochen werden und ggf. eine spezialärztliche Abklärung erfolgen. Flächige (nicht gestreifte), scharf begrenzte weiße Veränderungen der Mundschleimhaut werden als **Leukoplakie** bezeichnet. Sie können auch an Lippen und an der Zunge auftreten. Wichtigste Ursachen sind Rauchen (Raucherleukoplakie) und Rei-

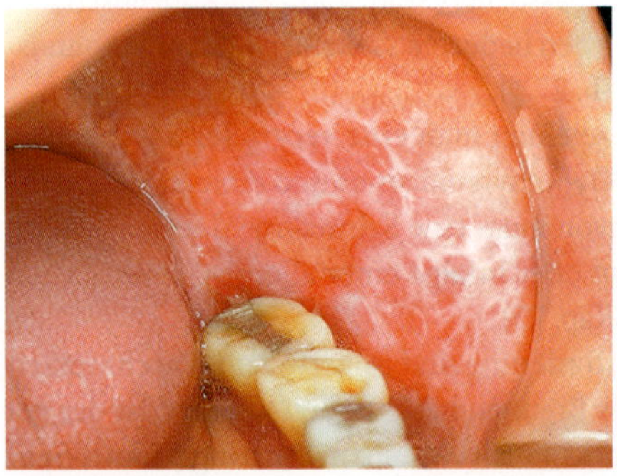

Abb. 27.3 Lichen ruber planus der Wangenschleimhaut [E355-026]

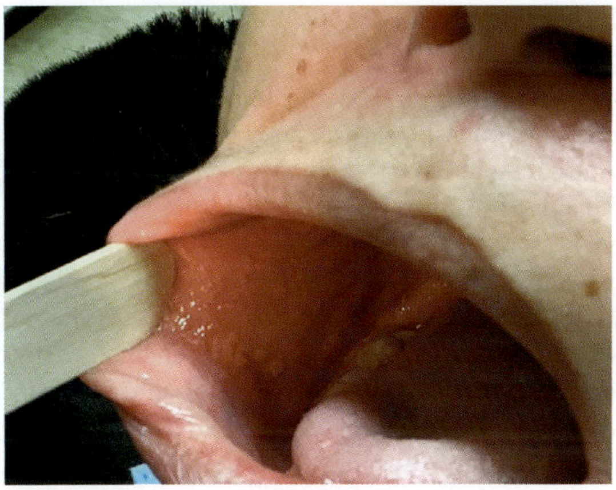

Abb. 27.4 Fordyce Spots der Wangenschleimhaut [T500]

zung durch schlechtsitzende Prothesen. Es besteht ein Entartungsrisiko, insbesondre bei verrukösen ulzerösen Formen. Betroffene Patienten sollten in die HNO überwiesen werden.

Eine harmlose anatomische Variante sind die **Fordyce Spots.** Es handelt sich dabei um sichtbare Talgdrüsen (➤ Abb. 27.4).

Der **Mundsoor** durch *C. albicans* ist eine häufig auftretende Lokalinfektion des Neugeborenen, vor allem der Wangenschleimhaut; sie kommt aber auch bei Erwachsenen und dann meist im Rachen vor. Pathognomonisch sind weißliche Beläge, die **abwischbar** sind. Bei Säuglingen sollten alternativ Milchreste erwogen werden. Typischerweise führt dies bei Neugeborenen gleichzeitig zu einer Windeldermatitis, sodass ein Blick auf den Analbereich helfen kann. Evtl. muss auch die Brustwarze der stillenden Mutter behandelt werden. Soor ist bei Säuglingen nicht ungewöhnlich, aber bei Erwachsenen selten. Prädisponierende Faktoren sind Steroidinhalation, Immunschwäche (Diabetes, HIV), Antibiotikatherapie, Xerostomie und Zahnprothesen. Die Behandlung erfolgt mit einem Antimykotikum wie z. B. Nystatin (Moronal® Lösung oder Nystaderm® Mundgel), sollte 3–4 ×/d durchgeführt und 2 bis 3 Tage über das Verschwinden der sichtbaren Krankheitszeichen hinaus fortgesetzt werden. Eine Alternative ist Miconzol Mundgel (InfectoSoor®).

Schmerzhafte Bläschen oder Geschwüre der Mundschleimhaut können durch Herpes Viren oder **Aphthen (Stomatitis aphthosa)** bedingt sein. Eine Aphthe ist einem Herpesulkus sehr ähnlich und kann optisch nicht sicher davon unterschieden werden. Aphthen befinden sich allerdings eher in der Mundschleimhaut und nicht an den Lippen und verursachen nie Bläschen. Bei Erstinfektion mit **Herpes simplex** ist bei Kindern ein Befall der ganzen Mundhöhle möglich. Beide Erkrankungen können immer wieder auftauchen, und oft bestehen prodromale Schmerzen. Während Herpes fast alle Menschen betrifft, sind von Aphthen ca. 40–60 % betroffen. Für beide Krankheiten gilt Stress als Auslöser. Die Ätiologie der Aphthen ist unbekannt. Bis zur Abheilung der Aphthen dauert es 4 bis 30 Tage. Die Therapie ist im Regelfall symptomatisch, z. B. Triclosan-Mundspülung oder lidocainhaltige Mundgele. Bei hohem Leidensdruck sollten Off-Label-Therapien (z. B. Colchicin) Spezialisten überlassen werden. Bei Säuglingen und kleinen Kindern, sehr selten bei Erwachsenen, kann auch die oral-fäkal übertragene **Hand-Fuß-Mund-Krankheit** erwogen werden. Sie wird durch verschiedene Enteroviren, zu denen auch Coxsackie-Viren gehören verursacht. Charakteristisch ist eine generelles Krankheitsgefühl und ein Hautausschlag mit Bläschenbildung an den Handinnenflächen, Fußsohlen und am Gesäß. Die Krankheit hat nichts mit der Maul- und Klauen-Seuche, die Tiere befällt, zu tun. Die Therapie ist symptomatisch.

LEITLINIEN

S2k-Leitlinie „Diagnostik und Therapieoptionen von Aphthen und aphthoiden Läsionen der Mund- und Rachenschleimhaut". AWMF-Registernummer 007-101:

https://register.awmf.org/de/leitlinien/detail/007-101

27

Mundtrockenheit (Xerostomie) ist ein nicht so seltenes und mit dem Alter zunehmendes Problem. Ursachen für Xerostomie:

- Anticholinerge Medikamente (➤ Tab. 27.1)
- Rauchen
- Strahlentherapie
- Sjögren-Syndrom (Autoimmunerkrankung), isoliert oder in Kombination mit anderen rheumatischen Erkrankungen
- Mundatmung
- CPAP-Beatmungsgerät ohne Luftbefeuchtung

Da Mundtrockenheit die natürliche Zahnreinigung beeinträchtigt und zu Zahnverlust, Gewichtsverlust und Mangelernährung (➤ Kap. 47) beiträgt, sollte sie ernst genommen werden. Wenn möglich, sollten anticholinerge Medikamente abgesetzt werden. Aufgrund fehlender kausaler Therapiemöglichkeiten beschränkt sich das Behandlungsziel auf die symptomatische Erleichterung. Dazu können als Hausmittel regelmäßiges Trinken, Mundspülungen mit Tee, Lutschen von Bonbons oder Eiswürfeln, zuckerfreie Kaugummis empfohlen werden. Zur Pflege der Mundschleimhaut eignen sich Panthenol-Lösung und künstlicher Speichel (z. B. Glandosane®). Was Patienten als lindernd empfinden, ist individuell unterschiedlich. Zur Mukositis im Rahmen einer Strahlen- oder Chemotherapie wird auf ➤ Kap. 89 verwiesen.

MERKE

Was man nicht übersehen sollte

- Bullöse Autoimmundermatosen, z. B. Pemphigus vulgaris mit Blasenbildung, die oft in der Mundschleimhaut anfängt, aber auch normale Haut betreffen kann
- Morbus Behçet, eine seltene rheumatische Erkrankung mit Aphthen im Mund- und Genitalbereich
- Karzinom der Mundhöhle
- Orale Beteiligung bei Morbus Crohn
- Allergische Kontaktdermatitis
- HIV-Infektion

27.2.4 Speicheldrüsen

Speicheldrüsenschwellungen sind ein seltener Beratungsanlass. Nicht schmerzhafte, neu aufgetretene Schwellungen sollten innerhalb weniger (≤ 4) Wochen abgeklärt werden, auch wenn meistens keine maligne Ursache vorliegt (➤ Abb. 27.5).

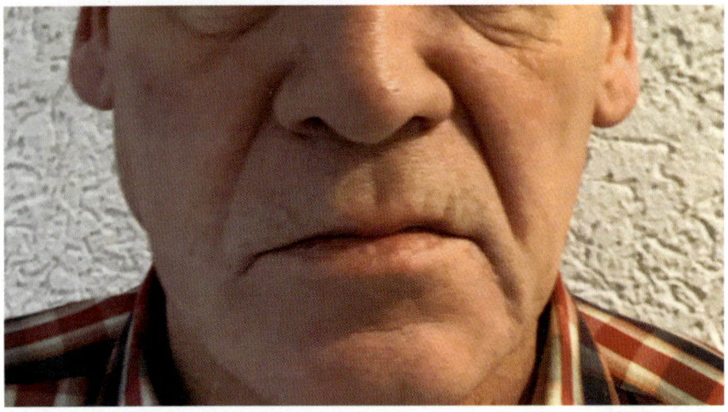

Abb. 27.5 Speicheldrüsenschwellung (gutartiger Warthin-Tumor nach Exstirpation) [T500]

Speicheldrüsensteine (Sialolithiasis) sind selten und müssen keine Beschwerden verursachen. Am häufigsten sind die Glandula sublingualis und submandibularis betroffen. Manchmal können die Steine getastet werden. Die Behandlung sollte spezialärztlich erfolgen.

Schmerzhafte **Speicheldrüsenentzündungen** (Sialadenitis) betreffen meist die Parotis (akute Parotitis) und sind i. d. R. durch Staphylokokken oder Streptokokken bedingt. Sie treten typischerweise plötzlich bei Pflegeheimbewohnern auf, sind meist einseitig und druckschmerzhaft. Manchmal entleert sich Eiter in den Mund und verursacht einen unangenehmen Geschmack. Prädisponierende Faktoren sind schlechte Mundhygiene und Xerostomie. Zur Therapie ist Clindamycin geeignet. Eine Komplikation, die chirurgisch behandelt werden muss, ist ein Speicheldrüsenabszess.

MERKE

Was man nicht übersehen sollte

- Speicheldrüsenkarzinom
- Lymphome der Speicheldrüse
- CUP-Syndrom *(cancer of unknown primary)*
- Parotitis epidemica (Mumps)

27.2.5 Mundgeruch

Mundgeruch (Foetor ex ore) oder schlechte Atemluft (Halitosis) entsteht zum größten Teil infolge der Zersetzung organischer Materialien durch Speichel und Bakterien der Mundflora, wodurch flüchtige schwefelhaltige Verbindungen freigesetzt werden. Mundgeruch betrifft einen Großteil der Bevölkerung (20–40 %), wird aber nur selten zum Konsultationsanlass. Davon abgegrenzt werden müssen die wahrnehmbaren Gerüche bei Diabetes mellitus (Ketonkörper, Urämie [Methylamine]), Leberzirrhose und Karzinomen der oberen Atemwege. Am häufigsten sind Ursachen im zahnärztlichen Bereich (Übersicht ➢ Tab. 27.2).

Neben Mundhygiene und einer zahnärztlichen Kontrolle können Mundspülungen (z. B. Meridol®, Listerine®) und Zungenschaber empfohlen werden. Für Chlorophylltabletten (Stozzon®) liegen nur Erfahrungsberichte vor. An einigen Zahnkliniken gibt es Spezialsprechstunden, die auch Messungen der Ausatemluft durchführen.

LITERATUR

Rademacher WMH, Aziz Y, Hielema A, et al. Oral adverse effects of drugs: Taste disorders. Oral Dis 2020; 26(1): 213–223.

Silk H. Diseases of the mouth. Prim Care 2014; 41(1): 75–90.

Wohlrab J, Gebert A. Missempfindungen und Schwellungszustände der Zunge. Hautarzt 2018; 69(3): 260–262.

SYSTEMATISCHE REVIEWS

Chi CC, Wang SH, Delamere FM, et al. Interventions for prevention of herpes simplex labialis (cold sores on the lips). Cochrane Database Syst Rev 2015; 8: CD010095.

Wu J, Cannon RD, Ji P, et al. Halitosis: Prevalence, risk factors, sources, measurement and treatment – a review of the literature. Aust Dent J 2020; 65(1): 4–11.

Tab. 27.2 Ursachen von Mundgeruch

Einteilung nach Miazaki		Häufigkeit [%]	Beispiel	Kommentar
I	Echte Halithosis mit oraler Ursache	70–90	• Parodontose • Zahnfäule • Mangelnde Prothesenpflege	• Zahnarztbesuch • Mundhygiene, Rauchstopp
IIa	Echte Halithosis mit extraoraler Ursache im HNO-Bereich	5–10	• Zungenbeläge • Tonsillitis • Xerostomie • Speicheldrüsenerkrankungen • HNO-Karzinome	• Absetzen anticholinerger Medikamente • Künstlicher Speichel • Zungenreinigung • Rauchstopp • Mundspülung
IIb	Echte Halithosis mit extraoraler Ursache im internistischen Bereich	< 5	• Lungenkarzinom • Metabolische Erkrankungen • Leberzirrhose • Urämie	Behandlung der Grunderkrankung
III	Psychisch bedingte Halithosis	5–10	Halitophobia	Beratung

KAPITEL

28

Karen Krüger

Schluckbeschwerden

28.1 Definition und Epidemiologie

Ein Mensch schluckt physiologischerweise 1.000 bis 3.000 Mal am Tag, um Nahrung und Speichel von der Mundhöhle in den Magen zu transportieren. Der Schluckakt ist ein Zusammenspiel muskulärer Steuerungs- und Transportmechanismen, an dem über 20 Muskelpaare beteiligt sind. Die zentrale Steuerung des Schluckens erfolgt über Schluckzentren im Hirnstamm, die einerseits durch olfaktorische, gustatorische und visuelle Reize und andererseits durch das Hungergefühl stimuliert und durch höhere suprabulbäre Zentren moduliert werden. Neben den unwillkürlichen Phasen gibt es auch willkürliche orale Abläufe während des Schluckens, die in die Differenzialdiagnostik eines gestörten Schluckaktes einbezogen werden müssen.

Schluckbeschwerden (Dysphagien) können bereits in der frühen Phase des Schluckens (oropharyngeal) oder erst im Bereich der Speiseröhre (ösophageal) auftreten. Mehr als 5 Mio. Menschen sind in Deutschland von Schluckbeschwerden betroffen, die Tendenz ist steigend. Die Inzidenz liegt, je nach Altersgruppe, bei 1,7–11,3 %.

MERKE

Der Schlaganfall ist die häufigste Ursache für eine chronische oropharyngeale Dysphagie.

28.2 Diagnostische Strategie und Differenzialdiagnose

In einem ersten Schritt werden obere Atemwegsinfekte und Veränderungen an den Gaumenmandeln (Tumor, Abszess) durch eine gezielte Anamnese nach Infektzeichen, Dauer und Art der Schluckbeschwerden und eine Mundhöhleninspektion festgestellt bzw. ausgeschlossen. Entsprechend kann eine Therapie bzw. die Weiterleitung des Patienten ohne aufwendige technische Untersuchungen erfolgen. Symptome wie Doppelbilder, Artikulationsstörungen und Schwindel müssen initial erfragt werden, da diese auf einen Infarkt des hinteren Hirnstromgebiets hinweisen können. Bleiben die Schluckbeschwerden unklar, wird erfragt, welche Konsistenzen (flüssig/fest) nicht mehr oder schwer geschluckt werden können. Bei Patienten, die auf eine regelmäßige Einnahme oraler Medikamente angewiesen sind, sollte zusätzlich das Schlucken von Tabletten evaluiert werden. Patientenangaben über die Höhenlokalisation der Schluckbeschwerden sind wegen möglicher Projektion nur bedingt verwertbar. Daher sind folgende anamnestische Angaben hilfreicher:

- Bei der **oropharyngealen Schluckstörung** (hohe Dysphagie) berichten Betroffene über eine verzögerte erste Schluckphase, Aspirationszeichen (Husten, Verschlucken, veränderter Stimmklang), ggf. ein Globusgefühl als Zeichen von Nahrungsresiduen im Pharynx, nasale Regurgitation oder Verbleiben von Speisen in der Mundhöhle. Beim Zenker-Divertikel kommt es zur Regurgitation unverdauter Nahrung.
- Die deutlich seltenere **ösophageale Dysphagie** äußert sich durch ein Gefühl des „Steckenbleibens" in der Speiseröhre (Einschluckstörung). Sie kann das einzige Symptom eines Ösophaguskarzinoms sein. Sodbrennen, Aufstoßen und epigastrische Schmerzen weisen auf eine gastroösophageale Refluxkrankheit (GERD) hin. Patienten mit einer Achalasie beschreiben eine Linderung der Beschwerden unter kohlensäurehaltigen Getränken.
- Beim **Globusgefühl** „Kloßgefühl im Rachen" bestehen typischerweise durchgehende Beschwerden ohne nennenswerte Passageprobleme, die auch beim Leerschlucken sistieren. Patienten mit Globusgefühl berichten häufig über akute Stresssituationen, Angstzustände und Depressionen. Ein wiederholter Magensäurekontakt des Rachens bei Refluxkrankheit oder durch artifizielles Erbrechen bei Essstörungen kann ebenfalls für die Globussensationen ursächlich sein.

MERKE

Vermeidbare Komplikationen einer Schluckstörung sind **Aspirationsinfekte, Dehydratation** und die **Malnutrition** mit konsekutiver **Kachexie.**

Die körperliche Untersuchung umfasst Ernährungszustand, Gewicht und BMI sowie Zeichen einer Dehydratation und die Inspektion von Mundhöhle, Rachen und äußerem Hals. Die Lunge wird auskultiert, um Aspirationsinfekte (vor allem Pneumonien) zu erkennen. Bei Patienten nach Schlaganfall oder mit neurodegenerativer Erkrankung sollte neben dem neurologischen Status der Handbewegung zum Mund besondere Beachtung geschenkt werden, da sie Voraussetzung für eine normale Nahrungsaufnahme ist. Routinemäßig ist ein Labor nicht wegweisend. Bei Fieber oder bei V. a. eine Aspirationspneumonie kann die Bestimmung des CRP/PCT und ein Röntgen des Thorax in 2 Ebenen für die Therapieentscheidung hilfreich sein.

TIPP

Zur Einschätzung der Schwere der Schluckbeschwerden und des Aspirationsrisikos kann ein **Screening mit einem Wasserschlucktest (Daniels-Test)** erfolgen:
Abfolge: 2 × 5 ml, dann 2 × 10 ml, dann 2 × 20 ml, danach kurze Stimmprobe:

- Dysphonie?
- Dysarthrie?
- Abnormer Würgereflex?
- Abnorm willentlicher Husten?
- Husten nach dem Schlucken?
- Stimmklang nach dem Schlucken verändert?

Zwei positiv beantwortete Kriterien machen eine Schluckstörung wahrscheinlich. Sensitivität 92,3 %, Spezifität 66,7 %. **Cave:** stille Aspiration nicht sichtbar!

Nach Ausschluss von abwendbar gefährlichen Verläufen (➤ Box 28.1) und Red Flags sind je nach Verdachtsdiagnose technische Untersuchungen einzuleiten:

- Oropharyngeale Schluckbeschwerden können am sichersten mit der **Videofluoroskopie (VFSS)** erkannt werden, da der komplette Schluckakt mit verschiedenen Konsistenzen dargestellt werden kann. So lässt sich auch eine „stille" Aspiration oder ein Zenker-Divertikel darstellen. Hierzu erfolgt die Überweisung in eine radiologische Praxis.
- Ergänzend sind bei der **Videoendoskopie (FEES)** eine Ruhebeobachtung und eine Darstellung möglicher Nahrungsresiduen im Pharynx möglich. Diese Technik wird in der HNO-ärztlichen Praxis durchgeführt. Sie lässt sich auch bei unkooperativen Patienten einsetzen und ist beliebig wiederholbar.
- Schildern Patienten ein Steckenbleiben der Nahrung in der Speiseröhre, ist eine Endoskopie notwendig. Wenn die **flexible Endoskopie** der Speiseröhre beim wachen Patienten nicht möglich ist, kann eine **starre Endoskopie** in Narkose durch die HNO-Kollegen erfolgen. Die starre Endoskopie ermöglicht z. B. bei Tumorverdacht die Mitbeurteilung der Nachbarregionen wie Pharynx und Kehlkopf (Panendoskopie).
- Bei unauffälliger ÖGD und fortbestehendem Verdacht auf eine Refluxerkrankung kann eine **24-h-pH-Metrie** hilfreich sein.
- Wird eine Motilitätsstörung der Speiseröhre vermutet, ist eine **Ösophagus-Manometrie** einzuleiten.

Box 28.1

Ursachen für Schluckbeschwerden

Wahrscheinlichste Diagnosen

- Infekte der oberen Atemwege (nahezu 100 %)*
- Schlaganfall (70 %)*
- Neurodegenerative Erkrankungen: Parkinson-Krankheit, demenzielle Syndrome (ca. 80 %)*
- Presbyösophagus, Presbyphagie: Menschen > 64 Jahre, vor allem Heimbewohner (50 %)*
- Kopf- und Halstumoren (meist im Spätstadium)
- Strahlentherapie im Kopf- und Halsbereich (bis 75 %)*
- Bolus/Fremdkörper

* Anteil der Patienten mit Schluckbeschwerden bei der jeweiligen Krankheitsentität.

Was man nicht übersehen sollte: abwendbar gefährlicher Verlauf

- Ösophaguskarzinom
- Neubildungen von Mundhöhle, Pharynx und Larynx
- Zenker-Divertikel
- Infektionen: Soor, Pemphigus, Herpes oesophagi (unter Chemotherapie, AIDS)

Diagnosen seltener oder sekundärer Ursachen

- Bestrahlung des Zentralnervensystems
- GERD mit Striktur oder Dysmotilität: z. B. Schatzki-Ring
- Muskelerkrankungen: z. B. Lambert-Eaton-Rooke-Syndrom, Myasthenia gravis
- Peritonsillarabszess/Retropharyngealabszess
- Strukturelle Ursachen: z. B. Osteophyten, Hernien
- Motilitätsstörungen: Achalasie, Sklerodermie, Spasmus
- Depression: anhaltendes Globusgefühl
- Medikamente: z. B. psychiatrische Medikation

CAVE

Red Flags

Warnhinweise auf einen abwendbar gefährlichen Verlauf bei Schluckbeschwerden sind:

- Progressiver Verlauf
- Malnutrition, Kachexie, Gewichtsverlust
- Fieber
- Neurologische Ausfälle

Das diagnostische und therapeutische Vorgehen bei Schluckbeschwerden in der Hausarztpraxis ist in ➤ Abb. 28.1 dargestellt.

MERKE

Die progressive Dysphagie ist das wichtigste Leitsymptom des Ösophaguskarzinoms.

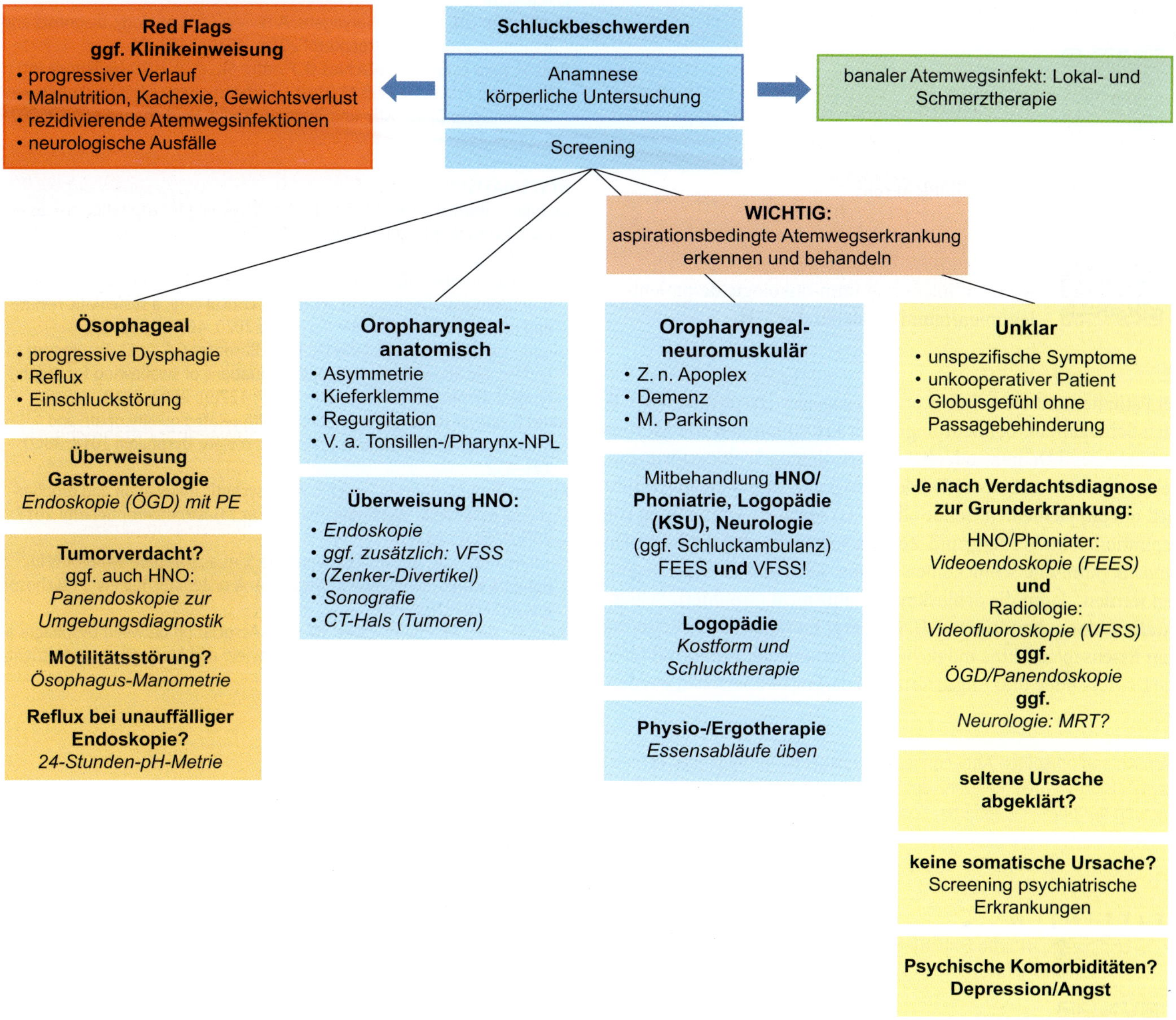

Abb. 28.1 Algorithmus Schluckbeschwerden [P051, L143]

28.3 Therapiestrategie

Primäre hausärztliche Aufgaben sind das Erkennen von gefährlichen Verläufen und Red Flags, schlechten Ernährungszuständen sowie akuten Aspirationsinfekten. Wenn die orale Dauermedikation nicht mehr eingenommen werden kann, sollte zügig geklärt werden, ob eine optimierte Darreichungsform möglich ist. Im Falle eines ambulanten Vorgehens erfolgt die Koordination der zielgerichteten technischen Diagnostik sowie der anschließenden Mitbehandlung durch die Fachrichtungen der Neurologie, HNO und Gastroenterologie. Patienten mit einem Globusgefühl und unauffälliger Schluckdiagnostik sollten auf psychiatrische Ursachen (z. B. Depression) gescreent werden.

Bei ösophagealen Erkrankungen sollte neben der fachärztlichen Kausaltherapie regelhaft zu Nikotin- und Alkoholkarenz, fett- und zuckerarmer Ernährung und (falls erforderlich) zu Strategien nachhaltiger Gewichtsreduktion beraten werden.

Patienteninfo

- Informationen zur Dysphagie, Diagnostik und Therapie beim deutschen Bundesverband für Logopädie e. V.:

www.dbl-ev.de/logopaedie/stoerungen-bei-erwachsenen/stoerungsbereiche/schlucken/organisch-bedingte-schluckstoerungen-dysphagien/

28

- Patientenleitlinie Speiseröhrenkrebs:

  www.leitlinienprogramm-onkologie.de/patienten-leitlinien/speiseroehrenkrebs/

- Patientenleitlinie Mundhöhlenkrebs:

  www.leitlinienprogramm-onkologie.de/patienten-leitlinien/mundhoehlenkrebs/ II

Bei Patienten mit chronischer oropharyngealer Dysphagie, wie z. B. nach Schlaganfall, bei neurologischen Erkrankungen wie Morbus Parkinson und Demenz oder bei altersbedingten Schluckstörungen, stehen zunächst eine ausreichende Flüssigkeits- und Nahrungszufuhr (ggf. mit Supplementen, Sonde oder PEG) sowie die Vermeidung von Aspirationen im Vordergrund. Zeitnah sollten eine logopädische Diagnostik (klinische Schluckuntersuchung, KSU) und Therapie begonnen werden, damit die Schluckmuskulatur nicht atrophiert. Schlaganfallpatienten benötigen u. U. eine ergotherapeutische Beübung zum Essensablauf. Eine mögliche Entwicklung von Komorbiditäten wie Depressionen und Angststörungen darf nicht übersehen werden.

MERKE

Von Anfang an sollten Angehörige bzw. Pflegende für folgende Themen sensibilisiert werden: Relevanz der Schlucktherapie, Kostaufbau und Einhaltung der phasenadaptierten Kost, Erkennen von Aspiration und Atemwegsinfekten.

LEITLINIEN

- S3-Leitlinie „Künstliche Ernährung im ambulanten Bereich". AWMF-Registernummer 073-021:

  https://www.dgem.de/sites/default/files/PDFs/Leitlinien/S3-Leitlinien/073-021l_S3_K%C3%BCnstliche_Ern%C3%A4hrung_ambulant_2014-04.pdf

- S1-Leitlinie „Neurogene Dysphagie". AWMF-Registernummer 030-111:

  https://register.awmf.org/de/leitlinien/detail/030-111

LITERATUR

Lee BE, Kim GH. Globus pharyngeus: A review of its etiology, diagnosis and treatment. World J Gastroenterol 2012; 18(20):2462–71.

Reiß M, Reiß G, Guntinas-Lichius O, Plontke SK, et al. HNO-Heilkunde in Klinik und Praxis. In: Reiß M (Hrsg.). Facharztwissen HNO-Heilkunde: Differenzierte Diagnostik und Therapie. Berlin, Heidelberg: Springer; 2021, S. 1237–302.

SYSTEMATISCHE REVIEWS

Boaden E, Burnell J, Hives L, Dey P, et al. Screening for aspiration risk associated with dysphagia in acute stroke. Cochrane Database Syst Rev 2021; 10: CD012679.

Duncan S, McAuley DF, Walshe M, McGaughey J, et al. Interventions for oropharyngeal dysphagia in acute and critical care: a systematic review and meta-analysis. Intensive Care Med 2020; 46(7): 1326–38.

Giraldo-Cadavid LF, Leal-Leaño LR, Leon-Basantes GA, et al. Accuracy of endoscopic and videofluoroscopic evaluations of swallowing for oropharyngeal dysphagia. Laryngoscope 2017; 127(9): 2002–2010.

Jones E, Speyer R, Kertscher B, et al. Health-related quality of life and oropharyngeal dysphagia: A systematic review. Dysphagia 2018; 33(2): 141–172.

Miarons Font M, Rofes Salsench L. Antipsychotic medication and oropharyngeal dysphagia: Systematic review. Eur J Gastroenterol Hepatol 2017; 29(12): 1332–1339.

Verdonschot RJCG, Baijens LWJ, Vanbelle S, et al. Affective symptoms in patients with oropharyngeal dysphagia: A systematic review. J Psychosom Res 2017; 97: 102–110.

Yang RY, Yang AY, Chen YC, Lee SD, et al. Association between Dysphagia and Frailty in Older Adults: A Systematic Review and Meta-Analysis. Nutrients 2022; 14(9): 1812.

KAPITEL

29 Heiserkeit

Karen Krüger

29.1 Definition und Epidemiologie

Die Heiserkeit gehört zu den Stimmstörungen (Dysphonien) und tritt häufig zusammen mit einer Sprechklangveränderung, verminderter stimmlicher Leistungsfähigkeit sowie einer Sprechanstrengung auf. Pathophysiologisch liegt entweder ein verändertes Schwingungsverhalten der Stimmlippen, ein inkompletter Glottisschluss bei der Stimmbildung oder eine Volumen- bzw. Massenzunahme der Stimmlippen vor. Dysphonie kann als Symptom neurologischer und internistischer Erkrankungen oder als unerwünschte Arzneimittelwirkung auftreten. In der Hausarztpraxis findet sich eine Prävalenz von ca. 1 %. Die Lebenszeitprävalenz beträgt ca. 30 %.

29.2 Diagnostische Strategie und Differenzialdiagnose

29.2.1 Ursachen für Heiserkeit: die wahrscheinlichsten Diagnosen

- Akute und chronische Laryngitiden (bis zu 50 %)[1]
- Funktionelle Stimmstörungen (30 %)
- Gut- und bösartige Tumoren (10 %)
- Neurogene Ursachen wie eine Stimmlippenparese (2–8 %)
- Physiologische Altersstimme (2 %)
- Psychogene Faktoren (2 %)

MERKE
Die häufigste Ursache der Heiserkeit sind virale, selbstlimitierende Infektionen der oberen Atemwege.

[1] Anteil aller Patienten mit dem Symptom Heiserkeit

In einem ersten Schritt werden banale Atemwegsinfekte von grundlegenden Erkrankungen des Kehlkopfs differenziert. Hierzu ist eine Kurzanamnese hilfreich:

1. Dauer: Wie lange besteht die Heiserkeit? Unter 4 Wochen? Permanent?
2. Infekt: Haben oder hatten Sie innerhalb der letzten 2 Wochen einen Atemwegsinfekt?
3. Dyspnoe: Kriegen Sie gut Luft?

Werden alle Fragen bejaht, ist ein banaler Atemwegsinfekt wahrscheinlich. Andernfalls ist eine erweiterte Anamnese (Medikamente, Begleiterkrankungen, Auslöser, Noxen) je nach Verdachtsdiagnose und Häufigkeit des Auftretens einer Erkrankung empfohlen (➤ Tab. 29.1).

Da eine Kehlkopfspiegelung (Laryngoskopie) zur Diagnosesicherung aller Kehlkopferkrankungen notwendig ist, wird im nächsten diagnostischen Schritt entschieden, innerhalb welchen Zeitraums der Patient zur indirekten endoskopischen Laryngoskopie (Lupenlaryngoskopie) beim HNO-Arzt vorgestellt wird. Bildgebung erfolgt, wenn notwendig, erst nach der Kehlkopfspieglung. Die folgende Einteilung mit jeweiliger Verdachtsdiagnose/Befund soll als Orientierung gelten:

- **Umgehende Klinikeinweisung:** Stridor, Dyspnoe, Hämoptysen, anamnestisches Halstrauma in den letzten 72 h (z. B. Würgen, Unfall)
- **Zeitnah ambulant:** bei Persistenz über 4 Wo. oder Progredienz, unerklärlichem Gewichtsverlust, Volumenzunahme des Halses und schmerzloser Halslymphknotenvergrößerung, Patienten mit Sprechberufen, kürzliche endotracheale Intubation, Z. n. chirurgischen Eingriffen an Kopf, Hals oder Brust
- **Innerhalb von 4 Wochen:** bei Risikofaktoren wie Raucheranamnese, Z. n. Larynx-Ca, bekannte Leukoplakie oder Veränderungen der Stimmlippen, bei Vorliegen einer systemischen Erkrankung, die sich am Kehlkopf manifestieren kann (z. B. Tbc)
- **Maximal 8 Wochen:** unklare Heiserkeit (ohne Red Flags und ohne Risikofaktoren) oder anhaltend nach Infekt

Tab. 29.1 Befunde und Diagnostik häufiger Differenzialdiagnosen der Heiserkeit

Ätiologie	Typische Befunde	Diagnostik und Schnittstellen
Akute Laryngitis	Heiserkeit < 4 Wo., Infektzeichen, ggf. Erkältungssymptome	• I. d. R. keine HNO-Vorstellung, erst bei längerem Verlauf • Fieber: Auskultation der Lunge
Chronische Laryngitis	• Heiserkeit > 4 Wo. • Positive Nikotin- und/oder Refluxanamnese	• Laryngoskopie nach Dringlichkeit und Verdacht • Raucher: HNO innerhalb 4 Wo. • Reflux: HNO bei Therapieversagen
Funktionelle Stimmstörungen	• Heisere, raue Stimme schon bei geringer Stimmbelastung • Sprechberuf (Sänger, Lehrer) • Beruf/Hobby mit hoher Stimmanstrengung (z. B. Baustelle, Fabrik, Diskothek)	Vorstellung HNO/Phoniatrie: • Laryngoskopie: Tumor? • Stroboskopie: Phonation?
Gutartige Tumoren (z. B. Stimmlippenpolyp)	Heiserkeit meist über viele Wochen, reduzierte Lautstärke, Stimmermüdung	Innerhalb von 4 bis max. 8 Wo. HNO-Vorstellung
Bösartige Tumoren	• Progrediente Heiserkeit, reduzierte Lautstärke, Stimmermüdung • Ggf. Schluckbeschwerden, Lymphknotenschwellung	• Raucher sind das Risikoklientel! • Zeitnahe HNO-Vorstellung
Neurogene Ursachen (Stimmlippenparese)	• Akute Heiserkeit nach Kopf-, Hals-, Thorax-OP, Intubation • Ggf. Halsschwellung bei Schilddrüsentumor • Ggf. obere Einflussstauung bei Lungenkarzinom (Apex)	• Auskultation der Lunge • Neurologischer Status • Zeitnahe HNO-Vorstellung • Bildgebung nach Verdachtsdiagnose (CT Hals und Thorax, Schilddrüsensonografie)
Physiologische Altersstimme	Langsam progrediente Heiserkeit mit kratziger Stimme ca. ab dem 60. Lj.	• Ausschlussdiagnose • Ggf. logopädische Vorstellung
Psychogene Faktoren	Psychisch belastende Ereignisse mit zeitlichem Zusammenhang zur Heiserkeit	• Ausschlussdiagnose: erst HNO-Vorstellung • Psychotherapeutische Vorstellung
Traumatische Ursachen: Unfall, Gewalttaten	• Akute Heiserkeit nach Halstrauma • Hämatome/Schwellung am äußeren Hals • Ggf. Luftnot	• **Cave:** Larynxödem kann zur Verlegung der Atemwege führen! • Immer Klinikeinweisung, bei Luftnot mit Notarztbegleitung • Straftat: Fotodokumentation!
Postnasal-Drip-Syndrom („Abschlucken" von Sekret)	• Heiserkeit lässt sich „wegräuspern" • Nasenatmungshinderung • Ggf. Kopfschmerzen	• Racheninspektion: Sekretstraße an der Rachenhinterwand? • HNO: Endoskopie der Nase und des Larynx
Medikamenteninduzierte Heiserkeit	Zeitlicher Zusammenhang mit Beginn inhalativer/nasaler Kortikoidtherapie	Auslassversuch prüfen
Internistische Grunderkrankungen mit Larynxmanifestation	Tbc, rheumatoide Arthritis, systemischer Lupus erythematodes, Morbus Wegener, Sarkoidose, Amyloidose, Lymphom	Zunächst HNO-Vorstellung zur Befundsicherung, dann interdisziplinäres Vorgehen je nach Verdachtsdiagnose
Neurologische Grunderkrankungen	• Spasmodische Dysphonie • Hypokinetische Dysarthrie bei Morbus Parkinson • Amyotrophe Lateralsklerose • Myasthenia gravis	Zunächst HNO-Vorstellung zur Befundsicherung, dann interdisziplinäres Vorgehen je nach Verdachtsdiagnose

LEITLINIEN

- S1-Leitlinie „Tracheo-Bronchoskopie". AWMF-Registernummer 017–061:

  https://register.awmf.org/de/leitlinien/detail/017-061

- S3-Leitlinie „Diagnostik, Therapie und Nachsorge des Larynxkarzinoms". AWMF-Registernummer 017-076OL:

  https://register.awmf.org/de/leitlinien/detail/017-076OL

- Stachler RJ, Francis DO, Schwartz SR et al. Clinical practice guideline: Hoarseness (dysphonia)(update). Otolaryngol Head Neck Surg 2018; 158(1 Suppl): S1–S42.

29.2.2 Was man nicht übersehen sollte: abwendbar gefährlicher Verlauf

- Larynxkarzinom
- Bronchialkarzinom (Apex)
- Schilddrüsenkarzinom
- Parese des N. laryngeus recurrens (nach Trauma oder OP)

MERKE

Früherkennung Larynxkarzinom

Heiserkeit ist ein Frühsymptom des glottischen Larynxkarzinoms. Im frühen Stadium (T1a) beträgt die 5-Jahres-Überlebensrate nahezu 100 %. Deshalb sollten alle Patienten mit Raucheranamnese und neu aufgetretener Heiserkeit (ohne Atemwegsinfekt) zeitnah beim HNO-Arzt zur indirekten Laryngoskopie vorgestellt werden.

Bronchialkarzinome im Lungenspitzenbereich, Schilddrüsenkarzinome, Traumata oder Operationen im Hals- und Thoraxbereich können zu einer Kompression des N. laryngeus recurrens und somit zu einer Stimmbandlähmung führen, die sich durch Heiserkeit äußert. Die Diagnosesicherung der Stimmbandparese ist nur durch die Laryngoskopie möglich, jedoch lässt sich mit einer gründlichen Anamnese eine wegweisende Verdachtsdiagnose stellen.

CAVE

Red Flags

Warnhinweise auf einen abwendbar gefährlichen Verlauf bei Heiserkeit sind:
- Persistenz über 4 Wochen oder Progredienz
- Langjähriger oder exzessiver Nikotin- und/oder Alkoholkonsum
- Zusatzsymptome: Stridor, Dyspnoe, Hämoptysen
- Unerklärlicher Gewichtsverlust
- Volumenzunahme des Halses und schmerzlose Halslymphknotenvergrößerung
- Anamnestisches Halstrauma in den letzten 72 h (z. B. Würgen, Unfall)

29.2.3 Diagnosen seltener oder sekundärer Ursachen

- Chronische Laryngitis durch Reflux (Synonym: Laryngitis posterior/gastrica)
- Medikamenteninduzierte Heiserkeit (inhalative Kortikoidtherapie)
- Traumatische Ursachen: Unfall, Gewalttaten
- Internistische Erkrankungen mit Larynxbeteiligung

Das diagnostische Vorgehen bei Patienten mit Heiserkeit veranschaulicht ➤ Abb. 29.1.

29.3 Therapiestrategie

Patientenbeispiel

Ein 52-jähriger Patient stellt sich mit seit 8 Wochen bestehender Heiserkeit vor. Infektzeichen und Luftnot bestehen nicht, allerdings klagt er über eine morgendliche Mundtrockenheit und einen „komischen Geschmack" im Mund. Auf Nachfrage gibt er Sodbrennen, Aufstoßen und gelegentliche Oberbauchschmerzen an: „Ich habe ja auch ein bisschen zu viel auf den Rippen, da ist das normal." Vorerkrankungen und Medikamente gibt er keine an, er ist jedoch seit dem 17. Lj. Raucher: „Nicht, dass ich Krebs habe!" Bei unauffälliger körperlicher Untersuchung überweist der Hausarzt den Patienten zum HNO-Arzt, da er eine Heiserkeit aufgrund der Refluxsymptomatik vermutet. Wegen der langjährigen Raucheranamnese möchte er insbesondere ein Larynxkarzinom ausschließen.

Der HNO-Arzt stellt eine Rötung des hinteren Kehlkopfs fest, die zur Refluxanamnese passt. Bei der Lupenlaryngoskopie fällt eine kleine weißliche Veränderung (Leukoplakie) auf der linken vorderen Stimmlippe auf, die vierteljährlich kontrolliert werden soll. Der Hausarzt setzt einen Protonenpumpeninhibitor (PPI) an und berät den Patienten über die erforderliche Therapielänge, empfiehlt eine fett- und zuckerreduzierte Ernährung sowie eine langfristige Gewichtsabnahme. Er rät dem Patienten zur Nikotinkarenz und bietet Unterstützung bei der Raucherentwöhnung an.

Während Heiserkeit meist als lästiges Symptom wahrgenommen wird, sind Raucher häufig verunsichert und haben Tumorangst. Ist ein **Atemwegsinfekt** wahrscheinlich, wird zunächst symptomatisch behandelt. Eine Laryngoskopie kann bei anhaltenden Beschwerden in Aussicht gestellt werden. Wesentliche Beratungselemente sind die Stimmschonung (nicht schreien, nicht flüstern, kurze Redezeit), Nikotinkarenz und das Ansprechen einer Arbeitsunfähigkeit bei Sprechberufen oder Tätigkeiten mit hoher Sprechbelastung. Eine Schmerztherapie sollte vor allem bei zusätzlichen Schluckbeschwerden angeboten werden; eine Inhalation kann bei Patientenwunsch durchgeführt werden.

Patienteninfo

- Deximed: Patienteninformation Larynxkarzinom

  https://deximed.de/home/b/hals-nase-ohren/patienteninformationen/rachen-unterer-teil/kehlkopfkrebs-larynxkarzinom/

- Deximed: Patienteninformation Raucherentwöhnung

  https://deximed.de/home/b/herz-gefaesse-kreislauf/patienteninformationen/lebensweise-und-herz-kreislauf-erkrankungen/raucherentwoehnung/

- Gesundheitsinformation.de: Wie funktioniert eine Stimmtherapie?

  www.gesundheitsinformation.de/wie-funktioniert-eine-stimmtherapie.html

Patienten mit positiver Raucheranamnese und **chronischer Laryngitis** oder nach einem Eingriff an den Stimmlippen (Tumoren, Polypen) sollten immer zur Nikotinkarenz bzw. Raucherentwöhnung beraten

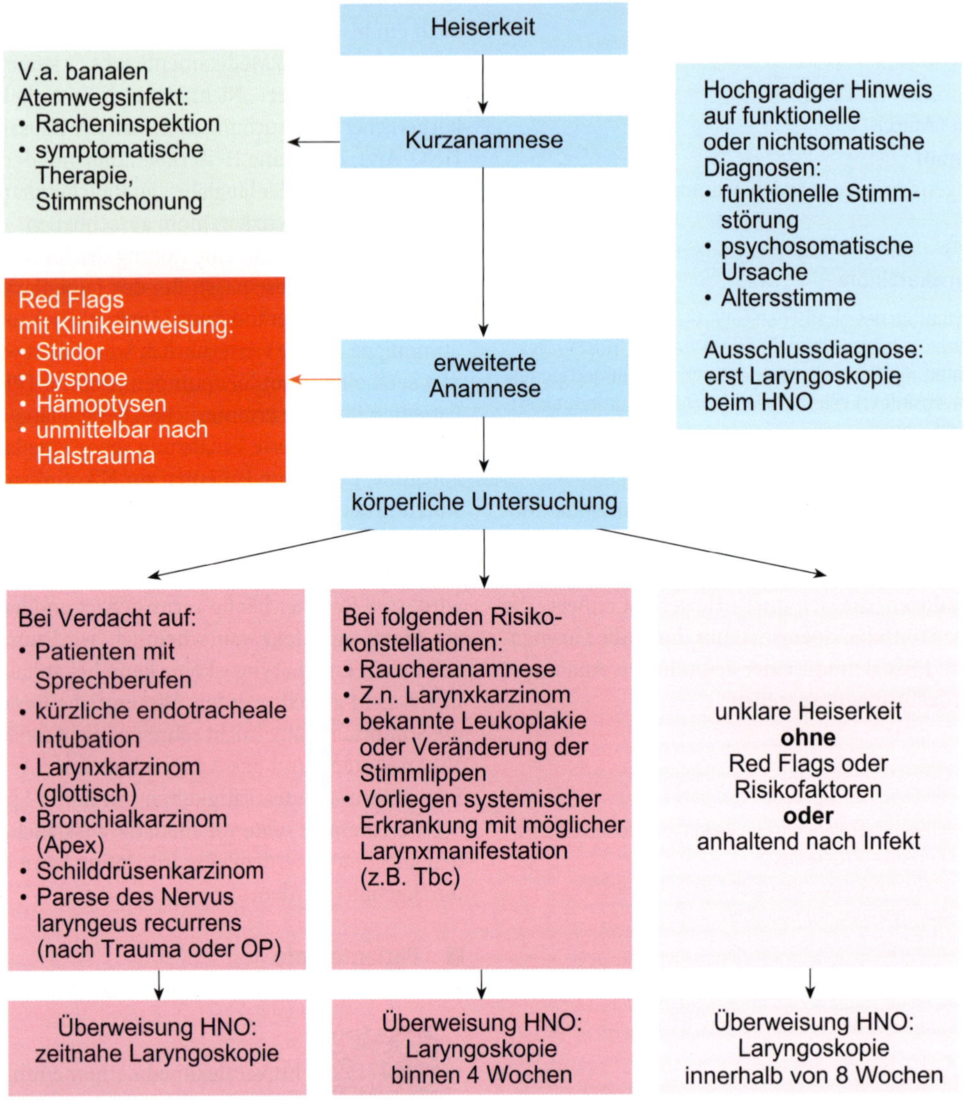

Abb. 29.1 Algorithmus Heiserkeit [P951]

werden. Wenn eine klinische Refluxsymptomatik als Ursache vorliegt, wird probatorisch hoch dosiert mit einem PPI begonnen. Eine Kehlkopfspiegelung beim HNO-Arzt zum Ausschluss anderen Ursachen ist notwendig. Mit einem Behandlungserfolg ist erst nach Wochen oder Monaten zu rechnen.

Bei einem **Postnasal-Drip-Syndrom** im Rahmen einer chronischen Rhinosinusitis kann ein kortikoidhaltiges Nasenspray helfen. Eine gute Aufklärung über die richtige Anwendung ist wichtig, da ein Therapieversagen meist durch Anwendungsfehler bedingt ist: Vor jeder Anwendung gut schütteln, dann 2 ×/d 1 Hub in jedes Nasenloch für 2 Wochen und anschließend 1 ×/d für mindestens 6 Wochen. Halten die Beschwerden an, ist eine HNO-Vorstellung zur endoskopischen Untersuchung und ggf. ein CT der Nasennebenhöhlen notwendig.

Patienten mit einer **Stimmlippenparese** (z. B. nach Operation, Intubation oder durch ein Tumorleiden) profitieren von einer logopädischen Stimmtherapie. Sie kann zur Verbesserung der Restnervenfunktionalität bzw. der Stimmleistung beitragen. Bei unbefriedigender Stimmleistung nach Stimmtherapie kann der HNO-Arzt zu operativen Eingriffen an den Stimmlippen beraten.

Bei der **physiologischen Altersstimme** und **funktionellen Dysphonien** kann ebenfalls eine Stimmtherapie helfen. In der Praxis ist eine Verordnung von Logopädie im Heilmittelkatalog für Stimm-, Sprech- und Sprachtherapie im Rahmen von funktionellen Stimmstörungen (Indikationsgruppe ST2) möglich. **Psychogene Ursachen** der Heiserkeit werden in einer psychotherapeutischen Verhaltenstherapie behandelt, logopädische Therapien sind in diesem Fall wirkungslos.

CAVE

Notfälle

Bei Heiserkeit mit folgenden Zusatzbefunden ist eine **umgehende Klinikeinweisung** anzustreben:

- Stridor
- Dyspnoe
- Hämoptysen
- Unmittelbar nach Halstrauma

LITERATUR

Born H, Rameau A. Hoarseness. Med Clin 2021; 105(5):9 17–38.

Nocini R, Molteni G, Mattiuzzi C, Lippi G. Updates on larynx cancer epidemiology. Chin J Cancer Res 2020; 32(1): 18.

Reiß M, Reiß G, Guntinas-Lichius O, Plontke SK, et al. HNO-Heilkunde in Klinik und Praxis. In: Reiß M (Hrsg.). Facharztwissen HNO-Heilkunde: Differenzierte Diagnostik und Therapie. Berlin, Heidelberg: Springer; 2021, S. 1237–302.

SYSTEMATISCHE REVIEWS

Desjardins M, Halstead L, Cooke M, Bonilha HS. A systematic review of voice therapy: What „effectiveness" really implies. J Voice 2017; 31(3): 392. e13–392. e32.

Francis DO. Management of hoarseness. JAMA Otolaryngol Head Neck Surg 2018; 144(9): 838–839.

Jin X, Zhou X, Fan Z, Qin Y, et al. Meta-analysis of Proton Pump Inhibitors in the Treatment of Pharyngeal Reflux Disease. Comput Math Methods Med 2022; 2022: 9105814.

Reveiz L, Cardona AF. Antibiotics for acute laryngitis in adults. Cochrane Database Syst Rev 2015;(5): CD004783.

Speyer R, Kim J-H, Doma K, et al. Measurement properties of self-report questionnaires on health-related quality of life and functional health status in dysphonia: A systematic review using the COSMIN taxonomy. Qual Life Res 2019; 28(2): 283–296.

Wood JM, Athanasiadis T, Allen J. Laryngitis. BMJ 2014; 349: g5827.

KAPITEL

30 Ohrenschmerzen

Konrad Schmidt

30.1 Definition und Epidemiologie

Schmerzen im Ohrbereich (Otalgie) zählen mit ca. 3–6 % zu den regelmäßigen Beratungsanlässen in der Hausarztpraxis, vor allem bei Kindern. Während die primäre Otalgie durch Erkrankungen des Gehörgangs, des Mittelohrs oder der Tuba auditiva entsteht, wird die sekundäre Otalgie aus ohrfernen Strukturen weitergeleitet.

An der Innervation des Ohres sind sowohl die Hirnnerven Nn. trigeminus, facialis, glossopharyngeus und vagus als auch die Spinalnerven C2 und C3 beteiligt. So können sich Prozesse aus Kopf, Hals, Brust und sogar Abdomen in das Ohr projizieren – insbesondere aus dem Naso- oder Mesopharynx, dem Kiefergelenk, der Halswirbelsäule, den Zähnen oder den Speicheldrüsen. Für beide Formen der Otalgie kommen potenziell infektiöse, neurogene, traumatische und auch neoplastische Ursachen infrage. Am häufigsten wird bei Ohrenschmerzen die Diagnose einer akuten Otitis media (AOM) gestellt (➤ Kap. 30.3.1): Bei Kindern und Jugendlichen zwischen dem 0. und 17. Lj. beträgt die 12-Monats-Prävalenz der AOM im Durchschnitt 11 %.

MERKE

Besonderheit bei Säuglingen

Etwa zwei Drittel aller Kinder erkranken in den ersten 3 Lebensjahren an einer AOM. In diesem Alter ist die Tuba auditiva noch deutlich kürzer und horizontaler als bei Erwachsenen, was die Ausbreitung von Erregern fördert.

Bei Erwachsenen sind vermehrt auch sekundäre Ursachen zu bedenken – insbesondere, wenn parallel kein Hörverlust vorliegt. Zervikalneuralgien und Kieferarthropathie zählen zu den häufigsten Diagnosen.

30.2 Diagnostische Strategie und Differenzialdiagnose

Die meisten Ursachen von primärer und sekundärer Otalgie können durch **Anamnese** und körperliche Untersuchung geklärt werden. Ein erster Hinweis ergibt sich aus dem Schmerzverlauf: Kontinuierliche und zunehmende Schmerzen sind eher bei primärer Otalgie und infektiösen Ursachen anzutreffen, intermittierende Schmerzen hingegen häufen sich bei den sekundären Otalgien. Gerade im Falle einer nicht offensichtlichen Schmerzursache sollten Begleitsymptome wie Hörminderung, Ohrgeräusche, Schwindel oder B-Symptome sowie Grunderkrankungen wie Diabetes, Immundefizit, koronare Herzerkrankungen, Substanzabusus oder Neoplasien sorgfältig erfragt werden.

Im **Untersuchung**sgang empfiehlt sich – der Häufigkeit möglicher Lokalisationen folgend – zunächst die Untersuchung von Ohr und Gehörgang, bevor ohrferne Regionen überprüft werden. Bei Inspektion fallen oftmals schon entzündliche Veränderungen der Ohrmuschel oder des äußeren Gehörgangs auf. Palpatorisch können ein Tragusdruck- sowie ein Helixzugschmerz auf Erkrankungen des Gehörgangs (wie eine Otitis externa) hinweisen. Keinesfalls übersehen werden sollten hierbei das Mastoid sowie die retroaurikulären, submandibulären und zervikalen Lymphknoten. Das Manöver nach Valsalva (forcierte Exspiration gegen verschlossenen Mund und Nase) überprüft die Tubendurchlässigkeit. Wegweisend zur Schmerzlokalisation ist die **Otoskopie** zur Beurteilung von Veränderungen an Gehörgang und Trommelfell (TF). Bei Kindern empfiehlt sich hierbei die Fixierung des Kopfes durch eine zweite Person, um Gehörgangsverletzungen zu vermeiden. Grundsätzlich ist mit der Untersuchung des vermutlich gesunden Ohres zu beginnen. Das Vorliegen eines Paukenergusses kann am besten anhand der TF-Beweglichkeit bei parallel durchgeführtem Valsalva-Manöver diagnostiziert werden („pneumatische Otoskopie“). Ist der Gehörgang mit Sekret oder Zerumen verlegt, kann er mit lauwarmem Wasser gespült werden, allerdings nicht nach Schädel-Hirn-Verletzungen oder bekannter TF-Perforation.

Stets sollte orientierend im Seitenvergleich eine mögliche **Hörminderung** exploriert werden: Werden Flüstersprache oder Fingerreiben auch im Abstand von 1 m gehört, sind Taubheit bzw. eine hochgradige Hörminderung sehr unwahrscheinlich. Der Stimmgabeltest nach Rinne und Weber erlaubt bei Auffälligkeiten die Differenzierung zwischen Schallempfindungs- und Schallleitungsstörungen. Letztere sind meist durch eine AOM oder einen Paukenerguss bedingt.

Bei unauffälligem ohrnahem Befund empfiehlt sich die eingehende Untersuchung ohrferner Regionen: Dazu gehören die Inspektion von Mundhöhle, Zungengrund, Tonsillen, Zahnstatus und Kieferstellung sowie die Palpation von Parotis, Massetermuskulatur, Trigeminusdruckpunkten, Schilddrüse, Kiefergelenken oder der HWS. Bleibt auch hier der Befund unauffällig, ist die Überweisung zum Fachspezialisten (HNO, Zahnarzt, Kieferorthopäde, Neurologe, …) oder zu einer weiterführenden Bildgebung (wie Sonografie, Endoskopie oder MRT) zu erwägen, insbesondere bei V. a. ein neoplastisches Geschehen. Nach traumatischer Gewalteinwirkung empfiehlt sich die Durchführung einer CT des Mittelgesichts und des Felsenbeins.

Labordiagnostik ist i. d. R. nicht erforderlich, außer bei V. a. systemische Infektionen.

In ➤ Abb. 30.1 ist das Vorgehen bei Patienten mit Ohrenschmerzen in der Hausarztpraxis zusammengefasst.

MERKE
Ein durch Gefäßinjektion gerötetes Trommelfell kann auch ohne AOM bei unspezifischen oberen Atemwegsinfekten vorliegen.

30.2.1 Ursachen für Ohrenschmerzen: die wahrscheinlichsten Diagnosen

Primäre Otalgie

- **Cerumen obturans:**
  - Im Alter zunehmend
  - Kann auch Hörverlust oder Tinnitus verursachen

  → Aufweichung mit Olivenöl/Ohrentropfen oder Spülung mit warmem Wasser in der Praxis sind meist ausreichend
- **Fremdkörper** im Gehörgang: häufig bei Kindern
  → Überweisung zum HNO-Arzt, falls keine Entfernung durch Pinzette möglich

30

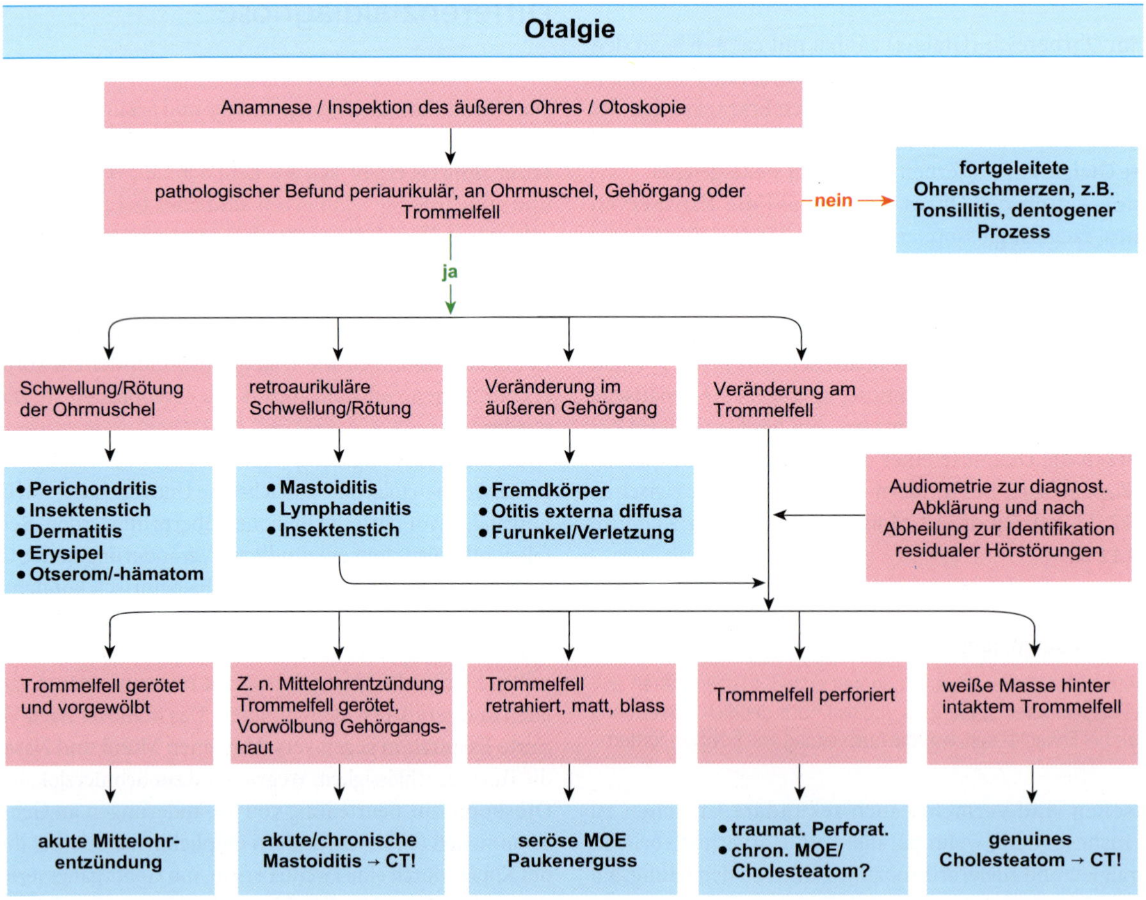

Abb. 30.1 Algorithmus zum Vorgehen bei Ohrenschmerzen (aus Michalk 2018) [L217]

- **Tubenventilationsstörung:**
  - Bei etwa 3 % aller Patienten mit Ohrenschmerzen
  - Oft bei hypertrophen Tonsillen, Adenoiden oder nach oberen Atemwegsinfekten
  - Typisch retrahiertes TF mit verschobenem Lichtreflex oder (noch aussagekräftiger) positiver pneumatischer Otoskopie
  - Kann langfristig in einen Paukenerguss und eine chronische Otitis media münden

  → Valsalva-Manöver können die Tubenbelüftung verbessern.

  → Bei Persistenz über 3 Monate ist die Durchführung eines Hörtests notwendig.
- **Otitis externa** (AOE, ➤ Kap. 30.3.2)
- **Otitis media acuta** (AOM, ➤ Kap. 30.3.1)
- **Myringitis bullosa:**
  - Meist viral bedingte TF-Entzündung im Rahmen grippaler Infekte.
  - Oft hämorrhagische Bläschenbildung an TF, jedoch kein Erguss.
  - In der Regel Abklingen der Symptome nach 2 Tagen.
  - Häufig starke Schmerzen – meist Analgetika-Gabe erforderlich.
  - Sehr selten werden eine Innenohrbeteiligung mit Schallempfindungsstörung und Schwindel sowie als abwendbar gefährlicher Verlauf (!) eine virale Meningitis beobachtet.

Sekundäre Otalgie

- Zervikalneuralgie:
  - Meist myofasziale, aber auch radikuläre Genese (➤ Kap. 30.2.2)
  - Häufig eingeschränkte Beweglichkeit der HWS und muskulärer Hartspann
  - Okzipitale und zervikale Muskelansätze druckschmerzhaft
- **Tonsillitis/Pharyngitis, orale Aphthen** (➤ Kap. 26, ➤ Kap. 27)
- **Temporomandibuläre Dysfunktion:**
  - Entspricht meist einer Kieferarthropathie, kann jedoch auch als muskuläre Störung auftreten (Frauen häufiger betroffen als Männer)
  - Kieferöffnung kann eingeschränkt sein, oft Knackgeräusch
  - Lockere/abgeschliffene Zähne, Zahnfleischrückgang
  - Kopf-/Nacken-/Gesichtsschmerz
  - Krepitationen und Druckschmerz bei Palpation
  - Häufigste Ursachen: Malokklusion (oft bei Bruxismus oder schlecht sitzendem Zahnersatz), aber auch Stress
  - Kieferorthopädische Vorstellung wird empfohlen, ggf. CT, MRT, Röntgen
  - Okklusionsschienen, Physiotherapie, Entspannungstechniken und TENS können helfen

30.2.2 Was man nicht übersehen sollte: abwendbar gefährlicher Verlauf

Lebensgefährliche Komplikationen entstehen vor allem bei Ausbreitung ohrnaher Infektionen in benachbarte Areale: **Halsphlegmone, Kehlkopfödeme** oder **Tracheakompressionen** können schnell die Atmung einschränken; Sinusvenenthrombosen oder Meningitiden führen oft zu zerebralen Ausfällen. Bei hämatogener Generalisierung kann es sogar zu einer **Sepsis** kommen. Am häufigsten werden diese Verläufe nach einer **Mastoiditis** oder einer **Otitis externa maligna** beobachtet, die sich ihrerseits aus einer AOM und AOE entwickeln können. Auch ein **Peritonsillarabszess** kann potenziell letal verlaufen.

CAVE

Red Flags

Warnhinweise auf einen abwendbar gefährlichen Verlauf sind:
- Stärkste Kopfschmerzen
- Hohes Fieber
- Zentralisierter oder instabiler Kreislauf
- Schwindel mit Nystagmus
- Fazialisparese (zentral oder peripher)
- Hochgradige Hörminderung bzw. Taubheit
- Zeichen einer **Meningitis:**
  - Photophobie
  - Übelkeit, Erbrechen
  - Verwirrungszustände, Vigilanzminderung
  - Nackensteifigkeit
- Zeichen eines **Peritonsillarabszesses:**
  - Kieferklemme
  - Dys- bis Aphagie
- Vorwölbung/Asymmetrie des Gaumenbogens

In allen Fällen ist eine umgehende stationäre, ggf. notfallmäßige Einweisung indiziert. Diese Verlaufsformen sind allerdings sehr selten. Als Rarität ist sogar die Projektion eines **akuten Myokardinfarkts** über den Vagusnerv in das Ohr beschrieben, sodass bei koronaren Risikofaktoren und fehlenden sonstigen Befunden ein EKG und ein Troponin-Test erwogen werden können.

Ohne andere offensichtliche Ursache der Ohrenschmerzen sollte differenzialdiagnostisch auch an **Malignome** der benachbarten Organe gedacht werden (Kiefer, Zunge, Mundboden, Rachen, Ösophagus, Trachea …). Betroffen sind vor allem ältere Patienten sowie Patienten nach Alkohol- oder Nikotinabusus. Die Vorstellung beim Fachspezialisten mit Initiierung von Bildgebung (CT/MRT unter Einschluss der Halsweichteile) wird bei Verdacht empfohlen.

Arteriitis temporalis:
- Kann von der typischen temporalen Schmerzlokalisation in das Ohr ausstrahlen, tritt in 40 % d. F. aber auch schmerzfrei auf.
- Häufig sind hohes Fieber und ein ausgeprägtes Krankheitsgefühl, dazu auch Sehstörungen und muskuläre Morgensteifigkeit.
- Die Entzündungsparameter sind oft stark erhöht, eine BSG > 50 mm/h kann in der Praxis wegweisend sein.
- Gefährdet sind vor allem ältere Patienten ab 50 J.

  → Um eine Erblindung zu vermeiden, ist die umgehende Gabe systemischer Steroide erforderlich.

  → Die Diagnosesicherung erfolgt durch Biopsie.

30.2.3 Diagnosen seltener Ursachen

Primäre Otalgie mit Befund des Gehörgangs oder des äußeren Ohres

- **Gehörgangsexostosen:**
  - Gutartige Tumoren
  - Meist asymptomatisch
  - AOE können häufiger auftreten

  → in seltenen Fällen operative Abtragung erforderlich
- **Chondrodermatitis nodularis helicis chronica:** gutartige, aber schmerzhafte Knötchen der Ohrmuschel
  → Nach operativer Entfernung kann histologisch ein bösartiges Geschehen ausgeschlossen werden.
- **Polychondritis:** sehr seltene, oft generalisierte Chondromalazie rheumatischen/immunologischen Ursprungs
- **Basaliom** (eher schmerzarm) oder **Plattenepithelkarzinom** (häufiger schmerzhaft) der Ohrmuschel; bioptische Diagnosesicherung durch Fachspezialist
- **Zoster oticus**
- **Erysipel**
- **Perichondritis**
- **Otitis externa circumscripta** (Gehörgangsfurunkel)
- **Otitis externa maligna/necroticans**
- **Otitis externa bullosa sive haemorrhagica**

30

Primäre Otalgie mit Trommelfell-/Mittelohrbefund

- **Barotrauma:**
  - Nach Flugreisen oder Tauchgängen, aber auch nach maximaler Schallexposition
  - Begünstigt durch Tubendysfunktion

  → Prävention: Valsalva-Manöver und abschwellendes Nasenspray
  - TF kann Hämorrhagien aufweisen oder sogar perforieren
  - Meist Spontanheilung

  → immer Vorstellung beim HNO-Arzt, da Hörprüfung erforderlich
- **Seromukotympanon** (chronischer Paukenerguss):
  - TF oft retrahiert, transparenzgemindert
  - Häufig bei Kindern nach AOM, Adenoiden oder bei persistierendem Tubenverschluss

  → Valsalva-Manöver können die Tubenbelüftung verbessern

  → Hörprüfung oder (bei Kleinkindern) audiologische Diagnostik durch HNO-Arzt, um Verzögerungen bei der Sprachentwicklung zu vermeiden.

  → Bei Persistenz über 3 Monate ggf. Parazentese und Paukendrainage durch HNO-Arzt.
- **Otitis media chronica** (➤ Kap. 30.3.1)
- **Cholesteatom** (➤ Kap. 30.3.1)

Sekundäre Otalgie

- **Parotitis:**
  - Oft schmerzhafte Schwellung palpabel
  - Bei bakterieller Infektion eitriger Ausfluss in die Mundhöhle (gegenüber dem zweiten oberen Molaren)
  - Häufig durch Sialolithiasis
  - Bei fehlendem Impfschutz auch an Mumps denken – hier ist der beidseitige Befall typisch!
- **Lymphadenitis colli:**
  - Meist durch obere Atemwegsinfekte bedingt
  - Häufig bei infektiöser Mononukleose
  - Auch bei Neoplasien oder Stoffwechselerkrankungen
- **Psychogene Ursachen:** Bekannte Depressionen oder Angststörungen sollten erfragt werden.
- **Dentogene Ursachen:** z. B. kariöse Backenzähne, Abszesse, Gingivitiden oder retinierte Weisheitszähne
  → zahnärztliche Vorstellung
- **Neuralgien:**
  - Meist als Trigeminusneuralgie oder durch Irritationen des N. glossopharyngeus (z. B. nach Tonsillektomie)
  - Einschießende, kurz andauernde Schmerzen

  → ggf. medikamentöse Therapie mit Koanalgetika
- **Traumatische Einwirkung:** antibiotische Abdeckung bei Ruptur des TF und systemischen Infektionszeichen
  → bei V. a. (Schädelbasis-)Frakturen stationäre Einweisung
- **Sinusitis** (häufig, verursacht jedoch selten Ohrenschmerzen, ➤ Kap. 32)
- **Arteriitis temporalis**
- **Mastoiditis** (mögliche Komplikation einer AOM)
- **Peri-/Retrotonsillarabszess**
  - Ohrenschmerzen sind eher selten.
  - Typischer sind Halsschmerzen, Kieferklemme, Dys- bis Aphagie.
- **Malignome** der benachbarten Organe

30.3 Therapiestrategien

30.3.1 Akute Otitis media

Die akute Otitis media (AOM) ist klinisch neben den plötzlich einsetzenden, heftigen Schmerzen oft von Hörstörungen, Fieber und einem reduzierten Allgemeinzustand gekennzeichnet. Da der Erkrankung meist eine unspezifische Infektion der oberen Atemwege vorausgeht, werden auch Husten und Rhinitis häufig berichtet.

MERKE

Besonderheiten bei Säuglingen und Kleinkindern

In dieser Altersgruppe äußert sich die Symptomatik meist unspezifisch mit Unruhe, Schreien, Reiben oder Greifen des Ohrs, Nahrungsverweigerung, Erbrechen oder Durchfall. Passivrauchen, fehlendes Stillen, Kindergartenbetreuung, der Gebrauch von Schnullern oder Saugflaschen, häufige Schwimmbadbesuche sowie unzureichender Impfschutz gegen Pneumokokken gelten in dieser Gruppe als Risikofaktoren.

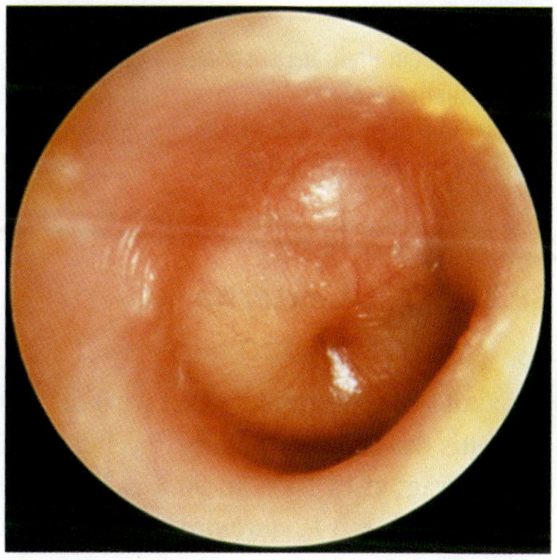

Abb. 30.2 Otoskopischer Befund einer AOM [G881]

LEITLINIEN

- DEGAM-S2k-Leitlinie „Ohrenschmerzen". AWMF-Registernummer 053-009:

  https://register.awmf.org/de/leitlinien/detail/053-009

- S2k-Leitlinie „Antibiotikatherapie bei HNO-Infektionen". AWMF-Registernummer 017-066:

  https://register.awmf.org/de/leitlinien/detail/017-066

Diagnostisch wegweisend ist vor allem der **Otoskopiebefund** eines eingeschränkt beweglichen und/oder vorgewölbten, „wolkigen", verdickten, injizierten TF (➤ Abb. 30.2). Bei Perforation kann dazu Eiteraustritt sichtbar sein. Ohne entzündliche Flüssigkeitsansammlung im Mittelohr ist die Diagnose unwahrscheinlich. Treten Otalgie, TF-Rötung, Paukenerguss und Krankheitsgefühl gleichzeitig auf, kann eine AOM hingegen als sicher gelten. Der durch die Eltern geäußerte Verdacht hat sich in Studien als ebenfalls prädiktiv erwiesen.

In etwa 70 % d. F. liegt eine Mischinfektion von **Bakterien und Viren** vor, in 20 % lassen sich ausschließlich Bakterien nachweisen. In über 50 % d. F. ist *Haemophilus influenzae* der häufigste Keim; *Streptococcus pneumoniae* folgt mit ca. 25 %, möglicherweise reduziert durch die Pneumokokkenimpfung. Nahezu alle AOM folgen auf eine virale Infektion der oberen Atemwege, häufigster Erreger hierfür ist das Respiratory-Syncytial-Virus. Im hausärztlichen Alltag ist eine Differenzierung nach Erregern i. d. R. nicht möglich.

Die Erkrankung ist zumeist selbstlimitierend und heilt in 4 von 5 Fällen innerhalb von 1 bis 2 Wochen aus, ohne dass Residuen zurückbleiben. Im Fall einer spontanen TF-Perforation tritt eine Otorrhö mit schlagartiger Symptombesserung auf. Schwerwiegende Komplikationen wie eine Mastoiditis sind selten und unabhängig von der Behandlungsart.

Laut einem aktuellen Cochrane-Review hat der Einsatz von **Antibiotika** bei Kindern einen nur geringen Einfluss auf sowohl Schmerzstärke, Anzahl der Perforationen als auch kontralaterale Episoden. Dem steht eine hohe Rate an Nebenwirkungen wie Erbrechen, Durchfall oder Ausschlag in etwa 7 % der Anwendungen gegenüber. Hinzu kommen langfristige Auswirkungen von Antibiotikagaben, etwa auf das intestinale Mikrobiom oder die Entwicklung von Resistenzen.

Im Einklang mit der DEGAM-Leitlinie „Ohrenschmerzen" wird somit ein zunächst abwartendes Offenlassen mit körperlicher Schonung, ausreichender Flüssigkeitsaufnahme und symptomadaptierter Gabe von **Analgetika** empfohlen:

- Paracetamol bis max. 60 mg/kg KG/d (verteilt auf 3–4 × 10–15 mg/kg KG) oder
- Ibuprofen bis max. 20–30 mg/kg KG/d (verteilt auf 3–4 Gaben/d)

Die Gabe topischer Lokalanästhetika oder Antibiotika ist nicht ratsam, da sie selbst bei perforiertem TF das Mittelohr (den Ort der Entzündung) nicht in ausreichender Konzentration erreichen. Sympathomimetische Nasensprays (z. B. Xylometazolin) werden zwar oft kritisch gesehen, ihre abschwellende Wirkung auf den Nasopharynx erreicht jedoch meist auch die Tuben: Durch Ergussdrainage und Belüftung des Mittelohrs wird hier die Heilung deutlich gefördert.

Als **Indikationen zur sofortigen Antibiotikagabe** gelten:

- AOM mit starken Ohrenschmerzen oder Temperaturen ≥ 39,0 °C
- Alter < 6. Lebensmonat
- Alter < 2. Lj. mit bilateraler AOM, auch bei nur geringen Ohrenschmerzen und Temperaturen < 39,0 °C
- Rezidive innerhalb von 30 Tagen
- Persistierende, eitrige Otorrhö nach TF-Perforation
- Verlaufskontrolle innerhalb der ersten 3 Tage nicht sicher möglich oder schwieriges soziales Milieu
- Anhaltender Durchfall oder Erbrechen

Bei komplizierenden Faktoren sollten jedoch umgehend Antibiotika gegeben werden (➤ Box 30.1), für Kinder möglichst anwendungsfreundlich als wasserlöslicher Trockensaft. Bei Ansprechen der antibiotischen Therapie tritt i. d. R. nach 24 h eine Beschwerdebesserung ein. In Grenzfällen ist (bei kooperativen Eltern) das Aushändigen eines Antibiotika-Rezepts als Reserve möglich: Ist nach 48 h keine Verbesserung eingetreten, kann es eingelöst werden.

Komplizierende Faktoren:

- Einzig hörendes Ohr mit AOM bei einseitiger Taubheit
- Schwere Grunderkrankung wie Immundefizienz, Down-Syndrom oder Lippen-Kiefer-Gaumen-Spalte
- Cochlea-Implantat oder bereits eingesetzte Paukenröhrchen
- Zerebrale Krampfanfälle oder andere neurologische Ausfälle

Box 30.1

Antimikrobielle Therapie bei AOM

First-Line-Therapie

→ Amoxicillin 50(–60) mg/kg KG/d in 2–3 Einzeldosen (ED) über 5–7 Tage

Ausnahmen:

- Therapie mit Amoxicillin innerhalb der letzten 30 Tage
- Vorliegen einer zusätzlichen eitrigen Konjunktivitis

30

– Anamnestisch nicht auf Amoxicillin ansprechende AOM oder vermutete Infektion mit einem β-Lactamase-positiven Keim

→ Amoxicillin + Clavulansäure (50 mg/kg KG/d Amoxicillin + 12,5 mg/kg KG/d Clavulansäure in 2–3 ED aufgeteilt) über 7–10 Tage

Second Line-Therapie: Makrolide

- Bei eindeutig stattgehabter anaphylaktischer Reaktion auf Penicillin
- Keine Symptombesserung durch First-Line-Therapie innerhalb von 72 h:
  → Erythromycin (30–50 mg/kg KG/d in 3 ED) 5–10 Tage
  → Clarithromycin (15 mg/kg KG/d in 2 ED) 5–10 Tage
  → Azithromycin (5–10 mg/kg KG/d in1–2 ED) für 3 Tage

Schon 2001 empfahl ein Cochrane-Review 5 Tage als ausreichend für eine antibiotische First-Line-Behandlung, doch noch immer wird der **Paradigmenwechsel zur kürzeren Therapiedauer** in der Praxis kaum umgesetzt. Nur bei Kindern bis zum einschließlich 2. Lj. sowie bei schwer erkrankten Patienten ist eine längere Therapiedauer zu erwägen. Kommt es innerhalb von 72 h zu keiner Besserung, sollte ein Substanzwechsel erfolgen. Bei Versagen von sowohl First- als auch Second-Line-Therapie kann eine Parazentese mit mikrobiologischer Diagnostik durch den Fachspezialisten erfolgen.

30

Orale Cephalosporine wie Cefuroxim oder Cefpodoxim, die häufig noch als Alternativsubstanzen in Leitlinien erscheinen, sollten aufgrund ihrer schlechten Bioverfügbarkeit sowie ihres Beitrags zur Resistenzbildung nur sehr zurückhaltend gegeben werden. Als Breitspektrum-Antibiotika sind sie Mittel der Reserve.

Eine Nachkontrolle mit erneuter Durchführung von Otoskopie und Stimmgabeltest sollte kurzfristig innerhalb von 2 bis 3 Tagen erfolgen. Kann eine Hörminderung 2 bis 3 Wochen nach Ausheilung nicht sicher ausgeschlossen werden, sollte eine Vorstellung beim HNO-Arzt zur audiologischen Diagnostik erfolgen: Während im Akutstadium durch den Paukenerguss meist eine Schallleitungsstörung vorliegt, können im Verlauf bakterielle Endotoxine das Innenohr schädigen und eine Schallempfindungsstörung hervorrufen. Bei Kindern können Hörverluste zudem zu Sprachentwicklungsverzögerungen führen. Auch bei rezidivierenden AOM ab drei Episoden pro 6 Monate ist die Überweisung zum Fachspezialisten ratsam – eine Einlage von Paukenröhrchen oder eine Adenotomie kann erforderlich sein.

Persistieren TF-Defekt oder Tubendysfunktion, kann bei rezidivierenden Infektionen eine **Otitis media chronica** entstehen, erkennbar häufig an Otorrhö und Schallempfindungsstörung. Da irreversible Schäden im Innenohr drohen, ist auch hier die HNO-ärztliche Vorstellung indiziert. Als besondere Erscheinungsform der Otitis media chronica tritt das **Cholesteatom** auf, eine epidermoidartige Ausbreitung von verhornendem Plattenepithel in das Mittelohr, wo eine eitrige Destruktion der knöchernen Anteile droht. Pathognomonisch in der Otoskopie ist eine weißliche Masse hinter dem defekten TF. Bis auf eine Hörminderung ist die Erkrankung häufig symptomarm. Fast immer ist die operative Sanierung erforderlich.

MERKE

Lässt sich ein Pfeiffer-Drüsenfieber (infektiöse Mononukleose) nicht sicher ausschließen, sollte vom Einsatz von Aminopenicillinen unbedingt abgesehen werden, um ein Arzneimittelexanthem bis hin zum gefährlichen Lyell-Syndrom zu vermeiden.

30.3.2 Otitis externa

Als akute Otitis externa (AOE) wird die Entzündung von Kutis und Subkutis des äußeren Gehörgangs bezeichnet. Die Lebenszeitprävalenz beträgt etwa 10 %. In 90 % d. F. liegt eine bakterielle Infektion vor, meist durch *Pseudomonas aeruginosa.* Diagnostisch typisch ist die Kombination von Tragusdruckschmerz, Helixzugschmerz sowie einem geröteten und geschwollenen Gehörgang, der bis hin zur Schallleitungsstörung komplett obstruiert sein kann. Typisch ist das Fehlen einer vorangegangenen Rhinitis.

In den meisten Fällen ist eine lokale Therapie ausreichend:

→ Zunächst sollte eine Gehörgangsreinigung von Exsudat und Zerumen erfolgen. Liegt kein TF-Defekt vor, reicht dazu oft eine Spülung mit Kochsalz- und/oder Wasserstoffperoxidlösung aus.

→ Ist das TF otoskopisch einsehbar, wird darauf je nach Befundschwere die Applikation von antiseptischen, antibiotischen oder steroidhaltigen Ohrentropfen empfohlen. Evidenz liegt u. a. für die Substanzen Essigsäure (2 %), Aluminiumacetat (2–13 %), Jod (0,5–5 %), Ciprofloxacin und Dexamethason vor. (**cave:** Chlorhexidin und Octenidin sind toxisch für das Innenohr!)

→ Ist der Gehörgang weiterhin okkludiert, hat sich die möglichst tägliche Einlage eines Gazestreifens in den Gehörgang bewährt, der zuvor mit den o. g. Ohrentropfen oder einer steroidhaltigen Salbe getränkt wurde.

→ Da die Erkrankung meist als sehr schmerzhaft empfunden wird, sollte die begleitende Gabe von oralen Analgetika wie Ibuprofen oder Paracetamol angeboten werden.

Bei Auftreten von Fieber ist eine Ausdehnung der Entzündung über den Gehörgang hinaus wahrscheinlich. Nur in diesem Fall sowie bei Patienten mit Immunsuppression oder Diabetes mellitus ist die systemische Antibiose indiziert, um einen chronischen oder gar malignen Verlauf zu verhindern. Substanzen mit guter Wirksamkeit gegen *Pseudomonas* (wie Fluorchinolone) sind dabei zu bevorzugen.

Die **Otitis externa maligna** tritt fast nur bei Diabetikern auf. Diese invasive Perichondritis und nekrotisierende Osteomyelitis der lateralen Schädelbasis können zu lebensgefährlichen Komplikationen führen. Bei therapieresistenter AOE, fötider Otorrhö, Granulationsgewebe am Gehörgangsboden oder gar Hirnnervenausfällen sind somit Bildgebung und umgehende Überweisung zum Fachspezialisten indiziert.

Von der AOE abzugrenzen sind mehrere deutlich seltenere Infektionen:

- Bei Befall des Gehörgangs durch Pilze **(Otitis externa mycotica)** steht klinisch eher Juckreiz als Schmerz im Vordergrund. Pilzinfektionen entstehen vor allem nach Immunsuppression oder bei Diabetes mellitus. Otoskopisch fallen dünne Membranen (weißlich, grau oder bräunlich), aber auch watteähnliche Auflagerungen am Gehörgangsboden auf. Topische Antimykotika wie Nystatin oder Ciclopirox sind Mittel der Wahl, am besten auch auf einem Gazestreifen in den Gehörgang eingebracht. Aufgrund der hohen Rezidivrate sind enge Nachkontrollen sinnvoll.

- Ist nur ein Haarbalg innerhalb des Gehörgangs abszedierend entzündet, spricht man von einer **Otitis externa circumscripta** (Gehörgangsfurunkel). Meist genügt hier die Lokaltherapie mit einer antibiotischen Salbe. Nur in ausgeprägten Fällen sind Inzision und Drainage erforderlich.
- Ist die äußere Ohrmuschel hochrot und glänzend geschwollen, liegt möglicherweise ein **Erysipel** vor (➤ Abb. 30.3), meist durch den Eintritt von *Streptococcus pyogenes* durch eine Hautläsion, z. B. nach Piercing. Die antibiotische Therapie mit Penicillin (oder alternativ Roxithromycin) ist obligat, bei ausgeprägten Befunden und starker systemischer Beteiligung auch intravenös. Begleitend werden lokal antiseptische Feuchtverbände empfohlen.
- In Abgrenzung zum Erysipel besteht bei der **Perichondritis** kein Befall des Ohrläppchens: Diese meist durch Staphylokokken hervorgerufene Knorpelhautentzündung äußert sich häufig durch Blasenbildung, Lymphadenitis und starke Schmerzen. Eine systemische antibiotische Therapie mit Fluorchinolonen ist obligat.
- Kommt es zu einer gruppierten erythematösen Bläschenbildung am äußeren Ohr, wurde wahrscheinlich eine zurückliegende Varizelleninfektion reaktiviert – man spricht hier vom **Zoster oticus.** Die orale Gabe von Virostatika ist umgehend einzuleiten, z. B. mit Valaciclovir 3 ×/d 1.000 mg über 7 Tage; zusätzlich hilfreich sind Analgetika und austrocknende Externa wie z. B. Clioquinol in Zinkoxidschüttelmixtur (0,5–5,0 %). Bei Befall der Nn. facialis und vestibulochochlearis bildet sich die klassische Symptomtrias Schwindel, Hörminderung und Fazialisparese (Ramsay-Hunt-Syndrom) heraus, die beiden letzteren Symptome können persistieren. Auch hier wird eine umgehende HNO-ärztliche Vorstellung empfohlen.
- Selten kann der Gehörgang auch viral infiziert sein: Die **Otitis externa bullosa sive haemorrhagica** imponiert durch eher nässende, bläulich livide Bläschen im Gehörgang. Meist wird sie durch Influenzaviren in Zusammenhang mit einer Myringitis oder einer AOM verursacht. Bei Beteiligung des N. vestibulocochlearis treten auch Schallempfindungsstörungen, Tinnitus und Drehschwindel auf. Ratsam sind hier die Diagnosesicherung durch den Fachspezialisten sowie die Einlage von antibiotikagetränkten Gazestreifen zur Verhinderung von Sekundärinfektionen.

MERKE

- Schwimmer sind fünfmal häufiger von einer AOE betroffen, weswegen die Erkrankung im englischen Sprachraum auch als *„Swimmer's ear"* bezeichnet wird. Präventiv sollten Schwimmer den Gehörgang nach dem Eindringen von Wasser mit einem Fön vorsichtig trocknen.
- Ebenfalls prädisponierend sind vorbestehende Ekzeme und Dermatosen.

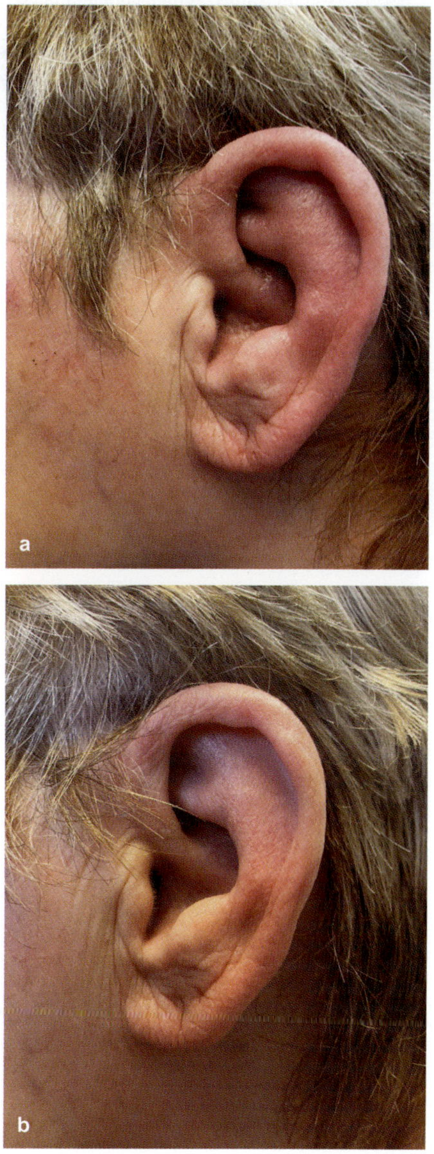

Abb. 30.3 Erysipel am Ohr: a) vor der Behandlung, b) nach der Behandlung [T500]

LITERATUR

Dietrich M, Schönau E (Hrsg.). Differenzialdiagnose Pädiatrie. Elsevier Health Sciences, 2018.

Earwood JS, Sherrod Rogers T, Rathjen NA. Ear pain: Diagnosing common and uncommon causes. Am Fam Physician 2018; 97(1): 20–27.

Holstiege J, Schulz M, Akmatov MK et al. Update: Die ambulante Anwendung systemischer Antibiotika in Deutschland im Zeitraum 2010 bis 2018 – Eine populationsbasierte Studie. Zentralinstitut für die kassenärztliche Versorgung in Deutschland (Zi). Versorgungsatlas-Bericht Nr. 19/07. Berlin 2019; www.versorgungsatlas.de/themen/alle-analysen-nach-datum-sortiert/?tab=6&uid=104 (letzter Zugriff: 22.3.2024).

Kamtsiuris P, Atzpodien K, Ellert U et al. Prevalence of somatic diseases in German children and adolescents. Results of the German Health Interview and Examination Survey for Children and Adolescents (KiGGS). Bundesgesundheitsblatt Gesundheitsforschung Gesundheitsschutz 2007; 50: 686–700.

Meyer F, Altiner A. Ohrenschmerzen. In: Kochen M (Hrsg.). Allgemeinmedizin und Familienmedizin. 5. A Stuttgart: Thieme; 2017.

Neher A, Lumaßegger M, Nagl M, Scholtz A. Otitis externa. Österreichische Ärztezeitung 2012; 3: 26–36.

Ramakrishnan K, Sparks RA, Berryhill WE. Diagnosis and treatment of otitis media. Am Fam Physician 2007; 76(11): 1650–1658.

Rosenecker J (Hrsg.). Pädiatrische Differenzialdiagnostik. Berlin, Heidelberg: Springer; 2014.

Thomas JP, Berner R, Zahnert T, Dazert S. Acute otitis media – a structured approach. Dtsch Arztebl Int 2014; 111(9): 151–160.

Wiegand S, Berner R, Schneider A, et al. Otitis externa: Investigation and evidence-based treatment. Dtsch Arztebl Int 2019; 116(13): 224–234.

SYSTEMATISCHE REVIEWS

Coker TR, Chan LS, Newberry SJ, et al. Diagnosis, microbial epidemiology, and antibiotic treatment of acute otitis media in children: A systematic review. JAMA 2010; 304(19): 2161–2169.

Kozyrskyj A, Klassen TP, Moffatt M, Harvey K. Short course antibiotics for otitis media. Cochrane Database Syst Rev 2010; 9: CD001095.

Venekamp RP, Sanders SL, Glasziou PP, et al. Antibiotics for acute otitis media in children. Cochrane Database Syst Rev 2015; 6: CD000219.

KAPITEL

31 Hörstörung

Jean-François Chenot, Rebekka Preuß

31.1 Definition und Epidemiologie

Zu den Hörstörungen gehören die Hörminderung und Ohrgeräusche. Etwa 80.000 gehörlose Menschen leben in Deutschland. Mehr als 200.000 weitere Menschen haben eine an Taubheit grenzende Schwerhörigkeit (➤ Tab. 31.1). Dazu kommen noch die temporären Hörstörungen. Etwa 5–15 % der Erwachsenen haben ein Ohrgeräusch. Hörprobleme werden primär oft nicht als hausärztliche Aufgabe verstanden und nicht aktiv als Konsultationsanlass vorgetragen, obwohl sie wegen ihrer Auswirkungen auf die Kommunikation eine hohe Bedeutung für die Lebensqualität haben. Viele Hörprobleme können selbstständig diagnostiziert und behandelt werden.

Für ein generelles Screening auf Hörminderung bei Erwachsenen gibt es keine ausreichende Evidenz, es wird aber bei Berufen mit Lärmbelastung empfohlen (➤ Kap. 13). Angeborene Hörstörungen kommen bei 2 bis 3 von 1.000 Kindern vor. Seit 2009 ist in Deutschland ein flächendeckendes **Neugeborenen-Hörscreening** mittels Hirnstammaudiometrie oder Messung der transitorisch evozierten otoakustischen Emissionen meist kurz nach der Geburt (2.–4. Lebenstag) noch im Krankenhaus erfolgt. Bei der U3 (4.–5. Lebenswoche) soll kontrolliert werden, ob das Screening stattgefunden hat (➤ Kap. 7.5.4). Kinder, die schlecht hören, lernen oft später sprechen als andere Kinder. Dies kann die Lernfähigkeit und die allgemeine persönliche und soziale Entwicklung beeinträchtigen. Daher ist bei der U8 (46.–48. Lebensmonat) eine Audiometrie vorgeschrieben. Wenn die apparative Ausrüstung nicht vorhanden ist, muss an einen HNO- oder Kinderarzt überwiesen werden.

31.2 Diagnostische Strategie

Ein Otoskop gehört zur Standardausrüstung jeder Hausarztpraxis. Zerumen, Gehörgangsentzündungen oder Mittelohrprobleme, wie z. B. ein perforiertes Trommelfell, können so leicht als Ursachen

Tab. 31.1 Einteilung der Funktionseinschränkung des Hörens (Löhler et al. 2019)

Grad	Hörverlust	Mittlerer Hörverlust im Reinton-Audiogramm	Auswirkungen	Empfehlungen
0	–	≤ 25 dB	Keine oder geringere Hörprobleme	
1	Leicht	26–40 dB	Kann mit normaler Stimme gesprochene Wörter aus 1 m Entfernung hören	Beratung
2	Mittel	41–60 dB	Kann mit lauter Stimme gesprochene Wörter aus 1 m Entfernung hören	Hörgerät empfohlen
3	Schwer	61–80 dB	Kann einzelne Wörter hören, wenn sie in sein Ohr geschrien werden	Hörgerät notwendig
4	Taub	> 80 dB	Kann auch Schreien nicht hören	Hörgerätetrageversuch, Indikation zur Cochlea-Implantation prüfen

von Hörstörungen ausgeschlossen werden. Mithilfe des **Valsalva-Manövers** (forcierte Exspiration gegen die verschlossene Mund- und Nasenöffnung) lässt sich eine Tubenbelüftungsstörung erkennen (Sensitivität 75 % [50–87], Spezifität 73 % [55–83]) (Smith et al. 2018). Eine objektive Messung der Hörleistung mittels **Audiometrie** in einem schallreduzierten Raum gehört nicht zum üblichen Leistungsspektrum einer Hausarztpraxis. Eine orientierende audiometrische Untersuchung (GOP 03335) ist aber bei entsprechender apparativer Ausrüstung auf Antrag des Arztes möglich.

Eine hausärztliche Alternative zur audiometrischen Untersuchung ist der **Flüstertest** (Sensitivität 90–100 %, Spezifizität 70–87 %) (Pirozzo et al. 2003). Dabei steht der Untersucher ca. 60 cm hinter dem Patienten, um Lippenlesen zu vermeiden, und flüstert Zahlen, die dieser wiederholen soll. Dabei wird ein Ohr zugehalten, um die Ohren getrennt zu prüfen. Als bestanden gilt der Test, wenn der Patient mindestens drei von sechs Zahlen wiedergeben kann. Weitere audiometrische Untersuchungsmöglichkeiten sind der Fingerreibetest und die Hörweitenprüfung (➤ Tab. 31.2). Alle Tests sind aufgrund von Problemen der Raumakustik und mangelnder Standardisierbarkeit kritisch zu bewerten. Hörstörungen werden nach dem Ort der Störung eingeteilt:

- Bei **Schallleitungsschwerhörigkeiten** besteht eine Störung am äußeren Ohr oder im Mittelohr.
- **Schallempfindungsschwerhörigkeiten** sind entweder durch eine Affektion im Innenohr oder seltener durch eine retrocochleäre Störung **(zentrale Hörstörung)** bedingt.
- **Kombinierte Schwerhörigkeiten** sind möglich.

Eine einfache Möglichkeit, die Lokalisation der Hörstörung zu differenzieren, sind der Weber- und der Rinne-Versuch mit einer Stimmgabel (➤ Abb. 31.1; ➤ Tab. 31.3). **Achtung:** Dazu sollte die Stimmgabel mit dem Kammerton A1 (440 Hz) nach Hartmann verwendet werden, nicht die Stimmgabel nach Rydel-Seiffer (C 128/64 Hz) für die neurologische Untersuchung. Der Ton und die Frequenz sind meist in die Stimmgabel eingraviert.

31

Tab. 31.2 Hörweitenprüfung

Schweregrad	Hörweite für Umgangssprache
Geringgradige Schwerhörigkeit	> 4 m (4–6 m)
Mittelgradige Schwerhörigkeit	1–4 m
Hochgradige Schwerhörigkeit	0,25–1 m
An Taubheit grenzende Schwerhörigkeit	< 0,25 m
Taubheit	kein Hörvermögen

Tab. 31.3 Weber- und Rinne-Versuch

Weber-Versuch	Rinne-Versuch
• Stimmgabel kann auf Scheitel oder Stirn aufgesetzt werden (➤ Abb. 31.1a). • Zeigt bei einer einseitigen Schallleitungsschwerhörigkeit eine Lateralisierung zum schlechten hörenden Ohr an. • Der Ton der Stimmgabel wird im eigentlich schlechter hörenden Ohr lauter empfunden.	Bei normaler Hörfähigkeit ist Schall über Luftleitung lauter wahrzunehmen als über Knochenleitung. Beim Rinne-Versuch wird eine schwingende Stimmgabel zuerst mit dem Stimmgabelfuß auf dem Mastoid aufgesetzt (➤ Abb. 31.1b). Sobald die Stimmgabel nicht mehr zu hören ist, wird diese vor die Ohrmuschel gehalten (➤ Abb. 31.1c): • Kann der Patient die Stimmgabel nun noch hören, ist der Rinne-Test positiv. • Hört er sie nicht, ist der Test negativ. → Hinweis auf eine Schallleitungsstörung
• Sensitivität: 78 % • Spezifität: 79 %	• Sensitivität: 59–95 % in Abhängigkeit vom Hörverlust • Spezifität: 70–99 %

Anders als z. B. in Dänemark ist die apparativ einfach durchzuführende **Tympanometrie** in deutschen Hausarztpraxen nicht üblich. Die Tympanometrie ist bei V. a. Paukenerguss oder Otosklerose hilfreich.

31.2.1 Die wahrscheinlichsten Diagnosen

Oft kann mit wenigen Angaben die Diagnose eines Hörproblems eingegrenzt werden (➤ Tab. 31.4).

31.2.2 Was man nicht übersehen sollte: abwendbar gefährlicher Verlauf

- Akustikusneurinom
- Ototoxische Medikamente (➤ Tab. 31.5)
- Morbus Menière (➤ Kap. 53)

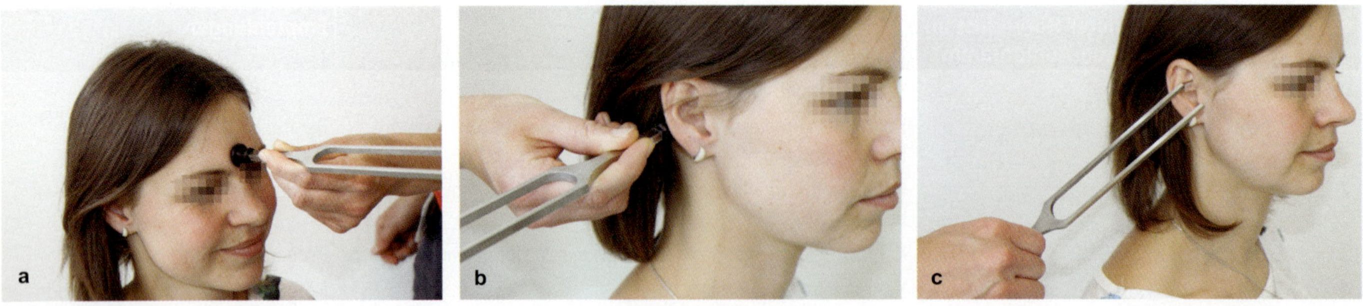

Abb. 31.1 Weber- und Rinne-Versuch [P786]

Tab. 31.4 Die wahrscheinlichsten Diagnosen einer Hörstörung

Zeitlicher Verlauf	Ein- vs. beidseitig	Wahrscheinlichste Diagnose	
		Schallleitungsstörung	Schallempfindungsstörung
Akut	Einseitig	• Zerumen (selten Tinnitus) • Otitis media	• Hörsturz (Tinnitus möglich) • Multiple Sklerose • Akustikusneurinom (Tinnitus möglich)
	Beidseitig	Barotrauma	• Knalltrauma • Ototoxizität
Langsam progredient/chronisch	Einseitig	• Paukenerguss (evtl. mit Otorrhö) • Cholesteatom	• Paukenerguss • Akustikusneurinom
	Beidseitig	Otosklerose (beidseitig in 70 % d. F., aber oft einseitiger Beginn, Tinnitus möglich)	• Presbyakusis (> 50 Jahre) • Lärmschwerhörigkeit

Tab. 31.5 Auswahl ototoxischer Medikamente

Substanzklasse	Beispiele
Antibiotika	• Aminoglykoside (z. B. Streptomycin) • Glykopeptidantibiotika (z. B. Vancomycin) • Makrolide
Chemotherapeutika	• Cisplatin • Bleomycin • Vincristin
Diuretika	• Furosemid • Azetazolamid
Antimalaria-Medikamente	• Chloroquin • Chinin
NSAR	Salicylate (reversibel)

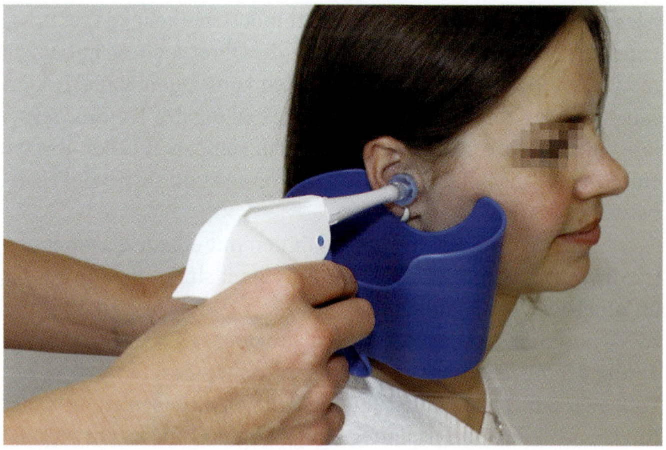

Abb. 31.2 Ohrenspülung mit einem System, das einen konstanten Wasserdruck erzeugt, schonend und ohne direkte Spülung auf das Trommelfell. [P786]

31.2.3 Diagnosen seltener oder sekundärer Ursachen

- Hörstörung als Erstsymptom bei multipler Sklerose
- Hörstörung durch Hirnmetastase
- Cholesteatom
- Syndromale Schwerhörigkeit
- Schwerhörigkeit nach Meningitis (viral oder bakteriell)
- Felsenbeinbruch mit Verletzung von Paukenhöhle oder Cochlea
- Cogan-Syndrom (seltene Autoimmunkrankheit des Auges und Innenohrs)

31.3 Spezielle Krankheitsbilder

31.3.1 Cerumen obturans

Cerumen obturans kann das Hörvermögen einschränken und den Gehörgang reizen. Häufig betroffen sind Kinder und ältere Menschen. Indikationen für die Entfernung von Zerumen sind ein makroskopisch oder otoskopisch sichtbarer Ohrenschmalzpfropf und das Vorliegen von Symptomen wie z. B. Hörminderung, Schmerzen oder Juckreiz. Eine instrumentelle Entfernung von Zerumen ist ohne visuelle Kontrolle, wie sie HNO-Ärzten zur Verfügung steht, nicht möglich. Daher ist in der Hausarztpraxis die **Ohrenspülung** üblich (➤ Abb. 31.2); sie behebt das Problem einfach, risikoarm und schnell. Kontraindikationen sind bekannte Trommelfellverletzungen oder anamnestischer Verdacht auf eine Trommelfellperforation. Vor jeder Ohrenspülung muss eine Otoskopie durchgeführt werden. Andere Ursachen für otologische Symptome, wie z. B. Otitis media, Otitis externa, Otomykose, Gehörgangsanomalien oder Gehörgangsfremdkörper, müssen vorher ausgeschlossen werden. Die Wahrscheinlichkeit einer bestehenden Trommelfellperforation ist gering, kann aber bei einem komplett mit Zerumen verlegten Gehörgang klinisch nicht ausgeschlossen werden. Hier muss eine ausführliche Anamnese erfolgen.

Hinweise auf eine **Trommelfellperforation:**

- Stattgehabtes Trauma oder Manipulation mit Ohrenstäbchen
- Beschwerden nach Tauchsport
- Plötzliche starke Ohrenschmerzen oder schmerzfreies Intervall und Entleerung von Pus nach Otitis media
- Tiefes Rauschen im Ohr
- Blutung aus dem Gehörgang

MERKE

Besonderheiten bei älteren Menschen

Mit zunehmendem Alter funktioniert die Gehörgangsselbstreinigung häufig nur unzureichend. Gründe hierfür sind:

- Ineffektive Bewegung der Gehörgangswand durch die Kiefergelenkköpfchen bei zu großem Gehörgangsdurchmesser, verminderter Nahrungsaufnahme oder weniger Sprechen
- Angeborene oder erworbene Gehörgangsstenosen (Exostosen, Tumoren, Haarwuchs)
- Hormonell bedingte härtere Konsistenz des Cerumens, ggf. zusätzlich altersbedingte Sebostase oder Hautkrankheiten

Die Verwendung einer klassischen Ohrenspritze (Glas, Metall) erfordert Übung. Es besteht das Risiko von Gehörgangs- oder Trommelfellverletzungen, insbesondere bei behinderten, nicht kooperativen Patienten oder Kindern. Deshalb wird die Ohrenspülung mit einem manuellen System empfohlen, das einen konstanten Spüldruck erzeugt und das Zerumen – ohne direkte Spülung des Trommelfells – umspült. Dieses Vorgehen ist faktisch frei von den üblichen Risiken einer Gehörgangsspülung, einfach zu erlernen und auch beim Hausbesuch einsetzbar.

Sehr harte Zeruminalpfropfen können mit einem Zerumenolytikum vorbehandelt werden. Hierfür eignet sich z. B. eine 10- bis 20-minütige Vorbehandlung mit

- Natriumdioctylsulfosuccinat (Natriumdocusat) oder
- Mandel- oder Olivenöl in pharmazeutischer Qualität.

Patienten mit Diabetes oder Immuninsuffizienz haben ein erhöhtes Risiko, nach der Ohrenspülung eine maligne Otitis zu entwickeln. Patienten mit oraler Antikoagulation haben ein erhöhtes Risiko für Blutungen oder Hämatome.

31

31.3.2 Otosklerose

Die **Otosklerose** ist eine Erkrankung der Gehörknöchelchen, bei der es zur Fixierung der Steigbügelfußplatte kommt. Primär ist es eine Schallleitungsstörung, aber das Auftreten einer kombinierten Hörstörung ist nicht ungewöhnlich. Sie tritt am häufigsten im jüngeren Erwachsenenalter (20–40 Jahre) auf und betrifft hauptsächlich Frauen. Der Krankheitsbeginn ist meist einseitig. Ein begleitender Tinnitus ist möglich. Die Diagnose wird vom HNO-Arzt gesichert. Medikamentös kann die Otosklerose bisher nicht beeinflusst werden. Operativ lässt sich die Schallleitungsstörung in ca. 90 % d. F. durch eine Stapedotomie, evtl. mit Stapesplastik, bessern.

31.3.3 Presbyakusis

Unter einer Presbyakusis versteht man eine beidseitige progrediente Innenohrschwerhörigkeit im höheren Lebensalter. Ab dem 50. Lj. nimmt die natürliche Leistungsfähigkeit des Gehörs, insbesondere im Bereich der höheren Frequenzen, ab. Die Ursachen sind multifaktoriell. Lärmschädigung, metabolische und vaskuläre Faktoren spielen eine Rolle. Eine Kombination mit einer Schallleitungsstörung ist möglich. Pathognomonisch ist eine Hörminderung mit Schwierigkeiten der Diskrimination, wenn mehrere Personen gleichzeitig sprechen oder bei Hintergrundgeräuschen (z. B. Radio, Fernsehen). Ab einem Alter von 60 Jahren haben mehr als 20 % und ab einem Alter von 70 Jahren mehr als 30 % der Menschen Schwierigkeiten mit dem Hörvermögen. Ein großer Teil der Betroffenen geht aus Scham nicht zum Arzt und wird deshalb nicht behandelt bzw. nicht mit einem Hörgerät versorgt. Es gibt Hinweise darauf, dass eine unbehandelte Schwerhörigkeit geistige, körperliche und soziale Folgen für die Betroffenen haben kann, was aufgrund des Zusammenhangs von Sprachverständnis und Kognition plausibel erscheint. Dass durch eine Hörgeräteversorgung eine Demenz hinausgezögert werden kann, ist aber nicht belegt.

Ein generelles Screening wird derzeit nicht empfohlen. Fragebögen zum Hörverständnis (Mini-Audio-Test, MAT) oder frei verfügbare Online-Hörtests, für die ein Kopfhörer benötigt wird, haben eine unzureichende Sensitivität und Spezifität. Deshalb empfiehlt sich bei Verdacht auf Presbyakusis eine niederschwellige Überweisung zur HNO-ärztlichen Abklärung.

MERKE

Hausärzten kommt bei der Einleitung behandelbarer Hör- und Sehprobleme eine Schlüsselrolle zu. Einfache Fragen nach Hörproblemen sind sinnvoll. Da es sich aber beim Hörverlust um ein langsam fortschreitendes Problem handelt, das manchmal auch als stigmatisierend empfunden wird, ist der Nutzen der Selbstauskunft eingeschränkt. Daher sollte die Schwelle zur Überweisung zur Audiometrie niedrig liegen.

31.3.4 Hörsturz

Ein Hörsturz ist eine ohne erkennbare Ursache plötzlich auftretende, i. d. R. einseitige Schallempfindungsschwerhörigkeit, evtl. begleitet von Schwindel und/oder Ohrgeräuschen. Die Ursache ist unbekannt. Die Inzidenz liegt bei 160–400 : 100.000 pro Jahr mit einem Erkrankungsgipfel um das 50. Lj. Die Angaben zur Spontanremission schwanken zwischen 50 und 80 %. Ein leichtgradiger Hörverlust ist nicht selten. Es gibt keine nachweislich wirksame Therapie. Daher ist der Hörsturz – auch in prognostischer Hinsicht – kein Notfall, der sofort therapiert werden muss. Zur minimalen Untersuchung gehören die Otoskopie und eine Blutdruckmessung. Erfahrungsgemäß lässt sich oft eine akute oder exazerbierte psychische Belastungssituation im zeitlichen Zusammenhang eruieren, die es behutsam zu explorieren gilt (➤ Kap. 113).

Die wichtigste Therapiemaßnahme ist physische und psychische Entlastung, z. B. durch eine Arbeitsunfähigkeitsbescheinigung. Über eine HNO-ärztliche Abklärung oder eine Behandlung i. S. eines Heilversuchs muss in Abhängigkeit von Leidensdruck und Ängstlichkeit entschieden werden. Im Regelfall tritt die Besserung bei psychosozialer Entlastung innerhalb weniger Tage bis 2 Wochen ein, sodass eine Entscheidung über das weitere Vorgehen erst einmal verschoben werden kann. Ohne Auftreten einer Besserung sollte ein Akustikusneurinom ausgeschlossen werden. Experimentelle rheologische Therapien oder die Gabe von hyperbarem Sauerstoff unter der Annahme einer cochleären Durchblutungsstörung oder Sauerstoffmangel als Ursache des Hörsturzes sind mangels Evidenz keine Kassenleistung.

Stationäre Aufnahmen werden von den Kassen nicht bezahlt und daher i. d. R. von Kliniken abgewiesen. Bei starkem Therapiewunsch seitens des Patienten kommt am ehesten ein Therapieversuch mit oralen Steroiden infrage (Hochdosistherapie mit Prednisolon 250 mg für 3 Tage).

31.3.5 Akustikusneurinom

Das Akustikusneurinom ist ein gutartiger Tumor der Schwann-Zellen des vestibulären Anteils des N. vestibulocochlearis (VIII). Die Inzidenz liegt bei ca. 1 : 100.000. Ein Teil der Akustikusneurinome tritt im Rahmen einer Neurofibromatose auf. Typisch ist ein einseitiger progredienter Hörverlust. Eine Manifestation als Hörsturz ist möglich. Tinnitus und Schwindel (➤ Kap. 53) können begleitend auftreten. Selten wird ein Sensibilitätsausfall des hinteren oberen Abschnitts des äußeren Gehörgangs (Hitselberger-Zeichen) beobachtet, dieser ist aber pathognomonisch. Im fortgeschrittenen Stadium ist eine Fazialisparese möglich. Diagnostik der Wahl ist die MRT mit Kontrastmittelgabe (**cave:** CT zum Ausschluss nicht geeignet) und bei positivem Befund ergänzend eine Hirnstammaudiometrie (BERA). Die besondere Bedeutung einer frühzeitigen Diagnosestellung liegt darin, dass diese eine nervenerhaltende Therapie ermöglichen und damit ggf. eine Fazialisparese verhindern kann.

Patientenbeispiel

Musiker mit Hörstörung

Der Biologe und Hobbymusiker Herr S. (41) bemerkt einen minimalen Hörverlust des linken Ohres. Eine von seinem Hausarzt veranlasste Untersuchung bei einem HNO-Arzt ist unauffällig. Er recherchiert im Internet und stößt auf die Diagnose Akustikusneurinom. Er fühlt, dass seine Beschwerden von den Ärzten nicht ernst genommen werden und macht Druck, worauf ein unauffälliges CT der Schädelbasis gemacht wird. Etwa 6 Monate später nimmt die Hörleistung noch weiter ab, woraufhin ein MRT veranlasst und ein meatales Akustikusneurinom festgestellt wird. Bei der anschließenden Operation kann der Fazialisnerv geschont werden, aber Gehör- und Gleichgewichtssinn links sind erloschen. Die anfängliche Schwindelsymptomatik bessert sich im Verlauf eines Jahres nach der Operation.

31.3.6 Tinnitus

Tinnitus wird als Wahrnehmung von Schall ohne externe Quelle definiert. Er kann ein- oder beidseitig auftreten. Das Ohrgeräusch wird als pfeifend, summend, brummend, rauschend, klickend oder klopfend beschrieben. Der Grad der erlebten Beeinträchtigung ist sehr variabel. Als häufigste Ursache gilt Lärm (Musik, Explosion, Arbeitsplatz). Eine Schädigung des Innenohrs führt zur Steigerung der Aktivität des N. cochlearis und damit einhergehend zu einer falschen Geräuschwahrnehmung. Gleichzeitig können eine sensorineurale Hörminderung oder eine Schallleitungsschwerhörigkeit bestehen. Bei manchen Menschen wird das Gehör zudem empfindlicher, was in einer lauten Umgebung unangenehm ist (Hyperakusis). Die meisten Betroffenen sind beim ersten Auftreten zwischen 40 und 50 Jahre alt. Der Tinnitus kann isoliert oder als Symptom einer Grunderkrankung mit Schwindel und/oder Hörstörungen auftreten.

Mögliche Ursachen für Tinnitus:
- Zerumen
- Chronische Otitis media
- Perforation des Trommelfells
- Otosklerose
- Morbus Menière (➤ Kap. 53)
- Probleme der Kiefermuskeln oder des Kiefergelenks
- Pulssynchroner Tinnitus bei Bluthochdruck
- Ototoxische Medikamente (➤ Tab. 31.5)

Meistens kann keine Ursache gesichert werden. Ähnlich wie beim Hörsturz spielen psychosomatische Aspekte eine wichtige Rolle. Es handelt sich nicht um einen Notfall, und ein abwartendes Offenlassen ist meist vertretbar. Trotzdem müssen anhaltende Beschwerden, insbesondere bei einseitigen Ohrgeräuschen, mindestens einmal vom HNO-Arzt abgeklärt werden. In etwa zwei Drittel der Fälle verschwindet der Tinnitus von selbst wieder. Hält er jedoch länger als 3 Monate an, wird er chronisch und weist eine weniger günstige Prognose auf.

Trotz einer Vielzahl an Behandlungsmethoden gibt es bislang keine überzeugende Evidenz für eine bestimmte Therapieform bei Tinnitus ohne behandelbare Grunderkrankung. Hausärztliche Aufgabe ist es, Patienten mit erhöhtem Leidensdruck zu begleiten und zu informieren (➤ Tab. 31.6). Assoziierte Probleme wie z. B. Schlafstörungen und Depression sollten adressiert werden. Kognitiv behaviorale Behandlungsansätze gelten als vielversprechend und werden von Tinnituszentren angeboten.

Tab. 31.6 Häufige Patientenängste und Mythen zum Tinnitus, die in der Beratung adressiert werden können (modifiziert nach Cima et al. 2019)

Ich werde taub.	Das ist nicht der Fall. Aber häufig liegt bereits seit Längerem eine Hörstörung vor, die oft dann erst bemerkt wird.
Der Tinnitus wird verschwinden.	Das ist möglich, aber leider nicht immer der Fall.
Der Tinnitus wird schlimmer.	Es gibt Situationen, in denen der Tinnitus besonders stört, aber meistens wird er mit der Zeit immer weniger störend.
Tinnitus ist ein Hinweis auf eine schwere Erkrankung.	Das ist die absolute Ausnahme.

Patientenbeispiel

Spätaussiedler mit Ohrgeräusch

Herr T., 46-jähriger Ingenieur, deutschstämmiger Spätaussiedler aus Kasachstan, klagt über ein klingelndes Ohrgeräusch im rechten Ohr, das ihn bei Stille am meisten stört und zu Schlafstörungen geführt hat. Die Otoskopie und Stimmgabeltests sind unauffällig. Es wird ein erhöhter Blutdruck festgestellt, der mit Ramipril gut behandelbar ist, aber zu keiner Verbesserung des Ohrgeräuschs führt. Nach HNO-ärztlicher Untersuchung ohne richtungweisenden Befund sucht er über mehrere Jahre wiederholt ohne Überweisung weitere HNO-Ärzte auf und klagt immer wieder über das Ohrgeräusch. Ich vermute eine starke psychosomatische Komponente: Er arbeitet weit unter seiner Qualifikation in einem Bauunternehmen. Allerdings besteht bei Herrn T. keine Akzeptanz für einen nicht somatischen Behandlungsversuch. Seitdem er eine Stelle als Ingenieur gefunden hat, sind die Symptome fast vollständig verschwunden.

LEITLINIEN

- Cima RFF, Mazurek B, Haider H, et al. A multidisciplinary European guideline for tinnitus: Diagnostics, assessment, and treatment. Multidisziplinäre europäische Leitlinie für Tinnitus: Diagnostik, Einschätzung und Behandlung. HNO 2019; 67(Suppl 1): 10–42; https://link.springer.com/article/10.1007/s00106-019-0633-7.
- S3-Leitlinie "Chronischer Tinnitus". AWMF-Registernummer 017/064:

https://register.awmf.org/de/leitlinien/detail/017-064

31.4 Gehörlose in der Hausarztpraxis

Die Verständigung zwischen gehörlosen oder hörgeschädigten Patienten und medizinischem Personal kann eine Barriere für eine angemessene medizinische Versorgung sein. Missverständnisse können schwerwiegende Folgen haben. Nur wenige niedergelassene Ärzte beherrschen die Gebärdensprache. Menschen mit Hörbehinderung haben das Recht, bei der ärztlichen Behandlung die deutsche Gebärdensprache (DGS) oder andere Kommunikationshilfen (z. B. Schriftdolmetscher) zu verwenden. Die Kosten übernehmen i. d. R. die Krankenkassen. Folgende Tipps können gegeben werden:

- Mitarbeiter für den besonderen Umgang mit gehörlosen Patienten sensibilisieren und, wenn möglich, schulen.
- Hinweis auf Gehörlosigkeit in der Patientenakte.
- Gehörlose Patienten ohne Gebärdensprachedolmetscher darüber informieren, dass die Kasse die Kosten für einen solchen übernimmt; ggf. Unterstützung anbieten (Adressen von Dolmetschern sind bei den jeweiligen Landesverbänden verfügbar).
- Erfragen, wie der Hörgeschädigte am besten klarkommt und dem im Weiteren folgen.
- Normal laut, deutlich und langsam sprechen, damit der Patient zumindest einen Teil des Gesagten von den Lippen ablesen kann (durchschnittlich 30 %).
- Möglichst frontal und in günstigem Lichtverhältnis zum Patienten positionieren, Blickkontakt suchen und halten, auf Signale achten, ob der Patient folgen kann.
- Unterstützend schriftlich verständigen, dabei auf leicht verständliche Ausdrucksweise achten (möglichst wenige Fremd- oder Fachwörter).
- Sicherstellen, dass der gehörlose Patient im Wartebereich mitbekommt, wenn er an der Reihe ist; wenn möglich Blickkontakt aufnehmen und auffordernde Gesten benutzen, alternativ durch Hingehen und Antippen informieren.

Ein besonderes Problem kann die Terminvergabe oder der Notfall darstellen. Das wird z. T. individuell mit einem Fax gelöst. Die bundesweite Notruf-App für Gehörlose nora (www.nora-notruf.de) steht neuerdings zur Verfügung.

LITERATUR

Bayoumy AB, de Ru JA. Sudden deafness and tuning fork tests: Towards optimal utilisation. Pract Neurol 2020; 20(1): 66–68.

Cima RFF, Mazurek B, Haider H et al. A multidisciplinary European guideline for tinnitus: Diagnostics, assessment, and treatment. Multidisziplinäre europäische Leitlinie für Tinnitus: Diagnostik, Einschätzung und Behandlung. HNO 2019; 67 (Suppl 1): 10–42.

Guest JF, Greener MJ, Robinson AC, Smith AF. Impacted cerumen: Composition, production, epidemiology and management. QJM 2004; 97(8): 477.

Löhler J, Cebulla M, Shehata-Dieler W et al. Schwerhörigkeit im Alter – Erkennung, Behandlung und assoziierte Risiken. Dtsch Arztebl Int 2019; 116(17): 301–310.

Pinilla S, Stephan KS. Gehörlose Patienten in der Allgemeinarztpraxis. CME 2015; 12(9): 55–64.

Preuß R, Chenot JF. Spülung des äußeren Gehörgangs bei Cerumen obturans – Schritt-für-Schritt. Dtsch Med Wochenschr 2020; 145(6): 406–411.

Schmiemann G, Kruschinski C. Zerumenentfernung in der Hausarztpraxis. Zur Versorgungsrealität eines „banalen" Behandlungsanlasses. MMW-Fortschr Med Originalien IV 2010; 152: 111–114.

Sharp JF, Wilson JA, Ross L, Barr-Hamilton RM. Ear wax removal: A survey of current practice. BMJ 1990; 301: 1251–1253.

Smith ME, Takwoingi Y, Deeks J et al. Eustachian tube dysfunction: A diagnostic accuracy study and proposed diagnostic pathway. PLoS One 2018; 13(11): e0206946.

SYSTEMATISCHE REVIEWS

Chau JK, Lin JR, Atashband S et al. Systematic review of the evidence for the etiology of adult sudden sensorineural hearing loss. Laryngoscope 2010; 120(5): 1011–1021.

Pirozzo S, Papinczak T, Glasziou P. Whispered voice test for screening for hearing impairment in adults and children: Systematic review. BMJ 2003; 327(7421): 967.

KAPITEL

32 Beschwerden im Nasenbereich

Karen Krüger

32.1 Definition und Epidemiologie

Häufigstes Leitsymptom ist die Nasenatmungsbehinderung (verstopfte Nase) im Rahmen einer Erkältungskrankheit, die i. d. R. mehrmals jährlich auftritt. Ein Fünftel der Bevölkerung hat zudem allergische Beschwerden im Nasenbereich. Bei Kindern können vergrößerte Rachenmandeln (Adenoide, „Polypen") zu einer Nasenatmungsbehinderung und konsekutiv auch zu rezidivierenden Infekten führen. Chronische Entzündungen der Nasen- und Nasennebenhöhlenschleimhäute sind häufig und meist behandlungsbedürftig. Erkrankungen aus dem Zahn- und Zahnhalteapparat, Nackenbereich oder Neuralgien können ebenfalls in das Mittelgesicht ausstrahlen.

Ursachen für Nasenbeschwerden: die wahrscheinlichsten Diagnosen

- Erkältungskrankheit *(common cold)*
- Akute Rhinosinusitis
- Chronische Rhinosinusitis
- Allergische Beschwerden
- Fremdkörper (vor allem bei Kindern)
- Nasentrockenheit

32.2 Diagnostische Strategie und Differenzialdiagnose

Beschwerden unter 4 Wochen, begleitet von Infektzeichen wie Schmerzen, Fieber, Schnupfen und Husten, machen einen banalen Atemwegsinfekt sehr wahrscheinlich. Das Erfragen weiterer Leitsymptome hilft bei der Eingrenzung der verschiedenen Differenzialdiagnosen im Nasenbereich (➤ Tab. 32.1). Bei unklarer Ursache sollte nach Allergien, Voroperationen im HNO-Bereich oder Gesichtstraumata in der Vorgeschichte, einer aktuellen Schwangerschaft, chronischen Erkrankungen (z. B. Morbus Osler, Kartagener-Syndrom) sowie nach einem Dauergebrauch von abschwellenden Nasentropfen gefragt werden.

MERKE

Die Wahrscheinlichkeit einer **akuten (Rhino-)Sinusitis** ist in folgenden Konstellationen besonders hoch:

- Einseitige Sekretion mit einseitigem Gesichtsschmerz (+LR: 4,4)
- Maxillarer Zahnschmerz (+LR: 2,6)
- Purulente Sekretion (+LR: 2,1)
- Keine Besserung unter abschwellenden Nasentropfen (Dekongestiva) (+LR: 2,1)

Weniger aussagekräftig sind Fieber, Klopf- und Vorbeugeschmerz, Husten, nasale Sprache, Kopfschmerzen und ein vorausgegangener oberer Atemwegsinfekt (+LR < 2).

Bei der körperlichen Untersuchung können Rötungen, Schwellungen und Schiefstände der Nase mit einem Blick erfasst werden. Die innere Nase kann mit einem Nasenspekulum beurteilt werden. Eine Otoskopie der Trommelfelle sollte bei Angabe von Hörminderung und Ohrenschmerz erfolgen.

TIPP

Kein Nasenspekulum vorhanden? Das Anheben der Nasenspitze ermöglicht einen Blick in den Nasenvorhof inklusive vorderes Nasenseptum (häufige Lokalisation von Nasenbluten). Bei der Mundhöhlenuntersuchung mit dem Spatel kann die Rachenhinterwand Hinweise auf nasale Erkrankungen geben: z. B. eine Sekretstraße bei Rhinosinusitis, Blutkoagel bei Epistaxis, Adenoid („Polypen") bei Kindern.

Tab. 32.1 Leitsymptome des Nasenbereichs und relevante Differenzialdiagnosen

Leitsymptom	Differenzialdiagnosen
Nasenatmungsbehinderung	• Entzündungen: Erkältungserkrankung, akute Rhinitis oder Rhinosinusitis, chronische Rhinosinusitis (wechselseitig oder beidseitig), Polyposis nasi (ein- oder beidseitig) • Anatomisch: schiefe Nasenscheidewand (einseitig) • Kinder: Adenoid (beidseitig), Fremdkörper (einseitig)
Nasentrockenheit	• Umgebungsfaktor: Kälte, Heizungsluft, Klimaanlage • Medikamente: z. B. abschwellende Nasentropfen • Hormonell: Schwangerschaft, Hypothyreose, Alter
Juckreiz und Niesen	Allergische Rhinitis
Rhinorrhö (Sekretion)	• Erkältung oder Rhinosinusitis: meist verfärbt • Allergie: wässrig • Fremdkörper: einseitig, ggf. eitrige Sekretion • Liquor: wässrig, sturzartiges Laufen (Trauma, OP)
Nasenbluten (Epistaxis)	• Sehr häufig: Blutung aus Locus Kiesselbachi durch Trockenheit, Entzündung oder Manipulation (Kinder) und/oder Antikoagulation • Nach HNO-Operationen (Septumplastik, NNH-OP) • Nach Trauma • Nasale Applikation von Drogen (Kokain)
Postnasal-Drip-Syndrom	Chronische Rhinosinusitis
Schmerzen/ Missempfindung	• Entzündung, Furunkel der inneren/äußeren Nase • Nasenbeinfraktur (mit und ohne Septumhämatom) • Fremdkörper
Gesichts- und Kopfschmerzen	• Nase: akute Rhinosinusitis, chronische (polypöse) Rhinosinusitis, Fremdkörper, Trauma und Frakturen • Neurologisch: Trigeminusneuralgie • Zahn- oder Kiefergelenkbeschwerden
Riech-/Schmeckstörungen	• Obstruktiv: Erkältungskrankheit/Entzündung • Toxisch: postinfektiös durch Viren • COVID-19-Infektion: bei Beginn der Erkrankung (ca. 20 %) und postinfektiös, nahezu immer selbstlimitierend nach Wochen bis Monaten • Traumatisch: nach SHT oder Mittelgesichtsfraktur
Chronisches Schnarchen	Schiefe Nasenscheidenwand: selten die einzige Ursache!

LEITLINIEN

- S2k-Leitlinie „Riech- und Schmeckstörungen". AWMF-Registernummer 017-050:

  https://register.awmf.org/de/leitlinien/detail/017-050

- S2k-Leitlinie „Rhinosinusitis". AWMF-Registernummer 053-012:

  https://register.awmf.org/de/leitlinien/detail/053-012

- sowie AWMF-Registernummer 017-049:

  https://register.awmf.org/de/leitlinien/detail/017-049

- S2k-Leitlinie „Adenoide Vegetationen". AWMF-Registernummer 017-021:

  https://register.awmf.org/de/leitlinien/detail/017-021

Routinemäßig werden keine Laborwerte, Allergietests oder mikrobiologische Untersuchungen empfohlen. Bei schwerem Verlauf einer akuten Rhinosinusitis kann die Bestimmung von CRP zur Entscheidung über eine antibiotische Therapie sinnvoll sein ➤ Kap. 32.3, ➤ Tab. 32.3). Eine **Überweisung zum ambulanten HNO-Arzt** sollte bei Verdacht auf Fremdkörper, Tumoren, Nasenbeinfraktur oder zur Abklärung einer chronischen Rhinosinusitis (Polypen?), wiederholtem Nasenbluten und chronischem Schnarchen regelhaft erfolgen. Weitere Überweisungsgründe können der Wunsch nach fachärztlicher Mitbehandlung bei rezidivierenden Infekten der Nasennebenhöhlen (NNH) oder die Abklärung und Behandlung von allergischen Beschwerden der Nase und der NNH sein (➤ Box 32.1). Eine **Einweisung in die Klinik** (mit HNO-Abteilung) sollte bei Zusatzsymptomen wie neu aufgetretenen Sehstörungen, Volumenzunahme oder Asymmetrie des Gesichts, massivem oder unstillbarem Nasenbluten oder Zeichen einer Meningitis erfolgen. Großflächige Hautentzündungen, hochenergetische Mittelgesichtstraumata, schwere oder therapieresistente Verläufe einer Sinusitis mit hohem Fieber und reduziertem Allgemeinzustand oder nicht sichtbare bzw. nicht extrahierbare Fremdkörper in der Nasenhaupthöhle sind ebenfalls Indikationen für die stationäre Behandlung und Überwachung.

Box 32.1

Bildgebung der Nase und Nasennebenhöhlen

- Röntgen des Nasenbeins:
  - Nasentrauma mit unklarem Befund und bei Straftaten zur Beweissicherung
  - Bei sicherem Befund (neu aufgetretener Schiefstand oder tastbare Krepitation) Röntgen auch am Folgetag oder verzichtbar
- Röntgen NNH: keine Indikation, die akute Sinusitis wird klinisch diagnostiziert
- CT NNH:
  - V. a. Komplikation einer akuten Sinusitis (orbitale Rötung und Schwellung)
  - Starke Beschwerden nach NNH-Operation
  - Therapieresistente chronische Sinusitis über 3 Monate oder massive Nasenpolypen
  - Bei Tumorverdacht erst HNO-Vorstellung, da ggf. ein MRT sinnvoller ist

LEITLINIEN

S1-Leitlinie „Radiologische Diagnostik im Kopf-Hals-Bereich". AWMF-Registernummer 039-093:

https://register.awmf.org/de/leitlinien/detail/039-093

32.2.1 Was man nicht übersehen sollte: abwendbar gefährlicher Verlauf

- **Komplikationen einer Sinusitis:** hohes Fieber, stark reduzierter Allgemeinzustand, orbitale Schwellung und Sehstörungen, Kopfschmerz mit Meningitiszeichen
- **Schwereres Nasen- oder Mittelgesichtstrauma:** Mittelgesichtsfraktur mit Einblutung und Schädelbasisverletzung, Schädel-Hirn-Trauma (SHT)
- **Unbemerkter Fremdkörper:** Infektion und Abrutschen in die unteren Atemwege
- **Tumoren der Nase und der Nasenebenhöhlen:** langanhaltende Beschwerden, Foetor ex nasi, Gesichtsasymmetrie, Hörminderung (ein- oder beidseitig)
- **Ausgeprägtes Furunkel/Entzündung**

CAVE

Red Flags

Warnhinweise auf einen abwendbar gefährlichen Verlauf bei Beschwerden der Nase und Nasennebenhöhlen sind:
- Sehstörungen
- Volumenzunahme/Asymmetrie des Gesichts
- Massives oder unstillbares Nasenbluten
- Rhinoliquorrhö: wässrige und sturzartige Sekretion aus der Nase bei Verletzung der Schädelbasis, z. B. nach Trauma, OP (Keilbeinhöhle) oder Infektion. **Cave:** Meningitis!

32.2.2 Diagnosen seltener oder sekundärer Ursachen

- Tumoren von Nase und NNH
- Trigeminusneuralgie: einschießende „vernichtende" Schmerzen
- Zahn- oder Kiefergelenkbeschwerden: z. B. Fistel, dentogene Zyste in der Kieferhöhle

32.3 Therapiestrategie

Die Abgrenzung akuter von chronischen Beschwerden der Nase und Nasennebenhöhlen ist therapierelevant. Therapeutisch steht vor allem die lokale Wirkstoffanwendung im Vordergrund (➢ Tab. 32.2).

32.3.1 Akute Infekte

Bei akuten Infektionen von Nase und Nasennebenhöhlen erwarten Patienten oft eine antibiotische Therapie. Deshalb ist eine sorgfältige Aufklärung über die überwiegend virale Genese von Infekten der oberen Atemwege und die Risiken und Nebenwirkungen einer antibiotischen Therapie ein elementarer Teil der Therapiestrategie. Die Unabhängigkeit der Erkrankungsschwere und der Arbeitsunfähigkeitsdauer von einer Antibiotikagabe sollte unbedingt erwähnt werden. Während Erkältungsinfekte durchschnittlich 1 Woche andauern, heilt die akute Rhinosinusitis ohne Therapie bei 60–80 % der Patienten innerhalb von 2 Wochen und bei 90 % der Erkrankten innerhalb von 6 Wochen aus.

Eine symptomatische Therapie führt bei allen oberen Atemwegsinfekten zur Linderung und ggf. zur moderaten Symptomverkürzung und sollte deshalb angeboten werden. Bei akuten Erkältungsinfekten kann die bedarfsweise Einnahme von abschwellenden Nasentropfen und nichtsteroidalen Antirheumatika (Ibuprofen) empfohlen werden. Bei der akuten Sinusitis sollten abschwellende und sekretlösende Maßnahmen in den ersten Tagen regelmäßig erfolgen, damit der Abfluss aus den Höhlen gewährleistet ist. Zur lokal abschwellenden Therapie sind vor allem Nasensprays mit Alphasympathomimetika (z. B. Xylometazolin, Naphazolin) geeignet (➢ Tab. 32.1). Sie sollten alle 6 bis 8 h angewendet und entsprechend der jeweiligen Altersklasse (Kleinkinder, Schulkinder und Erwachsene) dosiert werden.

MERKE

Besonderheit bei Säuglingen

Bei Säuglingen sollten keine abschwellenden Nasentropfen verabreicht werden, da in den letzten Jahren immer wieder schwere UAWs bis hin zum Atemstillstand auch unter therapeutischen Dosen beobachtet wurden.

Kortikoidhaltige Nasensprays sind bei akuten Infekten ungeeignet und sollten nicht verordnet werden. Bestimmte Risikokonstellationen bei Patienten oder schwerere Verläufe der Sinusitis rechtfertigen eine antibiotische Therapie (➢ Tab. 32.3).

Patienteninfo

Nasennebenhöhlenentzündung (gesundheitsinformation.de):

www.gesundheitsinformation.de/behandlung-einer-chronischen.2403.de.html?part=behandlung-p2

32.3.2 Chronische Beschwerden

Bei der chronischen Rhinosinusitis sollte immer eine Therapie angeboten werden, da die Spontanheilungsrate niedrig und die Lebensqualität der Patienten häufig gemindert ist. Allergische Beschwerden der Nase sind lokal meist gut behandelbar. Ein Allergietest und eine Beratung über eine systemische Immuntherapie („Hyposensibilisierung") sollte bei ganzjährigen Beschwerden mit entsprechendem Verdacht beim HNO-Arzt oder beim Allergologen erfolgen. Für chro-

Tab. 32.2 Topische Therapeutika bei Nasen- und Nasennebenhöhlenbeschwerden

Wirkstoffgruppe	Substanz	Indikation	Kommentare
Alphasympathomimetika	• Phenylephrin, Naphazolin • Oxymetazolin, Xylometazolin, Tramazolin, Tetryzolin *Hinweis:* unterschiedliche Dosierungen für Kinder und Erwachsene	Abschwellende Therapie bei akuten Infekten der Nasenschleimhaut oder nach Nasentrauma	• Bedarfsweise bei Erkältungsinfekten, Rhinosinusitis 3 ×/d für 7 d • Trockenheit, chronische Entzündung der Schleimhäute bei längerer Anwendung • Bei Kindern detailliertes Dosierungsschema, (cave bei Säuglingen, s. o. Merke-Kasten)
Kortikoide	• Beclometason, Budesonid Fluticason, Mometason, Triamcinolonacetonid • Tageshöchstmengen: 200 µg bei Fluticason und Mometason, 400 µg bei Beclometason	• Chronische und allergische (Rhino-) Sinusitis • *Hinweis:* Möglichkeit der Verschreibung bei Polyposis nasi, perennialer Rhinitis und persistierender allergischer Rhinitis mit schwerwiegender Symptomatik	• *Anwendung:* 1 Hub pro Nasenloch (gut schütteln) für 2 Wo. 2 ×/d, dann 1 ×/d für insgesamt mind. 6 Wo.; bei Allergien saisonweise, ggf. in Kombination mit Azelastin • Nasentrockenheit, ggf. Epistaxis in den ersten Tagen
Saline Lösungen	Meersalze und andere Salze	Reinigung und Befeuchtung bei akuten und chronischen Infekten	Als Nasenspray oder als Spülung (z. B. Fertigsets) erhältlich, mehrmals tgl. möglich
Lokale Pflege- und Feuchtigkeitsprodukte	• Dexpanthenol • Hyaluron • Zitronenöl, Orangenöl, Vitamine	Pflege bei akuten und chronischen Infekten, nach OP der Nase/NNH, nach Epistaxis, Trauma, Nasentamponaden	Als Tropfen, Spray, Öl und Salbe erhältlich, Anwendung mehrmals tgl. möglich

nische rhinosinusitische Beschwerden mit oder ohne allergische Genese stehen folgende Lokaltherapien zu Verfügung:

- Nasenspülung mit Salzlösungen (z. B. fertige Sets zur Nasendusche mit Salz)
- Kortikoidhaltiges Nasenspray für insgesamt mind. 6 Wo., bei Allergien saisonweise, ggf. in Kombination mit Azelastin (➤ Tab. 32.2)
- Bei Allergien: Beratung über Allergenkarenz und allgemeine Verhaltensweisen

Bei Therapieversagen (keine Besserung nach 6 Wo.) oder bei unklarer Diagnose erfolgt die Überweisung zum HNO-Arzt.

32

MERKE

Bei Dauergebrauch von abschwellenden Nasentropfen führt der „kalte Entzug" häufig nicht zum langfristigen Erfolg. Alternativ Dosis für einige Wochen reduzieren (0,05 % Xylometazolinhydrochlorid, Kindernasenspray) und anschließend durch ein kortikoidhaltiges Nasenspray (1 ×/d) ersetzen. Bei deutlicher Linderung der Beschwerden kann der Wechsel auf ein salzhaltiges Nasenspray erfolgen.

32.3.3 Kinder mit Nasenbeschwerden

Sichtbare Symptome von Nasenatmungsbeschwerden bei Kindern sind stetig laufende Nase, Rötung und Verkrustung zwischen Nase und Oberlippe, Mundatmung, rezidivierende Infekte, Schnarchen, Hörminderung mit ggf. Sprachentwicklungsstörung, nasale Sprache. Kinder mit diesen Beschwerden sollten beim HNO-Arzt zur Untersuchung und Hördiagnostik vorgestellt werden. Differenzialdiagnostisch kommt eine Rachenmandelhyperplasie („Polypen") oder ein Fremdkörper infrage.

Tab. 32.3 Therapie der akuten Rhinosinusitis

Verlauf und Risikofaktoren	Therapie
< 4 Wo. ohne Risikofaktoren: • Sichere Zeichen: einseitige Sekretion (ggf. eitrig) mit einseitigem Gesichtsschmerz und Zahnschmerz • Ggf. Fieber, Klopf- und Vorbeugeschmerz, Husten, nasale Sprache, Riechstörungen	**Symptomatische Therapie:** • Physiologische Kochsalzlösung (Spülung) und Inhalation heißer Dämpfe (38–42 °C) • Abschwellendes Nasenspray 3 ×/d • Schmerztherapie (z. B. Ibuprofen) • Patentierter (Misch-)Extrakt (BNO 1016/definierter Eukalyptusextrakt) • Initial keine systemischen oder topischen Kortikoide!
• Besondere Risikofaktoren: chronisch-entzündliche Lungenerkrankungen Immundefizienz, Immunsuppression • V. a. Komplikationen wie starke Kopfschmerzen, Gesichtsschwellung, Lethargie • Sehr starke Schmerzen plus Entzündungswerte: CRP > 10 mg/l, BSG > 20 mm/h • Wahrscheinlich bakterielle Ursache: Persistenz, Progredienz, Fieber > 38,5 °C	**Antibiotische Therapie erwägen:** • Erstwahl: Amoxicillin 3 × 500 mg/d bzw. Cephalosporin (Cefuroxim 2 × 250 mg/d) • Zweitwahl: Makrolide z. B. Azithromycin 500 mg/d oder Amoxicillin + Clavulansäure, Doxycyclin oder Cotrimoxazol

32.3.4 Nasenbluten

In 65–75 % d. F. kann Nasenbluten (Epistaxis) durch eine Erstversorgung in der Hausarztpraxis mit einfachen Maßnahmen zum Stillstand gebracht werden:

- Eiskrawatte, Nierenschale, Tücher
- Nasenflügel komprimieren: kontinuierlich 15–20 min

- Animieren zum Ausspucken des Blutes (Blut ist ein starkes Emetikum)

Wenn die Blutung innerhalb von 30 min sistiert, kann der Patient mit einer pflegenden Nasensalbe (Dexpanthenol), Schnäuzverbot und dem Hinweis zur körperlichen Schonung für 2 Tage nach Hause gelassen werden. Eine Blutentnahme ist i. d. R. nicht sinnvoll, da der Hämoglobinwert initial im Normbereich liegt. Eine sofortige Vorstellung beim ambulanten HNO-Arzt ist bei fortlaufender Blutung und stabiler Kreislauflage möglich. Eine Einweisung in eine Klinik mit HNO-Abteilung (mit Transport!) sollte bei massivem oder unstillbarem Nasenbluten und/oder der Gefahr einer instabilen Kreislaufsituation erfolgen. Bei erschwerenden Faktoren wie Antikoagulation, Gerinnungsstörungen, HNO-Operation innerhalb der letzten 2 Wochen, Z. n. Trauma oder Morbus Osler (stark erweiterte Blutgefäße in der Nase) sollte ebenfalls eine stationäre Einweisung erwogen werden.

32.3.5 Nasenfurunkel

Entzündungen der äußeren Nase imponieren typischerweise durch einen roten Hof und ggf. Eiterbläschen im Zentrum, Überwärmung, Schmerz und Pulsation. Die Genese ist spontan oder nach Manipulation (z. B. bei Akne).

Bei initial großem Lokalbefund, Fieber und Schüttelfrost, Druckschmerz über dem medialen Augenwinkel (Vena angularis) ist unbedingt eine umgehende Klinikeinweisung zu veranlassen, da es im Verlauf zu einer Sinusvenenthrombose kommen kann. Bei moderatem Befund kann zunächst unter täglicher Wiedervorstellung eine ambulante Behandlung erfolgen: Ruhigstellung des Gesichtsbereichs (weiche Kost, Sprechverbot), lokale Therapie mit antibiotischer Salbe (Neomycinsulfat) und Polihexanid-Umschlägen und eine antibiotische Abdeckung (z. B. Cephalosporine der 1. Generation, Cefalexin 3× 1 g) für mindestens 1 Wo. Persistiert oder verschlechtert sich der Befund unter Antibiose innerhalb von 24 h, ist ebenfalls eine Klinikeinweisung notwendig.

TIPP

Markierung des Hofs mit wasserfestem Stift zur Verlaufskontrolle.

32.3.6 Nasenbeinfraktur

Bei ambulanter Behandlung müssen Frakturen des Mittelgesichts, ein Schädel-Hirn-Trauma oder ein Nasenseptumhämatom ausgeschlossen werden. Der Patient wird am Folgetag zur Planung einer Nasenbeinreposition (7.–10. Tag) beim HNO-Arzt bzw. in der HNO-Ambulanz vorgestellt. Beratung beim Hausarzt:

- Kühlen (**cave:** Gefrierschäden)
- Schmerztherapie (kein ASS!)
- Schnäuzverbot (Patient soll Sekret hochziehen)
- Abschwellende Nasentropfen 3 ×/d
- Aufklärung über SHT-Zeichen (Übelkeit, Erbrechen, Bewusstseinsänderung) und Nennung der nächsten Rettungsstelle

32.3.7 Nasale Fremdkörper

In der Praxis kann versucht werden, den Fremdkörper durch Ausschnauben (anderes Nasenloch wird verschlossen) oder unter Sicht mit Nasenspekulum und Pinzette zu entfernen. Bei Kindern sollte maximal ein Versuch unternommen werden. Wenn der Fremdkörper nicht gesehen wird, soll kein (weiterer) Versuch erfolgen. Ist die Vorstellung beim HNO-Arzt am selben Tag nicht möglich, werden die Patienten in einer Klinik mit HNO-Abteilung vorgestellt. Kleinkinder sollen nüchtern gelassen werden, falls die Entfernung in Vollnarkose notwendig ist.

MERKE

Radiologische Zufallsbefunde der Nasennebenhöhlen

Gelegentlich werden bei einer MRT und CT des Schädels oder bei einer digitalen Volumentomografie (DVT) (Zahnarzt) vom Radiologen zufällige Befunde der angeschnittenen NNH-Bereiche beschrieben:

- **„Diskrete/unspezifische/zirkuläre Schleimhautschwellung“:** nur relevant, wenn passende klinische Beschwerden bestehen
- **„Streng einseitiger Befund“:** Vorstellung beim HNO-Arzt (V. a. Tumor, Mukozele)
- **„Knochensubstanzdefekt“:** Vorstellung beim HNO-Arzt (V. a. Tumor, fortgeschrittene chronische Sinusitis, Fistelbildung)

LITERATUR

Bernstein JA, White AA, Han JK, Lang DM et al. Review of evidence supporting the use of nasal corticosteroid irrigation for chronic rhinosinusitis. Ann Allergy Asthma Immunol Off Publ Am Coll Allergy Asthma Immunol 2023; 130(1): 46–57.

Rosenfeld RM. Acute sinusitis in adults. New Engl J Med 2016; 375(10): 962–970.

Seikaly H. Epistaxis. N Engl J Med 2021; 384(10): 944–51.

SYSTEMATISCHE REVIEWS

Chitsuthipakorn W, Kanjanawasee D, Hoang MP, Seresirikachorn K et al. Benefits of nasal saline treatment in acute rhinosinusitis: Systematic review and meta-analysis. Int Forum Allergy Rhinol 2022; 12(8): 1006–17.

Ebell MH, McKay B, Dale A et al. Accuracy of signs and symptoms for the diagnosis of acute rhinosinusitis and acute bacterial rhinosinusitis. Ann Fam Med 2019; 17(2): 164–172.

Kenealy T, Arroll B. Antibiotics for the common cold and acute purulent rhinitis. Cochrane Database Syst Rev 2013; 6: CD000247.

Kim SY, Chang Y-J, Cho HM, Hwang Y-W et al. Non-steroidal anti-inflammatory drugs for the common cold. Cochrane Database Syst Rev 2015; 9: CD006362.

Lemiengre MB, van Driel ML, Merenstein D et al. Antibiotics for acute rhinosinusitis in adults. Cochrane Database Syst Rev 2018; 9: CD006089.

Liu L, Pan M, Li Y, Tan G et al. Efficacy of nasal irrigation with hypertonic saline on chronic rhinosinusitis: systematic review and meta-analysis. Braz J Otorhinolaryngol 2020; 86(5): 639–46.

KAPITEL

33

Guido Heydecke, Martin Scherer

Zahnprobleme in der Hausarztpraxis

33.1 Wegweiser für den Mundraum

Der Mundraum wird dominiert von den Strukturen der Kiefer: Oberkiefer und Unterkiefer. Hinzu kommen die weichgewebigen Strukturen, die Zunge und die auskleidende Mundschleimhaut. Die Mundhöhle wird nach extern von der Mundöffnung und den Lippen begrenzt. Nach distal schließt sich der Rachenraum an.

Zur Orientierung werden Kiefer und Zähne in vier Quadranten eingeteilt (FDI). Die Zählung beginnt weltweit oben auf der rechten Seite des Patienten und wird im Uhrzeigersinn fortgesetzt. Diesem Schema folgend werden auch die Zähne mit der Quadrantennummer zuerst und dann von der Mitte aufsteigend nummeriert. Typischerweise weist die bleibende Bezahnung (zweite Dentition) beim Erwachsenen 28 Zähne auf. Entsprechend ergibt sich folgendes Zahnschema (ISO 2016):

18	**17**	**16**	**15**	**14**	**13**	**12**	**11**	**21**	**22**	**23**	**24**	**25**	**26**	**27**	28
48	**47**	**46**	**45**	**44**	**43**	**42**	**41**	**31**	**32**	**33**	**34**	**35**	**36**	**37**	38

Die Zahnung der Milchzähne beginnt regelhaft im 6. bis 8. Lebensmonat mit den mittleren Schneidezähnen und wird mit dem Durchbruch der zweiten Milchmolaren bis zum 30. Lebensmonat abgeschlossen.

Die zweite Dentition beginnt mit dem Durchbruch der ersten großen Backenzähne (Molaren, × 6) ungefähr im 6. Lj. und wird im 12. Lj. mit den zweiten Molaren abgeschlossen. Die restlichen Zähne erreichen zeitlich gestaffelt dazwischen die Mundhöhle. Die Weisheitszähne (× 8) sind oft nicht angelegt oder erreichen die Mundhöhle nicht („sie brechen nicht durch"). Zum Teil werden auch die seitlichen Schneidezähne des Oberkiefers (12, 22) nicht angelegt.

MERKE

Die Notwendigkeit der Entfernung von Weisheitszähnen, die impaktiert sind, also nicht die Mundhöhle erreichen, wird unterschiedlich eingeschätzt (Ghaeminia et al. 2016). Als Richtschnur kann dienen: Sofern keine Probleme wie Entzündungen des Perikoronarraums, Parodontitis oder Resorptionen an Nachbarzähnen bestehen oder es zu Verdrängungsphänomenen an direkten Nachbarzähnen kommt, ist eine Entfernung nicht grundsätzlich notwendig.

33.2 Die Untersuchung der Mundhöhle und der Zähne

Einer kurzen Untersuchung der Mundhöhle sollte eine extraorale Inspektion des Gesichts, der Kiefer- und Halsanatomie vorausgehen. Hier ist auf Schwellungen und auffällige Veränderungen der Haut zu achten. Insbesondere Asymmetrien können oft gute Hinweise auf Unregelmäßigkeiten sein.

Die Untersuchung der Mundhöhle sollte neben den Schleimhäuten auch Zunge und Mundboden umfassen. Hier ist auf Ulzerationen, Effloreszenzen und Verhornungsstörungen zu achten.

Die Untersuchung der Zähne folgt den oben beschriebenen Quadranten – im Uhrzeigersinn werden die Zähne auf Auffälligkeiten untersucht. Für die Hausarztpraxis dürfte eine grobe visuelle Einteilung in „vollständig intakt/suffizient restauriert durch Füllung oder Krone", „teilweise oder vollständig zerstört" und „fehlend" ausreichen. Die sichtbare Zerstörung wird entweder durch **Karies** verursacht oder kann Folge eines Traumas sein. Der Befall oder die Zerstörung durch Karies betrifft in der Gruppe der Erwachsenen (35–44 Jahre) 11,2 Zähne/Person, bei jüngeren Senioren sind 17,7 Zähne betroffen (DMF-T) (Jordan und Micheelis 2016). Eine manifeste Karies fällt durch punktuelle bis flächige bräunliche Verfärbungen mit gleichzeitiger Erweichung und Zerstörung der Zahnoberfläche auf. Diese

Ausprägungen der Karies erfordern eine restaurative Therapie mit Füllungen. Frühe Formen der Karies imponieren als weißliche Entkalkungen; sie können durch Fluoridanwendungen remineralisiert werden.

Die **Parodontitis** (umgangssprachlich oft als Parodontose bezeichnet) ist die zweite häufige Erkrankung im Mundraum, die deren Halteapparat befällt. Die Erkrankung selbst ist durch bloße Inspektion kaum erkennbar. Zur Erkennung ihrer Prävalenz ist eine Sondierung der Zahntaschen erforderlich (Zahnarzt). Ein anamnestisch erwähntes oder sichtbares Zahnfleischbluten und eine geschwollene Gingiva können Hinweise auf eine Parodontitis sein. Der Erkennung der Parodontitis ist wichtig, da die Erkrankung schmerzfrei verläuft und daher oft erst sehr spät einer geeigneten Behandlung zugeführt wird. Der Befall durch Parodontitis betrifft in der Gruppe der Erwachsenen (35–44 Jahre) 65 %, die bereits eine leichte Parodontitis mit einem Attachmentverlust von ≥ 3 mm aufweisen, bei jüngeren Senioren sind davon bereits 86 % betroffen (Jordan und Micheelis 2016). Die Parodontitis nimmt meist einen chronischen Verlauf.

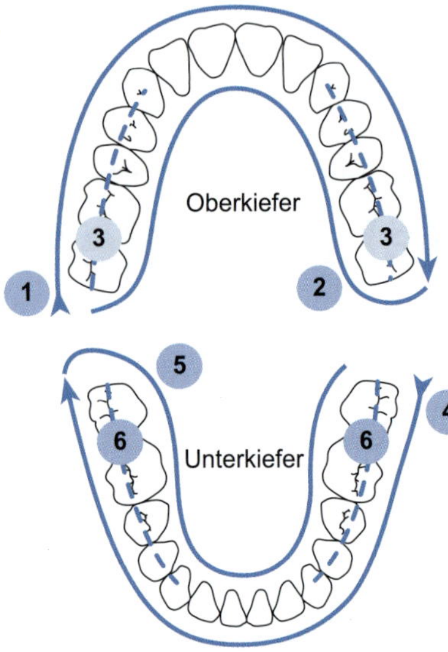

Abb. 33.1 Systematik des Zähneputzens mit dem Ziel, dass alle Flächen gereinigt werden. [L141]

33.3 Zahnreinigung und Fluoridprophylaxe

Karies ist eine Erkrankung, die sich durch individuelle Präventionsmaßnahmen theoretisch fast vollständig verhindern lässt. Jedoch werden die notwendigen Maßnahmen, bedingt durch unterschiedliche Kenntnisstände sowie das individuelle Gesundheitsverhalten (Compliance), in stark unterschiedlicher Intensität durchgeführt. Im Zentrum steht das mehrfach tägliche Zähneputzen mit einer fluoridhalten Zahnpasta und einer Zahnbürste mit Kunststoffborsten, die regelmäßig ersetzt wird.

Grundsätzlich beginnt die Mundhygiene beim Baby; die Eltern sollten die Zähne putzen und dabei das umgebende Gewebe schonen. In den verschiedenen Entwicklungsstadien wird das Kleinkind etwa ab dem 2. Lj. an das selbstständige Putzen herangeführt. Das Zähneputzen muss dann lebenslang erfolgen. Die Putzdauer selbst ist nicht entscheidend, sondern vielmehr, dass alle Flächen gereinigt werden. Daher ist eine Systematik hilfreich (➤ Abb. 33.1). Die Grundregel dabei lautet: rechts beginnen, außen hin, innen zurück und zum Schluss die Kauflächen bürsten. Diesen Vorgang für den Ober- und danach für den Unterkiefer durchführen.

Die topische Fluoridierung mithilfe von Zahnpasta ist in Studien am besten dokumentiert. Daher wird in den verfügbaren Leitlinien vor allem die Verwendung von fluoridhaltiger Zahnpasta mit mindestens 1.000 ppm Fluorid als primäre kariespräventive Maßnahme empfohlen. Die Verwendung einer reiskorngroßen Menge gilt nach den aktuellen Empfehlungen bereits ab dem Durchbruch des ersten Milchzahns. Ab dem Schulalter (ca. 6 Jahre) sollte dann zu einer Zahnpasta mit 1.500 ppm gewechselt werden (Splieth 2019). Zahnpasta mit einem Fluoridgehalt < 500 ppm oder fluoridfreie Zahnpasta sollte grundsätzlich nicht verwendet werden – dies gilt entsprechend auch für Erwachsene.

Wird regelmäßig eine relevante Menge an Fluorid über Speisesalz oder andere Lebensmittel zugeführt und eine fluoridhaltige Zahnpasta verwendet, sind Fluoridtabletten nicht erforderlich. Fluoridtabletten sind grundsätzlich kariespräventiv wirksam.

LEITLINIEN

S2k-Leitlinie „Fluoridierungsmaßnahmen zur Kariesprophylaxe". AWMF-Registernummer 083-001:

https://register.awmf.org/de/leitlinien/detail/083-001

MERKE

Um einer Überdosierung und der Gefahr einer Fluorose in den Zähnen vorzubeugen, sollte eine Fluoridanamnese erfolgen. Darin ist die Zufuhr über Lebensmittel und Trinkwasser einzubeziehen (AWMF 2013).

33.4 Typische Klagen und Symptome

33.4.1 Akute Schmerzen

Zahnschmerzen

Das Leitsymptom, mit dem Patienten typischerweise nach Hilfe suchen, ist der Schmerz. Klassischer Zahnschmerz wird i. d. R. dazu führen, dass Patienten direkt einen Zahnarzt aufsuchen. Zahnschmerz tritt akut auf, ist relativ gut zu lokalisieren, und oft gibt es auch eine Vorgeschichte. Die häufigste Ursache ist die länger bestehende Karies (spür- und sichtbare Löcher in den Zähnen) oder eine vorausgegangene Zahnbehandlung – z. B. eine Füllung oder eine Wurzelkanalbehandlung. Das Fortschreiten einer Karies führt nach dem Durchschreiten des Schmelzmantels zu einer Infiltration ins Dentin. Zu diesem Zeitpunkt sind oft reizabhängige Schmerzen (Kälteempfindlichkeit, Ziehen auf süß oder sauer) spürbar. Dringt die Karies weiter bis in die Nähe der Pulpahöhle vor oder erreicht diese, können Spontanschmerzen auftreten.

Es gibt jedoch weitere Schmerzsymptome, die keine dentogene Ursache aufweisen, aber diese durch Projektion simulieren. Schmerzen, die im Oberkieferseitenzahnbereich lokalisiert werden, treten oft bei Erkältungskrankheiten oder Sinusitis auf. Da keine dentale Ursache vorliegt, ist die Therapie auf die auslösende Erkrankung zu beschränken.

Akute Entzündungen

Weitere Entzündungsprozesse können im Mund an den Schleimhäuten, aber auch am Zahnhalteapparat auftreten.

Bei **Entzündungen der Schleimhäute** suchen Patienten i. d. R. Rat, weil diese sich schmerzhaft bemerkbar machen. Typische Ursachen sind lokale Traumata (Verbrennungen durch heiße Speisen, Verletzungen), Effloreszenzen systemischer Infektionen (z. B. Stomatitis herpetica) oder von systemischen Hautkrankheiten (Lichen ruber, Lupus erythematodes) (Mutlu et al. 1993). Die erstgenannten Probleme klingen relativ schnell spontan ab – hier kann eine Linderung durch Analgetika oder anästhesierende Lutschtabletten erzielt werden. Eine Abgrenzung der systemisch bedingten Effloreszenzen gelingt meist anamnestisch. Diese sollten danach einer fachzahnärztlichen Betreuung zugeführt werden.

Überschreiten dentogene oder Entzündungen des Zahnhalteapparats die unmittelbare Umgebung, kann es zum Infiltrat und später zur eitrigen Einschmelzung kommen. Diese machen sich dann durch „eine dicke Backe" bemerkbar. Da Abszesse im Mund-, Kiefer- und Gesichtsbereich aufgrund der Nähe zu größeren Gefäßstrukturen und Logen Gefahren für Übergriffe in benachbarte Bereiche zeigen, ist eine unmittelbare Betreuung durch einen Mund-, Kiefer- und Gesichtschirurgen angezeigt.

Chronische Entzündungen

Entzündungen des Zahnhalteapparats (Parodontitiden) laufen meist schmerzlos ab und werden entsprechend erst spät bemerkt. Die Parodontitis ist ebenso wie die Karies die Folge einer Mischinfektion, die im Ungleichgewicht zwischen Substrat und Wirtsabwehr entsteht. Als Folge kommt es zu einem lokalen Entzündungsgeschehen, das zur Destruktion der zahntragenden Bänder und des Knochens führt (Attachmentverlust). Die Zerstörung des Knochens ist Teil der Abwehrreaktion des Körpers. In frühen bis mittleren Stadien ist die Erkrankung meist gut behandelbar. Der verlorene Halteapparat kann jedoch nicht wiederhergestellt werden.

Schmerzen beim Zubeißen (Aufbissschmerz) weisen entweder auf eine weit fortgeschrittene Erkrankung des Zahnhalteapparats hin (Parodontalabszess) oder auf eine Entzündung des Zahnnervs, die bereits über die Wurzelspitze hinaus auf den Zahnhalteapparat übergegangen ist (apikale Parodontitis). Die entsprechenden Erkrankungen sollten einer zahnärztlichen Betreuung zugeführt werden. Therapiemöglichkeiten für den Hausarzt beschränken sich auf Analgesie und Beratung mit dem Ziel einer Weiterbehandlung beim Zahnarzt; Spezialisten für Parodontologie sollte der Vorzug gegeben werden.

Schmerzen im Kiefergelenk

Schmerzen in der Region zwischen Schläfe, Ohr und Unterkieferast werden oft als Schmerzen des Kiefergelenks bezeichnet. Ein oft verwendeter Begriff für den Symptomkomplex ist die **craniomandibuläre Dysfunktion** (CMD). Tatsächlich äußern 3–10 % der Erwachsenen Schmerzen in den Muskeln oder Gelenken des Kauorgans. Akute Schmerzen gehen i. d. R. entweder vom Gelenk oder von der Muskulatur aus. Diese Beschwerden sind im engeren Sinn als Myoarthropathie zu bezeichnen. Die resultierenden Beschwerden sind bei Traumata oder funktioneller Überbelastung anzutreffen. Funktionell verursachte akute Schmerzen können eine Folge länger dauernder oder sehr weiter Mundöffnung (Zahnarztbehandlung) sein. Wie bei anderen Gelenken wird mit Analgetika und NSAID behandelt. Sollten die Beschwerden nicht innerhalb einer üblichen Nachbeobachtungsdauer abklingen, ist eine Überweisung zu einem Kollegen für Mund-, Kiefer- und Gesichtschirurgie oder Prothetik/Funktionsdiagnostik empfehlenswert. Oft werden auch länger dauernde Schmerzen im Bereich der Kiefergelenke und der Muskulatur lokalisiert. Bevor hier zahnärztliche Interventionen angestrebt werden, sollte die Ursache einer eventuellen Chronifizierung untersucht werden (➤ Kap. 33.4.2).

Schmerzen im Bereich der Schleimhäute

Schmerzen im Bereich der Schleimhäute können somatischen Ursprungs sein. Zu den somatischen Ursachen zählen die bereits unter „akute Entzündungen" genannten Haut- und Schleimhauterkrankungen.

Hiervon sind untypisch verlaufende Schmerzzustände wie das **Burning-Mouth-Syndrom** (BMS) abzugrenzen, das durch brennende Schmerzempfindungen im Mundbereich charakterisiert ist. Patienten mit BMS sind zumeist weiblich und in den mittleren Lebensjahren (Klasser et al. 2011). Die Beschwerden treten meist plötzlich auf und steigen in der Intensität mit der Zeit weiter an. Die Schmerzen sind dabei meist in mehreren Bereichen im Mund gleichzeitig lokalisiert. Das BMS stellt eine somatoforme Störung dar, deren genaue Ursachen bisher kaum verstanden sind. Nicht immer kann ein BMS sicher von einer psychogenen Prothesenunverträglichkeit abgegrenzt werden, oder das BMS tritt als Begleitsymptom einer Depression oder anderer psychischer Störungen auf.

Eine eindeutige Diagnose ist schwierig, da zuerst vielfältige weitere Möglichkeiten wie z. B. Kontaktallergien, Candida-Infektionen oder Störungen der Speichelsekretion ausgeschlossen werden müssen. Neben den oralen Befunden zeigen viele Patienten mit BMS zumeist weitere extraorale unspezifische Symptome (Mignogna et al. 2011).

Bei der Behandlung eines BMS kommen neben der Zufuhr von Vitamin B_{12}, Eisen und Folsäure verstärkt Antidepressiva (mit dem therapeutischen Ansatz der Schmerzdistanzierung) zur Anwendung Die Behandlung erfolgt multidisziplinär in Zusammenarbeit mit Schmerztherapeuten oder Neurologen; hierbei kann dem Hausarzt eine wichtige koordinierende Rolle zufallen.

33.4.2 Chronische Schmerzen

Chronische Schmerzen sind zu einem erheblichen Teil auch in Zähnen und im Mund-, Kiefer- und Gesichtsbereich lokalisiert. Es ist daher durchaus möglich, dass die Betroffenen auch in der hausärztlichen Praxis Rat suchen. Wie bei allen Schmerzsymptomen muss geprüft werden, wie lange diese bestehen, ob die Schmerzen provozierbar sind, was die Schmerzen lindert und ob bereits Behandlungsmaßnahmen erfolgt sind.

Sind akute und chronische somatische Faktoren auszuschließen, muss bei diesen Beschwerdekomplexen insbesondere an **somatoforme Schmerzen** (atypischer Gesichtsschmerz, atypische Odontalgie), **Somatisierungsstörungen,** Manifestationen bei **Depressionen** und **Fibromyalgie** gedacht werden. Der wichtigste Rat ist bei diesen Beschwerdebildern immer: keine zusätzlichen invasiven Interventionen. An zweiter Stelle sollte der Arzt versuchen, die Situation zu entdramatisieren. Die Beschwerden können zwar sehr belastend sein, sind aber nicht bedrohlich (Reißmann und Heydecke 2013).

Dem Symptomkomplex CMD wird in der zahnärztlichen Tätigkeit ein hoher Stellenwert beigemessen. Insbesondere werden oft Zusammenhänge zwischen CMD-Erkrankungen, Beschwerden der Halswirbelsäule und des Schultergürtels, Tinnitus und weiteren, zum größeren Teil unspezifischen Beschwerden des Bewegungsapparats postuliert. Eine Kausalität kann jedoch nicht als wissenschaftlich gesichert angesehen werden. Deswegen muss bei länger dauernden Verläufen primär eine somatische Ursache gesichert oder ausgeschlossen werden (Behr und Fanghänel 2020).

Auch beim Symptomkomplex chronischer Schmerzen kann dem Hausarzt eine primäre Behandlungsrolle oder aber eine wichtige koordinierende Funktion zufallen.

33.4.3 Unfälle und Trauma

Verletzungen an Zähnen und Lippen treten bei Kindern und Jugendlichen häufig auf, z. B. nach Fahrradstürzen oder Sportunfällen. Auch Erwachsene sind oft betroffen. Es muss grundsätzlich abgeklärt werden, ob es zu Frakturen des Alveolarfortsatzes oder der Kiefer gekommen ist. Zähne können „in sich" frakturieren. Entsprechende Verletzungen müssen umgehend beim Zahnarzt vorgestellt und weiterbehandelt werden. Genauso können Zähne aus dem zahntragenden Knochen heraus teil- oder vollständig luxiert sein.

Es ist zu unterscheiden, ob die Milchzähne betroffen sind oder ob es sich um bleibende Zähne handelt. Bei Schäden im Milchgebiss ist eine weitergehende Therapie i. d. R. nicht erforderlich. Sind bleibende Zähne vollständig luxiert, müssen diese aufbewahrt und konserviert werden. Für deren Aufbewahrung bis zur Replantation (Mund-, Kiefer- und Gesichtschirurg, Oralchirurg, Kinderzahnarzt) eignen sich osmotische Lösungen (z. B. Ringer-Lösung oder sterile Kochsalzlösung) oder spezielle Zellkulturmedien (Adnan et al. 2018).

Unfallzeitpunkt/-hergang, Lagerung und Verweildauer außerhalb der Alveole sind für die Einschätzung der Prognose des Zahns maßgeblich. Auch bei einer Teilluxation von Zähnen sollte eine zeitnahe Vorstellung in einer geeigneten Zahnarztpraxis oder beim Mund-, Kiefer- und Gesichtschirurgen erfolgen. Sowohl teil- als auch vollständig luxierte Zähne müssen nach der Versorgung mittels Schienung immobilisiert werden. Die Therapiemöglichkeiten für den Hausarzt sind in diesem Bereich beschränkt.

33

33.5 Interaktion zwischen Allgemeinerkrankungen und Mundgesundheit

Die häufigsten Erkrankungen, die in der allgemeinärztlichen Praxis behandelt werden, dürften die großen Volkskrankheiten sein. Dazu zählen vor allem Erkrankungen des Herz- und Kreislaufsystems, Diabetes, Arthritiden und Tumorerkrankungen. Die genannten Erkrankungen haben auf unterschiedliche Weise Einfluss auf die Mundgesundheit. Dabei sind direkte Auswirkungen der Erkrankungen von sekundären Einflüssen durch medikamentöse Therapien abzugrenzen. Weiterhin gibt es Evidenz, dass eine schlechtere Allgemeingesundheit oft mit einer schlechteren Mundgesundheit assoziiert ist. Entsprechend sollte die Frage nach einer zahnärztlichen Betreuung und deren Intensität bei einer der genannten Erkrankungen Teil des hausärztlichen Gesprächs sein. Gegebenenfalls sollte eine Vorstellung beim Zahnarzt als begleitende Maßnahme empfohlen werden.

Bei **Herzerkrankungen** sind ausstrahlende Schmerzen in den Mund-, Kiefer- und Gesichtsbereich möglich. Falls Patienten über entsprechend lokalisierte, evtl. ausstrahlende Schmerzen klagen, muss eine Abgrenzung erfolgen. Darüber hinaus gibt es Evidenz für die Interaktion zwischen Atherosklerose und Parodontitis. Bei Patienten mit Gefäßerkrankungen, die das Herz einschließen, sollte daher grundsätzlich eine Abklärung erfolgen, ob systemisch interagierende Infektionen bestehen. Daher sollte anamnestisch abgeklärt werden, ob eine Zahnbetterkrankung besteht, oder eine konsiliarische Vorstellung beim Zahnarzt angeregt werden (Aarabi et al. 2015, Kaschwich et al. 2019).

In der allgemeinärztlichen Praxis gehört **Bluthochdruck** zu den vermutlich am häufigsten betreuten Krankheitsbildern. Hypertonie an sich verursacht keine oralen Symptome, jedoch sind unerwünschte Arzneimittelwirkungen häufig. Bei der Anwendung von ACE-Hemmern und Kalziumkanalblockern sind Gingivahyperplasien als Nebenwirkungen beschrieben worden (Brown et al. 1991). Darüber hinaus ist Mundtrockenheit eine typische Nebenwirkung von Kalziumkanalblockern (Dihydropyridine) (Ogihara und Kuramoto 2000). Bestimmte Typen von Diuretika (Thiazide) können lichenoide Reaktionen bis hin zu Ulzerationen der Mundschleimhaut hervorrufen. Falls diese auftreten und der Hausarzt davon Kenntnis erlangt, sollte eine lichenoide Schleimhautveränderung zwar beim Facharzt für MKG-Chirurgie vorgestellt werden, jedoch zusammen mit der Information über die verordnete Medikation. Die Speichelflussrate geht mit dem Alter zurück. Eine Mundtrockenheit, die von älteren Patienten beklagt wird, sollte daher zusätzlich auch etwaige medikamentöse Einflüsse berücksichtigen (Beto und Bansal 1992, Ogihara und Kuramoto 2000).

Direkte orale Manifestationen einer **Diabetes**-Erkrankung auf die Mundgesundheit sind nicht beschrieben. Besteht eine Korrelation zwischen Diabetes und oralen Entzündungen? Insbesondere scheinen Parodontitis und Diabetes in einer engen Wechselbeziehung zu stehen. Patienten, die unter Diabetes leiden, scheinen generell weniger (gesunde) Zähne zu besitzen.

Arthrose und rheumatoide **Arthritis** befallen gleichermaßen auch das Kiefergelenk. Die resultierenden Beschwerden zeigen sich meist als Gelenkschmerzen, insbesondere bei Bewegungen während des Kauvorgangs und einer Bewegungseinschränkung (Bibb et al. 1995, Harper et al. 2000). Weitere Symptome können Gelenkgeräusche (Knacken, Reiben) und Muskelschmerzen sein (→ CMD).

Internistische **Tumorerkrankungen** führen ebenfalls zu speziellen oralen Manifestationen: Leukämie und Lymphome werden relativ häufig von Zahnfleischbluten, Hyperplasien oder Metastasen begleitet (Little und Falace 1993). Insbesondere aber besitzen vor allem Chemotherapeutika eine hohe Stomatotoxizität. Diese manifestiert sich in einer schweren oralen Mukositis, die oft sekundär infiziert wird und dann von multiplen Ulzerationen begleitet wird (Graham et al. 1993, Nikoskelainen 1990, Peterson 1992). Des Weiteren wird der Geschmackssinn beeinträchtigt (Graham et al. 1993).

33.6 Wer macht was, wo geht es weiter?

In der Zahnmedizin gibt es wie in der Humanmedizin Spezialisierungen, die ein fachzahnärztliches oder fachzahnarztanaloges Qualifikationsniveau aufweisen. Um im Einzelfall Patienten treffsicher verweisen zu können, sind die wichtigsten Disziplinen in ➤ Box 33.1 mit einer kurzen Erklärung aufgelistet. Insbesondere bei Patienten kommt es mitunter zu Verwechslungen.

Box 33.1

Kurzer Wegweiser durch die zahnmedizinischen Fachdisziplinen

- Endodontologie: Wurzelkanalbehandlungen
- Implantologie: Einsetzen von Zahnimplantaten als Träger für Zahnersatz (→ prothetische Zahnmedizin)
- Kieferorthopädie und Orthodontie: Behandlung von Zahn- und Kieferfehlstellungen mit Spangen/Klammern
- Mund-, Kiefer- und Gesichtschirurgie (MKG): umfangreichere operative Maßnahmen im Kiefer- und Gesichtsbereich bei Tumoren, Unfällen und Rekonstruktionsmaßnahmen
- Oralchirurgie: kleinere chirurgische Maßnahmen im Mundraum (Zahnentfernungen, Entzündungen)
- Parodontologie: Erkrankungen des Zahnhalteapparats (Zahnfleisch und zahntragender Knochen)
- Prothetische Zahnmedizin: festsitzender Zahnersatz (Kronen und Brücken), abnehmbarer Zahnersatz (Teil- und Vollprothesen), implantatgetragener Zahnersatz (→ Implantologie); CMD-Erkrankungen
- Zahnerhaltung und präventive Zahnmedizin: Füllungen und Kariesbehandlung, Kariesprävention

LITERATUR

Aarabi G, Eberhard J, Reissmann DR, et al. Interaction between periodontal disease and atherosclerotic vascular disease – Fact or fiction? Atherosclerosis 2015; 241: 555–560.

Behr M, Fanghänel J (Hrsg.): Kraniomandibuläre Dysfunktionen. Antworten auf Fragen aus der Praxis. Thieme: Stuttgart; 2020.

Beto JA, Bansal VK. Quality of life in treatment of hypertension. A metaanalysis of clinical trials. Am J Hypertens 1992; 5: 125–133.

Bibb CA, Atchison KA, Pullinger AG, Bittar GT. Jaw function status in an elderly community sample. Community Dent Oral Epidemiol 1995; 23: 303–308.

Brown RS, Beaver WT, Bottomley WK. On the mechanism of drug-induced gingival hyperplasia. J Oral Pathol Med 1991; 20: 201–209.

Graham KM, Pecoraro DA, Ventura M, Meyer CC. Reducing the incidence of stomatitis using a quality assessment and improvement approach. Cancer Nurs 1993; 16: 117–122.

Harper RP, Brown CM, Triplett MM, et al. Masticatory function in patients with juvenile rheumatoid arthritis. Pediatr Dent 2000; 22: 200–206.

ISO 3950:2016. Dentistry. Designation system for teeth and areas of the oral cavity; www.iso.org/standard/68292.html (letzter Zugriff: 25.3.2024).

Jordan AR, Micheelis W (Hrsg.). Fünfte Deutsche Mundgesundheitsstudie (DMS V). Köln: Deutscher Zahnärzte Verlag; 2016.

Kaschwich M, Behrendt CA, Heydecke G, et al. The association of periodontitis and peripheral arterial occlusive disease – a systematic review. Int J Mol Sci 2019; 20(12): 2936.

Klasser GD, Epstein JB, Villines D, Utsman R. Burning mouth syndrome: A challenge for dental practitioners and patients. Gen Dent 2011; 59: 210–220; quiz 221–212.

Little JW, Falace DA. Dental management of the medically compromised patient. St. Louis: Mosby; 1993.

Mignogna MD, Pollio A, Fortuna G, et al. Unexplained somatic comorbidities in patients with burning mouth syndrome: A controlled clinical study. J Orofac Pain 2011; 25: 131–140.

Mutlu S, Richards A, Maddison P, Scully C. Gingival and periodontal health in systemic lupus erythematosus. Community Dent Oral Epidemiol 1993; 21: 158–161.

Nikoskelainen J. Oral infections related to radiation and immunosuppressive therapy. J Clin Periodontol 1990; 17: 504–507.

Ogihara T, Kuramoto K. Effect of long-term treatment with antihypertensive drugs on quality of life of elderly patients with hypertension: A double-blind comparative study between a calcium antagonist and a diuretic. NICS-EH Study Group. National Intervention Cooperative Study in Elderly Hypertensives. Hypertens Res 2000; 23: 33–37.

Peterson DE. Oral toxicity of chemotherapeutic agents. Semin Oncol 1992; 19: 478–491.

Reißmann DR, Heydecke G. Der schwierige Patient in der Zahnmedizin. In: Hoefert HW, Härter M (Hrsg.). Schwierige Patienten. Bern: Huber 2013, S. 167–183.

Splieth CH. Zwischen Kariesprävention und Dentalfluorose. Zahnärztliche Mitteilungen 2019; 109: 1814–1818.

SYSTEMATISCHE REVIEWS

Adnan S, Lone MM, Khan FR, et al. Which is the most recommended medium for the storage and transport of avulsed teeth? A systematic review. Dent Traumatol 2018; 34: 59–70.

Ghaeminia H, Perry J, Nienhuijs MEL, et al. Surgical removal versus retention for the management of asymptomatic disease-free impacted wisdom teeth. Cochrane Database Syst Rev 2016; 8: CD003879.

KAPITEL

34

Ralf Kampmann, Jean-François Chenot

Multiple Gelenkschmerzen

34.1 Definition und Epidemiologie

Multiple Gelenkschmerzen (Arthralgien) ohne vorangegangenes Trauma sind ein regelmäßiger Konsultationsgrund. Erkrankungen des Bewegungsapparats machen in der allgemeinärztlichen Praxis zwischen 10 und 15 % der Beratungsanlässe aus. Akute Gelenkschmerzen geben bis zu 29 % der Frauen und 24 % der Männer in Deutschland an; ihre Anzahl steigt mit zunehmendem Alter an. Bei Frauen sind im Durchschnitt 3,9 und bei Männern 3,6 Gelenke betroffen. Viele Fälle sind harmlos und selbstlimitierend. Die Ursachen für Gelenkschmerzen sind vielfältig. Sie reichen von Begleitsymptomen bei systemischen Erkrankungen und Infekten (Gliederschmerzen) über Medikamentennebenwirkungen, Traumata und degenerative Veränderungen bis zum weiten Feld der rheumatischen Erkrankungen, von denen allein mehr als 100 Erkrankungen ursächlich infrage kommen (➤ Tab. 34.1).

34.2 Diagnostische Strategie

34.2.1 Anamnese

Einige Schlüsselfragen helfen, die Ursache von Gelenkschmerzen zu ermitteln, wenn ein Trauma ausgeschlossen ist. Grundsätzlich kann danach unterteilt werden, ob ein Gelenk (Monoarthritis) oder mehrere Gelenke (Polyarthritis) betroffen sind und ob akute oder chronische Beschwerden (> 6 Wochen) vorliegen. Obwohl ein plötzlicher Beginn meistens für selbstlimitierende harmlose Erkrankungen spricht, kann auch eine rheumatische Erkrankung akut auftreten. Das Fortschreiten der Gelenkschmerzen stellt ein wichtiges Kriterium dar. Wenn mehrere Gelenke betroffen sind, kann es hilfreich sein zu wissen, welche zuerst betroffen waren. Auch die Familienanamnese bzgl. Gelenk- und rheumatischen Erkrankungen kann helfen, da rheumatoide Arthritis, Osteoarthrose und Gicht häufiger bei Patienten mit betroffenen Angehörigen auftreten.

Hinweise auf eine rheumatisch-entzündliche oder eine andere systemische Erkrankung:

- Ruheschmerz und Schmerz in der Nacht
- Morgensteifigkeit > 30 min
- Symmetrische Arthritis an Hand- oder Fingergelenken
- Schmerzen in drei oder mehr Gelenkregionen

CAVE

Red Flags in der Anamnese

- Fieber → Infektion, Immunschwäche, Plasmozytom
- Gewichtsverlust → Tumor, paraneoplastisches Syndrom
- Zeckenstich in der Anamnese → Borreliose
- Raynaud-Phänomen (kalte weiße Finger) → Vaskulitis
- Vermehrte Lichtempfindlichkeit → Lupus
- Psoriasis → psoriatische Arthropathie
- Entzündliche Darmerkrankung → enteropathische Spondylarthropathie
- Vorangegangener gastrointestinaler oder urogenitaler Infekt → reaktive Arthritis

Das Nachlassen von Gelenkfunktionen kann für Patienten beunruhigend sein. Die Angst, dass Schmerzen in den Händen durch Rheuma ausgelöst sein könnten, verunsichert die Menschen immens.

Tab. 34.1 Prävalenzschätzung ausgewählter Erkrankungen des Bewegungsapparats in Deutschland

Arthrose	20–80 %, häufig mehrere Gelenke
Kristallarthropathien (Gicht)	3–10 %, im Regelfall Monoarthritis
Rheumatoide Arthritis	0,8 %
Alle axialen Spondylarthritiden	ca. 0,8 %
Psoriasis-Osteoarthropathie	0,2 %
Polymyalgia rheumatica	0,06 %
Systemischer Lupus erythematodes	0,04 %

Ohne Beteiligung der proximalen Interphalangealgelenke ist eine rheumatoide Arthritis jedoch unwahrscheinlich (➤ Abb. 34.1). Schmerzen in mehreren Gelenken ohne Trauma können ein Grund sein, Diagnosen wie rheumatische Erkrankungen, degenerative Erkrankungen, Infektionen und Malignität in Betracht zu ziehen, wenn Red Flags vorhanden sind.

34.2.2 Körperliche Untersuchung

Zur körperlichen Untersuchung bei Arthralgien ohne Trauma gehören: Inspektion, Palpation, der Bewegungsumfang und spezielle Tests. Dabei muss Gelenkschmerz von Schleimbeutelentzündungen oder Schmerzen im Bereich der Sehnenansätze unterschieden werden. Lokale Überwärmung, Erythem und Schwellungen oder Erguss sind klinische Hinweise auf eine entzündliche Arthropathie (➤ Abb. 34.2).

Kontrakturen weisen auf einen langjährigen Verlauf hin. Bei der rheumatoiden Arthritis (RA) ist die Synovia, die das Gelenk auskleidet, hypertroph und kann einen teigartigen Gelenkpannus bilden. Pathognomonisch können assoziierte Hautausschläge oder tastbare knöcherne Hypertrophien sein. Bei der RA gibt es bestimmte Sentinelgelenke: proximales Interphalangealgelenk, Metakarpophalangealgelenk und Metatarsophalangealgelenk (vgl. ➤ Abb. 34.1).

Eine Beteiligung der Hüfte, des Knies, des distalen Interphalangealgelenks oder des Karpometakarpalgelenks des Daumens gibt eher Hinweise auf eine Arthrose. Neben den Gelenken sollten auch Haut, Fingernägel, Augen und Herz-Kreislauf-System untersucht werden. Pathognomonisch können sein:

- Schmetterlingsartiger Hautausschlag im Gesicht → Lupus
- Schuppenflechte (Knie, Ellenbogen), Tüpfelnägel → periphere psoriatische Arthropathie
- ISG-Schmerzen → Morbus Bechterew, axiale psoriatische Arthropathie (➤ Kap. 37)
- Uveitis → Hinweis auf eine systemische Erkrankung wie Morbus Behçet, Morbus Reiter

MERKE

Mehrere Prellmarken, die nicht mit der Patientenschilderung in Einklang zu bringen sind, können auf unentdeckten Missbrauch oder Gewalt hinweisen.

34.2.3 Apparative Untersuchungen

Laboruntersuchungen

Laboruntersuchungen können helfen, entzündliche von nichtentzündlichen Gelenkbeschwerden (CRP, BSG) zu unterscheiden (➤ Tab. 34.2). Nur in seltenen Fällen liefern Laboruntersuchungen eine exakte Diagnose bei Gelenkschmerzen. Blutuntersuchungen (z. B. RF, CRP, ANA, Harnsäure) sind nur nützlich, wenn Anamnese und Untersuchung ausreichende Verdachtsmomente für eine spezifische Diagnose ergeben. Diese Tests haben im Allgemeinen eine hohe Sensitivität, aber eine geringe Spezifität (häufig falsch positive Befunde). BSG und das CRP sind im Allgemeinen sowohl bei entzündlichen Erkrankungen als auch bei RA und septischem Gelenk erhöht (➤ Kap. 64). Eine Anämie kann als Zeichen einer chronischen rheumatischen Erkrankung oder manchmal auch bei einer Leukämie auftreten, die ebenfalls Ursache für akute oder chronische Gelenkschmerzen sein kann.

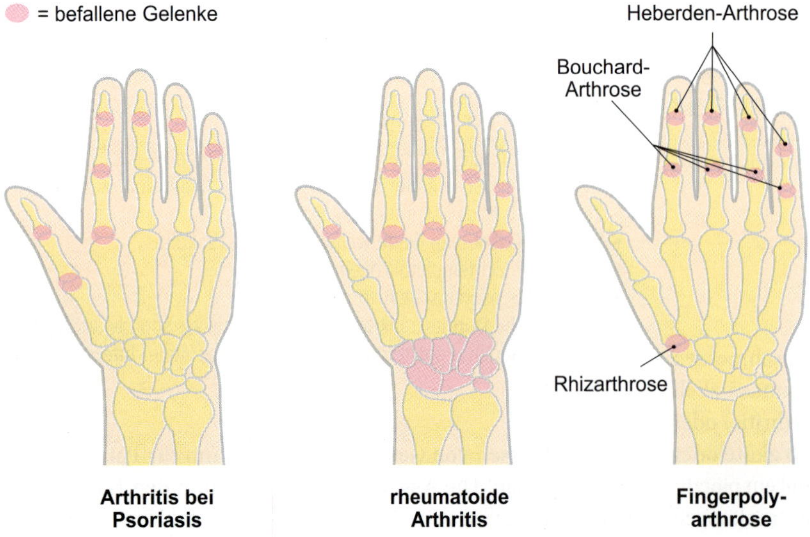

Abb. 34.1 Unterschiedliche Befallsmuster bei rheumatoider Polyarthritis, psoriatischer Arthritis und degenerativer Arthrose [L190]

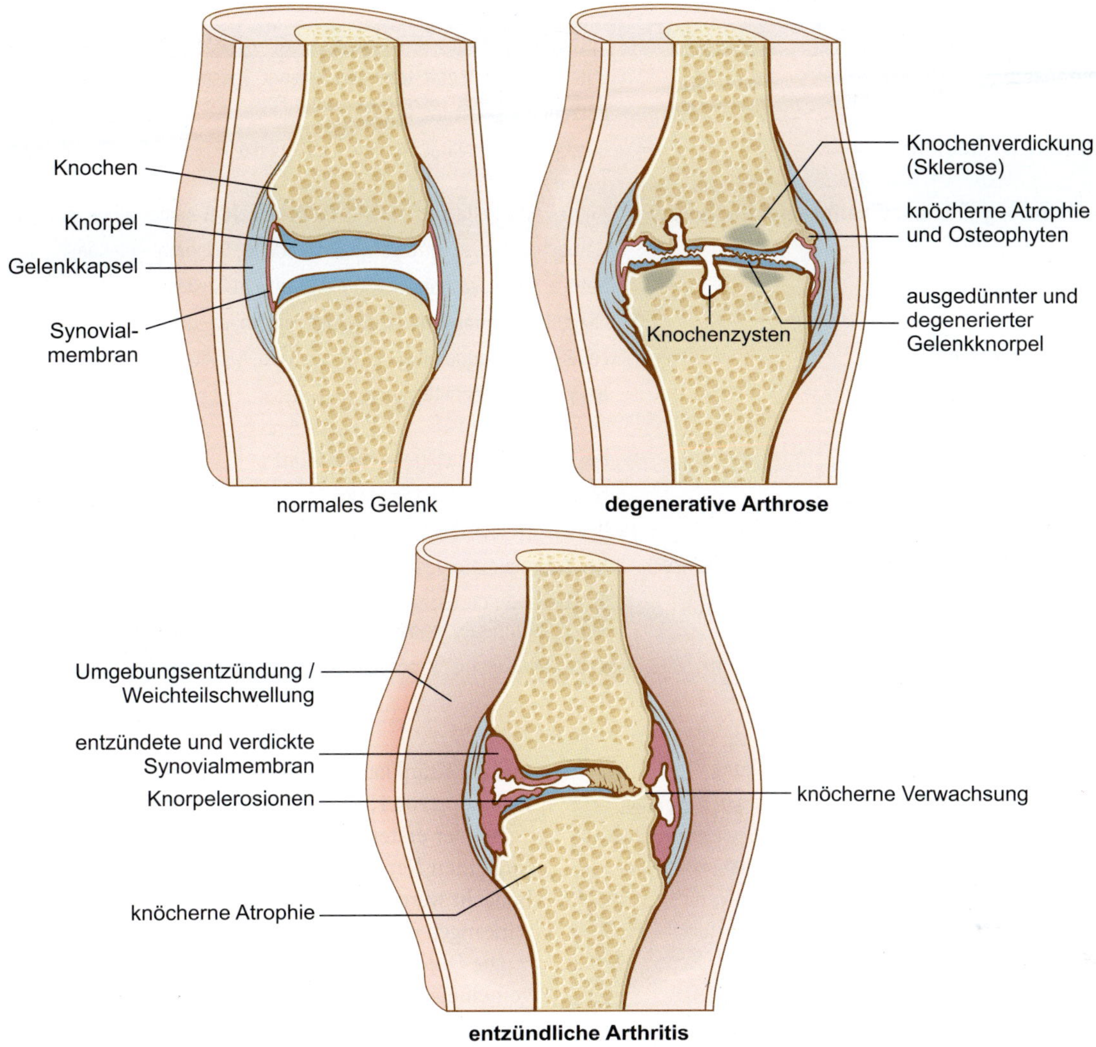

Abb. 34.2 Gelenkveränderungen bei verschiedenen Erkrankungen [E342–012]

Spezifische Labortests zur Diagnose einer RA sind Untersuchungen auf Antikörper gegen cyclische citrullinierte Peptide (CCP-Ak) und auf IgM-Rheumafaktor (RF). IgM-RF finden sich bei 65–80 % der Patienten mit einer chronischen Polyarthritis, aber auch bei anderen rheumatischen Erkrankungen und in bis zu 5 % bei Gesunden. Die Spezifität von IgM-RF für eine RA liegt bei ca. 80 %, die Sensitivität bei ca. 70 %. CCP-Ak sind für die Diagnose der RA vergleichbar sensitiv, sind aber spezifischer. Der CCP-Ak kann der klinisch manifesten RA um Jahre vorausgehen.

Bildgebung

Die Indikation für eine Bildgebung richtet sich nach Anamnese und körperlicher Untersuchung (➤ Tab. 34.3):

- Eine einfache Röntgenaufnahme ist i. d. R. erst einmal ausreichend. Auf dem Röntgenbild soll auf (ältere) Frakturen, Fehlstellungen, Osteophyten, Erosionen und eine erweiterte Epiphyse geachtet werden. Kein einzelnes Bildgebungsverfahren kann alle klinischen Fragen beantworten.
- Die Magnetresonanztomografie (MRT) könnte dann Mittel der Wahl sein (z. B. ISG bei Spondylarthropathie). Bei klinischen Fragestellungen, die sich hauptsächlich mit Weichteilproblemen befassen, ist die MRT die Untersuchung der Wahl, außer bei Patienten mit Herzschrittmachern.
- Die Gelenksonografie kann die Einschätzung der Krankheitsaktivität bei RA-Patienten verbessern und rasch ein Ansprechen auf eine Therapie nachweisen.

34.3 Differenzialdiagnose

Grundsätzlich sollte unterteilt werden, ob ein Gelenk (Monoarthritis) oder mehrere Gelenke (Polyarthritis) betroffen sind und ob akute oder chronische Beschwerden bestehen (➤ Abb. 34.3). Akute Gelenkschmerzen sind alle Arthralgien, die innerhalb von 6 Wochen

Tab. 34.2 Laboruntersuchungen bei Gelenkschmerzen

Untersuchung	Relevanz
BSG, Erythrozytensedimentationsrate	Entzündungsaktivität, Infektion (geringe Sensitivität und Spezifität)
CRP	Entzündungsaktivität, Infektion
Blutbild und Differenzialblutbild	Entzündungsaktivität, Anämie, Leukopenie, Eosinophilie, Thrombozytose, Thrombopenie
Serumelektrophorese, ggf. Immunfixationselektrophorese	Akute/chronische Entzündung, monoklonale Gammopathie, multiples Myelom
Ferritin	Hämochromatose, chronische Entzündung, Eisenmangelanämie
Harnsäure	Bei V. a. Gicht, im Anfall kann die Harnsäure sinken
Urinstatus	Nierenbeteiligung bei V. a. Vaskulitiden, Kollagenosen
Alkalische Phosphatase, GGT	Leber-, Knochenbeteiligung, Metastasen, Morbus Paget
Kalzium, Phosphat anorganisch	Bei V. a. Knochenbeteiligung, Metastasen, Hyperparathyreoidismus, CKD-MBD (erst ab CKD 4)
Kreatinin	Bei V. a. Nierenbeteiligung (CKD-MDB)
Kreatinkinase, Laktatdehydrogenase	Muskelbeteiligung, Polymyositis
Rheumafaktor (RF)	Bei V. a. RA (Sensitivität 65–80 %, Spezifität 80 %)
Antikörper gegen cyclische citrullinierte Peptide (CCP-Ak)	Bei V. a. rheumatoide Arthritis (Sensitivität 50–75 %; Spezifität 85–100 %)
Borreliose-Serologie	Nur bei anamnestischem Zeckenstich, Erythema migrans, eher bei monoartikulärem Befall; häufig falsch positiver Befund oder Seronarbe nach abgelaufener Infektion

CKD-MBD = chronic kidney disease – mineral and bone disorders (Störungen des Mineral- und Knochenhaushalts bei chronischer Nierenkrankheit)

Tab. 34.3 Bildgebung bei V. a. rheumatische Erkrankung

Gelenksonografie	Gelenkergüsse, Synoviaproliferation, Erosionen, Tenovaginitiden, rheumatische Frühzeichen und Therapieansprechen mit Powerdoppler sichtbar
Röntgen	Aufnahmen von Händen und Füßen zur Verlaufskontrolle empfohlen, aber Frühzeichen oft nicht sichtbar und Verlauf auch biochemisch und klinisch beurteilbar
Szintigrafie	Zeigt Knochenstoffwechselaktivität und Befallsmuster an, Rheumatologe stellt Indikation

verschwinden. Chronische Gelenkschmerzen bleiben über dieses definierte Fenster hinaus bestehen. Bei **akuten Gelenkschmerzen** gibt es oft eine wahrscheinliche Ursache wie Trauma, Überlastung oder Infektion. Akute Gelenkschmerzen können auch die Erstmanifestation einer chronischen Erkrankung oder einer nicht diagnostizierten chronischen Erkrankung wie Osteoarthrose, rheumatoider Erkrankung oder einer kristallinduzierten Arthropathie darstellen. Ob akut oder chronisch, die **Ziele bei der Behandlung** von Gelenkbeschwerden bleiben gleich:

1. Schmerzen lindern
2. Entzündungen reduzieren
3. Heilung unterstützen
4. Funktion erhalten
5. Krankheitsprozess aufheben oder verlangsamen

Die zwei häufigsten chronischen Gelenkschmerzen in der Praxis sind die (Osteo-)Arthrose und die rheumatoide Arthritis (RA). Obwohl zwischen der rheumatoiden Arthritis und der Arthrose deutliche Unterschiede bestehen, kann das klinische Bild verwirrend sein, und die Krankheiten können koexistieren. Der nächste Schritt ist die Erfassung von Hinweisen auf Entzündungen.

Bei der ersten Untersuchung des Patienten und bei jeder nachfolgenden Neubewertung sollten abwendbar gefährliche Verläufe bedacht werden. Das können z. B. eine Sepsis oder andere Nebenwirkungen durch die immunsuppressiven Medikamente sein.

Die Differenzialdiagnose des Gelenkschmerzes kann in die allgemeinen Kategorien Trauma, Infektion, kristallinduzierte Arthropathie, degenerative Gelenkerkrankung, Malignität, Rheuma und andere unterteilt werden (➤ Tab. 34.4). Dauer und Qualität der Schmerzen sowie die Lokalisation und Anzahl der betroffenen Gelenke helfen, dies voneinander abzugrenzen, z. B. das **Befallsmuster** an den Händen (➤ Tab. 34.1). Die Fingermittel-, die Fingerend- und die Daumensattelgelenke sind bevorzugt bei der Polyarthrose betroffen. Bei der rheumatoiden Arthritis sind dies eher die Handgelenke, die Fingergrund- und die Fingermittelgelenke. Der Strahlbefall, also eine Beteiligung des Fingergrund-, Fingermittel- und Fingerendgelenks eines Fingers mit den wurstfingerartigen Veränderungen sowie **Nagelbeteiligung** (Tüpfelnägel), spricht für eine Psoriasis-Arthritis. Für entzündlich-rheumatische Gelenkerkrankungen ist die **Morgensteifigkeit** typisch, die bei den betroffenen Patienten oft länger als 60 min andauert und sich bei Bewegung bessert. Patienten mit Morbus Bechterew klagen über frühmorgendliche tiefsitzende Rückenschmerzen.

34.4 Spezielle Krankheitsbilder

Die häufigsten Krankheitsbilder werden entsprechend ihrer Prävalenz dargestellt.

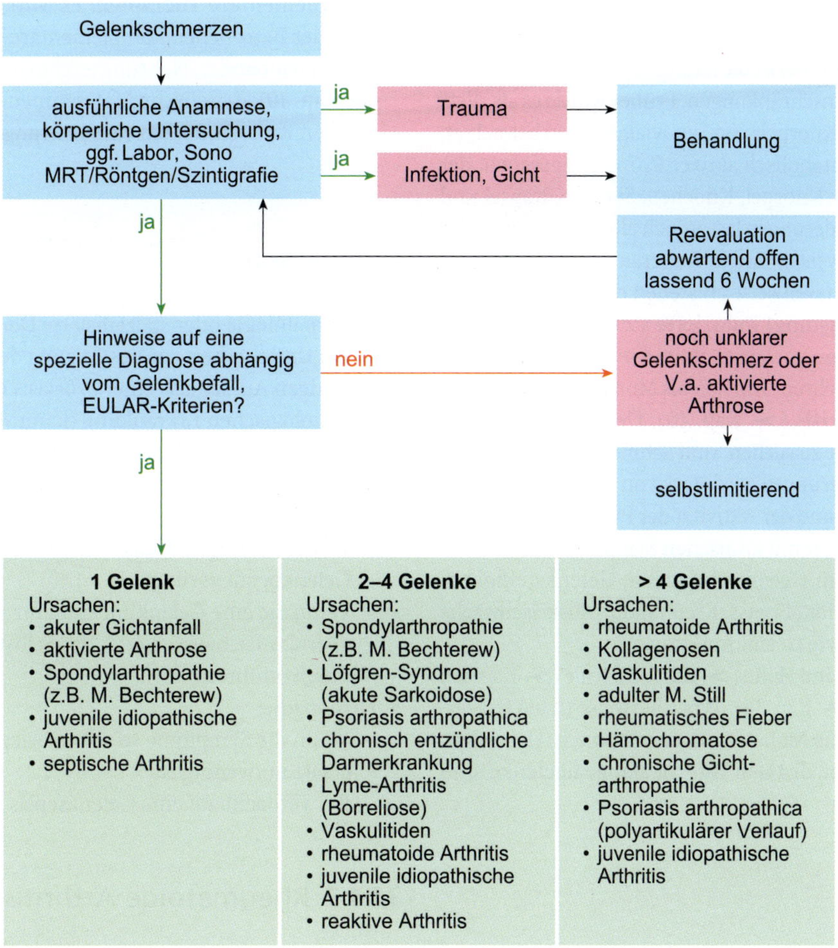

Abb. 34.3 Algorithmus Diagnosefindung bei Gelenkschmerzen in der Hausarztpraxis [L141]

Tab. 34.4 Differenzialdiagnose Gelenkschmerzen (mehrere Gelenke ohne Trauma) (Lyme-Arthritis)

Rheumatoide Arthritis	Steifigkeit, symmetrischer Befall, Beginn meist in den Hand-, Fingermittel- und Fingergrundgelenken; Labor; RF +ACPA; sonografische Veränderungen
Sjögren-Syndrom	Sicca-Symptomatik (Conjunctivitis sicca, Xerostomie); Labor: CRP, SS-A, SS-B, ANA, Speicheldrüsen-Ak
Psoriasis-Arthropathie	Befall im Strahl, psoriatrische Hautveränderungen, Tüpfelnägel, Röntgen
Reaktive Arthritis (Reiter-Syndrom)	Infekte? 3 Wochen danach Arthritis, Urethritis, Konjunktivitis, Labor (Stuhl, Urin)
Rheumatisches Fieber	Vor 1–2 Wo. Streptokokkeninfekt? Untersuchung Organe, Haut
Morbus Behçet	Arthralgien (oft Kniegelenke), Schleimhautulzerationen, Uveitis, Balanitis
Borreliose	In 70 % Erythema migrans nach Zeckenstich, Gelenkschmerzen meist etwa nach 3 Mon. in den großen Gelenken (Kniemonoarthritis am häufigsten), Borrelien-Ak
Sarkoidose	Arthralgien meist untere Extremität, Fieber, Erythema nodosum, Kalzium, Angiotensin-Converting-Enzym
Polymyalgia rheumatica	Patienten > 50 Jahre, Kopfschmerzen, Sehstörungen, Schulterschmerzen, Sturzsenkung BSG > 50 erste Stunde
Fibromyalgie	Chronische Ganzkörperschmerzen: Schlafstörungen, Müdigkeit, Depressivität, Ängstlichkeit und Einschränkungen der kognitiven Funktionen. **Cave:** oft Verlegenheitsdiagnose, wenn nichts anderes gefunden wird.
Gicht	Meist Großzehe betroffen, Alkoholkonsum, purinreiche Ernährung, metabolisches Syndrom, Harnsäure ↑↑
Lupus erythematodes	Polyarthritis, Schwäche, Fieber, Gewichtsverlust, 75 % Schmetterlingsexanthem, Anti-dsDNA, Anti-SM, Antiphospholipid-Ak, ANA
Arzneimittelreaktion	Bei fast allen Medikamenten möglich
Tumoren	Metastasen, alkalische Phosphatase, Kalzium, Phosphat, Leukämie, multiples Myelom

34.4.1 Arthrose

Arthrose oder Osteoarthrose (OA) ist die häufigste Ursache für Gelenkschmerzen und Funktionseinschränkungen. Früher wurde es als „Verschleiß" des Knochens oder Knorpels von Synovialgelenken betrachtet, aber es wird nun als ein metabolisch aktiver Prozess angesehen, der das gesamte Gelenk betrifft: Knorpel, Knochen, Synovia, Kapsel und Muskel. Degenerative Veränderungen lassen sich altersabhängig in der Bildgebung regelhaft nachweisen und korrelieren nicht mit den Beschwerden der Patienten. Phasenweise entstehen durch mechanische Reize (z. B. vermehrte Belastung) induzierte sterile Entzündungsreaktionen. Man spricht dann von einer aktivierten Arthrose. Nur in solchen Phasen, die meist mehrere Wochen bis Monate dauern, spricht man von einer **Osteoarthritis** (➤ Kap. 40). Der Hauptgrund für Patienten, medizinische Hilfe zu suchen, sind Schmerzen. Das Ausmaß der Schmerzen und Behinderungen wird stark von der Persönlichkeit, der Angst, der Depressivität und der Aktivität der Patienten beeinflusst und korreliert häufig nicht gut mit klinischen Symptomen.

Symptome und Zeichen: Gelenkschmerzen, Gelenksteifigkeit, Synoviaverdickung, Deformität, Erguss, Krepitation, Muskelschwäche und -schwund und reduzierte Gelenkfunktion.

Am häufigsten betroffen sind Hüfte (➤ Kap. 39), Knie (➤ Kap. 40) und Daumensattelgelenk (➤ Kap. 36). Typischerweise treten Exazerbationen auf, die Wochen bis Monate andauern können. Heberden-Knoten mit Schwellung der distalen Interphalangealgelenke sind vererbbar.

Untersuchungen

Röntgenaufnahmen können verschmälerte Gelenkspalte, Zysten und Sklerose im subchondralen Knochen sowie Osteophyten zeigen. Die Osteoarthrose ist häufig und kann ein zufälliger Befund sein, daher ist Röntgen nur bei diagnostischer Unsicherheit indiziert oder wenn ein chirurgischer Eingriff erwogen wird.

Management der Arthrose in der Primärversorgung

Setzen Sie einen ganzheitlichen Ansatz ein. Bewerten Sie die Auswirkung der OA auf die Funktion, Lebensqualität, Beruf, Stimmung, Beziehungen und Freizeitaktivitäten der Patienten. Formulieren Sie einen Managementplan mit dem Patienten, der Selbstmanagementstrategien, Auswirkungen von Komorbiditäten und regelmäßige Überprüfung beinhaltet.

- **Schmerztherapie:** Die Schmerztherapie soll Bewegung ermöglichen und fördern.
- **Regelmäßig Bewegung:** Auch wenn es intuitiv kontraproduktiv scheint, ist insbesondere bei Hüft- und Knieschmerzen Bewegung sinnvoll, die individuell angepasst werden sollte.
- **Verminderung der Gelenkbelastung:** Gewichtsreduktion reduziert bei Übergewicht die Symptome und die Progression der Gonarthrose. Ein Gehstock in der gegenüberliegenden Hand zur betroffenen Hüfte und gepolsterte Einlegesohlen/Schuhe (z. B. Turnschuhe) können indiziert sein.
- **Komplementäre Therapien:** Es wird angenommen, dass ca. 60 % der Betroffenen komplementäre Therapien anwenden, z. B. Kupferarmbänder, Nahrungsergänzungsmittel (Glucosamin, ➤ Kap. 40), diätetische Maßnahmen. Akupunktur ist bei chronischen Knieschmerzen eine Leistung der gesetzlichen Krankenkasse.

Überweisung

- Rheumatologie oder spezialisierte Dermatologie:
  - Bei Unsicherheit zur Bestätigung der Diagnose zum gleichzeitigen Ausschluss einer Psoriasis oder einer anderen rheumatologischen Erkrankung (kann von nicht rheumatologisch geschulten Radiologen übersehen werden)
  - Das Ausschließen von sekundären Ursachen einer OA (z. B. Pseudogicht, Hämochromatose)
  - Wenn bei jungen Menschen eine OA oder ein ungewöhnlicher Gelenkbefall vorliegt
  - Wenn Sie eine Gelenkinjektion für sinnvoll erachten, Ihnen aber das Fachwissen oder das Selbstvertrauen fehlt, um diese durchzuführen
- Orthopädie:
  - Wenn die Symptome so schwerwiegend sind, dass ein Gelenkersatz notwendig ist
  - Bei Verdacht auf eine Gelenksepsis als Notfall

34.4.2 Rheumatoide Arthritis

Die rheumatoide Arthritis (RA) tritt mit einer Prävalenz von ca. 1 % in Deutschland auf, sodass jeder Hausarztpraxis mehrere dieser Patienten versorgt. Doch die meisten Patienten mit Gelenkschmerzen haben keine entzündliche Arthritis. Die Herausforderung ist, diejenigen mit einer RA zu erkennen, damit eine frühe Behandlung mit krankheitsmodifizierenden Antirheumatika (DMARDs) begonnen werden kann, um Gelenkschäden zu vermeiden. Extraartikuläre Manifestationen wie Perikarditis, Skleritis, Pleuritis, Alveolitis und Rheumaknoten können auftreten. Die chronische Entzündung führt zu höheren Raten an kardiovaskulären und Krebserkrankungen. Die Lebenserwartung von Rheumapatienten ist bei unzureichender Behandlung um 7 bis 10 Jahre reduziert. Die Diagnose erfolgt durch den Nachweis palpabler, weichelastischer Gelenkschwellungen. Oft haben die Patienten bereits Schwellungen in mindestens fünf Gelenken. Bevorzugt sind die Fingergrund- und -mittelgelenke betroffen. Gerade in der Frühphase kann die Diagnose schwierig sein. Symptomscores und Klassifikationskriterien (➤ Tab. 34.5) sind für Studien wichtig und bieten nur eine Orientierung. Labordiagnostisch erfolgt der Nachweis durch den Rheumafaktor (RF) und/oder die CCP-Ak.

TIPP

Patienten mit persistierenden Gelenkschwellungen (> 6 Wo.) in mehr als zwei Gelenken und Morgensteifigkeit von ≥ 60 min sollten mit Verdacht auf eine frühe rheumatoide Arthritis einem Rheumatologen vorgestellt werden. Wenn keine spezialisierte Expertise auf dem Gebiet der Rheumatologie besteht, sollte die Diagnose immer durch einen Rheumatologen gesichert werden.

Tab. 34.5 Klassifikationskriterien des American College of Rheumatology (ACR) und der European League Against Rheumatism (EULAR) für rheumatoide Arthritis (RA) 2010 [F723-004] (© 2010 by the *American College of Rheumatology*)

		Score
• Synovitis in mindestens einem großen Gelenk • Fehlen einer alternativen Diagnose, die die Synovitis erklären könnte		
Anzahl und Lokalisation der Gelenke	1 großes Gelenk	1
	2–10 große Gelenke	2
	1–3 kleine Gelenke (mit oder ohne Beteiligung großer Gelenke)	3
	4–10 kleine Gelenke (mit oder ohne Beteiligung großer Gelenke)	4
	>10 Gelenke (wenigstens ein kleines Gelenk)	5
Serologie (mind. ein Laborwert notwendig)	negativer RF und negative CCP-AK	0
	niedrig positiver RF oder niedrig positive CCP-AK	2
	hoch positiver RF oder hoch positive CCP-AK	3
Akute-Phase-Proteine	normales CRP und normale BSG	0
	erhöhtes CRP oder normale BSG	1
Symptomdauer	< 6 Wochen	0
	> 6 Wochen	1
Summe:		
Bei einem Score ≥ 6/10 gilt die Diagnose RA als gesichert, ein niedrigerer Score schließt eine RA nicht aus.		

LEITLINIEN

- S2e-Leitlinie „Therapie der rheumatoiden Arthritis mit krankheitsmodifizierenden Medikamenten". AWMF-Registernummer 060-004:

  https://register.awmf.org/de/leitlinien/detail/060-004

- S3-Leitlinie „Interdisziplinäre Leitlinie. Management der frühen rheumatoiden Arthritis". AWMF-Registernummer 060-002:

  https://register.awmf.org/de/leitlinien/detail/060-002

Basistherapie

Die Initialtherapie ist im Regelfall ein NSAR. Mit seiner langen Halbwertszeit und niedrigerem Nebenwirkungsprofil ist Naproxen geeigneter als Diclofenac oder Ibuprofen. Wegen des Nebenwirkungsprofils wird oft auf *disease-modifying antirheumatic drugs* (DMARDs) umgestellt. Die Arthritis ist schnell durch eine Kortikosteroidtherapie behandelbar, was wegen langer Wartezeiten auf einen Termin auch in der Hausarztpraxis notwendig werden kann. Eine Remission kann z. B. mit Prednisolon erreicht werden: 30 mg/d für 1 Woche, 25 mg in Woche 2, 20 mg in Woche 3, 15 mg in Woche 4 und dann wöchentliche Reduktion in 2,5-mg-Schritten bis auf 5 mg/d sowie weitere Reduktion je nach Aktivität der Arthritis. Nachdem die Wirkung der Basistherapie eingetreten ist, sollte die Kortikoidsteroiddosis weiter reduziert werden. Eine niedrig dosierte Dauertherapie (z. B. 5 mg Prednisolon) sollte möglichst vermieden und mit einem Rheumatologen abgesprochen werden. An Osteoporosediagnostik und Prophylaxe denken!

MERKE

Die Basistherapie mit **DMARDs** verhindert die Gelenkzerstörung, bewirkt eine niedrigere Krankheitsaktivität, teilweise sogar eine Remission. **Das Ansprechen auf die Therapie ist umso besser, je eher die Patienten behandelt werden.**

Im Regelfall wird die Therapie durch einen Rheumatologen initiiert. Das am häufigsten verwendete DMARD ist Methotrexat (MTX), meist in Dosen zwischen 10 und 20 mg/Woche.

Das Ansprechen auf die Therapie und mögliche UAW müssen regelmäßig kontrolliert werden. Die Messung der Krankheitsaktivität kann über standardisierte Erhebungsbögen erfolgen. Der Einsatz solcher Instrumente ist aber eher in der Spezialistenversorgung üblich. Bei unzureichendem Ansprechen sind Biologika, rekombinant produzierte Antikörper oder lösliche Rezeptoren eine Option. Seit Einführung der Biologika haben sich die Remissionsraten mehr als verdoppelt. Die Indikation wird durch Rheumatologen gestellt.

Nichtpharmakologische Therapie wie bei Osteoarthrose

- Patientenschulungen
- Ergotherapie
- Krankengymnastik
- Bewegung
- Ernährungsberatung
- Gewichtsoptimierung
- Reduktion kardiovaskulärer Risikofaktoren

- Impfberatung (Influenza, Pneumokokken, Hepatitis B, Zoster vor Gabe von JAK-Inhibitoren)
- Osteoporose-Screening und Prophylaxe
- Psychosoziale Interventionen

MERKE

Monitoring und Kontrollen

Notwendige Monitoringuntersuchungen (z. B. Laborkontrollen bei MTX) und Kontrollen, Impfungen und die Behandlung von Begleiterkrankungen sollten mit dem Rheumatologen abgesprochen werden.

34.4.3 Spondylarthropathien

Hierbei handelt es sich um eine Gruppe von entzündlichen rheumatischen Erkrankungen, die durch eine vorwiegende Beteiligung axialer und peripherer Gelenke gekennzeichnet sind (➤ Kap. 37).

- Spondylitis ankylosans (Morbus Bechterew)
- Psoriasis-Arthritis
- Reaktive Arthritis und Reiter-Syndrom
- Behçet-Krankheit
- Enteropathische Arthritiden, die mit einer entzündlichen Darmerkrankung einhergehen

Bei allen kommt es zu einer Sakroiliitis und Spondylitis, die genotypisch mit dem Vorhandensein von HLA-B27 assoziiert sind.

Managementziele Reduktion von Entzündung, Schmerzen, Steifheit und systemischen Symptomen wie z. B. Müdigkeit sollen das langfristige Fortschreiten der Krankheit verlangsamen oder stoppen. Dabei helfen krankengymnastische Übungen sowie Sporttherapie. Medikamentös NSAR (z. B. Naproxen 500 mg). Rheumatologische Mitbetreuung koordinieren.

Psoriasis-Arthritis

Entzündliche Arthritiden können bei einer Psoriasis begleitend auftreten. Einige Patienten hatten bereits vor der Arthropathie die Psoriasis in der Vorgeschichte; der Ausschlag kann gleichzeitig mit den Gelenksymptomen auftreten; die Arthritis den Hautveränderungen aber auch vorauseilen. Die Präsentation der Symptome ist variabel: distale Arthritis, DIP-Gelenkschwellung der Hände/Füße, Befall im Strahl, Nageldystrophie ± Flexionsverformung, wurstförmige Finger, Tüpfelnägel, Hautabschilferungen hinter dem Ohr und in der Rima ani.

TIPP

www.enzyklopaedie-dermatologie.de/dermatologie/psoriasis-der-nagel-14686/bilder

Die Bestätigung der Diagnose ist schwierig, da sowohl Laborwerte als auch Röntgenaufnahmen lange Zeit unauffällig bleiben. Daher ist es sinnvoll, zeitnah einen erfahrenen Rheumatologen zu Rate zu ziehen.

Medikation In schweren Fälle z. B. MTX, ansonsten symptomatische Therapie zur Besserung von Haut- und Muskel-Skelett-Symptomen.

Reaktive Arthritis

Häufig asymmetrische aseptische Arthritis in ≥ 1 Gelenk; tritt 2 bis 6 Wochen nach einer bakteriellen Infektion an anderen Orten auf, z. B. Gastroenteritis (*Salmonella, Campylobacter,* Yersinien) oder urogenitale Infektionen (Chlamydien, Gonorrhö).

Therapie NSAR, Physiotherapie und sehr selten Steroidinjektionen in besonders betroffene Gelenke. Die Erholung erfolgt normalerweise innerhalb von Monaten. Nur wenige Patienten entwickeln eine chronische Arthritis, die eine krankheitsmodifizierende medikamentöse Therapie erfordert.

Enteropathische Arthritiden

Oligo- oder polyartikuläre Arthritis im Zusammenhang mit einer entzündlichen Darmerkrankung (ca. 25 % der Patienten mit Colitis ulcerosa oder Morbus Crohn). Die Symptome sind variabel: Sakroiliitis, Plantarfasziitis, entzündliche Rückenschmerzen und andere Enthesitiden (Insertionsband/Sehnenentzündung). Behandlung der Grunderkrankung.

34.4.4 Polymyalgia rheumatica und Riesenzellarteriitis

Die **Polymyalgia rheumatica** (PMR) ist eine häufige entzündliche rheumatische Erkrankung, aber die Diagnose kann eine Herausforderung sein.

Anamnese Die Patienten, meist Frauen im Alter von ≥ 50 Jahren, haben Schmerzen in beiden Schultern und Oberschenkeln und leiden oft unter Müdigkeit. Die BSG nach 1 h ist > 40 mm (Sturzsenkung), das CRP ist fast immer erhöht. Bei Kopfschmerzen, Sehstörungen, Kieferschmerzen oder Nackenverspannungen könnte eine **Riesenzellarteriitis** vorliegen, dann Biopsie anstreben.

Untersuchung Achten Sie auf verspannte Oberarmmuskulatur und prüfen Sie die Bewegungen. Gibt es Verhärtungen über den Schläfenarterien oder der Kopfhaut? Differenzialdiagnostisch sollten andere Erkrankungen (Bluterkrankungen, Plasmozytom, Schilddrüsenunterfunktion, Hyperparathyreoidismus) mit einer erweiterten Laboruntersuchung ausgeschlossen werden.

Management Wenn eine PMR vermutet wird, kann während des Wartens auf die Ergebnisse eine Behandlung mit NSAR begonnen werden. Falls auch die Blutergebnisse auf eine PMR hinweisen, werden 1 mg/kg KG (max. 60 mg) Prednisolon am Tag empfohlen. Eine Besserung der Symptome innerhalb weniger Tage erhärtet die Diagnose (Ex-juvantibus-Diagnose). Die Dosis sollte nach und nach reduziert werden. Eine Behandlung über mindesten 3 bis 6 Monate ist üblich, bevor ein Auslassversuch unternommen wird. Eine längere Behandlungsdauer auch über Jahre kann notwendig sein.

34.4.5 Reaktive Arthritis

Die reaktive Arthritis (auch Reiter-Syndrom) ist die Kombination von Polyarthropathie, Urethritis, Iritis und psoriaformem Ausschlag, häufig infolge einer Harn- oder Darminfektion. Gelenk- und Augenveränderungen beeinträchtigen die Patienten oft stark. Bei florider Synovitis NSAR, Kryotherapie; Tetrazykline (z. B. Doxycyclin 2 × 100 mg/d) nur bei Chlamydien- oder Mykoplasmennachweis.

34.4.6 Behçet-Krankheit

Seltene Multiorgankrankheit unbekannter Ursache (wird jedoch als infektiös angesehen).

Klinisches Bild Arthritis, Augensymptome wie Sehverschlechterung, Iritis. Pathognomonisch sind Aphten im Mund- und Genitalbereich.

Diagnosesicherung und Behandlung Durch Dermatologen oder Rheumatologen.

34.5 Management von Patienten mit multiplen Gelenkschmerzen

34.5.1 Strukturierung der Konsultation

Patientenbeispiel

Patient mit Gelenkschmerzen

Ein 55-jähriger Bauarbeiter wird von seiner Frau in die Praxis begleitet. Sie macht sich Sorgen, da ihr Mann über vermehrte Schmerzen der Hände klagt. Morgens könne er die Hände oft eine Stunde lang nicht bewegen. Beim Frühstück nehme die Beweglichkeit langsam wieder zu. Die Hände seien dick geschwollen und klobig. Ihr Mann ziehe sich aufgrund der Schmerzen, die ihm peinlich sind, von sozialen Aktivitäten immer mehr zurück. Er seit stiller und antriebsloser als früher. Der Patient (Größe 1,70 m, Gewicht 85 kg) hat eine arterielle Hypertonie und eine KHK. Bei der Begrüßung fallen schleppende Bewegungen des Patienten sowie geschwollene Hand- und Fingergelenke auf. Bei der körperlichen Untersuchung sind Hand-, Grund- und Mittelgelenke sulzig geschwollen. Die peripheren Fingergelenke sind frei. Bis auf die Gelenkprobleme ist sein derzeitiger Gesundheitszustand stabil. Aktuell nimmt er Bisoprolol, 2,5 mg 1-0-0, und ASS ein.

Aus hausärztlicher Sicht ist zunächst zu klären, ob es sich um eine entzündliche, eine degenerative oder eine andere systemische Erkrankung handelt. Wegweisend sind Anamnese, körperliche Untersuchung und Labordiagnostik.

1. Handelt es sich anamnestisch um eine entzündliche, systemische oder degenerative Erkrankung?
   → Morgensteifigkeit und die Befallsmuster sprechen für eine RA.
2. Gibt es bei der körperlichen Untersuchung Hinweise auf entzündliche Veränderungen?
   → Ja, es liegt ein typisches arthritisches Befallsmuster der Hände vor.
3. Sind weitere Laboruntersuchungen erforderlich?
   → BSG, CRP, RF, CCP-Ak sind erhöht bzw. positiv, damit ist die Diagnose einer RA gesichert.
4. Ist eine Überweisung zum Rheumatologen sinnvoll?
   - Ja, die Einstellung auf ein Basismedikament (MTX) erscheint sinnvoll und kann ggf. vom erfahrenen Hausarzt bereits eingeleitet werden. Ansonsten symptomatische Therapie.
   - Absprache, wer welche Monitoringuntersuchungen und Kontrollen durchführt

- Was ist mit dem Patienten zu besprechen/gemeinsam zu entscheiden?
  - Ganzheitlicher Ansatz mit Besprechung der Auswirkung auf Funktion, Lebensqualität, Beruf, Stimmung, Beziehungen und Freizeitaktivitäten
  - Formulieren eines Managementplans mit dem Patienten mit Selbstmanagementstrategien und regelmäßiger Evaluation
  - Reassessment oder eine Änderung/Optimierung der bestehenden Dauertherapien, evtl. in Absprache mit dem Rheumatologen
  - Informationen und Hinweise zu allen relevanten Aspekten der Erkrankung und deren Management vermitteln. Insbesondere die guten Remissionsraten durch Basistherapeutika sind erwähnenswert. Hinweise auf Patienteninformationen der Rheumaliga

34.5.2 Patientenmanagement

Patienten mit multiplen Gelenkschmerzen bedürfen einer teamorientierten multiprofessionellen Versorgung. Bei Patienten mit rheumatischen Erkrankungen sollte eine frühzeitige medikamentöse Therapie eingeleitet werden. Bei entsprechendem Ausbildungsstand kann dies bereits der Hausarzt übernehmen (➤ Abb. 34.4).

Patienten mit rheumatischen Erkrankungen haben ein erhöhtes Risiko für das Auftreten von Herzinfarkten. Für COX-2-Hemmer, Diclofenac und Ibuprofen besteht ein erhöhtes Herzinfarktrisiko, jedoch nicht für Naproxen. Die Indikation zu einer medikamentösen Ulkusprophylaxe mit Protonenpumpenhemmer sollte überprüft werden. Bei gutem Ansprechen auf die DMARD-Therapie kann auf NSAR und Kortikoide oft verzichtet werden. Die Patienten sollten zu regelmäßigen dynamischen Bewegungsübungen und einem individuell abgestimmten Kraft- und Ausdauertraining entsprechend ihrer Belastbarkeit ermutigt werden. Bei Funktionseinschränkungen kann Physio- und Ergotherapie verordnet werden. Stellen Sie Ihre Patienten mit Fußbeschwerden trotz ansonsten ausreichender Therapie einem Spezialisten für fachgerechte Schuhversorgung vor.

Rheumatoide Arthritis
vereinfachtes Management (RA)*

* geeignet für Männer und Frauen ab 16 Jahren

- Morgensteifigkeit > 30 min
- ≥ 2 schmerzhafte und geschwollene Gelenkregionen > 6 Wochen
- symmetrischer Befall der MCPs und/oder MTPs

Fehlende Schlüsselsymptome und negative Laborwerte schließen eine RA nicht aus!

- ausführliche Anamnese und Untersuchung, Ausschluss anderer Ursachen (Infektionen)
- BSG/CRP ↑
- RF und/oder anti-CCP positiv

Initialtherapie:
- Analgetika (z.B. Paracetamol)
- Omega-3-Fettsäuren
- Patientenschulungen, Selbsthilfegruppe
- Bewegung
- Kälte- und/oder Wärmebehandlung
- erweiterte Betreuung (Physiotherapie, Ergotherapie, Podologie, Psychotherapie und andere)
- Bewertung des Gewichts (BMI, Erschöpfung, Schlafqualität, Aktivitäten des täglichen Lebens etc.)

Wichtig:
Nach sorgfältiger Prüfung der Medikamentenverträglichkeit, des kardiovaskulären, gastrointestinalen und Nierenstatus in der Regel: Paracetamol und Naproxen wegen geringerer Nebenwirkungen bevorzugen. NSAR oder COX-2-Inhibitoren, falls nötig mit Protonenpumpeninhibitor verordnen.

weitere Gelenkschwellung über 6 Wochen
(auch wenn RF und/oder anti-CCP negativ)

Überweisung Rheumatologie:
- unverzüglich bei mehreren geschwollenen Gelenken, besonders wenn RF und anti-CCP
- falls 6 Wochen nach Initialtherapie noch Schmerzmedikamente nötig

Im Regelfall nur Absprache mit Rheumatologie:
- DMARDs (z.B. Methotrexat 1 x 25 mg/Woche)
- Low-Dose-Kortison (Prednisolon 5 mg)

Erweiterte Therapie (Verordnung durch Rheumatologie):
- Kombinierte DMARDs (z.B. Methotrexat, Hydroxychloroquin, Sulfasalazin)
- Leflunomid oder Ciclosporin
- Biologika, Anti-TNFs, Anakinra, Rituximab

Weiteres Monitoring (Zusammenarbeit Patient, Hausarzt und Rheumatologie):
- Evaluation Therapieerfolg (z.B. Anzahl befallener Gelenke, BSG, CRP, Funktionsumfang Gelenke)
- Monitoring Medikamentennebenwirkungen (Haut, Knochenmark, Leber, Niere, Lunge, GIT, Herz, Blut- und Urintests)
- Gewicht, BMI, Stimmung, Schlaf, ATLs und Arbeit, Erschöpfung, jährliche Fußkontrolle
- rheumatologische Kontrolle nach Absprache
- Raucherentwöhnung
- Kontrolle der kardiovaskulären Risikofaktoren
- bei Kortisoneinnahme Bisphosphonate anbieten, auf Bluthochdruck, Katarakt und Hyperlipidämie achten
- Ermutigung zu Bewegung und aktiver Lebensgestaltung

Aggressive Frühbehandlung verhindert Gelenkschäden. Die Behandlung kann jedoch schwerwiegende Nebenwirkungen einschließlich Tod verursachen. Ärzte und Patienten müssen durch regelmäßige klinische und Laboruntersuchungen auf Anzeichen und Symptome einer potenziellen Toxizität achten.

Abb. 34.4 Vereinfachter Algorithmus Rheuma: frühe Diagnose und Management in der Hausarztpraxis (in Anlehnung an NHMRC 2009) (ATLs = Aktivitäten des täglichen Lebens; GIT = Gastrointestinaltrakt; MCP = Metakarpophalangealgelenk; MTP = Metatarsophalangealgelenk) [W1153–001]

TIPP

Hilfen zur Optimierung der Arzneitherapie

Hilfen finden sich in der S2e-Leitlinie sowie auf der Webseite der Deutschen Gesellschaft für Rheumatologie in Form von Merkblättern für Ärzte und für Patienten. Die nachstehend aufgeführten Merkblätter zur Therapie rheumatischer Krankheiten bieten Informationen zu Wirkweisen, Indikationen, Dosierungsempfehlungen, Nebenwirkungen und Überwachungsbögen:

- Merkblätter:

  https://dgrh.de/Start/Versorgung/Therapieinformationen/Therapieinformationsb%C3%B6gen.html

- Rheuma-Fragebogen:

  https://rheuma-hi.de/downloads/rheuma-fragebogen.pdf

Patienteninfo

- Deutsche Gesellschaft für Rheumatologie, Info Hotline 030/240 48 470
- Deutsche Gesellschaft für Rheumatologie, Leitlinien:

  https://dgrh.de/Start/Publikationen/Leitlinien/DGRh-Leitlinien-(federf%C3%BChrend).html

- Deutsche Rheumaliga: Info-Hotline 01804/60 00 00
- Merkblätter:

  www.rheuma-liga.de/merkblaetter/

- Patienteninformation Rheuma:

  www.rheuma-liga.de/hilfe-bei-rheuma/

LITERATUR

Braun J, Krüger K, Manger B. Cardiovascular comorbidity in inflammatory rheumatological conditions. Dtsch Arztebl Int 2017; 114: 197–203.

Palmer T, Toombs JD. Managing joint pain in primary care. J Am Board Fam Pract 2004; 17 (suppl 1): S32–S42.

Schmidt CO, Günther KP, Goronzy J et al. Häufigkeiten muskuloskelettaler Symptome und Erkrankungen in der bevölkerungsbezogenen NAKO Gesundheitsstudie [Frequencies of musculoskeletal symptoms and disorders in the population-based German National Cohort (GNC)]. Bundesgesundheitsbl 2020; 63: 415–425.

Simon C, Everitt H, van Dorp F et al. Oxford Handbook of General Practice. 5th edn. Oxford: Oxford University Press 2020.

Smolen JS, Aletaha D, McInnes IB. Rheumatoid arthritis. Lancet 2016; 388: 2023–2038.

Villa-Forte A. Schmerzen in mehreren Gelenken; www.msdmanuals.com/de-de/profi/erkrankungen-des-rheumatischen-formenkreises-und-des-bewegungsapparats/schmerzen-in-und-an-den-gelenken/schmerzen-in-mehreren-gelenken (letzter Zugriff: 25.3.2024).

Witte T. Was ist gesichert in der Therapie der rheumatoiden Arthritis? Internist 2019; 59; 1249–1254.

SYSTEMATISCHER REVIEW

Smith SM, Wallace E, O'Dowd T, Fortin M. Interventions for improving outcomes in patients with multimorbidity in primary care and community settings. Cochrane Database Syst Rev 2016; 3: CD006560.

KAPITEL

35

Jean-François Chenot, Martin Scherer

Schulterschmerzen

35.1 Definition und Epidemiologie

Schmerzen in der Schulter sind der dritthäufigste muskuloskelettale Konsultationsgrund in der Hausarztpraxis und ein komplexer Beratungsanlass. Eine Abgrenzung von Arm- (➤ Kap. 36) oder Nackenschmerzen (➤ Kap. 38) ist nicht immer sicher möglich. Auch internistische Erkrankungen müssen bedacht werden. Das Schultergelenk hat die höchsten Freiheitsgrade der Bewegung und setzt sich aus mehreren Gelenken zusammen (➤ Abb. 35.1). Es wird von einer Vielzahl von Muskeln bewegt. Zur Rotatorenmanschette gehören:

- M. supraspinatus
- M. subscapularis
- M. infraspinatus
- M. teres minor

Die Prognose von Patienten, die sich mit nicht traumatischen Schulterschmerzen in der Hausarztpraxis vorstellen, ist insgesamt gut. Die Beschwerden dauern mehrere Wochen, bessern sich aber meistens innerhalb von 10 Wochen.

35.2 Diagnostische Strategie

Das Glenohumeralgelenk ist im Vergleich zu Knie oder Hüfte mechanisch nicht besonders belastet, sodass arthrotische Veränderungen am ehesten am Akromioklavikulargelenk (ACG) auftreten. Die Omarthrose entwickelt sich meistens sekundär nach Trauma oder bei extremer mechanischer Beanspruchung. Der Großteil der Pathologie spielt sich in den umliegenden Weichteilen ab, was grob beschreibend als **Periarthropathia humeroscapularis** bezeichnet wird.

35.2.1 Ursachen von nicht traumatischen Schulterschmerzen

Allein das Alter und einige klinische Angaben erlauben es oft schon, das Problem einzugrenzen (➤ Tab. 35.1); abwendbar gefährliche Verläufe und seltenere Diagnosen sind ➤ Box 35.1 zu entnehmen.

Box 35.1

Was man nicht übersehen sollte: abwendbar gefährlicher Verlauf

- Herzinfarkt mit Ausstrahlung in die linke Schulter (und Hals)
- Milzruptur mit Ausstrahlung in die rechte Schulter
- Pneumothorax bei Schulterschmerzen und Luftnot
- Radikuläre Reizung bei zervikalem Bandscheibenvorfall bei Ausstrahlung in den Arm
- Septische Arthritis nach Schulterinjektion oder Operation
- Metastasen (ca. 7 % aller Knochenmetastasen gehen in die Schulter)
- Pancoast-Tumor

Diagnosen seltener oder sekundärer Ursachen

- Omarthrose
- Habituelle Schulterluxation
- Schulterbeteiligung bei rheumatisch entzündlichen Erkrankungen
- Schulterschmerzen bei großen Brüsten
- Adhäsive Kapsulitis (Frozen Shoulder)
- Avaskuläre Nekrose des Humeruskopfes nach Trauma
- Myelom
- Knochenmetastasen
- Omagra (Gichtanfall in der Schulter)

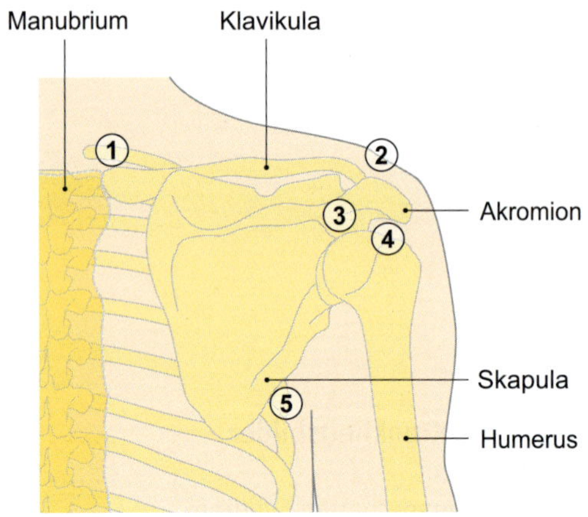

Abb. 35.1 Die fünf „Gelenke" der Schulter: ① Sternoklavikulargelenk, ② Akromioklavikulargelenk, ③ Akromiohumeralgelenk, ④ Glenohumeralgelenk, ⑤ Skapulothorakale Gleitfläche [L141]

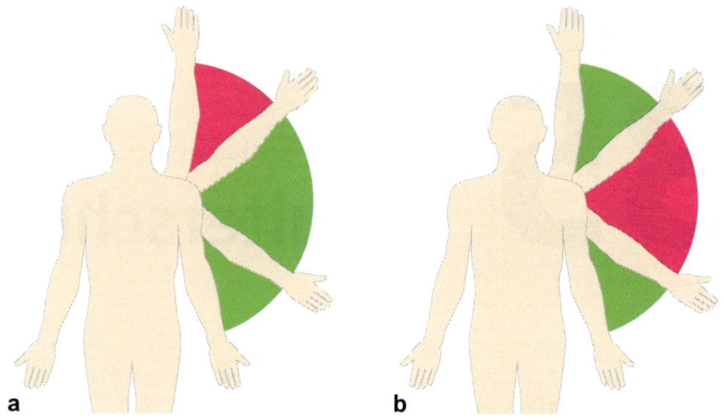

Abb. 35.2 Painful Arc (Schmerzhafter Bogen): a) bei ACG-Arthrose (➤ Kap. 35.4.5) b) bei Impingement-Syndrom (➤ Kap. 35.4.1) [L141]

Tab. 35.1 Wahrscheinlichste Diagnose bei Schulterschmerzen

Präsentation	Assoziierte Erkrankung
Alter	
• < 40 Jahre • > 40 Jahre • > 70 Jahre	• Impingement, Schulterinstabilität • Glenohumerale Arthrose • Riss oder Ruptur der Rotatorenmanschette
Verringerter passiver Bewegungsumfang	• Frozen Shoulder
Nachtschmerz	• Frozen Shoulder, Rotatorenmanschette • Bursitis subacromialis
Schmerzen bei Überkopfarbeiten	• Impingement
Schwäche im Arm	• Rotatorenmanschetten-Syndrom
Sport	• Schulterinstabilität • Akromioklavikulargelenkarthrose
Schmerzausstrahlung bis unter den Ellenbogen Taubheit/Kribbeln im Arm	• Zervikale Pathologie • Thoracic-Outlet-Syndrom
Sturz/Trauma	• Subkapitale Humerusfraktur • Schultereckgelenkssprengung • Klavikulafraktur • Rotatorenmanschetten-Syndrom/-Ruptur

35.2.2 Bewegungsprüfung

Schon beim Ausziehen für die körperliche Untersuchung können erste Schlüsse bzgl. Schmerzstärke und funktioneller Beeinträchtigung gezogen werden. Man kann sich den Schmerz zeigen lassen. Selten erlaubt bereits die **Inspektion** eine Verdachtsdiagnose; so können Atrophien des M. infraspinatus oder supraspinatus sichtbar sein. Konstitutionell können bei Leptosomen die Schulterblätter deutlich abstehen. Ein nur einseitig hervortretendes Schulterblatt wird als **Scapula alata** bezeichnet. Ursächlich ist eine Läsion des N. thoracicus longus, der aus C5–7 entspringt und den M. serratus anterior versorgt.

Zur orientierenden Untersuchung ist der **Nacken- und Schürzengriff** üblich, der es erlaubt, den **Bewegungsumfang** im Seitenvergleich zu untersuchen. Die Kombination mit dem Finger- und Handflächenzeichen (➤ Tab. 35.2) sowie die Aufforderung, die Arme über den Kopf zu heben, mit Schmerzangabe (Painful Arc) (➤ Abb. 35.2), gibt oft schon eine gute Ersteinschätzung.

Ist eine aktive Bewegung nicht möglich, kann dies z. B. durch eine Ruptur der Sehne des M. supraspinatus bedingt sein. Ist eine aktive Bewegung nicht möglich, sollte der Untersucher eine passive Bewegungsprüfung durchführen.

Durch die Vielzahl an Muskeln, die das Schultergelenk bewegen, ist eine sichere Beurteilung kaum möglich; so ist der M. deltoideus an fast allen Bewegungen beteiligt. Es gibt eine Vielzahl diagnostischer Tests für die Schulter mit relativ bescheidenen Testgütekriterien (➤ Kap. 4.3). Durch die Kombination mehrerer Untersuchungen lässt sich aber meist eine ausreichend sichere Arbeitsdiagnose stellen. Die einzelnen Muskeln der Rotatorenmanschette können am besten hinter dem Patienten stehend untersucht werden (➤ Tab. 35.2).

35.2.3 Weiterführende Untersuchungen

- Das native **Röntgen** trägt, weil der Großteil der Pathologien die Weichteile betrifft, nur wenig dazu bei, nicht traumatische Schulterschmerzen abzuklären, und sollte daher nur in Ausnahmefällen begründet veranlasst werden. Aufnahmen zur Evaluation des Schulterdachs nach Bigliani zur Beurteilung einer knöchernen Verengung des subakromialen Raums bei Impingement zeigen keine Korrelation mit den klinischen Beschwerden.
- Die stark untersucherabhängige **Ultraschalluntersuchung** der Schulter hat eine gute Sensitivität (79–99 %) und Spezifität (94–99 %) für Affektionen der Supraspinatussehne. Sie gehört nicht zum Leistungsspektrum der Hausarztpraxis.
- Ein **MRT** sollte nur mit einer gezielten Fragestellung, aus deren Beantwortung sich eine spezifische therapeutische Konsequenz ergibt, durchgeführt werden; etwa, ob eine Reinsertion einer rupturierten Sehne erfolgen soll.

Tab. 35.2 Untersuchung der Schulter (Fotos: [T500])

Prüfung Innenrotation Zeigen mit dem Finger auf das AC-Gelenk deutet auf eine ACG-Arthrose hin.	**Finger und Handflächenzeichen auf die Aufforderung, die schmerzhafte Stelle zu zeigen** Zeigen mit der Handfläche deutet auf ein Rotatorenmanschettenproblem oder ein Impingement hin.
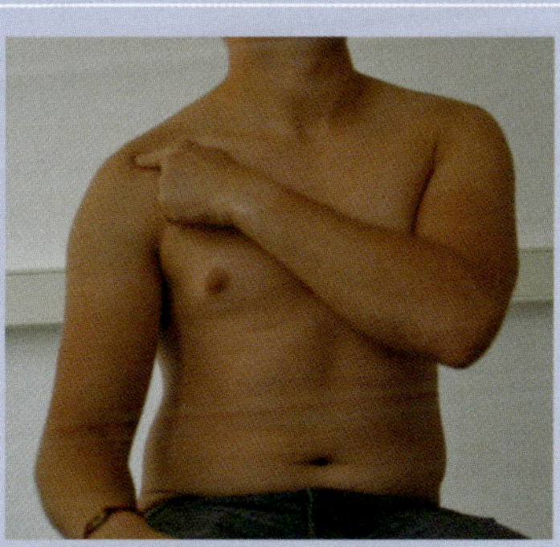	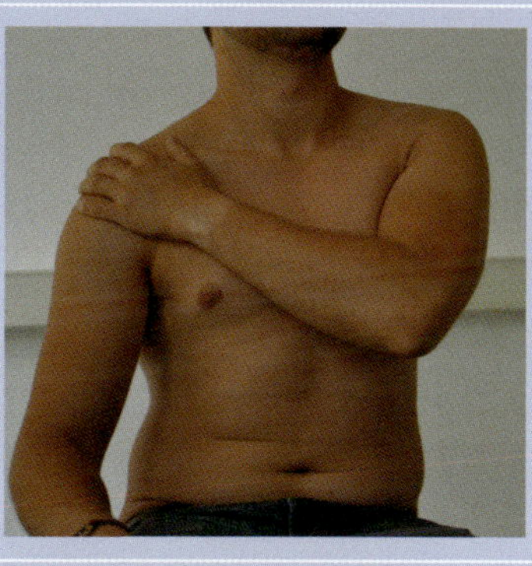
Prüfung Innenrotation gegen Widerstand • M. subscapularis • M. pectoralis major	**Prüfung Außenrotation gegen Widerstand** • M. infraspinatus • M. teres minor Sensitivität 42 %, Spezifität 90 % für eine Affektion der Supraspinatussehne
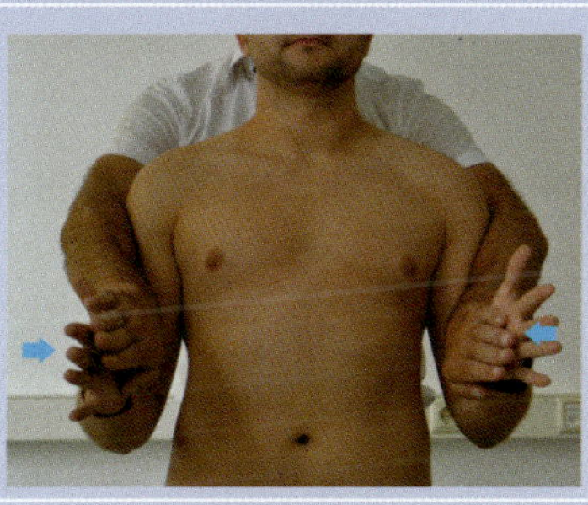	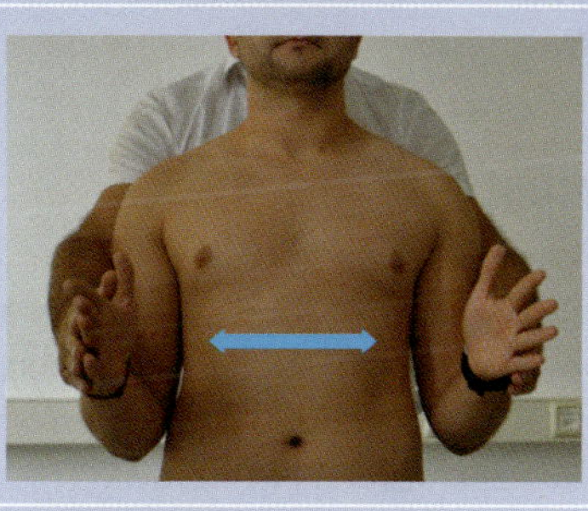
Empty-can-Test (Patient leert eine Büchse aus): Die innenrotierten Arme sollen – eine Variation des Jobe-Tests – eine isolierte Prüfung des M. supraspinatus ermöglichen. Sensitivität 88 % (80–96), Spezifität 62 % (53–71) für eine Affektion der Supraspinatussehne	**Abduktion gegen Widerstand** • M. supraspinatus • M. deltoideus
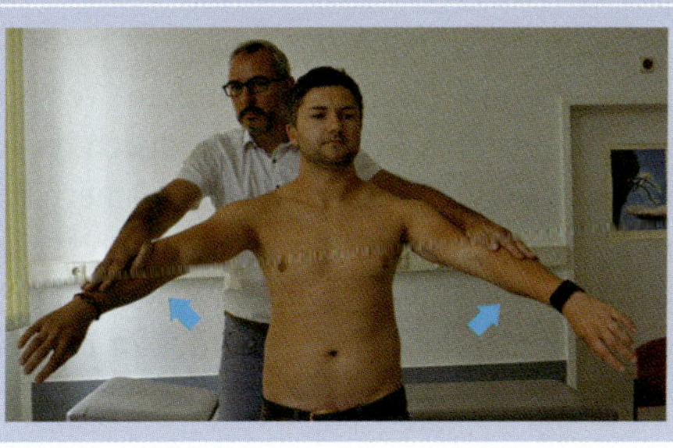	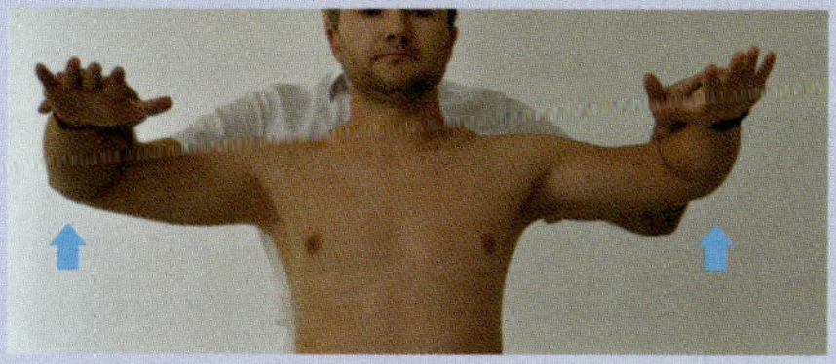

Tab. 35.2 Untersuchung der Schulter (Fotos: [T500]) (*Forts.*)

Forcierter Adduktionstest (Cross-Body-Action-Test): Kommt es bei Kompression des ACG durch kraftvolle Adduktion in der Horizontalen zu einer Schmerzverstärkung, ist der Test positiv und Hinweis für eine ACG-Arthrose. Sensitivität 77 %, Spezifität 79 %	**Neer-Test:** Eine Hand fixiert die Scapula, während die andere den Arm in Elevation und Innenrotation führt. Kommt es dabei zum schmerzhaften Anstoßen des Tuberculum majus am Schulterdach, ist der Test positiv für ein Impingement-Syndrom. Sensitivität 79 % (75–82), Spezifität 53 % (42–48)
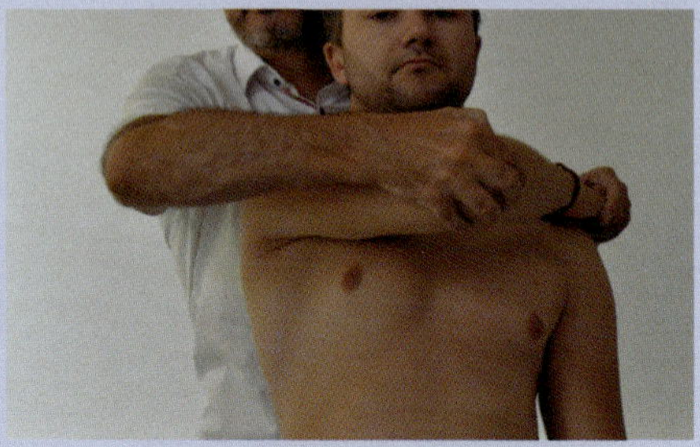	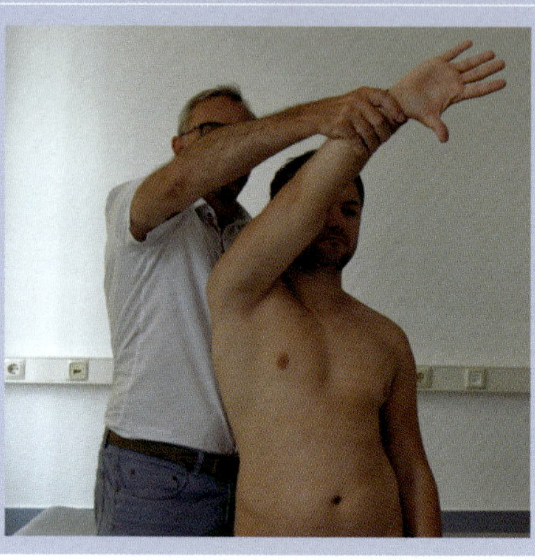

35.3 Therapiestrategie

Da die Abgrenzung der einzelnen Krankheitsbilder klinisch nicht immer sicher gelingt und die Prognose günstig ist, erfolgt die Therapie im Regelfall gestuft. **Konservative Maßnahmen** wie NSAR und Physiotherapie sollten zuerst versucht werden. Trotz mangelnder Evidenz ist auch Taping ein vertretbarer Behandlungsversuch.

Eine Ultima Ratio sind **Steroidinjektionen** in die Schulter, die eine geringe kurz- und mittelfristige Besserung bei Impingement und Tendinitis der Rotatorenmanschette zeigen, langfristig aber keine gesicherten Vorteile haben. Sie sind inhärent mit einem Verletzungs-, Blutungs- und Infektionsrisiko verbunden. Unter Beachtung der Hygienevorschriften und bei adäquater Aufklärung können auch Hausärzte diese durchführen. Ob von vorn oder von hinten in die Schulter injiziert wird, hat keinen Einfluss auf die Wirksamkeit. Von Orthopäden wird teilweise die Mischung mit einem Lokalanästhetikum propagiert. Aus dem Ansprechen der Beschwerden auf die kurzfristige lokale Betäubung werden diagnostische Schlüsse gezogen. Davor kann nur gewarnt werden. Durch die Mischung zweier Arzneimittel wird ein neues Arzneimittel in den Verkehr gebracht, und die Gewährleistung geht auf den mischenden Arzt über. Alternativ ist die Gabe **oraler Steroide** möglich.

Schätzungen, dass 30 % der Patienten mit nicht traumatischen Schulterschmerzen operiert werden, erscheinen aus hausärztlicher Sicht zu hoch gegriffen. Nach Traumata, bei chronischen Beschwerden mit Krankschreibung über mehrere Wochen, bei Leistungssportlern und wenn eine operative Therapie überhaupt erwogen wird, wird eine Mitbehandlung durch einen Spezialisten empfohlen.

Leistungssportler in Wurfdisziplinen und Schwimmer mit Schulterschmerzen sollten sportärztlich betreut werden.

35.4 Spezielle Krankheitsbilder

Die Abgrenzung der einzelnen Erkrankungen der Schulter ist klinisch schwierig, und die Krankheitsbilder gehen teilweise ineinander über *(mixed shoulder pain)*. So entsteht z. B. eine Tendinosis calcarea putativ infolge eines Mikrotraumas durch ein Impingement, das sich klinisch als Rotatorenmanschetten-Syndrom mit Schmerzen bei Abduktion äußert.

35.4.1 Impingement

Unter Impingement (engl. *impinge* = anstoßen) versteht man ein Engpasssyndrom unter dem Schulterdach, durch das die Sehnen der Rotatorenmanschette ziehen. Das kann knöchern bedingt sein, aber auch durch Schwellung oder funktionell durch eine anteriore Verlagerung des Humeruskopfes. Häufige Auslöser sind ungewohnte Überkopfarbeiten (Decke streichen) oder zu enthusiastischer Sport nach langer Trainingspause. Treten die Beschwerden nur in Extrempositionen auf, wie sie beim Painful Arc oder beim Neer-Test (➤ Tab. 35.2) beschrieben sind, ist die Prognose günstig. Die entzündliche Schwellung kann durch Schonung, NSAR und, wenn das nicht ausreichend hilft, Kortikoide behandelt werden. Physiotherapie mit Dehnung der Brustmuskulatur und Pendelübungen mit leichten Gewichten können die Situation verbessern.

Die pathophysiologische Vorstellung einer knöchernen Enge unter dem Schulterdach und ihre chirurgische Behandlung durch Abfräsen des Schulterdachs, um den subakromialen Raum zu erweitern, ist durch RCTs erschüttert worden. Es konnte kein Nutzen gezeigt werden. Von einigen wird das Konzept Impingement ganz abgelehnt.

Ein relativ seltenes und sehr schmerzhaftes Krankheitsbild ist die **Bursitis subacromialis.** Die Schmerzen bestehen typischerweise auch nachts unabhängig von mechanischer Belastung. Die Bursitis kann selten infektiös bedingt sein oder im Rahmen einer rheumatischen Erkrankung auftreten.

Kommt es durch Mikrotraumen der Sehnen zu einer Verkalkung **(Tendinosis calcarea, Kalkschulter),** kann diese die mechanische Situation verschlechtern. Verkalkungen werden altersabhängig bei bis zu 20 % der Bevölkerung gefunden. Sie sind mit Schulterschmerzen assoziiert, werden aber häufig auch bei beschwerdefreien Personen gefunden, sodass die Annahme eines kausalen Zusammenhangs mit den Schmerzen nur eingeschränkt möglich ist. Die Therapie ist konservativ.

Die sehr schmerzhafte **Stoßwellentherapie** soll Kalkdepots verkleinern oder auflösen. Die Evidenz für den Nutzen wird aktuell als unzureichend bzw. unklar bewertet, daher ist sie keine Leistung der gesetzlichen Krankenkasse.

35.4.2 Rotatorenmanschetten-Syndrom

Unter einem Rotatorenmanschetten-Syndrom werden die Entzündunng und partielle oder komplette Rupturen von Sehnen der Muskeln der Rotatorenmanschetten verstanden. Am häufigsten ist der Supraspinatus betroffen. Als Ursache wird neben Trauma, Überlastung und degenerativen Veränderungen auch ein Impingement angenommen. Oft suchen nach dem ersten Schneefall mehrere Patienten am selben Tag mit akuten Schulterschmerzen nach ungewohnter Belastung durch das Schneeräumen den Hausarzt auf. Klinisch dominieren Schmerzen bei der Abduktion, die diese beschränken oder unmöglich machen. In der akuten Phase ist die Abgrenzung eines Anrisses von einer kompletten Ruptur schmerzbedingt oft nicht sicher möglich. Hier kann die Ultraschalluntersuchung bei der Differenzierung helfen. Die Therapie ist meist konservativ. In der akuten Phase ist Physiotherapie nicht indiziert.

Da der Muskel nach der Ruptur schnell degeneriert, sollte eine prinzipielle Entscheidung, ob eine operative Therapie infrage kommt, zeitnah getroffen werden. Bei den meist älteren Frauen ist der Nutzen fraglich, sodass hier nach Beratung individuell entschieden werden sollte. Nach einigen Monaten ist die Schulter meist schmerzfrei, aber die funktionellen Einschränkungen bleiben. Je jünger die Patienten sind, umso eher sollte eine Abklärung durch den Spezialisten erfolgen.

LEITLINIEN

S2e-Leitlinie „Rotatorenmanschette". AWMF-Registernummer 033-041:

https://register.awmf.org/assets/guidelines/033-041l_S2e_Rotatorenmanschette_2017-04_01-abgelaufen_01.pdf

35.4.3 Bizepssehnenruptur

Betroffen sind meistens Männer > 50 Jahre nach einem Bagatelltrauma oder bei alltäglichen Aktivitäten. Manche berichten, einen Knall gehört zu haben. Am häufigsten reißt der Kopf der langen Bizepssehne vom Glenoid ab. Im akuten Stadium sind der Bizepskopf im Oberarm als Wulst und evtl. ein Hämatom sichtbar. Der Kraftverlust ist meist minimal; betroffen ist vor allen die Supination. Eine operative Reinsertion der Sehne ist möglich, worüber Patienten aufgeklärt werden sollten. Oft wird wegen der geringen Schmerzen und Funktionseinbußen darauf verzichtet. Gründe für eine zeitnahe Überweisung zum Spezialisten sind ein relevantes Trauma, starke Schmerzen, starke Funktionseinschränkung und ein jüngeres Alter.

35.4.4 Adhäsive Kapsulitis

Die adhäsive Kapsulitis (Frozen Shoulder) ist in der Hausarztpraxis eine relativ seltene Erkrankung. Sie tritt entweder idiopathisch oder nach einem Trauma auf und ist mit einer schmerzhaften Schrumpfung der Gelenkkapsel verbunden. Pathognomonisch ist die eingeschränkte passive Beweglichkeit. Der Verlauf ist langwierig (18–24 Monate) und verläuft in drei Phasen:

I. *Freezing phase* mit Entzündung und Schmerzen
II. *Frozen phase* mit Schultersteife und weniger Schmerzen
III. *Thawing shoulder* mit langsam verbesserter Beweglichkeit, „Auftauen"

Aufgrund der Seltenheit und langen Dauer ist eine orthopädische Mitbehandlung empfehlenswert. Physiotherapie sollte in der Entzündungsphase unterbleiben und wird auch nicht toleriert. Bei starken Schmerzen, die mit NSAR nicht ausreichend gelindert sind, können orale Kortikosteroide (10 mg Prednisolon initial) helfen. Wenn die entzündliche Phase vorbei ist, kann durch Spezialisten in lokaler Betäubung eine Hydrodilatation der Gelenkkapsel mit sterilem Kochsalz durchgeführt werden, um Verwachsungen zu lösen und die Gelenkkapsel zu dehnen.

35.4.5 ACG-Arthrose

Die ACG-Arthrose ist ein schwierig zu behandelndes Krankheitsbild. Die Behandlung ist primär konservativ. Wie bei anderen Arthrosebeschwerden dauern die Schmerzen in der aktivierten Phase oft Wochen bis Monate und bessern sich dann. Bei chronischen Beschwerden kann eine Steroidinfiltration des Gelenks erwogen werden. Operative Verfahren sind die Ultima Ratio und kommen am ehesten nach einer Verletzung infrage.

35.4.6 Schulterinstabilität und habituelle Luxation

Patienten mit Schulterinstabilität klagen über das Gefühl, dass die Schulter teilweise oder komplett nicht mehr in der Gelenkpfanne ist (Auskugeln), was mit Schmerzen und Funktionseinbußen verbunden ist. Teilweise kann der normalerweise nicht tastbare Humeruskopf getastet werden. Bei der Vorstellung in der Praxis ist der Humeruskopf meist schon wieder reponiert. Ursachen sind Traumata oder eine angeborene Schwäche der Sehnen und Bänder, die das Schultergelenk stabilisieren. Auf eine Provokation der Luxation zu diagnostischen Zwecken, etwa mit dem Apprehension-Test, sollten Hausärzte verzichten.

Beim Erstereignis sollte eine Abklärung durch Spezialisten erfolgen und auf eine Reposition ohne Röntgenkontrolle verzichtet werden. Mögliche Komplikationen sind Arthrosebeschwerden oder ein Abriss des Labrum glenoidale (Bankart-Läsion, die evtl. chirurgisch behandelt werden kann), und ein Anschlagen des Humeruskopfes an das untere Glenoid mit Impression (Hill-Sachs-Delle). In der Regel wird die Schulterinstabilität konservativ behandelt. Nach akutem Ereignis sollte die Schulter geschont werden. Physiotherapie dient vor allem der Kräftigung der umgebenden Muskulatur und sollte wegen des meist chronisch-rezidivierenden Problems zur selbstständigen Durchführung der Übungen führen. Viele Patienten können ihre Schulter selbst wieder einrenken.

35.4.7 Schmerzen nach Schultertrauma

Schulterschmerzen nach Sturz oder Sportunfällen können nur ausnahmsweise in der Hausarztpraxis alleine gemanagt werden, wenn z. B. keine aktive Bewegungseinschränkung vorliegt. Eine suffiziente Untersuchung ist aber oft schmerzbedingt nicht möglich. Ist initial eine Fraktur unwahrscheinlich oder radiologisch ausgeschlossen, kann erst einmal der Verlauf beobachtet werden. Kommt es innerhalb der ersten 7 bis 10 Tage zu keiner deutlichen Besserung der Schmerzen und Funktionseinschränkung, muss ein Binnenschaden (z. B. Labrumruptur) ausgeschlossen werden. Lange Ruhigstellung und Schonung sollten vermieden werden.

35.4.8 Subkapitale Humerusfraktur

Die Behandlung der subkapitalen Humerusfraktur ist eine Domäne der Unfallchirurgie. Sie betrifft vor allem Frauen und ältere Patienten. Ein großer Teil nicht dislozierter Frakturen wird konservativ behandelt und dann oft von Hausärzten mitbehandelt (➤ Tab. 35.3). Es gibt keine verbindliche Leitlinie; daher sind Abweichungen in der Nachsorge und notwendige Röntgenkontrollen individuell abzusprechen.

Tab. 35.3 Konservative Therapie der subkapitalen Humerusfraktur (Burkhart et al. 2013)

Woche	Therapie
1	Gilchrist-Verband, Beübung von Ellenbogen und Hand
2–3	Pendelübungen
4–6	Aktiv assistierte Physiotherapien bis 90° Abduktion/Anteversion
Ab 7	Freigabe nach Röntgenkontrolle

Der Bewegungsumfang durch die Kapselschrumpfung bleibt meist dauerhaft eingeschränkt. Eine Fraktur sollte Anlass bieten, die Indikation für eine Osteoporosediagnostik zu prüfen (➤ Kap. 72).

35.4.9 Klavikulafraktur

Schmerzen nach einer Klavikulafraktur treten manchmal erst mit Verzögerung auf, sodass eine Erstkonsultation in der Hausarztpraxis vorkommt. Bei klinischem Verdacht auf eine Klavikulafraktur, die im Seitenvergleich oft gut tastbar ist, sollte auf jeden Fall eine Röntgenkontrolle erfolgen, um Mehrfragmentfrakturen, die keine Aussicht auf eine konservative Bruchheilung haben, zu erkennen. Eine nicht oder unzureichend konservativ behandelte Fraktur kann zu **Pseudarthrosen** führen, was die Stabilität des Schultergürtels stark beeinträchtigen kann. Das Nachziehen eines Rucksackverbands bei konservativer Therapie kann in der Hausarztpraxis erfolgen.

LITERATUR

Balke M, Schmidt C, Dedy N et al. Correlation of acromial morphology with impingement syndrome and rotator cuff tears. Acta Orthop 2013; 84: 178–183.

Burkhart KJ, Dietz SO, Bastian L et al. Behandlung der proximalen Humerusfraktur des Erwachsenen. Dtsch Arztebl Int 2013; 110: 591–597.

Laslett M, Steele M, Hing W, McNair P, Cadogan A. Shoulder pain in primary care – part 2: Predictors of clinical outcome to 12 months. J Rehabil Med 2015; 47: 66–71.

Ramappa A, Walley KC, Herder LM et al. Comparison of anterior and posterior cortico-steroid injections for pain relief and functional improvement in shoulder impingement syndrome. Am J Orthop (Belle Mead NJ) 2017; 46: E257–E262.

Reilingh ML, Kuijpers T, Tanja-Harfterkamp AM, van der Windt DA. Course and prognosis of shoulder symptoms in general practice. Rheumatology (Oxford) 2008; 47: 724–730.

Rhon DI, Boyles RB, Cleland JA. One-year outcome of subacromial corticosteroid injection compared with manual physical therapy for the management of the unilateral shoulder impingement syndrome: A pragmatic randomized trial. Ann Intern Med 2014; 161: 161–169.

SYSTEMATISCHE REVIEWS

Cook T, Minns Lowe C, Maybury M, Lewis JS. Are corticosteroid injections more beneficial than anaesthetic injections alone in the management of rotator cuff-related shoulder pain? A systematic review. Br J Sports Med 2018; 52: 497–504.

Ghozy S, Dung NM, Morra ME et al. Efficacy of kinesio taping in treatment of shoulder pain and disability: A systematic review and meta-analysis of randomised controlled trials. Physiotherapy 2020; 107: 176–188.

Karjalainen TV, Jain NB, Page CM et al. Subacromial decompression surgery for rotator cuff disease. Cochrane Database Syst Rev. 2019; 1: CD005619.

Kitridis D, Tsikopoulos K, Bisbinas I et al. Efficacy of pharmacological therapies for adhesive capsulitis of the shoulder: A systematic review and network meta-analysis. Am J Sports Med 2019; 47: 3552–3560.

KAPITEL

36 Schmerzen in Arm und Hand

Ruth Deecke

36.1 Definition und Epidemiologie

Schmerzen im Arm und in der Hand sind ein regelmäßiger Beratungsanlass in der hausärztlichen Praxis. Allein der Bewegungsumfang und das Zusammenspiel vieler Knochen, Sehnen und Bänder lässt eine Vielzahl von Verletzungen und Überlastungssymptomen zu (➤ Abb. 36.1, ➤ Abb. 36.2). Internistische Krankheitsbilder können in den Bereich von Arm und Hand projizieren und müssen differenzialdiagnostisch in Erwägung gezogen werden. Die Epicondylitis lateralis (Tennisellenbogen) ist die häufigste Tendinopathie des Menschen mit einer Prävalenz von 1,3 %. Das Karpaltunnelsyndrom stellt die meistbeschriebene periphere Neuropathie der erwachsenen Bevölkerung dar (Prävalenz 10 %).

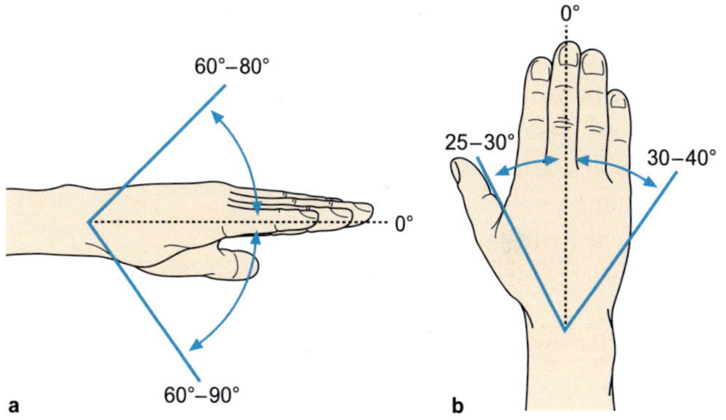

Abb. 36.1 Bewegungsumfang Handgelenk: a) Beugen/Strecken (Flexion/Extension), b) Radial-/Ulnardeviation [L141]

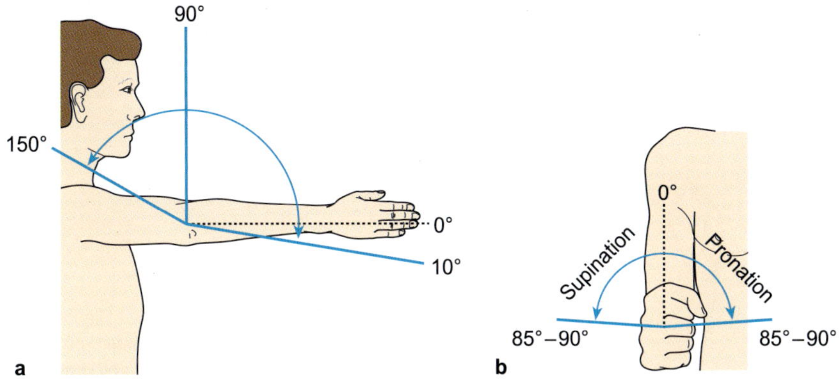

Abb. 36.2 Bewegungsumfang Ellenbogengelenk: a) Beugen/Strecken (Flexion/Extension), b) Pronation/Supination des Unterarms (Unterarmumwendbewegung) [L141]

36.2 Diagnostische Strategie

Sinnvoll ist es, sich bereits während der Anamnese und der sich anschließenden Untersuchung ein „diagnostisches DD" (Differenzialdiagnosen) zu entwickeln (➤ Box 36.1).

Box 36.1

Ursachen von Schmerzen in Arm und Hand

Wahrscheinlichste Diagnosen

- Laterale Epikondylitis (Tennisellenbogen)
- Karpaltunnelsyndrom (KTS)
- Rhizarthrose
- Ursache in Schultergelenkbeschwerden (➤ Kap. 35), Zervikobrachialgie
- Tendinopathien durch Überbelastung

Seltenere Ursachen

- Mediale Epikondylitis (Golferellenbogen)
- Skidaumen
- Morbus Dupuytren
- Bursitis olecrani
- Heberden-Arthrose/Bouchard-Arthrose

Was man nicht übersehen sollte: abwendbar gefährlicher Verlauf

- Angina pectoris
- Myokardinfarkt
- Thrombose/arterieller Verschluss (Paget-von-Schroetter-Syndrom)
- Septische Arthritis
- Neoplasien: Osteosarkom (selten), Pancoast-Tumor (selten)

Diagnosen seltener oder sekundärer Ursachen

- Morbus Chassaignac (Kinder)
- Komplexes regionales Schmerzsyndrom (CRPS)
- Polymyalgia rheumatica
- Thoracic-Outlet-Syndrom
- Psychosomatik („Will der Patient mir etwas sagen?")
- RSI-Syndrom *(repetitive strain injury syndrome)*, Mausarm/Maushand/Omarthrose

Vor der Diagnostik stehen immer die Anamnese und Untersuchung des Armes und der Hand (im Grunde auch der Schulter als angrenzendes Gelenk), wenn nicht eine akute Verletzung bereits die sichtbare Diagnose erklärt.

TIPP

Anamnese, Inspektion, Palpation, ggf. Funktionstests. Beobachten Sie den Patienten beim Betreten des Behandlungszimmers, beim Zeigen und Beschreiben seiner Beschwerden sowie beim Ausziehen.

Die Untersuchung der oberen Extremität bzw. des schmerzhaften Bereichs sollte immer im Seitenvergleich und vollständig entkleidet erfolgen, um etwaige habituelle Veränderungen im Blick zu haben. Hier ist auf Veränderung der Hautbeschaffenheit/Hautfarbe, auf Schwellungen, Überwärmung oder Kälte, Muskelatrophien sowie Achsfehlstellungen oder Gelenkergüsse zu achten. Auch die Nägel sollten mitbeurteilt werden (Tüpfelnägel oder Uhrglasnägel als Hinweis auf internistische Erkrankungen).

36.3 Ellenbogen

36.3.1 Beurteilung

Das Wissen um die knöchernen/anatomischen Landmarken erleichtert die Beurteilung von Pathologien (➤ Abb. 36.3). Diese sollten palpiert werden: Epicondylus humeri medialis et lateralis, Radiusköpfchen und Olekranonspitze, ebenso der Sulcus ulnaris.

Die Ellenbogen sollen in gestreckter Supination und Pronation im Seitenvergleich inspiziert werden.

Prüfen der Bewegung gegen Widerstand:

- Faust gegen Widerstand in Extension halten: Provokation Epicondylus medialis
- Hand gegen Widerstand flektieren: Provokation Epicondylus lateralis

Es gibt eine Vielzahl spezieller Untersuchungsmethoden, die im Alltag der allgemeinmedizinischen Praxis eher eine untergeordnete Rolle spielen und deswegen hier nicht namentlich erwähnt werden.

Häufig kommen die Patienten mit einem speziellen Schmerzanlass, nach Trauma oder Überlastung in die Praxis. Der Ort der

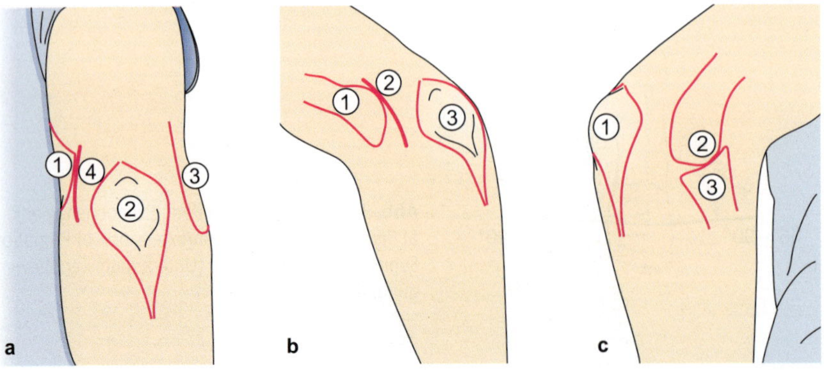

Abb. 36.3 Anatomische Landmarken Ellenbogengelenk: a) Ansicht von dorsal: ① = ulnarer Epikondylus, ② = Olekranonspitze, ③ = radialer Epickndylus, ④ = N. ulnaris; b) Ansicht von dorsomedial: ① = ulnarer Epikondylus, ② = N. ulnaris, ③ = Olekranonspitze; c) Ansicht von dorsoradial: ① = Olekranonspitze, ② = radialer Epikondylus, ③ = Radiuskopf [L141]

Schmerzen kann i. d. R. klar gezeigt werden. Eine mögliche radikuläre Ausstrahlung zervikogener Genese sollte immer bedacht werden.

36.3.2 Spezielle Krankheitsbilder

Epicondylitis humeri radialis/lateralis (Tennisellenbogen)

Die laterale Epikondylitis ist die häufigste Tendinopathie des Menschen. Das wiederholte Heben von Gewichten als berufsbedingte Belastung ist ein prädisponierender Faktor.

Anamnestisch werden repetitive Bewegungen der betroffenen Seite in den letzten Tagen oder Wochen angegeben. Klassischerweise besteht ein Druckschmerz über dem lateralen Epicondylus radialis mit u. U. Ausstrahlung in den Unterarm. Die Schmerzen lassen sich bei Supination und Streckung der Hand oder Finger gegen Widerstand provozieren, sie können auch erst einige Tage nach der Belastung auftreten, sodass eine Ursache nicht immer erinnerlich ist. Hier spielt die möglichst genaue Anamneseerhebung eine nicht unwichtige Rolle. Lokale Überwärmung oder wesentliche Bewegungseinschränkungen bestehen i. d. R. nicht.

Technische Untersuchungen sind nicht indiziert, bei anamnestischem Trauma sollte eine entsprechende Bildgebung erfolgen.

Epicondylitis humeri ulnaris/medialis (Golferellenbogen)

Die mediale Epikondylitis ist deutlich seltener als die laterale. Prädisponierend sind Sportarten, die einen Valgusstress auf den Ellenbogen ausüben und Flexion sowie Pronation des Unterarms erfordern (Golf, Wurfsportarten).

Diagnostisch ist ein entsprechender Schmerz am medialen Epikondylus wegweisend, auch bei Pronation und Beugung der Hand oder Finger gegen Widerstand.

Therapie Mehrfach tägliches Kühlen der betroffenen Region, Vermeiden der schmerzauslösenden Bewegungen. NSAR können den akuten Schmerz lindern, Orthesen schaffen eine rasche Entlastung der Zugkräfte der Muskulatur an den Epikondylen. Physiotherapeutische Maßnahmen wie Kräftigungs- und Dehnübungen an den betroffenen Muskeln wirken ebenfalls lindernd. Insgesamt gibt es jedoch keine Hinweise auf eine Überlegenheit einzelner Maßnahmen.

Nicht zu empfehlen sind Steroidinjektionen oder die extrakorporale Stoßwellentherapie.

Therapierefraktäre Epikondylitiden sollten nach 3 bis 6 Monaten dem Spezialisten zur ggf. Tenotomie mit Ablösung der betroffenen Sehne vom Epikondylus sowie Exzision des pathologischen Gewebes vorgestellt werden.

Prognostisch ist in den meisten Fällen von einer guten Heilungsrate unter konservativen Maßnahmen auszugehen; die Beschwerden gehen oft spontan zurück. Bei der Epicondylitis medialis kann es in der Hälfte der Fälle zu einer Reizung des N. ulnaris kommen.

MERKE

Besonderheit bei Kindern

Subluxation des Radiusköpfchens/Morbus Chassaignac (Pronatio dolorosa)
Entsteht durch plötzlichen Zug am gestreckten Arm und gleichzeitige Pronation des Unterarms bei Kindern zwischen dem 2. und 6. Lj. (Lig. anulare noch nicht kräftig genug). Bei typischem Pathomechanismus und entsprechender Klinik kann der Hausarzt einen Repositionsversuch vornehmen (➤ Kap. 96).

Bursitis olecrani

Der Patient berichtet über eine i. d. R. schmerzlose Schwellung über dem Olekranon (➤ Abb. 36.4).

Eine aseptische Bursitis olecrani ist meist selbstlimitierend. Die weiche Schwellung mit Fluktuation ist gut zu tasten. Im Fall einer Infektion kommen Rötung und Überwärmung dazu, selten auch Allgemeinsymptome und Fieber. Es sollte nach Traumata, Belastung und Verletzungen gefragt werden.

Im Falle einer aseptischen Bursitis reicht i. d. R. das Vermeiden der Druckbelastungen (Ellenbogenschoner) und Kühlen des Bereichs; auch ein Zinkleimverband kann Linderung verschaffen (gekühlt aus dem Kühlschrank noch besser).

Bei Infektionszeichen können eine Inzision, eine Drainage und ggf. eine Antibiose notwendig werden. Hier besteht eine Schnittstelle zum Spezialisten, wenn in der eigenen Praxis keine Punktionen durchgeführt werden. Zum Ausschluss knöcherner Beteiligung sollte ggf. auch eine entsprechende Bildgebung erfolgen.

MERKE

Eine Bursitis olecrani kann im Zusammenhang mit beruflicher Belastung als **Berufskrankheit** anerkannt werden. Hier sind die gesetzlichen Unfallversicherungsträger zuständig. Schon der Verdacht kann gemeldet werden (➤ Kap. 13).

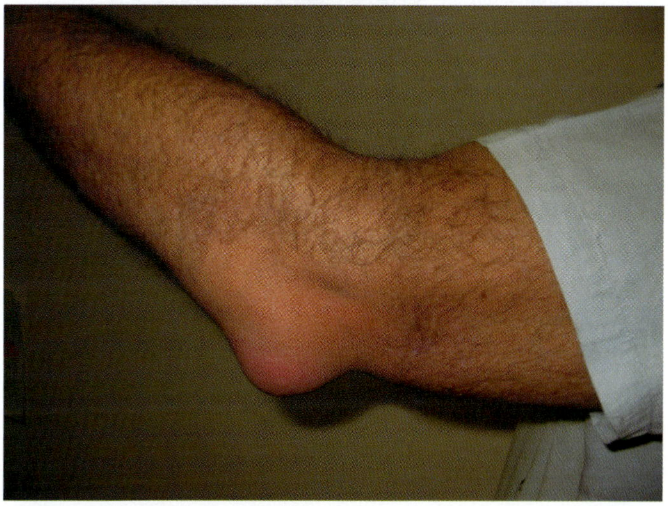

Abb. 36.4 Bursitis olecrani [X333]

36.4 Hände

36.4.1 Beurteilung

Auch hier kommen wieder die anatomischen Landmarken zum Tragen (➤ Abb. 36.5): Palpation von Proc. styloideus radii et ulnae, distales Radioulnargelenk, ulnares Kollateralband, Daumengrundgelenk, einzelne Fingergelenke, Os scaphoideum (Tabatiere).

In der Regel kommen die Patienten mit einem definierten Anliegen, lokalen Schmerzen oder nach Trauma in die Praxis. Dennoch sollten die Hände immer von volar und palmar im Seitenvergleich inspiziert werden. Die Hand- und Fingergelenke werden einschließlich des Daumengrund- und -sattelgelenks palpiert. Der Bewegungsumfang der Gelenke wird im Seitenvergleich beurteilt. Das Überprüfen von Durchblutung, Motorik und Sensibilität (pDMS) steht vor allem bei frischen Handverletzungen im Vordergrund, um eine Verletzung von Nerven und Gefäßen auszuschließen.

36.4.2 Spezielle Krankheitsbilder

Karpaltunnelsyndrom (KTS)

Es handelt sich um die häufigste periphere Polyneuropathie beim Menschen. Frauen sind häufiger betroffen als Männer. Der N. medianus wird bei seinem Durchtritt durch den Karpaltunnel komprimiert; es entstehen Schmerzen im Bereich der Handwurzel. Die Patienten berichten über Dysästhesien im Medianusgebiet. Sich wiederholende Bewegungen im Beruf und auch Schwellungen im Handgebiet fördern die Erkrankung. Auch während einer Schwangerschaft kann durch vermehrte Wassereinlagerungen ein vorübergehendes KTS bestehen.

In der Praxis kann die Diagnose i. d. R. bereits durch die Anamnese (Kribbeln, elektrisierender Schmerz, nächtlicher Ruheschmerz, im fortgeschrittenen Stadium Kraftverlust) und erweiternd durch den Hoffmann-Tinel-Test (Sensitivität 30–95 %, Spezifität 40–92 %) und den Phalen-Test (Sensitivität 52–79 %, Spezifität 30–95 %) gestellt werden (➤ Abb. 36.6):

- Flexion der Handgelenke und Drücken der Handrücken gegeneinander → Phalen-Zeichen (➤ Abb. 36.6b)
- Beklopfen des Karpaltunnels führt zu Schmerzen in den Fingern → Hoffmann Tinel-Test (➤ Abb. 36.6c)

Im Vordergrund steht die Untersuchung der Hand. Im Versorgungsbereich des N. medianus der Hand kann es zu einer herabgesetzten Sensibilität kommen (➤ Abb. 36.6a), im Spätstadium auch zu einer Muskelatrophie des betroffenen Handballens. Auch ein Kraftverlust (z. B. beim Halten einer Wasserflasche) ist möglich.

Trotz der recht klaren klinischen Diagnosemöglichkeit fordern die Operateure zur Diagnosesicherung eine elektrophysiologische Untersuchung in Form einer sensiblen und motorischen Neurografie des N. medianus. Der Leitbefund ist eine reduzierte Nervenleitgeschwindigkeit (NLG) im Karpaltunnel durch Demyelinisierung. Der neurografische Nachweis eines KTS erfolgt mit einer hohen Sensitivität und Spezifität (89 bzw. 98 %). Ferner ist durch die NLG eine Abgrenzung zu zervikalen Radikulopathien möglich.

Therapie Die konservative Therapie besteht zunächst im Verordnen einer Handgelenkorthese, die vorzugsweise nachts anliegen sollte. Hier gibt es von vielen Herstellern entsprechende Varianten, die als Hilfsmittel verordnet werden können. Eine lokale Infiltration von Kortikoid-Kristallsuspensionen hat eine bessere Wirkung als die orale Gabe (beim Spezialisten) und einen schnelleren Wirkungseintritt. Mehrfachinjektionen werden wegen der Gefahr der Sehnen-

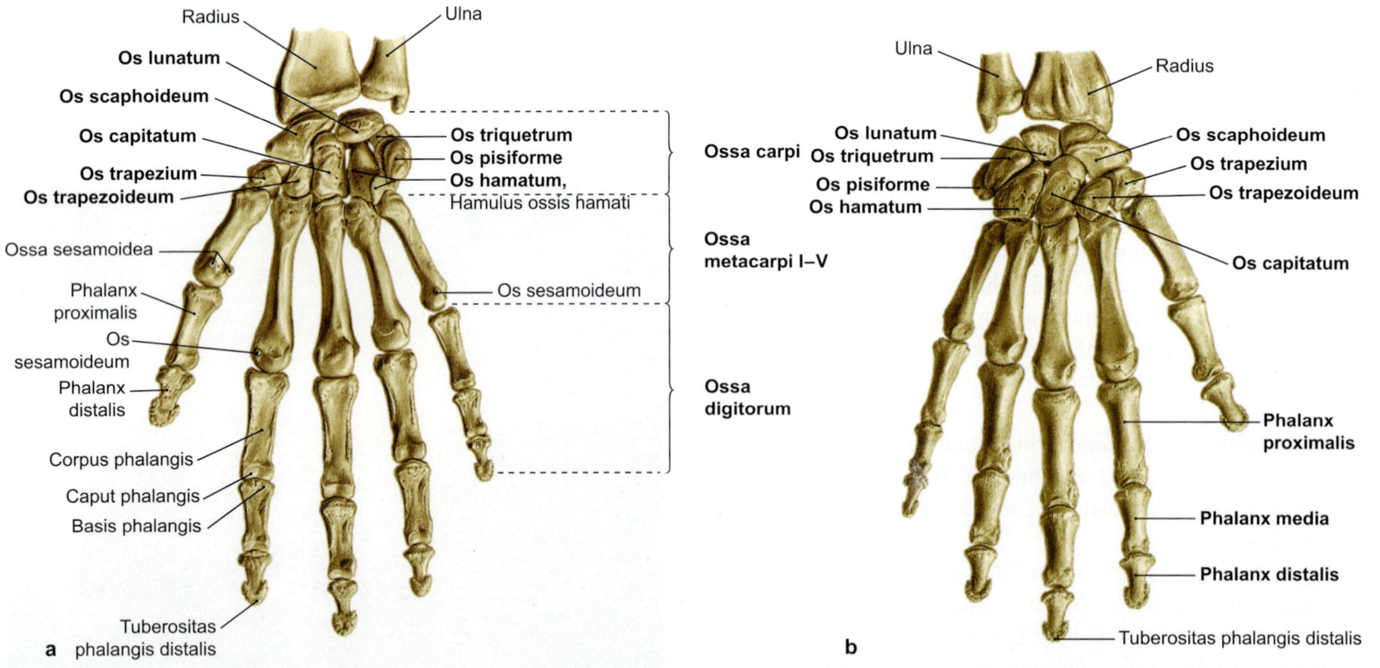

Abb. 36.5 Anatomie des Handgelenks: a) rechte Hand, b) linke Hand [S007] (Sobotta-Archiv aus Paulsen/Waschke. Sobotta Atlas der Anatomie. 25. A. 2022 © Elsevier GmbH)

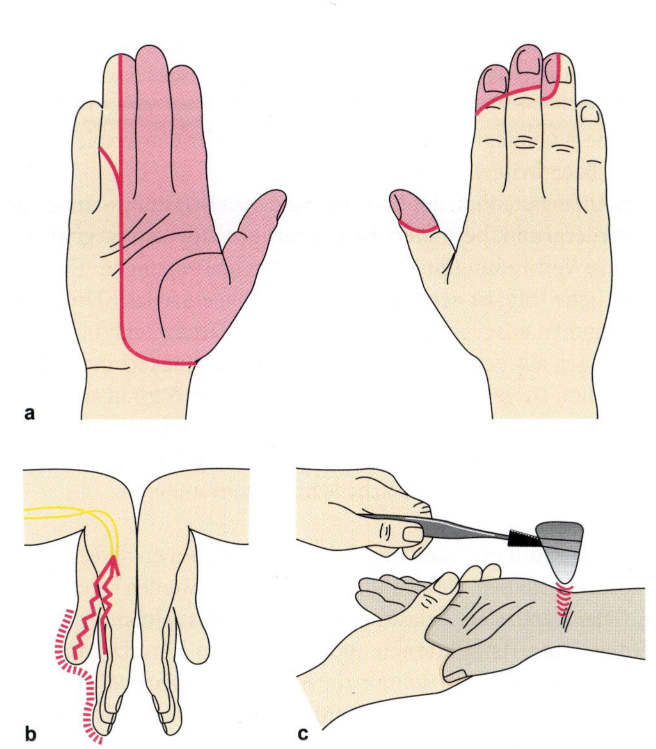

Abb. 36.6 Symptome und Tests bei Karpaltunnelsyndrom: a) typischer Bereich für Missempfindungen im sensiblen Versorgungsbereich des N. medianus, b) Phalen-Zeichen, c) Hoffmann-Tinel-Zeichen [L141]

und Nervenschädigung nicht empfohlen. Die Einnahme oraler Glukokortikoide sollte auf 2 Wochen begrenzt sein. Auch NSAR können Schmerzen lindern, haben aber keinen langfristigen Effekt. Schiene und Operation sind den Kortikoiden in der Wirkung überlegen.

Klagt der Patient über Beschwerden mit einer Dauer von 4 bis 6 Wochen und eine deutliche Einschränkung seiner Lebensqualität, sollte die Überweisung zum Spezialisten erfolgen, im besten Fall bereits mit dem Ergebnis einer neurografischen Untersuchung.

Die operative Behandlung besteht in der vollständigen Spaltung des Retinaculum flexorum, somit einer Dekompression des N. medianus, der Eingriff wird i. d. R. ambulant durchgeführt. Die anschließende Arbeitsunfähigkeit besteht meist für 3 bis 6 Wochen nach frühfunktioneller Bewegung.

MERKE

Ein Zusammenhang des KTS mit der beruflichen Tätigkeit kann als Berufskrankheit anerkannt werden (➤ Kap. 13).

Die Prognose bei rechtzeitiger Behandlung ist gut, der Behandlungseffekt nach operativer Versorgung tritt rasch ein. Nicht vergessen werden sollte, dass die Möglichkeit der spontanen Heilung besteht. Ein abwartendes Offenhalten bzw. der konservative Therapieansatz bei dieser häufigen Erkrankung stellt eine Option dar und sollte mit dem Patienten besprochen werden.

LEITLINIEN

AWMF-S3-Leitlinie „Diagnostik und Therapie des Karpaltunnelsyndroms".
AWMF-Registernummer 005-003:

https://register.awmf.org/de/leitlinien/detail/005-003

Fingerpolyarthrose

Je nach Lokalisation der Veränderungen wird von der Heberden-Arthrose (DIP-Gelenke), Bouchard-Arthrose (PIP-Gelenke) oder Rhizarthrose (Daumensattelgelenk) gesprochen (➤ Abb. 36.7). Die Patienten (gehäuft ältere Frauen) berichten insbesondere über

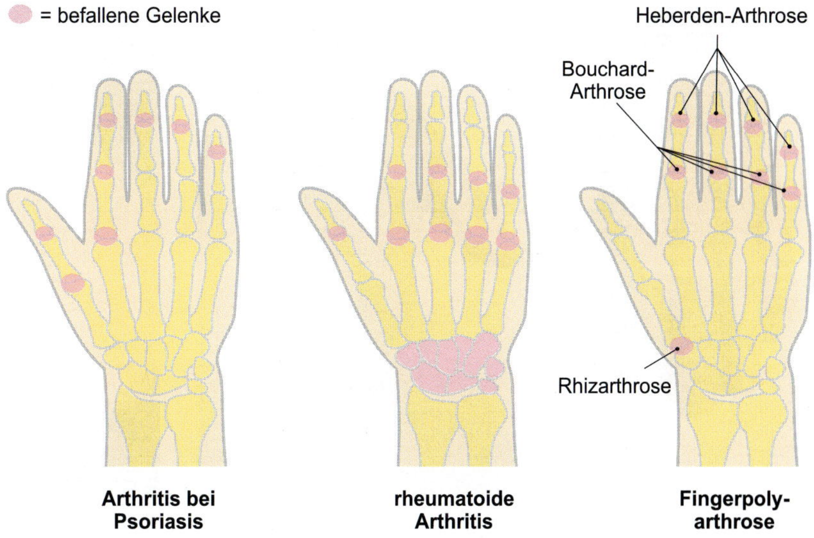

Abb. 36.7 Unterschiedliche Befallsmuster bei rheumatoider Polyarthritis, psoriatischer Arthritis und Fingerpolyarthrose (Heberden-Arthrose, Rhizarthrose und Bouchard-Arthrose) [L190]

Belastungsschmerzen, kaum längere Morgensteifigkeit (hier Abgrenzung zur rheumatoiden Arthritis) und Besserung durch Wärme.

Heberden- und Bouchard Arthrose

Die **Heberden-Arthrose** beschreibt knorpelig-knöcherne Wucherungen an den distalen Interphalangealgelenken (DIP) der Hand (➤ Abb. 36.8), die **Bouchard-Arthrose** an den proximalen Interphalangealgelenken (PIP-Gelenken). Häufig sind diese mit weiteren arthrotischen Veränderungen der Fingergelenke assoziiert.

Das DIP-Gelenk ist das am häufigsten befallene Gelenk der Hand. Frauen sind häufiger betroffen als Männer. In der Regel ist diese harmlose Arthroseform auf die genannten Gelenke beschränkt. Es kommt zu Verformungen der betroffenen Bereiche, im Verlauf auch zu Funktionsbehinderungen und Bewegungseinschränkung.

Im Falle einer aktivierten Arthrose, die intermittierend auftreten kann, sind die Gelenke gerötet, überwärmt und geschwollen.

Therapie Primär geht es um den Erhalt der Funktion der Fingergelenke, die durch Beübung und ggf. ergotherapeutische Behandlung unterstützt werden kann. Im aktivierten Stadium kommen Antiphlogistika und lokale und systemische Analgetika zum Einsatz. Je nach Befund kann Wärme (z. B. durch ein Sandbad oder im Ofen erwärmte Linsen) oder auch Kälte Linderung verschaffen. Die Patienten sollen über die Harmlosigkeit der Erkrankung aufgeklärt werden, wenngleich es zu einer deutlichen Einschränkung der Lebensqualität kommen kann.

Rhizarthrose

Die Rhizarthrose (Arthrose im Daumensattelgelenk) ist die häufigste Arthrose der Hand. Geschätzt leiden bis zu 75 % in der Altersgruppe der > 75-Jährigen unter dieser Form der Arthrose. Eine primäre Rhizarthrose ist multifaktoriell bedingt, die Ursachen sind im Einzelnen nicht bekannt. In der Praxis begegnet uns die sekundäre entzündliche Rhizarthrose infolge von z. B. Erkrankungen aus dem rheumatischen Formenkreis, Infektionen oder Stoffwechselerkrankungen. Ursache kann auch eine vorangegangene Bennet-Fraktur sein. Das weibliche Geschlecht und das Alter sind ein prädisponierender Faktor für das Entstehen einer Rhizarthrose, ebenso wie vorangegangene Traumata und eine ausgeprägte mechanische Belastung (der Klavierspieler eher als der Bauarbeiter).

Im Anfangsstadium der Erkrankung stehen Belastungsschmerzen im Vordergrund, besonders beim kräftigen Oppositionsgriff, vor allem in Verbindung mit verstärkten Drehbewegungen. Eine diagnostische Hilfe ist der **Grind-Test,** bei dem ein axialer Druck auf den Daumen ausgeübt wird, während das Sattelgelenk in beiden Richtungen abwechselnd rotiert und dadurch eine (schmerzhafte) Krepitation ausgelöst werden kann. Im weiteren Verlauf entstehen langsam progredient eine Schwäche und eine zunehmende Steifheit und somit eine eingeschränkte Funktion. Im schweren Fall einer Rhizarthrose können chronische Schmerzen resultieren.

Therapie Ruhigstellung und Schonung, ggf. mit entsprechenden Bandagen/Orthesen, die als Hilfsmittel verordnet werden können und das Gelenk entlasten. Belastungen des Daumens sollten vermieden werden. Kurzfristig können auch NSAR zum Einsatz kommen. Berufstätige Patienten sollten zur Entlastung während des Reizzustands ggf. krankgeschrieben werden. Operative Verfahren sind nur bei schweren, nicht kontrollierbaren Verläufen indiziert; in diesem Fall sollte die Überweisung zu einem guten Handchirurgen erfolgen.

Morbus Dupuytren (Dupuytren-Kontraktur, Kutscherkrankheit)

Die Dupuytren-Kontraktur ist eine langsam fortschreitende Beugekontraktur der Hohlwand-/Palmarfaszie durch Fibrosierung der Sehne vor allem des 4. und 5. Fingers (➤ Abb. 36.9).

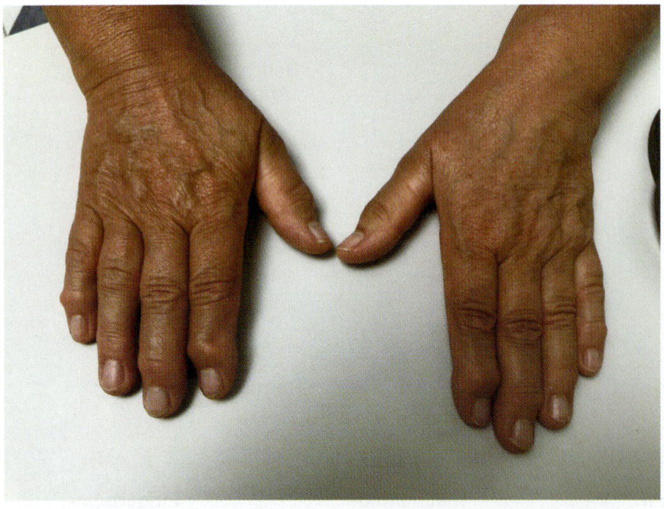

Abb. 36.8 Heberden-Arthrose der distalen Interphalangealgelenke [T500]

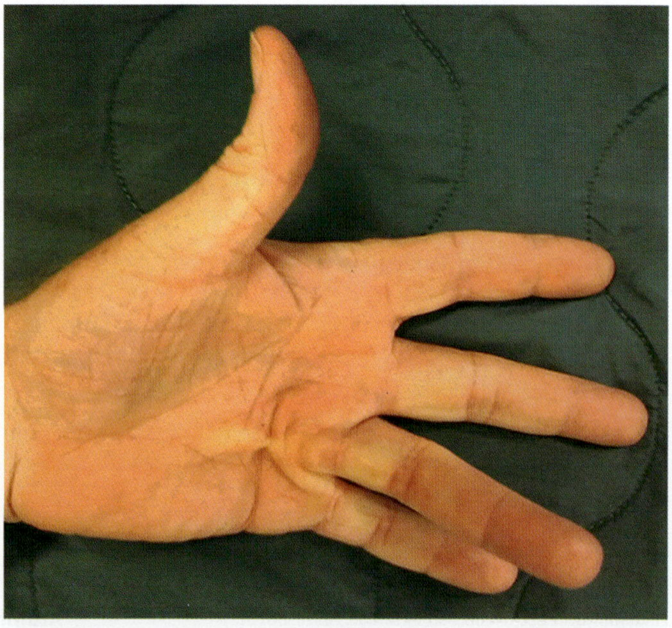

Abb. 36.9 Morbus Dupuytren in fortgeschrittenem Stadium [T698]

Die Patienten (gehäuft Männer > 40 Jahre) stellen sich mit bemerkten Verhärtungen/Knoten im proximalen Bereich eines Fingergrundgelenks vor, Schmerzen bestehen zunächst nicht. Im weiteren Verlauf kommt es zu einer progredienten Kontraktur der Palmaraponeurose und einem störenden Streckdefizit zunächst am Klein-, dann am Ringfinger. Einziehungen der Haut werden sichtbar, beim Zugreifen kann ein Druckschmerz resultieren.

Risikofaktoren für das Entstehen dieser Erkrankung sind neben einer genetischen Prädisposition Rauchen, Alkoholkonsum, Leberzirrhose und Diabetes mellitus; hier sollte bei entsprechender Klinik u. U. die jeweilige Diagnostik angestrebt werden. Das assoziierte Pendant an der Plantaraponeurose der Fußsohle ist der Morbus Ledderhose, ebenso besteht eine Koinzidenz zur Induratio penis plastica. Bei männlichen Patienten sollte diesbezüglich ggf. untersucht werden.

Therapie Primär sollten mehrmals tägliche Dehnübungen der Finger mit Ausreizen des vollen Bewegungsumfangs durchgeführt werden. Die Indikation zur operativen Versorgung als einzige erfolgversprechende Behandlung sollte ab einer Kontraktur von > 30° und zusätzlich betroffenen PIP-Gelenken gestellt werden. Der Eingriff wird ambulant in Lokalanästhesie mit anschließender Schienenanlage durchgeführt. Physiotherapeutische Maßnahmen unterstützen den Heilungsverlauf und das Wiedererlangen der Funktion von Hand und Fingern. Hier ist der Ausgangsbefund maßgeblich.

Tendinopathien durch Überlastung

Prädisponierende Faktoren für das Entstehen von Tendinopathien durch Überlastung sind Überbeanspruchung und einseitig belastende Arbeiten. Auch ein hormonelles Ungleichgewicht wie die Menopause oder eine Schwangerschaft können auslösend sein. Fluorchinolone erhöhen das Risiko für eine Tendinopathie oder gar Sehnenruptur. Die Patienten stellen sich mit stechenden oder ziehenden Schmerzen im entsprechenden Bereich vor. Der Sehnen- und Muskelverlauf ist druckschmerzhaft palpierbar; gelegentlich kann es auch zu einer Schwellung und Rötung kommen.

Insbesondere erwähnenswert ist die **Tendovaginitis de Quervain,** welche die häufigste Tendinitis darstellt und oft beidseitig auftritt. Schmerzen treten auf, wenn Daumen und Handgelenk bewegt werden, an den Procc. styloidei ist eine schmerzhafte Verdickung tastbar. Der **Finkelstein-Test** (passive Ulnardeviation des Handgelenks bei gleichzeitig eingebogenem Daumen) kann den Schmerz provozieren und hilft bei der Diagnosestellung (➤ Abb. 36.10).

Therapie Vorrangig erfolgt die konservative Therapie. Der Patient muss über den meist selbstlimitierenden Verlauf durch Schonung und Meiden der auslösenden Belastung aufgeklärt werden. Bandagen, NSAR und physikalische Therapie in Eigenregie können lindern. Steroidinjektionen sollten wegen der Gefahr einer Sehnenruptur nur streng peritendinös erfolgen, erzielen aber gute Ergebnisse. Eine Tendovaginitis im Zusammenhang mit einer Schwangerschaft ist mit dem Ende der Stillzeit meist selbstlimitierend. Operative Behandlungsverfahren sollten nur in Ausnahmefällen bei absoluter Therapieresistenz zur Anwendung kommen.

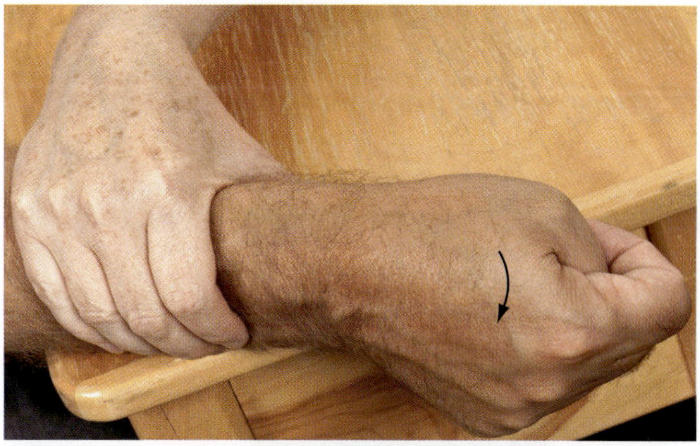

Abb. 36.10 Finkelstein-Test: passive Ulnardeviation des Handgelenks bei gleichzeitig eingebogenem Daumen [E989-002]

MERKE
Eine Tendovaginitis de Quervain kann im Zusammenhang mit beruflicher Belastung als **Berufskrankheit** anerkannt werden (➤ Kap. 13).

RSI-Syndrom

Erwähnt werden soll das bislang wenig und in Deutschland nicht mehr beforschte Krankheitsbild des *repetitive strain injury syndrome* (RSI-Syndrom; umgangssprachlich Mausarm/Maushand). Es umfasst alle Symptome, die bei wiederholter Belastung von Muskeln, Bändern, Sehnen und Nerven in den Armen auftreten können. Nach wiederholten und lang andauernden Tätigkeiten am Computer kommt es zu Schmerzen in Unterarmen, Handgelenken, Händen und Schultern. Es wird davon ausgegangen, dass die beschriebenen Schmerzen durch eine anhaltende Aktivierung der motorischen Einheiten führen, die dann zu degenerativen Prozessen und in der Folge zu Schmerzen führen. Andere Forscher sehen hier kein eigenständiges Syndrom, eher unspezifische Schulter-/Nacken-/Armbeschwerden nach monotoner Tätigkeit.

MERKE
In Australien, Kanada und den USA ist das RSI-Syndrom als Berufskrankheit anerkannt, in Deutschland ist das (noch) sehr schwierig (➤ Kap. 13).

Therapie Therapieziel ist das Wiedererlangen der normalen Funktion des betroffenen Bereichs. Eine Arbeitsunfähigkeitsbescheinigung zur Entlastung, NSAR, ggf. lokales Kühlen und eine moderate Bewegungstherapie stehen im Vordergrund. Wichtiges Instrument zum Vorbeugen eines RSI-Syndroms ist ein ergonomischer Arbeitsplatz. Dieser kann u. U. an entsprechender Stelle beantragt werden (DRV, Arbeitgeber).

Letztlich ist das RSI-Syndrom jedoch eine eher unspezifische Beschreibung von Schmerzen, die ihre Ursache oft auch in einem der bereits genannten Krankheitsbilder finden.

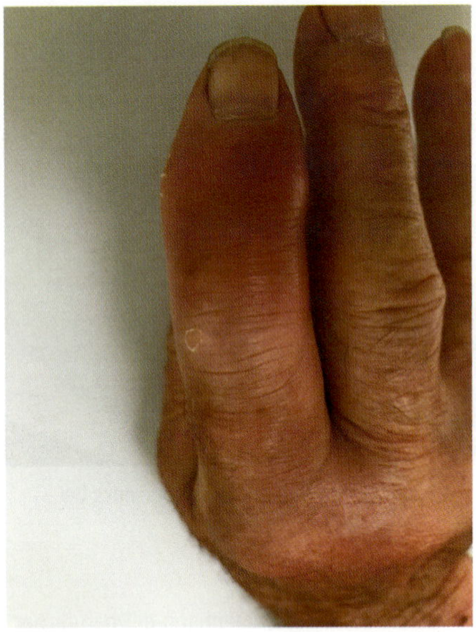

Abb. 36.11 Gichtknoten an den Händen [T500]

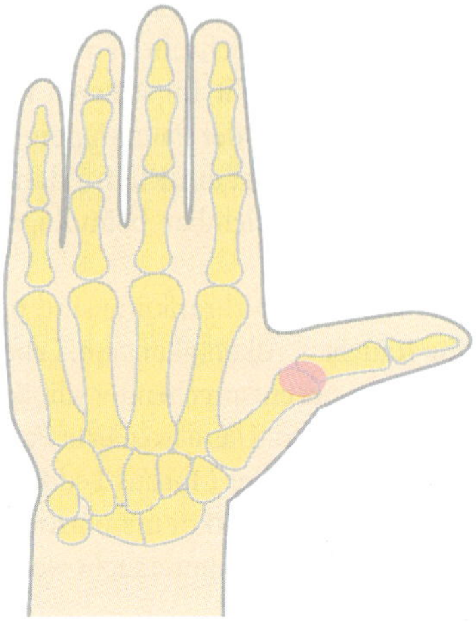

Abb. 36.12 Skidaumen [L141]

Chiragra

Das klinische Pendant zum Gichtanfall am Großzehengrundgelenk stellt die Chiragra, zumeist am Daumengrundgelenk, dar (➤ Abb. 36.11).

Ein akuter Gichtanfall stellt eine sich rasch entwickelnde schmerzhafte Monarthritis dar; betroffen sind ein peripheres kleines Gelenk oder das Kniegelenk. Die Diagnose wird i. d. R. klinisch gestellt, weitere Diagnostik ist nur bei atypischen Befunden indiziert.

Therapie ➤ Kap. 64.

Skidaumen

Als Skidaumen wird die Ruptur oder der Ausriss des ulnaren Seitenbands am Daumengrundgelenk (Lig. collaterale ulnare) bezeichnet (➤ Abb. 36.12). Das Verletzungsmuster ist typisch: Sturz des Skifahrenden auf den Daumen, der – den Skistock haltend – abduziert ist.

Getestet wird im Seitenvergleich: Grundgelenk in 30° Beugung. Das übrige Handgelenk wird fixiert. Auf das Daumengrundgelenk wird ein Valgusstress (Verletzungsmuster) ausgeübt, das ulnare (verletzte) Seitenband wird dabei gespannt. Ein Unterschied in der Aufklappbarkeit im Seitenvergleich von > 20° bestätigt die Ruptur.

Therapie Unbedingt fachärztliche Weiterbehandlung, um einen drohenden Funktionsverlust des Daumengrundgelenks oder eine verfrühte Rhizarthrose zu vermeiden.

In der Regel besteht die Indikation zur operativen Versorgung mit sich anschließender Ruhigstellung für 4 Wochen, bevor noch mit Orthese wieder mit sportlicher Betätigung begonnen werden kann. Die einzige Indikation für eine konservative Versorgung ist eine lediglich bestehende Überdehnung oder die Partialruptur. In diesem Fall sollte eine ununterbrochene Ruhigstellung über 4 bis 6 Wochen erfolgen.

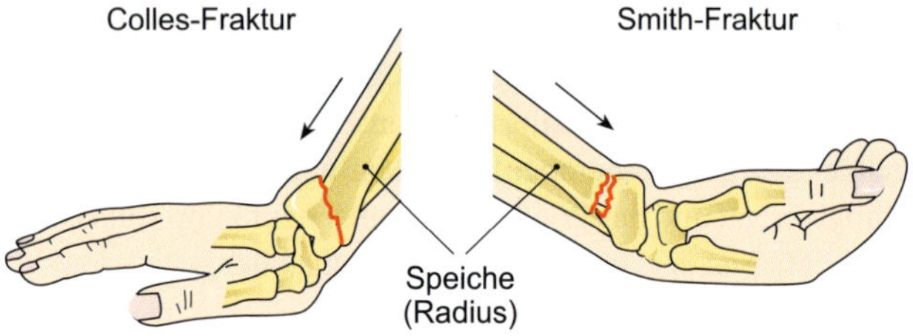

Abb. 36.13 Distale Radiusfraktur (Pathomechanismus): Colles-Fraktur, Smith-Fraktur [L141]

Distale Radiusfraktur

Die distale Radiusfraktur ist der häufigste Knochenbruch überhaupt und macht bei älteren Menschen, vorzugsweise bei Frauen (15 %, bei Männern 2 % ab dem 50. Lj.), ein Drittel aller Frakturen aus.

Je nach Trauma besteht eine Colles- (➤ Abb. 36.13a) oder eine **Smith-Fraktur** (➤ Abb. 36.13b). Auch Abscherfrakturen werden beobachtet. In mehr als 90 % d. F. jedoch besteht eine **Colles-Fraktur,** die durch einen Sturz auf den ausgestreckten Arm in Dorsalextension hervorgerufen wird. Klinisch zeigt sich ein typisches Bild mit Schwellung und Hämatom, lokalem Druckschmerz und typischer Abknickung nach dorsal.

Therapie Schnittstelle zum Spezialisten. In der Regel konservatives Vorgehen mit entsprechender Ruhigstellung für 4 Wochen. Bei dislozierten Brüchen operatives Einbringen einer winkelstabilen Platte mit anschließender Ruhigstellung für 2 Wochen. Häufig stellen die Patienten sich postoperativ zur weiteren Versorgung im hausärztlichen Bereich vor. Gerade unter der Gipsbehandlung ist hier auf ausreichende pDMS zu achten. Eine Osteoporosediagnostik sollte erwogen werden (➤ Kap. 72).

LEITLINIEN

AWMF-2Se-Leitlinie „Distale Radiusfraktur". AWMF-Registernummer 187-019:

https://register.awmf.org/de/leitlinien/detail/012-015

Paronychie und Panaritium

Eine **Paronychie** bezeichnet eine Nagelfalzentzündung (➤ Abb. 36.14), die meist durch Streptokokken oder Staphylokokken, Nagelkauen, Maniküre, häufiges Waschen oder Verletzungen hervorgerufen wird.

Rötung, Empfindlichkeit und Schwellung eines der seitlichen Nagelwälle, manchmal mit Eiter unter dem Nagelwall verursachen Schmerzen.

Ein **Panaritium** beschreibt jegliche Form von eitrigen Entzündungen an den Fingern, die meist durch Staphylokokken verursacht werden. Durch straff mit Septen durchsetztes subkutanes Fettgewebe bleibt die Infektion i. d. R. lokal auf die Fingerbeere begrenzt (➤ Abb. 36.15).

Therapie Frühzeitige adäquate Behandlung. Offene Wunden müssen großzügig mit steriler Kochsalzlösung gespült werden. Der betroffene Bereich sollte immobilisiert werden. Bei geringstem Verdacht auf eine tiefergehende Infektion sollte eine Überweisung zum Spezialisten erfolgen, um ggf. chirurgisch zu intervenieren. Ein Panaritium wird entsprechend auch eher oral antibiotisch behandelt (z. B. Clindamycin 3 × 600 mg), bei einer Paronychie sind oft lokale Antibiotika ausreichend. In beiden Fällen sollte ein Eiterherd durch eine entsprechende Inzision entlastet werden.

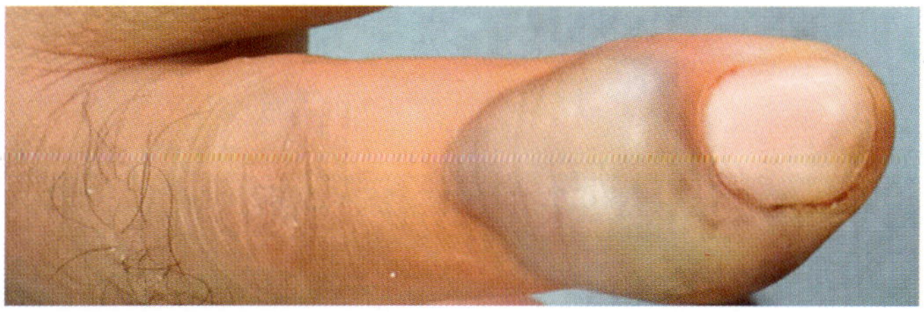

Abb. 36.14 Paronychie [M650]

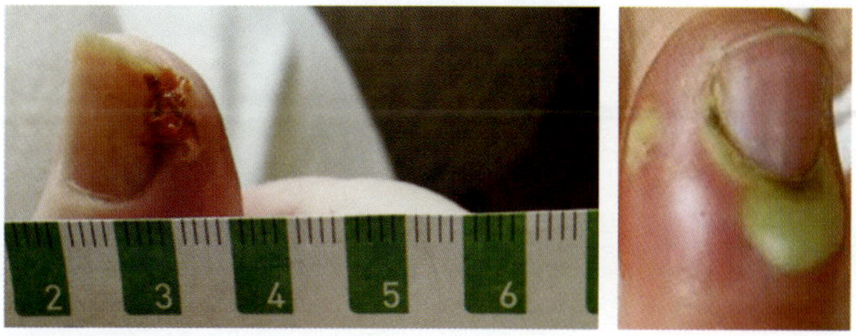

Abb. 36.15 Panaritium [P951]

LEITLINIEN

2Sk- + IDA-Leitlinie „Diagnostik und Therapie *Staphylococcus aureus* bedingter Infektionen der Haut und Schleimhäute". AWMF-Registernummer 013-038:

https://dgpi.de/wp-content/uploads/2013/04/013-038l_S2k_Staphyococcus_aureus_2011-09.pdf

LITERATUR

Wiemer P. Der Skidaumen. Dtsch Z Sportmed 2001; 52(11): 327–328.

Wolf JM. Lateral Epicondylitis. N Engl J Med 2023; 388(25): 2371–2377.

SYSTEMATISCHE REVIEWS

Dabbagh A, MacDermid JC, Yong J, Packham TL, et al. Diagnostic Test Accuracy of Provocative Maneuvers for the Diagnosis of Carpal Tunnel Syndrome: A Systematic Review and Meta-Analysis. Phys Ther 2023; 103(6): pzad029.

Gaujoux-Viala C, Dougados M, Gossec L. Efficacy and safety of steroid injections for shoulder and elbow tendonitis: A meta-analysis of randomised controlled trials. Ann Rheum Dis 2009; 68: 1843–1849.

Khan KM, Cook JL, Bonar F, et al. Histopathology of common tendinopathies. Update and implications for clinical management. Sports Med 1999; 27(6): 393.

Shiri R, Viikari-Juntura E, Varonen H, et al. Prevalence and determinants of lateral and medial epicondylitis: A population study. Am J Epidemiol 2006; 164(11): 1065–1074.

Trojian TH, Chu SM. Dupuytren's disease: Diagnosis and treatment. Am Fam Physician 2007; 76: 86–89.

36

KAPITEL

37

Jean-François Chenot, Martin Scherer

Rückenschmerzen

37.1 Definition und Epidemiologie

Schmerzen im Bereich der Lendenwirbelsäule (LWS) sind eine universelle Erfahrung, die bereits in der Kindheit anfangen kann. Zu jedem Zeitpunkt haben ca. 30 % der Bevölkerung **Rückenschmerzen (RS)**, etwa 10 % haben chronische Rückenschmerzen. Die Einteilung in akute und subakute (< 3 Mon.) sowie chronische (> 3 Mon.) RS ist akademischer Natur, aber allgemein etabliert. Der Verlauf ist meistens chronisch-rezidivierend mit Phasen, die durch geringe oder gar keine Schmerzen gekennzeichnet sind. Sie werden zum größten Teil selbst gemanagt. Es ist wichtig, die für die Patienten oft im Vordergrund stehenden Schmerzen von funktionellen Einschränkungen zu trennen. Trotzdem suchen ca. 25 % aller GKV-Patienten einmal im Jahr wegen RS einen Arzt auf, über 50 % ausschließlich die Hausarztpraxis.

Die Prognose in Bezug auf die Arbeitsfähigkeit, also die funktionellen Einschränkungen, ist relativ günstig. Innerhalb von 2 Wochen können die meisten Patienten wieder ihrer Tätigkeit nachgehen. Weiter anhaltende Schmerzen in bestimmten Belastungssituationen sind aber häufig. RS sind nur ein beschreibender Begriff und keine Diagnose. Eine Differenzierung und ätiologische Klärung der Ursache ist oft weder möglich noch notwendig. Daher hat sich das Konzept des **nichtspezifischen Rückenschmerzes** durchgesetzt. Nur klar abgrenzbare Pathologien mit einem vom allgemeinen Management abweichenden therapeutischen Vorgehen werden als **spezifische Rückenschmerzen** abgrenzt. Diese Abgrenzung ist nicht immer scharf möglich, z. B. werden funktionelle manualtherapeutische Diagnosen trotzdem als nichtspezifisch betrachtet.

37.2 Diagnostische Strategie und Differenzialdiagnose

Im Folgenden wird ein pragmatisches, an der Versorgungsepidemiologie der Hausarztpraxis orientiertes Vorgehen anhand von Leitfragen vorgeschlagen (➤ Abb. 37.1). Im Regelfall sind Anamnese und körperliche Untersuchung ausreichend, und ca. 80–90 % der RS können vorläufig als nichtspezifisch klassifiziert werden.

1. **Liegt ein Notfall vor?**
   Notfälle wie drohende Querschnittlähmung, z. B. durch Wirbelbrüche oder ein Cauda-equina-Syndrom (➤ Tab. 37.1), sind in der Hausarztpraxis sehr selten, da sie meist traumatisch bedingt sind. Die Indikation für eine Einweisung zur weiteren Diagnostik sollte bei einem vorangegangenen Trauma großzügig gestellt werden. Das Vorliegen von Red Flags ist nicht notwendigerweise ein Notfall (→ Frage 5).
2. **Sind die Schmerzen bewegungsabhängig?**
   Nicht bewegungsabhängige Schmerzen, insbesondere nächtliche Schmerzen im Bett, sprechen gegen die Annahme eines nichtspezifischen Rückenschmerzes. Sie können Hinweis auf eine rheumatisch oder infektiös bedingte entzündliche Ursache oder Metastasen sowie extravertebrale Rückenschmerzen sein. Die Indikation zu Labor (CRP, Kalzium, AP), Bildgebung oder Überweisung soll in Abhängigkeit von der Dringlichkeit und dem klinischen Gesamtbild gestellt werden.
3. **Liegen Hinweise auf extravertebrale Rückenschmerzen vor?**
   Schmerzen im Rücken, die durch benachbarte Organe ausgelöst werden, werden anatomisch nicht ganz korrekt als extravertebra-

37

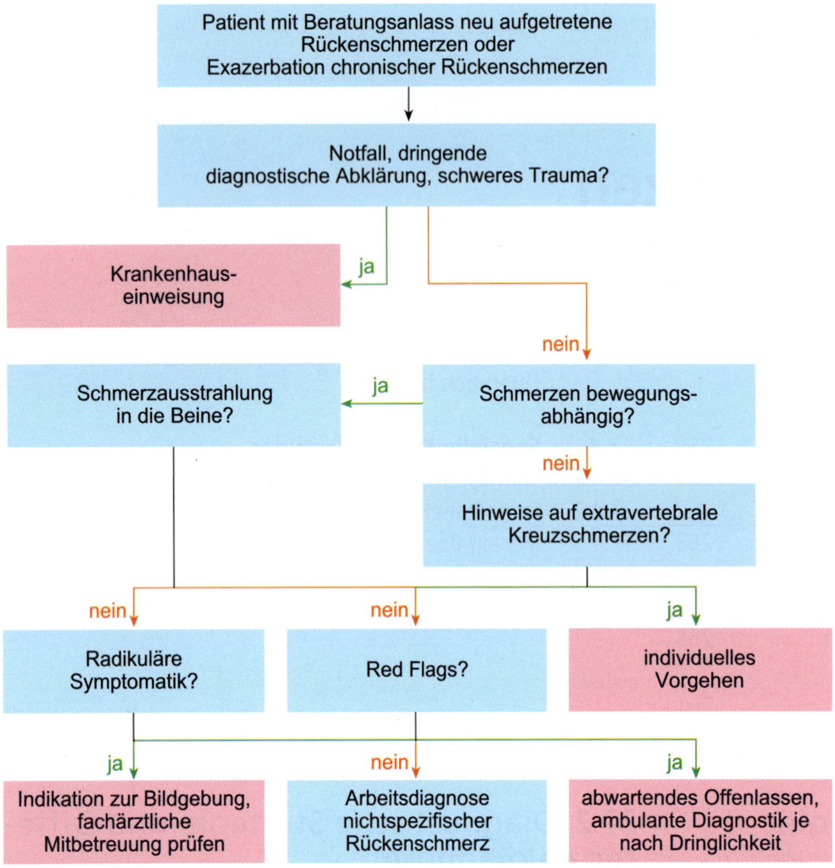

Abb. 37.1 Algorithmus Vorgehen bei Rückenschmerzen [L141, T500]

le Schmerzen bezeichnet. Dazu gehören z. B. Bauchaortenaneurysma, Herzinfarkt oder Urolithiasis (➤ Abb. 37.2). Aufgrund der Heterogenität der Krankheitsbilder und der Seltenheit in der täglichen Praxis ist ein systematischer Ausschluss extravertebraler Pathologien ohne Hinweise aus Anamnese oder körperlicher Untersuchung nicht sinnvoll. Atypische klinische Präsentation, als nicht bewegungsabhängig oder kolik- oder krampfartig geschilderte Beschwerden sind ein starker Hinweis auf eine extravertebrale Ursache. Die Prävalenz wird auf 0,5–2 % der Patienten geschätzt, die RS angeben.

4. **Strahlen die Schmerzen in die Beine aus?**
   Schmerzen, die in ein oder selten beide Beine ausstrahlen, sind ein Hinweis auf eine mögliche Nervenwurzelreizung. Sie werden als **Lumboischialgie** bezeichnet, in Abgrenzung zur **Lumbago** ohne Schmerzausstrahlung in ein Bein. Bei Ausstrahlung der Schmerzen in beide Beine sollte eine Claudicatio spinalis bei Spinalkanalstenose (➤ Kap. 37.4.2) erwogen werden: Sie werden von ca. 40 % der Patienten angegeben, während die Prävalenz echter radikulärer Syndrome in der Hausarztpraxis auf 1–3 % geschätzt wird (➤ Kap. 37.2.1). Meistens strahlen die Schmerzen nicht bis unter das Knie aus, und es handelt sich um funktionelle Schmerzen oder ein Problem im Bereich der Hüfte bzw. des Iliosakralgelenks (ISG; ➤ Kap. 37.4.3). Nur die Ausstrahlung der Schmerzen in ein Bein bis unterhalb des Knies ist ein Hinweis auf eine mögliche Nervenwurzelreizung. Nur bei sehr seltenen hohen Bandscheibenvorfällen (L1–L3) strahlen die Schmerzen nicht immer bis in den Unterschenkel.
5. **Liegen Red Flags vor?**
   Als Red Flags bezeichnet man Hinweise auf einen abwendbar gefährlichen Verlauf (➤ Kap. 4). Es handelt sich dabei um ein klinisches Konzept, das nicht zur Abgrenzung nichtspezifischer von unspezifischen RS gedacht ist, sondern zur Steuerung der Aufmerksamkeit und der Dringlichkeit des weiteren Vorgehens. Sie ergeben sich aus der Anamnese oder der körperlichen Untersuchung. Je nach Definition und Setting erfüllen ca. 20 % der Patienten Red-Flag-Kriterien, obwohl die Häufigkeit relevanter Pathologien in der Hausarztpraxis nur auf ca. 1–5 % geschätzt wird (➤ Tab. 37.1; ➤ Tab. 37.2). Das bedeutet, dass die Dringlichkeit der Abklärung individuell abgeschätzt werden muss. So muss z. B. bei einer Patientin, die anamnestisch eine Brustkrebserkrankung angibt, nicht unbedingt sofort eine Wirbelkörpermetastase ausgeschlossen werden. Wenn keine neurologischen Auffälligkeiten vorliegen, ist zunächst ein abwartendes Offenlassen vertretbar.

37.2.1 Radikuläre Rückenschmerzen

Bei Schmerzausstrahlung ins Bein muss ein radikuläres Muster von einem pseudoradikulären klinischen Bild, das nicht für eine segmentale Nervenreizung spricht, unterschieden werden (➤ Tab. 37.3).

Tab. 37.1 Übersicht: spezifische Pathologien und Red Flags, die auf sie hinweisen können

Pathologie		Klinische Hinweise oder Red Flags	Epidemiologie
Nervenwurzelreizung	Bedeutender lumbaler Bandscheibenvorfall	• Schmerzausstrahlung in ein Bein • Fußheberschwäche • Reflexabschwächung im Seitenvergleich (Sensitivität 50 %, Spezifität 60 %) • Positiver Lasègue-Test (Sensitivität 80 %, Spezifität 40 %)	≈ 1–3 % (altersabhängig sind bei 5–60 % asymptomatische Bandscheibenvorfälle nachweisbar)
	Lumbale Spinalkanalstenose	• Alter > 70 Jahre (Sensitivität 77 %, Spezifität 69 %) • Schmerzausstrahlung in beide Beine • Beinschmerzen schlimmer • Symptombesserung beim Vorbeugen oder Sitzen (Sensitivität 52 %, Spezifität 92 %)	≈ 1–5 % > 70 Jahre
	Cauda-equina-Syndrom	• Reithosenanästhesie • Mastdarmschwäche • Blasenschwäche	< 0,1 ‰
Metastase/Tumor		• Tumorerkrankung in der Anamnese (Sensitivität 55 %, Spezifität 98 %) • Nachtschmerz, Ruheschmerz • Unerklärter Gewichtsverlust (Sensitivität 15 %, Spezifität 94 %) • Alter > 50 Jahre (Sensitivität 84 %, Spezifität 69 %)	< 1 ‰
Infektion (Spondylodiszitis)		• Anhaltendes Fieber (Sensitivität 0 %, Spezifität 99 %) • Intravenöser Drogenmissbrauch • Immunsuppression • Operation an der Wirbelsäule	< 1 ‰
Rheumatisch entzündliche Wirbelsäulenerkrankung (Spondylarthritis)		• Morgensteifigkeit, Besserung mit Bewegung • Schmerzen > 3 Mon. • Extravertebrale Begleiterkrankungen (z. B. Uveitis, Psoriasis, Colitis ulcerosa) • Alter < 40 Jahre (in Kombination mit anderen Hinweisen) • Gutes Ansprechen auf NSAR (Sensitivität 77 %, Spezifität 85 %)	< 1 %
Fraktur		• Trauma • Längerfristige Einnahme systemischer Steroide (> 3 Mon.) • Höheres Alter (V. a. oder bekannte Osteoporose)	< 1 ‰

Tab. 37.2 Spezifische Diagnosen, die keine Red-Flag-Pathologien sind

Osteochondrose	Schwacher Zusammenhang von Bildgebung und Beschwerden	Altersabhängiger Normalbefund
Spondylolisthese/Spondylolyse (Wirbelgleiten)	• Hyperlordose • Schmerzen im Sitzen gebessert • Schwacher Zusammenhang von Bildgebung und Beschwerden • 80 % Grad I–II nach Meyerding sind bedeutungslos	3–4 % der Bevölkerung
Facettengelenkarthrose	• Kann auch invasiv nicht sicher diagnostiziert werden • Kein Zusammenhang von Bildgebung und Beschwerden • Keine zuverlässigen klinischen Symptome • Eher Ältere (> 50 Jahre)	Altersabhängiger Normalbefund ≈ unklar
Diskogener Rückenschmerz	Kann nur invasiv mit Diskografie gesichert werden (umstritten)	< 1 %
ISG-Syndrom	• Funktionelle Diagnose • Kann nicht mit Bildgebung diagnostiziert werden • Bewegungsabhängiger Schmerz im Gesäßbereich	< 0–30 % eher Jüngere
Fehlstatik, Wirbelblockade	• Funktionelle Diagnose • Kann nicht mit Bildgebung diagnostiziert werden • Bewegungsabhängiger Schmerz	< 0–30 % eher Jüngere

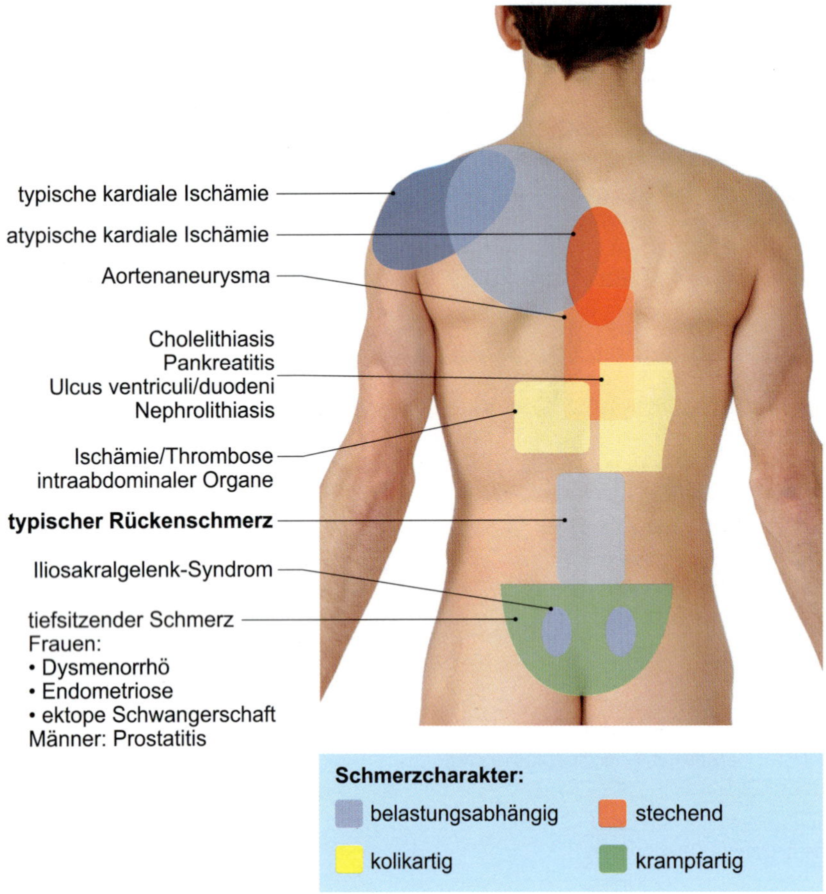

Abb. 37.2 Extravertebrale Rückenschmerzen [J803, T500]

Eine körperliche Untersuchung wird auch als vertrauensbildende Maßnahme unabhängig von der klinischen Präsentation empfohlen.

Zur körperlichen Untersuchung gehören:

- **Prüfung der groben Kraft** im Seitenvergleich (➤ Abb. 37.3a). Als einfaches Screening der Motorik der unteren Extremität auf grobe Kraftstörungen wird über mehrere Schritte der Hacken- und Zehengang geprüft. Höhere Segmente werden nur bei entsprechenden Hinweisen geprüft.
- **Sensibilitätsprüfung** durch Bestreichen der Beine, insbesondere der Füße (➤ Abb. 37.3b). Parästhesien und Taubheit werden vom Patienten oft schon aktiv angegeben.
- **Reflexprüfung** im Seitenvergleich. Sind beidseits keine Reflexe auslösbar, ist der Befund nicht interpretierbar.
- Der **Lasègue-Test** ist ein Provokationstest durch Dehnung der Nervenwurzeln L5 und S1 (➤ Abb. 37.3c). Er hat eine gute Sensitivität bei geringer Spezifität. Beim Test hebt der Untersucher langsam das im Kniegelenk gestreckte Bein des Patienten passiv an. Gibt der Patient Schmerzen „im Rücken" an, ist dies kein positiver Test. Gibt er Schmerzen „im Bein" an, ist weiter zu differenzieren, ob diese Beschwerdeangabe als Zeichen eines Nervenreizes oder einer verkürzten ischiokruralen Muskulatur zu deuten ist. Der positive Lasègue-Test hat i. d. R. eine sehr scharfe Grenze; er ist z. B. bei 40° noch negativ, ab 50° ist der Schmerz vollständig vorhanden. Die Dehnung der ischiokruralen Muskulatur hat eher eine weichere Grenze, die einen größeren Bewegungsradius (60–90°) übergreift. Zudem ist eine **Verkürzung der ischiokruralen Muskulatur** i. d. R. seitensymmetrisch und auf der Rückseite des Beins lokalisiert.

Mögliche Ursachen einer radikulären Symptomatik können sowohl Bandscheibenvorfälle als auch knöcherne Veränderungen und in seltenen Fällen inter- oder paraspinale Tumoren sein. Es müssen nicht immer alle Kriterien erfüllt sein.

37.2.2 Bildgebung

Die Bildgebung hat nur einen geringen Nutzen (➤ Kap. 4), da die meisten Befunde keine therapeutische Konsequenz haben. Wenn sich aus Anamnese und körperlicher Untersuchung kein Hinweis auf einen sofort abklärungsbedürftigen Befund ergibt, wird daher empfohlen, auf eine Bildgebung zu verzichten (Nationale VersorgungsLeitlinie 2017 [NVL], s. u. Kasten „Leitlinien"). Für eine zurückhaltende Indikationsstellung spricht, dass in der Bildgebung regelhaft auffällige Befunde (asymptomatische Bandscheibenvorfälle, degenerative Veränderungen), die oft nichts mit aktuellen Beschwerden zu tun haben, gefunden werden. Dies kann bei Patienten Angstvermeidungsüberzeugungen begünstigen und die Genesung behindern.

Tab. 37.3 Segmentale körperliche Untersuchung

Wurzel	Kennmuskel(n)	Nerven	Prüfung	Reflex	Dermatom
L1–3	Hüftbeuger/-adduktoren	N. ischiadicus	Hüftbeugung	Kremasterreflex (Fremdreflex)	Leiste und Oberschenkel
L2–4	M. quadriceps femoris	N. femoralis	Unterschenkel strecken	Patellarsehnenreflex	Medialer Fußrand
L5	M. extensor hallucis	N. peroneus profundus	Hackengang	Tibialis-posterior-Reflex (nicht regelhaft auslösbar)	Fußrücken
S1	M. triceps surae	N. tibialis	Zehengang	Achillessehnenreflex	Lateraler Fußrand
S4–5	M. sphincter ani	N. pudendus	Analtonus	Analreflex (Fremdreflex)	Perianale Haut

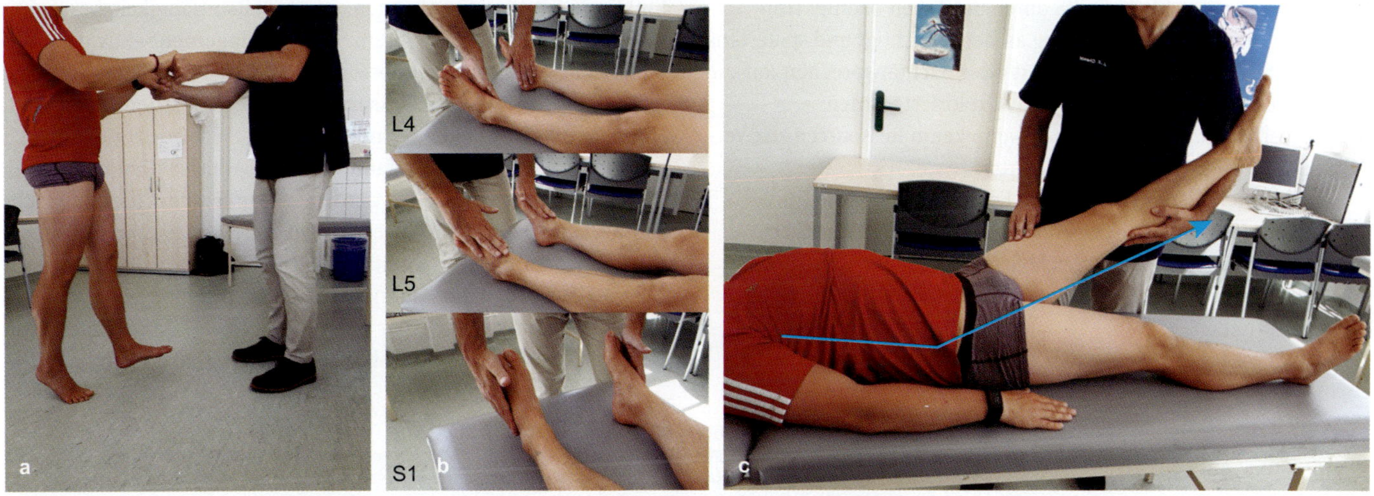

Abb. 37.3 Körperliche Untersuchung bei Rückenschmerzen: a) Kraftprüfung (Zehengang), b) Sensibilitätsprüfung, c) Lasègue-Test [T500]

TIPP

Der häufige Wunsch der Patienten und die eigene diagnostische Unsicherheit können sich als eine kommunikative Herausforderung in der Konsultation herausstellen. Wenn eine nicht indizierte Bildgebung erwartet wird, kann es hilfreich sein, diese nicht kategorisch abzulehnen, sondern sie als Option anzubieten, wenn es in einem angemessenen Zeitraum trotz Therapie zu keiner klinischen Besserung kommt. Die Leitlinie schlägt 5 bis 6 Wochen vor (NVL). Auch dann führt eine Bildgebung meistens nicht dazu, dass eine gezieltere Behandlung möglich ist, schafft aber für Patienten und behandelnde Ärzte Sicherheit, insbesondere wenn eine Rehabilitation geplant wird.

Bei radikulärer Symptomatik ist eine schnellere Bildgebung angemessen, aber auch hier liegt i. d. R. kein Notfall (Wurzeltod) vor. Bei der Kommunikation der Bildgebungsbefunde sollten Aussagen wie „Rücken kaputt" oder die Aufzählung aller Abweichungen vom Idealzustand unterbleiben. Altersentsprechende degenerative Veränderungen sollten auch als solche bezeichnet werden. Wiederholungsbildgebung ist bei erneuten Rückenschmerzepisoden ohne Befundänderungen verzichtbar.

LEITLINIEN

- Nationale VersorgungsLeitlinie „Nicht-spezifischer Kreuzschmerz". AWMF-Registernummer nvl-007:

  www.leitlinien.de/mdb/downloads/nvl/kreuzschmerz/kreuzschmerz-2aufl-vers1-lang.pdf

- Zusatzmaterialien: www.leitlinien.de/nvl/kreuzschmerz
- S2k-Leitlinie „Spezifischer Kreuzschmerz". AWMF-Registernummer 033-051:

  https://register.awmf.org/assets/guidelines/033-051m_S2k_Spezifischer_Kreuzschmerz_2018-02-abgelaufen.pdf

37.2.3 Chronische Rückenschmerzen

Die **Yellow Flags** genannten **psychosozialen Risikofaktoren** spielen für die Entwicklung chronischer RS (➤ Kap. 76) und für eine geringe therapeutische Wirksamkeit von Maßnahmen oft eine größere Rolle als somatische Faktoren. Darunter werden verstanden:

- Angstvermeidungsüberzeugungen, insbesondere die Überzeugung, dass Bewegung schädlich ist und möglichst vermieden werden sollte.

- Passivität und ungünstige Schmerzbewältigungsstrategien *(pain coping)*.
- Katastrophisieren: die Überzeugung, dass alles schlimmer wird und niemand helfen kann.
- Depressive Verstimmung und Depression, vorbestehend oder reaktiv auf die Schmerzen und die funktionellen Einschränkungen (➤ Kap. 78).
- Rentenbegehren, oft als sozialer Ausweg.
- Arbeitslosigkeit.
- Probleme am Arbeitsplatz (z. B. Mobbing, Überforderung) oder die Überzeugung, dass die RS durch die Arbeit bedingt sind.

Diese Faktoren sollten von Anfang an berücksichtigt und spätestens bei anhaltender Arbeitsunfähigkeit oder Nichtansprechen auf die Therapie über mehrere Wochen aktiv exploriert werden:

- Sie zu erfassen, ist wichtig, auch wenn kaum Ressourcen zur Verfügung stehen, um sie zu adressieren.
- Sie aktiv zu reflektieren, kann die Frustration über die Erfolglosigkeit der eigenen therapeutischen Bemühungen senken und helfen, nicht aussichtsreiche invasivere Maßnahmen oder Opioide zu vermeiden und die sozialrechtliche Klärung zeitig voranzutreiben.

Zur Erfassung der Yellow Flags gibt es Fragbögen, deren systematischer Einsatz in der Hausarztpraxis aber im Moment nicht empfohlen werden kann.

37.3 Therapiestrategie

Bei RS steht die Kommunikation mit dem Patienten im Vordergrund. Die wichtigsten Gründe für die Konsultation wegen RS sind der Ausschluss einer relevanten Erkrankung (Rückversicherung) und bei funktionellen Einschränkungen eine Arbeitsunfähigkeitsbescheinigung. Patienten sollten in ihrem **Selbstmanagement** aktiv gefördert werden: Beratung zur Prognose, zur Rolle von körperlicher Aktivität und dass Bewegung die Besserung der Beschwerden begünstigt. Spezielle Übungen sind nicht notwendig; fast jede Form von Aktivität ist gut. Im akuten Schmerzstadium sollten Alltagsaktivitäten so weit wie möglich aufrechterhalten werden, evtl. unterstützt durch einfache Schmerzmedikamente. Bei gestressten Patienten kann das Angebot eines Entspannungsverfahrens hilfreich sein.

Fast alle verfügbaren Maßnahmen haben nur eine geringe Effektstärke (< 2 Punkte auf einer 11-stufigen Skala) auf Schmerz und Funktion (➤ Tab. 37.4, ➤ Tab. 37.5). Die beobachtete stärkere Wirk-

Tab. 37.4 Übersicht über nichtmedikamentöse Maßnahmen (in Anlehnung an NVL 2017 und Chou et al. 2017a)

Empfehlung	Empfehlungsstärke NVL	Effektstärke (ACP)*		Kommentar
		Schmerzen	Funktion	
Bettruhe	Soll nicht ↓ ↓	N. b.	N. b.	–
Körperliche Aktivität	Soll ↑ ↑	Gering bis moderat	Gering	Schlecht definierte Intervention, Teil des Selbstmanagements
Edukation (Aufklärung)	Nicht explizit empfohlen	N. b.	N. b.	Evidenz für Effektivität des *back book* liegt vor
Physiotherapie bei subakuten und chronischen RS	Soll ↑ ↑	Gering	Gering	Als breites Spektrum an Maßnahmen verstanden; kein Nutzen bei akuten RS
Manuelle Medizin/Chirotherapie	Kann ↔	Keiner bis gering	Gering	Widersprüchliche Evidenz und schlecht definierte Intervention
Akupunktur bei chronischen RS	Kann ↔	Moderat	Moderat	Internationale Leitlinien geben meist negative Empfehlung
Massage bei akuten RS	Soll nicht ↓ ↓	N. b.	N. b.	Passive Maßnahme
Massage bei chronischen RS	Kann ↔	Keine	Nicht abschätzbar	Wird mit aktiven Maßnahmen kombiniert
Lokale Wärme im Rahmen des Selbstmanagements	kann ↔	N. b.	N. b.	Teil des Selbstmanagements, keine GKV-Leistung
Antidepressiva bei komorbider Depression	Kann ↔	–	–	Ab mittelschwerer Depression Indikation zur Pharmakotherapie
Multimodale Behandlung/bei subakuten und chronischen RS	Soll ↑ ↑	Moderat	Gering	Oft nur im Rahmen einer Rehabilitation verfügbar
Verhaltenstherapie bei chronischen RS	Soll ↑ ↑	Moderat	Keine	Wird in Kombination mit anderen Maßnahmen eingesetzt
Progressive Muskelrelaxation	Sollte ↑	Moderat	Moderat	Keine GKV-Leistung
Yoga	Nicht spezifisch erwähnt	Moderat	Gering	Keine GKV-Leistung
Tai-Chi	–	Moderat	Gering	Keine GKV-Leistung

N. b.: nicht bekannt
* ACP: *American College of Physicians*

Tab. 37.5 Übersicht über medikamentöse Maßnahmen (in Anlehnung an NVL und Chou 2017b)

Empfehlung	Empfehlungsstärke NVL	Effektstärke (ACP)*		Kommentar
		Schmerzen	Funktion	
Orale NSAR	Sollte ↑	Gering	Keine bis gering	Zur Kurzzeittherapie; Langzeittherapie nur bei Spondylarthropathien
Paracetamol	Sollte nicht ↓	Keine	Keine	Negative kontrollierte Studien
Metamizol	Kann ↔	N. b.	N. b.	Bei Kontraindikationen gegen NSAR, geringe Evidenz
Injektionstherapien (Lokalanästhetika, NSAR)	Soll nicht ↓ ↓	N. b.	N. b.	Geringe Evidenz, NW, wird nicht empfohlen
Muskelrelaxanzien (Methocarbamol, Pridinol)	Sollte nicht ↓	N. b.	N. b.	Geringe Evidenz, NW
Opioide bei akuten/chronischen RS	Kann ↔	Gering	Gering	Bei chronischen RS als Therapieversuch, Therapieabbruch bei Nichterreichen des Behandlungsziels
Antidepressiva (SSRIs, Amitriptylin)	Sollte nicht ↓	Keine	Keine	Nur bei begleitender Depression indiziert
Antikonvulsiva (Gabapentin, Pregabalin)	Sollte nicht ↓	Nicht abschätzbar	Nicht abschätzbar	Aktuelle Reviews sehen keine Wirksamkeit

NW = Nebenwirkungen
N. b.= nicht bekannt
* ACP: *American College of Physicians*

samkeit der Body-Mind-Verfahren (Yoga etc.) basiert auf methodisch eingeschränkten Studien und ist nur beschränkt auf viele Patienten übertragbar. Die Kenntnis der geringen Effektstärken der einzelnen Therapie ist wichtig, um den zu erwartenden Nutzen realistisch einschätzen zu können und sich durch die teilweise frustrierenden Verläufe nicht erschüttern zu lassen. Andererseits sollte man sich nicht dazu verleiten lassen, i. S. eines Nocebo-Effekts Therapien schlechtzureden. Im Gegenteil: Es ist möglich, die Effektivität durch eine zuversichtliche und zugewandte Haltung zu stärken. Bisher gibt es leider keine zuverlässigen Kriterien für die Auswahl einer bestimmten Therapie, von der bestimmte Patientengruppen am ehesten profitieren können. Passive Maßnahmen, bei denen der Therapeut die Schmerzen „wegmachen soll", ohne dass der Patient aktiv an der Schmerzbewältigung und Funktionsverbesserung mitwirkt, sind nicht erfolgversprechend und sollten nur, wenn sie in ein mit Aktivierung verbundenes Konzept integriert sind, unterstützend eingesetzt werden. Bewegung kann und sollte am besten eigenverantwortlich umgesetzt werden. Die Verordnung von Physiotherapie (➤ Kap. 110) kann genutzt werden, um Bewegung mithilfe von Übungsverfahren evtl. zu erleichtern und zu fördern.

37.3.1 Wenn die Schmerzen nicht besser werden

Bei einem unbefriedigenden Verlauf über mehrere Wochen, insbesondere bei anhaltender Arbeitsunfähigkeit, sollte die Diagnose überprüft werden. Dazu kann zusätzlich eine Bildgebung oder eine Überweisung veranlasst werden. Spätestens jetzt sollten die Yellow Flags (➤ Kap. 37.2.3) erfasst und, wenn möglich, thematisiert werden (➤ Kap. 76). Die Akzeptanz der psychosozialen Faktoren ist bei manchen Patienten gering. Zu den möglichen Angeboten kann das Erlernen eines Entspannungsverfahrens gehören oder eine Überweisung zu einem psychologischen Erstgespräch. Dabei kann es hilfreich sein zu betonen, dass zum Spektrum der psychologischen Therapie auch das Vermitteln von Methoden zur Schmerzbewältigung und Aufmerksamkeitslenkung gehört.

Bei Gefährdung der Berufstätigkeit sollte die Voraussetzung für eine Rehabilitation geprüft werden (➤ Kap. 14). Dazu gehören im Regelfall im Vorfeld eine orthopädische Klärung, die Ausschöpfung der ambulanten Therapie und eine physiotherapeutische Behandlung. Eine multimodale Therapie hat die höchsten Erfolgsaussichten bei chronischen RS. Darunter versteht man ein abgestimmtes Behandlungskonzept, das auf einem interdisziplinären Assessment (Arzt, Physiotherapeut, Psychologe) basiert. Das ist im deutschen Gesundheitssystem am ehesten in einer ambulanten oder stationären Rehabilitation umsetzbar. Eine Alternative können spezialisierte Schmerztageskliniken oder in einigen Regionen auch Sonderverträge sein. Dafür müssen aber die regional unterschiedlichen Zugangsvoraussetzungen geklärt werden.

37.3.2 Wenn Patienten um Rat zu einer vorgeschlagenen Operation bitten

Hausärzte erleben sowohl Patienten, die von einem chirurgischen Eingriff profitiert haben, als auch Fälle, in denen manchmal nicht nur keine Besserung, sondern sogar eine Verschlimmerung eingetreten ist. Patienten mit Yellow Flags (➤ Kap. 37.2.3) haben im Regelfall kein gutes Behandlungsergebnis. Chirurgische Eingriffe an der Wirbelsäule haben in den letzten Jahren stark zugenommen und sind umstritten; es gibt nur sehr wenige zwingende Indikationen. Problematisch sind insbesondere Spondylodesen, die zwar in dem betroffenen Segment zu Schmerzlinderung führen können, aber durch vermehrte Belastung der benachbarten Segmente neue Probleme schaffen. Die Rolle des Hausarztes ist es nicht, Patienten solche Eingriffe auszureden, sondern

- zu prüfen, ob
  - Risiken und Alternativen erläutert worden sind,
  - ein angemessener konservativer Therapieversuch erfolgt ist,
  - ungünstige psychosoziale Begleitfaktoren beeinflusst werden können,
- das Risiko im Verhältnis zu anderen Erkrankungen abzuwägen und
- Zweitmeinungsverfahren zu erläutern.

Patientenbeispiel

Fall 1

Ein 52-jähriger selbstständiger Ingenieur stellt sich mit seit mehreren Wochen anhaltenden Schmerzen im thorakolumbalen Übergangsbereich vor. Selbstbehandlung mit NSAR brachte initial etwas Linderung. Die körperliche Untersuchung ergibt keinen richtungweisenden Befund. Es erfolgt eine Überweisung zum Orthopäden. Dort ergibt sich trotz eines Röntgenbilds ebenfalls kein Befund. Die Beschwerden nehmen in den nächsten Wochen zu und werden nun auch nachts angegeben. Im daraufhin veranlassten Blutbild sind eine leichte Leukozytose und ein erhöhtes CRP auffällig. Daraufhin wird ein MRT gezielt mit der Fragestellung Spondylodiszitis veranlasst. Der Verdacht bestätigt sich, und der Patient wird in ein spezialisiertes Zentrum eingewiesen.

Fall 2

Ein 36-jähriger Briefträger stellt sich mit akut aufgetretenen Schmerzen mit Ausstrahlung ins rechte Bein und Kribbeln am Fußrand vor. Der Achillessehnenreflex ist im Seitenvergleich abgeschwächt, und beim Lasègue-Test gibt er bei ca. 30° einen einschießenden Schmerz an. Im MRT zeigt sich eine Bandscheibenprotrusion bei S1 mit Wurzelkompression. Eine vom Neurochirurgen vorgeschlagene Operation lehnt er ab, nachdem sich die Symptome innerhalb von 10 Tagen gebessert haben. Es wird eine ambulante Reha-Maßnahme beantragt und durchgeführt. Nach einer Wiedereingliederung kann er 2 Monate später wieder voll arbeiten.

MERKE

Injektionstherapien

Injektionstherapien mit NSAR oder Lokalanästhetika sind mit einem seltenen Risiko für Blutungen, Verletzungen sowie infektiöse und sterile Abszesse assoziiert. Sie werden aufgrund der kurzen Halbwertszeit und des mangelnden Nachweises eines Nutzens bzw. Vorteils gegenüber einer oralen Applikation nicht empfohlen (NVL) und sind forensisch problematisch. Auch die blinde Injektion von Kortikosteroiden an Strukturen der Wirbelsäule oder im ISG wird nicht empfohlen (NVL).
Die Überweisung zur periradikulären Rückenschmerztherapie (PRT) unter Bildgebung, wie sie bei radikulären RS erwogen werden kann, kann nur durch Schmerztherapeuten erfolgen. Die Nachhaltigkeit der PRT ist oft gering.

37.4 Spezielle Krankheitsbilder

37.4.1 Spondylarthritiden

Unter dem Oberbegriff Spondylarthritiden wird eine Gruppe von entzündlichen Wirbelsäulenerkrankungen des rheumatischen Formenkreises verstanden, die etwa 0,1–1,4 % der Bevölkerung betreffen. Die häufigste ist die **axiale Spondylarthritis (SpA),** die auch als Morbus Bechterew bezeichnet wird, was aber international unüblich ist. Weitere Spondylarthritiden sind:

- Psoriatische Spondylarthritis (PsA)
- Enteropathische Spondylarthritis in Assoziation mit entzündlichen Darmerkrankungen (CED)
- Reaktive Spondylarthritis (früher Morbus Reiter), betrifft meist nicht den Rücken (➤ Kap. 34)

Etwa 5 % der Bevölkerung haben Psoriasis aber nur ca. 2–5 % der Patienten mit Psoriasis haben eine entzündliche Skeletterkrankung, obwohl oft höhere Werte angegeben werden. Bei Nagelbeteiligung ist eine SpA häufiger. Von der PsA muss die periphere psoriatische Arthritis abgrenzt werden (➤ Kap. 34). Etwa 10–15 % weisen eine Beteiligung des Achsenskeletts auf.

Als typisch für entzündliche RS gilt:

- beginnen schleichend und typischerweise vor dem 45. Lj.;
- Schmerzen treten vor allem nachts und in den frühen Morgenstunden auf;
- Schmerzen bessern sich nach dem Aufstehen und bei Bewegung (Morgensteifigkeit);
- Schmerzen bessern sich nicht in Ruhe;
- Schmerzen bestehen seit mehr als 3 Monaten;
- Schmerzen im Gesäß;
- sprechen sehr gut auf NSAR an.

Je mehr dieser Kriterien vorliegen, umso wahrscheinlicher ist eine SpA. Andere klinische Zeichen (Schober-Zeichen, Ott-Zeichen, Atemexkursion < 2,5 cm) werden oft erst in Spätstadien positiv. Die SpA sind HLA-B27-assoziiert. Bei einer Untersuchung von Blutspendern in Deutschland waren 9,3 % Träger des HLA-B27-Allels, von denen aber nur 0,86 % eine SpA hatten. Eine Bestimmung des HLA-B27 ist daher nur bei einer hohen Vortestwahrscheinlichkeit diagnostisch hilfreich, also wenn mehrere andere Befunde, die für eine SpA sprechen, vorliegen (➤ Kap. 34). Veränderungen an den ISG sind pathognomonisch, sind aber im nativen Röntgen manchmal erst nach Jahren nachweisbar. Eine Frühdiagnose mit einem STIR-MRT ist möglich. Neben vertebralen haben bis 40 % der Patienten extravertebrale Manifestationen, z. B. an den Augen (Uveitis) oder an den Sehnen (Enthesitis), insbesondere der Achillessehnen, die den vertebralen Manifestationen auch vorangehen können. Diagnosesicherung und Therapievorschlag sollten durch einen Rheumatologen erfolgen. Notwendige Monitoringuntersuchungen, Laborkontrollen und Impfungen sollten abgesprochen werden.

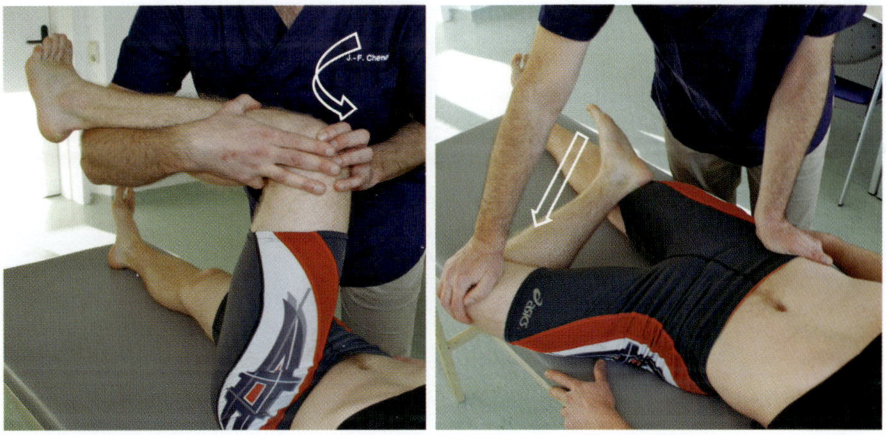

Abb. 37.4 Untersuchung des Iliosakralgelenks:
a) forcierte Innenrotation der Hüfte, b) Patrick-Faber-Test [T500]

LEITLINIEN

S3-Leitlinie „Axiale Spondyloarthritis inklusive Morbus Bechterew und Frühformen". AWMF-Registernummer 060-003:

https://register.awmf.org/de/leitlinien/detail/060-003

37.4.2 Spinalkanalstenose

Unter einer Spinalkanalstenose versteht man eine meist durch degenerative Veränderungen ausgelöste Verengung des Spinalkanals. Sie ist eine Erkrankung des höheren Alters. Die Beinschmerzen sind oft führend und nehmen mit der Gehstrecke oder längerem Stehen zu. Sie können in ein Bein (Neuroforamenstenose) oder beide Beine ausstrahlen. Eine Kombination mit eine Spondylolisthese ist möglich. Bei Entlordosierung, durch Sitzen oder beim Radfahren, werden die Neuroforamina erweitert, und es kommt zu einer Schmerzlinderung. Das wird als *Claudicatio spinalis* bezeichnet und muss differenzialdiagnostisch von der *Claudicatio intermittens* abgegrenzt werden (➤ Kap. 41). Führen konservative Maßnahmen zu keiner ausreichenden Linderung und bestehen keine schweren Grunderkrankungen, kann eine Operation eine Option sein.

37.4.3 Iliosakralgelenk-Syndrom

Das Iliosakralgelenk-Syndrom (ISG-Syndrom) ist eine klinische Diagnose. Es ist durch Schmerzen tief im Gesäß charakterisiert, oft mit pseudoradikulärer Ausstrahlung, die schlecht auf eine medikamentöse Therapie ansprechen. Zur Diagnose sind Provokationstests wie der Patrick-Faber-Test am besten geeignet, bei denen das ISG über den Oberschenkel mechanisch belastet wird (➤ Abb. 37.4b). Allerdings wird dabei auch das Hüftgelenkt belastet, weswegen vorher mit einer forcierten Innenrotation eine Hüftaffektion ausgeschlossen werden sollte (➤ Abb. 37.4a). ISG-Funktionstests erfordern manualtherapeutische Erfahrung.

Die Prognose ist meist günstig. Die Therapie ist eine Domäne der Manualtherapie. Die Vibrationstraktion ist eine leicht zu erlernende manualtherapeutische Option, bei der das ISG über eine Vibration mit geringer Amplitude mobilisiert wird (➤ Kap. 111).

37.4.4 Schmerzen in der Brustwirbelsäule

Schmerzen in der Brustwirbelsäule (BWS) sind nicht ungewöhnlich, häufig selbstlimitierend und typischerweise atemabhängig. Die möglichen Ursachen sind in ➤ Box 37.1 zusammengefasst.

Box 37.1

Wahrscheinlichste Diagnosen

- Blockierung der BWS
- Rippenblockade
- Beginnender Zoster

Was man nicht übersehen sollte: abwendbar gefährlicher Verlauf

- Spondylarthropathie
- Wirbelmetastase
- Osteoporose mit Sinterungsfraktur
- Aortendissektion

Diagnosen seltener oder sekundärer Ursachen

- Kardiovaskuläre oder pulmonale Erkrankung (z. B. Pneumothorax) (➤ Abb. 37.2)
- Spondylodiszitis
- Multiples Myelom
- Ausgeprägte Skoliose

Mit etwas Übung lassen sich Blockierungen der BWS mittels Hangtraktion oder Pistolengriff manualtherapeutisch leicht, Rippenblockaden etwas schwieriger lösen (➤ Kap. 111).

LITERATUR

Chenot JF. Extravertebrale Ursachen von Rückenschmerzen. Z Allg Med 2009; 85: 508–512.

Chenot JF. Rückenschmerz: gezielte Anamnese und klinische Untersuchung. Dtsch Med Wochenschr 2018; 143(21): 1556–1563.

SYSTEMATISCHE REVIEWS

Chou R, Deyo R, Friedly J et al. Nonpharmacologic therapies for low back pain: A systematic review for an American College of Physicians Clinical Practice Guideline. Ann Intern Med 2017a; 166(7): 493–505.

Chou R, Deyo R, Friedly J et al. Systemic pharmacologic therapies for low back pain: A systematic review for an American College of Physicians Clinical Practice Guideline. Ann Intern Med 2017b; 166(7): 480–492.

KAPITEL

38

Martin Scherer, Jean-François Chenot

Nackenschmerzen

38.1 Definition, Epidemiologie

Nackenschmerzen sind definiert als Schmerzen in dem Gebiet, das nach oben durch die Linea nuchalis superior, nach unten durch den ersten Brustwirbel und seitlich durch die schultergelenknahen Ansätze des M. trapezius begrenzt wird. Klinisch und anamnestisch sind Nackenschmerzen nicht immer von Schulter- (➤ Kap. 35) und Armschmerzen (➤ Kap. 36) abgrenzbar. Sie sind mit einer Punktprävalenz von etwa 10–15 % und einer Jahresprävalenz von 50 % häufig, führen aber nur selten zu Arztbesuchen. Dennoch sind sie in Hausarztpraxen ein regelmäßiger Konsultationsanlass. Wesentliches Charakteristikum des Verlaufs sind die hohe spontane Besserungstendenz und die Neigung zu Rezidiven.

38.2 Diagnostische Strategie und Differenzialdiagnose

Am häufigsten werden Nackenbeschwerden als „HWS-Syndrom" beschrieben, weil die Zuordnung einer funktionellen oder strukturellen Störung zum Beschwerdebild nur selten gelingt. Feinere Diagnostik erfordert eine manualtherapeutische Ausbildung. Bei der anamnestischen Exploration sollten potenzielle Begleitaspekte wie Arbeitssituation, chronischer Stress, Depressivität oder Ängstlichkeit berücksichtigt werden (➤ Kap. 113).

38.2.1 Ursachen von Nackenschmerzen

Die wahrscheinlichsten, seltene oder sekundäre Ursachen sowie AGVs sind in ➤ Box 38.1 zusammengefasst.

Box 38.1

Ursachen von Nackenschmerzen

Wahrscheinlichste Ursachen

- Muskuläre Verspannung
- Psychosoziale Belastung

Was man nicht übersehen sollte: abwendbar gefährlicher Verlauf

- Zervikaler Bandscheibenvorfall (Ausstrahlung in den Arm)
- Akutes Koronarsyndrom (ACS) mit Ausstrahlung in den Hals
- Meningitis mit Nackensteife (Fieber, Bewusstseinstrübung, Kopfschmerzen)
- Karotisdissektion
- Subarachnoidalblutung, die mit schwersten Nackenschmerzen einhergehen kann

Seltene oder sekundäre Ursachen

- Osteomyelitis
- Knochenmetastasen
- Multiples Myelom
- Beteiligung der HWS bei rheumatischen Erkrankungen

38.2.2 Diagnostisches Vorgehen

Im Folgenden wird ein pragmatisches, an der Versorgungsepidemiologie der Hausarztpraxis orientiertes Vorgehen vorgeschlagen. Im Regelfall sind Anamnese und körperliche Untersuchung ausreichend, und ca. 80–90 % der Nackenschmerzen können vorläufig als nichtspezifisch klassifiziert werden.

Anamnese bei Nackenschmerzen

Grundlage ist eine ausführliche Anamnese, die gleichzeitig das Ausmaß der körperlichen Untersuchung vorgibt. Ziel der Anamnese ist zum einen die symptomatische Eingrenzung (Auslöser? Lokalisation? Schmerzqualität? Intensität?), zum anderen die Identifikation von Red Flags zum Ausschluss abwendbar gefährlicher Verläufe (AGVs).

CAVE

Red Flags bei Nackenschmerzen

- Trauma
- Neurologische Ausfälle
- Nächtliche oder bewegungsunabhängige Schmerzen
- Bekannte rheumatische Erkrankung
- Bekannte Tumorerkrankung
- Gewichtsverlust
- Fieber
- Immunsuppressive Medikamente
- Brustschmerzen, Luftnot

Körperliche Untersuchung

Eine gründliche körperliche Untersuchung, die über das Minimum hinausgeht, wirkt vertrauensbildend und gibt zusätzliche Sicherheit im Verzicht auf weitere Diagnostik (z. B. Bildgebung). Die körperliche Untersuchung bei Schmerzen im Bereich der Halswirbelsäule (HWS) dient dazu, seltene AGVs sowie radikulär bedingte Nackenschmerzen und Sensibilitätsstörungen zu erkennen und von Erkrankungen benachbarter Strukturen zu unterscheiden. Bestehen Hinweise auf eine extravertebrale Ursache der Beschwerden oder eine Beteiligung des Schulterbereichs, sollten die entsprechenden Organsysteme (z. B. Schulter, A. carotis etc.) untersucht werden.

Beweglichkeitsprüfung Die genaue Angabe von Gradzahlen nach der Neutral-Null-Methode ist im hausärztlichen Praxisalltag nicht notwendig. Allerdings sollte eine orientierende Bewegungsprüfung erfolgen: Reklination, Inklination, Rotation, Seitneigung, Rotation in Inklination. Unterschiede im Seitenvergleich sollten dokumentiert werden.

Sensibilitätsprüfung Anatomische Tafeln zeigen Variationen im Verlauf der Dermatomgrenzen. Ungenauigkeiten in der Sensibilitätsprüfung können außerdem dadurch zustande kommen, dass sich Dermatome überlappen. In ➤ Abb. 38.1 sind die Dermatome gezeigt, die eine grobe segmentale Einordnung einer radikulären Reizung ermöglichen. Eine genaue Zuordnung der Dermatome ist nicht standardmäßig erforderlich. Schmerzen, Taubheit oder Kribbeln in den Armen sind oft nicht konstant vorhanden. Zu einer Differenzierung der neurologischen Symptomatik können Provokationstests durchgeführt werden.

Kraft- und Reflexprüfung ➤ Tab. 38.1

Provokationstests Bei Provokationstests werden Kompressions- und Distraktionstests unterschieden. Für das Screening zum Ausschluss einer Nervenwurzelreizung ist der **Spurling-Test** als Kompressionsprovokationstest am besten geeignet (➤ Abb. 38.2). Dabei wird eine durch Druck auf den Kopf bei seitlich geneigter HWS entstehende ipsilaterale Dysästhesie in einem Dermatom als positiv gewertet. Der Test wird wie folgt durchgeführt: Bei Druck auf den Kopf und seitlich geneigter HWS werden die Foramina der HWS verengt. Entsteht dabei eine ipsilaterale Dysästhesie in einem Dermatom, wird dies als Hinweis auf eine radikuläre Reizung gewertet. Der Test hat eine geringe Sensitivität (ca. 30 %) und eine hohe Spezifität (94 %).

Weiterführende Diagnostik

Wann röntgen?

- Zurückliegende Gewalteinwirkung, Unfall, Trauma
- Chronische Schmerzen mit zögerlichem Beginn und nächtlicher Schmerzverstärkung (> 12 Wochen)
- Onkologische Vorerkrankungen, wenn nach 2 bis 3 Wochen keine Besserung eintritt

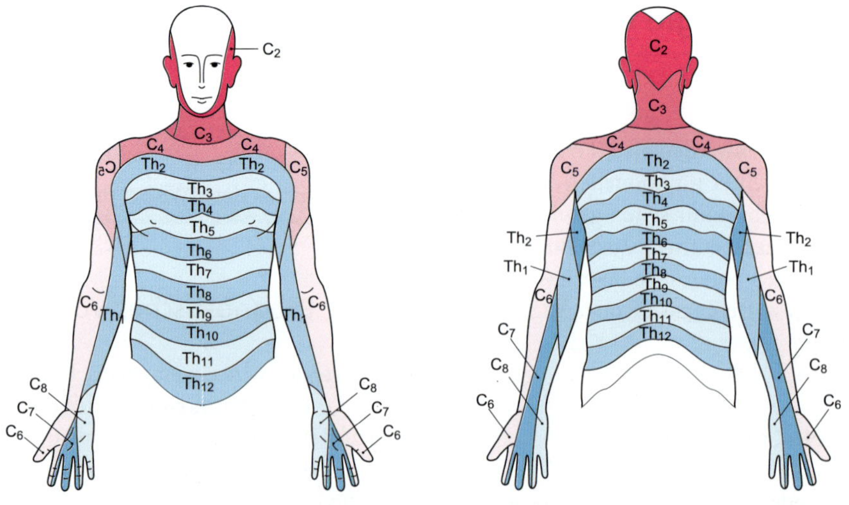

Abb. 38.1 Sensibilitätsprüfung [L141]

Tab. 38.1 Segmentale neurologische Untersuchung: Kraft und Reflexe

Dermatom	Kennmuskel	Kraftprüfung	Reflex(e)	Auslösung/Reaktion	Peripherer Nerv
C1–C2	ø	ø	ø	ø	ø
C3–C4	Zwerchfell	Atmung	ø		N. phrenicus
C4–C6	M. infraspinatus M. teres minor M. deltoideus	Außenrotation und Abduktion des Armes in der Schulter	Skapulohumeralreflex	Schlag auf den unteren medialen Rand der Skapula/Adduktion und Außenrotation des hängenden Armes	N. musculocutaneus
C5–6	M. biceps brachii	Beugung im Ellenbogen	Bizepsreflex	Schlag auf die Bizepssehne bei gebeugtem Arm/Adduktion und Außenrotation des hängenden Armes	–
	M. brachioradialis	Supination	Radioperiostreflex	Schlag auf die distale Radiuskante/ Beugung im Ellenbogen	–
C7–C8	M. triceps brachii M. pronator teres	Streckung im Ellenbogen Pronation	Trizepsreflex	Schlag auf die Trizepssehne/Streckung im Ellenbogen	N. radialis
C6–C8	M. flexor pollicis longus	Faustschluss	Daumenreflex	Schlag auf die Sehne des Flexor pollicis longus/Flexion im Daumenglied	N. medianus
C7–C8	Flexores carpi	Finger spreizen	Fingerflexorenreflex	Schlag gegen die Unterseite der Fingerendglieder/Flexion der Finger bzw. des Handgelenks	N. medianus N. ulnaris

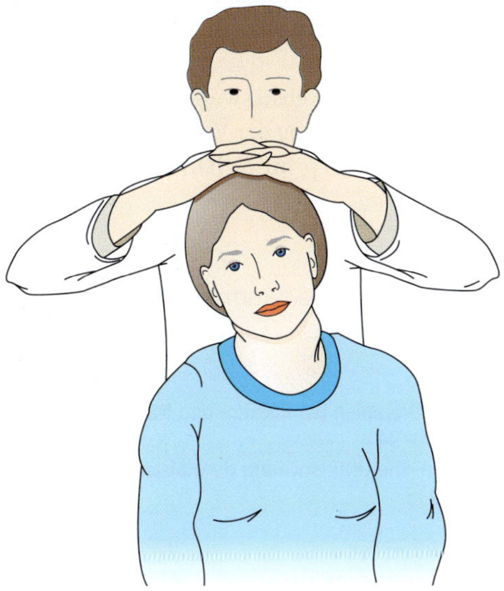

Abb. 38.2 Spurling-Test [L141]

- Langzeitmedikation mit Kortikosteroiden
- Ausgeprägte Nackensteife mit nahezu völlig aufgehobener HWS-Beweglichkeit

Nach einem stumpfen Trauma haben < 2 % der Patienten eine ernsthafte Verletzung. Als Entscheidungshilfe, ob eine Bildgebung nach Trauma notwendig ist, dient die **C-Spine Rule:**

- Kein Ruheschmerz
- Kein Palpationsschmerz über den HWS-Dornfortsätzen
- Keine lokalen neurologischen Ausfälle
- Keine Bewusstseinstrübung
- Kein Hinweis auf Alkohol- oder sonstige Intoxikation
- Keine sonstigen starken Schmerzen, die Schmerzen an der HWS überlagern könnten

Sind diese Punkte gegeben, kann auf eine Bildgebung verzichtet werden.

38.3 Therapiestrategie

LEITLINIEN

S1-Leitlinie „Nackenschmerzen". AWMF-Registernummer 053-007:

https://register.awmf.org/de/leitlinien/detail/053-007

38.3.1 Beratung

Beratung und Aufklärung sind bei Nackenschmerzen das wichtigste therapeutische Mittel. Wesentliche Bestandteile der Beratung sollten der zumeist harmlose Charakter der Nackenschmerzen, die hohe spontane Besserungstendenz und die Neigung zu Rezidiven sein. Die Grenzen von Diagnostik und Therapie sollten offen angesprochen werden. Die Patienten sollten auf mögliche Risikofaktoren für Nackenschmerzen aufmerksam gemacht (z. B. Übergewicht, Schwangerschaft und Arbeitssituation) und offen auf chronischen Stress, Depressivität oder Ängstlichkeit angesprochen werden. Patienten, die regelmäßig NSAR einnehmen, sollten auf mögliche Nebenwirkungen hingewiesen werden.

38.3.2 Vermeidung von Polypragmasie

Unter dem Druck der eigenen und der Patientenerwartungen werden häufig Verfahren angewendet, die auf einen schnellen Behandlungserfolg zielen. Die Wirksamkeit und die Nachhaltigkeit der meisten Behandlungsmaßnahmen sind jedoch häufig fraglich und unzureichend durch klinische Studien gestützt. Wesentlich bei Nackenschmerzen ist es, AGVs auszuschließen und die Schmerzen zu lindern. Dabei soll auf Therapien fokussiert werden, deren Wirksamkeit belegt ist. Für die meisten Therapieformen lässt die Studienlage keine Aussagen über den Benefit zu. Allgemein akzeptierte Therapieempfehlungen sind rar (wenn, dann gelten sie für idiopathische und traumatische Nackenschmerzen gleichermaßen). An erster Stelle stehen die Ermutigung der Patienten zur baldigen Wiederaufnahme ihrer Alltagstätigkeiten und die Aufklärung über die Unbedenklichkeit der Beschwerden, nachdem die Diagnose „idiopathische" Nackenschmerzen gesichert worden ist.

38.3.3 Was man tun sollte

Wesentliche therapeutische Aspekte sind:

- Beratung zum Selbstmanagement.
- Bewegung soll empfohlen werden.
- Lokale Wärme kann empfohlen werden (➤ Kap. 110).
- Kurzfristig können NSAR empfohlen werden.
- Mobilisation (u. a. postisometrische Relaxation) und Manipulation können angeboten werden (➤ Kap. 111).
- Bei subakuten und chronischen Nackenschmerzen kann Physiotherapie angeboten werden (➤ Kap. 110).

38.3.4 Was man lassen sollte

Im Folgenden werden therapeutische Ansätze genannt, die hinsichtlich ihrer Wirksamkeit und z. T. auch Patientensicherheit kritisch zu sehen sind:

- Ruhigstellungen sollen nicht durchgeführt werden.
- Injektionstherapien sollen nicht durchgeführt werden (siehe Merke-Kasten).
- Muskelrelaxanzien sollen nicht empfohlen werden (➤ Kap. 38.3.5).

MERKE

Injektion von Lokalanästhetika

Als **Neuraltherapie** im weiteren Sinne wird jede Injektion eines Lokalanästhetikums zur therapeutischen Anästhesie wie z. B. Quaddeln (subkutane Injektion) oder das gezielte Anspritzen von Myogelosen oder Nerven in der Schmerztherapie bezeichnet. Die Injektion der Lokalanästhetika erfolgt oft nach der umgangssprachlich so bezeichneten „Davos"-Methode: Da, wo's wehtut! Als therapeutische Rationale werden eine Blockierung der Reizweiterleitung und weitere Effekte wie lokale Entzündungshemmung angenommen, die den Schmerz schnell und anhaltend lindern sollen. Diese Form der Neuraltherapie wird von vielen Ärzten angewandt.

Die **Neuraltherapie** im engeren Sinne **nach Huneke,** bei der Störfelder injiziert werden, ist weniger verbreitet. Es fehlt ein ausreichender wissenschaftlicher Wirksamkeitsnachweis, dass Injektionen von Lokalanästhetika muskuloskelettale Beschwerden lindern. Es liegen lediglich Erfahrungsberichte vor.

Komplikationen durch die Injektion von Lokalanästhetika sind beschrieben. Dazu gehören die Verletzung von Nachbarorganen (Pneumothorax), anaphylaktischer Schock und das Auslösen von zerebralen Krampfanfällen und Herzrhythmusstörungen. Die Injektionstherapie mit Lokalanästhetika sollte für Nackenschmerzen nicht durchgeführt werden.

38.3.5 Medikamentöse Therapie mit Muskelrelaxanzien

Es wird allgemein angenommen, dass muskuläre Verspannungen bei Nackenschmerzen eine große Rolle spielen. Unter dieser pathophysiologischen und ätiologischen Vorstellung liegt es nahe, dass Muskelrelaxanzien zu einer Schmerzlinderung führen sollten. Insgesamt ist die Wirksamkeit von Muskelrelaxanzien bei Nackenschmerzen schlecht untersucht.

- Alle Muskelrelaxanzien führen zu einer eingeschränkten Verkehrstüchtigkeit und sind neben diesem Hinweis auch mit einer Warnung zur Bedienung von Maschinen versehen.
- Sie erhöhen das Sturzrisiko bei Älteren.
- Alle Muskelrelaxanzien sind in Schwangerschaft und Stillzeit mangels Erfahrung kontraindiziert.
- Für Tetrazepam ruht wegen gehäufter kutaner Nebenwirkungen seit 2013 die Zulassung.
- Andere Benzodiazepine werden wegen ihrer sedierenden Wirkung, ihrer Beeinträchtigung der Verkehrssicherheit und ihres Abhängigkeitspotenzials prinzipiell in der Schmerztherapie nicht empfohlen.

MERKE

Muskelrelaxanzien sollten für Nackenschmerzen nicht verschrieben werden.

LITERATUR

Chenot JF. Injektionstherapien bei Rücken- und Nackenschmerzen. tägliche praxis 2017; 59: 89–94.

Scherer M, Chenot JF. Die Untersuchung der Halswirbelsäule. Z Allg Med 2007; 83: 507–521.

SYSTEMATISCHE REVIEWS

Chou R, Peterson K, Helfand M. Comparative efficacy and safety of skeletal muscle relaxants for spasticity and musculoskeletal conditions: A systematic review. J Pain Symptom Manage 2004; 28: 140–175.

Coulter ID, Crawford C, Vernon H et al. Manipulation and Mobilization for Treating Chronic Nonspecific Neck Pain: A Systematic Review and Meta-Analysis for an Appropriateness Panel. Pain Physician 2019; 22: E55–E70.

de Zoete RM, Armfield NR, McAuley JH et al. Comparative effectiveness of physical exercise interventions for chronic non-specific neck pain: a systematic review with network meta-analysis of 40 randomised controlled trials. Br J Sports Med 2020: bjsports-2020-102664.

Vazirizadeh-Mahabadi M, Yarahmadi M. Canadian C-spine Rule versus NEXUS in Screening of Clinically Important Traumatic Cervical Spine Injuries; a systematic review and meta-analysis. Arch Acad Emerg Med 2023; 11(1): e5.

KAPITEL

39

Dagmar Lühmann, Rebekka Preuß

Hüft- und Leistenschmerzen

39.1 Definition und Epidemiologie

Die Übergänge zu Schmerzen im unteren Rücken, Gesäß, Leiste oder Oberschenkel sind fließend. Pathologien des Hüftgelenks und der Leiste verursachen eher Schmerzen in der Leisten- und oberen Oberschenkelregion, während Prozesse an der unteren Wirbelsäule oder im kleinen Becken Schmerzen in der Hüft- oder Gesäßregion begründen.

Häufig betroffen sind Sportler des Breiten- und Leistungssports oder ältere Menschen. Neben hohem Lebensalter sind insbesondere Kontaktsportarten wie Fußball, Hockey oder American Football prädisponierend. Hüft- und Leistenschmerzen können *akut* (spontan bzw. nach einer Verletzung) oder *chronisch* (nach wochen- bis monatelanger Fehlbelastung) auftreten.

Risikofaktoren für Leistenschmerzen sind männliches Geschlecht, Alter, Leistungssport, Voroperationen, schweres Heben und Tragen, Übergewicht und geringe körperliche Aktivität.

Zur Häufigkeit von Hüftschmerzen in der Hausarztpraxis gibt es keine zuverlässigen Daten. Bevölkerungsbezogene Untersuchungen aus den Niederlanden und Deutschland berichten 1-Jahres-Prävalenzen von 13 % (> 25-Jährige) und 15 % (> 40-Jährige) in der Allgemeinbevölkerung (Picavet und Schouten 2003, Thiem et al. 2013). In der niederländischen Untersuchung hatte etwa ein Drittel der Betroffenen hausärztliche Hilfe in Anspruch genommen.

39.2 Diagnostische Strategie und Differenzialdiagnosen

Die den Hüft- und Leistenschmerzen zugrunde liegenden Pathologien sind vielfältig (➤ Box 39.1). Zu den häufigsten Ursachen für Hüft- und Leistenschmerzen in der Hausarztpraxis gehören (traumatische) Über- und Fehlbelastungen, weitergeleitete Schmerzen aus der LWS, der Leistenbruch und die Koxarthrose (Murtagh 2021). Bei älteren Menschen muss auch an die Möglichkeit einer Schenkelhalsfraktur (Stressfraktur) gedacht werden (➤ Kap. 39.4.3).

Box 39.1

Ursachen für Hüft- und Leistenschmerz (➤ Abb. 39.1)

Wahrscheinlichste Diagnosen

- Koxarthrose oder Koxarthritis
- Sportlerleiste, belastungsinduzierte Bänderläsion, Leistenzerrung
- Leistenbruch
- Akute Synovitis des Hüftgelenks (eingeschränkte Innenrotation des Hüftgelenks, oft nach Atemwegsinfekt)
- Lumbale Radikulopathie
- Adduktorenansatztendinose
- Bursitis trochanterica
- Irritation des N. ischiadicus
- Glutaeus-medius-Tendinitis

Was man nicht übersehen sollte: abwendbar gefährlicher Verlauf

- Arterielle Embolie/pAVK
- Nervenkompressionssyndrom
- Femoralhernie (erhöhtes Inkarzerationsrisiko, oft abdominale Symptomatik)
- Septische Arthritis (Fieber)
- Lymphknotenschwellung/Lymphom (auch bei Infektionen des Genitales oder Erysipel)
- Verletzungen/Trauma (Stress- oder Abrissfraktur nach extremen Belastungen)
- Epiphyseolysis capitis femoris (häufig bei Jungen in der Pubertät)
- Nieren- oder Uretherstein (fortgeleitete Schmerzen)

Seltenere Ursachen/Diagnosen

- Nuck-Zyste (weibliche Hydrozele)
- Beckenringlockerung (in der Schwangerschaft)
- Labrumläsion (oft nach Rotationsverletzung beim Sport)
- Femoroazetabuläres Impingement (tiefsitzender Schmerz, besonders nach langem Sitzen)
- Bursitis (klinisch wie Arthritis, aber ohne Flüssigkeit im Gelenkspalt)
- Hüftdysplasie
- Osteitis pubis
- Metastasen und Tumoren (nächtliche Schmerzen, am häufigsten osteoides Osteom)
- Hüftkopfnekrose
- Einklemmung des N. ilioinguinalis (z. B. nach Netzeinlage bei Leistenhernie)

Psychosomatik, Fallstricke: „Was will der Patient mir damit sagen?"

- Möglicher Hinweis auf Depression, Geschlechtskrankheit oder sexuellen Missbrauch

Die **Anamnese** gibt wichtige Hinweise auf die möglichen Ursachen von Hüft- und Leistenschmerzen. Folgendes sollte erfasst werden: Seit wann die Beschwerden bestehen, wie sie eingesetzt haben (Trauma), der Verlauf der Schmerzen, evtl. tageszeitliche Schwankungen sowie genaue Lokalisation, Qualität, Ausstrahlung und Begleitsymptome.

- **Lokalisation der Schmerzen:**
  - Schmerzen in der vorderen Hüft- und Leistenregion sind typisch bei intraartikulären Prozessen und Pathologien des Leistenbandes sowie bei Leistenbrüchen.
  - Schmerzen in der hinteren Hüft- und Gesäßregion weisen auf Radikulopathien, Probleme der Iliosakralgelenke, das Piriformis-Syndrom oder eine vaskuläre Claudicatio hin.
  - Seitliche Hüftschmerzen sind typisch z. B. bei einer Bursitis trochanterica (Wilson und Furukawa 2014).
- Die **körperliche Untersuchung** beginnt mit der Inspektion des gehenden, stehenden und liegenden Patienten. Zu betrachtende Aspekte: Hinken (➤ Tab. 39.1), Schonhaltung, Benutzung von Hilfsmitteln, Muskulatur (z. B. Atrophien, Narben), Beinstellung, Beckenstand (als Hinweis auf Beinverkürzung). Als fast pathognomonisches Zeichen für Koxarthrose gilt ein hinkender Gang mit adduziertem Bein und außenrotiertem Fuß.

Tab. 39.1 Hinken

Schonhinken	Belastungszeit des betroffenen Beines ist verkürzt.
Trendelenburg-Hinken	Anheben der Hüfte der nicht betroffenen Seite nicht möglich, das Gewicht wird auf die betroffene Seite verlagert.
Versteifungshinken	Vorschwingen des Beines ist bei versteifter Hüfte nur durch Drehung des Beckens, bei versteiftem Knie durch Seitwärtsneigen des Oberkörpers möglich.
Verkürzungshinken	Körper senkt sich in der Standphase auf die Seite des verkürzten Beines.

Über 90 % der Bevölkerung haben eine geringgradige anatomische Beinlängendifferenz. Eine funktionelle Beinlängendifferenz bei gleicher absoluter Beinlänge weist z. B. auf das Vorliegen einer Beugekontraktur im Hüftgelenk hin. Klinische Tests zur Beinlängenmessung haben nur eine geringe Validität (Alfuth et al. 2021).

MERKE

Beinlängenmessung

Am liegenden Patienten, immer im Seitenvergleich!
- Absolute Beinlänge: Innenknöchel – Trochanter major
- Relative (funktionelle) Beinlänge: Innenknöchel – Spina iliaca anterior superior
- Derbolowsky-Zeichen: Unter festem Halt an beiden Malleolen wird der Patient aufgefordert, sich aus der Rückenlage in einen geraden Sitz aufzurichten. Der Vorschub eines Knöchels ist ein Hinweis auf eine funktionelle Beinlängendifferenz.

Die **Palpation** ist bei der Abklärung von Hüftproblemen von eher untergeordneter Bedeutung:
- Ein Druckschmerz zwei Fingerbreit unterhalb des Leistenbandes kann auf Affektionen des Hüftgelenks hindeuten.
- Ein Klopfschmerz über dem Trochanter major kann auf eine Bursitis trochanterica oder eine Glutaeus-medius-Tendinitis hinweisen.

Wichtiger sind Funktionstests (➤ Abb. 39.2). Hierzu gehört die Prüfung des **Bewegungsumfangs nach der Neutral-Null-Methode** im Seitenvergleich. Eine schmerzhafte Einschränkung der Rotationsbewegung wird in Hüftstreckung (Untersuchung in Bauchlage) eher manifest als bei Hüftbeugung (Untersuchung in Rückenlage).

Bei spezifischem Krankheitsverdacht können weitere Funktionstests Hinweise geben:
- **Thomas-Handgriff** (➤ Abb. 39.3): Test zum Nachweis einer Beugekontraktur (verkürzter M. iliopsoas) im Hüftgelenk – z. B. bei Patienten mit Osteoarthrose. Der Patient liegt flach auf dem Rücken. Der Untersucher schiebt eine Hand flach unter die LWS zum Ertasten der Lendenlordose. Dann wird ein Bein maximal (passiv) angewinkelt, die Lendenlordose gleicht sich aus. Als direkter Nachweis einer Beugekontraktur auf der Gegenseite gilt, wenn sich der Oberschenkel bei dem Manöver von der Unterlage

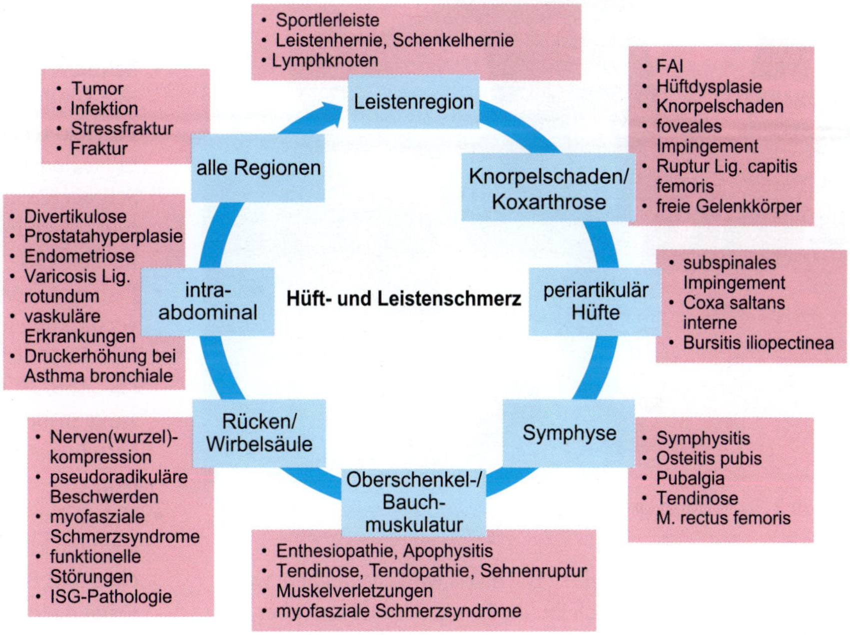

Abb. 39.1 Ursachen für Hüft- und Leistenschmerz [F558-009]

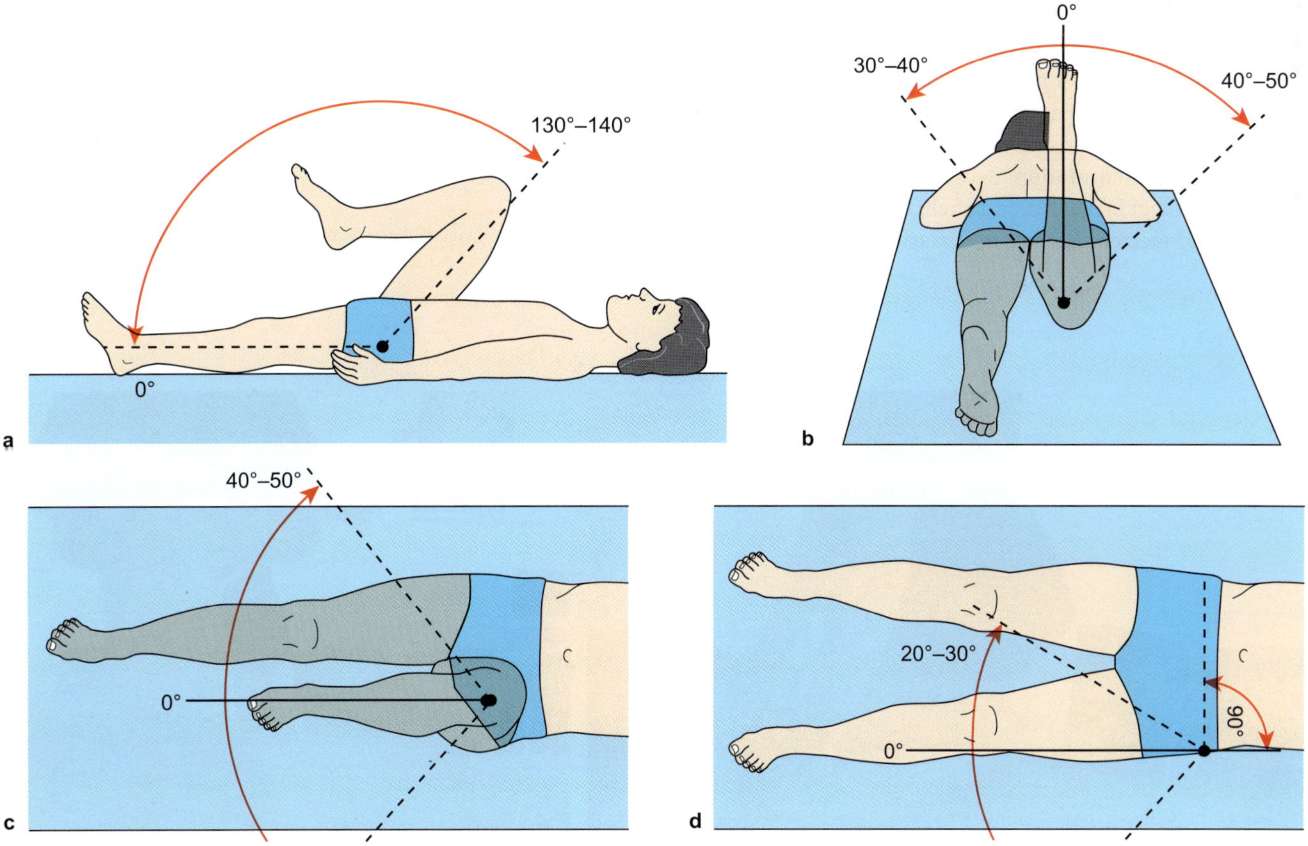

Abb. 39.2 Funktionstest: Prüfung des Bewegungsumfangs des Hüftgelenks nach der Neutral-Null-Methode im Seitenvergleich: a) Extension/Flexion, b) Außen-/Innenrotation in Bauchlage bei gestrecktem Hüftgelenk, c) Außen-/Innenrotation in Rückenlage bei gebeugtem Hüftgelenk, d) Abduktion/Abduktion [F748-004, L143]

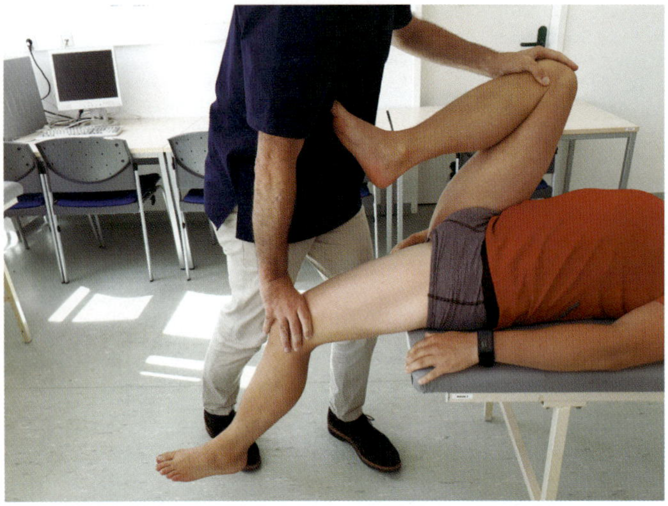

Abb. 39.3 Thomas-Handgriff [T500]

abhebt. Von einem indirekten Nachweis wird gesprochen, wenn der Oberschenkel liegen bleibt, die Lendenlordose sich aber nicht ausgleicht. Beugekontrakturen im Hüftgelenk werden z. B. bei Patienten mit fortgeschrittener Osteoarthrose gesehen. Bei dem Test kommt es auch zu Scherkräften auf das ISG.

- **Drehmann-Zeichen:** im Liegen durchgeführt; auf der zu untersuchenden Seite wird eine geführte Flexion des Hüftgelenks vorgenommen. Das Drehmann-Zeichen ist positiv, wenn das Bein dabei spontan nach außen rotiert und abduziert. Typisch bei Epiphyseolysis capitis femoris im Jugendalter (➤ Kap. 39.3.5).
- **Schmerzhafte Innenrotation:** Bei der forcierten Innenrotation wird der Hüftkopf in die Pfanne gedreht (➤ Abb. 39.4b). Werden dabei Schmerzen angeben, ist dies ein Hinweis auf eine Koxarthrose (Sensitivität: mittelgradige Arthrose 86 %, hochgradige Arthrose 100 %, Spezifität ca. 50 %).
- **Schmerzhafte Außenrotation:** kann ein Hinweis auf ein Piriformis-Syndrom oder eine Bursitis trochanterica sein.
- **Patrick-Test (Viererzeichen):** Das zu untersuchende Bein wird in Flexions-Abduktions-Außenrotations-Stellung gebracht. Schmerzen in der Leiste sprechen eher für eine Hüftgelenkaffektion (Morbus Perthes, Koxitis), Schmerzen im Iliosakralbereich für eine ISG-Affektion.
- Pathognomonisch bei **Leistenbandzerrung** ist eine Schmerzverstärkung in der Abduktion des Hüftgelenks und ein Druckschmerz des Schambeins am Ansatz des Lig. inguinale (➤ Abb. 39.4a). Es handelt sich um eine typische Sportverletzung, insbesondere bei Kontaktsportarten wie z. B. Fußball. Evtl. besteht noch Druckschmerz am Leistenbandansatz am Schambein.
- Neben der Untersuchung der Hüft- und Inguinalregion kann auch die klinische Untersuchung von Genitale, Abdomen, Rücken und Beinen helfen, seltene Probleme zu diagnostizieren.

Leitsymptome dienen als Orientierungshilfe bei der Diagnostik der häufigsten Pathologien des Leistenbereichs (➤ Tab. 39.2). Die begrenzte diagnostische Sicherheit erfordert es aber abzuwägen, ob abgewartet werden kann oder zeitnahe technische Untersuchungen notwendig sind. Routinemäßige Laborkontrollen sind nicht notwendig. Eine Bildgebung ist bei vermuteter Hüftpathologie nach Trauma indiziert oder wenn die Schmerzen konservativ nicht ausreichend beherrschbar sind. Sonografisch kann eine Bursitis oder ein Ganglion nachgewiesen werden.

CAVE

Nicht palpable Leistenpulse können ein Hinweis auf eine akute Durchblutungsstörung sein und erfordern eine unmittelbare Therapie.

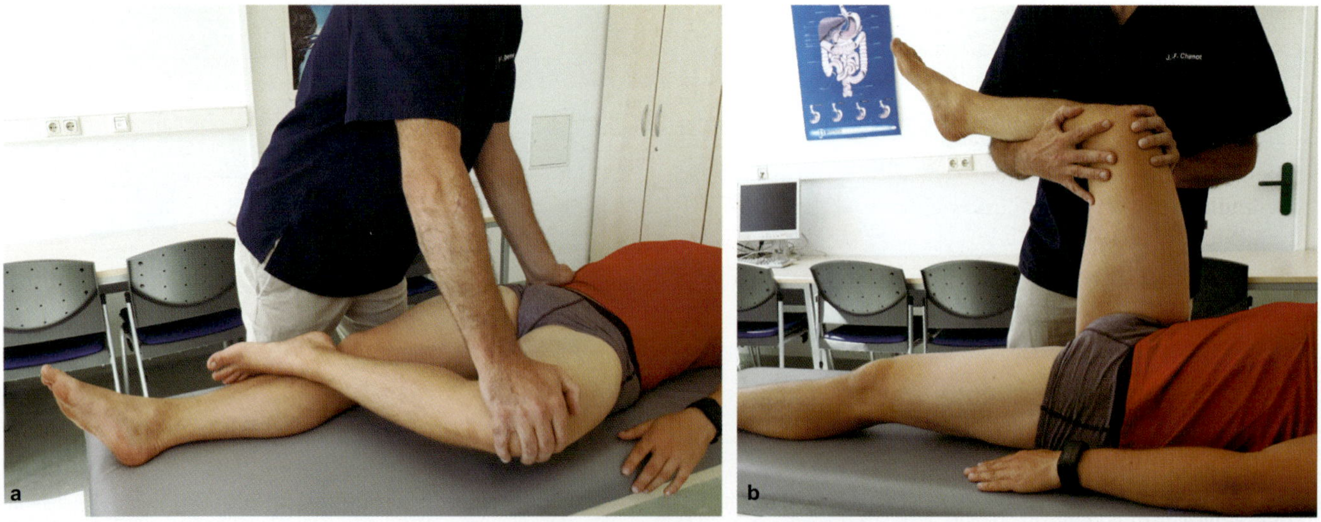

Abb. 39.4 Untersuchung der Hüfte und der Leiste: a) Abduktion (Viererzeichen) mit Zug auf das Leistenband und endgradiger Belastung des Hüftgelenks → schmerzhaft bei Hüftaffektion und Leistenbandzerrung; dabei wird der Oberschenkel zum Hebel, mit dem das ISG belastet wird. Bei Schmerzen im Gesäß ein Hinweis auf eine ISG-Affektion, wenn keine Schmerzen bei der forcierten Innenrotation angegeben werden; b) forcierte Innenrotation der Hüfte mit endgradiger Belastung im Hüftgelenk → schmerzhaft bei Hüftaffektion, aber nicht bei Leistenbandzerrung. [T500]

Tab. 39.2 Klinische Leitsymptome der häufigsten Pathologien im Hüft- und Leistenbereich (aus Muschaweck et al. 2015)

Pathologie	Leitsymptome
Adduktorenansatztendinose	Leistenschmerz am Adduktorenansatz bei lokaler Palpation des Sehnenansatzes sowie bei passiver Abduktion und aktiver Adduktion in der Hüfte
Stressfraktur	Schmerzen v. a. bei axialer Belastung, Rotationsstress und Druck
Abrissfraktur	Lokalisierte Schmerzen über dem betroffenen Knochensegment bei Kontraktion und Dehnung der betroffenen Muskulatur
Hüftgelenkpathologie	Schmerzen bei längerem Sitzen, bei tiefer Beugung und Rotationsbewegungen im Hüftgelenk, Schmerz nach Belastung oder Anlaufschmerzen; Bewegungseinschränkung, gelegentlich Klicken oder Schnappen, später Bewegungseinschränkung (v. a. Innenrotation)
Osteitis pubis	Umschriebener, lokaler Druckschmerz über der Symphyse, dumpfe Schmerzen, v. a. bei Überstreckung, ohne Ausstrahlung
Leistenhernie	Unspezifische, dumpfe, drückende, umschriebene und gelegentlich ausstrahlende Schmerzen, eher Unterbauch/Flanke (peritoneal)
Sportlerleiste	Ziehende, brennende, gelegentlich elektrisierend einschießende Schmerzen mit Ausstrahlung zur Oberschenkelinnenseite und skrotal/labial (neuralgiform)

39.3 Abwendbar gefährliche Verläufe

In seltenen Fällen können Hüft- und Leistenschmerzen ein Indikator für ein Krankheitsbild mit abwendbar gefährlichem Verlauf (AGV) sein. Es sollte an folgende Krankheitsbilder gedacht werden:

- **Aortoiliakaler Gefäßverschluss** – mit Claudicatio-Symptomatik in der Gesäßregion. Eher ältere Patienten, arteriosklerotische Vorerkrankungen oder Risikofaktoren; ggf. Strömungsgeräusche über den Gefäßen.
- **Malignome:** Sehr selten entstehen Primärtumoren (Lymphom, Myelom, Sarkom) im Oberschenkel- oder Beckenknochen. Häufiger sind Metastasen von Lungen-, Brust-, Prostatakarzinomen.
- **Infektionen:** bei Kindern Osteomyelitis der proximalen Femurmetaphyse. Entzündungen/Abszesse in der Beckenregion (z. B. Appendizitis, Pyosalpinx, ischiorektaler Abszess).
- **Entzündliche Systemerkrankungen:** rheumatoide Arthritis, juvenile idiopathische Arthritis.

CAVE

Red Flags

Warnhinweise auf einen abwendbar gefährlichen Verlauf bei Hüft- und Leistenschmerzen sind:

- Fieber
- Sensomotorische Defizite
- Makrohämaturie
- Fehlende Fußpulse
- Starker Raucher
- Unklare Anämie
- Unerwünschter Gewichtsverlust
- Schwellung, Rötung, Überwärmung

39.3.1 Besonderheiten bei Kindern

Hüft- und Leistenschmerzen bei Säuglingen und Kleinkindern erkennt man neben Schmerzäußerungen oft an einem hinkenden Gang oder der Unfähigkeit zu krabbeln bzw. zu gehen. Die häufigste Ursache ist der „Hüftschnupfen" (➤ Tab. 39.3). Bei Fieber und anderen Allgemeinsymptomen (Red Flags) ist auch an die septische Arthritis zu denken.

39.3.2 Hüftgelenkdysplasie

Die Hüftgelenkdysplasie ist eine angeborene oder erworbene Fehlentwicklung des Hüftgelenks mit Verknöcherungsstörung der Hüftpfanne. Bei den meisten betroffenen Säuglingen liegt eine transiente Instabilität des Hüftgelenks, ggf. mit Subluxation vor, bei 5 % eine komplette Luxation. Die Inzidenz liegt bei 1 % aller Geburten, das Verhältnis Mädchen zu Jungen bei 4 : 1. Die klinischen Zeichen sind eher unsicher: Gesäßfaltenasymmetrie (40 % d. F.), Abspreizhemmung, Beinverkürzung bei manifester Luxation. In Deutschland ist ein Screening auf Hüftdysplasie mittels Ultraschall Bestandteil der dritten Vorsorgeuntersuchung (U3) zwischen der 4. und 5. Lebenswoche (➤ Kap. 7). Die Behandlung erfolgt durch Kinder- und Jugendmediziner bzw. Kinderorthopäden. Wird die Hüftdysplasie nicht erkannt bzw. behandelt, kann es zur Verzögerung beim Laufenlernen und zu Hinken kommen, später zu vorzeitiger Gelenkarthrose. In seltenen Fällen kann sich auch trotz initial erfolgreicher Behandlung der Hüftdysplasie die Entwicklungsstörung fortsetzen oder erneut auftreten, sodass Kontrolluntersuchungen bis ins Jugendalter

Tab. 39.3 Hüft- und Leistenschmerz bei Kindern (modifiziert nach Manig und Meurer 2014/Murtagh 2021)

Erkrankung	Altersgipfel	Geschlechterverteilung m : w	Bewegungs-einschränkung
Infektiöse/septische Arthritis	Neugeborene und Kleinkinder	–	Alle
Coxitis fugax (Hüftschnupfen)	Kleinkinder 4.–6. Lj.	–	Alle, insbes. Abduktion, Innenrotation
Morbus Perthes	5.–7. Lj.	4 : 1	Abduktion, Innenrotation
Epiphyseolysis capitis femoris	Pubertät • Mädchen: 11.–15. Lj. • Jungen: 13.–17. Lj.	1,5 : 1	Alle, insbes. Innenrotation
Hüftdysplasie	Neugeborene und Kleinkinder	–	Abduktion

empfohlen werden (Harrasser et al. 2016). Selten werden heute noch Hüftgelenkdysplasien erst bei Erwachsenen diagnostiziert.

39.3.3 Hüftschnupfen (Coxitis fugax)

Ein weiteres Synonym ist die transiente Synovitis. Hierbei handelt es sich um eine selbstlimitierende reaktive Arthritis des Hüftgelenks, zumeist nach viralem Infekt der Atemwege oder des Magen-Darm-Trakts. Die genaue Pathogenese ist ungeklärt. Die Inzidenz beträgt 2 : 1.000; Jungen sind häufiger betroffen als Mädchen. Hauptmanifestationsalter ist das 4. bis 8. Lj. Die Kinder hinken und klagen – bei sonst gutem Allgemeinbefinden – über akute Hüftschmerzen, die bis ins Knie ausstrahlen können. Anamnestisch ist in 50 % d. F. ein Atemwegs- oder Magen-Darm-Infekt in den letzten 3 Wochen zu eruieren.

39

Bei der klinischen Untersuchung fällt die schmerzhafte Bewegungseinschränkung v. a. bei Abduktion-Innenrotation auf. Das Patrick-Zeichen ist positiv (➤ Kap. 39.2), und evtl. ist ein Kapseldruckschmerz auslösbar. Sonografisch ist ein Hüftgelenkerguss erkennbar. Die wichtigste Differenzialdiagnose ist die septische Arthritis, die aber i. d. R. mit Fieber und schwerem Krankheitsgefühl einhergeht. Die Behandlung des Hüftschnupfens erfolgt mit Schonung und NSAR. In der Regel sind die Beschwerden nach 7 bis 14 Tagen verschwunden. Erfolgt keine Besserung, sollten weitere Differenzialdiagnosen wie z. B. Morbus Perthes abgeklärt werden (Harrasser et al. 2016, Holl-Wieden 2019).

39.3.4 Morbus Perthes (Legg-Calvé-Perthes-Krankheit)

Der Morbus Perthes ist durch eine aseptische Nekrose der Femurkopfepiphyse gekennzeichnet. Die Erkrankung verläuft stadienhaft über 3 bis 5 Jahre selbstheilend, kann aber zu ausgeprägter Präarthrose des Hüftgelenks führen. Die Inzidenz beträgt etwa 10 : 100.000, das Verhältnis Jungen zu Mädchen ca. 4 : 1. Das typische Erkrankungsalter ist 4 bis 8 Jahre. Die Erkrankung beginnt schleichend mit Schmerzen in Hüfte und Oberschenkel und zunehmendem Schonhinken. Bei der klinischen Untersuchung fällt eine Einschränkung der Innenrotation und Abduktion auf, das Patrick-Zeichen ist positiv. Die Diagnosesicherung und Abgrenzung gegen Differenzialdiagnosen (Coxitis fugax, eitrige Koxitis, Dysplasien, Chondroblastom, sekundäre Hüftkopfnekrosen) erfolgt mittels Bildgebung (Röntgen, Ultraschall, MRT). Die Behandlung ist abhängig von Stadium und Ausmaß des Defekts sowie vom Alter des Kindes und reicht von vorübergehender Teilentlastung und Verbot von Kontaktsportarten bis hin zu Varisationsosteotomien (Harrasser et al. 2016).

39.3.5 Epiphyseolysis capitis femoris (ECF)

Bei der ECF kommt es während des pubertären Wachstumsschubs zur Epiphysenlösung am Femurkopf mit Abgleiten des epiphysären Femurkopfanteils nach dorsokaudal. Bei der Entstehung spielen genetische und mechanische Faktoren (Adipositas, sportliche Aktivität) eine Rolle. Die Häufigkeit beträgt 1 : 100.000; Jungen sind doppelt so häufig betroffen wie Mädchen. In 50 % d. F. tritt das Problem bilateral auf. Klinisch macht sich die ECF mit Schmerzen in Knie, Oberschenkel und Hüfte bemerkbar:

- Bei der *akuten* Form treten die Schmerzen plötzlich und heftig auf, eine Belastung ist nicht möglich.
- Bei der *schleichenden* Form bestehen über Wochen leichte Beschwerden und Hinken.
- Auch eine Form *akut-auf-chronisch* kommt vor, bei der sich latente Beschwerden akut verschlechtern.

Bei der klinischen Untersuchung (Rückenlage) fällt auf, dass das betroffene Bein spontan in Außenrotation gelegt wird und evtl. verkürzt erscheint (relative Beinlänge). Bei der Bewegungsprüfung ist die Innenrotation stark eingeschränkt, das Drehmann-Zeichen ist positiv (➤ Kap. 39.2). Die Diagnosesicherung erfolgt röntgenologisch.

CAVE
Eine akute ECF gilt als orthopädischer Notfall und erfordert eine sofortige Überweisung.

Unbehandelt prädisponiert die ECF zur frühzeitigen Koxarthrose (Harrasser et al. 2016).

39.4 Hüft- und Leistenschmerz beim Erwachsenen

39.4.1 LWS, Iliosakralgelenke

Fortgeleitete Schmerzen aus dem Bereich der LWS oder aus den Iliosakralgelenken (ISG) sind eine sehr häufige Ursache von Hüftschmerzen. Die Schmerzen projizieren typischerweise auf das Gesäß und die lateral-posterioren Anteile der Hüfte (➤ Abb. 39.5).

Zu weiteren Befunden und spezifischen Pathologien ➤ Kap. 37.

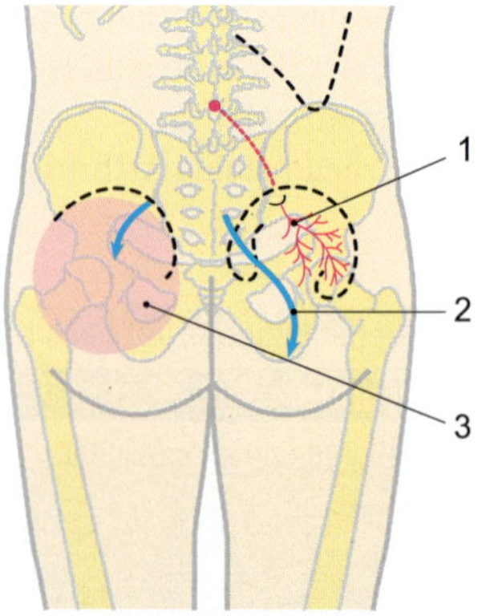

1 = Innervationsgebiet der Rami cutanei aus T12 und L1
2 = Verlauf des N. ischiadicus
3 = schmerzhaftes Areal bei fortgeleiteten Schmerzen aus LWS/ ISG

Abb. 39.5 Schmerzfortleitung aus LWS und ISG in die Hüftregion [L141]

39.4.2 Koxarthrose

Als Koxarthrose wird eine degenerative Erkrankung des Hüftgelenks bezeichnet, die sämtliche Strukturen des Gelenks und die periartikuläre Muskulatur betreffen kann. Nach radiologischen Kriterien finden sich etwa bei 25 % der Männer und 16 % der Frauen > 55 Jahre radiologische Zeichen einer Koxarthrose. Hinsichtlich der klinischen Manifestation ist das Geschlechterverhältnis umgekehrt: Etwa 5 % der Frauen und 3 % der Männer leiden unter Beschwerden einer Koxarthrose (Daten aus den USA, Kim et al. 2014). Der überwiegende Teil der Koxarthrosen (> 75 %) tritt sekundär nach deformierenden Gelenkerkrankungen (z. B. Dysplasie, ECF, Morbus Perthes, Arthritiden, Nekrosen, Trauma) auf, etwa 25 % sind idiopathisch. Als prädisponierende Faktoren gelten weibliches Geschlecht, BMI ≥ 25 und höheres Lebensalter. Pathogenetisch kommt es zunächst zur Knorpelschwächung/-schädigung/-zerstörung und anschließend zu knöchernen Begleitreaktionen (Osteophytenbildung, Sklerose). Mit zunehmender Gelenkdestruktion kann es zur Subluxation mit Wanderung des Hüftkopfs nach kranial-lateral, medial oder axial kommen.

Patienten berichten zunächst belastungsabhängige Schmerzen und Anlaufschmerzen, im weiteren Verlauf auch Nacht- und Ruheschmerzen. Die Schmerzen betreffen die Leistenregion mit Ausstrahlung in Richtung Oberschenkel und ggf. Knie. Die Beweglichkeit ist zunehmend eingeschränkt; Probleme beim Treppensteigen oder beim Ein- und Aussteigen aus dem Auto werden häufig geäußert. Typisch ist ein chronisch-progredienter Verlauf über Monate und Jahre.

Zur klinischen Untersuchung gehört die Beurteilung des Gangbildes (Hinken?), die Beurteilung von Beckenstand, Beinlänge und Beinachse, die Prüfung von Leistendruck-, Trochanterdruck- und Klopfschmerz sowie die Beurteilung des Bewegungsausmaßes der betroffenen und der kontralateralen Hüfte (➤ Abb. 39.2) sowie angrenzender Gelenke. Die Beweglichkeit der betroffenen Hüfte ist zunehmend eingeschränkt, wobei Innenrotation/Extension/Abduktion mehr Beschwerden bereiten als Außenrotation/Flexion/Adduktion (Kapselmuster).

Die S2k-Leitlinie der Deutschen Gesellschaft für Orthopädie und Orthopädische Chirurgie (DGOOC) empfiehlt, die Durchführung von bildgebender Diagnostik (zunächst konventionelles Röntgen, a. p. Aufnahme der betroffenen Hüfte, Beckenübersichtsaufnahme) vom Alter des Patienten, der Dauer der Beschwerden und möglichen Differenzialdiagnosen abhängig zu machen.

LEITLINIEN

- S2k-Leitlinie „Koxarthrose". AWMF-Registernummer 187-049:

  https://register.awmf.org/de/leitlinien/detail/187-049

- S3-Leitlinie „Evidenz- und konsensbasierte Indikationskriterien zur Hüfttotalendoprothese bei Coxarthrose (EKIT-Hüfte)". AWMF-Registernummer 187-001:

  https://register.awmf.org/de/leitlinien/detail/187-001

Die Koxarthrose gehört zu den Krankheitsbildern, bei denen klinischer Befund und Beschwerden häufig nur schlecht mit den Bildgebungsbefunden korrelieren. Dies birgt für Patienten, die keine hohe Ausgangswahrscheinlichkeit für eine Koxarthrose haben, die Gefahr der Überdiagnostik und Übertherapie, wenn unkritisch bildgebende Diagnostik durchgeführt wird und bestehende Beschwerden auf die radiologischen Befunde zurückgeführt werden. Metcalfe et al. (2019) schlagen für die hausärztliche Praxis ein Vorgehen nach einem Algorithmus vor, der anhand von klinischen Angaben und Befunden Patienten mit ausreichend hoher Vortestwahrscheinlichkeit für eine Koxarthrose auffinden soll, bei denen bildgebende Diagnostik zu zielführenden therapeutischen Konsequenzen führt (➤ Abb. 39.6).

Zur Behandlung der Koxarthrose mit den Zielen Erhalt der Funktionsfähigkeit und Schmerzlinderung stehen nichtmedikamentöse, medikamentöse und chirurgische (gelenkerhaltende und gelenkersetzende Verfahren zur Verfügung).

Initial werden immer konservative Verfahren eingesetzt, in deren Zentrum die **Bewegungstherapie** steht, eingangs angeleitet von Physiotherapeuten oder anderen bewegungstherapeutischen Berufsgruppen und angepasst an Leistungsfähigkeit, Lebensumstände und Präferenzen der Patienten. Moderate Evidenz belegt die Wirksamkeit von Bewegungstherapie auf Funktionsfähigkeit, Schmerzen und Lebensqualität (RACGCP 2018). Weitere Kernelemente sind Normalisierung des Körpergewichts und eine Patientenschulung zur Art der Erkrankung, zum vermuteten Verlauf, zum Umgang mit Arthrose im Alltag, im Beruf und beim Sport (Selbstmanagement) und zu den Behandlungsmöglichkeiten mit ihrem Nutzen-/Schadenprofil. Unterstützende Behandlungen umfassen z. B. physikalische Therapieverfahren und die Versorgung mit Hilfsmitteln (➤ Kap. 109, ➤ Kap. 110).

Als Medikamente zur Unterstützung der nichtmedikamentösen konservativen Therapieverfahren werden **NSAR** und **COX-2-Hemmer** eingesetzt. Bei Kontraindikationen gegen NSAR und COX-2-Hemmer können kurzzeitig – zur Überbrückung einer akuten Situation – Metamizol oder schwache Opioide eingesetzt werden.

Für *slow acting drugs* (Glucosamin, Chondroitinsulfat) gibt es derzeit keine Wirksamkeitsbelege aus randomisierten Studien (Matziolis 2019, RACGCP 2018).

Gelenkerhaltende Eingriffe (Umstellungsosteotomien) kommen bei präarthrotischen Deformitäten (z. B. Hüftdysplasie) und nur mäßig ausgeprägter Arthrose infrage. Gelenkersatz ist die Methode der Wahl bei fortgeschrittener Gelenkdestruktion, wenn Schmerzen und Funktionseinschränkung mit konservativen Maßnahmen nicht mehr zu beherrschen sind und die Lebensqualität der Patienten beeinträchtigen. 90 % der modernen Prothesen haben eine Standzeit von ≥ 15 Jahren. Das absolute Risiko einer aseptischen Prothesenlockerung beträgt bei Primärimplantation ca. 1 % (Harrasser et al. 2016).

Die Entscheidung zum **endoprothetischen Gelenkersatz** sollte unter sorgfältiger Nutzen-Risiko-Abwägung mit dem Patienten in Form eines Shared Decision-Making getroffen werden. Aspekte, die bei der Entscheidung diskutiert werden, sind:

- Schweregrad der Erkrankung
- Schmerzen und Bewegungseinschränkung
- Lebensqualität und Teilhabe
- Erfolge von körperlicher Bewegung und Gewichtsregulierung

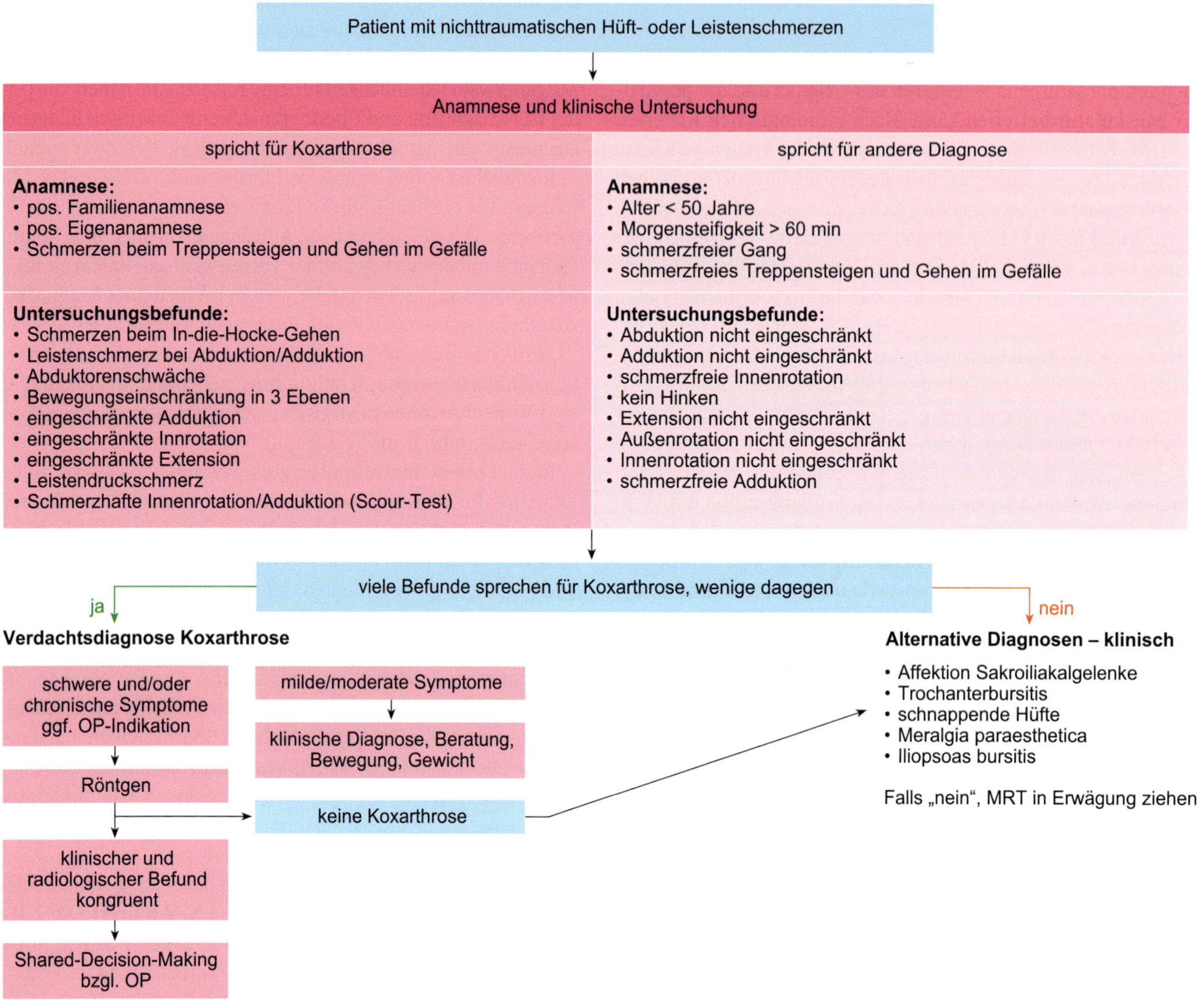

Abb. 39.6 Abklärung bei V. a. Koxarthrose [L141, H026-004]

- Erfolgsaussichten weiterer konservativer Therapiemaßnahmen
- Einschätzung des mitbehandelnden Orthopäden/Chirurgen
- Nutzen-Risiko-Abwägung auch unter Beachtung von Komorbiditäten
- Einschätzung/Sicht/Präferenz des Patienten

39.4.3 Abduktionsfraktur des Schenkelhalses

Eine Differenzialdiagnose von Hüft-/Leisten- oder auch Knieschmerzen ist die nicht dislozierte Adduktionsfraktur des Schenkelhalses. Die Patienten klagen über unterschiedlich starke Belastungsschmerzen in der Leiste, die bis ins Knie ausstrahlen können, sind i. d. R. aber gehfähig und stellen sich manchmal erst Tage nach dem Trauma beim Arzt vor.

Bei der Untersuchung fällt ein Stauchungs- oder Klopfschmerz auf. Die Diagnosesicherung erfolgt mittels Röntgen. Die nicht dislozierte Abduktionsfraktur (Pauwels-I, Garden-I) kann konservativ behandelt werden, birgt aber das Risiko des sekundären Abrutschens des Fragments (Harrasser et al. 2016).

39.4.4 Hüftkopfnekrose

Das Krankheitsbild wird auch avaskuläre oder ischämische Osteonekrose des Hüftkopfs genannt. Hierbei stirbt durch eine Unterbrechung der Durchblutung das spongiöse Knochengerüst des Hüftkopfs ab; dadurch kann es zu Gelenkflächeneinbrüchen, zur Entrundung des Femurkopfs und schließlich zur Arthrose kommen. Unterschieden werden eine traumatische Form (mit Unterbrechung der Blutversorgung durch die A. circumflexa femoris medialis) und eine nicht traumatische, durch Mikrozirkulationsstörungen gekennzeichnete Form. Zu den Risikofaktoren für die nicht traumatische Form gehören:

- Kortisontherapie
- Sichelzellanämie

- Systemischer Lupus erythematodes
- Ionisierende Bestrahlung
- Caisson-Krankheit
- Morbus Gaucher
- Alkoholabusus
- Fettstoffwechselstörungen
- HIV-Infektion
- Schwangerschaft
- Koagulopathien

Die Inzidenz beträgt 10 : 100.000; Männer sind häufiger betroffen.

Die Hüftschmerzen sind sehr unterschiedlich stark ausgeprägt und reichen von fast asymptomatisch bis hin zu Dauerschmerz und Gehunfähigkeit. Bei der Untersuchung fällt zumeist ein Flexions-Innenrotationsschmerz auf. Die Diagnosesicherung erfolgt mittels Röntgen (Harrasser et al. 2016).

39.4.5 Femoroazetabuläres Impingement (FAI)

Beim femoroazetabulären Impingement besteht eine Enge zwischen Oberschenkelhals und Azetabulum. Dabei gibt es zwei Formen:

- **Cam-Impingement** (femorale Form): Deformität des Kopf-Schenkelhals-Übergangs (z. B. durch eine durchgemachte ECF).
- **Pincer-Impingement:** Hier liegt das Problem an der Gelenkpfanne, die nicht richtig ausgerichtet oder zu tief ist (Coxa profunda).

Häufig treten auch Mischformen auf. An den Engstellen berühren sich die Knochen, z. B. bei starker Beugung der Hüfte, und es können Teile von Knorpel oder Labrum eingeklemmt werden (Impingement). Durch den wiederholten Kontakt können weitere Schädigungen des Labrums und des Gelenkknorpels entstehen. Das FAI gehört zu den präarthrotischen Deformitäten. Die geschätzte Prävalenz beträgt 10–15 %, von denen ein großer Teil asymptomatisch verläuft. Das Hauptmanifestationsalter liegt unter 40 Jahren.

Leitsymptom sind stechende Schmerzen in der Hüft- und Leistengegend, die bis in den Oberschenkel ausstrahlen können. Die Schmerzen treten anfangs vor allem unter Belastung (Sport mit starken Flexionsbewegungen) auf und bessern sich in Ruhe. Beschwerden können allerdings auch im Sitzen mit starker Hüftflexion bestehen. Im weiteren Verlauf nehmen die Schmerzen zu, und es kommt zu schmerzhaften Bewegungseinschränkungen, vor allem der Innenrotation und der Flexion (Harrasser et al. 2016). Patienten berichten über ein „Blockadegefühl", das durch das Aufeinandertreffen von Schenkelhals und Hüftpfanne verursacht wird.

Die klinische Untersuchung wird durch zwei Funktionstests ergänzt:

- **Vorderer Impingementtest:** In Rückenlage wird das Hüftgelenk 90° flektiert, adduziert und innenrotiert. Dieses Manöver provoziert den typischen Leistenschmerz. Der Test hat eine hohe Sensitivität, sodass bei negativem Ergebnis höchstwahrscheinlich kein Impingement vorliegt.
- **Apprehensionstest:** In Rückenlage an der Kante der Untersuchungsliege wird die zu untersuchende Hüfte extendiert und außenrotiert. Auftretender Leistenschmerz spricht für ein hinteres Impingement bzw. ein ventrolaterales Impingement mit bereits eingetretenen Knorpelschäden.

Die Diagnosesicherung erfolgt radiologisch (Kusma et al. 2009).

39.4.6 Bursitis trochanterica

Die Bursitis trochanterica ist ein relativ seltenes Krankheitsbild. Es ist unklar, ob es sich wirklich um eine Entzündung des Schleimbeutels am Trochanter major handelt oder um eine Überlastung der dort ansetzenden Muskulatur (M. glutaeus medius). Patienten klagen über (chronische) Schmerzen und/oder Schmerzempfindlichkeit über dem lateralen Teil der Hüfte. Die Behandlung erfolgt primär konservativ mit NSAR und Physiotherapie (Dehnungsübungen). Ultima Ratio ist die lokale Steroidinfiltration oder eine Strahlentherapie.

39.4.7 Sportlerleiste

Die „Sportlerleiste" (Leistenbandzerrung) entsteht durch Über- oder Fehlbelastung des Leistenbands und der angrenzenden Sehnen und Bänder. Sie wird wie die meisten anderen **muskuloskelettalen Erkrankungen** i. d. R. konservativ therapiert (➤ Kap. 110, ➤ Kap. 111). Bei akuten Schmerzen sollte zunächst eine körperliche Schonung und anschließend ein langsamer Belastungsaufbau erfolgen. Mittel der Wahl sind multimodale Therapiekonzepte, bestehend aus bedarfsgerechter Analgesie und einer Stärkung der Hüft- und Bauchmuskulatur, Koordinationstraining, Dehnungsübungen, Elektrotherapie, Wärme- und Manualtherapie. Zur Prophylaxe gegen erneute Beschwerden sollen vor jeder sportlichen Aktivität ein Aufwärmen der Muskulatur und Dehnübungen durchgeführt werden.

Bei **chronischen Beschwerden** ohne Warnhinweise ist eine probatorische Therapie ohne weitere Diagnostik vertretbar. Tritt in einem angemessenen Zeitraum keine Besserung ein, sollen Patienten aktiv aufgefordert werden, sich bei Beschwerdepersistenz wieder vorzustellen. Die Beschwerden sind häufig langwierig und rezidivierend.

39.4.8 Leistenhernie

Bei Leistenschmerzen sollte immer eine Leistenhernie mit untersucht werden. Eine sichtbare Schwellung ist nicht immer vorhanden, auch bei Husten. Eine Palpation des Leistenrings im Stehen bei Männern durch das Skrotum kann helfen, kleinere Leistenhernien, die ein höheres Inkarzerationsrisiko haben, zu finden. Die Therapie der **Leistenhernie** kann entweder konservativ (unkomplizierte oder asymptomatische Hernie) oder operativ (symptomatische oder inkarzerierte Hernie) erfolgen. Ziel der Behandlung ist eine Verbesserung der Lebensqualität und die Vermeidung von Komplikationen wie z. B. die Inkarzeration. Beim Mann gibt es keine allgemeine Empfehlung zur operativen Therapie bei der asymptomatischen und nicht progredienten Leistenhernie. Aufgrund der Möglichkeit einer Femoralhernie, die klinisch und apparativ schwer zu diagnostizieren ist und häufig inkarzeriert (bis zu 30 % d. F.), sollte die primäre Hernie bei der Frau gemäß Leitlinie der *European Hernia Society* (EHS) immer operiert werden (➤ Abb. 39.7).

Operationsverfahren der ersten Wahl sind entweder die offene Herniotomie nach Lichtenstein oder die endoskopische TAPP (transabdominale präperitoneale Netzimplantation), seltener werden die endoskopische TEP (= totale extraperitoneale Netzplastik) und die

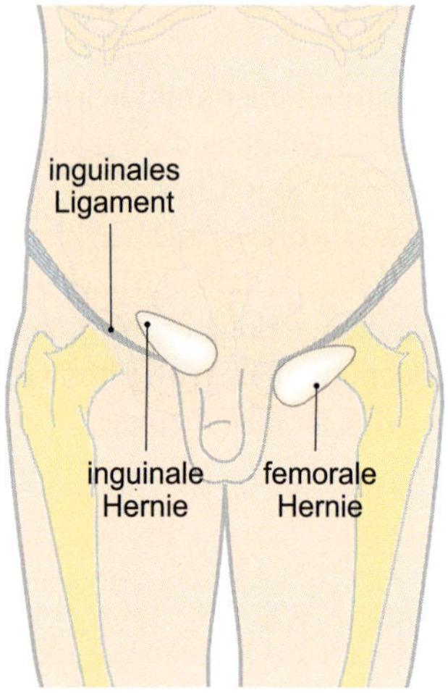

Abb. 39.7 Grundsatzunterschiede bei Leistenhernien: Die Femoralhernie tritt vorwiegend bei Frauen (> 70 %) oder postoperativ als Rezidivhernie auf. [L141]

offene Herniotomie nach Shouldice durchgeführt. Bei inkarzerierten Hernien sowie bei älteren oder multimorbiden Patienten und Menschen mit erhöhtem Narkoserisiko eignen sich offene Operationsverfahren, da sie in örtlicher Betäubung durchgeführt werden können. Beidseitige Leistenhernien und Rezidivhernien nach offenen Herniotomien sollten laparoskopisch versorgt werden.

Bruchbänder als klassisch-konservative Therapieform sollten nur bei Patienten zum Einsatz kommen, die aufgrund ihres Alters oder ihrer Vorerkrankungen nicht mehr operiert werden können, denn langfristig schwächen sie die Bauchdecke. In einzelnen Fällen können sie bei Patienten nach Diagnosestellung bis zum OP-Termin eingesetzt werden.

CAVE

Die inkarzerierte Leistenhernie ist von der irreponiblen Hernie durch ausgeprägte Schmerzhaftigkeit, akutes Auftreten und ggf. Zeichen eines Darmverschlusses zu unterscheiden. Sie stellt eine Indikation zur sofortigen Operation dar.

Maßnahmen der postoperativen Nachsorge und gleichzeitig der konservativen Therapie einer Leistenhernie sind das Vermeiden von schwerem Heben und Tragen (> 5 kg) bzw. richtiges Heben aus der Beinmuskulatur heraus, Gewichtsreduktion und körperliches Training zur Stärkung der Bauch- und Leistenmuskulatur. Zudem soll starkes Pressen (z. B. bei der Defäkation) vermieden werden. Auf allgemeine Komplikationen wie Wundheilungsstörungen, Infektionen und Nachblutungen muss geachtet werden. Zudem besteht die Gefahr einer Rezidivhernie sowie einer Infektion des eingebrachten Kunststoffnetzes. Beim Mann kann es zur Strangulation bzw. Torquierung des Samenstrangs mit konsekutiver Hodenischämie kommen.

Nach Operation einer Leistenhernie kann es durch Nervenschäden (N. ilioinguinalis, N. genitofemoralis) zu chronischen, schwer zu behandelnden Leistenschmerzen kommen.

LEITLINIEN

- Miserez M, Peeters E, Aufenacker T et al. Update with level 1 studies of the European Hernia Society guidelines on the treatment of inguinal hernia in adult patients. Hernia 2014; 18: 151–163.
- Weyhe D, Conze J, Kuthe Am et al. HerniaSurge: Internationale Leitlinie zur Therapie der Leistenhernie des Erwachsenen. Chirurg 2018; 89: 631–638.

LITERATUR

Alfuth M, Fichter P, Knicker A. Leg length discrepancy: A systematic review on the validity and reliability of clinical assessments and imaging diagnostics used in clinical practice. PLoS One 2021; 16(12): e0261457.

Harrasser N, Gollwitzer H, Imhoff AB et al. Untere Extremität. In: Facharztwissen Orthopädie Unfallchirurgie. Berlin, Heidelberg: Springer 2016, S. 367–620.

Holl-Wieden A. Rheumatologie und Immunologie. In: Papan C, Weber LT (Hrsg.). Repetitorium Kinder- und Jugendmedizin: Zur Vorbereitung auf die Facharztprüfung. Berlin, Heidelberg: Springer 2019, S. 180–99.

Kim C, Linsenmeyer KD, Vlad SC et al. Prevalence of radiographic and symptomatic hip osteoarthritis in an urban United States community: The Framingham Osteoarthritis Study: Urban US prevalence of radiographic and symptomatic hip OA. Arthritis Rheumatol 2014; 66: 3013–3017.

Krul M, van der Woulden JC, Schellevis FG, et al. Acute non-traumatic hip pathology in children: Incidence and presentation in family practice. Fam Pract 2010; 27: 166–170.

Kusma M, Bachelier F, Schneider G, Dienst M. Femoroazetabuläres Impingement: Klinische und radiologische Diagnostik. Der Orthopäde 2009; 38(5): 402–11.

Manig M, Meurer A. Das schmerzhafte kindliche Hüftgelenk im Notfalldienst. OUP 2014; 1: 004-010.

Matziolis G. S2k Leitlinie Koxarthrose. Deutsche Gesellschaft für Orthopädie und Orthopädische Chirurgie (DGOOC); 2019. AWMF-Registernummer: 033-001.

Murtagh J. John Murtagh's General Practice. 8th edn. Sydney: McGraw-Hill; 2021.

Muschaweck U, Gollwitzer H, Conze J. Sportlerleiste. Orthopäde 2015; 44: 173–187.

Picavet HSJ, Schouten JSAG. Musculoskeletal pain in the Netherlands: Prevalences, consequences and risk groups, the DMC3-study. Pain 2003; 102: 167–178.

RACGCP The Royal Australian College of General Practitioners. Guideline for the management of knee and hip osteoarthritis. 2nd edn. East Melbourne, Vic: RACGP, 2018.

Schröder JH, Conze J, Dora C et al. Diagnostik-Algorithmus Grenzbereich „FAI und Sportlerleiste". Orthopäde 2020; 49: 211–217.

Thiem U, Lamsfuß R, Günther S et al. Prevalence of self-reported pain, joint complaints and knee or hip complaints in adults aged ≥ 40 years: A cross-sectional survey in Herne, Germany. PLoS One 2013; 8: e60753.

Wilson JJ, Furukawa M. Evaluation of the patient with hip pain. Am Fam Physician 2014; 89: 27–34.

SYSTEMATISCHE REVIEWS

Almeida MO, Silva BNG, Andriolo RB et al. Conservative interventions for treating exercise-related musculotendinous, ligamentous and osseous groin pain. Cochrane Database Syst Rev 2013; 6: CD009565.

Metcalfe D, Perry DC, Claireaux HA, et al. Does this patient have hip osteoarthritis? The rational clinical examination systematic review. JAMA 2019; 322: 2323.

KAPITEL

40

Mathias Rosenbaum

Knieschmerzen

40.1 Definition und Epidemiologie

Knieschmerzen sind nach Rückenschmerzen der zweithäufigste muskuloskelettale Grund für Arbeitsunfähigkeitsbescheinigungen. Etwa 10–25 % aller Erwachsenen sind von Knieschmerzen betroffen. Risikofaktoren sind höheres Lebensalter, Adipositas, Kniegelenkbelastende Berufe und Sport.

40.2 Diagnostische Strategie und Differenzialdiagnosen

Anamnese

Eine sorgfältige Anamnese ist für eine klinische Diagnosestellung beim Knieschmerz unabdingbar. Es ist hilfreich, zunächst orientierend zu prüfen, wie sich der Schmerz „verhält" und ob es sich um ein führend „mechanisches" Schmerzbild handelt. Schmerzen, die einen klaren und konsistenten anatomischen Fokus haben und ein angemessenes mechanisches Verhalten im Sinne von Provokation und Linderung bei bestimmten Aktivitäten und Körperhaltungen aufweisen, sind typisch für Traumafolgen und degenerative Knieerkrankungen. Ein „nicht mechanisches" Schmerzverhalten ist dagegen von spontanem, konstantem oder generalisiertem Schmerz, gelegentlich auch ohne eindeutigen anatomischen Fokus, gekennzeichnet, der entweder nicht mit mechanischer Belastung zusammenhängt oder eine unverhältnismäßig gesteigerte und anhaltende Schmerzreaktion auf geringfügige mechanische Auslöser darstellt, wie sie z. B. bei bakteriellen Entzündungen, rheumatischen Bildern oder Tumorerkrankungen beobachtet werden können.

Hilfreiche Anamnesefragen

- Gibt es einen zeitlichen Zusammenhang zu einem Trauma?
- War der Beginn plötzlich oder graduell? Fokal oder diffus? Erstmalig oder episodisch?
- Gab es eine ungewohnte Sport-Belastung, -Pause oder -Steigerung oder eine Gewichtszunahme?
- Besteht eine funktionelle Einschränkung im Alltag?
- Wie ist der aktuelle Verlauf: verbessernd, stagnierend, kontinuierlich verschlechternd, oder schubförmig?
- Finden sich Begleitsymptome an anderen Gelenken oder systemisch?
- Wurde eine Schwellung/Überwärmung beobachtet?
- Wird der Schmerz besser oder schlechter durch Bewegung und Belastung, während oder nach Ruhe?
- Finden sich nächtliche Ruheschmerzen oder Morgensteifigkeit? Wie lange?
- Gibt es rheumatische, maligne oder metabolische Vorerkrankungen (z. B. RA, Psoriasis, Gicht)?
- Gibt oder gab es eine Medikation mit Immunsuppressiva oder Steroiden?
- Familienanamnese: Finden sich Gelenkerkrankungen, Rheuma, Psoriasis, Spondylarthritis (SpA)?

CAVE

Was man nicht übersehen sollte: abwendbar gefährliche Verläufe

- Trauma
- Septische Arthritis (Immunschwäche/-suppression, i. v. Drogenkonsum, Steroidmedikation, Injektionen?)
- Kniegelenknahe Osteomyelitis
- Popliteal-Venenthrombose (➤ Kap. 42)
- Primäre Knochentumoren (z. B. Osteosarkom der Tibia)
- Insuffizienzfraktur (z. B. bei Knochennekrosen, Stress-/Ermüdungsfrakturen)

Klinische Untersuchung

Mit akkurat umschriebener Schmerzlokalisation durch die Betroffenen (z. B. ➤ Abb. 40.3a beim „ITBS", ➤ Kap. 40.4.2) und sorgfältiger Palpation lassen sich fokale Schmerzquellen orientierend identifizieren. Daneben sollte eine Bewegungsprüfung nach der Neutral-Null-Methode unbelastet und unter axialer Gewichtsbelastung erfolgen, ergänzt von diagnostischen Provokations- und Stabilitätstests (➤ Kap. 40.4)

MERKE

Zur Quantifizierung einer Bewegungseinschränkung am schmerzhaften Kniegelenk sollte die asymptomatische Seite zum Vergleich untersucht werden, um einen Eindruck von der individuellen physiologischen Beweglichkeit zu gewinnen. Eine Untersuchung des gleichseitigen Hüftgelenks hilft bei der Identifikation einer den Knieschmerz imitierenden Hüftpathologie.

Sonderfall Kniegelenkerguss

Ein Kniegelenkerguss ist durch eine exzessive Ansammlung synovialer Flüssigkeit innerhalb der Gelenkkapsel (nach Trauma; postoperativ ggf. auch von Blut) im Rahmen mechanischer Reizzustände, Traumata oder entzündlicher Erkrankungen charakterisiert. Zur Differenzierung dienen neben der Anamnese das Vorliegen von zusätzlichen lokalen (Rötung, Überwärmung) oder systemischen Symptomen (Morgensteifigkeit, Fieber). Das Ausmaß des Ergusses spiegelt die Toleranz bzw. Irritierbarkeit des Gelenks auf Bewegung und Belastung bzw. die entzündliche Aktivität wider.

Diagnostische Strategie

Die Diagnose kann bei deutlicher Ausprägung schon inspektorisch vermutet und durch klinische Tests bestätigt werden. Ein deutlicher Erguss im Rezessus kann über eine reflektorische Quadrizeps-Hemmung des betroffenen Beins zu einem gestörten Gangbild führen. Die Kontur des geschwollen imponierenden Kniegelenks wirkt verstrichen und kann im Seitenvergleich zusätzlich von Ausbuckelungen im Bereich des Recessus suprapatellaris vor allem unter Beugung gekennzeichnet sein. Kein isolierter klinischer Test hat eine ausreichende Testgüte (➤ Kap. 4) zur sicheren Diagnose eines Kniegelenkergusses. Der Patella-Tap-Test („tanzende Patella") hat, abhängig von der Ergussmenge, eine Sensitivität von 18–85 % und einer Spezifität von 35–93 %. Die Kombination der Inspektion der Suprapatellarregion und der Streich-(„Stroke")-Test (➤ Abb. 40.1) zeigte in Studien bei starkem Erguss eine Sensitivität/Spezifität von 100/78 %, bei mittelstarkem Erguss 79/25 %. Kleine Ergussmengen lassen sich nur sonografisch bzw. per MRT sicher erfassen.

CAVE

Eine anlass- und schmerzlose Ergussbildung im Kniegelenk sollte kurzfristig zu radiologischem Tumorausschluss mittels MRT veranlassen.

Laboruntersuchung

Bei begründetem Verdacht auf eine entzündliche oder infektiöse Genese (Rötung, schmerzhafte Schwellung/Überwärmung ± systemische Krankheitszeichen: BSG, CRP, Leukozyten, Harnsäure [im Gichtanfall oft erniedrigt!]) ggf. Rheumafaktor, anti-CCP und ANA zur DD rheumatoide Arthritis bzw. Autoimmunerkrankungen. Bei unklarem Bild sollten Kniegelenkpunktionen zur Bakteriologie/Zytologie oder zur DD Hämarthros bei suspekter okkulter Knorpel-Knochenverletzung wegen hoher Aufklärungs- und Hygieneanforderungen für Kniegelenkpunktionen spezialärztlich erfolgen.

Bildgebung bei Knieschmerzen

Röntgen Bei Trauma ist eine Röntgendiagnostik in Abhängigkeit von Befund und Anamnese indiziert. Bei V. a. Arthrose sollen die Röntgenaufnahmen im Stehen zur Beurteilung der Gelenkspaltsituation erfolgen, evtl. ergänzt durch Tangentialaufnahmen

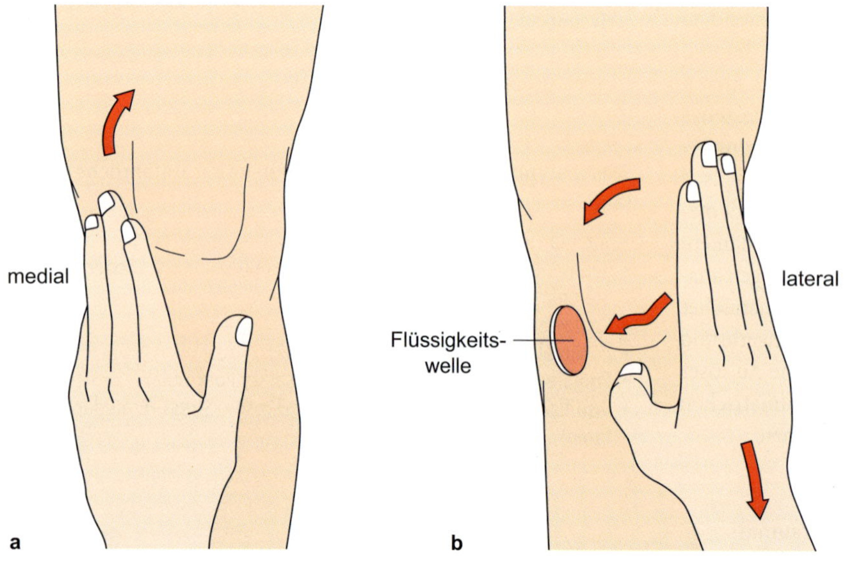

Abb. 40.1 Streich-(„Stroke")-Test bei Kniegelenkerguss: a) Der Untersuchende streicht mit flacher Hand unter leichtem Druck von der medialen Gelenklinie nach oben in Richtung des suprapatellaren Rezessus; b) unmittelbar danach streicht er entsprechend mit der anderen Hand vom lateralen Rezessus nach distal; hierbei kann die Bewegung einer Flüssigkeitswelle zur medialen Gelenklinie beobachtet werden. [G993, L143]

der Patella. Der radiologische Arthrose-Schweregrad wird nach Kellgren-Laurence (Grad 1–4) definiert und korreliert nicht mit Schmerz und Funktion. Auch asymptomatische Grad-4-Gonarthrosen sind möglich, weshalb Knieschmerz nie ausschließlich nach Röntgenbefund als Arthroseschmerz interpretiert werden darf. Bei Verdacht auf Stressfraktur oder Tumor ist Röntgen allein nicht ausreichend, ein kurzfristiges MRT ist zusätzlich erforderlich.

Sonografie Ein Ultraschall kann zur Objektivierung von Gelenkerguss oder Synovitis und zur Beurteilung der Strukturen am dorsalen Knie (Baker-Zyste, Poplitealgefäße mit Farbdoppler und Kompressionsuntersuchung) hilfreich sein.

MRT Ein dringendes MRT ist in der Hausarztpraxis nur selten indiziert und chirurgischen Indikationen vorbehalten. Dazu zählen Trauma mit Hinweisen auf frischen Meniskus- oder/und Kreuzbandriss (mit Innenbandriss als *unhappy triad*), der Verdacht auf eine im Röntgenbild nicht sichtbare Fraktur, Malignität, Gefäßverletzung oder Osteomyelitis. Eine MRT-Indikation besteht auch bei schmerzhafter Blockierung und unvollständiger Beuge- oder Streckfähigkeit sowie trotz angemessener Behandlung anhaltend oder rezidivierend vorhandener mechanischer Schmerzen ohne Arthrosenachweis im Röntgenbild.

40.3 Therapiestrategie

Beratung (Information, Edukation und Motivation) Informationen zu Prognose (➤ Tab. 40.1, ➤ Tab. 40.2, ➤ Tab. 40.3) und eigenen Einflussmöglichkeiten des Patienten auf das Geschehen sind für viele Betroffene oft wichtiger als abstrakte Strukturdiagnosen. Wann immer möglich, sollten Selbstwirksamkeit und Copingstrategien angesichts oft langwieriger Verläufe über therapeutische Maßnahmen bewusst berücksichtigt und gefördert werden.

Progressive Belastungsstrategien Es gibt eine starke Evidenz für **stufenweise gesteigerte Rehabilitation** im Sinne eines progressiv-aktiven Bewegungs- und Belastungstrainings durch qualifizierte Physiotherapie oder Rehasport. Das Monitoring erfolgt über die subjektive Schmerzintensität (NRS [Numeric Rating Scale] 0–10). Schmerzen NRS 1 bis 3 beim Üben/Trainieren sind akzeptabel, bei Tendopathien auch NRS 4 bis 5. Schmerzen NRS 5 oder mehr bei oder nach dem Üben bedeutet, dass die Übungen zu oft/schwer/lange durchgeführt werden und bis zur Toleranzentwicklung angepasst werden müssen. Bei anhaltender Intoleranz ist ein Strategiewechsel bzw. eine Überweisung sinnvoll. Manuelle Verfahren sind bei Knieschmerz verzichtbar. Sie sind eventuell zur passageren Symptommodifikation als Ergänzung zur aktiven Übungsbehandlung wirksam (➤ Kap. 111).

Physikalische und sonstige Maßnahmen Eis- oder Wärmeanwendungen, Bandagen, Tape-Anwendungen und Akupunktur können bei einigen Indikationen ergänzend zu aktiv-rehabilitativen Maßnahmen als schmerzmodifizierende Maßnahmen getestet werden (➤ Kap. 111).

Medikamentöse Therapieprinzipien NSAR können topisch und oral bei mildem bis moderatem Knieschmerz zur symptomatischen Linderung in niedriger Dosierung und so kurz wie möglich eingesetzt werden, sofern keine Kontraindikationen bestehen. Die Anwendung von oralen Steroiden (z. B. Prednisolon) ist nur bei entzündlichen Schmerzbildern im Rahmen rheumatischer Kniegelenkerkrankungen parallel zum Einsatz von DMARD oder im Gichtanfall indiziert. Intraartikuläre Steroide, die in einigen Ländern in Leitlinien zur kurzfristigen symptomatischen Linderung empfohlen werden, haben neben Risiken möglicherweise langfristig negative prognostische Effekte. Paracetamol und schwache Opioide können bei Kontraindikationen gegen NSAR getestet werden. Starke Opioide (WHO III) sollten mit der Ausnahme maligner Erkrankungen nicht eingesetzt werden.

➤ Abb. 40.2 gibt einen Überblick über die Projektion häufiger Knieschmerzbilder.

40.4 Spezielle Krankheitsbilder

40.4.1 Anteriorer und anterolateraler Knieschmerz

Gonarthrose (medial, lateral, femoropatellar, Pan-Gonarthrose)

Die **Prävalenz** in der Altersgruppe der 45- bis 54-Jährigen liegt bei 3,1 % und steigt in den folgenden Dekaden auf 5,6 %, 9,0 % 13,9 % an. Sie erreicht bei den Menschen im Alter von 85 Jahren 15 %. In Hausarztpraxen beträgt der Anteil der Vorstellungen wegen Gonarthrose 4–6 %. Die Gonarthrose repräsentiert weltweit vier Fünftel aller Arthrosediagnosen bei durch Behinderung belasteten Lebensjahren und ist bei > 45-Jährigen die häufigste Ursache von Knieschmerz. Der natürliche Verlauf ist hochvariabel und reicht von spontaner Besserung über langfristige Stabilität zu rapid progressiven Verläufen.

Ursachen: Das traditionelle Bild von Arthrose als rein biomechanischer Degeneration (umgangssprachlich „Altersverschleiß") wird angesichts zunehmend häufiger Diagnose bei Jüngeren von einem multidimensionaleren Verständnis abgelöst. Genetische Prädisposition, proinflammatorische Stoffwechselsituation, BMI, Bewegungsmangel/Unterbelastung und Fehlernährung sind relevante Kofaktoren. Damit ergeben sich für die hausärztliche Beratung und Edukation Optionen, die über das Management der lokalen Kniepathologie weit hinausgehen.

Anamnestisch und klinisch findet sich ein belastungsabhängiger Schmerz am medialen oder lateralen Gelenkspalt, initial als Einlaufschmerz. Bei klinischem Progress der Arthrose entwickelt sich ein anhaltend belastungsabhängiger Schmerz beim Auftreten und eine zunehmend schmerzhafte endgradige Bewegungseinschränkung. Dazu können bei einem arthrotischen Reizknie Schwellneigung und Überwärmung („aktivierte" Arthrose) treten. Klinisch finden sich Druckschmerzen am medialen und/oder lateralen Gelenkspalt oder an der Patella, eine eingeschränkte Beweglichkeit, bei fortgeschrittenen Arthrosen globale schmerzhafte Deformierungen durch Gelenkerguss, Osteophyten oder Instabilität. Das Auftreten ist meist

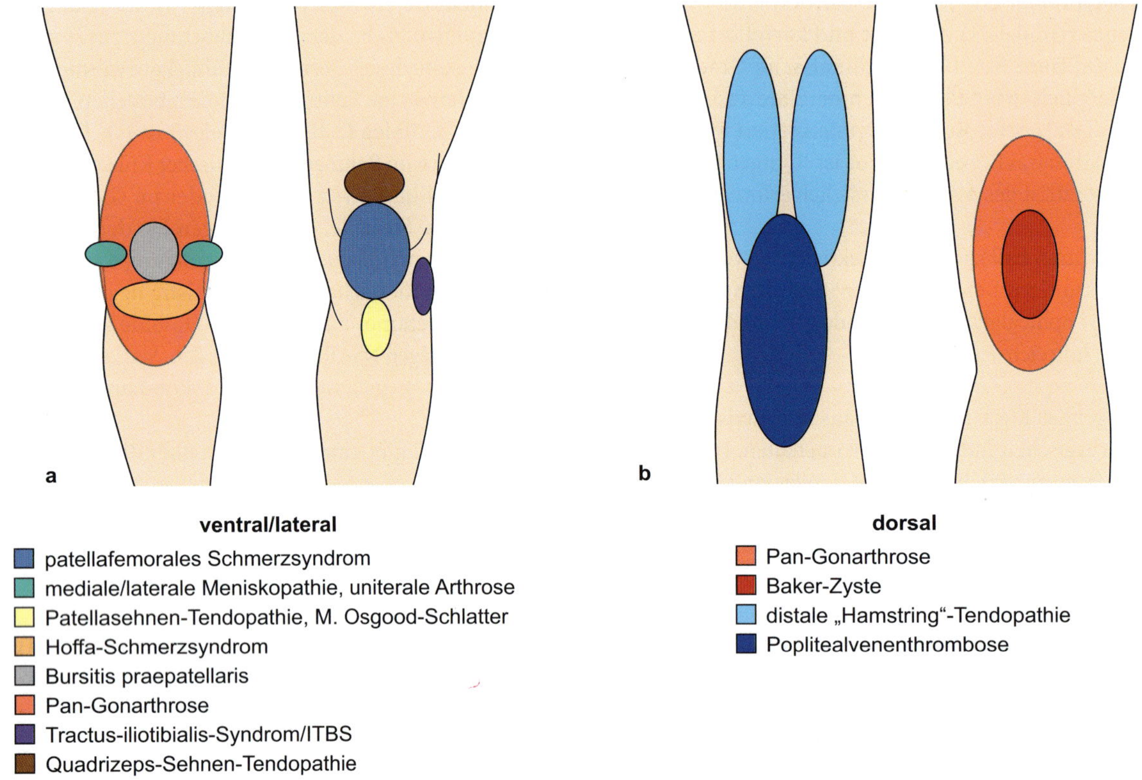

Abb. 40.2 Projektion häufiger Knieschmerzbilder: a) ventral/lateral, b) dorsal [M1358, L143]

in allen Phasen und Stadien möglich, was für die Differenzialdiagnose hilfreich sein kann.

MERKE

Klinik führt

Aktuelle europäische Leitlinien erlauben es, die Diagnose Kniearthrose bei Menschen klinisch ohne Röntgenbild zu stellen, wenn diese 45 Jahre oder älter sind, aktivitätsbedingte Gelenkschmerzen ohne oder unter 30 Minuten gelenkbezogene Morgensteifigkeit haben und keine atypischen Merkmale aufweisen, die auf eine alternative oder zusätzliche Diagnose hindeuten.

Therapiestrategie bei Gonarthrose

Hausärztliche Beratung Primum non nocere: Der Begriff „Verschleiß" sollte aufgrund implizierter Unumkehrbarkeit und Nocebo-Potenzial nicht mehr verwendet werden. Arthroseschmerz kann eine Sensibilisierung widerspiegeln, die durch anhaltenden Stress, negative Stimmung, schlechten Gesundheitszustand, Müdigkeit, Schlafstörungen und Inaktivität unterhalten wird. Dies sollte bei der Anamneseerhebung berücksichtigt werden.

Die Motivation zu aktiven Übungen auf tolerablem Niveau unter anfänglicher Inkaufnahme milder Schmerzen (progressive Belastungsstrategie, ➤ Kap. 40.3) ist essenziell. Die Betroffenen dürfen auch beschwerdeadaptiert weiter Laufsport ausüben, der nicht zu mehr Schmerz oder schnellerem Progress der Arthrose führt. Sportliche Belastung kann durch einen Trainer über eine Verordnung von Rehasport angeleitet oder im Rahmen einer Heilmittelverordnung aktiver Physiotherapie verordnet werden. Menschen mit Übergewicht oder Adipositas sollten vorwurfsfrei informiert werden, dass jede Gewichtsabnahme Lebensqualität, körperliche Funktion und den Knieschmerz verbessert und 10 % Reduktion effektiver als 5 % sind. Die psychosozial hilfreichen, motivationsfördernden Effekte von Gruppentherapie (z. B. Rehasport-Verordnung) sollten berücksichtigt werden.

Bandagen, Orthesen Die Palette reicht von einfachen Kompressionsbandagen bis hin zu scharniergeführten Orthesen, die bei Gelenkinstabilität notwendig werden. Bei bandstabiler unilateraler Gonarthrose sind *Unloader*-Orthesen effektiv, die die Last durch ein Zugsystem auf das gesunde Kompartiment verlagern. Einlagen und Schuhsohlenkeile zeigen keine signifikanten Effekte.

Gehhilfen, Hilfsmittel Hierzu gehören Gehstöcke, Unterarmstützen und Rollatoren. Sie helfen Menschen mit fortgeschrittener Arthrose, sich unabhängig und sicher fortzubewegen, indem sie Gehverhalten und Gleichgewicht verbessern oder die Belastung auf das betroffene Gelenk verringern (➤ Kap. 109).

Pharmakotherapie Topisches NSAR-Gel (Diclofenac) ist bei Gonarthrose vergleichbar effektiv wie orale NSAR und erste Wahl. Oral erwiesen sich 60 mg Etoricoxib und 150 mg Diclofenac/d als wirksamste orale Substanzen/Dosierungen bei Gonarthrose, wobei oft Kontraindikationen sowie Risiken bezüglich Langzeitanwendung und Nebenwirkung bestehen. Paracetamol und Glucosamin haben keinen ausreichenden Wirkungsnachweis. Schwache Opioide wie retardiertes Tilidin/Tramadol können bei Unverträglichkeiten oder fehlendem Effekt von NSAR getestet werden. Die Risiken starker Opioide können ihren Nutzen überwiegen.

Injektionstherapie Kortikoidinjektionen, teilweise noch in europäischen Leitlinien empfohlen, zeigen in Metaanalysen mittelfristig keine Überlegenheit gegenüber anderen Injektionen wie Viskosupplementation (Hyaluronsäure) und Placebo und sind nach einem Jahr gegenüber Übungsbehandlung unterlegen. Sie können als schnell- und kurzwirksame Ultima Ratio bei wenigen Betroffenen hilfreich sein, sollten aber bei zunehmenden Hinweisen auf negativ prognostische Effekte auf Arthroseverlauf und Infektionsrisiko nach Totalendoprothese (TEP) keinesfalls mehr zur allgemeinärztlichen Routine gehören.

Beratung zu operativem Vorgehen Bei Kniearthrosen wird oft ein „Punkt ohne Umkehr" beschrieben, ab dem die Kontrolle von Schmerz und der Funktionserhalt durch nicht operative Maßnahmen nicht mehr möglich ist bzw. Mobilitätseinschränkung und Schmerz eskalieren. Dann sollte eine Beratung zur Indikation spezialärztlicher Untersuchung und zum operativen Vorgehen erfolgen. Gelenkerhaltend kann eine Umstellungsosteotomie bei isoliert unilateraler Arthrose und Beinachsendeformität erwogen werden, gelenkersetzend ein Teil-Gelenkflächenersatz unikondylär. Ein totaler Gelenkflächenersatz (TEP) ± Patellaersatz werden bei fortgeschrittener bilateraler Gonarthrose verwendet. Eine ligamentäre Instabilität („arthrotisches Wackelknie") kann oft nur mit einer achsgeführten Totalendoprothese operativ stabilisiert werden. Knie-TEP erreichen in 75 % d. F. eine Lebensdauer von 20 Jahren, was bei der Beratung von betagten Gonarthrose-Betroffenen hilfreich sein kann.

LEITLINIEN

- NICE Guideline. Osteoarthritis in over 16 s: Diagnosis and Management:
  www.nice.org.uk/guidance/ng226
- S2k-Leitlinie „Gonarthrose". AWMF-Registernummer 187-050:
  https://register.awmf.org/de/leitlinien/detail/187-050

MERKE

Sportliche Aktivität mit einer Knie-Totalendoprothese führt nachweislich nicht zu früherem Verschleiß der Knie-Endoprothese oder vorzeitigem Wechsel. Zu Sportarten mit häufiger und starker Kniebeugung sollten Alternativen gesucht werden.

Inflammatorische Gonarthritis: aseptische vs. septische Arthritis

In Abgrenzung zum arthrotischen Reizknie finden sich bei Gonarthritis zusätzlich zu Überwärmung und Erguss i. d. R. eine deutliche Rötung und starke Druckschmerzhaftigkeit.

- **Aseptische Ursachen** können Autoimmunerkrankungen wie rheumatoide Arthritis, Psoriasisarthritis, Gichtarthritis oder eine reaktive Arthritis sein.
  Diagnostische Strategie: Die Diagnostik erfolgt durch Labor, Bildgebung und ggf. Aspirationszytologie oder Bakteriologie, die Therapie nach Diagnosestellung.
- **Bei septischer Arthritis** des Kniegelenks kommt es infolge von Verletzungen oder Injektionen (z. B. durch Staphylokokken) oder hämatogen bei Infektionen (z. B. durch Gonokokken, Borrelien) zum Keimeintrag in die Gelenkhöhle. Risikofaktoren sind Immunsuppression, Diabetes, Steroideinnahme sowie eine kürzlich durchgemachte bakterielle Infektion an anderer Stelle. Differenzialdiagnostisch zur septischen Arthritis ist an eine akute kniegelenknahe Osteomyelitis in Femur oder Tibia zu denken.

CAVE

Jede akut aufgetretene Unfähigkeit zu gehen bzw. aufzutreten ist ein Notfall und muss ohne Verzögerung sofort zur Diagnostik zu Spezialisten oder in ein Krankenhaus überwiesen werden. Sind bei starken Knieschmerzen Schwellung und Rötung des Knies mit oder ohne Fieber und allgemeine Krankheitszeichen zu erkennen, muss bis zum Beweis des Gegenteils eine septische Gonarthritis als bedrohlicher Notfall unterstellt und – auch und vor allem bei Kindern – **sofort stationär** abgeklärt werden.

Femoropatellarer Schmerz (FPS)

FPS (früher: Chondropathia patellae) ist ein Sammelbegriff für femoropatellaren Schmerz um und hinter der Patella nach Ausschluss aller spezifischen Differenzialdiagnosen. FPS ist mit einer Prävalenz von 5–25 % v. a. bei sportlich aktiven Adoleszenten (w > m) und jungen Erwachsenen eines der häufigsten Knieschmerzbilder. Es gilt als die ventrale Version des „Läuferknies" (laterale Variante ITBS, ➤ Kap. 40.4.2). FPS beginnt oft nach neu aufgenommener oder plötzlich gesteigerter Trainingsbelastung der Kniegelenke schleichend und wird typischerweise bei patellafemoral belastenden Aktivitäten wie Hocken, Treppensteigen und langem Sitzen mit gebeugten Knien (Kinogänger-Zeichen) ausgelöst.

Diagnostische Strategie Neben der typischen Anamnese können ein Knirschen hinter der Patella, Palpationsschmerz der Patellafacette (Sensitivität 75 %), selten auch eine milde Schwellung beobachtet werden. Es gibt keinen definitiven klinischen Test, als bestes diagnostisches Provokationsmanöver gilt die Reproduktion durch Abwärtskniebeugen (Sensitivität 80 %) (➤ Abb. 40.3e).

TIPP

Patientenedukation

Ein „Knirschen" bei FPS besorgt die Betroffenen erheblich, was man ernst nehmen sollte. Bislang finden sich aber zu FPS-induziertem Knirschen keine Daten zu mehr Knorpelschäden oder schlechterer Prognose.

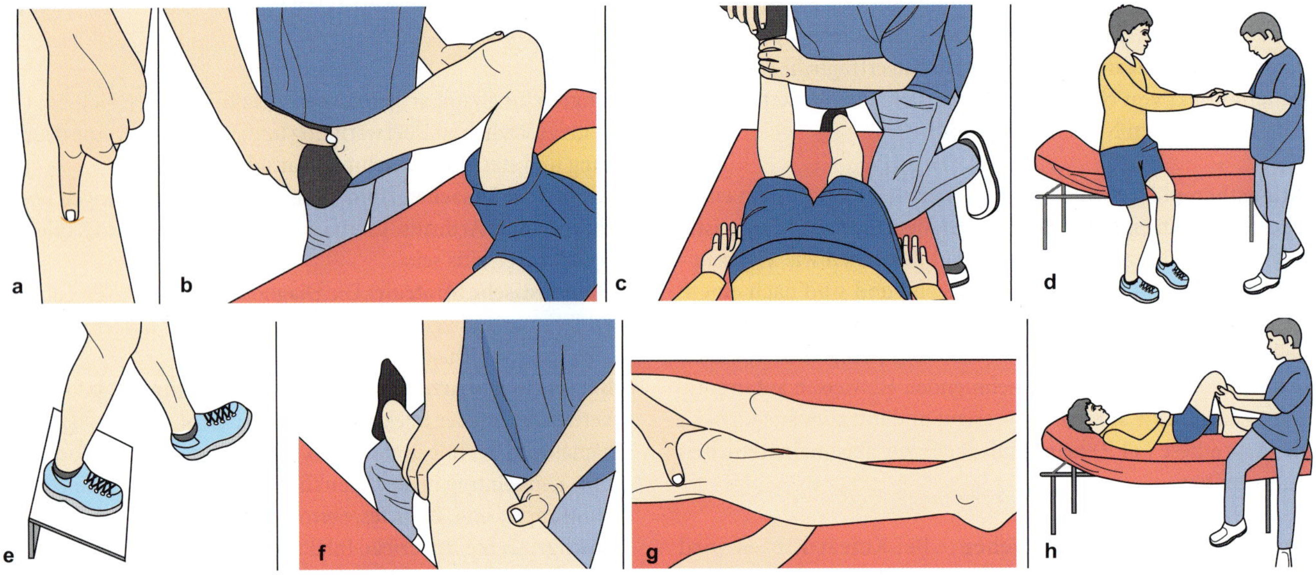

Abb. 40.3 Klinische Kniegelenktests: a) Finger-Test bei ITBS, b) McMurray-Test, c) Apley-Test, d) Thessaly-Test, e) Abwärtskniebeuge, f) Lachmann-Test, g) Lever-Test, h) Schubladen-Test [M1358, L143]

Ursachen Lange wurde als biomechanische Ursache die mangelhafte Zentrierung (Maltracking) der Patella bei der Kniebeugung aufgrund Insuffizienz des M. vastus medialis obliquus und/oder zu fester Strukturen lateral (Tractus/IT-Band) postuliert. Inzwischen sind multidimensionale Faktoren wie anhaltende Entzündungs- und Reparaturprozesse nach supraphysiologischer Über- oder Unterbelastung, intermittierende subchondrale Ödeme (der Knorpel selbst ist aneural), Defizite der Fußstatik und Hüftmuskelkraft sowie zentrale Sensibilisierungsprozesse wie Hyperalgesie und psychologische Faktoren anerkannt.

Therapiestrategie Eine Beratung und Edukation zu Prognose und Therapieoptionen sind essenziell. FPS ist ein belastendes, hartnäckig schmerzhaftes Problem für eine aktive Population, das 1 bis 5 Jahre dauern und psychosozial erheblich belasten kann. Sportart und Leistungsanspruch müssen an die Schmerzsituation angepasst werden, in einigen Fällen droht langfristig auch die Aufgabe des (Leistungs-) Sports. Ein kombiniertes Vorgehen aus schmerzadaptiert progressiven Hüft- und Knieübungen und Einlagenversorgung ist Mittel der Wahl, um kurz-, mittel- und langfristig FPS zu lindern. Elektrophysikalische und manuelle Anwendungen an Knie oder lumbalem Rücken werden nicht empfohlen. NSAR können kurzfristig bei Schwellung getestet werden.

Patellatendinopathie

Bei Patellatendinopathie findet sich ein umschriebener Schmerz an oder unter dem distalen Patellapol. Er tritt bevorzugt bei jungen (15–30 Jahre) Sportlern, v. a. bei sprungintensiven Sportarten wie Volleyball, Basketball, Handball und Sprungsportarten auf (Jumper's Knee). Es handelt sich um einen obligat belastungsabhängigen Schmerz bei explosiven Aktivitäten wie Abspringen oder Landen, was auch als diagnostisches Manöver genutzt werden kann. Die Schmerzintensität ist dosisabhängig vom Grad der Aktivierung der Kniegelenkextensoren. Ursachen sind zelluläre Veränderungen mit Ödem, Matrixdegeneration und nozizeptiv begleiteter Neovaskularisation in der Sehne. Diese resultieren aus repetitiver Überlastung und fehlenden Regenerationsphasen.

Diagnostische Strategie Standardisierte Kniegelenkuntersuchung (➤ Kap. 40.2), ergänzt durch Palpation der Patellasehne, und gezielte Schmerzreproduktion durch Springen oder exzentrische Belastung (Abwärtskniebeuge mit Kraftgenerierung unter Muskelverlängerung, ➤ Abb. 40.3e).

Therapiestrategie Eine motivierende Beratung und positive, aber realistische Edukation zur Prognose sind notwendig. Eine progressive, exzentrisch betonte Sehnenbelastungsstrategie (➤ Kap. 40.3) ist wirksam und Mittel erster Wahl. In 30 % der Fälle ist über 6 Monate hinaus eine Sportpause sinnvoll und notwendig. Symptome sind über Jahre möglich. Analgetika spielen keine Rolle bei der Therapie. Passive Optionen wie Stoßwelle, Taping und Injektionen mit angereichertem Plasma, Eigenblut oder NaCl sind nachrangig ebenfalls wirksam. Steroidinjektionen in die Sehne sind obsolet.

Die **Quadrizeps-Tendinopathie** ist die seltenere proximale Symptomvariante am bzw. oberhalb des kranialen Patellapols. Das Management ist analog.

Morbus Osgood-Schlatter

Es handelt sich um eine Traktions-Apophysitis an der Tuberositas tibiae, dem Ansatz der Patellasehne bei ca. 10 % der sportlich aktiven Adoleszenten zwischen 10 und 14 Jahren (m > w), in 20–30 % d. F. beidseitig. Symptome sind eine druckdolente Schwellung und

Schmerzen an der Tuberositas, die unter sportlicher Belastung zunehmen. Die Ursachen sind multifaktoriell, intensives Training von Sprung-/und Sprintsportarten und rasches Längenwachstum bei unflexiblen Oberschenkelmuskeln werden diskutiert.

Diagnostische Strategie Die Diagnose erfolgt klinisch durch Inspektion und Palpation. Röntgendiagnostik oder MRT ist nur bei Verdacht auf eine manifeste Abrissfraktur oder bei atypischen Beschwerden z. B. zum Tumorausschluss indiziert.

Therapiestrategie Eine Immobilisation des Knies oder ein vollständiger Sportverzicht ist nicht mehr empfohlen. Empfohlen werden eine 6- bis 8-wöchige beschwerdeangepasste Trainingsreduktion, lokale Eisanwendung, Taping, Bandagen, initial isometrisches Quadrizepstraining aus unterschiedlichen Beugewinkeln, Schwimmen, im Verlauf progressives Oberschenkeltraining. Die Beratung zur günstigen Prognose gegenüber Betroffenen und Eltern ist essenziell.

Hoffa-Syndrom („Hoffaitis")

Es handelt sich um eine entzündliche Hypertrophie des stark innervierten Hoffa-Fettkörpers bis hin zur Fibrose durch Überlastung/Mikrotraumata (Sprungsportarten) oder Stürze auf das Knie. Typischerweise bei jungen (hyper-)mobilen Frauen kommt es bei Streckung oder Überstreckung des Knies zur hochschmerzhaften Kompression des Hoffa. Auch ein Schmerz bei starker Beugung ist möglich. Das entzündete Fettpolster lässt sich oft vergrößert als druckschmerzhafte Induration ein- oder beidseitig vom Ligamentum patellae tasten. Wird dieses vom Untersucher während aktiver Streckung und passiver Überstreckung Richtung Patella gedrückt, kann dies den typischen Schmerz reproduzieren. Ein selten indiziertes MRT (z. B. zur DD nach Trauma) ist die sicherste Diagnostik zu Hoffaitis und potenziell begleitender infrapatellarer Bursitis.

Therapiestrategie Zur Schmerzkontrolle können Reduktion bzw. Modifikation der auslösenden Aktivitäten, Eisbehandlung, straffes Taping, Krankengymnastik, NSAR sowie Infiltrationen mit Lokalanästhetika ± Steroiden in den Hoffa – auch diagnostisch – getestet werden. Bei Therapieresistenz kann eine Überweisung zu chirurgischem Vorgehen notwendig werden.

Bursitis prae- und infrapatellaris

Typischerweise findet sich eine prall fluktuierende Schwellung mit oder ohne Rötung vor der Patella oder über der Tuberositas tibiae, die sporadisch oder beruflich im zeitlichen Zusammenhang mit anhaltenden Aktivitäten auf Knien auftritt, in deren Folge die Kniebeugung schmerzhaft eingeschränkt sein kann.

Diagnostische Strategie Die Diagnose wird klinisch gestellt. Die berufliche Variante („Bodenleger-Knie") ist ggf. BG-ärztlich zur Prüfung einer anerkannten Berufserkrankung vorzustellen (➤ Kap. 13).

Bursitiden werden in der **aseptischen Form** als Reizerguss in der Bursa durch mechanischen Druck ausgelöst. Die aseptische Form kann durch Schonung, polsternde Bandagen, Eisbehandlung, NSAR und, falls notwendig, sterile Punktionsaspiration und Steroidinfiltration behandelt werden.

Die **bakteriell-septische Form** nach (Mikro)-Verletzungen und Fremdkörperinkorporation geht mit erheblichem Schmerz, starker Rötung und Überwärmung und evtl. Fieber einher. Der Erreger ist überwiegend *Staphylococcus aureus.*

Therapiestrategie Bei der septischen Form sollte vor empirischer Therapie mit Amoxicillin/Clavulansäure, Flucloxazillin oder Cefaclor eine Erregerdiagnostik durch eine Aspiration zur Resistenzbestimmung veranlasst werden. Eine konsequente Immobilisation (Knieschiene in 0- bis 20 Grad-Beugung), Eisbehandlung und Hochlagerung können erforderlich sein. Starke CRP- und Leukozyten-Erhöhungen sind selten und können zur DD von Sepsis oder Arthritis dienen. Bei lokaler Verschlechterung unter Therapie bzw. Hinweisen auf ein systemisch-septisches Geschehen (globale AZ-Verschlechterung, evtl. Tachykardie, Tachypnoe, Hypotonie) ist eine dringliche Einweisung indiziert.

➤ Tab. 40.1 gibt einen differenzialdiagnostischen Überblick über ventral betonte Knieschmerzen.

Tab. 40.1 Differenzialdiagnose häufiger ventral betonter, nicht traumatischer Knieschmerzbilder

Diagnose	Femoropatellarer Schmerz	Bursitis prae-/infrapatellaris	Patellarsehnentendopathie	Hoffa-Syndrom	M. Osgood-Schlatter	Gonarthrose
Alter	15–35 J.	Variabel	15–35 J.	15–75 J.	10–14 J.	> 45 J.
Beginn	Subakut-graduell	Subakut	Subakut-graduell	Subakut-graduell	Graduell	Graduell über Mon./J.
Schmerzcharakter	Diffus, dumpf	Fokal, stechend	Fokal, stechend	Diffus, stechend	Fokal stechend bei Belastung und Druck	• Diffuser Druck ± • unilateral stechend bei Belastung
Auslösende Aktivität	Sportbelastung, -steigerung, Biomechanik	Aufknien, Hocken, Verletzung	Intensiv sprungbetonte Sportarten	• Trauma, Sturz • Unspezifisch • Konstitutionell	Sprung-, Sprintsportarten	Biomechanik, Genetik, BMI, Trauma

Tab. 40.1 Differenzialdiagnose häufiger ventral betonter, nicht traumatischer Knieschmerzbilder (*Forts.*)

Diagnose	Femoropatellarer Schmerz	Bursitis prae-/infrapatellaris	Patellarsehnentendopathie	Hoffa-Syndrom	M. Osgood-Schlatter	Gonarthrose
Provokation	• Kniebeuge abwärts • Ausfallschritte • Treppe abwärts, Bergabgehen	• Lokaler Druck • Aufknien • Knieflexion	• Explosiv springen, Kniebeuge • Starke isometrische Kniestreckung aus 10–90-Grad-Beugung	• Kniestreckung • Überstreckung • Lokaler Druck • Tiefe Hocke	• Aufknien • Fersensitz	Einlaufschmerz nach Ruhe, endgradige Beugung
Prognose/natürlicher Verlauf	1–5 J.	• Aseptisch: gut • Septisch: variabel, schwere Verläufe/Sepsis möglich	6–36 Mon.	Variabel	Ausheilung nach 1–2 J.	Hochvariabel, oft nur langsam progredient

40

40.4.2 Nicht arthrotischer lateraler Knieschmerz

Tractus-iliotibialis-Syndrom/IT-Band-Syndrom (ITBS)

Das ITBS ist mit 5–15 % einer der häufigsten Gründe für laterale Knieschmerzen bei Laufsportlern. Fußballer, Radfahrer und Skiläufer sind ebenfalls betroffen. Als laterale Variante des „Läuferknies" entsteht das ITBS als Überlastungserkrankung durch exzessive bzw. plötzlich gesteigerte Beuge- und Streckbelastung des Knies und kann sich akut über ein Crescendo von wenigen Minuten erstmanifestieren. Ein atypisch blitzartiger Beginn sollte an Differenzialdiagnosen wie Außenbandläsion, Außenmeniskusläsion oder Akutmanifestation einer Knorpel-Knochen-Pathologie denken lassen.

Pathophysiologie Die Kausalhypothese von Friktion eines zu kurzen oder festen IT-Bands an der lateralen Femur-Kondyle ist verlassen. Es sind diverse kinematische Faktoren wie Schwäche der Hüftabduktoren und resultierende Überaktivität des Tractus, nachteilige Knie- bzw. Fußstatik sowie eine Synovitis bzw. Bursitis im Rezessus unter dem IT-Band beteiligt.

Anamnese In Höhe des lateralen Femurkondylus findet sich ein umschrieben stechender Schmerz (➤ Abb. 40.3.a), der bei sportlicher Aktivität – am stärksten beim Bergablaufen – kontinuierlich bis zum Abbruch zunimmt.

Diagnostische Strategie I. d. R. findet sich ein umschriebener Druckschmerz auf dem Tractus, der bei Kniestreckung gegen Widerstand von 90 bis 30 Grad Flexion zunimmt.

Therapiestrategie Indiziert ist eine individualisierte progressive Belastungsstrategie (➤ Kap. 40.3) über aktive Sportphysiotherapie, NSAR und lokale Eisanwendung. Die ubiquitär empfohlenen Dehnungsübungen sind unwirksam. Steroidinjektionen sind bei Therapieresistenz optional. Falls die Schmerzen anhaltend therapierefraktär sind, ist eine spezialärztliche Überweisung zum arthroskopischen Débridement des synovialen Rezessus am IT-Band notwendig, was in 81–100 % der Fälle eine Wiederaufnahme des Sports ermöglicht.

Pes-anserinus-Syndrom

Es handelt sich um eine ätiologisch unklare, umschrieben schmerzhafte Bursitis am gemeinsamen Sehnenansatz der Mm. sartorius, gracilis und semitendinosus proximal-medial an der Tibia. Übergewicht, Valgusdeformität an Knie und Fuß sowie weibliches Geschlecht scheinen zu prädisponieren. Das Management ist mit Schonung, Eisbehandlung, Einlagen, Physiotherapie, Steroidinjektionen und ggf. OP analog zum ITB-Syndrom (s. o.).

Meniskuspathologie (traumatischer Meniskusschaden)

Degenerative Meniskusrisse entstehen bei älteren Patienten – manchmal unbemerkt – bei Bagatellbewegungen wie Drehen auf dem belastet gebeugtem Knie oder in tiefer Hocke. Sie machen sich durch Schmerzen am Gelenkspalt innen oder außen und verzögerten Reizerguss bemerkbar.

Therapiestrategie Das Management degenerativer Meniskusschäden ist primär konservativ bzw. physiotherapeutisch über NSAR, Bandagen, Eisanwendung und beschwerdeangepasste Belastungsprogression. Für Meniskusschmerzen am Gelenkspalt ohne Blockierungsphänomene ± Reizerguss gibt es keine Daten zur Überlegenheit einer Arthroskopie-OP gegenüber konservativer Rehabilitation. Dementsprechend sollte eine MRT-Bildgebung im Sinne möglicher Bahnung von Übertherapie kritisch mit den Betroffenen erörtert werden.

CAVE
Anhaltende **Blockierungsphänomene** durch degenerative Risse sollten keinesfalls ignoriert und chirurgisch behandelt werden, da sonst schwere vorzeitige Knorpelschäden bis hin zur Insuffizienzfraktur drohen.

Meniskustests Als Schmerz-Reproduktionsmanöver bei symptomatischem Meniskusschaden sind der **McMurray-Test** (➤ Abb. 40.3b) und der **Apley-Test** (➤ Abb. 40.3c) etabliert. Grundsätzlich sind alle klinischen Meniskustests als Alternative zur

Tab. 40.2 Differenzialdiagnose häufiger unilateral betonter Knieschmerzbilder

Diagnosen	ITBS-Schmerzen	Außenmeniskopathie	Laterale Gonarthrose	Mediale Gonarthrose	Innenmeniskopathie
Altersgruppe	25–45 J.	15–75 J.	> 45 J.	> 45 J.	15–75 J.
Lokalisation	Streng lateral, auf IT-Band	(ventro-/dorso-)lateraler Gelenkspalt (GS)	Lateraler GS	Medialer GS	(Ventro-/dorso-)medialer GS
Auslösende Aktivität	Sport: • Überbelastung • Fehlende Regeneration	• Jung: (Sport-)Trauma • Ab ca. 30 J. auch degenerativ	Biomechanik, BMI, Genetik, Trauma	Biomechanik, BMI, Genetik, Trauma	• Jung: (Sport,-)Trauma • Ab 30 J. auch degenerativ
Beginn	Oft akut (über 1–2 Min.)	Akut/graduell	Graduell	Graduell	Akut/graduell
Schmerzcharakter	Fokal stechend, brennend	Fokal stechend, ± Blockierung	Fokal/diffus, variabel	Fokal/diffus, variabel	Fokal stechend, ± Blockierung
Typische Provokation	• Laufen, Rennradfahren • Bei Belastung progredient	Rotation auf gebeugt belastetem Knie, Treppengehen	Einlaufschmerz nach Ruhe + bei endgradiger Beugung	Einlaufschmerz nach Ruhe + bei endgradiger Beugung	Rotation auf gebeugt belastetem Knie, Treppengehen
Prognose/natürlicher Verlauf	6–36 Mon., oft hartnäckig, Rezidivneigung	Variabel je nach Genese/Therapieoption	Variabel, oft nur langsam progredient	Variabel, oft nur langsam progredient	Variabel je nach Genese/Therapieoption

MRT-Diagnostik zu ungenau (Spezifität/Sensitivität 50–60 %). Das MRT ist bei der Meniskusdiagnostik gegenüber Arthroskopie mit 100 % hochsensitiv, aber wegen begleitender Pathologien mit 53 % wenig spezifisch. Bei großem physischem Unterschied zwischen Untersucher und Untersuchtem bietet sich der **Thessaly-Test** an (➤ Abb. 40.3d), der eine vergleichbare Testgenauigkeit wie die oben genannten Manöver aufweist. Dabei wird der Rumpf – nur auf dem 20 Grad gebeugten Bein stehend – mehrfach nach innen und außen rotiert. Die exakte Durchführung aller 3 Tests und deren Testgüte sind frei zugänglich in hochwertigen Internettutorials (z. B. www.physiotutors.com) dargestellt.

➤ Tab. 40.2 gibt einen differenzialdiagnostischen Überblick über unilateral betonte Knieschmerzbilder.

40.4.3 Dorsale Knieschmerzen

Baker-Zyste

Kommt es im Rahmen degenerativer oder entzündlicher Kniegelenkerkrankungen intraartikulär zu einem synovialen Reizerguss, kann sich dieser Überdruck in eine kommunizierende Bursa zwischen der Gastrocnemius- und Semimembranosus-Sehne entlasten. Diese sekundäre Form wird von einer bei Kindern zwischen 4 und 7 Jahren beobachteten primären Form ohne ursächliche Pathologie abgegrenzt. Durch einen Ventilmechanismus wachsend, kann die Baker-Zyste sich als tastbarer zystischer Tumor durch Schwellung, Druck- oder Engegefühl in der Kniekehle bemerkbar machen und die Beweglichkeit endgradig einschränken.

Die Diagnostik erfolgt sonografisch oder im MRT, die Therapie beinhaltet das Management der primär intraartikulären Erkrankung, ggf. können Steroidinfiltrationen oder eine Bursektomie notwendig werden.

Mögliche Komplikationen sind ein schmerzhaftes Platzen der Bursa sowie durch mechanische Kompression ausgelöste Popliteal-Venenthrombosen.

Distale Hamstring-Tendopathie

Als Hamstrings bezeichnet man die dorsale Muskelgruppe aus den Mm. semitendinosus, semimembranosus und biceps femoris. Ihre Hauptfunktionen sind Beugung im Kniegelenk und Hüftstreckung. Durch repetitive Krafteinwirkung (Laufen, Treten, Springen und Landen) können in den knienahen Sehnen nach schneller Intensitätssteigerung und fehlender Regeneration degenerative Mikroschäden ausgelöst werden. Graduell einsetzend, beeinträchtigen sie die sportliche Aktivität nachhaltig, wobei der Schmerz während und nach der Belastung beobachtet werden kann. Das Tendopathie-Management basiert auf sporttherapeutisch angeleiteter progressiver Belastungssteigerung über 3 bis 6 Monate, wobei sich die Intensität an der Symptomstärke (Ziel NRS < 5) bei und nach Belastung orientiert. Diagnostisch sind Palpation und kräftige isometrische Testung aus unterschiedlichen Beugewinkeln in Bauchlage hilfreich. Abzugrenzen hiervon sind traumatische Zerrungen (Rupturen von Fasern, Bündeln oder Muskeln; Grad 1–3), die akut bei forcierter Beinstreckung unter Hüftbeugung mit oder ohne Schnappgeräusch hochschmerzhaft auftreten und in die Kniekehle ausstrahlen können. Im Verlauf kann ein Hämatom sichtbar werden. Nicht geringfügige Muskelverletzungen sollten v. a. bei Leistungssportlern sportmedizinisch qualifiziert betreut werden.

➤ Tab. 40.3 gibt einen differenzialdiagnostischen Überblick über dorsal betonte Knieschmerzen.

Tab. 40.3 Differenzialdiagnose häufiger dorsal betonter Knieschmerzbilder

Diagnose	Baker-Zyste	Poplitealvenenthrombose (TVT)	Hamstring*-Tendopathie	Hamstring-Zerrung, -Teilruptur, -Ruptur
Altersgruppe	• Degenerativ > 45 J. • Rheumatisch: variabel	Variabel, meist > 30 J. (weiblich, Rauchen, Pille?)	Variabel	Ältere Erwachsene > 30 J.
Beginn	Graduell	Variabel subakut-graduell	Variabel subakut-graduell	Hyperakut bei indirektem > direktem Trauma
Schmerzcharakter	Drückend, dumpf, oft konstant	Konstant, dumpf (Kniekehle, proximale Wade)	Stechend (distale und proximale Sehnen betroffen)	Reißend, stechend, z. T. immobilisierend (variable Höhe am dorsalen Oberschenkel)
Auslöser	Gelenkerguss (z. B. bei Arthritis, Gonarthrose, Meniskopathie)	Immobilisation, Baker-Zyste, Thrombophilie, paraneoplastisch, idiopathisch	• Laufen, Sprinten • Trainingsfehler (Dauer, Intensität)	• Schnelle starke Kontraktion • Sprinten • Plötzliche Dehnung
Typische Provokation	• Endgradige Kniebeugung • Hocken	Ruheschmerz, Stehen > Gehen	Laufen, Hocken, Sitzen	Isometrie gegen Widerstand, lokal Druckschmerz
Prognose/Verlauf	• Spontane Regression möglich, abhängig von Grunderkrankung • Cave: TVT simultan möglich	3–6/12	3–6/12 auch länger	Abhängig von Schweregrad 6–26/52

* Hamstrings: Gruppe von drei Muskeln (Hauptfunktion Beugung im Kniegelenk + Hüftstreckung): Mm. semitendinosus, semimembranosus, biceps femoris

40

40.4.4 Traumatische Kniegelenkverletzungen

Frakturen, Frakturverdacht

Wann ist Röntgendiagnostik notwendig? Die Ottawa-Knie-Regel beschreibt Negativkriterien für Patienten mit Knieverletzungen, bei deren vollständigem Fehlen ein so geringes Frakturrisiko vorliegt, dass Röntgen nicht gerechtfertigt ist. Sobald ein Kriterium erfüllt ist, sollte geröntgt werden:

- Alter ≥ 55 J.
- Isolierte Druckschmerzhaftigkeit der Patella
- Druckschmerz am Wadenbeinköpfchen
- Unfähigkeit zur 90-Grad-Knieflexion
- Unfähigkeit, das Knie für 4 Schritte nach dem Trauma und bei der Untersuchung axial zu belasten (Schonhinken wird akzeptiert)

Bandverletzungen (Kreuzbänder, Außenband, kombinierte Verletzungen)

Vorderes Kreuzband (VKB-Ruptur)

Häufigste Ursache ist ein direktes oder indirektes Trauma des belastet gebeugten Knies mit außenrotiertem und valgisiertem Unterschenkel, das mit akuter Ergussbildung und Schwellung einhergehen kann. Bei 50 % der VKB-Rupturen finden sich simultan Verletzungen des Innenmeniskus.

TIPP

Patientenedukation

Grundsätzlich sollte bei Verdacht auf VKB-Ruptur 7 bis 10 Tage nach der Erstuntersuchung nach Schonung und abschwellenden Maßnahmen die klinische Untersuchung wiederholt und validiert werden.

Diagnostische Strategie Es existieren zahlreiche klinische Tests, die immer im Seitenvergleich zur unverletzten Seite durchgeführt werden müssen. Die Kombination unterschiedlicher Tests verbessert die Diagnosegenauigkeit.

- **Der Lachman-Test** (➤ Abb. 40.3f) ist eine Methode zur Beurteilung der Integrität des vorderen Kreuzbandes mit Sensitivität bei wachen Patienten von 86 % im Vergleich zum Arthroskopiebefund. Er wird in Rückenlage des Patienten durchgeführt, wobei das verletzte Knie um 30 Grad gebeugt ist. Der Untersuchende stabilisiert den distalen Oberschenkelknochen mit der einen Hand, ergreift mit der anderen Hand die proximale Tibia und versucht diese außenrotiert nach ventral zu subluxieren. Das Fehlen eines eindeutig festen Endpunkts deutet auf eine Ruptur des VKB hin.
- **Der „Lever"-(Hebel-)Test** (➤ Abb. 40.3g, Sensitivität 87 %) wird durchgeführt, indem eine Faust senkrecht unter das proximale Drittel der Wade gelegt wird, während die andere Hand moderaten Druck von ventral auf dem distalen Drittel des Quadrizeps in Richtung Liege auslöst. Der Test ist positiv, wenn das Femur sich gegenüber dem Tibiakopf nach dorsal bewegt und sich gleichzeitig die Ferse nicht eindeutig von der Liege abhebt.
- **Vorderer Schubladentest** (➤ Abb. 40.3h, Sensitivität 67 %): Der Patient liegt in Rückenlage, wobei das verletzte Knie auf 90 Grad gebeugt ist. Der Untersuchende fixiert den Fuß des Patienten in leichter Außenrotation, indem er sich auf den Fuß setzt. Bei entspannter Oberschenkelmuskulatur des Patienten zieht der Untersuchende den Tibiakopf mit Impuls nach vorne und beurteilt die anteriore Verschiebung des Schienbeins. Dieser Test ist bei frischen Verletzungen innerhalb der ersten Woche schmerzbedingt kaum durchführbar und weist dann eine entsprechend schlechtere Testgenauigkeit auf.

Bei V. a. eine VKB- Ruptur sollte ein MRT veranlasst und dem Betroffenen eine chirurgische Vorstellung angeboten werden. Bei isolierter VKB-Ruptur ohne Hämarthros besteht keine zwingende Indikation zur sofortigen operativen Intervention. Es kann ohne schlechtere Prognose zunächst das Ergebnis einer dreimonatigen konservativen Rehabilitation abgewartet und gegebenenfalls dann operiert werden.

Hintere Kreuzbandruptur

Das hintere Kreuzband ist aufgrund seiner Stabilität in nur in 20 % d. F. der Kreuzbandverletzungen betroffen. Hier hilft analog der hintere Schubladentest zur Differenzierung und das MRT zur Diagnosesicherung.

Mediale und laterale (Ligamentum collaterale) Bandverletzungen

Eine Innenbandruptur wird bei erheblichem Valgustrauma des gebeugten Knies (Sport) als Simultanverletzung *(unhappy triad)* mit Innenmeniskus- und VKB-Ruptur beobachtet.

Die Versorgung ist operativ, gefolgt von intensiver ambulanter Rehabilitation postoperativ aus einer scharniergeführten Orthese heraus. Isolierte Außenbandrupturen sind selten. In diesem Fall ist ein konservatives Vorgehen mit starrer oder achsgeführter Orthese über 6 Wochen und physiotherapeutischer Rehabilitation indiziert. Bänderzerrungen lassen sich bei milderem Valgus- oder Varustrauma über Druckschmerz an den knöchernen Ansatzpunkten am medialen Tibia- oder Femurkondylus und durch Valgus- oder Varusstress in 20 Grad Kniebeugung identifizieren.

Traumatischer Meniskusschaden

Es handelt sich um die akute Verletzung des gesunden Meniskus im Rahmen eines adäquat traumatischen Geschehens, z. B. beim Sport bei jüngeren Patienten. In der Regel bildet sich innerhalb von wenigen Stunden eine schmerzhafte Knieschwellung bei zunehmendem Gelenkerguss mit entsprechend eingeschränkter Beweglichkeit. Zeigen sich Einklemmungs- oder Blockierungsphänomene bei Beugung oder Streckung, sollte dringlich eine spezialärztliche Überweisung oder auch Einweisung mit dem Ziel einer frühen Arthroskopie und gegebenenfalls Naht des gerissenen Meniskus erfolgen.

LITERATUR

Jones BQ, Covey CJ, Sineath MH. Nonsurgical Management of Knee Pain in Adults Am Fam Physician 2015; 92(10): 875–83.

Malliaras P, Cook J, Purdam C, Rio E. Patellar tendinopathy: Clinical diagnosis, load management, and advice for challenging case presentations. J Orthop Sports Phys Ther 2015; 45(11): 887–898.

McAlindon TE, LaValley MP, Harvey WF, et al. Effect of intra-articular triamcinolone vs saline on knee cartilage volume and pain in patients with knee osteoarthritis a randomized clinical trial. JAMA 2017; 317(19): 1967–1975.

Messier SP, Mihalko SL, Legault C, et al. Effects of intensive diet and exercise on knee joint loads, inflammation, and clinical outcomes among overweight and obese adults with knee osteoarthritis: The IDEA randomized clinical trial. JAMA 2013; 310(12): 1263–1273.

Rathleff MS. Patellofemoral pain during adolescence: Much more prevalent than appreciated. Br J Sports Med 2016; 50(14): 831–832.

Roos EM, Grønne DT, Skou ST, et al. Immediate outcomes following the GLA:D® program in Denmark, Canada and Australia. A longitudinal analysis including 28,370 patients with symptomatic knee or hip osteoarthritis. Osteoarthritis Cartilage 2021; 29(4): 502–506.

Spitaels D, Mamouris P, Vaes B, et al. Epidemiology of knee osteoarthritis in general practice: a registry-based study. BMJ Open 2020; 10(1): e031734.

SYSTEMATISCHE REVIEWS

Da Costa BR, Pereira TV, Saadat P, et al. Effectiveness and safety of non-steroidal anti-inflammatory drugs and opioid treatment for knee and hip osteoarthritis: Network meta-analysis. The BMJ 2021; 375: n2321.

Kornuijt A, Kuijer PPFM, van Drumpt RA, et al. A high physical activity level after total knee arthroplasty does not increase the risk of revision surgery during the first twelve years: A systematic review with meta-analysis and GRADE. Knee 2022; 39: 168–184.

Maricar N, Callaghan MJ, Parkes et al. Clinical assessment of effusion in knee osteoarthritis-A systematic review. Semin Arthritis Rheum 2016; 45(5): 556–563.

Nunes GS, Stapait EL, Kirsten MH, et al. Clinical test for diagnosis of patellofemoral pain syndrome: Systematic review with meta-analysis. Physical Therapy in Sport 2013; 14(1): 54–59.

Van Der Worp MP, Van Der Horst N, De Wijer A, et al. Iliotibial Band Syndrome in Runners. A Systematic Review. Sports Med 2012; 42(11): 969–92.

KAPITEL

41

Dagmar Lühmann

Beinschmerzen

41.1 Definition und Epidemiologie

Das Kapitel behandelt von Patienten angegebene Schmerzen in der unteren Extremität (Oberschenkel, Unterschenkel; Ausführungen zu Hüftschmerzen ➤ Kap. 39, Knieschmerzen ➤ Kap. 40 und Fußschmerzen ➤ Kap. 43). Angaben zur Häufigkeit von Beinschmerzen als Konsultationsanlass oder Begleitsymptom in der Hausarztpraxis sind für Deutschland nicht verfügbar. Allerdings gehören viele der Hauptursachen für Beinschmerzen zu den häufigeren Diagnosen in der Hausarztpraxis.

41.2 Diagnostische Strategie und Differenzialdiagnosen

Die differenzialdiagnostischen Überlegungen werden von der Anamnese (➤ Box 41.1) und vom Untersuchungsbefund geleitet.

Box 41.1

Wichtige anamnestische Fragen bei Patienten mit Beinschmerzen (Schumann et al. 2007)

- Differenzierte Schmerzanamnese
- Eigenanamnese inkl. Begleitsymptome, kardiovaskuläres Risikofaktorprofil, Arbeitsplatzbedingungen, Medikamente
- Bei Sportlern: Sportart, Trainingsumfang, Trainingsintensität; Geräte, Schuhwerk

Die körperliche Untersuchung der Beine besteht zunächst aus Inspektion, Palpation und ggf. Auskultation (➤ Box 41.2). Die Beurteilung von lokalen Veränderungen an den Beinen erfolgt immer im Seitenvergleich.

Box 41.2

Wichtige körperliche Untersuchungsschritte bei Patienten mit Beinschmerzen (Murtagh et al. 2018)

Inspektion

- Gangbild, Körperhaltung
- (Fuß-)Fehlstellungen, Beinlängendifferenz, Skoliose
- Abnormitäten (z. B. Schwellungen, Hautfarbe, Hautveränderungen, Venenzeichnung, Ischämiezeichen)

Palpation

- Wenn möglich, lokale Eingrenzung des schmerzhaften Areals
- Hauttemperatur
- Arterieller und venöser Gefäßstatus
- Ableitende Lymphknotenstationen

Auskultation

- Strömungsgeräusche (A. poplitea, A. femoralis)

Die Untersuchung der Knie-, Hüft- und Iliosakralgelenke sowie eine neurologische Untersuchung (Sensomotorik, Muskeleigenreflexe) runden die klinische Befunderhebung ab. Weitergehende Funktionstests und apparative Untersuchungen schließen sich bei konkretem Krankheitsverdacht an.

41.3 Abwendbar gefährliche Verläufe

41.3.1 Akuter arterieller Verschluss

Charakteristisch für einen akuten arteriellen Verschluss ist die Symptomatik der 6P nach Pratt:

- **P**ain (Schmerz)
- **P**ulselessness (Pulsverlust)
- **P**allor (Blässe) (➤ Abb. 41.1)
- **P**araesthesia (Gefühlsstörung)
- **P**aralysis (Lähmung)
- **P**rostration (Schock)

Die ersten Symptome sind Schmerzen, Blässe und Pulsverlust distal des Verschlusses. Blauverfärbung der initial blassen Extremität weist auf eine schwere Ischämie hin. Zusätzliche Gefühlsstörungen und Lähmungen sind Hinweis auf den drohenden Extremitätenverlust. Eine Schocksymptomatik ist bei Aorten- oder Beckenarterienverschlüssen möglich.

Ein komplettes Ischämiesyndrom mit allen Symptomen wird häufiger nach embolischen Gefäßverschlüssen gesehen. Bei thrombotischen Gefäßverschlüssen auf der Grundlage einer chronischen pAVK (➤ Kap. 41.4.2) kann das Ischämiesyndrom aufgrund bestehender Kollateralgefäße anfangs noch inkomplett sein (Schumann et al. 2007). Bei V. a. einen akuten Arterienverschluss sind die in ➤ Box 41.3 beschriebenen Maßnahmen einzuleiten.

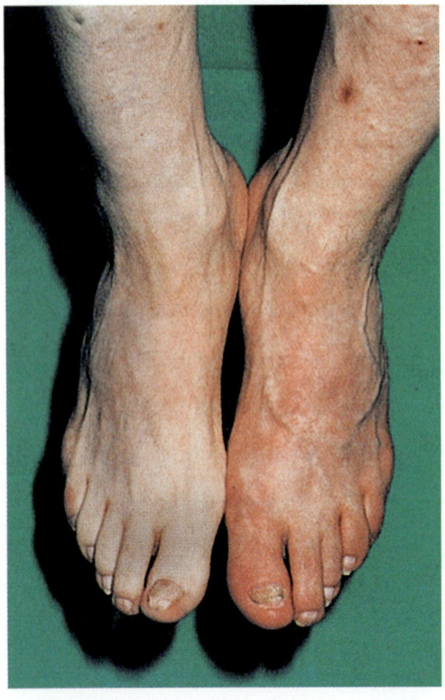

Abb. 41.1 Blasse Extremität (rechtes Bein) bei akutem arteriellem Verschluss [E179–168]

Box 41.3

Sofortmaßnahmen bei Verdacht auf akuten arteriellen Verschluss (Schumann et al. 2007)

- Tieflagerung und Polsterung der betroffenen Extremität (Watteverband)
- Einleitung Antikoagulation, z. B. Enoxaparin 50–100 mg (je nach Gewicht)
- Stationäre Einweisung, nach Möglichkeit in ein Zentrum mit interdisziplinärer Behandlungsmöglichkeit (Angiologie, Radiologie, Gefäßchirurgie)

41.3.2 Tiefe Beinvenenthrombose

Die tiefe Beinvenenthrombose gehört ebenfalls zu den Ursachen von Beinschmerzen mit potenziell abwendbar gefährlichem Verlauf. Einen klinischen Verdacht auf eine **tiefe Venenthrombose (TVT)** legen nahe:

- Unilaterale Beinschwellung (bei Beckenvenenbeteiligung ist das ganze Bein betroffen)
- Entwicklung innerhalb von Stunden oder Tagen
- Überwärmung, zyanotische Hautverfärbung, verstärkte Venenzeichnung
- Spannungsgefühl und Schmerzen im betroffenen Bein, bei Beckenvenenthrombose in Leisten, Flanken oder Abdomen ausstrahlend

Die systematische Abklärung des Verdachts erfolgt anhand von Wells-Score und D-Dimer-Test, die Diagnosesicherung mittels Ultraschalluntersuchungen (B-Bild-/Kompressionssonografie) und Sofortmaßnahmen (➤ Kap. 42).

41.3.3 Kompartmentsyndrom

Unter einem Kompartmentsyndrom versteht man einen Anstieg des Gewebedrucks in einer von Faszien begrenzten Muskelloge (Kompartiment) und die daraus folgende Beeinträchtigung der Mikrozirkulation und der neuromuskulären Funktion. Häufigste Lokalisation ist der Unterschenkel. Das klinische Bild ähnelt dem beim akuten arteriellen Verschluss (➤ Kap. 41.3.1). Es handelt sich um einen akuten Notfall mit sofortigem Handlungsbedarf (Faszienspaltung zur Druckentlastung). Ursache können neben Traumata (70 %) gelegentlich auch Überlastungen sein. Davon abzugrenzen ist ein funktionelles Kompartmentsyndrom **(Tibialis-anterior-Syndrom).**

41.3.4 Infektionen

Zu potenziell lebensbedrohlichen septischen Verläufen können **septische Arthritiden** oder auch bakterielle Hautinfektionen, darunter am häufigsten das Erysipel, führen. Das **Erysipel** ist gekennzeichnet durch

- ein akutes, überwärmtes, schmerzhaftes, hellrotes Erythem mit glänzender Oberfläche, scharf begrenzten Rändern und zungenförmigen Ausläufern,

- eine bereits initial systemische Entzündungsreaktion aus Fieber oder zumindest Frösteln, selten Schüttelfrost.

Die akute, nicht eitrige bakterielle Infektion der Haut wird zumeist durch β-hämolysierende Streptokokken ausgelöst, die durch kleine Läsionen in den Körper eintreten. In 90 % d. F. ist die untere Extremität betroffen. Für einen komplizierten Verlauf mit fortschreitender Bakterienaussaat sprechen:

- Phlegmonöse Ausbreitung (d. h., die klare Grenze zwischen betroffenem und nicht betroffenem Hautareal verschwimmt)
- Deutlich reduzierter Allgemeinzustand

Gefährdet sind vor allem immunsupprimierte Patienten, hochaltrige Patienten und Patienten mit verzögertem Therapiebeginn. Das komplizierte Erysipel wird stationär behandelt (Reich-Schupke und Stücker 2018).

41.3.5 Maligne Tumoren

Tumorschmerzen im Bein entstehen durch:

- Periostreizung: genau lokalisierbare Schmerzen, scharf, stechend, bei Bewegung verstärkt, ggf. mit Ausstrahlung entlang von Muskeln oder Sehnenansätzen
- Infiltration oder Kompression nervaler Strukturen: neuropathische Schmerzen (➢ Kap. 41.4.4), ggf. mit sensiblen oder motorischen Ausfällen

Die meisten Tumorschmerzen werden als Dauerschmerzen geschildert, ggf. mit zusätzlichen Schmerzattacken (Durchbruchschmerz, *breakthrough pain*).

Maligne primäre Knochentumoren sind sehr selten (800 Fälle/Jahr in Deutschland). Bei Kindern und Jugendlichen machen sie 5 % aller malignen Tumoren aus, bei Erwachsenen etwa 0,1 % (Kraywinkel 2018). Das bei Kindern auftretende **Osteosarkom** verursacht anfangs intermittierende, später Dauerschmerzen, ggf. mit Schwellung, tastbarer Verdickung am Knochen und Rötung. Beim **Ewing-Sarkom** können deutliche Einschränkungen des Allgemeinzustands und Fieber hinzukommen.

Aufgrund ihrer Seltenheit werden die Knochentumoren oft erst mit mehrmonatiger Verzögerung diagnostiziert:

- Insbesondere bei diffusen, dumpfen, als „Wachstumsschmerzen" eingeordneten Beschwerden bei Kindern und Jugendlichen sollte die Differenzialdiagnose eines **primären Knochentumors** in Erwägung gezogen und abgeklärt werden (Uhl et al. 2018).
- Bei Erwachsenen handelt es sich bei 96 % aller malignen Raumforderungen am Knochen um **Metastasen,** wobei 80 % auf Mamma-, Prostata-, Lungen-, Nieren- oder Schilddrüsenkarzinome zurückzuführen sind. An der unteren Extremität gehören Beckenknochen und Femur zu den Prädilektionsstellen.

Schmerzen durch Knochenmetastasen können umschriebene Bereiche betreffen, neuropathischen Charakter haben oder mit Begleiterscheinungen wie z. B. Beinschwellung (➢ Kap. 42) einhergehen. Die Abklärung erfolgt mit bildgebenden Verfahren.

41.4 Häufige Ursachen für Beinschmerzen bei Erwachsenen

41.4.1 (Sport-)Verletzungen

Muskelverletzungen

Muskelverletzungen sind gekennzeichnet durch Schmerzen, eingeschränkte Funktion und Druckschmerzhaftigkeit der betroffenen Muskelpartie. Sie gehören zu den häufigsten sport- und bewegungsabhängigen Verletzungen.

- **Muskelzerrungen** entstehen bei akuter exzessiver oder chronischer Überbelastung einer Muskelpartie. Pathophysiologisch liegen Risse von einzelnen Muskelfasern und Mikrohämatome vor. Chronische Muskelschädigungen werden von den Patienten häufig als starker Muskelkater oder Muskelverhärtung beschrieben. Häufig betroffen sind die Adduktoren und die ischiokrurale Muskulatur und am Unterschenkel der M. tibialis anterior.
- Beim **Muskelfaserriss** oder **Muskelriss** sind mehrere Muskelfaserbündel betroffen oder der ganze Muskel. Die Funktion ist deutlich oder ganz und gar eingeschränkt. Neben Schmerzen gehören bei Muskel(teil)rissen auch Schwellung und Hämatom zu den Hauptsymptomen. Bei größeren Muskelrissen kann eine „Delle" an der betroffenen Stelle zu tasten sein, oder der retrahierte Muskelbauch ist als Pseudotumor zu sehen oder zu tasten (Kieb et al. 2010).

Stressfrakturen

Stressfrakturen (2 % aller Sportverletzungen) sind gekennzeichnet durch Schmerzen und eine zunehmende Belastungsunfähigkeit. Das Beschwerdebild kann sich innerhalb von Stunden entwickeln, charakteristisch sind aber längere Verläufe über Wochen oder Monate. Prädilektionsstellen und Symptome am Bein sind:

- Tibia: Schienbeinschmerz bei Belastung
- Femur: schleichend einsetzende Schmerzen in Hüfte, Oberschenkel oder Kniebereich
- Fibula: Druckschmerz im Bereich des lateralen distalen Unterschenkels

Typisch ist eine Diskrepanz zwischen subjektiven Beschwerden und klinischem oder radiologischem Befund, was Fehldeutungen als Überlastungsbeschwerden, Knochenhautentzündung oder Sehnenscheidenentzündung nahelegt (Springer et al. 2019).

Tendinopathien

Das Leitsymptom von Tendinopathien sind Anlaufschmerzen am Beginn von Belastungen, die sich im Verlauf abmildern. Die Sehne ist typischerweise druckschmerzhaft und weist im Seitenvergleich im betroffenen Areal einen höheren Spannungszustand auf. Prädilektionsstellen sind:

- Laufsport: Achillessehne, Tractus iliotibialis
- Spiel- und Sprungsportarten: Patellarsehne

Tab. 41.1 Diagnose, Symptome und Befund bei Sehnenschäden (Cassel et al. 2015)

Diagnose	Symptome	Befund
Tendinitis	Akuter Beginn, Schwellung, Schmerzen, deutliche Einschränkung bei allen Belastungen	Schwellung, Rötung, Überwärmung, Druckschmerz
Tendinopathie	Subakuter Beginn, belastungsabhängige Beschwerden; Einschränkungen abhängig vom Stadium	Diffuser oder lokalisierter Sehnendruckschmerz, evtl. Sehnenverdickung
Tendinose	Meist asymptomatisch	Verdickung der Sehne, Adhäsionen
Peritendinitis	Akute belastungsabhängige Beschwerden	Prall-elastische Schwellung, Rötung, Überwärmung, tastbares „Reiben" der Sehne

Als wissenschaftlich gesicherte Risikofaktoren gelten übermäßige Belastung, Lebensalter und Vorverletzungen. Sehnenschäden sind auch eine typische Nebenwirkung von Fluorchinolon-Antibiotika. Je nachdem, ob degenerative oder entzündliche Prozesse im Vordergrund stehen, unterscheiden sich Symptome und Befund (➤ Tab. 41.1).

41

Eine komplette **Sehnenruptur** kommt an der unteren Extremität am häufigsten an der **Achillessehne** vor. Sehnen, die bereits degenerativ vorgeschädigt sind, reißen leichter als intakte Sehnen. Typisch sind:

- Peitschenartiger Knall, auch für Umstehende zu hören
- Einschießender Schmerz
- Schwellung
- Funktionsverlust

Inspektorisch und palpatorisch ist die Kontinuitätsunterbrechung erkennbar. Ein weiteres Zeichen ist der *hanging foot* (bei Patienten in Bauchlage ist im Seitenvergleich ein Absinken des betroffenen Fußes erkennbar). 20 % aller frischen Achillessehnenrupturen werden bei der Erstuntersuchung übersehen (Gösele-Koppenburg et al. 2016).

Periostitis

Schmerzen am knöchern vorderen Schienbein müssen von Schmerzen am lateralen Schienbein (M. tibialis anterior) abgegrenzt werden. Der Schmerz lässt sich durch Druck verstärken. Sie treten vor allem bei Laufsportlern auf und werden **Schienbeinkanten-Syndrom** genannt. Es handelt sich um eine klinische Diagnose; als Ursache wird eine mechanische Überlastung angenommen. Die Beschwerden sind oft chronisch-rezidivierend. Therapeutisch ist eine Trainingspause die wichtigste Maßnahme. Lokale Wärme kann empfohlen werden.

41.4.2 Vaskulär bedingte Beinschmerzen

Periphere arterielle Verschlusskrankheit (pAVK)

Die pAVK bezeichnet Durchblutungsstörungen an den Extremitäten durch einen Verschluss oder stenotische Verengungen der versorgenden arteriellen Gefäße. Eine Auswertung von GKV-Versichertendaten weist für beide Geschlechter im Alter von 75 bis 79 Jahren eine Prävalenz der pAVK von 19 % aus (Rammos et al. 2021).

Die typischen Beinschmerzen bei Patienten mit pAVK sind belastungsabhängig und reproduzierbar; Gehstrecke und Gehgeschwindigkeit sind herabgesetzt. Die Schmerzen können Glutäalregion, Oberschenkel, Wade und Fuß betreffen, in Abhängigkeit von der Lokalisation der Gefäßstenose (➤ Abb. 41.2). In Ruhe bessern sich die Beschwerden nach wenigen Minuten (Claudicatio intermittens).

Ruheschmerzen treten erst in späteren Krankheitsstadien auf, ebenso trophische Haut- und Gewebeläsionen. Diese finden sich zumeist am Vorfuß. Nach den klinischen Befunden wird die pAVK nach Fontaine in die Stadien I bis IV eingeteilt (➤ Tab. 41.2). Ab Stadium III ist das Verhältnis zwischen Sauerstoffbedarf und -versorgung auch in Ruhe nicht mehr ausreichend.

Zur körperlichen Untersuchung bei V. a. pAVK gehört die **seitenvergleichende Palpation der Pulse** (A. femoralis, A. dorsalis pedis, A. tibialis posterior, A. poplitea) und die **Auskultation** der Arterien (A. femoralis und A. poplitea) auf Strömungsgeräusche. Die Spezifität von Pulspalpation und Auskultation ist hoch:

- Fehlen beide Fußpulse und ist außerdem ein Strömungsgeräusch über der A. femoralis zu hören, beträgt die positive Likelihood Ratio (LR+) für eine pAVK 34,2.
- Fehlen nur die Fußpulse, ohne dass ein Strömungsgeräusch zu hören ist, beträgt die LR+ 8,6.
- Das Fehlen einzelner Pulse ist weniger aussagekräftig (LR+ 3,5–4,5) (Armstrong et al. 2010).

Als sensitive Methode gilt die **Lagerungsprobe nach Ratschow,** deren Ergebnisse bisher allerdings nicht in großen Studien validiert wurden.

MERKE

Lagerungsprobe nach Ratschow

Den Patienten 2 bis 3 min im Liegen kräftige Fußbewegungen mit erhobenen Beinen durchführen und danach mit herabhängenden Beinen aufsetzen lassen.

- 10–20 s: Rötung der Füße
- 20–30 s: Venenfüllung

Bei pAVK erfolgen die Reaktionen verzögert oder bleiben aus.

Heute üblich ist die Bestimmung des **Knöchel-Arm-Index** (*ankle-brachial index,* **ABI**) mit einem Taschendoppler. Er wird als Quotient aus systolischem Druck am Knöchel und am Arm berechnet:

- < 1: Hinweis auf Stenose
- $< 0,5$: akute Ischämie

Während in Leitlinien zur Erfassung der Pulssignale die Verwendung eines tragbaren Doppler-Geräts empfohlen wird (Davies et al. 2014), haben Auswertungen der HOPE-Studie gezeigt, dass der Test auch mit palpatorischer Pulsmessung ausreichend genau durchführbar ist. Falsch hohe ABI-Werte ($\geq 1,3$) sind bei Diabetikern mit steifen Gefäßen (Mönckeberg-Mediasklerose) zu erwarten (S3-Leitlinie 2015).

Die Methode der Wahl zur Diagnosesicherung und Therapieplanung ist die **farbkodierte Duplexsonografie** der Aorta sowie der Becken- und Beingefäße durch einen Angiologen. Sie ermöglicht Aussagen über sowohl die Gefäßmorphologie als auch die Strömungsverhältnisse. Weitere bildgebende Untersuchungsverfahren sind nur

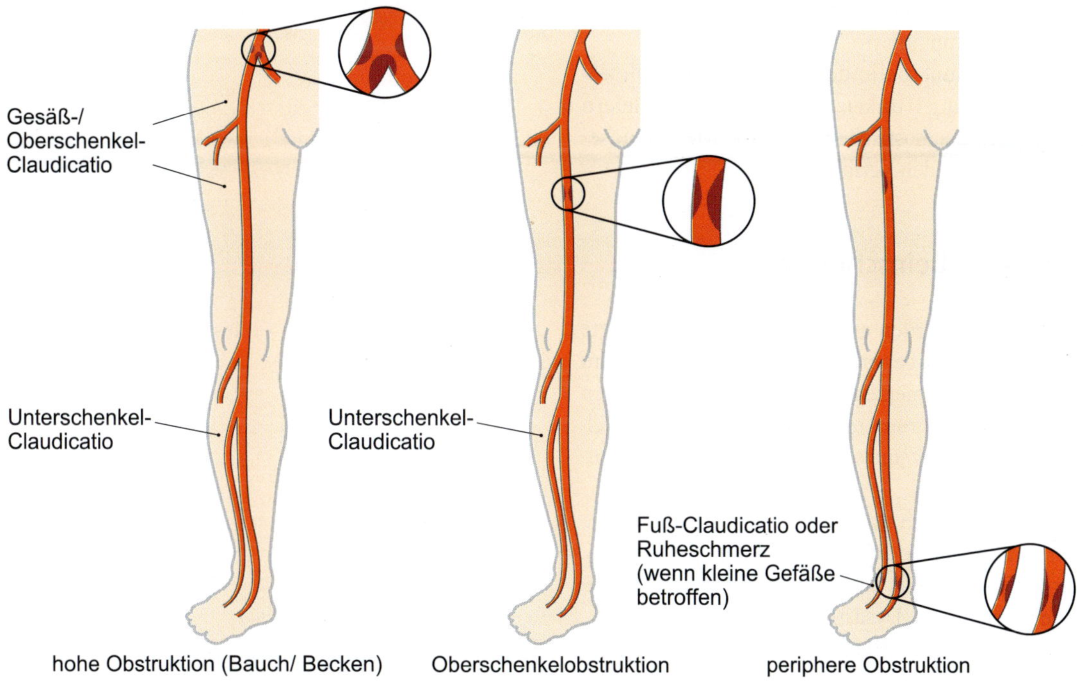

Abb. 41.2 Lokalisation der pAVK-Symptome in Abhängigkeit vom Sitz der Stenose [G993, L141]

Tab. 41.2 Stadieneinteilung der peripheren arteriellen Verschlusskrankheit nach Fontaine

Stadium	Beschreibung
I	Symptomfrei, meist klinischer Zufallsbefund (z. B. fehlende periphere Pulse)
II	Claudicatio intermittens: • IIa: Gehstrecke > 200 m • IIb: Gehstrecke < 200 m
III	Ruheschmerz
IV	Trophische Störungen (Nekrosen, Ulzera, Gangrän)

bei uneindeutigem Befund bzw. zur Planung einer operativen Behandlung bei komplexer Befundlage erforderlich (S3-Leitlinie 2015).

LEITLINIEN

AWMF-S3-Leitlinie „Periphere arterielle Verschlusskrankheit (PAVK). Diagnostik, Therapie und Nachsorge". AWMF-Registernummer 065-003:

https://register.awmf.org/de/leitlinien/detail/065-003

Chronische venöse Insuffizienz (CVI)

Die Prävalenz der selbstberichteten CVI beträgt etwa 22 % (Rabe et al. 2020). Neben Schmerzen klagen die Patienten vor allem über Schweregefühl in den Beinen. Inspektorisch sind – in Abhängigkeit vom Stadium – Besenreiser, Varizen, Ödeme, Pigmentablagerungen in der Haut, Stauungsekzem, Ulkusnarben oder floride Ulzera auffällig. Weitere Ausführungen zur CVI finden sich in ➤ Kap. 42 und ➤ Kap. 74.

41.4.3 Entzündlich bedingte Beinschmerzen

Durch Entzündungen bedingte Beinschmerzen können von Knochen, Gelenkstrukturen, Gefäßen oder Haut und Hautanhangsgebilden ausgehen. Ausführungen zu Gelenkentzündungen finden sich in ➤ Kap. 34 und in den Kapiteln zu den einzelnen Gelenken, Ausführungen zum Erysipel finden sich in ➤ Kap. 41.3.4.

Osteomyelitis

Osteomyelitis wird häufig als gemeinsamer Begriff für die beiden Entitäten Osteitis (Entzündung des Knochens) und Osteomyelitis (Entzündung des Knochenmarks) verwendet. Die auslösenden Erreger gelangen entweder von außen (exogene Osteomyelitis) oder durch hämatogene Streuung (endogene Osteomyelitis) an den Entzündungsort. Schlechte Durchblutungsverhältnisse, einliegendes Fremdmaterial und Immundefekte begünstigen das Entstehen einer Osteomyelitis. Erwachsene sind vorwiegend von der exogenen, Kinder von der endogenen Form betroffen.

Neben Schmerzen im betroffenen Knochen (an der unteren Extremität vor allem die Metaphysen der langen Röhrenknochen) können in der Anfangsphase auch Schwellung, Rötung und Überwärmung vorhanden sein; die Beweglichkeit des angrenzenden Gelenks ist eingeschränkt. In der akuten Phase bestehen häufig auch unspezifische

Symptome wie Fieber, Schüttelfrost und Abgeschlagenheit. Die chronische Phase verläuft eher symptomarm.

Anamnese und Untersuchungsbefund, bei Kindern auch Bewegungs-/Verhaltensbeobachtung (Hinken, „Pseudoparese"), liefern zumeist die entscheidenden diagnostischen Hinweise. Die Diagnosesicherung erfolgt mit bildgebenden Verfahren.

41.4.4 Neurologische Beinschmerzen

Neuropathische Schmerzen werden ausgelöst durch geschädigte periphere Nerven (einzeln oder generalisiert) oder Störungen im zentralen Nervensystem. Beinschmerzen sind eher mit Schädigungen peripherer Nerven assoziiert. Neuropathische Schmerzen sind durch Positiv- und Negativsymptome gekennzeichnet, einzeln oder in Kombination (Binder et al. 2019):

- **Positivsymptome**: oberflächlich wahrgenommene brennende Dauerschmerzen, einschießende Schmerzattacken, „elektrisierende" Schmerzen; evozierte Schmerzen: Hyperalgesie oder Allodynie; Kribbelparästhesien, Dysästhesien
- **Negativsymptome**: Hypästhesie, Hypalgesie

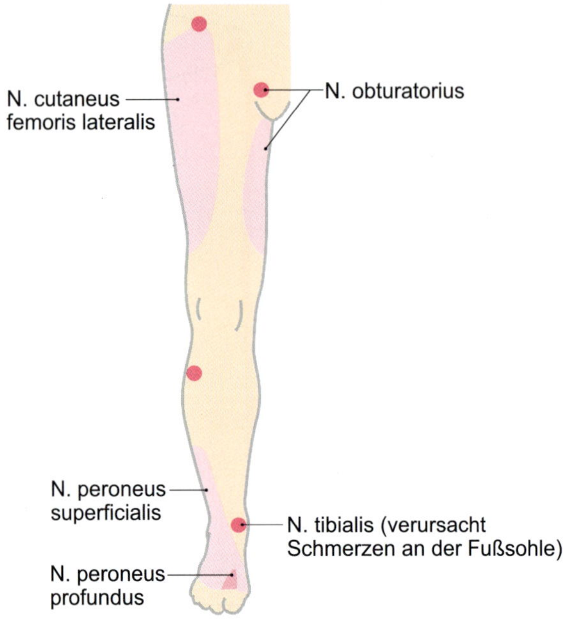

Abb. 41.3 Beinschmerzen bei Nerveneinklemmungssyndromen [L141/G993]

41

Lumbale Radikulopathien

Radikulär bedingte Beinschmerzen sind auf (zumeist mechanische) Irritationen der Nervenwurzeln L3–S1 zurückzuführen.

- Häufig: degenerative Veränderungen an der LWS
- Selten: Neubildungen, Entzündungen oder osteoporotische Wirbelkörperfrakturen

Die Beinschmerzen (und ggf. Sensibilitätsstörungen) sind charakteristischerweise in dem Dermatom zu verorten, das von der irritierten Nervenwurzel versorgt wird. Der Schmerzverlauf ist variabel; die Schmerzen können akut einschießen oder sich langsam progredient entwickeln. In den meisten Fällen sind sie deutlich bewegungs- und belastungsabhängig.

Patienten mit Spinalkanalstenose klagen häufig (55–80 % d. F.) über eine „Claudicatio spinalis": Schmerzen, die vom Gesäß über die dorsalen Oberschenkel und Waden bis in die Füße ausstrahlen und nach einer definierten Gehstrecke auftreten. Ruhe und Entlordosierung der Wirbelsäule bewirken eine Beschwerdebesserung (Cadosch et al. 2008).

Engpasssyndrome

Engpasssyndrome entstehen, wenn ein Nerv oder Äste eines Nervs funktionell oder aufgrund anatomischer Veränderungen (z. B. degenerative Prozesse, Raumforderungen) in seinem Verlauf eingeengt werden. In der Folge kann es zu Schmerzen, Parästhesien oder auch motorischen Störungen im Versorgungsgebiet des eingeengten Nervs kommen (➤ Abb. 41.3). Bei der differenzialdiagnostischen Abklärung von Beinschmerzen spielen folgende Engpasssyndrome eine Rolle:

- **Meralgia paraesthetica**: Einklemmung des N. cutaneus femoris lateralis unter dem Leistenband: brennende Schmerzen an der Außenseite der Oberschenkel, Besserung bei Hüftbeugung; häufig beidseits.
- Einklemmung des vorderen Astes des **N.: obturatorius**: belastungsabhängige Schmerzen an der Innenseite des Oberschenkels oder in der Leiste, begleitet von Sensibilitätsstörungen; eher seltene Differenzialdiagnose der Adduktorenzerrung (Tipton 2008).
- Einklemmung oder Druckschädigung des **N. peroneus communis** am Fibulaköpfchen oder am Ansatz des M. peroneus longus kann mit Schmerzen und Missempfindungen an der lateralen Unterschenkelseite und dem Fußrücken einhergehen. Charakteristisch ist aber vor allem eine Fußheberschwäche. Eine (vorübergehende) Druckschädigung kann bereits durch längeres Sitzen mit übereinandergeschlagenen Beinen ausgelöst werden.
- Das **Tarsaltunnelsyndrom** mit Einklemmung des N. tibialis posterior an der medialen Knöchelseite unter dem Retinaculum flexorum führt zu Schmerzen an der Fußsohle und den Zehen, die retrograd in die Wade oder sogar bis in das Gesäß ausstrahlen können.

Herpes zoster

Eine weitere Differenzialdiagnose für unilaterale neuropathische Beinschmerzen ist der Herpes zoster (vor dem Ausschlag oder Zoster sine herpete).

Generalisierte Neuropathien (Polyneuropathien)

Bei den Polyneuropathien (PNP) sind mehrere oder alle peripheren Nerven geschädigt. Die Schädigungen können das sensible, motorische und/oder autonome System betreffen. Es werden akute (< 4

Wochen), subakute (4–8 Wochen) und chronische (> 8 Wochen) Verläufe gesehen.

Die Ursachen für PNPs sind vielfältig und umfassen metabolische und ernährungsassoziierte Noxen, Medikamente, Toxine, hereditäre Formen und paraneoplastische Syndrome (➤ Kap. 76). Rund 50 % aller PNPs in Deutschland sind auf Diabetes mellitus und Alkohol zurückzuführen, die Prävalenz in der Gesamtbevölkerung wird auf 3–8 % geschätzt, mit steigender Tendenz im Alter (Engelhardt 2019).

Betroffene beschreiben die Schmerzen häufig als dumpf-drückende Spontanschmerzen, aber auch als elektrisierend einschießende Schmerzattacken oder schmerzhafte Missempfindungen. Typisch ist ein distal-symmetrisches Verteilungsmuster mit handschuh- oder strumpfförmiger Symptomatik. Hinzu kommen ein vermindertes Vibrationsempfinden, eine gestörte Stumpf-spitz-Diskriminationsfähigkeit und Schmerzempfindung. Die Muskeleigenreflexe können ebenfalls gestört sein. Die Beschwerden verstärken sich häufig in Ruhe und in der Nacht (Binder et al. 2019).

41.4.5 Beinschmerzen bei Arthrose

Arthrose ist ein sehr häufiges Krankheitsbild in der deutschen Bevölkerung. Ab 65 Jahren ist knapp die Hälfte der Frauen (48,1 %) und etwa ein Drittel der Männer (31,2 %) betroffen. Arthroseformen, die Beinschmerzen verursachen, gehören zu den am häufigsten genannten Lokalisationen: das Knie von ca. 50 %, die Hüfte von etwa einem Viertel der Betroffenen (Fuchs et al. 2017).

Die Beinschmerzen bei Arthrose sind typischerweise belastungsabhängig. Typisch für frühe Stadien ist der Anlaufschmerz nach längerer Ruhe oder morgens nach dem Aufstehen, der sich nach einigen Minuten bessert, sowie Schmerzen nach längerem Stehen oder Gehen. In späteren Stadien bzw. bei der „aktivierten Arthrose" (Entzündung der Synovialis) bestehen auch Dauerschmerzen. Die Schmerzen bei Kniearthrose beschränken sich i. d. R. auf das Knie, Schmerzen bei Hüftgelenkarthrose betreffen die ganze Hüftregion und können in die Leiste, ins Gesäß, in den Oberschenkel und bis in die Knie ausstrahlen. Eine aktivierte Arthrose am Kniegelenk wird neben starken Schmerzen auch durch Rötung und Schwellung auffällig, am Hüftgelenk nur durch Schmerzen. Weitere Ausführungen zu Diagnostik und Therapie der Kox- und Gonarthrose finden sich in ➤ Kap. 39 bzw. ➤ Kap. 40.

41.4.6 Beinkrämpfe

Beinkrämpfe sind sehr häufig. 30–50 % der Bevölkerung > 65 Jahre geben an, regelmäßig unter Muskelkrämpfen, vor allem der Waden und insbesondere nachts, zu leiden. Ihre Auswirkungen auf die Schlaf- und damit auf die Lebensqualität können erheblich sein. Die Beschwerdeschilderung ist zumeist eindeutig: eine sehr schmerzhafte Kontraktion eines Muskelteils, eines ganzen Muskels oder einer Muskelgruppe, die selbstlimitierend ist. Es werden drei Gruppen von Krämpfen unterschieden (Parisi et al. 2003):

- **Paraphysiologische Beinkrämpfe**: nach körperlicher Anstrengung oder im letzten Trimenon der Schwangerschaft. Sie werden auf Ungleichgewichte im Wasser- und Elektrolythaushalt zurückgeführt. Auch gelegentliche Krämpfe bei Gesunden, z. B. nach längerem Verharren in ungünstiger Körperposition, zählen zu den paraphysiologischen Krämpfen.
- **Idiopathische Krämpfe** ohne klare Ursachenzuschreibung.
- **Symptomatische Muskelkrämpfe,** die als Begleiterscheinung anderer Erkrankungen auftreten (➤ Tab. 41.3).

Tab. 41.3 Ursachen für symptomatische Muskelkrämpfe (Lindemuth et al. 2017)

Elektrolytverschiebungen	Hypovolämie, hypotone Dehydratation, unter Dialyse
Erkrankungen des zweiten Motoneurons	Mono-, Polyneuropathien, Ionenkanalkrankheiten, radikuläre Läsionen, Vorderhornzellschäden, neurale Tumoren
Endokrine Erkrankungen	Schilddrüsenfunktionsstörung, Hypoparathyreoidismus, Morbus Addison
Alkohol/Medikamente	Beta-Sympathomimetika, Beta-Rezeptorenblocker mit partiell agonistischer Aktivität, Cholinergika/Acetylcholinesterasehemmer, Kalziumantagonisten, Statine, Clofibrat, Diuretika
Hereditäre Belastung	Sehr selten

Die vor allem bei älteren Menschen häufigen nächtlichen Beinkrämpfe gehören zumeist zur Gruppe der idiopathischen Krämpfe (Lorenzo et al. 2017).

Diagnostik Die Diagnostik dient dem Ausschluss symptomatischer Muskelkrämpfe und anderer Ursachen für schmerzhafte Muskelkontraktionen. Sie umfasst die anamnestische Erfassung des Beschwerdebildes (Provokationssituation) sowie die Eigen-, Familien- und Medikamentenanamnese. Die körperliche Untersuchung beinhaltet die Erhebung des neurologischen Status.

Zur Basislabordiagnostik gehören Elektrolyte inkl. Kalzium und Magnesium, Nieren- und Leberwerte, Blutzucker, Schilddrüsenhormone, Kreatinkinase. Bei Hinweisen auf symptomatische Muskelkrämpfe schließen sich ggf. weitere Untersuchungen zur diagnostischen Abklärung an.

Therapie Im akuten Fall besteht die Therapie in der Dehnung der betroffenen Muskelpartie und/oder Anspannung der antagonistischen Muskeln. Zur Prophylaxe von nächtlichen Wadenkrämpfen werden regelmäßige Dehnübungen empfohlen, wobei die Evidenz für die Empfehlung uneinheitlich ist. Die Prophylaxe von belastungsinduzierten Krämpfen im Sport besteht ebenfalls in Dehnübungen, Anpassung der Belastung und Massagen nach der Belastung.

Die Behandlung/Prophylaxe von nächtlichen Beinkrämpfen kann mit Magnesium (Mg-[Hydrogen]Aspartat, Mg-Orotat, Mg-Oxid 1–3 × 5 mmol oral) versucht werden, obwohl die Wirksamkeit in Studien nicht eindeutig belegt ist.

Chininsulfat oder Hydrochinin 200–400 mg z. N. ist das einzige Medikament, dessen Wirksamkeit zur Behandlung von nächtlichen Beinkrämpfen eindeutig belegt ist. Allerdings ist seine Zulassung wegen seltener, aber potenziell schwerwiegender Nebenwirkungen (immunologisch vermittelte Thrombozytopenie, Gerinnungsstörungen, Herzrhythmusstörungen) auf Fälle mit sehr häufigen, sehr schmerzhaften Krämpfen und ausgeprägter Störung des Nachtschlafs begrenzt (S1-Leitlinie 2017).

LEITLINIEN

S1-Leitlinie „Crampi/Muskelkrampf". AWMF-Registernummer 030-037:

https://register.awmf.org/de/leitlinien/detail/030-037

LITERATUR

Armstrong DWJ, Tobin C, Matangi MF. The accuracy of the physical examination for the detection of lower extremity peripheral arterial disease. Can J Cardiol 2010; 26(10): e346–e350.

Binder A, Tomforde M, Baron R. Neuropathischer Schmerz. In: Baron R, Koppert W, Strumpf M, Willweber-Strumpf A (Hrsg.). Praktische Schmerzmedizin. Berlin, Heidelberg: Springer; 2019, S. 375–389.

Cadosch D, Gautschi OP, Fournier J-Y, Hildebrandt G. Lumbale Spinalkanalstenose – Claudicatio spinalis. Pathophysiologie, Klinische Aspekte und Therapie. Praxis 2008; 97(23): 1231–1241.

Cassel M, Stoll J, Mayer F. Tendinopathien der unteren Extremität im Sport – Diagnostik und Therapie. Sportverletzung Sportschaden 2015; 29(2): 87–98.

Davies JH, Kenkre J, Williams EM. Current utility of the ankle-brachial index (ABI) in general practice: Implications for its use in cardiovascular disease screening. BMC Fam Pract 2014; 15: 69.

Engelhardt A. Polyneuropathien: Differenzialdiagnostik. In: Berlit P (Hrsg.). Klinische Neurologie. Cham: Springer; 2019.

Fuchs J, Kuhnert R, Scheidt-Nave C. 12-Monats-Prävalenz von Arthrose in Deutschland. J Health Monitoring 2017; 2(3): 55–60.

Gösele-Koppenburg A, Majewski M, Valderrabano V, et al. Sehnenverletzungen. In: Engelhardt M (Hrsg.). Sportverletzungen: Diagnose, Management und Begleitmaßnahmen. München: Elsevier Urban & Fischer 2016, S. 405–412.

Kieb M, Lorbach O, Engelhardt M. Muskelverletzungen: Diagnostik und Behandlungen. Orthopäde 2010; 39(12): 1098–1107.

Kraywinkel K. Faktenblatt Epidemiologie bösartiger Knochentumoren in Deutschland. Onkologe 2018; 24(3): 192–198.

Lindemuth R. S1-Leitlinie Crampi/Muskelkrampf. 2017. In: Deutsche Gesellschaft für Neurologie (Hrsg.) Leitlinien für Diagnostik und Therapie in der Neurologie; www.dgn.org/leitlinien (letzter Zugriff: 3.3.2024).

Lorenzo M, Schaeffer M, Haller DM, Maisonneuve H. Treatment of nocturnal leg cramps by primary care patients over the age of 60. Family Practice 2018; 35(1): 29–33.

Murtagh J, Rosenblatt J, Coleman J, Murtagh C. John Murtagh's General Practice. 7th edn. Sydney: McGraw-Hill 2018.

Parisi L, Pierelli F, Amabile G, et al. Muscular cramps: Proposals for a new classification. Acta Neurol Scand 2003; 107(3): 176–186.

Rabe E, Pannier-Fischer F, Bromen K, et al. Bonner Venenstudie der Deutschen Gesellschaft für Phlebologie: Epidemiologische Untersuchung zur Frage der Häufigkeit und Ausprägung von chronischen Venenkrankheiten in der städtischen und ländlichen Wohnbevölkerung. Phlebologie 2003; 32(1): 1–14.

Rabe E, Régnier C, Goron F, et al. The prevalence, disease characteristics and treatment of chronic venous disease: an international web-based survey. J Comp Eff Res 2020; Dec;9(17):1205–1218.

Rammos C, Steinmetz M, Lortz J, Mahabadi AA, et al. Peripheral artery disease in Germany (2009–2018): Prevalence, frequency of specialized ambulatory care and use of guideline-recommended therapy – A population-based study. Lancet Reg Health Eur 2021; 5: 100113.

Reich-Schupke S, Stücker M. Erysipel – Es kann jeden treffen. Allgemeinarzt 2018; 40(4): 37–40.

Schumann R, Rieger J, Ludwig M. Akute periphere arterielle Verschlusskrankheit. Medizinische Klinik 2007; 102: 457–471.

Springer F, Horger M, Al-Badayneh B, Albtoush O. Stressfrakturen der unteren Extremität. RöFo 2019; 191(3): 173–178.

Tipton JS. Obturator neuropathy.; Curr Rev Musculoskelet Med 2008; 1(3–4): 234–237.

Uhl M, Hettmer S, Herget G. Maligne Knochentumoren im Kindesalter. Tumor-Diagnostik & Therapie 2018; 39(8): 536–544.

KAPITEL

42 Beinschwellung

Dagmar Lühmann

42.1 Definition und Epidemiologie

Der Begriff „geschwollene Beine" bezieht sich in diesem Kapitel auf zirkumferente Schwellungen eines oder beider Beine: der Knöchelregion, des Unterschenkels oder des ganzen Beines. Nicht adressiert werden ausschließliche Gelenkschwellungen oder umschriebene, z. B. tumorbedingte Schwellungen.

Einer sichtbaren und palpablen Beinschwellung liegt zumeist ein Ödem, d. h. eine Anreicherung von Flüssigkeit im interstitiellen Raum, zugrunde. Unterschieden werden:

- **Venöse Ödeme:** Niedrigvisköse eiweißarme Flüssigkeit gelangt durch vermehrte kapilläre Filtration in den interstitiellen Raum und überfordert das intakte lymphatische Abtransportsystem. Als Auslöser kommen ein erhöhter hydrostatischer Druck in den Kapillaren, eine erhöhte Kapillardurchlässigkeit, ein erhöhtes Plasmavolumen oder ein erniedrigter onkotischer Druck im Plasma infrage.
- **Lymphödeme:** Hochvisköse proteinreiche Flüssigkeit sammelt sich aufgrund von Rückstau in einem dysfunktionalen Lymphsystem in der Haut und im subkutanen Gewebe.

Beim **Lipödem,** das ebenfalls als Beinschwellung imponieren kann, handelt es sich dagegen um eine Fettverteilungsstörung mit umschriebener, symmetrisch lokalisierter Vermehrung des Unterhautfettgewebes an den Extremitäten und gegebenenfalls begleitenden orthostatischen Ödemen (Schmeller 2016).

Die Ödeme können uni- oder bilateral vorliegen, auf die Beine beschränkt sein oder auch noch andere Körperregionen betreffen. Sie werden als akut bezeichnet, wenn sie sich innerhalb von 72 h ausgebildet haben, als subakut oder chronisch, wenn sie seit längerer Zeit bestehen. Diese Unterscheidung ist allerdings willkürlich, die Grenze sollte eher als richtungweisend denn als absolut angewendet werden (Ely et al. 2006).

Die Ursachen für Beinödeme sind vielfältig. In ➤ Tab. 42.1 sind bekannte Ursachen, differenziert nach Lateralität und Akuität, aufgeführt. Dabei handelt es sich um US-amerikanische Daten, da für Deutschland keine vergleichbaren Statistiken vorliegen. Fettgedruckt sind Ursachen mit potenziell abwendbar gefährlichen Verläufen.

Obwohl die allgemeine Wahrnehmung ist, dass Beinschwellungen in der hausärztlichen Praxis häufig gesehen werden – entweder als Konsultationsanlass oder als Begleitbefund bei Konsultationen aus anderen Gründen – existieren für Deutschland keine belastbaren Daten für ihre Häufigkeit.

42.2 Diagnostische Strategie und Differenzialdiagnosen

42.2.1 Abwendbar gefährliche Verläufe (AGV)

Bei der Differenzialdiagnostik der Beinschwellung geht es zunächst um die Erkennung von Ödemursachen mit abwendbar gefährlichen Verläufen (AGV). Hierzu gehören die **tiefe Venenthrombose (TVT)** mit der Gefahr einer konsekutiven Lungenembolie und die akut **dekompensierte Herzinsuffizienz.** Anamnese und klinische Untersuchung liefern bereits die wichtigsten Informationen zur differenzialdiagnostischen Abklärung.

Tiefe Beinvenenthrombose

Einen klinischen Verdacht auf eine **TVT** legen nahe (➤ Abb. 42.1):

- Unilaterale Beinschwellung (bei Beckenvenenbeteiligung ist das ganze Bein betroffen)
- Entwicklung innerhalb von Stunden oder Tagen
- Überwärmung, zyanotische Hautverfärbung, verstärkte Venenzeichnung
- Spannungsgefühl und Schmerzen im betroffenen Bein, bei Beckenvenenthrombose in Leisten, Flanken oder Abdomen ausstrahlend

Tab. 42.1 Ursachen für Beinödeme (Ely et al. 2006)

Unilateral		**Bilateral**	
Akuter Beginn (< 72 h)	**Subakut oder chronisch**	**Akuter Beginn (< 72 h)**	**Subakut oder chronisch**
Eher häufige Ursachen			
Tiefe Beinvenenthrombose	Venöse Insuffizienz	–	• Venöse Insuffizienz • Pulmonale Hypertension • Herzinsuffizienz • Niereninsuffizienz • Idiopathisches Ödem • Lymphödem • Medikamente • Prämenstruelles Ödem • Schwangerschaft • Adipositas
Eher seltene Ursachen			
• Rupturierte Baker-Zyste • Ruptur des medialen Gastrocnemius-Kopfes • Kompartmentsyndrom	• Sekundäres Lymphödem • Venenkompression in der Beckenregion • Sympathische Reflexdystrophie (Morbus Sudeck)	• Bilaterale tiefe Venenthrombose • **Akute Verschlechterung einer systemischen Erkrankung (insb. Herz-, Niereninsuffizienz)**	• Lebererkrankung • Sekundäres Lymphödem • Venenkompression in der Beckenregion durch Tumor oder Lymphom • Diuretika • Lipödem • Präeklampsie • Anämie
Sehr seltene Ursachen			
–	• Primäres Lymphödem • Angeborene venöse Missbildungen • Vena-iliaca-Kompressionssyndrom	–	• Primäres Lymphödem • Enteropathie mit Proteinverlust • Unterernährung • Malabsorption • Restriktive Perikarditis • Restriktive Kardiomyopathie • Beri Beri • Myxödem

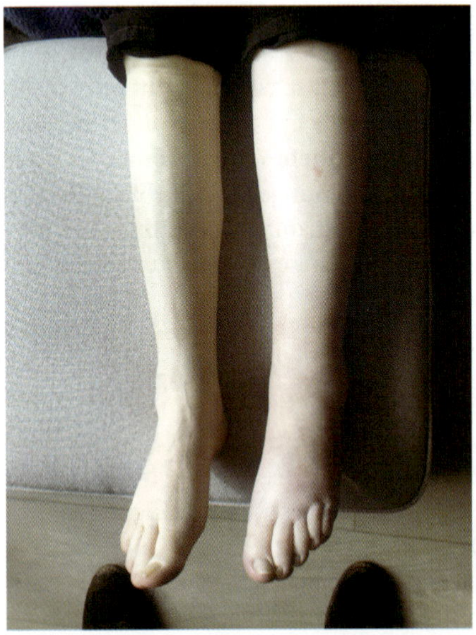

Abb. 42.1 Thrombose im linken Unterschenkel mit deutlicher Schwellung und Schmerzen [T500]

Die Abklärung eines klinischen Verdachts auf eine TVT erfolgt systematisch (➤ Abb. 42.2).

Am Anfang steht die Bestimmung der klinischen Wahrscheinlichkeit einer TVT nach Wells (➤ Tab. 42.2). Bei einem **Wells-Score** von < 2 beträgt die Wahrscheinlichkeit einer TVT etwa 6 %, bei einem Score von ≥ 2 ca. 30 % (Wells 2003). Nur bei Patienten mit nicht hoher klinischer Wahrscheinlichkeit wird ein D-Dimer-Test angeschlossen. Fällt dieser negativ aus, kann das als Ausschluss einer TVT interpretiert werden. Bei Patienten mit einem Wells-Score von ≥ 2 schließt sich unmittelbar die Kompressionsultraschalluntersuchung an.

MERKE

Bei einem Wells-Score von ≥ 2 bringt ein D-Dimer-Test keinen diagnostischen Erkenntnisgewinn.

Kann die Kompressionsultraschalluntersuchung bei hohem klinischem Verdacht auf eine TVT nicht unmittelbar angeschlossen werden, sollte trotzdem eine Antikoagulationstherapie eingeleitet werden, um das Embolierisiko zu senken und die Ausbreitung des Thrombus zu verhindern (AkdÄ 2019; ➤ Box 42.1).

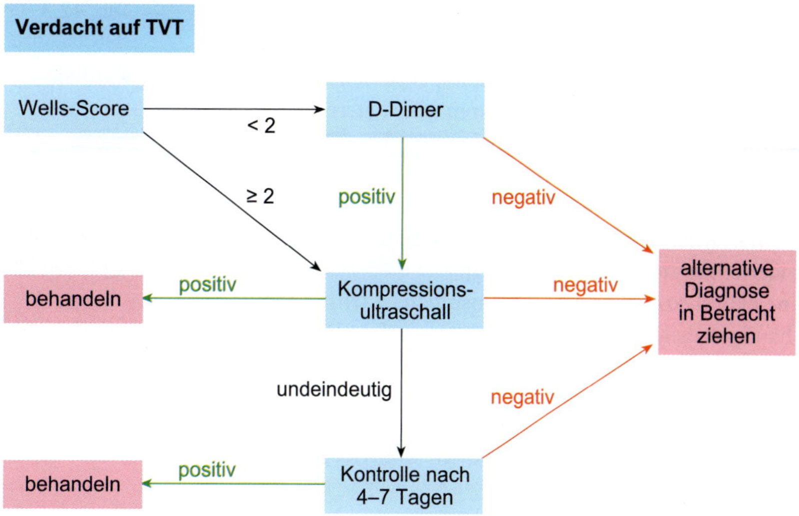

Abb. 42.2 Abklärung des Verdachts auf tiefe Beinvenenthrombose [L141]

Tab. 42.2 Wells-Score zur Bestimmung der klinischen Wahrscheinlichkeit einer tiefen Beinvenenthrombose (TVT) (AWMF 2015) [F210-006]

Klinische Charakteristik	Score
Aktive Tumorerkrankung	1
Lähmung oder kürzliche Immobilisierung der Beine	1
Bettruhe (> 3 Tage); große Chirurgie	1
Schmerz/Verhärtung entlang der tiefen Venen	1
Schwellung ganzes Bein	1
Unterschenkelschwellung > 3 cm im Vergleich zur Gegenseite	1
Eindrückbares Ödem am symptomatischen Bein	1
Kollateralvenen	1
Frühere dokumentierte TVT	1
Alternative Diagnose ebenso wahrscheinlich wie Venenthrombose	−2

Interpretation:
Score ≥ 2: Wahrscheinlichkeit für TVT hoch
Score < 2: Wahrscheinlichkeit für TVT nicht hoch

Box 42.1

Antikoagulation bei hohem klinischem TVT-Risiko (AkdÄ 2019)

Die Wahl des Antikoagulationsschemas ist abhängig von krankheits- und patientenspezifischen Faktoren (Leber-/Nierenfunktion, Schwangerschaft, Tumorerkrankung, Adipositas, Blutungsrisiken). Prinzipiell stehen zwei Ansätze zur Verfügung:

- Niedermolekulares Heparin oder Fondaparinux + gleichzeitige Einleitung einer oralen Antikoagulation mit Vitamin-K-Antagonisten (Phenprocoumon, Warfarin): Ziel-INR 2–3

oder

- Initiale Behandlung mit DOAK: Apixaban oder Rivaroxaban

Eine stationäre Einweisung zur Abklärung des Verdachts/Behandlung der TVT ist nur in Ausnahmefällen, bei schweren Begleiterkrankungen oder nicht gegebener Versorgung im häuslichen Umfeld erforderlich (Fischer und Klimm 2017).

LEITLINIEN

S2k-Leitlinie „Diagnostik und Therapie der Venenthrombose und Lungenembolie". AWMF-Registernummer 065-002:

https://register.awmf.org/de/leitlinien/detail/065-002

Bestätigt sich die TVT nicht, kommen differenzialdiagnostisch in Betracht:

- **Rupturierte Baker-Zyste:** gerötete, schmerzhafte Wade, besonders bei Fußstreckung. Eventuell war eine Baker-Zyste (prallelastische Schwellung in der Kniekehle, ggf. Spannungsgefühl in der Kniekehle oder im ganzen Bein) bereits bekannt (Herman und Marzo 2014).
- **An- oder Abriss des medialen Gastrocnemiuskopfes** *(tennis leg):* plötzlich einschießender Wadenschmerz, häufig nach sportlicher Belastung (Racket-Sportarten, Skilaufen, Laufen). Druck- und Dehnungsschmerz, tastbare Delle am Wadenmuskel (Russell und Crowther 2011).
- **Erysipel:** schmerzhafte, flammenartig auslaufende, scharf begrenzte Hautrötung und -schwellung. Wenn auch tiefere Hautareale betroffen sind, können die Grenzen verschwimmen. Meist liegen Allgemeinsymptome wie Abgeschlagenheit, Fieber oder Schüttelfrost vor. Ein chronisch-venöses Syndrom oder ein Lymphödem (➤ Kap. 42.2.2) begünstigen die Entstehung eines Erysipels (Reich-Schupke und Stücker 2018).

Akut dekompensierte Herzinsuffizienz

Beinödeme als Zeichen einer akut dekompensierten Herzinsuffizienz treten i. d. R. nicht als isoliertes Symptom auf. Weitere typische Symptome sind Atemnot bei geringer Belastung, Erschöpfung, Husten und Gewichts- oder Bauchumfangzunahme durch Aszites. Typische Untersuchungsbefunde sind Jugularvenenstauung, Tachypnoe, Tachykardie oder Arrhythmie, pulmonale Rasselgeräusche und ein dritter bzw. vierter Herzton (BÄK et al. 2023).

Eine akut dekompensierte Herzinsuffizienz tritt selten de novo auf, häufiger als Komplikation einer chronischen Herzinsuffizienz. Ursachen und Auslöser sind ➤ Tab. 42.3 zu entnehmen.

CAVE
Die akut dekompensierte Herzinsuffizienz stellt einen Notfall dar, der außer in einer palliativen Situation stationär behandelt werden muss (➤ Kap. 95).

Tab. 42.3 Ursachen und Auslöser der akuten Dekompensation einer Herzinsuffizienz (BÄK et al. 2019)

Kardial	Myokardinfarkt, Arrhythmien, hypertensive Entgleisung, Klappenerkrankungen, Myokarditis, Perikardtamponade
Komorbiditäten	Niereninsuffizienz, Infektionen, Anämien, Lungenembolie, Schilddrüsendysfunktion
Patientenverhalten	Nichtadhärenz gegenüber medikamentösen und nichtmedikamentösen Therapieempfehlungen, Substanzmissbrauch (Alkohol, Stimulanzien)
Arzneimittel	Medikamente, die eine Niereninsuffizienz auslösen und verstärken können (z. B. NSAR, COX-2-Hemmer), negativ inotrope Substanzen (z. B. Diltiazem, Verapamil), beeinträchtigte Absorption bei intestinalem Schleimhautödem

42.2.2 Chronische Beinschwellungen

Wesentlich häufiger als akute Beinschwellungen werden chronische Verläufe gesehen. Bei vielen Patienten legen bekannte Vorerkrankungen eine Genese der Ödeme nahe, z. B. bei Patienten mit chronischer Herzinsuffizienz, bei bekannter Varikose oder bei Z. n. operativer/radiologischer Behandlung eines malignen Tumors im Beckenbereich. Aber auch bei diesen Patienten sollte bedacht werden, dass zu den bekannten Ödemursachen neue hinzugekommen sein können. Daher ist es sinnvoll, bei neu aufgetretenen Ödemen eine systematische Ursachenklärung vorzunehmen (➤ Abb. 42.3).

Lymphödeme

Die Fußbeteiligung gibt wichtige Hinweise zur differenzialdiagnostischen Abklärung. Die Beteiligung von Fuß und Zehen wird typischerweise beim Lymphödem gesehen. Beim Lymphödem ab Stadium II (➤ Tab. 42.4) ist die Haut über der zweiten oder dritten proximalen Zehenphalanx nicht abhebbar (positives Stemmer-Zeichen). Im Anfangsstadium, in dem das Ödem überwiegend aus Lymphflüssigkeit besteht, kann die Unterscheidung von anderen Ödemen schwierig sein. Im fortgeschrittenen Stadium kommt es zu einer zunehmenden Durchsetzung der Kutis und Subkutis mit Binde- und Fettgewebe und dadurch zur Verfestigung und Entstehung von Deformierungen, evtl. auch Zysten und Fisteln. An der Haut finden sich Hyperkeratosen und im Spätstadium verruköse Hautwülste („Elefantenhaut"; ➤ Abb. 42.4).

Tab. 42.4 Stadien des Lymphödems (AWMF 2017)

Stadium	Beschreibung
I	Ödem von weicher Konsistenz, Hochlagern des Beines reduziert die Schwellung
II	Ödem mit sekundären Gewebeveränderungen; Hochlagern hat keinen Einfluss auf die Schwellung
III	Deformierende harte Schwellung, z. T. lobäre Form, z. T. mit typischen Hautveränderungen

Primäre und dann meist bilateral auftretende Lymphödeme sind sehr selten (1 : 87.000). Häufiger entstehen Lymphödeme sekundär

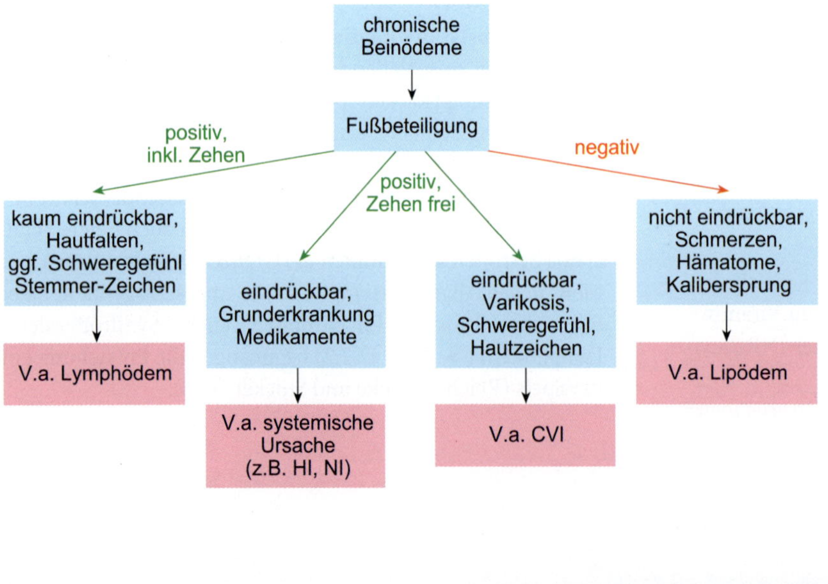

Abb. 42.3 Differenzialdiagnostische Überlegungen bei chronischen Beinödemen anhand klinischer und anamnestischer Befunde [L141]

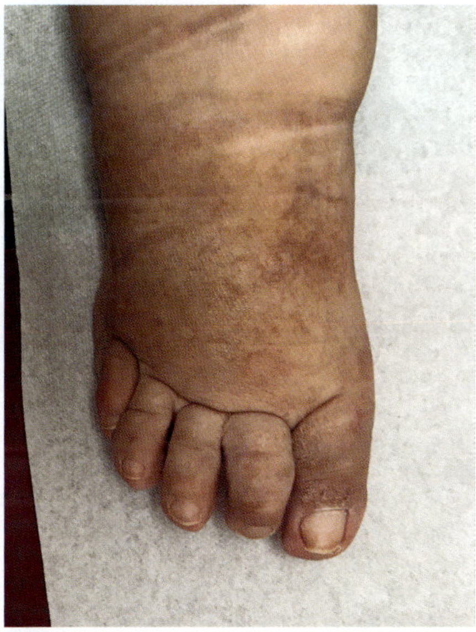

Abb. 42.4 Lymphödem [T500]

nach Schädigungen des Lymphabflusssystems. Hier ist eine gezielte Anamnese hilfreich (➤ Box 42.2).

Box 42.2

Ursachen des sekundären Lymphödems der Beine (AWMF 2017)

- Z. n. operativen Eingriffen, Traumata, Bestrahlung, Lymphknotenentfernung in der Leisten-/Beckenregion
- Malignome des Lymphabflusssystems, die dieses einengen
- Fortgeschrittene CVI; postthrombotisches Syndrom
- Adipositas

Patienten berichten über Schwellungen, Schweregefühl und ggf. Funktionseinschränkungen. Schmerzen stehen beim Lymphödem eher nicht im Vordergrund. Dennoch kann die Lebensqualität – auch aus kosmetischen Gründen – ganz erheblich beeinträchtigt sein.

LEITLINIEN

S2k-Leitlinie „Diagnostik und Therapie der Lymphödeme". AWMF-Registernummer 058-001:

https://register.awmf.org/de/leitlinien/detail/058-001

Ödeme mit Fuß-, aber ohne Zehenbeteiligung können lokale oder systemische Ursachen haben.

Chronische venöse Insuffizienz (CVI)

Die häufigste **lokale Ursache für Beinschwellungen** ist die CVI. Nach der Bonner Venenstudie sind in Deutschland etwa jeder sechste Mann und jede fünfte Frau im Alter zwischen 18 und 79 Jahren betroffen (Rabe et al. 2003). Risikofaktoren sind eine genetische Disposition (Familienanamnese), höheres Alter, Multiparität und überwiegend stehende berufliche Tätigkeit. Übergewicht kann sich verstärkend auswirken (Robertson et al. 2014). Die CVI ist zumeist die Folge einer Varikose, kommt aber auch im Rahmen eines postthrombotischen Syndroms vor. Auslösender Pathomechanismus ist ein Rückstau von venösem Blut im epifaszialen Venensystem bis hin zu den Kapillaren. Die Stauung bewirkt die Aufweitung von Gefäßen, den Austritt von Flüssigkeit, Pigmenten und Entzündungsmediatoren und letztendlich eine Minderperfusion mit trophischen Störungen.

Der klinische Teil der CEAP-Klassifikation der chronischen Venenerkrankungen unterscheidet sechs Ausprägungsstufen (➤ Kap. 74). Ab Stufe 3 sind Ödeme nachweisbar. Diese treten anfangs vor allem perimalleolär auf und sind über Nacht rückläufig. Erst im späteren Verlauf werden die Ödeme chronisch. Patienten berichten meist über Schwere- und Müdigkeitsgefühl in den Beinen, Kribbeln oder Brennen, gelegentlich auch über Muskelkrämpfe und Schmerzen.

Systemische Ursachen

Beidseitigen, eindrückbaren Ödemen mit Fußbeteiligung können auch systemische Ursachen zugrunde liegen, z. B.:

- **Kardiale Ursachen:** vor allem bei vorbestehender chronischer Herzinsuffizienz. Auch hier gilt, dass die Beinödeme zumeist nicht das einzige Symptom der dekompensierenden Herzinsuffizienz sind. Die in ➤ Tab. 42.3 genannten Ursachen und Auslöser der akuten Herzinsuffizienz kommen auch für eine subakute Dekompensation infrage. Bei Patienten ohne vorbestehende Herzinsuffizienz sind Anamnese, klinischer Befund, EKG und die Bestimmung des BNP/NT-proBNP wegweisend (➤ Kap. 69).
- **Renale Ursachen:** Renalen Ödemen liegt eine Natriumretention und/oder ein Albuminverlust zugrunde. Sie kommen vor bei nephrotischem Syndrom und dekompensierender chronischer Niereninsuffizienz (**cave:** nephrotoxische Medikamente und Nahrungsergänzungsmittel!). Vom renalen Ödem sind bevorzugt auch die Augenlider betroffen. Neben Anamnese und Untersuchungsbefund sind der Urinstatus und die Bestimmung der eGFR wegweisend (➤ Kap. 70).
- **Ödeme aufgrund von Eiweißmangel** werden bei Leberinsuffizienz, enteralen Eiweißverlustsyndromen (vor allem CED), Fehl- und Mangelernährung gesehen. Auch bei diesen Erkrankungen sind Ödeme i. d. R. nicht das einzige Symptom. Anamnese und klinische Untersuchungen geben hier weitere Hinweise.
- **Medikamente** können auch bei nieren- bzw. herzgesunden Menschen Ödeme verursachen. Die häufigsten Verursacher sind ➤ Box 42.3 zu entnehmen (➤ Abb. 42.5).

42

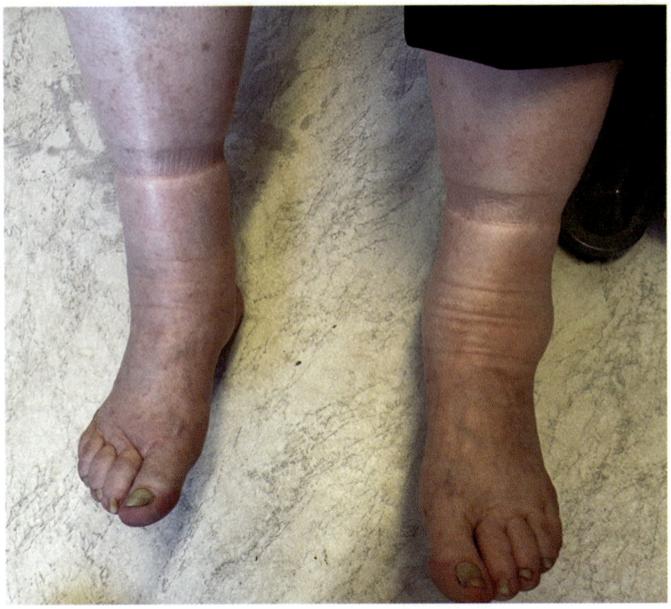

Abb. 42.5 Ödeme in beiden Knöcheln mit Schnürfurchen durch die Strümpfe, ca. 1 Woche nach Therapie mit Amlodipin zur Blutdruckeinstellung [T500]

Box 42.3

Medikamente, die Ödeme verursachen können (Schindler und Schellong 2016)

- **Antihypertensiva:**
  - Kalziumantagonisten (Kalziumkanalblocker)
  - Diuretika (bei Wirkungsverlust/Absetzen; bedingt durch Gegenregulation im Aldosteron-/ADH-System)
  - Betablocker
  - ACE-Hemmer
  - Clonidin, Hydralazin, Minoxidil, Methyldopa
- **Hormone:**
  - Kortikosteroide
  - Östrogen, Progesteron
  - Testosteron
- **NSAR**
- **Glitazone** (Rosiglitazon, Pioglitazon)
- **Zentral wirksame Pharmaka:**
  - Lithium
  - Olanzapin, Quetiapin
  - MAO-Hemmer
  - Trizyklische Antidepressiva

Bei prämenopausalen Frauen ist außerdem an ein **prämenstruelles Ödem** (Knöchel-, Unterschenkelödeme in der Woche vor der Menstruation, Auflösung mit der Menstruation) oder – nach Ausschluss anderer Ursachen – an ein idiopathisches Ödem zu denken. Letzteres tritt unabhängig vom Menstruationszyklus auf, vor allem wenn zuvor Diuretikamissbrauch, z. B. zur Gewichtskontrolle, betrieben wurde.

Tab. 42.5 Stadien des Lipödems (Schmeller et al. 2015)

Stadium	Beschreibung
I	Glatte Hautoberfläche, gleichmäßig verdickte Subkutis, weiche Konsistenz der Schwellung.
II	Unebenheiten an der Hautoberfläche („Orangenhaut"), in der Subkutis sind Knoten tastbar.
III	Ausgeprägte, deformierende Umfangsvermehrung mit z. B. an den Knien oder der Leiste überhängenden Fettgewebewülsten, die den Gang beeinträchtigen und zu Hautirritationen, besonders an der Innenseite der Oberschenkel, führen können.

LEITLINIEN

Nationale VersorgungsLeitlinie „Chronische Herzinsuffizienz". AWMF-Registernummer nvl-006:

https://register.awmf.org/de/leitlinien/detail/nvl-006

Lipödeme

Eine Beinschwellung ohne Beteiligung der Füße wird typischerweise beim Lipödem gesehen. Diese Fettverteilungsstörung betrifft fast ausschließlich Frauen. Ihr Beginn liegt oft in Phasen hormoneller Umstellungsprozesse: Pubertät, Schwangerschaft oder Menopause. Die Fetteinlagerungen in der Subkutis treten symmetrisch an beiden Beinen, bei einigen Patientinnen auch an den Armen auf. Typisch sind der Kalibersprung zur angrenzenden gesunden Region und das disproportionale Erscheinungsbild von Extremitäten und Stamm. Inspektorisch und palpatorisch werden drei Stadien des Lipödems unterschieden (➤ Tab. 42.5).

Im Gegensatz zu den anderen Ödemen sind die Schwellungen beim Lipödem schmerzhaft – bei Berührung oder auch spontan. Auffällig ist eine ausgeprägte Hämatomneigung. Die Lebensqualität von Patientinnen mit Lipödem ist aufgrund des kosmetischen und funktionalen Erscheinungsbildes oft stark eingeschränkt.

LITERATUR

AkdÄ – Arzneimittelkommission der deutschen Ärzteschaft. Behandlung von tiefen Venenthrombosen (TVT) und Lungenembolien (LE) sowie Prophylaxe von rezidivierenden TVT und LE. Empfehlungen zum Einsatz der direkten oralen Antikoagulanzien Apixaban, Dabigatran, Edoxaban und Rivaroxaban. 1. Aufl. Berlin: AkdÄ 2019; www.akdae.de/Arzneimitteltherapie/LF/PDF/OAKTVTLE.pdf (letzter Zugriff: 27.3.2024).

BÄK (Bundesärztekammer), Kassenärztliche Bundesvereinigung (KBV), Arbeitsgemeinschaft der Wissenschaftlichen Medizinischen Fachgesellschaften (AWMF). Nationale VersorgungsLeitlinie Chronische Herzinsuffizienz – Langfassung. Version 4.0. 2023; https://register.awmf.org/assets/guidelines/nvl-006l_S3_Chronische_Herzinsuffizienz_2023-12.pdf (letzter Zugriff: 27.3.2024).

Ely JW, Osheroff JA, Chambliss ML, Ebell MH. Approach to leg edema of unclear etiology. J Am Board Fam Med 2006; 19(2): 148–160.

Herman AM, Marzo JM. Popliteal cysts: A current review. Orthopedics 2014; 37(8): e678–e684.

Rabe E, Pannier-Fischer F, Bromen K, et al. Bonner Venenstudie der Deutschen Gesellschaft für Phlebologie: Epidemiologische Untersuchung zur Frage der Häufigkeit und Ausprägung von chronischen Venenkrankheiten in der städtischen und ländlichen Wohnbevölkerung. Phlebologie 2003; 32(1): 1–14.
Reich-Schupke S, Stücker M. Erysipel – Es kann jeden treffen. Allgemeinarzt 2018; 40(4): 37–40.
Robertson LA, Evans CJ, Lee AJ, et al. Incidence and risk factors for venous reflux in the general population: Edinburgh Vein Study. Eur J Vasc Endovasc Surg 2014; 48(2): 208–214.
Russell AS, Crowther S. Tennis leg – a new variant of an old syndrome. Clin Rheumatol 2011; 30(6): 855–857.
Schindler C, Schellong S. Arzneimittelinduzierte Ödeme. In: Zöltzer H (Hrsg.). Leitfaden Lymphologie. München: Elsevier Urban & Fischer 2016, S. 275–295.
Schmeller W, Bohlender H, Hack J, et al. Lipödem In: Zöltzer H (Hrsg.). Leitfaden Lymphologie. München: Elsevier Urban & Fischer 2016, S. 197–213.
Wells PS, Anderson DR, Rodger M, et al. Evaluation of D-dimer in the diagnosis of suspected deep-vein thrombosis. N Engl J Med 2003; 349(13): 1227–1235.

KAPITEL

43 Fußschmerzen

Caroline Werkmeister, Alexander Sikorski†

Fußprobleme betreffen rund 40 % der erwachsenen Bevölkerung und sind ein regelmäßiger Beratungsanlass in der Hausarztpraxis. Die Behandlung wird dadurch erschwert, dass aktuell kaum einheitliche Leitlinien oder evidenzbasierte Behandlungsalgorithmen existieren. In den meisten Fällen können vom Hausarzt bei Kenntnis der zugrunde liegenden Anatomie und Verständnis der Biomechanik konservativ sinnvolle (aktive) Therapiemaßnahmen empfohlen und somit eine fortschreitende Immobilität verhindert werden, z. B. in Form von selbstständigen Übungen, Einlagen, Schuhzurichtungen und Physiotherapie. Besonders wichtig ist die klinische Unterscheidung zwischen rigider (kontrakter) und flexibler Fehlstellung.

43.1 Wichtige Grundsätze der Anatomie und Biomechanik

Die **strukturelle Anatomie** des Fußes wird als bekannt vorausgesetzt.

Funktionell-anatomisch wird das obere Sprunggelenk (OSG) von der subtalaren Fußplatte unterschieden, einer funktionellen Einheit, die den ganzen Fuß unterhalb des Talus biomechanisch zusammenfasst.

- Die **extrinsische Muskulatur** stabilisiert das OSG und das USG (unteres Sprunggelenk) und hat insbesondere Einfluss auf die Funktion des 1. Strahls. Die Stellung des Fersenbeins zeigt die Elastizität der subtalaren Fußplatte an, die eine funktionelle biomechanische Einheit des Fußes unterhalb des Talus darstellt.
- Der **intrinsischen Muskulatur** kommt funktionell eine entscheidende Rolle in der Feinjustierung, insbesondere der Kleinzehengelenke, zu.
- Die **Plantarfaszie** spannt sich fächerförmig vom Kalkaneus bis an die Gelenkkapseln der Zehengrundgelenke aus und stabilisiert die Wölbungen des Fußes.

Biomechanische Grundsätze:

1. Vor- und Rückfuß sind eine untrennbar zusammenhängende funktionelle Einheit, beide können sich gegenseitig am flexiblen Fuß kompensieren. Ist die Kapazität zur Kompensation nicht gegeben, handelt es sich um einen rigiden oder kontrakten Fuß mit den u. U. schwerwiegenden klinischen Folgen.
2. Vorfuß und Rückfuß sind um ca. 90 Grad zueinander spiralig verdreht. Die Stellung des Kalkaneus im USG bestimmt die Stabilität der subtalaren Fußplatte. Die einwandfreie Lastübertragung vom Unterschenkel auf den Talus steuert bei orthograd eingestellter Ferse den dynamischen Wechsel von Rigidität und Flexibilität der subtalaren Fußplatte zur optimalen Lastübertragung während der Propulsionsphase. Eine funktionell gute Pronation bezeichnet diesen Bewegungsablauf, wobei die Pronation als exzentrische Belastung zu verstehen ist und nicht als passives Nachgeben in der Bewegung.
3. Mediale und laterale Fußsäule/Längsgewölbe: Die mediale Fußsäule (Talus, Os naviculare, 3 Ossa cuneiformia, Strahlen I–III) bildet das mediale Längsgewölbe aus. Sie ist durch ihre kräftigen plantaren Bandverbindungen stärker und straffer ausgebildet als die laterale Fußsäule (Kalkaneus, Os cuboideum, Strahl IV und V) (➤ Abb. 43.1).
4. Fußgewölbe: Zwar ist der Begriff „Quergewölbe" im laienhaften und auch klinischen Sprachgebrauch präsent, allerdings ist die Vorstellung, dass die mittleren Strahlen II, III und IV nur wenig Kraft übertragen i. S. eines Quergewölbes im Mittelfuß-

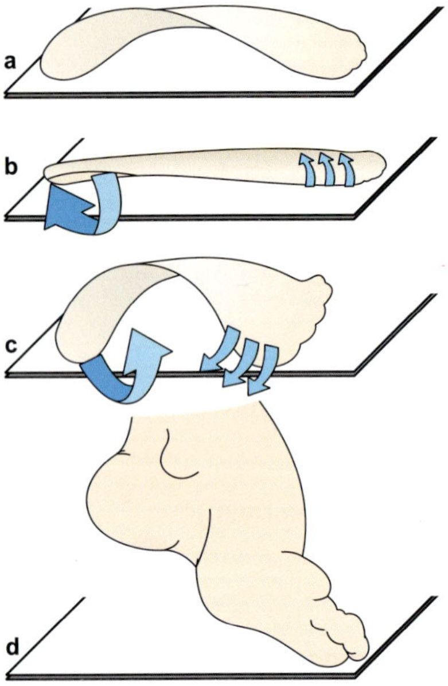

Abb. 43.1 Schematische Darstellung der Torsion des Fußes und die jeweilige Kompensation des Rückfußes [L141]:
a) Neutralstellung
b) Zu geringe Torsion → Hochstand des I. Strahls im Ballenbereich → Valgisierung der Ferse
c) Übermäßige Torsion → Steilstellung des MT I bzw. Tiefstand des I. Strahls im Ballenbereich → Varisierung der Ferse
d) Ballenhohlfuß

köpfchenbereich (3-Punkte-Theorie nach v. Meyer von 1853) durch pedobarografische Messungen unter Belastung überholt (Jacob et al. 1992). Kraftverteilungsmessungen am Vorfuß in der Abstoßphase zeigen, dass die gesamte mediale Fußsäule (Metatarsalia [MT] I–III) hoch belastet wird. Die Hauptlastaufnahme erfolgt dabei durch den ersten Strahl und die Zehenbeere der Großzehe. Eine Querwölbung findet sich nur im Rückfußbereich, nicht aber am Vorfuß (Jacob et al. 1992, Sikorski et al. 2014).

5. Die Basis des MT II ist auf besondere Art in allen 3 Raumebenen fest in der Lisfranc-Gelenklinie verankert und kann nicht nach oben ausweichen.

MERKE

Pelottenversorgung in Einlagen ist nur in speziellen Ausnahmefällen sinnvoll, da am belasteten Fuß im Vorfußbereich alle Metatarsalia Kraft übertragen. Stress- bzw. Ermüdungsfrakturen treten gehäuft am besonders fest verankerten MT II auf.

43.2 Klinische Untersuchung

Die Untersuchung erfolgt am entkleideten Patienten:

- Inspektion im Stand und im Gang sowie am hängenden Fuß
- Beurteilung der Beinachsen in allen drei Ebenen

Wichtig für die Therapie sind die Inspektion im Stand von dorsal und der aktive Zehenspitzen(einbein)stand. Dabei werden die Fersenstellung und die Bewegung der Ferse von dorsal betrachtet: varisch, neutral oder valgisch (➤ Abb. 43.2). Es schließt sich die händische Untersuchung am sitzenden/liegenden Patienten in Kenntnis der anatomischen Landmarken an.

Im aktiven selbstständigen Zehenstand des Patienten sollte sich die Ferse in eine Varusstellung einstellen. Wenn dies nicht geschieht, sind weitere Untersuchungen (Röntgen, MRT, CT) erforderlich. Zur klinischen Untersuchung gehören außerdem die Inspektion des Fußes, des Schuhwerks und vorhandener Einlagenversorgung sowie lokale Druckschmerzen (DS), Beschwielung und Bewegungsschmerz.

MERKE

Wichtigste klinische Information: Unterscheidung zwischen rigider/kontrakter und flexibler Deformität. Dies geschieht durch Inspektion von dorsal im aktiven (einbeinigen) Zehenstand sowie am hängenden Fuß.

Löst sich die im Stand orthograde/valgische Ferse im Zehenspitzenstand in die Varusstellung auf, ist die subtalare Fußplatte flexibel (➤ Abb. 43.3a). Verbleibt die Ferse im Zehenspitzenstand in der Valgusstellung, ist die subtalare Platte verriegelt, und es handelt sich um eine rigide/kontrakte Fehlstellung (➤ Abb. 43.3b).

Dieses dynamische Varus-Valgus-Fersenspiel kommt im Gangzyklus in jedem Schritt vor und ist die Grundlage für den regelhaften Ablauf, insbesondere für die Kraftübertragung auf den Vorfuß während der Propulsion (Abstoßphase) (Jurtin und Sikorski, 2019Sikorski et al. 2019).

43.3 Häufige Krankheitsbilder

43.3.1 Metatarsalgie

Vom Patienten wird dieser Befund oft als „Gefühl des durchgetretenen Fußes“ beschrieben. Biomechanisch betrachtet ist die häufigste Ursache einer Metatarsalgie eine Insuffizienz/Instabilität des ersten

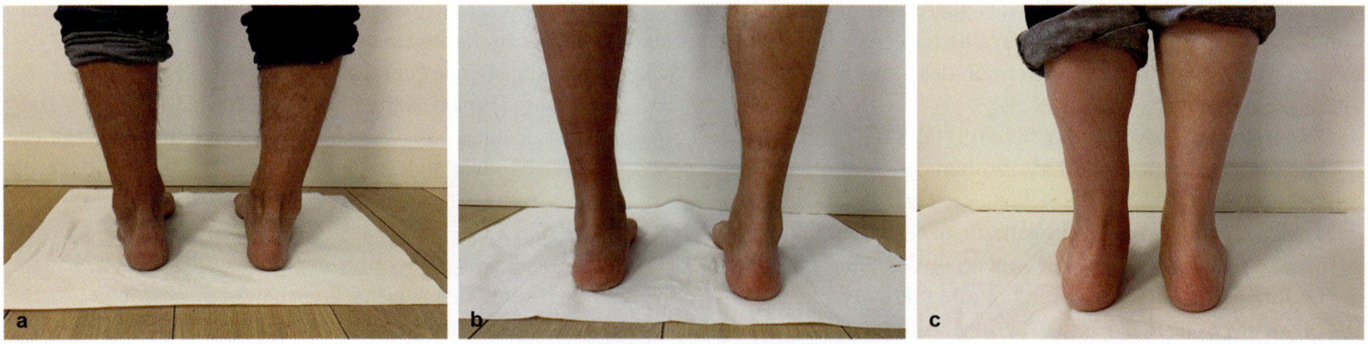

Abb. 43.2 Inspektion von dorsal: a) varische Ferse, b) orthograde Ferse, c) valgische Ferse mit Angulierung der Achillessehne [P953]

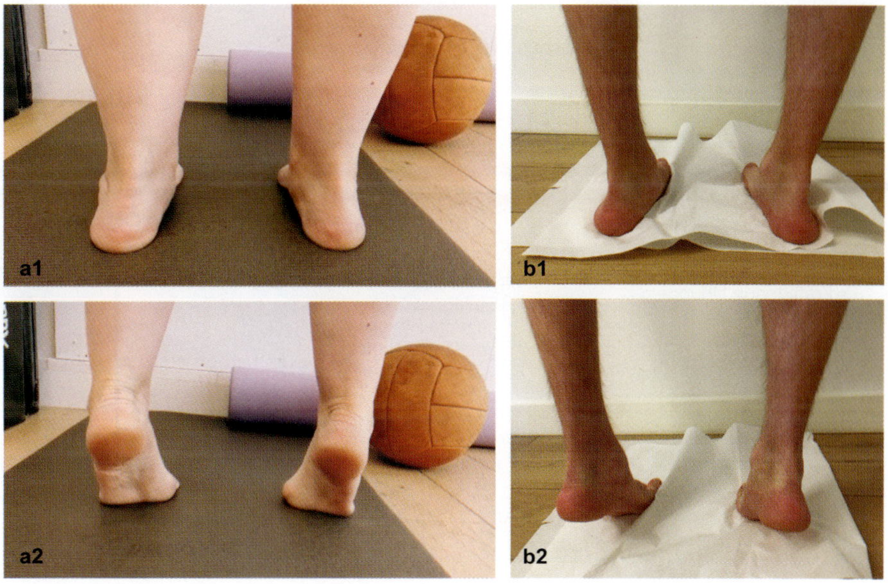

Abb. 43.3 Fuß/Achillessehne von dorsal: a1 und a2) flexibel: Varisierung der Ferse im Zehenstand, gute Ausbildung eines Längsgewölbes im Zehenstand; b1 und b2) kontrakt/rigide: ausbleibendes Fersenspiel und fehlende Ausbildung eines Längsgewölbes im Zehenstand [P953]

Strahls, d. h., das Os metatarsale I (MT I) und die Großzehenkuppe nehmen aus unterschiedlichen Gründen, z. B. bei Hallux valgus oder schmerzhaften Zuständen im Großzehengrundgelenk, die Hauptlast nicht mehr auf. Dadurch verschiebt sich diese Lastaufnahme auf die kleineren Mittelfußknochen (MFK), vom MFK II abnehmend bis zum MFK V. Weitere Beispiele für Ursachen für eine Metatarsalgie können überlange MFK II und III, eine schwache Fußbinnenmuskulatur durch mangelndes Training oder Beanspruchung derselben, entzündlich-rheumatische Gelenkerkrankungen oder aseptische Knochennekrosen (z. B. Morbus Köhler II) sein.

Klinik Lokaler Druckschmerz plantar über den Mittelfußköpfchen, Belastungsschmerz und Mehrbeschwielung unter dem betroffenen MT-Köpfchen. Deformierungen der Kleinzehen.

MERKE
Eine verkürzte Achillessehne führt stets zu einer Mehrbelastung im Vorfußbereich und muss bei einer Metatarsalgie ggf. mitbehandelt werden.

Therapie

- **Konservativ:**
  - Optimierung der Lastaufnahme durch aktives Training, z. B. über Physiotherapie: Kräftigung von intrinsischer und extrinsischer Muskulatur, ggf. Behandlung einer verkürzten Achillessehne
  - Selbstständige Redression fehlgestellter Zehen (z. B. Hammerzehen), ggf. Silikonorthesen und/oder Bandagen
  - Optimierung der Lastaufnahme durch Einlagen: orthograde Einstellung der Ferse, Vorfuß neutral/plantigrad (➤ Kap. 43.4)
  - Ergänzende punktuelle Weichbettung je nach Klinik sinnvoll, keine Pelotte erforderlich, da die Metatarsalia nicht angehoben werden können (➤ Kap. 43.1)
- **Chirurgisch:** Wenn die konservative Therapie frustran verläuft, kann durch einen erfahrenen Fußchirurgen ein operativer Eingriff evaluiert werden. Das operative Outcome allein ist jedoch aus unterschiedlichen Gründen langfristig oft nicht zufriedenstellend. Wichtig hierbei ist, dass die zugrunde liegende biomechanische Ursache behandelt wird.

MERKE
Keine OP ohne vorhergehende systematische konservative Behandlung mit aktiven Elementen!

43.3.2 Hallux valgus

Die Hallux-valgus-Deformität ist als komplexe Entgleisung der das Großzehengrundgelenk steuernden Beuge- und Strecksehnen zu verstehen, die ihre häufige Ursache in einer Instabilität der subtalaren Fußplatte hat und alle drei Raumebenen betrifft.

Ungleichgewicht der Sehnen und eine Rotation des ersten Mittelfußknochens um seine Längsachse führen zum Bow-String-Effekt: Die Sehnen drücken den ersten MFK aus seiner Achse; dadurch kommt es zu einer zunehmenden Inkongruenz der Gelenkflächen mit „Ballenbildung" und schmerzhafter Bursitis.

Durch die Fehlstellung geht dem ersten Strahl eine wichtige Funktion verloren: die Hauptlastaufnahme. Die Hauptlast geht auf den zweiten MFK über (➤ Kap. 43.3.1). Aufgrund einer hierdurch fortschreitenden Dekompensation der intrinsischen Muskulatur können Zehenfehlstellungen auch der kleineren Zehen (z. B. Hammerzehen) entstehen.

Klinik Die Insuffizienz des ersten Strahls bewirkt meist eine Supinationsfehlstellung des Vorfußes, die am flexiblen Fuß durch die Ferse mit einer Valgusstellung kompensiert wird. Es kommt zu einer Abweichung im Grundgelenk des ersten Strahls bis hin zur Subluxation, ggf. entsteht begleitend eine Bursitis medial.

Therapie Ein asymptomatischer Hallux valgus bedarf keiner Behandlung. Oft sucht der Patient den Arzt nicht wegen der Fehl-

43

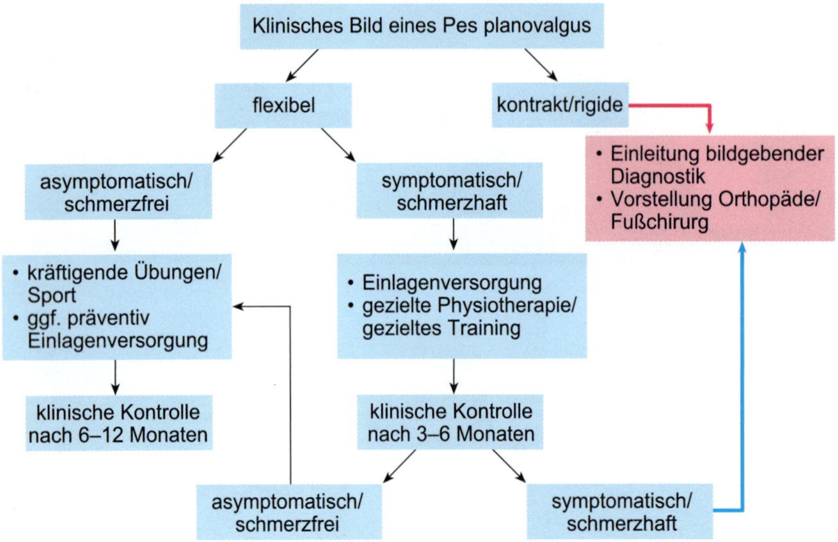

Abb. 43.4 Therapeutischer Algorithmus zum Pes planovalgus des Erwachsenen [L141]

stellung der ersten Zehe auf, sondern wegen der schmerzhaften Folgeveränderungen am Fuß: z. B. Bursitiden, Hammerzehen oder Metatarsalgie, Pes planovalgus („Knick-Senk-Plattfuß" mit schmerzhafter Insuffizienz der Tibialis-posterior-Sehne [TPD = Tibialis-posterior-Dysfunktion], ➤ Kap. 43.3.3).

- **Konservativ:**
  - Physiotherapie und eigenes Training: Wiederherstellung des muskulären Gleichgewichts
  - Einlagen: Korrektur der Supinationsfehlstellung des Vorfußes und Stabilisierung der subtalaren Fußplatte durch orthograde Einstellung der Ferse (➤ Kap. 43.4)
  - Physikalische Maßnahmen und NSAR, z. B. bei Bursitis
- **Chirurgisch:** Bei frustraner konservativer Therapie und anhaltenden Schmerzen Vorstellung beim Fußchirurgen

43.3.3 Pes planovalgus des Erwachsenen (Knick-Senk-Fuß/Plattfuß)

Der adulte Pes planovalgus mit Dysfunktion der Sehne des M. tibialis posterior (TPD) ist eine ernst zu nehmende Veränderung und zeigt bei persistierendem Fersenvalgus eine Progression entsprechend seiner Benennung über den Knick- zum Senk- bis zum Plattfuß. Die Prävalenz in der über 40-jährigen weiblichen Population beträgt 10 % (Myerson 1996). Im klinischen Alltag wird eine TPD leider oft verkannt und erst in einem späten Stadium einer systematischen Therapie zugeführt.

Ein Fersenvalgus kann als Kompensation für eine Vorfußsupination, z. B. bei Insuffizienz des ersten Strahls (mit/ohne Hallux valgus) auftreten. Die Einteilung der TPD in Grad I bis IV ermöglicht eine rechtzeitige stadiengerechte Therapie, wobei definitionsgemäß die Grade III und IV durch eine fortschreitende knöcherne Verformung rigide/kontrakt und nicht redressierbar sind. Der Zehenspitzeneinbeinstand kann nicht erreicht werden (Valderrabano et al. 2005).

Eine unbehandelte TPD kann zu einem symptomatischen vollständigen Plattfuß führen mit Schmerzen, Bewegungs- und Sportreduktion sowie Schuhkonflikt bis hin zu einer vollständigen Invalidität (Kohls-Gatzoulis et al. 2004, Larsen 2014, Leumann et al. 2007).

Das therapeutische Vorgehen beim adulten Pes planovalgus ist in ➤ Abb. 43.4 zusammengefasst.

43.3.4 Morton-Metatarsalgie („Morton-Neurom")

Die Morton-Metatarsalgie tritt definitionsgemäß im dritten Intermetatarsalraum auf, also am Übergang der straffen medialen zur weniger straffen lateralen Fußsäule. Eine Längendifferenz beider Säulen begünstigt erfahrungsgemäß die Entwicklung. Regelmäßig wird auch von einem Morton-Neurom gesprochen, wobei sich dieses nach histologischer Aufarbeitung nicht bestätigt hat, es handelt sich vielmehr um eine Fibrose des den Nerven umgebenden Weichteilgewebes mit ganglienartiger Schwellung in unmittelbarer Lage zum transversalen Ligament (Lassmann et. al 1969). Es handelt sich eher um ein schmerzhaftes Nervenengpassyndrom, das durch einen einfachen klinisch durchzuführenden Kompressionstest (Mulder-Klicktest) provoziert werden kann. Das MRT ist kein Diagnosekriterium, aber hilfreich in der Differenzialdiagnose zur Metatarsalgie MT III.

Eine lokale Schmerzblockade mit Lokalanästhetikum ist zur Sicherung der Diagnose hilfreich.

Differenzialdiagnose Metatarsalgie des dritten Köpfchens (**cave:** kommt auch gemeinsam vor). Nervenengpasssyndrome treten gelegentlich auch an den anderen Intermetatarsalräumen auf und haben dann gesonderte Eigennamen.

Therapie

- **Konservativ:**
  - Selbstständiges manuelles Aufweiten des dritten Intermetatarsalraums und aktives Training zur Wiederherstellung der optimalen Lastaufnahme
  - Optimierte Einlagenversorgung zur Wiederherstellung der richtigen Lastverteilung am Vorfuß (orthograde Einstellung der Ferse, Vorfuß neutral/plantigrad, ggf. ergänzend punktuelle Weichbettung; ➤ Kap. 43.4)
  - Lokale Applikation von Lokalanästhetikum und/oder Kortisonpräparat
- **Chirurgisch:** Neurolyse des dritten Intermetatarsalnerven oder auch eine Teilresektion in hartnäckigen Fällen. Letztere Technik führt zu einer Taubheit interdigital und gelegentlich zur Ausbildung eines schmerzhaften Stumpfneuroms.

43.3.5 Plantarfasziitis („Fersensporn")

Die Reizung/Entzündung der Plantarfaszie wird im Volksmund oft als „Fersensporn" bezeichnet.

Typische Klinik Starker (punktueller) Schmerz am Ursprung der Plantarfaszie am Kalkaneus und im Sehnenverlauf, besonders deutlich nach dem Aufstehen nach längerem Ruhen. Röntgenologisch sichtbare Verknöcherungen entstehen durch vermehrten Zug der Faszie am Periost und damit lokaler Aktivierung von Osteozyten (Insertionstendinopathie). Die spornförmige Veränderung ist also nicht die Ursache der Schmerzen, sondern die Folge einer Überlastung oder Fehlbelastung.

Therapie Ziel der Behandlung ist es, zugrunde liegende biomechanische Störungen zu adressieren und damit die chronische lokale Überlastung aufzuheben.

- **Konservativ:**
  - Selbstständige Dehnübungen und (exzentrische) Kräftigungsübungen der ex- und der intrinsischen Fuß- und Unterschenkelmuskulatur, ggf. begleitend Physiotherapie, Nachtschiene
  - Symptomatisch:
    - **NSAR** systemisch für einen begrenzten Zeitraum
    - **Lokale Injektionen von Kortisonderivaten und/oder Lokalanästhetikum** finden regelmäßig Anwendung, sind jedoch umstritten. Es ist gut belegt, dass die alleinige Anwendung von **Kortikoidinjektionen** meist zu keiner nachhaltigen Besserung führt und somit immer mit anderen Therapieformen kombiniert werden sollte (David et al. 2017).
  - **Physikalische Therapie:** Röntgenbestrahlung bei besonders hartnäckigen Fällen, extrakorporale Stoßwellentherapie, Laser, Ultraschalltherapie u. a.
  - Optimierte Einlagenversorgung zur Wiederherstellung der richtigen Lastverteilung am Vorfuß (orthograde Einstellung der Ferse, Vorfuß neutral/plantigrad, ggf. ergänzend punktuelle Aussparung/Weichbettung im schmerzhaften Bereich; ➤ Kap. 43.4).
- **Chirurgisch:** Durch Einkerben der Plantarfaszie am Ursprung und dadurch Reduktion der Spannung kann in einigen Fällen eine Verbesserung erreicht werden. Keine OP ohne vorherige konservative Behandlung!

Die **Achillodynie** ist eine häufig vorkommende Pathologie. Die Prävalenz wird zwischen 2,5 % in der Allgemeinbevölkerung bis zu 52 % bei sportlich aktiven Erwachsenen beschrieben. Es werden ansatznahe von ansatzfernen Beschwerden unterschieden. Die ansatznahen Pathologien werden nochmals nach exakter anatomischer Lokalisation unterteilt in Tendinopathie, Bursitis retrokalkaneare und oberflächliche kalkaneare Bursitis. Die Pathophysiologie ist nicht vollständig verstanden, wahrscheinlich liegt eine Kombination aus biomechanischer Fehlbeanspruchung, Verletzungen, entzündlicher Komponente und verringerter Durchblutung zugrunde. Risikofaktoren wie Alter, Körpergewicht und Diabetes mellitus sind beschrieben.

Klinik Das klinische Bild ist typisch und geht einher mit Schmerzen, Schwellungen und Steifheit im Bereich der betroffenen Sehne, gel. auch „Knirschen" bei aktiver und/oder passiver Bewegung in fortgeschrittenen Stadien. Die Diagnose kann in der Regel anamnestisch und klinisch zuverlässig gestellt werden. Ergänzend kommen bildgebende Verfahren wie Sonografie und MRT zum Einsatz.

Therapie Eine frühzeitige Diagnosestellung und Einleitung kann strukturelle Veränderungen verhindern, Schmerzen reduzieren und die Funktion verbessern, sodass Patienten zügig wieder ihr normales Aktivitätsniveau erreichen können (Alfredson, H. 2005).

- **Konservativ:**
  - Physiotherapie und eigenes Training: Exzentrische Übungsbehandlung: die bekannteste Übung ist das kontrollierte Absenken aus dem Zehenstand (und anschließende wieder Heben) des eigenen Körpergewichtes an einer Treppenstufe gegen die Schwerkraft (de Vos et al. 2010, Maffulli et al. 2018). Kräftigung der langen Beugemuskulatur, insbesondere des M. flexor hallucis longus (FHL).
  - Einlagen: Korrektur einer evtl. Fehlstellung durch orthograde Einstellung der Ferse (➤ Kap. 43.4)
  - Vorrübergehend Reduktion der Spannung durch Tragen von Fersenkeilen (5–10 mm bds.)
  - Physikalische Maßnahmen: Extrakorporale fokussierte Stoßwellentherapie (allein oder in Kombination mit exzentrischem Training). (Rompe et al. 2009).
- **Chirurgisch/Interventionell:** Kortikoidinjektionen sollten vermieden werden und sind seltenen Ausnahmeindikationen vorbehalten. Bei sehr hartnäckigem Verlauf mit frustraner konservativer Therapie und anhaltenden Schmerzen Vorstellung beim Fußchirurgen. Evtl. kommt auch eine Strahlentherapie infrage.

43.4 Hinweise zur Einlagenversorgung

Eine genaue Diagnose wird nach klinischer Untersuchung auf dem Rezept vermerkt. Nur „Knicksenkfuß" oder „Spreizfuß" ist für den Orthopädieschuhmachermeister/-techniker (OSM/OST) meist nicht ausreichend.

Prinzipiell besteht bei einer flexiblen Fehlstellung idealerweise die Versorgung aus langsohligen Bettungseinlagen, die am korrigierten und entlasteten Fuß thermoplastisch (z. B. Technik nach Jurtin®) oder nach Gipsabdruck angepasst werden. Vor- und Rückfuß sollen dabei neutral eingestellt sein. Gegebenenfalls sind – je nach Konstellation – auch propriozeptive („aktive") Einlagen indiziert und können eine gute Behandlungsalternative darstellen.

In Abhängigkeit der Diagnose werden individuelle Zurichtungen eingearbeitet, z. B. punktuelle Weichbettungen, Höhenausgleich, Aussparungen, Versteifungen, Rigidusfeder. Diese Applikationen sind explizit auf dem Rezept zu vermerken (➤ Kap. 109). Im Zweifel hilft die Rücksprache mit dem OSM/OST.

Generell sind Einlagen in der Regel als Teil eines Gesamtkonzeptes in der Behandlung zu verstehen und sollten nicht unkontrolliert und auf unbegrenzte Zeit verordnet werden.

TIPP

Beispiel für einen Rezepttext

- Diagnose (möglichst präzise): *Transfermetatarsalgie MT-II rechts*
- Verordnung: *ein Paar langsohlige Bettungseinlagen*
- Ggf. spezielle Zurichtung: *mit punktueller Weichbettung MT-II-Köpfchen rechts*
- Regelmäßige Überprüfung der Indikation

43.5 Traumatologie

43.5.1 Mittelfußverletzungen

MERKE

Luxationen (bzw. Luxationsfrakturen) im Bereich der Lisfranc- und/oder Chopart-Gelenklinie sind schwere Verletzungen, die auch bei „gewöhnlichen" Umknicktraumata entstehen können. Sie werden häufig übersehen, was fatale Folgen für die Funktion des gesamten Fußes haben kann.

Bei entsprechender Klinik (Druck- und Bewegungsschmerz über dem Mittelfuß, kräftige, anhaltende Schwellung, die oft nicht im Verhältnis zum geschilderten Trauma steht, länger bestehende plantare Ekchymose) ist eine exakte Bildgebung unerlässlich, da das klinische Ergebnis von der zügigen und anatomisch korrekten Reposition abhängt.

43.5.2 Stressfraktur/Ermüdungsbruch

Besonders häufig sind die Basis des Os metatarsale V und das Os metatarsale II betroffen, das anatomisch bedingt (➤ Kap. 43.1) nicht nach dorsal ausweichen kann. Es handelt sich im Prinzip um eine zweifache Ermüdung -sowohl des muskulofaszialen Systems als auch der ossären Struktur im Sinne einer „Materialermüdung"- nach langandauernder und/oder übermäßiger Belastung.

Neben der typischen Anamnese führt ein MRT zur richtigen Diagnose, da diese Frakturen in der Nativradiologie nicht früh genug erkennbar sind.

Therapieprinzipien sind die Teilentlastung und Ruhigstellung (z. B. im Vacoped-Schuh) sowie der Ausschluss von Knochenstoffwechselerkrankungen (➤ Kap. 72); ggf. müssen der Knochen- und Hormonstoffwechsel überprüft werden.

43.5.3 OSG-Distorsion

In der überwiegenden Mehrzahl der Fälle handelt es sich um ein Supinationstrauma. Weichteil- und/oder Bandverletzungen sind möglich. Eine Fraktur liegt bei < 15 % aller Patienten mit einer OSG-Distorsion in der Notaufnahme vor. In der Hausarztpraxis ist die Prävalenz noch niedriger, da sich hier nur selten Patienten mit schweren Traumata vorstellen. Wichtig ist es, eine Außenknöchelfraktur (Einteilung nach Weber) und eine Verletzung der Syndesmose nicht zu übersehen. Bandrupturen werden heute i. d. R. konservativ behandelt (S1-Leitlinie 2017).

LEITLINIEN

S1-Leitlinie „Frische Außenbandruptur am oberen Sprunggelenk". AWMF-Registernummer 012-022:

www.deutsches-fusszentrum-richter.de/sitesmedia/rummelsberg/downloads/01_medizin-pflege/fachabteilungen/fuss/merkblaetter_richter/leitlinie_osg.pdf

Eine Entscheidungshilfe, ob eine Überweisung zum Röntgen des Sprunggelenks indiziert ist, sind die **Ottawa Ankle Rules** (Sensitivität 80–100 %, Spezifität 42–77 %) (Beckenkamp et al. 2017) (➤ Abb. 43.5).

Nach Frakturausschluss ist initial eine konservative Therapie nach dem **PECH-Schema** sinnvoll:

- **P** (Pause): Abbruch der körperlichen Aktivität, klinische Untersuchung
- **E** (Eis): Kühlung der betroffenen Region mit Eis, Eiswasser oder Kühlspray
- **C** (Compression): Anlegen eines Druckverbands mit moderatem Druck
- **H** (Hochlagerung): der betroffenen Extremität

Ist die Schwellung abgeklungen, kann eine Sprunggelenkorthese zur frühfunktionellen Behandlung verordnet werden, die für ca. 6 Wochen getragen werden sollte. Begleitendes Tragen von knöchelumfassendem Schuhwerk stabilisiert zusätzlich in Richtung der Ventraltranslation bei Läsion des Lig. fibulocalcaneare und/oder Lig. fibulotalare posterius und ist zu empfehlen. Im Regelfall ist eine Sportpause von mehreren Wochen indiziert.

43.5.4 Achillodynie/Tendinitis der Achillessehne

Die Achillodynie ist eine häufig vorkommende Pathologie. Die Prävalenz wird zwischen 2,5 % in der Allgemeinbevölkerung bis zu 52 % bei sportlich aktiven Erwachsenen beschrieben. Es werden ansatznahe von ansatzfernen Beschwerden unterschieden. Die ansatznahen Pathologien werden nochmals nach exakter anatomischer Lokalisation unterteilt in Tendinopathie, Bursitis retrokalkaneare und oberflächliche kalkaneare Bursitis. Die Pathophysiologie ist nicht vollständig verstanden, wahrscheinlich liegt eine Kombination aus biomechanischer Fehlbeanspruchung, Verletzungen, entzündlicher Komponente und verringerter Durchblutung zugrunde. Risikofaktoren wie Alter, Körpergewicht und Diabetes mellitus sind beschrieben.

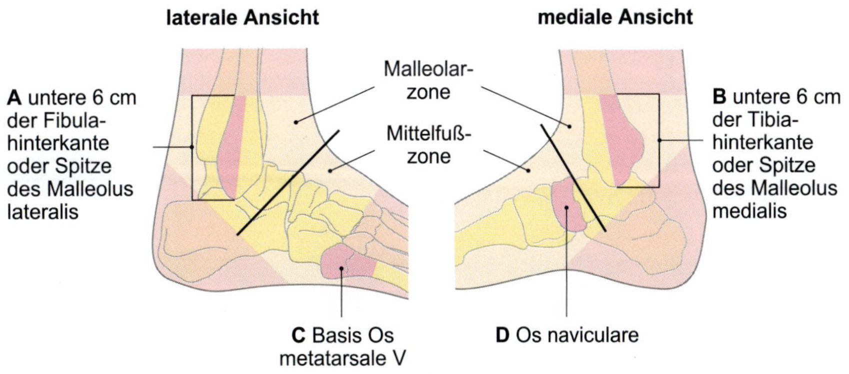

Röntgenaufnahmen sind nur erforderlich bei Schmerzen im Bereich der Malleolarzone und Vorliegen eines der folgenden Kriterien:
- Druckschmerz bei **A**
- Druckschmerz bei **B**
- Unfähigkeit, den Fuß nach dem Trauma und in der Notaufnahme zu belasten.

Röntgenaufnahmen sind nur erforderlich bei Schmerzen im Bereich der Mittelfußzone und Vorliegen eines der folgenden Kriterien:
- Druckschmerz bei **C**
- Druckschmerz bei **D**
- Unfähigkeit, den Fuß nach dem Trauma und in der Notaufnahme zu belasten.

Abb. 43.5 Ottawa Ankle Rules [L141]

Klinik Das klinische Bild ist typisch und geht einher mit Schmerzen, Schwellungen und Steifheit im Bereich der betroffenen Sehne, gel. auch „Knirschen" bei aktiver und/oder passiver Bewegung in fortgeschrittenen Stadien. Die Diagnose kann in der Regel anamnestisch und klinisch zuverlässig gestellt werden. Ergänzend kommen bildgebende Verfahren wie Sonografie und MRT zum Einsatz.

Therapie Eine frühzeitige Diagnosestellung und Einleitung kann strukturelle Veränderungen verhindern und Schmerzen reduzieren und die Funktion verbessern, so dass Patienten zügig wieder ihr normales Aktivitätsniveau erreichen können (Alfredson 2005).

- **Konservativ:**
  - Physiotherapie und eigenes Training: Exzentrische Übungsbehandlung; die bekannteste Übung ist das kontrollierte Absenken aus dem Zehenstand (und anschließende wieder Heben) des eigenen Körpergewichts an einer Treppenstufe gegen die Schwerkraft (de Vos et al. 2010, Maffulli et al. 2018). Kräftigung der langen Beugemuskulatur, insbesondere des M. flexor hallucis longus (FHL)
  - Einlagen: Korrektur einer evtl. Fehlstellung durch orthograde Einstellung der Ferse (➤ Kap. 43.4)
  - Vorrübergehend Reduktion der Spannung durch Tragen von Fersenkeilen (5–10 mm bds.)
  - Physikalische Maßnahmen: extrakorporale fokussierte Stoßwellentherapie (allein oder in Kombination mit exzentrischem Training) (Rompe et al. 2009)
- **Chirurgisch/interventionell:** Kortikoidinjektionen sollten vermieden werden und sind seltenen Ausnahmeindikationen vorbehalten. Bei sehr hartnäckigem Verlauf mit frustraner konservativer Therapie und anhaltenden Schmerzen Vorstellung beim Fußchirurgen.

LITERATUR

Gould N, Schneider W, Ashikaga T. Epidemiological survey of foot problems in the continental United States: 1978–1979. Foot Ankle 1980; 1: 8–10.
Jacob HAC, Zollinger H. Biomechanics of the foot. Forces in the forefoot during walking and their clinical relevance. Orthopäde 1992; 21: 75–80.
Johnson KA, Strom DE. Tibialis posterior tendon dysfunction. Clin Orthop Relat Res 1989; 239: 196–206.
Jurtin W, Sikorski A. Der Fuß im Kreuzverhör: Wege zu seiner Genesung. Ried: Jurtin medical Systemeinlagen GmbH; 2019.
Kohls-Gatzoulis J, Singh D. Tibialis posterior dysfunction as a cause of flatfeet in elderly patients. Foot 2004; 14: 207–209.
Larsen C. Füße in guten Händen. 3. A. Stuttgart: Thieme; 2014.
Lassmann G, Machacek J. Klinik und Histologie der Mortonschen Metatarsalgie [Clinical course and histology of Morton's metatarsalgia]. Wien Klin Wochenschr. 1969 17;81(3): 55-8. German. PMID: 5783731.
Leumann A, Merian M, Wiewiorski M, et al. Behandlungskonzepte der chronischen Dysfunktion der Tibialis posterior-Sehne. Schweizerische Zeitschrift für Sportmedizin und Sporttraumatologie 2007; 5: 19–25.
Myerson MS. Adult acquired flatfoot deformity: Treatment of dysfunction of the posterior tibial tendon. J Bone Joint Surg Am 1996; 78: 780–792.
Sikorski A, Vahlensieck R. MRT des Bewegungsapparats. 4. A. Stuttgart: Thieme; 2014.
Valderrabano V, Hintermann B. Diagnostik und Therapie der medialen Sprunggelenksinstabilität. Arthroskopie 2005; 18: 112–118.

SYSTEMATISCHE REVIEWS

Beckenkamp PR, Lin CC, Macaskill P, et al. Diagnostic accuracy of the Ottawa Ankle and Midfoot Rules: A systematic review with meta-analysis. Br J Sports Med 2017; 51(6): 504–510.
David JA, Sankarapandian V, Christopher PRH, et al. Injected corticosteroids for treating plantar heel pain in adults. Cochrane Database Syst Rev 2017; 6: CD009348.

KAPITEL

44 Brustschmerz

Jörg Haasenritter, Stefan Bösner

44.1 Definition und Epidemiologie

Unter Brustschmerz werden an hier alle akuten und chronischen Schmerzempfindungen im weiteren Sinne (auch Brennen, Druckgefühl, Ziehen, Stechen, Missempfindung) im Bereich des vorderen und seitlichen Thorax verstanden.

Brustschmerz ist mit ungefähr 1–3 % der Konsultationen ein relativ häufiger (primärer oder sekundärer) Beratungsanlass. Dabei dominieren Patienten im Alter > 45 Jahren. Deutlich seltener ist Brustschmerz ein Beratungsanlass unter Kindern, Jugendlichen und jungen Erwachsenen. Die folgenden Angaben beziehen sich auf den Beratungsanlass Brustschmerz bei erwachsenen Patienten.

44.2 Diagnostische Strategie und Differenzialdiagnose

44.2.1 Ursachen für Brustschmerz

Verschiedene muskuloskelettale Krankheiten und Syndrome (z. B. Tietze-Syndrom, sternoklavikuläres Syndrom, „Slipping Rib"-Syndrom, Brustwirbelsäulensyndrom etc.) werden unter dem Begriff **Brustwandsyndrom (BWS)** zusammengefasst und stellen mit 45–50 % die häufigsten Ursachen für Brustschmerz dar. Gemeinsam ist diesen Ursachen, dass sie prognostisch günstig sind und allenfalls einer symptomatischen Therapie bedürfen.

Die wahrscheinlichsten Diagnosen

➤ Abb. 44.1 gibt eine Übersicht über mögliche Brustschmerzursachen, ➤ Tab. 44.1 eine Übersicht zu den in der hausärztlichen Versorgung relevanten, weil häufigen Ursachen von Brustschmerz.

Was man nicht übersehen sollte: abwendbar gefährliche Verläufe

- Akutes Koronarsyndrom (ACS)
- Chronische stabile koronare Herzkrankheit (sKHK)
- Schwerwiegende psychische Störungen (Angststörung, somatoforme Funktionsstörung des kardiovaskulären Systems, Depression)
- Lungenembolie (➤ Kap. 45)
- Herzinsuffizienz (➤ Kap. 45 und ➤ Kap. 69)
- Schwerwiegende respiratorische Ursachen wie Pneumonie, COPD, Pleuritis (➤ Kap. 45, ➤ Kap. 66)

Diagnosen seltener oder sekundärer Ursachen

- Nichtischämische kardiale Ursachen (Klappenvitien, hypertrophe Kardiomyopathie) (selten)
- Pneumothorax (➤ Kap. 45, sehr selten)
- Aortendissektion (sehr selten)
- Malignome der Brustwand, des Mediastinums oder der Lunge (sehr selten)

44.2.2 Vorgehensweise

LEITLINIEN

S3-Leitlinie „Brustschmerz – DEGAM-Leitlinie für die primärärztliche Versorgung". AWMF-Registernummer 053-023:

https://register.awmf.org/de/leitlinien/detail/053-023

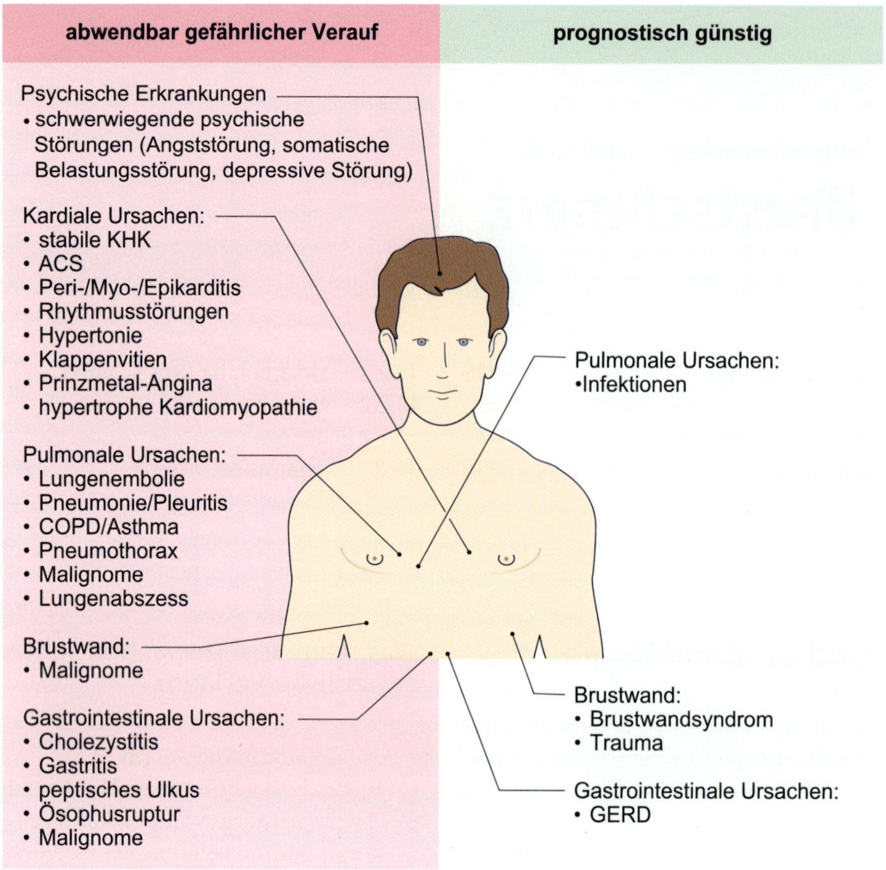

Abb. 44.1 Mögliche Ursachen von Brustschmerz [L141]

Tab. 44.1 Relevante Ursachen von Brustschmerz in der hausärztlichen Versorgung

Ätiologie		Relative Häufigkeit* [%]
Brustwandsyndrom (BWS)		43–47
Kardiovaskuläre Erkrankungen	Stabile chronische KHK (sKHK)/cronisches Koronarsyndrom	8–11
	Akutes Koronarsyndrom (ACS)	1,5–3,6
	Hypertonie	1–4
	Arrhythmien	0,8–1,5
Psychogene Ursachen		10–12
Respiratorische Ursachen	Infekte der oberen Atemwege	8,0
	Pneumonie	2,0
	COPD/Asthma	1,9
Gastrointestinale Ursachen	Gastroösophagealer Reflux	4–7
	Andere benigne Magenerkrankungen	2
Trauma		3,2

* Die Angaben beruhen auf Daten von Patienten, die eine Hausarztpraxis in Deutschland oder in der Schweiz mit Brustschmerz als primärem oder sekundärem Beratungsanlass aufsuchten.

➤ Abb. 44.2 stellt die grundlegende Vorgehensweise vor, die als Orientierung, nicht jedoch als strikte zeitliche Sequenz zu verstehen ist. Die Einschätzung des Vitalzustands, die organische Anamnese und die psychosoziale Einschätzung gehen Hand in Hand. Eine schnelle Ersteinschätzung zielt darauf ab, unmittelbar vital bedrohliche Situationen zu identifizieren und ggf. zügig stationär einzuweisen. Nach einer differenzierten Anamnese und körperlichen Untersuchung sollte immer die Wahrscheinlichkeit einer KHK eingeschätzt werden. Kann eine KHK nicht mit hinreichender Wahrscheinlichkeit ausgeschlossen werden, sollte immer explizit die Wahrscheinlichkeit eines ACS eingeschätzt werden. Ist ein ACS unwahrscheinlich, werden die übrigen Ursachenbereiche evaluiert, wobei die Reihenfolge vom Einzelfall abhängt. In jedem Fall ist die Abhängigkeit des Schmerzes von körperlicher Belastung, Bewegung und Inspiration sowie Nahrungsaufnahme zu erfragen.

Der **psychosoziale Hintergrund** sollte in jedem Fall (ausgenommen Notfallsituationen) parallel zur organischen Abklärung berücksichtigt werden. Dazu gehören Fragen nach der ätiologischen Einschätzung durch den Patienten selbst, die Beeinträchtigung durch die Beschwerden und mögliche psychosoziale Einflussfaktoren.

Zur **körperlichen Untersuchung** gehören die Beurteilung des Herzens (Puls, Blutdruck und Auskultation), der Lunge bzw. Brustwand

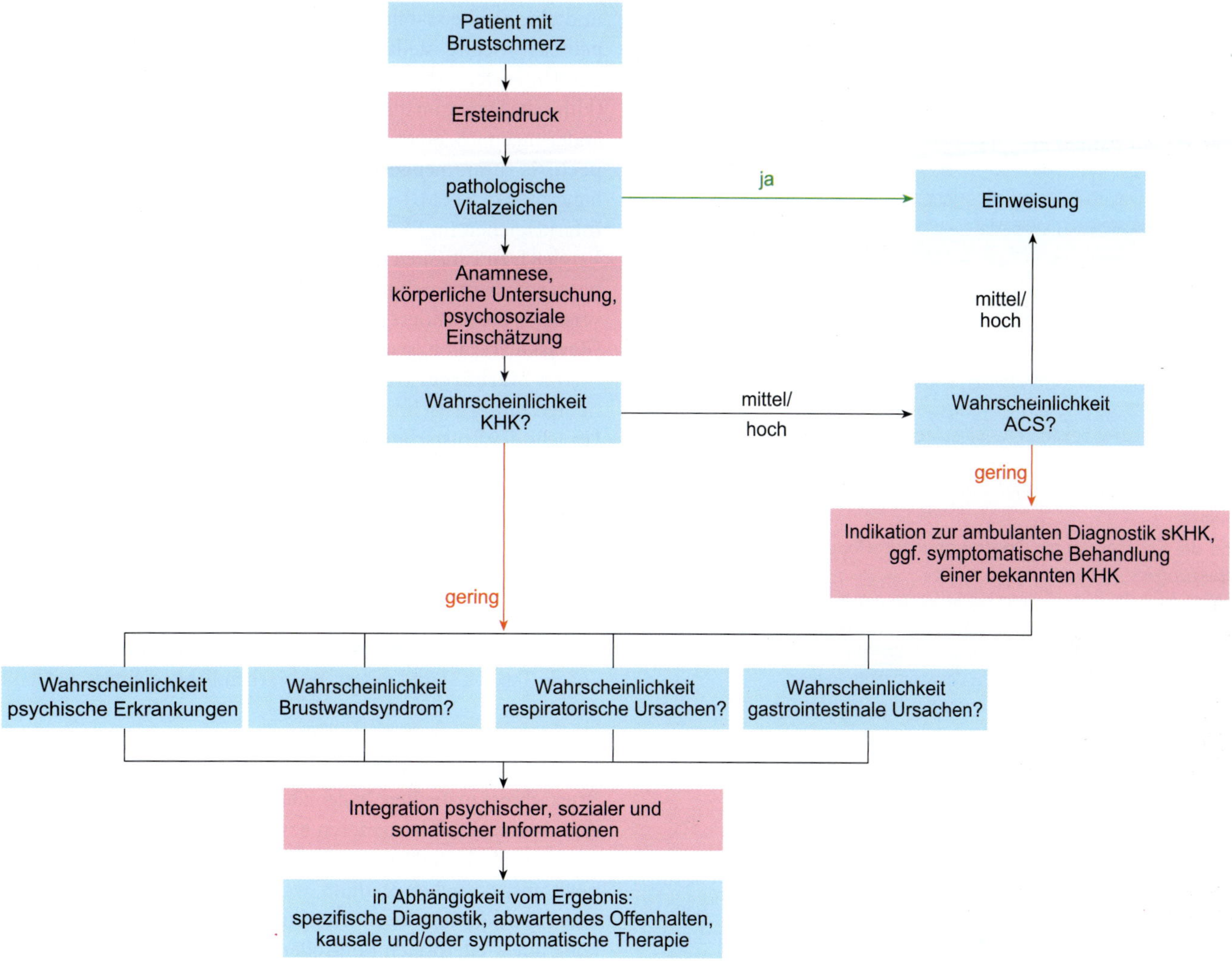

Abb. 44.2 Vorgehensweise bei Brustschmerz [L141]

(Inspektion, Perkussion und Auskultation), der Reproduzierbarkeit des Schmerzes durch tiefe Inspiration oder Palpation. Gegebenenfalls sind durch Hinweise in der Anamnese auch weitere Untersuchungen indiziert; z. B. die Untersuchung der Beine (Risikofaktoren für eine tiefe Beinvenenthrombose, Hinweise auf eine Herzinsuffizienz), des Abdomens (Schmerz bzw. Ausstrahlung ins Abdomen), periphere Pulse (thorakales Aortenaneurysma).

Nach Anamnese und körperlicher Untersuchung werden vor jeglicher spezifischen Diagnostik und/oder Therapie die somatischen und psychosozialen Informationen integriert und mit dem Patienten besprochen. Hier werden möglicherweise entscheidende Weichen für das spätere Verständnis und die Interpretation der Beschwerden gestellt. Die Vorgehensweise, erst organische Ursachen auszuschließen und dann psychosoziale Erklärungen zu bemühen, ist obsolet.

CAVE

Red Flags für eine dringliche stationäre Einweisung

- Zeichen des akuten Kreislaufversagens (Schockindex > 1)
- (Unmittelbar vorangegangene) Synkope oder Kollaps
- Kaltschweißigkeit
- Aktuelle Ruhedyspnoe
- Ausgeprägte Angst des Patienten
- Patient erbittet Hausbesuch
- Bekannte kardiovaskuläre Erkrankung (KHK, Herzinsuffizienz, Schlaganfall, pAVK)

In einigen Fällen kann eine dringliche stationäre Einweisung notwendig sein. Häufigster Grund dafür ist das ACS (ursächlich für ca. 3,5 % der Brustschmerzfälle). Liegen Zeichen des akuten Kreislaufversagens vor, stehen Stabilisierung, Monitoring und zügige Einweisung gegenüber einer weiteren diagnostischen Abklärung im Vordergrund.

Tab. 44.2 Marburger Herz-Score: Bewertung und Erläuterung der Kriterien

Kriterien	ja	nein
Höheres Alter? (Männer ab 55 Jahre, Frauen ab 65 Jahre)	1 P	0 P
Vermutet der Patient eine Herzkrankheit als Ursache? Patienten ohne vorbekannte KHK sollten Sie die Frage eher allgemein stellen: „Viele Menschen machen sich bei solchen Schmerzen Sorgen, dass es das Herz sein könnte. Vermuten Sie das auch?" oder, falls der Patient schon eine Andeutung in diese Richtung gemacht hat: „Verstehe ich richtig: Sie vermuten, dass die Beschwerden etwas mit dem Herzen zu tun haben?" Ihre Frage sollte weder suggestiv wirken noch den Eindruck erwecken, dass Sie eine kardiale Ursache vermuten. Patienten mit einer bekannten KHK sollten Sie gezielter befragen, ob und wie sich die aktuellen Beschwerden im Vergleich zur bisher erlebten KHK-Symptomatik verhalten.	1 P	0 P
Sind die Schmerzen abhängig von körperlicher Belastung? Als „ja" ist zu bewerten, wenn die Schmerzen durch körperliche Belastung ausgelöst oder verstärkt werden (bzw. nach Ende der Belastung wieder abklingen). Nicht als „ja" zu werten ist, wenn die Schmerzen durch bestimmte Bewegungs- oder Haltungsmuster getriggert werden.	1 P	0 P
Sind die Schmerzen durch Palpation reproduzierbar?	0 P	1 P
Ist bereits eine vaskuläre Erkrankung bekannt? Hierzu zählen allein arteriosklerotische Gefäßerkrankungen (KHK, pAVK, Schlaganfall, TIA)	1 P	0 P
Um den Gegebenheiten des Einzelfalls gerecht zu werden, sollten Sie die Ergebnisse des Scores mit Ihrer klinischen Einschätzung abgleichen; ggf. führt dies zu einer Revision des Ergebnisses. Dabei gilt: Je stärker Ihre Einschätzung von der des Scores abweicht, desto schlagkräftiger/aussagekräftiger sollten die zusätzlich betrachteten Aspekte sein.		

Punkte	Wahrscheinlichkeit einer stenosierenden KHK als Ursache des Brustschmerzes
0/1	Sehr gering (< 1 %)
2	Gering (< 4 %)
3	Mittel (17 %)
4/5	Hoch (50 %)

Die Bitte um einen Hausbesuch oder ausgeprägte Angst des Patienten bzw. vorbekannte kardiovaskuläre Erkrankungen begründen noch keine Indikation für eine umgehende stationäre Einweisung, sind aber als Warnhinweise zu verstehen.

Koronare Herzkrankheit

Die koronare Herzkrankheit (KHK) stellt mit 10–15 % einen häufigen abwendbar gefährlichen Verlauf (AGV) dar.

Die Unterscheidung in akutes Koronarsyndrom (ACS) einerseits und chronische stabile KHK (sKHK) ist prognostisch und therapeutisch wichtig, stellt aber auch eine besondere Herausforderung dar. Unter der Arbeitsdiagnose ACS werden der **Myokardinfarkt** (klinische Symptomatik in Verbindung mit labormedizinischen Veränderungen i. S. einer Myokardnekrose) und die **instabile Angina pectoris** zusammengefasst. Der Myokardinfarkt kann mit (ST-Hebungsinfarkt, STEMI) und ohne (Nicht-ST-Hebungsinfarkt, NSTEMI) Infarktzeichen im EKG einhergehen. Patienten mit ACS haben im Vergleich zu Patienten mit sKHK eine schlechtere kurzfristige Prognose, vor allem durch maligne Herzrhythmusstörungen und Pumpversagen. Sie profitieren von der sofortigen bzw. zeitnahen Therapie (Revaskularisation, stationäre Intensivbehandlung).

Der **Marburger Herz-Score** (MHS ➤ Tab. 44.2) hilft, bei Patienten mit Brustschmerzen die Wahrscheinlichkeit einer KHK als Ursache des Brustschmerzes einzuschätzen. Der Score wurde für die hausärztliche Versorgungsebene entwickelt und validiert.

- Bei einem Scorewert ≤ 2 Punkte erscheint eine KHK als Ursache der Beschwerden so unwahrscheinlich, dass eine spezifische Diagnostik i. d. R. nicht indiziert ist.
- Bei einem Scorewert > 2, ggf. auch bei einem Scorewert > 1, sollte im Rahmen der Anamnese und körperlichen Untersuchung besonders auf Warnhinweise für ein ACS geachtet werden (➤ Tab. 44.3) und dessen Wahrscheinlichkeit eingeschätzt werden.

(Wiederholte) Kontrollen des 12-Kanal-EKGs in Ruhe und der kardialen Troponine sind etablierte Tests in der Notfallversorgung von Brustschmerzpatienten. In der hausärztlichen Versorgung unterliegt ihre Aussagekraft besonderen bzw. zusätzlichen Einschränkungen (➤ Box 44.1). Die Patienten präsentieren sich oft in einem frühen, noch unspezifischen Stadium, wenn Ruhe-EKG und Troponintests eine (noch) geringe Sensitivität aufweisen. Andererseits sind Protokolle mit wiederholten Kontrollen zum sicheren Ausschluss i. d. R. nicht praktikabel.

MERKE
Weisen Symptome und Zeichen auf ein ACS hin, ist ein normales EKG bzw. ein einmaliger negativer Troponintest zum sicheren Ausschluss eines ACS nicht geeignet.

Box 44.1

Stellenwert EKG und Troponinbestimmung bei Verdacht auf ACS/Myokardinfarkt

- Bei Verdacht auf ein ACS soll, falls zeitlich möglich, ein **Ruhe-EKG** geschrieben werden. Während nahezu alle Hausarztpraxen über ein Mehrkanal-EKG verfügen, ist die Möglichkeit eines EKGs bei einem Hausbesuch möglicherweise nicht gegeben. Die Befunde (ST-Hebung, ST-Senkung, neu aufgetretene Q-Zacke, T-Negativierung) zeigen eine moderate bis hohe Spezifität bei einer teilweise niedrigen Sensitivität (➤ Abb. 44.3).
- Liegt eine entsprechende EKG-Veränderung vor, rechtfertigt dies aufgrund der hohen Spezifität eine sofortige stationäre Einweisung mit Verdacht auf ein ACS. Umgekehrt kann

ein ACS aufgrund eines unauffälligen EKGs nicht mit ausreichender Wahrscheinlichkeit ausgeschlossen werden. In solchen Fällen muss allein die klinische Wahrscheinlichkeit den Ausschlag für die Entscheidung einer sofortigen stationären Einweisung geben. Rund ein Drittel der Patienten mit NSTEMI hat ein normales EKG.

- Die **kardialen Troponine** stellen den Goldstandard zur Diagnose des Herzinfarkts dar. Diagnostische Protokolle auf der Grundlage hochsensitiver Troponin-Schnelltests erlauben es in der Notfallversorgung, die Zeitspanne bis zum sicheren Ein- oder Ausschluss eines Myokardinfarkts zu verkürzen, dies jedoch auf Kosten einer reduzierten Spezifität. Bei den meisten Patienten ist auch weiterhin eine wiederholte Bestimmung notwendig, die in der hausärztlichen Versorgung wenig praktikabel ist und keinesfalls eine aufgrund der klinischen Einschätzung indizierte Einweisung verzögern sollte. Zudem ist die Aussagekraft, insbesondere die Sensitivität, der in der hausärztlichen Versorgung verfügbaren Troponin-Schnelltests in der frühen Phase (Symptomdauer < 6–10 h) zu gering, um einen sicheren Ausschluss zu ermöglichen. Eine niederländische Studie zeigt, dass bei ca. 50 % der Patienten, die vom Hausarzt mit Verdacht auf ACS eingewiesen wurden, die Konsultation in den ersten 2–4 h nach Symptombeginn stattfindet.

Ist die Wahrscheinlichkeit für ein ACS gering und eine dringliche stationäre Einweisung auch ansonsten nicht indiziert, ist bei einem MHS > 2 Punkte eine spezifische Diagnostik in Richtung einer sKHK bzw. bei bereits bekannter KHK eine Anpassung der antianginö-

Tab. 44.3 Aussagekraft ausgewählter Symptome und Zeichen zur Diagnose eines ACS

Symptom/Zeichen/Test	LR +	LR–
Brustschmerz ist Beratungsanlass[2]	k.A.	0,1
Bekannte KHK/Myokardinfarkt in der Vorgeschichte[1]	1,7	0,8
Bekannter Diabetes mellitus[1]	1,4	0,9
Schmerz vergleichbar zu früherer Angina[1]	2,2	0,7
Veränderung des Schmerzes über die vorangegangenen 24 h[1]	2,0	0,8
Atemabhängiger Schmerz[1]	0,2	1,2
Pleuritischer Schmerz[1]	0,5	1,1
Patient ist kaltschweißig[2]	21	k.A.
Patient ist blass[2]	3,5	k.A.
„Patient gefällt Ihnen nicht"[2]	4,6	k.A.
Patient ist anders als sonst[2]	4,0	k.A.
RR_{syst} < 100[3]	3,9	1,0
Tachykardie (> 120/min)[3]	1,3	1,0
Tachypnoe[1]	1,9	1,0
Rasselgeräusche[3]	2,0	1,0

Kardiovaskuläre Risikofaktoren (Raucherstatus, Fettstoffwechselstörung, positive Familienanamnese, Übergewicht, Hypertonie), Verbesserung der Symptomatik nach Nitroglyzeringabe, Schmerzlokalisation und -ausstrahlung haben eine geringe Aussagekraft (LRs nahe 1).

[1] Angaben beruhen auf Daten aus der Notfallversorgung.

[2] Angaben beruhen auf Daten aus der hausärztlichen Versorgung bei einer kleinen Stichprobe.

[3] Angaben beruhen auf Daten aus der Notfallversorgung. Eine einzelne ältere Studie aus der niederländischen Primärversorgung zeigte für diese Zeichen deutlich höhere positive Likelihood Ratios.

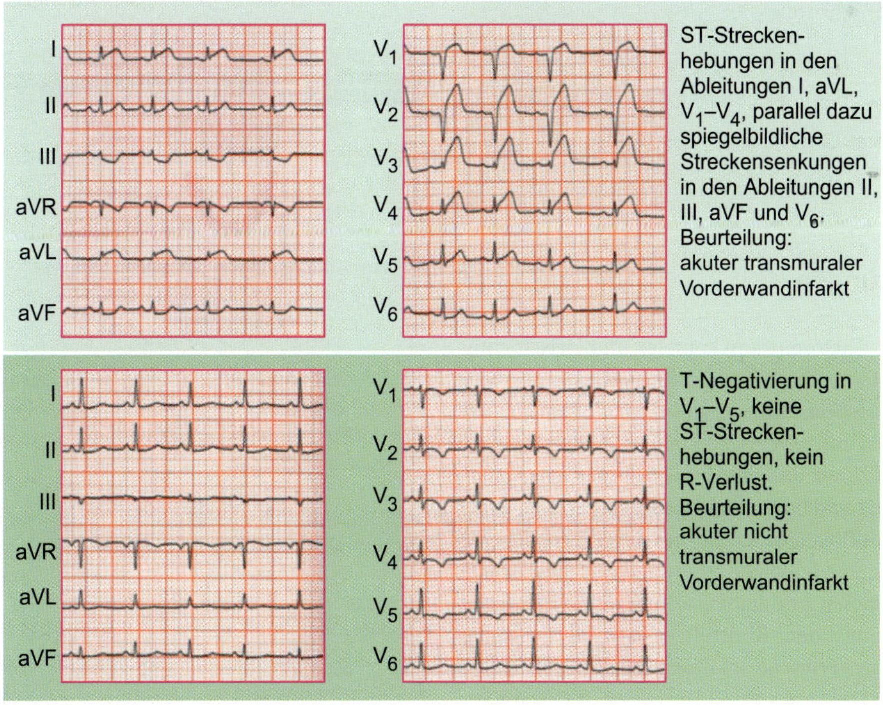

Abb. 44.3 Idealtypische EKG-Veränderungen bei Vorderwandinfarkt [L141]

sen Therapie indiziert (➤ Kap. 67). Unsicherheiten sollten dem Patienten offen kommuniziert werden. So ist z. B. bei einem MHS von 3 die Wahrscheinlichkeit einer KHK mit ca. 20 % hinreichend hoch, dass eine spezifische Diagnostik gerechtfertigt erscheint. Dies bedeutet jedoch auch, dass bei 8 von 10 Patienten mit diesem Wert die kardiologische Diagnostik negativ endet. Dies sollte bereits in der initialen Konsultation mit dem Patienten besprochen werden. Dadurch reduziert sich die Wahrscheinlichkeit, dass sich beim Patienten bereits frühzeitig die Vorstellung verfestigt, an einer Herzerkrankung zu leiden.

Brustwandsyndrom

Die überwiegende Mehrzahl der muskuloskelettalen Ursachen des Brustschmerzes zeichnet sich durch eine günstige Prognose aus. Im Gegensatz zu den AGVs (vor allem ACS) ist das Ziel nicht ein hinreichend sicherer Ausschluss, sondern eher ein hinreichend sicherer Einschluss. In vielen Fällen ist eine konkrete Diagnose nicht möglich bzw. mit einem hohen Aufwand verbunden.

Typische Befunde, die für das Vorliegen eines BWS sprechen, sind die Reproduzierbarkeit des Schmerzes durch Palpation, die lokalisierte Muskelverspannung und ein lokalisierter stechender Schmerz. Gegen ein BWS sprechen bestehende Luftnot, Husten und Zeichen eines respiratorischen Infekts (➤ Tab. 44.4).

Tab. 44.4 Aussagekraft einer klinischen Entscheidungsregel zur Diagnose eines BWS bei Brustschmerzpatienten*

Kriterien	Se/Sp [%]	LR+/LR–
Lokalisierte Muskelanspannung, stechender Schmerz, Schmerz durch Palpation reproduzierbar, kein Husten (1 Punkt für jedes Kriterium):		
• Schwellenwert für positiven Test: > 1 • Schwellenwert für positiven Test: > 2	90/51 63/79	1,8/0,2 3,0/0,5

Se = Sensitivität, Sp = Spezifität, LR = Likelihood Ratio (➤ Kap. 4.3)
* Angaben auf der Grundlage von Daten aus der hausärztlichen Versorgung in Deutschland

Psychische Erkrankungen

Der Einfluss psychogener Faktoren kann komplex und vielschichtig sein. Brustschmerzen treten häufig bei Angststörungen, depressiven Störungen und somatischen Belastungsstörungen auf. Zudem können psychosoziale Belastungen und psychische Komorbiditäten wie eine depressive Störung dazu führen, dass eine primär körperliche Symptomatik deutlich intensiver und bedrohlicher wahrgenommen wird.

Unter den Patienten mit Brustschmerzen sind diejenigen, die eine **Panikstörung** haben, jünger, leiden eher unter atypischen Brustschmerzen, sind eher Frauen und haben seltener eine bekannte KHK. Angst bzw. Todesangst oder Kontrollverlust sind häufig die prädominanten Symptome. Typische assoziierte somatische Symptome im Rahmen einer Panikattacke sind Herzrasen, Tachykardie, Schwitzen, Übelkeit, Schwindel, (Todes-)Angst, Hitzewellen, Luftnot.

Liegt den Brustschmerzen eine **Angststörung** oder eine somatische Belastungsstörung zugrunde, haben die Betroffenen eine erhöhte Wahrscheinlichkeit für eine persistierende Symptomatik, für wiederholte Arztbesuche, wiederholte Überweisungen zum Kardiologen oder stationäre Aufnahmen, wiederholte diagnostische Maßnahmen zum Ausschluss einer KHK sowie eine reduzierte Lebensqualität und verursachen erhöhte Gesundheitskosten.

Ein wichtiger Faktor der hausärztlichen Diagnosestellung ist die erlebte Anamnese. Das Wissen um individuelle Umgangsweisen mit körperlichen Symptomen und Krankheitskonzepten macht die Einschätzung einer psychischen Erkrankung zuverlässiger (➤ Tab. 44.5).

Tab. 44.5 Hilfreiche Kriterien zur Einschätzung von Angst-, depressiven und somatischen Störungen*

Kriterien	Sens/ Spez [%]	LR+/LR–
Angststörung		
Angst- oder Panikattacken oder anfallsartige, unklare körperliche Symptome wie Tachykardien, Schwindel, Luftnot in den letzten 6 Monaten	58–98/51–81	1,3/0,13
• Nervosität, Ängstlichkeit oder Anspannung und „nicht in der Lage sein, Sorgen zu stoppen oder zu kontrollieren" (Einschätzung über die beiden letzten 2 Wo.; 0 = „überhaupt nicht", 1 = „an einzelnen Tagen", 2 = „an mehr als der Hälfte der Tage" und 3 = „beinahe jeden Tag") • Ein Wert ≥ 2 spricht für eine Angststörung.	86/70	2,9/0,2
Depressive Störung		
• „Haben Sie sich im letzten Monat oft niedergeschlagen, depressiv oder hoffnungslos gefühlt?" • „Hatten Sie im letzten Monat oft wenig Interesse oder Freude an Dingen, die Ihnen früher Spaß gemacht haben?" • Negativ, wenn beide Fragen verneint werden.	86–97/57–75	2,6/0,07
Somatische Belastungsstörung		
• Ein oder mehrere somatische Symptome, die belastend sind und/oder zu einer erheblichen Beeinträchtigung des täglichen Lebens führen. • Ein oder mehrere exzessive Gedanken, Gefühle und/oder Verhaltensweisen im Zusammenhang mit den folgenden somatischen Symptomen oder damit verbundene gesundheitliche Bedenken: – unverhältnismäßige und anhaltende Gedanken über die Schwere der eigenen Symptome; – ein anhaltend hohes Maß an Ängsten über Gesundheit oder Symptome; – übermäßiger Zeit- und Energieaufwand, die man diesen Symptomen oder gesundheitlichen Bedenken widmet. • Auch wenn ein einzelnes Symptom nicht ständig vorhanden sein muss, ist der Zustand, symptomatisch zu sein, anhaltend und hält länger als 6 Mon. an.	k.A.	k.A.

Sens = Sensitivität, Spez = Spezifität, LR = Likelihood Ratio (➤ Kap. 4.3); k.A. = keine Angaben
* Angaben beruhen auf Daten aus der spezialisierten Versorgung

44

Gastrointestinale Ursachen

Unter den gastrointestinalen Ursachen des Brustschmerzes dominieren ösophageale Erkrankungen (vor allem die gastroösophageale Refluxkrankheit [GERD], aber auch ösophageale Motilitätsstörungen und Hypersensitivität). Daneben können vereinzelt auch eine Cholezystitis, eine Gastritis, ein peptisches Ulkus oder eine Pankreatitis mit Brustschmerzen einhergehen (➤ Tab. 44.6).

Prädominante Symptome bei **GERD** sind Sodbrennen und Säureregurgitation. Wichtig in diesem Zusammenhang ist das exakte begriffliche Verständnis des englischen Begriffs *heartburn*, der hier mit Sodbrennen übersetzt wird. Er beschreibt ein brennendes Gefühl hinter dem Brustbein, das bis zum Rachen oder Hals aufsteigt.

Tab. 44.6 Hilfreiche Kriterien zur Einschätzung einer gastrointestinalen Ursache der Brustschmerzen*

Kriterien	LR+	LR–
Schmerz abhängig von Nahrungsaufnahme	21,0	k.A.
Sodbrennen	3,3	0,2
Schmerz auslösbar durch Schlucken	10,6	k.A.
Brennender Schmerz	2,7	k.A.
Nächtliches Aufwachen wegen Schmerz	2,1	k.A.
Erbrechen	4,5	k.A.
Retrosternaler Schmerz	5,3	k.A.
Atem-, bewegungs- oder belastungsabhängiger Schmerz	0,3	k.A.
Lokalisierte Muskelspannung	0,4	k.A.
PPI-Test	3,1	0,3

LR = Likelihood Ratio (➤ Kap. 4.3); k.A. = keine Angaben
* Angaben auf der Grundlage von Daten aus der hausärztlichen Versorgung in Deutschland

Eine sinnvolle pragmatische und diagnostische Herangehensweise bei V. a. GERD ist der Protonenpumpeninhibitor-Test (PPI-Test). Er besteht aus der kurzzeitigen (!) Gabe eines hoch dosierten Protonenpumpenhemmers (z. B. Omeprazol 40-20-0 mg über 2 Wochen). Führt dies zu einer Besserung der subjektiven Beschwerdesymptomatik (mindestens 50 %), spricht der Test für das Vorliegen einer GERD.

Respiratorische Ursachen

Neben Pneumonie und COPD/Asthma (➤ Kap. 66, ➤ Kap. 65) spielen unter den pneumologischen Ursachen in der Hausarztpraxis vor allem Infektionen der oberen Atemwege eine Rolle. Der Brustschmerz ist dabei i. d. R. nicht der primärer Beratungsanlass. Zu erwähnen sind:

- Akute Bronchitis (trockener Husten, zäh- oder dünnflüssiger Auswurf, atemabhängiger Brustschmerz, Fieber, Rasselgeräusche)
- Tracheitis (Heiserkeit, Husten, retrosternales Brennen, allgemeine Symptome eines grippalen Infekts, geröteter Rachen und Kehlkopfraum)
- Pleuritis (atemabhängiger Schmerz vor allem bei Pleuritis sicca, Fieber, Dyspnoe, Husten, Pleurareiben bei Auskultation, gedämpfter Klopfschall bei begleitendem Pleuraerguss)

44.3 Therapiestrategie

Das weitere Vorgehen (spezifische Diagnostik, Über- bzw. Einweisung, abwartendes Offenhalten, symptomatische bzw. kausale Therapie) orientiert sich am Ergebnis der Einschätzung und an den primären Verdachtsdiagnosen. In ➤ Box 44.2 finden sich spezifische Maßnahmen bei V. a. ein ACS; für weitere spezifische diagnostische und therapeutische Schritte wird auf ➤ Kap. 45, ➤ Kap. 67, ➤ Kap. 65, ➤ Kap. 66 sowie ➤ Kap. 76 verwiesen

Box 44.2

Maßnahmen bei Verdacht auf ein ACS

- Monitoring des Herzrhythmus und der Kreislaufsituation
- i. v. Zugang
- Sauerstoff (2–4 l/min) nur falls Atemnot, Sauerstoffsättigung < 95 % oder Zeichen der Herzinsuffizienz
- Aspirin® in einer initialen Dosis von 150–300 mg i. v. oder oral nur bei gesichertem STEMI im EKG und falls keine Aspirin®-Vormedikation und keine Kontraindikationen
- Nitroglyzerin (Spray oder Kapsel s. l.), sofern RR_{syst} > 100 mmHg, **cave:** Pfefferminzallergie, Potenzmittel
- Bei starken Schmerzen Morphin 5 mg i. v.; ggf. wiederholt bis Schmerzfreiheit
- Bei (opioidbedingter) Übelkeit 10 mg Metoclopramid i. v. oder 62 mg Dimenhydrinat i. v.
- Bei Bradykardie < 45/min 1 Amp. Atropin 0,5 mg i. v.
- Einweisung in Kardiologie mit Katheterbereitschaft
- Keine i. m. Injektionen

In einer Anzahl der Fälle endet die Konsultation ohne eine spezifische Diagnose, und ein abwartendes Offenhalten ist die bevorzugte Strategie. Auch wenn eine spezifische Diagnostik geplant ist, bleibt die Diagnose zunächst offen. Für den Patienten kann diese Unsicherheit belastend sein. Sinnvolle Strategien im Umgang mit Unsicherheit beinhalten positive Erläuterungen zur Entstehung und zu möglichen Ursachen der Beschwerden und Hinweise zum Umgang mit den Beschwerden im Alltag. Hierzu gehört auch ein „Sicherheitsnetz" mit Verhaltensweisen und Kontaktdaten für den Fall, dass sich ein bedrohlicher Verlauf abzeichnet bzw. die Symptome sich in einer für den Patienten besorgniserregenden Weise verändern.

LITERATUR

Bösner S, Becker A, Haasenritter J, et al. Chest pain in primary care. Eur J Gen Pract 2009; 15(3): 141–146.
Bösner S, Becker A, Hani MA, et al. Chest wall syndrome in primary care patients with chest pain. Fam Pract 2010; 27(4): 363–369.
Frese T, Mahlmeister J, Heitzer M, Sandholzer H. Chest pain in general practice: Frequency, management, and results of encounter. J Family Med Prim Care 2016; 5(1): 61–66.

SYSTEMATISCHE REVIEWS

Fanaroff AC, Rymer JA, Goldstein SA, et al. Does this patient with chest pain have acute coronary syndrome? The rational clinical examination systematic review. JAMA 2015; 314(18): 1955–1965.

Haasenritter J, Stanze D, Widera G, et al. Does the patient with chest pain have a coronary heart disease? Croat Med J 2012; 53(5): 432–441.

Haasenritter J, Biroga T, Keunecke C, et al. Causes of chest pain in primary care – a systematic review and meta-analysis. Croat Med J 2015; 56(5): 422–430.

Harskamp RE, Laeven SC, Himmelreich JC, et al. Chest pain in general practice: A systematic review of prediction rules. BMJ Open 2019; 9(2): e027081.

Schols AMR, Stakenborg JPG, Dinant G-J, et al. Point-of-care testing in primary care patients with acute cardiopulmonary symptoms: A systematic review. Fam Pract 2018; 35(1): 4–12.

Wertli MM, Ruchti KB, Steurer J, Held U. Diagnostic indicators of non-cardiovascular chest pain: A systematic review and meta-analysis. BMC Med 2013; 11: 239.

KAPITEL

45

Stefan Bösner

Luftnot

45.1 Definition und Epidemiologie

Akute oder chronische Luftnot ist ein regelmäßiger Beratungsanlass in der Hausarztpraxis oder im ärztlichen Bereitschaftsdienst. Dabei handelt es sich für den Patienten um eine unangenehme, erschwerte, ermüdende und mitunter auch mit einem Angstgefühl einhergehende Atmung. Das subjektive Empfinden des Patienten spielt hier eine große Rolle, und die Schilderung der Luftnot hängt auch von der Persönlichkeit des Patienten ab (z. B. stärkere Wahrnehmung bei ängstlich-introvertierter Persönlichkeit). Luftnot wird generell bei akuten Prozessen als bedrohlicher wahrgenommen, während bei chronischen Erkrankungen ein gewisser Adaptationsprozess besteht. Klinische Klassifikationen können bei einer Objektivierung des Schweregrades hilfreich sein (➤ Tab. 45.1).

Während die häufigsten Gründe für Luftnot neben akuten Infekten vor allem auf chronische Lungen- oder Herzerkrankungen zurückzuführen sind, stellen so gut wie alle selteneren Ursachen zugleich auch abwendbar gefährliche Verläufe (AGVs) dar.

45.1.1 Häufige Ursachen für Luftnot

- Akute Bronchitis/Bronchiolitis und Infekte der oberen Luftwege
- Asthma
- Herzinsuffizienz
- Hyperventilation
- Chronisch-obstruktive Lungenerkrankung (COPD)/Lungenemphysem/Bronchiektasien

MERKE

Es kann bei der Häufigkeitsverteilung zugrunde liegender Erkrankungen eine hohe altersabhängige Variabilität bestehen. Während eine Herzinsuffizienz fast nie ein Grund für akute oder chronische Luftnot bei Patienten < 45 Jahren darstellt, ist sie bei > 74-jährigen Patienten in jedem fünften Fall die Ursache.

45.1.2 Seltenere Ursachen für Luftnot/abwendbar gefährliche Verläufe

- Pneumonie
- Akutes Lungenödem
- Ischämische Herzerkrankungen (ACS und stabile KHK)
- Vorhofflimmern und andere Arrhythmien
- Lungenembolie
- Pneumothorax
- Pleuraerguss
- Asthmaanfall
- Diabetische Ketoazidose
- Akuter Blutverlust
- Akute Laryngitis/Tracheitis (kein AGV)
- Interstitielle Lungenerkrankungen
- Methämoglobinämie
- Neuromuskuläre Erkrankungen

Patientenbeispiel

Eine in der Praxis vorbekannte Patientin (80) klagt seit ca. 2 Wochen über zunehmende Luftnot, die vor allem bei Anstrengung aufträte. Es besteht keine begleitende Angina pectoris, eine längere Immobilisation fand nicht statt, und weitere Infektzeichen werden verneint. Bei der Patientin sind multiple chronische Erkrankungen vorbekannt (Diabetes mellitus Typ 2, Herzinsuffizienz, Rheuma, Hypertonie, Osteoporose, kombiniertes Aortenvitium, Adipositas Grad III), welche die Luftnot hinreichend erklären würden.

Der Untersuchungsbefund ergibt einen Blutdruck von 150/90, Puls 70/min, etwas unregelmäßig, Pulmo mit bds. basal diskreten RGs, geringe Beinödeme, keine Zyanosezeichen.

Im EKG zeigen sich eine leichte Sinusarrhythmie und vorbekannte diskrete Endstreckenveränderungen in den linkspräkordialen Ableitungen. Die Lungenfunktion zeigt eine leichte Obstruktion. Der in der Praxis durchgeführte Troponintest ist negativ.

Tab. 45.1 Schweregrade der Luftnot (Einteilung der American Thoracic Society, nach ATS News 1982; 8: 12–16) [F759-007]

Dyspnoe-Skala	Schweregrad	Beschreibung
0	Keine Dyspnoe	Keine Beschwerden bei raschem Gehen in der Ebene oder leichtem Anstieg
1	Mild	Kurzatmigkeit bei raschem Gehen in der Ebene oder leichtem Anstieg
2	Mäßig	Aufgrund von Kurzatmigkeit langsameres Gehen in der Ebene als Gleichaltrige oder bei eigenem Gehtempo Pausen zum Luftholen nötig
3	Schwer	Nach einigen Minuten oder 100 m Gehen im Schritttempo Pausen erforderlich
4	Sehr schwer	Aufgrund von Kurzatmigkeit kann das Haus nicht verlassen werden; Luftnot bereits beim An- und Ausziehen

Unter der Annahme, dass sich die vorbekannte Herzinsuffizienz passager verschlechtert hat, erfolgen eine Erhöhung der Diuretikadosis und eine zeitnahe Wiedervorstellung. Nach 3 Tagen hat sich die Luftnot deutlich gebessert.

45.2 Diagnostische Strategie und Differenzialdiagnose

Für die differenzialdiagnostische Aufarbeitung empfiehlt sich ein dreistufiges Vorgehen (➤ Abb. 45.1). Zunächst sollten die Schwere und Akutheit des Symptoms eingeschätzt und parallel mittels orientierender Anamnese und körperlicher Untersuchung (insb. Erhebung der Vitalparameter und Auskultation) Warnhinweise für einen AGV (Red Flags) erhoben werden. Das Ziel ist handlungsorientiert (Krankenhauseinweisung: ja oder nein; i. d. R. in Begleitung eines Notarztes) und eine genaue Diagnosestellung zweitrangig. Ergeben sich genügend Hinweise für eine bestimmte Verdachtsdiagnose (➤ Tab. 45.2), sollte eine entsprechende Behandlung eingeleitet werden.

CAVE

Red Flags

Warnhinweise auf einen abwendbar gefährlichen Verlauf bei Luftnot sind:
- Tachypnoe (> 20/min beim Erwachsenen, > 25/min bei Kindern, > 30/min bei Kleinkindern, > 40/min bei Säuglingen, > 45/min bei Neugeborenen)
- Tachykardie
- Zyanose
- Stridor
- Hypoxie (Werte < 90 % in der Pulsoxymetrie)
- Hypotension
- Akute Verwirrtheit/Delir
- Interkostale Einziehungen/Einsatz der Atemhilfsmuskulatur
- *Silent chest* (keine Atemgeräusche trotz enormer Atemanstrengung auskultierbar)

Nach Ausschluss von Notfallindikationen folgt eine detaillierte Einschätzung der klinischen Situation. Hier ist es hilfreich, auf der Basis der zugrunde liegenden Häufigkeitsverteilungen hypothesengesteuert die einzelnen möglichen Ursachen durchzugehen. In vielen Fällen

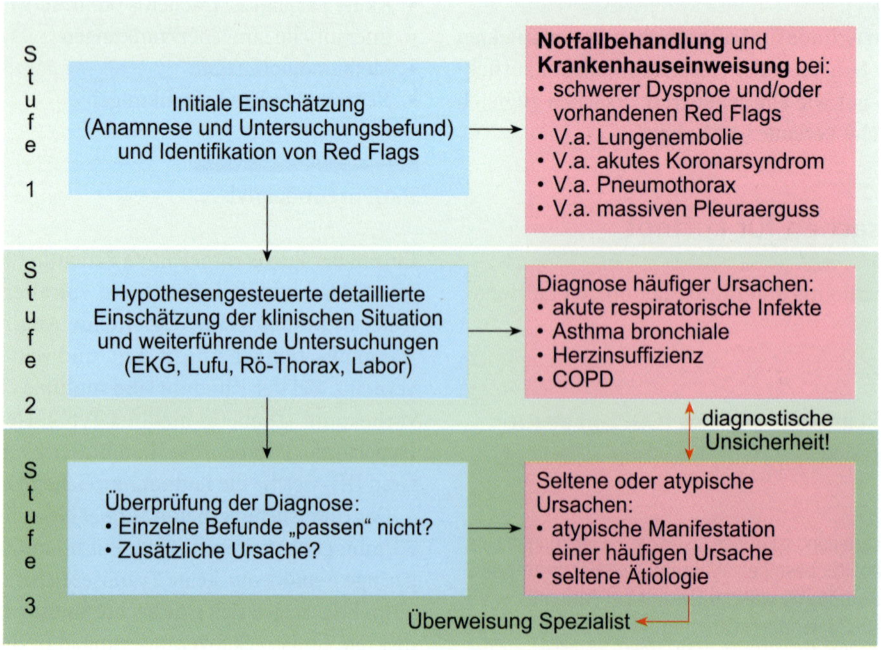

Abb. 45.1 Dreistufiges differenzialdiagnostisches Vorgehen bei Patienten mit Luftnot (Lufu = Lungenfunktionsuntersuchung) [L141]

Tab. 45.2 Hilfreiche Angaben zur Differenzialdiagnose der Luftnot (McGee 2017, Polmear 2008)

Ätiologie	Aussagekraft ausgewählter diagnostischer Angaben/Tests	LR+	LR–	Anmerkungen
Herzinsuffizienz (HI)[1]	• HI anamnestisch vorbekannt • Z. n. Myokardinfarkt • Paroxysmale nächtliche Dyspnoe • Orthopnoe • Dritter Herzton • Erhöhter Jugularvenendruck • Basale Rasselgeräusche • Beinödeme • Verlagerter Herzspitzenstoß • Tachykardie (> 100/min) (Angaben basieren auf Notaufnahmekollektiv von Dyspnoepatienten mit einer Vortestwahrscheinlichkeit für eine Herzinsuffizienz von 50 %)	5,8 3,1 2,6 2,2 11 5,1 2,8 2,3 16 2,8	0,5 0,7 0,7 0,6 0,9 0,7 0,5 0,6 0,3 0,8	Bei einem komplett normalen EKG ist eine klinisch relevante HI sehr unwahrscheinlich.
Asthma	• Giemen mit Dyspnoe • Nächtliche Dyspnoe • Giemen ohne begleitende Erkältung • Ruhedyspnoe • Giemen • Nächtliches thorakales Engegefühl • Anstrengungsdyspnoe • Nächtlicher Husten (Angaben basieren auf einer Bevölkerungsprävalenz von 2,3 %) • Verminderte Atemgeräusche • Giemen bei normaler Exspiration (Angaben basieren auf einer Anamnese, die zu einer hypothetischen Nachtestwahrscheinlichkeit für Asthma von 50 % führt)	13 11 10 9,4 5,9 3,5 2,9 1,7 3,7 36	0,4 0,6 0,4 0,6 0,3 0,6 0,4 0,7 0,7 0,9	Asthma-Diagnose fußt auf: respiratorischen Beschwerden (anamnestisch oder aktuell), die mit dem Krankheitsbild Asthma bronchiale in Einklang zu bringen sind **und** dem Nachweis einer variablen exspiratorischen Obstruktion (entweder durch verschiedene Messungen im zeitlichen Verlauf oder durch Verabreichung einer antiasthmatischen Therapie).
COPD	• Raucheranamnese: > 70 Packungsjahre • COPD in der Vorgeschichte • Sputumproduktion (> 50 ml) • Anstrengungsdyspnoe • Husten (Anamnestische Angaben basieren auf einer Vortestwahrscheinlichkeit von 4 %) • Giemen • Hypersonorer Klopfschall • Vermindertes Atemgeräusch (Befunde, die auf eine Obstruktion der Atemwege hinweisen, basierend auf einer Nachtestwahrscheinlichkeit von 50 % nach der Anamnese)	8,0 7,3 4,0 2,2 1,8 36 4,8 3,7	0,6 0,5 0,8 0,8 0,7 0,8 0,7 0,7	Die alleinige klinische Diagnose ist unzuverlässig. Symptome sind weder genügend spezifisch zum Krankheitseinschluss noch genügend sensitiv zum Ausschluss!
Pneumonie	• Durchfall • Fieber • Tachypnoe (> 28/min) • Tachykardie (> 100/min) • Gedämpfter Klopfschall • Vermindertes Atemgeräusch • Rasselgeräusche • Bronchialatmen • Aegophonie (Daten basieren auf verschiedenen Studien im Bereich der ambulanten Versorgung und in Notaufnahmen; Rö-Thorax als Goldstandard)	3,0 2,0 2,0 1,6 3,0 2,3 1,8 3,3 4,1	ns 0,7 0,8 0,8 ns 0,8 0,8 ns ns	• Luftnot entwickelt sich i. d. R. langsam über Tage. • Wenn das CRP bei < 20 mg/l liegt und weder Symptomatik noch Befunde zu einer Pneumonie passen, ist eine Pneumonie unwahrscheinlich. • Der CRB-65-Score enthält zwar auch Items, die für die Diagnose einer Pneumonie nützlich sind, ist aber nur zur Prognose geeignet.

Tab. 45.2 Hilfreiche Angaben zur Differenzialdiagnose der Luftnot (McGee 2017, Polmear 2008) (*Forts.*)

Ätiologie	Aussagekraft ausgewählter diagnostischer Angaben/Tests	LR+	LR–	Anmerkungen
Lungenembolie	• Anamnestisch bekannte tiefe Beinvenenthrombose oder Lungenembolie • Hämoptyse • Tachypnoe (> 30/min) • Tachykardie (> 100/min) (Befunde basieren auf Patienten einer Notaufnahme mit einer LE-Prävalenz von 27 %) Stratifizierung mittels Wells-Score: ➤ Tab. 45.3 Ein negativer D-Dimer-Test in Kombination mit einem niedrigen Wells-Score (0–1) schließt eine Lungenembolie mit einer hohen Sicherheit aus.	2,6 2,4 2,3 2,1	0,8 0,9 0,9 0,7	• Luftnot entwickelt sich i. d. R. schnell. • Das klassische klinische Bild (Trias: akuter Beginn pleuritischer Brustschmerzen, Dyspnoe, Hämoptyse) ist nur in ca. 50 % der bestätigten Fälle vorhanden und seltener, je älter der Patient ist! • Klinische Zeichen allein sind weder genügend sensitiv noch spezifisch, um eine Lungenembolie ein- oder auszuschließen. • Rezidivierende kleine Lungenembolien kommen auch bei jungen Erwachsenen mit entsprechender Disposition (z. B. orale Kontrazeptiva) vor und haben einen schleichenden klinischen Verlauf.
Pleuraerguss	• Eingeschränkte basale Vesikuläratmung • Hyposonorer Klopfschall • Klinische Zeichen einer möglichen zugrunde liegenden Erkrankung (Pneumonie, Pleuritis, Herzinsuffizienz, Lungenembolie; Lungentumor etc.)	–	–	–
Pneumothorax	Zwei typische klinische Bilder: 1. Primärer Pneumothorax: – Junger Mann (oft Raucher) – Plötzliches Einsetzen pleuritischer Schmerzen – (Teilweise) Dyspnoe und Husten 2. Sekundärer Pneumothorax: – Patient > 60 Jahre – COPD (in 75 % d. F.) – Rasche Verschlechterung einer schon bestehenden Dyspnoe **Charakteristischer US-Befund:** reduziertes bis aufgehobenes Atemgeräusch und hypersonorer Klopfschall an der betroffenen Seite	–	–	Diagnosesicherung über Röntgen-Thorax (a. p. Aufnahme) **Cave:** Während bei jungen Patienten die Anamnese recht charakteristisch ist, ist die Diagnose bei älteren Patienten deutlich schwieriger, da hier häufig die typischen Symptome fehlen!
Hyperventilationssyndrom	• Subjektive Dyspnoe, Tachypnoe, Tachykardie • Kribbelparästhesien peroral und im Bereich der Akren • Evtl. Tetanie/„Pfötchenstellung" • Begleitend Angst, Unruhe, Blässe, Schwitzen	–	–	I. d. R. junge Patienten und vorbekannte Symptomatik. Oft psychische Stresssituation als Auslöser eruierbar.

ns = nicht signifikant; US = Ultraschall

passt die spezifische Vorgeschichte des Patienten zusammen mit dem klinischen Bild gut zu einer bestimmten Erkrankung. Ergänzende technische Untersuchungen wie Lungenfunktion (Nachweis bzw. DD Asthma und COPD) und EKG (Ausschluss einer klinisch relevanten Herzinsuffizienz) erhärten die initiale Vermutung. Häufige Luftnotursachen wie akute respiratorische Infekte, Asthma bronchiale, Herzinsuffizienz und COPD können auf diese Weise in vielen Fällen mit einer guten Treffsicherheit diagnostiziert werden. Trotzdem bleibt eine gewisse diagnostische Unsicherheit, auch bei korrekt durchgeführter und ausführlicher klinischer Einschätzung (→ Hinweis: Diagnostische Herausforderungen).

Deshalb sollte in einem dritten Schritt auch bei einer schon favorisierten Diagnose noch einmal überprüft werden, ob es irgendwelche Hinweise aus Anamnese und Untersuchungsbefund gibt, die nicht zu der initialen Verdachtsdiagnose passen (➤ Tab. 45.2). Entweder liegt in diesem Fall eine weitere Ätiologie vor, oder die initiale Einschätzung muss noch einmal kritisch revidiert werden. Je nach eigener Expertise, Versorgungssituation (Land oder Stadt), Erreichbarkeit von Spezialisten und Patientenpräferenzen erfolgt dann eine erweiterte Diagnostik (Sonografie, Röntgen oder CT des Thorax) oder eine Überweisung.

Nicht zuletzt ist nach Ausschluss von Red Flags je nach vermuteter Diagnose auch eine probatorische Therapie (→ Patientenbeispiel) statthaft. Hier sollten eine zeitnahe Wiedervorstellung zur Reevaluierung und eine ausgiebige Patientenaufklärung über mögliche

Tab. 45.3 Wells-Score [F993-001]

Kriterien	Punkte
Frühere TVT oder LE	1
Frische OP oder Immobilisation	1
Tumorerkrankung	1
Hämoptyse	1
Herzfrequenz ≥ 100/min	1
Klinische Zeichen einer TVT	1
Alternative Diagnose unwahrscheinlicher als LE	1
Klinische Wahrscheinlichkeit für eine LE	
LE unwahrscheinlich	0–1
LE wahrscheinlich	≥ 2

Komplikationen im Krankheitsverlauf stattfinden und dokumentiert werden (Sicherheitsnetze ausspannen, ➤ Kap. 1).

MERKE

Diagnostische Herausforderungen

- Dem Symptom Luftnot kann mehr als eine Ursache zugrunde liegen.
- Tendenziell wird die Herzinsuffizienz überdiagnostiziert, und pulmonale Erkrankungen werden häufiger übersehen.
- Die klinische Unterscheidung zwischen akuter und chronischer Dyspnoe ist nicht immer hilfreich, da auch bei akuter Präsentation oft schon ein längerer Verlauf besteht oder gleiche Episoden in der Vorgeschichte bekannt sind.
- Bei älteren Patienten mit schwerer Dyspnoe ist es oft schwierig, zwischen akuter Herzinsuffizienz und einem Asthmaanfall zu unterscheiden. Diese Patienten sind meist nicht in der Lage, eine Lungenfunktionsprüfung durchzuführen. Giemen kann als klinisches Zeichen bei beiden Erkrankungen vorhanden sein oder fehlen, und Rasselgeräusche machen eine Herzinsuffizienz nur geringgradig wahrscheinlicher.
- Bei Asthmatikern und Patienten mit COPD kommt ein Pneumothorax häufiger vor. Daran sollte gedacht werden, wenn diese Patientengruppen plötzliche Luftnot bekommen.

➤ Tab. 45.2 gibt einen Überblick über die wesentlichen diagnostischen Merkmale der häufigsten dem Leitsymptom Luftnot zugrunde liegenden Erkrankungen.

MERKE

Stellenwert des Ultraschalls in der diagnostischen Abklärung

Die Sonografie ist in vielen Praxen verfügbar und kann bei der Abklärung von Luftnot hilfreich sein. So lässt sich ein Pleuraerguss sehr gut erkennen und bei unklarem klinischem Befund von einem Pneumothorax differenzieren. Auch wenn die Röntgen-Thoraxuntersuchung weiterhin der Goldstandard ist, zeigt der Ultraschall zur Diagnose der Pneumonie mit einer Sensitivität und Spezifität von jeweils > 90 % eine leichte Überlegenheit. Auch seltene Dyspnoeursachen wie eine Zwerchfellparese lassen sich sonografisch gut erkennen.

Stellenwert der Pulsoxymetrie und Indikationen zur stationären Einweisung

Die Pulsoxymetrie ist ein praktisches und leicht verfügbares nichtinvasives Verfahren, mit dem die Sauerstoffsättigung des arteriellen Blutes ermittelt werden kann. Normalwerte liegen im Bereich von 97–100 %. Als behandlungsbedürftig gelten Werte von etwa 90 % und weniger. Wenn aus der Vorgeschichte des Patienten nicht eine chronische Hypoxämie (z. B. bei COPD) bekannt ist, sollte hier eine Einweisung erwogen werden. Werte < 85 % sind kritisch und erfordern i. d. R. eine Einweisung in Begleitung eines Notarztes.

Weitere Kriterien für eine stationäre Einweisung sind:

- V. a. ACS, Lungenembolie, Spannungspneumothorax oder schwerwiegende Ausprägung/Verlauf anderer zugrunde liegender Erkrankungen,
- Atemfrequenz > 30/min,
- therapierefraktäre hypertone Krise oder RR< 90/60,
- schwere Arrhythmien,
- Bewusstseinstrübung,
- neu aufgetretene Zyanose oder
- persistierende Ruhedyspnoe.

45.3 Therapiestrategie

Luftnot ist ein Symptom, das nicht nur von den Patienten, sondern auch von deren Angehörigen als sehr bedrohlich wahrgenommen wird. Ein ruhiges und damit automatisch auch beruhigendes Auftreten des behandelnden Arztes ist gerade hier essenziell.

Der Patient sollte zunächst in eine ihm angenehme Lage mit erhöhtem oder aufrechtem Oberkörper gebracht werden. Nach der orientierenden Erstuntersuchung und Legen eines i. v. Zugangs sollten Herzrhythmus, Blutdruck und Sauerstoffsättigung überwacht werden. Bei starker Luftnot und/oder nachgewiesener Hypoxämie sollte Sauerstoff (2–4 l/min) gegeben werden. (**Cave:** niedrigere Dosierung bei COPD-Patienten; hier sollte ein Anstieg des pO_2 auf > 90–92 % vermieden werden.) Weitere Maßnahmen erfolgen je nach vermuteter zugrunde liegender Erkrankung. Akut einsetzende und/oder schwere Luftnot ist i. d. R. eine Indikation für eine Krankenhauseinweisung mit Notarztbegleitung.

MERKE

Luftnot bei Palliativpatienten

Luftnot tritt in 40–60 % d. F. bei Patienten mit Tumorerkrankungen im fortgeschrittenen Stadium auf. Auch hier sollte zunächst nach kausal behandelbaren Ursachen gesucht werden (z. B. Lungenentzündung, Pleuraerguss, Herzinsuffizienz). Lässt sich keine kausale Ursache finden oder wünscht der Patient keine spezifische Therapie mehr, ist die Dauertherapie mit einem unretardierten Opioid Mittel der Wahl (z. B. Morphin 2,5–5 mg alle 4 h p. o. oder s. c.). Da viele Patienten wegen der Luftnot begleitende Angst verspüren, kann die ergänzende Gabe eines Tranquilizers sinnvoll sein (z. B. Lorazepam 1–2,5 mg p. o. alle 6–8 h).

Eine Übersicht über die Therapiestrategien für die häufigsten Ursachen gibt ➤ Tab. 45.4.

Tab. 45.4 Therapiestrategien für die in ➤ Tab. 45.2 genannten zugrunde liegenden Erkrankungen

Ätiologie	Medikamente/therapeutische Maßnahme	Dosierung	Zusätzliche Bemerkungen
Akute Herzinsuffizienz (HI)	• Morphin s. c. oder vorsichtig i. v.	2,5–5 mg	**Cave:** Bradykardie Nitrate KI bei RR < 100 mmHg Angaben zur Therapie der chron. HI ➤ Kap. 69
	• O_2 über Maske bei Hypoxämie	6–8 l/min	
	• Nitrate (Nitrolingual-Spray) s. l.	2–3 Hübe	
	• Furosemid (Lasix) i. v.	10–20 mg	
Akuter schwerer Asthmaanfall (PEF < 50 % des persönlichen Bestwertes)	• O_2 über Nasensonde/Maske	2–4 l/min	Angaben zur Therapie des chron. Asthma ➤ Kap. 65
	• Kurzwirksames β_2-Sympathomimetikum (z. B. Salbutamol)	2–4 Hübe (ggf. über Spacer)	
	• Methylprednisolon i. v. oder	40–80 mg	
	• Hydrocortison i. v.	125–250 mg	
Infekt Exazerbierte COPD	• Kontrollierte O_2-Therapie (O_2-Sättigung von 91–92 % anstreben)	Je nach O_2-Sättigung	**Cave:** vorsichtige Oxygenierung, die den Patienten aus dem kritischen Gefahrenbereich der Hypoxämie heraushebt, aber den Atemantrieb nicht maximal unterdrückt Angaben zur Therapie der chron. COPD ➤ Kap. 66
	• Kurzwirksames β_2-Sympathomimetikum (z. B. Salbutamol)	Initial 2 Hübe (Wdh. nach 15 min)	
	• Prednisolon-Äquivalent oral	40 mg/d für 5 d	
	• Antibiotika nur bei klinischen Hinweisen auf eine bakterielle Infektion: z. B. Amoxicillin-Clavulansäure (**cave:** Theophyllin sollte bei akuten Exazerbationen nicht gegeben werden!)	875/125 mg 3 × 1 Tbl./d für 7 d	
Pneumonie	• Amoxicillin (z. B. Amoxi 1000)	3 × 750–875 mg/125 mg für 5–7 d	Patienten mit leichter Pneumonie ohne Komorbidität sollten eine Monotherapie mit Amoxicillin erhalten. Bei Penicillinallergie alternativ Moxifloxacin oder Azithromycin. Bei zusätzlichen Komorbiditäten mit Amoxicillin/Clavulansäure beginnen.
	• Amoxicillin/Clavulansäure (z. B. Amoxiclav 875 mg/125 mg)	2–3 × 875 mg/125 mg für 5–7 d	
	• Azithromycin (z. B. Azithromycin 500)	1 × 500 mg für 3 d	
	• Moxifloxacin (z. B. Moxifloxacin 400 mg)	1 × 400 mg für 5–7 d	
Lungenembolie	• *Hämodynamisch instabiler Patient:* unfraktioniertes Heparin (z. B. Heparin-Calcium®) als Bolus • *Hämodynamisch stabiler Patient:* ➤ Tab. 45.5	Bolus 5.000 IE i. v., dann 15–20 IE/kg KG/h	O_2-Gabe, Oberkörperhochlagerung, Einweisung per Notarzt. Eine Behandlung kleiner Lungenembolien kann auch ambulant erfolgen.
Pleuraerguss	• Behandlung der auslösenden Erkrankung, z. B. diuretische Therapie bei Herzinsuffizienz oder Antibiotikatherapie bei Pneumonie • Punktion nur bei größeren Ergüssen	–	Pleurapunktion bei rechtsseitigem oder bilateralem Pleuraerguss in Verbindung mit offensichtlicher Herzinsuffizienz meist nicht erforderlich.
Pneumothorax	• Notfallmäßige Krankenhauseinweisung bei bilateralem Spontanpneumothorax oder Spannungspneumothorax • Interventionelle Behandlung bei gleichzeitiger Atemnot • Verlaufsbeobachtung bei Patienten ohne Atemnot und kleinem Spontanpneumothorax	–	Bei einem behandlungsbedürftigem PT kommt die Aspiration oder eine kleinlumige Thoraxdrainage zur Anwendung.
Hyperventilationssyndrom	• Beruhigendes Auftreten/Talkdown	–	Rückatmung in eine Papiertüte sollte nicht routinemäßig angewandt werden.
	• Bei Bedarf orales Diazepam (z. B. Diazep 5 mg Tbl.)	1–2 Tbl. (5–10 mg)	

Tab. 45.5 Medikamentöse Therapie der Lungenembolie bei hämodynamisch stabilen Patienten

Wirkstoff/Präparat	Startdosis	Erhaltungsdosis	Anwendung
Niedermolekulare Heparine			
Certoparin (Mono-Embolex®)	8.000 IE	8.000 IE	2 ×/d s.c.
Enoxaparin (Clexane®)	1,0 mg/kg KG	1,0 mg/kg KG	2 ×/d s.c.
Pentasaccharid			
Fondaparinux (Arixtra®)	7,5 mg 5 mg bei KG < 50 kg 10 mg bei KG > 100 kg		1 ×/d s.c.
Direkte orale Antikoagulanzien (DOAK)*			
Apixaban (Eliquis®)	10 mg für 7 Tage	5 mg	2 ×/d p.o.

* Alle DOAKs (Dabigatranetexilat, Rivaroxaban, Apixaban und Edoxaban) sind zur Behandlung der Lungenembolie zugelassen.

LEITLINIEN

- S3-Leitlinie Nationale VersorgungsLeitlinie „Chronische Herzinsuffizienz“. AWMF-Registernummer nvl-006:

  https://register.awmf.org/de/leitlinien/detail/nvl-006

- Nationale VersorgungsLeitlinie „Asthma“ AWMF-Registernummer nvl-002:

  https://register.awmf.org/de/leitlinien/detail/nvl-002

- S3-Nationale VersorgungsLeitlinie „COPD“. AWMF-Registernummer nvl-003:

  https://register.awmf.org/de/leitlinien/detail/nvl-003

- S2k-Leitlinie „Diagnostik und Therapie der Venenthrombose und der Lungenembolie“. AWMF-Registernummer 065-002:

  https://register.awmf.org/de/leitlinien/detail/065-002

- S3-Leitlinie „Behandlung von erwachsenen Patienten mit ambulant erworbener Pneumonie“. AWMF-Registernummer 020-020:

  https://register.awmf.org/de/leitlinien/detail/020-020

- S3-Leitlinie „Diagnostik und Therapie von Spontanpneumothorax und postinterventionellem Pneumothorax“. AWMF-Registernummer 010-007:

  https://register.awmf.org/de/leitlinien/detail/010-007

LITERATUR

American Thoracic Society. Dyspnea. Mechanisms, assessment, and management: A consensus statement. Am J Respir Crit Care Med 1999; 159: 321–340.

Brooks SM. Task force on surveillance for respiratory hazards in the occupational setting. Surveillance for respiratory hazards. ATS News 1982;8:12–16.

Hauswaldt J, Blaschke S. Dyspnoe. Internist 2017; 58: 925–936.

Koczulla A, Kenn K. Was, wenn kein Asthma? Dtsch Arztebl 2018; 115: 16-19.

Mathis G. Ersetzt der Ultraschall das Thoraxröntgen? Praxis 2018; 107(23): 1283–1287.

McGee S. Evidence-based Physical Diagnosis. 4th edn. Philadelphia: Elsevier Saunders 2017.

Nielsen LS, Svanegaard J, Wiggers P, Egeblad H. The yield of a diagnostic hospital dyspnoea clinic for the primary health care section. J Intern Med 2001; 250: 422–428.

Okkes IM, Oskam SK, Lamberts H. The probability of specific diagnoses for patients presenting with common symptoms to Dutch family physicians. J Fam Pract 2002; 51: 31–36.

Polmear A. Evidence-based Diagnosis in Primary Care. Oxford: Elsevier Butterworth-Heinemann 2008.

SYSTEMATISCHE REVIEWS

Barnes H, McDonald J, Smallwood N, Manser R. Opioids for the palliation of refractory breathlessness in adults with advanced disease and terminal illness. Cochrane Database Syst Rev 2016; 3: CD011008.

Crawford F, Andras A, Welch K, et al. D-dimer test for excluding the diagnosis of pulmonary embolism. Cochrane Database Syst Rev 2016; 8: CD010864.

Viniol A, Beidatsch D, Frese T, et al. Studies of the symptom dyspnoea: A systematic review. BMC Fam Pract 2015; 16: 152.

KAPITEL

46 Müdigkeit

Nicole Lindner, Erika Baum

46.1 Definition und Epidemiologie

In einer deutschen Bevölkerungsbefragung gaben 31 % der über 16 Jahre alten Befragten an, manchmal oder häufig unter „Ermüdungserscheinungen" zu leiden. Frauen (insb. im mittleren Lebensabschnitt) sind häufiger betroffen als Männer, Angehörige höherer sozialer Schichten und Menschen in Partnerschaften seltener. Müdigkeit ist aber ein physiologisches Phänomen. Es wird zum Beratungsanlass, wenn Patienten dieses als ungeklärt oder belastend erleben. In unterschiedlicher Weise wird dabei eher über

- emotionale (Unlust, Motivationsmangel, enge Verbindung zu Traurigkeit bzw. niedergedrückter Stimmung, verminderte affektive Schwingungsfähigkeit),
- kognitive (verminderte geistige Aktivität bzw. Leistungsfähigkeit),
- Verhaltensaspekte („Leistungsknick")
- oder körperliche Aspekte (z. B. muskuläre Schwäche) geklagt, sodass keine einheitliche Symptomatik vorliegt.

Eine systematische Übersicht zum Symptom Müdigkeit im primärärztlichen Kontext errechnete aus den Einzelstudien mit systematischer Befragung im hausärztlichen Kontext folgende 95 %-Konfidenzintervalle: 10,6–62,3 % äußerten das Symptom. Es war Hauptkonsultationsgrund bei 1,1–10,2 % der Patienten; bei Einschluss von konsultationsrelevanten Begleitbeschwerden belief sich die Zahl auf 19,5–29,7 %. In 4,3–35,3 % dieser Konsultationen wurde eine Beschwerdedauer von mehr als 6 Monaten angegeben.

Ohne signifikante psychische oder chronische physische Komorbidität ist Müdigkeit meist kurzdauernd. Dagegen sind nach 6 Monaten noch 60 % d. F. symptomatisch bei primär unklarer Ätiologie. Hier besteht auch eine Überlappung mit dem Begriff medizinisch unerklärte Symptome (international: *medically unexplained symptoms,* MUS). Prognostisch ungünstig sind höheres Alter, psychische oder chronische somatische Erkrankungen sowie Fixierung auf eine somatische Störung.

In der ICD-10 wird das Symptom am besten mit R53 kodiert. Der Code G93.3 steht für Chronisches Müdigkeitssyndrom (Chronisches Fatigue-Syndrom, CFS), inklusive CFS bei Immundysfunktion, Myalgische Enzephalomyelitis oder Enzephalopathie (ME) und postvirales Müdigkeitssyndrom (➤ Kap. 46.2.3). Neurasthenie/Ermüdungssyndrom haben den Code F48.0, Senilität (inkl. Altersschwäche) R54. In der *International Classification of Primary Care* (ICPC-2) wird das Symptom unter der Rubrik A (allgemein/unspezifisch) mit A04 erfasst.

46.2 Diagnostische Strategie und Differenzialdiagnose

Da Müdigkeit ein vieldeutiges Symptom ist, besteht Unsicherheit, wie Diagnostik und Beratung am besten gestaltet werden sollen. Die Empfehlungen der DEGAM-Leitlinie sollen zum einen das Übersehen eines abwendbar gefährlichen Verlaufs (AGV), zum anderen aber auch Überdiagnostik vermeiden. Wichtig ist die empathische und biopsychosoziale Herangehensweise von Anfang an und auch, wenn die Ursache zunächst nicht sicher geklärt werden kann. „Schrotschussdiagnostik" führt zu überwiegend falsch positiven Befunden und ist daher zu vermeiden. Eine systematische Übersicht ergab folgende Häufigkeit von bisher noch nicht diagnostizierten ursächlichen Erkrankungen:

- Depression/Angst: ca. 20 %
- Anämie: 1–5 %

- Gravierende körperliche Ursache wie Diabetes, COPD: kumulativ 3–6 %
- Malignom: 0,3–0,7 %
- Myalgische Enzephalomyelitis oder Enzephalopathie/Chronisches Müdigkeitssyndrom (ME/CFS): < 2 %

Bei den übrigen Patienten blieb die Ursache unklar, war eine bereits bekannte Erkrankung ursächlich oder das Symptom verschwand spontan. Nicht systematisch erfasst wurden z. B. das obstruktive Schlafapnoe-Syndrom, Suchterkrankungen oder Medikamentennebenwirkungen.

In der Leitlinie werden folgende weitere potenziellen Ursachen von Müdigkeit näher beschrieben: endokrinologische Ursachen, Elektrolytstörungen, Lebererkrankungen, Zöliakie, ernährungsbedingte Ursachen, infektassoziierte und postinfektiöse Müdigkeit, Müdigkeit nach intensivmedizinischer Behandlung/Hirntrauma/Operationen, chronische somatische Erkrankungen (u. a. multiple Sklerose, Parkinson-Erkrankung und Demenz), Schlafstörungen, schlafbezogene Atmungsstörung, Bewegungsmangel, hochgradige Adipositas, Medikamentennebenwirkungen, Sucht und Umwelteinflüsse (u. a. Lärm).

MERKE
Oft liegt eine gemeinsame Endstrecke mit wechselseitiger Beeinflussung von psychischen, somatischen und sozialen Faktoren vor.

LEITLINIEN
- DEGAM-S3-Leitlinie „Müdigkeit". AWMF-Registernummer 053-002:
  https://register.awmf.org/de/leitlinien/detail/053-002
- DEGAM-Patienteninformation „Müdigkeit":
  https://register.awmf.org/assets/guidelines/053-002pi1_S3_Muedigkeit_2023-01_01.pdf

46.2.1 Anamnese

Kernstück der Diagnostik ist eine ausführliche und empathische **Anamnese,** die von Anfang an **biopsychosozial** ausgerichtet sein soll. Sie beinhaltet insbesondere:
- Symptomatik und subjektives Erleben
- Zeitverlauf und Kontext
- Lebensführung
- Vorstellungen des Patienten zu Ätiologie und Behandlung
- Beeinträchtigung im Alltag
- Assoziierte Beschwerden
- Medikamenten- und Substanzgebrauch
- Angst, Depression
- Schlafstörung, imperative Einschlafneigung
- Vorausgegangene Infekte
- Bisher nicht bekannte chronische Erkrankungen
- Soziale, familiäre und berufliche Situation

MERKE
Bei primär ungeklärter Symptomatik ist der Einsatz des Fragebogens zur Anamnese zu empfehlen; er ist verfügbar unter:
https://register.awmf.org/assets/guidelines/053_D_Ges_fuer_Allgemeinmedizin_und_Familienmedizin/053-002fb1_S3_Muedigkeit_2023-01.pdf

Folgende Screeningfragen auf eine **Depression** sind zu empfehlen (PHQ-2) (➤ Kap. 78, ➤ Kap. 98):
- Haben Sie sich im letzten Monat oft niedergeschlagen, traurig, bedrückt oder hoffnungslos gefühlt?
- Hatten Sie im letzten Monat deutlich weniger Interesse und Lust an Dingen, die Sie sonst gerne tun?

Wenn beide Fragen mit Nein beantwortet werden, ist eine Depression mit 98-prozentiger Wahrscheinlichkeit ausgeschlossen. Wenn mindestens eine Frage bejaht wird, liegt zu 35 % eine Depression vor. Hier sollten dann weitere Fragen angeschlossen werden, welche die Kernsymptomatik der Depression umfassen (z. B. über PHQ-9).

Hinweise auf eine **Angststörung** ergeben folgende Fragen:
- Fühlten Sie sich im Verlauf des letzten Monats deutlich beeinträchtigt durch: nervliche Anspannung, Ängstlichkeit, Gefühl, aus dem seelischen Gleichgewicht zu sein? Sorgen über vielerlei Dinge?
- Hatten Sie während der letzten 4 Wochen eine Angstattacke (plötzliches Gefühl der Angst oder Panik)?

Auf **Somatisierung** weisen hin: eine hohe Zahl vorausgegangener Arztkontakte und bereits früher variable Beschwerden mit weitgehend unergiebiger Diagnostik.

Hinweise auf ein **Schlafapnoe-Syndrom** sind:
- Lautes Schnarchen
- Beobachtete Atempausen („Erstickungsanfälle")
- Einschlafen als Autofahrer/sonstige imperative Einschlafneigung am Tag

Neu ist die Frage nach **postexertioneller Malaise (PEM):** Verschlechtern sich Ihre Beschwerden nach körperlicher und/oder geistiger Anstrengung erheblich und mindestens 14 Stunden lang? Tritt diese Verschlechterung evtl. mit mehreren Stunden Verzögerung auf?

Die genannten Fragen sind in den Anamnesebogen integriert. Ein Schlaftagebuch liefert zudem oft hilfreiche Hinweise für die Einschätzung einer Schlafstörung (➤ Kap. 50) als Müdigkeitsursache sowie die weitere Behandlung. Neben dem Anamnesebogen gehört auch das Schlaftagebuch zu den Zusatzmaterialien der Leitlinie „Müdigkeit".

46.2.2 Körperliche Untersuchung und Basisdiagnostik

Bei primär ungeklärter Müdigkeit sollen körperlich untersucht werden:
- Schleimhäute (Hydrierung, Blässe)
- Atemwege

- Herz
- Puls und Blutdruck
- Lymphknoten
- Abdomen (besondere Beachtung von Leber und Milz, sonstige Raumforderungen)
- Orientierend das Nervensystem (Muskeleigenreflexe, Muskeltonus, Erfassung von Parästhesien, Paresen oder Muskelatrophien, Gleichgewicht und Koordination, erhebliche Seh-, Hör-, Geschmacks- und Riechstörungen)

Bei einer seit mehr als 4 Wochen bestehenden Müdigkeit ohne bisherigen Nachweis einer spezifischen Ursache sollen folgende Laboruntersuchungen durchgeführt werden:

- Blutglukose
- Differenzialblutbild
- CRP oder Blutsenkung
- Transaminasen oder GGT
- TSH

Insgesamt haben Laborwerte und apparative Untersuchungen bei fehlenden Hinweisen in der Anamnese oder in der körperlichen Untersuchung nur einen geringen Stellenwert zur Abklärung unklarer Müdigkeit. Darüber hinausgehende Untersuchungen sind nur bei Auffälligkeiten in der hier beschriebenen Basisdiagnostik indiziert. Liegt eine bekannte Grunderkrankung vor, welche die Müdigkeit erklären könnte, sollte deren Behandlung parallel optimiert werden.

Mit dieser Basisdiagnostik lassen sich erhebliche Stoffwechselstörungen durch Diabetes, Schilddrüsenfunktionsstörungen, floride entzündliche inkl. rheumatischer Erkrankungen, Hepatitis und toxische Leberschädigungen, neurologische Funktionsstörungen, Anämie, die – wenn auch relativ selten – Müdigkeit verursachen können, erkennen. Nach einer manifesten Infektion, insbesondere nach einer **Mononukleose oder einer SARS-CoV-2-Infektion (COVID-19),** kann Müdigkeit noch länger persistieren. Bei einer **Zöliakie,** die Müdigkeit verursacht, findet man i. d. R. eine Anämie oder einen auffälligen Leberwert. Zwischen Blutdruckwerten und Müdigkeit gibt es keine Korrelation, dennoch ist aus präventiver Sicht die Blutdruckmessung im Rahmen der körperlichen Untersuchung sinnvoll.

Viele **Medikamente und Genussgifte** können Müdigkeit auslösen oder verstärken, Diesbezüglich sollte anamnestisch genau nachgefragt und z. B. an den Alkoholgehalt von „Stärkungsmitteln" gedacht werden.

Umweltgifte können sehr selten Ursache ungeklärter Müdigkeit sein. Hier sollten insbesondere zeitliche Hinweise wie Besserung bei Ortswechsel beachtet werden. Leichte Kohlenmonoxidvergiftungen äußern sich unspezifisch neben Müdigkeit in Kopfschmerzen, Schwindel und Übelkeit. Hinweise können der Gebrauch von Kohle- bzw. Gasöfen und ähnliche Beschwerden bei Mitbewohnern sein.

Wird darüber hinaus routinemäßig weitere Diagnostik betrieben, führt dies sehr leicht zu Trugschlüssen und Somatisierung: So weist z. B. ein niedriger Vitamin-D-Spiegel, der bei routinemäßiger Bestimmung immer wieder gefunden wird, keine Korrelation zum Symptom Müdigkeit auf, und man erreicht mit einer Substitution nicht mehr als einen Placeboeffekt. Auch die Bestimmung von Elektrolyten oder Nierenretentionswerten ist nur bei hinweisenden Symptomen (z. B. Obstipation bei Kaliummangel) oder bei Auffälligkeiten im Basislabor oder Medikamenteneinnahme/Grunderkrankung, bei denen diese Bestimmungen angezeigt sind, sinnvoll. Die Erfassung eines Eisenmangels durch Messung von Ferritin ist nur indiziert bei Anämie oder grenzwertigem Befund/Hypochromie und Hinweis auf erhöhten Verlust, z. B. bei einer Hypermenorrhö oder bei Sportlern.

MERKE

Ausgewählte Indikationen für Zusatzdiagnostik

- Auffälligkeiten bei Anamnese, klinischem Befund oder Basislabor sollten gezielt weiter abgeklärt werden.
- Die Therapie bestehender Grunderkrankungen, die Müdigkeit auslösen/verstärken können, soll optimiert werden.
- Ansonsten keine weitere Diagnostik, sondern abwartendes Offenhalten und Anbieten regelmäßiger weiterer Kontakte.

Eine **Überweisung** der Patienten ist z. B. in folgenden Fällen indiziert:

- Gewichtsverlust oder chronische Durchfälle: Gastroenterologie
- V. a. schlafbezogene Atemstörung: schlafmedizinische Abklärung
- V. a. gravierende psychiatrische Komorbidität Differenzialdiagnostische Schwierigkeiten oder Überforderung der eigenen therapeutischen Möglichkeiten: psychiatrisches Konsil
- V. a. Berufskrankheit oder schädigende Umgebungsexposition: arbeits-/umweltmedizinische Spezialpraxis

46.2.3 Myalgische Enzephalomyelitis (oder Enzephalopathie)/Chronisches Fatigue-Syndrom (ME/CFS)

Das Krankheitsbild ist selten in der Hausarztpraxis anzutreffen. Dennoch hat es aufgrund der Komplexität und des teils schweren Verlaufs eine besondere Relevanz.

Die Ätiologie ist bislang nicht hinreichend geklärt. Als Ursache sind virologische, immunologische, autonom-neurologische, umweltmedizinische und psychiatrisch-psychologische Hypothesen postuliert worden. Bei den meisten Erkrankten beginnt ME/CFS mit einer Infektion. Da es keine spezifischen Diagnosekriterien gibt, stellt ME/CFS eine Ausschlussdiagnose im Sinne eines Syndroms dar.

Verschiedene, teils komplexe Kriterien werden zur Diagnostik genutzt. Folgende Kriterien (nach *Institute of Medicine* [IOM] 2015) erfassen die Kernsymptome und eignen sich zur Diagnosestellung in der Hausarztpraxis.

1. Eine im Vergleich zur Zeit vor der Erkrankung substanzielle Einschränkung der Fähigkeit zu beruflichen, schulischen, sozialen oder persönlichen Aktivitäten, die länger als 6 Monate besteht und von Fatigue begleitet ist, die tiefgreifend, neu aufgetreten, also nicht lebenslang bestehend, nicht das Resultat von übermäßiger Anstrengung ist und sich durch Ruhe und Erholung nicht substanziell verbessert.
2. Verschlechterung der Symptome nach körperlicher und/oder kognitiver Belastung (postexertionelle Malaise: PEM)
3. Nicht erholsamer Schlaf

Obligat ist außerdem das Vorliegen mindestens eines der beiden folgenden Symptome:

1. Kognitive Einschränkung *(brain fog)*
2. Orthostatische Intoleranz

PEM stellt wegen potenzieller anhaltender Zustandsverschlechterung bei individueller Überlastung einen abwendbar gefährlichen Verlauf dar und sollte daher frühzeitig erfragt werden.

Häufig ist der Verlauf chronisch und langwierig. Bislang gibt es keine evidenzbasierte kausale Behandlung des ME/CFS. Empfohlen wird das Einhalten eines individuell passenden Belastungsniveaus (Pacing). Hierdurch sollen eine Überlastung und eine Verschlechterung der Symptome durch PEM vermieden werden. Im Idealfall soll durch konsequentes Pacing eine Verbesserung der Symptomatik erreicht werden. Insbesondere durch kognitive Verhaltenstherapie können Begleitbeschwerden gebessert werden.

46.2.4 Sehr seltene Ursachen

Die in ➢ Tab. 46.1 aufgeführten Erkrankungen werden mit dem Symptom „Müdigkeit" in Verbindung gebracht, ohne dass systematische Untersuchungen zur Präsentation in der allgemeinmedizinischen Praxis vorliegen. Es ist davon auszugehen, dass diese Ätiologien im Kontext der DEGAM-Leitlinie extrem selten sind. Wenn bei einzelnen Patienten im Laufe der weiteren Betreuung keine der bisher erörterten Ursachen (mehr) plausibel erscheint, kann diese Zusammenstellung als Gedächtnisstütze für einen diagnostischen Neuansatz dienen.

Tab. 46.1 Sehr seltene Ursachen ungeklärter Müdigkeit (aus DEGAM-Leitlinie Müdigkeit)

Erkrankung	Hinweise	Definitive Diagnose
Endokrine Erkrankungen		
Addison-Krankheit	• Hyperpigmentierung von Haut und Schleimhäuten in Verbindung mit gastrointestinalen Beschwerden, Appetitlosigkeit, Gewichtsverlust • Hypotonie, Hypoglykämie, Hyponatriämie, Hyperkaliämie	• Überweisung Endokrinologie • ACTH-Stimulationstest
Conn-Syndrom	• Muskelschwäche und Erschöpfungsneigung, Polyurie, Polydipsie, diastolische Hypertonie, keine Ödeme • Substitutionsrefraktäre Hypokaliämie, Hypernatriämie, verminderte Konzentrationsfähigkeit der Nieren	Überweisung Endokrinologie
Cushing-Syndrom	Meist iatrogen! Adipositas, Hypertonie, Osteoporose, Diabetes mellitus, typischer Aspekt, Hautblutungen, Striae, Muskelschwäche, Virilisierung bei Frauen, psychische Veränderungen	• Dexamethason-Hemmtest • Überweisung Endokrinologie
Hypopituitarismus	Wie Morbus Addison (aber ohne Pigmentierungsstörung), Hypothyreose, Gonadotropinmangel mit entsprechenden klinischen Veränderungen	Überweisung Endokrinologie
Metabolische Erkrankungen		
Meulengracht-Krankheit (Gilbert)	Milder, fluktuierender Ikterus, vermehrt nach Fasten, Anstrengung, Infektionen, OP, Alkohol	Indirektes (unkonjugiertes) Bilirubin ↑, übrige Leberwerte normal
Hyperkalzämie	• ZNS, gastrointestinale Symptome, Nierensteine, eingeschränkte Nierenfunktion • Ursache bei Erwachsenen meist primärer Hyperparathyreoidismus, Malignom oder iatrogen (Vitamin D, Ca-Überdosierung)	Serum-Ca, Parathormon
Infektionen		
Tuberkulose	• Soziale Umstände, Exposition, Immundefekt (AIDS) • Konstitutionelle Symptome (Gewichtsverlust, leichtes Fieber, Nachtschweiß), Husten, Hämoptoe bei Lungen-Tbc • **Cave:** weitere Organe	• Säurefeste Stäbchen in Sputum, Magensaft • Röntgen Lunge • Überweisung/Einweisung
Toxoplasmose	• Bei intaktem Immunsystem: unspezifische Allgemeinsymptome mit Lymphknotenvergrößerungen (v. a. Hals), mäßigem Fieber • Bei Immundefekt (AIDS): ZNS-Befall (Meningoenzephalitis, intrazerebrale Raumforderungen)	Serologie
Brucellose	• Kontakt mit Tieren (Landwirtschaft, Fleischverarbeitung usw.), oft schleichend, Vielzahl von Beschwerden bei geringen/fehlenden Befunden • Osteomyelitis, Milzabszess, Harnwegs-/Genitalinfektionen	Kultur (Ansteckungsgefahr!), Serologie
Malaria	Reise in Endemiegebiete (auch bei medikamentöser Prophylaxe), Fieberverläufe	Blutbild, „dicker Tropfen", stationäre Einweisung in internistische Abteilung mit entsprechenden Erfahrungen
Andere Tropenkrankheiten	Reiseanamnese	Stationäre Einweisung oder Überweisung an Fach mit entsprechenden Erfahrungen
AIDS	• Exposition • Opportunistische Infekte	Serologie

46

Tab. 46.1 Sehr seltene Ursachen ungeklärter Müdigkeit (aus DEGAM-Leitlinie Müdigkeit) (*Forts.*)

Erkrankung	Hinweise	Definitive Diagnose
Infektionskrankheiten		
Borreliose/Lyme-Krankheit	• Oft kein Zeckenstich erinnerlich, Erythema migrans, sekundäre Aussaat mit Fieber, Allgemeinbeeinträchtigung, radikuläre Symptomatik, meningeale Reizung • Tertiärstadien	Serologie nur in Verbindung mit typischer Klinik; s. a.: https://register.awmf.org/de/leitlinien/detail/030-071
Sonstige entzündliche Erkrankungen		
Systemischer Lupus erythematodes	• Arthralgien, Myalgien, hirnorganisches Psychosyndrom, Schmetterlingsexanthem, weitere Hautveränderungen, Multiorganbefall (Niere, Perikard, Pleura, ZNS, Blut, Magen-Darm) • Entzündungsparameter ↑	• Antinukleäre Antikörper • Überweisung Rheumatologie
Kardiale Erkrankungen		
Endokarditis	• Anamnestisch rheumatische Herzerkrankung, kongenitales Vitium, i. v. Drogenabhängigkeit; erhöhte Temperaturen, Hautveränderungen, Milzvergrößerung, Herzgeräusche • Nephritis, Anämie	Überweisung bzw. stationäre Einweisung Kardiologie
Neurologische Erkrankungen		
Hirntumor	Zunehmende Kopfschmerzen, Hirndruckzeichen, Verhaltensänderungen (oft eher von Angehörigen bemerkt!); neurologische Ausfälle	Überweisung bzw. Einweisung Neurologie
Z. n. Schädel-Hirn-Trauma	Biopsychosoziale Sicht erforderlich!	Überweisung Neurologie
Psychische Störungen		
Schizophrene Psychose	Wahrnehmungs-, Denkstörungen, gestörte Kohärenz des Ausdrucks oder Verhaltens	Überweisung Psychiatrie
Weitere psychische Störungen	Eine große Zahl sonstiger seelischer Erkrankungen ist ebenso mit Müdigkeit assoziiert, obwohl nur selten als primär oder allein präsentiertes Symptom	–
Sonstige Erkrankungen		
Prämenstruelles Syndrom	Vielfältige körperliche und seelische Beschwerden, Beginn 1 bis 14 Tage vor Menstruation, dann Besserung; beschwerdefrei für den restlichen Zyklus	Bei ungewöhnlicher Ausprägung Überweisung Gynäkologie

46.2.5 Was man nicht übersehen sollte: abwendbar gefährlicher Verlauf

- Behandlungsbedürftige psychische Störungen (v. a. Depression, Angststörung).
- Schlafapnoe-Syndrom und Medikamentennebenwirkungen/Substanzabusus.
- Postexertionelle Malaise (PEM).
- Auf biologische Ursachen fixierte Diagnostik („Tumorsuche“) führt zu unnötiger Belastung des Patienten und/oder Somatisierung einer Befindlichkeitsstörung.
- Es sollte beachtet werden, dass häufig mehrere Erklärungen anzunehmen und zu behandeln sind.

Einen Überblick über die empfohlene Vorgehensweise gibt ➤ Abb. 46.1.

46.3 Therapiestrategie

Die Therapie richtet sich primär an dem oder den zugrunde liegenden Problemen aus. Zu Problemen der Unter- oder Überforderung sowie zu Schlafstörungen gibt es auf der Webseite der Leitlinie „Müdigkeit“ Umsetzungshilfen. Grundlage der Therapie ist eine **tragfähige Arzt-Patient-Beziehung,** insbesondere bei fortbestehender Unsicherheit über die Ursache der Müdigkeit. Folgende Grundsätze sind dabei wichtig:

- Den Vorstellungen, Bedürfnissen und Gefühlen des Patienten Raum geben.
- Offenheit für ein weites Spektrum von biologischen, psychologischen und sozialen Faktoren. Häufig sind mehrere Ursachen zu berücksichtigen und zu behandeln.
- Bisher nicht diagnostizierte behandelbare schwere körperliche Erkrankungen sind selten und praktisch immer mit Auffälligkeiten in Anamnese und/oder körperlicher Untersuchung verbunden.

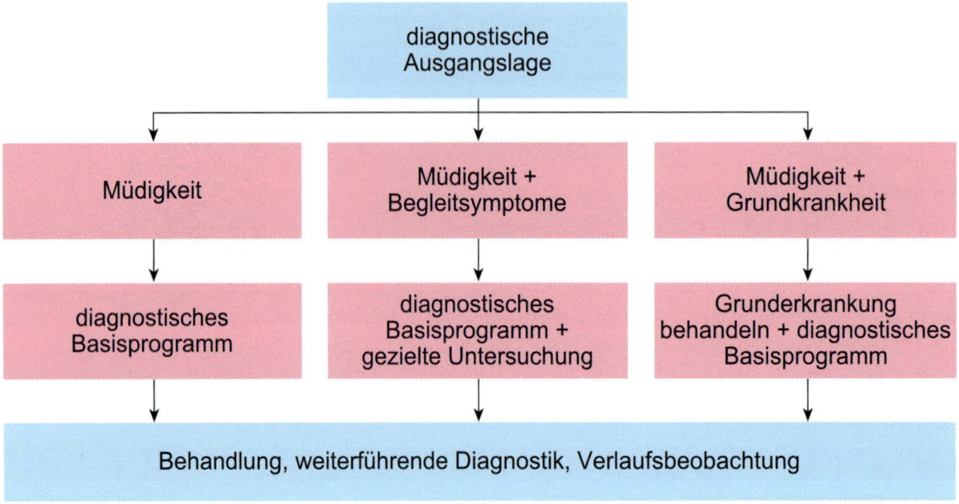

Abb. 46.1 Algorithmus zum Beratungsanlass Müdigkeit [L141]

- Planung von Folgeterminen mit verbindlicher Absprache (Folgekonsultationen „bei Bedarf" können weitere Symptomatik triggern).

Auch ein **Symptomtagebuch** kann hilfreich sein.

46.3.1 Interventionen

Bei etlichen bekannten, aber auch nicht klar zuzuordnenden Ursachen der Müdigkeit gibt es klare Nachweise für eine Besserung der Symptomatik durch **körperlich aktivierende Maßnahmen oder Verhaltenstherapie.** Hier geht es darum, den Teufelskreis der Dekonditionierung (➤ Abb. 46.2) zu durchbrechen oder durch Verhaltensänderungen einen besseren Umgang mit körperlichen Beschwerden zu erreichen. Zu beachten ist, dass bei V. a. ME/CFS keine Aktivierung auf Basis eines Dekonditionierungskonzepts mit starrer Belastungssteigerung angeboten werden soll, da es zu einer Verschlechterung der Symptomatik kommen kann. Jedoch kann eine Aktivierung im Rahmen eines „Pacings" (unter Einhaltung der individuellen Belastungsgrenze) sinnvoll sein. Ohne spezifische Mangelsituation oder behandelbare Grunderkrankung gibt es keine empfehlenswerte medikamentöse Option für eine Symptombesserung. Insbesondere sind Nahrungsergänzungsmittel oder eine Thyroxingabe bei latenter Hypothyreose unwirksam und Dopingmittel-gefährlich.

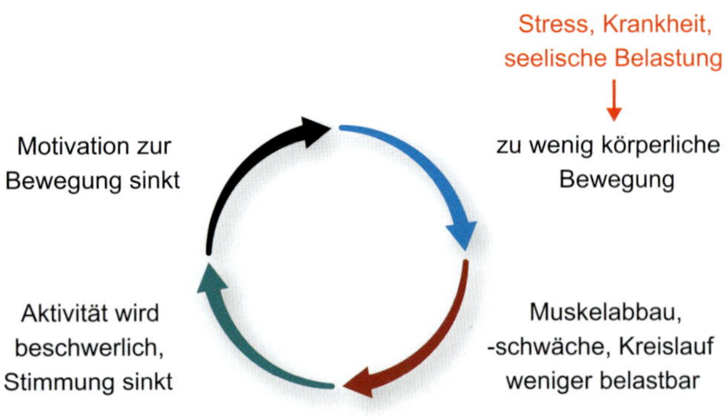

Abb. 46.2 Teufelskreis der Dekonditionierung [W1127]

Zu einem **Substitutionsversuch mit Eisen** bei ansonsten gesunden Personen gibt es widersprüchliche Daten. Teilweise werden positive Effekte bei Frauen im gebärfähigen Alter und Ausdauersportlern beschrieben, insbesondere bei Ferritinwerten < 20 µg/l. Dem Nutzen eines Behandlungsversuchs mit einer weitgehend ungefährlichen oralen Therapie steht das Risiko der Fixierung auf einen inadäquaten Lösungsansatz gegenüber. Dahingegen gibt es Hinweise auf eine Verbesserung der Lebensqualität sowie Müdigkeit durch eine i. v. Eisensubstitution bei Patienten mit Herzinsuffizienz und nachgewiesenem Eisenmangel, auch bei normalen Hb-Werten. Bei Hinweisen auf einen Substanzabusus/schädlichen Gebrauch soll eine Kurzintervention und ggf. Entwöhnungsbehandlung angeboten werden.

Um aus der in ➤ Abb. 46.2 dargestellten Negativspirale herauszukommen, sollte man den Zusammenhang von Unterforderung, Dekonditionierung und Müdigkeit darstellen, subjektive Vorstellungen bearbeiten, die einer Aktivierung entgegenstehen könnten, und dazu motivieren, das Verhalten schrittweise zu ändern:

- Tagesablauf und individuelles Leistungsvermögen überdenken
- und i. S. der motivierenden Beratung erarbeiten: Wie kann Aktivität zurückgewonnen und dadurch auch Selbstwirksamkeit erfahren werden?

Dabei sollten Erfolge positiv konnotiert, Misserfolge stützend aufgearbeitet und Überforderungen vermieden werden.

MERKE

Grundsätzlich empfehlenswert sind ein biopsychosoziales Herangehen von Anfang an, empathisches Eingehen auf die Ängste und Vorstellungen sowie die Begleitung der Betroffenen ohne Überdiagnostik oder Übertherapie. ➤ Abb. 46.3 gibt einen Überblick über das Vorgehen allgemein.

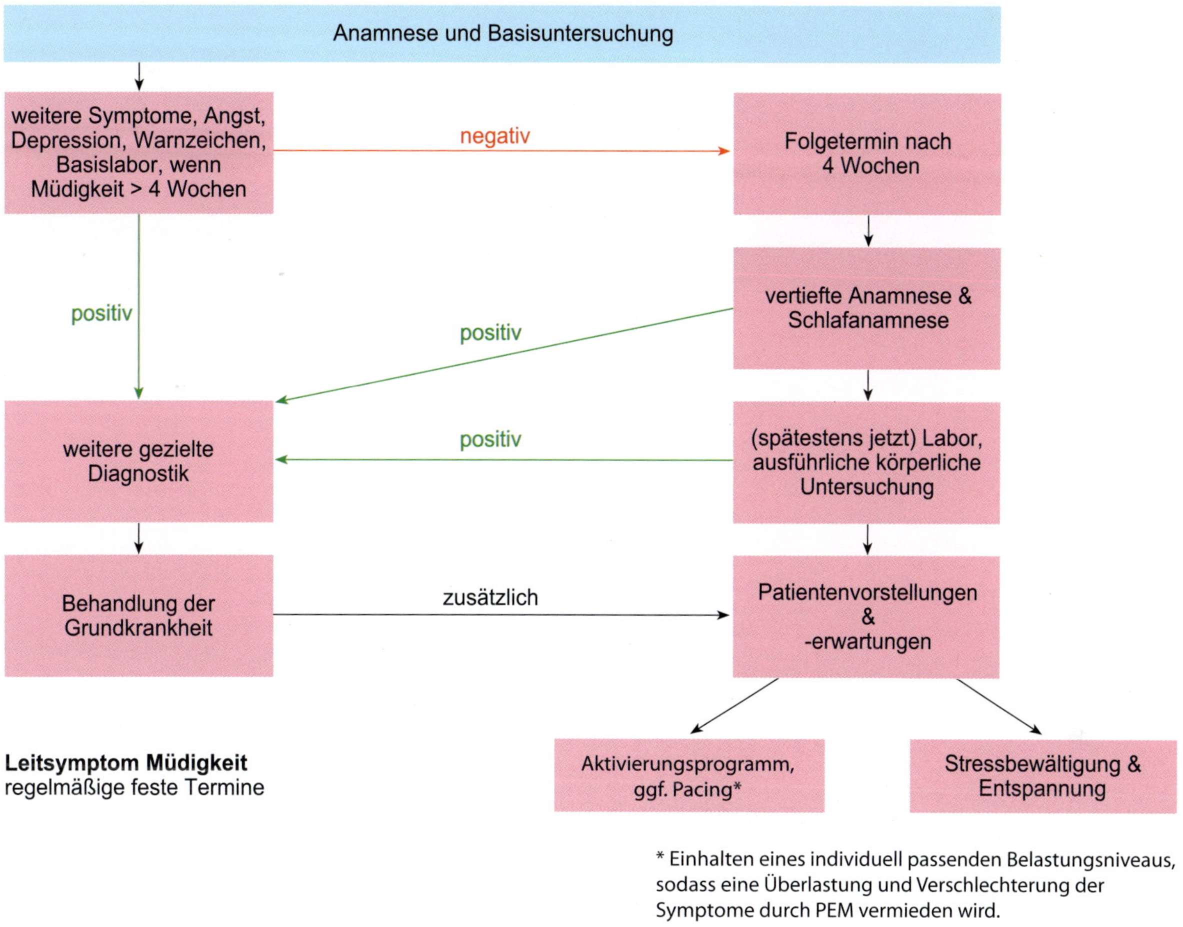

Abb. 46.3 Überblick über empfohlenes Vorgehen bei primär ungeklärter Müdigkeit [L141]

Eine Überweisung zur Psychotherapie ist erst dann sinnvoll, wenn die hausärztlichen Möglichkeiten der psychosomatischen Grundversorgung ausgeschöpft sind und mit dem Patienten bereits eine ausreichende Behandlungsmotivation erarbeitet wurde. Ungenügend vorbereitete oder unzureichend motivierte Patienten bekommen schnell das Gefühl, abgeschoben zu werden. Dadurch kann die Arzt-Patient-Beziehung stark belastet und der weitere Krankheitsverlauf negativ beeinflusst werden.

46.3.2 Therapiedauer und Kontrollen

Die Dauer der Therapie und die Anzahl der Kontrollen hängen von der Ausgangslage sowie den zugrunde liegenden Erkrankungen und Problemen ab. Bei ungeklärter Müdigkeit und/oder Hinweisen auf relevante psychosoziale Belastungen sollen feste Folgetermine angeboten werden, um den Verlauf zu beobachten, ggf. neue Ansätze zu wählen und die Betroffenen allgemein zu stützen.

LITERATUR

IQWIG. Myalgische Enzephalomyelitis/Chronic Fatigue Syndrom (ME/CFS). Aktueller Kenntnisstand. Abschlussbericht 2023, www.iqwig.de/download/n21-01_me-cfs-aktueller-kenntnisstand_abschlussbericht_v1-0.pdf (letzter Zugriff: 27.3.2024).

Watt T, Groenvold M, Bjorner JB et al. Fatigue in the Danish general population. Influence of sociodemographic factors and disease. J Epidemiol Community Health 2000; 54: 827–33.

SYSTEMATISCHER REVIEW

Stadje R, Dornieden K, Baum E et al. The differential diagnosis of tiredness: A systematic review. BMC Fam Pract 2016; 17: 147.

KAPITEL

47

Jean-François Chenot, Julia Truthmann

Gewichtsverlust und Mangelernährung

47.1 Definition und Epidemiologie

Im Gegensatz zur Zunahme des Körpergewichts wird ein ungewollter oder unerklärlicher Gewichtsverlust von Patienten eher als besorgniserregend empfunden. Der Verlust von Körpergewicht ist ein häufiges Problem bei älteren Menschen. Bei Jüngeren kann er ein Hinweis auf eine psychische Erkrankung sein oder auf eine Erkrankung, die mit einem erhöhten Energiebedarf einhergeht.

- Ein **unbeabsichtigter Gewichtsverlust** wird nicht einheitlich definiert und ist, wenn keine zuverlässige Gewichtsdokumentation vorliegt, nicht immer leicht zu objektivieren. Am häufigsten wird ein Gewichtsverlust von 5–10 % vom üblichen Gewicht über einen Zeitraum von 3 bis 12 Monaten als Kriterium herangezogen. Ein unbeabsichtigter Gewichtsverlust ist mit einer erhöhten Mortalität assoziiert.
- Als **Kachexie** wird die Kombination von Gewichtsverlust und Schwäche bezeichnet, meist im Rahmen einer konsumierenden Grunderkrankung oder bei geriatrischen Patienten.
- Die **Sarkopenie** ist von der Kachexie nicht eindeutig abgrenzbar. Hier stehen die verringerte Muskelmasse und die damit zusammenhängende Schwäche und Sturzneigung im Vordergrund. Sie wird bei Älteren heute auch als **Frailty-Syndrom** bezeichnet.
- Massive Fettpolster oder Wassereinlagerungen können über den Ernährungszustand täuschen. Eine **Mangelernährung** muss nicht zwangsläufig mit einem Gewichtsverlust einhergehen. Darunter wird eine sowohl quantitativ als auch qualitativ unzureichende Zufuhr oder Resorption von Kalorien oder bestimmten Nahrungsbestandteilen verstanden.

47.2 Diagnostische Strategie und Differenzialdiagnose

Etwa die Hälfte aller Patienten, die über Gewichtsverlust klagen, hat bei Überprüfung tatsächlich kein Gewicht verloren oder kann den Verlust nicht ausreichend plausibel dokumentieren. Daher sind das regelmäßige und systematische Erfassen und Dokumentieren von Gewicht in der Praxis empfehlenswert. Zumindest bei kleineren Kindern ist eine Erfassung des Gewichts im „Gelben Heft" üblich (➤ Kap. 7). Auch wenn unerkannte Krebserkrankungen eine häufige Befürchtung sind, zeigen Beobachtungsstudien, dass diese nicht die häufigste Ursache für unbeabsichtigten Gewichtsverlust sind. Eine ungezielte breite Tumorsuche, ohne dass es klinische Hinweise gibt, ist nicht erfolgversprechend (➤ Abb. 47.1). Die genaue Erfassung der Nahrungsmenge und Nahrungsbestandteile mit Ernährungsprotokollen ist in der hausärztlichen Regelversorgung unüblich.

47.2.1 Die wahrscheinlichsten Diagnosen

- Depression
- Demenz bei Älteren
- Probleme mit der Mundgesundheit (Xerostomie, Geschmacksstörung)
- Probleme mit Zähnen oder Zahnprothesen
- Bekannte Grunderkrankung (z. B. Tumor, Leberzirrhose, entzündliche Darmerkrankung)
- Nebenwirkung von Chemotherapie (Dysgeusie, Anorexie)

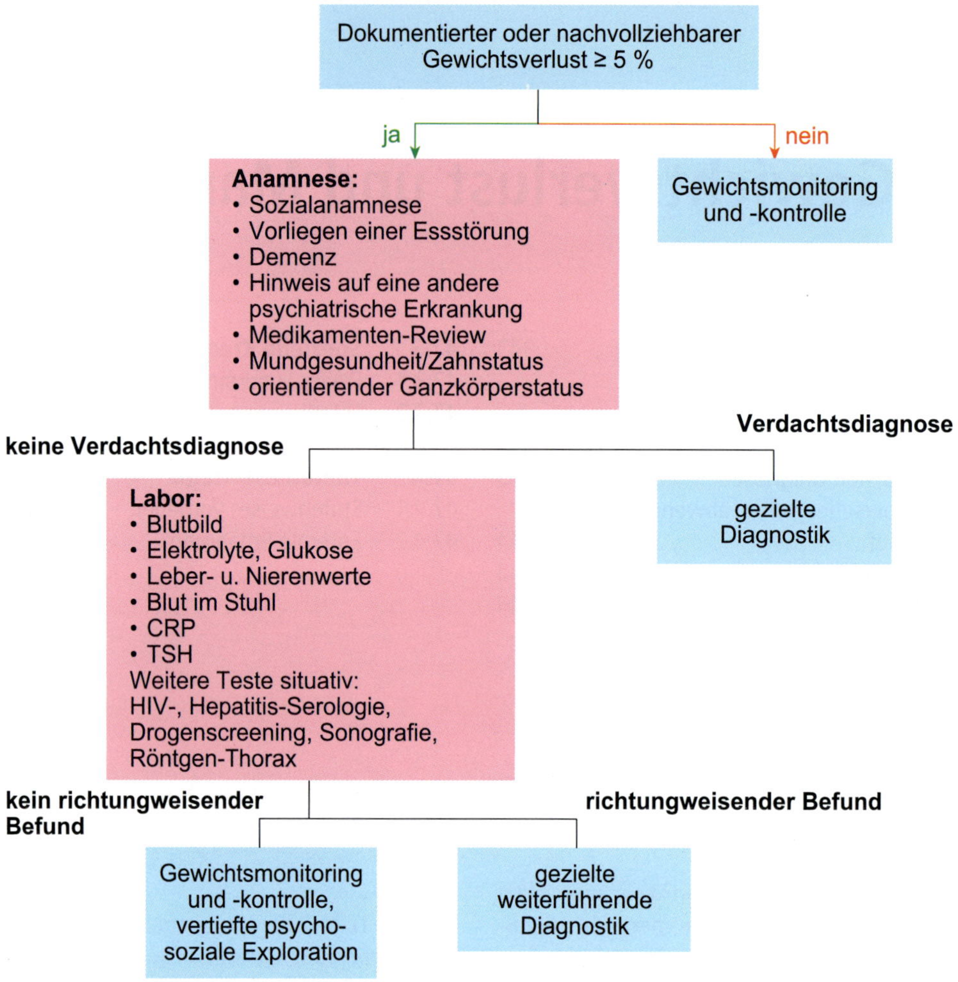

Abb. 47.1 Algorithmus Vorgehen bei Gewichtsverlust [L141]

47.2.2 Was man nicht übersehen sollte: abwendbar gefährlicher Verlauf

- Schilddrüsenüberfunktion
- Erstmanifestation eines Diabetes
- Noch nicht diagnostizierte Tumorerkrankung
- Anorexia nervosa/Bulimie
- Mangelernährung (Kalorien, Vitaminmangel, Spurenelementmangel)

47.2.3 Diagnosen seltener oder sekundärer Ursachen

- Zöliakie
- Entzündliche Darmerkrankungen
- Medikamentennebenwirkung
- Pulmonale Kachexie
- Chronische Infektion (z. B. mit HIV)
- Drogenkonsum/Alkoholismus
- Kurzdarmsyndrom
- Z. n. Adipositaschirurgie

47.2.4 Gewichtsverlust bei Kindern und Säuglingen

Gewichtsverlust bei Säuglingen und Kindern ist besonders besorgniserregend, vor allem wenn er mit einem Abflachen der Wachstumskurve einhergeht. Daher sollte immer das Somatogramm aktualisiert werden. Mögliche Ursachen sind:

- Mangelernährung
- Entwicklungsstörungen
- Nahrungsmittelintoleranz (➤ Kap. 23)
- Kindeswohlgefährdung (➤ Kap. 96.3.2)

Die komplexe Abklärung einer Entwicklungsstörung sollte im Regelfall in einem pädiatrischen Zentrum erfolgen.

CAVE

Red Flags

Warnhinweise auf einen abwendbar gefährlichen Verlauf sind:
- Rapider Gewichtsverlust
- Durchfälle
- Wachstumsverzögerung bei Kindern

Die Schwelle zur Überweisung oder Einweisung zur spezialärztlichen Abklärung sollte niedrig liegen.

47.3 Spezielle Krankheitsbilder

LEITLINIEN

Leitlinien zur Ernährung bei speziellen Erkrankungen finden sich auf der Website der Deutschen Gesellschaft für Ernährungsmedizin (DGEM):

www.dgem.de/leitlinien

47.3.1 Frailty-Syndrom

Unter Frailty wird eine verminderte Reservekapazität (Resilienz) und Resistenz gegenüber Stress bzw. körperlichen Störungen aufgrund der Abnahme der Leistungsfähigkeit in multiplen Organsystemen verstanden (➤ Kap. 88). Niedriges Gewicht (BMI < 20 kg/m^2) und Schwäche sind die augenscheinlichen Merkmale und werden meist nicht beklagt. Der neutralere Begriff „Frailty" soll das konstruktive und vorurteilsfreie Auseinandersetzen mit dem Phänomen der Gebrechlichkeit bei Älteren ermöglichen. Etwa ein Viertel der Menschen > 85 Jahre sind betroffen, Frauen deutlich häufiger als Männer. Wird ein Frailty-Syndrom vermutet, ist ein **geriatrisches Basisassessment** angezeigt, um Anhaltspunkte für mögliche Interventionen zu finden; dazu kann z. B. auch das *Mini Nutritional Assessment* (MNA®) gehören (➤ Kap. 88). Zu den möglichen Konsequenzen gehören:
- Medikamentenreview (➤ Kap. 101)
- Vorsorgevollmacht (Advance Care Planning)
- Geriatrische Rehabilitation
- Behandlung einer Depression
- Pflegeberatung und soziale Maßnahmen (Essen auf Rädern)
- Ernährungstherapie oder -beratung (➤ Kap. 112)
- Zahnärztliche Kontrolle

MERKE

Standardisierte Erfassung des Ernährungszustands bei Älteren

Zur Erfassung einer möglichen Mangelernährung ist der Body-Mass-Index (BMI) allein nur unzureichend geeignet. Ein Instrument zur Erfassung ist das MNA®, das es in einer Kurz- und einer Langversion gibt. Die Punkte für jede Frage werden addiert; je nach Punktzahl zeigt das Ergebnis eine normale Ernährung, ein Risiko für Mangelernährung oder eine manifeste Mangelernährung an. Für den systematischen Einsatz als Screeninginstrument fehlt die Evidenz, es ist auch kein verpflichtender Teil des geriatrischen Basisassessments (➤ Kap. 88). Andererseits gibt es Hinweise, dass Mangelernährung häufig nicht erkannt und nur selten behandelt wird. Eine standardisierte Erfassung ist zumindest dann sinnvoll, wenn die Verordnung von Ernährungstherapie oder künstliche Ernährung erwogen wird.
- MNA®: Kurzversion mit 6 Fragen:

  www.dgem.de/sites/default/files/PDFs/Screening/MNA-SF Deutsch-240513.pdf

- Langversion mit 18 Fragen:

  www.dgem.de/sites/default/files/PDFs/Screening/MNA-LF Deutsch-240513.pdf

47.3.2 Essstörungen

Von der **Anorexie** sind vor allem weibliche Jugendliche und Frauen zwischen dem 13. und 30. Lj. betroffen. Das Geschlechterverhältnis liegt bei ca. 8 : 1. Da Betroffene aufgrund mangelnder Krankheitseinsicht nur selten selbst einen Spezialisten aufsuchen, liegt eine Chance der Früherkennung bei Hausärzten. Hinweise sind:
- Niedriger BMI < 17 kg/m^2
- Starker Gewichtsverlust
- Amenorrhö oder Infertilität
- Zahnschäden (durch säurehaltiges Erbrochenes)

Organische Ursachen müssen differenzialdiagnostisch abgeklärt werden. Typische Anzeichen sind ein beeinträchtigtes Selbstwertgefühl und hohe Unzufriedenheit mit dem eigenen Körper. Dies drückt sich darüber hinaus durch soziale Überangepasstheit, Konfliktvermeidung und Streben nach Perfektionismus aus. Die Betroffenen haben große Angst vor einer Gewichtszunahme und beschäftigen sich intensiv mit den Themen Essen, Körper und Gewicht. Typisch für die Anorexia nervosa ist eine veränderte Körperwahrnehmung, bei der sich Betroffene auch bei bereits gesundheitsschädlichem Untergewicht als „zu dick" wahrnehmen. Ein Teil der Patienten induziert selbst Erbrechen, nimmt Medikamente (Laxanzien, Diuretika) oder betreibt exzessiv Sport, um das Gewicht weiter zu verringern.

Der Patient sollte auf empathische, nicht vorwurfsvolle oder belehrende Weise über die Erkrankung aufgeklärt und auf körperliche und psychosoziale Konsequenzen hingewiesen werden. Psychotherapeutische Verfahren stehen im Vordergrund. Ist die Hemmschwelle für eine Therapie zu groß, können Besuche bei essstörungsspezifischen Beratungsstellen sinnvoll sein. Nur etwa 50 % der Betroffenen können ihre Essstörung überwinden, sodass es sich um eine chronische Erkrankung handelt. Zu den Folgeerkrankungen gehören Eisenmangel, Amenorrhö, Infertilität und Osteoporose. Die Sterberate in den ersten 10 Jahren nach Diagnosestellung beträgt ca. 6 %.

Die **Bulimia nervosa** (Ess-Brech-Sucht) ist eine Essstörung, die sich von der Anorexie durch Essattacken unterscheidet. Oft liegt kein Untergewicht oder sogar eine Adipositas vor. Da die Krankheit mit ausgeprägten Scham- und Schuldgefühlen einhergeht, ist es schwierig, dieses Thema beim Patienten anzusprechen. Im Regelfall ist eine psychotherapeutische Behandlung indiziert. Auch hier sind Folgeerkrankungen und Zahnschäden möglich.

LEITLINIEN

S3-Leitlinie „Diagnostik und Therapie der Essstörungen". AWMF-Registernummer 051-026:

https://register.awmf.org/de/leitlinien/detail/051-026

47.4 Therapiestrategie

47.4.1 Stufenweises Vorgehen

Die Therapie richtet sich nach den Ursachen, sofern diese kausal angegangen werden können. Bei Essstörungen ist eine psychotherapeutische Behandlung erforderlich. Auch bei Älteren spielen nicht einfach zu beeinflussende psychosoziale Faktoren eine große Rolle. Hier wird ein Schwerpunkt auf die enterale Ernährungstherapie (➤ Kap. 47.4.2) gelegt. Diese sollte jedoch erst in Erwägung gezogen werden, wenn allgemeine und pflegerische Maßnahmen zur Behandlung der Mangelernährung nicht mehr ausreichen (➤ Tab. 47.1). Im ambulanten Bereich erfährt die enterale Ernährung nur wenig Aufmerksamkeit.

Für Ärzte besteht die Möglichkeit, sich im Bereich Ernährung zu qualifizieren und die Zusatzbezeichnung „Ernährungsmedizin" zu erwerben. Allerdings führt eine erweiterte ernährungsmedizinische Qualifikation nicht zu einer gesonderten abrechenbaren Leistung; eine Ernährungsberatung muss als IGeL-Leistung angeboten werden. Eine **spezielle Ernährungsberatung** durch eine qualifizierte Fachkraft ist keine verpflichtende Leistung der gesetzlichen Krankenkassen (§ 43 SGB V), kann aber u. U. von der Krankenkasse bezuschusst werden.

Ernährung liegt im privaten Verantwortungsbereich (➤ Kap. 112), und eine Abgrenzung zur **Ernährungstherapie** ist sozialrechtlich manchmal problematisch. Lebensmittel, Nahrungsergänzungsmittel, Krankenkost und diätetische Lebensmittel sind von der Versorgung nach § 27 SGB V ausgeschlossen. Dennoch kann unter bestimmten Bedingungen eine Verordnung von speziellen Trink- und Sondennahrungen zulasten der Krankenkasse erfolgen (§ 31 SGB V und § 19 AM-RL):

- Fehlende oder eingeschränkte Fähigkeit zur ausreichenden oralen Ernährung (§ 21 AM-RL), z. B. bei Schluckstörung (➤ Kap. 28)
- Verbesserung der Ernährungssituation durch ärztliche, pflegerische oder ernährungstherapeutische Maßnahmen nicht möglich

Tab. 47.1 Stufenweises Vorgehen bei Mangelernährung

Stufe 1	Evaluation und konsequente Therapie der individuellen Ursachen (Therapie von Grunderkrankungen, individuelle Unterstützung)
Stufe 2	Ernährungsmodifikation, -beratung, intensive Betreuung, individuelle Wunschkost, etablierte Allgemeinmaßnahmen, Einsatz von Hilfsmitteln
Stufe 3	Anreicherung der Nahrung (Maltodextrin, Eiweißkonzentrate)
Stufe 4	Trink-, Zusatznahrung
Stufe 5	Enterale Ernährung

Da die Richtlinie sehr viel Interpretationsspielraum lässt, ist eine genaue Dokumentation notwendig. Verordnungsfähig sind u. a.:

- Elementardiäten in Form von Trinknahrung
- Sondennahrung
- Indikationsspezifische bilanzierte Diäten

Die Verordnung erfolgt wie ein normales Arzneimittel auf dem Muster 16 und geht dann auch ins Arzneimittelbudget ein. Wegen der fehlenden Preise in der Praxissoftware, die keinen Preisvergleich erlauben, sollte enterale Ernährung als „Standardnahrung enteral" (Sondennahrung) oder „Standardnahrung als Trinknahrung" mit Angabe der Kaloriendichte (kcal/ml) und des Kalorienbedarfs pro Tag ohne Angaben von Markennamen verordnet werden. Nur bei krankheitsadaptierten Spezialnahrungen sollte der Markenname genannt werden (§ 31 SGB V). Vitamine dürfen nur bei einem nachgewiesenen Mangel zulasten der GKV verordnet werden (➤ Kap. 101) (Anlage 1 der AM-RL).

47.4.2 Enterale Ernährung

Ernährungssonden sollten nur supportiv eingesetzt werden. Das bedeutet, dass vorrangig eine natürliche Nahrungs- bzw. Flüssigkeitszufuhr auch bei liegender Sonde erfolgen sollte, wenn keine medizinischen Gründe dagegensprechen. Künstliche Ernährung sollte nur dann begonnen werden, wenn alle anderen Möglichkeiten einer bedarfsgerechten natürlichen Nahrungsaufnahme ausgeschöpft sind. Das Stillen von Hunger und Durst ist aber so fundamental, dass Angehörige oder Pflegepersonal eine künstliche Ernährung oft auch dann einfordern, wenn dies objektiv nicht mehr sinnvoll ist.

Nahrungsverweigerung gehört zu den Selbstbestimmungsrechten. Sie wird meist im Zusammenhang mit Anorexie, terminalen Krebserkrankungen, Demenz, seltener in Form eines Hungerstreiks, ein Problem in der Hausarztpraxis. Liegt bei nicht einwilligungsfähigen Patienten keine Betreuung oder Patientenverfügung vor, ist ein richterlicher Beschluss erforderlich, wenn eine Ernährung z. B. über eine Sonde angestrebt werden soll.

Die Ernährung über eine **Nasensonde** bei unzureichender Nahrungszufuhr kann nur zeitlich begrenzt erfolgen (max. 4 Wo.). Eine dauerhafte enterale Ernährung ist über eine **perkutane endoskopische Gastrostomie (PEG)** möglich. Durch die PEG können Nahrung, Flüssigkeit und Medikamente direkt in den Magen gebracht werden. Die Anlage erfolgt im Krankenhaus. Die Sonde kann nach ca. 4 h für Tee und nach 8 bis 12 h für Sondenkost genutzt werden. Nach ca. 2 Wo. ist die PEG-Eintrittsstelle verheilt.

Hausärzte betreuen insbesondere in Pflegeheimen oft Patienten mit PEG-Sonden. Gelegentlich benötigen auch Kinder mit schweren Behinderungen eine Sonde. Eine PEG kann die Pflege erleichtern, aber Zeitersparnis oder Ersparnis finanzieller oder personeller Ressourcen rechtfertigen die Anlage einer PEG nicht. Insbesondere bei fortgeschrittener Demenz ist der Nutzen von PEG-Sonden umstritten. Eine Lebensverlängerung oder Verbesserung der Lebensqualität ist nicht belegt (Sampson et al. 2009). Neben individuellem Zustand und Wünschen des Patienten sollten diese Aspekte bei der Entscheidung für oder gegen eine PEG-Anlage berücksichtigt werden. Häufige Probleme mit PEG-Sonden sind in ➤ Tab. 47.2 aufgeführt.

Tab. 47.2 Probleme mit Sonden und Sondenernährung

Komplikationen	Mögliche Ursache	Mögliche Maßnahme
Durchfälle (häufig)	Zu rascher Nahrungsaufbau und zu schnelle Infusion	• Langsamere Applikation • Applikationspumpe
Aspiration	Reflux	• Andickung der Nahrung • Oberkörperhochlagerung
Sondenverstopfung	Zu stark angedickte Nahrung, unzureichende Flussrate	• Spülen mit warmem Wasser • Sondenwechsel
Lokale Entzündung/Infektion des PEG-Stomas (➤ Abb. 47.2)	Unzureichende Reinigung	• Anleitung zu Reinigung • Häufige Verbandwechsel, 2–3 ×/d
Caro luxurians („wildes Fleisch", überschießendes Gewebe)	Zu feste Fixierung der Halteplatte	Entfernung mit Höllenstein-Ätzstift
Peritonitis	Infektion, spontan oder bei unzureichender Stomapflege	Krankenhauseinweisung
Einwachsen der Sonde	Unzureichende Stomapflege	Mobilisierungen der Sonde 1 ×/Wo., evtl. chirurgisch

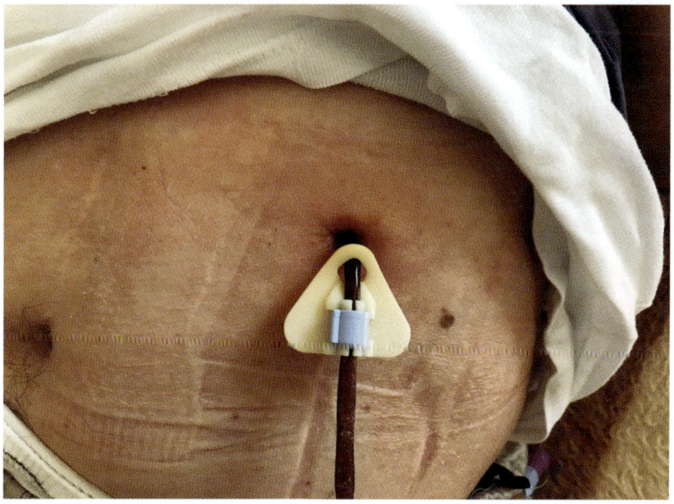

Abb. 47.2 Entzündete PEG-Sonde [T500]

LITERATUR

Kaiser MJ, Bauer JM, Ramsch C et al. Validation of the Mini Nutritional Assessment short-form (MNA-SF): A practical tool for identification of nutritional status. J Nutr Health Aging 2009; 13: 782–788.

Löser C, Lübbers H, Mahlke R, Lankisch PG. Der ungewollte Gewichtsverlust des alten Menschen. Dtsch Arztebl 2007; 104: A 3411–3420.

Scott R, Bowling TE. Enteral tube feeding in adults. J R Coll Physicians Edinb 2015; 45: 49–54.

SYSTEMATISCHE REVIEWS

Chen Y, Yang X, Wang J et al. Weight loss increases all-cause mortality in overweight or obese patients with diabetes: A meta-analysis. Medicine (Baltimore) 2018; 97(35): e12075.

de Stefani FDC, Pietraroia PS, Fernandes-Silva MM et al. Observational evidence for unintentional weight loss in all-cause mortality and major cardiovascular events: A systematic review and meta-analysis. Sci Rep 2018; 8(1): 15447.

Sampson EL, Candy B, Jones L. Enteral tube feeding for older people with advanced dementia. Cochrane Database Syst Rev 2009; 2: CD007209.

KAPITEL

48 Anämie

Gesine F.C. Weckmann

48.1 Definition und Epidemiologie

Anämie oder „Blutarmut" wird definiert als ein Serumhämoglobingehalt (Hb) von < 7,4 mmol/l (12 g/dl) bei Frauen bzw. von < 8,1 mmol/l (13 g/dl) bei Männern. Für Kinder werden die Grenzwerte altersbedingt definiert. Da bei Frauen ohne Eisenmangel Werte von 8,3 mmol/l (13,5 g/dl) oder höher gefunden werden, ist davon auszugehen, dass der untere Normalwert bei Frauen ohne Eisenmangel sich nicht von dem bei Männern unterscheidet.

Bei Frauen liegt die Prävalenz der Anämie in Deutschland bei 5–19 %, bei Männern beträgt sie ca. 1,5 %. Unabhängig vom Geschlecht steigt die Prävalenz auf 11 % in der Altersgruppe der > 65-Jährigen und bis auf 26 % bei den ≥ 85-Jährigen an. Rund die Hälfte der Fälle wird in der Hausarztpraxis diagnostiziert. Bei Kindern beträgt die Prävalenz 3 %, die häufigste Ursache sind akute, rezidivierende oder chronische Infektionen. Nur 30 % d. F. sind durch Eisenmangel bedingt, der vornehmlich bei Kindern zwischen 6 Monaten und 3 Jahren sowie bei pubertären Mädchen gefunden wird.

48.2 Ursachen und Differenzialdiagnose

Symptome sind blasse Haut und Schleimhäute, Müdigkeit, Konzentrationsmangel, verminderte Leistungsfähigkeit und Belastungsdyspnoe. Wegen der unspezifischen Beschwerden und häufigen Blutuntersuchungen wird eine Anämie meist als Zufallsbefund festgestellt. Bei langsamer Progression können auch sehr niedrige Hb-Werte ohne deutliche Symptomatik möglich sein. Bei älteren Menschen sind Anämien mit einer niedrigeren Lebensqualität assoziiert.

48.2.1 Einteilung

MERKE

Einteilung der Anämie

Häufig wird eine Einteilung aufgrund der Morphologie der Erythrozyten in mikro-, normo- und makrozytäre Anämie vorgenommen. In diesem Kapitel werden diese Begriffe zwar aufgegriffen, wir nutzen aber eine Einteilung, die auf die Ätiologie bezogen ist und die weitere Diagnostik und das Management besser abbildet:

- Akuter und chronischer Blutverlust
- Störungen der Blutbildung
- Verkürzte Lebensdauer der Erythrozyten

Der wichtigste Risikofaktor für eine Anämie ist ein Eisenmangel, verursacht durch:

- Blutverlust, zumeist durch eine starke Menstruation
- Vegetarische oder vegane Ernährung
- Chronische und auch akute Erkrankungen

Hämoglobinopathien spielen nur eine untergeordnete Rolle, kommen aber durch Zuzug von Menschen aus Afrika und Asien jetzt häufiger vor.

Pragmatische **ätiologische Einteilung** der Anämien:

- **Akuter und chronischer Blutverlust:** Die häufigste Ursache bei Frauen ist die Menstruation. Bei älteren Menschen und Männern sind gastrointestinale Blutungen am häufigsten (➤ Kap. 20). Die Anämie ist Folge des Eisenmangels.

- **Störungen der Blutbildung:**
  - **Eisenmangelanämie:**
    - Die häufigste Ursache ist chronischer Blutverlust. Aufgrund von Eisenmangel wird weniger Hämoglobin (Hb) in die Erythrozyten eingebaut, und es entsteht eine hypochrome, mikrozytäre Anämie.
    - Zweithäufigste Ursache ist die verringerte Aufnahme aufgrund von fleischarmer Ernährung oder von Hemmstoffen in der Nahrung, die Eisen binden.
    - Bei Kindern ist eisenarme Ernährung die häufigste Ursache von Eisenmangel (geschätzte Prävalenz 15 %).
  - **Vitamin-B_{12}-Mangel:**
    - 5 % der *jüngeren Menschen* haben einen Vitamin-B_{12}-Mangel. Eine häufige Ursache ist eine vegetarische oder vegane Ernährung. Diese Gruppen haben mit 70–90 % einen hohen Anteil an funktionellem Vitamin-B_{12}-Mangel, sodass die prophylaktische Substitution empfohlen wird. Andere Ursachen sind Aufnahmestörungen, z. B. durch entzündliche Darmerkrankungen und Darm- oder Magenresektion.
    - Bei *älteren Menschen* liegt die Prävalenz der Hypovitaminose B_{12} bei bis zu 30 %. Die Ursache ist nur bei 2 % ernährungsbedingt. Aufnahmestörungen (Malabsorption, perniziöse Anämie, Z. n. Billroth-Resektion) sind die häufigsten Ursachen. Die Absorption kann durch Medikamente wie Metformin oder Protonenpumpeninhibitoren (PPI) beeinträchtigt sein.
  - **Folsäuremangel:** Folsäure spielt eine wichtige Rolle in der Zellteilung und damit in der Blutbildung. Bei Folsäuremangel tritt eine makrozytäre Anämie auf (MCV ↑). Folsäure ist vor allem in grünblättrigem Gemüse enthalten. Bei Mangel liegt meistens eine gravierende Fehlernährung oder Aufnahmestörung vor, z. B. bei Anorexia nervosa, Alkoholismus und älteren Personen mit Mangelernährung. Ein Mangel bei vollwertiger Diät kann ein Hinweis auf gastrointestinale Probleme wie Zöliakie oder CED sein.
  - **Anämie bei chronischen und Infektionskrankheiten:** Erkrankungen, die mit Entzündungen einhergehen, können eine Anämie verursachen. Entzündungsprozesse führen zur vermehrten Produktion von Hepcidin, das die Eisenaufnahme aus der Ernährung hemmt. Der Eisenstatus im Körper wird maßgeblich durch die Hepcidinkonzentration bestimmt. Entzündungsprozesse hemmen zudem die Produktion von Erythropoetin, das die Erythropoese stimuliert.
    - Die häufigsten Ursachen bei Erwachsenen sind chronische Infektionen, Autoimmunerkrankungen, entzündliche Darmerkrankungen und maligne Tumoren.
    - Akute virale oder bakterielle Infektionen können Anämien mit den gleichen Merkmalen auslösen. Häufig sind es leichte Anämien mit MCV im Normbereich, in 25–30 % d. F. mit einer Mikrozytose.
  - **Hämatologische oder Knochenmarkerkrankungen:** Hierzu gehören Leukämien und (prä-)maligne Erkrankungen wie das myelodysplastische Syndrom.
  - Erythropoetinmangel, z. B. bei chronischer Nierenkrankheit (CKD).
- **Verkürzte Lebensdauer der Erythrozyten:**
  - Hämolytische Anämie: Akute oder chronische Hämolyse kommt selten vor und kann zu vielfältigen Symptomen führen. Virusinfektionen können eine Hämolyse hervorrufen.
  - Hereditäre Sphärozytose und Hämoglobinopathien können auch mit einer verkürzten erythrozytären Lebensdauer einhergehen.

48.2.2 Ursachen

Wahrscheinlichste Diagnosen

- Eisenmangel (80 %) durch Ernährung oder chronischen Blutverlust
- Eisenmangel durch verminderte Resorption (z. B. Zöliakie)
- Anämie bei chronischer Erkrankung (z. B. rheumatoide Arthritis)
- Anämie im Rahmen von Infektionen (häufigste Ursache im Kindesalter)
- Vitamin-B_{12}-Mangel

Was man nicht übersehen sollte: abwendbar gefährlicher Verlauf

- Akuter Blutverlust (gastrointestinale Blutungen) (➤ Kap. 20)
- Vitamin-B_{12}-Mangel
- Maligne Tumoren (z. B. Darmkrebs)
- Hämatologische Erkrankungen (Leukämie, myelodysplastische Syndrome)
- Hämoglobinopathien (Verdacht bei Migrationshintergrund)
- Herz- oder Lungeninsuffizienz in Kombination mit Anämie
- Chronische Erkrankungen (z. B. CKD, entzündliche Darmerkrankungen)
- Hämolyse

Diagnosen seltener oder sekundärer Ursachen

- **Renale Anämie** bei chronischer Nierenkrankheit (CKD, ➤ Kap. 70)
- **Hämoglobinopathien:**
  - Risikogruppen/Indikationen für genetische Diagnostik:
    - Personen mit genetischen Wurzeln im Mittelmeerraum, in Afrika, Asien, im Mittleren Osten, in der Karibik
    - Verwandte von Personen, bei denen (die Trägerschaft einer) Hämoglobinopathie diagnostiziert wurde
  - Vorgehen: Überweisung in die Innere Medizin oder Hämatologie (Hb-Elektrophorese, Hb-Chromatografie, Gentest), ggf. Humangenetik
- **Hämolytische Anämie:** Hämolytische Anämien können selten nach einem Infekt auftreten. Andere Ursachen sind Autoimmunität, Medikamente oder Blutprodukte. Ein fulminanter Verlauf geht mit Schüttelfrost, Flankenschmerz und Hämoglobinurie

einher, sodass eine unmittelbare stationäre Einweisung indiziert ist. In chronischen Fällen steht die Anämie im Vordergrund. In der Labordiagnostik fallen Anämie, Retikulozytose, LDH-Erhöhung, ggf. verringertes Hp, und in schwereren Fällen Hämaturie auf. Weiterführende Diagnostik und Therapie sollen in der Hämatologie oder Transfusionsmedizin erfolgen.

- **Hereditäre Sphärozytose:** Die hereditäre Sphärozytose (Prävalenz 1 : 2.000–2.500) wird durch genetisch bedingte Membranveränderungen verursacht, die eine verminderte Verformbarkeit und einen beschleunigten Abbau der Erythrozyten verursachen. Sie gehört zu den hämolytischen Anämien. Das klinische Bild variiert von asymptomatisch bis zu schweren Hämolysen und Transfusionsbedürftigkeit ab dem Säuglingsalter. Im Labor zeigt sich im Allgemeinen eine normozytäre bis leicht mikrozytäre Anämie, in der Hälfte der Fälle sind erhöhtes MCHC, hohe RDW (siehe Diagnostik, ➤ Kap. 48.3) und vermehrt Sphärozyten im Blutausstrich zu sehen. Im klinischen Bild können Ikterus, Splenomegalie und Gallensteine auffallen. Hämolytische Krisen können bei Infektionen vorkommen. Für Diagnostik und Behandlung einer hereditären Sphärozytose sollte eine Überweisung in die Hämatologie angeboten werden.
- **Andere seltene Anämien:** Bei seltenen angeborenen oder erworbenen Anämien kann es zu Folgeschäden wie Eisenüberladung, hämolytische Krisen, Organschäden oder einer Einschränkung der Lebensqualität kommen. Daher sollte bei Anämien mit unklarer Ursache oder Nichtansprechen auf die üblichen Behandlungsmethoden eine Überweisung in die Hämatologie zur Abklärung erwogen werden. Das Management sollte im Regelfall in Zusammenarbeit mit der Hämatologie erfolgen.

MERKE

Anämiesymptome wie Müdigkeit und Konzentrationsstörungen können auch psychosomatisch bedingt sein. Auch eine nachgewiesene Anämie schließt eine psychogene Ursache der Beschwerden nicht aus. Es ist empfehlenswert, diesen Umstand bereits vor Einleiten einer Diagnostik oder Therapie anzusprechen.

48.3 Diagnostische Strategie

48.3.1 Erwachsene

Bei Anämie und einer plausiblen Anamnese für geringe Eiseneinnahme oder Menstruation kann in Abwesenheit von Hinweisen auf eine andere Ursache vorerst auf weitere Diagnostik verzichtet werden. Gegebenenfalls zeigt sich im Rahmen einer Verlaufskontrolle nach begonnener oraler Substitution die typische Dynamik (Retikulozytenkrise nach 1 Woche, Hb-Anstieg). Durch den Behandlungserfolg ist die Verdachtsdiagnose ohne größeren Zeitverzug bestätigt.

Bei heterozygoten Trägern einer β-Thalassämie sollte zur Verifizierung eines Eisenmangels vor Substitution der Ferritinspiegel bestimmt werden. Andernfalls muss eine weitergehende Diagnostik erfolgen.

48.3.2 Kinder

Die häufigste Anämieursache bei Kindern sind Infektionen. Bei Kindern mit leichter Anämie (Hb > 10 g/dL; 6,0 mmol/l) und einer Infektion in den letzten 4 Wochen kann einige Wochen abgewartet werden, wenn keine Hinweise auf einen akuten oder abwendbar gefährlichen Verlauf vorliegen, wie z. B. akute Symptomatik oder Blutbildveränderungen. Die mit 30 % zweithäufigste Ursache ist ein Eisenmangel.

LEITLINIEN

S1-Leitlinie „Anämiediagnostik im Kindesalter". AWMF-Registernummer 025-027:

https://register.awmf.org/de/leitlinien/detail/025-027

48.3.3 Labordiagnostik

Die Labordiagnostik richtet sich nach dem Algorithmus in ➤ Abb. 48.1.

Blutbild

- **Hämoglobin** (Hb)
- **Hämatokrit** (Hkt)
- **MCV** (*mean cell volume,* **Normwert 83–95 fl**): Es wird zwischen mikro- und makrozytärer Anämie unterschieden, aber makrozytäre Anämie kann durch Eisenmangel maskiert werden, sodass ein mikro- oder normozytäres Blutbild vorliegt. Auch Rauchen oder Retikulozytose können mit einer relativen Makrozytose einhergehen, die eine Mikrozytose maskiert. Die häufigste Ursache einer mikrozytären Anämie ist Eisenmangel, während makrozytäre Anämie bei Vitamin-B_{12}- oder Folsäuremangel vorkommen kann.
- **MCHC** (*mean corpuscular hemoglobin concentration;* mittlere korpuskuläre Hb-Konzentration): Die MCHC zeigt an, wie viel Hb pro Volumeinheit Erythrozyten enthalten ist, und wird aus MCH/MCV berechnet. Sie gibt selten relevante Hinweise. Bei Veränderungen der Erythrozytenform wie bei der hereditären Sphärozytose ist MCHC erhöht.
- **Retikulozyten:** Die Anzahl dieser unreifen Erythrozyten ist ein Maß für die Aktivität der Erythropoese. Ein Anstieg tritt nach Substitution bei Mangelanämie, Höhenaufenthalt, akutem Blutverlust oder Hämolyse auf. Mangelanämien oder Knochenmarkanomalien verursachen eine verminderte Retikulozytenzahl. Bei sehr schweren Anämien gibt die absolute Anzahl mehr Information über die Erythropoese als der relative Anteil.
- **RDW** (*red cell distribution width;* Erythrozytenverteilungsbreite, EVB): Die RDW bedeutet, wie unterschiedlich groß die Erythrozyten sind. Eine hohe RDW weist auf eine Anisozytose hin. Der Grenzwert wird bei RDW > 15,5 % angegeben.

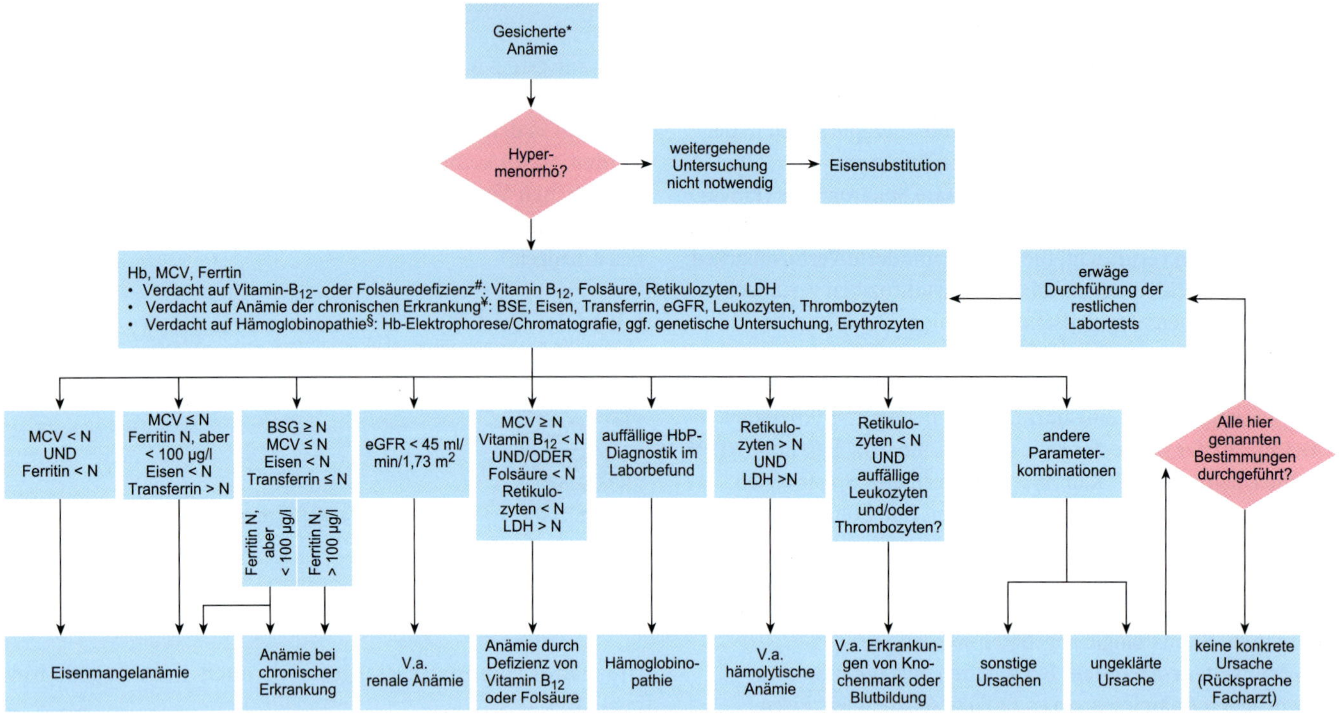

* Dieses Flussdiagramm bezieht sich auf Patienten mit einer durch klinische oder Laborparameter festgestellten Anämie. Es bezieht sich **nicht** auf Kinder mit Hb > 6,0 mmol/l (9,6 g/dl), mit einer akuten Infektion vor weniger als 4 Wochen.

\# Abweichende Ernährungsgewohnheiten (Veganismus, defiziente Ernährung bei übermäßigem Alkoholkonsum), bekannte Resorptionsstörung (entzündliche Darmerkrankung, Magen- oder Darmresektion), Behandlung mit Metformin oder Protonenpumpenhemmer.

¥ Erkrankungen, die eine Anämie der (chronischen) Erkrankung verursachen können (Infektion, Malignom, chronische Erkrankung, Nierenfunktionsstörung, hämatologische Erkrankungen).

§ siehe Abschnitt „Risikogruppen".

BSG: Blutsenkungsgeschwindigkeit, eGFR: geschätzte glomeruläre Filtrationsrate, HbP: Hämoglobinopathie, LDH: Laktatdehydrogenase, MCV: mean corpuscular volume, N: normal

Abb. 48.1 Algorithmus Diagnostik bei Anämie (adaptiert nach NHG-Standaard Anemie 2021) [L141]

Eisenhaushalt

Zur Bestandsaufnahme des Eisenhaushalts kommen mehrere Laborparameter infrage.

- **Ferritin** (Akute-Phase-Eiweiß): Ferritin ist semiquantitativer Indikator für das Speichereisen im Körper (➤ Tab. 48.1). Weil es als Akute-Phase-Protein durch Entzündungen und Infektionen ansteigen kann, wird empfohlen, bei der Bestimmung von Ferritin das CRP mitzubestimmen, um falsch negative Befunde zu vermeiden. Auch bei chronischen Lebererkrankungen kann das Ferritin erhöht sein. Ein niedriges Ferritin ist beweisend für Eisenmangel. Bei Bedarf kann in diesen Fällen der lösliche Transferrinrezeptor (sTfR) bestimmt werden, der hiervon nicht beeinflusst wird.
- **Löslicher Transferrinrezeptor (sTfR):** Erhöhte Werte weisen auf einen Eisenmangel hin und sind nicht abhängig von Infektionsstatus und Leberwerten. Es ist sinnvoll, die Retikulozyten mitzubestimmen, da die Retikulozytose mit einem erhöhten sTfR-Wert einhergeht. Die Referenzbereiche sind abhängig vom Alter und von der Messmethode und sollten daher den Angaben des bestimmenden Labors entnommen werden. Der Laborwert ist teuer und wird daher nur selten verwendet.
- **Besonderheiten bei chronischer Nierenkrankheit (CKD) oder Eisenverwertungsstörungen:** Bei CKD-Patienten wird Ferritin als Einzelparameter zur Diagnostik eines Eisenmangels *nicht* empfohlen. Ab GFR < 45 ml/min treten zunehmend Störungen der Eisenaufnahme und -verwertung auf. Es können normale bis hohe Serumferritinwerte bei niedriger **Transferrinsättigung** (zirkulierendes Eisen, TfS) vorliegen. TfS wird aus dem Verhältnis von Serumeisen zu Transferrin bestimmt.
Ein Serumferritin < 100 ng/ml in Kombination mit TfS < 20 % hat einen positiven prädiktiven Wert von 93 % und einen negativen prädiktiven Wert von 65 % für Eisenmangel bei CKD.

Tab. 48.1 Interpretation der Ferritinwerte

> 300	V. a. Hämochromatose
30–160	Normalbereich
< 15	Eisenspeicher sind entleert

Erweiterte Laboruntersuchungen

- **Vitamin-B_{12}-Bestimmung:** Interpretation der Ergebnisse gemäß ➤ Tab. 48.2
  - Vitamin B_{12} ↓ oder im unteren Normbereich:

Tab. 48.2 Interpretation von Laboruntersuchungen bei Verdacht auf Vitamin-B_{12}-Mangel (Wiersma 2014, Herrmann 2008)

Gesamt-Vitamin B_{12}	
Verringert	< 150 pmol/l
Unterer Normbereich	150–400 pmol/l
Normal	> 400 pmol/l
Aktives Vitamin B_{12} (Holotranscobalamin)	
Verringert	< 20 pmol/l
Unterer Normbereich	20–35 pmol/l
Normal	> 35 pmol/l
Methylmalonsäure	Abhängig von Labor und verwendeter Methodik (i.Allg. < 0,35–0,45 µmol/l), erhöhte Werte deuten auf eine funktionelle Vitamin-B_{12}-Defizienz hin.

Bestimmung von Methylmalonsäure oder Probebehandlung mit Vitamin B_{12} p. o.

- Vitamin B_{12} im Normbereich und Beschwerden passend zu Mangel:
  Bestimmung des Folsäuregehalts im Serum erwägen. Falsch erhöhte Werte können bei Antikörpern gegen Intrinsischer Faktor (Vitamin-B_{12}-Bestimmung) und bei Patienten mit chronischer Nierenkrankheit (Methylmalonsäure) vorkommen.
- V. a. atrophische Gastritis:
  - Bei Vitamin-B_{12}-Mangel ohne klare Diätfaktoren oder Aufnahmeprobleme wird Diagnostik nach atrophischer Gastritis als Ursache einer perniziösen Anämie wegen fehlender therapeutischer Konsequenz nicht generell empfohlen (➤ Kap. 48.4).

  Alternativ:
  - Überweisung zum Internisten oder
  - Bestimmung von Antikörpern gegen Intrinsic Factor
- *Methylmalonsäure:* Methylmalonsäure im Normbereich schließt einen Vitamin-B_{12}-Mangel aus. Eine Erhöhung ist ein Hinweis auf einen funktionellen B_{12}-Mangel, kann aber auch bei eingeschränkter Nierenfunktion vorkommen.

- **Hämolytische Anämie:**
  - *Haptoglobin* (Hp): Hp bindet freies Hb und ist dann nicht mehr als freies Hp nachweisbar. Ein verringertes Hp ist ein sehr empfindlicher Hinweis auf Hämolyse, bevor andere Hämolysemarker wie LDH, direktes Bilirubin oder Hyperkaliämie nachweisbar sind. Bei Schwangeren ist es ein empfindlicher Marker für das HELLP-Syndrom (➤ Kap. 83). Hp wird in der Leber synthetisiert und kann bei Leberfunktionsstörungen erniedrigt, bei Tumoren, Entzündungen oder Nekrosen erhöht sein. Da Hp ein Akute-Phase-Protein ist, sollte CRP mitbestimmt werden.
  - *Laktatdehydrogenase* (LDH): LDH wird bei Zellschädigungen freigesetzt. Eine Erhöhung weist auf verstärkten Zellverfall hin, z. B. bei Hämolyse.
- **Sichelzellanämie, Thalassämie:** werden meist in der Hämatologie abgeklärt:
  - Hb-Elektrophorese
  - Hb-Chromatografie
  - Genetische Tests: Bei Erwägung genetischer Untersuchungen soll immer eine Aufklärung durch einen Arzt mit entsprechender Qualifikation erfolgen.
- **Chronische Nierenkrankheit** (➤ Kap. 70): Von einer renalen Anämie ist erst ab einer GFR von ≤ 45 ml/min/1,73 m² auszugehen.
  - Ggf. Albumin-Kreatinin-Ratio im Urin
  - Ferritin nur in Kombination mit TfS (s. o. Eisenhaushalt/Ferritin)

Bei Anämie kann diagnostisch nach dem Algorithmus in ➤ Abb. 48.1 vorgegangen werden.

Patientenbeispiel

Anämie nach Anschlussheilbehandlung

Herr S., 76-jähriger Rentner, kommt nach einer Operation wegen Spinalkanalstenose aus der Anschlussheilbehandlung. Dort wurde eine Anämie diagnostiziert und eine orale Eisensubstitution begonnen. Die Anämie bestätigt sich bei einer Kontrolle, aber überraschenderweise liegt eine makrozytäre Anämie mit einem MCV von 104 fl vor, und der Hb-Wert ist weiter abgefallen. Daraufhin werden Vitamin B_{12} und der Eisenstatus überprüft. Ein B_{12}-Mangel besteht nicht, aber es fällt ein mit 1,312 µg/l stark erhöhtes Ferritin auf (Normwert: 4–600 µg/l). Daraufhin wird Herr S. zum Hämatologen überwiesen. Nach einer Knochenmarkbiopsie wird eine refraktäre Anämie aus dem Formenkreis der myelodysplastischen Syndrome (MDS) diagnostiziert. Wenig später benötigt der Patient die ersten Transfusionen. Es kommt zu einer sekundären Hämochromatose.

48.3.4 Red Flags

Warnhinweise auf einen abwendbar gefährlichen Verlauf sind:
- Magenbeschwerden → gastrointestinale Blutung (➤ Kap. 20)
- Teerstuhl, Blut im Stuhl → gastrointestinale Blutung
- Dyspnoe, Schwindel, Synkopen → kardiopulmonale Dekompensation bei schnell entstandener Anämie oder Vorerkrankung
- Fieber, Flankenschmerz → Hämolyse
- Ikterus, Hämaturie → Hämolyse
- Raynaud-Phänomen → Kälteantikörper
- Anämie bei Älteren (> 50 Jahre) → Tumor, Blutung
- Gewichtsverlust → Tumor, Anorexia nervosa
- Leukozytose, Blutbildveränderungen → hämatologische Neoplasie
- Andere Blutung → **cave:** hämodynamisch relevante Blutung

MERKE

Bei älteren Menschen (arbiträr ab 50 Jahre) kann eine Anämie auf einen Tumor oder eine Blutung hinweisen.

Bei **kardiopulmonaler Symptomatik** sollte an eine akute Blutung gedacht werden. Alternativ kann eine Anämie dazu beitragen, dass bis dahin kompensierte pulmonale oder kardiale Insuffizienzen symptomatisch werden.

Bei begründetem Verdacht auf **gastrointestinale Blutungen** sollte wegen der niedrigen Sensitivität *kein* Test auf Blut im Stuhl eingesetzt, sondern stattdessen eine Gastro- oder Koloskopie erwogen werden (➤ Kap. 20).

MERKE

Eine Anämie mit Blutbildveränderungen kann auf eine hämatologische Erkrankung hinweisen.

Anämien mit **Blutbildveränderungen** mit oder ohne Blutungs- oder Infektneigung können ein Hinweis auf eine hämatologische Erkrankung wie eine Leukämie darstellen (➤ Kap. 54). Dieser abwendbar gefährliche Verlauf ist selten, sollte aber bei Älteren und Kindern mit entsprechender Symptomatik nicht übersehen werden, da akute Leukämien mitunter fulminant verlaufen können.

Akute oder chronische Hämolyse kommt eher selten vor und kann zu vielfältigen Symptomen führen. Virusinfektionen können eine Hämolyse hervorrufen.

48.4 Management von Patienten mit Anämie

Die Therapieentscheidung ist von der Ursache sowie von den Symptomen und individuellen Patientenfaktoren abhängig.

48.4.1 Management der Eisenmangelanämie

Bei Patientinnen im gebärfähigen Alter mit starker Menstruation kann wegen der hohen Prävalenz in dieser Patientengruppe ohne weitere Diagnostik mit einer Eisensubstitution angefangen werden. Eine Kontrolle des Therapieerfolgs sollte nach 4 bis 6 Wochen erfolgen. Das gleiche Vorgehen wird für Patienten mit einer typischen Anamnese mangelnder Eisenaufnahme in der Ernährung empfohlen.

Wenn keine typische Anamnese vorliegt oder wenn nach probatorischer Eisensubstitution kein Hb-Anstieg auftritt, sollte die Ursache des Eisenmangels weiter erörtert werden.

Therapie der Eisenmangelanämie

Ernährungsberatung

- Zweiwertiges Eisen in Fleisch wird besser aufgenommen als dreiwertiges Eisen aus pflanzlichen Quellen. Letzteres muss zur effektiven Resorption erst reduziert werden. Rote Bete enthält nicht besonders viel und außerdem schlecht aufnehmbares Eisen und kann zum Ausgleich eines Eisenmangels *nicht* empfohlen werden.
- Nahrungsbestandteile können die Aufnahme von Eisen stark (bis zu 95 %) beeinträchtigen:
  - Polyphenole in Tee, Kaffee, Gemüse, Hülsenfrüchten
  - Kalzium in Milchprodukten, Nahrungssupplementen
  - Phytate (Pflanzensäuren) in Getreide, Nüssen, Hülsenfrüchten
- Ascorbinsäure (Vitamin C) verbessert die Eisenaufnahme bei gleichzeitiger Einnahme in Form von Obst oder Supplementen.
- Die Eisenresorbtion ist potenziell morgens besser, weil die Konzentration des aufnehmenden Moleküls Hepcidin im Tagesverlauf ansteigt.

Eisensubstitution

1. **Oral:**
   - Eisen(II)sulfat 2–6 mg/kg KG/d in 1 bis 3 ED, über mindestens 3 Mon.
   - Bei Unverträglichkeit können alternativ Eisen(III)-Präparate verwendet werden, die allerdings pharmakologisch weniger effektiv sind.
   - Flüssige Präparate sollten mittels eines Trinkhalms (hinter den Zähnen) verabreicht werden, um Zahnverfärbungen zu vermeiden.

   Bei Nebenwirkungen kann die Eisensubstitution intermittierend (z. B. 1- bis 2-mal wöchentlich) durchgeführt werden. Intermittierende Eisensubstitution zeigt bei menstruierenden Frauen mit milder Anämie eine ähnliche Effizienz wie die tägliche Substitution, aber mit weniger Nebenwirkungen.
2. **Parenteral:** z. B. 1,5 mg/kg oder max. 40 mg Eisen(III)natrium-D-gluconat-sucrose-Komplexin 100 ml NaCl 0,9 % über 30 min i. v. (Dave et al. 2022).

MERKE

Parenterale Eisensubstitution sollte schweren und therapieresistenten Fällen von Eisenmangel vorbehalten bleiben, wenn der Nutzen die Risiken überwiegt. Bei der Durchführung und bis 30 min danach sollte eine Notfallversorgung für etwaige anaphylaktische Reaktionen vorhanden sein. Patienten müssen über die Risiken aufgeklärt werden. Bei Schwangeren im 1. Trimenon sollte die i. v. Applikation nicht angewandt werden.

- Therapieziel: Normalisierung von Hb, MCV und Serumferritin. Nach Erreichen eines normalen Hb-Spiegels sollte, um die Eisenreserven zu befüllen, die orale Therapie für 8 bis 12 Wo. in der Hälfte der Dosis, die bis dahin gut vertragen wurde, fortgesetzt werden.
- Überprüfung des therapeutischen Effekts:
  - Ggf. Anstieg der Retikulozyten nach 1 Wo.
  - Kontrolle des Hb nach 4 bis 6 Wo.; Hb-Anstieg ist ab 2 Wo. nach Therapiebeginn nachweisbar mit 1 mmol/l (1–2 g/dl).
  - Kontrolle des Serumferritins nach 3 Mon.

LEITLINIEN

S1-Leitlinie „Eisenmangelanämie". AWMF-Registernummer 025-021:

https://register.awmf.org/de/leitlinien/detail/025-021

Spezifische Patientengruppen

Kinder

Auch bei Kindern mit leichter Anämie (Hb > 10 g/dl, 6,0 mmol/l) nach vorgegangenem Infekt kann bei sonst unauffälligem Blutbild zunächst auf weitere Diagnostik und Therapie verzichtet werden. Eine Kontrolle nach einigen Wochen zeigt häufig eine Normalisierung des Blutbildes. Bei Eisenmangel sollte eine Diätberatung erfolgen. Wenn eine Eisensubstitution notwendig wird, sollte diese gewichtsadaptiert erfolgen. Eine trinkbare Darreichungsform oder Tropfenform sollte bevorzugt werden.

Schwangere und stillende Frauen

In der Schwangerschaft beträgt der Eisenbedarf ca. 1.000–2.000 mg/d, was die Menge übersteigt, die unter normalen Umständen aus der Ernährung aufgenommen werden kann. Bei niedrigem Eisenspeicher wird im Laufe der Schwangerschaft eine Anämie auftreten. Mikro- oder normozytäre Anämie bei Schwangeren und Stillenden stellt eine dringende Indikation zur Eisensubstitution dar, weil Eisenmangel zu einer Beeinträchtigung der kindlichen Entwicklung führen kann. Zusätzlich sollte bei einer defizitären Ernährung auf eine ausreichende Versorgung mit Folsäure und Vitamin B_{12} geachtet werden. In der Literatur sind Fälle beschrieben, in denen es bei Kindern von stillenden Müttern, die sich vegan ernährten, und auch bei Müttern, die selbst nicht symptomatisch waren, zu einer starken und bleibenden Beeinträchtigung der Hirnentwicklung gekommen ist (➤ Kap. 83).

Patienten mit chronischer Nierenkrankheit (CKD)

Primär sollte ein Eisenmangel bei Patienten mit CKD (➤ Kap. 70) ausgeglichen werden. Ziel ist ein Hb zwischen 10–11 g/dl (6,2–6,8 mmol/l). Liegt das Hämoglobin trotzdem darunter, ist eine Behandlung mit Erythropoetin durch einen Nephrologen indiziert.

Patienten mit Hämoglobinopathien

Wegen des veränderten Eisenstoffwechsels und der Gefahr einer Eisenüberladung (sekundäre Hämochromatose) sollte die Behandlung von Hämoglobinopathien wie Thalassämie oder Sichelzellanämie in Zusammenarbeit mit der Hämatologie erfolgen.

Bei Patienten mit Sichelzellanämie mit Schmerzen sollte an eine Sichelzellkrise mit (Mikro-)Thrombosierung gedacht werden. Wegen funktioneller Asplenie bei Sichelzellanämie sollte gemäß den Empfehlungen des RKI für Asplenie ein Impfschutz gegen Pneumokokken, Meningokokken und *Haemophilus influenzae* Typ B sowie Grippeviren empfohlen werden.

LEITLINIEN

- S1-Leitlinie „Hereditäre Sphärozytose". AWMF-Registernummer 025-018:

  https://register.awmf.org/de/leitlinien/detail/025-018

- S2k-Leitlinie „Sichelzellkrankheit". AWMF-Registernummer 025-016:

  https://register.awmf.org/de/leitlinien/detail/025-016

- S2k-Leitlinie „Diagnostik und Therapie der sekundären Eisenüberladung bei Patienten mit angeborenen Anämien". AWMF-Registernummer 025-029:

  https://register.awmf.org/de/leitlinien/detail/025-029

Präoperative Patienten

Vor geplanten chirurgischen Eingriffen findet im Rahmen der präoperativen Vorbereitung eine Hb-Bestimmung statt (➤ Kap. 99). Je nach Population wird bei 10–47 % der präoperativen Patienten eine Anämie festgestellt. Anämie ist mit einer höheren Mortalität und Morbidität bei größeren operativen Eingriffen assoziiert. Für eine angemessene Behandlung ist ein Zeitrahmen von 4 bis 6 Wochen vor der Operation erforderlich; notfalls sollten elektive Eingriffe verschoben werden. Eine Eigenblutspende vor operativen Eingriffen mit zu erwartendem Blutverlust wird nicht mehr generell empfohlen. Der Einsatz kann in ausgewählten Fällen, in denen eine Bluttransfusion vermieden werden sollte (z. B. bei Frauen bis zum Ende des gebärfähigen Alters) erwogen werden.

LEITLINIEN

- Bundesärztekammer Querschnitts-Leitlinien (BAK) zur Therapie mit Blutkomponenten und Plasmaderivaten Gesamtnovelle 2020:

  www.wbbaek.de/richtlinien-leitlinien/haemotherapie-transfusionsmedizin/querschnitt-leitlinie

- S3-Leitlinie „Präoperative Anämie". AWMF-Registernummer 001-024:

  https://register.awmf.org/de/leitlinien/detail/001-024

48.4.2 Management von Vitamin-B_{12}- und Folsäuremangel

Wenn bereits ein **Vitamin-B_{12}-Mangel** aufgetreten ist, sollte eine Substitution eingeleitet werden. Bei Aufnahmestörungen wird bei hoher Dosierung (1.000 µg) auch oral ohne Intrinsic Factor genügend Vitamin B_{12} aufgenommen. Wenn die orale Substitution bei Patienten mit Aufnahmeproblemen keine ausreichende Wirkung zeigt, sollte eine parenterale Applikation angeboten werden. Das Gleiche gilt für Personen, bei denen die Adhärenz nicht gegeben ist, bei schwerer (neurologischer) Symptomatik oder gastrointestinalen Nebenwirkungen.

Dosierung

- **Oral:** Cyanocobalamin 1.000–2.000 µg/d in den ersten 2 Wochen. Danach kann eine Erhaltungsdosis 1 ×/Wo. gegeben werden.
- **Parenteral:** z. B. Hydroxycobalamin 1.000 µg – 1 Ampulle i. m. oder s. c. In der ersten Woche sollten täglich 1.000 µg substituiert werden, danach 1 Monat lang wöchentlich, 1 Jahr lang monatlich und anschließend als Erhaltungsdosierung lebenslang 1.000 µg alle 3 Monate.

Die Supplementation kann 6 bis 12 Wochen nach Normalisierung des Hb-Wertes beendet werden, wenn die Ursache des Mangels beseitigt wurde. Kann die Ursache nicht behoben werden, muss die Supplementation lebenslang weitergeführt werden.

Bei **Folsäuremangel** kann Folsäure in einer Dosierung von 1 ×/d 1,5 mg bei Erwachsenen empfohlen werden.

48.4.3 Kontrolle des Therapieerfolgs

Der Therapieerfolg sollte im Labor kontrolliert werden. Bei Frauen mit Eisenmangelanämie aufgrund von Menorrhagie oder unzureichender Einnahme können die Kontrollen in der Hausarztpraxis erfolgen.

Kontrollen bei Eisenmangelanämie Bei oraler Eisensubstitution sollten zur Überprüfung der Wirksamkeit **nach 4 Wochen der Hb-Wert** und **nach 3 Monaten das Serumferritin** kontrolliert werden. In begründeten Fällen können folgende zusätzliche Parameter bestimmt werden:

- Anstieg der Retikulozyten nach 1 Woche
- Hb-Anstieg ist ab 2 Wochen nach Therapiebeginn nachweisbar mit 1 mmol/l (1–2 g/dl)

Die **Hb-Kontrolle sollte zum erwarteten Zeitpunkt der Normalisierung wiederholt** werden. Hierbei ist bei ausreichender Dosierung und Aufnahme ein durchschnittlicher Anstieg von ≥ 0,5 mmol/l pro Woche zu erwarten. Gründe für einen mangelnden Anstieg sind:

- Unzureichende Adhärenz.
- Wechselwirkungen mit Arzneimitteln (Tetrazykline, Antazida, H_2-Rezeptor-Antagonisten, PPI, Kalziumsalze).
- Diagnosefehler: Es handelt sich nicht oder nicht nur um eine Eisenmangelanämie.
- Grunderkrankungen wie Malabsorption oder permanenter Blutverlust durch ein Karzinom. Führen Sie bei Verdacht zusätzliche Diagnostik durch (➤ Kap. 48.3).

Kontrollen bei Anämie durch Vitamin-B_{12}- oder Folsäuremangel Der Hb-Wert wird nach 4 sowie nach 8 bis 10 Wochen kontrolliert. Nach 4 Wochen kann bei erfolgreicher Supplementation mit einem Anstieg des Hb-Wertes um mindestens 10 % gerechnet werden. Die Bestimmung des Vitamin-B_{12}-Spiegels ist während der Phase der parenteralen Substitution nicht zuverlässig, erhöhte Werte sind in dieser Phase häufig. Diese hohen Werte sind keine Indikation für Abbruch der Therapie, wenn die Grundproblematik unverändert ist.

Kontrollen bei Anämie der chronischen Erkrankung oder bei Infektionskrankheiten

- **Erwachsene:** Kontrolle des Hb-Wertes 4 Wochen nach Ausheilen der Krankheit
- **Kinder:** Kontrolle des Hb-Wertes 4 Wochen nach Ausheilen der Krankheit

Bei fehlender Normalisierung kann bei Zutreffen der folgenden Voraussetzungen vorerst von einer Eisenmangelanämie ausgegangen werden:

- Keine Risikogruppe für Hämoglobinopathie
- Keine chronische Erkrankung

Das Vorgehen kann entsprechend einer Therapie bei Eisenmangel fortgesetzt werden. Eine Kontrolle des Therapieerfolgs sollte nach 4 Wochen stattfinden. Bei dringlicher Indikation kann bei Infektionskrankheiten der sTfR-Wert bestimmt werden, um einen Eisenmangel auszuschließen oder zu bestätigen.

48.5 Überweisung

Die Indikationen für eine fachärztliche Überweisung sind ➤ Tab. 48.3 zu entnehmen.

Tab. 48.3 Indikationen zur fachärztlichen Überweisung

Klinische Situation	Patientengruppe	Fachrichtung
Eisenmangelanämie ohne deutliche Ursache	Personen > 50 Jahre	Gastroenterologie zum Ausschluss eines Tumors, ggf. Innere Medizin bei unauffäligem Befund
Unklare Diagnose	–	Innere Medizin, Pädiatrie
V. a. hämatologische Erkrankung	Anämie in Kombination mit Blutbildveränderungen	Hämatologie
V. a. Hämoglobinopathie	V. a. oder bekannte Hämoglobinopathie	(Pädiatrische) Hämatologie
	Wenn beide Partner Träger einer Hämoglobinopathie sind, bei Kinderwunsch	Humangenetik
Anämie nach einer Infektion	Erwachsene, wenn 4 Wo. nach Ausheilung keine Besserung eintritt, wenn keine andere deutliche Ursache vorliegt	Innere Medizin

Tab. 48.3 Indikationen zur fachärztlichen Überweisung *(Forts.)*

Klinische Situation	Patientengruppe	Fachrichtung
Bei Anämie der chronischen Erkrankung	Bei Behandlungswunsch	Innere Medizin, Pädiatrie oder Hämatologie
Therapierefraktäre Anämie	Mangelanämie (Fe, B_{12}, Folsäure)	Innere Medizin, Pädiatrie
	CKD mit GFR < 45 ml/min/1,73m², bei Behandlungswunsch	Nephrologie, Innere Medizin
Behandlungswunsch bei bekannter chronischer Anämie	Bei Patienten mit chronischer Anämie sollte bei Hkt < 21–24 % oder Hb < 4,3–5,0 mmol/l (< 7–8 g/dl) eine Erythrozytentransfusion angeboten werden (1C)	Ggf. Hämatologie

LITERATUR

Aggett PJ, Agostoni C, Axelsson I et al. Iron metabolism and requirements in early childhood: Do we know enough? A commentary by the ESPGHAN Committee on Nutrition. J Pediatr Gastroenterol Nutr 2002; 34(4): 337–345.

Aguirre JA, Donato ML, Buscio M et al. [Serious neurological compromise due to vitamin B_{12} deficiency in infants of vegan and vegetarian mothers]. Arch Argent Pediatr 2019; 117: e420–e424.

Dave CV, Brittenham GM, Carson JL, Setoguchi S. Risks for Anaphylaxis With Intravenous Iron Formulations : A Retrospective Cohort Study. Ann Intern Med 2022; 175(5): 656–664.

Herrmann W, Obeid R. Ursachen und frühzeitige Diagnostik von Vitamin-B_{12}-Mangel. Dtsch Arztebl 2008; 105: 680–685.

Kiefel V. Transfusionsmedizin und Immunhämatologie. 4. A. Berlin, Heidelberg: Springer 2011.

NHG-werkgroep Anemie. NHG-Standaard Anemie NHG-Standaard M76. Versie 2.0. Stand: 2021; https://richtlijnen.nhg.org/standaarden/anemie (letzter Zugriff: 26.3.2024).

Robert Koch-Institut. Impfungen bei bei Hypo- oder Asplenie (Entfernung der Milz oder Ausfall der Organfunktion) Stand 28.9.2023; www.rki.de/SharedDocs/FAQ/Impfen/AllgFr_Grunderkrankungen/FAQ01.html (letzter Zugriff: 26.3.2024).

Rote-Hand-Brief. Verschärfte Empfehlungen bezüglich des Risikos schwerer Überempfindlichkeitsreaktionen auf Eisen-Präparate zur intravenösen Applikation. Bundesministerium für Arzneimittel und Medizinprodukte (BfArM). Oktober 2013; www.akdae.de/Arzneimittelsicherheit/RHB/Archiv/2013/20131021.pdf (letzter Zugriff: 26.3.2024).

Weckmann G, Kiel S, Chenot JF, Angelow A. Association of Anemia with Clinical Symptoms Commonly Attributed to Anemia-Analysis of Two Population-Based Cohorts. J Clin Med 2023; 12(3): 921.

WHO guideline on use of ferritin concentrations to assess iron status in individuals and populations. Geneva: World Health Organization; 2020; www.who.int/publications/i/item/9789240000124 (letzter Zugriff: 26.3.2024).

Wiersma T, Woutersen-Koch H. NHG-Standpunkt Diagnostiek van vitamine-B_{12}-Deficiëntie. Huisarts & Wetenschap 2014; 57: 472–5.

Wolffenbuttel BHR, Wouters HJCM, Heiner-Fokkema MR, Van der Klauw MM. The Many Faces of Cobalamin (Vitamin B_{12}) Deficiency. Mayo Clinic Proceedings: Innovation, Quality and Outcome 2019; 2: 200–214.

SYSTEMATISCHE REVIEWS

Fernández-Gaxiola AC, De-Regil LM. Intermittent iron supplementation for reducing anaemia and its associated impairments in adolescent and adult menstruating women. Cochrane Database of Systematic Reviews 2019; 1: CD009218.

Low MS, Speedy J, Styles CE et al. Daily iron supplementation for improving anaemia, iron status and health in menstruating women. Cochrane Database Syst Rev 2016; 4: CD009747.

Wang H, Li L, Qin LL et al. Oral vitamin B_{12} versus intramuscular vitamin B_{12} for vitamin B_{12} deficiency. Cochrane Database Syst Rev 2018; 3: CD004655.

KAPITEL

49

Julia Freyer Martins Pereira, Simon Schwill

Lebererkrankungen

49.1 Definition und Epidemiologie

Die Herausforderung bei der Diagnose von Lebererkrankungen in der hausärztlichen Versorgung liegt darin, dass sie meist über lange Zeit unerkannt bleiben. Die Leber ist ein Organ mit einer hohen Reservekapazität und Regenerationsfähigkeit, daher treten Symptome oft erst auf, wenn die Leber bereits stark oder irreversibel geschädigt ist. Beratungsanlässe beinhalten u. a. Gelbsucht, Varizen oder auch einen „dicken Bauch“ bei Aszites oder Juckreiz. Manchmal ist der Vorstellungsgrund auch fremdanamnestisch eine kognitive Beeinträchtigung im Rahmen einer hepatischen Enzephalopathie. In Deutschland haben ca. 5 Millionen Menschen eine Lebererkrankung, und diese ist für ca. 22.000 Todesfälle im Jahr verantwortlich, davon sind zwei Drittel die Folge einer Leberzirrhose oder deren Komplikation.

Tab. 49.1 Liste lebertoxischer Medikamente

Agomelatin	Fluorchinolone	Phytopharmaka
Allopurinol	Flutamid	Phenprocoumon
Amiodaron	Azole	Phenytoin
Amoxicillin-Clavulansäure	Leflunomid	Primidon
Anabole Steroide	Mesalazin/Sulfasalazin	Propylthiouracil
Azathioprin	Dronedaron	Statine
Carbamazepin	Erythromycin	Sulfonamide
Cetirizin	Methotrexat	Dabigatran
Chemotherapeutika	Methyldopa	Ticlopidin
Interferon	Minocyclin Nitrofurantoin	Tuberkulostatika
Isoniazid	NSAR	Valproat
Hydralazin	Orale Kontrazeptiva	

49.2 Erhöhte Leberwerte

49.2.1 Einleitung

Leberwerte werden häufig bei unspezifischen Symptomen und seltener anlassbezogen, z. B. bei Einnahme hepatotoxischer Medikamente (➤ Tab. 49.1), bestimmt. In der Allgemeinbevölkerung werden bei bis zu 25 % erhöhte Leberwerte gefunden, welche wiederum mit einer erhöhten Mortalität verbunden sind. Ein Screening auf Leberwerte bei der Gesundheitsuntersuchung (➤ Kap. 6) ist im Umfang der vorgeschriebenen Laboruntersuchungen nicht vorgesehen, wird aber in der hausärztlichen Versorgung häufig durchgeführt. Seit 2021 gehört eine einmalige Untersuchung auf Hepatitis B und C ab dem 35. Lj. dazu.

MERKE

Das Screening auf eine Hepatitis-B- und -C-Virusinfektion erfolgt durch Untersuchung des Bluts auf Hepatitis-B-Antigen (HBs-Ag) und Hepatitis-C-Antikörper (HCV-Antikörper). Bei positivem Ergebnis erfolgt anschließend eine Untersuchung auf HBV-DNA bzw. HCV-RNA aus derselben Blutentnahme.

Tab. 49.2 Normwerte und Laborveränderungen bei Lebererkrankungen (nach Seitz und Mueller 2018)

	Gamma-Glutamyl- Transferase (GGT, γ-GT)	Glutamat-Oxalacetat-Transaminase, Aspartat-Aminotransferase (GOT/AST/ASAT)	Glutamat-Pyruvat-Transaminase, Alanin-Aminotransferase (GPT/ALT/ALAT)	Alkalische Phosphatase (ALP)	Weitere Untersuchungen indiziert
Normwerte ♀	< 42 U/l < 0,5 µkat/l	< 35 U/l < 0,42 µkat/l	< 35 U/l < 0,55 µkat/l	35–104 U/l	–
Normwerte ♂	< 71 U/l < 0,75 µkat/l	< 50 U/l < 0,48 µkat/l	< 50 U/l < 0,75 µkat/l	40–129 U/l	–
Lebererkrankungen					
Alkoholische Fettleber (AFL)	↑–↑↑	n	n	↑	MCV, Vitamin B_{12}, Harnsäure, ggf. Alkoholmarker (z. B. CTD, EtG, PhE)
Nichtalkoholische Fettleber-erkrankung (NAFLD)	n–↑	n	n	n	Evtl. Diabetes, Cholesterin, Triglyceride
Alkoholische Steatohepatitis (ASH)	↑–↑↑	↑↑	↑	↑	MCV, Harnsäure, Alkoholmarker (z. B. CTD, EtG, PhE)
Nichtalkoholisch Steatohepatitis (NASH)	↑	n–↑	↑ höher als GOT	↑	Evtl. Diabetes, Cholesterin, Triglyceride
Zirrhose	↑	n–↑	n–↑	↑	Leberfunktion ↓ Albumin, Gerinnung, Bilirubin

Unter Leberwerten wird im Regelfall AST, ALT und GGT verstanden (➤ Tab. 49.2). Weitere Laborparameter, die bei gezielten Fragestellungen eine Rolle spielen können, sind Bilirubin, ALP, ggfs. Albumin und Marker der Syntheseleistung der Leber. Ferritin und Coeruloplasmin können bei Verdacht auf eine Speicherkrankheit indiziert sein. Das wichtigste Instrument zur Diagnose einer Lebererkrankung ist der Ultraschall.

➤ Tab. 49.2 gibt einen Überblick über Normwerte und Laborveränderungen bei Lebererkrankungen.

MERKE

Erhöhte Leberwerte sollten immer hinterfragt und nicht hingenommen werden. Eine erweiterte Anamnese (insbesondere Medikamente und Alkohol) und körperliche Untersuchung sind dringend notwendig. Bereits eine sorgfältige körperliche Untersuchung kann Hinweise auf eine Lebererkrankung geben wie z. B. Aszites oder eine Bauchglatze (➤ Kap. 49.3). Eine zeitnahe Kontrolle der Werte und eine Ultraschalluntersuchung (z. B. nach 4–6 Wo.) sollten geplant werden.

49.2.2 Hepatozelluläre Schädigung

Die Interpretation abnormaler Leberparameter erfordert ein systematisches Vorgehen (➤ Abb. 49.1, ➤ Abb. 49.2). ALT und AST werden oft zusammen betrachtet. Beide intrazellulären Enzyme werden bei hepatozellulären Verletzungen freigesetzt und sind Indikatoren für Leberentzündungen oder -nekrosen. Um eine Aussage über die Schwere, aber auch über die potenzielle Ursache der Leberzellschädigung zu treffen, berechnet man den De-Ritis-Quotienten (= AST/ALT). Ein De-Ritis-Quotient < 1 spricht für einen geringen, > 1 für einen schwerwiegenderen Leberschaden (z. B. Leberzirrhose).

ALP und GGT sollten ebenfalls zusammen betrachtet werden. Ein erhöhter ALP-Wert kann auf eine intra- oder extrahepatische Gallenerkrankung hinweisen. Starke Erhöhungen von ALT/AST in Verbindung mit geringer ALP-Erhöhung deuten auf hepatozelluläre Schäden hin, wohingegen geringe Erhöhungen von ALT/AST und starke Erhöhungen von ALP und GGT eine Gallenwegsobstruktion begünstigen. Eine isolierte GGT-Erhöhung kann auf einen alkoholischen Leberschaden hinweisen. Bei Verdacht auf Obstruktion ist eine bildgebende Untersuchung indiziert (➤ Kap. 100).

Eine **Hyperbilirubinämie** kann entweder überwiegend unkonjugiert oder konjugiert sein. Eine unkonjugierte Hyperbilirubinämie ist i. d. R. auf eine Hämolyse oder eine ineffektive Erythropoese zurückzuführen, während eine konjugierte Hyperbilirubinämie eine zugrunde liegende parenchymale Lebererkrankung oder Gallenwegsobstruktion widerspiegeln.

49.2.3 Störung der Syntheseleistung

Parameter der Syntheseleistung (Albumin, INR) werden im Regelfall nur anlassbezogen bestimmt, d. h. bei klinischen Hinweisen auf eine Gerinnungsstörung (➤ Kap. 54) oder Aszites. Niedrige Albuminwerte weisen i. d. R. auf eine chronische Erkrankung hin und können verschiedene Ursachen haben:

- Verminderte Synthese, z. B. bei schwerer Lebererkrankung, Unterernährung, Akutphasenreaktion wie Sepsis oder Operation
- Plasmaerweiterung, z. B. Aszites oder Ödeme

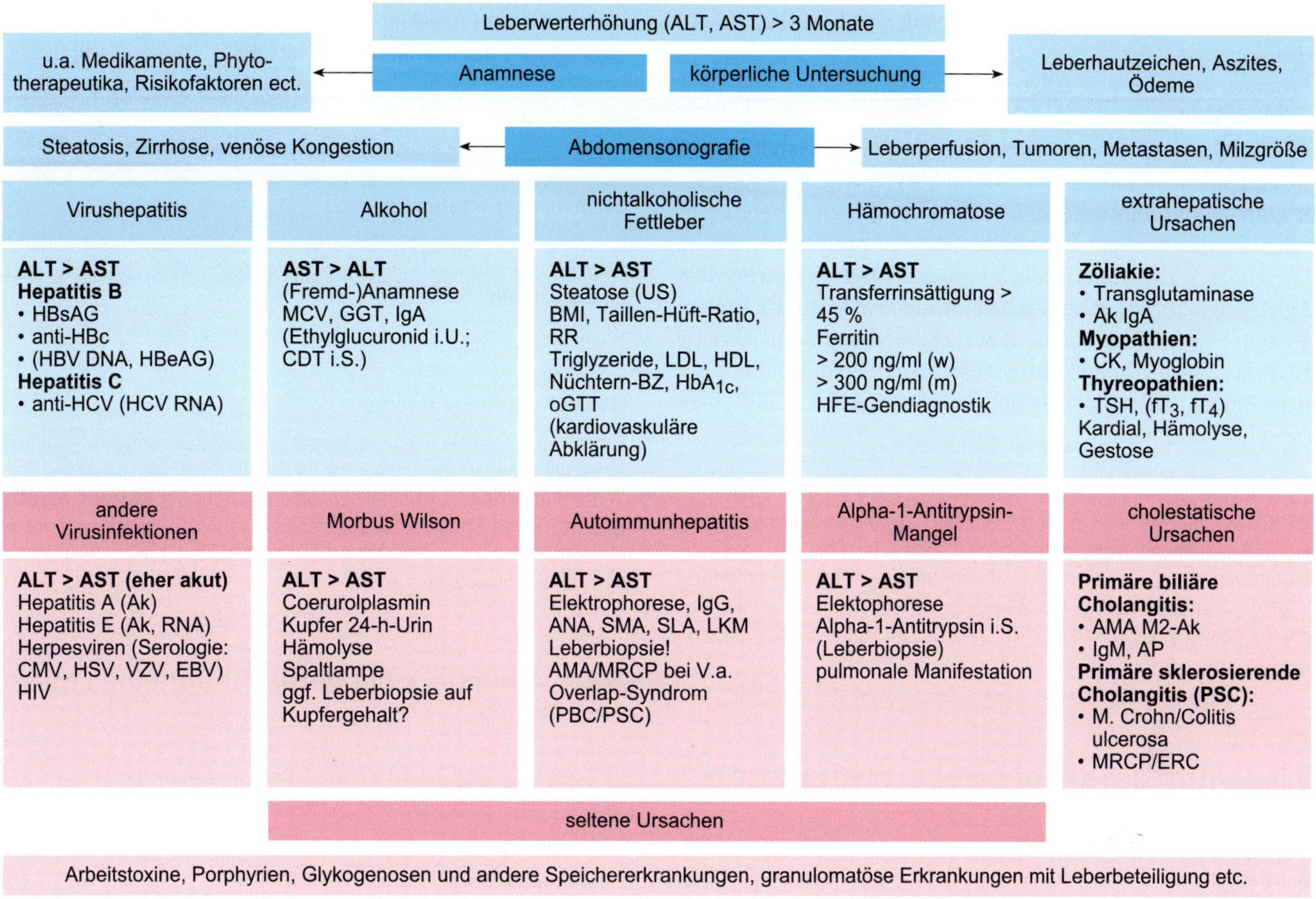

Abb. 49.1 Vorgehen bei der Abklärung persistierend erhöhter Leberwerte [F201–022]

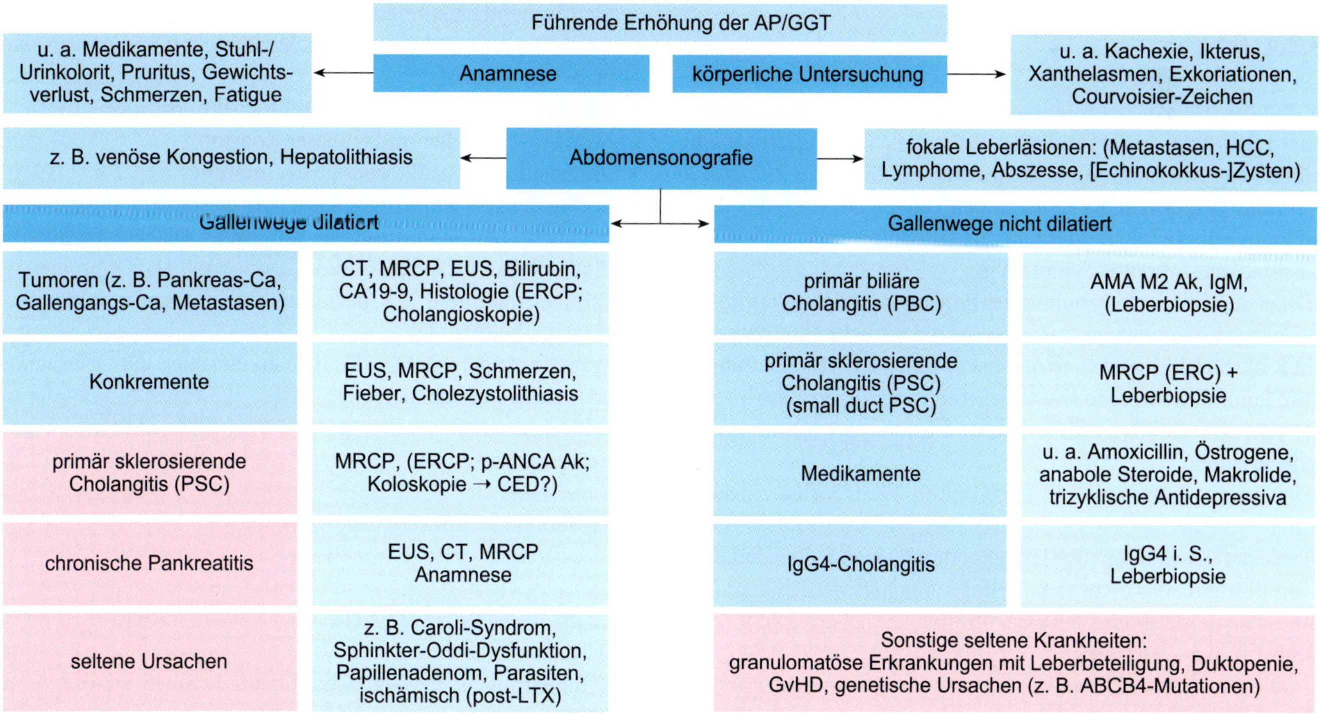

Abb. 49.2 Vorgehen bei der Abklärung erhöhter Cholestaseparameter [F201–022]

- Eiweißverlust, z. B. bei Verbrennungen oder nephrotischem Syndrom
- Erhöhter Katabolismus, z. B. bei Alkoholerkrankung, Malignität, Schwangerschaft

Kommt es durch eine Lebererkrankung zu einer portalen Hypertonie und Splenomegalie, ist eine Thrombozytopenie ein Grund für eine erhöhte Blutungsneigung. Bei fortgeschrittenen Lebererkrankungen werden weniger Gerinnungsfaktoren produziert, was zu einer erhöhten INR führt. Jedoch berücksichtigt dies nicht, dass zur gleichen Zeit die gerinnungshemmenden Faktoren wie Protein C, Protein S und Antithrombin III zurückgehen, sodass gleichzeitig ein 1,7- bis 2-fach erhöhtes Thromboserisiko besteht. Nur bei einer aktiven Blutung sollte stationär eine Korrektur durch z. B. FFP *(fresh frozen plasma)* erfolgen.

MERKE

Eine isolierte Interpretation der hepatobiliären Enzyme gibt Aufschluss über den Grad der laufenden Leberschädigung, während Bilirubin, Albumin und INR Informationen über die Leberfunktion und die Blutplättchen Informationen über den Grad der Fibrose liefern. Ein isoliert erhöhtes Bilirubin wird am häufigsten durch das Gilbert-Syndrom (= M. Meulengracht) verursacht.

49.3 Symptome einer Lebererkrankung

Die Symptome von Lebererkrankungen sind anfangs oft unspezifisch, z. B. Müdigkeit und Appetitlosigkeit, oder treten erst im Verlauf auf (➤ Abb. 49.3). Als starke Hinweise können das Auftreten von Ikterus, Aszites und obere gastrointestinale Blutungen gelten.

49.3.1 Ikterus

Der Ikterus (Gelbsucht) ist ein relativ seltener Konsultationsanlass in der Hausarztpraxis (Prävalenz < 0,1 ‰). Er ist definiert als eine Gelbfärbung der Haut und Schleimhäute (ab Bilirubin 2–3 g/dl je nach Hauttyp). Er tritt als erstes an den Skleren auf (➤ Abb. 49.4) und kann mit einem starken Juckreiz (Pruritus) einhergehen, der manchmal das führende Symptom ist.

Die erste Wahl zur Behandlung des Pruritus stellt Colestyramin dar, ein Gallensäurebinder im Darm, wobei die zeitliche Einnahme vor dem Frühstück beachtet werden muss (4 g bis max. 16 g/d). Colestyramin kann Beschwerden wie Völlegefühl, Blähungen, Obstipation, aber auch Durchfälle verursachen und interagiert mit mehreren Medikamenten.

Der Ikterus kann pathophysiologisch in 3 Kategorien eingeteilt werden:

- Prähepatisch (hämolytisch): Ikterus durch einen hohen Anfall von Bilirubin, das nicht rasch genug konjugiert werden kann.
- Intrahepatisch: Ikterus bei einer Störung der Leberfunktion selbst (z. B. bei Hepatitis).
- Posthepatisch: Verschlussikterus durch die Verlegung der ableitenden Gallenwege (z. B. bei Choledocholithiasis oder Karzinom).

Unter klinischen Aspekten ist die Einteilung in schmerzhaften und schmerzlosen Ikterus üblich (➤ Tab. 49.3). Wegen der breiten und komplexen Differenzialdiagnose ist im Regelfall eine stationäre Einweisung indiziert.

MERKE

Schmerzloser Ikterus

Ein schmerzloser Ikterus bei Patienten > 50 Jahre ist hochgradig verdächtig für eine Neoplasie, welche die ableitenden Gallenwege chronisch einengt oder verschließt.

MERKE

Neu aufgetretener Ikterus

Ein neu aufgetretener Ikterus ist immer abklärungsbedürftig, da er auf eine bisher unbekannte schwerwiegende Erkrankung hindeuten kann (Red Flag)! In der Hausarztpraxis ist bei einem Sklerenikterus der **Morbus Meulengracht** (Gilbert-Syndrom) als Differenzialdiagnose zu beachten: Er ist mit einer Prävalenz von > 8 % der Bevölkerung weit verbreitet. Männer sind häufiger betroffen als Frauen.

49.3.2 Anamnese bei Verdacht auf eine Lebererkrankung

Bei der Anamnese sollten wichtige Risikofaktoren abgeklärt werden wie z. B.:

- Vollständige Abklärung weiterer Symptomatik, z. B. B-Symptomatik (Nachtschweiß, Gewichtsverlust)
- Vorerkrankungen (z. B. Cholelithiasis, Operationen, Transfusionen von Blut oder Blutprodukten, Kontakt mit Blut oder Nadelstichverletzungen)
- Medikamentenanamnese (einschließlich pflanzlicher Präparate, Antibabypillen und rezeptfreier Medikamente), Suizidversuch (z. B. Paracetamol)
- Alkohol- und Drogenkonsum (inkl. Injektionsdrogen, LSD, MDMA) – aktueller und früherer Konsum
- Impfanamnese (Antikörper durch Impfung)
- Vorhandensein von Risikofaktoren, insbesondere Merkmale des metabolischen Syndroms (z. B. Adipositas, Diabetes mellitus, Bluthochdruck, Dyslipidämie)
- Familienanamnese (z. B. bekannte Autoimmunerkrankungen, Hämoglobinopathie)
- Sexuelle Aktivitäten bzw. Kontakt zu Personen mit Gelbsucht oder anderen Risikopersonen
- Schwangerschaft
- Reiseanamnese
- Berufstätigkeit
- Zeckenbisse, Muskelverletzungen

49.3.3 Weiterführende Untersuchungen

Eine Sonografie ist bei Verdacht auf eine Lebererkrankung immer indiziert, entweder kann eine Überweisung zur Sonografie erfolgen, oder diese kann je nach Expertise selber durchgeführt werden. Der

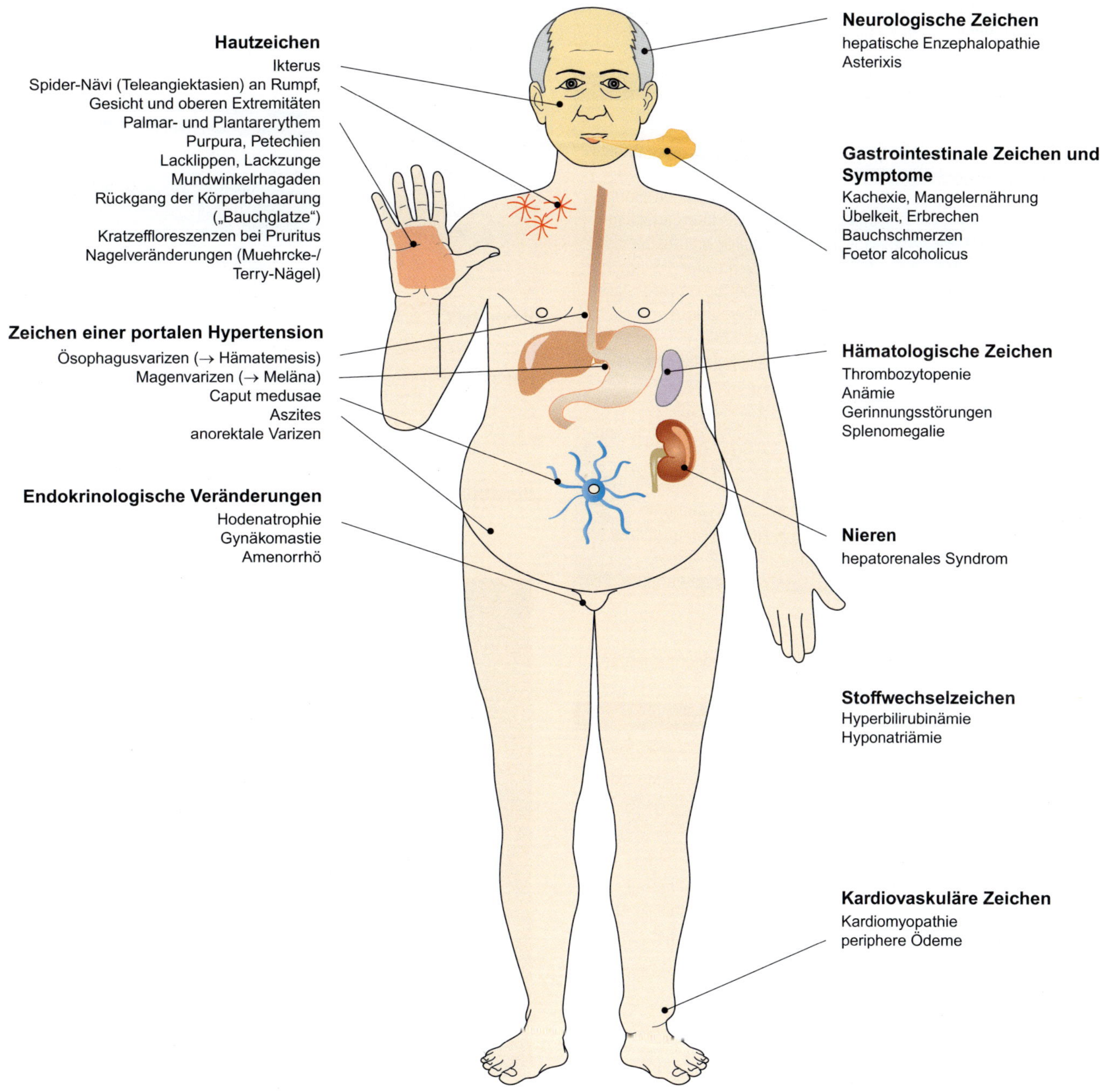

Abb. 49.3 Zeichen und Symptome von Lebererkrankungen [L143]

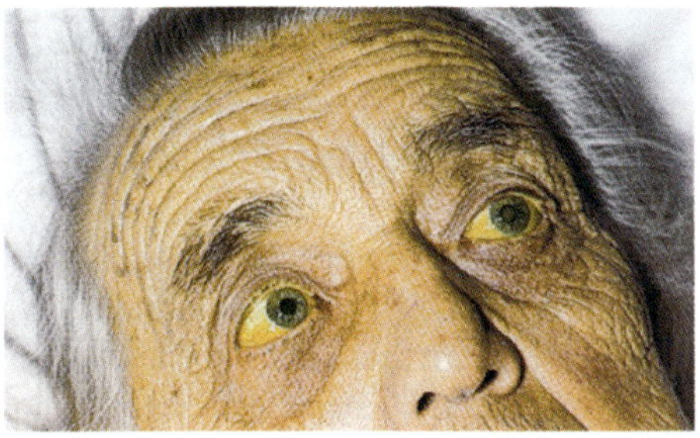

Abb. 49.4 Gelbfärbung der Skleren bei Ikterus [R246]

Umfang der Laboruntersuchungen richtet sich nach der Verdachtsdiagnose (➤ Tab. 49.4). Die Indikation zu Leberbiopsie oder MRCP (MR-Cholangiopankreatikografie) wird vom Spezialisten gestellt.

Auch wenn eine Lebererkrankung im frühen Verlauf oft asymptomatisch ist, können frühe Anzeichen schon sonografisch erkennbar sein, z. B.:

- Inhomogene Textur des Lebergewebes
- Unregelmäßige Leberoberfläche oder Vergrößerung des Lobus caudatus
- Linker oder rechter Leberrand abgerundet

Tab. 49.3 Vergleich schmerzloser und schmerzhafter Ikterus gegenüber formaler Einteilung in prähepatisch, intrahepatisch und posthepatisch

Ikterus	Schmerzhaft	Schmerzlos
Prähepatisch (hämolytisch, ➤ Kap. 48)	Hämolytische Krisen (z. B. bei Thalassämien, Sichelzellanämie)	• Perniziöse Anämie • Hämolytische Anämien ohne Krisen
Intrahepatisch	• Pfeiffer-Drüsenfieber mit Kapselspannung • Leberzirrhose mit Aszites • Fortgeschrittene primär sklerosierende Cholangitis (PSC)	• (Neugeborenen-)Ikterus • Icterus intermittens juvenilis (Morbus Meulengracht/Gilbert-Syndrom) • Lebertumor/-metastasen • Leberzirrhose • Fettleber • Alkoholische Hepatopathie • Virushepatitis • Medikamente (z. B. Antibiotika, Steroide) • Primär biliäre Cholangitis
Posthepatisch (stenotisch)	• Choledocholithitasis ggf. mit Cholangitis oder Cholezystitis • Akute Pankreatitis	• Pankreastumoren • Gallenblasentumoren (Klatskin-Tumor) • Zwölffingerdarmtumoren

Tab. 49.4 Weitere Diagnosesicherungsschritte bei Verdacht auf eine Lebererkrankung

Verdachtsdiagnose	Diagnosesicherung
α1-Antitrypsinmangel	α1-Antitrypsin, Phänotyp PiZZ oder PiSZ
Autoimmune Hepatitis	Glatte-Muskulatur-Antikörper, Antinukleäre Antikörper, Leber-Nieren-Mikrosomen-Antikörper
Hepatitis A–E	➤ Tab. 49.5
Hepatozelluläres Karzinom	Alpha-Fetoprotein (auf > 500 ng/ml) (Sensitivität 39–64 %, Spezifität 76–91 %)
Hämochromatose	Transferrinsättigung, Ferritin, HFE-Gentest
Morbus Gilbert-Meulengracht	Molekulargenetische Untersuchung
Primär biliäre Zirrhose	Antimitochondriale Antikörper
Primäre sklerosierende Cholangitis	Anti-Neutrophile zytoplasmatische Antikörper, MRCP
Wilson-Krankheit	Coeruloplasmin ± 24-h-Kupfer-Urintest, Augenuntersuchung (Kayser-Fleischer-Ringe)

Weitere sonografische Anzeichen sind Hinweise von Aszites oder einer portalen Hypertension (➤ Kap. 49.4.5, ➤ Abb. 49.5, ➤ Abb. 49.6). Die spezielle Bestimmung des hepatischen Fibrosegrades mit nichtinvasiven Methoden (z. B. transiente Elastografie), ist Spezialisten vorbehalten.

Tab. 49.5 Serologischer Nachweis einer Hepatitis-Infektion

Hepatitis A	Akut	• Anti-HAV-IgM positiv
	Z. n. Impfung	• Anti-HAV-IgG positiv
Hepatitis B	Akut	• HBsAg positiv • Anti-HBc-IgM hoch positiv
	Chronisch	• Anti-HBc-IgM positiv
	Ausgeheilt	• Nachweis von Anti-HBc und Anti-HBs ≥ 10 IU/l • HBsAg negativ
	Z. n. Impfung	• Anti-HBs positiv • Anti-HBc negativ
Hepatitis C	Unklar	• Anti-HCV positiv
	Akut	• HCV-RNA positiv bzw. Kopienzahl > 0
Hepatitis D	Akut	• HBsAg positiv • HDV-IgM positiv
	Chronisch	• Anti-HDV-IgG positiv
	Ausgeheilt	• Anti-HDV-IgG positiv
Hepatitis E	Akut	• Anti-HEV-IgM positiv

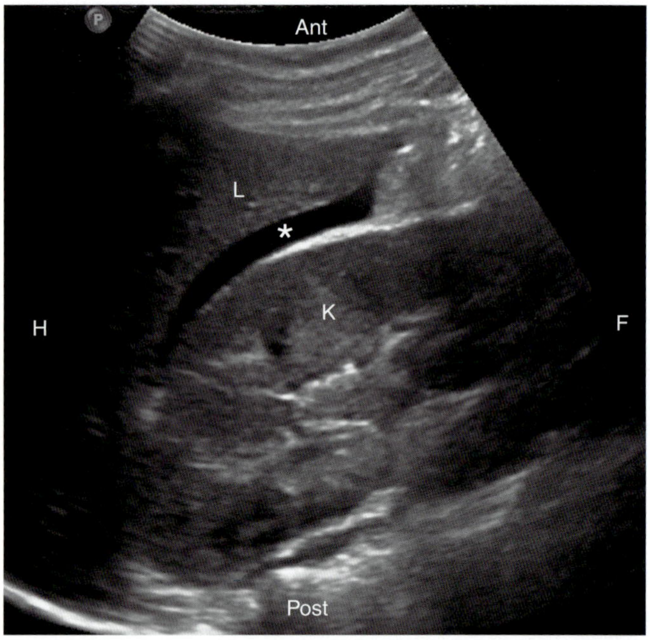

Abb. 49.5 Sonografisches Sagittalbild des rechten oberen Quadranten der Leber (L) und Niere (K) mit Abbildung von Aszites im Morrison-Pouch [E514-005]

49.4 Spezielle Krankheitsbilder

49.4.1 Alkoholische Lebererkrankung

Das Spektrum der alkoholischen Lebererkrankungen beinhaltet die alkoholische Fettleber (AFL), die alkoholische Steatohepatitis (ASH) und die alkoholische Leberzirrhose. Die tatsächliche Prävalenz einer AFL ist schwer genau zu messen. Menschen, die täglich > 40 g Alkohol trinken, entwickeln mit hoher Wahrscheinlichkeit eine alkoholische Fettleber, während aber nur wenige eine ASH oder eine alkoholische

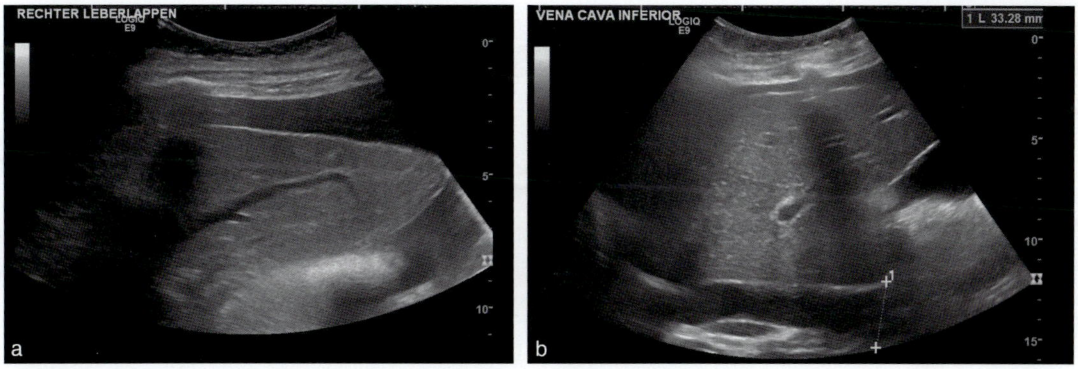

Abb. 49.6 Abdomen-Sonografie: perihepatischer Aszites und kleinknotige Leberzirrhose [T1144]

Zirrhose entwickeln. Sofern der Alkoholkonsum beendet ist, weist eine AFL eine gute Prognose auf, eine ASH ist jedoch meist nicht mehr reversibel.

Im Rahmen der Untersuchung können klinische Zeichen (➤ Abb. 49.3) festgestellt werden, in schweren Fällen sogar neurologisch-psychiatrische Defizite (z. B. Wernicke-Korsakow-Syndrom). Diagnostik und systematisches Screening des Alkoholkonsum sind in ➤ Kap. 80 Kapitel „Riskanter Alkoholkonsum und Alkoholgebrauchsstörungen" beschrieben. Typische Laborergebnisse können ➤ Tab. 49.2 (➤ Kap. 49.2.1) entnommen werden.

49.4.2 Nichtalkoholische Fettleber

Die nichtalkoholischen Fettlebererkrankungen beinhalten die einfache Fettleber und die NASH *(non-alcoholic steatohepatitis)*. Eine Fettleber zeichnet sich durch eine Einlagerung von Fett in die Hepatozyten aus; wenn eine Entzündung nachweisbar ist, liegt eine Steatohepatitis vor. Die Diagnose wird meist erst bei einer Sonografie nach auffälligen Leberwerten gestellt. Ein verdichtetes Leberparenchym ist ein sehr häufiger Befund und kann bei unauffälligen Leberwerten meist durch Adipositas oder Diabetes erklärt werden. Die klinische Bedeutung der Fettleber liegt darin, dass sie ein Marker für einen ungesunden Lebensstil ist. Daher stehen Ernährungsberatung (➤ Kap. 112) und Gewichtskontrolle im Vordergrund. Eine weitere Abklärung ist bei wiederholt erhöhten Leberwerten indiziert.

LEITLINIEN

S2k-Leitlinie „Nichtalkoholische Fettlebererkrankungen". AWMF-Registernummer 021-025:

https://register.awmf.org/de/leitlinien/detail/021-025

49.4.3 Virushepatitiden

Chronische Virushepatitiden werden durch die Erreger B, C, D und sehr selten E verursacht. Sie ähneln sich in der Symptomatik, d. h. akut oft unspezifisch und grippeähnlich, und erst im Verlauf einer chronischen Erkrankung zeigen sich Symptome einer Leberzirrhose. Übertragungen erfolgen bei Hepatitis B, C und D parenteral, bei Hepatitis A und E fäkal-oral. Zu den Risikogruppen gehören Personen mit Migrationshintergrund (insbesondere aus Osteuropa und Afrika), Empfänger von Blutübertragungen, intravenöse Drogenkonsumenten, Männer, die mit Männern Sex haben, Sexarbeiter sowie medizinisches Personal.

Die Hepatitis A wird akut durch eine Gelbsucht symptomatisch und nie chronisch, kann aber langanhaltende Fatigue nach sich ziehen. Trotz Impfung kommen chronische Hepatitis-B-Infektionen immer noch vor. Gegen Hepatitis C gibt es keine Impfung. Etwa 10 % der mit HBV Infizierten entwickeln eine chronische Hepatitis. Etwa 75 % aller HCV-Infektionen verlaufen chronisch, wovon ca. 20 % innerhalb von 20 Jahren eine Leberzirrhose entwickeln. Die Prognose von Infektionen bei der Geburt ist deutlich schlechter, weswegen alle werdenden Mütter in der 32. Schwangerschaftswoche auf HBV getestet werden.

Zum Ausschluss einer viralen Hepatitis wird i. d. R. auf HBV und HCV getestet. Die Diagnose erfolgt über spezifische Antikörper oder Virusbestandteile (➤ Tab. 49.5). Hepatitis D, eine Ko-Infektion, wird nur bei aktiver Hepatitis B getestet. Die Therapie aller Hepatitiden wird von spezialisierten Gastroenterologen durchgeführt. Mit den mittlerweile verfügbaren antiviralen Therapien können ca. 90–95 % der Patienten geheilt werden.

49.4.4 Leberzirrhose

Die Zirrhose entspricht dem Endstadium vieler Lebererkrankungen mit Zerstörung der Läppchen- und Gefäßstruktur der Leber. Die Inzidenz liegt bei ca. 250/100.000/Jahr weltweit, in Deutschland gehört sie zu den 20 häufigsten Todesursachen. Die Prognose ist jedoch von multiplen Einflussfaktoren (Ätiologie, Schweregrad, Komplikationen) abhängig. Ein etabliertes Modell zur Einschätzung der Überlebensrate sind die **Child-Pugh-Kriterien** (➤ Tab. 49.6, ➤ Tab. 49.7). Ein weiteres gebräuchliches Modell ist der MELD-Score.

In den Industrienationen sind alkoholische und nichtalkoholische Lebererkrankungen sowie Virushepatitiden die häufigsten Ursachen für eine Leberzirrhose. Das Therapieziel liegt darin, diese Grunderkrankungen zu behandeln und das individuelle Risiko für eine Krankheitsprogression zu berechnen. Dazu gehören insbesondere das metabolische Syndrom, exogene Noxen, Langzeiteinnahme po-

Tab. 49.6 Child-Pugh-Kriterien zur Stadieneinteilung der Leberzirrhose

Parameter	+ 1 Punkt	+ 2 Punkte	+ 3 Punkte
Totales Bilirubin, µmol/l (mg/dl)	< 34 (< 2)	34–50 (2–3)	> 50 (> 3)
Serum Albumin, g/dl	> 3,5	2,8–3,5	< 2,8
• INR • Quick (%)	• < 1,7 • > 70	• 1,71–2,20 • 40–70	• > 2,20 • < 40
Aszites in der Sonografie	Kein	Minimal	Moderat
Grad der Enzephalopathie	Keine	Grad 1–2	Grad 3–4

Tab. 49.7 Child-Pugh-Stadien zur weiteren Einschätzung der 1-Jahres-Überlebensrate

Stadium	Punktanzahl	1-Jahres-Überlebensrate
Child Pugh A	5–6	ca. 100 %
Child Pugh B	7–9	ca. 85 %
Child Pugh C	10–15	ca. 35 %

Tab. 49.8 Zusammenfassung der diagnostischen Genauigkeit der körperlichen oder der Laboruntersuchungen zum Nachweis einer Zirrhose (Udell et al. 2012)

	Sensitivität (%)	Spezifität (%)
Enzephalopathie	16	98
Aszites	35	95
Gesichtsteleangiektasien	73–82	88–92
Palmarerythem	46	91
Ikterus	28	93
Splenomegalie	34	90
Hepatomegalie	74	69
Thrombozytopenie < 110 x 10^3/µl	50	95
Verlängerte PT/INR	48	90
Albumin < 3,5 g/dl	45	90
AST > 2 x obere Grenze des Normalbereichs	65	80
ALT > 2 x obere Grenze des Normalbereichs	53	35
GGT > 300U/l	49	82
Bilirubin > 1,2 mg/dl	43	84

tenziell hepatotoxischer Medikamente (➤ Tab. 49.1) sowie das Risiko einer Hepatitis-Virusinfektion. Oft ist es schwierig, eine Leberzirrhose zu diagnostizieren. ➤ Tab. 49.8 gibt einen Überblick über die Sensitivität und Spezifität von körperlichen und diagnostischen Untersuchungen.

Die medikamentöse Therapie beschränkt sich auf die Behandlung der Komplikationen und der Malnutrition: ausreichende Zufuhr von Kalorien und Proteinen, Ausgleich von Mangel an Vitaminen und Spurenelementen (Folsäure, Thiamin, Zink, Vitamin D, Vitamin B_6 etc.).

LEITLINIEN

S2k-Leitlinie „Komplikationen der Leberzirrhose". AWMF-Registernummer 021-017:

https://register.awmf.org/de/leitlinien/detail/021-017

Eine Überweisung zum Gastroenterologen ist bei weiterführender Diagnostik (z. B. CT, MRT, Ösophagogastroduodenoskopie, Leberbiopsie, Tumorverdacht) oder Therapieplanung indiziert, insbesondere bei unklarer Ätiologie. Lebensbedrohliche Notfälle wie obere Gastrointestinalblutung, Sepsis oder hepatorenales Syndrom erfordern eine Krankenhauseinweisung.

MERKE

Autoimmune Lebererkrankungen

Die autoimmune Hepatitis, die primär biliäre Zirrhose und die primär sklerosierende Cholangitis zählen zu den autoimmunen Lebererkrankungen. Durch gestörte Immunregulation kommt es zu einer anhaltenden hepatozellulären Entzündung, Nekrose und evtl. zu einer Zirrhose. Die Symptomatik ist oft mild und von der Zirrhose stammend. Insbesondere bei bereits anderer, vorbekannter autoimmuner Erkrankung (z. B. rheumatoide Arthritis, Autoimmunthyreoiditis, Colitis ulcerosa) sollte eine autoimmune Ursache für eine Lebererkrankung in Betracht gezogen werden. Eine Überweisung an den Spezialisten zur weiteren Diagnostik (u. a. Antikörperdiagnostik, ➤ Tab. 49.4) ist indiziert.

49.4.5 Portale Hypertension und Ösophagusvarizen

Bei der **portalen Hypertension** handelt es sich um einen erhöhten Druck im Pfortadersystem durch Zirrhose. Zu den Komplikationen gehören Aszites, Ösophagusvarizen und andere Umgehungskreisläufe, die i. d. R. zur eigentlichen Diagnose führen.

Sonografische indirekte Hinweise auf eine portale Hypertension sind:

- Aszites (➤ Abb. 49.5, ➤ Abb. 49.6)
- Splenomegalie
- Kaliber der Vena lienalis > 8 mm
- Pfortaderfluss verlangsamt < 12 cm/s (ggf. Flussumkehr)
- Perihepatische Shunts (z. B. Cruveilhier-von-Baumgarten-Syndrom, splenorenaler Shunt)

Fundus-/Ösophagusvarizen entwickeln sich, wenn der portale Druck über 10 mmHg liegt; das Risiko einer Ruptur steigt, wenn der

Druck über 12 mmHg liegt. Eine Reduktion des Portaldrucks mit dem nichtselektiven Betablocker Propranolol (z. B. 3x 20 mg/d) oder Carvedilol (6,25–25 mg/d) senkt das Risiko einer Varizenblutung.

Blutenden Varizen präsentieren sich mit Erbrechen von hellrotem bis kaffeesatzartigem Blut oder Meläna und können im hypovolämischen Schock resultieren. Nicht blutende Varizen sind oft asymptomatisch oder mit einer Anämie unbekannter Ursache vergesellschaftet. Bei Verdacht auf eine akute Blutung sollte unverzüglich eine Notfalleinweisung erfolgen, um u. a. eine Endoskopie durchzuführen. Therapiebeispiele, insbesondere nach einer ersten Blutung, ist eine Sklerosetherapie oder die Einlage eines TIPS (transjugulärer intrahepatischer portosystemischer Shunt).

LEITLINIEN

S1-Leitlinie „Ösophagoskopie". AWMF-Registernummer 017-060:

https://register.awmf.org/de/leitlinien/detail/017-060

Im hausärztlichen Setting besteht das primäre Therapieziel darin, eine Blutung oder Rezidivblutung zu verhindern, d. h. eine Kombinationstherapie von endoskopischer Therapie durch Ligatur plus Betablocker-Therapie (z. B. Propranolol, Carvedilol). Zudem sollte bei neu diagnostizierter Leberzirrhose (➤ Kap. 49.4.4) ein endoskopisches Varizenscreening und eine Wiederholungsendoskopie bei einer kompensierten Leberzirrhose im Child-Pugh-Stadium A (➤ Tab. 49.6, ➤ Tab. 49.7) nach 2 Jahren und bei einer Leberzirrhose im Child-Pugh-Stadium B und C nach einem Jahr erfolgen. Protonenpumpenhemmer sollten vermieden werden, da sie mit einer erhöhten Rate an hepatischen Enzephalopathien (➤ Kap. 49.4.7) assoziiert sind. Es wird angenommen, dass sich Protonenpumpenhemmer auch ungünstig auf das Mikrobiom auswirken.

49.4.6 Aszites

Aszites ist eine pathologische Flüssigkeitsansammlung im Peritonealraum. Sonografisch sind bereits Flüssigkeitsmengen von 50–100 ml nachweisbar (➤ Abb. 49.6), ab ca. einem Liter auch bei der körperlichen Untersuchung. Bei unklarer Ursache sollte eine Abklärung angestrebt werden (maligner Aszites).

Im Vordergrund der Behandlung steht meist die Symptomkontrolle und nicht das vollständige Verschwinden des Aszites. Eine zu aggressive Behandlung kann zu einer hepatischen Enzephalopathie (➤ Kap. 49.4.7) oder einem prärenalen Nierenversagen führen. Zur nichtmedikamentösen Therapie gehört eine eiweiß- und energiereiche Ernährung. Eine moderate Natriumrestriktion wird nur bei refraktärem Aszites empfohlen. Das ist in der Praxis schwer umzusetzen (➤ Kap. 112). Zur medikamentösen Therapie bei größeren Aszitesmengen ist Spironolacton Mittel der Wahl. Eine übliche Startdosis ist 100 mg/d. Eine schnelle Dosissteigerung ist nicht indiziert, da es bis zum Eintritt der vollen Wirkung einige Tage dauern kann. Eine Maximaldosis von 400 mg/d sollte nicht überschritten werden. Es müssen regelmäßig Kontrollen von Blutdruck, Gewicht und Labor (eGFR, Elektrolyte) durchgeführt werden. Die Betroffenen sollten sich zudem täglich wiegen. Bei unzureichender Aszitesmobilisation (< 2 kg Gewichtsabnahme) oder bei einer Hyperkaliämie kann ein Schleifendiuretikum (Furosemid 20–40 mg morgens) ergänzt werden.

Eine Komplikation des Aszites ist die **spontan-bakterielle Peritonitis**. Hier können alleinige Symptome das Auftreten oder die Verschlechterung einer hepatischen Enzephalopathie, Hypotonie oder ein Nierenversagen sein. Bei Verdacht ist eine Einweisung notwendig.

49.4.7 Hepatische Enzephalopathie

Die hepatische Enzephalopathie (HE) ist eine Komplikation der fortgeschrittenen Leberzirrhose (➤ Kap. 49.4.4). Sie ist definiert als Akkumulation neurotoxischer Substanzen aus dem Darm, vor allem Ammoniak, welches zu (potenziell reversiblen) Hirnleistungsstörungen führt (➤ Tab. 49.9). HE-Episoden haben i. d. R. einen Auslöser, z. B. eine Infektion, gastrointestinale Blutung, Elektrolytentgleisung, Medikamente, Exsikkose oder Obstipation. Daher ist fast immer eine Einweisung empfehlenswert. Ammoniummessungen im Blut sind wegen der Präanalytik im ambulanten Bereich nicht möglich.

Die wichtigsten Therapiemaßnahmen sind das Beseitigen von auslösenden Faktoren, u. a. Stuhlregulation (z. B. Laktulose, beginnend mit 3- bis 4-mal tgl. 5–10 g oral, oder als Einlauf), Infektionsbehandlung sowie Volumenmangel und Elektrolytstörungen ausgleichen. Zur Darmsterilisation kommen auch Paromomycin (1.000–2.000 mg/d in 3–4 ED) und Rifaximin (2x 550 mg/d) infrage. Im weiteren Verlauf besteht die nichtmedikamentöse Therapie in Kalorien- und Eiweißzufuhr zu Vermeidung eines Eiweißkatabolismus.

Tab. 49.9 Stadien der hepatischen Enzephalopathie

Stadium	Vigilanz	Neurologie
0	Klinisch unauffällig	Pathologische psychometrische Tests
1	Schläfrigkeit	Gestörte Feinmotorik, verminderte Reaktionsgeschwindigkeit
2	Starke Schläfrigkeit bis Apathie	Flapping Tremor (Asterixis), verwaschene Sprache
3	Somnolenz, Stupor, aber erweckbar	Korneal- und Sehnenreflexe erhalten (teilweise Hyper-/Hyporeflexe)
4	Leberausfallkoma (nicht erweckbar)	Hypo-/Areflexie

49.4.8 Leberrundherde

Leberrundherde sind meistens asymptomatisch und werden oft zufällig im Ultraschall gefunden. Die diagnostische Herausforderung ist die Abgrenzung von benignen und malignen Befunden. Das **Leberhämangiom** ist die häufigste benigne Leberläsion. Sonografisch zeigt sich eine hyperechogene, scharf begrenzte Läsion (➤ Abb. 49.7). Eine weitergehende nuklearmedizinische Untersuchung oder eine Biopsie sind nur selten notwendig, eine Therapie ist i. d. R. nicht indiziert.

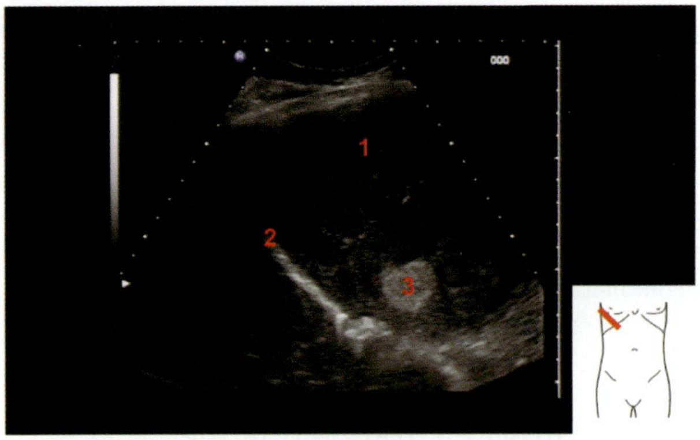

Abb. 49.7 Abdomen-Sonografie Leberhämangiom; 1) normales Leberparenchym, 2) Lig. falciforme, 3) echoreiches Hämangiom [T824]

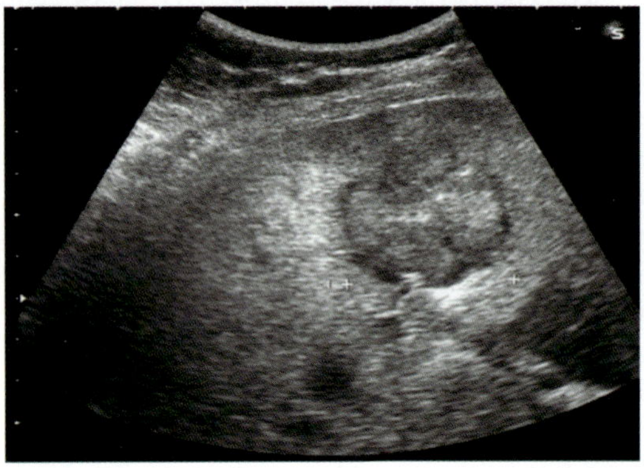

Abb. 49.8 Sonografische Abbildung einer solitären Lebermetastase [T569]

Die häufigsten malignen Raumforderungen in der Leber sind **Absiedelungen extrahepatischer Malignome.** Im Ultraschall ist die typische Metastase eines Adenokarzinoms hypoechogen und entweder multipel oder solitär auftretend (➤ Abb. 49.8). Eine irreguläre Binnenstruktur und ein echoarmer Randsaum sind weitere charakteristische Befunde. Gutartige Leberhämangiome stellen sich echodicht und scharf abgegrenzt dar. Sie können, wie auch Leberzysten, im Ultraschall meistens gut dargestellt und beurteilt werden. Die Differenzierung kann aber auch schwierig und uneindeutig sein, z. B. eine fokal noduläre Hyperplasie oder multiple benigne Adenome. Die Abklärung von uneindeutigen Befunden mit weiterführenden Untersuchungen sollte in Kooperation mit Spezialisten erfolgen.

Hepatozelluläre Karzinome entwickeln sich meist auf den Boden einer Leberzirrhose jeder Genese, daher werden regelmäßige Kontrollen empfohlen. **Cholangiokarzinome** werden meist erst in einem nicht mehr operablen Stadium symptomatisch (Ikterus) und sind in Frühstadien mit Bildgebung nur schwer zu erkennen.

Patientenbeispiel

Bei einem 48-jährigen Mann fallen in der Rehabilitation nach Bandscheibenoperation gering erhöhte Leberwerte (GGT, GOT, GPT) auf. Der Hausarzt wird im Entlassungsbrief gebeten, diese abzuklären. Nach einer Hepatitis-Serologie, einem Ultraschall und einem Abdomen-CT ohne Kontrastmittel konnte kein pathologischer Befund gezeigt werden. Die Leberwerte werden gelegentlich abgeklärt. Obwohl die Werte weiter steigen, wird keine Überweisung veranlasst, weil der Arzt Alkohol als Ursache vermutet, was der Patient bestreitet. Mit 52 Jahren hat der Patient einen Ikterus, und es wird ein nicht operables Cholangiokarzinom festgestellt.

LITERATUR

Agné C, Lankisch T. Leberzirrhose und ihre Komplikationen. In: Manns M, Schneidewind S. (Hrsg.). Praxis der Hepatologie. Berlin, Heidelberg: Springer; 2016, S. 259–266.
Baumeister SE, Völzke H, Marschall P et. al. Impact of fatty liver disease on health care utilization and costs in a general population: a 5-year observation. Gastroenterology 2008; 1;134(1): 85–94.
Kremer AE, Elferink RP, Beuers U. Pathophysiology and current management of pruritus in liver disease. Clinics and research in hepatology and gastroenterology 2011; 35(2): 89–97.
Robert Koch-Institut – Zentrum für Krebsregisterdaten. Leberkrebs. Stand: 07.12.2023; www.krebsdaten.de/Krebs/DE/Content/Krebsarten/Leberkrebs/leberkrebs_node.html (letzter Zugriff: 28.3.2024).
Seitz HK, Mueller S. Nicht alkoholische (NAFLE) und alkoholische Lebererkrankungen (ALE). CME 2018; 15: 45–57.
Statistisches Bundesamt. Todesursachenstatistik; 2022. www.destatis.de/DE/Themen/Gesellschaft-Umwelt/Gesundheit/Todesursachen/_inhalt.html#_32yz69n7m (letzter Zugriff: 28.3.2024).
Udell JA, Wang CS, Tinmouth J et. al. Does this patient with liver disease have cirrhosis? Jama 2012; 307(8): 832–42.
Wangler J, Jansky M. Evaluation of elevated liver values in primary care-a series of studies on the status quo of care in Germany with special reference to alcoholic liver disease. BMC Primary Care 2022; 23(1): 104.

SYSTEMATISCHE REVIEWS

Kunutsor SK, Apekey TA, Seddoh D, Walley J. Liver enzymes and risk of all-cause mortality in general populations: a systematic review and meta-analysis. International journal of epidemiology 2014; 43(1): 187–201.
Sepanlou SG, Safiri S, Bisignano C et. al. The global, regional, and national burden of cirrhosis by cause in 195 countries and territories, 1990–2017: a systematic analysis for the Global Burden of Disease Study 2017. The Lancet gastroenterology & hepatology 2020; 5(3): 245–66.
Younossi ZM, Koenig AB, Abdelatif D et. al. Global epidemiology of nonalcoholic fatty liver disease – Meta-analytic assessment of prevalence, incidence, and outcomes. Hepatology 2016; 64(1): 73–84.

LEITLINIEN

Deutsche Gesellschaft für Psychiatrie und Psychotherapie, Psychosomatik und Nervenheilkunde (DGPPN), Deutsche Gesellschaft für Suchtforschung und Suchttherapie e. V. (DG-SUCHT). S3-Leitlinie: Screening, Diagnose und Behandlung alkoholbezogener Störungen. Stand: 01.01.2021. AWMF-Registernummer 076-001; https://www.awmf.org/leitlinien/detail/ll/076-001.html (letzter Zugriff: 28.3.2024).
Newsome PN, Cramb R, Davison SM et. al. Guidelines on the management of abnormal liver blood tests. Gut 2018; 67(1): 6–19.

KAPITEL

50

Holger Hein, Martin Scherer

Ein- und Durchschlafstörungen

50.1 Definition und Epidemiologie

Führen Ein- und Durchschlafstörungen zu einem nicht erholsamen Schlaf mit beruflicher und/oder sozialer Beeinträchtigung, liegt nach ICD-10 (F51) eine Insomnie vor. Die Beschwerden müssen mindestens 3 ×/Wo. und mindestens 1 Monat lang auftreten (Schlack et al. 2013). Berichtet ein Patient lediglich über erschwertes Einschlafen, nächtliche Wachphasen oder frühes Aufwachen, ohne dass die Schlaferholung beeinträchtigt ist, liegt definitionsgemäß kein behandlungsbedürftiges Krankheitsbild vor. Die wichtigsten anamnestischen Fragen bei der Insomnie sind daher: Haben Sie einen nicht erholsamen Schlaf? Sind Sie tagsüber müde? Werden diese Fragen bejaht, sollte eine weitere diagnostische Abklärung erfolgen. Ist der Schlaf erholsam, ist eine Aufklärung darüber notwendig, dass keine behandlungsbedürftige Erkrankung vorliegt.

In einer repräsentativen Untersuchung des Robert Koch-Instituts mit 8.152 Personen (18–79 Jahre) hatten nur 47 % nie Einschlafprobleme und nur 36 % nie Durchschlafstörungen (Schlack et al. 2013). Schlafprobleme werden somit häufig bemerkt. Wird die obige strengere Definition zugrunde gelegt, treten behandlungsbedürftige Ein- und Durchschlafstörungen in Deutschland mit einer Prävalenz von je nach Studie 7 % (Ohayon und Zulley 2001), 4 % (Hajak 2001) und 5,7 % auf (Schlack et al. 2013). In einem Report der BARMER-Ersatzkasse hatten 1,6 % der Erwerbstätigen die Diagnose einer Insomnie (F51.0, oder G47.0, Ein- und Durchschlafstörungen, Hypersomnie bzw. Insomnie) (Grobe et al. 2019). Mit zunehmendem Lebensalter nimmt die Häufigkeit von Ein- und Durchschlafstörungen sowohl bei Frauen als auch bei Männern zu. In der Altersklasse zwischen 18 und 39 Jahren haben 10,4 % der Frauen und 7,6 % der Männer an mindestens 3 Tagen der Woche über mindestens 1 Monat Ein- bzw. 19,9 und 9,5 % Durchschlafstörungen; im Alter zwischen 60 und 79 Jahren sind es 18,1 bzw. 9,6 % (Einschlafstörungen) und 34,4 bzw. 29 % (Durchschlafstörungen). Der Schlafmittelkonsum an mindestens 3 Tagen/Woche steigt von 0,9 auf 2,8 % (Frauen) bzw. von 0,3 auf 2,5 % (Männer) an. Die Größe des Wohnorts spielt für das Auftreten von Ein- und Durchschlafstörungen keine signifikante Rolle. Ebenso wenig hat die geografische Lage (Norden verglichen mit dem Süden Deutschlands) einen Einfluss. In den alten Bundesländern treten Schlafstörungen aber 1,5-fach häufiger auf als in den neuen Bundesländern (Schlack et al. 2013).

MERKE
- Ein- und Durchschlafstörungen treten bei Frauen etwas häufiger auf als bei Männern, und sie sind bei jüngeren Personen seltener. Die Größe des Wohnortes spielt keine Rolle.
- Die entscheidende Frage bei Ein- und Durchschlafstörungen ist, ob der Schlaf erholsam ist oder nicht. Eine weitere diagnostische Abklärung ist nur bei Symptomen eines nicht erholsamen Schlafs erforderlich.

50.2 Diagnose und Differenzialdiagnose

50.2.1 Diagnostisches Vorgehen

Die Diagnose der Insomnie wird klinisch anhand der Anamnese entsprechend den o. g. Kriterien gestellt. Kurze nächtliche Wachphasen durch Nykturie oder Bewegungsschmerzen sind nicht pathologisch, sofern innerhalb weniger Minuten weitergeschlafen wird. Die **Erstdiagnose** einer Insomnie sollte eine ausführliche somatische Anamnese, eine psychopathologische Befunderhebung und eine schlafbezogene Anamnese umfassen. Anhand dieser Einschätzungen folgen ggf. somatische Untersuchungen.

Gut zur Diagnose bewährt haben sich **Schlaftagebücher.** Die von der Deutschen Gesellschaft für Schlafforschung und Schlafmedizin im Internet bereitgestellten Vorlagen erfüllen die wissenschaftlich empfohlenen Voraussetzungen (DGMS 2007). Allein durch das Führen eines Schlaftagebuchs wird vielen Patienten bewusst, dass die Schlafstörung oft geringer ausgeprägt ist, als es subjektiv empfunden wird. Allerdings ist die Auswertung der Tagebücher zeitaufwendig, wenn über einen kurzen Überblick hinaus aus den über 2 bis 4 Wochen tabellarisch notierten Daten Schlafdauer, Schlaflatenz, Einschlafzeitpunkt, Aufwachzeitpunkt, Wachzeiten etc. berechnet werden sollen. Da die Auswertung handgeschriebener Schlaftagebücher sehr zeitaufwendig ist, gibt es mittlerweile auch Versionen für die Eingabe in das Smartphone. Die generierten Tabellen können mithilfe geeigneter Programme einfach analysiert werden, und Daten zum Schlaf an freien Tagen, Arbeitstagen, und ggf. auch an Schichtarbeittagen übersichtlich erstellt werden.

Fitnessarmbänder ermitteln Schlaf-Wach-Rhythmen über die Bewegungsintensität. Teilweise wird über die Herzfrequenzvariabilität versucht, Schlafstadien zu erkennen. Die Bestimmung von Schlaf-/Wachzeiten, Schlaflatenzen und Schlafunterbrechungen sind mithilfe der Bewegungsmessungen i. d. R. gut möglich. Da die in der Hausarztpraxis untersuchten Patienten oft nicht mehr jung sind, ist die Herzfrequenzvariabilität weniger ausgeprägt. Ein weiterer Störfaktor sind Herzrhythmusstörungen. Daher ist eine valide Erkennung von Schlafstadien über Fitnessarmbänder i. d. R. nicht möglich. Zertifizierte und vom Bundesinstitut für Arzneimittel und Medizinprodukte zur Diagnostik und Therapie zugelassene **Smartphone-Apps** gibt es bisher nicht (BfArM 2013). Ein weiterer noch ungeklärter Punkt ist die Datensicherheit der Apps, die offensichtlich viele persönliche und auch gesundheitsbezogene Daten sammeln und unbefugt weiterleiten (Schäfer 2019). Seit Jahrzehnten werden in der Schlafmedizin aktometrische Messungen durchgeführt. Ein Armbanduhr-großes Gerät wird am nicht dominanten Handgelenk Tag und Nacht über 2 bis 3 Wochen getragen und misst sekündlich Bewegungen und teilweise auch die Lichtintensität, ähnlich den Fitnessarmbändern. Diese Instrumente sind zertifiziert und erlauben die Darstellung und Berechnung von Schlafzeiten, Schlaflatenz, Schlafunterbrechungen, Schlafmitte und Periodizität (Vorliegen eines 24-h- oder eines Non-24-h-Rhythmus) (Winnebeck et al. 2018).

Der subjektive Schweregrad der Insomnie kann mithilfe des **Insomnia Severity Index (ISI)** auf einer Skala von 0 bis 28 eingeschätzt werden (Bastien et al. 2011). Durch den international weit verbreiteten **Pittsburgh Schlafqualitätsindex (PSQI)** können die schlafbezogenen Beschwerden gut quantifiziert werden. Der Index kann zwischen 0 und 21 Punkten liegen; ab 5 Punkten gilt er als auffällig (DGSM 2007). Die genannten Instrumente werden in der S3-Leitlinie „Nicht erholsamer Schlaf/Schlafstörungen, Kapitel Insomnie bei Erwachsenen" von der Deutschen Gesellschaft für Schlafforschung und Schlafmedizin zur Diagnostik und Schweregradeinteilung der Insomnie empfohlen.

Ein zunehmend wichtiger Punkt zur Planung einer Therapie ist die Frage, ob die Insomnie mit einer tatsächlich verminderten oder nahezu normalen Schlafdauer einhergeht (Vgontzas et al. 2013). Dies kann nur durch EEG-Messungen geklärt werden, die möglichst im häuslichen Umfeld über mehrere Tage erfolgen sollten.

TIPP

- Deutsche Gesellschaft für Schlafforschung und Schlafmedizin (DGSM). Fachinformationen. Schlaftagebücher in der Diagnostik von Insomnien:

  http://www.dgsm-archiv.not-only-pixel.de/fachinformationen_frageboegen_schlaftagebuecher.php?language=german

- Deutsche Gesellschaft für Schlafforschung und Schlafmedizin (DGSM). Fachinformationen. Pittsburgh Schlafqualitätsindex (PSQI):

  http://dgsm-archiv.not-only-pixel.de/fachinformationen_frageboegen_psqi.php?language=german

50.2.2 Ursachen

Ein entscheidender Schritt in der Diagnostik der Insomnie ist der Ausschluss sekundärer Ursachen (➤ Box 50.1). Die Anamnese hat dabei einen hohen Stellenwert:

- Spielen Nebenwirkungen von Medikamenten eine Rolle?
- Führen aktuelle Konflikte, die Arbeits- und/oder private Situation zu Schlafstörungen oder nächtlichem Grübeln?
- Wird in Schichten gearbeitet?
- Seit wann treten die Schlafstörungen auf?
- Wurden Hypnotika genutzt?
- Wurde Alkohol als Schlafmittel eingesetzt?
- Wird regelmäßig Alkohol konsumiert?
- Werden Stimulanzien und/oder Beruhigungsmittel genommen?

Box 50.1

Ursachen für Insomnie

Wahrscheinlichste Diagnosen

- Nicht-abschalten-Können
- Medikamente
- Depression

Was man nicht übersehen sollte

- Schlafapnoe-Syndrom
- Restless-Legs-Syndrom/periodische nächtliche Extremitätenbewegungen

Diagnosen seltener oder sekundärer Ursachen

- Adipositasbedingtes Hypoventilationssyndrom (*obesity hypoventilation,* läuft unter Schlafapnoe-Syndrom)

Depressive Erkrankungen gehen nahezu immer mit Schlafstörungen einher. Die Verdachtsdiagnose ergibt sich oft im ersten Gespräch mit den Patienten. Nächtliche Schmerzen im Bewegungsapparat weisen auf degenerative Skelettveränderungen oder rheumatische Erkrankungen hin. Nächtliche Kopfschmerzen können zu Schlafstörungen führen. Luftnot oder Hustenattacken werden bei Asthma, chronischer Bronchitis, Sinusitiden, Herzinsuffizienz oder Reflux beobachtet. Juckreiz bei dermatologischen Krankheiten ist offensichtlich. Auch Schilddrüsenfunktionsstörungen können mit Schlafstörungen einhergehen. Chronische Nierenkrankheiten können zu Schlafstörungen führen. Einfache serologische Untersuchungen können diese Differenzialdiagnose klären. Nächtliche Epilepsien sind selten und anamnestisch nicht immer klar einzuordnen. Polyneuropathien und extrapyramidale Krankheiten sind weitere Gründe. Auch maligne Erkrankungen sind als Ursache beschrieben.

Ist das Einschlafen durch Hitzegefühle oder Brennen in den Extremitäten und Unruhegefühl gestört, kann ein **Restless-Legs-Syndrom** (Willis-Ekbom-Krankheit) vorliegen. Zur Diagnostik dient der standardisierte Fragebogen der International RLS Study Group (Allen et al. 2014). Die 4 essenziellen Fragen hierzu sind:

1. Liegt ein Bewegungsdrang der Beine mit unangenehmen Empfindungen vor?
2. Treten diese Symptome eher abends oder in Ruhephasen auf?
3. Werden die Symptome durch Bewegungen besser?
4. Stören oder verzögern die Empfindungen das Einschlafen?

Die Prävalenz liegt bei 9,4–15 %; Multimorbidität ist ein Faktor für häufigeres Auftreten der Erkrankung (Trenkwalder et al. 2016). Nicht nur die Beine können betroffen sein, auch die Arme (Ruppert 2019)!

Eine weitere wichtige Differenzialdiagnose sind die **schlafbezogenen Atmungsstörungen.** Die Prävalenz hat in den letzten Jahren zugenommen und liegt nach den epidemiologischen Daten der Schweizer HypnoLaus-Studie bei etwa 23 % der Frauen und 50 % der Männer mit einem Alter von im Mittel 57 (Bereich: 40–85) Jahren (Heinzer et al. 2015). Nicht jeder, der schnarcht oder nächtliche Atmungspausen hat, ist behandlungsbedürftig erkrankt. Und nur jeder vierte mit nächtlichen Atmungsstörungen berichtet über Symptome eines nicht erholsamen Schlafs. Die durch die Atmungsstörungen hervorgerufenen Symptome sind bei Frauen und Männern unterschiedlich: Frauen berichten eher über Ein- und Durchschlafstörungen, Männer gehäuft über Müdigkeit und Schläfrigkeit tagsüber (Valipour 2012).

Besteht der Verdacht auf eine **Schlafapnoe,** sollte zur Diagnostik bzw. Differenzialdiagnostik der STOP-BANG-Fragebogen eingesetzt werden (Chung et al. 2018). Bei begründetem Verdacht sollten sich eine 6-Kanal-Polygrafie und ggf. eine Polysomnografie im Schlaflabor anschließen.

Bleiben trotz dieser Untersuchungen die Ursachen der Insomnie unklar, können Polysomnografien zur Differenzialdiagnostik erforderlich sein.

MERKE

- Die Diagnose von Ein- und Durchschlafstörungen ist durch eine strukturierte Anamnese möglich. Wichtig ist der Ausschluss sekundärer Ursachen durch eine gute und umfassende Anamnese sowie ggf. ergänzende Untersuchungen.
- Die Schwere der Insomnie sollte durch Fragebögen und Schlaftagebücher quantifiziert werden – auch damit die Betroffenen die Symptome richtig einschätzen können; nicht selten werden diese subjektiv überbewertet.

50.2.3 Patientenperspektive

Einige Patienten sind durch nicht erreichte „Sollwerte" der Schlafdauer oder Unterbrechungen des Schlafs ängstlich und befürchten gesundheitliche Folgen. Aufklärung ist wichtig. Referenzwerte sind lediglich Abbildungen des statistischen Mittels eines untersuchten Kollektivs. Im Einzelfall können die Werte erheblich abweichen.

50.3 Management von Patienten mit Insomnie

50.3.1 Strukturierung der Konsultation

Nach genauer Anamnese, Diagnose und Differenzialdiagnose zum Ausschluss sekundärer Ursachen sollten die Schlaftagebücher weitergeführt werden. Bei jeder Konsultation werden die Aufzeichnungen eingesehen. Die Wirkung der therapeutischen Maßnahmen kann dadurch erfasst und im Idealfall auch quantifiziert werden. Zugleich erkennen die Patienten auch selbst die Fortschritte.

50.3.2 Therapie

Schlafhygiene

Die Basis der Therapie ist **Schlafhygiene** (➤ Box 50.2). Die Schlafumgebung, der Schlaf-Wach-Rhythmus sowie das eigene Verhalten sollen über eine Konditionierung den Schlaf ermöglichen und fördern.

Box 50.2

Regeln zur Schlafhygiene

(In Anlehnung an die „Regeln des gesunden Schlafs" [www.schlafgestoert.de/site-48.html]; Anrede der Empfehlungen in „Sie"-Form quasi als Ansprache an Patienten):

- Schaffen Sie zwischen Ihrem Alltag und dem Zubettgehen eine „Pufferzone". Wenn die Aufgaben des nächsten Tages, Sorgen und Grübeleien Sie nicht loslassen, ist es oft hilfreich, diese rechtzeitig am Abend z. B. in einem Tagebuch aufzuschreiben und „abzulegen".
- Gewöhnen Sie sich an ein regelmäßiges Zubettgehritual, das aber nicht länger als 30 min dauern sollte.
- Wenn Sie nachts aufwachen, sollten Sie nichts essen: Regelmäßiges Essen in der Nacht führt innerhalb kurzer Zeit dazu, dass ihr Körper nachts von selbst wach wird, weil er erwartet, von Ihnen „gefüttert" zu werden.
- Setzen Sie sich keinem hellen Licht aus, wenn Sie nachts wach werden und aufstehen müssen: Helles Licht wirkt als „Wachmacher" und ist in der Lage, unsere „innere Uhr" zu verstellen.
- Meiden Sie abends blauhaltiges Licht; schalten Sie das Display von PC/Tablet/Smartphone auf Nachtmodus.

- Vermeiden Sie es, nachts auf die Uhr zu gucken: Der Blick zur Uhr löst zumeist direkt Anspannung und Erregung aus.
- Setzen Sie sich nach dem Aufstehen am Morgen nach Möglichkeit etwa eine halbe Stunde lang dem Tageslicht aus. Tageslicht ist heller und besser als künstliche Raumbeleuchtung. Dies hilft, den Schlaf-Wach-Rhythmus zu stabilisieren, und hat gleichzeitig eine stimmungsaufhellende Wirkung.
- Sie sollten keinesfalls auf „Sparflamme" leben, sondern auch in den Abendstunden angenehmen Aktivitäten nachgehen. Bedenken Sie, dass nicht nur der Schlaf den folgenden Tag bestimmt, sondern umgekehrt gilt auch: Der Tag bestimmt die Nacht. Nur ein aktiv gestaltetes Wachleben mit Arbeit, Hobbys, Interessen usw. kann zu einem erholsamen Schlaf beitragen.

Von Insomnie Betroffene verbringen oft viel Zeit im Bett, in der Hoffnung, Schlaf „nachzuholen". Da die subjektiv empfundene Schlafdauer meist wesentlich geringer ist als die gemessene Schlafzeit, fehlt der „Schlafdruck". Die Bettzeiten sollten daher begrenzt werden („Bettzeitrestriktion"). Die **S3-Leitlinie** „Nicht erholsamer Schlaf/Schlafstörungen" empfiehlt Folgendes (Riemann et al. 2017):

- Die subjektiv erlebten Schlafzeit durch 14-tägiges Ausfüllen eines Schlaftagebuchs bestimmen.
- Bettzeit auf die durchschnittliche Schlafzeit setzen (Daten aus dem Schlaftagebuch), jedoch nie kürzer als 5 h.
- Diese Maßnahme nach 7 Tagen evaluieren: Liegt die Schlafeffizienz über 85 %, kann um 30 min ausgedehnt werden usw.

Außerdem sollten **Regeln zur Stimuluskontrolle** beachtet werden:

- Gehen Sie abends nur zu Bett, wenn Sie schläfrig sind.
- Benutzen Sie das Bett nur zum Schlafen, d. h. nicht zum Lesen, Trinken, Rauchen, Fernsehen (sexuelle Aktivitäten ausgenommen).
- Wenn Sie nach 15 min noch wach sind, stehen Sie auf und gehen Sie in ein anderes Zimmer. Gehen Sie erst wieder ins Bett, wenn Sie sich schläfrig fühlen. Wenn Sie dann immer noch nicht einschlafen können, wiederholen Sie den vorhergehenden Schritt.
- Stehen Sie jeden Morgen zur gleichen Zeit auf.
- Schlafen Sie nicht tagsüber.

TIPP

- Patienten sollen ermutigt werden, ihre persönlichen Ziele und Prioritäten darzulegen.
- Die Patienten sollten ihre Schlaf-/Wachzeiten, die subjektive Schlafeffizienz und die Tagesbefindlichkeit täglich protokollieren.

LEITLINIEN

Riemann D, Baum E, Cohrs S et al. S3-Leitlinie „Nicht erholsamer Schlaf/Schlafstörungen". Somnologie 2017; 21: 2–44:

https://www.dgsm.de/fileadmin/dgsm/leitlinien/s3/S3_LL_Nicht-erholsamer_Schlaf_Kap_Insomnie_Somnologie_2017.pdf

Nichtmedikamentöse Therapie

Insomnien können sowohl nichtmedikamentös als auch medikamentös behandelt werden. Das gemäß wissenschaftlicher Datenlage effektivste nichtmedikamentöse Therapierverfahren bei Erwachsenen ist die **kognitive Verhaltenstherapie für Insomnien (KVT-I).** Dies ist eine auf den Schlaf fokussierte psychotherapeutische Behandlung, die im Rahmen von Einzel- oder Gruppentherapie angeboten wird. KVT-I soll bei Erwachsenen als erste Behandlungsoption genutzt werden, die Effektstärke ist mittel bis hoch, die Erfolge sind langfristig Die KVT kann in Einzel- oder Gruppenbehandlung erfolgen. Sie umfasst:

- Körperliche Entspannung, progressive Muskelrelaxation
- Gedankliche Entspannung, Ruhebild, Fantasiereise, Achtsamkeit
- Regeln für einen gesunden Schlaf/Rhythmusstrukturierung
- Informationen zu Schlaf und Schlafstörungen, Schlafhygiene, Schlaf-Wach-Rhythmus-Strukturierung, Stimuluskontrolle, Schlafrestriktion
- Erkennen kognitiver Teufelskreise und sich selbst erfüllender Prophezeiungen, Gedankenstuhl
- Kognitives Umstrukturieren dysfunktionaler Gedankenkreisläufe

KVT sollte einer medikamentösen Therapie der Insomnie vorgezogen werden. Seit November 2020 gibt es eine zertifizierte und im Rahmen der GKV verschreibungsfähige App zur Durchführung von kognitiver Verhaltenstherapie bei Insomnie.

Für andere Therapieverfahren wie Achtsamkeit, Akupunktur, Aromatherapie, Bewegung, Homöopathie, Hypnotherapie, Lichttherapie, Massage, Meditation, Musiktherapie, Öl, Reflexzonenmassage sowie Yoga/Tai-Chi/Qigong gibt es nur unzureichende Untersuchungsdaten, sodass diese Verfahren zur Insomniebehandlung derzeit nicht empfohlen werden.

Medikamentöse Therapie

Wenn KVT nicht ausreichend wirkt oder nicht durchführbar ist, können Medikamente eingesetzt werden. Es gibt eine Vielzahl an medikamentösen Behandlungsoptionen für Erwachsene, wobei die zugelassenen verschreibungspflichtigen Medikamente nur für einen kurzen Zeitraum eingenommen werden sollten, i. d. R. nicht länger als 4 Wochen (Riemann et al. 2017). Folgende Substanzklassen kommen zur Anwendung (Riemann et al. 2017; Übersicht ➤ Tab. 50.1):

- **Benzodiazepin-Rezeptoragonisten** sind bei einer Anwendung über 3 bis 4 Wochen effektiv und zur Behandlung der Insomnie zugelassen. Bei der Auswahl ist die pharmakologische Wirkdauer zu beachten. Die neueren Medikamente **(Z-Substanzen)** haben kürzere Halbwertzeiten, kaum „Hangover"-Effekte und geringere Auswirkungen auf die morgendliche und psychosoziale Leistungsfähigkeit, Fahrtauglichkeit und Arbeitsfähigkeit. Sie werden nicht zur Langzeitbehandlung empfohlen.
- **Sedierende Antidepressiva** sind unter Beachtung der Kontraindikationen und Nebenwirkungen zur Kurzzeittherapie effektiv. Genutzt werden Agomelatin (**cave:** Leberfunktion, insbesondere bei vorbestehenden Funktionsstörungen), Amitriptylin, Doxepin, Mirtazapin, Trazodon und Trimipramin. Die Dosierung ist

Tab. 50.1 Medikamentöse Behandlungsoptionen bei Schlafstörungen

Wirkstoff	Wirkstoffgruppe	Wirkungsbeginn [min]	Halbwertzeit [h]	Dosis [mg/d]	Dosis im höheren Alter [mg/d]	Nebenwirkungen	Kontraindikationen
Oxazepam	Benzodiazepine	30–60	5–15	10–30	5–10	Benzodiazepine: Schläfrigkeit, Schwindel, Benommenheit, Kopfschmerzen, Müdigkeit, Ataxie, verschwommenes Sehen, Mundtrockenheit, Verstopfung, Konzentrationsschwierigkeiten, Gedächtnisstörungen, Stimmungsschwankungen	Benzodiazepine: • Bekannte Überempfindlichkeit gegen Benzodiazepine • Abhängigkeitsanamnese (Alkohol, Arzneimittel, Drogen) • Akute Alkohol-, Schlafmittel-, Schmerzmittel- (Opiattyp) sowie Psychopharmakaintoxikation • Myasthenia gravis • Schwere Ateminsuffizienz • Schlafapnoe-Syndrom • Schwere Leberinsuffizienz
Triazolam	Benzodiazepine	15–30	1,5–5	0,25–0,5	0,125–0,25		
Zaleplon	Benzodiazepin-Rezeptor-Agonisten	15–30	1	5–10	2,5–5	Benzodiazepin-Rezeptor-Agonisten: • Schläfrigkeit, Schwindel, Benommenheit, Kopfschmerzen, Müdigkeit, Ataxie, verschwommenes Sehen, Mundtrockenheit, Verstopfung, Konzentrationsschwierigkeiten, Gedächtnisstörungen, Stimmungsschwankungen • Eszopiclon kann auch zu morgendlicher Müdigkeit, Rebound-Schlaflosigkeit und paradoxen Reaktionen wie Angst und Erregung führen	Benzodiazepin-Rezeptor-Agonisten: • Überempfindlichkeit gegen den Wirkstoff oder einen der sonstigen Bestandteile • Schwere Leberinsuffizienz • Akute und/oder schwere Ateminsuffizienz • Bekanntes ungewöhnliches Schlafverhalten nach Einnahme von Zolpidem in der Vorgeschichte • Schlafapnoe-Syndrom • Myasthenia gravis
Zolpidem	Benzodiazepin-Rezeptor-Agonisten	15–30	2,5–3	5–10	2,5–5		
Eszopiclon	Benzodiazepin-Rezeptor-Agonisten	15–30	6	3	2		
Agomelatin	Antidepressiva	15–40	1–2	25	15	Antidepressiva: • Kopfschmerzen, Schwindel, Übelkeit, Erbrechen, Verstopfung, Mundtrockenheit, Müdigkeit, Gewichtszunahme • Agomelatin kann auch Leberprobleme und Agranulozytose verursachen	Antidepressiva: • Überempfindlichkeit gegen den Wirkstoff oder einen der sonstigen Bestandteile • Eingeschränkte Leberfunktion (Leberzirrhose, aktive Lebererkrankung) • Erhöhung der Transaminasewerte auf mehr als das 3-Fache des oberen Normbereichs • Fluvoxamin (starker CYP1A2-/moderater CYP2C9-Inhibitor) hemmt den Metabolismus von Agomelatin, was zu einem 60-fachen (12- bis 412-fachen) Anstieg der Agomelatin-Exposition führt → gleichzeitige Anwendung von Agomelatin und starken CYP1A2-Inhibitoren (z. B. Fluvoxamin, Ciprofloxacin) ist kontraindiziert • Da die Wirksamkeit von Agomelatin bei Patienten > 75 J. bislang nicht nachgewiesen werden konnte, soll das Arzneimittel bei diesen Patienten nicht angewendet werden

Tab. 50.1 Medikamentöse Behandlungsoptionen bei Schlafstörungen *(Forts.)*

Wirkstoff	Wirkstoffgruppe	Wirkungsbeginn [min]	Halbwertzeit [h]	Dosis [mg/d]	Dosis im höheren Alter [mg/d]	Nebenwirkungen	Kontraindikationen
Amitriptylin	Trizyklische Antidepressiva	60–120	9–27	25–75	10–25	Trizyklische Antidepressiva: • Schläfrigkeit, Mundtrockenheit, Verstopfung, verschwommenes Sehen, Gewichtszunahme, Harnverhalt • Amitriptylin kann auch Zittern, Angstzustände und Verwirrung verursachen; in hohen Dosen kann es zu Krampfanfällen führen	Trizyklische Antidepressiva • Überempfindlichkeit gegen den Wirkstoff oder einen der sonstigen Bestandteile • Akute Alkohol-, Hypnotika-, Analgetika- und Psychopharmakaintoxikation • Akutes Delirium • Unbehandeltes Engwinkelglaukom • Harnentleerungsstörungen (Harnverhalt, Prostatahyperplasie) mit Restharnbildung • Kürzlich aufgetretener Herzinfarkt • Pylorusstenose • Paralytischer Ileus • Gleichzeitige Einnahme von irreversiblen MAO-Hemmern
Doxepin	Trizyklische Antidepressiva	60–120	8–24	25–100	10–25		
Mirtazapin	Tetrazyklische Antidepressiva	120–240	20–40	15–45	15	Tetrazyklische Antidepressiva: • Schläfrigkeit, Mundtrockenheit, Verstopfung, verschwommenes Sehen, Gewichtszunahme, Harnverhalt • Mirtazapin kann auch Zittern, Angstzustände und Verwirrung verursachen • In hohen Dosen kann es zu Krampfanfällen führen	Tetrazyklische Antidepressiva: Allergie auf Mirtazapin, gelichzeitig MAO-Hemmer
Trazodon	Selektive Serotonin-Reuptake-Inhibitoren (SSRI)	30–60	5–9	50–150	50–100	SSRI: • Schläfrigkeit, Mundtrockenheit, Verstopfung, verschwommenes Sehen • Trazodon kann auch Schwindel, Müdigkeit und Kopfschmerzen verursachen • In hohen Dosen kann es zu Krampfanfällen führen	SSRI: • Überempfindlichkeit gegen den Wirkstoff oder einen der sonstigen Bestandteile • Alkoholintoxikation und Intoxikation mit Hypnotika • Akuter Myokardinfarkt
Melperon	Antipsychotika	60–120	20–40	10–25	5–10	Antipsychotika: Schläfrigkeit, Müdigkeit, Benommenheit, Schwindel, Kopfschmerzen, Verwirrung, Gedächtnisprobleme, Koordinationsprobleme, Sprachstörungen, Sehstörungen Mundtrockenheit, Verstopfung, Durchfall, Übelkeit, Erbrechen, Gewichtszunahme, Libidoverlust, Erektionsstörungen, Akathisie, Dyskinesien	Antipsychotika: • Überempfindlichkeit gegen den Wirkstoff oder einen der sonstigen Bestandteile • Akute Vergiftungen und komatöse Zustände durch Alkohol, Opiate, Hypnotika oder zentral dämpfende Psychopharmaka • Hochgradige Leberinsuffizienz • Anamnestisch bekanntes malignes Neuroleptika-Syndrom
Pipamperon	Antipsychotika	60–120	24–36	20–40	10–20		

Tab. 50.1 Medikamentöse Behandlungsoptionen bei Schlafstörungen *(Forts.)*

Wirkstoff	Wirkstoffgruppe	Wirkungsbeginn [min]	Halbwertzeit [h]	Dosis [mg/d]	Dosis im höheren Alter [mg/d]	Nebenwirkungen	Kontraindikationen
Diphenhydramine	Antihistaminika, H_1-Rezeptor-Antagonisten	15–30	4–7	25–50	25–50	H_1-Rezeptor-Antagonisten: • Müdigkeit, Schwindel, Mundtrockenheit, Sehstörungen, Verstopfung, Durchfall, Übelkeit, Erbrechen, Kopfschmerzen, Hautausschlag, Juckreiz, Schwitzen, Herzklopfen, Harnverhalt, Verwirrung, Halluzinationen • Selten: Herzrhythmusstörungen, Leberversagen, Nierenversagen, Blutbildveränderungen, allergische Reaktionen	H_1-Rezeptor-Antagonisten: • Bekannte Überempfindlichkeit gegen den Wirkstoff, andere Antihistaminika oder einen der sonstigen Bestandteile • Akuter Asthmaanfall • Engwinkelglaukom • Phäochromozytom • Prostatahypertrophie mit Restharnbildung • Akute Vergiftung durch Alkohol, Schlaf- oder Schmerzmittel sowie Psychopharmaka (Neuroleptika, Tranquilizer, Antidepressiva, Lithium) • Epilepsie
Doxylamin	Antihistaminika, H_1-Rezeptor-Antagonisten	30–60	10–12	10–20	10–20		
Promethazin	Antihistaminika, H_1-Rezeptor-Antagonisten	30–60	9–12	25–50	25–50		
Hopfen	Pflanzliche Medikation	30–60	1–2	400–800	200–400	–	Bekannte Überempfindlichkeit gegen einen der Wirkstoffe
Melissa	Pflanzliche Medikation	30–60	0,5–1	300–600	200–400	–	
Passiflora	Pflanzliche Medikation	30–60	3–6	400–800	300–600	–	
Valeriana	Pflanzliche Medikation	30–60	3–6	400–800	300–600	–	
Melatonin	Hormone	20–30	0,5–1	1–3	0,5–1	Melatonin: Somnolenz, Erschöpfung, Stimmungsschwankungen, Kopfschmerzen, Reizbarkeit, Aggressivität, morgendliche Müdigkeit	Bekannte Überempfindlichkeit gegen einen der Wirkstoffe
Ramelteon	Melatonin-Rezeptor-Agonisten	15–30	1–2	8	4	Melatonin-Rezeptor-Agonisten: • Müdigkeit, Schwindel, Kopfschmerzen, Magen-Darm-Beschwerden, Übelkeit, Erbrechen, Hautausschlag, Juckreiz, Schwitzen • Selten: allergische Reaktionen, Leber- und Nierenschäden, Herzrhythmusstörungen, Depressionen, Angstzustände, Psychosen	Bekannte Überempfindlichkeit gegen einen der Wirkstoffe
Tasimelteon	Melatonin-Rezeptor-Agonisten	30–60	5–7	20	10		
Daridorexant	Orexin-Rezeptor-Antagonisten	30–60	18–30	50	50	Orexin-Rezeptor-Antagonisten: Müdigkeit, Schwindel, Kopfschmerzen, Übelkeit, Erbrechen, Magenschmerzen, Durchfall, Verstopfung, Mundtrockenheit, Schwitzen, Hautausschlag	Orexin-Rezeptor-Antagonisten: • Überempfindlichkeit gegen den Wirkstoff oder einen der sonstigen Bestandteile • Narkolepsie

i. d. R. deutlich niedriger als bei einer Depressionsbehandlung. Eine Langzeitbehandlung wird aufgrund fehlender Datenlage und möglicher Nebenwirkungen/Risiken zurzeit nicht empfohlen.
- **Antipsychotika** werden nur ausnahmsweise zur Therapie der Insomnie bei gerontopsychiatrischen Patienten eingesetzt.
- **Melatonin** ist relativ gering wirksam und wird daher nicht generell zur Behandlung von Insomnien empfohlen.
- **Orexin-Rezeptor-Antagonisten:** Normalerweise fällt der Orexin-Spiegel in der Nacht ab. Bei einer Hyperaktivität der den Wachzustand erhaltenden Systeme mit erhöhten Spiegeln der Neurotransmitter Serotonin, Histamin, Acetylcholin und Norepinephrin fällt auch nachts der Orexin-Spiegel nicht ausreichend ab. Die Substanzklasse der Orexin-Rezeptor-Antagonisten wird nur bei chronischer Insomnie empfohlen.
- Für **Phytopharmaka** wie Baldrian, Hopfen, Melisse und Passionsblume ist die Datenlage unzureichend, sodass keine Empfehlung gegeben werden kann.

Wie wirken Placebos? Diese Frage wurde in 4 Metaanalysen untersucht, die Ergebnisse sind unterschiedlich. Eine Arbeitsgruppe fand wenig Evidenz für einen **Placeboeffekt,** die 3 anderen Untersucher ermittelten signifikante Effekte auf subjektive Parameter wie Schlaflatenz und Schlafdauer, aber auch objektive Messwerte. Eine Metaanalyse von 32 Originalstudien mit 3.969 Patienten fand, verglichen mit dem Verum, für Placebo einen zu etwa zwei Drittel vergleichbaren Effekt (Winkler und Rief 2015).

50.3.3 Hilfen zur Optimierung der Arzneitherapie

- Generell gilt: So kurz wie möglich und so gering dosiert wie möglich!
- Empfehlung: Mit geringer Dosis beginnen, die Wirkung über mehrere Tage abwarten, Wirkung kurzfristig überprüfen (Gespräch, Telefonat), Dosis ggf. vorsichtig steigern.
- Z-Substanzen möglichst nur an maximal 3 (frei wählbaren) Tagen in der Woche nutzen, um eine Gewöhnung und Wirkungsabschwächung zu vermeiden.
- Bei unzureichender Wirkung der Z-Substanzen: Wechsel auf niedrig dosierte Antidepressiva, Einnahme täglich.

Von einer medikamentösen Langzeittherapie wird abgeraten bzw. wird sie aufgrund fehlender Studien nicht befürwortet. Die für eine Kurzzeittherapie empfohlenen Substanzen sind in ➤ Kap. 50.3.2 (➤ Tab. 50.1) aufgeführt. Z-Substanzen können hausärztlicherseits ohne Probleme in einer Dosis von ½ oder 1 Tablette z. N. verordnet werden. Die Antidepressiva in ➤ Tab. 50.1 sind mit gutem Grund an zweiter Position aufgeführt: Nebenwirkungen treten häufiger auch schon in geringer Dosierung auf.

50.3.4 Koordination der Versorgung

Dem Hausarzt kommt bei der Diagnostik, der Veranlassung der Differenzialdiagnostik und der Steuerung der Therapie eine zentrale Rolle zu. Ist eine spezielle schlafmedizinische Differenzialdiagnostik wie nächtliche Messungen der Atmung (Polygrafie), Langzeitmessungen der Schlaf-Wach-Rhythmik (Aktometrie) oder Untersuchungen im Schlaflabor notwendig, müssen Schlafmediziner eingebunden werden.

LITERATUR

Allen RP, Picchietti DL; Garcia-Borreguero D et al. International Restless Legs Syndrome Study Group. Restless legs syndrome/Willis-Ekbom disease diagnostic criteria: Updated International Restless Legs Syndrome Study Group (IRLSSG) consensus criteria – history, rationale, description, and significance. Sleep Med 2014; 15: 860–873.

Bastien CH, Vallières A, Morin CM. Validation of the insomnia severity index as an outcome measure for insomnia research. Sleep Med 2001; 2: 297–307.

BfArM – Bundesinstitut für Arzneimittel und Medizinprodukte. Orientierungshilfe Medical Apps. Stand: 2013;.

Chung F, Yegneswaran B, Liao P et al. STOP questionnaire: A tool to screen patients for obstructive sleep apnea. Anesthesiology 2008; 108: 812–821 (dt. Übers. des Fragebogens unter: www.stopbang.ca/translation/pdf/german.pdf; letzter Zugriff: 28.3.2024).

Grobe TG, Steinmann S, Gerr J. Gesundheitsreport 2019: Schlafstörungen. Schriftenreihe zur Gesundheitsanalyse – Band 17. Berlin: BARMER 2019; www.barmer.de/resource/blob/1024158/be5371374ee8e7463bb077c b6567b843/barmer-gesundheitsreport-2019-data.pdf (letzter Zugriff: 28.3.2024).

Hajak G. Epidemiology of severe insomnia and its consequences in Germany. Eur Arch Psychiatry Clin Neurosci 2001; 251: 49–56.

Heinzer R, Vat S, Marques-Vidal P et al. Prevalence of sleep-disordered breathing in the general population: The HypnoLaus study. Lancet Respir Med 2015; 3: 310–318.

Ohayon MM, Zulley J. Correlates of global sleep dissatisfaction in the German population. Sleep 2001; 24: 780–787.

Ruppert E. Restless arms syndrome: Prevalence, impact, and management strategies. Neuropsychiatr Dis Treat 2019; 15: 1737–1750.

Schlack R, Hapke U, Maske U et al. Häufigkeit und Verteilung von Schlafproblemen und Insomnie in der deutschen Erwachsenenbevölkerung. Ergebnisse der Studie zur Gesundheit Erwachsener in Deutschland (DEGS1). Bundesgesundheitsbl – Gesundheitsforsch – Gesundheitsschutz 2013; 56: 740–748.

Valipour A. Gender-related differences in the obstructive sleep apnea syndrome. Pneumologie 2012; 66: 584–588.

Vgontzas AN, Fernandez-Mendoza J, Liao D, Bixler EO. Insomnia with objective short sleep duration: the most biologically severe phenotype of the disorder. Sleep Med Rev 2013; 17(4): 241–54.

Winnebeck EC, Fischer D, Leise T, Roenneberg T. Dynamics and ultradian structure of human sleep in real life. Curr Biol 2018; 28: 49–59.e5.

SYSTEMATISCHER REVIEW/METAANALYSE

Trenkwalder C, Allen R, Högl B et al. Restless legs syndrome associated with major diseases: A systematic review and new concept. Neurology 2016; 86(14): 1336–1343.

Winkler A, Rief W. Effect of placebo conditions on polysomnographic parameters in primary insomnia: A meta-analysis. Sleep 2015; 38: 925–931.

KAPITEL

51

Fabian Ludwig

Hautprobleme

51.1 Aufbau und Aufgaben der Haut

Hautprobleme sind ein häufiger Konsultationsanlass in der Hausarztpraxis, und viele können dort diagnostiziert und behandelt werden. Bei Hautsymptomen kann es sich um eine Hautkrankheit im engeren Sinne oder eine Mitbeteiligung der Haut bei systemischen Erkrankungen handeln.

Die Haut ist mit einer Gesamtfläche von 1,5–2 m^2 und einem Gewicht von 3,5–10 kg das größte und schwerste Organ des Menschen. Sie besteht aus Epidermis, Dermis und Subkutis. Die Epidermis enthält Keratinozyten (wandeln im Laufe der Differenzierung ihre Gestalt), Melanozyten (synthetisieren das Hautpigment Melanin), Langerhans-Zellen (aktivieren die T-Helfer-Zellen) und Merkel-Zellen (Perzeptionsfunktion). Der Dermis unterteilt sich in ein Stratum papillare mit überwiegender Matrix, Zellen und Kapillaren und einem Stratum reticulare mit kräftigen Kollagenfaserbündeln (➤ Abb. 51.1).

Die Aufgaben der Haut sind vielfältig. Zum einen dient sie mit ihren Rezeptoren zur Erkennung der Umwelt durch Berührung-, Druck-, Temperatur- und Schmerzempfindung als Sinnesorgan. Zum anderen hat die Haut eine Schutzfunktion vor mechanischer Einwirkung, fungiert als Barriere gegen Austrocknung und als Strahlenschutz. Auch bei der Regulation der Körpertemperatur spielt sie eine entscheidende Rolle.

Zur Diagnostik von Hauterkrankungen ist neben einer ausführlichen Anamnese auch die klinische Untersuchung mit einer systematischen Befundbeschreibung entscheidend (➤ Abb. 51.2).

Bei der Effloreszenzenlehre unterscheidet man primäre (auf vorher gesunder Haut) und sekundäre Effloreszenzen (auf vorhandenen Primäreffloreszenzen folgend) (➤ Tab. 51.1; ➤ Abb. 51.3).

Neben einer klinischen Befundbeschreibung gehören weiterhin zur Diagnostik: Spatel, Dermatoskopie, Sonografie, fotodynamische Diagnostik, histologische Verfahren, Immunhistopathologie und allergische Diagnostik.

51.2 Spezielle Krankheitsbilder

51.2.1 Erysipel

Definition und Epidemiologie

Das Erysipel (Wundrose) ist eine durch β-hämolysierende Streptokokken der Gruppe A (GAS) verursachte Infektion der Dermis, die sich subepidermal interstitiell ausbreitet. Betroffen sind meistens die Beine oder das Gesicht (➤ Abb. 51.4). Die Inzidenz des Erysipels liegt bei ca. 100 Fällen/100.000 Einwohner pro Jahr. Prädisponierend sind Zirkulationsstörungen, Diabetes mellitus, Alkoholismus, Störung der Hautbarriere und chronische Lymphödeme.

MERKE
Mögliche Eintrittspforten wie Tinea, Ekzem und Rhagaden sowie die prädisponierenden Faktoren sollten bedacht und mitbehandelt werden!

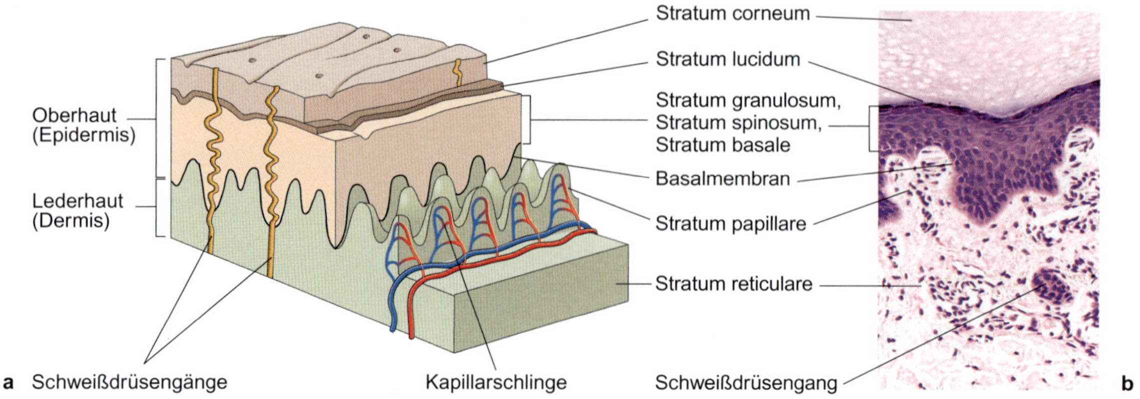

Abb. 51.1 Schematischer Aufbau der Haut [a: L190, b: E645]

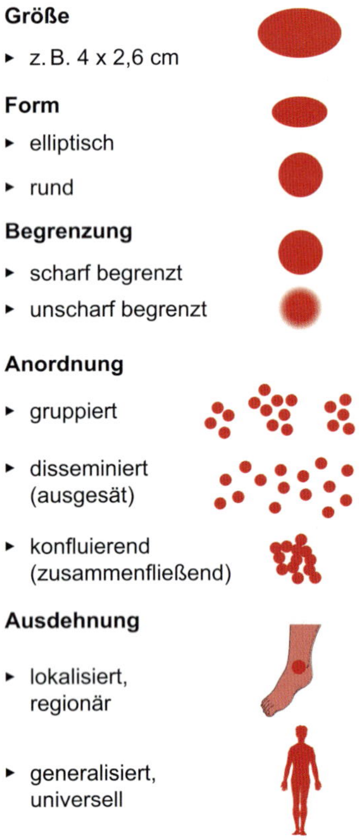

Abb. 51.2 Kriterien für die Beschreibung von Effloreszenzen [A400]

Tab. 51.1 Effloreszenzen

Primäreffloreszenzen	Sekundäreffloreszenzen
• Macula (Fleck) • Papula (Knötchen) • Nodus (Knoten) • Vesicula (Bläschen) • Bulla (Blase) • Urtica (Quaddel) • Pustula (Pustel)	• Exkoriation • Erosion • Ulkus • Atrophie • Squama (Schuppe) • Cicatrix (Narbe) • Nekrose

Diagnostische Strategie und Differenzialdiagnose

Klinisch manifestiert sich das Erysipel als scharf begrenztes flächenhaft fortschreitendes Erythem mit flammenförmigen Ausläufern. Die regionalen Lymphknoten sind zumeist druckdolent geschwollen. Außerdem kann es zu hohem Fieber, Schüttelfrost, Übelkeit und Abgeschlagenheit kommen. Unbehandelt kann es zu phlegmonösen Entzündungen, bakterieller Endokarditis, Glomerulonephritis und Sepsis kommen. Die Diagnose wird zumeist klinisch gestellt. Im Gegensatz zu Abstrichuntersuchungen kann bei systemischen Infektionen eine Blutkulturdiagnostik indiziert sein.

Therapiestrategie

Die zur Verfügung stehenden Therapieschemata sind nichtmedikamentöse Therapieverfahren, lokale und systemische Therapie. Bei reduziertem Allgemeinzustand sollte die Behandlung stationär erfolgen (➤ Tab. 51.2).

Nichtmedikamentöse Therapieverfahren

- Bettruhe und Hochlagerung der betroffenen Extremität
- Kompressionstherapie nach Abklingen der akuten Entzündung

Lokaltherapie Sanierung der Eintrittspforte.

Systemische Therapie

- Analgetika bei Bedarf
- Heparin zur Thromboseprophylaxe
- Penicillin V bzw. G (Mittel der 1. Wahl)
- Aminopenicillin mit β-Lactamase-Inhibitor oder Cefazolin (bei V. a. Koinfektion mit *S. aureus*)
- Makrolide (z. B. Roxithromycin) oder Clindamycin bei Penicillinallergie
- Reserveoption Chinolon (bei V. a. Beteiligung gramnegativer Keime)

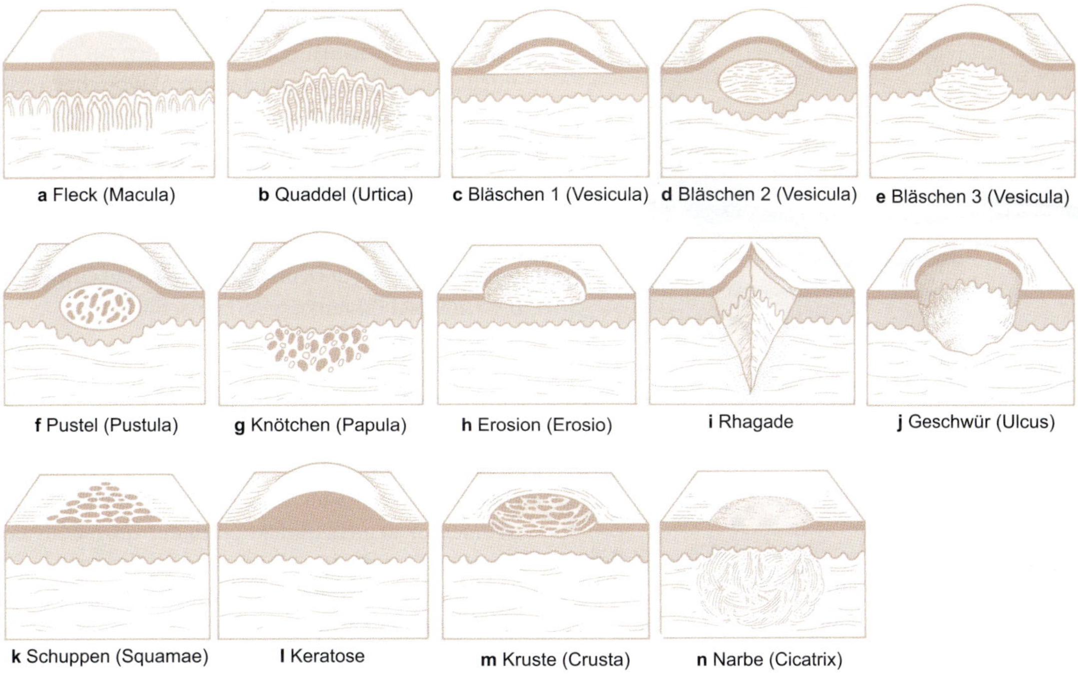

Abb. 51.3 Effloreszenzen: a–g) primäre Effloreszenzen, h–n) sekundäre Effloreszenzen [L238]

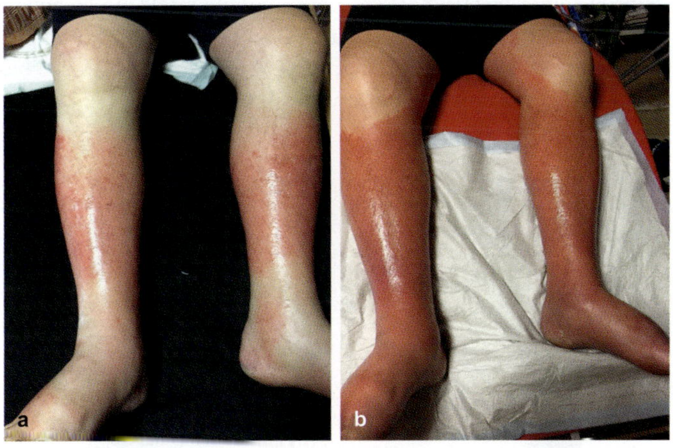

Abb. 51.4 Erysipel als Komplikation: a) beginnende Rötung, b) weitere Entwicklung [M885]

Tab. 51.2 Orale Therapie bei streptogenen Hautinfektionen (modifiziert nach Tschachler et al. 2007)

Wirkstoff	Applikationsform	Mittlere Dosierung bei Erwachsenen
Penicillin V	p. o.	3 × 1,2–1,5 Mio. IE/d
Cefalexin	p. o.	3 × 1 g/d
Clindamycin	p. o.	3 × 300–600 mg/d
Roxithromycin	p. o.	2 × 150 mg/d bzw. 1 × 300 mg/d

MERKE

Die Dauer der antibiotischen Behandlung des Erysipels beträgt 10 bis 14 Tage. Nach Eintritt einer Besserung kann die initiale i. v. Therapie nach 2 bis 3 Tagen auf eine orale Weiterbehandlung umgestellt werden.

51.2.2 Impetigo contagiosa

Definition und Epidemiologie

Die Impetigo contagiosa ist eine oberflächliche Hautinfektion durch *Staphylococcus aureus* und/oder Streptokokken (➤ Abb. 51.5). In Europa tritt sie mit einer Inzidenz von ca. 20/1.000 Kinder/Jahr auf. Im Kindesalter ist sie die häufigste Hautinfektion. Zu den Risikofaktoren gehören eine gestörte Hautbarriere, Klima (feuchte Wärme) und mangelnde Hygiene.

Diagnostische Strategie und Differenzialdiagnose

Klinisch werden drei verschiedene Formen unterschieden: kleinblasige Impetigo, großblasige Impetigo mit 1–2 cm großen subkornealen Blasen auf erythematösem Grund und nicht bullöse Impetigo ohne Blasen mit den typischen honigfarbenen Krusten auf gerötetem Grund. Komplikationen bei ausbleibender Behandlung können Weichgewebsinfektionen und Lymphangitis bis hin zur Sepsis sein.

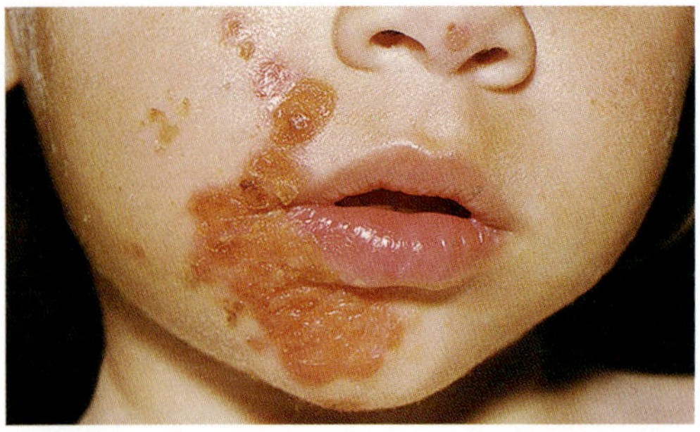

Abb. 51.5 Impetigo contagiosa: honigfarbige schmierige Krusten [M174]

LEITLINIEN

S2k + IDA Leitlinie „Diagnostik und Therapie *Staphylococcus aureus* bedingter Infektionen der Haut und Schleimhäute". AWMF-Registernummer 013-038:

https://dgpi.de/wp-content/uploads/2013/04/013-038l_S2k_Staphyococcus_aureus_2011-09.pdf

Therapiestrategie

Die Therapie richtet sich nach dem Schweregrad. Eine systemische antibiotische Therapie wird bei mehreren oder ausgedehnten Läsionen sowie bei V. a. Mischinfektionen mit β-hämolysierenden GAS empfohlen.

Allgemeine Maßnahmen

- Körperhygiene
- Waschen der Kleidung und Bettwäsche bei 60 °C

Lokaltherapie

- Antiseptische Therapie: Polihexanid, Polyvidon, Octenidin oder Chlorhexidin
- Antibiotische Therapie: Fusidinsäure (z. B. Fucidine®)

MERKE

Das topische Antibiotikum Mupirocin (Turixin®) sollte der MRSA-Therapie vorbehalten bleiben.

Systemische Therapie

- Cefalexin 3 × 1 g (Kinder 50–100 mg/kg KG) (in 3 ED)
- Bei Penicillinallergie: Makrolide oder Clindamycin

51.2.3 Kutane Lyme-Borreliose

Definition und Epidemiologie

Die häufigste durch Zecken übertragene Infektionskrankheit in Europa ist die Lyme-Borreliose. Während des Saugaktes der Schildzecke *Ixodes ricinus* wandern die Borrelien (5 humanpathogene Genospezies aus dem *Borrelia-burgdorferi*-sensu-lato-Komplex) in die Haut. Entweder werden sie dort sofort durch das angeborene Immunsystem abgetötet oder es kommt zu einer lokalen Infektion und bei einem kleinen Teil der Infizierten zur Erkrankung. Die Hautentzündung entsteht am häufigsten, typischerweise als Erythema migrans oder selten als Borrelien-Lymphozytom. Im weiteren Verlauf können verschiedene Organe durch die Borrelien befallen werden, v. a. Haut, Gelenke und Nervensystem. Europäische Untersuchungen zeigen, dass sich die Lyme-Borreliose in 80–90 % d. F. als Hauterkrankung manifestiert und in ca. 10–20 % an anderen Organen. Bisher publizierte Daten in Deutschland lassen auf eine Inzidenz von 60.000 bis > 200.000 Erkrankungen/Jahr schließen.

Diagnostische Strategie und Differenzialdiagnose

Es kann eine Einordnung nach Früh- und Spätmanifestation erfolgen. Im Intervall von 3 bis 30 Tagen nach einem Zeckenstich kann es zu einer lokalen Hautinfektion in der Umgebung des Zeckenstichs kommen. Für die Diagnose eines Erythema migrans ist ein randbetontes Erythem mit zentrifugaler Ausbreitung um den Zeckenstich herum mit einem Durchmesser von 5 cm als Richtwert typisch. Es gibt aber auch eine gewisse Variabilität des Erythema migrans, bei Unsicherheiten sollte in diesem Fall eine Überweisung zum Dermatologen erfolgen.

Liegt ein typisches Erythema migrans vor (➤ Abb. 51.6), soll keine weitere labordiagnostische Absicherung erfolgen. Bei einem atypischen Erythem soll eine Stufendiagnostik (Suchtest und Bestätigungstest) erfolgen, mit üblicher IgM-Antikörperantwort 3 bis 6 Wochen nach Krankheitsbeginn (➤ Abb. 51.7).

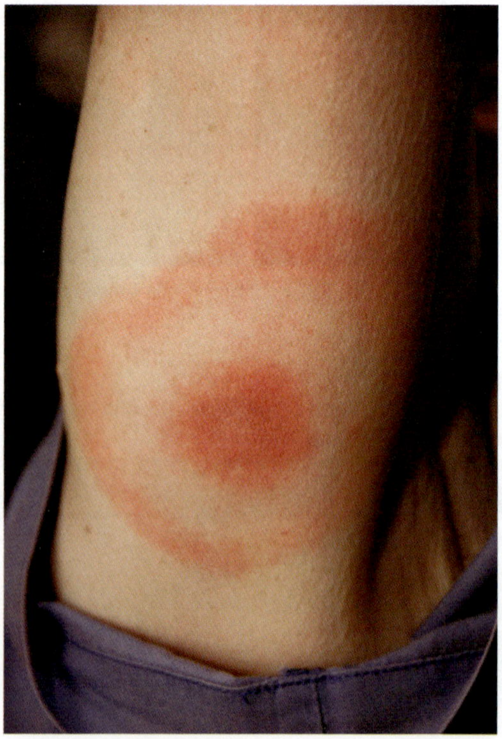

Abb. 51.6 Erythema migrans [J794-008]

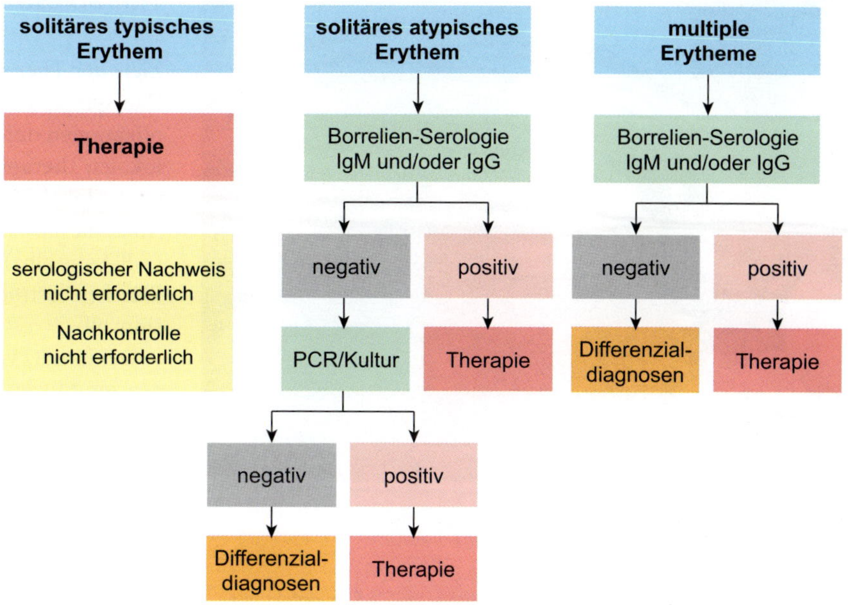

Abb. 51.7 Algorithmus zur Diagnose und Therapie des Erythema migrans [L143]

LEITLINIEN

S2k-Leitlinie der Deutschen Dermatologischen Gesellschaft „Kutane Lyme Borreliose". AWMF-Registernummer 013-044:

https://register.awmf.org/de/leitlinien/detail/013-044

Therapiestrategie

Eine systemische antibiotische Therapie wird bei Erythema migrans empfohlen, nach Entfernung der Zecke.

Allgemeine Maßnahmen

- Entfernung der Zecke mit einer Zeckenzange oder spitzen Pinzette

Systemische Therapie

- 1. Wahl in allen Leitlinien: Doxycyclin (2x 100 mg oder 1x 200 mg) und Amoxicillin (3x 500–1.000 mg) für 10–14 Tage (bei disseminierter Frühmanifestation 14–21 Tage).
- Kinder können nach abgeschlossener Zahnschmelzbildung ab dem 9. Lebensjahr (> 8 Jahre) mit Doxycyclin in einer Dosierung von 4 mg/kg KG/Tag bis zu einer Höchstdosis von 200 mg/Tag behandelt werden.
- In der Schwangerschaft und Stillzeit wird Amoxicillin empfohlen.
- Alternativ stehen noch Cefuroximaxetil (2x 500 mg) und Azithromycin (2x 250 mg) zur Verfügung.

51.2.4 Herpes zoster und Zosterschmerzen

Definition und Epidemiologie

Der Herpes zoster ist eine neurokutane Erkrankung, die durch Reaktivierung von im Nervensystem persistierenden Varicella-zoster-Viren (VZV) verursacht wird. Die Inzidenz der Erkrankung steigt mit dem Alter, daher tritt sie vor allem bei älteren Menschen ab dem 50. Lj. mit einer Inzidenz von 5 Fällen pro 1.000 Personen/Jahr auf. Bei etwa 20 % der Menschen, die eine Varizelleninfektion durchgemacht haben, kommt es zu einer Reaktivierung der VZV-Infektion meist nur einmal im Leben. Das Risiko der Reaktivierung steigt bei jeglicher Form einer Immunsuppression. Ein Hauptproblem dieser Erkrankung stellt die Komplikation der Postzosterneuralgie da.

Klinik

Klinisch geht in 80 % ein Prodromalstadium für 3 bis 5 Tage voraus mit Müdigkeit, Abgeschlagenheit, leichtem Fieber mit prodromalen Schmerzen und Parästhesien des betroffenen Dermatoms der VZV-Reaktivierung. Es folgen ein asymmetrisches unilaterales dermatomales schmerzhaftes Erythem mit zuerst gruppierten und nach 2 bis 4 Tagen konfluierenden Bläschen (➤ Abb. 51.8). Diese trüben am dritten Tag ein und trocknen nach 7 bis 12 Tagen ab. Der Zosterausschlag zeigt sich i. d. R. nach 2 bis 3 Wochen vollständig regredient. Die Entzündung der Ganglien kann in einigen Fällen über den Liquor auch zu einer Meningitis führen. Nach Abklingen der Hauptsymptomatik wird bei 10–20 % aller Zoster-Erkrankten eine postherpetische Neuralgie beobachtet.

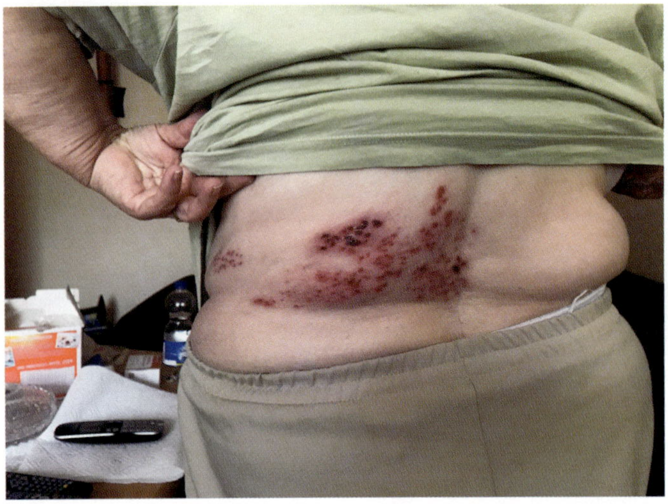

Abb. 51.8 Gürtelrose [T500]

MERKE
Komplikationen des Zoster sind relativ häufig: bakterielle Superinfektionen, persistierender Zoster, Narbenbildung, Psoriasismanifestation, Meningitis, Fazialisparese bei Zoster oticus, postherpetische Neuralgie Guillain-Barré-Syndrom, Konjunktivitis, Keratitis, Pneumonie, Myokarditis usw.

Diagnostik

Die Diagnostik erfolgt meist klinisch durch die typische Hautmorphe gruppiert stehender Bläschen auf erythematösem Grund asymmetrisch, einseitig in dermatomaler Anordnung. Nur in Ausnahmefällen ist der Nachweis von Antikörpern oder PCR und Zellkulturen zum Direktnachweis sinnvoll.

LEITLINIEN
- S2k-Leitlinie „Diagnostik und Therapie des Zoster und der Postzosterneuralgie". AWMF-Registernummer 013-023:

  https://register.awmf.org/de/leitlinien/detail/013-023
- Werner RN, Nikkels AF, Marinović B et al. European consensus-based (S2k) Guideline on the Management of Herpes Zoster – guided by the European Dermatology Forum (EDF) in cooperation with the European Academy of Dermatology and Venereology (EADV), Part 2: Treatment. J Eur Acad Dermatol Venereol 2017; 31: 20–29.

Therapiestrategie

Ziele der Therapie sind Schmerzlinderung, Lokalbehandlung der Hautsymptomatik und Vermeidung oder Abschwächung von Komplikationen durch eine systemische Behandlung. Zum Nutzen der **lokalen Therapie** gibt es keine gesicherte Erkenntnis. Am üblichsten ist die lokale Applikation von Zinkoxid mit Lauromacrogol (z. B. Anaesthesulf® Lotio) oder Schüttelmixturen mit Zinkoxid und Talk (z. B. Lotio alba). Dies soll entzündungshemmend sein und juckende Bläschen austrocknen. Eine lokale Behandlung mit Aciclovir ist nicht sinnvoll.

Der Einsatz von **Analgetika** sollte nach dem WHO-Schema erfolgen, ein Nutzen ist allerdings nicht gut belegt (➤ Kap. 76). Bei starken, eher neuropathischen Schmerzen kommen **Koanalgetika** in Betracht (Carbamazepin 400–1.200 mg/d, Gabapentin 900–2.400 mg/d, Amitriptylin 10–75 mg).

Wird eine antivirale Behandlung erwogen (➤ Tab. 51.3), soll diese innerhalb von 48 h bis max. 72 h nach Beginn der Hautsymptomatik eingeleitet werden, aber auch dann werden die Schmerzen nicht wesentlich beeinflusst. Eine antivirale Therapie hat keinen Einfluss auf das Auftreten einer Postzosterneuralgie, wie sie bei bis zu 10–20 % der Betroffenen auftritt (Chen et al. 2014). Daher ist die Indikation relativ.

Mögliche Indikationen
- Zoster (jede Lokalisation) bei Patienten ab dem 50. Lj.
- Zoster (jeden Alters) im Kopf-Hals-Bereich
- Schwerer Zoster an Stamm/Extremitäten
- Zoster bei immundefizienten Patienten
- Zoster bei Patienten mit schwerer Dermatitis atopica und ausgedehnten Ekzemen

Es sollten Anpassungen der Virostatika bei eingeschränkter Nierenfunktion erfolgen.

MERKE
Brivudin hat den Vorteil einer nur einmaligen Gabe und somit auch einer besseren Compliance. **Cave:** keine Behandlung von immunsupprimierten Patienten, Kindern, schwangeren und stillenden Frauen. Außerdem nicht zusammen mit Fluorouracil oder anderen 5-Fluoropyrimidin enthaltenden Medikamenten anwenden.
Es ist nicht belegt, dass eine antivirale Therapie eine postherpetische Neuralgie verhindern kann (Chen et al. 2014).

Prophylaxe

Es steht ein Totimpfstoff zur Verfügung (➤ Kap. 8.3.6).

Tab. 51.3 Orale antivirale Therapie bei Zoster (modifiziert nach Werner et al. 2017)

Wirkstoff	Dosierung [mg]	Gabe	Anwendungsdauer [Tage]
Aciclovir p. o.	800	5 ×/d	7
Brivudin p. o.	125	1 ×/d	7
Valaciclovir p. o.	1.000	3 ×/d	7
Famciclovir p. o.	500	3 ×/d	7

51.2.5 Tinea der freien Haut

Definition und Ansteckungsfähigkeit

Die Tinea ist eine der häufigsten entzündlichen Hauterkrankungen und durch Dermatophyten bedingt. Nach den unterschiedlichen Anteilen der betroffenen Hautorgane unterscheidet man Tinea pedis, Tinea manuum, Tinea inguinalis, Tinea corporis etc. Eintrittspforte der Erreger sind in vielen Fällen die dritten und vierten Zehenzwischenräume. Haustiere können als Infektionsquelle eine Rolle spielen, insbesondere bei Kindern.

Formen

Tinea pedis

Die Tinea pedis ist eine Mykose der Fußsohle oder Zehenzwischenräume, verursacht durch *T. rubrum,* gefolgt von *T. interdigitale.* Diese wird von Mensch zu Mensch – u. a. durch Schuhe, Strümpfe, aber auch Fußbodenflächen (auf dem Boden liegende Hautschuppen) – übertragen. Risikofaktoren sind neben familiärer Disposition Fußfehlstellungen, Benutzung öffentlicher Badeeinrichtungen, männliches Geschlecht und Traumata, auch Erkrankungen wie Diabetes mellitus, Durchblutungsstörungen und periphere Neuropathien. Sie können der Ausgangspunkt für Mykosen anderer Lokalisationen, aber auch für die Eintrittspforte eines Erysipels sein. Klinisch werden unterschieden:

- Interdigitale Form: häufigste, meist mit Mazeration der Epidermis im Interdigitalraum zwischen den vierten und fünften Zehen beginnende Rötung und Schuppung
- Squamös-hyperkeratotische Form: vor allem an den Fußsohlen lokalisiert mit dicker Hyperkeratose, hohe Prävalenz bei Diabetikern
- Vesikulös-dyshidrotische Form: vor allem mit Bläschenruptionen im Fußgewölbe und an der Fußkante beginnend

Tinea manuum

Die Tinea manuum ist eine Mykose meist einer Hand, durch *T. rubrum* verursacht. Diese beginnt mit juckenden Bläschen in der Handfläche, an der Handkante und/oder an den Fingerseitenflächen (dyshidrosiforme Tinea). Häufiger ist die hyperkeratotisch-squamöse Form mit Bläschen beginnend und schnell eintrocknend mit zurückbleibenden runden schuppenden Herden.

MERKE

Differenzialdiagnostisch sollte an ein allergisches Kontaktekzem, eine Psoriasis palmaris, Dyshidrosis lamellosa sicca oder ein atopisches Ekzem gedacht werden.

Tinea inguinalis

Die Tinea inguinalis ist eine durch *T. rubrum* verursachte Mykose der Inguinalregion. Männer sind häufiger betroffen als Frauen. Zu Beginn sieht man einen roten Fleck an der Innenseite der Oberschenkel, der sich ausdehnt und in der Peripherie einen leicht schuppenden Randsaum zeigt.

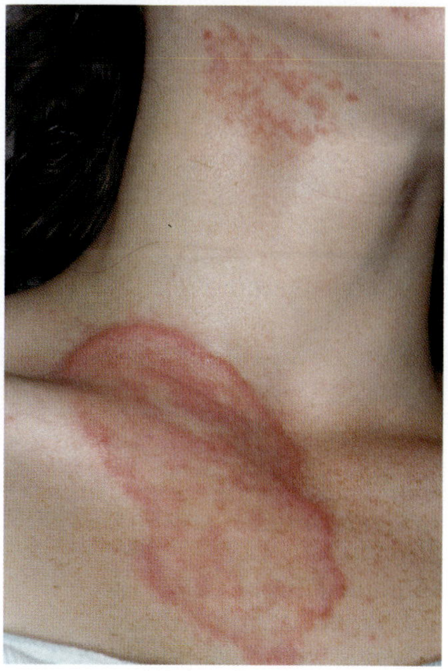

Abb. 51.9 Tinea corporis [G888]

MERKE

Differenzialdiagnostisch sollte man an ein **Erythrasma** denken, hervorgerufen durch *Corynebacterium minutissimum* und mittels Wood-Lampe (Schwarzlicht, UVA-Licht 340–360 nm) sichtbar. Eine professionelle Lampe kostet ca. 50 Euro. Sie muss im Dunkeln angewendet werden. Auch Pseudomonaden und *Propionibacterium acnes* können im Dunkeln unter Schwarzlicht fluoreszieren.

Tinea corporis et faciei

Die Tinea corporis et faciei ist eine Mykose der lanugobehaarten Haut (einschließlich des Gesichts; ➤ Abb. 51.9). Sie entwickelt sich zunächst als eine umschriebene Follikulitis und zeigt sich später als entzündlich gerötete, gering schuppende Scheibe, die sich zentrifugal ausbreitet.

Diagnostik

Im hausärztlichen Setting erfolgt die Diagnostik einer Mykose meist durch klinische Blickdiagnose. Im Zweifelsfall werden ein Nativpräparat zur sofortigen Diagnosestellung oder Material für mykologische Untersuchungen gewonnen; im Einzelfall können Wood-Lampe (Schwarzlicht, UVA-Licht 340–360 nm), histologische Untersuchung und genetischer Nachweis mit PCR erwogen werden.

LEITLINIEN

S1-Leitlinie „Tinea der freien Haut". AWMF-Registernummer 013-002:

https://www.dermaostschweiz.ch/wp-content/uploads/2016/10/ll_tinea.pdf

Therapiestrategie

Die Therapie kann je nach Notwendigkeit lokal oder systemisch erfolgen. Lokale Antimykotika können nicht zulasten der gesetzlichen Krankenkasse verordnet werden.

Lokaltherapie

- Azole: Clotrimazol, Miconazol, Econazol, Bifonazol, Sertaconazol, Tioconazol
- Hydroxypyridone: Ciclopiroxolamin
- Allylamine: Naftifin, Terbinafin
- Morpholine: Amorolfin

MERKE

Die geeignete Form (Creme, Lösung, Gel, Paste oder Puder) der Wirkstoffe muss je nach Lokalisation gewählt werden.
Die Lokalbehandlung, vor allem der Tinea pedis, sollte 3 bis 4 Wochen lang erfolgen.

Systemische Therapie

- Griseofulvin mikrofein: 500 mg 1 ×/d o. 125 mg 4 ×/d
- Azole: Itraconazol 100 mg/d für 2 Wo. oder 200 mg/d für 7 d, bei Tinea pedis und manuum 100 mg für 4 Wo. Fluconazol 50 mg 2–7 Wo.
- Allylamin: Terbinafin 250 mg 1 ×/d für 2–4–6 Wo.

Prophylaxe

- Tragen von Badeschuhen in öffentlichen Bädern
- Abtrocknen der Füße inkl. der Zehenzwischenräume
- Vermeidung von Barfußgehen auf dem Teppichbelag von Hotelzimmern

51.2.6 Pediculosis capitis

Definition und Ansteckungsfähigkeit

TIPP

Robert Koch-Institut. Kopflausbefall (Pediculosis capitis). Merkblätter:

www.rki.de/DE/Content/Infekt/EpidBull/Merkblaetter/Ratgeber_Kopflausbefall.html

Die Kopflaus *(Pediculus humanus)* ist ein Humanparasit und lebt permanent im Kopfhaar ihres Wirtes (➤ Abb. 51.10). Der Lebenszyklus erstreckt sich vom Ei über drei Larven- bzw. Nymphenstadien bis zur adulten Laus. Begünstigend für die Verbreitung von Kopfläusen sind enge körperliche Kontakte vor allem in Gemeinschaftseinrichtungen durch Haar-zu-Haar-Kontakt, da sie mit ihren Klammerbeinen nicht springen können. Eine indirekte Übertragung ist durch Nutzung gemeinsamer Hygieneartikel (Kämme, Haarbürsten usw.) innerhalb einer kurzen Zeitspanne möglich. Als ansteckend gilt man, solange man ohne adäquate Behandlung mobile Läuse trägt.

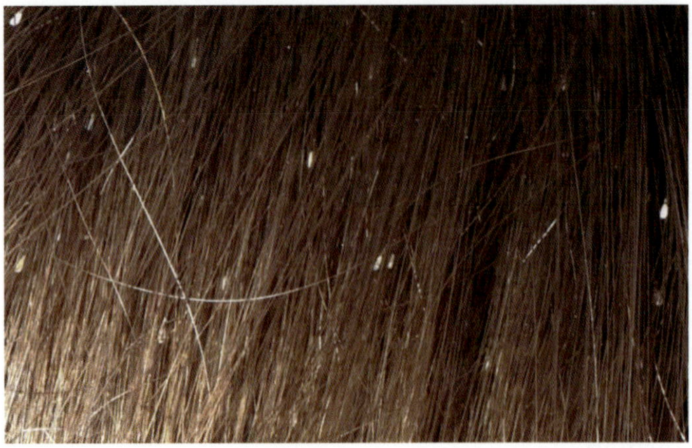

Abb. 51.10 Pediculosis capitis [G888]

Diagnostische Strategie

Das Leitsymptom der Läuse ist Juckreiz auf der Kopfhaut mit hochroten urtikariellen Papeln und Kratzeffekten (Exkoriationen und Krustenbildung). Außerdem kann es zu bakteriellen Superinfektionen und regionalen Lymphknotenschwellungen kommen.

Die Diagnostik erfolgt durch den Nachweis von entwicklungsfähigen Eiern (< 1 cm von der Kopfhaut entfernt), Larven oder lebenden Läusen durch eine systematische Untersuchung des Kopfes.

Therapiestrategie

Es kommen chemische, mechanische und physikalische Wirkmechanismen mit synergistischem Effekt zur Anwendung.

Präventiv- und Bekämpfungsmaßnahmen

- Erzieher und Betreuer von Gemeinschaftseinrichtungen sollten Grundwissen zur Verhütung und Bekämpfung von Läusen besitzen.
- Bei festgestelltem Lausbefall unverzüglich sachgerechte Behandlung des Patienten.
- Betroffene Kontaktpersonen sollten informiert, untersucht und ggf. behandelt werden.
- Eltern sind gemäß § 34 Abs. 5 IfSG verpflichtet, Gemeinschaftseinrichtungen bei Lausbefall zu informieren.
- Gegenstände sollen in heißer Seifenlösung gereinigt werden oder für 3 Tage in einer Plastiktüte verpackt aufbewahrt werden.

MERKE

Gemeinschaftseinrichtungen können direkt nach Erstbehandlung wieder besucht werden, da es unwahrscheinlich ist, dass sich restlich vorhandene vitale Eier weiterverbreiten. Ein ärztliches Attest des Behandlungserfolgs ist zur Wiederzulassung in die Gemeinschaftseinrichtung nicht erforderlich!

Lokaltherapie Allethrin oder Permethrin bzw. Pyrethrum: Erfolgsrate 90 %. Da pedikulozide Substanzen nicht zuverlässig alle Eier abtöten, ist eine Wiederholungsbehandlung erforderlich, optimalerweise an Tag 9 oder 10. Das vom Robert Koch-Institut empfohlene Behandlungsschema ist in ➤ Box 51.1 zusammengefasst.

Box 51.1

Empfohlenes Behandlungsschema (RKI 2008)

- Tag 1: Mit einem Insektizid behandeln und anschließend nass auskämmen.
- Tag 4: Nass auszukämmen, um früh nachgeschlüpfte Larven zu entfernen, bevor sie mobil sind.
- Tag. 8, 9 oder 10: Erneut mit dem Insektizid behandeln, um spät geschlüpfte Larven abzutöten.
- Tag 13: Kontrolluntersuchung durch nasses Auskämmen.
- Tag 17: Eventuell letzte Kontrolle durch nasses Auskämmen.

51.2.7 Skabies

Definition und Epidemiologie

Als Skabies (auch Krätze genannt) wird eine Hautinfektion mit der Krätzmilbe *Sarcoptes scabies variatio hominis* bezeichnet (➤ Abb. 51.11). Die Ansteckung erfolgt durch Haut-zu-Haut-Kontakt in der Größenordnung von mindestens 5–10 min. Daher sind die angesteckten Personen meisten Mitglieder einer Familie oder von Wohngemeinschaften. Die Prävalenz in der Gesamtbevölkerung wird mit bis zu 15 % angegeben.

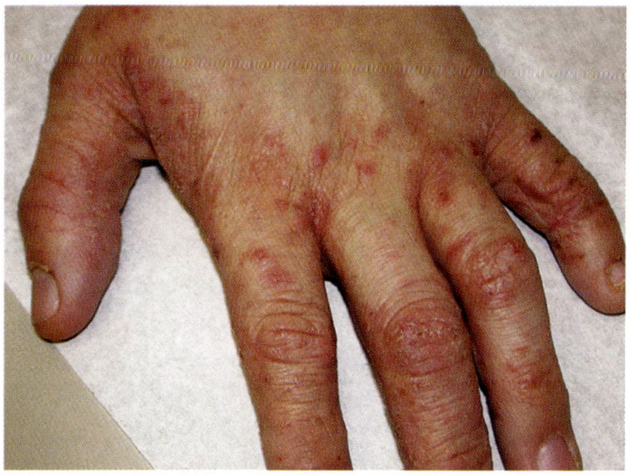

Abb. 51.11 Skabies: Hautbefund im Bereich des Handrückens [E703]

Diagnostische Strategie und Differenzialdiagnose

LEITLINIEN

S1-Leitlinie „Skabies, Diagnostik und Therapie". AWMF-Registernummer 013-052:

https://register.awmf.org/de/leitlinien/detail/013-052

Das Hauptsymptom der ansteckenden Erkrankung ist der quälende Juckreiz neben den Milbengängen (kommaartige, wenige Millimeter bis 1 cm lange Milbengänge, an deren Ende kleine Bläschen sind) und dem Hautausschlag unterschiedlicher Ausprägung. Prädilektionsstellen sind Areale mit hoher Temperatur und dünner Hornschicht wie Interdigitalfalten der Hände und Füße, Ellenbogenstreckseiten, Axillarfalten, Brustwarzenhof, Nabelregion, Gürtellinie, Gesäß, Analfalte, Perianalregion, Leisten, Knöchelregion, innere Fußränder und Penisschaft. Die Inkubationszeit beträgt 2 bis 5 Wochen.

Die Diagnostik erfolgt klinisch. In der Dermatoskopie kann nach bräunlichen Dreieckskonturen (Kopf- und Brustschild der Milben mit intrakornealem Gangsystem) gesucht werden.

Therapiestrategie

Die Therapie zielt auf die Abtötung der Skabiesmilben sowie ihrer Larven und Eier. Durch die Lage der Milben im Stratum corneum lassen sie sich in den meisten Fällen durch topische Antiskabiosa abtöten. Sekundär steht die symptomatische Behandlung von Juckreiz (welcher noch nach Behandlung weiterbestehen kann), Entzündungsreaktionen und Sekundärinfektionen im Fokus.

Nichtmedikamentöse Therapieverfahren

- Enger Kontakt zu Personen mit bekannter Skabies sollte vermieden werden.
- Polstermöbel sollten mit Staubsauger abgesaugt und für 48 h nicht benutzt werden.
- Gegenstände mit längerem Körperkontakt sollten bei mindestens 50 °C für wenigstens 10 min gewaschen oder für 72 h in Plastiksäcken bei 21 °C verschlossen werden. Die Milben werden bei –25 Grad für 2 h abgetötet.

CAVE

Handelsübliche Gefriereinrichtungen kühlen nicht bei –25 °C, wodurch die Milben nach 2 h absterben würden, sondern nur bei –18 °C.

Lokaltherapie

- Permethrin (Mittel der Wahl): Infectoscab 5 % Creme, für 8–12 h – am besten über Nacht – auftragen und anschließend abduschen, Wiederholung im Intervall von 1 Wo., Heilungsrate nach 28 Tagen 85–100 %.

- Benzylbenzoat: keine Studie zum Vergleich von Benzylbenzoat mit Ivermectin vorliegend. Kleine Fallserien ergaben heterogene Ergebnisse.
- Crotamiton: ähnliche Wirkung wie Permethrin und nach 4 Wo. Unterlegenheit gegenüber Permethrin.
- Allethrin und Piperonylbutoxid (z. B. Jacutin® Pedicul Spray) nur zugelassen für Indikation Kopf-, Filz- und Kleiderläuse.
- Präzipitatschwefel: vergleichbar mit Benzylbenzoat.
- Ivermectin oral: z. B. Scabioral® Einmaltherapie 1 Tbl. 3 mg; Dosierung 200 μg/kg KG.

MERKE
Bei ordnungsgemäßer lokaler Behandlung können Kinder wieder in die Schule und Erwachsene wieder zur Arbeit gehen! Bei systemischer Therapie 24 h nach Einnahme von Ivermectin.

Systemische Therapie Ivermectin 3 mg (z. B. Scabioral®), in der Effektivität in etwa vergleichbar mit Permethrin. Indikationen: bei Nichtansprechen auf eine Vorbehandlung mit Permethrin, immunsupprimierte Patienten, Scabies crustosa, Patienten mit starken Hauterscheinungen, bei nicht möglicher lege artis durchgeführter Ganzkörperbehandlung mit Permethrin oder Benzylbenzoat (Behinderung, organisatorische Schwierigkeiten wie Sammelunterkünfte).

MERKE
Die Behandlung des Juckreizes erfolgt mit systemischen Antihistaminika sowie topischen und lokalen Kortikoiden. Der Juckreiz (postskabiöses Ekzem) kann nach erfolgreicher Behandlung noch bis zu 2 Wochen anhalten.

51.2.8 Rosazea

Definition und Epidemiologie

Die Rosazea ist eine häufig vorkommende entzündliche Dermatose mit einer Prävalenz von 2,3 % in Deutschland. Risikofaktoren der Rosazea sind weibliches Geschlecht, Alter und heller Hauttyp, Männer haben höherer Schweregrade. Pathophysiologisch werden Störungen des angeborenen Immunsystems, neuroinflammatorische Mechanismen, lokale Entzündungsreaktionen und UV-Strahlung angenommen, auch Alkohol spielt eine Rolle.

Diagnostische Strategie und Differenzialdiagnose

LEITLINIEN
S1-Leitlinie „Rosazea". AWMF-Registernummer 013-065:

https://register.awmf.org/de/leitlinien/detail/013-065

Klinisch-morphologisch können verschiedene **Schweregrade** unterschieden werden:

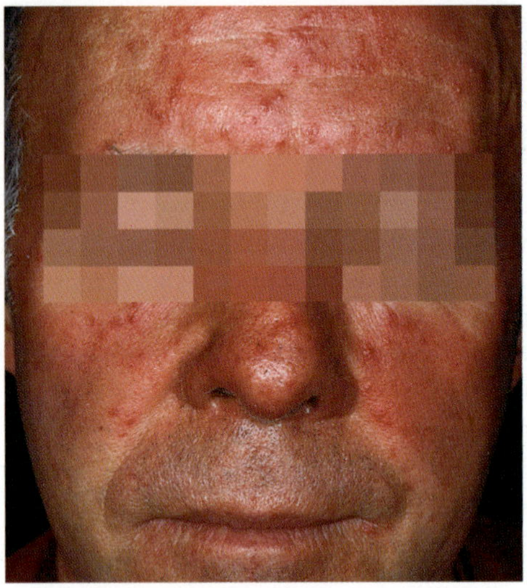

Abb. 51.12 Rosazea Schweregrad II [G888]

- Schweregrad I: Rosacea erythematosa-teleangiectatica
- Schweregrad II: Rosacea papulopustulosa (➤ Abb. 51.12)
- Schwerdegrad III: glandulär-hyperplastische Rosazea
- Sonderformen: Ophthalmorosazea, Rosacea conglobata, Rosacea fulminans, gramnegative Rosazea, Steroidrosazea, granulomatöse Rosazea, Morbus Morbihan, Rosazea im Kindesalter

MERKE
Differenzialdiagnostisch erwägen: periorale Dermatitis, seborrhoische Dermatitis, Acne vulgaris, arterielle Hypertonie, Dermatomyositis, Mischkollagenosen, Karzinoidsyndrom, Mastozytose, allergisches Kontaktekzem, Polycythaemia vera, Lupus erythematodes.

Therapiestrategie

Es werden verschiedene Therapiestrategien unterschieden, wobei die Schweregrade I und II meist topisch und der Schweregrad III systemisch kombiniert behandelt werden. Die Wirkung der Therapieverfahren beschränkt sich zumeist auf die Papeln und Pusteln, ist also antientzündlich, und weniger auf das Erythem. Die Hauterkrankung ist nicht heilbar.

Allgemeine Maßnahmen
- Meidung individueller Auslöser (Alkohol, scharf gewürzte Speisen, heiße Getränke).
- Eine nachweislich wirksame Rosazea-Diät gibt es nicht.
- Vermeidung von Seifen, die den Haut-pH heben (empfohlen werden Syndets, duftstoff- und seifenfreie Reinigungsmittel).
- Vermeidung von Hautreizung (Peelings und ätherische Öle).
- Abdeckung durch Foundation/Make-up verschlechtert die Rosazea nicht.
- Schutz vor UVA- und UVB-Strahlung (vor allem physikalische Sonnenblocker wie Titandioxid).

MERKE
Anamnestisch sollte immer ein lokaler Steroidgebrauch erfragt werden, weil dies ein individueller Auslöser sein kann.

Topische Therapie (entzündungshemmend)
- Metronidazol 0,75 % (Rozex®) als Creme, Gel, Lotio, Emulsion 2 ×/d (Goldstandard)
- Azelainsäure 15 % Gel (Zweitlinientherapie)
- Permethrin Creme 5 % (wirkt gegen Demodex-Milben)
- Clindamycin 1 %
- Tacrolimus 0,03 % oder 0,1 % Salbe und Pimecrolimus 1 % Creme bei steroidinduzierter Rosazea
- Brimonidin 1 % (Mirvaso®), topischer selektiver α_2-Adrenorezeptor-Agonist zur lokalen Anwendung 1 ×/d, nur bei Erythem

Systemische Therapie
- Tetrazykline: Doxycyclin 40 mg/d (Oraycea®) oder Minocyclin 50 mg (formal nicht für Rosazea zugelassen) mit Behandlungsdauer 16 Wo.
- Makrolide (Erythromycin, Clarithromycin und Azithromycin)
- Metronidazol
- Isotretinoin (nur Off-Label-Use)

Alternative Therapieoptionen
- Laserbehandlung (IGeL-Leistung)
- Dermashaving (Schneiden)
- Dermabrasio (Fräsen)

Es gibt keine Evidenz, dass eine bestimmte Diät wirksam ist.

51.2.9 Periorale Dermatitis

Definition und Epidemiologie

Die periorale Dermatitis (POD, Syn. Mundrose oder Stewardessenkrankheit) ist eine häufig vorkommende Gesichtsdermatose. Betroffen sind überwiegend Frauen in 2. bis 3. Lebensjahrzehnt. Bei der POD kommt es durch kosmetische Artikel wie Gesichtspflegecremes oder Reinigungsartikel zu Irritationen der Haut mit einer epithelialen Barrierefunktionsstörung und Quellung der Hornschicht. Pathophysiologisch kann sie diesbezüglich gegenüber der Rosazea abgegrenzt werden.

MERKE
Topische Glukokortikoide sind kontraindiziert, da sie die Barrierestörung verstärken.

Diagnostische Strategie und Differenzialdiagnose

Die typische Lokalisation der POD ist die Mundregion, zunächst mit einer umschriebenen Rötung und kleinen Papulovesikeln, aus denen spitzkegelige Papeln (Durchmesser 1–2 mm) werden (➤ Abb. 51.13). Die Diagnose wird klinisch gestellt. Der Schweregrad einer POD kann mit dem *Perioral Dermatitis Severity Index* (PODSI) eingeschätzt werden, der in der Hausarztpraxis aber unüblich ist.

MERKE
Differenzialdiagnostisch erwägen: Rosazea, seborrhoische Dermatitis, Acne vulgaris, allergisches Kontaktekzem, Lippenleckekzem.

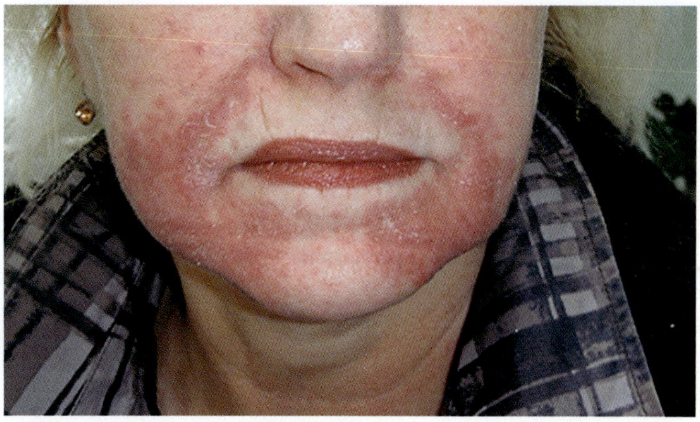

Abb. 51.13 Periorale Dermatitis [M123]

Therapiestrategie

Die Evidenzlage zur Therapie ist schwach. Die Therapie der POD richtet sich nach dem Schweregrad. Grundsätzlich kann schon eine **Nulltherapie** hilfreich sein. Eine topische Eskalation der Therapie mit Antibiotika oder mit Pimecrolimus erfolgt, wenn nach 3 Wochen keine Senkung des PODSI um 50 % erreicht werden kann. Systemischer Therapieverfahren bedarf es selten, und sie sollten nicht länger als 8 Wochen angewandt werden.

Nulltherapie (Evidenzstufe 2b, Empfehlungsgrad B)
- Absetzen aller topischen Therapien (v. a. Steroide und fetthaltige Kosmetika)
- Meidung von ausgiebigem Waschen mit Seifen oder anderen Detergenzien
- Meidung der Anwendung von Kosmetika

Topische Therapie (alphabetisch)
- Adapalen 0,1 %
- Azelainsäure-Creme 20 %
- Erythromycin
- Ichthyol
- Metronidazol 1 % 2 ×/d (kein Goldstandard wie bei Therapie der Rosazea)
- Pimecrolimus 1 % 2 ×/d

Systemische Therapie (Off-Label-Use)
- Tetrazykline (2 × 250 mg Doxycyclin oder Minocyclin, nach 3–4 Wo. Halbierung der Dosis für max. 8–10 Wo.)
- Makrolide (Erythromycin 500 mg/d, Clarithromycin 250 mg/d)
- Isotretinoin (0,5–1 mg/kg KG)

51.2.10 Seborrhoische Dermatitis

Definition und Epidemiologie

Die seborrhoische Dermatitis ist ein schuppendes Ekzem und kommt vor allem in den seborrhoischen Arealen wie Kopf (Augenbrauen und um die Nasenflügel) sowie in den vorderen und hinteren Schweiß-

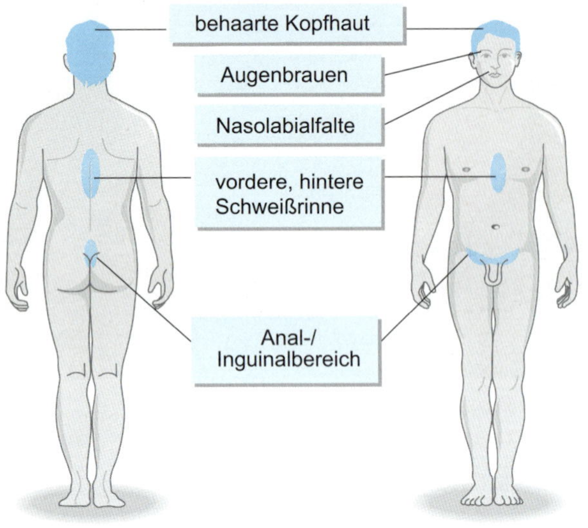

Abb. 51.14 Seborrhoische Dermatitis: potenziell betroffene Körperareale [L157]

rinnen vor (➤ Abb. 51.14). Betroffen sind insbesondere Säuglinge sowie Erwachsene zwischen 30 und 60 Jahren (3–10 %). Männer sind häufiger betroffen als Frauen. Für die Talgbildung spielt der Hormonspiegel eine Rolle. Auch ein Zusammenhang mit dem Hautpilz *Malassezia furfur* wird vermutet. Eine Besserung ist unter Sonnenexposition und eine Verschlechterung unter Stress zu sehen.

Diagnostik

Die Diagnose wird klinisch anhand des schuppenden Ekzems und der typischen Lokalisationen gestellt.

MERKE
Differenzialdiagnosen: Acne vulgaris, Rosazea, Lupus erythematodes, Kontaktallergie, Psoriasis, Tinea.

Therapiestrategie

Lokal wird eine antimykotische und antientzündliche Therapie nach Reinigung der Haut und UV-Schutz vorgenommen.
- Antimykotisch mit Clotrimazol Creme oder Ciclopirox, für den Kopf Ketoconazol (Terzolin® Shampoo)
- Antientzündlich mit topischen Kortikoiden Prednicarbat (Dermatop®), für den Kopf Clobetasol (Clobex®)

51.2.11 Dyshidrotisches Ekzem

Definition und Epidemiologie

Das dyshidrotische Ekzem ist eine rezidivierende oder chronische Hauterkrankung der Handflächen (80 %), Füße und Zehen (10 %) oder beider Bereiche (10 %). Typisch ist ein Ekzem mit kleinen oder

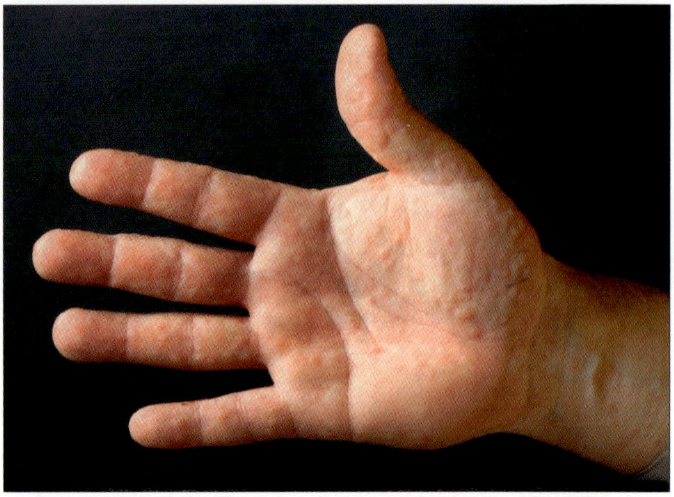

Abb. 51.15 Dyshidrotisches Ekzem [E434–004]

größeren flüssigkeitsgefüllten Bläschen mit juckendem Charakter (➤ Abb. 51.15). Die Erkrankung kommt häufig in wärmeren Regionen sowie im Frühjahr und Sommer in allen Altersklassen ohne Geschlechtsunterschiede vor. Die Ätiologie ist unklar. Aber es tritt gehäuft mit anderen Hauterkrankungen wie atopischem Ekzem, Kontaktekzem, Metallallergie, Pilzinfektionen oder bakteriellen Infektionen auf.

Diagnostik

Die Diagnose wird klinisch anhand des Ekzems mit Bläschen an Händen, Füßen oder beiden Bereichen gestellt.

Therapiestrategie

Lokale antientzündliche Therapie
- Gerbstoffe (z. B. Teebaumöl, Eichenrinde)
- Kortikoidhaltige Salbe oder Creme
- Lichttherapie (UVA oder UVB)

Systemische Therapie
- Kortikoide
- Antibiotika bei Infektion der Bläschen

51.2.12 Neurodermitis

Definition und Epidemiologie

Die Neurodermitis (Synonym „atopische Dermatitis/endogenes Ekzem“ genannt) ist eine chronische oder chronisch-rezidivierende nicht kontagiöse Dermatitis, typischerweise an den Beugeseiten mit zumeist starkem Juckreiz (➤ Abb. 51.16). In Deutschland beträgt die Prävalenz je nach Alter und Region 10–15 %. Dabei sind Säuglinge und Kleinkinder häufiger betroffen als Schulkinder oder Erwachsene.

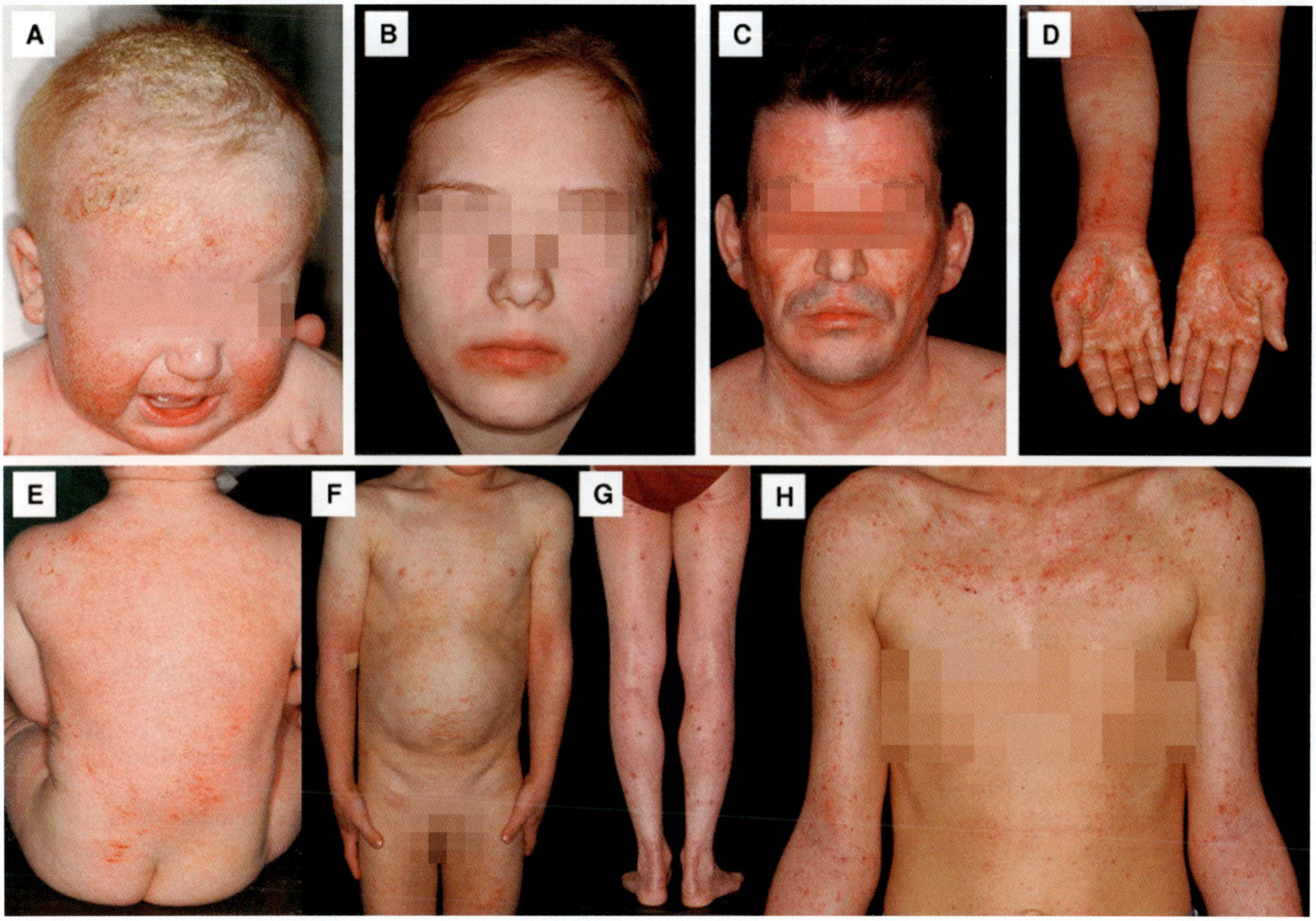

Abb. 51.16 Erscheinungsformen der Neurodermitis: Während sich die atopische Dermatitis im Kleinkindalter häufig als Milchschorf (A) und Ekzeme von Gesicht (A) und Stamm (E) manifestiert, sind ab dem Schulalter (F) häufig die Beugen betroffen. Im Erwachsenenalter reicht das Spektrum von Minimalvarianten wie Lid- und Lippenleckekzem (B), *Head-and-Neck*-Dermatitis (C) bis zu schweren Formen mit ausgeprägten Handekzemen (D) und exkoriierten, pruriginösen Läsionen (G, H). [R430]

Ursächlich spielen neben der genetischen Prädisposition auch zahlreiche Auslösefaktoren eine wichtige Rolle.

MERKE

Mögliche Komplikationen der Neurodermitis wie virale (z. B. Eczema herpeticatum) und bakterielle (z. B. Staphylodermie) Superinfektionen, aber auch Augenerkrankungen (Glaukom, Keratokonus, Netzhautablösung, Erblindung), Alopecia areata sowie Wachstumsverzögerung/Kleinwuchs sollten dem Behandler geläufig sein.

Diagnostische Strategie und Differenzialdiagnose

Im Rahmen der Diagnostik wird eine Erhebung der Anamnese (inkl. der atopischen Eigen-, Familien und Berufsanamnese) sowie die Untersuchung der gesamten Haut empfohlen. Außerdem sollten psychosomatische, ernährungsbedingte oder andere Umgebungsfaktoren ermittelt werden. Eine individuelle Allergiediagnostik wird je nach Befund und Anamnese empfohlen. Eine histologische Hautuntersuchung wird nicht routinemäßig empfohlen, kann aber zur differenzialdiagnostischen Abgrenzung erwogen werden.

MERKE

Komorbiditäten wie Nahrungsmittelallergie, Asthma und Rhinitis allergica sollten beachtet werden.

Therapiestrategie

LEITLINIEN

S3-Leitlinie „Atopische Dermatitis (AD) [Neurodermitis; atopisches Ekzem]". AWMF-Registernummer 013-027:

https://register.awmf.org/de/leitlinien/detail/013-027

Zur Behandlung werden je nach Schweregrad äußerliche Therapieverfahren und/oder Systemtherapie empfohlen (➤ Abb. 51.17).

Stufe	Maßnahmen
Stufe 4: persistierende, schwer ausgeprägte Ekzeme	erforderliche Maßnahmen der vorherigen Stufen + systemische immunmodulierende Therapie (z. B. Ciclosporin A)*
Stufe 3: moderate Ekzeme	erforderliche Maßnahmen der vorherigen Stufen + höher potente topische Glukokortikosteroide und/oder topische Calcineurininhibitoren** * und ***
Stufe 2: leichtes Ekzem	erforderliche Maßnahmen der vorherigen Stufe + niedrig potente topische Glukokortikosteroide und/oder topische Calcineurininhibitoren** * und ***
Stufe 1: trockene Haut	topische Basistherapie Vermeidung oder Reduktion von Triggerfaktoren

* Eine UV-Therapie ist häufig ab Stufe 2 unter Berücksichtigung der Altersbeschränkung (nicht im Kindesalter) indiziert. **Cave**: keine Kombination mit Ciclosporin A und topischen Calcineurininhibitoren.
** First-Line-Therapie: i. d. R. topische Glukokortikosteroide, bei Unverträglichkeit/Nichtwirksamkeit und an besonderen Lokalisationen (z. B. Gesicht, intertriginöse Hautareale, Genitalbereich, Capillitium bei Säuglingen) topische Calcineurininhibitoren.
*** Die zusätzliche Anwendung von antipruriginösen und antiseptischen Wirkstoffen kann erwogen werden.

Abb. 51.17 Stufentherapie der Neurodermitis (S3-Leitlinie 2023) [W1010-002]

Nichtmedikamentöse Therapieverfahren

- Fototherapie (mit UVA-1-Therapie, UVB-Schmalband-, UVB-Breitband-Therapie, Balneo-Fototherapie) kann adjuvant in akuten Krankheitsphasen bei Neurodermitis und Patienten ≥ 18 Jahre empfohlen werden.
- Immunabsorption und extrakorporale Photopherese können in Ausnahmefällen bei schwerer Neurodermitis erwogen werden.
- Laktobazillen können als Therapieverfahren der Neurodermitis nicht empfohlen werden.
- Eliminationsdiäten: nur bei eindeutiger Anamnese für eine Soforttypreaktion oder einem eindeutig positiven oralen Provokationstest.
- Essenzielle Fettsäuren: Die topische Applikation von n-6-Fettsäuren kann nicht empfohlen werden.
- Hausstaubmilbenreduktion: Bei bekannter HSM-Allergie kann ein Encasing erwogen werden.

Lokaltherapie

- Topische Basistherapie: fette Salbengrundlagen auf trockener Haut, hydratisierende Öl-in-Wasser-Emulsionen bei weniger trockener Haut, als Zusatz Harnstoff (nicht bei Säuglingen) und Glyzerin.
- Topische Antipruriginosa: Polidocanol oder Gerbstoffe, Zink, Schieferöl, steinkohleteerhaltige Präparate, H_1-Rezeptor-Antagonisten werden nicht empfohlen.
- Lokale antimikrobielle Substanzen: Fusidinsäure nur kurzzeitig anwenden wegen Gefahr der Resistenzbildung.
- Topische Glukokortikosteroide: zur antiinflammatorischen Therapie empfohlen 1–2 ×/d, ggf. mit Dosissteigerung für Phase der Abheilung, danach zunächst 3-monatige intermittierende Nachbehandlung 1–2 ×/Wo., besonders für Gesicht, Hals, intertriginöse Areale und Skrotum nicht länger als auf wenige Tage befristet.
- Topische Calcineurinantagonisten: symptomatische antientzündliche Therapie, wenn topische Glukokortikosteroide nicht einsetzbar sind oder über Behandlungsdauer zu UAW führen, als First-Line-Therapie bei „Problemarealen" (Gesicht, intertriginöse Hautareale, Genitalbereich, Capillitium bei Säuglingen), Einsatz erst ab 3. Lj., Einsatz von 0,1-prozentigem Tacrolimus erst ab dem 17. Lj.

Systemische Therapie Im Regelfall nur in Kooperation mit Dermatologen:

- Systemische antimikrobielle Substanzen: Cephalexin, andere Cephalosporine der ersten Generation.
- Mastzellstabilisatoren werden zur Therapie der Neurodermitis nicht empfohlen.
- Orale Glukokortikosteroide können als Kurzzeittherapie bei schweren Formen der Neurodermitis erwogen werden.
- Ciclosporin kann zur Therapie der schweren chronischen Neurodermitis im Erwachsenenalter empfohlen werden. Anfangsdosis 2,5–3,5, max. 5 mg/kg/d in 2 ED, danach Erhaltungsdosis 2,5–5 mg/kg/KG/d und schrittweise Reduktion mit Therapieunterbrechung nach 4 bis 6 Mon.
- Azathioprin kann off-label bei Neurodermitis erwogen werden, wenn Ciclosporin kontraindiziert ist.
- Mycophenolat-Mofetil (MMF) kann off-label bei Erwachsenen bis zu 2 g/d erwogen werden, wenn Ciclosporin kontraindiziert ist.
- Methotrexat (MTX) kann off-label bei Erwachsenen erwogen werden, wenn Ciclosporin kontraindiziert ist.
- Monoklonale anti-IgE-Antikörper (Omalizumab): bei Neurodermitis nicht empfohlen.

51.2.13 Akne

Definition und Epidemiologie

Akne ist eine Erkrankung der talgdrüsenreichen Hautregionen vor allem im Gesicht (aber nicht nur!) mit den Effloreszenzen Komedonen, Papeln, Pusteln und Knoten. Sie ist weltweit die häufigste Hauterkrankung mit einem Altersgipfel von 14 bis 30 Jahren. Die Prävalenz liegt bei 60–95 % aller Jugendlichen. Die Erkrankung persistiert in 10 % d. F. über das 25. Lj. hinaus. Männer sind häufiger betroffen als Frauen. Die Entstehung der Akne wird begünstigt durch

- erhöhte Talgdrüsenaktivität mit Seborrhö,
- gestörte follikuläre Differenzierung mit verstärkter Verhornung (Hyperkeratose) und
- mikrobielle Kolonisation von *Propionibacterium acnes* mit Entzündungsreaktionen (➤ Abb. 51.18).

Klinik

Klinisch werden je nach Schwere drei Akneformen (➤ Abb. 51.19) mit unterschiedlichen therapeutischen Strategien und Behandlungszielen unterschieden.

MERKE

Es werden mehrere Akne-Subtypen unterschieden: Acne fulminans (hämorrhagische Nekrosen), Acne inversa (meist adipöse Patienten mit Nikotinabusus), Acné excoriée des jeunes filles (durch zwanghaftes Manipulieren), Acne medicamentosa (z. B. Steroide, Halogene), Acne neonatorum (durch diaplazentar übertragene mütterliche Androgene), Acne venenata (Öl, Teer, Pech), Acne mechanica (Scheuer- und Druckstellen), Kosmetikakne.

Therapiestrategie

Eine mögliche Therapiestrategie wird in ➤ Tab. 51.4 vorgestellt.

- Topisches Retinoid, z. B. Adapalen (Differin®), 1 ×/d bei Schwangerschaft absetzen, kein nachgewiesener teratogener Effekt bei topischer Anwendung trotz minimaler systemischer Resorption.
- Basistherapeutikum (BT), z. B. topisches Retinoid *oder* Benzoylperoxid (BPO) wie Benzakne® Gel.
- Topische Antibiotika, z. B. Clindamycin (Duac® Akne Gel mit BPO und Clindamycin), nur für 6 Wo.
- Orale Antibiotika, z. B. Doxycyclin 1 × 50 mg/d bis max. 3 Mon. (bei Schwangerschaft absetzen), in der Schwangerschaft ist Erythromycin vertretbar.
- **Systemische Retinoide:** Isotretinoin ist das Mittel der Wahl. **Kontraindikationen:** Schwangerschaft (Ausschluss muss dokumentiert sein!), Hepatitis. Isotretinoin hat keinen Einfluss auf die Bildung und Qualität von Sperma.

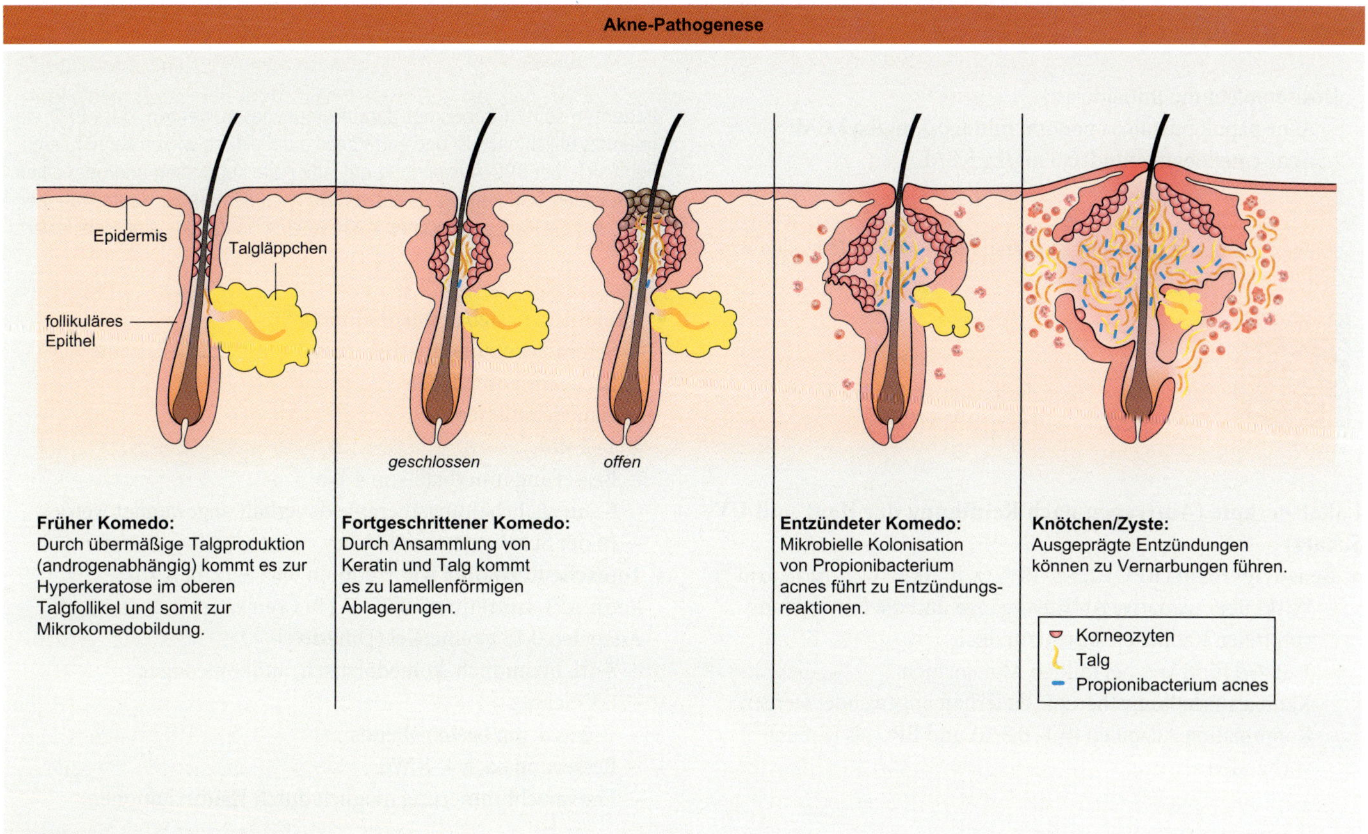

Abb. 51.18 Entstehung der Akne [G994]

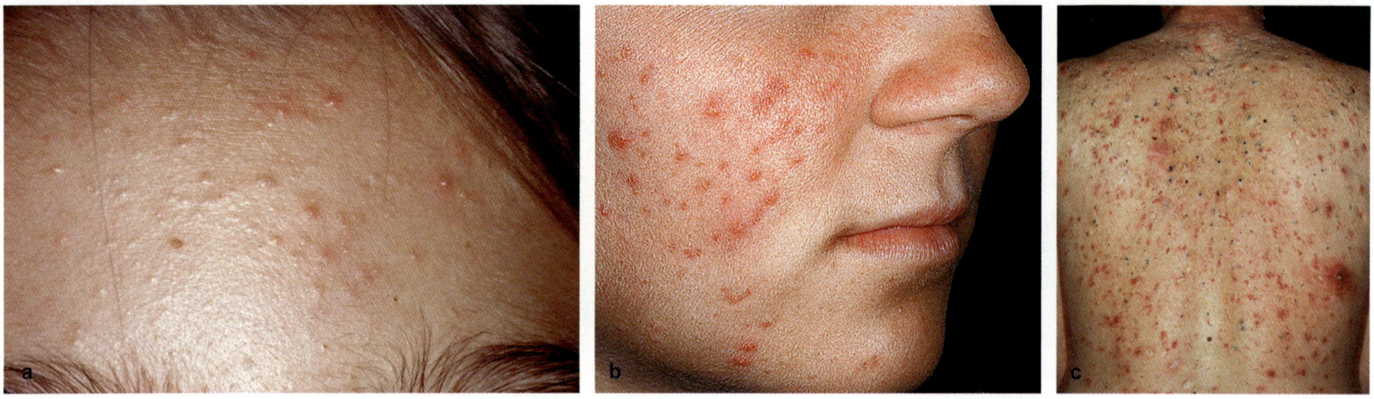

Abb. 51.19 Akneformen: a) Acne comedonica [G949], b) Acne papulopustulosa [E939–002], c) Acne conglobata [G888]

Tab. 51.4 Therapiestrategie nach Akneform und Schweregrad (AWMF-S2k-Leitlinie 2010)

	Leicht		Mittelschwer	Schwer	
	A. comedonica (➤ Abb. 51.19a)	A. papulopustulosa (➤ Abb. 51.19b)	A. papulopustulosa	A. papulopustulosa nodosa	A. conglobata (➤ Abb. 51.19c)
1. Wahl	Top. Retinoid (z. B. Differin®)	• BT *oder* • Kombi B *oder* • BT + top. Abx	• Kombi BT *oder* • BT + top. Abx *oder* • BT + orales Abx	• Kombi BT + orales Abx *oder* • Orales Abx + Azelainsäure	Orales Abx + BPO + top. Retinoid
Alternativ	Azelain (Skinoren®)	Azelain (Skinoren®)	Azelain + orales Abx	Orales Isotretinoin	Orales Isotretinoin
Frauen	Azelain (Skinoren®)	Azelain (Skinoren®)	Antiandrogene orale Kontrazeptiva werden nicht mehr empfohlen		
Schwangere	Azelain (Skinoren®)	Azelain + BPO	Azelainsäure *oder* BPO (Erythromycin)		
Erhaltungstherapie	Top. Retinoid	Top. Retinoid	Top. Retinoid	Top. Retinoid + BPO	Top. Retinoid + BPO

Abx = Antibiotikum, BPO = Benzoylperoxid, BT = Basistherapeutikum, top. = topisch

Dosisempfehlung Initialdosis:
- Acne papulopustulosa nodosa: mind. 0,3 mg/kg KG/d
- Acne conglobata: mind. 0,5 mg/kg KG/d

MERKE

Leitfaden des BfArm unbedingt studieren und einhalten (mit allen Vorschriften und einer Checkliste):

https://www.bfarm.de/SharedDocs/Risikoinformationen/Pharmakovigilanz/DE/RV_STP/m-r/retinoide.html

Lokaltherapie (Auftragen nach Reinigung der Haut und UV-Schutz)

- **Benzoylperoxid (BPO)** 2,5-5-10 % (z. B. Aknefug®, Akneoxid®):
  - Wirkt über oxidative Abbauvorgänge und die Entwicklung von freien Radikalen antientzündlich
  - 1–2 ×/d für 8 Wo. bei milden Akneformen
  - Kann als Erhaltungstherapie dauerhaft angewendet werden
  - Kombination Adapalen (0,1–0,3 %) und BPO als (Epiduo®) vorhanden

MERKE

Patienten sollten unbedingt darauf hingewiesen werden, dass BPO ein potentes Bleichmittel ist und entfärbend auf Kleidung wirken kann. Es empfiehlt sich, bei BPO-Anwendung ggf. alte helle Kopfkissen und/oder einen alten hellen Schlafanzug zu nutzen. Da es außerdem zu Hautirritationen führt und die Haut austrocknen kann, ist eine Hautpflege empfehlenswert.

- **Azelain** 15 % Gel/Creme (Skinoren®):
  - Schwach entzündungshemmend, antibakteriell, komedolytisch, antikomedogen
  - Hautirritationen
  - 1–2 ×/d
  - Besserung innerhalb von 4 Wo.
  - Kann als Erhaltungstherapie dauerhaft angewendet werden
  - In der Schwangerschaft sicher
- **Topische Retinoide** wie Tretinoin 0,05 % (z. B. Airol®, Retin A®), Isotretinoin 0,05–0,1 % Creme/Gel (z. B. Isotrex®), Adapalen 0,15 Creme/Gel (Differin®)
  - Antientzündlich, komedolytisch, antikomedogen
  - UV-Schutz
  - 1–2 ×/d, am besten abends
  - Besserung nach 4–8 Wo.
  - Erstverschlimmerung möglich durch Hautirritationen

- Geeignet zur Erhaltungstherapie
- Keine lokale Therapie in der Schwangerschaft (www.embryotox.de)

- **Topische Antibiotika** (i. d. R. nur in Kombination mit Basistherapie): Clindamycin 1–2 % Gel (z. B. Basocin®), Erythromycin 2–4 % Gel (z. B. Aknederm®), (Tetrazyklin) oder Fixkombinationen BPO 5 % plus Clindamycin (Duac® Akne), Tretinoin plus Clindamycin (Acnatac®)
  - Verminderung proinflammatorischer Mechanismus und Kolonisation der Talgdrüsenfollikel mit *P. acnes*
  - Anwendungshäufigkeit: 1–2 ×/d für 2–6 Wo. (max. 12 Wo.)
  - Keine gleichzeitige Anwendung mit systemischen Antibiotika

Systemische Therapie

- **Isotretinoin** für 4 Mon. (bis 6 Mon.):
  - Empfohlen bei schwerer Acne papulopustulosa mit Knotenbildung sowie bei Acne conglobata
  - Reduziert Seborrhö drastisch
  - UV-Schutz
  - Teratogenität: Bei Frauen muss eine Schwangerschaft ausgeschlossen und eine Kontrazeption (bis 5 Wo. nach Beendigung) gewährleistet sein
  - Monitoring Lipide und Leberwerte vor und während der Therapie (initial 2-wöchentlich, dann monatlich)
  - Initial Verschlechterung, Cheilitis, Wirkung nach 2–4 Wo.
  - Bei Therapieerfolg topische Erhaltungstherapie mit einem Retinoid oder mit Retinoid/BPO-Kombination empfohlen

MERKE

Als Hausarzt sollte man mit der Verordnung von **systemischen Retinoiden** zur Aknebehandlung zurückhaltend sein, da häufige Laborkontrollen und Schwangerschaftstestungen notwendig sind, oder sich gründlich über notwendige Vorschriften zu Laborkontrollen, Aufklärung, Verhütung und Schwangerschaftsteste informieren.

- Systemische Antibiotika wie Doxycyclin 100 mg (7–21 d; Tetracyclin wegen Zweimalgabe nicht mehr üblich). Minocyclin 100 mg, danach 50 mg (medikamentös induzierter Lupus) ist nicht mehr Antibiotikum der 1. Wahl. Wirkung nach 2–4 Wo.
- Antiandrogene Pillen werden wegen des erhöhten Thrombose- und Schlaganfallrisikos nicht mehr empfohlen.

51.2.14 Psoriasis

Definition und Epidemiologie

Die Psoriasis ist eine chronisch verlaufende Immunkrankheit der Haut und Nägel (seltener auch der Schleimhäute und Gelenke) mit unterschiedlicher Schwere. Sie ist gekennzeichnet durch scharf begrenzte erythematosquamöse Plaques. Die Prävalenz in den westlichen Industrienationen liegt bei 1,5–2 % (Punktprävalenz in Deutschland 2,1 %). Männer und Frauen sind dabei zu gleichen Teilen betroffen. Als Ursache können genetische Veranlagungen festgestellt werden. Als Triggerfaktoren gelten Infektionen, Medikamente, mechanische Reizungen, Jahreszeiten (in den Sommermonaten besser) und psychische Faktoren.

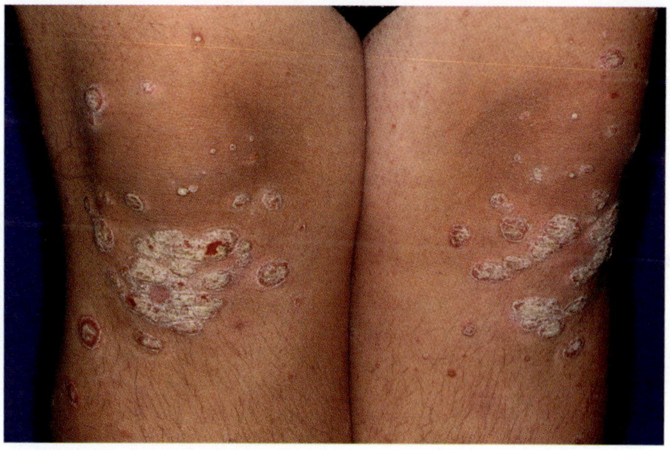

Abb. 51.20 Psoriasis [G624–002]

Klinik

Das typische klinische Bild zeigt sich als erythematosquamöse Plaques vor allem an den Streckerseiten (➤ Abb. 51.20; Psoriasis inversa an den Beugern). In akuten Schüben disseminieren die Psoriasisherde auch als Psoriasis punctata, P. guttata, P. nummularis und P. geographica. Auch die Nägel können typischerweise betroffen sein. Klinisch werden drei Formen unterschieden:

- **Psoriasis vulgaris:**
  - Typ 1 (60–70 %): frühe Manifestation (Alter 10–25 J.) und oft schwere Verläufe und familiäre Komponente
  - Typ 2 (30–40 %): späte Manifestation (Alter 35–60 J.) und oft leichtere Verläufe ohne familiäre Häufung
- **Psoriasis arthropathica** (5–7 %) mit Gelenkbefall (meist symmetrisch periphere Gelenke)
- **Psoriasis pustulosa** (0,5–2,5 %) mit Pustelbildung auf der Haut

Diagnostik

Die Diagnose wird meist klinisch anhand der familiären Disposition, der erythematosquamösen Plaques in typischer Lokalisation und der Psoriasiskratzphänomene (Kerzentropfenphänomen, Phänomen des letzten Häutchens und Ausspitzphänomen) gestellt und im Zweifelsfall histologisch gesichert. Zur Bewertung der Schwere eignet sich der *Psoriasis Area and Severity Index* (PASI), in den Erythem, Infiltration und Schuppung sowie Ausmaß der betroffenen Körperoberfläche eingehen.

Therapiestrategie

LEITLINIEN

S3-Leitlinie „Therapie der Psoriasis vulgaris". AWMF-Registernummer 013-001:

https://register.awmf.org/de/leitlinien/detail/013-001

Ziel der Therapie ist eine Verminderung der überschießenden Keratinozytenproliferation und eine Entzündungshemmung.

Lokaltherapie

- Keratolyse: Salicylsäure in Vaseline, Harnstoffsalben, Solebäder oder Ölbäder
- Entzündungshemmend: Calcipotriol, Dithranol, Teerpräparate, Steroide

Systemische Therapie Im Regelfall nur in Kooperation mit einem Dermatologen.

- Retinoid Acitretin (oft in Kombination mit PUVA):
  - Kann zur Induktionstherapie bei mittelschwerer bis schwerer Psoriasis vulgaris erwogen werden
  - Initialdosis 20–30 mg/d über 2–4 Wo., danach in Einzelfällen auf max. 75 mg/d
- Fumarsäure
- Methotrexat:
  - Induktionstherapie bei mittelschwerer bis schwerer Psoriasis vulgaris
  - 15 mg/Wo., danach 5–20 mg/Wo. in Abhängigkeit von der Wirkung
- Ciclosporin A: Induktionstherapie bei mittelschwerer bis schwerer Psoriasis vulgaris
- Biologika wie Adalimumab, Infliximab, Secukinumab, Etanercept
- Apremilast
- Fumarsäureester

51.2.15 Chronischer Pruritus

Definition und Epidemiologie

Pruritus ist ein Leitsymptom vieler Erkrankungen (dermatologisch, internistisch, neurologisch, psychisch, paraneoplastisch, somatoform) und setzt somit differenzialdiagnostisches Geschick voraus. Er wird als unangenehmes Hautgefühl mit dem Drang zu kratzen über einen Zeitraum von 6 Wochen definiert. Die Prävalenz in der Allgemeinbevölkerung wird mit ca. 13 % angegeben.

Klinik

Durch Jucken entsteht ein Circulus vitiosus aus Pruritus und mechanischer Reizbeantwortung (Juck-Kratz-Zirkel), der zu Hautveränderungen wie Hämatomen, Blutungen, Erosionen, Exkoriationen, Ulzerationen, Krusten, Lichenifikationen und Hyper- und Depigmentierungen oder Vernarbungen führen kann. Auch kann Pruritus zu Schlafstörungen mit physischer und psychischer Erschöpfung führen.

MERKE

Starker Pruritus kann erhebliche psychische Beeinträchtigungen wie Anpassungsstörungen, Angststörungen und depressive Störungen verursachen und sollte mit Screeningfragen auch angesprochen und ggf. therapiert werden.

Diagnostische Strategie

LEITLINIEN

S2k-Leitlinie „Diagnostik und Therapie des chronischen Pruritus". AWMF-Registernummer 013-048:

https://register.awmf.org/de/leitlinien/detail/013-048

Neben einer ausführlichen Anamnese mit Medikamentenreview wird eine klinische Untersuchung und eine orientierende Labordiagnostik (Leberwerte, Blutbild, Niere, Glukose, TSH) empfohlen. Weitere Untersuchungen müssen individuell erwogen werden.

Box 51.2

Ursachen des chronischen Pruritus (CP)

Wahrscheinlichste Diagnosen

- Xerosis cutis (trockene Haut)
- Atopisches Ekzem
- UAW, z. B. Opioide
- Psychogener Pruritus, Pruritus senilis, Pruritus sine materia
- Urtikaria
- Psoriasis

Was man nicht übersehen sollte: abwendbar gefährlicher Verlauf

- Chronische Niereninsuffizienz (➤ Kap. 70)
- Hepatobiliäre Erkrankungen (➤ Kap. 49)
- Hämatologische Erkrankungen, z. B. Polycythaemia vera, Morbus Hodgkin
- Depression (➤ Kap. 78.2)

Diagnosen seltener oder sekundärer Ursachen

- Hyperthyreose
- Eisenmangelanämie
- Schwangerschaft
- Diabetes

Therapiestrategie

Je nach Ätiologie und Schwere werden allgemeine, lokale und systemische Maßnahmen unterschieden.

Allgemeine Maßnahmen
- Medikamentenreview
- Vermeiden:
  - Hauttrocknung wie z. B. trockenes Klima, Hitze (Sauna), alkoholische Umschläge, häufiges Waschen und Baden
  - Irritierende Stoffe (z. B. Umschläge mit Rivanol, Kamille oder Teebaumöl)
  - Sehr heißes und stark gewürztes Essen sowie Alkohol
  - Stress
  - Allergene bei Atopikern
- Verwenden:
  - Milde, nicht alkalische Seifen, rückfettende Waschsyndets
  - Lauwarmes Wasser mit Badezeiten von max. 20 min
  - Adäquate weiche, luftige Kleidung, z. B. aus Baumwolle

Lokaltherapie
- Rückfettende topische Basistherapeutika.
- Antipruriginöse Cremes/Lotionen/Sprays mit Harnstoff, Glyzerin-Paraffin, Natriumchlorid, Gerbstoffen, feuchte oder kühlende Umschläge oder Fett-Feucht-Umschläge.
- Lokalanästhetika: Menthol, Benzocain, Kampfer, Lidocain, Pramoxin sowie Mixtur von Prilocain und Lidocain.
- Topische Glukokortikoide werden zur kurzfristigen Therapie bei steroidresponsiven Dermatosen und bei sekundären entzündlichen Kratzläsionen empfohlen (Konsens).
- Capsaicin zur lokalen Therapie kann erwogen werden.
- Topische Calcineurin-Inhibitoren können ab 2 Jahren als Zweitlinientherapie des Pruritus bei atopischem Ekzem empfohlen werden (Off-Label-Therapie).
- Cannabinoid-Rezeptor-Agonisten können erwogen werden.

Systemische Therapie
- Nichtsedierendes Antihistaminikum (nsAH) kann bei nicht ausreichendem Ansprechen auf die Standarddosierung bis zur 4-fachen Standarddosis als Off-Label-Use erwogen werden. Der Einsatz von sedierenden Antihistaminika wird nicht empfohlen.
- Anwendung systemischer Steroide kann als Kurzzeittherapie bei schwerstem CP und starkem Leidensdruck in Ausnahmefällen erwogen werden.
- UV-Fototherapie bei entzündlichen Dermatosen.
- Leukotrien-Rezeptor-Antagonisten werden nicht empfohlen.
- Naltrexon kann bei hepatischem Pruritus und Pruritus bei atopischem Ekzem als Off-Label-Therapie empfohlen werden.
- Gabapentin und Pregabalin werden bei nephrogenem und neuropathischem Pruritus als Off-Label-Use empfohlen.
- Serotonin-Wiederaufnahmehemmer (SSRI) können bei CP im Off-Label-Use empfohlen werden.
- Tetrazyklisches Antidepressivum: Mirtazapin kann z. B. in Form einer abendlichen Einnahme im Off-Label-Use erwogen werden.
- Trizyklisches Antidepressivum: Doxepin kann im Off-Label-Use erwogen werden.

MERKE
Einsatz und Reihenfolge der Therapieoptionen hängen stark von der Ätiologie des CP ab. Diese sind ausführlich in der AWMF-S2k-Leitlinie (2022) beschrieben (s. o. Kasten „Leitlinien").

51.2.16 Insektenstiche

Eine zum Teil heftige lokale Reaktion auf Insektenstiche mit Rötung und Schwellung ist eine normale Reaktion und nicht mit einer Allergie zu verwechseln. Eine Allergie muss bei einer systemischen Reaktion wie Luftnot oder Kreislaufproblemen vermutet werden (➤ Kap. 75).

Topische und systemische Therapie
- Für lokale Reaktionen nach Insektenstich mit zumeist Juckreiz: Antihistaminikum p. o. oder topisch (z. B. Fenistil® Gel). Topische Kortikoide als Creme oder auf Gelgrundlage mit ggf. feuchtem Umschlag (etwa 20 min ggf. bis zu 2 x in mehrstündigem Abstand wiederholen) kommen ebenfalls infrage.
- Bei ausgeprägter gesteigerter örtlicher Reaktion: 0,5–1 mg Prednisolonäquivalent/kg KG p. o. mit rascher Dosisreduktion und Absetzen nach 3 bis 5 d.

Was man nicht übersehen sollte (AGV)
- Allergische Reaktion
- Erysipel
- Wanzenstiche: Wanzen stechen nachts mehrfach hintereinander und hinterlassen ein „Wanzenstraße"; die lokale Reaktion kann von Rötung bis Bläschen gehen.
- Skabies (➤ Kap. 51.2.7)

LITERATUR

AWMF. S2k-Leitlinie „Behandlung der Akne" (2010). AWMF-Registernummer 013-017.
Bernard P. Management of common bacterial infections of the skin. Curr Opin Infect Dis 2008; 21: 122–128.
Clark GW, Pope SM, Jaboori KA. Diagnosis and treatment of seborrheic dermatitis. Am Fam Physician 2015; 91: 185–190.
Lofgren SM, Warshaw EM. Dyshidrosis: Epidemiology, clinical characteristics, and therapy. Dermatitis 2006; 17: 165.
Magina S, Barros MA, Ferreira JA et al. Atopy, nickel sensitivity, occupation, and clinical patterns in different types of hand dermatitis. Am J Contact Dermat 2003; 14: 63–68.
Squire RA, Goode K. A randomised, single-blind, single-centre clinical trial to evaluate comparative clinical efficacy of shampoos containing ciclopirox olamine (1.5 %) and salicylic acid (3 %), or ketoconazole (2 %, Nizoral) for the treatment of dandruff/seborrhoeic dermatitis. J Dermatolog Treat 2002; 13: 51–60.
Togel B, Greve B, Raulin C. Current therapeutic strategies for hyperhidrosis: A review. Eur J Dermatol 2002; 12: 219–223.
Tschachler E, Brockmeyer N, Effendy I et al. Streptokokkeninfektionen der Haut und Schleimhäute. JDDG 2007; 6(5): 527-532.
Wilsmann-Theis D, Bieber T. Psoriasis und Ekzeme am Capillitium. Hautarzt 2014; 65: 1043–1049.
Wollenberg A, Bieber T, Dirschka T et al. Periorale Dermatitis. JDDG 2011; 5(9): 422–428.

SYSTEMATISCHE REVIEWS

Chen N, Li Q, Yang J, Zhou M et al. Antiviral treatment for preventing post-herpetic neuralgia. Cochrane Database Syst Rev 2014; 2: CD006866.
Okokon EO, Verbeek JH, Ruotsalainen JH et al. Topical antifungals for seborrhoeic dermatitis. Cochrane Database Syst Rev 2015; 5: CD008138.

51

KAPITEL

52

Fabian Ludwig, Jean-François Chenot

Nagelveränderungen

52.1 Übersicht

Zur Häufigkeit von Nagelproblemen als Konsultationsanlass gibt es keine guten Daten. Meist haben sie harmlose Ursachen. Da sie aber auch einen internistischen oder chirurgischen Hintergrund haben können, muss der Hausarzt diese einordnen können (➤ Tab. 52.1). Viele Nagelprobleme benötigen nur Beratung oder können selbstständig behandelt werden.

CAVE

Was man nicht übersehen sollte: abwendbar gefährlicher Verlauf

- Melanom im Nagel (dunkles Band im Nagel, **Hutchinson-Zeichen** [longitudinale Nagelpigmentierung mit periungualer Pigmentierung])
- Splitterblutungen im Nagel bei Endokarditis
- Panaritium mit Knochen- oder Gelenkbeteiligung

Nägel (➤ Abb. 52.1) müssen regelmäßig geschnitten und gepflegt werden. Die Kosten für eine professionelle Nagelpflege (medizinische Fußpflege) müssen die Patienten meist selbst tragen. Das führt auch in Pflegeheimen gelegentlich zu Kontroversen mit Angehörigen von Patienten, die ihre Nägel nicht mehr selbst pflegen können. Das Schneiden von Fuß- und Fingernägeln ist nicht Teil der Grundpflege und stellt somit keine vom klinischen Pflegepersonal geschuldete Tätigkeit dar.

Tab. 52.1 Nagelsymptome bei internistischen Erkrankungen (nach Wollina et al. 2016)

Nagelveränderung	Assoziierte Erkrankung
Beau-Reil-Linien (Querfurchen)	Infektionskrankheiten, Pemphigus, Intoxikationen
Doilichonychie (lange schmale Nägel)	Marfan-Syndrom
Gelbe Nägel *(yellow nails)*	Lymphödem, chronische Lungenerkrankungen, Pleuraerguss
Mees-Linien (transverse Leukonychie; weiße Bänder auf den Nägeln)	Schwere Infektionskrankheiten, nach ITS-pflichtiger Erkrankung, Intoxikationen (Arsen, Thallium u. a.)
Muehrcke-Linien (transverse Doppelbänder)	(Hypoalbuminämie), Nierenkrankheiten, Leberzirrhose, Mangelernährung
Koilonychie (Löffelnägel; muldenförmige Einsenkung), oft mit erhöhter Nagelbrüchigkeit	Eisenmangel, Hämochromatose, Trauma
Racquet-Nägel, erworben	Hypoparathyreoidismus
Splitterblutungen	Bakterielle Endokarditis, Mikrotrauma
Quincke-Zeichen (sichtbarer Kapillarpuls bei leichtem Druck auf das Nagelbett)	Aorteninsuffizienz
Tüpfelnägel	Psoriasis, Alopecia areata
Trommelschlegelfinger (Verdickung der Endglieder)	Chronische Herz- und Lungenerkrankungen mit Hypoxie
Uhrglasnägel (nach außen gewölbte Nägel)	Idiopathisch, hypertrophe pulmonale Osteoarthropathie
Green-Nail-Syndrom („grüne Nägel", Chloronychie)	Bakterielle Infektion (meist *Pseudomonas*)

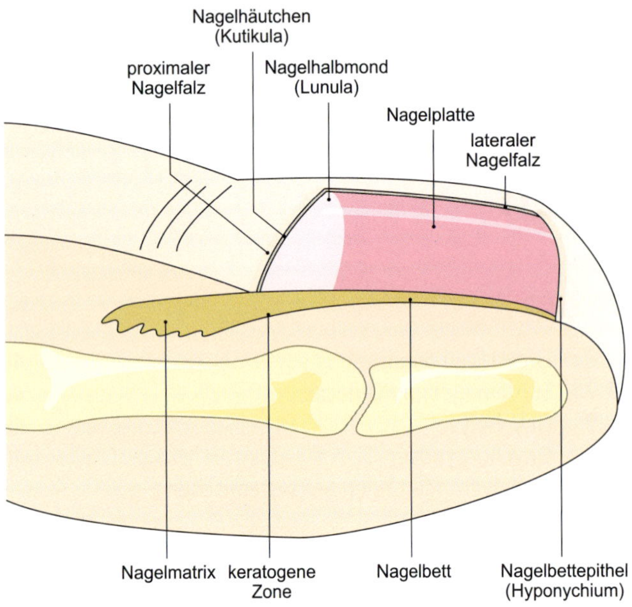

Abb. 52.1 Anatomie der Nageleinheit [L141]

MERKE

Eine Nagelbearbeitung an den Füßen im Rahmen einer **podologischen Therapie** kann unter bestimmten Voraussetzungen auf dem Formular für Heilmittelverordnung (Muster 13) verordnet werden. Zu den Vorrausetzungen gehören (§ 29 Heilmittelrichtlinie):

- Diabetisches Fußsyndrom oder Polyneuropathie
- Krankhafte Schädigung am Fuß als Folge einer sensiblen oder sensomotorischen Neuropathie
- Krankhafte Schädigung am Fuß als Folge eines kompletten oder inkompletten Querschnittsyndroms

52.2 Spezielle Krankheitsbilder

52.2.1 Brüchige Nägel

Von brüchigen Nägeln (Onychorrhexis) spricht man bei abnormer Brüchigkeit der Nägel, Einreißen oder Aufsplitterung der Nageloberfläche. Ursächlich kommen ein Vitamin- oder Mineralstoffmangel (Vitamin A, B, Silicium, Kalzium) oder äußere Faktoren wie häufiger Kontakt mit Reinigungsmitteln in Betracht. Frauen sind häufiger betroffen. Lokal können Nagelhärter wie Dikla oder systemisch Biotin angewandt werden.

52.2.2 Nagelhämatom

Ein Nagelhämatom entsteht nach Trauma unter dem Nagel. Dabei kommt es zu Schmerz und sichtbarem Blut unterhalb des Nagels mit Anhebung des Nagels, ggf. mit Klopfen und Pulsieren.

Sind weniger als 25 % des Nagels betroffen, bedarf es keiner Therapie. Wenn 25–50 % betroffen sind, sollte eine Trepanation und/oder Nagelplattenentfernung erfolgen. Bei einem Befall von > 50 % sollte ein Röntgen zum Frakturausschluss mit anschließender Nagelplattenentfernung und Nagelbettrevision erfolgen.

52.2.3 Onychomykose

Die Onychomykose ist eine Infektion mit dem Erreger *Trichophyton rubrum,* die langsam die Nagelplatte der Finger- oder häufiger der Zehennägel zerstört. Prädisponierende Faktoren sind genetische Anlage, Angiopathien, periphere Neuropathien, enges Schuhwerk, wiederholte Traumata, Diabetes mellitus und andere Stoffwechselstörungen. Es wird vermutet, dass bis zu 30 % der Erwachsenen betroffen sind. Es gibt keine Selbstheilungstendenz.

Am häufigsten ist die **distolaterale subungale Onychomykose** verbreitet; diese Form geht von einer Infektion in der umgebenden Haut aus, wandert über das Hyponychium in die Unterseite der Nagelplatte und breitet sich nach proximal zur Matrix aus. Die Nagelplatte wird durch die subungale Hyperkeratose angehoben und verfärbt sich gelblich. Die **proximale subungale Form** ist seltener und geht mit einer Infektion über die Haut des proximalen Nagelwalls einher.

Die Diagnose kann klinisch nicht ausreichend sicher gestellt werden. Nur ca. 25–30 % der Nagelveränderungen sind durch eine Pilzinfektion bedingt. Differenzialdiagnosen sind:

- Nagelpsoriasis (➤ Abb. 52.2)
- Traumatische Onycholyse oder Nagelverfärbung, *Runner's Toe* (➤ Abb. 52.3)
- Lichen ruber des Nagelorgans
- Angeborene oder erworbene Nageldystrophien
- Irritativ-toxische Einflüsse
- Bakterielle Onychien
- Onychomadese

Wegen der Risiken und Kosten der Therapie muss die Diagnose mikrobiologisch gesichert werden, vor allem wenn die Patienten schon selbst einen Therapieversuch unternommen haben. Dazu werden mit einem Skalpell befallene Nagelspäne in ein Röhrchen ohne Medium abgekratzt. Abgeschnittene Nagelteile sind nicht verwertbar. Bis ein

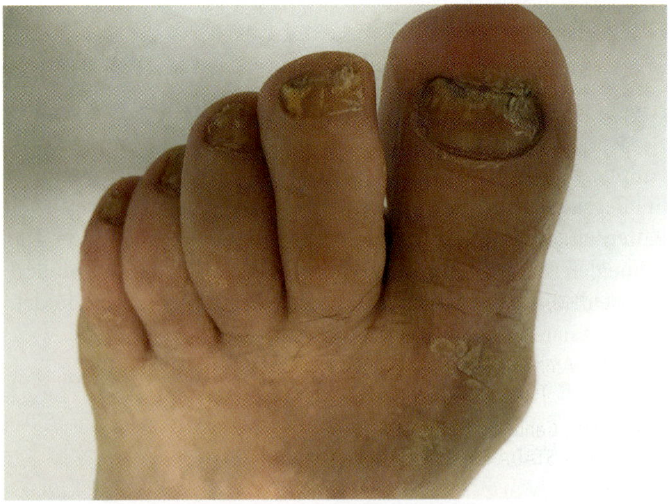

Abb. 52.2 Nagelveränderungen bei Schuppenflechte [T500]

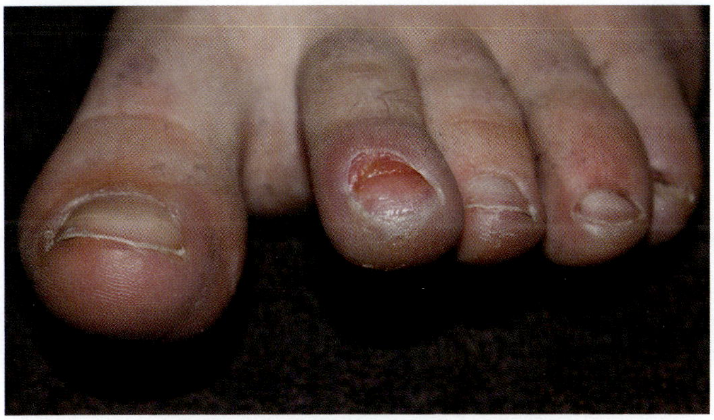

Abb. 52.3 Verfärbung des Nagels der rechten Großzehe: Runner's Toe [X333–013]

Ergebnis vorliegt, kann es 6 bis 8 Wochen dauern. Die Untersuchung wird in das Laborbudget eingerechnet (➤ Kap. 99).

Zur Lokaltherapie stehen Ciclopirox-Nagellack (Batrafen®), Amorolfin-Nagellack (Loceryl®) und Canesten® Nagelset zur Verfügung; sie müssen über Monate angewandt werden (➤ Tab. 52.2). Die Kosten müssen die Patienten selbst tragen (ca. 100 Euro) (➤ Kap. 101). Eine lokale Behandlung ist nur erfolgversprechend, wenn < 50 % des distalen Nagels ohne Matrixbefall und ≤ 3 Nägel befallen sind. Die Erfolgsraten sind niedrig (20–40 %).

MERKE

Für den Behandlungserfolg ist eine möglichst weitgehende Entfernung der befallenen Nagelteile notwendig. Eine atraumatische Nagelentfernung kann mit Okklusionspflastern und Urea 20–40 % in einer Salbengrundlage (z. B. Onyster®) durchgeführt werden. Alternativ können die befallenen Nagelplatten im Rahmen der Fußpflege auch mit der Fräse vorsichtig so weit wie möglich entfernt werden. Manche Nagellacke (z. B. Loceryl®) sind als Set erhältlich, bestehend aus Nagellackflasche, Einweg-Nagelfeilen und Alkoholtupfern zum Reinigen des Nagels nach dem Feilen und vor dem Auftragen des Lacks.

Für die systemische Therapie steht u. a. Terbinafin (Amiada®), 250 mg/d für 3 bis 4 Monate, bei Befall des Großzehennagels auch für 6 Monate zur Verfügung (➤ Tab. 52.2). Da Terbinafin hepatotoxisch ist, sind eine Kontrolle der Leberwerte vor und im Verlauf sowie eine gut dokumentierte Aufklärung dringend angeraten. Die Erfolgsraten liegen mit bis zu 70 % deutlich höher als bei der Lokalbehandlung. Eine Kombinationsbehandlung von Terbinafin plus Amorolfin-Nagellack soll eine bessere Erfolgsrate haben.

Patientenbeispiel

Patient mit Nagelveränderungen

Herr T., 42-jähriger Läufer, stellt sich mit einer seit Längerem bestehenden Verfärbung des rechten Großzehennagels vor (➤ Abb. 52.3). Er ist besorgt, dass es sich um einen Nagelpilz handeln könne. Der rechte Fuß sei eine halbe Schuhgröße größer als der linke. Am wahrscheinlichsten liegt eine mechanische Nageltraumatisierung vor, die auch als *Runner's Toe* beschrieben wird. Der Patient wird aufgeklärt, auf eine weitere Diagnostik wird verzichtet. Schuhe, die weniger Druck auf den Nagel ausüben, sind die einzige Therapieoption.

LEITLINIEN

S1-Leitlinie „Onychomykose". AWMF-Registernummer 013-003:

https://register.awmf.org/de/leitlinien/detail/013-003

Tab. 52.2 Behandlung der Onychomykose (nach AWMF-S1-Leitlinie)

Präparat	Wirkstoff (Darreichungsform)	Bemerkungen
Canesten® Extra Nagelset	Bifonazol 1 % Harnstoff 40 % (Salbe)	Atraumatische Nagelablösung
Onychomal®	Harnstoff 20 % (Creme)	Atraumatische Nagelablösung
Nagel Batrafen®	Ciclopirox 8 % (Nagellack), je nach Präparat jeden oder alle 2 d	Distale Onychomykose, Kombinationsbehandlung
Loceryl® Nagellack	Amorolfin 5 % (Nagellack), 1 x/Wo.	Distale Onychomykose, Kombinationsbehandlung
Likuden® M, griseo von ct	Griseofulvin mikrofein, Tbl. zu 125 und 500 mg	500 mg/d für 6–12 Mon. Einnahme nach dem Essen
Lamisil®, Amiada®, Dermatin®, Myconormin®, Onymax®, Terbiderm®, TerbiGALEN®, Terbinafin® 1A Pharma …	Terbinafin, Tbl. zu 250 mg	250 mg/d für 3–4 Mon., bei Befall des Großzehennagels auch für ≥ 6 Mon.
Sempera®, Canifug® Itracol Hexal®, Itraconazol Sandoz®, Itraconazol STADA®	Itraconazol, Kps. zu 100 mg	2 × 200 mg/d für 7 d, 3 Wo. Pause; 3 Zyklen; Einnahme unzerkaut nach einer Mahlzeit, aus toxikologischen Gründen nicht länger als 3 Mon. behandeln
Diflucan® Derm, Flucobeta® Derm …	Fluconazol, Kps. zu 50 mg	150 oder 300 mg 1 ×/Wo. für 6–12 Mon.

52.2.4 Paronychie

Die Paronychie ist eine Infektion der periungualen Gewebe an Zehen oder Fingern und verursacht Rötung, Überwärmung und Schmerzen entlang des Nagelrandes. Am häufigsten liegt eine Infektion mit Staphylokokken vor (umgangssprachlich „Umlauf"). Geht die Infektion in die Tiefe, spricht man von einem **Panaritium,** das Ausgangspunkt einer Phlegmone sein kann. Die Diagnose wird klinisch gestellt.

Leichte Formen können konservativ mit Seifenbädern in lauwarmem Wasser behandelt werden. Die Patienten sollten dann aber zur Kontrolle wiedereinbestellt werden. Bei sichtbarem Eiter oder klinischem Verdacht auf eine tiefergehende Ausbreitung sollte eine Inzision erfolgen.

52.2.5 Unguis incarnatus

Als Unguis incarnatus wird ein eingewachsener Zehennagel beschrieben, bei dem die Nagelplatte gegen die Haut neben dem Nagel drückt und sie evtl. durchdringt. Dadurch kommt es zu Schmerzen und Entzündung an der Zehennagelkante. Ein Unguis incarnatus tritt relativ häufig auf. Jungen im Pubertätsalter sind am meisten betroffen. Falsche Nagelpflege ist eine häufige Ursache. Der Nagel sollte gerade geschnitten werden, ohne die Kanten nach unten abgerundet verlaufen zu lassen. Präventiv wirken können eine gute Fußhygiene durch tägliches Fußwaschen und das Tragen von bequemen Schuhen und luftigen Baumwollsocken, welche die Füße trocken halten.

Ein seifenhaltiges Fußbad kann für 1 bis 2 Wochen 3 ×/d durchgeführt werden. Bei Infektion können antiseptische Lösungen oder Tinkturen aufgetragen oder für ein Fußbad verwendet werden (Polihexanid, Polyvidon, Octenidin oder Chlorhexidin). Durch Verbandanlage kann die Wunde trocken gehalten werden. Systemische Antibiotika sind nur in Ausnahmefällen notwendig. Erfahrungsgemäß lässt sich so ein chirurgischer Eingriff oftmals vermeiden. Konservativ kommen auch das Einlegen von Tamponaden unter den Nagel oder Nagelspangen infrage. Seit 2020 ist die Nagelspangenbehandlung durch die Podologie verordnungsfähig (➤ Kap. 108).

Die Keilexzision oder Emmert-Plastik ist immer noch verbreitet, gilt aber nicht mehr als Standardverfahren. Üblich ist eine Entfernung des störenden Nagelteils mit einer Schere. Dabei sollte die Nagelplatte nicht unnötig kosmetisch störend verkleinert werden. Die Entfernung kann bei entsprechender Erfahrung in lokaler Betäubung und mit einfacher Blutsperre (Gummiband um den Zeh) auch in der Hausarztpraxis durchgeführt werden. Entscheidend ist, dass der eingewachsene Nagelrand tief genug bis zur Nagelmatrix entfernt wird, da es sonst zu einem Rezidiv kommt. Neuerdings wird die Nagelmatrix mit Phenol verödet. Zu einem Rezidiv kommt es, wenn die Nagelmatrix des störenden Nagelabschnitts nicht erfolgreich zerstört wurde. Rezidive treten in 10–20 % d. F. auf. Bei Diabetes oder pAVK sollte frühzeitig geprüft werden, ob eine Überweisung zum Chirurgen indiziert ist, weil ein Übergreifen der Infektion möglich ist.

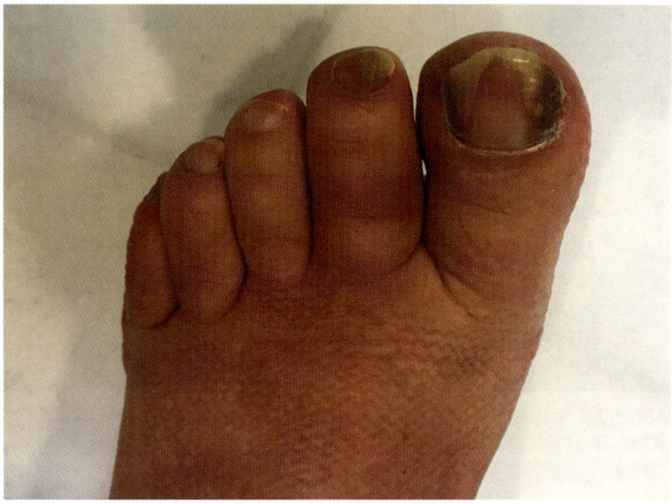

Abb. 52.4 *Pseudomonas*-Infektion des Nagels [T500]

52.2.6 Green-Nail-Syndrom

Grüne Nägel (Chloronychie) werden meistens durch *Pseudomonas aeruginosa* verursacht (➤ Abb. 52.4). Dabei sind die Fingernägel häufiger betroffen als die Fußnägel. Meist sind nur ein oder zwei Nägel infiziert. Die Behandlung sollte durch einen Dermatologen erfolgen. Eine klinische Abgrenzung zu Pilzinfektionen ist nicht möglich.

52.2.7 Tüpfelnägel und Ölflecken

Bei 10–50 % der Patienten mit Psoriasis kommt es zu einem Befall der Nagelmatrix. Die Nagelveränderungen können aber auch bei Ekzem, Alopecia areata oder idiopathisch auftreten. Bei **Tüpfelnägeln** (Onychia punctata) entstehen zahlreiche trichterförmige Einziehungen der Nagelplatte durch insuffiziente parakeratotische Verhornung der Nageloberfläche. Erscheinen diese inmitten der Nagelplatte als gelblich-bräunliche Veränderungen, werden sie als **Ölfleck** bezeichnet. Ein Befall der Nägel ohne Hautsymptome ist möglich. Für den Befall der Nägel bei Schuppenflechte gibt es keine nachweislich effektive Behandlung.

52.2.8 Onycholyse

Onycholyse bezeichnet das Auflösen der Verzahnung von Nagelplatte und Nagelbett. Mögliche Ursachen sind:
- Psoriasis
- Mykose
- Infektionskrankheiten (Scharlach)
- Medikamente (Antibiotika)
- Manipulation/Nägelkauen

Die Onycholyse bessert sich meistens spontan, eine Pilzinfektion sollte aber ausgeschlossen werden. Die Nägel sollten nur noch gefeilt und nicht mehr geschnitten werden.

52.2.9 Onychogrypose

Als Onychogrypose wird ein stark verdickter und sich krümmender Nagel, meist bei älteren Menschen, bezeichnet. Ursächlich kommen Traumata (auch bei zu engem Schuhwerk oder Hallux valgus), Psoriasis oder Infektionen wie Nagelmykose oder Syphilis in Betracht. Prädisponierend sind pAVK, CVI und Diabetes mellitus. Grunderkrankungen sollten behandelt werden. Ob eine medizinische Fußpflege empfohlen wird oder die Voraussetzungen für die Verordnung einer podologischen Therapie gegeben sind, muss im Einzelfall geprüft werden.

52.2.10 Nagelveränderungen bei systemischen Erkrankungen

- **Mees-Linien** sind Querstreifen an Finger- und Zehennägeln durch Intoxikation mit Arsen oder Thallium. Sie können auch als Folge einer Chemo- oder Zytostatikatherapie auftreten.
- Querfurchen (**Beau-Linien**) entstehen durch eine passagere Nagelwachstumsstörung vor allem bei Säuglingen im Alter von 6 bis 8 Wochen oder nach Infekten (vor allem Coxsackie-Virusinfektionen) und wachsen im Verlauf aus.
- **Uhrglasnägel** treten oft in Verbindung mit **Trommelschlegelfingern** auf und sind durch Sauerstoffmangel im Gewebe bedingt; dadurch kommt es zu einer übermäßigen Vermehrung der Unterhautzellen und Kapillaren mit der Folge, dass die Fingerendglieder aufgetrieben und verdickt (wie bei Trommelschlegeln) sind. Durch Mangeldurchblutung können Nagelplatten nicht richtig gebildet werden und nehmen eine kolbenförmige Wölbung an. Uhrglasnägel treten im Rahmen von Stoffwechselerkrankungen wie Mukoviszidose, Herz- und Lungenkrankheiten und gelegentlich auch idiopathisch auf.

52.2.11 Nägelkauen

(Zwanghaftes) Fingernägelkauen (Onychophagie) ist vor allem bei Kindern und Jugendlichen (30–40 %), aber auch bei Erwachsenen (bis zu 10 %) zu beobachten. Stress, Langeweile und Frustration gelten als psychodynamische Ursachen. Der Leidensdruck variiert, denn ohne eine Schädigung des Nagelbetts handelt es sich meist nur um ein ästhetisches oder soziales Problem. Folgende Maßnahmen können empfohlen werden (geringe Evidenz):

- Psychosomatische Abklärung: In welchen Situationen tritt das Verhalten auf?
- Nagellacke mit Bitterstoffen (frei verkäuflich)
- Armbänder mit Erinnerungsfunktion

LITERATUR

Fawcett RS, Linford S, Stulberg DL. Nail abnormalities: Clues to systemic disease. Am Fam Physician 2004; 69: 1417–1424.

Tully AS, Trayes KP, Studdiford JS. Evaluation of nail abnormalities. Am Fam Physician 2012; 85: 779–787.

Wollina U, Nenoff P, Haroske G, Haenssle HA. Diagnostik und Therapie von Nagelerkrankungen. Dtsch Arztebl Int 2016; 113: 509–518.

KAPITEL

53 Schwindel

Kristina Flägel

53.1 Definition und Epidemiologie

Schwindel ist laut Definition ein neurologisches Symptom, das eine wahrgenommene Scheinbewegung zwischen der eigenen Person und der Umwelt beschreibt. Folglich empfindet der Patient ein Drehgefühl, Schwanken oder ein Gefühl der drohenden Bewusstlosigkeit.

MERKE

Patienten benutzen den Begriff Schwindel häufig unspezifisch für unterschiedliche Formen des Unwohlseins, sodass die Angaben zu Inzidenz und Prävalenz, die im Rahmen von Studien erhoben wurden, immer mit Einschränkungen verbunden sind. Umso wichtiger ist beim ärztlichen Vorgehen eine umfassende anamnestische Exploration des Patienten bzgl. seiner Symptomatik.

Während Schwindel insgesamt als zweithäufigste Ursache für ärztliche Konsultationen angegeben wird, zeigen die CONTENT-Daten für die häufigsten Beratungsanlässe in der Hausarztpraxis, dass Schwindel bzw. Benommenheit mit einer relativen Häufigkeit von 2,2 % auf Platz 9 rangiert.

29,5 % der Bevölkerung erfahren in ihrem Leben mittelstarken bis heftigen Schwindel. Die Prävalenz ist dabei abhängig vom Alter und beträgt 17 % bei jüngeren Patienten bis hin zu 39 % bei den über 80-Jährigen.

Schwindelursachen sind vielfältig. Neben dem physiologischen Schwindel können peripher-vestibuläre, zentral-vestibuläre, nicht-vestibuläre und psychogene Ursachen des Schwindels unterschieden werden. Eine Auflistung mit Hinweisen zur Differenzierung ist ➤ Tab. 53.1 zu entnehmen.

Mehrheitlich können die Schwindelzustände dabei oftmals nicht explizit einer Diagnose zugeordnet werden, sind aber überwiegend (nach Monaten) selbstlimitierend. Dazu zählen vor allem psychogener Schwindel und Schwindel im Alter. Unter den 40 % mit Diagnosezuordnung macht der benigne paroxysmale Lagerungsschwindel *(benign paroxysmal positional vertigo,* BPPV) 20 % aus, die andere Hälfte verteilt sich auf zervikogenen Schwindel, andere vestibuläre Schwindelursachen, Orthostase, Rhythmusstörungen, PNP, Medikamentennebenwirkung, zerebrale Durchblutungsstörungen, Migräne, Morbus Menière und obstruktive Herzerkrankungen. Die häufigsten Schwindelursachen in der hausärztlichen Praxis mit Schilderung des Krankheitsbildes sind in ➤ Tab. 53.2 dargestellt.

In 23 % der Schwindelfälle älterer Patienten in der primärärztlichen Versorgung waren Medikamente involviert. Eine Auswahl von Medikamenten, die mit Schwindel assoziiert sein können, ist in ➤ Tab. 53.3 dargestellt.

CAVE

Abwendbar gefährliche Verläufe

AGVs, die im Rahmen der Diagnostik identifiziert werden müssen, umfassen: kardiovaskuläre Ursachen wie Herzrhythmusstörungen, obstruktive Herzerkrankungen, sensibler Karotissinus und TIA (Kleinhirn/Hirnstamm) sowie Basilaris-Insult, Wallenberg-Syndrom, Kleinhirninfarkt, vertebrobasiläre Ischämie, Herpes zoster, Hypoglykämie, Folge von Traumata oder Tumoren, entzündlichen oder neurodegenerativen Erkrankungen. Generell ist der zentral-vestibuläre Schwindel im Praxisalltag als abwendbar gefährlicher Verlauf anzunehmen.

Tab. 53.1 Unterscheidungsmerkmale zwischen systematischem Schwindel (vestibuläres System ist zentral oder peripher betroffen), unsystematischem Schwindel (vestibuläres System ist nicht betroffen) und psychogenem Schwindel

	Systematischer Schwindel		Unsystematischer Schwindel (nicht vestibulär)	Psychogener Schwindel
	Peripher-vestibulär	**Zentral-vestibulär**		
Ursache	Geht vom Labyrinth und/oder N. vestibularis aus	Entsteht überwiegend durch Läsionen der vestibulären Bahnen, die von den Vestibulariskernen im kaudalen Hirnstamm sowohl zum Zerebellum als auch zum Thalamus und vestibulären Kortex ziehen, oder durch eine Schädigung des Vestibulozerebellums, selten durch „pathologische Erregung" (paroxysmale Hirnstammattacken mit Ataxie bei MS; vestibuläre Epilepsie)	Beeinträchtigungen des Herz-Kreislauf-Systems und weitere internistische Schwindelursachen (hormonell, hämatopoetisch, elektrolytisch, metabolisch, pulmonal), Beeinträchtigungen der Augen (okulärer Schwindel) und des zentralen (Medikamentenwirkungen) oder peripheren Nervensystems (Polyneuropathie, PNP)	Beeinträchtigung der Psyche (phobische, depressive, dissoziative, somatoforme Störungen)
Stärke	Massiv	Eher geringer	Variabel	Variabel
Erbrechen/Übelkeit	Ja	Eher nein	Eher nein	Nein
Latenzzeit vor Einsetzen des Nystagmus	2–20 s	Keine	Kein Nystagmus (bis auf physiologischen Einstellnystagmus)	Kein Nystagmus (bis auf physiologischen Einstellnystagmus)
Dauer des Nystagmus	< 1 min	> 1 min		
Nystagmus auch vertikal	Nein	Ja		
Richtung des Nystagmus durch Blickrichtung beeinflusst	Nein	Ja		
Fixieren unterdrückt Nystagmus	Ja	Nein		
Erschöpfbarkeit des Nystagmus	Erschöpfbar durch Wiederholung	Nicht erschöpfbar		
Adaptation nach 12–24 h	Ja	Nein	Variabel	Nein, eher Generalisierung mit Vermeidungsverhalten
Fast immer neurologische Symptome	Nein	Ja	Nein	Nein
Meistens Hörstörung	Ja	Nein	Nein	Nein

53.2 Diagnostische Überlegungen

Ziel der diagnostischen Überlegungen ist die Formulierung von Verdachtsdiagnosen und die Weichenstellung für sinnvolle Folgeuntersuchungen, ggf. bei spezialärztlichen Kollegen.

53.2.1 Anamnese

Die ausführliche Anamnese ist entscheidend für die Diagnosestellung.

MERKE

Wird der Patient gebeten, die Symptome ohne das Wort Schwindel zu schildern, fallen viele Begriffe, die bereits eine bessere Einordung der zugrunde liegenden Ursache ermöglichen.

Genauso wie bei einer umfassenden Schmerzanamnese wird das Symptom Schwindel exploriert:

- **Seit wann?**
  Akute Symptomatik? Länger bestehend? Notfall?
- **Wie?**
  Art des Schwindels: Drehschwindel, Schwankschwindel, Gangunsicherheit bei „klarem Kopf", Benommenheit und Synkopengefühl (drohende Ohnmacht, schwarz vor Augen?)
  Schwindelmuster: Attackenartig, permanent? Stärke? Stärke der Beeinträchtigung?
- **Wie lange?**
  Dauer des Schwindels: Sekunden bis Minuten, Minuten bis Stunden, Tage bis Wochen, variabel?

Tab. 53.2 Häufige Schwindelursachen in der hausärztlichen Praxis mit klinischer Beschreibung

Diagnose	Klinische Beschreibung
Peripher-vestibulär	
Benigner paroxysmaler Lagerungsschwindel (BPPV)	• Rezidivierender, attackenartig durch Kopflageveränderungen ausgelöster Drehschwindel, der Sekunden bis Minuten andauert, mit oder ohne Übelkeit, häufig in den frühen Morgenstunden • Ursachen: 85 % Kanalolithiasis des posterioren Bogengangs (Nystagmus schlägt vertikal zur Stirn und hat eine rotatorische Komponente zum betroffenen Ohr), 10 % Kanalolithiasis des horizontalen Bogengangs (linearer horizontaler Nystagmus zum unten liegenden Ohr), selten Kupulolithiasis des horizontalen Bogengangs (linearer horizontaler Nystagmus zum oben liegenden Ohr)
Neuritis vestibularis (auch akute Vestibulopathie, Neuropathia vestibularis)	• Akut/subakut einsetzender, über Tage bis wenige Wochen anhaltender heftiger Dauerdrehschwindel mit Scheinbewegungen der Umwelt (Oszillopsien), Stand- und Gangunsicherheit mit gerichteter Fallneigung sowie Übelkeit und Erbrechen durch einseitigen Labyrinthausfall • Verstärkung durch Kopfbewegungen • Horizontal rotierender Spontannystagmus, unterdrückbar durch visuelle Fixation • Pathologischer Kopfimpulstest
Bilaterale Vestibulopathie	• Bewegungsabhängiger Schwankschwindel und Gangunsicherheit, verstärkt in Dunkelheit und auf unebenem Untergrund sowie Oszillopsien bei raschen Kopfbewegungen und beim Gehen • Beidseits pathologischer Kopfimpulstest und/oder kalorische Unter- oder Unerregbarkeit
Morbus Menière	Trias von Minuten bis Stunden andauerndem Drehschwindel, einseitiger Hörminderung (meist Tieftonschwerhörigkeit), Tinnitus mit Ohrdruckgefühl
Zentral-vestibulär	
Vestibuläre Migräne	Rezidivierende, meist viele Minuten bis Stunden anhaltende Schwindelattacken mit (etwa 60 % der Patienten) oder ohne migränetypische Symptome
Nicht vestibulär	
Altersschwindel (auch komplexer Schwindel)	• Ständige Unsicherheit im Raum mit „wackligem Gang" • Meist langsam und stetig eintretend durch einen Komplex von leichteren altersbedingten Störungen der Organsysteme, die zur Orientierung im Raum (Seh-, Hörstörungen, muskuläre Schwäche in den Beinen, zerebrovaskuläre Insuffizienz, PNP etc.) und Integration verschiedener sensorischer Informationen beitragen
Zervikogener Schwindel	• Oft durch Bewegung im HWS-Bereich ausgelöster oder verstärkter Schwankschwindel • z. B. nach HWS-Distorsion, bei Bestehen von Spondylosen im HWS-Bereich und „Blockierungen" im HWS-Bereich
Psychogen	
Phobischer Schwankschwindel	• Kontextabhängiger Schwank- und Benommenheitsschwindel (z. B. Menschenansammlungen, weite Plätze), im Verlauf Generalisierung der Beschwerden mit Vermeidungsverhalten gegenüber auslösenden Reizen • Häufig relativ dramatische Darstellung des Schwindels mit nicht stimmiger Schilderung von Auslöser, Dauer und Art des Schwindels • Fast immer Hinweise auf psychische, häufig angstbezogene Symptome • Oft typische Verunsicherungssituationen im Lebenszusammenhang

- **Auslöser?**
  Kopflageänderung? Kopfdrehung? Flug, schweres Heben, Pressen? Stress, Ermüdung, Menstruation? Weite Plätze, Menschenmengen? Heben des Arms? Neue Brille?
- **Begleitendes Beschwerdebild?**
  Kopfschmerzen, Lichtempfindlichkeit, vegetative Symptome? HWS-Beschwerden? Spürbare Rhythmusstörungen? Neurologische Symptome? Angst/Panikattacken?

Mit Ausnahme des BPPV, bestimmter Formen der Kleinhirninfarkte und des Wallenberg-Syndroms haben Erkrankungen, die als Schwindelursache infrage kommen, zusätzliche Symptome, die erfragt werden können.

Eine umfassende **Medikamentenanamnese,** das Hinterfragen von eingenommenen Noxen sowie das Erfragen von Vorerkrankungen sind darüber hinaus notwendig.

Während die DEGAM-Leitlinie „Akuter Schwindel in der Hausarztpraxis" primär eine Einordnung nach der leicht abfragbaren Schwindelart und nach der zeitlichen Dauer vorsieht, um in Kombination mit zusätzlichen Konstellationen/Symptomen zur wahrscheinlichen Diagnose zu gelangen, ist von der *American Academy of Family Physicians* ein anderer Ansatz beschrieben. Da Patienten oftmals Schwierigkeiten haben, ihre Symptomatik, auch zeitlich konsistent, zu schildern, wird hier beim vorgeschlagenen Algorithmus der Fokus auf die **Zeiteinteilung** – episodisch oder kontinuierlich – und die **Schwindelauslöser** gelegt. ➤ Abb. 53.1 zeigt einen Algorithmus zur diagnostischen Evaluation des Schwindels in der primärärztlichen Versorgung, der anamnestische Hinweise mit den Ergebnissen der körperlichen Untersuchung kombiniert.

Tab. 53.3 Auswahl von mit Schwindel assoziierten Medikamenten (ergänzt nach Muncie et al. 2017)*

Medikation	Kausaler Mechanismus
Alkohol	Kardiale Effekte: Hypotension, posturale Hypotension, Torsade-de-Pointes-Tachykardie, andere Arrhythmien
Antiarrhythmika der Klasse 1a	
Antidementiva	
Antiepileptika	
Antihistaminika (sedierend), **vor allem Doxylamin**	
Antihypertensiva, **vor allem Nifedipin**	
Antiinfektiva: antivirale Influenzamedikamente, Antimykotika, Chinolone	
Antiparkinson-Medikamente	
Medikamente gegen ADHS	
Digitalisglykoside	
Dimenhydrinat als Antiemetikum	
Dipyridamol	
Doxepin als Antidepressivum	
Narkotika	
Nitrate	
Olanzapin und Clozapin als atypische Neuroleptika	
Phosphodiesterase-Typ-5-Inhibitoren	
Muskelrelaxanzien	
SGLT2-Hemmer	
Anticholinergika zur Inkontinenzbehandlung	
Muskelrelaxanzien	Zentrale anticholinerge Effekte
Doxylamin als sedierendes Antihistaminikum	
Spasmolytika (urogenital und gastrointestinal)	
Doxepin als Antidepressivum	
Olanzapin und Clozapin als atypische Neuroleptika	
Antiepileptika	Zerebelläre Toxizität
Benzodiazepine	
Lithium	
Antidiabetika	Hypoglykämie
Betablocker	
Aminoglykoside	Ototoxizität
Platinhaltige Chemotherapeutika, vor allem Cisplatin	
Antirheumatika	
Antikoagulanzien	Blutungskomplikationen
Thyreostatika	Knochenmarksuppression

* Fett hervorgehoben sind Medikamente, die der PRISCUS-Liste potenziell inadäquater Medikation für ältere Menschen zu entnehmen sind.

LEITLINIEN

- DEGAM-S3-Leitlinie „Akuter Schwindel in der Hausarztpraxis". AWMF-Registernummer 053-018:

  https://register.awmf.org/de/leitlinien/detail/053-018

- S2k-Leitlinie „Vestibuläre Funktionsstörungen". AWMF-Registernummer 017-078:

  https://register.awmf.org/de/leitlinien/detail/017-078

- S1-Leitlinie „Geriatrisches Assessment in der Hausarztpraxis". Hausärztliche Leitlinie. AWMF-Registernummer 053-015:

  https://register.awmf.org/de/leitlinien/detail/053-015

53.2.2 Körperliche Untersuchung

Die körperliche Untersuchung ist je nach Hinweisen aus der Anamnese oft nur in Teilen nötig. Gleichfalls ist es für den Patienten beruhigend, eine umfassende körperliche Untersuchung zu erfahren. Die körperliche Untersuchung umfasst:

- **Erheben des allgemeinen Status:** Blässe (Konjunktiven), Angst/Beunruhigung, Bewegung des Patienten (sicher/unsicher)
- **Abklären kardiovaskulärer Ursachen:** Blutdruck (ggf. Schellong-Test), Auskultation von Herz und A. carotis beidseits, ggf. Karotisdruckversuch unter EKG-Monitoring, ggf. Pulsstatus bei Armheben (Subclavian-Steal-Syndrom)
- **Untersuchung der HWS:** Beweglichkeit, Tasten von Myogelosen (zervikogener Schwindel)
- **Neurologische Untersuchung:** Reflexstatus, Sensibilität an den Beinen (inkl. Untersuchung auf PNP mit Vibrationsgabel), Armvorhalteversuch (Ausschluss latenter Paresen), Romberg-Stehversuch und Unterberger-Tretversuch (Unterscheidung zerebelläre, spinale oder vestibuläre Störung), Diadochokinese (zerebellär), Finger-Nase- und Knie-Hacken-Versuch (zerebral, zerebellär)
- **HNO-Untersuchung:** Nystagmusprüfung, ggf. mit Frenzel-Brille (Spontannystagmus und nicht erschöpflicher Einstellnystagmus bei extremer Blickstellung als Hinweis auf vestibuläre Störung; Blickrichtungsnystagmus entgegen der Richtung eines Spontannystagmus, Blickfolgesakkadierung, Fixationsnystagmus und vertikale Divergenz der Augen als Hinweis auf eine zentrale Störung), Kopfimpulstest (als Hinweis für Neuritis vestibularis und Vestibulopathien), Lagerungsversuch nach Dix-Hallpike bei BPPV, Hörprüfung bei Vorliegen von Hinweisen auf eine vestibuläre Störung (Morbus Menière)

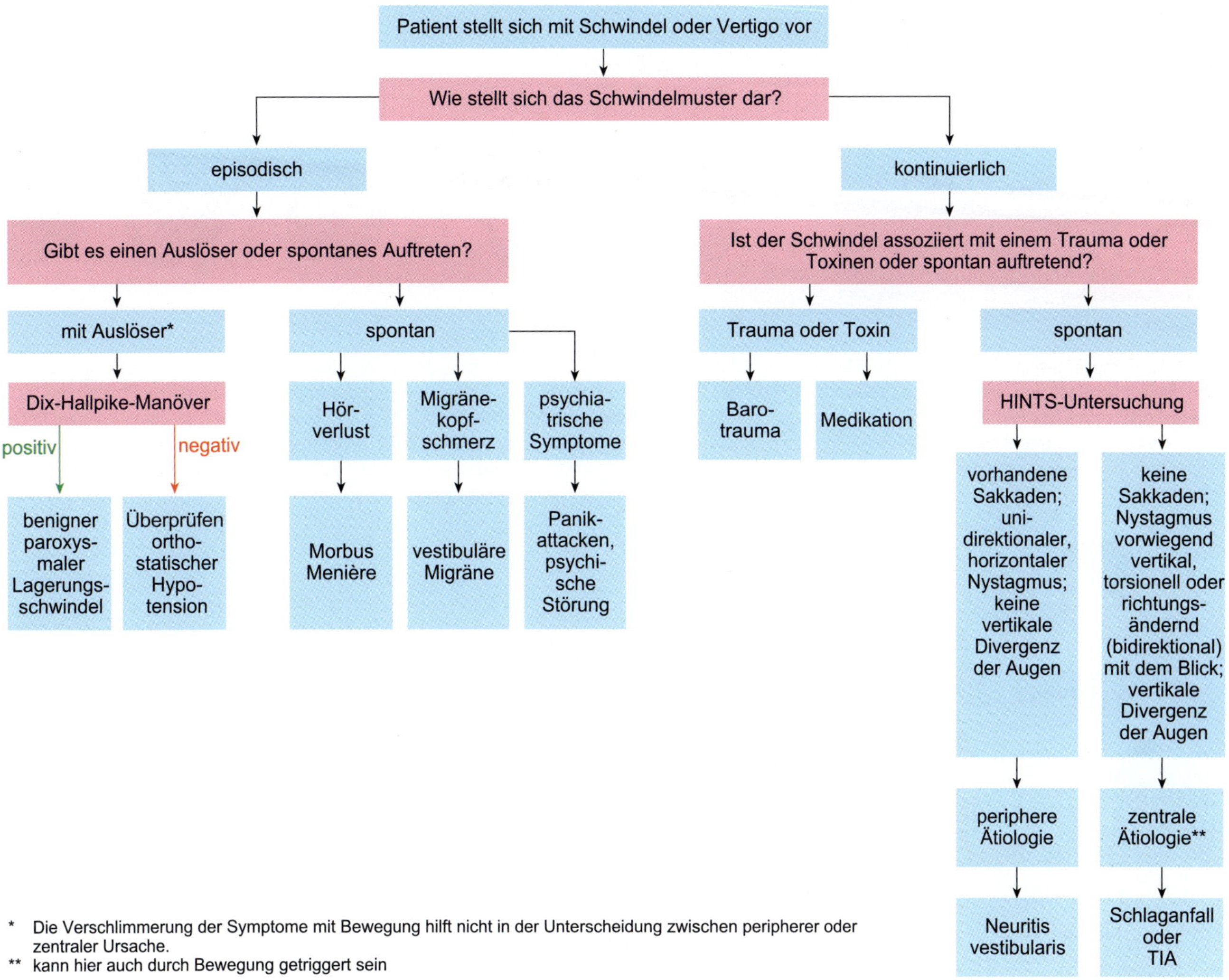

Abb. 53.1 Algorithmus zur diagnostischen Evaluation des Schwindels (aus dem Englischen nach Muncie et al. 2017) [L141]

Der **Kopf-Impuls-Test** (*head impulse test*; ➤ Abb. 53.2) wird als wichtigste Prüfung durchgeführt, um eine peripher-vestibuläre Störung zu identifizieren. Dabei sitzt der Patient gegenüber und fixiert die Nase des Untersuchers. Der Patient wird darüber aufgeklärt, welche Schritte folgen, damit die Halsmuskeln entspannt bleiben. Der Untersuchende legt die Hände links und rechts auf die Wange des Patienten und führt eine langsame Bewegung des Kopfes ca. 20° zur rechten (bzw. linken) Seite aus. Es folgt eine ruckartige Bewegung des Kopfes in die Mitte, bei der Einstellbewegungen der Augen, Sakkaden, zu beobachten sind, wenn eine peripher-vestibuläre Störung vorliegt. Ein unauffälliger Test bei der Verdachtsdiagnose Neuritis vestibularis kann ein Hinweis auf einen seltenen zerebellären Infarkt sein (Sensitivität 91 %, Spezifität 100 %).

Die aus dem englischen Sprachraum bekannte **HINTS**-Untersuchung *(head impulse, nystagmus, test of skew)* umfasst neben dem Kopf-Impuls-Test die Untersuchung auf Nystagmus und die Überprüfung einer vertikalen Divergenz der Augen. Bei Letzterem wird der Patient gebeten, geradeaus zu sehen, dann die Augen jeweils zu verdecken und wieder aufzudecken. Eine vertikale Abweichung des gerade aufgedeckten Auges ist pathologisch. Zwar ist der Test weniger sensitiv für zentrale Läsionen, ein abnormes Resultat ist jedoch recht spezifisch für eine Hirnstammbeeinträchtigung.

Zur Untersuchung eines vermuteten BPPV wird das **Dix-Hallpike-Manöver** durchgeführt (➤ Abb. 53.3). Der Patient sitzt auf der Liege. Der Kopf des Patienten wird durch den Untersuchenden um 45° zu der zu testenden Seite gedreht. Der Patient wird über das folgende Manöver und das ggf. Auslösen eines starken Schwindelgefühls aufgeklärt. Der Patient wird schnell (< 2 s) in die liegende Position gebracht mit rekliniertem Kopf (ca. 20°). Das Auftreten eines Nystagmus (die Augen des Patienten müssen geöffnet bleiben) und/oder Schwindelerscheinungen werden dokumentiert. Der Test wird auch auf der Gegenseite durchgeführt. Es bietet sich an, die zunächst asymptomatische Seite zu prüfen, damit der Patient das

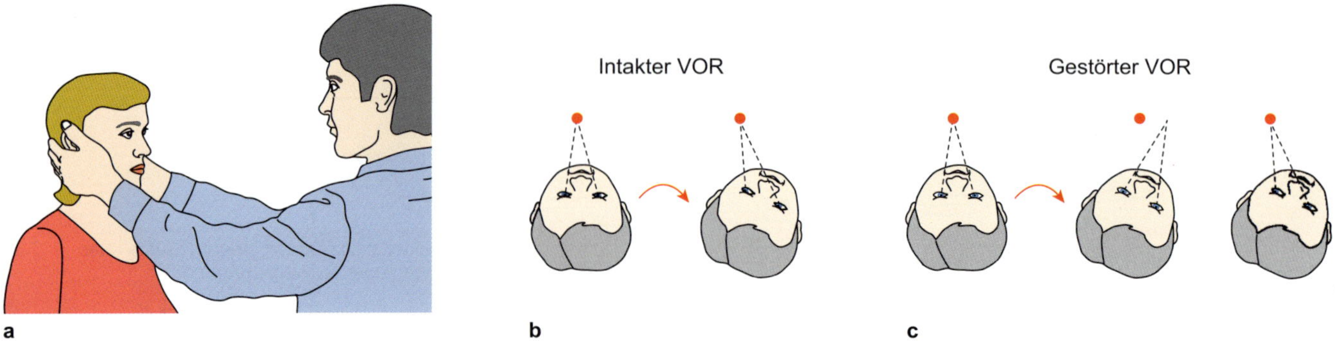

Abb. 53.2 Kopf-Impuls-Test: a) Ausgangssituation: Patient sitzt auf der Untersuchungsliege, der Untersuchende legt die Hände beidseits auf die Wangen des Patienten, Patient wird gebeten einen Punkt zu fixieren (z. B. Nase des Untersuchenden), Kopf des Patienten wird dann langsam nach links (zur Prüfung des rechten Bogengangs) oder rechts (zur Prüfung des linken Bogengangs) gedreht und ruckartig in die Mittelstellung zurückgeholt; b) bei intaktem vestibulookulärem Reflex (VOR) löst das ruckartige Zurückholen in die Mittelstellung keine Änderung der Blickfixierung aus, der Blick bleibt im Raum stabil; c) bei gestörtem VOR (bei periphervestibulärer Störung) bewegen sich die Augen zunächst mit dem Kopf, sodass eine Korrektursakkade erfolgt, um die Fixation wieder aufzunehmen. [T522, F235-001]

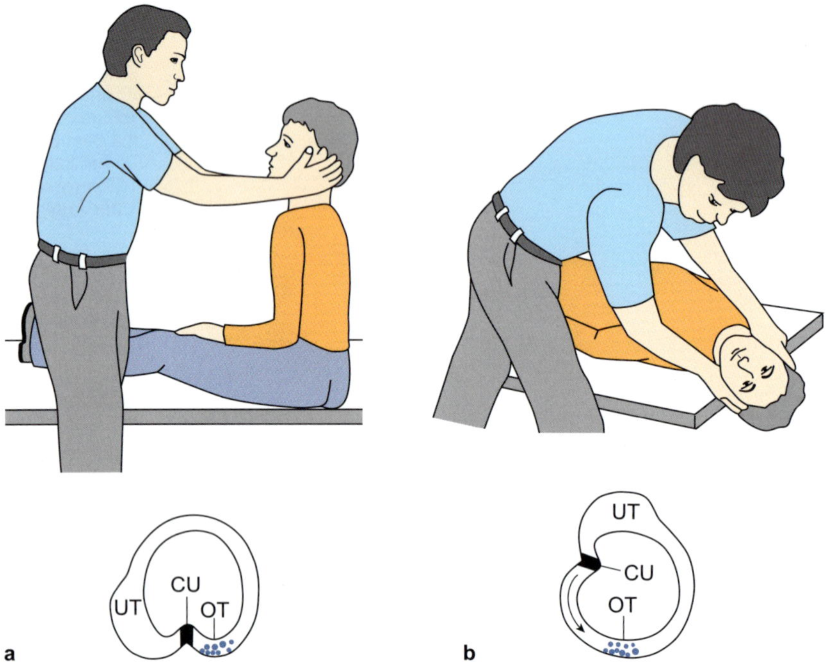

Abb. 53.3 Dix-Hallpike-Manöver: a) Ausgangssituation: Patient sitzt gerade auf der Liege, der Untersuchende legt die Hände beidseits auf die Wangen des Patienten, Patient wird gebeten die Augen während des Manövers offen zu halten; zur Prüfung des linken hinteren Bogengangs wird der Kopf 45° nach links gedreht; b) Patient wird schnell in eine liegende Position gebracht, die Linksdrehung des Kopfes um 45 ° wird beibehalten, der Kopf wird über das Liegenende hinaus 20 ° rekliniert; während der Patient in die Liegeposition gebracht wird, entfernen sich die Otolithen (OT) in der Endolymphe des hinteren linken Bogengangs (ausgehend vom Utriculus, UT) von der Cupula (CU), sodass ein Endolymphsog ausgelöst wird, was eine unphysiologische Aktivierung der Bogengangrezeptoren verursacht. [F1183, L143]

Manöver versteht und keine Ängste bzgl. eines erneuten Schwindelgefühls entwickelt.

53.2.3 Weiterführende Untersuchungen

Weiterführende Untersuchungen sind nur gezielt sinnvoll, da mehr falsch als richtig positive Befunde zu erwarten sind. Durchgeführt werden können die laborchemische Untersuchung des Blutes (Blutbild, Glukose, Elektrolyte, Hkt, Kreatinin, GGT und TSH), EKG, Langzeit-EKG, Langzeitblutdruckmessung, Echokardiografie, Doppler-Sonografie der hirnversorgenden Gefäße, MRT oder CT des Schädels bei abnormalen neurologischen Befunden und Liquorpunktion.

LEITLINIEN

- Abes GT, Magiba-Caro R, Chiong CM, et al. Clinical Practice Guidelines Vertigo in Adults – 2nd edn. Philippine J Otolaryngol Head Neck Surg 2014; 29: S1–S16.
- Bhattacharyya N, Gubbels SP, Schwartz SR, et al. Clinical Practice Guideline: Benign paroxysmal positional vertigo (Update). Otolaryngol Head Neck Surg 2017; 156(3 suppl): S1–S47.
- S3-Leitlinie „Schwindel, akut in der Hausarztpraxis". AWMF-Registernummer 053-018:

https://register.awmf.org/de/leitlinien/detail/053-018

53.3 Therapie/Management

53.3.1 Therapeutische Maßnahmen

Liegen definierte Diagnosen vor (z. B. Morbus Menière, Migräne), bei denen eine gezielte kausale Therapie indiziert ist, wird die Therapie in Kooperation mit dem jeweiligen spezialärztlich tätigen Kollegen durchgeführt.

Unerlässlich ist eine besonders ausführliche **Beratung** über die Ursache und Prognose des Schwindels, da dieser Patienten mitunter stark beunruhigt und im täglichen Leben einschränkt. Dass eine Adaptation bei anzunehmend länger anhaltendem Schwindel stattfindet, ist zu erläutern.

Antivertiginosa sollten möglichst nicht bzw. nur für wenige Tage bei heftigem Schwindel oder Erbrechen verwendet werden. Sie beeinflussen den natürlichen Adaptationsvorgang. Zur Anwendung kommt die Kombination von Cinnarizin plus Dimenhydrinat oder Betahistin. Vertigoheel als homöopathisches Arzneimittel zeigte sich zu Betahistin vergleichbar wirksam; eine Untersuchung gegen Placebo erfolgte nicht.

Eine Wiedervorstellung, besonders bei fehlender Zuordnung zu einer Diagnose, in 1 bis 2 Tagen ist zu empfehlen, um die Symptomatik des Patienten im Zeitverlauf wahrnehmen zu können und eine kontinuierliche Begleitung der Patienten zu gewährleisten.

Bei zervikogenem Schwindel sind Physiotherapie oder manuelle Medizin bzw. Chirotherapie zu empfehlen (➤ Kap. 110, ➤ Kap. 111).

Ist ein BPPV diagnostiziert worden, kann die Behandlung des Schwindels direkt in der hausärztlichen Praxis unmittelbar an das in der körperlichen Untersuchung durchgeführte Dix-Hallpike-Manöver (➤ Abb. 53.3) angeschlossen werden. Bei dieser **Lagerungsübung,** dem **Epley-Manöver,** wird der Kopf, der um 45° gedreht auf der zu testenden Seite um 20° rekliniert liegt, um 90° auf die andere Seite gedreht, nachdem der ausgelöste Schwindel sistiert ist (ca. 30 s bis 1 min). Nach weiteren 30 s wird der Kopf um weitere 90° gedreht mit Unterstützung des Patienten durch eine Körperdrehung auf die Seite. Die Blickrichtung des Patienten zeigt nun nach unten. Nach weiteren 30 s wird der Patient mit dem Hinterhaupt führend aufgerichtet, das Kinn kann auf die Brust gelegt werden. Der Patient soll angeleitet werden, diese Lagerungsübung auch zu Hause eigenständig durchführen zu können. Weitere als kurzfristig sicher und effektiv beschriebene spezielle Abfolgen von Körperbewegungen zur Behandlung des BPPV sind unter anderem das Sermont- und das Gans-Manöver.

Insbesondere für den Schwindel im Alter können **Gleichgewichtsübungen** sinnvoll sein. Eine Cluster-randomisierte kontrollierte Studie einer multifaktoriellen Intervention bei Personen ab 65 Jahren, bestehend aus Medikationsanpassung, psychischer Unterstützung und Bewegungstherapie, zeigte keine signifikanten Effekte auf die meisten Outcomes und eine geringe Adhärenz. Die Autoren zweifelten die Machbarkeit an und empfahlen die Untersuchung für schrittweise durchgeführte Therapieansätze.

Für die Behandlung von Gleichgewichtsstörungen vestibulärer Ursache haben sich u. a. **Cawthorne-Cooksey-Übungen** als effektiv erwiesen, die auch in der eigenen Häuslichkeit ohne größeren Aufwand durchgeführt werden können.

Akuter Schwindel ohne spezifische Diagnose kann nach adäquater Abklärung unter Berücksichtigung von AGVs dem **abwartenden Offenhalten** überlassen werden.

53.3.2 Koordination der Versorgung

Die hausärztliche Koordinations- und Integrationsfunktion liegt in der federführenden Koordinierung zwischen den Versorgungsebenen, insofern eine Krankenhauseinweisung bei vorliegenden Red Flags notwendig wird. Eine gezielte Zuweisung zu spezialärztlichen niedergelassenen Kollegen ist ggf. nach ausführlicher Anamnese und körperlicher Untersuchung vorzunehmen:

- **Kardiologie** bei Rhythmusstörungen oder obstruktiven Herzerkrankungen mit Schwindel
- **Neurologie** immer bei erstmaligem neurologischem Krankheitsverdacht
- **HNO** immer bei Morbus Menière, Akustikusneurinom, Hörstörung oder fraglich vestibulärer Genese
- **Ggf. Psychotherapie** bei psychogenem Schwindel
- **Chirurgie/Angiologie** bei Verdacht auf Subclavian-Steal-Syndrom
- **Ggf. geriatrische Rehabilitation/ambulante geriatrische Komplexbehandlung:** Indikation bei geriatrischem Syndrom ist zu prüfen

Der Hausarzt führt die Ergebnisse zusammen und bewertet diese mittels kontinuierlicher Dokumentation. Unerlässlich bei beeinträchtigendem Schwindel ist die Vermittlung von Hilfe und Pflege des Patienten in seinem Umfeld.

LITERATUR

Corna S, Nardone A, Prestinari A, et al. Comparison of Cawthorne-Cooksey exercises and sinusoidal support surface translations to improve balance in patients with unilateral vestibular deficit. Arch Phys Med Rehabil 2003; 84(8): 1173–1184.

Davis A, Moorjani P. The epidemiology of hearing and balance disorders. In: Luxon LM, Furman JM, Martini A, Stephens D (eds.). Textbook of Audiological Medicine. London: Martin Dunitz 2003, pp. 89–99.

Herold G. Innere Medizin. Köln: Herold 2021.

Kerber KA, Newman-Toker DE. Misdiagnosing dizzy patients. Common pitfalls in clinical practice. Neurol Clin 2015; 33(3): 565–575.

Laux G, Kühlein T, Gutscher A, Szecsenyi J. Versorgungsforschung in der Hausarztpraxis. Ergebnisse aus dem CONTENT-Projekt 2006–2009. München: Urban & Vogel 2010.

Maarsingh OR, Dros J, Schellevis FG, et al. Causes of persistent dizziness in elderly patients in primary care. Ann Fam Med 2010; 8(3): 196–205.

Muncie HL, Sirmans SM, James E. Dizziness: Approach to evaluation and management. Am Fam Physician 2017; 95(3): 154–162.

Neuhauser HK. Epidemiology of vertigo. Curr Opin Neurol 2007; 20(1): 40–46.

Newman-Toker DE, Cannon LM, Stofferahn ME, et al. Imprecision in patient reports of dizziness symptom quality: A cross-sectional study conducted in an acute care setting. Mayo Clin Proc 2007; 82(11): 1329–1340.

Stam H, van der Wouden JC, Hugtenburg JG, et al. Effectiveness of a multifactorial intervention for dizziness in older people in primary care: A cluster randomised controlled trial. PLoS One 2018; 13(10): e0204876.

SYSTEMATISCHE REVIEWS

Burgess A, Kundu S. Diuretics for Ménière's disease or syndrome. Cochrane Database Syst Rev 2006; 3: CD003599.
Fishman JM, Burgess C, Waddell A. Corticosteroids for the treatment of idiopathic acute vestibular dysfunction (vestibular neuritis). Cochrane Database Syst Rev 2011; 5: CD008607.
Hilton MP, Pinder DK. The Epley (canalith repositioning) manoeuvre for benign paroxysmal positional vertigo. Cochrane Database Syst Rev 2014; 12: CD003162.
Hunt WT, Zimmermann EF, Hilton MP. Modifications of the Epley (canalith repositioning) manoeuvre for posterior canal benign paroxysmal positional vertigo (BPPV). Cochrane Database Syst Rev 2012; 4: CD008675.
Hussain K, Murdin L, Schilder AGM. Restriction of salt, caffeine and alcohol intake for the treatment of Ménière's disease or syndrome. Cochrane Database Syst Rev 2018; 12: CD012173.
Iared W, Mourão JE, Puchnick A, et al. Angioplasty versus stenting for subclavian artery stenosis. Cochrane Database Syst Rev 2014; 5: CD008461.
James A, Burton MJ. Betahistine for Ménière's disease or syndrome. Cochrane Database Syst Rev 2001; 1: CD001873.
McDonnell MN, Hillier SL. Vestibular rehabilitation for unilateral peripheral vestibular dysfunction. Cochrane Database Syst Rev 2015; 1: CD005397.
Murdin L, Hussain K, Schilder AG. Betahistine for symptoms of vertigo. Cochrane Database Syst Rev 2016; 6: CD010696.
Phillips JS, Westerberg B. Intratympanic steroids for Ménière's disease or syndrome. Cochrane Database Syst Rev 2011; 7: CD008514.
Pullens B, Verschuur HP, van Benthem PP. Surgery for Ménière's disease. Cochrane Database Syst Rev 2013; 2: CD005395.
van Sonsbeek S, Pullens B, van Benthem PP. Positive pressure therapy for Ménière's disease or syndrome. Cochrane Database Syst Rev 2015; 3: CD008419.
Webster K, Dor A, Galbraith K et al. Pharmacological interventions for prophylaxis of vestibular migraine. Cochrane Database Syst Rev 2023; 4: CD015187.
Webster K, Galbraith K, Lee A et al. Intratympanic gentamicin for Ménière's disease. Cochrane Database Syst Rev 2023; 2(2): CD015246.

KAPITEL

54

Gesine F.C. Weckmann

Blutungen und Gerinnungsstörungen

54.1 Definition und Epidemiologie

Störungen der Blutgerinnung sind in der Bevölkerung nicht selten. Die häufigste Ursache von Gerinnungsstörungen und Blutungsneigung bei Patienten in der Hausarztpraxis ist die Therapie mit Thrombozytenaggregationshemmern und oralen Antikoagulanzien (➤ Kap. 102). Die häufigste angeborene Gerinnungsstörung ist das Von-Willebrand-Syndrom (VWS) mit einer Prävalenz von 0,5–1 % in der Normalbevölkerung. Mögliche Beratungsanlässe in der hausärztlichen Sprechstunde sind Nasenbluten, größere Hämatome oder Zeichen einer Anämie (➤ Kap. 48). Symptome wie Zahnfleischbluten oder Hypermenorrhö sollten ggf. anamnestisch erfragt werden. An eine **Gerinnungsstörung** soll in folgenden Situationen gedacht werden:

- Rezidivierendes Nasenbluten
- Nachblutungen nach Zahnextraktionen oder Operationen
- Häufige blaue Flecken
- Verstärkte Schleimhautblutungen (z. B. Menstruation)
- Petechien
- Gelenk- oder Muskelblutungen

Eine Untersuchung der plasmatischen Gerinnung und der Thrombozytenzahlen kann zur teilweise in die Hausarztpraxis verlagerten präoperativen Diagnostik gehören (➤ Kap. 99).

54.2 Diagnostische Strategie und Differenzialdiagnose

LEITLINIEN

- S1-Leitlinie „Nicht sichtbare Hämaturie (NSH)". AWMF-Registernummer 053-028:

  https://register.awmf.org/de/leitlinien/detail/053-028

- S2k-Leitlinie „Diagnose von Thrombozytenfunktionsstörungen – Thrombozytopathien". AWMF-Registernummer 086-003:

  https://register.awmf.org/de/leitlinien/detail/086-003

54.2.1 Anamnese und Untersuchung

Anamnese

Es sollte erfasst werden, ob die **Blutungsneigung** neu aufgetreten ist oder schon länger besteht. Für angeborene Gerinnungsstörungen ist die Familienanamnese oft richtungweisend. Hämophilien kommen hauptsächlich bei männlichen Familienmitgliedern vor und werden meistens im Kindesalter diagnostiziert. Das Von-Willebrand-Syndrom tritt geschlechtsunabhängig auf und wird dominant oder rezessiv vererbt, wird aber nicht immer erkannt oder fällt nicht in jeder Generation auf.

Bei der Anamnese ist es empfehlenswert zu versuchen, die Blutungshäufigkeit zu konkretisieren, da Patienten mit einer leichten

bis mittelgradigen Blutungsneigung nicht immer bewusst ist, dass ihr gewohnter Normalzustand in Schwere und Blutungshäufigkeit von der restlichen Bevölkerung abweicht. Beispiel: „Wie viele Vorlagen haben Sie benutzt?" oder „Wie lange haben Sie nach der Blutentnahme geblutet?"
Folgende Aspekte sollten erörtert werden:

- Bekannte Gerinnungsstörung
- Medikamenteneinnahme (Antikoagulanzien, ASS, Schmerzmittel)
- Häufigkeit, Art und Stärke von Blutungssymptomen im täglichen Leben (z. B. Nasenbluten, blaue Flecken, Menstruation)
- Blutungen nach zahnärztlichen oder operativen Eingriffen
- Blutungen oder Gerinnungsstörungen in der Familienanamnese
- Ggf. Erkrankungen in der jüngeren Vergangenheit
- Ggf. Alkohol und Drogenkonsum
- Lebererkrankung mit Synthesestörung (➤ Kap. 49)
- Ggf. Ernährung

Auch bei Patienten, die gerinnungshemmende Medikamente einnehmen, sollte an eine Gerinnungsstörung gedacht werden – insbesondere, wenn sich die Gerinnung 2 Wochen nach dem Absetzen nicht normalisiert. Art, Ausmaß und Häufigkeit der Blutungen sowie die Umstände, unter denen sie auftreten, sollen erfragt werden. Für eine Standardisierung kann bei Bedarf eine deutsche Version des Gerinnungsfragebogens der ISTH verwendet werden (➤ Box 54.1). Die Art der Blutungen kann helfen, zwischen Störungen der thrombozytären und plasmatischen Gerinnung zu unterscheiden.

Box 54.1

Gerinnungsanamnese

Fragebogen zur Evaluierung einer erhöhten Blutungsneigung* (Luxembourg et al. 2007)

1. Haben Sie bei sich selbst vermehrt Nasenbluten, auch ohne erkennbaren Grund, festgestellt?
2. Treten oder traten bei Ihnen vermehrt – ohne sich anzustoßen – „blaue Flecke" oder kleine punktförmige Blutungen auf? Wenn Sie diese Frage mit Ja beantwortet haben, geben Sie bitte an, ob diese Symptome auch am Körperrumpf oder anderen, für Sie ungewöhnlichen Stellen aufgetreten sind!
3. Haben Sie bei sich selbst Zahnfleischbluten ohne erkennbaren Grund festgestellt?
4. Treten Blutungen oder blaue Flecke mehr als ein- bis zweimal pro Woche auf?
5. Haben Sie den Eindruck, dass es bei Schnitt- oder Schürfwunden (z. B. Rasieren) länger nachblutet?
6. Traten bei Ihnen bereits einmal längere und verstärkte Nachblutungen nach oder während Operationen (z. B. Mandel-, Blinddarm-OP, Geburten) auf?
7. Traten bei Ihnen längere und verstärkte Nachblutungen nach oder beim Ziehen von Zähnen auf?
8. Wurden Ihnen bei einer Operation bereits einmal Blutkonserven oder Blutprodukte gegeben? Bitte geben Sie die Art der Operation(en) an.
9. Gab oder gibt es in der Familie Fälle von Blutungsneigung?
10. Nehmen Sie Schmerz- oder Rheumamittel ein? Wenn ja, bitte Namen der Medikamente eintragen!
11. Nehmen Sie weitere Medikamente ein? Wenn ja, bitte Namen der Medikamente eintragen!

Folgende Frage ist nur von Frauen/Mädchen zu beantworten:

1. Haben Sie den Eindruck, dass Ihre Monatsblutungen verlängert (> 7 Tage) und/oder verstärkt (häufiger Tamponwechsel) sind?

* Die Blutungsanamnese wird als positiv bewertet, wenn eine der Fragen mit Ja beantwortet wird (Frage 11 nur bei gerinnungshemmenden Medikamenten).

Symptome bei thrombozytären Gerinnungsstörungen Häufige Präsentationen von Blutungsneigungen für thrombozytäre Gerinnungsstörungen (VWS, Thrombozytopenien, angeborene Thrombozytenfunktionsstörung) sind Schleimhautblutungen. Hierbei geht es häufig um rezidivierendes oder unstillbares Nasenbluten, blutendes Zahnfleisch, Neigung zu Ekchymosen (kleinflächige, fleckförmige Blutung), häufig ohne dass eine Verletzung eruiert werden kann. Auch Petechien, z. B. an Druckstellen auf der Haut (Rucksack) oder um die Augen, z. B. nach Weinen oder Erbrechen, können auf eine Thrombozytenfunktionsstörung hinweisen.

Symptome bei plasmatischen Gerinnungsstörungen Störungen der plasmatischen Gerinnung können z. T. schwere Blutungen verursachen. Gelenkblutungen und Blutungen in den Muskeln sind eher typisch für eine plasmatische Gerinnungsstörung.

Hinweise auf Blutungen durch Veränderungen der Gefäßwand Durch Beeinträchtigung der Gefäßwandintegrität kann eine Blutungsneigung bestehen. Gefäßveränderungen können sowohl iatrogen (Kortikosteroide) als auch durch immunologische Prozesse (z. B. IgA-Vaskulitis) oder Bindegewebserkrankungen (z. B. Marfan-Syndrom) verursacht werden und können auch altersbedingt auftreten.

Untersuchung

Bei der körperlichen Untersuchung wird auf sichtbare und versteckte Blutungszeichen geachtet; Petechien an Druckstellen sollten nicht übersehen werden. Es sollte auf Hinweise für systemische Erkrankungen oder für Erkrankungen der Leber oder Niere geachtet werden. Morphologisch werden verschiedene Blutungszeichen unterschieden (➤ Tab. 54.1).

Die in ➤ Tab. 54.1 beschriebenen Blutungszeichen können den verschiedenen Blutungstypen wie folgt zugeordnet werden:

1. **Thrombozytärer Blutungstyp:**
   - Petechien: punktförmige, nicht wegdrückbare Hautblutungen, die auf eine Thrombozytenfunktionsstörung oder eine mikrovaskuläre Problematik hinweisen (➤ Abb. 54.1)
   - Ekchymose: flächenhafte Hautblutung unbestimmter Größe, nicht oder minimal erhaben

Tab. 54.1 Morphologische Einteilung von Hautblutungen (in Anlehnung an Füeßl und Middeke 2010)

	Purpura/Vaskulitis	Petechien	Ekchymosen, Sugillationen	Hämatome
Definition	Spontane (ohne Trauma) Haut- und Schleimhautblutung	Kleinste punktförmige Haut- und Schleimhautblutung	Flächenhafte Gewebeblutung	Tiefgehende, massive, die Haut vorwölbende Blutung im Gewebe
Farbe	• Frisch: rötlich • Alt: rot-bräunlich	• Frisch: rötlich • Alt: rot-bräunlich	Zunächst purpurrot bis bläulich, später grün, gelb und braun	Zunächst purpurrot bis bläulich, später grün, gelb und braun
Form	• Hämorrhagischer Typ • Papulonekrotischer Typ • Polymorph-nodulärer Typ	Punktförmig	• Rund • Oval oder unregelmäßig • Evtl. zentral flache Erhebung	Häufig erhaben, derb
Größe	• Kleinfleckig • Z.T. großfleckig konfluierend (hämorrhagischer Typ)	Flohstich- bis stecknadelkopfgroß	• Flächenhaft • Unterschiedlich (Sugillation münzgroß)	Großflächig
Verteilung	• Bevorzugt an den Unterschenkelstreckseiten • Gesäß • Arme • Evtl. generalisiert	• Disseminiert (verstreut) • Vorwiegend an den Beinen oder an Druckstellen	Unterschiedlich	Überall möglich
Pulsation	Nein	Nein	Nein	Ggf. bei arteriellen Hämatomen
Reaktion auf Druck	Nicht wegdrückbar (Extravasat: Blutaustritt)	Nicht wegdrückbar	Nein	Evtl. schmerzhaft
Bedeutung	• Vasculitis allergica • Kollagenosen • Arzneimittelexanthem	Z. B. bei Thrombozytopenie	Extravasat bei Trauma oder Gerinnungsstörung	Massive Blutansammlung in der Haut und tieferen Geweben; nach Trauma

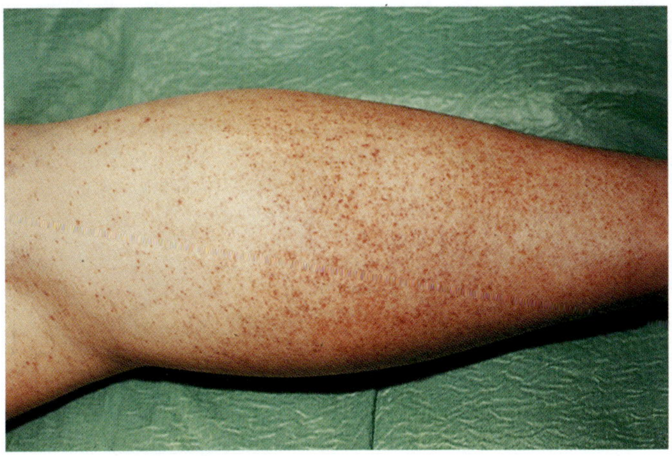

Abb. 54.1 Petechien (nicht wegdrückbare punktförmige Einblutungen) [O578]

- Sugillation: bis zu 3 cm große Hautblutung
- Schleimhautblutungen: Blutungen aus mit Schleimhaut bezogenen Körperregionen, z. B. Zahnfleisch- oder Nasenbluten, Menorrhagie oder gastrointestinale Blutungen

2. **Plasmatischer Blutungstyp:**
   - Hämatome: Gewebseinblutungen
   - Muskel- oder Gelenkblutungen
   - Blutungen nach Verletzungen oder operativen Eingriffen
3. **Vaskulärer Blutungstyp:** Es treten ähnliche Symptome auf wie beim thrombozytären Blutungstyp.

54.2.2 Laboruntersuchungen

Bei Abweichungen der Blutgerinnung und vermuteter therapeutischer Konsequenz ist ein gestuftes Vorgehen sinnvoll (➤ Abb. 54.2).

MERKE

Klinik vs. Labor

Die Blutgerinnung ist ein komplexes Gleichgewicht vieler Moleküle und Prozesse. Laborparameter haben ihren Stellenwert bei spezifischen Fragestellungen und bei Verlaufskontrollen. Das **Management sollte sich aber nach der klinischen Blutungssituation richten.** Aufgrund der Komplexität des Gerinnungsgleichgewichts ist die Feststellung, ob ein Patient multiple Hämatome und rezidivierendes Nasenbluten hat oder eher zu Thrombose neigt, aussagekräftiger als die gemessenen Gerinnungsparameter.

54.2.3 Blutungstypen

Thrombozytäre Gerinnungsstörungen

Angeborene thrombozytäre Gerinnungsstörungen: Von-Willebrand-Syndrom (VWS)

Mit einer Prävalenz von 0,5–1 % gehört das VWS zu den häufigsten angeborenen Gerinnungsstörungen. Es liegt eine Abweichung in der Konzentration oder Struktur des Von-Willebrand-Faktors (VWF) vor, der für die Thrombozytenaggregation notwendig ist. Dadurch

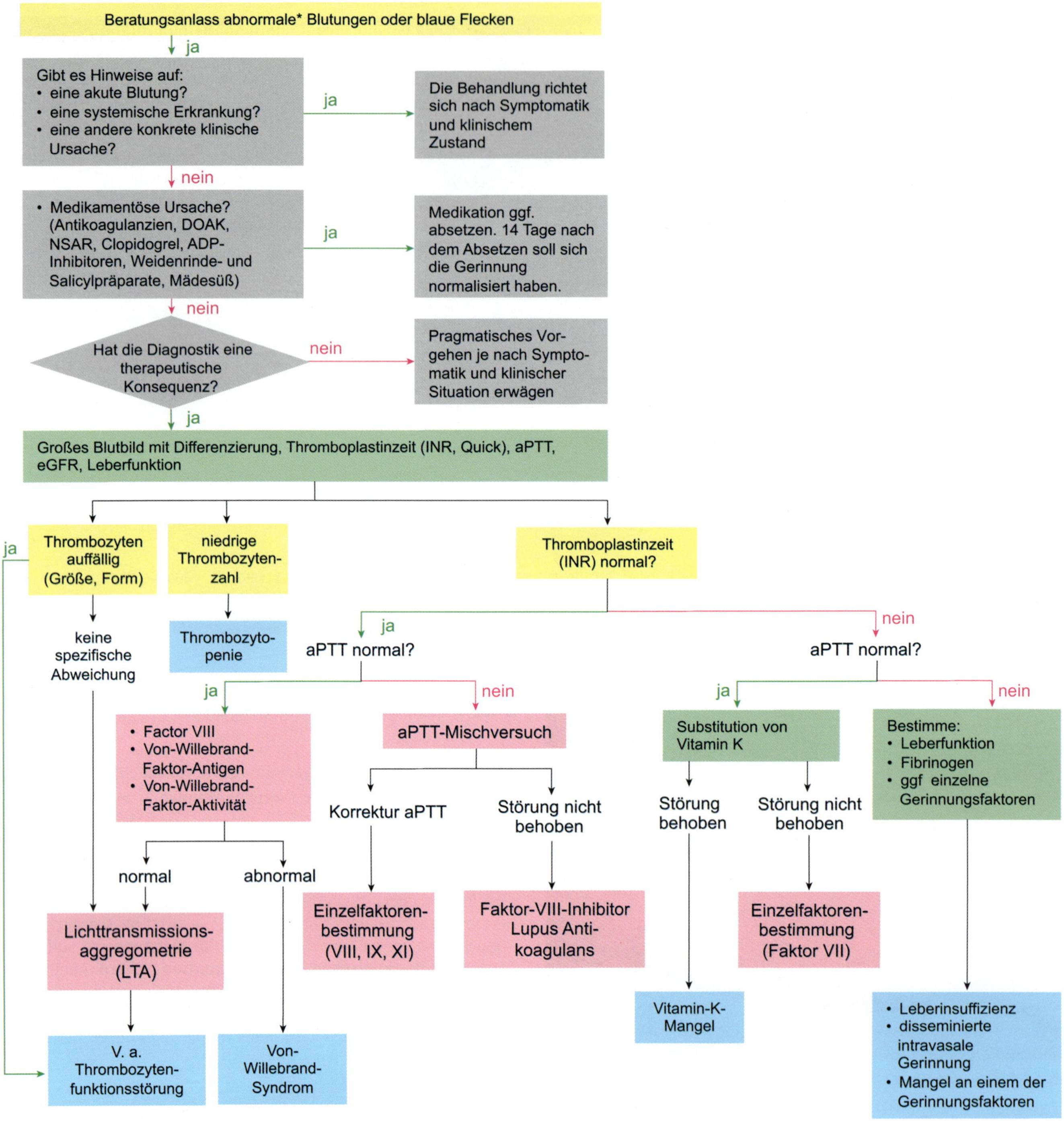

Evaluation von abnormalen* Blutungen oder Prellungen

* Zur Objektivierung ggf. einen standardisierten Fragebogen wie ISHT-BAT (International Society on Thrombosis and Hemostasis Bleeding Assessment Tool)

Diagnose — ggf. Überweisung

Abb. 54.2 Diagnostischer Algorithmus bei V. a. Gerinnungsstörungen (ADP: Adenosindiphosphat, aPTT: aktivierte Prothrombinzeit, DOAK: direkte orale Antikoagulanzien, eGFR: geschätzte glomeruläre Filtrationsrate, INR: International Normalized Ratio, NSAR: nichtsteroidale Antirheumatika, TPZ: Thromboplastinzeit [Syn. Prothrombinzeit]) (modifiziert nach Neutze et al. 2016) [L141]

entsteht eine Blutungsneigung vom thrombozytären Typ. Dies zeigt sich in einem typischen Muster von Ekchymosen, Petechien und Schleimhautblutungen. Je nach Ausprägung können die Symptome variieren: von vereinzelten blauen Flecken und gelegentlichem Nasenbluten in der Kindheit bis hin zu einer schweren Gerinnungsstörung. Die Blutungsneigung ist zumeist gering bis moderat ausgeprägt. Gelenkblutungen sind selten. Eine Behandlungsbedürftigkeit im täglichen Leben besteht in den meisten Fällen nicht. Bei vielen Patienten wird die Erkrankung als Zufallsbefund im Rahmen einer präoperativen Diagnostik aufgedeckt. Der Erbgang ist zumeist dominant mit unvollständiger Penetranz. Bei ausgeprägter Symptomatik oder im Rahmen operativer Eingriffe kann eine spezifische Diagnostik veranlasst werden (➤ Abb. 54.2). Anämie und Eisenmangel kommen bei Patienten mit VWS häufiger vor (➤ Kap. 48). Eine Behandlung mit NSAR oder SSRI kann die Blutungsneigung verstärken und sollte nur nach strenger Indikationsstellung erfolgen. Eine Behandlung mit ASS soll vermieden werden.

LEITLINIEN

S2k-Leitlinie „Therapie angeborener thrombozytärer Erkrankungen". AWMF-Registernummer 086-004:

https://register.awmf.org/de/leitlinien/detail/086-004

Therapie

- Bei kleinen lokalen Blutungen kann die lokale Applikation von Tramexansäure probiert werden. Auch bei starken Menstruationsblutungen kann neben Eisenpräparaten Tramexansäure (z. B. Cyclokapron®) systemisch eingesetzt werden. Thrombosen sind als Nebenwirkung beschrieben.
- Vor operativen Eingriffen sollte das Vorliegen der Gerinnungsstörung mit dem behandelnden Operateur bzw. Anästhesisten besprochen werden.
- Im Einzelfall kann in bestimmten Situationen eine prophylaktische Behandlung erforderlich sein.
- Desmopressin (z. B. Minirin®) kann durch vermehrte Freisetzung von VWF vorübergehend (ca. 8 h) die VWF-Konzentration und damit die Gerinnung bei bekanntem VWS normalisieren, z. B. 300 µg Desmopressin intranasal (2 Sprühstöße) bei Alter > 12 J. und Gewicht > 50 kg. Bei jüngeren oder untergewichtigen Patienten sollte 1 Sprühstoß mit 150 µg verwendet werden. Bei Kleinkindern ist die intranasale Applikation unzuverlässig. Keine intranasale Applikation bei Nasenbluten! Bei schwerwiegenden Blutungen oder vor Operationen sollte eine i. v. Anwendung bevorzugt werden oder ggf. eine Überweisung erfolgen. Kontraindiziert ist Desmopressin bei Epilepsie, KHK, Nierenfunktionsstörungen, VWS Typ 2B, Schwangeren und Kleinkindern. Häufige Nebenwirkungen sind Kopfschmerzen und Flush-Symptomatik. Die Anwendung sollte bevorzugt einmalig erfolgen. Bei wiederholter Anwendung ist aufgrund der antidiuretischen Wirkung auf Wasserretention und Hyponatriämie zu achten (**cave:** Hirnödem).

Erworbene thrombozytäre Gerinnungsstörungen

Funktionsstörungen Medikamentös verursacht durch Thrombozytenaggregationshemmer

Bildungsstörungen

- Leukämie
- Myelodysplastisches Syndrom
- Selten Thrombopoietinmangel

Störungen mit einem erhöhten Verbrauch Ein verhüllter erhöhter Verbrauch kommt vor allem bei diffuser intravasaler Gerinnung vor, z. B. im Rahmen von Sepsis, Schwangerschaftsgestosen und anderen selteneren Ursachen.

Störungen mit erhöhter Abbaurate

- Sequestration bei Splenomegalie
- Medikamentös bedingt (z. B. Antibiotika, Methyldopa)
- Autoantikörper gegen Thrombozyten
- Sepsis

Plasmatische Gerinnungsstörungen: Hämophilie

Eine seltene, aber ernste Ursache einer Gerinnungsstörung ist die **Hämophilie A,** bei der Gerinnungsfaktor VIII vollständig fehlt oder dysfunktional ist, und **Hämophilie B,** bei der Faktor IX beeinträchtigt ist. Personen mit einer dieser Erkrankungen werden meistens schon im Kindesalter auffällig und bedürfen der lebenslangen Substitution mit dem fehlenden Gerinnungsfaktor. Die Therapie dieser Erkrankungen erfolgt in spezialisierten Ambulanzen. Bei **Kinderwunsch** kann eine Überweisung in die Humangenetik sinnvoll sein.

Selten kann bei hämatoonkologischen Patienten oder vorher Gesunden eine **erworbene Hämophilie** entstehen, die schwere Blutungskomplikationen auslösen kann.

54.2.4 Ursachen

Was man nicht übersehen sollte: abwendbar gefährlicher Verlauf

- Gewalteinwirkung
- Vergiftungen bei Kleinkindern durch Einnahme von Medikamenten oder z. B. Rattengift
- Vitamin-K-Mangel
- Leukämie
- Schwere erworbene Blutungsneigung (z. B. Überdosierung oraler Antikoagulanzien oder akute Immunthrombozytopenie [ITP] nach Infektionen)
- Akute schwerwiegende Blutungen
- Gastrointestinale Blutungen
- Extrauterine Schwangerschaft
- Arterielle Blutungen
- Gelenkeinblutungen (Gelenkschäden)

- Intrakranielle Blutungen
- Intraspinale Blutungen

Diagnosen seltener oder sekundärer Ursachen

- Vitamin-C-Mangel (Skorbut)
- Anti-Phospholipid-Syndrom (Purpura und/oder Thrombosen)
- Erworbene Hämophilie
- Thrombozytopenie durch Autoantikörper
- Hämorrhagisches Fieber (z. B. Hantaviren)
- IgA-assoziierter Vaskulitis

CAVE

Red Flags

Warnhinweise auf einen abwendbar gefährlichen Verlauf sind:
- Abwehrverletzungen, Griffhämatome (Partnergewalt, intrafamiliäre Gewalt)
- Plötzlich aufgetretene schwere Blutungsneigung
- Blutungsneigung mit Blutbildveränderungen
- V. a. arterielle Blutung

54.3 Beratungsanlässe

Im Folgenden werden häufig vorkommende oder wichtige Beratungsanlässe zum Thema Blutungen angesprochen.

Epistaxis (Nasenbluten) Die Behandlung besteht aus lokalem Druck unter dem beinigen Teil der Nase für mindestens 10 min. Bei rezidivierendem Nasenbluten sollte die Diagnose VWS in Betracht gezogen werden. Selten ist Nasenbluten das Symptom einer Knochenmarkerkrankung mit sekundärer Thrombozytopenie. Gegebenenfalls kann eine Verödung des Locus Kiesselbachi in Betracht gezogen werden. Hierzu sollte eine Überweisung in die HNO angeboten werden (➤ Kap. 32.3.4).

Blaue Flecken, Ekchymosen Personen mit Blutgruppe 0, bei denen der VWF weniger aktiv ist, können eher eine Symptomatik aufweisen. Auch kurz vor der Menstruation treten blaue Flecken häufiger auf. Bei Älteren können spontane blaue Flecken aufgrund einer altersbedingten erhöhten Verletzlichkeit der Gefäße auftreten. Blaue Flecken bedürfen keiner Behandlung. Von einer topischen Behandlung mit Heparinsalbe ist wegen fehlender Wirksamkeit in Kombination mit der Möglichkeit einer Immunisierung abzuraten. Arnikasalben werden traditionell gegen blaue Flecken angewandt, aber es gibt keinen gesicherten Wirkungsnachweis.

Brillenhämatom oder Blut aus dem Ohr Beim Brillenhämatom nach Trauma sollte der abwendbar gefährliche Verlauf einer Schädel- oder Schädelbasisfraktur ausgeschlossen werden. Dies gilt auch bei Blutverlust aus dem Ohr oder Flüssigkeitsverlust (Liquor?) aus der Nase.

Gelenkblutungen Einblutungen in ein Gelenk können zur Gelenkschäden führen. Diese Art der Blutung tritt bei Gerinnungsgesunden nur im Rahmen von Traumata auf, die daher meistens schon chirurgisch oder orthopädisch vorgestellt wurden. Am Ellenbogengelenk können wegen der Gewebekonstellation auch bei geringgradigem Trauma beeindruckend große Schwellungen auftreten. Die Therapie ist meist konservativ.

Hämatome an knorpelhaltigen Körperteilen wie Ohren und Nase Hier sollte eine Entlastung in Betracht gezogen werden, da bei Hämatombildung zwischen Perichondrium und Knorpel die Versorgung des Knorpels mit Sauerstoff und Nährstoffen nicht gewährleistet ist. Dies kann eine Nekrose verursachen, was zu „Blumenkohlohren" und zu einer „Sattelnase" führen kann. Zu einer Entlastung innerhalb von 24 h sollte in die HNO überwiesen werden.

Subunguale Hämatome Blutungen unter den Finger- oder Zehennägeln können sehr schmerzhaft sein. Die Behandlung auf Indikation der starken Schmerzen gestaltet sich sehr einfach: Mit einer glühenden Nadel wird ein kleines Loch in den Nagel geschmolzen, um das Hämatom zu entlasten. Die Behandlung ist schmerzlos und führt zur sofortigen Linderung der Beschwerden.

Große Hämatome Bei sehr großen Hämatomen sollte eine Entlastung erwogen werden. Je nach klinischer Situation und Ausmaß sind Druckbelastung von umgebenden Strukturen oder Infektionsgefahr (z. B. bei gleichzeitiger Verletzung der Haut) zu beachten. Eine topische Therapie mit Heparin ist nicht sinnvoll.

Hämoptysis, Hämoptoe Bluthusten kann mehrere Ursachen haben und sollte als Symptom zwar ernst genommen werden, ist aber meist nicht durch eine schwere Grunderkrankung bedingt. Auch bei banaleren Infektionen kann es zu einer Hämoptysis kommen. Eine erworbene Gerinnungsstörung ist nur selten ursächlich. Differenzialdiagnostisch sind schwerwiegende Erkrankungen wie Tuberkulose oder Tumoren der Atemwege auszuschließen.

Hämatemesis Im Rahmen von gastrointestinalen Erkrankungen mit Erbrechen kann ein Mallory-Weiss-Syndrom auftreten. Hierbei kann durch Irritation der Ösophagusschleimhaut oder durch kleinere longitudinale Einrisse von Mukosa und Submukosa Blut in kleineren Mengen erbrochen werden. Beim Erbrechen von größeren Blutmengen oder bei V. a. eine aktive oder hämodynamisch bedeutsame Blutung soll eine sofortige Einweisung erfolgen. Bei Ösophagusvarizen im Rahmen einer Lebererkrankung besteht oft eine erworbene Gerinnungsstörung durch verringerte Syntheseleistung der Leber (➤ Kap. 49). In aller Regel ist eine Einweisung ins Krankenhaus mit Notarzt indiziert.

Hämaturie Häufig ein Zufallsbefund, der verschiedene Ursachen haben kann. Zu den häufigen Ursachen zählen Kreuzkontamination durch vaginale Blutungen sowie Zystitis (➤ Kap. 57). Bei postmenopausalen Frauen sollte an ein Endometriumkarzinom gedacht werden (➤ Kap. 82).

Hyposphagma, subkonjunktivale Blutung Subkonjunktivale Blutungen können dramatisch aussehen, bedürfen aber keiner Behandlung. Bei Zweifel an der Diagnose, Z. n. Trauma, anderen Formen der intraokularen Blutung oder bei Kombination mit Sehstörungen sollte eine Überweisung in die Augenheilkunde erfolgen (➤ Kap. 56).

Häusliche Gewalt Häufige oder unzureichend erklärte Verletzungen („gegen den Schrank gelaufen"), Abwehrverletzungen, Griffhämatome.

Intramuskuläre Blutungen Bei intramuskulären Blutungen soll ein **Kompartmentsyndrom** ausgeschlossen werden. und es müssen die peripheren Pulse kontrolliert werden. Bei fehlendem adäquatem Trauma kann eine intramuskuläre Blutung ein Hinweis auf eine klinisch bedeutsame Gerinnungsstörung sein.

Petechien Ohne systemische Symptome weisen Petechien auf eine Thrombozytopenie, eine Thrombozytenfunktionsstörung (z. B. VWS, ASS) hin. Sie treten v. a. an Druckstellen oder nach Druckerhöhung auf, z. B. um die Augen nach Erbrechen; zudem können sie als Alarmsymptom bei septischen Erkrankungen entstehen. Daher sollten Patienten mit Petechien im Rahmen fieberhafter Erkrankungen unmittelbar stationär eingewiesen werden. Petechien können auch vorkommen bei vaskulär bedingter Blutungsneigung z. B. durch altersbedingt verletzliche Gefäße.

Vaginale Blutungen

- **Postmenopausale Blutungen:** Wenn die letzte Menstruation mindestens 1 Jahr zurückliegt (Menopause), muss jede Blutung gynäkologisch abgeklärt werden, um ein Endometriumkarzinom auszuschließen (➤ Kap. 82).
- **Kontaktblutungen:** Bei Blutungen nach Sexualverkehr sollte eine gynäkologische Abklärung zum Ausschluss eines Zervixkarzinoms erfolgen. In der Schwangerschaft treten Kontaktblutungen durch die verstärkte Durchblutung des Uterus häufiger auf. Bei Verletzungen im Intimbereich sollte sexuelle Gewalt als Ursache in Betracht gezogen werden (➤ Kap. 82).
- **Blutungen in der Schwangerschaft:** Im ersten Schwangerschaftstrimenon kommen Blutungen häufiger vor, und es sollte eine gynäkologische Abklärung erfolgen. Bei fortgeschrittener Schwangerschaft ist eine Einweisung indiziert (➤ Kap. 83).

Meläna, Teerstuhl, Blut im Stuhl ➤ Kap. 20; **cave:** hämodynamisch relevante Blutung.

Zahnfleischblutungen Zahnfleischbluten kann z. B. durch Parodontitis oder eine thrombozytäre Gerinnungsstörung wie das VWS verursacht werden. Selten kommt ursächlich ein Vitamin-C-Mangel (Skorbut) infrage. Eine Überweisung in die Zahnmedizin kann sinnvoll sein.

Traumatisch bedingte Blutungen Treten nach einem adäquaten Trauma auf.

54.4 Therapiestrategie

Die Therapie einer Blutungsneigung hängt zuallererst von der Ursache und vom Leidensdruck ab. Ein abweichender Laborbefund ohne klinische Blutungsneigung ist nicht per se behandlungsbedürftig. Indikationen zur notfallmedizinischen oder fachärztlichen Überweisung sind in ➤ Box 54.2 zusammengefasst.

Box 54.2

Indikationen für eine Einweisung

Notaufnahme

- V. a. hämodynamisch wirksame Blutungen
- V. a. eine akute, potenziell lebensbedrohliche oder gesundheitsschädliche Blutung
- Vergiftung mit Antikoagulanzien mit oder ohne Blutungssymptome

Hämatologie

- Thrombozytopenie < 15 mit oder ohne Blutungssymptome
- V. a. klinisch relevante angeborene oder erworbene Blutungsneigung
- Blutungsneigung mit Blutbildveränderungen
- Thrombozytopenie unklarer Ursache

HNO

- Unstillbares oder rezidivierendes Nasenbluten
- Indikationen für Überweisung binnen 24 h zur Entlastung eines Nasenscheidewandhämatoms oder eines Hämatoms an der Ohrmuschel

Überweisung am gleichen Tag oder Rücksprache mit der Hämatologie

- Neu aufgetretene Thrombozytopenie ohne bekannte Ursache *und* Thrombozytenzahl < 30
- Schnell sinkende Thrombozytenzahl
- Blutungszeichen

LITERATUR

Beck R, Sorge M, Scheider A, Dietz A. Therapiekonzepte der Epistaxis in Praxis und Klinik. Dtsch Arztebl 2018; 115: 12–22.
Füeßl HS, Middeke M. Anamnese und Klinische Untersuchung. Stuttgart: Thieme; 2010.
Luxembourg B, Krause M, Lindhoff-Last E. Basiswissen Gerinnungslabor. Dtsch Arztebl 2007; 104: 1489–1499.
Neutze D, Roque J. Clinical evaluation of bleeding and bruising in primary care. Am Fam Physician 2016; 93:279–286.

SYSTEMATISCHER REVIEW

Ho D, Jagdeo J, Waldorf HA. Is there a role for arnica and bromelain in prevention of post-procedure ecchymosis or edema? A systematic review of the literature. Dermatol Surg 2016; 42: 445–463.

KAPITEL

55

Jost Steinhäuser

Kopfschmerzen

55.1 Definition und Epidemiologie

Drei Millionen Menschen in Deutschland nehmen jeden Tag Kopfschmerztabletten ein. In der von der International Headache Society (IHS) regelmäßig überarbeiteten Klassifikation für Kopfschmerzen, der *International Classification of Headache Disorders* (ICHD), werden primäre und sekundäre Kopfschmerzen sowie in Teil III Neuropathien und Gesichtsschmerzen in 14 Gruppen mit über 360 Kopfschmerzformen unterteilt.

In Deutschland sind rund 40 % der Kopfschmerzen durch Spannungskopfschmerz verursacht und rund 30 % entfallen auf eine Migräneform. Allein mit diesen beiden Entitäten wird somit die Mehrheit der Kopfschmerzen in der Hausarztpraxis abgedeckt. Der ebenfalls zu den primären Kopfschmerzen zählende Clusterkopfschmerz ist z. B. mit einer 1-Jahres-Prävalenz von 0,1–0,2 % sehr viel seltener.

Von chronischen Kopfschmerzen (> 15 Tage im Monat) sind rund 10 % der Frauen und 5 % der Männer betroffen.

55.2 Diagnostische Strategie und Differenzialdiagnosen

Kopfschmerzen werden vor allem in primäre und sekundäre Kopfschmerzen unterteilt.

- **Primäre Kopfschmerzen** weisen Schmerz als Hauptsymptom auf und sind kein Symptom einer anderen Erkrankung (z. B. Migräne, Kopfschmerzen vom Spannungstyp).
- **Sekundäre Kopfschmerzen** sind die symptomatische Folge einer anderen Erkrankung (z. B. Schädel-Hirn-Trauma, bakterielle Meningitis). Häufigster Grund für akute sekundäre Kopfschmerzen sind akute Infekte der oberen Atemwege.

Die Anamnese und Diagnostik von Kopfschmerzen sind in ➤ Box 55.1 zusammengefasst.

Box 55.1

Anamnese und Diagnostik

Gezielte Anamnese

- Häufigkeit pro Monat und Dauer der einzelnen Kopfschmerzattacke?
- Lokalisation des Schmerzes (z. B. einseitig, beidseitig, orbital, im Nacken)?
- Charakter des Schmerzes (z. B. pulsierend, stechend)?
- Subjektive Intensität (Schmerzskala 0–10)?
- Zu welcher Uhrzeit haben Sie typischerweise die Kopfschmerzen?
- Existieren Begleitsymptome (z. B. Übelkeit, Lärmscheue, Lichtscheue oder eine Aura wie z. B. Photopsien)?
- Gibt es Auslöser (z. B. Trauma, Menses) oder Verstärker? Was lindert?
- Welche Medikamente nehmen Sie ein?
- Welche Diagnostik erfolgte bisher?
- Was, glauben Sie, verursacht Ihren Kopfschmerz?

Untersuchung

- Blutdruckmessung
- Temperaturmessung
- Orientierende neurologische Untersuchung inkl. Hirnnervenstatus
- Trigeminale Nervenaustrittspunkte
- Bulbusdruck- und Bewegungsschmerz

- Beweglichkeit der HWS inkl. Muskeltonus und Meningismuszeichen
- Beurteilung der Schleimhäute, Zahnstatus
- Ertasten der A. temporalis superficialis

Erweiterte Diagnostik (bei hinreichendem Verdacht)

- Blutbild, Elektrolyte, Nieren- und Leberwerte sowie TSH
- Entzündungsparameter und BSG (z. B. bei V. a. Arteriitis temporalis)
- cCT (z. B. zum Ausschluss einer intrazerebralen Blutung)
- cMRT (z. B. zum Ausschluss von parenchymatösen Läsionen, V. a. Hirnvenenthrombose)
- Digitale Subtraktionsangiografie (z. B. zum Ausschluss von Aneurysmen)
- Röntgen (z. B. zur Darstellung einer Sinusitis)
- Liquorpunktion (z. B. bei unauffälligem cCT-Befund zum Ausschluss einer Meningitis)

Differenzialdiagnostisch sollte bei Kopfschmerzen auch an einen noch nicht ausgebrochenen Herpes zoster ophthalmicus, ein Glaukom, an Zahnerkrankungen oder an Kopfschmerzen gedacht werden, die durch einen Übergebrauch von Schmerz- oder Migränemedikamenten (*Medication Overuse Headache,* MOH; ➤ Kap. 55.3.4) entstehen.

55.2.1 Spannungskopfschmerz, Migräne und Clusterkopfschmerz

Die Unterschiede zwischen Spannungskopfschmerz und Migräne sind in ➤ Tab. 55.1 zusammengefasst.

Der **Clusterkopfschmerz** ist ein attackenartig auftretender, streng einseitiger, heftiger Kopfschmerz, dessen Punctum maximum orbital, supraorbital, temporal oder in einer Kombination dieser Lokalisationen liegt. Zudem kommen folgende Begleitsymptome (ein oder mehrere) vor: konjunktivale Injektion, Lakrimation, Rhinorrhoe, nasale Kongestion, vermehrtes Schwitzen im Bereich von Stirn und Gesicht, Miosis, Ptosis und/oder Lidödem sowie Unruhe oder Agitation.

Der Clusterkopfschmerz kann in jedem Lebensalter auftreten, im Mittel mit 28 bis 30 Jahren. Die Attacken ereignen sich mehrmals täglich, klassischerweise mit einer nächtlichen Häufung, und dauern zwischen 15 und 180 min. Die episodische Form des Clusterkopfschmerzes, von der 80 % der Patienten betroffen sind, hält Wochen bis Monate an. Dauert sie länger als ein Jahr ohne eine Remission (oder sind die Remissionsphasen kürzer als 3 Monate), spricht man vom chronischen Clusterkopfschmerz.

Die Diagnose des Clusterkopfschmerzes beruht auf einer genauen Anamnese und einer klinisch-neurologischen Untersuchung, die insbesondere den ophthalmischen Ast des N. trigeminus berücksichtigt. Beim erstmaligen Auftreten einer Attacke, auffälligen neurologischen Befunden, Erstmanifestation > 60 Jahre, bei Veränderung der Symptome oder bei Veränderung des Therapieansprechens sollten zum Ausschluss eines knochendestruierenden Prozesses ein cCT der Schädelbasis und ein MRT des Zerebrums mit kraniozervikalem Übergang, ggf. eine MRT-Angiografie zum Ausschluss einer zerebralen Pathologie oder einer arteriovenösen Malformation, durchgeführt werden. Falls eine entzündliche Erkrankung ausgeschlossen werden soll, muss ggf. noch eine Liquoruntersuchung erfolgen.

Tab. 55.1 Gegenüberstellung von Spannungskopfschmerz und Migräne

	Spannungskopfschmerz	Migräne
Dauer	30 min bis 7 d	4–72 h
Häufigkeit	Gelegentlich bis täglich	Gelegentlich bis mehrmals im Monat
Lokalisation	Holozephal oder bifrontal	Ca. 60 % einseitig
Charakter	Dumpf drückend, ziehend, pressend, nicht pulsierend (Schraubstockgefühl)	Pulsierend, bohrend, hämmernd
Intensität	Leicht bis mittel	Mittel bis stark
Begleitsymptome	Keine vegetativen Begleitsymptome	• Phonophobie • Photophobie • Übelkeit, Erbrechen • Auraphänomene (in 30 % d. F.)
Auslöser, Verstärker	Muskuläre Verspannungen, Klimaveränderungen, Schlafmangel, Alkoholabusus, Stress	U. a. Stress, Hormonschwankungen, Verstärkung durch körperliche Aktivität
Familienanamnese	–	Positiv

55.2.2 Was man nicht übersehen sollte: abwendbar gefährlicher Verlauf

Obwohl Kopfschmerzen häufig harmlos sind, muss zunächst ein potenziell gefährlicher Verlauf ausgeschlossen werden. Zu diesen gehören z. B. Subarachnoidalblutung („heftige Kopfschmerzen wie noch nie"), Subduralhämatom (Trauma?, Gerinnungshemmereinnahme?), Hirnvenenthrombose (neurologische Ausfälle, Krampfanfall?) oder Meningitis (Fieber, Nackensteifigkeit). Hierzu reichen in den meisten Fällen die Anamnese und eine körperliche Untersuchung aus. Weiterführende, z. B. apparative, Diagnostik oder Labor ist bei einer Erstmanifestation einer Kopfschmerzerkrankung mit untypischem Charakter/Anamnese, atypischem klinischem Verlauf, zunehmender Schmerzintensität (z. B. durch Anstrengung oder Valsalva-Manöver) oder bei sich änderndem Schmerzcharakter bei bekanntem Kopfschmerzsyndrom oder bei zusätzlichem Auftreten neurologischer Symptome empfohlen (siehe Cave-Kasten). Bei Verdacht auf einem potenziell gefährlichen Verlauf muss der Patient eingewiesen werden. Siehe dazu auch die Warnsymptome.

CAVE

Red Flags bei Patienten mit Kopfschmerzen

- Ein so noch nie da gewesener stärkster Kopfschmerz
- Vernichtungskopfschmerz (**cave:** Subarachnoidalblutung)
- Fieber (**cave:** Meningitis)
- Fokale Ausfallsymptomatik (z. B. bei Schlaganfall)
- Vigilanzminderung (z. B. nach Trauma, Sturz) → subdurales Hämatom
- Hirndruckzeichen (z. B. Bewusstseinsstörungen oder Übelkeit)
- Meningismus (z. B. bei intrakraniellen Blutungen)
- Augenschmerzen (z. B. bei Glaukomanfall)
- Kopfschmerzen durch Vorbeugen, Heben, Husten
- Erstes Auftreten des Kopfschmerzes nach dem 50. Lj.
- Vorausgegangene Lumbalpunktion → postpunktioneller Kopfschmerz
- Kopfschmerzen im Stehen, aber nicht im Liegen → Liquorleck-Syndrom

55.3 Therapiestrategie

55.3.1 Spannungskopfschmerz

Ggf. Versuch mit Pfefferminzöl lokal auf Stirn und Schläfen (➤ Kap. 105.2.1). Medikamente, die bei Spannungskopfschmerzen empfohlen werden, sind 500–1.000 mg ASS p. o., 500–1.000 mg Paracetamol, 200–400 mg Ibuprofen, 500–1.000 mg Naproxen oder 500–1.000 mg Metamizol.

Das Hauptziel ist allerdings, den Patienten an Wege zur Entspannung heranzuführen, etwa durch Entspannungsübungen (z. B. Muskelrelaxation nach Jacobson oder Biofeedback), regelmäßiges (2–3 ×/Wo.) Ausdauertraining (z. B. Joggen, Schwimmen oder Radfahren) und Stressbewältigungstraining.

55.3.2 Migräne

Bei Migräne muss die Dauertherapie individuell gefunden werden. Dazu müssen die individuellen **Trigger** für einen Anfall identifiziert werden; dies können z. B. Stress, hormonelle Veränderungen (Menstruation), bestimmte Lebensmittel oder Getränke sein. Etwaige Zusammenhänge lassen sich durch das Führen eines Schmerztagebuchs identifizieren. Hierfür gibt es auch Smartphone-Apps. Diese können neben der Diagnostik auch die Therapie der Migräne unterstützen sowie die Verlaufskontrolle unterstützen. Beispiel für solche Apps sind „Migräne-App" und „DMKG-App".

Der Zugang zu **Entspannungsverfahren** wie z. B. Meditation oder Muskelrelaxation gehört in die Basistherapie. So verbessert z. B. die progressive Muskelrelaxation die Migräneaktivität um 41 % (Effektstärke 0,55). Die Entspannungsmethode sollte möglichst täglich durchgeführt werden. Zudem wird regelmäßiges (2–3 ×/Wo.) Ausdauertraining (z. B. Joggen, Schwimmen oder Radfahren) empfohlen. Seit 2022 wird neu die externe transkutane Stimulation des N. trigeminus im supraorbitalen Bereich (Cefaly®) zur Behandlung von akuten Migräneattacken und zur Migräneprophylaxe empfohlen. Erfahrungsgemäß wird von einem regelmäßigen Tagesablauf sowie einem täglichen 30-minütigen bewussten „Herunterkommen vom Alltagsstress" profitiert.

Der **akute Migräneanfall** sollte (auch wenn Triptane zu jedem Zeitpunkt innerhalb der Attacke wirken können) so früh wie möglich behandelt werden (➤ Abb. 55.1). Milde Formen können mit ASS (Einzeldosis: 900–1.000 mg) oder **NSAR** (z. B. 400 mg Ibuprofen), ggf. in Kombination **mit** Metoclopramid, behandelt werden. Der Patient wird sich von selbst in einen dunklen, ruhigen und kühlen Raum zurückziehen wollen. Ein Kühlkissen für den Kopf kann zusätzliche Linderung bringen. Bei milden Formen kann diese Therapie ausreichen, sodass man auf Triptane verzichten kann. Falls **Triptane** benötigt werden, sind Rizatriptan und Eletriptan oral am raschesten wirksam (Wirkbeginn nach 30 min). Eine starke Migräneattacke kann mit einer Kombination aus einem Triptan und einem NSAR (z. B. Naproxen) behandelt werden. Die wirksamste Therapie akuter Migräneattacken stellt Sumatriptan s. c. dar (Wirkungseintritt 10 min). Eine zweite Dosis eines Triptans kann bei wiederkehrenden Kopfschmerzen nach initialer Wirksamkeit eines Triptans frühestens nach 2 h gegeben werden. Zu den Kontraindikationen von Triptanen gehören Angina-pectoris-Anfälle, bekannte KHK, Z. n. Herzinfarkt, Z. n. TIA/Schlaganfall oder fortgeschrittene pAVK. In der Schwangerschaft sind Triptane nicht zugelassen. Zwischen 1. und 2. Trimenon können Migräneattacken mit ASS oder Ibuprofen behandelt werden; im 3. Trimenon sollten diese Substanzen vermieden werden.

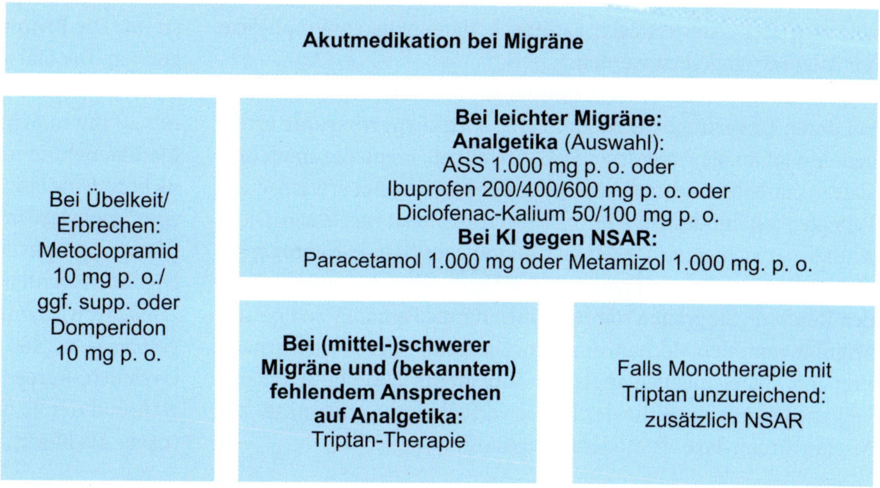

Abb. 55.1 Akutmedikation bei Migräne [L141]

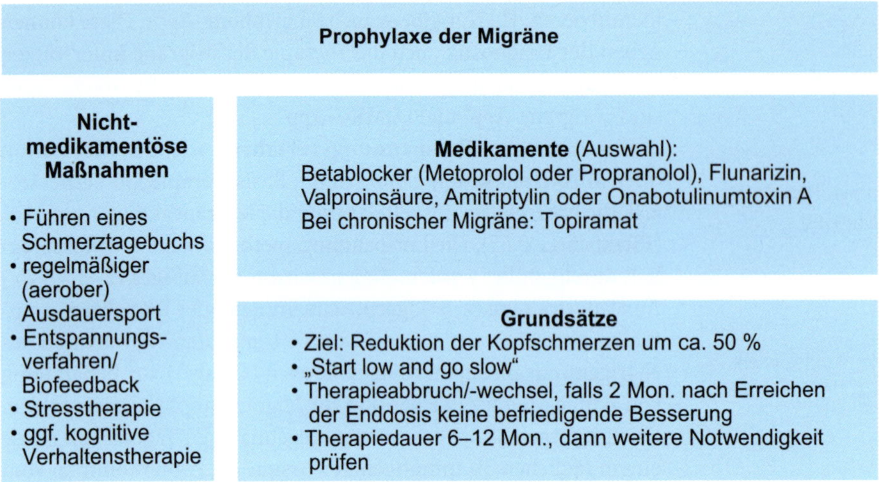

Abb. 55.2 Prophylaxe der Migräne [L141]

Als **Status migraenosus** wird eine länger als 3 Tage anhaltende Migräneattacke bezeichnet. Ab dem vierten Tag einer Migräne sollte hierbei auf Schmerzmittel und Triptane verzichtet und Dimenhydrinat angewendet werden. Alternativ wird die einmalige Gabe von 50–100 mg Prednisolon oder 4–8 mg Dexamethason i. v. empfohlen.

Ist der Status menstruationsassoziiert, kann versucht werden, mit einem Langzyklus eines Kombinationspräparats aus Östrogen und Gestagen eine **Prophylaxe** durchzuführen. Alternativ kommen lang wirksame Triptane wie Naratriptan oder Frovatriptan oder Naproxen jeweils morgens und abends vorbeugend über 1 Woche infrage, falls ansonsten kaum Kopfschmerzmedikamente eingenommen werden und damit das Risiko für die Entwicklung eines MOH (➤ Kap. 55.3.4) gering ist.

Weitere Indikationen für eine Prophylaxe sind > 2 den Alltag des Patienten beeinträchtigende Migräneattacken im Monat oder wöchentliche Anfälle (➤ Abb. 55.2). Am besten belegt ist die Wirkung der Betablocker Metoprolol (50–200 mg) und Propranolol (40–240 mg), des Kalziumantagonisten Flunarizin (5–10 mg), des Antikonvulsivums Topiramat (25–100 mg) und von Amitriptylin (50–75 mg). **Cave:** Falls eine Indikation für den Einsatz von Valproinsäure bei Frauen im gebärfähigen Alter existieren sollte, muss wegen der teratogenen Eigenschaften eine Aufklärung über die sichere Verhütung erfolgen. Bei Patienten, die eine medikamentöse Prophylaxe ablehnen oder nicht vertragen, kann auch Akupunktur zur Prophylaxe der Migräne eingesetzt werden.

Bei Versagen anderer Arzneimittel zur Migräneprophylaxe oder bei deren Unverträglichkeit kann eine **Antikörpertherapie** erfolgen. Monoklonale Antikörper (z. B. Erenumab, Fremanezumab und Galcanezumab) sind zur Prophylaxe der Migräne bei erwachsenen Patienten mit mindestens 4 Migränetagen im Monat zugelassen. Diese Antikörper richten sich gegen das migräneauslösende Neuropeptid *Calcitonin Gene-Related Peptide* (CRGP) bzw. gegen den entsprechenden Rezeptor. Sie greifen somit in einen für die Pathophysiologie der Migräne zentralen Mechanismus ein. Die Antikörper werden je nach Präparat unterschiedlich appliziert. Ihre prophylaktische Wirksamkeit wird ähnlich wie die der bisher verfügbaren Arzneimittel zur Migräneprophylaxe als moderat eingestuft.

LEITLINIEN

S1-Leitlinie „Therapie der Migräneattacke und Prophylaxe der Migräne". AWMF-Registernummer 030-057:

https://register.awmf.org/de/leitlinien/detail/030-057

55.3.3 Clusterkopfschmerz

Die akute Attacke wird mit Inhalation von **100 % Sauerstoff** über eine Gesichtsmaske mit Rückatembeutel von 12 l/min über 15–20 min therapiert. Diese Therapie ist bei rund 80 % der Clusterpatienten wirksam.

Leichter verfügbar ist das parenteral wirkende Triptan **Sumatriptan** (6 mg s. c.). Es gilt als mit Abstand effektivste Behandlung der Clusterattacke. Alternativ kann **Zolmitriptan** (5 mg nasal) gegeben werden. Des Weiteren kann die intranasale Applikation von Lidocain-Nasenspray 4 % in das ipsilaterale Nasenloch die Attacke behandeln.

Aufgrund der hohen Attackenhäufigkeit während einer aktiven Clusterperiode wird zumeist eine prophylaktische Therapie angestrebt. Die **Prophylaxe** wird mit dem Kortikoid **Prednisolon** begonnen. Die Startdosis beträgt 100 mg oral (mind. 1 mg/kg KG) für 2 bis 5 Tage, die dann individuell abdosiert wird (z. B. Reduktion um 20 mg in Schritten von 3 Tagen). Prednisolon gehört zu den Medikamenten mit zuverlässigem Wirkungseintritt, ist allerdings nicht für eine längerfristige Therapie geeignet. Daher sollte zeitgleich eine Prophylaxe mit **Verapamil** als Substanz der 1. Wahl in der längerfristigen prophylaktischen Behandlung des Clusterkopfschmerzes begonnen werden. Verapamil ist i. d. R. erst nach 1 Woche wirksam. Zunächst wird mit 3 × 80 mg begonnen, dann jede Woche um 80 mg gesteigert, bis 480 mg/d erreicht sind. Um konstante Serumspiegel zu erreichen, werden retardierte Präparate empfohlen. Zu Beginn und während der Therapie ist eine kardiale Kontrolle inkl. EKG nötig (**cave:** AV-Block).

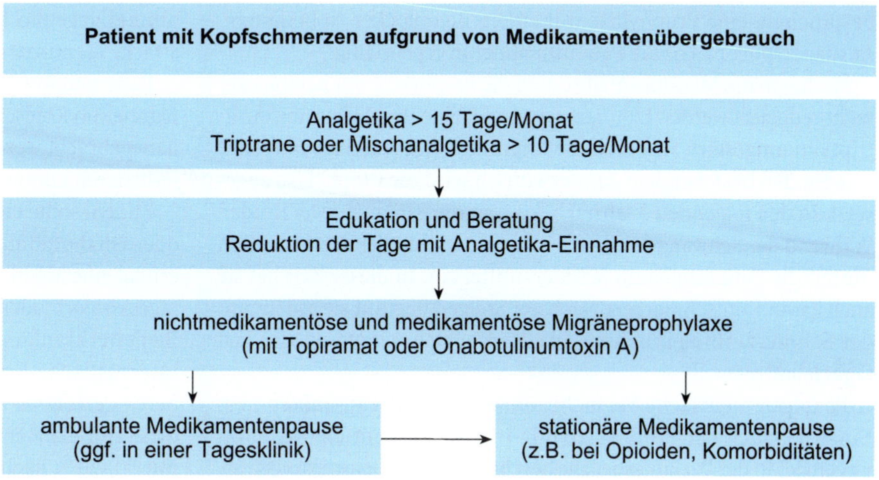

Abb. 55.3 Management des MOH [L141]

CAVE

Verapamil hat keine primäre Zulassung für die Indikation; bei der Verschreibung handelt es sich daher um eine Off-Label-Anwendung!

Mittel der 2. Wahl ist **Lithium** 600–1.500 mg/d (Serumspiegel 0,6–0,8 ml/l).

LEITLINIEN

- S1-Leitlinie „Diagnostik und Therapie des Kopfschmerzes vom Spannungstyp". AWMF-Registernummer 030-077:

  https://register.awmf.org/de/leitlinien/detail/030-077

- S1-Leitlinie „Clusterkopfschmerz und trigeminoautonome Kopfschmerzen". AWMF-Registernummer 030-036:

  https://register.awmf.org/de/leitlinien/detail/030-036

55.3.4 Management von Patienten mit chronischen Kopfschmerzen

Langfristiges Ziel der Therapie von Patienten mit episodischem Kopfschmerz ist die Verhinderung eines chronischen Kopfschmerzes, der durch **Übergebrauch von Schmerz- oder Migränemitteln** (*Medication Overuse Headache,* MOH) entsteht. Die Prävalenz des MOH wird mit 0,5–2,0 % der Bevölkerung angenommen. MOH ist definiert als Kopfschmerzen, die über einen Zeitraum von mindestens 3 Monaten bestehen, an ≥ 15 Tagen im Monat auftreten und mit der Einnahme von spezifischen Kopfschmerzmitteln z. B. Triptane an > 10 Tagen/Mon. oder einfachen Analgetika an mehr als 15 Tagen/Mon. einhergehen. Damit ist es quasi die Komplikation des primären Kopfschmerzes.

LEITLINIEN

S1-Leitlinie „Kopfschmerz bei Übergebrauch von Schmerz- oder Migränemitteln (*Medication Overuse Headache* = MOH)". AWMF-Registernummer 030-131:

https://register.awmf.org/de/leitlinien/detail/030-131

Bei Patienten mit zugrunde liegendem Kopfschmerz vom Spannungstyp erfolgt bei MOH die medikamentöse Prophylaxe mit Amitriptylin (25–150 mg). Das Medikament muss langsam, z. B. mit 10–25 mg beginnend, eingeschlichen und dann wöchentlich um 10–25 mg gesteigert werden. Die Wirksamkeit lässt sich erst nach 4 bis 8 Wochen abschätzen. Zusätzlich sollten die o. g. Entspannungsübungen (z. B. Muskelrelaxation nach Jacobson oder Biofeedback), regelmäßiges (2–3 ×/Wo.) Ausdauertraining (z. B. Joggen, Schwimmen oder Radfahren) und Stressbewältigungstraining fortgesetzt werden (➤ Abb. 55.3).

55

Patientenbeispiel

Migräne mit MOH

Vor 9 Jahren stellte sich eine damals 27-jährige Patientin mit seit dem 11. Lj. bestehender Migräne in der Sprechstunde vor. Inzwischen habe sie jeden zweiten Tag Kopfschmerzen, die sie mit einer Mischung aus Paracetamol, Koffein und Codein oder einem Triptan behandele. Therapeutische Versuche mit Akupunktur, Krankengymnastik, manueller Medizin und Ergotamin hätten in der Vergangenheit keine wesentliche Veränderung erbracht. Diagnostisch wurde die Halswirbelsäule geröntgt, und die Patientin wurde neurologisch vorgestellt.

Bei V. a. Migräne mit MOH wird die Patientin gebeten, ein Schmerztagebuch zu führen. Als Schmerzmittel nimmt sie nur Ibuprofen (15 min nach der Einnahme von MCP), nach 3 Wochen stellt sie sich mit den Aufzeichnungen wieder vor. Mit der Patientin wird besprochen, eine Prophylaxe mit einem Betablocker zu beginnen. Ausdauersport macht die Patientin ohnehin regelmäßig.

Nachdem die Migräneanfälle durch die Prophylaxe mit Betablocker nicht reduziert werden konnten, wurde auf eine Prophylaxe mit Amitriptylin umgesetzt, wodurch die Migräneanfälle um 50 % reduziert werden. Bei bestehendem Kinderwunsch wird die Prophylaxe abgesetzt. In den folgenden 3 Jahren bekommt die Patientin zwei Kinder. Während der Schwangerschaften und der anschließenden Stillzeiten nimmt die Patientin kaum Schmerzmittel ein. In dieser Zeit hat sie auch kaum Kopfschmerzen. Nach der Stillzeit beginnt sie erneut mit der Schmerzmitteleinnahme, bis die Kopfschmerzen wieder fast täglich auftreten.

Es folgen mehrfache Versuche, ohne Analgetika auszukommen. Einen Versuch der Prophylaxe mit Topiramat lehnt die Patientin wegen der in der Packungsbeilage beschriebenen Nebenwirkungen ab. Verschiedene Diäten zeigen keinerlei Einfluss auf die Kopfschmerzen. Die weitere Therapie besteht aus dem kontinuierlichen Führen eines Schmerztagebuchs per App, regelmäßigem Ausdauersport sowie Meditationen (nachdem Muskelrelaxationsübungen subjektiv nicht geholfen haben). Diese Maßnahmen haben aktuell zu einer Reduktion der Migräneanfälle auf ca. eine Attacke in 2 Monaten geführt.

Die Schwelle für die Entstehung von MOH liegt für Triptane bei ≥ 10 Einnahmetagen/Monat über mindestens 3 Monate. Daher sollte eine frühe Einnahme von Medikamenten bei einer beginnenden Migräneattacke nur empfohlen werden, falls die Frequenz < 10 Kopfschmerztage pro Monat beträgt und der Kopfschmerz als Migräneattacke identifiziert werden kann.

Patienten mit MOH sollte der Zusammenhang zwischen der Einnahme von Kopfschmerzmedikation und chronischen Kopfschmerzen nahegebracht werden, damit sie die Einnahme von Akutmedikation reduzieren können.

Zudem sollte eine medikamentöse Prophylaxe z. B. mit Topiramat oder Onabotulinumtoxin A in die Wege geleitet werden. Alternativ erfolgt eine Medikamentenpause die, je nach Konstellation ambulant, tagesklinisch oder stationär durchgeführt werden sollte. Falls keine Begleiterkrankungen wie Depression, Angsterkrankung, schwere internistische Erkrankung, Substanzabusus (Opioide!) oder ein bereits erfolglos versuchter Medikamentenentzug bestehen, kann diese ambulant erfolgen. Die Erfolgsrate der gestuften Therapie wird mit 50–70 % nach 6 bis 12 Monaten angegeben. Die Entzugssymptome während der Medikamentenpause können mit Neuroleptika (Antiemetika), trizyklischen Antidepressiva, und Steroiden behandelt werden.

LITERATUR

Dicheva-Radev S, Lempert T, Walter S, Schlegel C. Monoklonale Antikörper zur Prophylaxe von Migräne: Wirksamkeit und Stellenwert. Arzneiverordnung in der Praxis 2020; 47(1–2): 51–61; www.akdae.de/Arzneimitteltherapie/AVP/Artikel/2020-1-2/051.pdf (letzter Zugriff: 29.3.2024).

International Headache Society. 3. Auflage der Kopfschmerzklassifikation. Stand: 2019; https://ichd-3.org/de (letzter Zugriff: 29.3.2024).

Oltrogge JH, Brockmann S, Scherer M. Kopfschmerz in der hausärztlichen Praxis. Z Allg Med 2018; 94(7–8): 306–312.

KAPITEL

56

Christian Wolfram, Bettina Brandt

Augenkrankheiten in der Hausarztpraxis

56.1 Definition und Epidemiologie

Augenkrankheiten sind in der Bevölkerung sehr weit verbreitet (➤ Tab. 56.1). Insbesondere altersbedingte Augenerkrankungen wie der Graue Star (Cataracta senilis), der Grüne Star (Glaukom) und die altersbedingte Makuladegeneration (AMD) können zu einer schwerwiegenden Minderung des Sehvermögens und der Lebensqualität der Betroffenen führen. Im Fall von Sehbehinderung oder Blindheit sind neben der funktionellen Einschränkung viele psychologische und soziale Prozesse beteiligt, die eine enge menschliche Betreuung der Betroffenen und ihrer Angehörigen erfordern.

Neben chronischen Augenerkrankungen begegnen Allgemeinmedizinern immer wieder auch akute Augenprobleme, bei denen es wichtig ist zu unterscheiden, ob eine einfache Therapie initiiert werden kann oder eine Überweisung an den Augenarzt nötig ist.

Tab. 56.1 Altersbedingte Augenerkrankungen und ihre Verbreitung in Deutschland (DOG 2012)

Erkrankung	Betroffene
Katarakt	10 Mio.
Glaukom	1 Mio.
Altersbedingte Makuladegeneration	1,6 Mio.
Blindheit/Sehbehinderung	350.000

Umgekehrt gibt es auch verschiedene Fragestellungen aus der Augenheilkunde, die eine allgemeinärztliche Abklärung oder systemische Therapie benötigen. Viele internistische und neurologische Erkrankungen erfordern eine interdisziplinäre allgemeinmedizinische und ophthalmologische Betreuung der Patienten.

56.2 Diagnostische Strategie: aktive Anamnese

Viele Augenerkrankungen beginnen zunächst ohne Symptome und verlaufen schleichend. Viele Patienten werden ihrer Beschwerden oft erst gewahr, wenn bereits eine fortgeschrittene Einschränkung des Sehens vorliegt. Eine aktive anamnestische Erfragung kann dazu beitragen, Beschwerden frühzeitig aufzudecken und ggf. eine weiterführende augenärztliche Untersuchung anzustoßen. Neben einer allgemeinen Herabsetzung der Sehschärfe geben Patienten auf Nachfrage oft auch spezifische Symptome wie eine vermehrte Lichtempfindlichkeit, Verzerrungen im zentralen Sehen (Metamorphopsien) oder eine Einschränkung des peripheren Sehvermögens (Gesichtsfelddefekte) an.

TIPP

Hilfreiche anamnestische Fragen:
- Haben Sie den Eindruck, schlechter zu sehen? Wenn ja, seit wann?
- Können Sie noch Autofahren? Haben Sie Schwierigkeiten beim Lesen?
- Sind beide Augen gleich gut, oder ist eines schlechter als das andere?
- Sind Sie schon einmal gestolpert oder angerempelt, weil Sie etwas nicht gesehen haben?
- Sehen Sie Linien wie die Kacheln im Badezimmer gerade oder etwas verbogen?
- Wann waren Sie zuletzt beim Augenarzt? Wie alt ist Ihre Brille?

56.3 Häufige Augenkrankheiten

56.3.1 Grauer Star (Katarakt)

Eine Cataracta senilis ist eine Trübung der Augenlinse. Meistens sind beide Augen gleichmäßig getrübt, dennoch kann die Sehschärfe auch einseitig deutlich schlechter sein. Der Verlauf ist zumeist schleichend über Jahre bis Jahrzehnte. Als Therapie kommt nur der operative Austausch der Linse in Betracht. Dabei wird häufig von Augenärzten zuvor eine hausärztliche Konsultation gewünscht. Da bei der ca. 10- bis 15-minütigen Operation i. d. R. keine blutführenden Strukturen berührt werden (anders als z. B. bei Zahnoperationen), ist ein Absetzen oder Umstellen einer Antikoagulationsmedikation meist nicht erforderlich. Eine Abstimmung mit dem verantwortlichen Operateur ist jedoch ratsam.

Patientenbeispiel

Ein 82-jähriger Patient gibt auf Nachfrage an, in den letzten Jahren etwas blendungsempfindlicher geworden zu sein. Das Autofahren bei Nacht oder bei nasser Fahrbahn falle zunehmend schwer. Nach augenärztlicher Konsultation stellt sich heraus, dass aufgrund einer Katarakt an beiden Augen die Sehschärfe jeweils nur noch 0,3 je Auge beträgt und Fahruntauglichkeit vorliegt. Nach erfolgreicher Operation mit Implantation einer Intraokularlinse an beiden Augen ist die Sehschärfe auf 0,8 je Auge angestiegen (binokular sogar 1,0), was der Patient als eine deutliche Steigerung seiner Lebensqualität wahrnimmt. Die Fahrfähigkeit ist wiederhergestellt.

56

56.3.2 Grüner Star (Glaukom)

Beim Glaukom kommt es zu einer Atrophie von Sehnervenfasern im Bereich der Papille mit einer charakteristischen Aushöhlung (Exkavation) des Sehnervenkopfes. Klinisch stellen sich häufig ein erhöhter Augeninnendruck und eine Einschränkung des peripheren Gesichtsfeldes dar. Die Therapie zielt darauf ab, den Augeninnendruck entweder medikamentös durch Gabe von Augentropfen oder – seltener – auch chirurgisch zu senken. Bei Augentropfen werden verschiedene Wirkstoffklassen unterschieden (Prostaglandin-Analoga, Betablocker, Carboanhydrase-Hemmer und α_2-Sympathomimetika), die auf eine Verringerung der Kammerwasserproduktion oder auf eine Verbesserung des Kammerwasserabflusses abzielen. Häufig werden auch Kombinationspräparate verwendet, die verschiedene therapeutische Ansätze verbinden.

Da viele Augentropfen mit Nebenwirkungen einhergehen und eine regelmäßige augenärztliche Überprüfung des Augendrucks und des Gesichtsfeldes für die Deutung des Krankheitsverlaufs maßgebend ist, ist es wichtig, die Behandlung in der Hand des Augenarztes zu belassen. Die Verordnung von drucksenkenden Augentropfen sollte daher nicht stellvertretend vom Hausarzt übernommen werden.

Patientenbeispiel

Eine 67-jährige Patientin stellt sich vor, weil sie in letzter Zeit versehentlich Passanten angerempelt habe, weist aber ansonsten keine neurologische Symptomatik auf. Eine Konsultation bei einer Augenärztin ergibt einen deutlich erhöhten Augeninnendruck von 28 mmHg am rechten und 24 mmHg am linken Auge. In der Gesichtsfelduntersuchung (Perimetrie) stellen sich an beiden Augen Ausfälle im oberen Gesichtsfeld dar. Die Papillen sind an beiden Augen blass und randständig exkaviert. Durch Initiierung einer drucksenkenden Tropfentherapie mit zwei verschiedenen Wirkstoffen gelingt eine Drucksenkung auf 14 mmHg an beiden Augen. Der fortgeschrittene Gesichtsfeldausfall besteht weiterhin, bleibt aber unter der Tropfentherapie stabil.

56.3.3 Altersbedingte Makuladegeneration (AMD)

Bei der altersbedingten Makuladegeneration (AMD) kommt es zu einem pathologischen Umbauprozess des retinalen Pigmentepithels an der Stelle des schärfsten Sehens (Makula oder Gelber Fleck). Frühveränderungen in Form von hyalinen Ablagerungen (Drusen) sind bereits *vor* einer Sehverschlechterung feststellbar. Anders als beim Glaukom kommt es bei der manifesten Erkrankung zu zentralen Sehstörungen, die der Patient als Verlust der Seh*schärfe* und als Verzerrungen wahrnimmt, wohingegen das periphere Sehen meist nicht oder geringer beeinträchtigt ist. Klinisch unterscheidet sich die trockene Form von der exsudativen oder „feuchten“ Form der AMD, bei der es zu Flüssigkeitseinlagerungen innerhalb oder unterhalb der Netzhaut kommt. Die exsudative AMD wird ebenso wie das diabetische Makulaödem (DMÖ) oder wie Makulaödeme infolge von venösen Gefäßverschlüssen durch eine Injektionstherapie in den Glaskörper (intravitreale Injektionstherapie, IVOM) behandelt, die oft über längere Zeiträume regelmäßig im Abstand von 1 bis 3 Monaten wiederholt werden.

Patientenbeispiel

Eine 86-jährige Patientin klagt darüber, dass am linken Auge seit geraumer Zeit Linien nicht mehr gerade, sondern wellenförmig seien und dass sie vor Kurzem zweimal den Kaffee beim Einschenken verschüttet habe, da die räumliche Wahrnehmung gestört sei. Ein Linientest beim Hausarzt (Amsler-Test) bestätigt deutliche Metamorphopsien am linken Auge gegenüber geraden Linien am rechten Auge. Ein Besuch beim Augenarzt bestätigt einen schlechten Visus am linken Auge von 0,2 und eine Schwellung der Netzhautmitte, die sich in der Schichtaufnahme der Netzhaut (OCT) als deutliche subretinale Flüssigkeitsansammlung darstellt. Nach dreimaliger monatlicher Injektionstherapie bildet sich das Ödem vollständig zurück, und der Visus steigt wieder auf 0,6. Auch das rechte Auge weist zunächst auffällige Pigmentepithelveränderungen und Drusen auf und entwickelt im darauffolgenden Jahr ebenfalls ein behandlungsbedürftiges Makulaödem.

Bei fortgeschrittenem Visusverlust ist eine enge interdisziplinäre Abstimmung aller beteiligten medizinischen Fachrichtungen nötig, da neben häufigen medizinischen Komorbiditäten auch vielfältige psychologische und soziale Faktoren berührt sind. Für die Betroffenen sind insbesondere der Verlust der Fahrtüchtigkeit, der Lesefähigkeit und des Erkennens von Menschen schwerwiegende Einschnitte, deren Auswirkungen auf die Lebensqualität aktiv erfragt werden sollten.

Praktische Relevanz für die Betroffenen hat auch eine Mithilfe bei Versorgungsanliegen wie z. B. bei einem Antrag auf Schwerbehinderung oder Blindengeld. Hier ist sowohl auf die zuständigen Versorgungsstellen und -behörden als auch auf die Beratung durch Vereine und Selbsthilfegruppen für Sehbehinderte hinzuweisen. Gerade auch im Zusammenhang mit der Beantragung und Anwendung von Heil- und Hilfsmitteln (z. B. vergrößernde Sehhilfen) ist die Erfahrung von Betroffenen für viele Patienten sehr hilfreich.

56.3.4 Fortschreitender Sehverlust und Erblindung

Im Fall eines fortgeschrittenen Visusverlusts ist eine enge interdisziplinäre Abstimmung aller beteiligten medizinischen Fachrichtungen nötig, da neben häufigen medizinischen Ko-Morbiditäten auch vielfältige psychologische und soziale Faktoren berührt sind. Für die Betroffenen sind insbesondere der Verlust der Autofahrfähigkeit, der Lesefähigkeit und des Erkennens von Menschen schwerwiegende Einschnitte für die Lebensqualität, deren Auswirkungen aktiv erfragt werden sollten.

Patientenbeispiel

Ein 92-jähriger Patient berichtet über zunehmende Schwierigkeiten bei der Orientierung in der letzten Zeit. Das Lesen der Zeitung bereite ihm Schwierigkeiten, er könne nur noch die Überschriften lesen, aber die Details nicht mehr so gut erkennen. Sein früheres Interesse an Fragen der Weltpolitik habe dadurch nachgelassen, und seine geistige Aktivität verringere sich. Auf Nachfrage gibt der Patient an, sein Auto nur noch für gelegentliche Ausflüge und Fahrten zum Supermarkt zu benutzen. Ein Besuch beim Augenarzt bestätigt eine Sehschärfe von 0,1 auf dem rechten und 0,32 auf dem linken Auge bei einer fortgeschrittenen trockenen Form der Makuladegeneration. Der Augenarzt spricht daraufhin ein Fahrverbot aus. Der behandelnden Hausärztin gesteht der Patient auf Nachfrage 2 Monate später, das Auto noch immer „nur für kurze Strecken" zu bewegen. Ein Verkauf des Autos käme überhaupt nicht infrage, sonst „könne er sich ja gleich umbringen". Im Laufe des Gesprächs vermittelt ihm die Hausärztin, dass es nicht nur um den Schutz für sich selbst gehe, sondern auch um den anderer, und dass das Sehvermögen auf dem aktuellen Niveau durchaus erhalten werden könne. Daraufhin willigt der Patient ein, das Autofahren endgültig aufzugeben und einen Folgetermin einzuhalten, bei dem der soziale und psychologische Zustand nochmals thematisiert werden soll.

Praktische Relevanz für die Betroffenen hat auch eine Mithilfe bei Versorgungsanliegen wie z. B. bei einem Antrag auf Schwerbehinderung oder für Blindengeld. Hier ist sowohl auf die zuständigen Versorgungsstellen und -behörden sowie auf die Beratung durch Sehbehindertenvereine und Selbsthilfegruppen hinzuweisen. Gerade auch für die Beantragung und Anwendung von Heil- und Hilfsmitteln (z. B. für vergrößernde Sehhilfen) ist die eigene Erfahrung von Betroffenen vielen Patienten sehr hilfreich.

TIPP

Der Deutsche Blinden- und Sehbehindertenverband (DBSV, www.dbsv.org) ist der zuständige Dachverband für Menschen mit einem fortgeschrittenen Verlust der Sehfähigkeit und kann zu Anlaufstellen auf Landesebene vermitteln. Weiterhin hat der DBSV ein Ratgeberportal für Betroffene eingerichtet (www.blickpunkt-auge.de). Hilfe für Betroffene mit einer Makuladegeneration bietet darüber hinaus das AMD-Netz e. V. (amd-netz.de).

Patientenbeispiel

Frau R. ist eine sehr agile 79-jährige Rentnerin, bei der aufgrund eines Unfalls in der Kindheit das rechte Auge nur noch Handbewegungen erkennen kann. Am verbliebenen linken Auge hat eine fortschreitende Makuladegeneration zu einer Sehverschlechterung geführt. Frau R. klagt, dass sie die eingehende Post für sich und ihren dementen 87-jährigen Ehemann nicht mehr lesen könne. Auf Empfehlung ihrer Augenärztin sucht sie einen spezialisierten Optiker auf, bei dem sie ein Bildschirmlesegerät ausprobieren kann und so die Schrift von Briefen und Büchern vergrößert auf einem Monitor wieder erkennen kann. Durch einen Hilfsmittelantrag bei der Krankenkasse wird ihr der Kauf eines entsprechenden Bildschirmlesegeräts gewährt. Ein separater Antrag auf Blindengeld bei der zuständigen Landesbehörde wird abgelehnt, da die letzte dokumentierte Sehschärfe des linken Auges mit 0,2 noch oberhalb der Grenze für die Gewährung von Blindengeld gelegen habe. Mit einem dritten Antrag auf die Gewährung eines Schwerbehindertenausweises hat die Patientin dagegen Erfolg, der ihr eine kostenlose Benutzung des öffentlichen Nahverkehrs für sich und für eine Begleitperson ermöglicht.

56.4 Akute Augenbeschwerden

Bei akuten Beschwerden an den Augen berichten Patienten oft schon von sich aus über ihre Problematik. Dennoch sollte eine überlegte Systematik in der Anamneseerhebung helfen, die Beschwerden sinnvoll einzugrenzen und so die weiterführende Diagnostik und Therapie vorzubereiten.

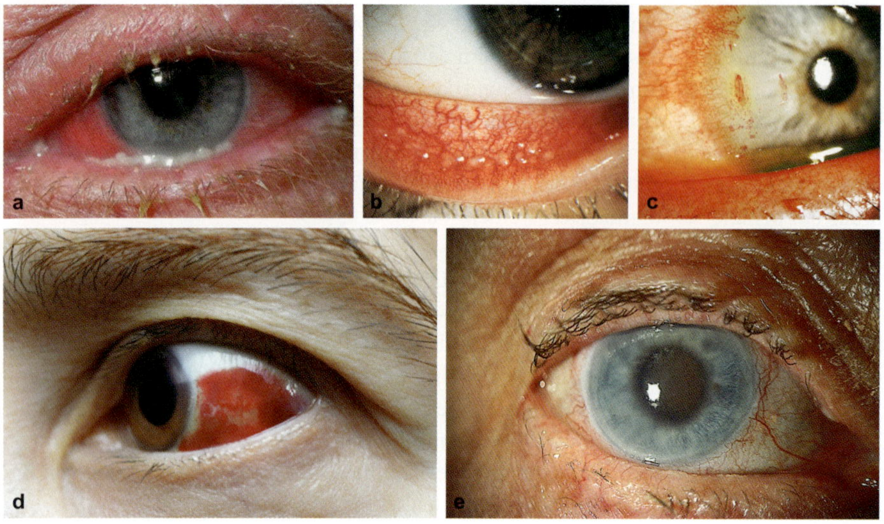

Abb. 56.1 Beratungsanlass „Rotes Auge": a) bakterielle Konjunktivitis: purulentes Sekret [E416–004]; b) virale Konjunktivitis: Tendenz Beidseitigkeit, wässrig-schaumiges Sekret, Hornhaut-Nummuli, hohe Kontagiosität [G550–002]; c) Sicca-Symptomatik: Bindehautfalten, Injektion der Bindehautgefäße [G864]; d) Hyposphagma: schmerzfreier Verlauf, Sehen nicht eingeschränkt [J787]; e) Glaukomanfall: lichtstarre Pupille, Auge im Seitenvergleich aufgrund eines hohen Augeninnendrucks palpatorisch härter als das Partnerauge [E282-008]

TIPP

Hilfreiche anamnestische Fragen bei akuten Augenbeschwerden:

- Wie lange bestehen die Beschwerden an Ihrem Auge schon? Ist ein Auge mehr und das andere weniger betroffen oder beide gleich intensiv?
- Sehen Sie schlechter?
- Haben Sie Schmerzen? Jucken oder brennen die Augen?
- Ist das Auge morgens nach dem Aufwachen verklebt?
- Kann Ihnen ein Fremdkörper ins Auge geflogen sein?
- Liegt bei Ihnen eine Allergie oder Überempfindlichkeit vor?

56.4.1 Das „rote Auge"

Der wohl häufigste ophthalmologische Beratungsanlass in der Allgemeinmedizin ist das „rote Auge" (➤ Abb. 56.1). Bei der Diagnosefindung ist neben der Untersuchung der Augen vor allem die exakte Anamnese hilfreich. ➤ Tab. 56.2 fasst wichtige Differenzialdiagnosen des roten Auges zusammen und skizziert nötige Behandlungsmaßnahmen.

Bei Vorliegen einer **Fremdkörperexposition** sollte eine genaue Inspektion der vorderen Augenabschnitte durchgeführt werden. Ein persistierender Fremdkörper ist dabei umgehend zu entfernen. Oft ist auch nur noch eine oberflächliche Läsion der Hornhaut oder Bindehaut übriggeblieben, während der eigentliche Fremdkörper schon wieder aus dem Auge herausgefallen ist.

TIPP

Neben der inspektorischen Beurteilung von Konjunktiva, Pupille und Iris ist das Ektropionieren eine hilfreiche Methode zur Untersuchung der Innenseite der Augenlider. Hierbei wird ein Wattestäbchen verwendet, das als Widerlager beim Umschlagen des Lides dient. Weiterhin kann man damit das umgeschlagene Lid festhalten, um einen möglichen Fremdkörper aus der Hornhaut oder Bindehaut zu entfernen.

Konjunktivitiden

Eine eindeutige Unterscheidung zwischen viraler und bakterieller Genese der Bindehautentzündung ist nicht immer sicher möglich. Ein Hinweis auf eine **bakterielle Ursache** kann das morgendliche Verkleben der Augenlider sein (➤ Abb. 56.1a). Häufig ist zunächst ein Auge betroffen, eine Mitbeteiligung des anderen Auges folgt innerhalb weniger Tage. Die Betroffenen klagen über ein gereiztes Auge mit Fremdkörpergefühl. Die Sehschärfe ist i. d. R. nicht eingeschränkt. (Durand, Barshak und Sobrin 2023)

Ein Bindehautabstrich zum Erregernachweis ist nicht sinnvoll. Die Erkrankung ist in zwei Drittel der Fälle selbstlimitierend. Therapeutisch kommen antibiotikahaltige Augentropfen oder Augensalben z. N. zum Einsatz. Bei fehlendem Ansprechen sollte die Überweisung zum Spezialisten folgen.

Bei einer **viralen Konjunktivitis** (➤ Abb. 56.1b) imponiert ein wässriges Sekret. Es können im Bereich der Lidinnenseite Follikel auftreten. Hierbei handelt es sich um Lymphozytenansammlungen. Die Betroffenen klagen über ein „sandiges" Fremdkörpergefühl. Die Sehschärfe ist meist normal. Meist sind Adenoviren die Ursache, ein Erregernachweis ist aber auch in diesem Fall nicht sinnvoll. Wie bei vielen viralen Erkrankungen existiert keine kausale Therapie. Symptomatisch kommen Tränenersatzmittel in Form von Tropfen und Salbe zum Einsatz. Da die virale Konjunktivitis epidemisch auftreten und sehr kontagiös sein kann, ist strikt auf Hygienemaßnahmen zu achten.

Bei der **allergischen Konjunktivitis** kommen alle bekannten Allergene als Auslöser in Betracht. Klinisch ist der beidseitige Juckreiz vordringlich. Oft liegt eine atopische Disposition oder bekannte Allergie vor, die erfragt werden sollte. Therapeutisch sollte das Allergen gemieden werden. Antihistaminika können lokal oder systemisch Linderung erzielen. Lokale Steroide sollten schwereren Fällen vorbehalten bleiben und nur für wenige Tage gegeben werden. Bei längerem Gebrauch von Steroiden besteht die Gefahr einer Glaukom- und Kataraktbildung.

Liderkrankungen

Gerstenkorn (Hordeolum) Entwickelt sich aufgrund einer Infektion der externen akzessorischen Tränendrüsen (z. B. Zeis-, Moll- oder Meibom-Drüsen, ➤ Abb. 56.2). In den meisten Fällen ist *Staphylococcus aureus* als Auslöser verantwortlich. Die Behand-

Tab. 56.2 Differenzialdiagnose rotes Auge

Problem	Klinische Kennzeichen	To-dos
Fremdkörper in der Hornhaut oder Bindehaut	• Anamnese: Fremdkörperexposition (insb. Flexen, Fräsen, Hämmern etc.) • Schmerzen, Tränenfluss, Kneifen des Lides (Blepharospasmus)	• Inspektion, ggf. Ektropionieren, Entfernung des Fremdkörpers, falls nicht möglich → Überweisung Augenarzt/Augenklinik • Lokale Antibiose für 3 d
Hyposphagma (Bindehautblutung)	Plötzlicher Beginn, schmerzlos, keine Beeinträchtigung des Sehvermögens, eindeutige subkonjunktivale Einblutung	• Keine Therapie nötig, Resorption des Bluts in 7–10 d • Im Wiederholungsfall Blutdruck kontrollieren, ggf. Gerinnungsstatus
Konjunktivitis (bakteriell)	• Starke konjunktivale Gefäßfüllung (Injektion), purulentes Sekret („morgens verklebtes Auge") • Geringe bis mäßige Kontagiosität	Lokale Antibiose mit Breitspektrum-Antibiotikum (z. B. Gentamicin oder Ofloxacin Augentropfen), primär kein Abstrich (nur im Fall langwieriger Beschwerden bei Therapieresistenz)
Keratoconjunctivitis epidemica (viral)	• Konjunktivale Hyperämie, Fremdkörpergefühl, Sekret eher wässrig, oft beide Augen betroffen, Hornhautablagerungen (Nummuli) • Hohe Kontagiosität, deutlich seltener als bakterielle Infektionen	Tränenersatzmittel intensiv, Handhygiene
Konjunktivitis (allergisch)	Anamnese: allergische Grunddisposition, oft kombiniert mit Rhinitis oder Atemwegsbeschwerden, saisonale Häufung, Juckreiz, Bindehaut geschwollen (Chemosis), eher wenig Sekret	Kurzfristig lokale Antiallergika (z. B. Ketotifen) oder Steroide (z. B. Dexamethason), ggf. systemische Abklärung und Therapie
Trockenes Auge (Sicca-Konjunktivitis)	• Anamnese: Expositionsfaktoren (z. B. mehrstündige Bildschirmarbeit, trockene Raumluft, längere Autofahrten, Langstreckenflüge etc.) • Beidseitigkeit der Beschwerden, leichte Fältelung der Bindehaut, eher kein Sekret, trockene Schleimhäute (insb. Mund) bei Sjögren-Syndrom oder rheumatischer Grunderkrankung	Tränenersatzmittel (künstliche Tränen, ggf. Augengele), evtl. systemische Abklärung bei V. a. rheumatische Grunderkrankung
Exophthalmus	Große hervorstehende Augen durch Ober- und Unterlidretraktion („starrer Blick"), konjunktivale Hyperämie, Einschränkung der Augenbeweglichkeit möglich	• Tränenersatzmittel • Unbedingt Abklärung von Schilddrüsenparametern • Mitbeurteilung Augenarzt
Glaukomanfall	• Schmerzhaftes Auge, bei Palpation hoher Tonus des Bulbus im Vergleich zum Partnerauge • Hornhauttrübung und lichtstarre Pupille möglich	Sofortige Überweisung an Augenklinik oder Augenarzt

lung besteht in der lokalen Applikation von antibiotikahaltigen Augentropfen (z. B. Floxal® Augentropfen). Sollte es bereits zur Abszedierung gekommen sein, kann der Abszess mit einer Injektionsnadel geöffnet werden.

Hagelkorn (Chalazion) Entwickelt sich im Augenlid aufgrund eines Verschlusses des Ausführungsgangs einer Lidranddrüse (➤ Abb. 56.3), wodurch es zum Sekretstau kommt. Meist schmerzlos. Ausheilung ebenfalls spontan, gelegentlich ist eine chirurgische Ausschälung durch einen Augenarzt nötig.

Trockenes Auge (Conjunctivitis sicca)

Bei der Sicca-Symptomatik (➤ Abb. 56.1c) handelt es sich um eine Benetzungsstörung der Augenoberfläche. Es resultiert ein trockenes Auge mit gereizter Bindehaut. Die Sicca-Symptomatik ist ein häufiges Leiden. Sie kann als alleiniges Symptom auftreten, aber auch im Zusammenhang mit anderen Augen- und Allgemeinleiden wie z. B. rheumatologischen, endokrinologischen und immunologischen Erkrankungen. Auch Medikamente können als Nebenwirkung eine Sicca-Symptomatik verursachen, z. B. Betablocker oder verschiedene Psychopharmaka.

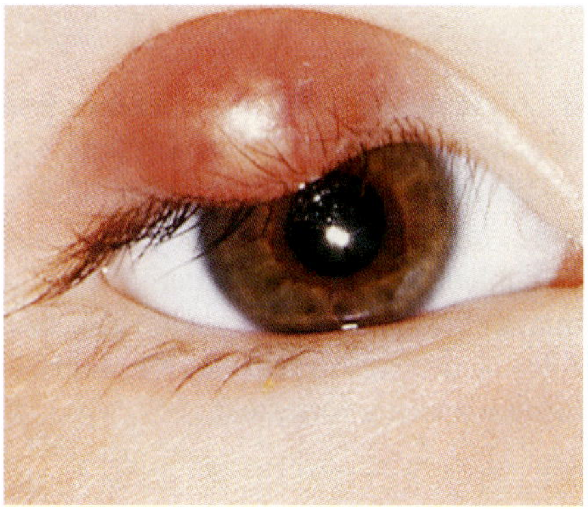

Abb. 56.2 Hordeolum (Gerstenkorn) [G550–002]

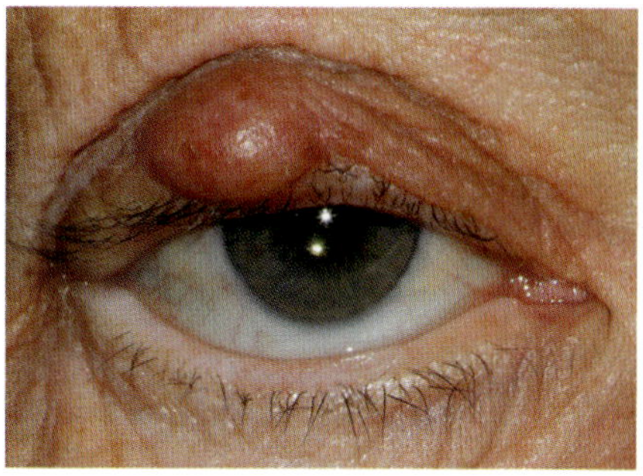

Abb. 56.3 Chalazion (Hagelkorn) [T867]

Die Patienten klagen u. a. über Fremdkörpergefühl, Brennen, Kratzen, Probleme bei der Arbeit am Bildschirm, Unverträglichkeit von Kontaktlinsen und müde Augen.

Therapeutisch werden bei der Mehrzahl der Betroffenen Tränenersatzmittel und Augengele zur Linderung der Benetzungsstörung erfolgreich eingesetzt (z. B. Hylo-Comod®, Artelac®). Es stehen zahlreiche Produkte zur Verfügung, deren Zusammensetzung variiert (teils wässriger auf Basis von Hyaluronsäure, teils lipidhaltiger durch Dexpanthenol, z. B. Bepanthen® Augensalbe). Welches Produkt Verwendung findet, hängt letztendlich vom Schweregrad der Erkrankung und von der subjektiven Verträglichkeit ab. „Künstliche Tränen" sind nicht rezeptpflichtig, werden daher nicht von der Kasse erstattet und können in der Apotheke oder in Drogerien erworben werden.

Hyposphagma

Beim Hyposphagma handelt es sich um spontan auftretende subkonjunktivale Blutungen in den Zwischenraum zwischen Leder- und Bindehaut (➤ Abb. 56.1d). Viele Patienten und Angehörige erschreckt die plötzliche Blutansammlung. Sie ist jedoch harmlos und hat keine Auswirkungen auf das Sehvermögen. In aller Regel wird das Blut innerhalb weniger Tage resorbiert. In rezidivierenden Fällen können Hyposphagmen auch auf das Vorliegen einer Hypertonie bzw. einen schlecht eingestellten bestehenden Hypertonus hinweisen. Bei gleichzeitiger Einnahme von Antikoagulanzien sollte die Einstellung des Blutdrucks überprüft werden.

Uveitis

Die Uveitis ist eine Entzündung im Augeninneren. Die Uvea besteht aus Iris, Ziliarkörper und Choroidea. Eine Entzündung der Uvea tritt oft in Zusammenhang mit rheumatischen Erkrankungen, Autoimmunerkrankungen (z. B. Morbus Reiter) oder auch Infektionen (Herpes, *Candida*) auf.

Die Patienten klagen vor allem über Schmerzen, Verschwommensehen, starke Augenrötung und Lichtempfindlichkeit. Häufig tritt die Uveitis nur einseitig auf. Bei jeglichem Verdacht muss dringend an den Spezialisten überwiesen werden, denn die entzündlichen Veränderungen können Verwachsungen (Synechien) der Uvea mit angrenzenden Strukturen, Glaskörpertrübungen sowie Katarakt- und Glaukombildung nach sich ziehen und damit das Sehvermögen beeinträchtigen.

Akuter Glaukomanfall

Bei einer akuten, starken Erhöhung des Augeninnendrucks kann ein Glaukomanfall vorliegen, bei dem es zu einer plötzlichen Abflussstörung des Kammerwassers kommt. Die Patienten leiden unter akuten, unilateralen heftigen Schmerzen um das betroffene Auge herum mit Ausstrahlung in den Stirnbereich, Visusminderung und Ringesehen um Lichtquellen. Begleitend können Übelkeit und Erbrechen auftreten. Das Auge ist oft gerötet und in der Palpation steinhart (➤ Abb. 56.1e). Die Pupillenreaktion ist nicht auslösbar („lichtstarre Pupille"). Beim geringsten Verdacht muss schnell gehandelt werden. Es muss eine notfallmäßige Einweisung in eine Augenklinik erfolgen, denn einmal eingetretene Schädigungen von Nervenfasern und damit verbundene Gesichtsfeldausfälle können irreversibel sein.

TIPP

Der Augendruck ist durch Palpation des Augenbulbus mit beiden Zeigefingern einfach ermittelbar. Dazu wird der Patient gebeten, die Augen zu schließen, sodass der Untersucher durch das Oberlid den Augendruck ertasten kann. Gerade im Seitenvergleich oder auch im Vergleich zum Tonus des eigenen Augenbulbus lässt sich im Fall eines Glaukomanfalls ein erhöhter Druck feststellen.

56.4.2 Visusminderung

In den meisten Fällen verläuft eine Visusminderung schleichend und wird daher vom Patienten im hausärztlichen Kontakt oft gar nicht erwähnt. Oftmals können eine Katarakt- oder Glaukomentstehung verantwortlich sein. Eine **akute Visusminderung** tritt wesentlich seltener auf. In allen genannten Fällen sollte eine Überweisung in die nächstgelegene Augenklinik erfolgen.

- **Zentralarterienverschluss:** schmerzloser, binnen Sekunden eintretender einseitiger Visusverlust. Häufig sind ältere Patienten mit kardiovaskulären Komorbiditäten betroffen. Therapie: wechselnder Druck auf den Bulbus mit Fingerspitzen und Gabe von ASS 250 mg p. o.
- **Arteriitis temporalis:** plötzliche Erblindung mit Kopfschmerzen oft im Schläfenbereich oder Kauschmerzen sowie generalisierten Krankheitsbeschwerden. Die Patienten sind überwiegend älter als 45 Jahre. Therapie: hoch dosiertes Prednisolon.
- **Zentralvenenverschluss:** betrifft meist ältere Patienten mit Diabetes und/oder arterieller Hypertonie.
- **Netzhautablösung:** Betroffene berichten über Lichtblitze, Mückenschwärme oder dunkle Schatten am Rande des Gesichtsfelds an einem Auge. Die Lichtblitze sind typischerweise immer im selben Gesichtsfeldareal, während bei der klassischen Migräne die Areale wechseln und beide Augen betroffen sind.

56.5 Das Auge im Zusammenhang mit systemischen Erkrankungen

Im Zusammenhang mit verschiedenen systemischen Erkrankungen ist es wichtig, an das Auge als beteiligtes Organ zu denken und daher die Patienten in enger Abstimmung mit dem Facharzt für Augenheilkunde regelmäßig ophthalmologisch untersuchen zu lassen. Für viele Erkrankungsbereiche erleichtern Behandlungsleitlinien die Betreuung der betroffenen Patienten. Im Folgenden werden die wichtigsten Allgemeinerkrankungen, die eine Mitbeteiligung des Auges mit sich bringen können, vorgestellt.

LEITLINIEN

Aktuelle Leitlinien der Deutsche Ophthalmologische Gesellschaft (DOG):

https://register.awmf.org/de/leitlinien/aktuelle-leitlinien/fachgesellschaft/045

56.5.1 Stoffwechsel- und endokrinologische Erkrankungen

Diabetes mellitus

Hohe Blutzuckersiegel können das Auge im Bereich verschiedener Abschnitte schädigen. Im Rahmen der Mikroangiopathie kann sich eine **Retinopathia diabetica** entwickeln. Dabei kann es an der Netzhaut zu Einblutungen, Exsudaten und zur Neubildung durchlässiger Kapillaren sowie zu einer Ödementwicklung im Bereich der Makula kommen.

CAVE

Warnzeichen, die auf das Vorhandensein von Netzhaut- oder Makulakomplikationen hindeuten, sind:

- Verschlechterung der Sehschärfe, die nicht durch eine Änderung der Sehhilfe behoben werden kann
- Leseschwierigkeiten bis zum Verlust der Lesefähigkeit
- Farbsinnstörungen
- Verschwommensehen oder verzerrtes Sehen (Metamorphopsien)
- Schlierensehen durch Glaskörperblutungen

Plötzlich hohe Blutzuckerwerte können weiterhin zu transitorischen Brechungsanomalien führen. Dabei ist die Brechung der Linse beeinflusst, und es kommt bei vermehrter Wassereinlagerung zur Myopie, während eine verminderte Wasserbindung der Linse zur Hyperopie führt. Beide Fehlsichtigkeiten sind von transitorischem Charakter und somit selbstlimitierend.

Zuckerablagerungen können auch die Linse selbst betreffen und somit zum **Zuckerstar** („Cataracta diabetica") führen.

Diabetische Gefäßneubildungen im Bereich des Pupillarsaums der Iris (Rubeosis iridis) verursachen als Komplikation ein Sekundärglaukom.

Wesentliche **Risikofaktoren** für die Entstehung oder Progression einer diabetischen Retinopathie und/oder Makulopathie sind die Diabetesdauer, der Grad der Hyperglykämie, das Vorliegen einer arteriellen Hypertonie und eine Nephropathie. Weitere Risikofaktoren sind Schwangerschaft und bei Typ-1-Diabetes männliches Geschlecht.

Eine regelmäßige fachärztliche Untersuchung der Augen (mindestens 1 ×/Jahr, bei komplikationslosem Verlauf spätestens alle 2 Jahre) ist erforderlich, da frühe Stadien der diabetischen Retinopathie für den Patienten symptomlos verlaufen. Es kommt häufig zu morphologischen Veränderungen, noch bevor der Betroffene eine funktionelle Verschlechterung subjektiv wahrnimmt, sodass bei rechtzeitiger Diagnostik die Basistherapie entsprechend angepasst werden kann, um eine weitere Verschlechterung zu verhindern. Mögliche Blutungsquellen können vom Augenarzt durch Lasertherapien aufgehalten werden. Ein bestehendes Makulaödem wird dagegen oft durch eine längerfristige Injektionstherapie in den Glaskörper behandelt. Gerade im Falle diabetischer Augenkomplikationen findet die allgemeinmedizinische und augenärztliche Behandlung kontinuierlich über einen längeren Zeitraum statt und sollte daher gut miteinander abgestimmt sein.

Die Koordination der regelmäßigen augenärztlichen Untersuchung ist Aufgabe des betreuenden Hausarztes, die durch gezieltes Erinnern des Patienten (z. B. im Rahmen von strukturierten Behandlungsprogrammen, DMP) erleichtert wird. Wichtig für Augenärzte ist die Information über den Zeitpunkt der Erstdiagnose, die Art der Therapieeinstellung (Insulin, Metformin, nur diätetisch) sowie der Langzeit-Blutzuckerwert HbA_{1c}. Eine sofortige augenärztliche Kontrolle ist bei jedweder akuten Verschlechterung indiziert.

LEITLINIEN

- Dokumentationsbogen Hausärztliche/diabetologische Mitteilung an den Augenarzt/die Augenärztin. AWMF-Registernummer nvl-001:

  https://register.awmf.org/assets/guidelines/Nationale_Versorgungs-Leitlinie/nvl-001dok1_S3_Typ-2-Diabetes_2023-05.pdf

- S3-Leitlinie Nationale VersorgungsLeitlinie „Typ-2-Diabetes" ➤ Kap. 63.4

Schilddrüsenerkrankungen

Fehlfunktionen der Schilddrüse manifestieren sich oftmals in Form der endokrinen Orbitopathie am Auge. Klinisch präsentiert sich diese als hervorstehender Bulbus **(Exophthalmus)** mit Retraktion des Oberlids. Meist sind beide Augen betroffen, jedoch ist eine einseitige Orbitopathie möglich. Die Bulbusbeweglichkeit kann eingeschränkt sein, sodass die Patienten über Doppelbilder klagen können. Seltener Lidschlag begünstigt die Entstehung eines trockenen Auges mit Fremdkörpergefühl und Reizung der Konjunktiva bis hin zu Hornhauterosionen. Ferner präsentiert sich die Orbitopathie klinisch mit einem Druckgefühl hinter dem Auge, Kopfschmerzen, Lichtempfindlichkeit und Verschwommensehen. In schweren Fällen kann es über Gesichtsfeldausfälle bis zur Erblindung kommen.

Allgemeinmedizinisch sind eine konsequente Einstellung und Überprüfung der Schilddrüsenfunktion anzustreben. Bei Augenkomplikationen muss frühzeitig eine Fachabteilung für Augenheilkunde eingebunden werden. Die Therapie hängt dann vom Schweregrad der Augenbeteiligung ab und kann von getönten Brillen und Augensalbe über systemische Kortikoidgabe und Strahlentherapie bis hin zur Dekompressions-OP der Orbita reichen.

Fettstoffwechselstörungen und Speicherkrankheiten

Fettstoffwechselstörungen führen zu Ablagerungen in Form von gelblichen Einlagerungen im inneren Lidwinkel (Xanthelasmen), die klinisch wenig Bedeutung haben und die Patienten meist nur optisch stören.

Bei exzessiven Speicherungen in den Geweben kann das Auge mitbeteiligt sein. So kommt es z. B. bei der Kupferspeicherkrankheit Morbus Wilson zu goldbraunen oder graugrünen Ablagerungen am Kornealrand, dem **Kayser-Fleischer-Kornealring.** Klinisch führt diese Ablagerung zu keiner Beeinträchtigung.

Damit nicht zu verwechseln ist der **Arcus senilis** oder Arcus lipoides, bei dem es durch Lipidinfiltrationen zu bogenförmiger Hornhautdegeneration ohne funktionelle Störungen kommt. Es handelt sich um einen degenerativen Alterungsprozess. Etwa 90 % der über 80-Jährigen sind betroffen. Tritt der Arcus senilis bei unter 50-Jährigen auf, sollte eine Fettstoffwechselstörung ausgeschlossen werden.

56.5.2 Kardiovaskuläre Erkrankungen

Arterielle Hypertonie kann auf Dauer zu einem Fundus hypertonicus führen und die Netzhaut in ihrer Funktion beeinträchtigen. Eine konsequente Blutdruckeinstellung ist unabdingbar, um Folgeschäden zu vermeiden. Jede neu erkannte Hypertonie sollte Anlass für eine Facharztüberweisung zur Fundusbeurteilung sein. Bei Patienten mit bekannter Hypertonie ist eine jährliche Funduskontrolle indiziert, da die Morphologie der Netzhautgefäße Aufschluss über die Schwere der Angiopathie geben kann.

Arteriosklerotische Veränderungen können sich auch an den Netzhautgefäßen abbilden und zum Gefäßverschluss führen. Es kann zu einseitigen Sehstörungen bis hin zur Erblindung kommen. Ophthalmoskopisch fallen bei **venösen Abflussstörungen** vermehrt geschlängelte Venen mit Kalibersprung (Perlschnurvenen) und mitunter Netzhauteinblutungen auf. Die Stadieneinteilung obliegt dem Spezialisten. Umgekehrt imponieren **embolische Verschlüsse** durch eine fahle, ödematöse Netzhaut. Bei einem Zentralarterienverschluss ist die gesamte Blutversorgung der Netzhaut zusammengebrochen, sodass es tragischerweise zu einer plötzlichen einseitigen Erblindung kommt. Hier ist eine genaue internistische Abklärung dringend nötig, um weitere Gefäßverschlüsse (z. B. auch einen Schlaganfall) zu verhindern.

Eine seltene Gefäßerkrankung, die das Auge betreffen kann, ist die **Karotisfistel** als Folge einer Läsion der A. carotis interna. Klinisch können ein pulsierender Exophthalmus und Augenmuskellähmungen darauf hindeuten.

Patientenbeispiel

Eine 56-jährige Frau klagt über eine einseitige Visusverschlechterung am linken Auge, die plötzlich vor 4 Tagen aufgetreten sei. Allgemeinerkrankungen seien nicht bekannt, sie sei bislang immer gesund gewesen und nehme keine Medikamente. Der hinzugezogene Augenarzt stellt einen embolischen Astarterienverschluss fest. In der weiterführenden Diagnostik wird ein Vorhofflimmern bei der Patientin erstmalig festgestellt. Zur Prophylaxe anderer Gefäßverschlüsse wird eine dauerhafte blutverdünnende Therapie mit ASS (500 mg/d) initiiert.

56.5.3 Rheumatologische Erkrankungen

Entzündliche Prozesse bei rheumatologischen Erkrankungen können sich auch am Auge manifestieren. Es ist daher vonnöten, mögliche inflammatorische Risiken frühzeitig zu entdecken und konsequent zu therapieren.

Chronische Polyarthritis, reaktive Arthritis und Spondylarthropathien können sich am Auge als eine Iridozyklitis oder Uveitis im Zusammenhang mit den genannten rheumatischen Erkrankungen darstellen. Sie treten meist episodisch und unilateral auf, können aber auch beide Augen betreffen. Die Patienten beklagen Schmerzen und Lichtscheu und müssen schnellstmöglich an einen Augenarzt überwiesen werden. Die Therapie besteht in lokaler Kortisongabe in Kombination mit einem Mydriatikum. Eine gute Zusammenarbeit mit dem Fachspezialisten verhindert Folgeschäden wie Glaukom oder Katarakt.

Oft geht eine rheumatische Grunderkrankung mit einer Keratoconjunctivitis sicca einher, da die Tränensekretion vermindert ist. Die Patienten beklagen ein trockenes, gereiztes Auge. Tränenersatzflüssigkeit stellt die symptomatische Therapie dar.

Die **Riesenzellarteriitis** (Arteriitis temporalis) betrifft meist ältere Patienten und stellt einen medizinischen Notfall dar, bei dem es zu einer plötzlichen Entzündung der Sehnerven kommen kann. Meist ist zunächst nur ein Auge betroffen, das zweite Auge kann aber nachfolgend erkranken. Somit besteht die Gefahr der doppelseitigen Erblindung. Um das Sehvermögen zu erhalten, ist daher eine sofortige und oftmals lebenslange Kortisontherapie angezeigt.

LEITLINIEN

- S1-Leitlinie der Deutsche Ophthalmologische Gesellschaft (DOG) und des Berufsverbandes der Augenärzte Deutschlands (BVA) „Nicht-infektiöse anteriore Uveitis"- AWMF-Registernummer 045-022:

  https://register.awmf.org/de/leitlinien/detail/045-022

- Aktuelle Leitlinien der Deutschen Gesellschaft für Rheumatologie (DGRh):

  https://register.awmf.org/de/leitlinien/aktuelle-leitlinien/fachgesellschaft/060

56.5.4 Neurologische Erkrankungen

Viele neurologische Erkrankungen manifestieren sich zunächst in Sehstörungen. Diese sind auch im Fall einer multiplen Sklerose anzutreffen, wobei häufig im Bereich der Sehbahn lokalisierte Entmarkungsherde die eigentliche Ursache für die verminderte Sehfähigkeit darstellen.

Patientenbeispiel

Ein 33-jähriger Patient stellt sich mit unspezifischen Allgemeinsymptomen vor. Er könne sich etwas schlechter konzentrieren als früher und habe sich vor Kurzem unglücklich gestoßen. Die Hausärztin stellt eine auffällige Asymmetrie der Pupillenbeweglichkeit fest, vermutet eine Augenproblematik und überweist den Patienten zum Augenarzt. In der augenärztlichen Untersuchung stellt sich an beiden Augen ein fortgeschrittener Ausfall im temporalen Gesichtsfeld dar. Eine weiterführende MRT-Untersuchung bestätigt ein Meningeom, das in der Nähe des Chiasma opticus lokalisiert ist. Nach chirurgischer Resektion verbessern sich die Pupillenasymmetrie und auch das Gesichtsfeld, einzelne temporale Defekte verbleiben jedoch.

56.6 Arzneimittel mit Nebenwirkungen am Auge

Zahlreiche Arzneimittel können Auswirkungen auf die Funktion des Auges haben und zu schwerwiegenden Komplikationen führen. Nebenwirkungen am Auge entwickeln sich oft sehr langsam. Patienten sprechen i. d. R. ihre behandelnden Ärzte erst spät darauf an. Daher ist es Aufgabe des Hausarztes, gezielt nach Sehstörungen zu fragen und Kenntnis über Nebenwirkungen zu besitzen, um gefährlich abwendbare Verläufe rechtzeitig zu erkennen. Bei einigen Medikamenten werden routinemäßige augenärztliche Kontrollen empfohlen. Hier ist die enge Zusammenarbeit mit den Kollegen der Augenheilkunde unabdingbar. Es sollte gemeinsam abgestimmt werden, in welchen Zeitabständen ophthalmologische Kontrollen notwendig und sinnvoll sind.

Wir beschränken uns im Folgenden auf Beispiele für regelmäßig in der Allgemeinmedizin zur Anwendung kommende Pharmaka, die sich auf die Funktionsfähigkeit der Augen auswirken (➤ Tab. 56.3).

Tab. 56.3 Übersicht über Arzneimittelwirkungen am Auge

Medikament	Auswirkung auf das Auge	Augenärztliche Kontrolle
Glukokortikoide (in hohen Dosen auch inhalativ)	Katarakt, Glaukom	Initial nach 4 Mon., dann jährlich
Tamoxifen	Katarakt, Makulaveränderungen	Jährlich
Chloramphenicol	Toxische Optikusneuropathie	Individuell festzulegen
Morphium	Miosis	Keine
Digitalis	Farbsehen, Visusstörung	Jährlich
Ethambutol	Optikusschaden, gestörtes Rot-, Grünsehen	Individuell festzulegen
Resochin	Akkommodationsstörung, Hornhauttrübung, Störung des Farbsehens, irreversible Retinopathie, Gesichtsfeldausfälle	Nach 1 Jahr, dann alle 3 Mon.
Neuroleptika	Einlagerungen in Kornea und Linse, Glaukomanfall	Individuell festzulegen
Östrogene	Verminderter Tränenfluss	Keine
Amiodaron	Farbringe um Lichtquellen, bedingt durch Einlagerungen in das Hornhautstroma (Cornea verticillata)	½-jährlich bis jährlich
(Hydroxy-)Chloroquin	Makulopathie	½-jährlich bis jährlich
Betablocker	Trockenes Auge	Keine
NSAR	Verschwommensehen	Keine
Sildenafil	Erhöhte Lichtempfindlichkeit, Farbsehen, Visusstörung	Keine
Vigabatrin	Glaukomanfall	2 Mon. nach Therapiebeginn, dann ½-jährlich

Immer häufiger finden Antikörpertherapien u. a. in der Behandlung rheumatologischer Erkrankungen und in der Tumortherapie ihren Einsatz. Auch in diesem Zusammenhang wurden Nebenwirkungen am Auge beschrieben (Blepharitis, Visusverlust), an die auch Allgemeinmediziner denken müssen.

LEITLINIEN

Berufsverband der Augenärzte Deutschlands (BVA)/Deutsche Ophthalmologische Gesellschaft (DOG). Leitlinie Nr. 18. „Systemische Medikamente mit Nebenwirkungen am Auge":

http://augeninfo.de/leit/leit18.htm

LITERATUR

Cronau H, Kankanala RR, Mauger T. Diagnosis and management of red eye in primary care. Am Fam Physician 2010; 81(2): 137–144.

DOG – Deutsche Ophthalmologische Gesellschaft. Weißbuch zur Situation der ophthalmologischen Versorgung in Deutschland. Stand: 9/2012; www.dog.org/wp-content/uploads/2013/03/DOG_Weissbuch_2012_fin.pdf (letzter Zugriff: 29.3.2024).

Durand ML, Barshak MB, Sobrin L. Eye Infections. N Engl J Med 2023; 389: 2363–2375.

Gerald L, Mitchell P, Wong TY. The association of aspirin use with age-related macula degeneration. JAMA Intern Med 2013; 173(4): 258–264.

Goldzweig CL, Rowe S, Wenger NS. Preventing and managing visual disability in primary care: Clinical applications. JAMA 2004; 291: 1497–1502.

Katlun T. Augenprobleme – Selbst lösen oder überweisen? Allgemeinarzt 2017; 39(5): 14–18.

Lachenmayr B. Anforderungen an das Sehvermögen des Kraftfahrers. Dtsch Arztebl 2003; 100(10): A-624/B-532/C-503.

Manthri S, Chakraborty K. Blepharitis: A rare side effect related to cetuximab in patient with colorectal cancer. BMJ Case Rep 2019; 12(8). pii: e231774.

Nguyen M, Islam MR, Lim SW et al. Pembrolizumab induced ocular hypotony with near complete vision loss, interstitial pulmonary fibrosis and arthritis. Front Oncol 2019; 9: 944.

Rabady S, Sönnichsen (Hrsg.). EbM-Guidelines. Evidenzbasierte Medizin für Praxis & Klinik. 7. A. Köln: Deutscher Ärzteverlag 2018.

Sehstörungen als Arzneimittel-Nebenwirkung. Dtsch Arztebl 2012; 109(22–23): A-1118/B-962/C-954.

Teo MA. Improving acute eye consultations in general practice: a practical approach. BMJ Qual Improv Rep 2014; 3(1). pii: u206617.w2852.

KAPITEL

57

Guido Schmiemann, Ildikó Gágyor

Probleme beim Wasserlassen

57.1 Definition und Epidemiologie

Beschwerden im Zusammenhang mit der Miktion sind vielfältig und können auf unterschiedliche Erkrankungen hinweisen. Für eine erste Einordnung ist eine genaue Beschreibung entscheidend. Zu den typischen Symptomen, nach denen im Rahmen der Anamnese gefragt werden sollte, gehören:

- Schmerzen, Brennen beim oder nach dem Wasserlassen (Dysurie, Algurie)
- Häufiges Wasserlassen von kleinen Urinmengen (Pollakisurie)
- Verstärkter Harndrang; Gefühl, Miktion nicht aufhalten zu können *(urgency)*
- Neu aufgetretener oder veränderter **Ausfluss aus Harnröhre oder Scheide**
- **Blutbeimengungen (Mikro-/Makrohämaturie), Verfärbungen des Urins**
- Schwierigkeit, die Miktion zu starten *(hesitancy)*
- Gefühl der unvollständigen Blasenentleerung
- Abschwächung des Harnstrahls/Harnstottern
- Nächtliches Wasserlassen (Nykturie)
- Unvermögen, Wasser zu lassen (Harnverhalt)
- Ungewöhnlicher Geruch oder ungewöhnliche Farbe des Harns

Die häufigsten Ursachen von Problemen beim Wasserlassen werden durch infektionsbedingte Beschwerden (Harnwegsinfektionen, Urethritiden) oder physiologische Veränderungen (Prostatawachstum, Beckenbodenschwäche, Deszensus) verursacht.

Daneben ist eine Vielzahl weiterer Ursachen zu berücksichtigen. In diesem Kapitel werden zunächst diagnostische Methoden und Strategien in unterschiedlichen Patientengruppen vorgestellt. Darauf aufbauend werden ausgewählte Symptome und Krankheitsbilder sowie ihre Therapie dargestellt.

Nachfolgend zeigen einige Zahlen die Häufigkeit der unterschiedlichen Erkrankungen im hausärztlichen Setting, die zu Beschwerden beim Wasserlassen führen können:

- 37 % aller Frauen > 16 Jahre hatten bereits mindestens eine Harnwegsinfektion (HWI) in ihrem Leben.
- 11 % aller Frauen hatten eine HWI in den letzten 12 Monaten.
- Bei Kindern < 2 Jahre sind HWI für 2–5 % aller fieberhaften Erkrankungen verantwortlich.
- Die Prävalenz der Urolithiasis in Deutschland liegt bei knapp 5 %.
- 4 von 10 Männern > 80 Jahre haben eine symptomatische benigne Prostatahyperplasie.
- Bis zum Alter von 75 Jahren erkranken 2–3 % der Männer und bis zu 1 % der Frauen an Blasenkrebs.

57.2 Diagnostische Strategien

Probleme beim Wasserlassen sind ein häufiges und in den meisten Fällen gut behandelbares Problem, hinter dem aber auch ernste Erkrankungen stecken können. Daher ist bei der Diagnosestellung ein gestuftes und systematisches Vorgehen notwendig. Da sich die zugrunde liegenden Erkrankungen nach Alter und Geschlecht deutlich unterscheiden, ist ein dem Alter angepasstes Vorgehen erforderlich.

TIPP

Fragebögen können als sinnvolle Hilfsmittel in unklaren Situationen oder als Unterstützung zur Überwachung einer Therapie eingesetzt werden.

- Miktionskalender/Miktionstagebuch für Kinder:

  www.kontinenzschulung.de/images/einnaessen/14_Tage_Protokoll.pdf

- Miktionskalender/Miktionstagebuch für Erwachsene:

  www.kontinenz-gesellschaft.de/wp-content/uploads/2022/11/Internet_ErwachsenenProtokoll.pdf

- International Prostate Symptom Score (IPSS):

  www.urologenportal.de/fileadmin/MDB/PDF/Ipss.pdf

57.2.1 Nach Alter und Geschlecht

Kinder

In der Gruppe der Kleinkinder stellt das Einnässen (Enuresis) einen häufigen Behandlungsanlass dar. Bis zum 4. Lj. gilt eine **Enuresis** als physiologisch, nahezu jedes vierte Kind in diesem Alter nässt noch (gelegentlich) nachts ein. Eine nächtliche Enuresis tritt bei Jungen häufiger auf. Die damit verbundenen Probleme sind in erster Linie ein Leidensdruck, häufig begleitet von Scham- und Schuldgefühl sowohl bei Kindern als auch Eltern. Dies sollte bei der Anamneseerhebung berücksichtigt werden. Miktionsbeschwerden gehören nicht zu den typischen Symptomen im Rahmen einer Enuresis und sollten weiter abgeklärt werden.

Unter den akut erkrankten Kindern bis 5 Jahre beträgt die HWI-Prävalenz bis zu 12 %, nimmt im Laufe der ersten Lebensjahre jedoch deutlich ab (➤ Tab. 57.1).

Abhängig vom Alter des Kindes können Anamnese und Urinuntersuchung erschwert sein. Insbesondere bei Kleinkindern kann sich ein akuter HWI auch durch unspezifische Symptome wie Veränderungen des Allgemeinzustands, Fieber oder Bauchschmerzen manifestieren. Ein weiterer Hinweis auf einen Infekt kann auch eine Änderung der Urinfarbe oder des Geruchs sein.

Je kleiner die Kinder sind, umso wichtiger ist deshalb eine vollständige körperliche Untersuchung. Durch eine Untersuchung im Genitalbereich sollten wichtige Differenzialdiagnosen wie eine lokale Entzündung (Balanitis, Mykosen) ausgeschlossen werden. Die Untersuchung dient auch dem Ausschluss relevanter Differenzialdiagnosen und möglicher Ursachen einer HWI. Dazu gehören eine Phimose oder eine Labiensynechie (Verklebung der Schamlippen).

In den ersten Lebensjahren ist die Gewinnung eines Mittelstrahlurins meist nicht möglich. Die Uringewinnung durch aufsaugende Vorlagen oder Klebebeutel ist mit einem höheren Kontaminationsrisiko verbunden. In diesen Fällen ist die Testung auf Leukozyten und Nitrit eher geeignet, einen Infekt auszuschließen, nicht aber zur Bestätigung eines Infekts.

Bei Kindern mit rezidivierenden und bei fieberhaften HWI sollte frühzeitig eine pädiatrische Expertise einbezogen werden, um weitere Infektionsursachen auszuschließen (z. B. Beteiligung der oberen ableitenden Harnwege, angeborene Anomalien).

Tab. 57.1 Häufigkeit von Harnwegsinfektionen im Kleinkindalter

Altersgruppe	Häufigkeit
< 3 Monate	12,5 %
≥ 3 Monate bis < 3 Jahre	6,9 %
≥ 3 Jahre	3,2 %

Frauen

Die häufigste Ursache für Beschwerden beim Wasserlassen ist die **unkomplizierte HWI.** Die Diagnose beruht in erster Linie auf der Anamnese. Typische Beschwerden sind Dysurie und Pollakisurie. Häufig kommen begleitend Unterbauchbeschwerden, Schmerzen im unteren Rücken und eine Hämaturie hinzu. Insbesondere wenn kein neuer oder veränderter Ausfluss aufgetreten ist, ist die Wahrscheinlichkeit für das Vorliegen einer HWI so groß, dass eine weitergehende Urinuntersuchung nicht unbedingt erforderlich ist.

➤ Tab. 57.2 gibt einen Überblick über die wesentlichen diagnostischen Merkmale und ihre Aussagekraft für das Vorliegen einer HWI.

Bei neu aufgetretenem oder verändertem vaginalem Ausfluss sollte differenzialdiagnostisch an weitere Erkrankungen wie eine Vulvovaginitis, Kolpitis oder Urethritis gedacht werden. Zu den möglichen Ursachen gehören sexuell übertragbare Erkrankungen (z. B. Chlamydien, Trichomonaden, Gonorrhö, ➤ Kap. 59).

Eine Pilzinfektion **(Vulvovaginitis)** tritt erst nach der Pubertät auf, da für das Pilzwachstum eine östrogenisierte Schleimhaut benötigt wird. Typische Symptome sind Juckreiz, Ausfluss und Dyspareunie, aber auch eine Dysurie kann auftreten (➤ Kap. 82).

Im Gegensatz dazu tritt die atrophische Vulvovaginitis in der Postmenopause auf und wird durch den (physiologischen) Östrogenmangel verursacht. Neben Beschwerden beim Wasserlassen sind Urininkontinenz, verstärkter Harndrang, Ausfluss und Brennen in der

Tab. 57.2 Aussagekraft ausgewählter anamnestischer Angaben/Untersuchungen

	LR+*	LR–
Ausfluss (anamnestisch)	0,65	1,1
Mikrohämaturie**	1,5	0,5
Nitrit positiv*	5,5	0,7
Leukozyten positiv*	1,6	0,3

* Die Likelihood Ratio (LR) gibt an, um wievielmal häufiger ein positives Testresultat bei Personen mit Erkrankung (HWI) vorkommt als bei Personen ohne Erkrankung (positive LR) bzw. um wievielmal seltener (negative LR).
** Im Urinstreifentest

Scheide typische Symptome. Bei diagnostischer Unsicherheit sollte eine zusätzliche gynäkologische Untersuchung erfolgen.

Bei Verdacht auf eine **sexuell übertragbare Erkrankung** (➤ Kap. 59) sollte eine weitere Diagnostik erfolgen. Häufig ist dann eine Behandlung des Partners ebenfalls erforderlich.

Männer

Anders als bei Frauen ist die Häufigkeit von HWI bei jüngeren Männern relativ niedrig, steigt mit dem Alter aber deutlich an und ist in der Altersgruppe 70+ sogar höher. Auch bei Männern sind Dysurie und Pollakisurie die häufigsten Symptome einer HWI.

Die früher als prostatische Beschwerden bezeichneten Symptome werden heute meist unter dem Kürzel **LUTS** *(lower urinary tract symptoms)* zusammengefasst. Dazu gehören Symptome der Urinspeicherung und der Miktion (➤ Tab. 57.3). Bei prostatischen Beschwerden können standardisierte Fragebögen eingesetzt werden, um das Ausmaß und den Verlauf unter einer Therapie der LUTS zu dokumentieren. Ein internationaler Standard ist der *International Prostate Symptom Score* (IPSS; ➤ Kap. 98).

Insbesondere jüngere Männer haben relativ selten eine **HWI.** Zudem sind die diagnostischen und therapeutischen Strategien sowie die Resistenzlage in dieser Gruppe relativ wenig erforscht. Daher sollte neben einem Urinteststreifen auch eine weitere Urindiagnostik (Urinkultur) erfolgen (➤ Kap. 57.2.2). Bei fieberhaften HWI kommt es häufig zu einer Mitbeteiligung der Prostata. In diesen Fällen soll auch eine rektale Untersuchung durchgeführt werden. Differenzialdiagnostisch sollte auch eine akute Prostatitis bedacht werden. Diese ist relativ selten und tritt eher im 4. bis 6. Lebensjahrzehnt auf. Neben häufigen Symptomen wie Dysurie, Pollakisurie und Fieber kann ein Ausfluss aus der Harnröhre auftreten.

Bestehen neben Beschwerden beim Wasserlassen auch Hodenschmerzen oder eine skrotale Schwellung, sollte an eine **Epididymitis** gedacht werden (➤ Kap. 84).

Beschwerden durch einen **Harnverhalt** sind die häufigsten urologischen Notfälle. Sie nehmen mit dem Alter zu und betreffen überwiegend Männer. Neben dem akuten Harnverhalt stehen hier auch schmerzbedingte Reaktionen im Vordergrund. Die Obstruktion der Urethra durch eine Prostatavergrößerung ist die häufigste Ursache der Beschwerden. Anamnestisch wegweisend sind länger bestehende LUTS-Symptome. Diagnostisch ist neben dem auffälligen Palpationsbefund des Abdomens die sonografische Sicherung der Diagnose entscheidend.

Tab. 57.3 LUTS *(lower urinary tract symptoms)*

Harnspeicherung	Miktion
Pollakisurie (häufiges Wasserlassen)	Abgeschwächter Harnstrahl
Nykturie	Verzögerter Beginn
Inkontinenz	Nachtröpfeln
Harndrang	Harnstottern
Gefühl der unvollständigen Blasenentleerung	

LEITLINIEN

S3-Leitlinie „Epidemiologie, Diagnostik, Therapie, Prävention und Management unkomplizierter, bakterieller, ambulant erworbener Harnwegsinfektionen bei erwachsenen Patienten". AWMF-Registernummer 043-044:

https://register.awmf.org/de/leitlinien/detail/043-044

Geriatrische Patienten

Harnwegsinfektionen sind noch vor Atemwegsinfektionen der häufigste Grund für eine antibiotische Behandlung bei Heimbewohnern. Im fortgeschrittenen Alter steigt die Prävalenz bei Männern deutlich an und nähert sich der Häufigkeit von Infektionen bei Frauen. Trotz der Häufigkeit ist die Diagnose in dieser Altersgruppe sowohl bei Männern als auch bei Frauen häufig erschwert, weil typische Symptome wie eine Dysurie oder Pollakisurie fehlen können.

Zusätzlich ist die Diagnosesicherung aufgrund der hohen Prävalenz einer **asymptomatischen Bakteriurie** (ABU) erschwert. Heimbewohnerinnen haben in 25–50 % d. F. eine ABU, bei vorhandenem Urinkatheter steigt sie auf 100 %. Streifentest und Urinkultur haben daher nur einen eingeschränkten Nutzen für den Nachweis einer Infektion, bei einem negativen Ergebnis sind sie zum Ausschluss einer Infektion geeignet.

Aufgrund der genannten Unsicherheiten hat die körperliche Untersuchung bei geriatrischen Patienten einen hohen Stellenwert. Bei einer akuten Zustandsverschlechterung (und positivem Urinstreifentest) sollten andere mögliche Ursachen (z. B andere Infektionen wie Atemwegsinfekte, Erysipel) berücksichtigt werden. Bei unklarem Fieber sollte eine HWI/Pyelonephritis frühzeitig in die Differenzialdiagnose einbezogen werden.

Eine Urinkultur ist unklaren bzw. komplizierten Fällen (z. B. rezidivierende, chronische HWI, fieberhafter Infekt) vorbehalten. Wenn eine Urinkultur bei Katheterträgern angestrebt ist, sollte sie aus einem neu gelegten Urinkatheter abgenommen werden, um falsch positive Befunde zu vermeiden. An der Innenseite von Urinkathetern bildet sich häufig ein bakterieller Mikrofilm, der die Ergebnisse verfälschen kann.

57.2.2 Diagnostische Methoden

Im Zusammenhang mit Beschwerden beim Wasserlassen sind die nachfolgend aufgeführten diagnostischen Methoden wichtig.

Urinstreifentest

Der Urinstreifentest gehört zu den am häufigsten eingesetzten diagnostischen Methoden in der hausärztlichen Versorgung. In den Praxen werden zumeist Multiteststreifen mit einer Vielzahl von Reagenzien eingesetzt. Damit können z. B. Eiweiß, Erythrozyten, Glukose, Leukozyten, Nitrit, pH-Wert, Keton, das spezifische Gewicht und Urobilinogen nachgewiesen werden. Zusätzlich stehen Urinteststreifen für den Nachweis spezifischer Infektionen (z. B. Chlamydien) zur Verfügung. In den meisten Praxen erfolgt der Nachweis über den Versand der Urinprobe an das medizinische Labor.

Wie jeder Test können auch die Ergebnisse des Urinstreifentests falsch positiv oder falsch negativ ausfallen. Häufige Ursachen dafür sind in ➤ Tab. 57.4 aufgeführt.

Im Testfeld *Leukozyten* erfolgt der Nachweis von Granulozytenesterasen. Ihr Vorhandensein weist auf eine mögliche Entzündung hin. Jede Infektion im Genitalbereich (z. B. Kolpitis) kann durch Kontamination zu einem positiven Ergebnis führen. Der Test ist demnach sehr sensitiv, aber wenig spezifisch (z. B. für den Nachweis einer HWI).

Der Test auf *Nitrit* ist an das Vorhandensein bestimmter Erreger gebunden. Einige gramnegative Erreger wie *E. coli* und Klebsiellen können Nitrat zu Nitrit reduzieren. Damit der Test positiv wird, ist eine Blasenverweilzeit der Keime von > 4 h erforderlich.

Der Test auf *Erythrozyten* hat eine hohe Sensitivität (ca. 97 %); vorhandenes Blut wird dadurch mit einer hohen Sicherheit angezeigt. Insbesondere bei Frauen kommt es, u. a. aufgrund einer physiologischen Erythrozyturie, häufig zu falsch positiven Befunden. Bei asymptomatischen Patienten wird erst dann von einer asymptomatischen nicht sichtbaren Hämaturie gesprochen, wenn zwei von drei Proben positiv sind (➤ Kap. 57.2.3).

Eine Glukosurie kann nicht nur ein erstes Anzeichen für einen Diabetes mellitus sein, sondern auch eine Nebenwirkung einer medikamentösen Therapie mit SGLT2-Hemmern (Gliflozine) sein. Neben der Glukosurie erhöht die Einnahme von SGLT2-Hemmern auch das Risiko für die Entstehung urogenitaler Infektionen (z. B. Harnwegsinfektionen).

Urinkultur

Die Urinkultur ist der Goldstandard zum Nachweis oder Ausschluss einer bakteriellen Besiedelung. Die Unterscheidung zwischen einer ABU und einer HWI ist damit allerdings nicht möglich. Indikationen zur Urinkultur sind z. B. die weitere Abklärung bei rezidivierenden oder komplizierten HWI oder auch der Ausschluss einer bakteriellen Besiedelung vor urologischen Eingriffen.

Als Kriterium für die mikrobiologische Diagnose einer Infektion gilt der Nachweis einer Erregerzahl von $\geq 10^3$ KBE (koloniebildenden Einheiten)/ml bei typischen Uropathogenen. Für die Pyelonephritis gilt eine Grenze von $\geq 10^4$ KBE, für die ABU der zweimalige Nachweis von $\geq 10^5$ KBE als diagnostisches Kriterium.

Tab. 57.4 Häufige Fehlerquellen der Urintestreifen

	Falsch positiv	Falsch negativ
Leukozytenesterase	Kontamination mit Vaginalflüssigkeit	Borsäure, Vitamin C
Nitrit	Rote Bete	Zu kurze Blasenverweilzeit, Vitamin C
Erythrozyten	Dehydratation, Menstruation, starke körperliche Anstrengung	Vitamin C, Captopril, Proteinurie
Glukose	Ketonkörper, Levodopa	Vitamin C

MERKE

Eine Verfärbung des Urins ist meist harmlos und nicht Ausdruck einer Erkrankung. Typische Ursachen sind Medikamente oder Nahrungsmittel:
- Braun-/Schwarzfärbung durch Eisenpräparate, Methyldopa, Metronidazol
- Grünfärbung durch Amitriptylin, Metoclopramid, Rifampicin
- Orange durch Riboflavin, Sulfasalazin
- Rot durch Rote Bete oder Karotten
- Blau durch Methylenblau
- Braunfärbung bzw. Nachdunkeln des stehenden Urins bei manchen Porphyrien

Urinmikroskopie

Entsprechende Erfahrung vorausgesetzt, ist die Urinmikroskopie eine verlässliche Methode, um die Ursache von Beschwerden beim Wasserlassen weiter abzuklären. Mit der Mikroskopie ist ein Nachweis von Bakterien, Leukozyten und Erythrozyten (inkl. Morphologie) sicher möglich. Die Mikroskopie ist eine geeignete Methode, um
- eine HWI auszuschließen,
- andere Infektionen (z. B. durch Trichomonaden) nachzuweisen,
- eine nicht sichtbare Hämaturie abzuklären,
- die Erythrozytenmorphologie im Falle einer Hämaturie zu beurteilen.

Da diese Erfahrung in vielen Praxen oft nicht mehr vorhanden ist, wird bei der Abklärung von Erkrankungen der ableitenden Harnwege primär der Urinstreifentest empfohlen (➤ Kap. 70).

Sonografie

Die Sonografie hat in der Diagnostik der unkomplizierten Infekte keinen Stellenwert. In der Hausarztpraxis kann die Sonografie z. B. bei V. a. eine Pyelonephritis eingesetzt werden. Neben dem Ausschluss eines Nierenaufstaus ermöglicht sie eine Restharnbestimmung sowie die Beurteilung von Prostata und Harnblase.

CAVE

Was man nicht übersehen sollte: abwendbar gefährliche Verläufe

- **Harnwegsinfektion:** Bei Blasenbeschwerden mit Übelkeit/Fieber/Flankenschmerzen sollte an eine Pyelonephritis gedacht werden. Ein besonderes Risiko für die Entwicklung einer Sepsis besteht bei gleichzeitig vorhandener Obstruktion, z. B. durch Nierensteine.
- **Sexuell übertragbare Krankheiten:** Unbehandelt können genitale Infektionen (z. B. durch Chlamydien) Fertilitätsstörungen verursachen (➤ Kap. 59).
- **Blasenkarzinom:** Hinweise können insbesondere eine persistierende Mikro-/Makrohämaturie, schmerzhaftes Wasserlassen und Pollakisurie sein. Typische Risikofaktoren sind Nikotinabusus, Alter > 50 Jahre, Arbeit mit aromatischen Aminen und Benzolderivaten (z. B. in der Gummiindustrie).

57.2.3 Hämaturie

Ätiologie Bei einer *Mikrohämaturie* liegt in ca. 40 % kein organisches Problem vor. Bei gleichzeitig bestehender Dysurie ist in etwa jedem zweiten Fall eine Infektion ursächlich, gefolgt von Nierensteinen. Blasenkarzinome sind sehr selten Ursache einer Mikrohämaturie. Eine *Makrohämaturie* kann durch eine HWI sowie Karzinome von Blase, Niere und Prostata gleich häufig verursacht sein.

Symptome Abhängig von der zugrunde liegenden Erkrankung können weitere Beschwerden auftreten.

Diagnose Eine **Mikrohämaturie** stellt meist einen Zufallsbefund (z. B. im Rahmen einer Gesundheitsuntersuchung) dar. Zunächst sollte das Ergebnis durch wiederholte Untersuchungen mittels Teststreifen bestätigt werden (2 von 3 Tests sollten positiv sein).

In der diagnostischen Abklärung sollte die Möglichkeit falsch positiver Befunde bedacht werden (➤ Abb. 57.1). Diese sind möglich durch Menstruation, rektale Blutung, Infekte, Abdominaltrauma, starke körperliche Anstrengung oder sexuelle Aktivität. Auch eine Vielzahl von Medikamenten kann eine echte Hämaturie (z. B. ACE-Hemmer) oder eine Pseudohämaturie (z. B. Levodopa) verursachen. Insbesondere bei einer zusätzlich bestehenden **Proteinurie** sollte eine nephrologische Vorstellung erfolgen. Bei ansonsten unauffäligem Befund ist auch ein abwartendes Offenhalten mit jährlicher Kontrolle von Blutdruck, glomerulärer Filtrationsrate und Testung auf Proteinurie sinnvoll.

In ca. 40 % d. F. wird keine organische Ursache gefunden; daneben sind HWI, Nierensteine und Prostataerkrankungen die häufigste Ursache. Malignome sind insbesondere bei Patienten < 50 Jahre mit alleiniger Mikrohämaturie sehr selten. Die positive Vorhersagewahrscheinlichkeit (PPV) für ein Malignom der Harnwege liegt bei 0,2 %. Risikofaktoren für eine maligne Ursache sind u. a. Alter (> 50 Jahre), Rauchen, Kontakt zu Aminen, vorherige Bestrahlung im Beckenbereich.

Eine **Makrohämaturie** sollte weiter abgeklärt werden, wenn keine eindeutige Ursache (z. B. Infektion) vorliegt. Abhängig vom Alter und weiteren Risikofaktoren sind eine Ultraschalluntersuchung sowie eine Zystoskopie als erste Maßnahmen zur Abklärung erforderlich.

LEITLINIEN

DEGAM-S1-Handlungsempfehlung „Nicht sichtbare Hämaturie (NSH)". AWMF-Registernummer 053-028:

https://register.awmf.org/de/leitlinien/detail/053-028

57.3 Wichtige Krankheitsbilder und ihre Therapie

57.3.1 Harnwegsinfektion

Epidemiologie Harnwegsinfektionen gehören zu den häufigsten Erkrankungen. Jede zweite Frau erkrankt mindestens einmal in ihrem Leben an einem HWI. Bei Frauen nimmt die Häufigkeit im 2. Lebensjahrzehnt deutlich zu, bei Männern steigt die Häufigkeit erst im Alter deutlich an.

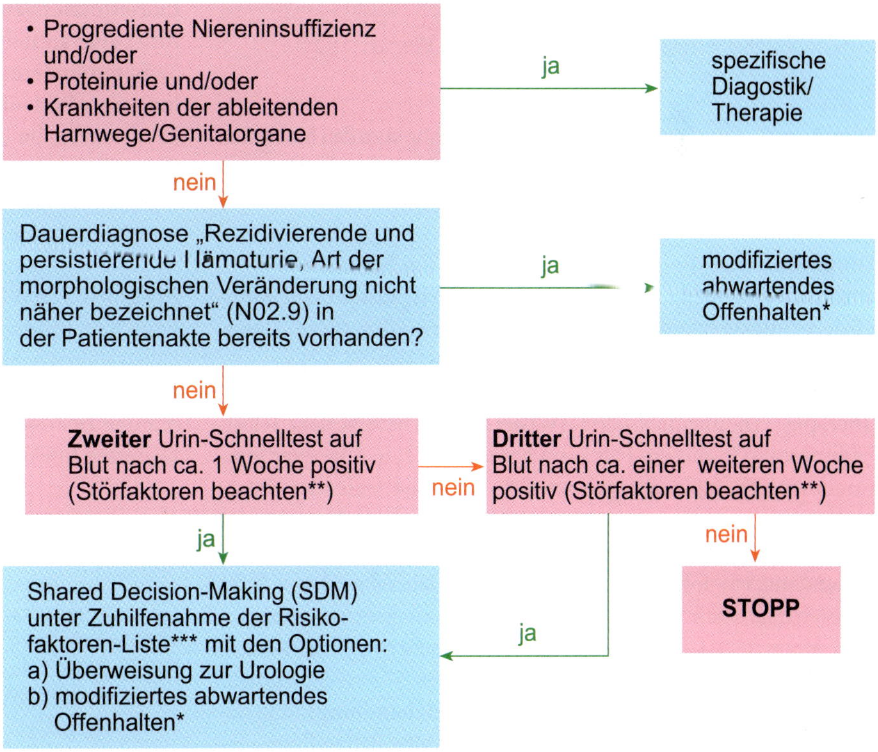

Abb. 57.1 Algorithmus für das Vorgehen bei zufälligem Nachweis von nicht sichtbarem Blut im Urin-Schnelltest
* Bei fortbestehender isolierter, nicht sichtbarer Hämaturie jährlich klinisch-anamnestischer Status inkl. Blutdruckmessung, Schätzung der GFR und Test auf Proteinurie. [F430–013]
** Folgende Faktoren können einen falsch positiven Test liefern: Menstruation, rektale Blutung, Infekte, Abdominaltrauma, starke körperliche Anstrengung, sexuelle Aktivität, urologische Prozeduren, Medikamenten-UAW (siehe Medikamentenliste „Hämaturie" in der DEGAM-S1-Handlungsempfehlung NSH; Antikoagulation und/oder TAH sind für sich allein kein Grund für eine Hämaturie, sondern lediglich ein begünstigender Faktor).
Ein hoher Vitamin-C-Spiegel kann zu einem falsch negativen Test führen.
*** Jede einzelne der folgenden Eigenschaften erhöht das Risiko für eine maligne urologische Krankheit: höheres Alter (< 35 J. sehr unwahrscheinlich, mit 50 J. ca. 1 Malignomdiagnose von 125 positiv Getesteten mit unklarer Relevanz für die Betroffenen), männliches Geschlecht, (Ex-)Konsum von Nikotin, beruflicher Kontakt zu aromatischen Aminen/Anilinderivaten, Therapie mit Cyclophosphamid, Blasenkrebs in der Familie, Aufenthalt in einem Bilharziosegebiet.

57

Ätiologie Eine HWI ist eine symptomatische Entzündung der Harnwege, ausgelöst durch eine bakterielle Besiedelung. Diese erfolgt meist aufsteigend aus der Urethra; eine hämatogene oder lymphogene Ausbreitung spielt nur eine untergeordnete Rolle. Entsprechend entstammen die ursächlichen Erreger meist der körpereigenen Flora. Die häufigsten Erreger sind *Escherichia coli* (70–80 %), gefolgt von Enterokokken, *Proteus mirabilis*, Staphylokokken und *Klebsiella pneumoniae*.

Für den hausärztlichen Alltag hat sich die Unterteilung in **unkomplizierte/komplizierte HWI** bewährt:

- Eine unkomplizierte HWI ist auf die Harnblase beschränkt.
- Eine komplizierte HWI schließt eine Pyelonephritis mit ein.

Die Rationale für eine Einordnung als komplizierte Infektion beruht darauf, dass in dieser Gruppe das Risiko für ein Therapieversagen oder einen abwendbar gefährlichen Verlauf höher ist. Dies führt dann zu differenzierten Therapieempfehlungen in Bezug auf die Therapiedauer oder die Auswahl des Antibiotikums.

Wichtige **Risikofaktoren** für die Entstehung einer HWI sind:

- Geschlechtsverkehr
- Frühere HWI
- Diabetes mellitus
- Kürzliche Antibiotikaeinnahme
- Verhütung mit Spermiziden
- Medikamente (z. B. SGLT2-Hemmer)

CAVE

Risikofaktoren für komplizierte Verläufe

- Kinder, Männer, Schwangere
- Funktionelle oder anatomische Besonderheiten, Z. n. OP
- Immunsuppression
- Urologische/renale Erkrankung, Harnsteine, Nierensteine
- Ereignisse innerhalb der letzten 2 Wochen, z. B.:
  - Anlage eines Urinkatheters
  - Entlassung aus Krankenhaus oder Pflegeheim
  - Antibiotikatherapie in den zurückliegenden 2 Wochen

Symptome Eine Dysurie und Pollakisurie gehören zu den häufigsten und typischen Symptomen. Begleitend können Unterbauchschmerzen und eine Hämaturie auftreten (➤ Kap. 57.2.1).

Diagnose Für die unkomplizierte Infektion bei einer jungen, ansonsten gesunden Frau ist die Anamnese meist ausreichend. Komplizierte Infekte erfordern dagegen eine weitere (körperliche) Untersuchung und Diagnostik (z. B. Urinkultur) (➤ Kap. 57.2.2).

Therapie Die unkomplizierte HWI bei der Frau hat eine hohe Selbstheilungsrate. In diesem Fall kann daher auch eine rein symptomorientierte Therapie erwogen werden. Aufgrund fehlender Untersuchungen zur symptomorientierten Behandlung bei Männern oder komplizierten Infekten wird für diese Gruppe eine sofortige antibiotische Behandlung empfohlen. Im Laufe der letzten Jahrzehnte hat sich die Resistenzrate deutlich verändert. Früher häufig eingesetzte Antibiotika (z. B. Amoxicillin) können deshalb heute nicht mehr empfohlen werden. Die aktuell empfohlenen Antibiotika sind ➤ Tab. 57.5 zu entnehmen.

Antibiotische oder symptomorientierte Behandlung? Eine unkomplizierte HWI kann auch ohne antibiotische Behandlung verschwinden. Viele Frauen versuchen zunächst eine symptomatische Therapie mit unterschiedlichen phytotherapeutischen oder homöopathischen Präparaten. Mehrere klinische Studien haben den Effekt einer symptomatischen Schmerztherapie (Ibuprofen, Diclofenac) oder einer Phytotherapie (Bärentraubenblätter, Komplexpräparate) untersucht. Aus diesen Studien ist bekannt, dass sich die Rate der Antibiotikaverordnungen dadurch um bis zu 70 % senken lässt. Allerdings führt eine antibiotische Behandlung insgesamt schneller zu einer Symptomlinderung und hat ein geringeres Risiko für die Entwicklung einer Pyelonephritis. Frauen mit einer positiven Urinkultur und Erythrozyten im Urin scheinen am meisten von einer antibiotischen Behandlung zu profitieren. Ein Sicherheitsnetz (z. B. in Form einer verzögerten Verschreibung) ist sinnvoll und kann die Akzeptanz der symptomorientierten Therapie erhöhen.

Tab. 57.5 Übersicht über Antibiotika (orientiert an der Leitlinie Harnwegsinfektionen 2017)

Wirkstoffgruppe	Dosierung/Therapiedauer	Kommentar
Bei Harnwegsinfektionen		
Pivmecillinam	2–3 × 400 mg für 3 d	–
Trimethoprim	2 x 200 mg für 3 d	Lokal z. T. Resistenzraten > 20 %, dann nicht empfohlen
Fosfomycin	3.000 mg Einmalgabe	Wegen Anreicherung im Urin ist eine Empfehlung zur Erhöhung der Trinkmenge nicht sinnvoll, die Einnahme sollte vorzugsweise nach Miktion oder zur Nacht erfolgen
Nitrofurantoin retard	2–3 x 100 mg für 5 d	Nicht bei bekannter Niereninsuffizienz
Bei Pyelonephritis		
Cefpodoxim-Proxetil	2 × 200 mg für 10 d	–
Ciprofloxacin	2 × 500–750 mg für 7–10 d	–
Levofloxacin	1 × 500–750 mg für 5 d	–

Prognose HWI heilen i. d. R. folgenlos aus, wobei etwa 3 % der Frauen an rezidivierenden HWI (> 2 Infekte/Jahr) leiden. In diesen Fällen sollten behandelbare Ursachen abgeklärt werden. Dazu gehört bei Frauen eine Sonografie des Abdomens, jedoch keine routinemäßige Zystoskopie. Bei Männern mit rezidivierenden und komplizierten Infekten ist eine urologische Vorstellung zu empfehlen.

MERKE

Asymptomatische Bakteriurie und Harnwegsinfektion

Das Vorhandensein eines auffälligen Urinbefunds (z. B. Leukozyturie, positiver Nitritnachweis, Bakteriennachweis in der Urinkultur) ohne klinische Beschwerden wird als asymptomatische Bakteriurie (ABU) bezeichnet. Eine ABU ist i. d. R. ein harmloser Zufallsbefund. Nur in Ausnahmefällen (z. B. Patienten vor geplanten urologischen Eingriffen, Schwangere) sollte nach einer ABU gesucht und eine antibiotische Behandlung eingeleitet werden.

57

57.3.2 Pyelonephritis

Epidemiologie Eine Pyelonephritis (PN) ist bei beiden Geschlechtern um ein Vielfaches seltener als eine unkomplizierte HWI, Frauen erkranken allerdings deutlich häufiger (Prävalenz bei Frauen < 0,2 %).

Ätiologie Die PN ist eine meist einseitige interstitielle Entzündung der Niere. In den meisten Fällen ist eine aufsteigende Infektion aus der Blase ursächlich, eine hämatogene Streuung ist deutlich seltener. Die Risikofaktoren entsprechen denen der unkomplizierten HWI.

Symptome Die typische Klinik umfasst ein klopfschmerzhaftes Nierenlager und Fieber, gelegentlich auch Übelkeit und Erbrechen. Häufig geht eine HWI mit den typischen Beschwerden (Dysurie, Pollakisurie) voran.

Diagnose Bei V. a. eine PN sollte eine Urinkultur angelegt werden. Neben der körperlichen Untersuchung wird auch zum Ausschluss komplizierender Faktoren (z. B. Obstruktion) eine Abdomen-Sonografie empfohlen.

Therapie Eine PN sollte antibiotisch behandelt werden. Insbesondere in schweren Fällen (Kreislaufbeschwerden, Erbrechen) kann eine initiale i. v. Therapie erforderlich sein. Empfehlungen zur Wahl des Antibiotikums sind ➤ Tab. 57.5 zu entnehmen.

Prognose Gute Prognose unter antibiotischer Behandlung. Mögliche Komplikationen oder gefährliche Verläufe sind eine Urosepsis oder seltener eine Abszessbildung.

57.3.3 Erkrankungen der Prostata

Ein zunehmendes Größenwachstum der Prostata im Alter kann typische Beschwerden i. S. eines LUTS (➤ Tab. 57.3) verursachen. Zu den wichtigen Differenzialdiagnosen gehören das benigne Prostatasyndrom, gekennzeichnet durch die LUTS-Beschwerden, und eine chronische Prostatitis (➤ Kap. 84).

57.3.4 Balanitis

Ätiologie Eine Balanitis ist eine Entzündung der Vorhaut und der Eichel, die bei etwa 3–11 % der Männer im Laufe ihres Lebens auftreten kann. Am häufigsten kommt sie bei Jungen < 4 Jahren sowie bei unbeschnittenen Männern vor. Vermutlich mitbedingt durch Smegmaretention kommt es zu einer lokalen bakteriellen Infektion. Eine Phimose ist ein wichtiger prädisponierender Faktor.

Symptome Typische Symptome sind ein Brennen beim Wasserlassen sowie ein lokaler Juckreiz.

Diagnose Die Diagnose basiert auf Anamnese und klinischem Bild. Weitere diagnostische Maßnahmen sind i. d. R. nicht erforderlich.

Therapie Meist ist eine lokale antiseptische Behandlung (z. B. Spülung mit Chlorhexidin) ausreichend. Differenzialdiagnostisch müssen u. a. eine Candida-Infektion sowie ein Lichen sclerosus bedacht werden.

57.3.5 Nephrolithiasis

Epidemiologie Die Prävalenz der Nephrolithiasis liegt bei fast 5 %; Männer sind deutlich häufiger betroffen.

Ätiologie Ursächlich sind Konkremente aus nicht vollständig aufgelösten Salzen. In der Mehrheit handelt es sich um Kalziumoxalatsteine, gefolgt von den deutlich selteneren Harnsäuresteinen.

Symptome Die Erkrankung geht zumeist mit plötzlich einsetzenden, kolikartigen abdominalen Beschwerden oder Flankenschmerzen einher. Die Schmerzen können wandern und im Verlauf auch in die Leiste bzw. in die Hoden ausstrahlen. Miktionsbeschwerden oder ein Harnverhalt durch eine Obstruktion sind möglich. Eine Mikrohämaturie gehört zu den häufigen klinischen Zeichen. Komplikationen können durch eine Obstruktion (Hydronephrose) oder begleitende Infektionen (Pyelonephritis) entstehen.

Diagnose Primär sollte eine Ultraschalluntersuchung erfolgen, für Steine > 5 mm liegt ihre Sensitivität bei bis zu 96 %. Insbesondere bei V. a. Harnleitersteine wird eine CT-Untersuchung empfohlen (Sensitivität 94–100 %). Wenn möglich, sollte eine Diagnostik der Steinzusammensetzung erfolgen (Miktion durch ein Sieb). Kalziumoxalatsteine sind mit Abstand am häufigsten (ca. 70 %), gefolgt von harnsäurehaltigen Steinen (ca. 15 %). Zur Basisdiagnostik gehört neben der Sonografie auch der Urinstreifentest (➤ Kap. 57.2.2) sowie die Laborbestimmung von Kalzium, Harnsäure, Harnstoff und Kreatinin. Der Nachweis einer Mikrohämaturie hat eine Sensitivität von 84 % (Spezifität 48 %; ➤ Kap. 57.2.3).

Therapie Erhöhung der Trinkmenge, Wärme und Schmerztherapie. Alphablocker (z. B. Tamsulosin 0,4 mg) können die Ausscheidungsrate der Steine erhöhen. Bei bestimmten Steinarten (z. B. Harnsäuresteinen) ist auch eine ursächliche Behandlung zur Vorbeugung weiterer Ereignisse (Metaphylaxe) z. B. durch eine spezifische Diät möglich.

Prognose Die Rezidivrate ist sehr hoch, die meisten Episoden verlaufen jedoch unkompliziert.

LEITLINIEN

S2k-Leitlinie „Diagnostik, Therapie und Metaphylaxe der Urolithiasis“. AWMF-Registernummer 043-025:

https://register.awmf.org/de/leitlinien/detail/043-025

57.3.6 Sexuell übertragbare Krankheiten

Insbesondere bei neu aufgetretenen Beschwerden im Zusammenhang mit der Miktion müssen differenzialdiagnostisch auch sexuell übertragbare Erkrankungen berücksichtigt werden. Zu den typischen Erregern zählen u. a. Chlamydien, Herpes genitalis, Trichomonaden und Mykoplasmen. Entscheidende anamnestische Hinweise sind neben dem individuellen Risikoverhalten Symptome wie neu aufgetretener/veränderter (vaginaler) Ausfluss mit oder ohne gleichzeitige Dysurie. Zu weiteren Einzelheiten wird auf ➤ Kap. 59 verwiesen.

LEITLINIEN

S2k-Leitlinie „Sexuell übertragbare Infektionen (STI) – Beratung, Diagnostik und Therapie". AWMF-Registernummer 059-006:

https://register.awmf.org/de/leitlinien/detail/059-006

LITERATUR

Gágyor I, Bleidorn J, Kochen MM et al. Ibuprofen versus fosfomycin for uncomplicated urinary tract infection in women: randomised controlled trial. BMJ 2015; 351: h6544.

Klingeberg A, Noll I, Willrich N et al. Antibiotic-resistant E. coli in uncomplicated community-acquired urinary tract infection. Dtsch Arztebl Int 2018; 115: 494–500.

SYSTEMATISCHE REVIEWS

Boon HA, Van den Bruel A, Struyf T, Gillemot A, et al. Clinical Features for the Diagnosis of Pediatric Urinary Tract Infections: Systematic Review and Meta-Analysis. Ann Fam Med 2021;19(5):437–446.

Lenger SM, Bradley MS, Thomas DA, Bertolet MH, et al. D-mannose vs other agents for recurrent urinary tract infection prevention in adult women: a systematic review and meta-analysis. Am J Obstet Gynecol. 2020; 223(2): 265.e1–265.e13.

KAPITEL

58

Annette Strauß, Maren Ehrhardt

Urininkontinenz

58.1 Definition und Epidemiologie

Als Urininkontinenz bezeichnet man jeglichen unfreiwilligen Verlust von Urin (International Continence Society, ICS).

Die Kontinenz wird gewährleistet durch das Zusammenspiel der Beckenbodenmuskulatur, der Nerven der Beckenregion und der Bänder der Beckenorgane.

Die Urininkontinenz ist ein Symptom mit vielen möglichen Ursachen. Die häufigsten Formen sind die Belastungsinkontinenz (früher auch Stressinkontinenz), die Dranginkontinenz (Urge-Inkontinenz) und die Mischinkontinenz:

- **Belastungsinkontinenz:** unwillkürlicher Urinverlust bei körperlicher Anstrengung (z. B. Husten, Niesen, körperlicher Arbeit) ohne Harndrang (ICS). Mit einer Prävalenz von 10–40 % ist dies die häufigste Form der Inkontinenz bei jüngeren Frauen (15–64 Jahre) (Hunskaar et al. 2004). Sie beruht auf einer Schwächung des Beckenbodens, z. B. durch Entbindungen. Männer sind selten von einer Belastungsinkontinenz betroffen (Prävalenz 1 %). Hier handelt sich meist um eine vorübergehende Symptomatik, insbesondere nach radikaler Prostatektomie.
- **Dranginkontinenz:** unwillkürlicher Urinverlust in Kombination mit plötzlichem Drangempfinden (ICS). Die Betroffenen können die Toilette nicht mehr rechtzeitig erreichen. Ursache der Symptomatik ist meist eine ungehemmte Kontraktion des M. detrusor vesicae. Die Dranginkontinenz kann Teil des Syndroms der überaktiven Blase sein (Harndrang mit oder ohne Inkontinenz, oft mit Nykturie und hoher Miktionsfrequenz). Sie ist die häufigste Inkontinenzform bei Männern in jedem Lebensalter. Frauen sind ab dem 50. Lj. vermehrt betroffen. Die Dranginkontinenz beeinträchtigt die Lebensqualität stark und führt häufiger als die anderen Inkontinenzformen zu Depressionen. Sie zieht auch Komplikationen wie ein erhöhtes Sturzrisiko nach sich.
- **Mischinkontinenz:** unwillkürlicher Urinverlust assoziiert mit Harndrang aber auch mit körperlicher Anstrengung (ICS). Typischerweise entsteht sie, wenn zu einer bereits bestehenden Belastungsinkontinenz eine Drangsymptomatik hinzukommt.
- **Inkontinenz bei chronischer Harnretention (Überlaufinkontinenz):** unwillkürlicher Urinverlust ohne vorhergehende Symptomatik bei Blasenentleerungsstörung, bedingt durch eine Schwäche des M. detrusor vesicae oder ein Abflusshindernis.
- Sonstige Inkontinenzformen: z. B. neurogene Inkontinenz, extraurethrale Inkontinenz, Enuresis nocturna, funktionelle Inkontinenz

Die Angaben zur Prävalenz gehen weit auseinander und variieren stark nach Geschlecht, Alter und Form der Inkontinenz. In jedem Lebensalter sind Frauen stärker betroffen als Männer. Während jüngere Frauen zwei- bis viermal so häufig betroffen sind wie Männer im entsprechenden Alter, kommt es im hohen Alter zu einer Annäherung der Prävalenzzahlen. Die Prävalenz der Urininkontinenz bei nicht schwangeren Frauen > 20 Jahre wird mit 10–17 % angegeben, für Frauen ab 65 Jahren mit bis über 50 %, für ältere Frauen in Pflegeheimen bis 77 %.

Risikofaktoren/Ursachen

- Weibliches Geschlecht, Alter, Schwangerschaften und Entbindungen, Übergewicht, Rauchen (Husten), familiäre Veranlagung, psychosoziale Einflüsse
- Z. n. medizinischen Eingriffen im kleinen Becken (Hysterektomie, Prostatektomie, Bestrahlung)
- Chronische Harnwegsinfektionen (HWI), Diabetes mellitus (doppeltes Risiko, betrifft fast 25 % der Menschen > 75 Jahre), Z. n. Schlaganfall, multiple Sklerose, Morbus Parkinson,

Querschnittsyndrom, Depression, Herzinsuffizienz, Rückenschmerzen, endokrinologische Erkrankungen (z. B. Diabetes insipidus), chronische Obstipation
- Medikamente, die eine Inkontinenz begünstigen:
  - Jede Form der Inkontinenz: Diuretika
  - Dranginkontinenz: Cholinergika, Cholinesterase-Hemmer, Betablocker, Digitalis, Prostaglandin E_1 und E_2 (können zu Detrusorkontraktionen und reduzierter Blasenkapazität führen)
  - Belastungsinkontinenz: ACE-Hemmer (Reizhusten!), Benzodiazepine, α-Sympatholytika, Muskelrelaxanzien
- Im Alter kommt neben dem Einfluss einer veränderten neurogenen Steuerung ein Nachlassen der Kompensationsmechanismen (Muskeln, Bandapparat) hinzu (Goepel et al. 2010).

MERKE

Besonderheiten bei älteren Menschen

Bei älteren Menschen sollte man auch an eine funktionelle Inkontinenz denken: Durch Bewegungseinschränkungen bei Vorerkrankungen, Beeinträchtigung durch Medikamentennebenwirkungen und kognitive Einschränkung kommt es zu Harnverlust bei eigentlich intaktem Verschlussapparat.

LEITLINIEN

S2e-Leitlinie „Harninkontinenz bei geriatrischen Patienten. Diagnostik und Therapie". AWMF-Registernummer 084-001:

https://register.awmf.org/de/leitlinien/detail/084-001

58.2 Diagnostische Strategie und Differenzialdiagnose

Urininkontinenz ist ein verbreitetes Symptom, das aufgrund des wachsenden Anteils alter Menschen an der Bevölkerung in Zukunft von noch größerer Bedeutung sein wird. Inkontinenz wird als unterschiedlich belastend und einschränkend im Sozialleben empfunden. Es handelt sich um eine Symptomatik, die dem Hausarzt gegenüber häufig nicht angesprochen wird. Daher empfiehlt es sich, Frauen ab 65 Jahren oder Frauen mit prädisponierenden Faktoren gezielt auf die Problematik anzusprechen. Etwa 50 % der Frauen sind von Inkontinenz betroffen. Von ihnen sucht etwa ein Viertel ärztlichen Rat, hiervon wird wiederum etwa die Hälfte behandelt.

Die Inkontinenz ist auch wegen der durch sie verursachten gesundheitlichen Folgen und Komorbiditäten zu berücksichtigen. Insbesondere in stationären Pflegeeinrichtungen erhöht das Vorhandensein einer Inkontinenz das Risiko für Dekubitus, Entzündungen im Intimbereich und Harnwegsinfekte. Eine Urininkontinenz erhöht die Wahrscheinlichkeit für Krankenhaus- und Pflegeheimaufnahme, Depression und Stürze und damit auch für Knochenbrüche (Niederstadt und Gaber 2007).

Ziel der hausärztlichen Behandlung ist es, die individuell beste Therapie und Versorgung der Inkontinenz für den jeweiligen Patienten zu finden. Dafür bedarf es eines systematischen Vorgehens (➤ Abb. 58.1).

58.2.1 Was man nicht übersehen sollte: abwendbar gefährlicher Verlauf

- Bei jüngeren Männern steht hinter dem Symptom Inkontinenz häufig eine ernsthafte Ursache (neurologische Erkrankung, Blasenhals- oder Harnröhrenverengung)
- Entzündliche Prozesse im Urogenitaltrakt (komplizierte Inkontinenz)
- Neoplasien im Urogenitaltrakt (komplizierte Inkontinenz)
- Obstruktion (durch Organsenkung)
- Neurologische Erkrankung (bei Trias Gangstörung, imperative Inkontinenz, Demenz an Normaldruckhydrozephalus denken und Bildgebung zur Beurteilung der Liquorräume veranlassen!)
- Soziale Isolation und Überforderung der Pflegenden
- Hautschäden

MERKE

Zusammenhang Depression und Inkontinenz

Depressive Menschen empfinden die Einschränkung der Lebensqualität durch die Inkontinenz oft stärker, was die Tendenz zum sozialen Rückzug verstärkt. Viele Antidepressiva erhöhen das Inkontinenzrisiko. Depressionen können auch Folge der Inkontinenz und der damit verbundenen Einschränkung sein.

Unter **komplizierter Inkontinenz** versteht man eine Inkontinenz, die in Kombination mit Pollakisurie (häufiges Wasserlassen), Strangurie (schmerzhafter Harndrang) und Dysurie (gestörte Entleerung) auftritt. Dies kann ein Hinweis auf eine Entzündung oder einen Tumor im Urogenitaltrakt sein und sollte weiter abgeklärt werden.

Hat der Patient das Gefühl einer erschwerten Harnblasenentleerung und/oder besteht der Verdacht auf das Vorliegen einer Inkontinenz bei chronischer Harnretention bei unklarer Diagnose oder Therapieunzufriedenheit, sollte eine **Restharnbestimmung** erfolgen. Es gibt keinen einheitlichen Grenzwert für Restharn. Als Orientierungswert kann ein Drittel des Totalvolumens bzw. 100 ml bei Erwachsenen oder 150 ml bei alten Menschen gesehen werden. Restharn gibt einen Hinweis auf eine Obstruktion. Beim Mann liegt häufig eine Prostataproblematik vor, bei der Frau ggf. ein Organprolaps.

58.2.2 Ermittlung von Inkontinenztyp und Schweregrad

Zur Ermittlung des Inkontinenztyps sollten neben der **Anamnese** zu Risikofaktoren, Vorerkrankungen, Operationen, Bestrahlung und Medikation die genaueren Umstände der Urinverluste erfragt werden:
- Wie lange besteht die Symptomatik schon?
- In welchen Situationen kommt es zu Urinverlust? Niesen, Husten, körperliche Anstrengung? Menge (tröpfchenweise, im Strahl)?

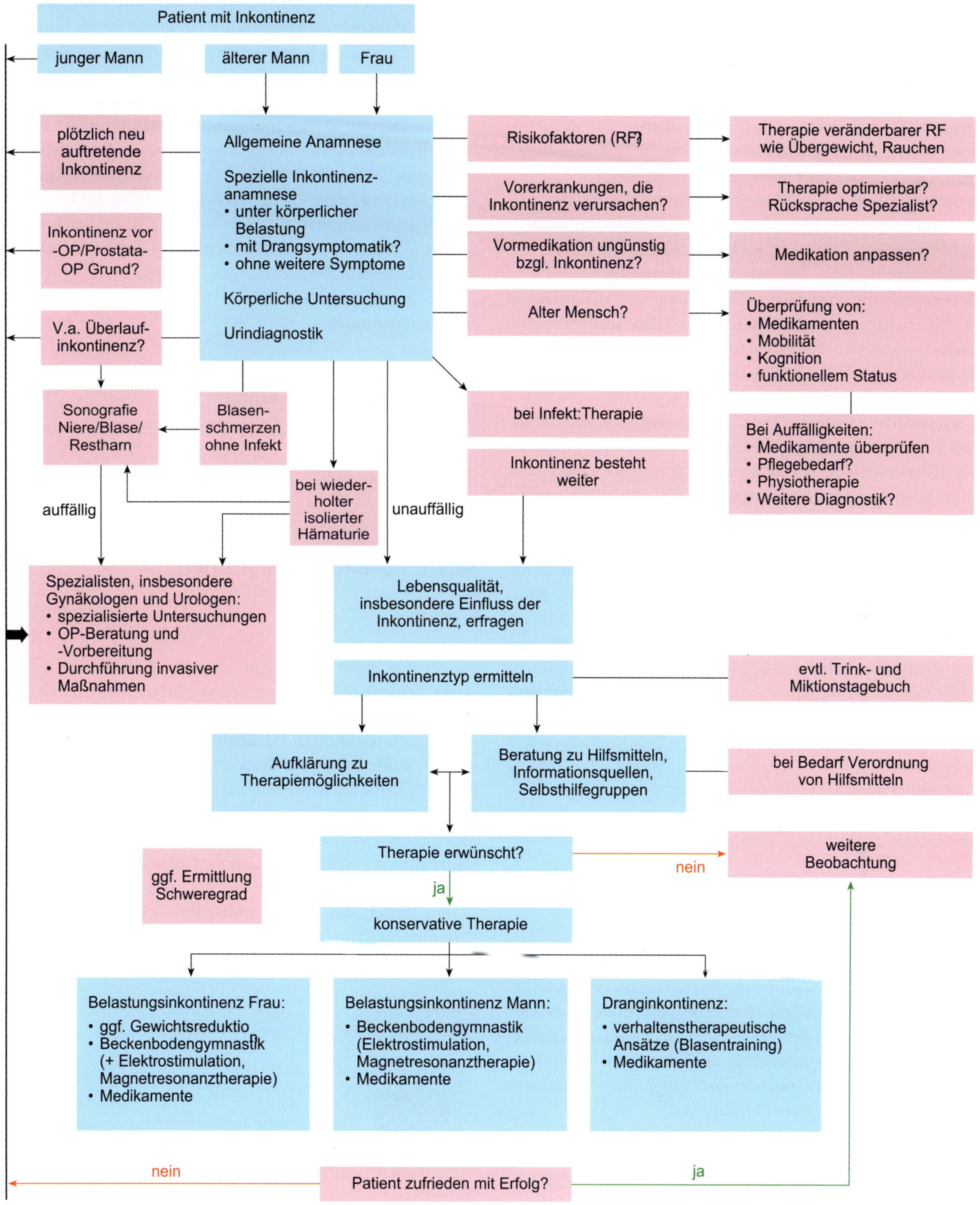

Abb. 58.1 Diagnostisches und therapeutisches Vorgehen bei Inkontinenz [L141]

- Gibt es Auffälligkeiten beim normalen Wasserlassen (häufiger als früher, erschwert, verzögert, Menge, häufiger als einmal in der Nacht, verminderter Harnstrahl, Gefühl der unvollständigen Entleerung)?
- Kommt es zu Situationen mit übermäßigem Harndrang? Erreichen Sie manchmal nicht rechtzeitig die Toilette?
- Kommt es zu Urinverlust ohne vorausgegangene Symptome?
- Werden tagsüber und/oder nachts Einlagen getragen?
- Wie beeinträchtigend sind diese Situationen für das soziale Leben und das Sexualleben?
- Besteht überhaupt ein Wunsch nach Behandlung und Information zu den verschiedenen Behandlungsmöglichkeiten?

Um die Symptomatik beurteilen zu können und Ansatzpunkte für eine Therapie zu haben, kann das Führen eines **Trink- und Miktionstagebuchs** sinnvoll sein. Hier können Trinkmenge, Miktions- und Inkontinenzfrequenz und -volumen („wenig", „viel") sowie Situationsabhängigkeit erfasst werden.

Zur **körperlichen Untersuchung** gehören insbesondere die Inspektion und Palpation des Abdomens, die Inspektion des äußeren Genitales, bei Frauen eine Spekulumeinstellung zum Ausschluss eines Descensus genitalis und zur Erkennung von Gewebeveränderungen bei Östrogenmangel und beim Mann eine digitale rektale Untersuchung zur Beurteilung der Prostata.

Die **Ermittlung des Schweregrades** der Inkontinenz kann für die Auswahl der passenden Hilfsmittel und die Einschätzung der Beratung bzgl. einer Operation sinnvoll sein. Zur Bestimmung der Schwere der Inkontinenz unter Einbeziehung der abgehenden Urinmenge kann ein *Vorlagenwiegetest* durchgeführt werden (z. B. 1-Stunden-Wiegetest, von der Deutschen Kontinenz Gesellschaft empfohlen). Auch der *Hustentest* bei gefüllter Harnblase (ca. 300 ml) differenziert verschiedene Schweregrade:

- 0: kein Urinverlust
- 1: Urinverlust tröpfchenweise im Stehen
- 2: Urinverlust im Strahl im Stehen
- 3: Urinverlust im Strahl im Liegen

58.3 Therapiestrategien

Es gibt verschiedene Therapiemöglichkeiten für die unterschiedlichen Inkontinenztypen. Entscheidend bei der Suche nach der richtigen Therapie sind die Einstellung und die Motivation der betroffenen Person. Gibt es keine Hinweise auf eine sekundäre Ursache, die sofort abgeklärt werden muss, werden unabhängig vom Inkontinenztyp zunächst nichtinvasive, den Lebensstil betreffende Maßnahmen empfohlen:

- Vermeidung von Obstipation (➤ Kap. 21)
- Reduktion überflüssiger Trinkmenge auf 1,5–2 l/d bei gleichmäßig über den Tag verteilter Trinkmenge
- Versuch, die Aufnahme von Kaffee, Alkohol, ggf. kohlensäurehaltigen Getränken zu reduzieren
- Rauchstopp
- Ggf. Anpassung der Medikation

Zur Vermeidung von Hautschäden und zur Verbesserung der Teilnahme am sozialen Leben sollte zu **Hilfsmitteln** beraten werden. Es gibt aufsaugende Hilfsmittel (z. B. Vorlagen, Windeln), ableitende Hilfsmittel (wie Katheter, Urinableiter, Kondomurinale) und sonstige Hilfsmittel wie Pessare, Inkontinenztampons und Hilfsmittel für das Beckenbodentraining. Um nicht aus Sorge vor Inkontinenzereignissen Einschränkungen hinnehmen zu müssen, gibt es Hilfsmittel wie Schaumstoffpessare für das zeitweise Tragen zum Wandern oder Joggen.

Hilfsmittel sind ab einer mittelschweren Inkontinenz (≥ 100 ml/4 h) zulasten der GKV verordnungsfähig (Zuzahlung durch den Patienten 10 %, max. 10 Euro/Mon.). Bei Vorliegen eines Pflegegrades und häuslicher Pflege stehen Betroffenen 40 Euro/Mon. für Hilfsmittel von der Pflegekasse zu. Rat finden Betroffene z. B. auf der Internetseite der Deutschen Kontinenz Gesellschaft (www.kontinenz-gesellschaft.de) und in Selbsthilfegruppen.

Patienteninfo

Ratgeber

- www.inkontinenz-selbsthilfe.com
- www.kontinenz-gesellschaft.de
- www.infobroschueren.de/uploads/BGV_Blasenschwaeche_bei_Frauen_2017.pdf
- www.ics.org/public

58.3.1 Belastungsinkontinenz

Frauen

Bei übergewichtigen Frauen mit Belastungsinkontinenz gibt es eine starke Evidenz für die Besserung der Inkontinenz durch eine **Gewichtsreduktion.**

Ebenfalls wirksam ist **Beckenbodentraining** (Angabe von Heilung 56 %, Heilung oder Besserung 74 %, Dumoulin et al. 2018). Hilfreich kann die Anleitung durch Physiotherapeuten oder Kontinenzberater sein. Entscheidend für den Erfolg der genannten Maßnahmen ist, dass die betroffene Person ihren Beckenboden wahrnehmen und die Muskulatur gezielt anspannen kann. Mithilfe von Elektrostimulation und Training mit Vaginalkonen können Frauen lernen, den Beckenboden aktiv zu kontrahieren. Es gibt verschiedene Trainingsprogramme, von denen keines den anderen überlegen zu sein scheint.

TIPP

Vorschläge zum Beckenbodentraining findet man z. B. unter:

www.infobroschueren.de/uploads/BGV_Blasenschwaeche_bei_Frauen_2017.pdf

Eine einfach umsetzbare Übung besteht z. B. aus 3 ×10 Kontraktionen (jeweils 10 s halten) pro Tag. Starkes Pressen beim Stuhlgang sollte vermieden werden.

Die medikamentöse Therapie spielt bei der Belastungsinkontinenz keine große Rolle. Duloxetin kann eine Belastungsinkontinenz verbessern. Duloxetin hat in Studien zwar eine Ansprechrate von 62 %

(Placebo 40 %), aufgrund vieler Nebenwirkungen (vor allem Nausea 71 %) aber auch eine hohe Therapieabbruchrate von 66 % (Duckett et al. 2007). Die FDA empfiehlt kein Medikament zur Behandlung der Belastungsinkontinenz.

Bei nach konservativem Behandlungsversuch anhaltender Symptomatik bieten sich **invasive Therapiemöglichkeiten** an:

- Am häufigsten werden die spannungsfreien **Schlingenoperationen** retropubisch (TVT) oder transobturatorisch (TOT) durchgeführt. Die Erfolgsraten dieses ca. 30 min dauernden minimalinvasiven Eingriffs sind mit denen der Kolposuspension vergleichbar, der Eingriff ist aufgrund des minimalinvasiven Charakters aber risikoärmer. Der Kurzzeiterfolg liegt bei 62–98 %, der Langzeiterfolg bei 43–92 % (Ford et al. 2017, Schimpf et al. 2014). Das postoperative Risiko ist geringer als bei den älteren Methoden, aber vorhanden. Des Weiteren besteht ein Risiko für Dyspareunie. Die traditionelle blasenhalsnahe Schlingenoperation wird nur noch selten durchgeführt.
- **Injektionen** von *bulking agents* (Füllstoffe) wie **Silikon oder Kollagen** zur Unterfütterung der Urethralschleimhaut haben nach 1 bis 2 Jahren Ansprechraten von 50–80 %, langfristig 20–30 % (keine gute Datenlage).
- Ultima Ratio ist die Anlage eines artifiziellen Sphinkters.

Männer

Da es sich bei der Belastungsinkontinenz des Mannes in den meisten Fällen um eine vorübergehende Symptomatik nach Prostataeingriff mit günstigem Spontanverlauf handelt, dienen die therapeutischen Maßnahmen i. d. R. zur Verkürzung der Inkontinenzperiode, die oft als die Lebensqualität stark einschränkend empfunden wird.

- Beckenbodengymnastik ist wirksam, auch Magnetresonanztherapie und Elektrostimulation werden eingesetzt.
- Die medikamentöse Therapie hat eine schwache Evidenz; Duloxetin ist hier nicht zugelassen.
- Bei nach konservativem Behandlungsversuch anhaltender Symptomatik können invasive Therapiemöglichkeiten erwogen werden: Von der Injektion von *bulking agents* wie Polydimethylsiloxan profitieren Männer vor allem früh im Heilungsprozess. Ballonkompression und *male sling* sind weitere Therapiemöglichkeiten. Ultima Ratio ist die Anlage eines artifiziellen Sphinkters.

58.3.2 Dranginkontinenz

Erfolge mit **verhaltenstherapeutischen Ansätzen** auf dem Boden eines Trink- und Miktionsprotokolls hängen entscheidend von der Motivation, Mitarbeit und Kognition der zu behandelnden Person ab:

- Ein Blasentraining (aktive Unterdrückung des Harndrangs und Herauszögern des Toilettengangs) kann zu kurze Miktionsintervalle verlängern.
- „Wasserlassen nach der Uhr" (regelmäßiges Wasserlassen alle 2–3 h) ist eine Möglichkeit insbesondere für Pflegeheimbewohner (keine starke Evidenz).
- Auch ein Versuch, 2 h vor dem Schlafengehen nichts mehr zu trinken, kann erfolgreich sein.

Medikamente spielen in der Praxis bei der Therapie der Dranginkontinenz eine große Rolle, obwohl ihre Wirksamkeit häufig nicht überzeugend ist.

- **Anticholinergika** führen zu einer moderaten Besserung bzgl. der Drang- und Inkontinenzepisoden sowie zu einer Senkung der Miktionsfrequenz. Alle im Handel erhältlichen Substanzen (Darifenacin, Fesoterodin, Desfesoterodinsuccinat, Oxybutynin, Solifenancin, Tolterodin, Trospium, Propiverin) sind signifikant wirksam gegen die Hauptsymptome der Dranginkontinenz (und der hyperaktiven Blase; ➤ Tab. 58.1). Die Wirksamkeit lässt sich 4 bis 6 Wochen nach Einnahmebeginn beurteilen. Mundtrockenheit, Juckreiz und Obstipation sind die häufigsten *Nebenwirkungen* und führen zu vielen Therapieabbrüchen (> 50 % nach 6 Mon.) (Brostrøm und Hallas 2009). Die retardierten Formen haben weniger Nebenwirkungen. Häufige *Kontraindikationen,* insbesondere Engwinkelglaukom und Tachyarrhythmie, müssen beachtet werden! Speziell bei älteren Menschen sollte die Vormedikation auf anticholinerge Nebenwirkungen überprüft werden (z. B. Furosemid, Digoxin, Theophyllin, Nifedipin, Prednisolon, Cimetidin). Die Behandlung mit Anticholinergika stellt einen Risikofaktor für demenzielle Erkrankungen dar (Coupland 2019), dies gilt insbesondere für Oxybutynin. Weitere Kontraindikationen vieler Anticholinergika sind: schwere Colitis ulcerosa, Harnverhaltung mit Restharn, Megakolon, Myasthenia gravis, Prostatahyperplasie mit Restharnbildung, Schwangerschaft und eine Überempfindlichkeit gegenüber dem Wirkstoff (arznei-telegramm).
- Der β_3-Agonist **Mirabegron** ist vergleichbar wirksam wie die Anticholinergika, bei der Anwendung ist aufgrund von *Nebenwirkungen* jedoch Vorsicht geboten. Unter Mirabegron-Therapie wurden schwerwiegende Fälle von Hypertonie und erhöhtem Blutdruck berichtet. *Kontraindikationen* für Mirabegron bestehen bei Patienten mit schwerer, nicht ausreichend eingestellter Hypertonie, definiert als $RR_{syst} \geq 180$ mmHg und/oder $RR_{diast} \geq 110$ mmHg. Der Blutdruck ist vor Beginn der Behandlung zu messen und regelmäßig während der Behandlung zu kontrollieren, insbesondere bei Patienten mit Hypertonie (Rote Hand Brief 4.9.2015).
- Eine vaginale Östriolgabe bei postmenopausalen Frauen mit Harninkontinenz (v. a. Dranginkontinenz) und vulvovaginaler Atrophie soll durchgeführt werden (Female Urinary Incontinence Guideline). **Cave:** Dosierung nach Mammakarzinom.

Bei nach konservativer Therapie andauernden Symptomen oder bei Medikamentenunverträglichkeit kommen auch invasive Behandlungsmöglichkeiten infrage, die allerdings nur in spezialisierten Zentren durchgeführt werden sollten, so etwa die **perkutane Tibianervstimulation** (Verbesserung bis 60 %). Die Injektion von **Botulinumtoxin A** in den M. detrusor vesicae (ca. 65 % Erfolg, erhöhtes Infektionsrisiko) hat eine durchschnittliche Wirkdauer von 9 Monaten. Des Weiteren werden auch Erfolge mit **sakraler Neuromodulation** berichtet (60–90 % Besserung, 30–50 % Heilung).

Tab. 58.1 Übersicht über Anticholinergika bei Dranginkontinenz (orientiert am arznei-telegramm, Ergänzungen aus Gelbe Liste Pharmaindex) Die bereits im Text aufgeführten und für die meisten Anticholinergika geltenden Kontraindikationen (KI) werden hier nicht erneut erwähnt!

Substanz	Dosierung/Wirkungseintritt	Kommentar
Oxybutynin-HCl (z. B. Oxybugamma®)	• *Oral:* – Erw.: anfangs 3 ×/d 2,5 mg, dann 3 ×/d 2,5–5 mg, niedrigste effektive Dosis wählen, ggf. reduzieren ab 65 J. – Kinder ab 5 J. (20 kg KG): gewichtsadaptiert, niedrigste effektive Dosis wählen, einschleichend dosieren • *Extern:* Erw.: 2 ×/Wo. (alle 3–4 Tage) ein 3,9-mg-Pflaster • *Weitere KI:* Darmstenose, gastroösophagealer Reflux bei Hiatushernie, Lungenödem	Mittel der Reserve, ab 65 J. Vorsicht wegen Risiko der Beeinträchtigung kognitiver Fähigkeiten bei oraler Verabreichung, oral aufgrund hohen Nebenwirkungsprofils meiden, transdermale Applikation hat geringere Raten von Mundtrockenheit
Tolterodintartrat (z. B. Detrusitol®)	• *Oral:* 2 × tgl. 2 mg bzw. 1 × tgl. 4 mg Retard, bei eingeschränkter Leber- oder stark eingeschränkter Nierenfunktion bzw. bei schlechter Verträglichkeit 2 ×/d 1 mg oder 1 ×/d 2 mg, gleichzeitige Einnahme starker CYP3A4-Hemmer ist zu vermeiden. • Vorsicht bei gleichzeitiger Einnahme anderer Medikamente, die ebenfalls die QT-Zeit verlängern können, und bei Menschen mit angeborener QT-Zeit-Verlängerung • Einnahme kann unabhängig von den Mahlzeiten erfolgen • Ggf. individuelle (niedrigere) Dosierung suchen	Als Retardpräparat Mittel der Reserve
Propiverinhydrochlorid (z. B. Mictonetten®)	• *Oral:* – Erw.: 3 ×/d 10 mg bzw. (1–)2–3 ×/d 15 mg vor den Mahlzeiten oder 1 ×/d 30–45 mg Retard – Kinder: 2 ×/d 0,4 mg/kg KG, max. 3 ×/d 10 mg oder 2 ×/d 15 mg vor den Mahlzeiten • *Weitere KI:* Darmstenose, Ileus, Lungenödem, Magenatonie, Pollakisurie, Pylorusstenose, Tachyarrhythmie	Variante ohne besonderen Stellenwert
Solifenacinsuccinat (z. B. Belmacina®)	• *Oral:* Erw.: 1 ×/d 5 mg, bei Bedarf auf 1 ×/d 10 mg erhöhen; die Einnahme unzerkaut mit Flüssigkeit kann unabhängig von den Mahlzeiten erfolgen • *KI:* stark eingeschränkte Leberfunktion, schwere Niereninsuffizienz/mäßig eingeschränkte Leberfunktion, die mit einem CYP3A4-Hemmer behandelt werden. • QT-Zeit-Verlängerung möglich • Max. Wirkung frühestens nach 4 Wochen • *Weitere KI:* Hämodialyse, Magen-Darm-Störung	Variante ohne besonderen Stellenwert
Trospiumchlorid (Spasmex®)	• *Oral:* 3 ×/d 10 mg bis 2–3 ×/d 15 mg bzw. 2 ×/d 20 mg, morgens 30 mg und abends 15 mg oder 1 ×/d 60 mg Retard, Einnahme vor einer Mahlzeit mit einem Glas Wasser, reduzierte Dosis bei Niereninsuffizienz, nicht empfohlen bei starker Niereninsuffizienz, kontraindiziert bei Kreatininclearance < 10ml/min. • *Weitere KI:* Darmstenose, Ileus, Morbus Crohn, Lungenödem, Magenatonie, Pylorusstenose, Tachyarrhythmie	Variante ohne besonderen Stellenwert
Darifenacin (Emselex®)	• *Oral:* Erw.: initial 1 ×/d 7,5 mg Retard, ggf. nach 2 Wochen auf 1 ×/d 15 mg erhöhen • Kombination mit starkem CYP3A4-Hemmer meiden • *KI:* schwere Leberinsuffizienz, bei mäßiger Funktionsstörung max. 7,5mg/d, Vorsicht bei leichter Insuffizienz • Während der Einnahme sollte auf Grapefruits u. ä. Lebensmittel verzichtet werden.	Variante ohne besonderen Stellenwert
Fesoterodinfumarat (Toviaz®)	• *Oral:* Erw. (inkl. ältere Patienten): initial 1 ×/d 4 mg mit einem Glas Wasser mit oder ohne Nahrung, ggf. auf 1 ×/d 8 mg erhöhen, max. 8 mg/d; bei gleichzeitiger Einnahme starker CYP3A4-Hemmer max. Dosis 1 ×/d 4 mg; Dosisreduktion bei Nieren- und/oder Leberinsuffizienz • Voller Effekt nach 2–8 Wo., Behandlungserfolg nach 8 Wo. überprüfen • Während der Einnahme sollte auf Grapefruits u. ä. Lebensmittel verzichtet werden.	Variante ohne besonderen Stellenwert
Desfesoterodinsuccinat (Tovedeso®)	• *Oral:* Erw. (inkl. ältere Patienten): initial 1 ×/d 3,5 mg unzerkaut mit 1 Glas Wasser mit oder ohne Nahrung, ggf. auf 1 ×/d 7 mg erhöhen, max. 7 mg/d; bei gleichzeitiger Einnahme starker CYP3A4-Hemmer max. Dosis 1 ×/d 3,5 mg; Dosisreduktion bei Nieren- und/oder Leberinsuffizienz • Voller Effekt nach 2–8 Wo., Behandlungserfolg nach 8 Wo. überprüfen.	Variante ohne besonderen Stellenwert

LITERATUR

Börgermann C, Kaufmann A, Sperling H, et al. Therapie der Belastungsinkontinenz beim Mann. Teil 2 der Serie Inkontinenz. Dtsch Arztebl Int 2010; 107(27): 484–491.

Brostrøm S, Hallas J. Persistence of antimuscarinic drug use. Eur J Clin Pharmacol 2009; 65(3): 309–314.

Coupland CAC, Hill T, Dening T, et al. Anticholinergic drug exposure and the risk of dementia: A nested case-control study. JAMA Intern Med 2019; 179(8): 1084–1093.

Dannecker C, Friese K, Stief C, Bauer R. Harninkontinenz der Frau. Teil 1 der Serie Inkontinenz. Dtsch Arztebl Int 2010; 107(24): 420–426.

Duckett JR, Vella M, Kavalakuntla G, Basu M. Tolerability and efficacy of duloxetine in a nontrial situation. BJOG 2007; 114: 543–547.

Female Urinary Incontinence. Guideline of the DGGG, DEGGG and SGGG (S2k-Level, AWMF Registry No. 015-091, December 2021).

Goepel M, Kirschner-Hermanns R, Welz-Barth A, et al. Harninkontinenz im Alter. Teil 3 der Serie Inkontinenz. Dtsch Arztebl Int 2010; 107(30): 531–536.

Hunskaar S, Lose G, Sykes D, Voss S. The prevalence of urinary incontinence in women in four countries. BJU Int 2004; 93: 324–330.

Naumann G, Aigmüller T, Bader w. et al. Diagnosis and Therapy of Female Urinary Incontinence. Guideline of the DGGG, OEGGG and SGGG: Part 2 with Recommendations on Interventional/Surgical Therapy of Overactive Bladder, Surgical Treatment of Stress Urinary Incontinence and Diagnosis and Therapy of Iatrogenic Urogenital Fistula (January 2022). AWMF-Registernummer 015/091. Geburtshilfe Frauenheilkd. 2023 20;83(4): 410–436.

Niederstadt C, Gaber E. Gesundheitsberichterstattung des Bundes. Heft 39: Harninkontinenz. Berlin: Robert Koch-Institut 2007; www.gbe-bund.de/pdf/Heft_39_und_Wertetabellen.pdf (letzter Zugriff: 29.3.2024).

SYSTEMATISCHE REVIEWS

Dumoulin C, Cacciari LP, Hay-Smith EJC. Pelvic floor muscle training versus no treatment, or inactive control treatments, for urinary incontinence in women. Cochrane Database Syst Rev 2018; 10: CD005654.

Ford AA, Rogerson L, Cody JD, et al. Mid-urethral sling operations for stress urinary incontinence in women. Cochrane Database Syst Rev 2017; 7: CD006375.

Imamura M, Williams K, Wells M, McGrother C. Lifestyle interventions for the treatment of urinary incontinence in adults. Cochrane Database Syst Rev 2015; 12: CD003505.

Lukacz ES, Santiago-Lastra Y, Albo ME, Brubaker L. Urinary incontinence in women: A review. JAMA 2017; 318(16): 1592–1604.

Roxburgh C, Cook J, Dublin N. Anticholinergic drugs versus other medications for overactive bladder syndrome in adults. Cochrane Database Syst Rev 2007; 4: CD003190.

Schimpf MO, Rahn DD, Wheeler TL, et al.; Society of Gynecologic Surgeons Systematic Review Group. Sling surgery for stress urinary incontinence in women: A systematic review and metaanalysis. Am J Obstet Gynecol 2014; 211(1): 71.e1–71.e27.

KAPITEL

59 Sexuell übertragbare Krankheiten

Jeannine Schübel, Karen Voigt

59.1 Definition und Epidemiologie

Der Hausarzt hat als Primärversorger, parallel zu anderen Fachärzten und zum öffentlichen Gesundheitsdienst (ÖGD), eine wichtige Rolle für den niedrigschwelligen Zugang zu Prävention, Beratung, Früherkennung/Diagnostik und Behandlung von sexuell übertragbaren Erkrankungen (*sexually transmitted infections,* STI). Da STI oft symptomlos verlaufen, können Hausärzte bei der Abklärung anderweitiger Beratungsanlässe vorhandene Risikosituationen für STI Infektionen abklären und durch frühzeitige Diagnostik und Behandlung Folgeschäden vorbeugen. Sie haben zudem einen primärpräventiven Versorgungsauftrag und können im Rahmen der medizinischen Versorgung und Vorsorgeuntersuchungen Patienten für STI und deren Vermeidung sensibilisieren. Ein Großteil der STI ist vermeidbar (Fuchs und Brockmeyer 2014); Aufklärung, Präventionsberatung und niedrigschwellige Testungsangebote sind dafür notwendige Maßnahmen.

Seit einigen Jahren steigen die Inzidenzen vieler STI in Deutschland an. Die meldepflichtigen STI sind in ➤ Tab. 59.1 gelistet. Chlamydieninfektionen und Gonorrhö waren 2022 nur im Bundesland Sachsen meldepflichtig.

Insgesamt gibt es über 30 verschiedene STI. In Deutschland sind – abgesehen von den genannten meldepflichtigen STI – folgende relevant:

- **Infektion mit humanen Papillomviren (HPV):** geschätzte Punktprävalenz (Pap-Test) bei Frauen mit unauffälliger Zytologie: 7,4 %, davon 3,2 % mit HPV-16 oder -18 (für 76,5 % der invasiven Zervixkarzinome ursächlich); zu Prävalenzen bei Männern liegen keine aktuellen aussagekräftigen Daten vor (➤ Kap. 5)
- **Feigwarzen, Genitalwarzen (Condylomata acuminata):** bei 90 % durch HPV-6 oder -11, Prävalenz ca. 1 % der sexuell aktiven Bevölkerung zwischen 15 und 45 Jahre
- **Herpes genitalis (Herpes-simplex-Virus [HSV] 1 oder 2):** Seroprävalenz bei HSV1: 78,7 % (F: 82,0 vs. M: 75,4 %), altersabhängig: 46,8 % bei 18- bis 24-Jährigen vs. 91,9 % bei ≥ 65-Jährigen und Seroprävalenz bei HSV2: 9,4 % (F: 11,7 vs. M: 7,2 %), altersabhängig: 1,6 % bei 18- bis 24-Jährigen vs. 11,7 % bei ≥ 65-Jährigen
- **Epizoonose durch Filzläuse (Pediculosis pubis):** keine Prävalenzdaten bekannt
- **Epizoonose durch Kratzmilben (Skabies):** Prävalenz < 1 %
- **Genitalpilzinfektionen (Candidose):** 75 % Lebenszeitprävalenz bei Frauen

Bei allen STI ist von einer hohen Dunkelziffer bereits infizierter Menschen auszugehen – einerseits aufgrund z. T. langer symptomfreier Latenzzeiten oder symptomfreier Infektionsverläufe, andererseits aufgrund fehlender oder eingeschränkter Zugänge zum medizinischen Versorgungssystem. Das Ausmaß des Nichtwissens um STI, deren Folgen und Möglichkeiten der Verhütung ist in der deutschen Bevölkerung groß (Corsten und von Rüden 2013).

Tab. 59.1 Jahresinzidenzen 2020/2021 (pro 100.000 Einwohner) meldepflichtiger STI in Deutschland (RKI 2021, Landesuntersuchungsanstalt Sachsen 2022)

Erkrankung	Gesamt	Männlich	Weiblich
Hepatitis A	0,7	0,6	0,7
Hepatitis B	8,3	9,4	6,8
Hepatitis C	5,5	7,7	3,2
HIV-Infektion	3,0	4,6	1,3
Syphilis (Lues)	8,9	16,8	1,1
Infektion mit Chlamydia trachomatis*	94,8	K.A.	K.A.
Gonorrhö (Tripper)*	27,8	K.A.	K.A.
Neu: Affenpocken (Mpox)	Im Mai 2022 erster Fall in Deutschland, bis Januar 2023 wurden in Deutschland etwa 3.700 Fälle an das RKI gemeldet		

K.A. = keine Angaben
* Meldepflicht nur für Sachsen, Bericht 2022, Bezugszeitraum: 2021
Anmerkung: Da die Angaben in den Bezugszeitraum 2020/2021 der COVID-19-Pandemie fallen, in deren Kontext vorübergehend die Inanspruchnahmen von Versorgungseinrichtungen/-leistungen eingeschränkt waren, kann eine Unterschätzung der Inzidenzen nicht ausgeschlossen werden.

59.2 Ansprechen der Thematik

Themen aus dem Bereich Sexualität und STI sollten im hausärztlichen Gespräch mit potenziell sexuell aktiven Patienten nicht vermieden werden. Bereits bei der Erstanamnese können Fragen zur sexuellen Gesundheit abgeklärt werden. Liegt kein symptom- oder risikobedingter STI-Beratungsanlass vor, kann sexuelle Gesundheit im Rahmen präventiver Beratungen, z. B. bei Vorsorgeuntersuchungen, thematisiert werden.

MERKE

Problem der Tabuisierung der Themen Sexualität und STI

Im hausärztlichen Versorgungsalltag bestehen große Handlungsunsicherheiten, was die Patientenversorgung und Prävention erschwert und z. T. sogar komplett verhindert. STI-bezogene Aufklärung und Versorgung werden häufig durch patienten- und arztseitige Tabuisierung des Themas Sexualität erschwert und gehen z. T. auch mit Stigmatisierung (z. B. als promiskuitive Person bei HIV-Diagnose) einher.

Hausärzte berichten über aufgrund von Scham, Angst und Unsicherheit im Umgang mit STI bestehende Defizite in der Beratungskompetenz, die grundlegende Barrieren für die STI-Prävention und -Behandlung darstellen (Voigt et al. 2017, Regus et al. 2013).

59.3 Primärprävention

Die Beratung zur Prävention von STI gehört zum hausärztlichen Aufgabenfeld. Bereits kurze Beratungsgespräche durch den Hausarzt können Patienten z. B. zur Kondomnutzung motivieren, um STI-Neuerkrankungen zu vermeiden (Kamb et al. 1998). Insbesondere jüngere Patienten (18–25 Jahre) stehen Gesprächen mit ihrem Hausarzt über sexuelle Orientierung/Partner und sicheren Sex offen gegenüber. Dies ist insofern relevant, als der Hausarzt bei jungen Erwachsenen (nach dem Wechsel vom Kinderarzt) meist neuer primärmedizinisch betreuender Arzt ist und sexuell aktive Menschen < 25 Jahre als Risikogruppe für viele STI gelten (Meyers et al. 2008).

59.3.1 Beratung zu Möglichkeiten der STI-Prävention

Grundlage der Vermeidung einer Übertragung von STI bildet die (auf die individuellen Bedarfe angepasste) Information und Aufklärung der Patienten zu Sexualität und damit möglicherweise verbundenen Risiken. Als **Risikofaktoren** für Infektion bzw. Übertragung gelten allgemein:

- Ungeschützte sexuelle Kontakte
- Häufig wechselnde Sexualpartner (≥ 2 in den letzten 12 Monaten)
- Unzureichende Körperhygiene (vor allem bei Epizoonosen)

Im Beratungsgespräch sollte daher vor allem auf entsprechende Verhaltensmaßnahmen, Sexualhygiene und mögliche Schutzmaßnahmen (z. B. Kondomnutzung) fokussiert werden (Mon Kyaw Soe et al. 2018).

59.3.2 Impfpräventable STI

Die Überprüfung des Impfstatus und die Beratung zu Möglichkeiten der STI-Prävention durch Impfungen sind wichtiger Bestandteil der hausärztlichen Möglichkeiten zur Vermeidung der Ausbreitung von STI. Besprochen werden sollten Impfungen gegen (STIKO-Impfempfehlungen 2023):

- **Hepatitis A:** Indikationsimpfung für Personen mit einem Sexualverhalten mit hoher Infektionsgefährdung (speziell bei oral-analen Praktiken)
- **Hepatitis B:** (sofern als Kind/Jugendlicher nicht geimpft) Indikationsimpfung für Erwachsene mit hoher Infektionsgefährdung (u. a. auch für Personen mit riskantem Sexualverhalten sowie Personen, bei denen ein schwerer Verlauf einer Hepatitis-B-Erkrankung zu erwarten ist [z. B. HIV-Positive, Hepatitis-C-Positive])
- **HPV:** Standardimpfung nach STIKO für alle Mädchen und Jungen im Alter von 9 bis 14 Jahren bzw. spätestens bis zum Alter von 17 Jahren

- **Affenpocken:** Indikationsimpfung für Personen mit einem Sexualverhalten mit hoher Infektionsgefährdung (derzeit Männer ≥ 18 Jahre, die Sex mit Männern haben mit häufigen Partnerwechseln)

Impfschemata: ➤ Kap. 8.3

59.4 Diagnostische Strategie und Differenzialdiagnose

Eine weitere Herausforderung besteht in der unspezifischen Symptomatik sexuell übertragbarer Erkrankungen, die auch mit anderen Krankheiten assoziiert sein kann. Bei fehlender Sensibilisierung für STI und deren Symptome können diese leicht übersehen bzw. erst in fortgeschrittenen Krankheitsstadien diagnostiziert werden (Spornraft-Ragaller et al. 2013). Als Folgen sind schwere Komplikationen (z. B. Unfruchtbarkeit, neurologische Schäden) und Lebensqualitätseinbußen bei Patienten, STI-Epidemien in der Bevölkerung und damit verbunden hohe Kosten für das Gesundheitssystem nachgewiesen.

59.4.1 Asymptomatische Patienten

Bis zu 90 % der STI verlaufen asymptomatisch (Kent et al. 2005, Kissinger 2015). Um eine Verbreitung der Infektionen zu verhindern, ist es daher unter bestimmten Bedingungen sinnvoll, eine STI-Diagnostik durchzuführen, auch wenn der Patient keine Beschwerden beklagt.

Risikofaktoren für eine Ansteckung (➤ Kap. 59.3.1) können im Rahmen der Sexualanamnese erfragt werden und sind auch Anlass, dass Patienten eine Abklärung auf STI wünschen. Weitere Konstellationen, bei denen eine STI-Diagnostik indiziert ist, können z. B. sein:

- V. a. oder gesicherte STI-Diagnose bei Partner(in)
- Männer, die Sex mit Männern haben (MSM)
- Sexarbeiter(innen)
- Konsum von Alkohol und/oder illegalen Drogen, Stimulanzien mit oder ohne Kontrollverlust
- Erzwungene sexuelle Kontakte, sexuelle Gewalt
- Beratung zu Notfallkontrazeption

59.4.2 Symptomatische Patienten

Symptombezogene Beratungsanlässe, welche die Abklärung auf eine etwaige STI erfordern, sind meist unspezifisch, weswegen jeder weiteren Diagnostik immer ein ausführliches Gespräch vorangehen muss. Solche Beratungsanlässe können sein:

- Ungewöhnlicher Ausfluss genital oder rektal
- Zwischenblutungen
- Juckreiz, Exanthem, Hautrötungen im Intimbereich
- Lymphknotenschwellung im Hals- und/oder Leistenbereich
- Schluckbeschwerden
- (Schleim-)Hautveränderungen mit Bläschen, Warzen, Ulzera
- Schwellungen im Intimbereich, Unterbauchschmerzen mit und ohne Dyspareunie
- Dysurie, Pollakisurie
- Fieber, Verschlechterung des Allgemeinzustands unklarer Genese

MERKE

Häufige Beratungsanlässe mit seltenem STI-Zusammenhang

Dysurie, Pollakisurie und auch *Schluckbeschwerden* sind häufige hausärztliche Beratungsanlässe, denen in den meisten Fällen typische, gewohnte Ursachen zugrunde liegen und bei denen daher das Risiko groß ist, eine STI zu übersehen. Es ist daher sinnvoll, bei den genannten Beratungsanlässen entsprechende Hinweise oder Risiken routinemäßig im Anamnesegespräch mit abzufragen und bei Unsicherheiten ggf. die klinische Untersuchung entsprechend anzupassen.

59.4.3 Klinische Untersuchung

Die klinische Untersuchung bei Verdacht auf STI richtet sich im Umfang nach dem Geschlecht, den berichteten Symptomen und den o. g. Risikofaktoren (sexuelle Praktiken, Anzahl Sexualpartner).

Die hausärztliche Untersuchung umfasst:

- Bei Frauen:
  - Inspektion von Vulva, Perineum und Perianalregion
  - Palpation der Leisten- und ggf. Halslymphknoten
  - Ggf. rektale Untersuchung
  - Inspektion von Mund, Rachen, Haut
- Bei Männern:
  - Inspektion von Penis (nach Retraktion des Präputiums), Skrotum, Perianalregion
  - Palpation der Leisten-/ggf. Halslymphknoten und des Skrotums
  - Ggf. rektale Untersuchung
  - Inspektion von Mund, Rachen, Haut
- Bei klinischem V. a. eine Infektion mit *Herpes simplex*, HPV, Skabies, Filzläusen oder Candidose kann auch ohne eine diese Diagnosen betreffende weiterführende Diagnostik eine entsprechende Therapie (➤ Kap. 59.5) eingeleitet werden.

MERKE

Koinfektionen

Bei Vorliegen von Erkrankungen mit spezifischer Klinik (➤ Kap. 59.4.2) sollten mögliche Koinfektionen mit dem Patienten besprochen und ggf. diagnostisch abgeklärt werden (➤ Tab. 59.2).

59.4.4 Labordiagnostik

Ist der Patient beschwerdefrei und ergibt die klinische Untersuchung keine Auffälligkeiten, können einige Infektionen noch nicht sicher ausgeschlossen werden. Abgeklärt werden muss über weiterführende Untersuchungen eine Infektion mit:

- Chlamydien
- HIV
- *Neisseria gonorrhoeae*
- *Treponema pallidum*

59

Tab. 59.2 Test und Zeitpunkt nach letztem ungeschütztem Sexualkontakt für zuverlässige Testergebnisse

Erreger	Test	Wann
Chlamydia trachomatis, Neisseria gonorrhoeae	• ♂: PCR (NAAT) aus Erststrahlurin • ♀: PCR (NAAT) aus Vaginalabstrich • Ggf. PCR aus Urethral-/Rektum-/Pharyngealabstrich	Frühestens nach 1 Wo.
HIV	Serologie (p24-Ag/Anti-HIV)	Frühestens nach 8 Wo.
Treponema pallidum	TPHA (Suchtest)	Frühestens nach 3 Wo.
Hepatitis-B-Virus (HBV)	Serologie (HBs-Ag)	Frühestens nach 2 Mon.
Hepatitis-C-Virus (HCV)	Serologie (Anti-HCV)	Frühestens nach 6 Wo.

- Hepatitis B (je nach Impfstatus)
- Hepatitis C

Vor der Durchführung spezieller Abstriche und/oder serologischer Tests muss im Gespräch geklärt werden, wann der letzte ungeschützte Sexualkontakt stattgefunden hat. Eine Orientierung, welche Testungen nach welcher Zeit bei den verschiedenen Erkrankungen zuverlässige Ergebnisse liefern, gibt ➤ Tab. 59.2.

Einige Beschwerden und klinische Untersuchungsergebnisse weisen auf spezifische Infektionen hin. In diesen Fällen wird die entsprechende abklärende Diagnostik gezielt durchgeführt (➤ Tab. 59.3).

MERKE

Meldepflicht

Namentliche Meldepflicht durch den Arzt besteht bei STI deutschlandweit nur für Krankheitsverdacht, Erkrankung und Tod durch akute **Virushepatitiden und Affenpocken.** Nicht namentliche Meldungen erfolgen deutschlandweit durch das Labor bei Erregernachweis von **HIV** und *Treponema pallidum.*

Budgetfreie Ausnahmeindikation

Die Veranlassung mikrobiologischer, virologischer oder infektionsimmunologischer Untersuchungen aufgrund des Verdachts auf eine meldepflichtige Erkrankung kann durch Anwendung der EBM-Ausnahmekennziffer **32006** budgetfrei erfolgen (Stand 2023).

59.5 Therapie

TIPP

Die Deutsche STI-Gesellschaft veröffentlicht regelmäßig aktuelle Empfehlungen zur Therapie sexuell übertragbarer Erkrankungen, die kostenlos im Internet zur Verfügung stehen:

www.dstig.de/DSTIG-Leitfaden_Auflage_04_2023-2024.pdf

59.5.1 Standardtherapien in der Hausarztpraxis

Die Standardtherapien der häufigsten STI, die in der Hausarztpraxis eingeleitet werden können, sind in ➤ Tab. 59.4 zusammengefasst.

59.5.2 Partnertherapie

Zur Durchbrechung der Infektionskette sowie zur Verhinderung von Reinfektionen und Rezidiven hat bei STI auch die Partnertherapie einen hohen Stellenwert. Dazu können über die betroffenen Patienten (Indexpersonen) Medikamente oder ein Rezept an Kontaktpersonen weitergegeben werden (➤ Abb. 59.1). Eine Untersuchung der Kontaktpersonen ist dabei nicht erforderlich, wenn passende klinische Symptome vorhanden sind, anamnestisch von einem Risiko der Infektion auszugehen ist und/oder eine Untersuchung verweigert wird.

59.5.3 Schnittstellen

Vor allem bei Erkrankungen mit (möglicherweise) chronischem Verlauf sollte eine Anbindung an einen Spezialisten (Infektiologie, Haut- und Geschlechtskrankheiten) erfolgen. Dies betrifft vor allem folgende Erkrankungen:

- HIV-Infektion
- Hepatitis B und C
- Gonorrhö

Tab. 59.3 Spezifische Symptome von STI und gezielte Diagnostikmethode

Symptom	Hinweise	Erreger	Test
Ulcus durum	• Syphilitischer Primäraffekt: erst derber kleiner Knoten, dann schmerzloses Ulkus mit scharfem, wallartigem Rand • Spontane Abheilung nach 4–6 Wo.	*Treponema pallidum*	PCR (NAAT) aus Abstrich der Epithelläsion
Urethraler Ausfluss (♂)	Aufgrund zunehmender Resistenzentwicklungen: Direktzuweisung zum Facharzt für Infektiologie bzw. für Haut- und Geschlechtskrankheiten	*Neisseria gonorrhoeae*	• PCR (NAAT) aus Urethralabstrich • Kultur (vor Einleitung kalkulierter Therapie)
Ulzerierende Haut- und Schleimhautläsionen	Randbetonte, z. T. polymorphe Läsionen, am häufigsten im Bereich der äußeren Genitale, der Analregion und der Mundschleimhaut	Affenpockenvirus	PCR aus Läsion oder Vesikelflüssigkeit

PCR = *polymerase chain reaction;* NAAT = *nucleic acid amplification test*

Tab. 59.4 Medikamentöse Standardtherapien von STI bei Erwachsenen in der Hausarztpraxis

Erkrankung	Therapie	Therapiekontrolle
Hepatitis A	Symptomatisch	Keine
Syphilis (Frühsyphilis, < 1 Jahr nach Infektion)	Benzathin-Penicillin G 2,4 Mio. i. m. einmalig (gluteal li./re. je 1,2 Mio. IE)	Klinische Kontrolle und Serologie nach 3, 6, 9 und 12 Mon.
Infektion mit *Chlamydia trachomatis*	• Doxycyclin 100 mg p. o. 2 ×/d für 7 d • Stillende: Azithromycin 1,5 g p. o. einmalig	PCR (NAAT) nach 6 Wo.
Gonorrhö	Ceftriaxon 1–2 g i. v./i. m. einmalig plus Azithromycin 1,5 g p. o. einmalig	Bei persistierenden Symptomen Kultur nach 3–7 d, sonst PCR (NAAT) nach 2 Wo.
Herpes genitalis (Primärinfektion)	Aciclovir 400 mg p. o. 3 ×/d für 7–10 d	Keine
Feigwarzen	Imiquimod 5 % Creme 3 ×/Wo., bis zu 16 Wo.	Keine
Filzläuse	Permethrin Creme 5 % 1 ×, Einwirkzeit 10 min	Keine
Skabies	Permethrin Creme 5 % 1 × zur Lokaltherapie über mind. 8 h, Therapiewiederholung ggf. nach 14 d	Keine
Candidose	• ♀: Clotrimazol 200 mg Vaginaltabletten 1×/d abends für 3 d • ♂: Clotrimazol Creme 2 ×/d für 7 d	Keine
Affenpocken	I. d. R. symptomatisch, bei schweren Verläufen spezifische Therapie durch Spezialisten	Keine, Isolation bei schweren Hautveränderungen an nicht bedeckten Körperarealen

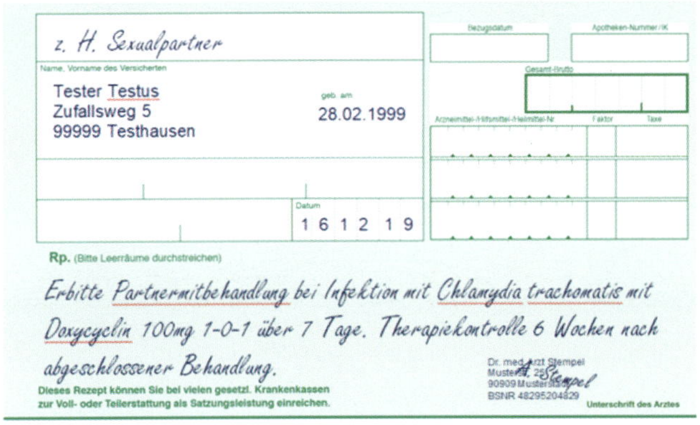
z. H. Sexualpartner
Name, Vorname des Versicherten
Tester Testus
Zufallsweg 5
99999 Testhausen
geb. am 28.02.1999
Datum 1 6 1 2 1 9
Rp. (Bitte Leerräume durchstreichen)
Erbitte Partnermitbehandlung bei Infektion mit Chlamydia trachomatis mit Doxycyclin 100mg 1-0-1 über 7 Tage. Therapiekontrolle 6 Wochen nach abgeschlossener Behandlung.
Dieses Rezept können Sie bei vielen gesetzl. Krankenkassen zur Voll- oder Teilerstattung als Satzungsleistung einreichen.
Dr. med. Arzt Stempel
Unterschrift des Arztes

Abb. 59.1 Beispielrezept Partnertherapie [V492]

- Syphilis, vor allem bei unbekanntem Infektionszeitpunkt, Spätsyphilis (ab Sekundärstadium [> 1 Jahr] hohes Risiko einer Jarisch-Herxheimer-Reaktion bei Antibiotikagabe)

Bei Verdacht auf oder Nachweis von STI bei Schwangeren empfiehlt sich eine gynäkologische und ggf. auch infektiologische oder dermatologische Mitbetreuung der Patientinnen.

LEITLINIEN

- Eine Liste der in Zusammenarbeit mit der Arbeitsgemeinschaft der Wissenschaftlichen Medizinischen Fachgesellschaften (AWMF) publizierten Leitlinien der DSTIG findet sich unter:

https://www.dstig.de/leitlinien

- S3-Leitlinie „Epidemiologie, Diagnostik, Therapie, Prävention und Management unkomplizierter, bakterieller, ambulant erworbener Harnwegsinfektionen bei erwachsenen Patienten". AWMF-Registernummer 043-044:

https://register.awmf.org/de/leitlinien/detail/043-044

LITERATUR

Corsten C, von Rüden U. Prävention sexuell übertragbarer Infektionen (STI) in Deutschland. Bundesgesundheitsbl – Gesundheitsforsch – Gesundheitsschutz 2013; 56(2): 262–268.

Fuchs W, Brockmeyer NH. Sexuell übertragbare Infektionen. JDDG 2014; 12(6): 451–465; https://onlinelibrary.wiley.com/doi/full/10.1111/ddg.12310_suppl (letzter Zugriff: 29.3.2024).

Kamb ML, Fishbein M, Douglas Jr JM et al. Efficacy of risk-reduction counseling to prevent human immunodeficiency virus and sexually transmitted diseases: A randomized controlled trial. JAMA 1998; 280(13): 1161–1167.

Kent CK, Chaw JK, Wong W et al. Prevalence of rectal, urethral, and pharyngeal chlamydia and gonorrhea detected in 2 clinical settings among men who have sex with men: San Francisco, California, 2003. Clin Infect Dis 2005; 41(1): 67–74.

Kissinger P. Trichomonas vaginalis: A review of epidemiologic, clinical and treatment issues. BMC Infect Dis 2015; 15(1): 307.

Meyers D, Wolff T, Gregory K et al. USPSTF recommendations for STI screening. Am Fam Physician 2008; 77(6): 819–824.

Regus S, Bockelbrink A, Braun V, Heintze C. Präventive Beratung: Selbsteinschätzungen Brandenburger Hausärzte. Gesundheitswesen 2013; 75(8–9): 515–520.

Robert Koch-Institut (RKI). Infektionsepidemiologisches Jahrbuch meldepflichtiger Krankheiten für 2020. Berlin: RKI 2021.

Sächsisches Ministerium für Gesundheit und Soziales. Jahresbericht 2018 der Landesuntersuchungsanstalt für das Gesundheits- und Veterinärwesen Sachsen (LUA). Dresden 2019.

Spornraft-Ragaller P, Boashie U, Stephan V, Schmitt J. Analysis of risk factors for late presentation in a cohort of HIV-infected patients in Dresden: Positive serology for syphilis in MSM is a determinant for earlier HIV diagnosis. Infection 2013; 41(6): 1145–1155.

Voigt K, Schübel J, Spornraft-Ragaller P et al. Sexuell übertragbare Infektionen – Thema für die Hausarztpraxis? Z Allg Med 2017; 93(3): 32–38.

SYSTEMATISCHER REVIEW

Mon Kyaw Soe N, Bird Y, Schwandt M, Moraros J. STI health disparities: A systematic review and meta-analysis of the effectiveness of preventive interventions in educational settings. Int J Environ Res Public Health 2018; 15 (12): 2819.

KAPITEL

60 Genetische Erkrankungen

Freya Sophia Reusch, Jost Steinhäuser

60.1 Definition und Epidemiologie

Allgemeinärzte versorgen auch Patienten mit Erkrankungen mit genetischem Hintergrund. Die Betrachtung des Patienten im Kontext seiner Familie stellt dabei eine wesentliche Aufgabe dar. Die Kompetenz, genetisch (mit-)bedingte Erkrankungen im Rahmen der Familienanamnese und der körperlichen Untersuchung zu erkennen sowie ggf. Ergebnisse eines Gentests mit dem Patienten zu besprechen, werden mit dem Fortschritt der Genomanalyse zunehmend auch in den hausärztlichen Arbeitsalltag treten. Daher steht der Hausarzt schnell im Zentrum des Spannungsfelds zwischen einer frühzeitigen Diagnosestellung als Voraussetzung für die Möglichkeit einer rechtzeitigen Einleitung von Präventionsmaßnahmen, wie es z. B. im Rahmen von Krebserkrankungen der Fall sein kann, und der Gefahr von Überversorgung bzw. dem Schüren von Ängsten.

Genetische und genetisch mitbedingte Erkrankungen machen 80 % der seltenen Erkrankungen aus. Diese können monogen, chromosomal oder multifaktoriell bedingt sein. Rund 10 % der Bevölkerung haben eine seltene Krankheit. Daher ist davon auszugehen, dass im Patientenkollektiv eines jeden Hausarztes etwa 1 von 20 Menschen von einer Erkrankung mit genetischem Hintergrund betroffen ist.

MERKE
Allgemeinärzte nehmen durch die generationsübergreifende und longitudinale Versorgung ihrer Patienten eine Schlüsselrolle beim Erkennen von genetischen Erkrankungen ein. Zudem werden sie zunehmend mit Testergebnissen genetischer Diagnostik konfrontiert sein, deren Interpretation dem Patienten Schwierigkeiten bereitet.

60.2 Diagnostische Strategie

60.2.1 Die Arztsicht

Ein Schlüssel zum Erkennen von genetischen Zusammenhängen ist die **Familienanamnese,** die mindestens drei Generationen umfassen sollte (➤ Box 60.1). Hierzu hat sich das Erstellen eines **Genogramms** bewährt. Dabei werden neben dem Geschlecht und ggf. dem Herkunftsland z. B. auch Herz-Kreislauf-Erkrankungen, Diabetes, Asthma, Morbus Alzheimer, psychische Erkrankungen oder familiäre Krebserkrankungen (z. B. Mamma-, Ovarial-, Kolorektalkarzinome oder Melanome) von Verwandten ersten und zweiten Grades eingetragen. Zumindest bei Erstgradverwandten werden auch das Erkrankungsalter bzw. der Diagnosezeitpunkt sowie ggf. das Todesalter und die Todesursache notiert. Hinweise auf soziale Beziehungen der Personen untereinander sowie Berufsbilder können ggf. ergänzt werden.

MERKE
Bei einem Genogramm sollte neben der Anzahl der Geburten auch die Anzahl der Fehlgeburten dokumentiert werden, da diese ggf. Hinweise auf z. B. bestehende Gerinnungsstörungen geben können.

So entsteht ein Bild, bei dem sich Zusammenhänge erkennen lassen, auf die in der langfristigen Betreuung der Patienten ein besonderes Augenmerk gelegt werden sollte (➤ Abb. 60.1).

Box 60.1

Vorschläge zur ergänzenden Familienanamnese

- Venenthrombosen vor dem 50. Lj. oder an atypischer Lokalisation (z. B. obere Extremität/Abdominalgefäße)?
- Wiederholt Totgeburten oder (Spontan-)Aborte in der Familie oder beim Patienten selbst?
- Myokardinfarkt bei Verwandten ersten Grades vor dem 50. Lj. bzw. Verwandten zweiten Grades vor dem 60. Lj.?
- Diabetes mellitus Typ 1 oder 2 bei Verwandten ersten oder zweiten Grades?
- Diabetes mellitus mit Beginn vor dem 25. Lj. ohne Adipositas und ohne Nachweis von Antikörpern?
- Hautkrebs bei Verwandten ersten oder zweiten Grades vor dem 40. Lj.?
- Auftreten von Darmkrebs oder einer Krebserkrankung der unten genannten Organe* in der Familie, insbesondere vor dem 50. Lj.?
- Prostatakarzinom bei nahen männlichen Verwandten vor dem 60. Lj.?
- Auftreten von Mamma- und/oder Ovarialkarzinom bei Verwandten ersten oder zweiten Grades?

*Tumoren im Bereich von Kolon/Rektum, Endometrium, Magen, Ovarien, Pankreas, Ureter oder Nierenbecken, Gallengang, Dünndarm und Gehirn sowie Talgdrüsenadenome und Keratoakanthome

Sollten sich aus der Anamnese Hinweise auf eine mögliche genetische Komponente ergeben, ist eine gezielte weiterführende Anamnese (➤ Tab. 60.1, ➤ Tab. 60.2, ➤ Tab. 60.3) sinnvoll.

60.2.2 Die Patientenperspektive

Der Patient wird zunehmend mit einem Markt konfrontiert, der Leistungen anbietet, mit deren Ergebnissen der Patient häufig allein gelassen wird. Dies verlangt vom Hausarzt die Kompetenz, genetische Testergebnisse, z. B. bei Fragen rund um die Themen Demenz und Morbus Parkinson, einzuordnen. So hat etwa 1 % der „Early-Onset"-Alzheimer-Erkrankungen einen genetischen Hintergrund, bei Morbus Parkinson sind es 10–30 %.

Risiken müssen an dieser Stelle verständlich und evidenzbasiert kommuniziert werden. Hierzu müssen dem Arzt die Unterschiede zwischen absoluten und relativen Risikodarstellungen bekannt sein. Zudem sind die Sensitivität und Spezifität des jeweiligen Tests sowie die Prävalenz der gesuchten Erkrankung wichtige Parameter (➤ Kap. 4). So können Aussagen über positive bzw. negative prädiktive Werte des Tests gemacht werden. Vor- und Nachteile eines frühen Erkennens von Erkrankungen werden ebenfalls thematisiert werden müssen (**cave:** Vorlaufzeit- oder Überdiagnosebias).

60.3 Management von Patienten mit Verdacht auf eine genetisch bedingte Erkrankung

60.3.1 Monogene Erkrankungen

➤ Tab. 60.1 gibt eine Übersicht über ausgewählte monogenetische Krankheitsbilder, die definitionsgemäß nur durch ein einzelnes Gen

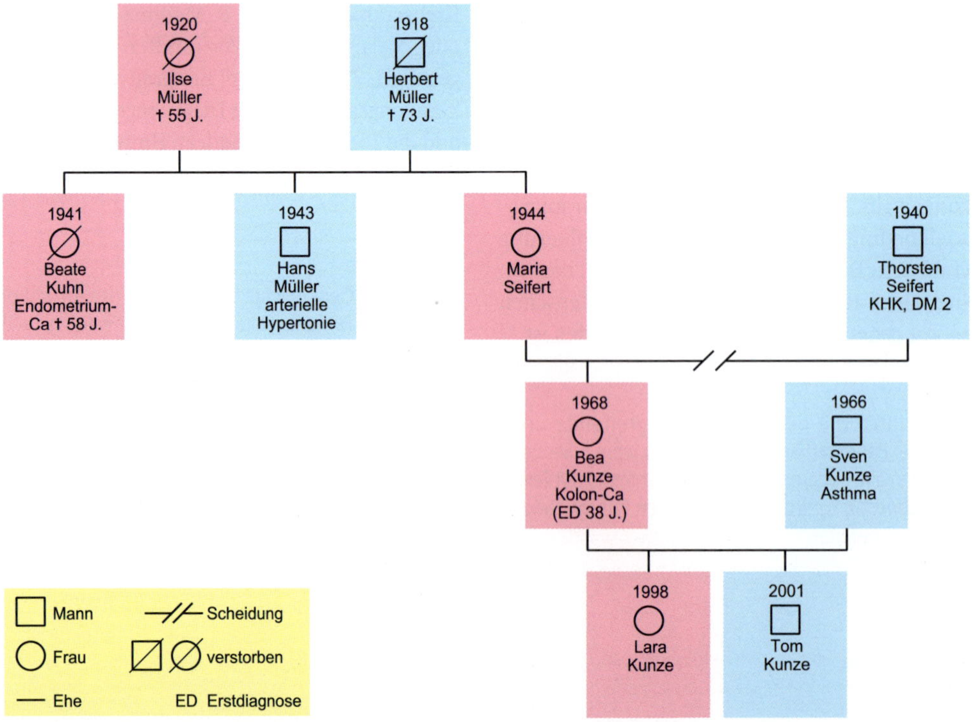

Abb. 60.1 Beispiel zur Erstellung eines Genogramms [L141]

Tab. 60.1 Monogene Erkrankungen (ausgesuchte Beispiele)

Diagnostische Hinweise	Cave und Prozedere
Hereditäre Thrombophilie – autosomal-dominant	
Patienten und Familienanamnese: • TVT vor dem 50. Lj. • Spontane Thrombose ohne Risikofaktoren • Rezidivierende Thrombosen • Thrombose an atypischen Lokalisationen (z. B. Abdominalvenen, obere Extremität, ZNS) • Totgeburten oder Aborte **Prävalenz in der Normalbevölkerung** • APC-Resistenz (homozygot ca. 5 %, heterozygot < 1 %) • Faktor-VIII-Erhöhung ca. 5 % • Prothrombin-Mutation ca. 3 % • Protein-C- oder -S-Mangel bis 1 % • Andere < 1 %	Weiterführende Diagnostik zur Differenzierung einer Thrombophilie einleiten, ggf. Vorstellung in der Gerinnungsambulanz, ggf. Anbindung an ein genetisches Zentrum
Hereditäre Hämochromatose – meist autosomal-rezessiv	
• Mittleres Erkrankungsalter zwischen 30. und 60. Lj. • Typische symmetrische Arthropathie der Metakarpophalangealgelenke II und III • Müdigkeit, Abgeschlagenheit, Hepatomegalie, Leberfibrose/-zirrhose • Diabetes mellitus • Kardiomyopathie/Herzrhythmusstörungen • Bronzefarbene Hyperpigmentierungen • Hodenatrophie, Libidoverlust, Impotenz **Prävalenz:** 1 : 1.000	• Frühe Diagnosestellung geht mit einer normalen Lebenserwartung einher! • HFE-(High-Fe-)Gentest oder Überweisung zum Gastroenterologen, sofern: – Transferrinsättigung > 45 % und wiederholt Ferritin > 250 µg/l (prämenopausal) oder – > 300 µg/l (Männer bzw. postmenopausal), beachte DD Ferritin als Akute-Phase-Protein! • Ggf. kardiologische Anbindung
Familiäre Hypercholesterinämie (FH; ➤ Kap. 62)	
Familienanamnese: • Erhöhtes Cholesterin ggf. bereits im Jugendalter • Erhöhtes Risiko kardiovaskulärer Ereignisse (endotheliale Dysfunktion!) • KHK mit frühem Erkrankungsalter (Frauen < 60 J., Männer < 55 J.) **Autosomal-dominanter Erbgang, heterozygoter LDL-Rezeptor-Defekt:** • Arterioskleroserisiko sehr hoch • Xanthelasmen • Tendinöse Xanthome (vor allem Fingerstrecksehnen, Achillessehne) • Lipideinlagerungen in der Kornea (Arcus corneae), insb. vor dem 45. Lj. **Entwicklung einer KHK:** • Vor dem 50. Lj.: 50 % der Männer und ca. 12 % der Frauen • Bis zum 70. Lj.: 100 % der Männer und 75 % der Frauen **Prävalenz:** 1 : 200–250	• I. d. R. klinische Diagnose, ggf. Einbindung eines genetischen Zentrums bei Risikopatienten, kardiologische Anbindung • Sonografie des Abdomens und der zuführenden Halsgefäße • Lebensstiländerung und LDL-Senkung (LDL-Reduktion auf ≥ 50 % vom Ausgangswert und LDL < 1,8 mmol/l [70 mg/dl] bei FH; < 1,4 mmol/l [55 mg/dl] bei FH + Arteriosklerose) • Ggf. Abklärung weiterer Dyslipoproteinämien **Simon-Broome-Diagnosekriterien:** Definitive Diagnose A) + B); potenzielle Diagnose A) + C) oder A) + D): A) **Gesamtcholesterin 2 × > 7,5 mmol/l (290 mg/dl) und LDL > 4,9 mmol/l (190 mg/dl),** bei Kindern bis 16 Jahre: 2 × > 6,7 mmol/l (260 mg/dl) und LDL > 4,0 mmol/l (155 mg/dl) B) Tendinöse Xanthome beim Patienten oder molekulargenetische Diagnose einer FH bei Verwandten 1. oder 2. Grades (LDL-Rezeptor-Mutation, Apo-B-100-Defekt oder PSCK9-Mutation) C) Myokardinfarkt < 50 J. bei Verwandten 1. Grades, < 60 J. bei Verwandten 2. Grades D) Cholesterinwerte > 7,5 mmol/l (290 mg/dl) bei Verwandten 1. oder 2. Grades (Kinder < 16 J. > 6,7 mmol/l [260 mg/dl]) Frühzeitige Erkennung und Therapie kann die Intima-media-Dicke reduzieren, das LDL-Cholesterin um 32 % senken und somit das Myokardinfarktrisiko mit tödlichem Endpunkt im Alter von ≤ 40 J. signifikant reduzieren!
Autosomal-dominanter Erbgang, homozygoter LDL-Rezeptor-Defekt • Arterioskleroserisiko sehr hoch, insb. Aortenklappenstenosen • Kardiovaskuläre Ereignisse oft schon im Kindesalter • Tendinöse Xanthome (v. a. Fingerstrecksehnen und Achillessehne) • Palmare Interdigitalxanthome, Hautxanthome • Arthritiden • Arcus corneae **Prävalenz:** 1–9 : 1 Mio.	• Diagnostik: LDL > 10,4 mmol/l (400 mg/dl) bis > 26 mmol/l (1.000 mg/dl) • Ohne LDL-Apherese/Lebertransplantation früh letal
Polygen Arterioskleroserisiko ↑	• Nach Ausschluss einer sekundären LDL-Erhöhung: häufigste genetische Ursache für LDL-Erhöhungen • Gesamtcholesterin 6,5–7,8 mmol/l (250–300 mg/dl), Triglyzeride normal

Tab. 60.1 Monogene Erkrankungen (ausgesuchte Beispiele) (*Forts.*)

Diagnostische Hinweise	Cave und Prozedere
Neurofibromatose I – autosomal-dominant	
• Multiple (≥ 6) Café-au-Lait-Flecken mit einem Durchmesser ≥ 15 mm postpubertär, ≥ 5 mm präpubertär • ≥ 2 Lisch-Knötchen (bräunliche Maculae, Iris-Hamartome) • Axilläre/inguinale Hyperpigmentierung (Freckling, Sommersprossen) • Multiple Neurofibrome (maligne Entartung möglich) • Leistungs- und Lernstörungen sowie Verhaltensauffälligkeiten, ggf. Epilepsie **Familienanamnese:** • Neurofibromatose bei Verwandten 1. Grades • Spontanmutationsrate 15 % **Prävalenz:** 1–5 : 10.000	• Wegweisend ist die Kombination aus kutanen und neurologischen Symptomen! • Das Vorhandensein von Café-au-Lait-Flecken liefert allein keine Indikation zum Ausschluss einer Neurofibromatose! • Neurologische und ophthalmologische Anbindung
Neurofibromatose II – autosomal-dominant	
• (Uni-) oder bilaterales Akustikusneurinom mit Gleichgewichtsstörungen/Hörverlust/Ohrgeräuschen • Zerebrale und meningeale Tumoren • Neurofibrome und Café-au-Lait-Flecken (jedoch seltener kutane Symptome als bei Typ I) **Prävalenz:** 1–9 : 100.000	

bedingt sind. Während der Erbgang wie z. B. bei der hereditären Thrombophilie, der familiären Hypercholesterinämie sowie der Neurofibromatose I und II i. d. R. autosomal-dominant ist, wird auch Bezug auf die meist autosomal-rezessiv auftretende hereditäre Hämochromatose genommen. Neben diagnostischen Hinweisen werden im Prozedere konkrete Handlungsempfehlungen gegeben.

LEITLINIEN

DEGAM-S3-Leitlinie „Hausärztliche Risikoberatung zur kardiovaskulären Prävention". AWMF-Registernummer 053-024:

https://register.awmf.org/de/leitlinien/detail/053-024

60.3.2 Diabetes mellitus

Die Übersicht in ➤ Tab. 60.2 kann zur differenzialdiagnostischen Erwägung einer genetischen Komponente bei Diabetes mellitus herangezogen werden.

LEITLINIEN

S3-Leitlinie "Therapie des Typ-1-Diabetes". AWMF-Registernummer 057-013:

https://register.awmf.org/de/leitlinien/detail/057-013

Tab. 60.2 Genetische Komponenten bei Diabetes mellitus

Diagnostische Hinweise	Cave und Prozedere
Diabetes mellitus Typ 1 – genetische Prädisposition	
• > 90 % der Patienten weisen eine charakteristische HLA-Assoziation auf! • Assoziation zu weiteren Autoimmunerkrankungen (z. B. Hashimoto Thyreoiditis, Typ-A-Gastritis, Morbus Addison, Zöliakie) **Familienanamnese:** Rund 20 % der Erkrankten haben eine pos. Familienanamnese (Typ-1-Diabetes)	• HLA-Assoziation: ca. 6-fach erhöhtes Risiko gegenüber Nicht-Genträgern • Beide Eltern Typ-1-Diabetiker: Risikoanstieg auf ca. 25 %
Diabetes mellitus Typ 2 – multifaktoriell	
• Häufig Gestationsdiabetes in der Vorgeschichte	• Bei einem erkrankten Elternteil besteht eine bis zu 50-prozentige Lebenszeitprävalenz für die Entwicklung eines Typ-2-Diabetes • Umweltfaktoren haben dann nur einen modulierenden Einfluss (Erkrankung tritt z. B. je nach Ernährung früher oder später auf)
Diabetes mellitus Typ 3 (MODY) – autosomal-dominant	
• Früher Beginn vor dem 25. Lj., ggf. milde Hyperglykämie • Weder Adipositas noch Antikörper nachweisbar	
Gestationsdiabetes	
• Typ-2-Diabetes bei Familienangehörigen 1. Grades (Kinder: Erkrankungsrisiko zwischen 25 und 50 %) • Passagere Glukoseintoleranz in der Anamnese	

60.3.3 Krebserkrankungen

Insbesondere im Rahmen von Krebserkrankungen können die Familienanamnese und die Krankengeschichte des Patienten Hinweise auf eine mögliche genetische Komponente geben (➤ Tab. 60.3). So können dem Patienten u. U. intensivierte Früherkennungsuntersuchungen angeboten werden.

Maligne Koinzidenzen, wie sie beim hereditären nichtpolypösen Kolonkarzinom auftreten, bedürfen besonderer Beachtung. Weitere Diagnosekriterien hinsichtlich eines HNPCC können i. R. der Familienanamnese erfragt werden. In ➤ Box 60.2 sind hierzu die Amsterdam-II-Kriterien sowie die überarbeiteten Bethesda-Kriterien aufgeführt.

Tab. 60.3 Krebserkrankungen mit genetischem Hintergrund

Diagnostische Hinweise	Cave und Prozedere
Hereditäres Mammakarzinom	
Familienanamnese: Der Anteil genetisch bedingter Karzinome liegt bei ca. 5–10 % aller Neuerkrankungen! **Mutationswahrscheinlichkeit von mind. 10 %, wenn in einer Familienlinie:** • Mind. 3 Frauen an einem Mamma-Ca erkrankt sind • Mind. 2 Frauen an einem Mamma-Ca erkrankt sind, davon 1 vor dem 51. Lj. • Mind. 1 Frau an einem Mamma-Ca und 1 Frau an einem Ovarial-Ca erkrankt sind • Mind. 2 Frauen an Ovarial-Ca erkrankt sind • Mind. 1 Frau an einem Mamma- und Ovarial-Ca erkrankt ist • Mind. 1 Frau mit ≤ 35 Jahren an Mamma-Ca erkrankt ist • Mind. 1 Frau mit ≤ 50 Jahren an bilateralem Mamma-Ca erkrankt ist • Mind. 1 Mann an Brustkrebs und eine Frau an Brust- oder Eierstockkrebs erkrankt sind **Familiäre Belastung:** ca. 30 % aller Frauen mit einem Mamma-Ca; bei ca. ¼ dieser Patienten lässt sich eine BRCA1- oder BRCA2-Mutation nachweisen	• Anbindung an ein genetisches Zentrum, wenn mind. eins der links genannten Kriterien erfüllt ist! • Eine genetische Beratung ist allen Männern mit Brustkrebs zu empfehlen. • Lebenszeitrisiko: ca. 60–75 % (bzw. 40 % für ein kontralaterales Mamma-Ca) • Erkrankungsalter: im Schnitt ca. 15–20 J. früher als Frauen ohne familiäres Risiko! • Bei pos. Gentest/neg. Test und Evaluation des persönlichen Risikos: intensiviertes Früherkennungsprogramm und ggf. weitere prophylaktische Maßnahmen **Intensivierte Früherkennungsuntersuchungen:** • Jährliche Mammografie ab dem 40. Lj. • Jährliche Sonografie der Brust 5 J. vor dem jüngsten Erkrankungsalter
Ovarialkarzinom	
• **BRCA1-Genträger:** Lebenszeitrisiko für ein Ovarial-Ca von 30–60 % • **BRCA2-Genträger:** Lebenszeitrisiko für ein Ovarial-Ca von 10–30 %	Die prophylaktische beidseitige Salpingo-Oophorektomie reduziert das Ovarialkarzinomrisiko um 97 %
Familiäres Melanom – autosomal-dominant oder multifaktoriell	
• Etwa 5–12 % aller malignen Melanome treten familiär gehäuft auf (Verwandte 1. Grades betroffen) • Mittleres (frühes) Erkrankungsalter: 33 J. • ≥ 3 Verwandte 1. oder 2. Grades mit einem Melanom vor dem 40. Lj. • Aderhautmelanome • Pankreas-Ca bei > 1 Familienmitglied • Hohe Anzahl an Naevi (> 10 an den Armen, > 200 am Stamm) • Multiple atypische dysplastische Naevi, insb. vor dem 40. Lj. • Entstehung ⅔ de novo (auf zuvor gesunder Haut); ⅓ aus Vorläuferläsionen (z. B. präexistierenden kongenitalen oder atypischen Nävuszellnävus, Lentigo maligna)	• Frühe Diagnosestellung! • Intensivierte Kontrollintervalle bei Kindern in betroffenen Familien spätestens ab dem 10. Lj. • 6- bis 12-monatige dermatologische Kontrollen • Bei geringstem Verdacht Probenentnahme • Humangenetische und dermatologische Anbindung • Präventivmaßnahmen besprechen • Anleitung zur Selbstuntersuchung
Prostatakarzinom	
• Bei männlichen Verwandten 1. Grades < 60 J. besteht ein 2-fach erhöhtes Risiko; Risiko steigt mit der Anzahl der betroffenen männlichen Verwandten • Männliche Träger einer BRCA1/2-Mutation haben ein bis zu 10 % erhöhtes Lebenszeitrisiko	• Genetische Tests befinden sich in der Forschungsphase • PSA-Bestimmung ab 40 J. bei Verwandten 1. Grades mit Prostata-Ca und Erstdiagnose < 60 J. • Früherkennung ist umstritten, Aufklärung über Vor- und Nachteile
Kolorektales Karzinom	
Früherkennungsuntersuchungen bei Verwandten 1. Grades: • Koloskopie 10 J. vor dem Alterszeitpunkt der Erstdiagnose des Betroffenen, spätestens mit 40–45 J. • Bei Zutreffen der Amsterdam-Kriterien (➤ Box 60.2) und nachgewiesener Mikrosatellitenstabilität im Karzinom Koloskopie ab dem 25. Lj. in 3- bis 5-Jahres-Intervallen (ggf. kürzere Intervalle bei erfüllten Bethesda-Kriterien) **Weibliche Verwandte 1. Grades zudem:** • Gynäkologische Früherkennungsuntersuchungen im Hinblick auf Endometrium-Ca	Die Feststellung, ob bei einem Patienten die Bethesda- oder Amsterdam-Kriterien für ein HNPCC erfüllt sind, soll anamnestisch durch die behandelnden Ärzte erfolgen! (→ Hinweiskasten)

Tab. 60.3 Krebserkrankungen mit genetischem Hintergrund (*Forts.*)

Diagnostische Hinweise	Cave und Prozedere
Kolorektales Adenom	
Verwandte 1. Grades bei Patienten mit Nachweis von Adenomen vor dem 50. Lj.: • Koloskopie 10 J. vor dem Lebensalter zum Zeitpunkt des Adenomnachweises beim Betroffenen	Gegenüber der Allgemeinbevölkerung erhöhtes Risiko, an einem kolorektalen Karzinom zu erkranken
Familiäre adenomatöse Polyposis (FAP) – autosomal dominant	
• **Ab dem 10. Lj.:** jährliche Rekto-Sigmoidoskopie bei Risikopersonen, bei denen die Mutation bestätigt oder nicht ausgeschlossen werden konnte • **Bei weiblichen FAP-Patienten ab dem 15. Lj.:** jährliche Sonografie der Schilddrüse	• Bei Risikopersoenen ab dem 10. Lj. humangenetische Beratung und nachfolgend prädiktive genetische Diagnostik empfohlen • Erhöhtes Risiko bei Patientinnen, ein Schilddrüsenkarzinom zu entwickeln
Hereditäres nichtpolypöses Kolonkarzinom (HNPCC)/Lynch-Syndrom	
Bei HNPCC-Patienten und Risikopersonen: • Ab dem 25. Lj. bzw. 5 J. vor dem jüngsten Erkrankungsalter jährlich Abdomen-Sonografie sowie Koloskopie • Ab dem 35. Lj.: jährliche Gastroskopie, insb. bei familiärem Auftreten von Magen-Ca **Weibliche HNPCC-Patienten und Risikopatientinnen:** • Ab dem 25. Lj.: jährliche gynäkologische Untersuchung mit transvaginalem Ultraschall im Hinblick auf Endometrium- und Ovarial-Ca • Ab dem 35. Lj.: jährliche Endometriumbiopsie • Ab dem 40. Lj. bzw. 5 J. vor dem frühestem Erkrankungsalter in der Familie: Empfehlung zur prophylaktischen Hysterektomie und ggf. Ovarektomie ist mit der Patientin zu diskutieren **Koinzidenzen bei HNPCC:** Bei Vorliegen der Genmutation besteht auch ein erhöhtes Risiko für das Auftreten von Karzinomen in anderen Organen: • Endometrium: ca. 40–60 % der betroffenen Frauen • Ovarien: 10–15 % der betroffenen Frauen • Magen: 2–13 % • Urothel (Ureter/Nierenbecken): 2 % • Dünndarm: 4–8 % • Gallengang/Pankreas: 1–4 %	• Lebenszeitrisiko für kolorektales Ca: bis zu 80 % (Manifestation durchschnittlich im 45. Lj.) • Risikopersonen für HNPCC ist mit Erreichen der Einwilligungsfähigkeit (i. d. R. ab dem 18. Lj.), jedoch **vor dem 25. Lj.** eine **genetische Beratung** zu empfehlen • Kontrollkoloskopien sollte auch nach onkologischer Resektion weiter fortgeführt werden

Box 60.2

Amsterdam-Kriterien

Ein hochgradiger Verdacht auf das Vorliegen eines HNPCC besteht, falls *alle* der **Amsterdam-II-Kriterien** vorliegen:

- Mindestens **3 Familienangehörige** mit histologisch gesichertem kolorektalem Karzinom oder einem Endometrium-, Dünndarm-, Ureter- oder Nierenbeckenkarzinom, davon einer mit den beiden anderen erstgradig verwandt (eine FAP muss ausgeschlossen sein)
- Wenigstens **2 aufeinanderfolgende Generationen** betroffen
- Bei mindestens **einem Patienten** Diagnosestellung **vor dem 50. Lj.**

Treffen nicht alle Amsterdam-Kriterien zu, werden die Bethesda-Kriterien (s. u.) herangezogen. Diese sind im Vergleich zu den Amsterdam-Kriterien weniger spezifisch, dafür haben sie eine höhere Sensitivität. Sofern ein Kriterium erfüllt ist, ist eine molekulardiagnostische Untersuchung in die Wege zu leiten.

Überarbeitete Bethesda-Kriterien

- Diagnose eines kolorektalen Karzinoms vor dem 50. Lj.
- Diagnose von gleichzeitig oder nacheinander auftretenden kolorektalen oder anderen HNPCC-assoziierten Tumoren[1] (unabhängig vom Alter zum Diagnosezeitpunkt)
- Diagnose eines kolorektalen Karzinoms vor dem 60. Lj. mit typischer Histologie eines MSI-H-Tumors[2]
- Diagnose eines kolorektalen Karzinoms (unabhängig vom Alter) und mindestens ein Verwandter 1. Grades mit einem HNPCC-assoziierten Tumor vor dem 50. Lj.
- Diagnose eines kolorektalen Karzinoms (unabhängig vom Alter) und mindestens zwei Verwandte 1. oder 2. Grades mit einem HNPCC-assoziierten Tumor

[1] HNPCC-assoziierte Tumoren: Tumoren in Kolon/Rektum, Endometrium, Magen, Ovarien, Pankreas, Ureter oder Nierenbecken, Gallengang, Dünndarm und Gehirn; Talgdrüsenadenome und Keratoakanthome

[2] Vorliegen von tumorinfiltrierenden Lymphozyten, Crohn-ähnlicher lymphozytärer Reaktion, muzinöse oder Siegelring-Differenzierung, medulläres Wachstumsmuster

Patientenbeispiel

Eine Neupatientin stellt sich bei Ihnen vor …

Frau Schiffer (35) kommt als Neupatientin in Ihre Praxis. Auf Nachfrage berichtet sie, dass bei ihrer Mutter bereits mit 43 Jahren ein Kolonkarzinom diagnostiziert worden sei. In der daraufhin vertieften Familienanamnese stellt sich heraus, dass die Großmutter der Patientin mütterlicherseits an einem Endometriumkarzinom verstorben ist. Auf der Grundlage dieser Familienanamnese denken Sie an eine mögliche genetische Komponente der Erkrankungen innerhalb dieser Familie. Aus der AWMF-Leitlinie „Kolorektales Karzinom" (s. u.) entnehmen Sie, dass die Bethesda-Kriterien erfüllt sind. Sie besprechen mit der Patientin die Notwendigkeit einer Vorstellung bei einem Humangenetiker zur weiteren Beratung und ggf. molekulargenetischen Diagnostik zum Ausschluss eines HNPCC (➤ Tab. 60.3 und Hinweiskasten) und geben ihr eine Überweisung mit.

MERKE

Vor einer Testung muss eine genetische Beratung erfolgen. Die Qualifikation zur genetischen Beratung ist an den Facharzt für Humangenetik oder die Zusatzbezeichnung Medizinische Genetik gebunden. Fachärzte können im Rahmen des jeweiligen Fachgebiets die „Qualifikation zur fachgebundenen genetischen Beratung" (72-h-Kurs) erwerben.

LEITLINIEN

- S3-Leitlinie "Prostatakarzinom". AWMF-Registernummer 043-022OL:

  https://register.awmf.org/de/leitlinien/detail/043-022OL
- Interdisziplinäre S3-Leitlinie „Früherkennung, Diagnostik, Therapie und Nachsorge des Mammakarzinoms". AWMF-Registernummer 032-045OL:

  https://register.awmf.org/de/leitlinien/detail/032-045OL
- S3-Leitlinie „Prävention von Hautkrebs". AWMF-Registernummer 032-052OL:

  https://register.awmf.org/de/leitlinien/detail/032-052OL
- S3-Leitlinie „Kolorektales Karzinom". AWMF-Registernummer 021-007OL:

  https://register.awmf.org/de/leitlinien/detail/021-007OL

LITERATUR

Blashki G, Metcalfe S, Emery J. Genetics in general practice. Am Fam Physician 2014; 43(7): 428–431.

Coppola A, Tufano A, Cerbone AM, Di Minno G. Inherited thrombophilia: Implications for prevention and treatment of venous thromboembolism. Semin Thromb Hemost 2009; 35(7): 683–694.

Farschtschi S, Mautner VF, Lawson McLean AC et al. Neurofibromatosen. Dtsch Arztebl Int 2020; 117: 354-360.

Genetics Education in Medicine (GEM) Consortium. Genetics in Family Medicine: The Australian Handbook for General Practitioners. Canberra: Commonwealth of Australia, 2007.

Herold G. Diabetes Mellitus. In: Herold G (Hrsg.) Innere Medizin 2023. Köln: Gerd Herold; 2022, S. 722ff.

Klose G, Laufs U, März W, Windler E. Familiäre Hypercholesterinämie. Entwicklungen in Diagnostik und Behandlung. Dtsch Arztebl Int 2014; 111: 523–529.

Kowdley KV, Brown KE, Ahn J, Sundaram V. ACG Clinical Guideline: Hereditary Hemochromatosis. Off J Am Coll Gastroenterol ACG 2019; 114(8):1202.

Lin WM et al. Outcome of patients with de novo versus nevus-associated melanoma. J Am Acad Dermatol 2015; 72: 54–8.

Mach F, Baigent C, Catapano AL et al. 2019 ESC/EAS Guidelines for the management of dyslipidaemias: lipid modification to reduce cardiovascular risk: The Task Force for the management of dyslipidaemias of the European Society of Cardiology (ESC) and European Atherosclerosis Society (EAS). Eur Heart J 2020; 41:111–88.

Nolan CJ, Damm P, Prentki M. Type 2 diabetes across generations: From pathophysiology to prevention and management. Lancet 2011; 378(9786): 169–181.

Schwarz PEH. Genetik des Gestationsdiabetes - Vorstufe des Typ-2-Diabetes. Diabetes Aktuell 2009; 7: 262–6.

Steinke V, Engel C, Büttner R et al. Erblicher Darmkrebs ohne Polyposis. Hereditary Nonpolyposis Colorectal Cancer (HNPCC), Lynch-Syndrom. Dtsch Arztebl Int 2013; 110(3): 32–38.

The Royal Australian College of General Practitioners. Genomics in general practice. East Melbourne, Victoria: RACGP, 2018; www.racgp.org.au/FSDEDEV/media/documents/Clinical Resources/Guidelines/Genomics-in-general-practice.pdf (letzter Zugriff: 29.3.2024).

SYSTEMATISCHE REVIEWS

Mikat-Stevens NA, Larson IA, Tarini BA. Primary-care providers' perceived barriers to integration of genetics services: A systematic review of the literature. Genet Med 2015; 17(3): 169–176.

Paneque M, Turchetti D, Jackson L et al. A systematic review of interventions to provide genetics education for primary care. BMC Fam Pract 2016; 17: 89.

RICHTLINIE

Richtlinie der Gendiagnostik-Kommission (GEKO) über die Anforderungen an die Qualifikation zur und Inhalte der genetischen Beratung gemäß § 23 Abs. 2 Nr. 2a und § 23 Abs. 2 Nr. 3 GenDG. Bundesgesundheitsbl – Gesundheitsforsch – Gesundheitsschutz 2011; 54: 1248–1256.

ONLINE-RESSOURCEN

Gen-Equip-Projekt – Primary Care Genetics Curriculum: Online-Bereitstellung von Lehr-Modulen, Webinaren, Red Flags und Fallbeispielen zum Themenkomplex genetische Erkrankungen für Ärzte der Primärversorgung in Europa; www.primarycaregenetics.org/?page_id=109&lang=en (letzter Zugriff: 22.2.2024).

Medizinischer Kalkulator – Simon-Broome-Diagnostikkriterien für eine familiäre Hypercholesterinämie (FH): www.mdcalc.com/simon-broome-diagnostic-criteria-familial-hypercholesterolemia-fh (letzter Zugriff: 22.2.2024).

Orphanet – Das Portal für seltene Krankheiten und Orphan Drugs: Überblick über seltene Erkrankungen mit Darstellung der Therapiemöglichkeiten sowie Überblick über zugelassene Arzneimittel und aktuelle Forschungsprojekte sowie Studien; Verzeichnis der Selbsthilfeorganisationen, Expertenzentren und Einrichtungen sowie medizinische Laboreinrichtungen, die genetische Diagnostik anbieten; www.orpha.net/de (letzter Zugriff: 22.2.2024).

III Management chronischer Erkrankungen

KAPITEL

61

Aniela Angelow, Jean-François Chenot

Bluthochdruck

61.1 Definition und Epidemiologie

Nach Abrechnungsdaten ist erhöhter Blutdruck der häufigste Konsultationsanlass in der Hausarztpraxis. In der Regel werden keine bestimmten Beschwerden geschildert; häufig handelt es sich daher um einen Zufallsbefund, der zur Diagnose führt. Als Bluthochdruck wird eine dauerhafte Erhöhung des systolischen Blutdrucks (RR_{syst}) > 140 mmHg und/oder des diastolischen Blutdrucks (RR_{diast}) > 90 mmHg bezeichnet (➤ Tab. 61.1, ➤ Tab. 61.2). Die Wahl dieser Grenzwerte basiert auf Ergebnissen klinischer Studien, die ein eindeutiges Überwiegen von Vorteilen einer Behandlung im Vergleich zu Nachteilen zeigten. In Deutschland sind ca. 32 % der Erwachsenen betroffen. Die Häufigkeit von Bluthochdruck ist in jüngeren Altersgruppen bei Männern größer und steigt mit dem Alter auf über 70 % bei den 65- bis 79-Jährigen an.

Bluthochdruck ist ein unabhängiger Risikofaktor für kardiovaskuläre Ereignisse (Schlaganfall, Herzinfarkt, Herzinsuffizienz, pAVK) und terminale Niereninsuffizienz, wobei der systolische Blutdruck eine höhere Vorhersagekraft bei Patienten über 50 Jahren hat, der diastolische Blutdruck bei Jüngeren (➤ Kap. 6).

61.2 Diagnostische Strategie und Differenzialdiagnose

Personen mit Bluthochdruck haben meist keine Beschwerden. Screeningprogramme zeigten sogar, dass mehr als die Hälfte der betroffenen Personen nicht wussten, dass sie einen Bluthochdruck haben. Durch anlassbezogene Messung entsteht der falsche Eindruck, es gebe einen Zusammenhang, z. B. mit Kopfschmerzen.

61.2.1 Blutdruckmessung

MERKE

Personen mit Bluthochdruck sind meist beschwerdefrei. Symptome wie Kopfschmerz, Luftknappheit, Schwindel, Brustschmerz, Herzklopfen und Nasenbluten sind jedoch möglich und Anlass, den Blutdruck zu kontrollieren.

Die Dokumentation eines Blutdruckwertes wird für alle Erwachsenen empfohlen. Weitere Messungen sollten in Abhängigkeit vom Ausgangsblutdruckwert, bei hochnormalen Werten jedoch jährlich erfolgen. Aus pragmatischen Gründen bietet sich dazu die Blutdruckmessung im Rahmen der Gesundheitsuntersuchung an. Bei Personen

Tab. 61.1 Kategorien für die Klassifizierung des konventionell gemessenen Praxisblutdrucks (orientiert an ESH 2023)

Blutdruckkategorie	Systolischer Blutdruck [mmHg]		Diastolischer Blutdruck [mmHg]
Normal	< 140	und/oder	< 90
Hypertonie	≥ 140	und/oder	≥ 90
• Grad 1	140–159	und/oder	90–99
• Grad 2	160–179	und/oder	100–109
• Grad 3	≥ 180	und/oder	≥ 110
Isolierte systolische Hypertonie	≥ 140	und	< 90

Tab. 61.2 Übersicht zu Definitionen des Bluthochdrucks nach Art der Blutdruckmessung (orientiert an ESH 2023)

Art der Blutdruckmessung	Systolischer Blutdruckwert [mmHg]		Diastolischer Blutdruckwert [mmHg]
Praxisblutdruck	≥ 140	und/oder	≥ 90
	Gültigkeitskriterien: Messung durch Praxispersonal, mind. 3 Messungen, Durchschnitt der letzten beiden Messungen als Ergebnis aufgezeichnet		
Ambulante 24-h-Messung			
• Mittelwert im Tagesverlauf (oder wach)	≥ 135	und/oder	≥ 85
• Mittelwert im Nachtverlauf (oder schlafend)	≥ 120	und/oder	≥ 70
• 24-h-Mittelwert	≥ 130	und/oder	≥ 80
	Gültigkeitskriterien: Aktivitätsaufzeichnung liegt bei mind. 2 Messwerten pro h, mind. 70 % gültige Messwerte pro 24 h oder mind. 14 gültige Messwerte im Tagesverlauf		
Häusliche Blutdruckmessung (Mittelwert)	≥ 135	und/oder	≥ 85
	Gültigkeitskriterien: Messung durch Patienten mit halbautomatischem Messgerät an mind. 3 d, jeweils 2 Messungen im Abstand von 1–2 min morgens und abends		

mit einem systolischen Blutdruckwert zwischen 130 und 139 mmHg wird aufgrund der Progressionsraten und bei Personen mit Typ-2-Diabetes eine **jährliche Kontrolle empfohlen.**

Die Blutdruckmessung erfolgt manuell mit einem Standardsphygmomanometer oder einem validierten automatischen Blutdruckmessgerät am vorgestreckten und abgestützten Arm beim sitzenden Patienten in Ruhe (➤ Tab. 61.2).

Folgendes sollte bei der Blutdruckmessung berücksichtigt werden:

- Es gibt kaum eine Messung, die fehlerbehafteter ist.
- Die Größe der Blutdruckmanschette sollte entsprechend dem Armumfang gewählt werden (➤ Tab. 61.3).
- Bei erstmaliger Diagnose eines Bluthochdrucks sollte die Messung an beiden Armen und bei einem Messunterschied > 15 mmHg zukünftig am Arm mit dem höheren Messwert erfolgen.
- Zur Diagnose eines Bluthochdrucks sind mindestens 3 Messungen (in der Praxis) nötig; zur Bestätigung der Diagnose soll i. d. R. eine Langzeitblutdruckmessung durchgeführt werden. Ist diese nicht verfügbar oder praktikabel, können nach einer entsprechenden Schulung häusliche Selbstmessungen mit einem validierten Gerät eine Alternative sein (➤ Tab. 61.2; bei Werten > 180/120 ➤ Kap. 61.3). Selbstmessungen der Patienten sind Praxismessungen vorzuziehen.

MERKE

- Automatische Messgeräte können bei unregelmäßigem Puls (z. B. Vorhofflimmern) fehlerhafte Blutdruckmesswerte liefern. Vor einer Messung sollte daher der Puls getastet und ggf. eine manuelle Blutdruckmessung durchgeführt werden.
- Bei 30–40 % aller Personen mit erhöhtem Praxisblutdruck liegt ein **Weißkittelphänomen** vor (erhöhter Praxisblutdruck bei normaler 24-h- oder häuslicher Blutdruckmessung). Die Weißkittelhypertonie kommt häufiger bei Frauen und älteren Personen und am häufigsten bei Personen mit Grad-1-Hypertonie vor.
- **Orthostatische Hypotonie:** Bei der Erstdiagnose einer Hypertonie, bei älteren Personen, bei Patienten mit Diabetes oder bei behandelten Personen, bei denen aufgrund von Schwindel/unklaren Stürzen der Verdacht auf eine orthostatische Hypotonie besteht, sollte nach einer Standardmessung im Sitzen eine zweite Messung 1 min nach Aufstellen in stehender Haltung erfolgen. Bei einem Abfall des RR_{syst} um ≥ 20 mmHg sollte man die Medikation evaluieren und ggf. weitere Messungen/Diagnostik durchführen.

Tab. 61.3 Größe der Blutdruckmanschette

Oberarmumfang [cm]	Manschettengröße [cm]
< 24	10
24–32	12–13
33–41	15
> 41	18

61.2.2 Ursachen des Bluthochdrucks

Bluthochdruck ist multifaktoriell bedingt; der Anteil der Personen mit einer familiären Veranlagung wird auf 35–50 % geschätzt. In ca. 5–15 % d. F. findet sich eine sekundäre Ursache (➤ Tab. 61.4).

Empfohlenes diagnostisches Vorgehen bei Erstdiagnose

Der Umfang notwendiger Untersuchungen bei der Erstdiagnose einer arteriellen Hypertonie ist umstritten. Ziel der Untersuchungen ist es,

- vorhandene Endorganschäden wegen ihrer Bedeutung für die Therapieentscheidung festzustellen,
- das kardiovaskuläre Risiko (➤ Kap. 6) sowie
- Hinweise auf eine sekundäre Hypertonie zu erfassen.

Als Minimum können folgende Maßnahmen gelten:

- Körperliche Untersuchung
- Erfassen von Vorerkrankungen
- Erfassen des Raucherstatus (➤ Kap. 81)
- Erfassen der Familienanamnese
- Bestimmung des Lipidprofils (➤ Kap. 62)
- Blutzuckermessung (➤ Kap. 63)
- Bestimmung der Nierenfunktion (Kreatinin, eGFR) (➤ Kap. 70)
- Bestimmung der Albumin-Kreatinin-Ratio im Urin (uACR) bei Personen mit eGFR < 60 ml/min
- Urinstatus

Auch wenn es keinen Beleg gibt, dass ein routinemäßiges EKG die Patientenversorgung verbessert, wird ein EKG als Referenz zum

Tab. 61.4 Häufige Ursachen einer sekundären Hypertonie (orientiert an ESH 2023)

Ursache	Häufigkeit bei Personen mit Bluthochdruck [%]	Typische Symptome, Hinweise, Komorbiditäten	Untersuchung
Obstruktive Schlafapnoe	5–10	Schnarchen, Adipositas, Morgenkopfschmerz, Tagesmüdigkeit	STOP-Bang-Fragebogen (Tagesschläfrigkeit), ambulante Schlafapnoediagnostik
Nierenparenchymkrankheit	2–10	• Meist asymptomatisch • Diabetes, Hämaturie, Proteinurie, Nykturie; Anämie, ggf. Raumforderung (polyzystische Nieren)	Serum-Kreatinin und Elektrolyte, eGFR; Urinteststreifen auf Blut und Proteine, Albumin-Kreatinin-Ratio im Urin(uACR); Nierensonografie
Primärer Hyperaldosteronismus	5–15, in der Hausarztpraxis deutlich niedriger, ca. 2 % (Schmiemann et al. 2012)	• Meist asymptomatisch • Muskelschwäche (selten)	• Plasma-Aldosteron und -Renin, Aldosteron/Renin-Quotient > 20 (Sensitivität 92 %, Spezifität 86 %), Bestätigungstest erforderlich • Selten Hypokaliämie (< 20 %)
Atherosklerotische Nierengefäßerkrankung	1–10	Ältere Menschen, ausgedehnte Atherosklerose, Diabetes, Rauchen, wiederkehrendes Flash-Lungenödem, abdominales Strömungsgeräusch	Nierenarterien-Doppler oder CT-/MR-Angiografie
Fibromuskuläre Dysplasie		Jüngere Menschen, häufiger Frauen, abdominales Strömungsgeräusch	
Schilddrüsenerkrankung (Hyper- oder Hypothyreose)	1–2	Zeichen/Symptome einer Hyper- oder Hypothyreose	TSH
Phäochromozytom	< 1	• Episodische Symptome: paroxysmale Hypertonie, pochender Kopfschmerz, Schwitzen, Herzklopfen und Blässe • Labiler Blutdruck • Blutdruckanstieg durch Medikamente (z. B. Betablocker, Metoclopramid, Sympathomimetika, Opioide und trizyklische Antidepressiva)	Metanephrine im Plasma (Sensitivität 90–98 %, Spezifität 80–90 %)
Cushing-Syndrom (➤ Abb. 61.1)	< 1	• Mondgesicht, zentrale Adipositas, Hautatrophie, Striae und Blutergüsse • Diabetes • Chronischer Steroidgebrauch	Dexamethason-Suppressionstest
Hyperparathyreoidismus	< 1	Hyperkalzämie, Hypophosphatämie	Parathormon, Ca^{++}
Aortenisthmusstenose	< 1	• Meist bei Kindern/Jugendlichen entdeckt • Blutdruckdifferenz obere/untere Extremität (≥ 20/10 mmHg) und/oder rechter/linker Arm • ABI ↓ • Auswurfgeräusch zwischen Schulterblättern	Echokardiografie

Vergleich für spätere Untersuchungen empfohlen. Der **Lyon-Sokolow-Index** im EKG ist **nicht geeignet,** um eine linksventrikuläre Hypertrophie infolge der Hypertonie zu diagnostizieren (Pewsner et al. 2007). Soll diese zuverlässig erkannt werden, ist eine echokardiografische Messung der enddiastolischen Wanddicke notwendig. Der Nutzen einer Echokardiografie als Basisdiagnostik bei Hypertonie ist nicht belegt und richtet sich wie andere weiterführende Untersuchungen nach dem individuellen Risikoprofil.

Diagnosen seltener oder sekundärer Ursachen

Ein generelles Screening auf sekundäre Ursachen des Blutdrucks ist nicht empfohlen. Bei klinischen Hinweisen oder bei therapieresistentem Bluthochdruck sollten jedoch weitere Untersuchungen erwogen werden (➤ Tab. 61.4). Auch Medikamente und andere Substanzen können den Blutdruck erhöhen (Steroide, NSAR, orale Kontrazeptiva und antiandrogene Substanzen, Ciclosporin A, Dekongestiva, Stimulanzien, Lakritze).

Was man nicht übersehen sollte: abwendbar gefährlicher Verlauf

Bei einem Blutdruck > **180/120 mmHg** sollten hypertoniebedingte Endorganschäden möglichst zeitnah untersucht und behandelt werden (NVL, DEGAM). Liegen bereits Endorganschäden vor, ist ein sofortiger medikamentöser Therapiebeginn indiziert. Andernfalls kann die Diagnose durch Wiederholungsmessungen innerhalb von Tagen gesichert werden. Handelt es sich lediglich um eine hypertensive Ent-

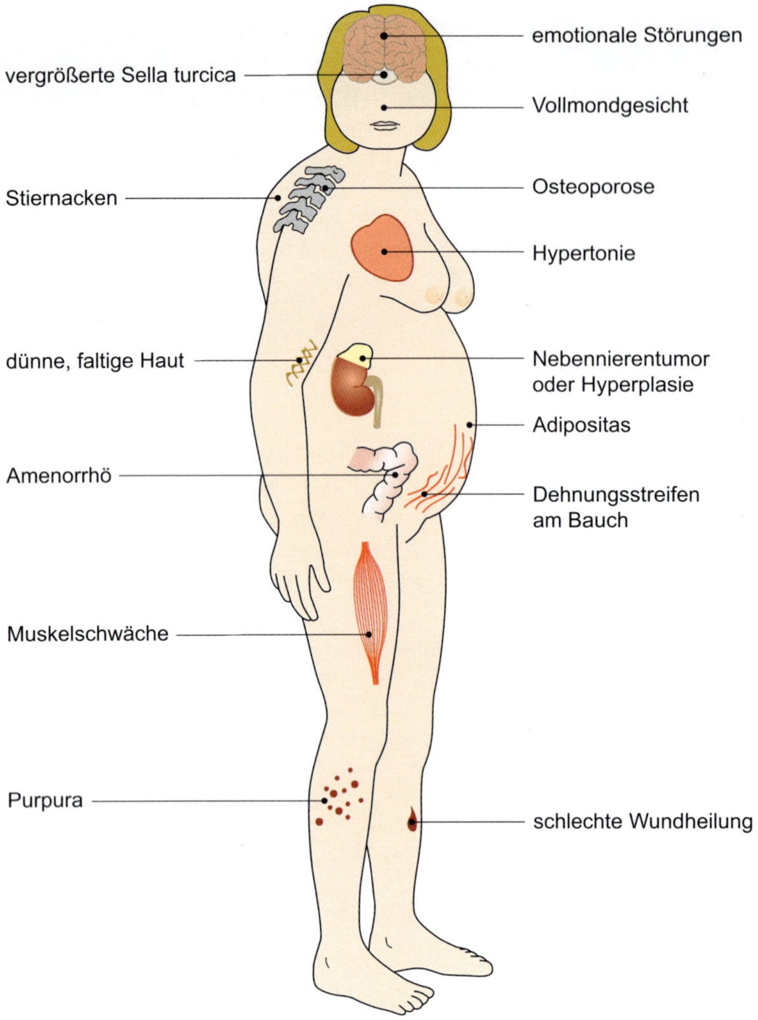

Abb. 61.1 Symptome des Cushing-Syndroms [L190, L143]

gleisung (ohne akute Begleitsymptome = Hypertensive Dringlichkeit, *hypertensive urgency*), sollte zunächst ein Abwarten über 30 Minuten in ruhiger Umgebung erfolgen. Nur wenn dann keine ausreichende Senkung eingetreten ist, ist eine medikamentöse Senkung indiziert. Dazu schlägt die NVL sublinguale Nitrate, Kalziumantagonisten (z. B. Amlodipin 5–10 mg oral), Alpha$_1$-Blocker (Uradipil 12,5–25 mg i. v.) oder Alpha$_2$-Agonisten (Clonidin 0,075–0,15 mg i. v. oder i. m.) vor.

Eine stationäre **Einweisung zur weiteren Behandlung am selben Tag** sollte erfolgen, wenn bei Blutdruckwerten > 180/120 mmHg Symptome vorliegen (Hypertensiver Notfall, *hypertensive emergency*):

- Sehstörungen als Hinweis auf eine Netzhauteinblutung oder Schwellung des Sehnervs (Papillenödem) **(maligne Hypertonie)**
- Verwirrtheit als Hinweis auf Schlaganfall oder maligne Hypertonie
- Bei Verdacht auf Schlaganfall sollte der Blutdruck initial nicht unter 160 mmHg gesenkt werden, bis eine ätiologische Klärung erfolgt ist.
- Brustschmerz als Hinweis auf akuten Herzinfarkt oder Aortendissektion
- Massive, neu aufgetretene Ödeme als Zeichen von Herzinsuffizienz oder akuter Nierenschädigung
- Hinweise auf ein Phäochromozytom (z. B. Kopfschmerz, Palpitationen, Blässe, Orthostase, Bauchschmerz, vermehrtes Schwitzen)
- Schwangere mit Blutdruckwerten ≥ 170/≥ 110 mmHg

MERKE

Stark erhöhte Blutdruckwerte können in bestimmten Situationen (starker Schmerz oder Aufregung) dazugehören und sollten sich nach Behandlung der Ursache ohne spezifische Therapie wieder bessern.

61.3 Therapiestrategie

Die Therapie dient dem Ziel, kardiovaskuläre Ereignisse zu vermeiden (➤ Kap. 6). Dass bereits eine Senkung des systolischen Blutdrucks um 10 mmHg oder des diastolischen Blutdrucks um 5 mmHg mit einer Verminderung kardiovaskulärer Ereignisse um ca. 20 %, von

Herzinsuffizienz um ca. 40 % und der Gesamtsterblichkeit um ca. 10–15 % assoziiert ist, ist gut belegt. Der Nutzen ist unabhängig vom (hypertensiven) Ausgangsblutdruckwert, vom kardiovaskulären Gesamtrisiko, von Komorbiditäten, Alter und Geschlecht.

LEITLINIEN

- DEGAM-S3-Leitlinie „Hausärztliche Risikoberatung zur kardiovaskulären Prävention". AWMF-Registernummer 053-024:

  https://register.awmf.org/de/leitlinien/detail/053-024

- Nationale VersorgungsLeitlinie Hypertonie 2023

  https://www.leitlinien.de/themen/hypertonie

- Mancia G, Kreutz R, Brunström M, Burnier M et al. 2023 ESH Guidelines for the management of arterial hypertension The Task Force for the management of arterial hypertension of the European Society of Hypertension: Endorsed by the International Society of Hypertension (ISH) and the European Renal Association (ERA). J Hypertens 2023; 41: 1874–2071.

Das größte praktische Problem bei der Blutdrucktherapie ist die mangelnde Adhärenz an nichtmedikamentöse und medikamentöse Maßnahmen. Der Nutzen der Therapie ist abstrakt und für Patienten und Ärzte nicht direkt wahrnehmbar, weil erhöhter Blutdruck symptomlos ist und ein verhinderter Infarkt nicht erlebt werden kann. Daher steht vor Beginn der Therapie die Aufklärung über die Prognose der Hypertonie, damit Patienten an ihrer Behandlung mitwirken können. Es gibt verschiedene Schulungsprogramme zur Hypertonie für Patienten (z. B. www.patientenschulungsprogramme.de), die, wie gezeigt werden konnte, die Gesundheitskompetenz *(health literacy)*, die Therapieadhärenz und die Umsetzung nichtmedikamentöser Maßnahmen fördern. Allerdings haben sie in der Versorgung keine große Verbreitung erfahren. Gesundheits-Apps, bei denen Blutdruckwerte direkt aus automatischen Blutdruckmessgeräten übertragen werden und die Patienten an Blutdruckkontrollen und Medikamenteneinnahme erinnern, finden bei jüngeren Patienten Verbreitung. Erste Studien zeigen, dass diese die Blutdruckeinstellung und Therapieadhärenz verbessern können (Persell et al. 2020).

- Bei Personen mit **Blutdruck 140–159/90–99 mmHg** (Hypertonie Grad 1)
  - kann bei *niedrigem* oder *mittlerem kardiovaskulärem Gesamtrisiko* für 3 bis 6 Monate eine Lebensstiländerung versucht und bei ausbleibender Blutdruckkontrolle eine medikamentöse Therapie empfohlen werden;
  - wird bei *hohem kardiovaskulärem Gesamtrisiko,* Nierenkrankheit, Diabetes oder Bluthochdruck-Folgeerkrankungen unmittelbar der Beginn einer medikamentösen Therapie empfohlen (Berücksichtigung von Alter, Komorbiditäten). Bezüglich der Definition eines hohen kardiovaskulären Risikos gibt es zwischen den Leitlinien Unterschiede (➤ Kap. 6).
- Bei Personen mit **Blutdruck ≥ 160–179/≥ 100–109 mmHg** (Hypertonie Grad 2 oder Grad 3) sollte **unabhängig vom Alter** unmittelbar der Beginn einer medikamentösen Therapie empfohlen werden.
- Bei Personen ≥ **80 Jahre** mit einem Blutdruck ≥ 150/90 mmHg kann abhängig vom Allgemeinzustand eine medikamentöse Therapie erwogen werden.

61.3.1 Nichtmedikamentöse Maßnahmen

Bei allen Patienten sind **Lebensstilinterventionen** die Basis der Bluthochdrucktherapie. Bei der überwiegenden Mehrzahl der Patienten reichen Lebensstilinterventionen zur Erreichung des Zielblutdrucks jedoch nicht aus oder können nicht umgesetzt werden. Ein blutdrucksenkender Effekt ist für folgende Lebensstilinterventionen belegt:

- Aufnahme von bis zu 5–6 g Salz (2 g Natrium), Vermeidung zusätzlichen Salzens von Speisen (80 % versteckte Salze in Lebensmitteln).
- Bei vorliegendem Bluthochdruck sollten Männer < 24 g Alkohol und Frauen < 12 g Alkohol **pro Tag** konsumieren (ca. 125 ml Wein oder 250 ml Bier; ➤ Kap. 80.2.3).
- Ausgewogene Ernährung mit Früchten, Gemüse, Milchprodukten mit geringem Fettgehalt, ungesättigten Fettsäuren (Olivenöl), geringe Aufnahme von rotem Fleisch oder gesättigten Fettsäuren (entspricht der mediterranen Kost) (DEGAM, ESH).
- Normalgewicht, ggf. Gewichtsreduktion (➤ Kap. 73.3).
- Mäßige Belastung für mindestens 30 min an 5 bis 7 Tagen in der Woche (Gehen, Jogging, Fahrradfahren, Schwimmen).
- Rauchstopp: kein nachgewiesener nachhaltiger Effekt auf Blutdruck, jedoch deutliche Reduktion des kardiovaskulären Risikos (➤ Kap. 81).

61.3.2 Auswahl der medikamentösen Therapie

Ist die Entscheidung für eine medikamentöse Therapie getroffen, richtet sich die Auswahl des Wirkstoffs nach Wirksamkeit, Verträglichkeit, Begleiterkrankungen und Kosten (➤ Kap. 101). Grundsätzlich gibt es die Therapiestrategie einer Stufentherapie oder einer primären Kombinationstherapie. Eine Monotherapie führt bei lediglich 30 %, eine fixe Zweifachkombination bei der Hälfte bis zwei Drittel und eine Dreifachkombination bei > 80 % der Patienten zum Erreichen des Zielblutdrucks. Kohortenstudien zeigen eine geringere Therapieabbruchrate und ein geringeres Risiko kardiovaskulärer Ereignisse bei Therapiebeginn mit einer Kombinationstherapie. Aufgrund der geringen Raten von Personen, die den Zielblutdruck mit *einem* Wirkstoff erreichen, und wegen des schnelleren Erreichens eines Zielwerts empfehlen die Leitlinien für die Mehrzahl der Personen mit Indikation zur medikamentösen Behandlung, mit einer Wirkstoffkombination zu beginnen. Es sind jedoch zurzeit vor allem Kombinationswirkstoffe mit thiazidartigen Diuretika verfügbar.

Aus pragmatischen Gründen kann man bei einem durchschnittlichen systolischen Blutdruckwert > 20 mmHg über dem Zielblutdruck mit einer Kombinationstherapie beginnen. Eine Monotherapie

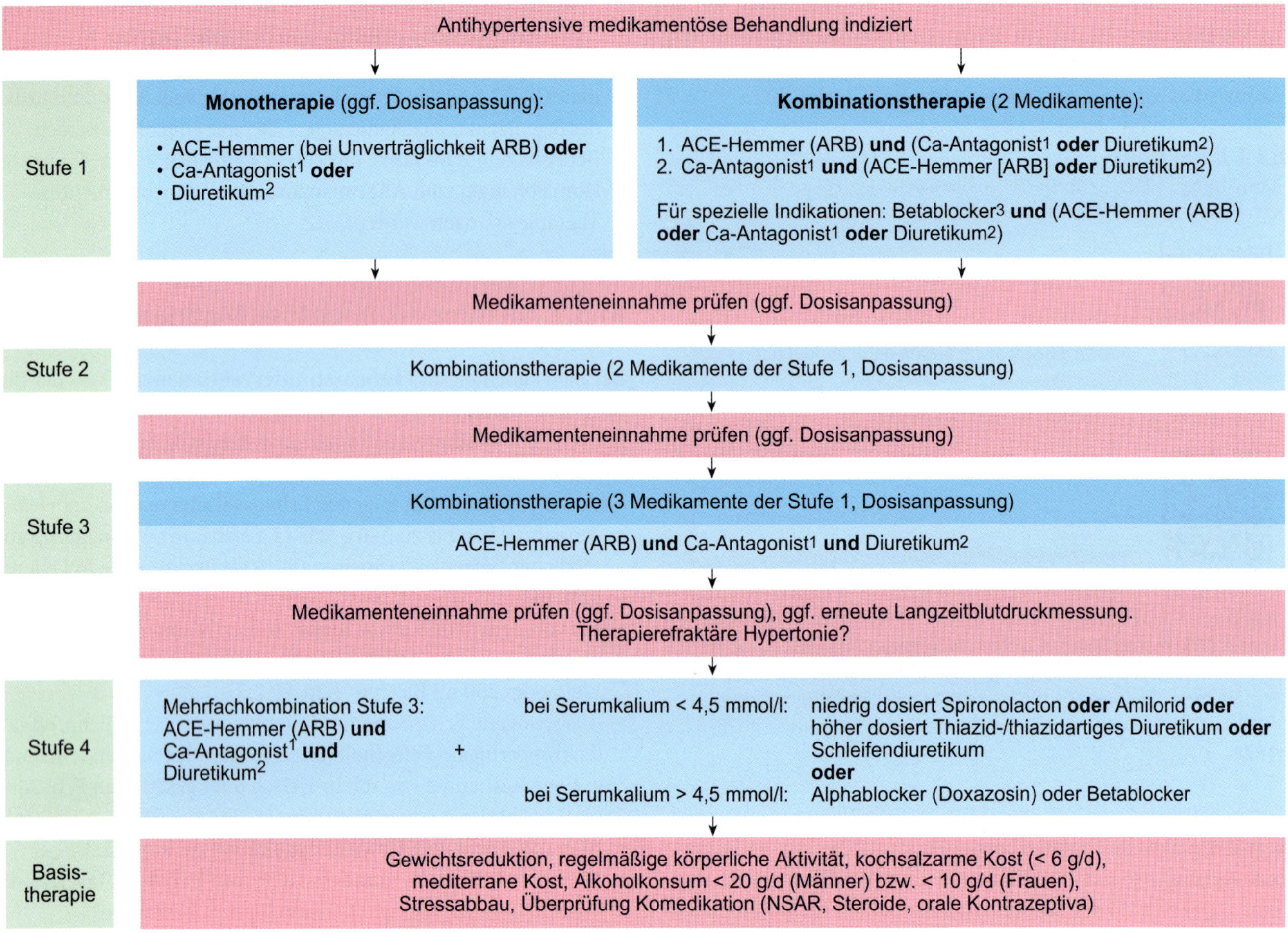

[1] Ca-Blocker: bezieht sich auf Substanzen der Dihydropyridingruppe (z.B. Amlodipin)
[2] bezieht sich auf thiazidähnliche Diuretika (Chlorthalidone und Indapamid), Vorteile gegenüber Thiaziden nicht eindeutig belegt
[3] Kombinationstherapien mit Betablockern: für spezielle Patientengruppen in jeder Behandlungsstufe möglich (vorbehalten) (bei Personen mit Angina pectoris, mit Notwendigkeit der Herzfrequenzkontrolle, nach Herzinfarkt, bei chronischer Herzinsuffizienz mit reduzierter Auswurffraktion, bei jungen Frauen, die eine Schwangerschaft planen)

Abb. 61.2 Stufenschema für die medikamentöse Bluthochdrucktherapie (in Anlehnung an DEGAM-Leitlinie und NVL „Hypertonie") [L141]

eignet sich vor allem bei Personen mit RR_{syst} < 150 mmHg und niedrigem kardiovaskulärem Risiko oder bei Personen mit sehr hohem Alter/Gebrechlichkeit (Frailty). Bei der Blutdruckeinstellung kann es sinnvoll sein, die Substanzen zunächst als Einzelsubstanz zu verordnen, weil dann Unverträglichkeiten und Nebenwirkungen klarer zugeordnet werden können. Das am häufigsten verordnete Blutdruckmedikament in Deutschland ist **Ramipril.** Vergleichsstudien zwischen Angiotensin-Converting-Enzym-Inhibitoren (ACE-Hemmer) und Angiotensin-Rezeptor-Blockern (ARB) zeigten meist keine Unterschiede oder eine geringe Überlegenheit der ACE-Hemmer, sodass ACE-Hemmer vor ARB empfohlen werden. Als Kombinationspartner sind am besten Thiaziddiuretika und Kalziumkanalblocker geeignet (➤ Abb. 61.2). Bei Ödemen sollte ein Thiaziddiuretikum dazu ausgewählt werden.

Vorschlag für ein pragmatisches Vorgehen:

- **RR < 150 mmHg oder Frailty-Syndrom:** Beginn einer Monotherapie mit Ramipril 5 mg
- **RR > 150 mmHg:** Beginn einer Kombinationstherapie mit Ramipril 5 mg und Thiaziddiuretikum, Chlortalidon und Hydrochlorothiazid können als gleichwertig gelten (Ishani et al. 2022)
- Kontrolle der Verträglichkeit und Blutdrucksenkung mit Messprotokoll des Patienten nach 2 bis 4 Wochen, bei Diuretikum mit Elektrolytkontrolle
- Bei Erreichen des Blutdruckziels: Kontrolle alle 3 Monate
- Bei Nichterreichen des Blutdruckziels trotz guter Adhärenz: zusätzlich Amlodipin 5 mg
- Bei erneutem Nichterreichen des Blutdruckziels: Adhärenz besprechen, sekundäre Hypertonie und Überweisung erwägen

MERKE

Bei Nichterreichen des Blutdruckziels kann eine Nichteinnahme der verordneten Medikamente eine Rolle spielen. Die **Nichtadhärenz bei Personen mit Bluthochdrucktherapie** wird auf **25–65 %** geschätzt und nimmt mit der Anzahl der eingenommenen Tabletten zu.

Den Wirkstoffen **Indapamid** und **Chlortalidon** wird Vorrang vor konventionellen Thiaziddiuretika wie **Hydrochlorothiazid (HCT)** gegeben. HCT hat seinen Stellenwert seit Bekanntwerden der Assoziation mit Plattenepithelkarzinomen (➤ Kap. 5.4) eingebüßt. Bei Patienten mit gut eingestelltem Bluthochdruck unter HCT ohne zusätzliche Risken sollte die Therapie jedoch fortgeführt werden. Im Moment stehen vor allem Kombinationspräparate mit HCT zur Verfügung, sodass diese noch länger häufig eingesetzt werden.

MERKE

ALLHAT-Studie

Die industrieunabhängige ALLHAT-Studie untersuchte vergleichend die Wirkung von Chlortalidon, Amlodipin, Lisinopril und Doxazosin auf tödliche und nicht tödliche kardiovaskuläre Ereignisse, um die Frage zu klären, welches Blutdruckmedikament am effektivsten ist. Am wirksamsten war Chlortalidon, ein eher selten genutztes Thiaziddiuretikum. Eine Studie konnte die Gleichwertigkeit von Chlortalidon und HCT zeigen (Ishani 2022), klinisch wirkt Chlortalidon etwas stärker. Der ACE-Hemmer war am zweitwirksamsten. Vermehrte Ereignisse wurden mit Doxazosin beobachtet. Seitdem gilt die Monotherapie des Bluthochdrucks mit Alphablockern als obsolet.

Betablocker haben als Erstlinienmedikamente oder Monotherapie zur Behandlung der Hypertonie mangels Wirksamkeitsnachweis keinen Stellewert mehr, wenn keine andere Indikation (z. B. KHK) besteht (➤ Abb. 61.2, ➤ Tab. 61.5).

Lässt sich mit drei Wirkstoffen keine Blutdruckkontrolle erreichen **(therapieresistenter Bluthochdruck),** sollten zunächst die Blutdruckmessungen durch erneute Bestimmung des Langzeitblutdrucks (alternativ häusliche Blutdruckmessungen oder wiederholte Praxismessungen) bestätigt und sekundäre Ursachen oder Nichteinnahme von Medikamenten als Ursache geprüft werden (➤ Abb. 61.2). Bei bestätigten therapieresistenten Blutdruckwerten trotz dreifacher Wirkstoffkombination kann neben einer Intensivierung der Lebensstiländerungen zusätzlich zur bisherigen Therapie ein vierter Wirkstoff ergänzt werden (bei Serum-Kaliumwerten < 4,5 mmol/l und eGFR ≥ 45 ml/min niedrig dosiertes Spironolacton [bei Unverträglichkeit Eplerenon], bei Serum-Kaliumwerten > 4,5 mmol/l Alphablocker [Doxazosin] oder Betablocker). Zusätzlich sollte eine Abklärung durch einen Spezialisten erwogen werden.

Patientenbeispiel

Patient mit behandlungsresistentem Blutdruck

Der 72-jährige Landwirt Herr T. versucht, den direkten Arzt-Patient-Kontakt mit seinem Hausarzt zu meiden, und holt sich seine Medikamente am liebsten an der Rezeption. Vor 2 Jahren, nachdem bei ihm immer wieder Blutdrücke zwischen 160 und 170 mmHg gemessen worden waren, hatte es viel Überzeugungsarbeit gekostet, um überhaupt eine Therapie mit Ramipril/HCT 5 mg/25 mg einzuleiten. Wegen einer offenen Wunde nach einem Jagdunfall muss Herr T. regelmäßig zur Wundkontrolle kommen. Die bei dieser Gelegenheit kontrollierten Blutdruckwerte liegen alle über 160 mmHg systolisch. Aus den Verordnungen kann sein Hausarzt zwar rekonstruieren, dass Herr T. die Tabletten nicht regelmäßig nimmt, er beschließt aber, ihn nicht direkt damit zu konfrontieren. Stattdessen erkundigt er sich, ob der Patient die Tabletten gut verträgt. Herr T. berichtet verlegen, dass er einen hohen Harndrang habe, wenn er die Tabletten nehme, und sie deshalb oft weglassen müsse. Der Hausarzt erläutert ihm noch einmal die Gründe für die Medikation und ändert sie in Ramipril 5 mg und Amlodipin 5 mg, auch wenn erfahrungsgemäß der vermehrte Harndrang bei regelmäßiger Einnahme meist nach einigen Wochen nachlässt. Bei den nun fest vereinbarten Kontrollterminen liegt der Blutdruck des Patienten im Zielbereich.

Bei unzureichender Blutdruckkontrolle ist an die in ➤ Box 61.1 aufgeführten Gründe zu denken.

Box 61.1

Gründe für unzureichende Blutdruckkontrolle

- Nichteinnahme der Medikamente durch den Patienten
- Weißkittelphänomen (Praxisblutdruckmessung erhöht, häusliche oder Langzeitblutdruckmessung normwertig)
- Ungeeignete Manschettengröße
- Unzureichende Dosierung oder unangemessene Kombination blutdrucksenkender Wirkstoffe
- Starke Verkalkung der A. brachialis (i. d. R. ältere Patienten) (ESC 2019)

Eine Auswahl von in der Bluthochdrucktherapie häufig verwendeten Wirkstoffen ist in ➤ Tab. 61.5 zusammengestellt. Nach den Vorgaben der Kassenärztlichen Vereinigung empfohlene Medikamente aus dem Medikationskatalog sind in der Tabelle mit einem Sternchen (*) gekennzeichnet.

61.3.3 Monitoring und Therapieziele

Regelmäßige Blutdruckkontrollen und die Förderung der Therapieadhärenz sind hausärztliche Kernaufgaben. Bei den DMPs Diabetes und Koronare Herzerkrankung sind sie fester Bestandteil. Für einige Arzneimittel werden Laborkontrollen empfohlen (RAAS-Hemmer, Diuretika). Als absolutes Minimum kann die Dokumentation eines Blutdruckwertes pro Jahr angesehen werden, üblich sind aber die quartalsweise Messung entweder in der Praxis oder ein vom Patienten mitgebrachtes Messprotokoll.

Das Erreichen des Zielblutdrucks kann mit Praxisblutdruckmessungen, aber auch mit häuslichen oder ambulanten 24-h-Blutdruckmessungen überprüft werden.

Der generelle **Blutdruckzielwert** beträgt:

- Personen **bis 80 Jahre:** < 140/90 mmHg (Praxismessung) bzw. < 135/85 mmHg (häusliche Messung)
- Personen **ab 80 Jahre:** < 150/90 mmHg (Praxismessung) bzw. < 145/85 mmHg (häusliche Messung)

In der 2017 veröffentlichten ACC/AHA-Leitlinie wurden aufgrund von Studienergebnissen die Grenzwerte für die allgemeine Therapieempfehlung auf < 130/< 80 mmHg herabgesetzt (Wright et al. 2015). Wegen einer dadurch zu erwartenden deutlichen Medikalisierung und eines

61

Tab. 61.5 Auswahl häufig verwendeter Wirkstoffe in der Bluthochdrucktherapie (in Anlehnung an ESH 2023)

Wirkstoffgruppe/ Wirkstoff	Übliche Dosierung [mg]	Einnahmehäufigkeit pro Tag	Besonderheiten
Bevorzugte Wirkstoffe (Auswahl)			
Thiazide/thiazidartige Diuretika			• Monitoring: Hyponatriämie, Hypokaliämie, Harnsäure, Kalzium • Bei GFR < 30 ml/min vermeiden • Vorsicht bei Patienten mit Gicht ohne harnsäuresenkende Therapie
Chlortalidon*	12,5–25	1 ×	
Indapamid	1,25–2,5	1 ×	
Hydrochlorothiazid*	25–50	1 ×	
ACE-Hemmer			• Monitoring: Elektrolyte, GFR • Nierenversagen bei ausgeprägter Nierenarterienstenose möglich • Keine Kombination mit ARB • Nicht bei Patienten mit ACE-Hemmer-assoziiertem Angioödem • Nicht in der Schwangerschaft
Ramipril*	2,5–10	1 bis 2 ×	
Enalapril*	5–40	1 bis 2 ×	
Lisinopril*	5–20	1 ×	
Angiotensin-Rezeptor-Blocker (ARB)			• Monitoring: Elektrolyte, GFR • Keine Kombination mit ACE-Hemmer oder direkten Renin-Inhibitoren (Aliskiren) • Hyperkaliämierisiko ↑ bei chronischer Niereninsuffizienz, kaliumsparenden Medikamenten, Kaliumgabe • Nierenversagen bei ausgeprägter Nierenarterienstenose möglich • Nicht bei Patienten mit ARB-Hemmer-assoziiertem Angioödem • Bei ACE-Hemmer-assoziiertem Angioödem Gabe nach 6 Wo. möglich • Nicht in der Schwangerschaft
Candesartan	8–32	1 ×	
Telmisartan	20–80	1 ×	
Losartan	50–100	1 bis 2 ×	
Irbesartan	150–300	1 ×	
Olmesartan	20–40	1 ×	
Kalziumkanalblocker (Dihydropyridine)			• Bei Herzinsuffizienz mit reduzierter Auswurffraktion möglich • Fuß-/Knöchelödeme als Nebenwirkung möglich
Amlodipin*	2,5–10	1 ×	
Felodipin	2,5–10	1 ×	
Reservewirkstoffe			
Diuretika			• Bevorzugte Wirkstoffe bei symptomatischer Herzinsuffizienz • Bei Patienten mit Niereninsuffizienz GFR < 30 ml/min anstelle von Thiaziddiuretika • Kein Nutzennachweis für die Indikation Bluthochdruck
Schleifendiuretika			
Furosemid	20–80	2 ×	
Torasemid	5–10	2 ×	
Kaliumsparende Diuretika			• Kombinationstherapie mit Thiaziddiuretikum bei Hypokaliämie • Bei Patienten mit GFR < 45 ml/min vermeiden
Amilorid	5–10	1 bis 2 ×	
Triamteren	50–100	1 bis 2 ×	
Aldosteron-Antagonisten			• Bevorzugter Reservewirkstoff bei therapieresistentem Bluthochdruck • Gynäkomastie- und Impotenzrisiko ↑ bei Spironolacton • Hyperkaliämierisiko ↑ bei chronischer Niereninsuffizienz, kaliumsparenden Medikamenten, Kaliumgabe
Spironolacton	25–100	1 ×	
Eplerenon	50–100	1 bis 2 ×	
Betablocker			• Nicht als Erstlinientherapie empfohlen außer bei Herzinsuffizienz, Angina pectoris, nach Herzinfarkt, bei Vorhofflimmern, in der Schwangerschaft oder bei Schwangerschaftswunsch • Bevorzugte selektive Betablocker bei obstruktiven Atemwegserkrankungen • Atenolol sollte nicht mehr eingesetzt werden
Bisoprolol*	2,5–10	1 ×	
Metoprolol*	50–200	1 ×	
Alphablocker			• Gefahr der orthostatischen Dysregulation • Reservewirkstoff für Patienten mit Prostatahyperplasie • Übersterblichkeit in der ALLHAT-Studie
Doxazosin	1–16	1 ×	
Prazosin	2–20	2 bis 3 ×	
Terazosin	1–20	1 bis 2 ×	
Weitere Wirkstoffe			
Alpha-Methyldopa	250–1.000	2 ×	• Reservemittel in der Schwangerschaft • Keine Endpunktstudien
Dihydralazin	25–100	2 ×	Keine Endpunktstudien

* Standardwirkstoffe, die nach dem Medikationskatalog bevorzugt verordnet werden sollten (➤ Kap. 101)

vermehrten Auftretens von Nebenwirkungen wurden diese niedrigeren Zielwerte von der Amerikanischen Hausärztevereinigung (AAFP) jedoch nicht umgesetzt. Eine Senkung des RR_{syst} unter 140 mmHg führt zu keiner Senkung des kardiovaskulären Risikos, auch nicht bei kardiovaskulären Vorerkrankungen, Diabetes oder Proteinurie (Arguedas et al. 2020, Saiz et al. 2022). Die DEGAM-S3-Leitlinie (2017) empfiehlt daher keine strengeren Blutdruckziele bei Hochrisikopatienten. Die NVL „Hypertonie“ empfiehlt, orientiert an Patientenfaktoren, die Festlegung eines individuellen Zielwerts (➤ Abb. 61.3).

TIPP

Eine Auswahl an geeigneten Blutdruckmessgeräten für den häuslichen Einsatz mit einem Prüfsiegel der Deutschen Hochdruckliga bzgl. der Messgenauigkeit ist verfügbar unter:

https://www.hochdruckliga.de/betroffene/blutdruckmessgeraete

Messfehler bei der Blutdruckmessung sind auch mit automatisierten Geräten häufig. Einzelne Messwerte sollten nicht zu Aktionismus verleiten. Gründe, die medikamentöse Therapie anzupassen oder zu beenden, sind:

- Neue Komorbiditäten oder Nebenwirkungen
- Palliativsituation
- Neue Erkenntnisse zur Effektivität und Sicherheit des Medikaments
- Persistierende Veränderungen der Blutdruckwerte

61.3.4 Weitere Abklärung?

Eine weitere Abklärung ist in folgenden Situationen angezeigt:

- Blutdruckwerte > 160 mmHg bei Personen unter 40 Jahren oder erhöhte Blutdruckwerte im Kindesalter
- Akute Verschlechterung zuvor normwertiger Blutdruckwerte
- Klinische Veränderungen oder Laborveränderungen, die auf endokrinologische Ursachen oder chronische Niereninsuffizienz hindeuten
- Klinische Hinweise auf ein obstruktives Schlafapnoe-Syndrom (Schnarchen, nicht erholsamer Schlaf; ➤ Kap. 50)
- Klinische Hinweise auf ein Phäochromozytom oder positive Familienanamnese eines Phäochromozytoms

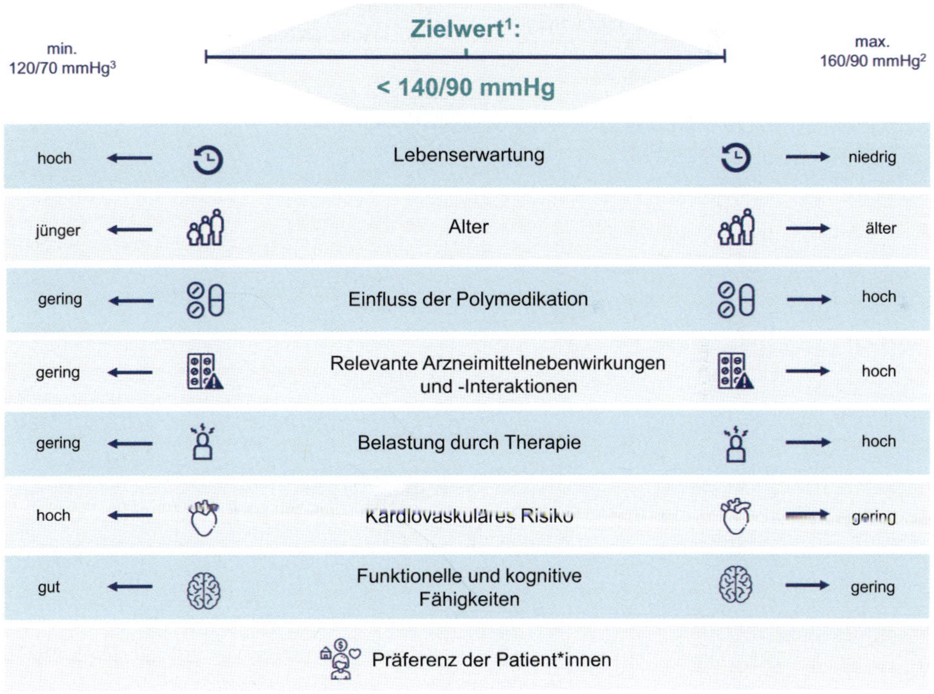

[1] Die Blutdruckzielwerte beziehen sich auf die Ergebnisse der Praxismessung. Es wird empfohlen, für die Heimmessung und den Tagesmittelwert der ambulanten Blutdruckmessung (ABPM) 5 mmHg sowie für den 24h-Mittelwert der ABPM 10 mmHg zu subtrahieren. Diese Empfehlung bezieht sich nicht auf Werte < 130 mmHg, siehe Tabelle 11.

[2] Die obere Grenze des Kontinuums stellt einen Kompromiss dar. Weder Patient*innen noch Ärzt*innen sollen sich mit Erreichen dieses Wertes zufriedengeben, wenn die individuellen Einflussfaktoren auch bessere Zielwerte zulassen würden. Ausnahme Bettlägerigkeit

[3] im Ausnahmefall, negative Effekte nehmen zu.

Abb. 61.3 Blutdruck-Zielkorridor abhängig von Patientenfaktoren (NVL „Hypertonie“) [W867-011]

Patientenbeispiel

Patientin mit akribischem Blutdruckprotokoll

Die pensionierte Lehrerin Frau M. (74) bringt ein über mehrere Wochen akribisch geführtes Protokoll mit bis zu 15 Blutdruckmessungen am Tag in die Praxis. Die meisten Werte liegen unter 130 mmHg systolisch, nur einige wenige liegen bei 150 mmHg systolisch. Diese häufigen Messungen empfindet ihr Hausarzt als übertrieben und empfiehlt ihr, weniger zu messen, weil er das Gefühl hat, dass sie das nur verunsichert. Am nächsten Tag stellt sie sich erneut in der Praxis vor und glaubt, beim Praxispartner ihres Arztes zu sein. Sie berichtet, wie enttäuscht sie sei, dass man sie so „abgebügelt" habe, obwohl sie sich so viel Mühe gegeben habe und ihr Blutdruck ihr solche Sorgen bereiten würde. Ihr Arzt klärt die Verwechslung auf und entschuldigt sich, erschrocken über dieses Feedback. Er äußert sich nun positiv über ihre Gründlichkeit und fragt, warum sie sich Sorgen um ihren Blutdruck mache. Da erzählt sie, dass ihr älterer Bruder einen Schlaganfall erlitten habe. Arzt und Patientin besprechen ihre Risikofaktoren und dass diese gut eingestellt seien. Gemeinsam entscheiden sie, die Blutdruckmedikamente erst einmal nicht zu verändern und die Kontrollen in einem geringeren Umfang und bei Ruhe durchzuführen.

LITERATUR

Chow CK, Teo KK, Rangarajan S et al. PURE Study Investigators. Prevalence, awareness, treatment, and control of hypertension in rural and urban communities in high-, middle-, and low-income countries. JAMA 2013; 310: 959–968.

Ishani A, Cushman WC, Leatherman SM et al., on behalf of the Diuretic Comparison Project Writing Group. Chlorthalidone vs. Hydrochlorothiazide for Hypertension–Cardiovascular Events. N Engl J Med 2022; 387: 2401–10.

Ludwig WD, Mühlbauer B, Seifert R (Hrsg.). Arzneiverordnungs-Report 2022. Berlin, Heidelberg: Springer 2023.

Persell SD, Peprah YA, Lipiszko D et al. Effect of home blood pressure monitoring via a smartphone hypertension coaching application or tracking application on adults with uncontrolled hypertension: A randomized clinical trial. JAMA Netw Open 2020; 3(3): e200255.

Schmiemann G, Gebhardt K, Hummers-Pradier E, Egidi G. Prevalence of hyperaldosteronism in primary care patients with resistant hypertension. J Am Board Fam Med 2012; 25(1): 98–103.

The ALLHAT Officers and Coordinators for the ALLHAT Collaborative Research Group. Major outcomes in high-risk hypertensive patients randomized to angiotensin-converting enzyme inhibitor or calcium channel blocker vs diuretic: The Antihypertensive and Lipid-Lowering Treatment to Prevent Heart Attack Trial (ALLHAT). JAMA 2002; 288(23): 2981–2997.

Wright JT Jr, Williamson JD, Whelton PK et al. SPRINT Research Group. A randomized trial of intensive versus standard blood-pressure control. N Engl J Med 2015; 373(22): 2103–2116.

SYSTEMATISCHE REVIEWS

Arguedas JA, Leiva V, Wright JM. Blood pressure targets in adults with hypertension. Cochrane Database Syst Rev. 2020; 12(12):CD004349.

Pewsner D, Jüni P, Egger M et al. Accuracy of electrocardiography in diagnosis of left ventricular hypertrophy in arterial hypertension: Systematic review. BMJ 2007; 335(7622): 711.

Saiz LC, Gorricho J, Garjón J et al. Blood pressure targets for the treatment of people with hypertension and cardiovascular disease. Cochrane Database Syst Rev. 2022; 11(11): CD010315.

Wiysonge CS, Bradley HA, Volmink J et al. Beta-blockers for hypertension. Cochrane Database Syst Rev 2017; 1: CD002003.

KAPITEL

62

Jean-François Chenot, Aniela Angelow

Hyperlipidämie

62.1 Definition und Epidemiologie

Cholesterin (Cholesterol), Triglyzeride (TG), Phospholipide und Apolipoproteine bilden Lipoproteine und erfüllen Funktionen als Strukturkomponenten (z. B. von Zellmembranen), Zellrezeptoren und im Stoffwechsel. Apolipoprotein B enthaltende Lipoproteine unterhalb einer bestimmten Größe (Very Low-Density Lipoprotein, VLDL), Intermediate-Density Lipoprotein (IDL), Low-Density Lipoprotein (LDL), Lipoprotein (Lp) (a) und High-Density Lipoprotein (HDL) können die Endothelbarriere passieren und spielen eine Rolle bei der Entstehung atherosklerotischer Gefäßwandveränderungen und kardiovaskulärer Ereignisse.

In Deutschland haben 59 % der Erwachsenen ein Gesamtcholesterin ≥ 5 mmol/l (190 mg/dl) und 19 % einen Wert ≥ 6,2 mmol/l (240 mg/dl). Die Häufigkeit von Personen mit Dyslipidämien nimmt mit steigendem Alter zu (DEGS1). Legt man gemessene Werte und verschlüsselte Diagnosen einer Dyslipidämie zugrunde, haben mehr als 80 % der Erwachsenen ab 65 Jahren in Deutschland eine Dyslipidämie. Angaben zur Häufigkeit der Dyslipidämie müssen aber immer kritisch geprüft werde, da sie von der Definition eines Grenzwerts abhängen.

Die Indikation zur medikamentösen Therapie der Hyperlipidämie und die Therapieintensität sind Gegenstand zunehmender Kontroversen. Bezüglich genauerer Empfehlungen widersprechen sich die Leitlinien verschiedener Fachgesellschaften (ESC [European Society of Cardiology], AkdÄ [Arzneimittelkommission der Deutschen Ärzteschaft], DEGAM und NVL KHK) teilweise. Da die Versorgung oft interdisziplinär stattfindet, werden hier auch die Empfehlungen verschiedener Fachgesellschaften dargestellt. Angesichts der massiven wissenschaftlichen Probleme, Industriesponsoring sowie der Interessenkonflikte und der mangelnden hausärztlichen Beteiligung wird die ESC-Leitlinie von vielen Hausärzten nicht als bindend akzeptiert. Für Hausärztinnen und Hausärzte in Deutschland sind primär die Leitlinien der Deutschen Gesellschaft für Allgemeinmedizin und Familienmedizin (DEGAM) und die NVL KHK maßgeblich.

LEITLINIEN

- DEGAM-S3-Leitlinie „Hausärztliche Risikoberatung zur kardiovaskulären Prävention". AWMF-Registernummer 053-024:

  https://register.awmf.org/assets/guidelines/053-024l_S3_Hausaerztliche_Risikoberat_kardiovask_Praevention_2018-09-abgelaufen.pdf

- ACC/AHA Task Force on Clinical Practice Guidelines. 2018 Guideline on the Management of Blood Cholesterol:

  www.acc.org/~/media/Non-Clinical/Files-PDFs-Excel-MS-Word-etc/Guidelines/2018/Guidelines-Made-Simple-Tool-2018-Cholesterol.pdf

- Mach F, Baigent C, Catapano AL et al. ESC Scientific Document Group. 2019 ESC/EAS Guidelines for the management of dyslipidaemias: lipid modification to reduce cardiovascular risk:

  https://academic.oup.com/eurheartj/article/41/1/111/5556353?login=false

- Arzneimittelkommission der Deutschen Ärzteschaft. „Medikamentöse Cholesterinsenkung zur Vorbeugung kardiovaskulärer Ereignisse" (2023):

  www.akdae.de/fileadmin/user_upload/akdae/Arzneimitteltherapie/LF/PDF/Cholesterinsenkung.pdf

- NICE – National Institute for Health and Care Excellence. Cardiovascular disease: risk assessment and reduction, including lipid modification (NICE guideline 2023):

www.nice.org.uk/guidance/ng238

62.2 Diagnostische Strategie und Differenzialdiagnose

Eine Bestimmung der Cholesterinwerte wird anlassbezogen oder im Rahmen der Gesundheitsuntersuchung zur kardiovaskulären Gesamtrisikobestimmung durchgeführt (➤ Kap. 6). Die Bestimmung der Lipidwerte muss nicht notwendigerweise aus einer Nüchternblutprobe erfolgen. Die Cholesterinwerte werden, anders als die Triglyzeride, durch die Nahrungsaufnahme kaum kurzfristig beeinflusst. Neben der Bestimmung des Gesamtcholesterins werden im Rahmen eines Lipidprofils HDL, LDL und Triglyzeride bestimmt. Das Plasma-LDL kann dabei entweder direkt gemessen oder aus Gesamtcholesterin, HDL und Triglyzeriden (Friedewald-Formel) vom Labor berechnet werden. Bei Personen mit erhöhten Triglyzeriden, Diabetes, Übergewicht oder sehr niedrigem LDL kann mit dem Gesamtcholesterin das **kardiovaskuläre Gesamtrisiko** unterschätzt werden. Daher werden Kombinationen von Cholesterin und HDL oder non-HDL (Differenz aus Gesamtcholesterin und HDL) für die Abschätzung des kardiovaskulären Risikos bevorzugt (➤ Kap. 6). Differenzialdiagnostisch sind Ursachen einer sekundären Hypercholesterinämie (➤ Box 62.1) und Formen einer familiären Hypercholesterinämie zu berücksichtigen (➤ Kap. 62.3).

Box 62.1

Sekundäre Ursachen einer Hyperlipidämie (in Anlehnung an DEGAM 2017)

- Erhöhter Alkoholkonsum
- Unkontrollierter Diabetes mellitus
- Schilddrüsenunterfunktion
- Lebererkrankungen
- Nephrotisches Syndrom
- Schwangerschaft
- Medikamente (Steroidhormone, Betablocker, Thiaziddiuretika)

Die relativ teure Bestimmung von Apolipoproteinen (ApoA1, Apo B) ist in der Hausarztpraxis unüblich, da dies keine therapeutischen Konsequenzen hat, solange es keine etablierte spezifische Therapie gibt. Eine Überweisung in die spezialisierte fachärztliche Versorgung (Lipidambulanz) ist nur in besonderen Fällen empfehlenswert (➤ Box 62.2).

Box 62.2

Kriterien für eine Überweisung in die spezialisierte fachärztliche Versorgung (NICE 2023)

- Extrem hohes Gesamtcholesterin > 9 mmol/l (> 340 mg/dl)
- Triglyzeridwerte > 20 mmol/l (1700 mg/dl) oder bei TG-Wert > 10 mmol/l (800 mg/dl) bei mehreren Messungen
- Personen mit V. a. familiäre Hypercholesterinämie zur weiteren Diagnostik (➤ Box 62.3)

62.3 Indikation zur medikamentösen Therapie

Generell ist ein niedriges LDL-Cholesterin mit einer geringeren kardiovaskulären Ereignisrate assoziiert, aber das rechtfertig per se keine Therapie. Für eine Senkung des TG-Spiegels oder eine Erhöhung des HDL-Cholesterins konnte bisher keine Risikosenkung gezeigt werden. Eine medikamentöse Therapie bei erhöhten Lipidwerten wird bei Patienten **ohne** vorheriges kardiovaskuläres Ereignis (Primärprävention) **nicht routinemäßig** empfohlen.

Der Nutzen einer lipidsenkenden Therapie hängt stark vom kardiovaskulären Ausgangsrisiko ab. Je höher das Risiko, desto höher der Nutzen. Formal ist nach der für niedergelassene Kassenärzte verbindlichen Arzneimittelrichtlinie des gemeinsamen Bundesausschusses (Anlage III Position 35) festgelegt, dass eine Verordnung von Lipidsenkern zu Lasten der gesetzlichen Krankenkasse in der Primärprävention nur bei einem kardiovaskulären Risiko > 20 % Ereignisrate in den nächsten 10 Jahren auf der Basis einer Risikokalkulation erfolgen darf. Diese Festlegung ist kritisch zu sehen. Ein 10-Jahres-Risiko von 10 % ist für einen 30-jährigen Menschen dramatisch hoch, für einen 70-Jährigen jedoch altersentsprechend. Bei Menschen, die das 80. Lebensjahr überschritten haben, liegt das 10-Jahres-Risiko für Herzinfarkt oder Schlaganfall immer über 20 %!

Formal kann man bzgl. kardiovaskulärer Ereignisse zwischen einer Primärpräventionssituation (Patienten ohne stattgehabtes kardiovaskuläres Ereignis) und einer Sekundärpräventionssituation (Personen nach kardiovaskulärem Ereignis [Herzinfarkt, Schlaganfall]) unterscheiden:

- In der **Primärprävention** kann bereits durch eine Lebensstiländerung (Nikotinstopp, regelmäßige Bewegung; ➤ Kap. 6) eine relative Reduktion des kardiovaskulären Gesamtrisikos um ca. 35–45 % erreicht werden (DEGAM 2017). Eine **Lebensstiländerung** sollte daher **vor einer medikamentösen Therapie** stehen, und Effekte der Lebensstiländerung und ggf. einer medikamentösen Therapie sollten anhand des **kardiovaskulären Gesamtrisikos** dargestellt und besprochen werden. Eine Lebensstiländerung kann sich auch auf andere ggf. vorliegende kardiovaskuläre Risikofaktoren positiv auswirken. Laut Studien können *diätetische Maßnahmen* das LDL um bis zu 0,04 mmol/l reduzieren, eine *Gewichtsabnahme* je 10 kg oder regelmäßige *Bewegung* um bis zu 0,2 mmol/l. Positive, jedoch geringe Effekte sind für diätetische Maßnahmen, Gewichtsreduktion und körperliche Aktivität auch für HDL-Cholesterin und Triglyzeride beschrieben worden.

Bei einem kardiovaskulären Gesamtrisiko > 20 % in 10 Jahren sollte eine **Statintherapie** angeboten werden, wenn keine andere Maßnahme infrage kommt (DEGAM 2017). Es besteht jedoch die Option einer individuell begründeten Statintherapie unterhalb dieser Risikoschwelle, z. B. bei hohem altersentsprechendem relativem Risiko (DEGAM 2017; ➤ Kap. 6). Abweichend davon wird in anderen Leitlinien eine Schwelle von > 7,5–10 % (NICE 2023) oder ≥ 7,5–20 % in 10 Jahren (ACC/AHA 2018) für den Einsatz einer Statintherapie in Abhängigkeit vom Vorliegen weiterer modifizierender Risikofaktoren empfohlen. Die aktuelle europäische ESC-Leitlinie empfiehlt für den Therapiebeginn ein sehr komplexes Schema z. B. in Abhängigkeit vom LDL-Cholesterinwert und vom kardiovaskulären Risiko (ESC 2019) (➤ Tab. 62.1). Eine solche Senkung der Therapieschwelle führt zu einer extremen Ausweitung (Übermedikalisierung) der Menschen, denen ein Statin verordnet werden sollte, unter anderem weil das Risiko diese Schwellen im Alter immer übersteigt. Gleichzeitig ist der Nutzen von Statinen in der Primärprävention oder im Alter vergleichsweise gering oder nicht nachweisbar (AkdÄ).

- Relativ unumstritten ist, dass für **alle Patienten** mit KHK mit und ohne Infarkt, Schlaganfall oder peripherer arterieller Verschlusskrankheit (pAVK) **(Sekundärprävention)** eine dauerhafte Statinverordnung unabhängig vom Cholesterinspiegel empfohlen wird. Für diese Patientengruppe konnte unabhängig vom Ausgangswert des LDL eine Verbesserung des kardiovaskulären Risikos nachgewiesen werden.
- Umstritten ist, ob bei Menschen mit einer asymptomatischen Plaque in der Karotiswand, Diabetes oder CKD ein äquivalentes Risiko wie bei Menschen mit einem kardiovaskulären Ereignis angenommen werden soll (➤ Kap. 6.2).
- Extreme Cholesterinwerte können, auch wenn keine familiäre Hypercholesterinämie vorliegt, eine Therapie rechtfertigen. Es gibt aber keine konsentierten Schwellenwerte.

Tab. 62.1 Empfehlungen der ESC-Leitlinie (2019) zu Indikationen/Zielwerten in Abhängigkeit von der Risikoannahme mit Warnfarben in der Primär- und Sekundärprävention

Patienten mit extremem Risiko	
• Kardiovaskuläres Ereignis innerhalb von 2 Jahren nach Indexereignis trotz Therapie mit Statin in maximal tolerierter Dosis	LDL < 1,0 mmol/l (40 mg/dl)
Patienten mit sehr hohem Risiko	
• Dokumentierte kardiovaskuläre Erkrankung (klinisch oder Bildgebung, z. B. signifikante Plaque in A. carotis oder A. femoralis) • Diabetes mellitus mit Endorganschaden (z. B. Proteinurie) • ≥ 3 RF oder Typ-1-Diabetes > 20 Jahre • GFR < 30 ml/min • Familiäre Hypercholesterinämie mit mind. 1 prominentem RF • SCORE-Risiko ≥ 10 %	LDL < 1,4 mmol/l (55 mg/dl) und ≥ 50 % LDL-Senkung
Patienten mit hohem Risiko	
• 1 prominenter RF (LDL > 4,9 mmol/l, RR > 180/110 mmHg) • Familiäre Hypercholesterinämie ohne weiteren RF • Diabetes mellitus Typ 1 oder 2 ohne Endorganschaden • Seit ≥ 10 Jahren oder mit zusätzlichem RF • GFR 30–59 ml/min • SCORE-Risiko ≥ 5 bis < 10 %	LDL < 1,8 mmol/l (70 mg/dl) und ≥ 50 % LDL-Senkung
Patienten mit moderatem Risiko	
• Diabetes mellitus < 10 Jahre Erkrankungsdauer bei jungen Patienten • (Typ 1 < 35 Jahre, Typ 2 < 50 Jahre) ohne weiteren RF • SCORE-Risiko ≥ 1 bis < 5 %	LDL < 2,6 mmol/l (100 mg/dl)
Patienten mit niedrigem Risiko (< 1 %)	
• SCORE-Risiko < 1 %	LDL < 3,0 mmol/l (116 mg/dl)

Die Risikoangabe bezieht sich auf 10 Jahre mit dem alten SCORE-Instrument.
RF = Risikofaktor

62.3.1 Therapieintensität und Zielewerte

In Bezug auf die Intensität der medikamentösen Behandlung werden zwei Strategien unterschieden, die **Strategie der festen Dosis** *(fire and forget)* (DEGAM/AkdÄ für die Primärprävention) und die Behandlung mittels Dosistitration auf einen LDL-Zielwert hin (**Zielwertstrategie** *[treat to target]*) (ACC/AHA 2018, ESC 2019). Davon zu unterscheiden ist die **Hochdosisstrategie** in der Sekundärprävention, die als eine Variante der Strategie der festen Dosis gelten kann (NVL KHK mit Zustimmung der DEGAM). Der zusätzliche Nutzen einer Hochdosistherapie im Vergleich zu einer Standardtherapie ist mit ca. 1 % zusätzlicher absoluter Risikoreduktion (ARR) für den individuellen Patienten eher gering. Es kommt dabei zu einem Anstieg der unerwünschten Arzneimittelwirkungen (CCT Collaboration 2015).

Die Kontroverse um die Zielwertstrategie wird in der NVL KHK sachlich dargestellt. Es gibt nur wenige Interventionsstudien zur LDL-Zielwertstrategie, die mit einer festen Dosis verglichen haben, und diese zeigten widersprüchliche Ergebnisse (Itoh et al. 2018, Amarenco et al. 2020). Wichtigstes Argument gegen eine Zielwertstrategie ist der hohe personelle und finanzielle Aufwand. Eine aktuelle Studie, die eine Hochdosisstrategie gegen eine Zielwertstrategie in der Sekundärprävention verglich, konnte keine Überlegenheit der Zielwertstrategie zeigen (Hong et al. 2023).

Am meisten profitieren Menschen mit hohen LDL-Ausgangswerten. Bei niedrigen Ausgangswerten (2,6 mmol/l [< 100 mg/dl]) ließ sich keine Senkung der kardiovaskulären Mortalität mehr belegen (Navarese et al. 2018). Dennoch fordert die ESC weltweit einmalig extrem niedrige Zielwerte in der Primär- und Sekundärprävention (➤ Tab. 62.1), die wissenschaftlich nicht belegt sind und von anderen Leitlinien (AkdÄ, DEGAM, NVL KHK, ACC/AHA) abweichen. Die Ziele sind so niedrig, dass sie von den meisten Menschen in der Primär- und Sekundärprävention mit einem Statin alleine nicht erreicht werden können. Die AkdÄ stuft den Nutzen in der Primärprävention als sehr gering ein.

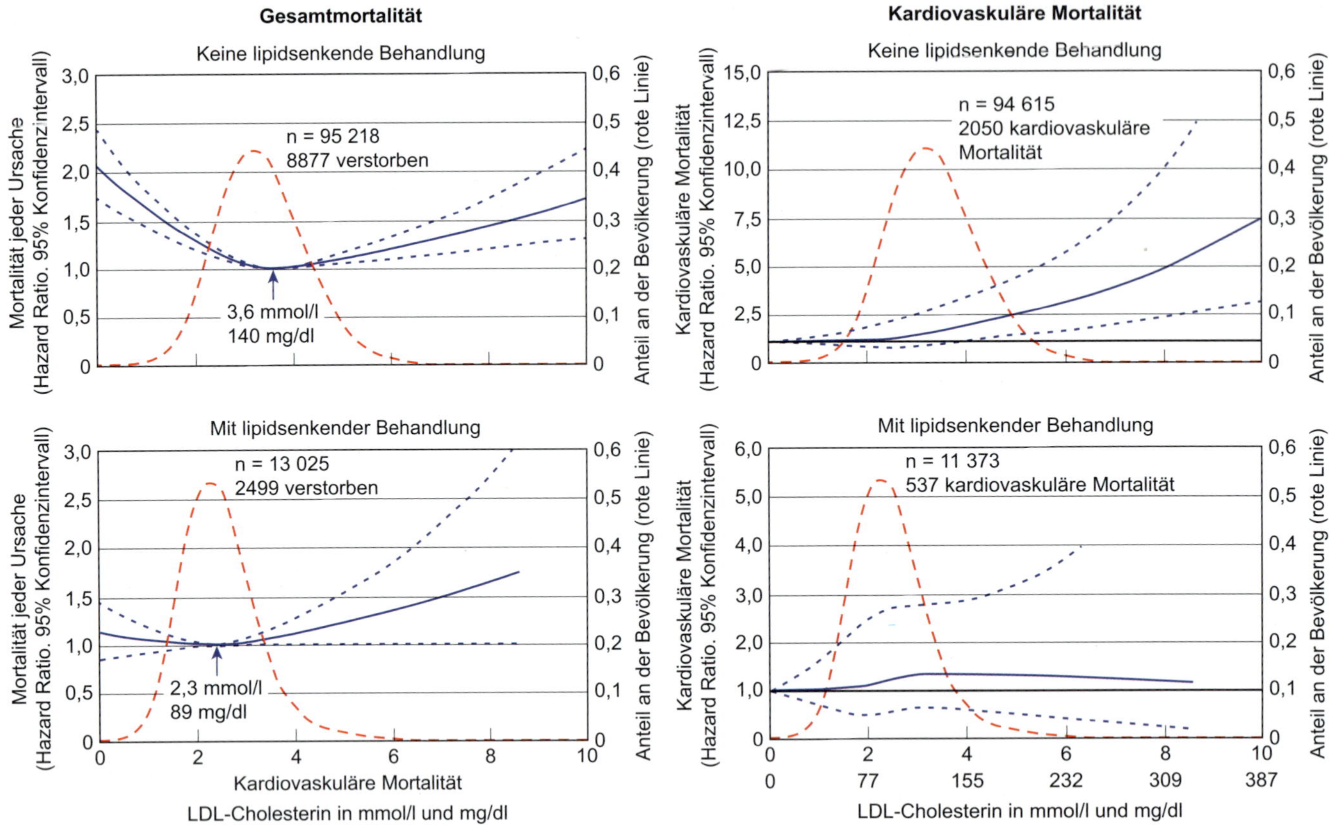

Abb. 62.1 Gesamtmortalität und das Risiko für einen Myokardinfarkt in Abhängigkeit vom LDL-Cholesterin bei Menschen mit oder ohne lipidsenkende Behandlung (modifiziert nach Johannesen et al. 2020) [L143]. Die durchgezogene Linie zeigt die Hazard-Ratio, zu versterben bzw. einen Infarkt zu erleiden. Die gestrichelte Linie zeigt das 95 % Konfidenzintervall. Die rote Linie gibt die Verteilung der LDL-Cholesterinwerte in der Stichprobe an.

Die NVL KHK schlägt in der Sekundärprävention einen Zielwert von nur < 1,8 mmol (70 mg/dl) vor. In großen Bevölkerungsstudien liegt die geringste Gesamtmortalität bei Personen mit LDL-Spiegeln vor, die deutlich über den ESC-Zielwerten liegen.

Die Verengung der Perspektive auf die Hyperlipidämie für kardiovaskuläre Ereignisse, die ja auch durch andere Faktoren beeinflusst werden (➤ Kap. 6), führt zur Überschätzung des Gesamtnutzens der medikamentösen Lipidsenkung. Das kann am Beispiel der Kopenhagen-Studie gut demonstriert werden. Die Daten sind für andere kardiovaskuläre Risikofaktoren wie Blutdruck adjustiert. Die Gesamtmortalität lag bei 3,6 mmol/l (140 mg/dl) bei Menschen ohne Einnahme eines Lipidsenkers am niedrigsten und mit 2,6 mmol/l (101 mg/dl) bei Patienten mit Lipidsenkern (Johannesen et al. 2020). Unterhalb dieser Werte stieg die Mortalität sogar wieder leicht an, während die Häufigkeit von tödlichen Herzinfarkten noch bis etwa 2 mmol/l (70 mg/dl) nicht erhöht war (➤ Abb. 62.1). Die in Bezug auf Gesamtmortalität optimalen Werte liegen also deutlich über den von der ESC empfohlenen Zielwerten.

Die Unterschiede in der Mortalität sind in dem Bereich, in dem die meisten LDL-Werte liegen, minimal – auch wenn höhere LDL-Werte mit einem erhöhten Infarktrisiko assoziiert sind.

62.3.2 Therapieoptionen

Statine

Statine sollten vorrangig angeboten werden, wenn eine Indikation zur lipidsenkenden Therapie gestellt wird. Für **Statine** gibt es umfangreiche Evidenz für eine Senkung von kardiovaskulären Ereignissen und Mortalität in der Primär- und Sekundärprävention. Sie führen zu einer relativen kardiovaskulären Risikoreduktion von bis zu 18 % über einen langen Behandlungszeitraum (20 Jahre) (WOSCOPS: Vallejo-Vaz et al. 2017). Der Nutzen der Statine wird als Klasseneffekt angesehen, dennoch gibt es Unterschiede zwischen den Substanzen. Einen kurzen Überblick über Leitsubstanzen, Standarddosierung und weitere Wirkstoffgruppen gibt ➤ Tab. 62.2. Generell ist eine höhere Statindosis mit einer stärkeren LDL-Reduktion assoziiert, wobei eine Statintherapie mit hoher Intensität durch eine LDL-Reduktion auf ≥ 50 % des Ausgangswerts definiert ist (mittlere Intensität: 30–50 % Reduktion) (➤ Tab. 62.2; NVL KHK). Neben ihrer Hauptwirkung auf das LDL haben Statine auch antiinflammatorische und antioxidative Effekte (pleiotrope Effekte), deren klinische Relevanz noch unbestätigt ist.

Tab. 62.2 Statindosierung und LDL-Cholesterinsenkung (orientiert an der NVL KHK)

Statine (Wirkstoff)	Therapieintensität (relative LDL-Cholesterin-Reduktion)		
	Hoch (≥ 50 %)	Mittel (30–49 %)	Niedrig (< 30 %)
Atorvastatin*	40–80 mg	10–20 mg	–
Rosuvastatin	20–40 mg	5–10 mg	–
Simvastatin*	–	20–40 mg	10 mg
Pravastatin*	–	40–80 mg	10–20 mg
Lovastatin	–	40–80 mg	20 mg
Fluvastatin	–	40 mg (2 ×/d)	20–40 mg
Pitavastatin	4 mg	2 mg	1 mg

* Nach Medikationskatalog der kassenärztlichen Vereinigung vorrangig (➤ Kap. 101)

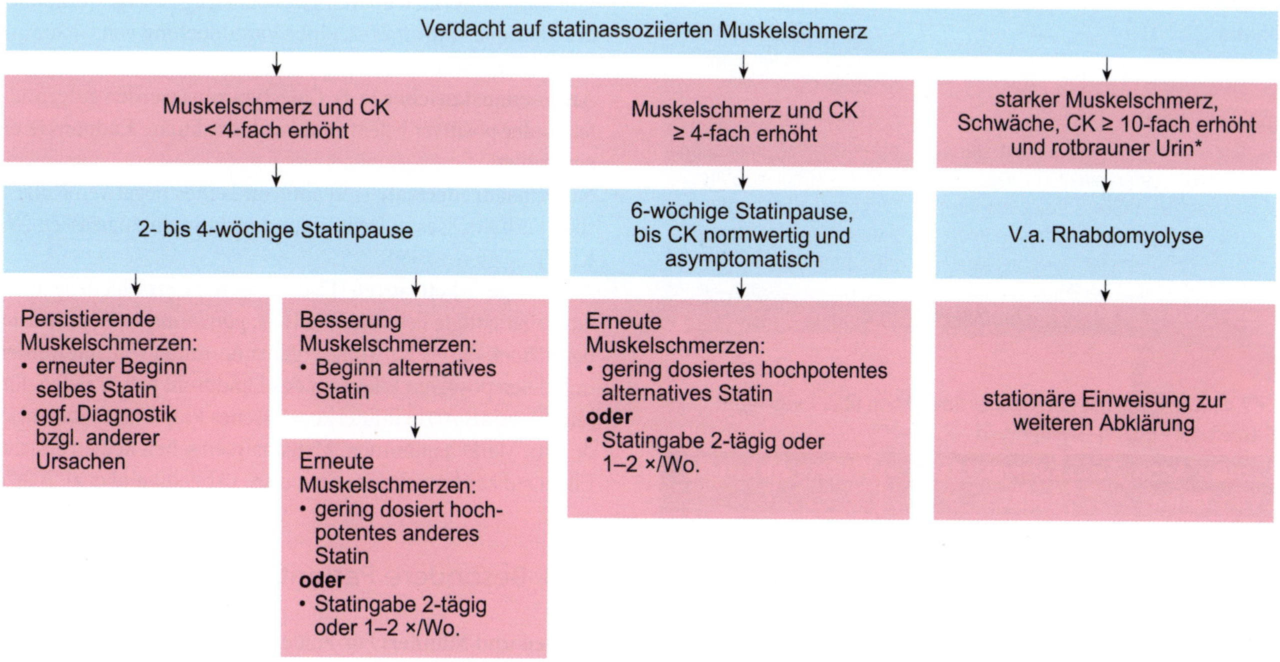

Abb. 62.2 Vorgehen beim Auftreten von Muskelschmerzen unter Statintherapie (in Anlehnung an ESC/EAS 2019) [L141]
*Klinische Zusatzzeichen: Muskelschmerz typischerweise proximal, unterer Rücken, Waden; Krämpfe, Bauchschmerzen; Myoglobinurie nur in ca. 50 % d. F., ggf. Hyperkaliämie, Hypokalzämie, ggf. Hypovolämie, ggf. Nierenversagen, metabolische Azidose

Muskelschmerzen sind eine regelmäßig geschilderte dosisabhängige **Nebenwirkung** der Statintherapie; sie treten meist ohne oder mit geringer Erhöhung der Kreatinkinase (CK) auf (➤ Abb. 62.2). Beim Auftreten von Nebenwirkungen unter einer Statintherapie kann durch Dosisreduktion oder Umsetzung eine Weiterbehandlung erfolgen (Ausnahme: schwerwiegende Nebenwirkungen, ➤ Tab. 62.3) (NVL KHK, ➤ Kap. 67.3).

Statine haben viele **Interaktionen** mit anderen Medikamenten, die über **P450(CYP)-Isoenzyme vermittelt** werden (➤ Tab. 62.4). Bei Komedikation mit solchen Wirkstoffen besteht potenziell ein erhöhtes Risiko für Myopathien. Diese Art von Interaktionen ist aufgrund einer weniger stark ausgeprägten/alternativen Metabolisierung bei den Wirkstoffen Pravastatin, Rosuvastatin und Pitavastatin wenig ausgeprägt; allerdings sind diese Substanzen nicht alle im BÄK-Medikationskatalog aufgeführt (➤ Kap. 101).

Weitere Wirkstoffe

Für Ezetimib und PCSK9-Hemmer konnte in Interventionsstudien bei Patienten eine Senkung des LDL gezeigt werden:

- Entsprechend der NVL KHK wird **Ezetimib** bei Patienten mit **KHK** als **Mittel der 2. Wahl** zur Kombination mit einem Statin empfohlen bzw. wenn bei der Zielwertstrategie eine Statintherapie hoher Intensität nicht toleriert wird oder unter der maximal verträglichen Statindosis der LDL-Zielwert von < 1,8 mmol/l (< 70 mg/dl) nicht erreicht werden kann (NVL KHK). Ezetimib in Kombination mit einem Statin in Standarddosis führt bei Hochrisikopatienten zu einer geringen Senkung der Ereignisrate ohne Einfluss auf die kardiovaskuläre oder die Gesamtmortalität (IMPROVE-IT-Studie NNT 350/Jahr). Die Hochdosisstrategie ist bei vergleichbaren Hochrisikopatienten effektiver (Cannon

62

Tab. 62.3 Nebenwirkungen der Statintherapie

Nebenwirkung	Auftreten	Diagnostik/Management
Muskelschmerzen	• In Beobachtungsstudien bis zu 10–15 %, in RCTs nur geringer Unterschied bei Statin- und Placebogruppe (Nocebo-Effekt wird diskutiert) • Rhabdomyolyse als seltene, schwere Form des Muskelschadens: 1–3 Fälle/100.000 Patientenjahre	Management und Diagnostik abhängig von Beschwerdebild und Labor (CK-Messung) (➤ Abb. 62.2)
Leberstoffwechsel ALAT/GPT-Erhöhung	• 0,5–2 % der Personen mit Statintherapie	Bei Erhöhung um < 3-Fache des oberen Normwerts keine gesicherte Assoziation mit relevantem Leberzellschaden/Leberfunktionsstörung
Diabetes	• Dosisabhängig, 1 von 255 Personen mit Statintherapie über 4 Jahre • Erhöhtes Risiko bei hochpotenten Statinen in höherer Dosis, bei Älteren und bei Personen mit Risikofaktoren für Diabetes	Das erhöhte Risiko stellt bei gesicherter Indikation (hohes kardiovaskuläres Risiko) oder Sekundärprävention keine Kontraindikation dar

Tab. 62.4 Wirkstoffe mit potenzieller Interaktion über Cytochrom-P450-Isoenzyme oder p-Glykoprotein

Antibiotika, Antimykotika, Virostatika	Kalziumantagonisten	Weitere Wirkstoffe
Itraconazol	Amlodipin	Ciclosporin
Ketoconazol	Diltiazem	Amiodaron
Posaconazol	Verapamil	Ranolazin
Erythromycin		Gemfibrozil
Clarithromycin		Grapefruitsaft
HIV-Proteaseinhibitoren		Colchicin

et al. 2006). Ein Nutzen als Einzelsubstanz ohne ein Statin ist nicht belegt.

- **PCSK9-Hemmer** (Alirocumab, Evolocumab) werden bei Patienten empfohlen, die keine Statintherapie mit hoher Intensität tolerieren oder nicht ausreichend auf diese oder eine Kombinationstherapie aus Statin und Ezetimib ansprechen und bei denen eine Indikation zur Lipidapherese besteht (NVL KHK, ESC). Sie senken die LDL-Werte um > 50 %. Die absolute Risikoreduktion (ARR) für kardiovaskuläre Ereignis liegt bei ca. 1 % (FOURIER, ODYSSEY) (Carter et al. 2022). Nur Alirocumab senkt auch die Mortalität. PCSK9-Hemmer müssen einmal wöchentlich injiziert werden. Entsprechend den Richtlinien des G-BA ist die Erstverordnung von PCSK9-Hemmern der spezialisierten fachärztlichen Versorgung vorbehalten.
- Das **Antisense-Oligonukleotid** Inclisiran, das nur einmal im Monat injiziert werden muss, senkt LDL ebenfalls um ca. 50 %. Studien zur Wirksamkeit auf klinische Endpunkte liegen noch nicht vor.
- Für **Fibrate** (Fenofibrat, Bezafibrat, Gemfibrozil) besteht zwar eine leichte Minderung nicht tödlicher Herzinfarkte, jedoch keine nachgewiesene Reduktion der kardiovaskulären und der Gesamtmortalität. Fibrate werden daher nur noch als Reservewirkstoffe bei Unverträglichkeit von Statinen und hohem kardiovaskulärem Risiko empfohlen.
- **Bempedoinsäure** ist ein neu zugelassener Adenosintriphosphat-Citrat-Lyase-Hemmer. Es liegen keine Vergleichsstudien zu Statinen vor. In einer placebokontrollierten Studie (CLEAR) bei Patienten (Primär- und Sekundärprävention) mit Statinunverträglichkeit konnte eine geringe Reduktion kardiovaskulärer Ereignisse (ARR 1,3 %), aber keine Mortalitätssenkung trotz einer mit Statinen vergleichbaren LDL-Senkung gezeigt werden. Unter der Therapie kommt es zu einer Verdoppelung von Gichtanfällen und Cholelithiasis.
- **Anionenaustauscher** (z. B. Colestyramin) werden aufgrund fehlender positiver Effekte auf kardiovaskuläre Endpunkte nicht empfohlen.
- **Nikotinsäurederivate** sind aufgrund eines negativen Nutzen-Risiko-Verhältnisses in Deutschland nicht mehr zugelassen (NVL KHK).
- Als **Omega-3-Fettsäuren** (Fischöl) werden verschiedene mehrfach ungesättigte Fettsäuren (PUFA, *polyunsaturated fatty acid*) bezeichnet, die als Nahrungsergänzungsmittel verkauft werden und einen positiven Effekt auf das Lipidprofil haben sollen. Ein kurzfristig als Arzneimittel zugelassenes Präparat (Icosapent) wurde vom Markt genommen. Metaanalysen sehen keinen gesicherten Effekt auf kardiovaskuläre Ereignisse (Abdelhamid et al. 2020)

62.3.3 Besondere Patientengruppen

- **Frauen und Männer:** Für Frauen und Männer ist die relative Risikoreduktion durch eine Statintherapie vergleichbar (DEGAM 2017). Es gibt allerdings Hinweise, dass kardiovaskuläre Risikofaktoren von Frauen unterschätzt und seltener behandelt werden.
- **Personen > 75 Jahre:** Die Risikoreduktion für kardiovaskuläre Ereignisse ist altersunabhängig, sodass im Alter eine Statinverordnung unter Berücksichtigung von Komorbiditäten, Medikation und Lebenserwartung bei bestehender Indikation erwogen werden kann. Der zu erwartende Nutzen für den Patienten ist geringer, wenn nicht kardiovaskuläre Erkrankungen im Vordergrund stehen (NVL KHK, DEGAM 2017). Es gibt Hinweise, dass bei älteren Menschen höhere Cholesterinwerte keine so große Rolle für das kardiovaskuläre Risiko spielen und die Wirkung von Statinen geringer ist. Ein Nutzen von Statinen in der Primärprävention bei Menschen ≥ 80 Jahre ist nicht belegt (Marcellaud et al. 2023.). Beobachtungsstudien zeigen häufig einen Anstieg kardiovaskulärer Ereignisse nach dem Absetzen. Dieser könnte allerdings durch Confounding bedingt sein.
- **Personen mit Nierenkrankheit:** Während für frühe Stadien der chronischen Niereninsuffizienz eine Reduktion von kardiovaskulären Ereignissen und kardiovaskulärer Mortalität durch Statine ge-

zeigt werden konnte, bestehen mit zunehmender Nierenkrankheit geringere Effekte auf schwere kardiovaskuläre Ereignisse und keine Effekte bei Dialysepatienten (DEGAM 2017, NVL KHK). Die Indikation für ein Statin unterscheidet sich nicht von Menschen ohne Nierenkrankheit (➤ Kap. 70). Patienten, die dialysiert werden, profitieren von einer Statintherapie nicht mehr.

- **Personen mit Herzinsuffizienz:** Studien zeigen keine Prognoseverbesserung durch Statine bei Patienten mit stabiler KHK und Herzinsuffizienz. Bei guter Verträglichkeit wird jedoch aufgrund eines potenziell erhöhten Risikos kardiovaskulärer Ereignisse die Fortsetzung der Statintherapie empfohlen (NVL KHK; ➤ Kap. 69).
- **Personen mit Diabetes:** Bei Patienten mit Typ-2-Diabetes wird in der Primärprävention die Behandlung entsprechend dem kardiovaskulären Gesamtrisiko unter Berücksichtigung des HbA_{1c} empfohlen (DEGAM 2017). Durch immer frühere Diagnose und bessere Therapieoptionen ist die generelle Annahme, dass Menschen mit Diabetes Hochrisikopatienten für ein hohes kardiovaskuläres Ereignis sind so pauschal nicht zutreffend (➤ Kap. 6). Alter bei Erstdiagnose, geschätzte Lebenserwartung und die HbA_{1c}-Werte im Verlauf sind für die Indikation wichtig. Personen mit Typ-1-Diabetes und erhöhtem kardiovaskulärem Risiko (≥ 20 %) in der Primärprävention sollten ein Statin erhalten (➤ Kap. 63).
- **Personen in Palliativsituationen:** Die Beendigung einer lipidsenkenden Therapie sollte erwogen werden.
- **Personen mit Hyperlipoproteinämie A:** Werte über > 75 nmol/l (> 30 mg/dl) sind mit einem erhöhten kardiovaskulären Risiko assoziiert. Es gibt keine nachweislich effektive Behandlung, daher sollten andere kardiovaskuläre Risikofaktoren optimiert werden.
- **Personen mit familiärer Hypercholesterinämie:** Unter der Bezeichnung „familiäre Hypercholesterinämie" (FH) werden verschiedene angeborene Stoffwechselstörungen verstanden (➤ Tab. 62.5). Personen mit FH haben, je nach vorliegender Variante, bereits in jüngeren Jahren ein erhöhtes kardiovaskuläres Ereignisrisiko. Ein besonders hohes Risiko für eine FH liegt bei Gesamtcholesterin-Werten > 7,5 mmol/l (290 mg/dl) bei Personen bis 30 Jahre und bei Gesamtcholesterin-Werten > 9,0 mmol/l (340 mg/dl) bei Personen ≥ 30 Jahre vor. Ein Screening bei Kindern wird diskutiert, kann aber derzeit nicht empfohlen werden, da es bisher keine gesicherten Erkenntnisse über mögliche Konsequenzen gibt. Ein Case-Finding bei Eltern mit gesicherter FH kann erwogen werden.

Tab. 62.5 Formen und Vorkommen der familiären Hypercholesterinämie (in Anlehnung an die ESC-Leitlinie 2019)

FH-Variante*	Häufigkeit**	Merkmale/Veränderung Lipoproteine
Heterozygote FH	1 von 200–500 Personen	Klinik entsprechend Simon-Broome-Kriterien (➤ Box 62.3)/DLCN-Kriterien, kardiovaskuläres Risiko vermutlich > 10-fach ↑, LDL ↑
Homozygote FH	1 von 160.000–320.000 Personen	Ausgeprägte Xanthome, frühe kardiovaskuläre Ereignisse, LDL stark ↑ (> 13 mmol/l [> 500 mg/dl])
Kombinierte FH	1 von 100–200 Personen	LDL und/oder TG ↑, VLDL und ApoB ↑

DLCN = Dutch Lipid Clinic Network; LDL = *low-density lipoprotein cholesterol;* TG = Triglyzeride; VLDL = *very low-density lipoprotein cholesterol;* Apo = *apolipoprotein*
* Aufgeführt sind nur die 3 häufigsten Varianten.
** Angaben zu Häufigkeit variieren stark.

MERKE

Familiäre Hypercholesterinämie (FH)

Bei Gesamtcholesterin-Werten > 7,5 mmol/l (290 mg/dl) und/oder positiver familiärer kardiovaskulärer Risikoanamnese (kardiovaskuläre Ereignisse insb. bei Personen unter 60 Jahren) sollte das Vorliegen einer FH geprüft werden. Wenn keine Risikofaktoren (Rauchen, Bluthochdruck, Diabetes) bestehen, müssen Cholesterinwerte bei Männern < 55 Jahren und bei Frauen < 65 Jahren nicht bestimmt werden (DEGAM 2017).
Zur Diagnosestellung im ambulanten Bereich eignen sich die Simon-Broome-Kriterien (➤ Box 62.3) oder die Kriterien des Dutch Lipid Clinic Network (DLCN). Personen, welche die Kriterien für eine mögliche oder vorliegende FH erfüllen (DLCN-Score > 5), sollte eine Überweisung zu einer genetischen Beratung angeboten werden.

Box 62.3

Simon-Broome-Kriterien für eine familiäre Hypercholesterinämie

Für eine definitive Diagnose sind erforderlich: A plus B

A) Bei Erwachsenen mind. 2 bestätigte Messungen von Gesamtcholesterin > 7,5 mmol/l (290 mg/dl) und LDL > 4,9 mmol/l (190 mg/dl); bei Kindern bis 16 J. Cholesterin > 6,7 mmol/l (260 mg/dl) und LDL > 4,0 mmol/l (155 mg/dl)
B) Tendinöse Xanthome beim Patienten oder molekulargenetische Diagnose einer FH bei Verwandten 1. oder 2. Grades (DNA-basierter Nachweis einer LDL-Rezeptor-Mutation, eines defekten ApoB-100 oder einer PSCK9-Mutation)

Für den Verdacht sind erforderlich: A plus C oder A plus D

C) Familienanamnese von Herzinfarkt bei mind. einem Angehörigen 2. Grades < 50 J. oder einem Verwandten 1. Grades < 60 J.
D) Familienanamnese von deutlich erhöhtem Cholesterin, d. h. Gesamtcholesterin > 7,5 mmol/l (290 mg/dl) bei Erst- oder Zweitgradverwandten oder > 6,7 mmol/l (260 mg/dl) bei Kind oder Geschwistern < 16 J.

62.3.4 Hypertriglyzeridämie

Die Bedeutung der Triglyzeride für das kardiovaskuläre Risiko ist umstritten, weshalb sie in den meisten Instrumenten zur Risikoabschätzung nicht herangezogen werden. Hinzu kommt wegen der hohen diätetischen Beeinflussbarkeit der Triglyzeridspiegel eine hohe Messvarianz (➤ Kap. 99). Daher sind Triglyzeride für die Abschätzung des kardiovaskulären Risikos nur bedingt geeignet. Bei erhöhten Triglyzeridwerten sind Alkoholkarenz und eine bessere Einstellung eines ggf. bestehenden Diabetes mellitus von Bedeutung. Statine sind auch bei Personen mit Hypertriglyzeridämie (Triglyzeridwert > 2,3 mmol/l [200 mg/dl]) und erhöhtem kardiovaskulärem Risiko das Mittel der 1. Wahl. Fibrate senken Triglyzeride zwar stärker als Statine, führen aber nicht zur Senkung der kardiovaskulären oder der Gesamtmortalität (Jun et al. 2010). Daher ist eine Hypertriglyzeridämie kein Argument für Fibrate. Die Kombination von Statinen mit einem Fibrat bei Diabetes zeigte keinen Nutzen gegenüber alleiniger Statingabe (ACCORD Study Group et al. 2010).

Die hypertriglyzeridämiebedingte Pankreatitis ist eine lebensbedrohliche Erkrankung. Hohe Triglyzeridwerte von > 11 mmol/l (1.000 mg/dl) sollten daher zügig gesenkt werden. Dann wird eine Plasmapherese und keine medikamentöse Senkung empfohlen.

62.3.5 Therapiemonitoring

Im Rahmen der *Strategie der festen Dosis* (➤ Kap. 62.3.1) ist kein Monitoring der Cholesterinwerte erforderlich. Viele Patienten und Ärzte wünschen sich Kontrollen, jedoch als Surrogatparameter für einen Therapieerfolg oder zur Kontrolle der Adhärenz. Im Rahmen der *Zielwertstrategie* ist die Bestimmung entsprechend den Empfehlungen für Gesamtcholesterin und HDL-Cholesterin 3 Monate nach Therapiebeginn/-umstellung zu kontrollieren (8–12 Wochen) und entsprechend dem Zielbereich ggf. die Statindosis anzupassen.

Bei Muskelschmerzen oder -schwäche wird die Messung von CK empfohlen (➤ Kap. 62.3.2). Bei einer Erhöhung der CK um mehr als das 4- bis 5-Fache sollte die Statintherapie pausiert werden (NICE 2023). Aber auch ohne CK-Erhöhung bestehen die Optionen Therapiepause, Dosisverringerung oder Statinwechsel. Erst nach 2 fehlgeschlagenen Therapieversuchen ist die Feststellung einer „Statinintoleranz“ sinnvoll. Kontrollen des Cholesterinspiegels können erwogen und als Grundlage für die Besprechung einer Dosisanpassung bzw. einer erneuten Lebensstilberatung genutzt werden.

LITERATUR

ACCORD Study Group, Ginsberg HN, Elam MB et al. Effects of combination lipid therapy in type 2 diabetes mellitus. N Engl J Med 2010; 362(17): 1563–1574.

Amarenco P, Kim JS, Labreuche J et al. Treat Stroke to Target Investigators. A comparison of two LDL cholesterol targets after ischemic stroke. N Engl J Med 2020; 382(1): 9.

Hong SJ, Lee YJ, Lee SJ, Hong BK et al. Treat-to-Target or High-Intensity Statin in Patients With Coronary Artery Disease: A Randomized Clinical Trial. JAMA 2023; 329(13): 1078–1087.

Itoh H, Komuro I, Takeuchi M, Akasaka T et al. Intensive Treat-to-Target Statin Therapy in High-Risk Japanese Patients With Hypercholesterolemia and Diabetic Retinopathy: Report of a Randomized Study. Diabetes Care 2018; 41(6): 1275–1284.

Johannesen CDL, Langsted A, Mortensen MB, Nordestgaard BG. Association between low density lipoprotein and all cause and cause specific mortality in Denmark: prospective cohort study. BMJ 2020; 371: m4266.

Nordestgaard BG et al. Fasting is not routinely required for determination of a lipid profile: clinical and laboratory implications including flagging at desirable concentration cut-points-a joint consensus statement from the European Atherosclerosis Society and European Federation of Clinical Chemistry and Laboratory Medicine. Eur Heart J 2016; 37: 1944–58.

Scheidt-Nave C, Du Y, Knopf H et al. Verbreitung von Fettstoffwechselstörungen bei Erwachsenen in Deutschland. Ergebnisse der Studie zur Gesundheit Erwachsener in Deutschland (DEGS1). Bundesgesundheitsblatt – Gesundheitsforschung – Gesundheitsschutz 2013; 5/6: 661–667.

Vallejo-Vaz AJ, Robertson M, Catapano AL et al. Low-density lipoprotein cholesterol lowering for the primary prevention of cardiovascular disease among men with primary elevations of low-density lipoprotein cholesterol levels of 190 mg/dL or above: Analyses from the WOSCOPS (West of Scotland Coronary Prevention Study) 5-year randomized trial and 20-year observational follow-up. Circulation 2017; 136: 1878–1891.

SYSTEMATISCHE REVIEWS

Abdelhamid AS, Brown TJ, Brainard JS et al. Omega-3 fatty acids for the primary and secondary prevention of cardiovascular disease. Cochrane Database Syst Rev 2020; 3(3): CD003177

Cannon CP, Steinberg BA, Murphy SA et al. Meta-analysis of cardiovascular outcomes trials comparing intensive versus moderate statin therapy. J Am Coll Cardiol 2006; 48(3): 438–445.

Carter JP, Hingorani AD, Wilkins J, Schmidt AF. Cochrane corner: PCSK9 monoclonal antibodies for the primary and secondary prevention of cardiovascular disease. Heart 2022; 108: 14–5.

Cholesterol Treatment Trialists' (CTT) Collaboration. Efficacy and safety of LDL-lowering therapy among men and women: meta-analysis of individual data from 174.000 participants in 27 randomised trials. Lancet 2015; 385: 1397–1405.

Jun M, Foote C, Lv J et al. Effects of fibrates on cardiovascular outcomes: a systematic review and meta-analysis. Lancet 2010; 375(9729): 1875–1884.

Marcellaud E, Jost J, Tchalla A et al. Statins in Primary Prevention in People Over 80 Years. Am J Cardiol 2023; 187: 62–73.

Navarese EP, Robinson JG, Kowalewski M et al. Association between baseline LDL-C level and total and cardiovascular mortality after LDL-C lowering: A systematic review and meta-analysis. JAMA 2018; 319(15): 1566–1579.

KAPITEL

63 Diabetes mellitus

Til Uebel

63.1 Definition und Epidemiologie

Diabetes mellitus (kurz Diabetes, Zuckerkrankheit) ist eine häufig vorkommende Stoffwechselerkrankung. Es lassen sich verschiedene Formen unterscheiden:

- Der **Typ-1-Diabetes,** der vorwiegend bei Kindern, Jugendlichen und jungen Erwachsenen auftritt, beruht auf einer autoimmun verursachten Zerstörung der insulinproduzierenden Beta-Zellen mit konsekutivem, meist absolutem Insulinmangel.
- Unter Erwachsenen dominiert der **Typ-2-Diabetes** (Altersdiabetes). Dieser Typ manifestiert sich i. d. R. erst jenseits des 40. Lj., kann aber auch schon bei jüngeren Menschen vorkommen. Neben einem gelegentlichen progressiven Verlust der Insulinsekretion der Beta-Zellen findet sich häufig eine Insulinresistenz.
- Bei Schwangeren spielt der **Gestationsdiabetes** eine zunehmende Rolle, der sich zwar nach der Schwangerschaft i. d. R. zurückbildet, aber ein Risiko für das Ungeborene, die Geburt selbst und die spätere Entwicklung eines Typ-2-Diabetes der Mutter darstellt.
- Unter den anderen spezifischen **Sonderformen** (genetische Defekte der Beta-Zell-Funktion oder der Insulinwirkung; Folge anderer Endokrinopathien, seltene Formen eines immunvermittelten Diabetes und andere gelegentlich mit Diabetes assoziierte genetische Syndrome) ist der **pankreoprive Diabetes mellitus** herauszustellen, der i. d. R. eine rasche Insulinpflicht ohne Insulinresistenz indiziert. Aber auch Medikamente, insbesondere die neueren Checkpoint-Inhibitoren, Chemikalien und Infektionen können einen oftmals auch **reversiblen Diabetes** verursachen.

Die Diagnose gilt als gesichert, wenn mindestens zwei pathologische Werte folgender Parameter vorliegen:

- **Gelegenheitsglukose** ≥ 200 mg/dl bzw. 11,1 mmol/l
- **Nüchternplasmaglukose** ≥ 126 mg/dl bzw. 7,0 mmol/l
- **HbA_{1c}** ≥ 6,5 % bzw. 48 mmol/mol

Der **orale Glukosetoleranztest** spielt keine Rolle mehr, wird von der DEGAM wegen seiner schlechten Testeigenschaften abgelehnt und auch von der Deutschen Diabetes Gesellschaft (DDG) in der Leitlinie „Diabetes und Alter" nicht mehr empfohlen.

MERKE

Wenn nur ein Wert erhöht ist, ein weiterer im Grenzbereich oder darunter liegt, wird eine weitere Nüchternglukose und/oder ein HbA1c-Wert bestimmt. Es gilt dann die Regel „zwei aus drei" zur Bestätigung der Diagnose. Werte im Bereich der Unsicherheit sollten als Hinweis gesehen werden, eine potenzielle Stoffwechselerkrankung schon in einem Jahr zu kontrollieren, nicht jedoch den „Ausschluss eines Diabetes" zu erzwingen.

Die exakte Zuordnung zum Diabetestyp gelingt nicht immer (➤ Box 63.1): Orientiert man die Typ-1-Diagnose am Vorhandensein von **Autoantikörpern,** schließt das auch Patienten ein, die zunächst klinisch häufig mit einem Typ-2-Diabetes diagnostiziert werden und dann entweder bei Diagnosestellung oder erst viele Jahre später aufgrund eines positiven Insel-Autoantikörpers die Diagnose *Latent Autoimmune Diabetes in Adults* (LADA) erhalten. LADA stellt explizit keine eigenständige diagnostische Entität mehr dar.

Auch sind HbA1c und Plasmaglukosewerte nicht immer exakt. Es gibt unterschiedliche Messgenauigkeiten! Die nationale Versorgungs-

Leitlinie „Typ-2-Diabetes" (2023) verlangt daher, eine Darstellung der Laborparameter mit ihrer Minimalen Differenz (Range) anzugeben. Im Zweifel müssen Betroffene über die Vorläufigkeit der Diagnose aufgeklärt werden. Etwa 2 von 3 Patienten mit Werten im Grenzbereich entwickeln keine medikamentenpflichtige Erkrankung innerhalb der folgenden 6 Jahre.

Box 63.1

Einteilungskriterien und Risikofaktoren

Finden sich erstmals erhöhte Stoffwechselwerte, ist die Einteilung in Typ 1 und Typ 2 weniger relevant als die Orientierung an den Konsequenzen, die sich für den jeweiligen Patienten ergeben. Die Unterteilung der messbaren Stoffwechselparameter in solche, die auf eine „akute Problematik einer Diabeteserkrankung" hinweisen und jene, die als kardiovaskulärer Risikofaktor gelten könnten.

Gefahren (gibt es in jedem Alter!)

- Entgleiste Stoffwechsellagen (HbA_{1c} > 9,0 % bzw. 75 mmol/mol, BZ-Werte > 250 mg/dl bzw. 14 mmol/l) sind selten, erfordern aber eine rasche Reaktion.
- Hypoglykämien (BZ-Werte < 60 mg/dl bzw. 3,3 mmol/l; aber auch HbA_{1c}-Werte < 6,5 %, 48 mmol/mol unter einer Insulin-/Sulfonylharnstofftherapie lassen solche vermuten) sind i. d. R. Folge falscher Therapieziele oder inadäquater Therapien.
- Kardiovaskulärer Risikofaktor (relevant bei **mindestens 10 bis 15 Jahren Lebenserwartung**): Je jünger der Patient und je höher das HbA_{1c} bei Erstdiagnose, desto eher haben HbA_{1c} und Nüchtern-BZ eine prognostische Bedeutung:
  - HbA_{1c}-Werte > 9,7 % (83 mmol/mol) erhöhen das kardiovaskuläre Risiko erheblich.
  - Alter bei Erstdiagnose < 50 Jahre erhöht das Risiko erheblich.
- Eine Nierenkrankheit, insbesondere die Makroproteinurie, korreliert am aussagekräftigsten mit einer erhöhten Mortalität (Typ 1 und Typ 2 bei < 50-Jährigen).
- Alter > 60 Jahre und HbA_{1c}-Werte < 8,5 % (70 mmol/mol) erhöhen die kardiovaskuläre Mortalität kaum.

MERKE

Bei Alter > 60 Jahre und HbA_{1c}-Werten < 8,5 % (70 mmol/mol) ist eine Polymedikation nur unter dem Aspekt der Senkung des kardiovaskulären Risikos nicht gerechtfertigt.

63.2 Differenzialdiagnose

63.2.1 Die Arztsicht

Hausärzte müssen in der Lage sein, mehrere Beschwerden und Komorbiditäten bei ihren Patienten zu erfassen und simultan zu bewerten (➤ Kap. 91) bzw. zu priorisieren. Dabei vergessen sie häufig, dass die individuelle Bewertung leicht zu erhebender Stoffwechselparameter für den Patienten nicht wirklich relevant ist. Eine Fülle von i. d. R. wenig aussagenden Messwerten, die im Rahmen einer Diabetesbehandlung oft zu therapeutischen Zwecken erhoben werden, haben i. d. R. hinsichtlich der eigentlichen Prognose und realen Gefährdung kaum Aussagekraft. Neben der Harn- und der BZ-Messung etabliert sich die Messung der interstitiellen Glukose als neues Verfahren: Durch solche neuen Messmethoden, die im Einzelfall sicher ihre Berechtigung finden, kommen eine Vielzahl weiterer Messparameter oder ganz neue Behandlungsziel-Surrogate hinzu, z. B. die *Time in Range* (TiR). Daher wird die Herausforderung, Wichtiges von Unwichtigem zu trennen, immer größer.

MERKE

Die Konzentration auf patientenrelevante Fragestellungen ist essenzieller Bestandteil für eine effiziente und effektive Patientenführung geworden, die weiterhin vor allem durch Hausärzte gewährleistet werden sollte.

Ärzte sollten besonders auf das Auftreten oder Vorhandensein von Symptomen einer Hyper- oder Hypoglykämie achten. Neben individueller und allgemeiner Beratung („Schulung") und dem rechtzeitigen Start bzw. der Intensivierung einer medikamentösen Therapie ist es wichtige Aufgabe des betreuenden Arztes, eine dem jeweiligen aktuellen Therapieziel angepasste Reduktion einer übertriebenen und/oder einer fast nie durch Studienergebnisse gedeckten Polymedikation entgegenzutreten – eine in Anbetracht zahlreicher Neuerungen in der Pharmakologie oft schwierige Aufgabe.

63.2.2 Die Patientenperspektive

Oft besteht eine erhebliche Sorge der Betroffenen, die sich im Laufe der Zeit auf unterschiedliche Aspekte der Erkrankung richtet. Zu Beginn einer Erkrankung stehen meist vollkommen überzogene Ängste vor Folgeerkrankungen im Vordergrund, die für den Einzelnen insgesamt selten und unwahrscheinlich sind. Im Erkrankungsverlauf überwiegen dann die Sorgen wegen Nebenwirkungen von Medikamenten sowie Aufwand und Anforderungen im Alltag, welche die Erkrankung mit sich bringen kann. Die Therapie wird vor allem dann hinterfragt, wenn erstmals „echte Nebenwirkungen" der eingesetzten Substanzen erlebt werden. Insbesondere das Auftreten von Hypoglykämien bleibt häufig sehr angstbesetzt. Aber auch die Notwendigkeit stationärer Aufenthalte, die Therapie mit Insulin oder anderen Spritzen gestalten zu müssen, die Abhängigkeit von Medikamenten und das tatsächliche Erleben von Erkrankungen, die zwar ohne Diabetes auch auftreten würden, diesem aber trotzdem nicht zuletzt durch behandelnde Ärzte kausal zugeordnet werden, schränken die Lebensqualität erheblich ein. Insbesondere adipöse Menschen mit Typ-2-Diabetes machen die Erfahrung der Schuldzuweisung seitens der Gesellschaft und oft auch vonseiten der Ärzteschaft. Gut gemeinte Interaktionen der Umwelt („ich habe für Sie einen Extrakuchen gebacken") werden häufig als Ausgrenzung erlebt. Viele Betroffene reagieren mit Ohnmacht oder Selbststigmatisierung („ich habe gesündigt"), nicht wenige mit Verleugnung.

63.3 Management von Patienten mit Diabetes

Die klassische „diabetische Stoffwechselentgleisung“ ist selten geworden. Häufigster diabetologischer Notfall ist die Hypoglykämie, also ein iatrogen verursachter Notfall, der auch zum Überdenken der eigenen therapeutischen Strategie Anlass geben muss. Selten finden sich Hyperglykämien als Erstmanifestation einer Diabeteserkrankung, die beim Typ-2-Diabetes als hyperosmolares Koma (Folge einer osmotischen Diurese bei Polyurie) oder bei Typ-1-Diabetes als ketoazidotisches Koma (Folge des Muskelabbaus zur Energiebereitstellung bei fehlender Insulinproduktion) imponieren. Wenn Betroffene Symptome äußern, sind diese meist unspezifisch.

63.3.1 Hyperglykämien

Unspezifische Bauchschmerzen mit Gewichtsverlust sollten grundsätzlich an die Erstmanifestation eines Diabetes mellitus denken lassen (ein Urinstix bringt schnell die gewünschte Information einer Glukosurie, evtl. schon die einer Ketonurie). Neu aufgetretene Sehbeeinträchtigungen, gehäufte Infekte (insb. Genitalinfektionen), eine unerklärliche Müdigkeit und das Vorhandensein begünstigender Faktoren (z. B. eine neu eingeleitete Kortikoidtherapie) sind Anlass, einen Gelegenheitsblutzucker zu bestimmen.

Eine Sonderform einer Essstörung ist das **Insulin-Purging** (engl. *purging,* Weglassen), bei dem sich meist jugendliche Typ-1-Diabetiker mit dem Ziel der Gewichtsreduktion notwendiges Insulin absichtlich nicht zuführen.

63.3.2 Hypoglykämien

Die allermeisten „Unterzuckerungen“ werden weder bemerkt, noch haben sie relevante Folgen. Insofern muss hier zwischen schweren und anderen Hypoglykämien unterschieden werden. Manche Autoren machen „schwer“ an der Notwendigkeit einer Fremdhilfe fest. Andere bezeichnen eine BZ-Messung mit Werten < 60 oder 50 mg/dl (3,6 oder 2,8 mmol/l) als schwere Hypoglykämie. Formal handelt es sich bei Hypoglykämie um das Auftreten von Symptomen, die unter Glukosegabe reversibel sind. Im Rahmen der kontinuierlichen Glukosemessung bei Typ-1-Diabetes etablieren sich Empfehlungen, die vorschlagen, maximal 3 % oder auch 1 % der Werte < 70 mg/dl (3,9 mmol/l), abhängig vom Therapieziel, zu akzeptieren *(Time below Range),* um Hypoglykämien zu vermeiden.

MERKE

Hypoglykämien treten am häufigsten unter einer Insulintherapie (insb. ICT bzw. Einsatz von prandialem Insulin) sowie bei Patienten mit Nierenkrankheit und Sulfonylharnstofftherapie auf.

- Hypoglykämien infolge von Sulfonylharnstofftherapien können lange anhalten und neigen zunächst zu Rezidiven – eine stationäre Einweisung ist angezeigt!
- Hypoglykämien unter Insulin bedürfen nicht in jedem Fall einer stationären Überwachung, aber die Ursachensuche und die Anpassung der Therapie sollten umgehend erfolgen.
- Nach Hypoglykämie sind zumindest vorübergehend (Wochen/Monate) die Therapieziele für die Stoffwechselparameter anzuheben, um die Wahrnehmung für Symptome wieder zu steigern.
- Es gibt im Rahmen der gesetzlichen Erstattung der Kassen zugelassene Kurse für ein Wahrnehmungstraining bei Hypoglykämie-Wahrnehmungsstörungen.
- Hypoglykämien treten, wie Auswertungen von Routinedaten gezeigt haben, vor allem in Zusammenhang mit Analoginsulin- und Gliptin-Verordnungen auf.

63.3.3 Konsultationen im Rahmen von Chronikerprogrammen (DMPs)

Die allermeisten Kontakte zu Patienten mit Typ-2-Diabetes in der Hausarztpraxis werden im Rahmen strukturierter Behandlungsprogramme, den Disease-Management-Programmen (DMPs), vereinbart. Die DMPs wurden mit dem Ziel eingeführt, die ärztliche Behandlung langfristig zu verbessern. Die Betreuung von Menschen mit Typ-1-Diabetes und Gestationsdiabetes sowie die Versorgung von Fußerkrankungen ist i. d. R. Diabetologen vorbehalten, die ihrerseits Qualitätsanforderungen an Mitarbeiter und Kooperationen nachweisen müssen (G-BA 2021).

Patientenbeispiel

Patient mit Metformin und HbA_{1c}-Werten nahe 9 %

Ein 64-jähriger Patient mit einem seit 5 Jahren bestehenden Diabetes mellitus Typ 2 weist wiederholt HbA_{1c}-Werte von 8,8 % (72,7 mmol/mol) bzw. 8,9 % (73,8 mmol/mol) auf. Er hat zu Beginn der Behandlung eine strukturierte Schulung erhalten und eine Vorstellung von den mit Diabetes assoziierten Folgeerkrankungen. Angst hat er davor nicht. Nach einer arriba©-Beratung (➤ Kap. 6) hat er sich für die Behandlung mit einem CSE-Hemmer[1] entschieden.

Bei dem Patienten (Größe 1,85 m, Gewicht 96 kg) sind ein gut eingestellter Hypertonus und eine Hypercholesterinämie bekannt, er raucht nicht und hatte noch nie ein kardiovaskuläres Ereignis, auch die Nierenfunktion ist normal. Aktuell nimmt er folgende Medikamente ein: Metformin 2 × 1.000 mg, Ramipril 10 mg, Chlortalidon 12,5 mg und Simvastatin 40 mg. Zuletzt hatten Sie ihn gebeten, seine BZ-Werte selbst zu messen: Fast alle Werte morgens nüchtern, wie auch die vor den großen Mahlzeiten, liegen um 200 mg/dl (11,1 mmol/l).

Konsultationsverlauf

Vor dem Gespräch mit dem Patienten versichern Sie sich, ob er wirklich asymptomatisch ist. *Auch liegt kein Hinweis auf eine erst kürzlich aufgetretene und somit gefährlichere Entgleisung vor – das HbA_{1c} würde in einem solchen Fall die akute Stoffwechsellage unterschätzen.* Sie klären außerdem ab, dass keine anderen Begleiterkrankungen vorliegen, die eine nur vorübergehende BZ-Erhöhung erklären würden (z. B. *eine Therapie mit Kortikosteroiden*).

1. Da keine kardiovaskuläre Erkrankung vorliegt, gibt es keine gesicherte Indikation für den Einsatz eines SGLT2-Inhibitors oder

eines GLP-1-Analogons. Für ein Gliptin fehlt jeder Nachweis, dass es Folgeerkrankungen verhindern kann. Auch ist die *HbA_{1c}-Senkung dieser Substanzen, wenn additiv zu Metformin gegeben, meist gering, sie liegt z. B. für Gliptine bei nur 0,3–0,5 %.* In Ihrer Überlegung spielt es aber auch eine Rolle, ob der Patient durch Hypoglykämien gefährdet wäre (z. B. Beruf im Straßenverkehr) oder ob das Gewicht eine entscheidende Rolle spielt, was eventuell den Versuch einer solchen Therapie rechtfertigen würde.

2. Sie entscheiden sich, dem Patienten entweder Glibenclamid oder Insulin vorzuschlagen, weil Sie insbesondere die hohen Nüchternglukose senken wollen: Glibenclamid würden Sie mit einer Dosierung von 3,5 mg beginnen und auf 2–3 ×/d steigern. Insulin würden Sie als NPH-Basal-Insulin, beginnend mit einer Dosierung von 8 IE, zur Nacht starten und langsam in Bereiche von 16–24 IE steigern, und zwar so lange, bis der morgens gemessene Nüchtern-BZ-Wert um 130 mg% liegt.
3. Das gemeinsam vereinbarte HbA_{1c}-Ziel sollte bei beiden Substanzen ab sofort nicht niedriger als 7 % liegen.
4. Bei beiden Optionen dürfen Sie von einer deutlichen HbA_{1c}-Senkung, zumindest für die Zeit von 2 bis 3 Jahren, ausgehen. An die Gefahr von Hypoglykämien müssen Sie weiterhin denken und diese im Gespräch zusammen mit dem fraglichen Nutzen einer solchen Therapie bzgl. der trotzdem ausbleibenden Verhinderung von Folgeerkrankungen dem Patienten gegenüber thematisieren: Insulin wie auch Glibenclamid können nur mikrovaskuläre Folgeerkrankungen und diese auch nur in einem geringen Umfang verhindern. Ihnen selbst ist vor allem wichtig, dass es nicht zu einer gefährlichen Hyperglykämie kommt, die – so teilen Sie es dem Patienten mit – selbst bei HbA_{1c}-Werten nahe 9 % oder darüber nicht sicher auszuschließen ist.
5. Der Einsatz von GLP-1-Agonisten führt erst sehr verzögert zur Reduktion von morgendlich erhöhten Glukosewerten – bedingt durch die Pharmakokinetik der Stoffgruppe. Der BMI beträgt lediglich 28 kg/m². Nebenwirkungen wie Übelkeit/Brechreiz kommen bei jedem 5. Patienten vor und führen häufig zu Therapieabbrüchen.

Der Patient entscheidet sich, zunächst keine weiteren Medikamente einzunehmen oder zu spritzen. Sie dokumentieren dies als partizipative Entscheidungsfindung i. S. des Eingangsstatements der Nationalen VersorgungsLeitlinie (NVL) (➤ Abb. 63.1). Während Sie überprüfen, ob sonstige Hindernisse eine strengere Stoffwechseleinschränkung verhindern und ob der Patient wirklich ausreichend geschult ist, klären Sie ihn erneut über die Symptome einer Hyperglykämie auf.

1. CSE = Cholesterinsynthese-Enzym

63.3.4 Patientenmanagement

Die Intensität der Versorgung von Patienten mit Diabetes mellitus ergibt sich vor allem aus dem Vorhandensein von Folgeerkrankungen (➤ Kap. 91). Die Patienten ihrerseits nutzen ihre Diabetes-Termine natürlich auch für Gespräche zu anderen Fragestellungen. Insbesondere bei komplexeren Fragen oder strukturellen Anforderungen sollte eine kollegiale Kooperation, z. B. mit Schwerpunktpraxen oder Schulungsverbünden, gesichert sein. Der eigentliche Ablauf eines DMP-Kontrolltermins, der sich aus den Anforderungen zahlreicher nationaler wie internationaler Leitlinien ergibt, ist im Praxisalltag hingegen rasch abzuarbeiten und in vielen Bereichen auch an das Praxispersonal delegierbar. Es wird u. a. im DMP-Praxismanual dargestellt. Insofern lohnt es sich, die DMP-Vorgaben, die sich an den Empfehlungen der Nationalen VersorgungsLeitlinie (NVL 2021/2023) orientieren, zu beherzigen.

Schulung, Ernährungsberatung, Aktivitätssteigerung

Bei keiner anderen Erkrankung ist das Recht auf Information so umgesetzt und in Form von flächendeckend angebotenen Schulungen für Patienten und Angehörige organisiert wie beim Diabetes. Leitlinien verlangen einen Informationsfluss an den Patienten. Die Teilnahme am DMP ist sogar an die Bereitschaft der Patienten gekoppelt, diese meist 8 bis 10 h dauernden Veranstaltungen zu besuchen, die in Haus- und Facharztpraxen durch die Praxisinhaber, gelegentlich auch über „Schulungsvereine“ organisiert werden. Mit Ausnahme kurzfristiger Erfolge auf das HbA_{1c} ist deren Effekt nicht wirklich gut untersucht. Nichtsdestotrotz kommen die Angebote dem Anrecht des Patienten auf Information und dem allgemeinen Wunsch nach partizipativer Entscheidungsfindung nahe, auch wenn viele der Schulungsinhalte eher plakativ vorgetragen werden und sich als Motivationshilfe verstehen.

So wird z. B. körperlicher Aktivität und Ernährungsberatung ein sehr großer Stellenwert eingeräumt (➤ Kap. 112), obwohl die Datenlage dazu ausgerechnet bei Patienten mit Diabetes fehlt und die einzige prospektive Studie sogar Gegenteiliges erbracht hat (Look AHEAD Research Group 2013).

Die Empfehlung zur sportlichen Betätigung als einziger ursächlicher Methode zur Beeinflussung der Insulinresistenz bleibt aber ebenso prominente Empfehlung aller Fachgesellschaften wie die intensive Beratung darüber, welche kalorienreduzierten (insb. Typ 2) oder kohlenhydratreduzierten Diäten den Blutzucker nachhaltig verändern können, auch wenn sich damit vielleicht nur eine Eskalation der Medikation verhindern lässt.

Im Übrigen unterscheiden sich die Empfehlungen zu einer gesunden Lebensführung für Menschen mit Diabetes nicht von denen für Menschen ohne Diabetes.

Patientenmanagement im DMP Typ 1 und Typ 2

Eine Übersicht zum Langzeitmanagement gibt ➤ Tab. 63.1.

Folgende Parameter sollten viertel-, zumindest aber halbjährlich geprüft werden:

- **Anamnese- und Befunddaten, HbA_{1c}-Wert** bei jeder Untersuchung.
- Jährlich: „pathologische Urin-Albumin-Ausscheidung“. Hierunter sind sowohl die Makro- als auch die Mikroalbuminurie und/oder die Proteinurie ab einer Eiweißausscheidungsrate > 30 mg/24 h (20 mg/l Urin) zu verstehen.
- **eGFR** jährlich, ¼- oder ½-jährlich bei höhergradiger Funktionsstörung (bei Nephropathie Grad 3 bzw. eGFR < 30 bzw. 60 ml/min) (➤ Kap. 70).

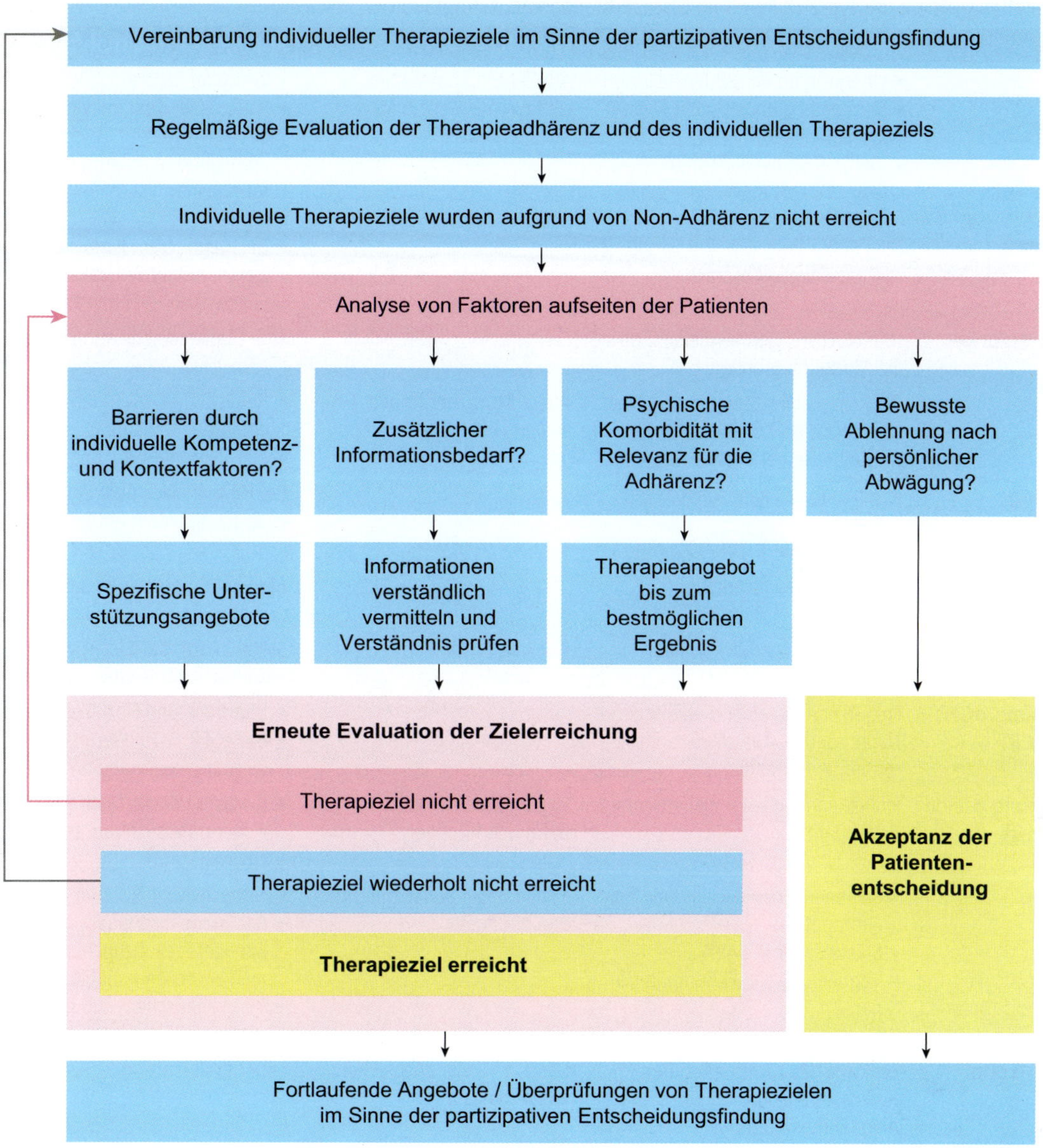

Abb. 63.1 Therapeutischer Umgang mit einzelnen, individuell vereinbarten, nicht erreichten Therapiezielen (Non-Adhärenz) aufseiten des Behandelten (NVL) [W988-003]

MERKE

Nach Ansicht der DEGAM bleibt die routinemäßige Suche nach einer Mikro- und Makroalbuminurie kein Gegenstand von Leitlinien, weil sich aus diesem Befund keine Therapiekonsequenz ergibt. Hingegen sollte bei **erstmaligem** Auftreten einer GFR-Einschränkung oder GFR-Verschlechterung der **Albumin-Kreatinin-Quotient** (ACR) bestimmt werden. Die Spezifität des Mikroalbumin-Screenings bei Typ-2-Diabetikern ist sehr gering, da nur 20–40 % der Patienten mit persistierender Mikroalbuminurie eine manifeste Nephropathie entwickeln. Falsch positive Ergebnisse des Screenings könnten bei einigen Patienten zu einer psychischen Belastung führen. Die therapeutischen Konsequenzen des Nachweises einer Mikroalbuminurie sind sehr gering, da die einzigen durch Studien mit einem hohen Evidenzgrad belegten Therapiemöglichkeiten bei allen Diabetikern angestrebt werden sollten (Schroeder et al. 2005). Eine **Makroproteinurie bei eingeschränkter Nierenfunktion** hingegen ist ein relevanter prognostischer Parameter sowohl für die Mortalität als auch für spezifische Therapiemaßnahmen und sollte grundsätzlich Anlass geben, auch an andere Nierenkrankheiten zu denken (➤ Kap. 70).

- **Fußstatus:** jährlich, ¼- oder ½-jährlich bei bereits vorhandenen Folgeerkrankungen oder erhöhtem Risiko, insbesondere bei bereits erlebten Fußverletzungen (➤ Abb. 63.2).
  - Die jeweiligen Angaben zu den Fragekomplexen „Pulsstatus", „Sensibilitätsprüfung", „Weiteres Risiko für Ulkus", „Ulkus" und „(Wund-)Infektion" sollten sich immer am schwerer betroffenen Fuß orientieren. Eine Sensibilitätsstörung liegt vor, wenn die den Fuß schützenden Empfindungsqualitäten eingeschränkt sind (Nachweis z. B. durch 10-g-Monofilament- oder Stimmgabeltest).
  - Die Abschätzung des Risikos für Ulzera ergibt sich aus dem IWG-Score: Danach richtet sich auch das **Intervall der künftigen Fußinspektionen** (➤ Abb. 63.2).

Tab. 63.1 Langzeitmanagement des Typ-2-Diabetes im Disease-Management-Programm

Maßnahme	Ziel	Wie oft?*	Kommentar/Maßnahme
HBA_{1c}-Wert	• Überprüfung der BZ-Einstellung • Vermeidung diabetischer Folgeerkrankungen • Ziel 7–8 %; bei Patienten – > 70 J.: bis 8,5 % oder individuelle Absprache – < 55 J. auch 6,5–7,5 % oder individuelle Absprache	Alle 3 Mon., bei stabiler Einstellung auch alle 6 Mon.	• Werte im Zielbereich loben • HbA_{1c} über dem individuellen Zielbereich: Lebensstilanalyse, Änderungsbereitschaft, konkretes und realisierbares Ziel durch Patienten formulieren lassen, evtl. Medikamente anpassen • Bei niedrigerem HbA_{1c}: evtl. Medikation reduzieren, mögliche Ursachen klären, insbesondere Suche nach Hypoglykämien
Fragen nach Unterzuckerung	Unterzuckerungen vermeiden, da sie die Mortalität erhöhen		Evtl. Diabetesmedikation reduzieren, Schulung?
Gewicht	Gewicht stabil halten bzw. Übergewicht auch als Kontextfaktor Bewegungsmangel thematisieren	Alle 3 Mon., bei stabiler Einstellung auch alle 6 Mon.	• Realistische individualisierte Gewichtsziele vereinbaren, Bewegung • Ziel: 120 min/Wo.; Beginn in kleinen Schritten
Blutdruckmessung	• Senkung des kardiovaskulären Risikos • Blutdruckziel ≤ 140/90 mmHg		Bei RR mehrfach über ≤ 140/90 mmHg Blutdruckmedikament anbieten oder anpassen
Medikamente überprüfen	Adhärenz, Nebenwirkungen, Probleme		Medikation anpassen, Schulung notwendig?
Blutfettmessung	Senkung des kardiovaskulären Risikos	1 ×/Jahr im DMP	Statin in Standarddosis, wenn das Risiko für ein kardiovaskuläres Ereignis > 20 %
• **Kreatininmessung/eGFR** • **Proteinurie (ACR)**	Früherkennung einer diabetischen Nephropathie, Ausschluss anderer relevanter Proteinurien		• Blutdruck und HbA_{1c} optimal halten • Bei eGFR < 45 oder massiver Proteinurie Überweisung Nephrologie
Augenuntersuchung (Funduskopie bei Augenarzt)	Früherkennung einer diabetischen Retinopathie	Alle 2 Jahre, bei auffälligen Befunden häufiger	• Bis zu 50 % der Diabetiker gehen nicht zur Augenuntersuchung/Kontrolle • Überweisung!
Fußuntersuchung • Inspektion • Pulse tasten • Vibrationsempfindlichkeit • Sensibilitätstest mit Monofilament	• Erkennen einer diabetischen Polyneuropathie • Erkennen einer pAVK • Vermeidung von Fußamputationen	1 ×/Jahr, bei auffälligen Befunden häufiger	• Untersuchung kann an MFA delegiert werden • Bei Fußdeformität/Druckstellen: orthopädische Einlagen/Schuhzurichtung; Möglichkeit der medizinischen Fußpflege auf Rezept • Bei diabetischem Fuß Überweisung z. B. Chirurgie oder diabetische Schwerpunktpraxis
Nikotinabusus/Alkohol	Senkung des kardiovaskulären Risikos, Interaktion Diabetes und Alkohol thematisieren	Mind. 1 ×/Jahr ansprechen, wenn relevant	Lebensstilberatung
Diabetikerschulung	Aktive Patientenmitarbeit	Mind. 1 × nach Diagnosestellung	Schulungsangebot wird/wird nicht gut angenommen? Individuelle Beratung als Alternative

* Da zu Beginn einer Diabetes-mellitus-Typ-2-Erkrankung schon häufig (bis zu 10 %) assoziierte „Folge"-Erkrankungen festgestellt werden können, sollten diese strukturiert und zeitnah ausgeschlossen bzw. bestätigt werden. Wie häufig sich erneute Kontrolluntersuchungen anschließen sollten, bleibt unklar und wird international unterschiedlich empfohlen. Hier sind die Empfehlungen des G-BA zu Kontrollintervallen aufgeführt.

MERKE

Bei Vorliegen eines Ulkus ist zu prüfen, ob dessen Beschaffenheit „oberflächlich" oder „tief" ist. Ulzera bei Menschen mit Diabetes gehen mit einer großen Gefahr für Amputationen einher, wobei fast immer die Trias „sensible Neuropathie/pAVK und fokale Druckerhöhung", gelegentlich auch eine Infektion, ursächlich sind. Solche Geschwüre müssen sofort eine Druckentlastung erfahren. Eine Antibiose hingegen ist bei fehlender Infektion meist nicht zielführend. Eine erweiterte Diagnostik und umgehende Einleitung einer Wundtherapie sind unumgänglich.

Eine diabetische Neuro-Osteoarthropathie (DNOAP, „Charcot-Fuß") ist ein medizinischer Notfall, bei dem Spontanfrakturen im Gelenk auftreten können. Bei V. a. eine DNOAP gilt es, den Patienten umgehend stationär einzuweisen. Die meist geschwollenen und überwärmten Gelenke schmerzen gelegentlich trotz hochgradiger sensibler Neuropathie.

Patienten sind darüber prophylaktisch, z. B. im Rahmen von Schulungen und im Krankheitsfall, ausführlich zu informieren. Im Jahr 2016 waren bei Erwachsenen in Deutschland fast 8.000 diabetesbedingte Amputationen zu verzeichnen, was dem bisher niedrigsten Stand entsprach, obwohl die untersuchten Menschen älter werden. Nach einem weiteren Rückgang zwischen den Jahren 2015 und 2019 mit anschließender Stagnation im Jahr 2020 steigt die Rate der diabetesbedingten Amputationen pro 100.000 Einwohnern im Jahr 2021 erstmals wieder an. Der festgestellte Rückgang solcher Amputationen wird auf eine Verbesserung der Versorgung zurückgeführt (Gabrys et al. 2018), was aber insbesondere Männern in Bundesländern mit hoher Diabetesprävalenz und Regionen mit hoher regionaler sozioökonomischer Deprivation weniger zugutekommt.

Adressfeld/Name, Geburtsdatum

Fußuntersuchungsbogen

Nationale VersorgungsLeitlinie Diabetes mellitus Typ 2

DM Typ 1 ☐ DM Typ 2 ☐

Diagnose bekannt seit ____________

 Datum ____________

Risikostratifizierung:

Kategorie	Befunde	Untersuchungen	Risikoeinstufung
0	keine sensorische Neuropathie	1 × jährlich	niedriges Risiko
1	sensorische Neuropathie	1 × alle 6 Monate	erhöhtes Risiko*
2	sensorische Neuropathie und Zeichen einer peripheren arteriellen Verschlusskrankheit und/oder Fußdeformität	1 × alle 3 Monate	
3	früheres Ulkus	1 × alle 1 bis 3 Monate	hohes Risiko*

Gefäßbefund

Bds. Pulse tastbar, seitengleiche Temperatur, keine Verfärbung, Haut intakt ☐

oder

ABI: Knöchel/Arm-Index (Doppler-Verschlussdruckmessung) ☐

	re	li	
A. brach.			mmHg
A. dors. ped.			mmHg
A. tib. post.			mmHg

Nervenbefund

Neurofilament-Darstellung:

☐ rechts ohne pathologischen Befund

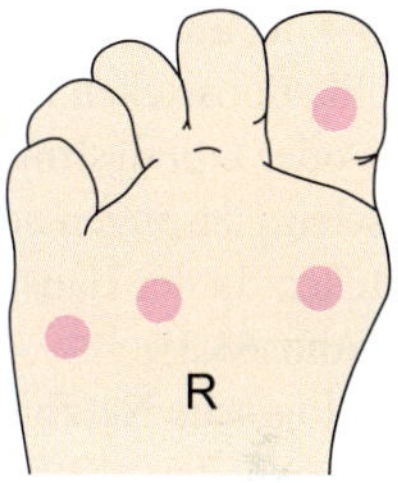

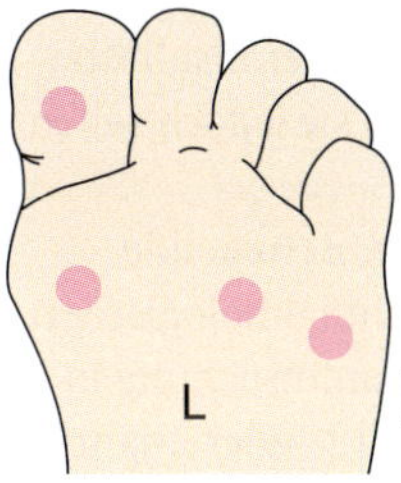

☐ links ohne pathologischen Befund

Aktuelles Risiko: ________ (vergleiche auch Rückseite zur evtl. Höherbewertung)

Aktuelle Läsionen: ____ ____ (Ort/ggf. einzeichnen) Wagner-Armstrong-Stadium: ________

* Das Risiko ist jenseits von Wagner 0 immer erhöht (1 oder 2) oder hoch (3)!

Fußbefund rechts

links

Vibrationsempfinden:

Schuhe:

Temperaturempfinden:

Reflexe:

Klassifikation nach Wagner	
0	keine Läsion, ggf. Fußdeformation oder Zellulitis
1	oberflächliche Ulzeration
2	tiefes Ulkus bis zur Gelenkkapsel, zu Sehnen oder Knochen
3	tiefes Ulkus mit Abszedierung, Osteomyelitis, Infektion der Gelenkkapsel
4	begrenzte Nekrose im Vorfuß- oder Fersenbereich
5	Nekrose des gesamten Fußes

Kombinierte Wagner-Armstrong-Klassifikation

Wagner-Grad → / Armstrong-Stadium ↓	0	1	2	3	4	5
A keine Infektion, keine Ischämie						
B Infektion						
C Ischämie						
D Infektion und Ischämie						

Abb. 63.2 Fußuntersuchungsbogen [G1004]

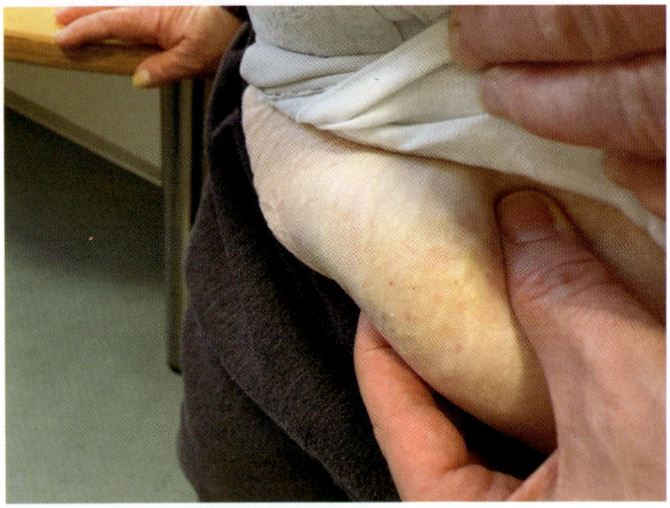

Abb. 63.3 Lipohypertrophie [P959]

- **Injektionsstellen** (bei Insulintherapie) bei jedem Kontakt, zumindest aber bei unerklärten Stoffwechselentgleisungen. Auffällige Applikationsstellen (auch unter Pumpentherapien) wie Lipohyper- oder Lipodystrophien können eine Erklärung für Stoffwechselentgleisungen oder ernste Folgen einer Insulintherapie darstellen. In der Hausarztpraxis werden sie jedoch selten erlebt (➤ Abb. 63.3).
- **Ophthalmologische Netzhautuntersuchung:** Betreuende Ärzte sind angehalten, die Kontinuität der ophthalmologischen Mitbetreuung zu überwachen. Eine Netzhautuntersuchung in Mydriasis ist in Abhängigkeit vom Risikoprofil 1- oder 2-jährlich durchzuführen.

MERKE

Je länger die Erkrankung besteht (insb. > 15 Jahre), je schlechter der unbehandelte Ausgangs-HbA_{1c} (insb. HbA_{1c}-Werte > 9 %) und je schlechter die Blutdruckeinstellung, desto höher ist das Risiko für eine **proliferative diabetische Retinopathie (P-DRP).**

  - Da die genannten Parameter i. d. R. nur den betreuenden Hausärzten bekannt sind, sind diese angehalten, Augenärzten ihre hausärztliche Einschätzung des Risikos mitzuteilen, z. B. mit dem strukturierten Informationsbogen. In anderen Ländern haben sich Fotodokumentationen etabliert, z. T. auch nur alle 3 bis 4 Jahre, mit denen Vorhandensein und Entwicklung einer DRP dokumentiert und beurteilt werden können. Eine wirkliche **Erblindung** ist sehr selten: In den letzten Jahren sind unter allen Menschen mit Diabetes in Deutschland nur noch 2.000 Fälle pro Jahr aufgetreten, von denen nur etwa 10 % direkte Folge des erhöhten Blutzuckers waren.
  - Die erhebliche Beeinträchtigung, die jede Visusminderung mit sich bringen kann, und die potenziellen Behandlungsoptionen für DRP und Makulaödeme rechtfertigen die Überwachung der tatsächlichen Teilnahme dieser von der Kasse bezahlten Früherkennung. Allerdings werden bei diesem von der GKV bezahlten Screening häufig auch andere, wenig bedeutende Retinopathien gefunden, die in der Praxis häufig Anlass zu nicht gerechtfertigten weiteren Untersuchungen (z. B. Augeninnendruckmessungen) geben.

TIPP

Da die Untersuchung in Mydriasis durchgeführt wird, sollten die Patienten aufgefordert werden, die Augenarztpraxis wegen der anschließenden Blendungsgefahr im Straßenverkehr nicht mit dem Pkw aufzusuchen.

Erläuterung zu den einzelnen Folgeerkrankungen

Diabetische Nephropathie Diabetesbedingte Nierenschädigung mit erhöhter Albuminausscheidung (> 30 mg/24 h bzw. 20 mg/l Urin) und/oder einer Verminderung der GFR (< 60 ml/min).

Diabetische Neuropathie Sensomotorische Polyneuropathie und/oder autonome diabetische Neuropathie.

Diabetische Amputation Eine Amputation soll dann angegeben werden, wenn sie aufgrund eines diabetischen Fußes notwendig wurde. Hierunter sind alle Arten der Amputation, also sowohl Zehen- und Vorfuß- als auch Unter- oder Oberschenkelamputation, zu verstehen.

Nierenersatztherapie Sofern eine Dialyse durchgeführt wird.

Diabetische Augenerkrankung, insbesondere Retinopathie Diese liegt vor, wenn aufgrund des Diabetes eine Schädigung der Netzhautgefäße aufgetreten ist und funduskopisch nachgewiesen wurde. Zu berücksichtigen sind nicht proliferative und proliferative Retinopathien sowie eine Makulopathie.

Erblindung Hier ist die Erblindung im gesetzlichen Sinn mit einer verbleibenden Sehschärfe von höchstens 0,02 auf dem besseren Auge gemeint.

Kardiovaskuläre Folgen
- **Herzinfarkt:** Gemeint ist der durch EKG und/oder biochemische Marker nachgewiesene Infarkt.
- **Schlaganfall:** Gemeint ist der primär ischämische Hirninfarkt.
- Auch die **periphere arterielle Verschlusskrankheit** (pAVK) kommt bei Menschen mit Diabetes deutlich häufiger vor. Erfreulicherweise ist die manifeste Erkrankung mit offenen diabetischen Füßen ein in der Hausarztpraxis eher seltenes Ereignis.

MERKE

Schlaganfälle kommen bei Menschen mit Diabetes mellitus nicht (mehr) häufiger vor als bei Menschen ohne Diabetes.

- Die **koronare Herzkrankheit** hingegen ist häufig mit Diabetes mellitus assoziiert. Da aber auch diese immer seltener auftritt, ist eine erweiterte Diagnostik i. S. eines Screenings wegen des fehlenden Nutzennachweises nicht indiziert und wird ausschließlich bei einem erheblichen KHK-Verdacht empfohlen (NVL Chronische KHK 2020).

- Die Notwendigkeit einer erweiterten Diagnostik hinsichtlich des Vorliegens einer **pAVK** ergibt sich aus dem regelmäßig durchzuführenden Palpations- und Inspektionsbefund und der Bereitschaft der Betroffenen zu etwaigen Interventionen. Bei innerhalb von 4 bis 6 Wochen nicht adäquat ausheilenden Wunden an Füßen oder Knöcheln sollte, insbesondere bei Vorliegen einer **sensiblen Polyneuropathie,** zeitnah eine erweiterte Diagnostik mit Duplexsonografie veranlasst werden.

63.3.5 Koordination der Versorgung

Im Rahmen der DMPs wird dem Hausarzt eine Koordinationsfunktion zugewiesen, die aber, z. B. bei komplexen Wunden, einer intensivierten Insulintherapie oder in speziellen Situationen, auch vom Spezialisten übernommen werden kann. Insbesondere im Alter und bei Multimorbidität, die über die kardiovaskulären Folgeerkrankungen des Diabetes hinausreichen (➤ Kap. 63.3.4), fällt diese Aufgabe aber i. d. R. in die Hände der Hausarztpraxis zurück, sodass die eigentliche Versorgung des Patienten nicht zu rasch abgegeben werden sollte, nicht zuletzt, um die individuellen Patientenziele und Therapiewünsche auch aus erster Hand zu kennen.

63.4 Therapie

Therapieziele Vor Beginn einer Therapie sollte sich der Behandler mitsamt seinem Team Klarheit darüber verschaffen, was das eigentliche Therapieziel einer Diabetesbehandlung ist, und dieses gemeinsam mit dem Patienten formulieren. Die Schwierigkeiten, eine angemessene Therapie zu finden, welche die Aspekte „Steigerung des Gesamtrisikos durch die Diabeteserkrankung", „Reduktion des Risikos durch Veränderung des Lebensstils", „Schwierigkeit, Verhaltensänderungen in den Alltag zu integrieren", „spezifische Risikoreduktion durch Senkung einer Hyperglykämie", „Effektivität unter Berücksichtigung von Benefit und Nebenwirkung einzelner antihyperglykämischer Substanzen", „Effekt anderer Substanzen, die kardiovaskulär schützen" „Multimorbidität" und „persönliche Lebenserwartung" berücksichtigt, sind immens! Für den Alltag bietet es sich an, allgemeine von individuellen Therapiezielen abzugrenzen. Dabei kann es sich je nach Patientenwunsch, Alter und Komorbiditäten z. B. um **„Symptomfreiheit"** oder das **„Erreichen eines HbA$_{1c}$-Korridors unter Vermeidung von Hypoglykämien"** handeln. Für das am häufigsten genannte Therapieziel **„normnahe BZ-Einstellung"** gibt es bis heute faktisch keine Evidenz, dass Folgeerkrankungen in einem relevanten Ausmaß wirksam verhindert werden können, selbst wenn genau dies pathophysiologisch plausibel erscheinen mag.

HbA1-Ziele Die Empfehlung, den HbA$_{1c}$-Zielwert individuell mit dem Patienten zu vereinbaren und dabei i. d. R. einen eher niedrigen HbA$_{1c}$-Zielwert anzustreben, beruht auf einem Kompromiss zwischen den Vorteilen niedriger Stoffwechselziele, die insbesondere bei jungen Typ-1-Diabetikern für mikrovaskuläre Therapieziele erfolgreich waren, und der Schwierigkeit, solche Ziele im Alltag dauerhaft ungefährdet oder ohne erhebliche Willenskraft zu halten – eine Anstrengung, bei der nur die Betroffenen selbst entscheiden können, ob sich das Verhältnis von Nutzen und Schaden für sie lohnt. Zu bedenken ist hierbei, dass hinsichtlich eines Nutzens hauptsächlich Daten aus Studien von überwiegend jungen Menschen mit Typ-1-Diabetes vorliegen, die häufiger höhere HbA$_{1c}$-Werte haben. Dagegen gibt es für ältere Typ-1- und alle Typ-2-Diabetiker faktisch sehr wenig Evidenz für einen Nutzen, zumal von vornherein eine relevante Therapie über 10 bis 15 Jahre erfolgen muss, um diese geringen Effekte nachzuweisen. Darüber hinaus besteht eine weitere Schwierigkeit darin, allgemeine Stoffwechselziele aus älteren Studien zu formulieren, sei es, weil sich heute durch z. B. technische Möglichkeiten die Sicherheit erhöhen lässt, sei es, weil die Mortalität von kardiovaskulären Folgen seit Jahren rückläufig ist, ohne dass dabei antihyperglykämische Substanzen eine relevante Rolle spielen würden. Erst 2015 ist es in einer Studie mit Empagliflozin erstmals gelungen, die Gesamtmortalität in einer selektionierten kardiovaskulär erkrankten Hochrisikogruppe durch die Gabe einer spezifischen Substanz zu senken (Zinman et al. 2015). Kurz darauf gelang es mit einer weiteren Substanz aus der ebenfalls noch relativ jungen Gruppe der GLP-1-Analoga (Liraglutid), die Mortalität in ähnlicher Weise erneut in einer Population von Patienten mit einer Herzerkrankung zu senken (Marso et al. 2016). Beiden Substanzgruppen ist gemein, dass sie einen sehr geringen HbA$_{1c}$-senkenden Effekt haben, und sehr hoch dosiertes Semaglutid konnte einen positiven Einfluss auch auf Menschen ohne Diabetes nachweisen, was stoffwechselparameterfixierte Therapieziele umso mehr infrage stellt (➤ Kap. 63.4.4). Erst in jüngster Zeit sind weitere Substanzen aus der Stoffgruppe hinzugekommen, die hoch dosiert auch relevant das HbA$_{1c}$-senken.

LEITLINIEN

- DMP-Praxismanual:

  www.kvbw-admin.de/api/download.php?id=144

- Nationale VersorgungsLeitlinie „Typ-2-Diabetes". AWMF-Registernummer nvl-001:

  https://register.awmf.org/de/leitlinien/detail/nvl-001

DEGAM-Anwenderversion als Addendum zur Nationalen VersorgungsLeitlinie „Typ-2-Diabetes". AWMF-Registernummer nvl-001:

https://www.degam.de/files/Inhalte/Leitlinien-Inhalte/Dokumente/Beteiligungen%20Leitlinien/NVL-001_Typ-2-Diabetes/oeffentlich/nvl001_DEGAM%20LL%20DIABETES%20Anwenderversion_final_07-06-2022.pdf

- S3-Leitlinie „Therapie des Typ-1-Diabetes". AWMF-Registernummer 057-013:

  https://register.awmf.org/de/leitlinien/detail/057-013

- S3-Leitlinie „Gestationsdiabetes mellitus (GDM), Diagnostik, Therapie und Nachsorge". AWMF-Registernummer 057-008:

  https://register.awmf.org/de/leitlinien/detail/057-008

- Diabetes-Surveillance des Robert Koch-Instituts:

  https://diabsurv.rki.de/Webs/Diabsurv/DE/startseite/startseite-node.html

- Diabetes in Deutschland (seit 2019). Bericht der Nationalen Diabetes-Surveillance des Robert Koch-Instituts:

  https://diabsurv.rki.de/SharedDocs/downloads/DE/DiabSurv/diabetesbericht2019.pdf?__blob=publicationFile&v=12

63.4.1 Therapieziel mit HbA_{1c}-Zielkorridor

Die NVL „Diabetes" empfiehlt HbA_{1c}-Zielkorridore und reagiert damit auf eine Studie, die eine Übersterblichkeit bei medikamentös erreichten HbA_{1c}-Werten < 6,5 % (48 mmol/mol) nachgewiesen hat (➤ Box 63.2). In aller Regel sollte bei herzgesunden Menschen mit Typ-2-Diabetes bis zu einem HbA_{1c} von 7,5 % (58 mmol/mol) keine medikamentöse Therapie und wenn, dann ausschließlich Metformin eingesetzt werden. Jedem Patienten sollte zunächst die Möglichkeit eingeräumt werden, sein individuelles HbA_{1c}-Ziel über einen Zeitraum von 3 bis 6 Monaten mit Änderungen der Lebensgewohnheiten (Aufnahme/Steigerung von sportlicher Aktivität, Änderung der Ernährung) zu erreichen und sich nach Aufklärung und mittels partizipativer Entscheidungsfindung gegen medikamentöse Therapieoptionen auszusprechen, auch wenn der HbA_{1c} bis 9 % bzw. 75 mmol/mol ansteigt. Erst in jüngster Zeit wird ebenso explizit empfohlen, eine therapeutische Deeskalation bei HbA_{1c}-Werten < 6,5 % bzw. 48 mmol/mol anzustreben. Sulfonylharnstoffe und insbesondere Insulin sollten schon wegen der Gefahr dadurch ausgelöster kardiovaskulärer Ereignisse und ihrer deutlich erhöhten Hypoglykämiegefahr grundsätzlich nicht für HbA_{1c}-Ziele < 7 % bzw. 53 mmol/mol eingesetzt werden (NVL 2023). Ausnahmen gelten für junge Typ-1-Diabetiker, bei denen sich diese Ziele ohne das Auftreten von Hypoglykämien erreichen lassen (S3-Leitlinie Therapie des Typ-1-Diabetes 2023), für Frauen mit Gestationsdiabetes (S3-Leitlinie GDM 2018) (in Deutschland soll bevorzugt Insulin während der Schwangerschaft gegeben werden, seit 2022 hat jedoch auch Metformin eine europäische Zulassung in der Schwangerschaft) und für junge Typ-2-Diabetiker, bei denen aktuelle Leitlinien meist einen unteren HbA_{1c}-Ziel-Wert von 6,5–7,5 % angeben (NVL 2023). Die niedrigste Mortalität bei Typ-2-Diabetes wird bei HbA_{1c}-Werten um 7,5 % (58 mmol/mol) beobachtet; wird Insulin genutzt, liegt der ideale Wert bei 8 % bzw. 64 mmol/mol, insbesondere bei längerer Diabetesdauer (Currie et al. 2010, Gouse et al. 2020). Es konnte gezeigt werden, dass sich das mit 40 Jahren noch deutlich erhöhte additive Mortalitätsrisiko (Exzessmortalität) ab einem Alter von etwa 60 Jahren weitestgehend verliert und bei über 75-Jährigen nicht mehr vorliegt (Tancredi et al. 2015). Entsprechend zurückhaltend sollte man in dieser Altersgruppe antihyperglykämische Substanzen verordnen.

Box 63.2

HbA_{1c}-Zielkorridore

Lebenserwartung > 10–15 Jahre, keine erheblichen Komorbiditäten

Typ-1-Diabetes

HbA_{1c}-Zielkorridor:
- 6,5–7,5 % bzw. 48–58 mmol/mol, sofern keine Hypoglykämien auftreten.
- Bis 9 % bzw. 75 mmol/mol, wenn Hypoglykämien auftreten.
- Ggf. auch niedriger bei Erstmanifestation, kurzer Erkrankungsdauer, sehr stabiler Stoffwechsellage (S3-Leitlinie Therapie des Typ-1-Diabetes).

Typ-2-Diabetes

HbA_{1c}-Zielkorridor:
- 7–8 % bzw. 53–64 mmol/mol, sofern keine Hypoglykämien auftreten.
- Bis max. 9 % bzw. 75 mmol/mol, wenn Hypoglykämien auftreten.
- Ggf. auch bis 6,5 % bei jungen Patienten; sofern dieses Ziel mit Lebensstiländerung zu erreichen ist, auch darunter.

Der Einsatz von Metformin ist ab einem HbA_{1c}-Wert > 7,5 % gerechtfertigt, bei Patientenwunsch und sehr jungen Patienten auch schon vorher (NVL 2023).

Gestationsdiabetes

Keine Orientierung am HbA_{1c}-Wert. Therapieziel ist es, jegliche Hyperglykämie für das Ungeborene zu vermeiden. In aller Regel werden sehr niedrige nüchterne und postprandiale Werte angestrebt, um eine Verstoffwechselung überschüssiger mütterlicher Glukose durch den Feten zu verhindern (S3-Leitlinie GDM).

Ein Algorithmus zur medikamentösen Therapie des Typ-2-Diabetes ist ➤ Abb. 63.4 zu entnehmen.

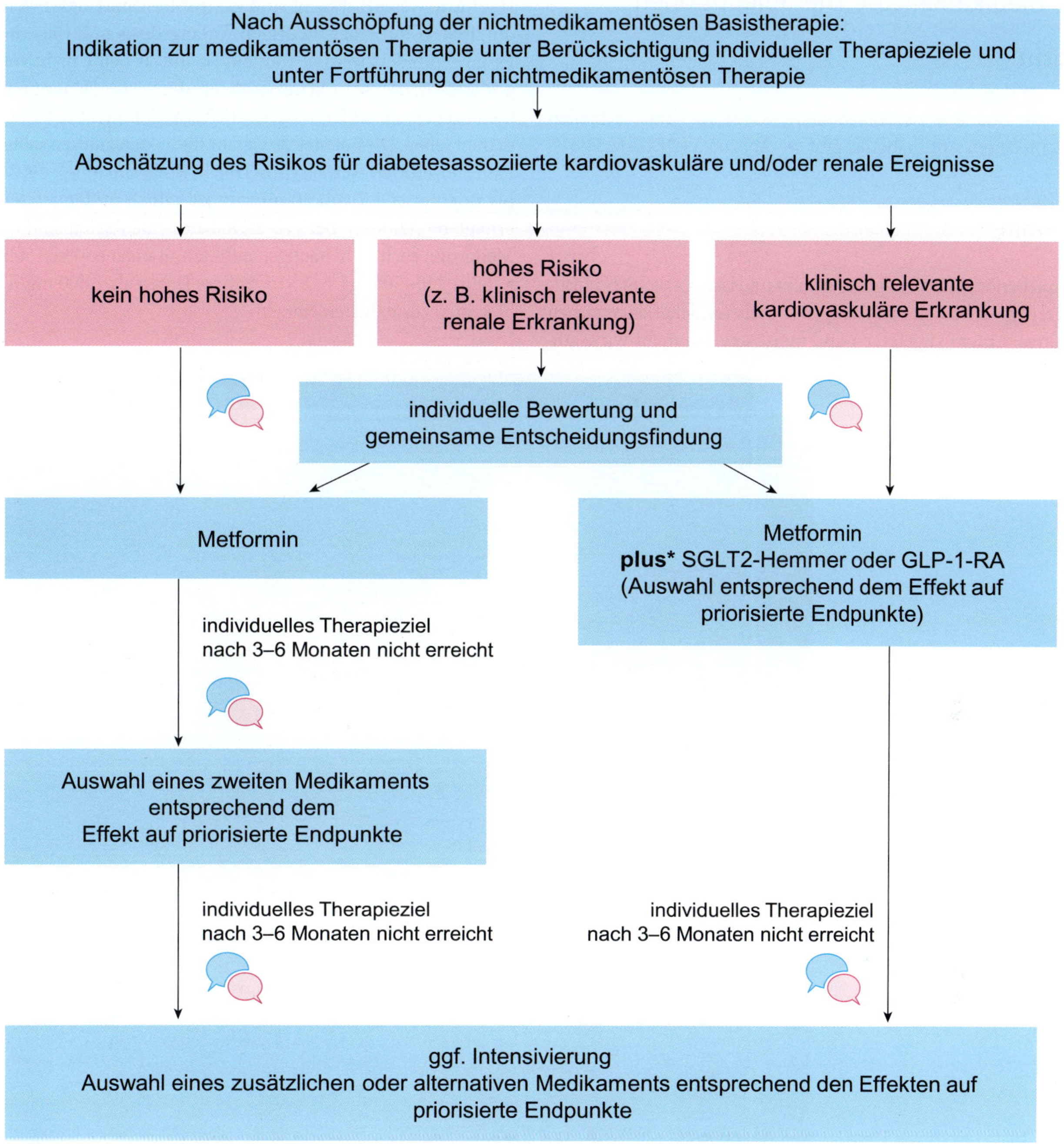

= Überprüfung der Therapiestrategie und des Therapieziels in partizipativer Entscheidungsfindung

*Bei einem HbA_{1c} von ≤ 7% liegen keine Daten für die Wirksamkeit einer Kombinationstherapie bei Menschen mit Typ-2-Diabetes ohne Herzinsuffizienz vor.

Der Algorithmus bezieht sich nicht auf Patienten mit schwerer Stoffwechseldekompensation bzw. Notfallsituationen. Aktuelle Fachinformationen sind zu berücksichtigen.

Abb. 63.4 Algorithmus zum therapeutischen Vorgehen bei Typ-2-Diabetes [W988-003]

63.4.2 Medikamentöse Therapieoptionen

Übersicht

Eine aktuelle Übersicht zu Indikationen sowie zu Vor- und Nachteilen der verschiedenen Antidiabetika gibt ➤ Abb. 63.5 (DEGAM 2021).

Metformin

Metformin benötigt körpereigenes Insulin und ist bei absolutem Insulinmangel (Typ-1-Diabetes/pankreopriver Diabetes, Sekundärversagen des Pankreas) nicht zugelassen und meist sowieso nicht wirksam. Häufigste Nebenwirkung sind gastrointestinale Beschwerden, die durch Start mit einer niedrigen Anfangsdosis und Gabe nach dem Essen gemindert werden können. Da die bis heute nicht vollständig geklärte Wirkweise wohl insbesondere durch eine Hemmung der Glukoneogenese zu erklären ist, sind Hypoglykämien bei Monotherapie extrem selten. Die potenzielle Gefahr für Laktatazidosen sollte mit den Patienten erörtert werden (Absetzen in Risikosituation); die Zulassung bis zu einer eGFR von 30 ml/min ist jedoch in den letzten Jahren erfolgt, da Azidosen bei Typ-2-Diabetes eine Rarität sind und unter Metformin auch nicht häufiger auftreten als unter anderen Substanzen.

- Start 250–500 mg 1–2 ×/d, höhere Dosen als 2.000 mg/d haben keinen zusätzlichen Nutzen.

	Wirkstoff	Hypoglykämiegefahr	Relevant für Endpunkte
STARKE BLUTZUCKERSENKUNG	**Metformin** (Medikament der ersten Wahl)	keine	Bei adipösen Patienten mit 10-15 J. Lebenserwartung Verhinderung makrovaskulärer Ereignisse NNT: 14 pro 18 Jahre (UKPDS follow up) NNT1a: 252 Kein Effekt auf mikrovaskuläre Folgen
	Glibenclamid (Sulfonyl-Harnstoff der ersten Wahl)	gering Cave deutlich erhöht bei Niereninsuffizienz	Geringe Vorteile hinsichtlich Nephropathie/Retinopathie Unklare Datenlage bei KHK NNT 26-31 pro 17 Jahre (UKPDS follow up) NNT1a: 442-527
	Alternative SH: **Gliclazid/ Glimepirid** (kürzere HWZ), **Gliquidon, Repaglinid**		Es sind keine Endpunktverbesserungen für diese Alternativen nachgewiesen
	NPH Insulin zur Nacht	Bei vorsichtiger Dosierung: keine	Kein Nutzennachweis
	Andere Basal Insuline	Erhöhte Hypoglykämiegefahr nur tags (im Vergleich zu NPH)	Kein Nutzennachweis
	Prandiales Insulin/andere intensivierte Insulintherapien	Stärkste Hypoglykämiegefahr	Kein Nutzennachweis
MÄßIGE BLUTZUCKERSENKUNG	**Liraglutid** (GLP-1-Rezeptor-Antagonist der ersten Wahl)	Sehr gering, aber häufig bei Kombinationen mit Sulfonylharnstoffen und Insulin	Nur bei Komorbidität KHK **Mortalität NNT1a: 202**
	Alternative GLP-1-Rezeptor-Antagonisten: **Semaglutid (oral)**		Mortalitätssenkung NNT: 106, **Mortalität NNT1a: 140** CAVE: Retinopathie NNH1a: 124
	Semaglutid, Exenatid, Lixinatid, Albiglutid		Kein Nutzennachweis
	Pioglitazon	mäßig	Kein Nutzennachweis
GERINGE BLUTZUCKERSENKUNG	**Arcabose/Miglitol**	keine	Kein Nutzennachweis
	Empagliflozin (SGLT-2-Hemmer der ersten Wahl)	sehr gering	5-Jahres-NNT für Mortalität bei Herzkranken 40, bei Pat. mit 3 Risikofaktoren (RF) 67, bei <3 RF 200, Mortalität NNT1a: 78 Kein weiterer Nutzen bei Dosierung >10 mg
	Alternative SGLT-2-Hemmer: **Dapagliflozin, Ertugliflozin**		Kein Nachweis eines Nutzens bei Diabetes (aber bei Herzinsuffizienz für Dapagliflozin)
	Sotagliflozin (Zulassung nur Typ 1)		Kein Nutzennachweis
	Sitagliptin (DPP4-Hemmer der ersten Wahl) Alternative DPP4-Hemmer: **Saxagliptin**	sehr gering	Kein Nutzennachweis

Abb. 63.5 Indikationen sowie Vor- und Nachteile der verschiedenen Antidiabetika [F430-010]

- Bei GFR-Werten < 60 ml/min sollte die Höchstdosis von 1.000 mg nicht überschritten werden.
- Kein Einsatz bei Niereninsuffizienz mit GFR < 30 ml/min.

Insulin

Insulin ist das einzige bei Typ 1-Diabetes zugelassene Antidiabetikum. Bei absolutem Insulinmangel ist eine Substitution sowohl von Basalinsulin als auch von prandialem Insulin unausweichlich. Dies kann mit konventionellen (CT), intensivierten (ICT) und Pumpen- (CSII) Therapieschemata erfolgen. Die Einweisung des Patienten oder seiner Angehörigen in diese Therapie ist unumgänglich.

Das Vorenthalten von Insulin bei absolutem Insulinmangel führt zu einer Ketoazidose, was mit Koma und Tod einhergehen kann.

MERKE

Bei sehr hohen Stoffwechselwerten unklarer Ätiologie ist Insulin immer Medikament der ersten und auch einzigen Wahl.

Beim Typ-2-Diabetes reichen, um Symptomfreiheit sicherzustellen, sehr häufig sehr geringe Dosen eines 1 x/d oder 2 ×/d gegebenen Basalinsulins, z. B. Start mit 6–8 IE eines NPH-Insulins zur Nacht.

Bei ausgeprägter **Insulinresistenz** sind aber ebenso häufig sehr hohe Dosen erforderlich, um den Blutzucker zu senken. Da es keine Belege für den Nutzen einer Insulintherapie hinsichtlich von Folgeer-

63

Einsatz bei Niereninsuffizienz	Gewichtszunahme	Besonderer Einsatz/Gefahren
GFR >60 ml/min: 2 x 1000 mg **GFR 30-60 ml/min:** 1000 mg „Nierendosis" **GFR < 30 ml/min:** kein Einsatz	keine	Medikamentöse Firstline-Therapie Gefahr der Lactatacidose (selten), Pausierung in besonderen Situationen
GFR >60 ml/min: 2-3 x 3,5 mg **GFR 30-60 ml/min:** erhöhte Vorsicht **GFR <30 ml/min:** kein Einsatz	Gering,1-2 Kg/10 Jahre	Medikamentöse Secondline-Therapie bei kardialen Vorerkrankungen zurückhaltende Indikationsstellung wegen unklare Datenlage
GFR <30 ml/min: kein Einsatz Ausnahme Gliquidon, Repaglinid siehe rechts		Vorteil von Gliquidon und Repglinid: Optionale Therapie bei hochgradiger Nephropathie GFR <15 ml/min
Keine Einschränkung	keine	Möglicher Beginn einer Insulin-therapie, Suspension, muss aufgeschüttelt werden
Keine Einschränkung	geringe Gewichtszunahme	Wenn Selbstapplikation zur Nacht nicht möglich
Keine Einschränkung	Stärkste Gewichtszunahme (6 kg/6 Monaten)	i.d.R. keine Indikation für Basalinsulin am Tag bei Typ-2-Diabetes
Nicht bei terminaler Niereninsuffizienz, keine Dosisanpassung bei schwerer Niereninsuffizienz	mäßige Gewichtsabnahme	Besondere Indikationsstellung bei kardialer Vorerkrankung insbesondere koronare Herzkrankheit
Nicht bei terminaler Niereninsuffizienz, fehlende Studien bei schwerer Niereninsuffizienz **GFR <30 ml/min**		Orales Semaglutid nur am Morgen in nüchternem Zustand mit bis zu 120 ml Wasser mindestens 30 Minuten vor dem ersten Nahrungs- oder Getränkeverzehr oder der Einnahme anderer Medikamente **Kontraindikation:** Tumore der endokrinen Organe, Pankreatitisgefahr, häufig gastrointestinale Nebenwirkungen
Nicht bei terminaler Niereninsuffizienz	mäßige Gewichtszunahme	Keine Verordnungsfähigkeit GKV, Harnblasen-Karzinome, Frakturgefahr Mehrere Verordnungshinweise, u.a. **Kontraindikation:** bei Herzinsuffizienz NYHA 1-IV und bei eingeschränkter Leberfunktion
Nicht bei **GFR <25 ml/min**	keine	Besondere Indikation: posthyperglykämische Hypoglykämien
Ersteinsatz nur bei **GFR >45 ml/min** **GFR <30 ml/min** Kontraindikation	geringer Gewichtsverlust	Besondere Indikationsstellung bei kardialer Vorerkrankung insbesondere Herzinsuffizienz
Alle Gliflozine scheinen die Nierenfunktion zu verbessern		Mykosen der Genitalregion, Gefahr der Ketoazidose (bis zu 4 %, insbesondere bei schlanken Patienten) Pausierung in besonderen Situationen
GFR >30-60 ml/min: 100 mg bis **GFR 15-30 ml/min:** 50 mg	keine	**Kontraindikation:** Tumore der endokrinen Organe, Pankreatitisgefahr, Herzinsuffiziengefahr

krankungen beim Typ-2-Diabetes gibt, sollte die Dosis so gering wie möglich gehalten werden. Ein ideales Schema gibt es nicht. Die **ICT** sollte Ultima Ratio sein und jungen Patienten mit sehr individuell gestalteten Tagesabläufen vorbehalten bleiben, da sie anders als beim Typ-1-Diabetes regelhaft zur Gewichtszunahme führt (im Schnitt 6 kg im ersten ½ Jahr) und wie beim Typ-1-Diabetes insbesondere bei strengen Stoffwechselzielen mit der größten Hypoglykämiegefahr unter allen Antidiabetika einhergeht (NVL 2023).

Patientenbeispiel

Patientin mit HbA_{1c}-Werten von 11 %

Eine vermeintlich gesunde 49-jährige Patientin stellt sich zum Check-up bei Ihnen vor. Es findet sich eine Glukosurie. Der Nüchtern-BZ am Vortag lag bei 200 mg% (11,1 mmol/l). Auf Nachfrage hat sie angegeben, wirklich nüchtern gewesen zu sein; der noch am Abend veranlasste HbA_{1c}-Wert liegt bei 11 % (96,7 mmol/mol). Ihre Patientin ist normgewichtig, sportlich aktiv. Anlass der Untersuchung war die abnehmende Sehleistung, die sie kürzlich erstmals eine Brille hat kaufen lassen. Ein Schnelltest in der Praxis zeigt einen Nicht-Nüchtern-BZ von aktuell 280 mg% (15,5 mmol/l).

Der Patientin (Größe: 165 cm, Gewicht: 67 kg) geht es gut. Sie habe kürzlich unwillentlich ca. 3 kg Gewicht verloren; erst auf Nachfrage beschreibt sie ein vermehrtes Durstgefühl. Medikamente nimmt sie keine, und es bestehen keine Vorerkrankungen.

Konsultationsverlauf

Lange vor dem Gespräch mit der Patientin haben Sie sich überlegt, ob Sie den Beginn einer Insulintherapie in der eigenen Praxis gewährleisten können. Neben der Anleitung zur erstmaligen Handhabung mit Insulin ist eine Basisschulung im Umgang mit Insulin erforderlich, und Ihre Patientin sollte ein niedrigschwelliges Angebot vor Ort haben, um telefonisch Rückfragen stellen zu können. Eine Kooperation mit einem niedergelassenen Diabetologen oder einer Diabetesambulanz an einem Krankenhaus kann hierzu die Alternative sein.

Neben der Erstdiagnose eines Typ-1-Diabetes kommen auch ein Typ-2-Diabetes und sekundäre Diabetesformen, z. B. ein pankreopriver Diabetes, als Diagnose in Betracht. Initial sollte diese Patientin auf jeden Fall Insulin bekommen. Indikation für das Insulin ist die unklare Stoffwechselentgleisung.

1. Sie schließen eine Ketoazidose aus (negative Ketone im Urin und ein fehlender Acetongeruch, keine abdominalen Beschwerden, kein Brechgefühl).
2. Der Patientin erläutern Sie die Vorgehensweise. Sie erklären ihr, dass Sie zur Sicherheit von einem Typ-1-Diabetes ausgehen und Insulin einsetzen wollen (und bei einer weiteren Labordiagnostik entsprechende Antikörper suchen können), dass es sich aber auch um einen Typ-2-Diabetes handeln könnte. In diesem Fall könnte auch Metformin eine erfolgreiche Therapie sein. Vordergründig geht es darum, hohe BZ-Werte rasch zu senken.
3. Sie verordnen der Patientin NPH-Insulin (als Basis) und Normalinsulin (als Insulin zur raschen Senkung) sowie Blutzuckerteststreifen zusammen mit einem BZ-Messgerät.
4. Gemeinsam mit der Patientin spritzen Sie 4 IE Normalinsulin und 4 Einheiten Basalinsulin und weisen sie in die BZ-Selbstmessung ein. Sie halten Kontakt mit der Patientin, die Ihnen die Messwerte telefonisch übermittelt. Nachts lassen Sie Messwerte vor allem dann erheben, wenn der Blutzucker auch vor dem Schlafengehen deutlich gesunken ist – dies jedoch nur, bis die endgültige Dosierung gefunden ist.
5. Bei einem Typ-1-Diabetes dürfen Sie auf eine sich normalisierende Stoffwechsellage innerhalb der nächsten Stunden hoffen. Bei einem Typ-2-Diabetes wird die vorhandene Insulinresistenz zunächst keine Änderung des Stoffwechsels bewirken, sodass Sie die Insulindosis rasch steigern müssen: z. B. 6–8 IE schnelles Insulin zu den Mahlzeiten und 8–12 IE Basalinsulin zur Nacht. Auch Metformin würden Sie dann zusätzlich geben. Während der nächsten Tage ist es dann oft möglich, das schnell wirksame Insulin wieder zu beenden; oft wird binnen weniger Tage gar kein Insulin mehr benötigt.

Eine stationäre Therapie ist in Fällen wie diesem meist nicht notwendig. Sehr hohe Dosen Insulin hingegen sind nicht nur wegen der Gefahr der Hypoglykämie, sondern auch wegen eines drohenden Kaliummangels kritisch zu sehen. Insulin hat hier nur die Aufgabe, eine gefährliche Stoffwechsellage zu beherrschen, die Deeskalation darf im Anschluss keinesfalls vergessen werden. Ein augenärztlicher Befund zum Ausschluss einer diabetischen Retinopathie sollte vor allem beim Typ-2-Diabetes rasch erfolgen. Die Visusänderungen hingegen, die zum Brillenkauf führten, sind reversibel.

Die neueste Auflage der nationalen S3-Leitlinie „Therapie des Typ-1-Diabetes" macht auf das Phänomen des **Doppel-Diabetes** aufmerksam, das laut Expertenaussagen häufiger wird. Es handelt sich um Menschen mit Typ-1-Diabetes, die im Laufe der Zeit immer mehr Insulin benötigen, nicht selten Gewicht zulegen und phänotypisch eine Typ-1-Erkrankung mit Autoantikörpern und eine Insulinresistenz aufweisen. Hier sollte im Einzelnen geprüft werden, welche Diabeteskomponente relevanter ist, und ggf. eine Klärung gemeinsam mit Spezialisten angestrebt werden, ob eventuell das für diese Situation nicht zugelassene Metformin eine alternative bzw. zusätzliche Behandlungsoption darstellt.

Form der Insulingabe

- **BOT:** Insulin kann zusätzlich zu Medikamenten gegeben werden. Bei einer solchen **b**asal unterstützten **o**ralen **T**herapie bietet es sich an, eine kleine Dosis NPH-Insulin zur Nacht zusätzlich zur etablierten oralen Therapie einzusetzen, um hohe Morgenblutzucker zu vermeiden, ohne tagsüber die Insulinresistenz zu verstärken.
- **SIT/ICT:** Insulin kann intensiviert verabreicht werden. Hier werden entweder mit starren Schemata oder individuell abhängig von der Nahrungsaufnahme lang- und kurzwirksame Insuline eingesetzt (**s**upplementäre **I**nsulin**t**herapie, **i**ntensivierte **k**onventionelle Insulin**t**herapie) um die Basis- und Bolus-Insulinmengen zu bestimmen. Voraussetzung ist eine Mitarbeit der Patienten, die die Wirkung der Insuline, insbesondere auf Kohlenhydratmahlzeiten, erlernen müssen und sich regelmäßig

selbst messen müssen. Die SIT/ICT ist die Therapie mit der größten Hypoglykämiegefahr. Nicht selten wird sie heute deswegen mit einer CGM (s. u.) kombiniert.
- **CT:** Die **k**onventionelle **I**nsulintherapie war früher der Standard jeder Insulintherapie. Eine fixe Kombination aus lang- und kurzwirksamem Insulin wird 2x/Tag verabreicht. Auch hier ist es möglich, dass die Dosis anhand von Glukose-Selbstmessungen angepasst wird.
- **CGM, CSII** und **AID:** Oft als Pumpentherapie bezeichnet, wird die **k**ontinuierliche **s**ubkutane **I**nsulin**in**jektion (CSII) heute häufig bei Typ 1-Diabetes eingesetzt, für Kinder mit Typ-1-Diabetes ist sie der Standard geworden. In einem Pumpenprogramm wird hinterlegt, welche Insulindosen zu welchen Tageszeiten gebraucht werden. Über den Zugang am Bauchgewebe kann auch der Bolus abgegeben werden. In Verbindung mit einer **k**ontinuierlichen **G**lukose**m**essung (CGM) ist eine automatisierte Abgabe des Insulins möglich, die sich an den Echtzeitmessungen im Unterhautfettgewebe orientiert (**a**utomatic **i**nsulin **d**elivery/AID). Es handelt sich um eine Therapieform, die fast ausschließlich bei Typ-1-Diabetes angewandt wird und meist zu einer Verbesserung der Lebensqualität führt, insbesondere weil Hypoglykämieängste abgebaut werden. Die CGM hat auch beim Gestationsdiabetes mit den dort üblicherweise sehr strengen Therapiezielen unter Insulin eine Berechtigung.

Weitere Substanzen

Sulfonylharnstoffe

Sulfonylharnstoffe (SHS) gelten als umstritten: Wichtigster Vertreter dieser Substanzgruppe (da zumindest in 2 Studien ein Nutzen auf diabetesassoziierte Endpunkte nachgewiesen wurde) ist Glibenclamid. Für das häufig verwendete Glimepirid fehlt ein direkter Nutzennachweis, schaden tut es jedoch nicht, und für das im angloamerikanischen Raum häufiger eingesetzte Gliclazid liegt eine Positivstudie vor. Unumstritten zählen SHS neben Metformin zu den effektivsten Blutzuckersenkern. Die häufig kolportierte Nebenwirkung einer Gewichtszunahme kann bei maximal 1–2 kg über Jahre vernachlässigt werden; die Gefahr, Hypoglykämien zu erzeugen, ist insbesondere bei überzogenen HbA_{1c}-Zielen und Vorliegen einer Nephropathie aber ein sehr ernst zu nehmendes Problem. So war in Zeiten sehr niedriger HbA_{1c}-Ziele die Anzahl der stationären Aufnahmen wegen z. T. sehr lang anhaltender Hypoglykämien sprunghaft angestiegen.

Dosierung Start mit einer ½ Tbl. Glibenclamid 3,5 mg. Eine Steigerung auf mehr als 3× 3,5 mg Glibenclamid (≅ ca. 3 mg Glimepirid oder 60 mg Gliclazid) ist selten effektiv, erhöht aber die Hypoglykämiegefahr.

Das Pausieren der Einnahme in Fastenzeiten oder bei zusätzlichen sportlichen Aktivitäten, die erhöhte Hypoglykämiegefahr bei Alkoholzufuhr sowie die Kontraindikationen Nieren- und Leberinsuffizienz müssen mit den Patienten erörtert werden.

> **MERKE**
> Entgleiste Stoffwechselsituationen lassen sich mit Metformin und/oder Sulfonylharnstoffen oft rasch und effektiv senken.

Gliflozine (SGLT2-Hemmer)

Gliflozine sind Hemmer des natriumabhängigen (engl. *sodium*) Glukosestoffwechseltransports (SGLT2), also einer insulinunabhängigen Steigerung des Glukoseverlustes über die Niere, und seit 2012 verordnungsfähig.

Mit **Empagliflozin** gelang es zum ersten Mal, die Gesamtmortalität bei älteren Patienten mit Typ-2-Diabetes nachweislich zu senken. Bei der eigentlich zu Sicherheitszwecken konzipierten Studie, in die nur Patienten mit Herzinsuffizienz und fortgeschrittener (kardio-) vaskulärer Erkrankung aufgenommen worden waren, kam es zu einer Besserung vieler Parameter, die nahelegt, dass vor allem Betroffene mit Herzinsuffizienz profitieren. Mit anderen Gliflozinen war dieser Effekt reproduzierbar. Die Stabilisierung von Nierenwerten und letztendlich das Verhindern der einen oder anderen Dialyse hat zu einer Erweiterung der Zulassung weit über die Diabetesdiagnose hinaus geführt (➤ Kap. 69, ➤ Kap. 70). Für **Dapagliflozin,** das in einer Studie mit Diabeteserkrankten nicht überzeugte, liegen erstaunlich gute Ergebnisse in einer Publikation für Patienten mit Herzinsuffizienz und einer weiteren bei Niereninsuffizienz vor. In diesen Studien spielte es jedoch keine Rolle, ob Patienten an Diabetes erkrankt waren. Auffällig ist eine i. d. R. sehr geringe Wirkung auf den HbA_{1c}-Wert und die Stoffwechsellage.

Viele Patienten (5–10 %) entwickeln Mykosen im Urogenitalbereich. Über die Gefahr von Ketoazidosen (z. B. beim Fasten, bei Operationen oder Durchfallerkrankungen) sind Patienten aufzuklären.

Dosierung Start und Dauertherapie mit Empagliflozin 10 mg. Eine Steigerung auf 25 mg ergab keinen zusätzlichen Effekt, weder auf den Stoffwechsel noch hinsichtlich der Folgeerkrankungen.

In- und Twinkretine (GLP-1-Agonisten) sowie Triple-Agonisten

GLP-1 und GIP sind gastrointestinale Hormone (Inkretine), die den Blutzuckerspiegel regulieren. Als dualer Agonist von GLP-1 und GIP (*Glucagon-like Peptide* und *Glucose-dependent Insulinotropic Peptide*) wird Tirzepatid auch als „Twinkretin" bezeichnet. Mit Retatrutide steht ein Triple-Agonist kurz vor der Zulassung, der zusätzlich den Glucagon-Rezeptor ansteuert. Weitere Peptidhormone werden derzeit klinisch geprüft.

Diese Hormone werden im Gastrointestinaltrakt als Reaktion auf die Nahrungsaufnahme freigesetzt und stimulieren die Insulinsekretion; meist müssen sie subkutan gespritzt werden. Die Peptide sind zurzeit jenseits einer besonders ausgewiesenen Zulassung bei Adipositas ausschließlich als Zusatz bei Patienten mit Typ-2-Diabetes zugelassen, sofern sich unter der maximalen noch verträglichen Dosis von Metformin und/oder eines Sulfonylharnstoffs keine angemessene BZ-Kontrolle erreichen lässt.

Die durchschnittliche Gewichtsreduktion von **Liraglutid** und der zugelassenen Maximaldosierung von Semaglutid beträgt zwischen 4 und 6 kg, die eigentliche HbA_{1c}-Senkung ist gering. Liraglutid **gilt**

als die Referenzsubstanz, nachdem gezeigt werden konnte, dass bei herzkranken Patienten, vor allem bei solchen mit KHK, das Auftreten neuer kardiovaskulärer Ereignisse verzögert werden konnte. Mit dem 2024 auf den Markt gekommenen Tirzepatid waren deutlich effektivere Gewichtsreduktionen und HbA_{1c}-Senkungen möglich.

Die aufwendige Therapie, Unverträglichkeiten (insb. Bauchschmerzen) und eine ganze Reihe noch ungeklärter Fragen – insbesondere die der Substanzgruppe wohl zuzuordnende Kanzerogenität und die Tendenz, Retinopathien zu verschlechtern – schränken die Verordnungsmöglichkeit ein. Trotzdem ist Liraglutid für die Gruppe koronarkranker Menschen mit Typ-2-Diabetes das zweite Leitlinienpräparat nach Metformin. Schlechter untersucht, aber eventuell eine weitere Indikation für diese Substanzgruppe könnte eine massive Gewichtszunahme unter Insulingabe sein.

Dosierung Start mit einer Einmalgabe von 0,6 mg/d Liraglutid s. c., die nach 1 Wo. bei guter Verträglichkeit auf 1,2 mg/d gesteigert werden kann. Weitere Steigerungen der Dosis bleiben ohne Effekt auf die Mortalität oder das HbA_{1c}. Nur in seiner Eigenschaft als Antiadipositum (**cave:** dann auch so – als Lifestyle-Präparat – zu verordnen!) sind Dosen bis 3 mg zugelassen.

Gliptine (DDP4-Hemmer)

Gliptine hemmen die Dipeptidylpeptidase IV, ein Enzym, das Inkretine wie GLP-1 rasch zu inaktiven Produkten abbaut. Insbesondere das p. o. anwendbare **Sitagliptin,** das als Zusatz zu Metformin angeboten wird, wird wegen der wenigen Nebenwirkungen häufig verordnet. Übersehen wird, dass die Wirkung der Gliptine zu vernachlässigen ist. Die durchschnittliche HBA_{1c}-Senkung beträgt – additiv zu Metformin eingesetzt – ca. 0,3 % HbA1c-Punkte (4–5 mmol/mol); Folgeerkrankungen werden nicht beeinflusst. Für Saxagliptin gibt es Sicherheitsbedenken. Die Substanzgruppe behält eine Nischenindikation für Patienten mit höhergradiger Niereninsuffizienz und Menschen, die Insulin ablehnen und mit der Substanz symptomfrei werden können.

63.4.3 Individuelle Therapieziele bei Typ-2-Diabetes und das Therapieziel Symptomfreiheit

Individuelle Therapieziele können sowohl die Stoffwechsellage betreffen als auch den Einsatz bestimmter Stoffgruppen rechtfertigen. Auch bestimmte Bedingungen (Alter) oder Komorbiditäten (insb. Niereninsuffizienz) sollten zur Reevaluation anfangs vereinbarter Therapieziele führen.

Wird der vereinbarte Zielkorridor nicht (mehr) erreicht oder das priorisierte Metformin nicht vertragen, kann durch die Kombination mehrerer Medikamente oder durch den Wechsel auf eine andere Substanzgruppe ein individuelles Therapieziel vereinbart werden.

- **Metformin-Unverträglichkeit:** Nur Insulin und Sulfonylharnstoffe oder sehr hoch dosiertes Tirzepatid haben vergleichbare Effekte auf die HbA_{1c}-Senkung wie Metformin. Erstere sind auch die beiden einzigen Substanzen, deren Wirksamkeit hinsichtlich kardiovaskulärer Folgen und Sicherheit bei sonst gesunden Menschen mit Diabetes mellitus ausreichend untersucht sind.
- **Symptomatische Hyperglykämie:**
  - Die effektivsten Blutzuckersenker sind Metformin/Glibenclamid und Insulin. Wird als vorrangiges Ziel Symptomfreiheit angestrebt, sind diese Substanzen in der niedrigsten notwendigen Dosis zu bevorzugen.
  - Sitagliptin und Empagliflozin bieten zwar Vorteile hinsichtlich der Hypoglykämiegefahr, wirken aber kaum auf den Stoffwechsel (HbA_{1c}-Senkung in Kombination mit Metformin 0,3–0,5 %, 4–6 mmol/mol) und fördern somit eine unvorteilhafte Polypharmazie.
- **Wunsch nach einer straffen Stoffwechseleinstellung bei sonst gesunden Patienten:** Hierzu bietet sich die Kombination Metformin/Glibenclamid oder Metformin/Insulin an. HbA_{1c}-Werte < 7 % sind zu vermeiden.
- **Hypoglykämien trotz Reduktion der zuvor eingesetzten Medikation:** SGLT2-Hemmer, Gliptine und Inkretine haben keine relevante Potenz, Hypoglykämien zu erzeugen. Der fehlende Nutzennachweis hinsichtlich kardiovaskulärer Endpunkte bei Herzgesunden sollte mit dem Patienten erörtert werden.
- **Vorhandensein von Linksherzinsuffizienz, manifester KHK oder manifester Nephropathie** (Makroalbuminurie > 300 mg Proteinausscheidung/24 h, ACR > 300 mg/g Krea) (➤ Kap. 70): parallele Therapie von Metformin mit Empagliflozin 10 mg und/oder Liraglutid 1,2 µg/24 h unabhängig vom HbA_{1c}-Ziel.
- **Höhergradige Niereninsuffizienz** (GFR < 30 ml/min) mit **symptomatischer Diabeteserkrankung und Ablehnung von Insulin durch den Patienten:**
  - Sitagliptin 25 mg
  - Zugelassen ist auch das nur bei niereninsuffizienten Patienten mit einer Kreatinin-Clearance < 25 ml/min verordnungsfähige Repaglinid.
- **Massive Adipositas oder erhebliche Gewichtszunahme unter Insulin:**
  - Liraglutid bis zu 1,8 µg/d oder andere In- bzw. Twinkretine
  - Empagliflozin 10 mg/d oder andere Gliflozine

MERKE

- **Keine Kombination von Insulin mit SHS** wegen der gesteigerten Gefahr von Hypoglykämien.
- **Keine oralen Drei- und Mehrfachtherapien, wenn vermeidbar:** Mit Ausnahme der Kombination mit Metformin sind Mehrfachkombinationen nie hinsichtlich ihrer Wirkung und Gefahren untersucht worden.
- **Belassen von Metformin bei Hinzunahme von Insulin oder SHS:** Verhindert die Gefahr zusätzlicher kardiovaskulärer Ereignisse.
- **Acarbose, Glinide und Glitazone:** Potenziell verordnungsfähige Substanzen, spielen in der Regelversorgung aber keine Rolle mehr.

63.4.4 Surrogate in der Diabetologie

Der HbA_{1c}-Wert gilt als zuverlässigster Parameter in der Verlaufsbeurteilung des Diabetes; auch korreliert der unbehandelte HbA_{1c}-Wert am besten mit kardiovaskulären Folgeerkrankungen. Daher ist er mittlerweile auch ein Diagnosekriterium.

Zahlreiche weitere Surrogate und andere Beeinflussungsmöglichkeiten in der Diabetologie sind diskutiert worden, darunter postprandiale BZ-Spitzen, das erzielte Ausmaß der HbA_{1c}-Senkung, die Schwankung der Einzel- und der HbA_{1c}-Werte, die Aufnahme der Glukose durch den Darm, die nachlassende Wirkung jeglicher Medikation (insb. an der Bauchspeicheldrüse), die Beeinflussung der Apoptose, der Zeitpunkt der einsetzenden Insulinwirkung, die Verstoffwechselung von Insulin durch Verbesserung der Sensitivität am nukleären PPAR[2]-γ, die Beeinflussung der Dipeptidylpeptidase und zuletzt der Anteil der erreichten Stoffwechseleinzelmesswerte innerhalb einer bestimmten, erst 2018 definierten Range (TiR). Keiner dieser unterschiedlich zu messenden Werte konnte die Versorgung der Betroffenen durch die Diabetologie überzeugend verbessern.

Lange vernachlässigt bei dieser Diskussion war das Ausmaß der Schadwirkung der eingesetzten Medikamente oder Therapieziele. Insbesondere die gerade auch in Deutschland z. T. extrem niedrig angesetzten HbA_{1c}-Ziele (HbA_{1c} < 6,5 %, 48 mmol/mol) haben erstmals durch die 2008 abgebrochene ACCORD-Studie aufgezeigt, wie hoch das Schadenspotenzial sein kann. Seither werden alle Medikamente deutlich intensiver auch auf ihre potenziellen Nebenwirkungen untersucht. Als gesichertes Gefährdungspotenzial gelten das Ausmaß und die Häufigkeit von Hypoglykämien, insbesondere bei Insulin und Glibenclamid.

Aber auch spezifische unerwünschte Wirkungen wie Azidosen, Anstieg der Herzinfarktrate, Pankreatitis und das Entstehen von Malignomen lassen gegenüber Surrogaten eine immer größere Skepsis bei Verantwortlichen und Wissenschaftlern in Bezug auf die verfügbaren Antidiabetika entstehen, von denen auch die Empfehlungen in diesem Kapitel geprägt sind.

Ein Großteil der Diskussion in den vergangenen Jahren galt auch dem Zeitpunkt einer Erstdiagnose. Der Versuch, die Behandlungsergebnisse über einen definierten Prädiabetes zu verbessern, scheiterte. Ebenso gelang es nicht, fatale Verläufe durch die Bestimmung zusätzlicher Risikosituationen (gestörte Nüchternglukose/gestörte Glukosetoleranz) vorherzusagen – dies scheiterte nicht zuletzt an den schlechten Testkriterien der eingesetzten Verfahren. Die Vorstellung, dass sich Folgeerkrankungen durch Prävention verhindern lassen, musste ebenso aufgegeben werden wie die Hoffnung, den Verlauf der Erkrankung durch einen sehr frühen Einsatz von Medikamenten beeinflussen zu können. Die nicht minder wichtige Diskussion über die sehr schlechte Güte der eingesetzten Labortestverfahren hat gerade erst begonnen.

Obige Empfehlungen sind nicht von Surrogaten geleitet. Sie unterscheiden stringent zwischen dem Effekt einer rasch zu erzielenden Senkung gefährlich erhöhter BZ-Werte und dem Einfluss der Hyperglykämie auf das Gesamtrisiko für kardiovaskuläre Erkrankungen. Dass vor allem der Einfluss der Hyperglykämie auf das natürlicherweise steigende Sterberisiko im Alter abnimmt und sowieso nur bei sehr hohen HbA_{1c}-Werten allenfalls bei jüngeren Menschen hinsichtlich des Therapieeffekts eine Rolle spielt, ist eine Erkenntnis, die sich erst in den letzten Jahren in der Literatur widerspiegelt.

LITERATUR

Brabant G. Hypoglykämien beim Erwachsenen: Nicht Diabetes-assoziierte Formen. Dtsch Arztebl 1998; 95(17): A-1022–1026.

Currie CJ, Peters JR, Tynan A et al. Survival as a function of HbA1c in people with type 2 diabetes: A retrospective cohort study. Lancet 2010; 375(9713): 481–489.

Gabrys L, Schmidt C, Heidemann C et al. Diabetes-Surveillance in Deutschland – Auswahl und Definition von Indikatoren. J Health Monitoring 2018; 3(S3); https://edoc.rki.de/handle/176904/5677 (letzter Zugriff: 29.3.2024).

Gouse J, Isaksen JL, Skov MW et al. Effect of diabetes duration on the relationship between glycaemic control and risk of death in older adults with type 2 diabetes. Diabetes Obes Metab 2020; 22(2): 231–242.

Look AHEAD Research Group Cardiovascular effects of intensive lifestyle intervention in type 2 diabetes. N Engl J Med 2013; 369(2): 145–154.

Marso SP, Daniels GH, Brown-Frandsen K et al. Liraglutide and cardiovascular outcomes in type 2 diabetes. N Engl J Med 2016; 375: 311–322.

Robert Koch-Institut. Diabetes surveillance. https://diabsurv.rki.de/Webs/Diabsurv/DE/startseite/startseite-node.html (letzter Zugriff: 29.3.2024)

Schroeder A, Heiderhoff M, Köbberling J. Bestimmung der Albuminausscheidung im Urin bei Diabetikern zur Vorsorge und Kontrolle der diabetischen Nephropathie. Schriftenreihe Health Technology Assessment Bd. 20. Köln: DIMDI 2005; https://portal.dimdi.de/de/hta/hta_berichte/hta113_bericht_de.pdf (letzter Zugriff: 29.3.2024).

Tancredi M, Rosengren A, Svensson AM et al. Excess mortality among persons with type 2 diabetes. N Engl J Med 2015; 373(18): 1720–1732.

Zinman B, Wanner C, Lachin JM et al. Empagliflozin, cardiovascular outcomes, and mortality in type 2 diabetes. N Engl J Med 2015; 373: 2117–2128.

RICHTLINIE

G-BA – Gemeinsamer Bundesausschuss. DMP-Anforderungen-Richtlinie. Richtlinie zur Zusammenführung der Anforderungen an strukturierte Behandlungsprogramme nach § 137f Abs. 2 SGB V – DMP-A-RL. In Kraft getreten am: 25.2.2021. Anlage 7: Diabetes mellitus Typ 1 – Anforderungen an strukturierte Behandlungsprogramme; www.g-ba.de/richtlinien/83 (letzter Zugriff: 29.3.2024).

[2] PPAR = *peroxisome proliferator-activated-receptor*

KAPITEL

64 Gicht

Horst Prautzsch, Julia Truthmann, Bettina Engel

64.1 Definition und Epidemiologie

Gicht ist eine Erkrankung, die mit Harnsäurekristallausfällung meist im Bereich der Gelenke einhergeht. In Deutschland beträgt die Prävalenz bei Erwachsenen 1,5 %. Männer sind etwa 4-mal häufiger betroffen als Frauen, und die Inzidenz steigt mit dem Lebensalter. Die Wahrscheinlichkeit für Gicht korreliert mit der Höhe des Serumharnsäurespiegels und nimmt oberhalb von 9 mg/dl (534 µmol/l) deutlich zu.[1] Bei Patienten mit kardiovaskulären Erkrankungen ist die Wahrscheinlichkeit, auch eine Gicht zu bekommen, erhöht. Gicht korreliert verschieden stark mit dem Verzehr zahlreicher Nahrungs- und Genussmittel. Übergewicht ist positiv mit Gicht korreliert. Meist sistiert ein Gichtanfall ohne Therapie nach ca. 2 Wochen.

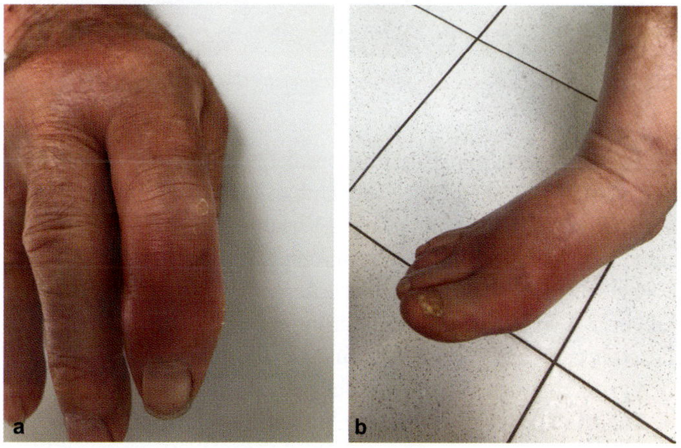

Abb. 64.1 Akuter Gichtanfall beim selben Patienten im Abstand von 6 Monaten: a) im Finger (Chiragra), b) im Fuß (Podagra) [T500]

64.2 Diagnostische Strategie und Differenzialdiagnose

64.2.1 Akuter Gichtanfall

Eine rasch einsetzende Monoarthritis mit Überwärmung, die meist innerhalb von ca. einem Tag ihre maximale entzündliche Aktivität erreicht, ist eine Gicht (➤ Abb. 64.1, ➤ Abb. 64.2). Diese einfache Definition hat die DEGAM-Leitliniengruppe vom britischen National Health Service (NHS) übernommen und durch die Bedingungen ergänzt, dass in letzter Zeit kein Trauma (z. B. intraartikuläre Injektionen, Operationen) am betroffenen Gelenk stattgefunden hat und/oder dass kein schlechter Allgemeinzustand besteht (z. B. hohes Fieber). Bestehende Diagnose-Scores konnten bisher nicht zeigen, dass sie die Diagnosesicherheit im primärärztlichen Setting klinisch relevant steigern können.

Es werden vor allem kleine Gelenke, Knie- und Sprunggelenk befallen. In ca. 80 % d. F. betrifft der erste Gichtanfall das Großzehengrundgelenk. Als Merkhilfe dient die pathophysiologische Überlegung, dass Harnsäurekristalle bei Kälte schneller ausfallen und Extremitäten schneller auskühlen als der Stamm. Das kälteste Gelenk des menschlichen Körpers soll das Großzehengrundgelenk sein.

Insbesondere die häufig durchgeführte Harnsäurebestimmung im Serum erhöht die Diagnosesicherheit nicht relevant, da während des Gichtanfalls durchaus sehr niedrige Serumharnsäurespiegel vorliegen können. Andererseits gibt es viele Menschen, die mit Serumharnsäurespiegeln > 11 mg/dl (> 655 µmol/l) nie oder nur ganz selten einen Gichtanfall bekommen.

[1] Inzidenz < 0,1 % bei Serumharnsäure (HS) < 416 µmol/l (7,0 mg/dl), 0,5 % bei 416–534 µmol/l (7,0–8,9 mg/dl) und 4,9 % bei ≥ 534 µmol/l (9 mg/dl)

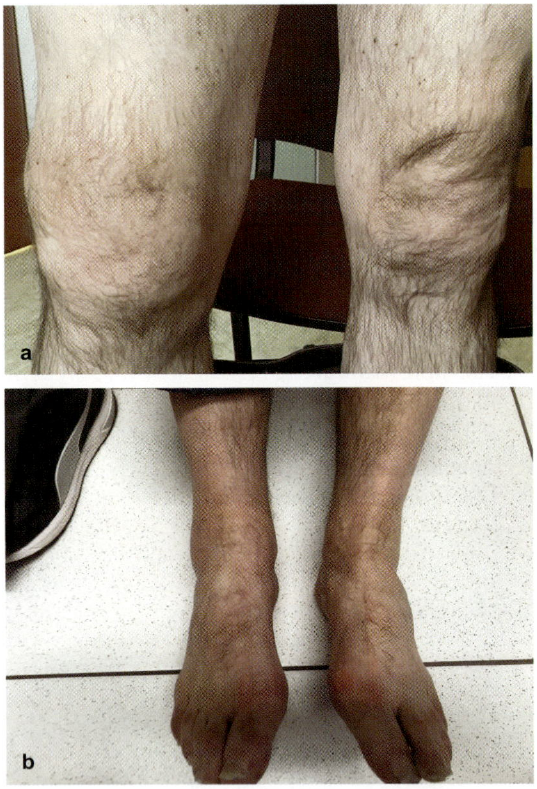

Abb. 64.2 Gicht: a) Knie, b) oberes Sprunggelenk [T500]

Bildgebende Verfahren, Labordiagnostik und Gelenkpunktionen sind bei klinisch typischen Fällen verzichtbar. Bei den seltenen unklaren Fällen können neuere bildgebende Verfahren wie Arthrosonografie und Dual-Energy-CT eingesetzt werden. Die von rheumatologischen Fachgesellschaften häufig geforderte Aspiration von Gelenkflüssigkeit fällt in ca. 1 von 8 Fällen falsch positiv und bei ca. 1 von 5 Aspirationen falsch negativ aus. Es gibt viele Gründe, dass diese Empfehlung für den primärärztlichen Bereich nicht gelten kann, z. B.:

- Aufgrund der extrem geringen Vortestwahrscheinlichkeit für das Vorliegen einer septischen Arthritis könnte die Umsetzung dieser Empfehlung sehr viel mehr iatrogene septische Arthritiden erzeugen, als primär gefunden würden.
- Der Therapiebeginn könnte unnötig verzögert und Ressourcen könnten fehlgeleitet werden.

64.2.2 Abwendbar gefährliche Verläufe

Septische Arthritis Die wichtigste Differenzialdiagnose ist die septische Arthritis. Sie ist so selten, dass sie in prospektiven Diagnosestudien in keinem Fall auftrat. Sie scheint bei immunkompetenten Menschen ohne Trauma, Operation oder Gelenkpunktion fast nicht vorzukommen. Bei einer septischen Arthritis ist das Allgemeinbefinden meist deutlich eingeschränkt. Fieber ist bei Gicht eine extreme Rarität.

Eitrige Bursitis Gicht befällt meist auch periartikulär gelegene Gewebe wie z. B. die Bursa olecrani. Eitrige Bursitiden sind selten, aber auch ohne erkennbares Trauma beim sonst Immunkompetenten beschrieben. Die eitrige Bursitis ist wegen der Abwesenheit eindeutiger klinischer Unterschiede, klarer diagnostischer Empfehlungen und Leitlinien eine Herausforderung in der Allgemeinmedizin. Zusätzlich zum Allgemeinzustand kann der klinische Verlauf richtungsweisend sein. Leitlinienempfehlungen oder Studien zu der Frage, ob hier wegen der nur sehr selten auftretenden möglichen Differenzialdiagnose einer eitrigen Bursitis eine diagnostische Punktion (evtl. mit anschließender Kortikoidinjektion) angezeigt sein könnte, liegen ebenfalls nicht vor. Auch könnte es sein, dass im primärärztlichen Bereich durch häufig angewandte Punktionen mehr eitrige Bursitiden erzeugt als primär gefunden würden.

64.2.3 Andere Differenzialdiagnosen

Pseudogicht Die Pseudogicht wird durch Kalziumpyrophosphatkristallablagerungen hervorgerufen und verläuft sehr variabel. Ein Anfall ist meist nicht so schwer wie bei Gicht. Frauen sind 5-mal häufiger betroffen als Männer. Die initiale Therapie kann aber gleich sein. Der oft protrahiertere Verlauf, Röntgen und Ultraschall können die Diagnose sichern.

Borreliose Die Monoarthritis durch Borrelien entsteht langsamer, spricht nicht so rasch auf die Gichttherapie an und persistiert trotz Therapie.

Sonstige rheumatische Monoarthritiden Die Monoarthritiden aus dem rheumatischen Formenkreis wie reaktive Arthritiden (Morbus Reiter u. a.) zeigen nicht den Anfallscharakter der Gicht, und das Beschwerdebild ist oft nicht so ausgeprägt (➤ Kap. 34). Oft ist bei diesen rheumatischen Krankheitsbildern auch mehr als ein Gelenk befallen (Oligoarthritiden), und/oder die Beschwerden können das Gelenk wechseln.

Paronychie Die ebenfalls manchmal sehr schmerzhafte Paronychie kann mit einem kleinen Gichttophus verwechselt werden (➤ Kap. 52). Die Eröffnung eines sichtbaren Eiterherdes entleert den typisch gelblich gefärbten Eiter. Im Gegensatz dazu entleeren sich bei (frischen) Tophi unverwechselbar weiße Harnsäureablagerungen.

64.3 Therapiestrategie

LEITLINIEN

- DEGAM-S2e-Leitlinie „Diagnostik und Therapie der akuten Gicht". AWMF-Registernummer 053-032b:

https://register.awmf.org/de/leitlinien/detail/053-032b

- National Institut for Health and Care. NICE guideline (NG219): Gout: diagnosis and management:

  https://www.nice.org.uk/guidance/ng219

- Kiltz U, Alten R, Fleck M et al. Evidenzbasierte Empfehlung zur Diagnostik und Therapie der Gichtarthritis im fachärztlichen Sektor: S2e-Leitlinie der Deutschen Gesellschaft für Rheumatologie (DGRh) in Kooperation mit der AWMF. Z Rheumatol 2017; 76(2): 118–124.
- Richette P, Doherty M, Pascual E et al. 2016 updated EULAR evidence-based recommendations for the management of gout. Ann Rheum Dis 2017; 76: 29–42.
- Qaseem A, Harris R, Forciea M. Management of acute and recurrent gout: A clinical practice guideline from the American College of Physicians. Ann Intern Med 2017; 166(1): 58–68.
- Qaseem A, McLean R, Starkey M, Forciea M. Diagnosis of acute gout: A clinical practice guideline from the American College of Physicians. Ann Intern Med 2017; 166(1): 52–57.

Patienteninfo

DEGAM Patienteninformation Gicht:

https://www.degam.de/files/Inhalte/Leitlinien-Inhalte/Dokumente/DEGAM-S2-Leitlinien/053-032b-akute-gicht/%C3%B6ffentlich/Patienteninfo_Gicht_A4_29-01-2019.pdf

64.3.1 Akute Gicht

Nichtmedikamentöse Maßnahmen

Hochlegen und Kühlen des betroffenen Gelenks reduzieren die Beschwerden, und zwar trotz der möglicherweise begünstigten Ausfällung von Harnsäurekristallen bei Kälte.

Alle Patienten sollten beim ersten Gichtanfall auf mögliche positive Auswirkungen von Lebensstilveränderungen hingewiesen werden (DEGAM-Patienteninformation Gicht; ➤ Kap. 64.3.2).

Pharmakotherapie

Die Pharmakotherapie des akuten Gichtanfalls ruht auf 3 Säulen:

1. **Glukokortikoide:** Da keine Dosisfindungsstudien existieren, kann man aufgrund der Studienlage empfehlen, je nach Gewicht z. B. 1×/d 30–50 mg Prednisolon-Äquivalent p. o. für 5 Tage zu geben. Eventuell kann man in niedrigerer Dosis bis zum weitgehenden Verschwinden der Symptome noch weitertherapieren. Auch eine Dosisreduktion je nach Ansprechen der Therapie schein pathophysiologisch gerechtfertigt.
2. **NSAR:** in Standarddosis (z. B. Naproxen 500 mg 1-0-1 p. o.) bei Risikopatienten evtl. mit Pantoprazol 20 mg p. o. 1-0-0 kombinieren. Therapie bis zum weitgehenden Verschwinden der Symptome.
3. **Colchicin:** Colchicin 0,5 mg Tbl. am 1. Tag 2-1-0, am 2.–4. Tag max. 2-0-0. Mehr als 6 mg/Gichtanfall sollten laut BfArM nicht mehr angewendet werden. Bei noch erheblichen Restsymptomen kann in Einzelfällen „off-label" eine längere Therapie mit 1–2 Tbl./d erwogen werden.[2]

- **Kombinationen aus 1–3:** In Leitlinien werden bei schweren Fällen auch Kombinationen dieser Therapiearten empfohlen. Dies ist pathophysiologisch plausibel, bisher aber nicht wissenschaftlich untersucht. Da schon jede Therapie für sich eine regelhaft rasche Linderung der Beschwerden – oft schon nach einigen Stunden, spätestens nach 2 Tagen – bringt, ist nicht sicher, ob dieser Effekt noch weiter gesteigert werden kann. Eine gegenseitige Verstärkung von Nebenwirkungen ist ebenfalls zu erwarten.

Wegen der geringen Rate an ernsten Nebenwirkungen in der Kurzzeittherapie rät man in neueren Leitlinien (z. B. aus England, s. o. Leitlinien-Kasten) als Mittel der Wahl zu Kortikosteroiden. Allgemeine Hinweise zur medikamentösen Gichttherapie sind ➤ Box 64.1 zu entnehmen.

Box 64.1

Pharmakotherapie der Gicht

Interaktionen

Fast alle in diesem Kapitel erwähnten Medikamente haben multiple Interaktionen mit anderen Medikamenten, die auch tödlich verlaufen können (z. B. Clarithromycin und Colchicin). Die möglichen Interaktionen sind so komplex, dass deren Darstellung den Rahmen dieses Kapitels sprengen würde. Sie sind auch zu komplex, um sie sich alle vollständig merken zu können. Deshalb ist ein computergestützter Interaktionscheck sinnvoll und könnte bei Bedarf, wenn er nicht in der eigenen Praxis möglich ist, auch in den meisten Apotheken erfolgen.

Die Patienten sollten darauf hingewiesen werden, dass sie sich von keinen anderen (Zahn-)Ärzten Medikamente verordnen lassen, ohne dass ein Interaktionscheck mit der von ihnen eingenommenen Medikation durchgeführt wurde.

Niereninsuffizienz

Bei Nierenkrankheit (eGFR < 30 ml/min) müssen evtl. Dosisanpassungen erfolgen. Die hierzu nötigen Informationen sind pragmatisch und schneller als in den Fachinformationen am besten auf www.dosing.de auffindbar.

Schwangerschaft

Da Gicht erst mit zunehmendem Alter häufiger wird und Frauen ca. 4-mal seltener betroffen sind als Männer, ist eine Therapie der Gicht während der Schwangerschaft eine sehr seltene Ausnahme. Bei Bedarf kann die Eignung der ggf. beabsichtigten Medikation unter www.embryotox.de ermittelt werden.

Kontraindikationen

Die absoluten und relativen Kontraindikationen aller Medikamente sind ebenfalls sehr wichtig, vielfältig (z. B. NSAR: KHK, Herz- und Niereninsuffizienz …) und der Praxissoftware bzw. den Fachinformationen zu entnehmen.

[2] Colchicin hat als Anfallsprophylaxe eine Zulassung für 0,5–1 mg/d über 6 Monate.

Es gibt selten akute Gichtanfälle, die lokal sehr schwer verlaufen und auch auf eine Dreierkombination der o. g. Therapeutika nicht anzusprechen scheinen. Im Falle einer eindeutigen Tophusbildung ist die Differenzialdiagnose einfach. Ohne Tophusbildung müssen evtl. auch andere Differenzialdiagnosen erwogen werden.

Primärärztliche Leitlinien empfehlen, bei einem akuten Gichtanfall **nicht** sofort mit einer harnsäuresenkenden Therapie zu beginnen. So können z. B. evtl. auftretende Nebenwirkungen besser einzelnen Substanzen zugeordnet werden.

Operative Therapie

Zur Eröffnung eines Tophus gibt es keine Leitlinien. Aufgrund von pathophysiologischen Überlegungen kann erwogen werden, einen Tophus zu eröffnen, wenn dieser voraussichtlich sowieso aufgeht und eine kontrollierte Entleerung unter antiseptischen Bedingungen vorteilhaft erscheint. Auch kann so manchmal die Differenzialdiagnose zu einem oberflächlich sichtbaren eitrigen Prozess (Paronychie ➤ Kap. 52) rasch und einfach geklärt werden. Wenn der Tophus schon seit Längerem besteht oder sich sehr hart tastet, spricht dies eher gegen die Eröffnung. Tophi lassen sich nicht vollständig entleeren, da sich der Inhalt nicht wie ein Abszess in einem in der Regel gut abzugrenzenden Hohlraum befindet. Vielmehr verzweigt sich der Tophusinhalt meist „zerstörerisch" in Weichteilgewebe wie z. B. Sehnen, Gelenkkapseln und Schleimbeutel. Frischer Tophusinhalt ist von flüssiger bis cremiger Konsistenz. Alter Tophusinhalt kann hart werden wie ein Konkrement; alle Zustände dazwischen sind ebenfalls möglich.

Zu der Frage, ob die Eröffnung eines Tophus zur rascheren Beruhigung des Anfalls beiträgt, liegen keine Studien vor. Es gibt immer wieder Fallberichte, dass unmittelbar auf die Operation eines älteren und weitgehend ruhigen Tophus ein Gichtanfall in der direkten Umgebung der OP folgte.

Eine generelle Empfehlung zur Eröffnung eines Tophus kann nicht gegeben werden. Die Patientenpräferenzen spielen bei der gemeinsamen Abwägung des Für und Wider ebenfalls eine große Rolle.

Injektionsbehandlung

Intramuskuläre Injektionen werden nicht empfohlen, da die orale Applikation ebenfalls regelhaft rasch wirkt und weniger schwerwiegende Nebenwirkungen hervorruft. Peri- bzw. intraartikuläre Kortikosteroidinstillationen sind in Studien beschrieben, können aber wiederum wegen des unnötigen Gefährdungspotenzials der Applikationsform für den primärärztlichen Bereich nicht empfohlen werden.

Die Frage, ob man ausnahmsweise bei einer schwierigen Bursitisabklärung, z. B. nach Entleerung von seröser Flüssigkeit, die Installation von Kortikosteroiden empfehlen kann, lässt sich aufgrund fehlender Studien derzeit nicht beantworten (Shared Decision-Making).

Diuretika absetzen?

Unabhängig vom Gebrauch von Diuretika ist Gicht positiv mit kardiovaskulären Erkrankungen korreliert. Gicht gilt bei manchen Diuretika als Kontraindikation. Auch für andere Medikamente ist ein erhöhtes Risiko für Gichtanfälle beschrieben (z. B. Bempedoinsäure). Hier muss eine Abwägung zwischen den Indikationen und den Nutzen und Risiken stattfinden. Diuretika haben bei Herzinsuffizienz und Bluthochdruck eine lebensverlängernde Wirkung. Diese Entscheidung muss also gemeinsam mit dem Patienten getroffen und von den möglichen Alternativen abhängig gemacht werden. Bei einer milden arteriellen Hypertonie kann man leichter auf ein anderes Medikament umsetzen als bei einer schweren Herzinsuffizienz, bei der man evtl. lieber einen zusätzlichen Gichtanfall erträgt, als durch Absetzen des Diuretikums eine kardiale Dekompensation in Kauf zu nehmen.

Alternative Verfahren

Die Evidenz reicht nicht aus, um Akupunktur oder andere alternative Verfahren empfehlen zu können.

64.3.2 Häufige Gichtanfälle und chronische Gicht

Unter häufigen Gichtanfällen versteht die DEGAM-Leitlinie (2023) mindestens 2 Gichtanfälle pro Jahr. Als chronische Gicht werden chronische Beschwerden oder Gelenkschädigungen durch Harnsäureablagerungen bezeichnet. Tophi sind eine Manifestation der chronischen Gicht.

Nichtmedikamentöse Maßnahmen

Bis jetzt gibt es keine Interventionsstudien, die den erhofften Effekt einer Lebensstilveränderung quantifizierbar machen würden; deshalb beschränken sich die Therapieempfehlungen der DEGAM auf besonders unschädliche und besonders aussichtsreiche Maßnahmen. Hierbei ist zu bedenken, dass Harnsäure nur einen Teil der Pathophysiologie darstellt. Im Tierexperiment kann allein durch Harnsäurekristalle keine Gicht ausgelöst werden; zu Gichtanfällen kommt es erst durch die Kombination mit freien Fettsäuren. Antiintuitiv dürfte auch sein, dass vegetarische, purinreiche[3] Lebensmittel (z. B. Linsen) nicht mit der Häufigkeit von Gicht korreliert sind.

TIPP

Die DEGAM-Patienteninformation Gicht (2018) stellt in Bezug auf Lebensstiländerungen eine praktische Hilfe bei der Patientenaufklärung und auch bei der gemeinsamen Entscheidungsfindung über eine etwaige weitere medikamentöse Therapie dar.

[3] Purine werden zu Harnsäure abgebaut.

Pharmakotherapie

Wer braucht eine harnsäuresenkende Therapie?

Wenn trotz Lebensstiländerungen mindestens 2 Gichtanfälle pro Jahr auftreten und/oder Tophi vorliegen, sollte eine medikamentöse Harnsäuresenkung erwogen werden. Andere Gründe, die eine harnsäuresenkende Therapie rechtfertigen, wie Tumorlyse-Syndrom oder Urolithiasis[4] werden hier nicht besprochen. Die Therapie wird in ca. 90 % d. F. durch den Hausarzt initiiert. Falls sich Arzt und Patient im Rahmen der gemeinsamen Entscheidungsfindung für eine medikamentöse Harnsäuresenkung entscheiden, sollte grundsätzlich Folgendes bedacht werden:

- Es müssen bei einer 6-monatigen Anfallsprophylaxe ca. 16,5 Patienten/Jahr Harnsäuresenker erhalten (NNT), um einen Gichtanfall zu verhindern. Dies entspricht einer absoluten Risikoreduktion von 12,5 % in 2 Jahren.
- Bei dem Harnsäuresenker Febuxostat wurde – verglichen mit Allopurinol – in einem RCT mit Patienten mit erhöhtem kardiovaskulärem Risiko eine erhöhte Mortalität beobachtet. In einer zweiten, vom Hersteller durchgeführten Studie mit Patienten, die vorwiegend ein normales kardiovaskuläres Risiko hatten, zeigte sich dieser Effekt nicht. Die Verordnung von Febuxostat ist nach Arzneimittelrichtlinie nur noch in Ausnahmefällen zulässig, z. B. bei Gicht und eGFR < 20 ml/min.
- Da nur wenige Daten aus Langzeitstudien vorliegen, kennt niemand den genauen Zeitpunkt, an dem der mögliche Nutzen (weniger Beschwerden durch Gicht) den möglichen Schaden durch die Medikamente übersteigt. Die Empfehlungen zum Therapiebeginn in allen Leitlinien beruhen nur auf Konsens.
- Für je 2 Tophi, die sich unter der Therapie auflösen, entsteht simultan an anderer Stelle ein neuer. Dies bedeutet nicht, dass die Therapie nicht ausreicht.

Keine Indikation zu harnsäuresenkender Therapie

60 % der Ärzte verschrieben 2014 eine harnsäuresenkende Therapie ab einem Serumharnsäurespiegel von > 8 mg/dl (> 476 µmol/l). Eine Therapie der symptomlosen Hyperurikämie ist aber auch bei Niereninsuffizienz und begleitenden kardiovaskulären Erkrankungen nicht indiziert. Ein Nutzen auf renale Endpunkte konnte nicht belegt werden.

MERKE

Routinemäßige Bestimmungen der Harnsäure bei Gesunden führen zu unnötigen Ängsten, unnötigen Therapien und damit zu unnötigen schweren Schäden und zu einer Ressourcenfehlleitung.

Die Krankheitsidentität der akuten Uratnephropathie ist extrem selten und bisher nur im Zusammenhang mit schwersten anderen Grunderkrankungen (Tumorlyse-Syndrom) als akute Erkrankung beschrieben. Ein oberer Grenzwert der Serumharnsäure, ab dem in der primärärztlichen Versorgung in jedem Fall behandelt werden sollte, lässt sich evidenzbasiert nicht angeben. Verordnungsanalysen zeigen, dass etwas mehr als 3 % der Einwohner Baden-Württembergs Allopurinol einnehmen. Extrapoliert auf Deutschland sind das deutlich mehr als 1 Mio. Menschen, die unnötigerweise harnsäuresenkende Medikamente anwenden.

[4] Indikationen wie drohendes Tumorlyse-Syndrom oder Uraturolithiasis sind i. d. R. anderen Fachdisziplinen vorbehalten.

Mittel der Wahl

Mittel der Wahl und am besten untersucht ist **Allopurinol,** das durch Hemmung der Xanthinoxidase die Entstehung von Harnsäure verhindert und Tophi zur Auflösung bringen kann. Die Dosis kann bis auf 800 mg/d gesteigert werden (Interaktionen ➤ Box 64.1). In den Studien war eine Dosis von 450 mg/d besser geeignet, die Anzahl der Gichtanfälle und Tophi zu reduzieren als niedrigere Dosen. Bei Niereninsuffizienz hat sich eine vorsichtige Dosisreduktion bewährt (siehe www.dosing.de). Der Hersteller empfiehlt je nach abgeschätzter glomerulärer Filtrationsrate:

- > 20 ml/min: Standarddosis
- 10–20 ml/min: 100–200 mg/d
- < 10 ml/min: 100 mg/d
- Hämodialysepatienten: 300–400 mg nur am Dialysetag nach Dialyse

Weitere Medikamente

Die gleichzeitige Anwendung mehrerer Harnsäuresenker ist bzgl. ihrer Langzeitsicherheit nicht in Vergleichsstudien untersucht und bleibt eine sehr seltene Ausnahme bei schwerer chronischer Gicht.

Ascorbinsäure Der Effekt der Ascorbinsäure scheint schwach und ist bisher nur für den Surrogatparameter Harnsäure untersucht. Bei Unverträglichkeit von Allopurinol oder wenn dieses nicht höher dosiert werden kann und eine weitere Senkung der Harnsäure wünschenswert erscheint, ist ein Versuch mit 500 mg/d p. o. gerechtfertigt.

Benzbromaron Die Substanz erhöht die Ausscheidung von Harnsäure durch die Niere (Urikosurikum). Wegen der beschriebenen UAW, insbesondere an der Leber, ist es international auf einen Reserveplatz gerückt. Diese UAW scheinen aber nur selten ernst zu verlaufen, und die Leber kann relativ einfach überwacht werden. Mit Ausnahme von Ascorbinsäure weisen auch alle anderen harnsäuresenkenden Pharmaka seltene, aber potenziell tödliche Nebenwirkungen auf. In der Langzeitanwendung wurde Benzbromaron bisher nicht direkt mit anderen Reservemitteln wie z. B. Febuxostat verglichen. Es gibt keine Hinweise, dass die schädlichen Wirkungen häufiger auftreten als bei Febuxostat.

Die Kombination von Urikosurika und Xanthinoxidase-Hemmern bewirkt eine stärkere Harnsäuresenkung als eine Substanzgruppe allein. Benzbromaron ist bei Niereninsuffizienz laut Zulassungsstatus kontraindiziert. www.dosing.de verweist aber darauf, dass das Mittel bei leichter bis mittelgradiger Niereninsuffizienz „off-label" gegeben werden kann.

64

Probenecid Dieses Urikosurikum sollte bei einer GFR von < 50 ml/min wegen Unwirksamkeit nicht mehr verabreicht werden.

Febuxostat Von der Anwendung von Febuxostat ist bei Gichtpatienten mit erhöhtem kardiovaskulärem Risiko abzuraten. Febuxostat ist ein Xanthinoxidase-Hemmer wie Allopurinol, hat aber bei Patienten mit erhöhtem kardiovaskulärem Risiko im Vergleich zu Allopurinol eine erhöhte Mortalität, ohne eine bessere Wirkung auf patientenrelevante Endpunkte wie Gichtanfallshäufigkeit und Tophi zu besitzen. Die Anwendung ist in der Regel für sehr seltene, schwerste Verlaufsformen chronischer Gicht bei Patienten ohne erhöhtes kardiovaskuläres Risiko zu rechtfertigen.

Andere Topiroxostat, Rasburicase und Pegloticase sollten in der primärärztlichen Versorgung nicht eingesetzt werden. Das Urikosurikum Lesinurad ist in Deutschland (Stand 7/2023) nicht auf dem Markt und hat bis jetzt nicht zeigen können, dass es Vorteile im Vergleich zu anderen Urikosurika wie Probenecid oder Benzbromaron haben könnte.

64.3.3 Anfallsprophylaxe

Mit Beginn einer harnsäuresenkenden Therapie erhöht sich die Anfallsrate in Abhängigkeit vom Ausmaß der Serumharnsäuresenkung um etwa das 3-Fache. Nach 2 Monaten ist die Anfallshäufigkeit etwa doppelt so hoch wie vor der Therapie. Nach 6 Monaten scheint die Häufigkeit der Anfälle in etwa den Stand vor der Therapie zu erreichen, um dann nach etwa 1 Jahr zu sinken. Deshalb sollte man bei Patienten mit häufig rezidivierenden Gichtanfällen und/oder Tophi zu Beginn einer harnsäuresenkenden Therapie eine Gichtanfallsprophylaxe für die Dauer von 2 bis 6 Monaten erwägen. In Studien zeigte sich Naproxen (1× 500 mg oder 2× 250 mg/d als hierfür geeignet. Zugelassen für die Gichtanfallsprophylaxe ist in Deutschland und Österreich Colchicin in der Dosierung von 0,5–0,1 mg/d.

Für den Beginn der Therapie gibt es mehrere Optionen, die bisher nicht in Studien gegeneinander verglichen wurden. Man kann z. B. mit Allopurinol 300 mg/d und Anfallsprophylaxe beginnen oder bei leichteren Fällen zunächst ohne Anfallsprophylaxe Allopurinol 100 mg/d geben und bei Bedarf dann langsam (z. B. jedes halbe Jahr) steigern. Bei der ersten Option darf man schneller erwarten, in den Bereich einer verminderten Gichtlast zu kommen. Andererseits darf man bei einer niedrigeren Anfangsdosis bei etwaigen Unverträglichkeiten mit weniger Symptomen rechnen, und mögliche Nebenwirkungen der Anfallsprophylaxe entfallen.

Pragmatisch wird man bei Bedarf z. B. mit Colchicin 0,5 mg/d p. o. therapieren.

64.3.4 Überwachung der Therapie

In den Studien zeigt sich einheitlich und unabhängig von der verwendeten Substanz eine sehr hohe Rate an Therapieabbrüchen. Doherty et al. (2018) konnten zeigen, dass eine intensive Interaktion mit den Patienten dies ändern kann. Dies hatte eine klinisch relevante Verbesserung der Gichtlast und niedrigere Harnsäurespiegel ab dem zweiten Jahr zur Folge. Unter Gichtlast versteht die DEGAM-Leitlinie einerseits die Häufigkeit von Gichtanfällen, aber auch die Schwere und Dauer der Symptome sowie ggf. die Menge und Größe von Tophi. Es gibt zwei Möglichkeiten:

1. **Klinische Beurteilung** der Gichtlast, d. h. die Beurteilung der Größe und Anzahl sichtbarer Tophi, die Registrierung der Anzahl von Gichtanfällen und die Erfragung der Therapietreue (Diät? Medikamente?).
2. Zielwertstrategie **(Treat to target [ttt]):** Unter der ttt-Strategie versteht man das Anstreben eines festgelegten Harnsäurespiegels als Surrogatparameter mit Therapieeskalation (vermehrtem Einsatz von Medikamenten), wenn dieser Zielwert nicht erreicht wird.

Die Nachteile der rein klinischen Kontrollen sind:

- Die Therapieadhärenz kann nur schlecht objektiviert werden.
- Die nach einer Erhöhung der Medikamente zunächst für 6 Monate vermehrt auftretenden Gichtanfälle schränken die Beurteilbarkeit der Therapiewirkung ein.
- Dosisanpassungen können eigentlich erst nach langen Beobachtungszeiträumen durch klinische Befunde begründet werden.

Bei der ttt-Strategie kann die Therapietreue überprüft und eine Adjustierung der Medikamentenverordnung relativ kurzfristig vorgenommen werden. Sie hat aber auch Nachteile:

- Evidenzbasiert kann derzeit kein einheitlicher Zielwert für individuelle Patienten angegeben werden. So empfehlen Kiltz et al. (2016) einen Zielwert von < 6 mg dl (357 µmol/l) und für schwer an Gicht erkrankte Personen < 5 mg/dl (298 µmol/l). In der Normalbevölkerung steigt mehreren Studien zufolge die Wahrscheinlichkeit für Gicht erst jenseits von 9 mg/dl (536 µmol/l) erheblich an. Harnsäure fällt unter physiologischen Bedingungen bei etwa 7 mg/dl aus, trotzdem haben viele Menschen mit > 11 mg/dl nie und nur ganz selten Gicht. Auch andere pathophysiologische Mechanismen wie freie Fettsäuren spielen bei der Entstehung von Gicht eine wichtige Rolle.
- Die Fixierung auf einen bestimmten Harnsäurewert kann vielleicht die Gichtlast des einzelnen Patienten senken, aber auch gleichzeitig unter Verletzung des Prinzips *nihil nocere* (zuerst einmal nicht schaden) evtl. die Lebenserwartung verkürzen.

Welche der beiden Strategien zu bevorzugen ist, lässt sich derzeit nicht evidenzbasiert entscheiden. Pragmatische Überlegungen führen zu einer Mischung aus beiden Strategien, bei der vielleicht gelegentliche Bestimmungen des Harnsäurespiegels zur Objektivierung der Therapieadhärenz und zur Motivation der Betroffenen eingesetzt werden können.

LITERATUR

Annemans L, Spaepen E, Gaskin M et al. Gout in the UK and Germany: Prevalence, comorbidities and management in general practice 2000–2005. Ann Rheum Dis 2007; 67: 960–966.

Conway N, Schwartz S. Diagnosis and management of acute gout. Medicine & Health 2019; 92(11): 356–358.

Doherty M, Jenkins W, Richardson H et al. Efficacy and cost-effectiveness of nurse-led care involving education and engagement of patients and a treat-to-target urate-lowering strategy versus usual care for gout: A randomised controlled trial. Lancet 2018; 392: 1403–1412.

Drug and Therapeutics Bulletin. Latest guidance on the management of gout. BMJ 2018; 362: k2893.

Elliot A, Cross K, Fleming D. Seasonality and trends in the incidence and prevalence of gout in England and Wales 1994–2007. Ann Rheum Dis 2009; 68(11): 1728–1733.

Engel B, Bleckwenn M, Weckbecker K. Wie behandeln Hausärzte eine Gicht? Z Allg Med 2014; 277–281.

Engel B, Just J, Bleckwenn M, Weckbecker K. Treatment options for gout. Dtsch Arztebl Int 2017; 114(13): 215–222.

Janssens H, Fransen J, Lisdonk E et al. A diagnostic rule for acute gouty arthritis in primary care without joint fluid analysis. Arch Intern Med 2010: 170(13): 1120–1126.

Rheumaliga Schweiz. Pseudogicht. Stand: 2020; www.rheumaliga.ch/rheuma-von-a-z/pseudogicht (letzter Zugriff: 29.3.2024).

Terkeltaub RA. Gout. N Engl J Med 2003; 349(17): 1647–1655.

White W, Saag K, Becker M et al. Cardiovascular safety of febuxostat or allopurinol in patients with gout. New Engl J Med 2018; 378(13): 1200–1210.

SYSTEMATISCHE REVIEWS

Eisenberg JM; Center for Clinical Decisions and Communication Science. Diagnosis and management of gout: Current state of the evidence. In: Agency for Healthcare Research and Quality (US). AHRQ Comparative Effectiveness Reviews. Rockville, MD: 2017.

Eminaga F, La-Crette J, Jones A, Abhishek A. Does the initiation of urate-lowering treatment during an acute gout attack prolong the current episode and precipitate recurrent attacks? A systematic literature review. Rheumatol Int 2016; 36(12): 1747–1752.

Moi JHY, Sriranganathan MK, Edwards CJ, Buchbinder R. Lifestyle interventions for acute gout. Cochrane Database Syst Rev 2013; 11: CD010519.

KAPITEL

65 Asthma

Stephan Fuchs, Jean-François Chenot

65.1 Definition und Epidemiologie

Asthma ist eine chronisch-entzündliche Atemwegserkrankung mit anfallsweise auftretenden Symptomen durch eine akute Verengung der Atemwege. Gleichzeitig tritt eine vermehrte Sekretion von Schleim auf. Hierdurch wird das endobronchiale Lumen zusätzlich eingeschränkt.

Ausgelöst werden Asthmaanfälle u. a. durch Allergien, Infektionen oder andere (z. B. physikalische) Reize oder auch in bestimmten psychosozialen Situationen. Es werden zwei große Gruppen unterschieden:

- **Allergisches Asthma bronchiale:** Es entsteht durch eine allergische Reaktion. Als häufigste Auslösefaktoren (Trigger) sind bekannt: Tierepithelien, Hausstaubmilben, Pflanzen. Beginn meist im Kindesalter. Es gibt Hinweise auf eine genetische Mitkomponente. Häufig kommen daneben andere Allergien vor bzw. es bestehen andere Erkrankungen aus dem atopischen Formenkreis. Die Beschwerden treten saisonal auf.
- **Nicht allergisches Asthma bronchiale:** Zahlreiche Ursachen sind bekannt: Infekte, Medikamente (z. B. ASS, NSAR), Chemikalien. Durch eine gezielte Anamnese können mögliche Auslösefaktoren für ein nicht allergisches Asthma bronchiale identifiziert werden.

MERKE

Kinder im Vorschulalter leiden häufig unter episodischen Atemwegsobstruktionen im Rahmen von Infekten. Wenn die Symptome vorübergehend sind, rechtfertigen sie die Asthmadiagnose nicht. Die Unterscheidung zwischen Kindern mit Asthma und solchen mit lediglich temporären Zeichen einer obstruktiven Ventilationsstörung ist eine besondere Herausforderung.

65.2 Diagnostisches Vorgehen und Differenzialdiagnosen

Das Asthma hat häufig **spezifische klinische Merkmale,** die in der Anamneseerhebung mit wenig Aufwand gut abgefragt werden können:

- Charakteristische Beschwerden (z. B. nächtlicher Husten, saisonaler Husten, saisonale Luftnot)
- Häufig positive Familienanamnese
- Andere Erkrankungen aus dem Asthma-Formenkreis (z. B. atopisches Ekzem, chronische Rhinitis)
- Häufige – reversible – Atemwegskonstriktion (variabler und/ oder episodischer Verlauf)
- Überempfindlichkeit des Bronchialsystems
- Im Kindes- oder Jugendalter wird die Diagnose häufig erstmalig gestellt
- Eine frühere Verabreichung von (oralen) Kortikoiden – auch bei anderen Krankheitsentitäten – hat eine deutliche Symptombesserung hervorgerufen

Häufig liegen die folgenden **typischen Symptome** vor:

- Wiederholtes Auftreten anfallsartiger, oftmals nächtlicher Atemnot
- Pfeifende Atemgeräusche („Giemen")
- Brustenge
- Husten mit und ohne Auswurf

In der Anamnese können bestimme **Auslösefaktoren** eruiert werden:

- Atemwegsreize (z. B. Exposition gegenüber Allergenen, thermischen oder chemischen Reizen, Rauch und Staub, pathologischer gastroösophagealer Reflux, rezidivierende und chronische Entzündungen im HNO-Bereich)
- Tages- und Jahreszeit (z. B. Tag-/Nachtrhythmus, Allergenexposition)
- Aufenthaltsort und Tätigkeit (z. B. Arbeitsplatz, Hobbys)
- Körperliche Belastung

Spirometrie			vor Bronchodilatation		nach Bronchodilatation		
	vorhergesagt*	LLN*	aktuell	vorhergesagt (%)	aktuell	vorhergesagt (%)	Änderung (%)
FVC (L)	5,1	4,3	4,9	98	5,8	114	+ 17
FEV_1	4,3	3,6	3,4	79	4,6	107	+ 28
FEV_1/FVC (%)	84	75	69	82	79	94	+12

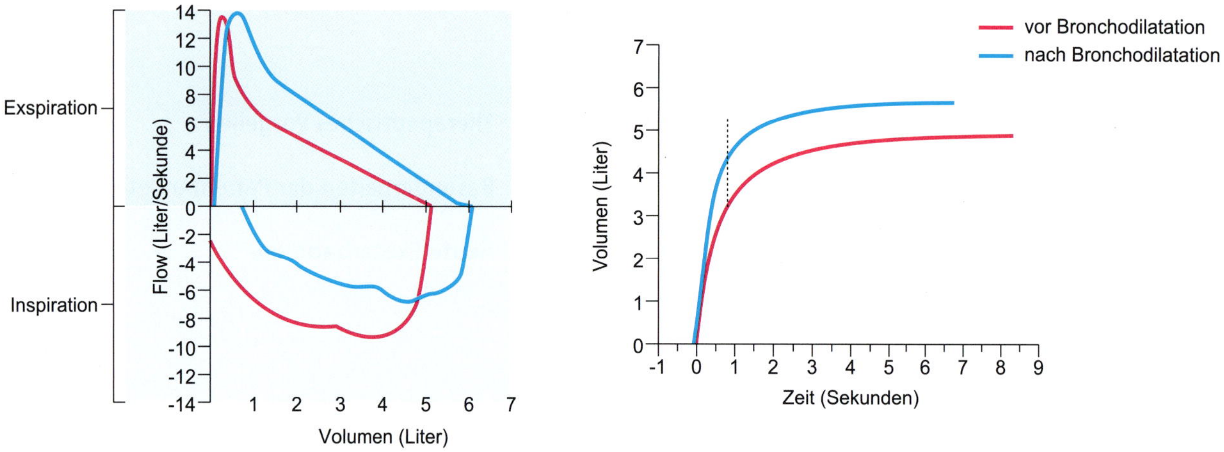

Abb. 65.1 Spirometrie bei Asthma [L141]
* Basierend auf Standardtabelle für einen Mann (188 cm, 28 Jahre); FVC = forcierte Vitalkapazität; FEV_1 = Einsekundenkapazität *(forced expiratory volume);* FEV_1/FVC = Einsekundenkapazität in Prozent der Vitalkapazität (Tiffeneau-Index oder relative Einsekundenkapazität); LLN *(lower limit of normal)* = unterer Grenzwert

- Atemwegsinfektionen
- Medikamente (z. B. NSAR, ASS, Betablocker)
- Emotionale Belastungsfaktoren
- Aktive und passive Tabakexposition

In der Eigen- und/oder Familienanamnese zeigen sich meist bestimmte **Risikofaktoren:**

- Vorhandensein anderer Erkrankungen des atopischen Formenkreises (z. B. Ekzem, Rhinitis)
- Positive Familienanamnese (Allergie, Asthma)
- Psychosoziale Faktoren
- Übergewicht
- Psychiatrische Begleiterkrankungen (z. B. Depression)

Der erste Schritt, die klinischen Befunde zu objektivieren, ist der Nachweis einer Obstruktion mittels Spirometrie (➤ Abb. 65.1).

Im optimalen Fall kann die (Teil-)Reversibilität der Bronchokonstriktion durch einen **Bronchospasmolyse-Test** gezeigt werden. Dann liegt mit großer Wahrscheinlichkeit ein Asthma bronchiale vor. Der Test sollte standardisiert etwa so ablaufen (➤ Abb. 65.2):

- Salbutamol Dosieraerosol aus dem Sprechstundenbedarf (darf aus hygienischen Gründen nur für einen Patienten verwendet werden)
- Erste Lungenfunktionsprüfung (LuFu) durchführen → FEV_1 dokumentieren
- 2 Hübe (200 µg) Salbutamol Dosieraerosol unter Anweisung und Anleitung inhalieren
- Den Patienten für 15 min ins Wartezimmer setzen (keine körperliche oder geistige Aktivität, kein Essen, …)
- Nach 15 min zweite LuFu durchführen → FEV_1 dokumentieren
  - FEV_1 der beiden LuFus vergleichen
  - FEV bei beiden Messungen vermindert, aber mit und ohne Salbutamol keine Änderung der FEV_1 → COPD sehr wahrscheinlich
  - FEV bei beiden Messungen vermindert, nach Salbutamol Besserung der FEV → partielle Reversibilität → Asthma wahrscheinlich
  - FEV bei beiden Messungen vermindert, nach Salbutamol Besserung der FEV um > 12 % oder 200 ml → vollständige Reversibilität → Asthma sehr wahrscheinlich

Ein Bronchospasmolyse-Test mit SAMA[1] ist in der Hausarztpraxis unüblich.

Da die Obstruktion bei Asthma typischerweise variabel ist, kommt es vor, dass sich bei Patienten in der Praxis keine Obstruktion nachweisen lässt. Außerhalb der Praxis kann dies dann evtl. mit einem **Peak-Flow-Meter** nachgewiesen werden, das auf Rezept (Muster 1) zu Lasten der Krankenversicherung verordnet werden kann (➤ Abb. 65.3 und ➤ Abb. 65.4).

Das Peak-Flow-Meter allein ist aber nicht zur Diagnose eines Asthmas, sondern eher zur Verlaufskontrolle geeignet. Die Messung des *peak expiratory flow* (PEF, exspiratorischer Spitzenfluss) im ml kann selbstständig durchgeführt werden. Es können Werte für eine Bedarfsmedikation oder eine Vorstellung in der Praxis vereinbart werden. Unsicheren Eltern kann es helfen, die Situation

[1] SAMA: *short-acting muscarinic antagonist* (kurzwirksames Anticholinergikum)

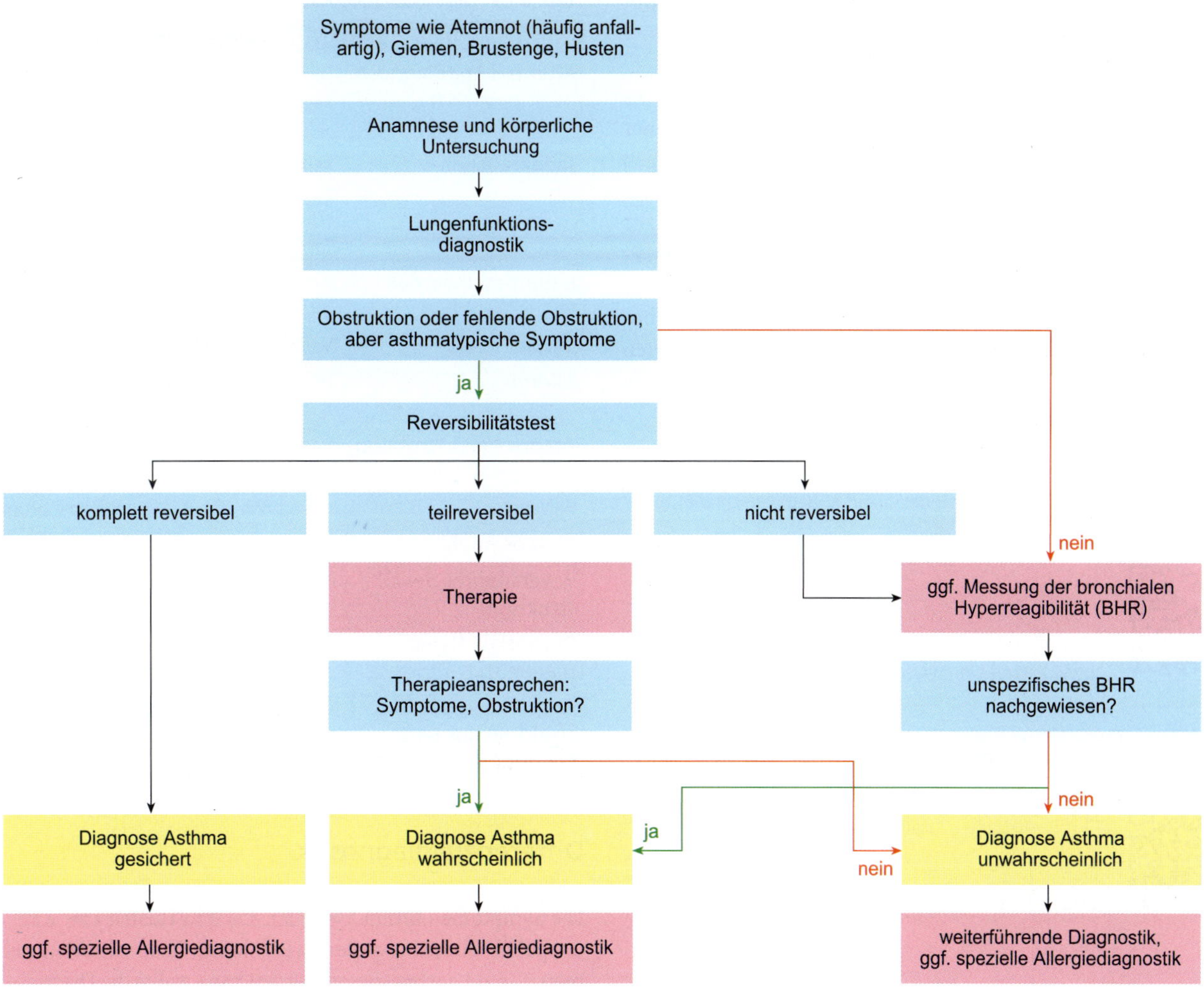

Abb. 65.2 Diagnostischer Algorithmus (NVL 2020) [W867-005]

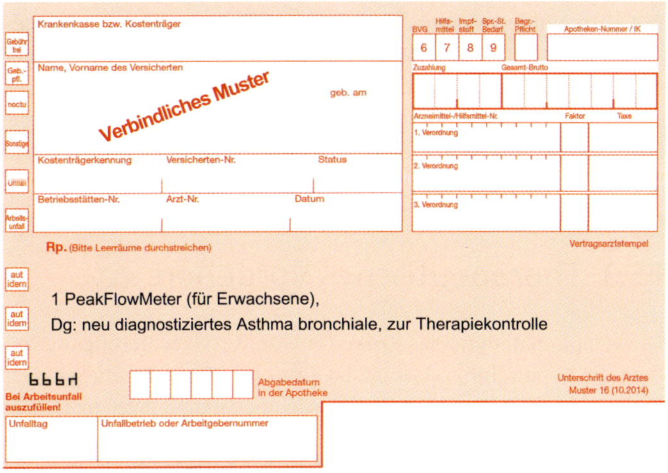
Gebühr frei | Geb.-pfl. | noctu | Sonstige | Unfall | Arbeits-unfall

Krankenkasse bzw. Kostenträger

Name, Vorname des Versicherten — geb. am

Verbindliches Muster

Kostenträgerkennung | Versicherten-Nr. | Status

Betriebsstätten-Nr. | Arzt-Nr. | Datum

BVG 6 | Hilfsmittel 7 | Impfstoff 8 | Spr.-St. Bedarf 9 | Begr.-Pflicht | Apotheken-Nummer / IK

Zuzahlung | Gesamt-Brutto

Arzneimittel-/Hilfsmittel-Nr. | Faktor | Taxe

1. Verordnung

2. Verordnung

3. Verordnung

Rp. (Bitte Leerräume durchstreichen) — Vertragsarztstempel

aut idem

1 PeakFlowMeter (für Erwachsene),

aut idem

Dg: neu diagnostiziertes Asthma bronchiale, zur Therapiekontrolle

aut idem

6664

Bei Arbeitsunfall auszufüllen!

Abgabedatum in der Apotheke

Unterschrift des Arztes

Muster 16 (10.2014)

Unfalltag | Unfallbetrieb oder Arbeitgebernummer

Abb. 65.3 Rezeptvordruck für die Verordnung eines Peak-Flow-Meters zulasten der GKV. Es ist genehmigungspflichtig und steht somit meist nach 3 bis 5 Tagen zur Verfügung. [W181]

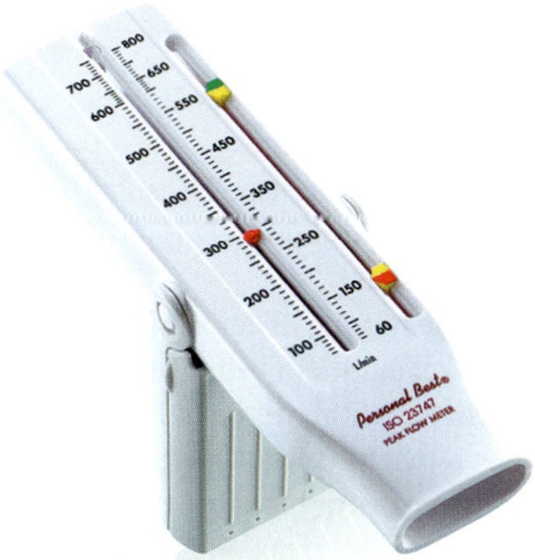

Abb. 65.4 Peak-Flow-Meter mit Skalierung bis FEV_1 800 ml, geeignet für Menschen mit Asthma im Erwachsenenalter. [U106]

65

ihres Kindes besser einzuschätzen. Das Peak-Flow-Meter gibt es mit 2 Messbereichen:

- Bis 500 ml für Kinder und Jugendliche
- Bis 800 ml für Erwachsene

Normwerte sind alters- und geschlechtsabhängig und können einer beiliegenden Tabelle entnommen werden. Beim Selbstkauf betragen die Kosten ca. 15 bis 20 Euro. Im Alltag wird das Peak-Flow-Meter nicht von allen Patienten genutzt. Häufig müssen die Patienten zur Nutzung sensibilisiert und die Messwerte im Rahmen von DMP-Terminen besprochen werden.

Weitere Untersuchungen wie Bodyplethysmografie, Röntgen-Thorax, Blutgasanalysen oder eine Messung der Fraktion des exhalierten Stickstoffmonoxids (FeNO) sind nur in Ausnahmefällen notwendig und nur in der Pneumologie üblich.

LEITLINIEN

- Nationale VersorgungsLeitlinie „Asthma". AWMF-Registernummer nvl-002:

  www.leitlinien.de/nvl/asthma/asthma/

- S2k-Leitlinie „Fachärztliche Diagnostik und Therapie von Asthma". AWMF-Registernummer 020-009:

  www.awmf.org/leitlinien/detail/II/020-009.html

Allergiediagnostik

Eine allergische Stufendiagnostik wird bei Patienten mit einer positiven Anamnese empfohlen. Die Allergieanamnese beinhaltet:

- Ort
- Beruf
- Jahreszeit (Erntezeit für Getreide)
- Tag-Nacht-Rhythmus
- Sport und körperliche Belastung
- Allergenexposition (z. B. Haustiere, Hausstaub)
- Arzneimittel
- Allergieneigung in der Familie
- Atopisches Ekzem beim Patienten vorhanden?
- Chronische Rhinitis beim Patienten vorhanden?

Neben Karenzversuchen kann bei anamnestischen Hinweisen gezielt allergiespezifisches IgE im Serum bestimmt oder ein Prick-Hauttest durchgeführt werden (➤ Kap. 75).

Tab. 65.1 Differenzierung Asthma und COPD (NVL 2020) [W867-005]

Typische Merkmale	Asthma	COPD
Alter bei Erstdiagnose	Häufig: Kindheit, Jugend	Meist nicht vor der 5. bis 6. Lebensdekade
Tabakrauchen	Kein direkter Kausalzusammenhang; Verschlechterung durch Tabakrauch möglich	Typisch
Hauptbeschwerden	Anfallsartig auftretende Atemnot	Atemnot bei Belastung
Verlauf	Variabel, episodisch	Meist progredient
Allergie	Häufig	Kein direkter Kausalzusammenhang
Atemwegsobstruktion	Variabel, reversibel, oft aktuell nicht vorhanden	Immer nachweisbar
FeNO	Oft erhöht	Normal bis niedrig
Bluteosinophilie	Häufig erhöht	Meist normal
Reversibilität der Obstruktion	Oft voll reversibel	Nie voll reversibel
Bronchiale Hyperreagibilität	Meist vorhanden	Selten
Ansprechen der Obstruktion auf Kortikosteroide	Deutliche und rasche Symptombesserung	Gutes Ansprechen bei Exazerbationen

Differenzialdiagnostik

Die Symptome Luftnot (➤ Kap. 45) und Husten (➤ Kap. 25) sind unspezifisch. Insbesondere wenn keine Obstruktion mittels Spirometrie (s. o.) nachgewiesen werden kann, sollte die Diagnose Asthma nur eine Arbeitsdiagnose sein. Die Differenzialdiagnose ist breit und schließt kardiale Erkrankungen und nicht obstruktive Lungenerkrankungen (inkl. Bronchialkarzinom) ein. Bei Kindern sollte an die Möglichkeit einer bisher nicht erkannten zystischen Fibrose (z. B. mit einer milden phänotypischen Ausprägung) oder eines Fremdkörpers gedacht werden. Bei Patienten > 50 Jahre und Vorliegen einer nicht reversiblen Obstruktion sollte z. B. eine COPD (➤ Tab. 65.1), eine Sarkoidose oder eine Silikose erwogen werden. Ein Grund, die Diagnose Asthma zu überdenken, ist z. B. ein fehlendes Ansprechen auf eine bronchodilatatorische Therapie.

65.3 Therapeutisches Vorgehen

Die Symptomatik und das Risiko für eine Verschlechterung bestimmen die Behandlung. Asthma ist eine chronische Krankheit. Der Verlauf ist sehr variabel. Es gibt Phasen mit einer geringen bzw. einer nicht nachweisbaren Behandlungsnotwendigkeit. Bei saisonalem Asthma ist eine Anpassung z. B. an die Pollenexposition notwendig (z. B. bei Frühblüherallergie auf Gräser: im März/April/Mai Anwendung eines inhalativen Kortikoids als Dauertherapie [Dosierung: morgens und abends]; in den verbleibenden Monaten: kurzwirksame Beta-2-Sympathomimetika als Bedarfsmedikation).

Wegen der Chronizität der Erkrankung ist die kontinuierliche Betreuung im Rahmen eines Disease-Management-Programms (DMP) für viele Betroffene sinnvoll, um nichtmedikamentöse und medikamentöse Maßnahmen an den individuellen Krankheitsverlauf anzupassen und zu koordinieren.
Die Therapie umfasst mehrere Ebenen:

- Motivation zum regelmäßigen Monitoring (Peak-Flow-Meter, ➤ Kap. 65.2)
- Inhalativa-Therapie
- (Vorbesprechung zur) Behandlung von Akutsituationen
- Patientenschulungen (im Rahmen der DMP-Programme, Beratung in der Hausarztpraxis durch Arzt und/oder MFA, in stationären Akut- und/oder Rehabilitationseinrichtungen)
- Ggf. Allergenmeidung bei nachgewiesenen/vermuteten Allergenen
- Verordnung von Rehabilitationssport/Funktionstraining (Muster 56)
- Ggf. Verordnung von Physiotherapie („Atemtherapie" als Krankengymnastik)
- Inhalativa-Schulung und Prüfung der Inhalationstechniken (evtl. auch in der Apotheke)
- Selbsthilfegruppen
- Prüfung der Indikation zur pulmonalen Rehabilitation (Stufe 5 in ➤ Abb. 65.5).

Klinisch unterscheidet man (➤ Tab. 65.2):

- Kontrolliertes Asthma
- Teilweise kontrolliertes Asthma
- Unkontrolliertes Asthma

Hieraus resultieren ggf. Therapieanpassungen, z. B. Änderungen von Wirkstoffen, Dosierung oder Inhalativa (➤ Abb. 65.5). Das DMP Asthma bronchiale ist eine Möglichkeit, die Therapiequalität kritisch zu überprüfen. Wegweisend sind die Häufigkeit asthmabezogener Beschwerden im Alltag und die Häufigkeit der genutzten Bedarfs-Inhalativa.

Im Rahmen der gemeinsamen Entscheidungsfindung können mit dem Patienten bestimmte Ziele definiert werden:

- Vermeiden akuter und chronischer Krankheitserscheinungen (z. B. Luftnot)
- Vermeiden einer krankheitsbedingten Beeinträchtigung der körperlichen und sozialen Aktivitäten im Alltag
- Anstreben der bestmöglichen Lungenfunktion
- Verbesserung der gesundheits- und asthmabezogenen Lebensqualität
- Ermöglichung der sozialen Teilhabe (z. B. regelmäßiger Schulsport)
- Ermöglichung der beruflichen Teilhabe (z. B. Beratung zu nicht realisierbaren Berufswünschen)
- Kontrolle möglicher Asthma-assoziierter Begleiterkrankungen (atopisches Ekzem, chronische Rhinitis, …)

Stufentherapie

Die Stufe im Stufenschema ergibt sich aus dem klinischen Ansprechen (➤ Tab. 65.2) auf die Langzeit- und die Bedarfstherapie. Die nicht abgebildete Stufentherapie bei Kindern hat eine Stufe mehr. Anders als bei der COPD spielen die inhalativen Kortikosteroide (ICS) bei Asthma als Basistherapie eine größere Rolle. Eine Indikation für eine niedrig dosierte Dauertherapie mit einem ICS ist gegeben, wenn mehr als 2 ×/Woche ein kurzwirksames Betamimetikum (SABA; z. B. Salbutamol) benötigt wird (➤ Kap. 66, ➤ Tab. 66.3). Bei Kindern ist man mit der Indikation zu einer ICS-Langzeittherapie vorsichtiger, weil es Hinweise auf ein mögliches vermindertes Längenwachstum gibt (0,5–3 cm). Es sollte keine Monotherapie mit einem langwirksamen Betamimetikum (LABA) durchgeführt werden. Die Bedeutung der Kombinationstherapie ICS und LABA ist durch mehrere – herstellerfinanzierte – Studien gestiegen. Dies hat zu einer Anpassung der nationalen und internationalen Leitlinien geführt, die allerdings nicht den Stand der Zulassung reflektiert. Formal handelt es sich beim Einsatz von Kombipräparaten in Stufe 1 und 2 um einen Off-Label-Use (➤ Kap. 101). Ab Stufe 4 ist die Mitbetreuung durch einen Pneumologen sinnvoll.

65

Tab. 65.2 Grade der Asthmakontrolle (NVL 2020) [W867-005]

Grade der Asthmakontrolle		Gut kontrolliert	Teilweise kontrolliert	Unkontrolliert
Symptomkontrolle Erwachsene	**Hatte der Patient in den letzten 4 Wo.** • > 2 ×/Wo. tagsüber Symptome? • Nächtliches Erwachen durch Asthma? • Gebrauch von Bedarfsmedikation für Symptome > 2 ×/Wo.? • Aktivitätseinschränkung durch Asthma?	Kein Kriterium erfüllt	1–2 Kriterien erfüllt	3–4 Kriterien erfüllt
Symptomkontrolle Kinder und Jugendliche	**Hatte der Patient in den letzten 4 Wo.** • Symptome tagsüber? • Nächtliches Erwachen durch Asthma? • Gebrauch von Bedarfsmedikation? • Aktivitätseinschränkung durch Asthma?	Kein Kriterium erfüllt	1–2 Kriterien erfüllt	3–4 Kriterien erfüllt
Beurteilung des Risikos für eine zukünftige Verschlechterung des Asthmas	Erhebung von: • Lungenfunktion (Vorliegen einer Atemwegsobstruktion) • Anzahl stattgehabter Exazerbationen (keine/≥ 1 ×/Jahr/in aktueller Woche)			

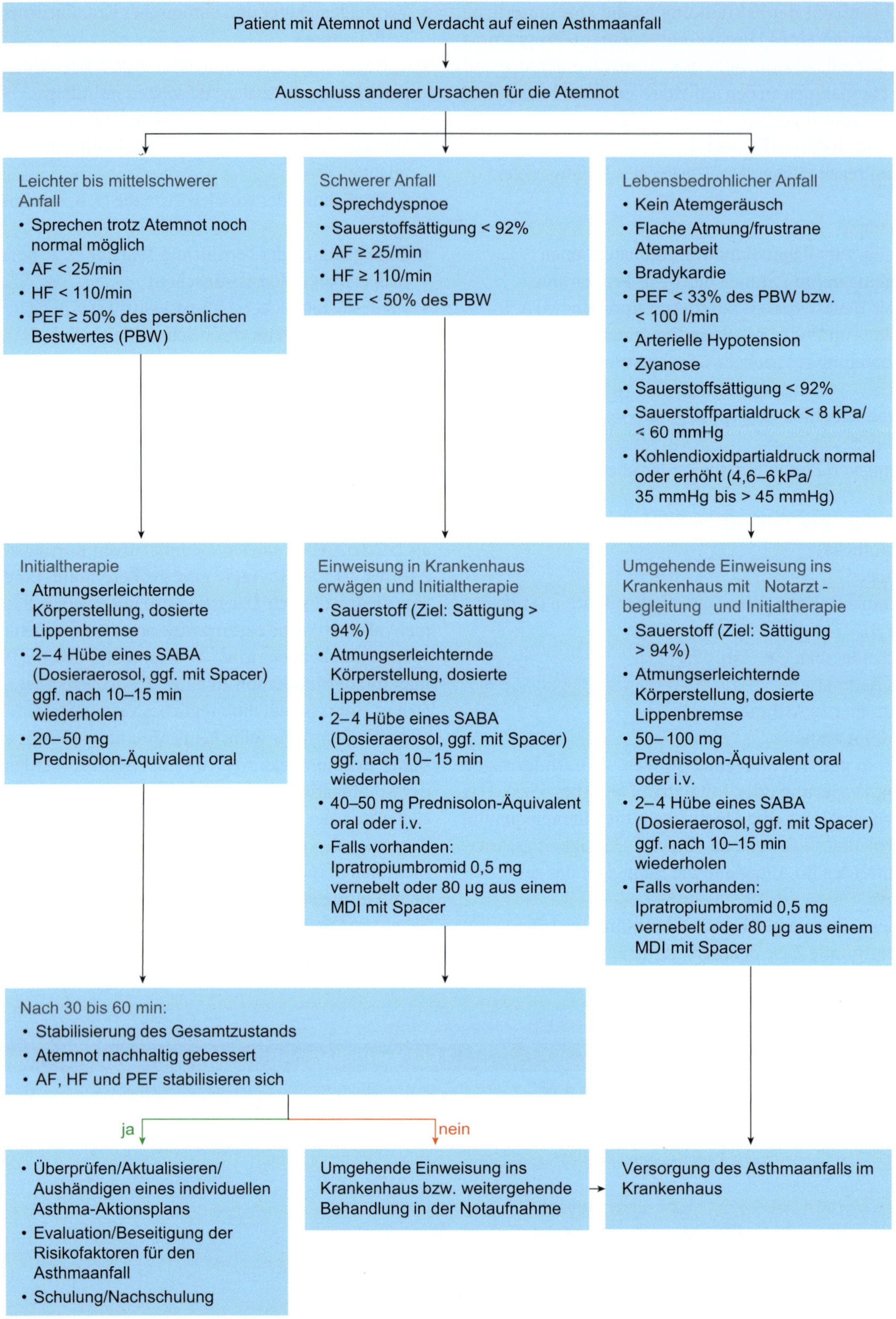

Abb. 65.5 Vorgehen bei akuter Asthmaexazerbation in der ambulanten Versorgung (NVL 2020) (AF: Atemfrequenz, HF: Herzfrequenz, PEF: *peak expiratory flow*, MDI: Metered-Dose Inhaler, SABA: *short-acting beta-agonist*) [W988-004]

MERKE
Die Patienten sollen in der Handhabung der Inhalativa geschult werden. Bei bis zu 5-jährigen Kindern werden für die Inhalation von Beta-2-Sympathomimetika oder Kortikosteroiden Treibgasdosieraerosole mit Spacer bevorzugt. Die Inhalationstechnik soll regelmäßig geprüft werden. Bei Bedarf sollen Nachschulungen angeboten werden. Im Rahmen des DMP sind auch Schulungsprogramme möglich, die im Alltag wegen personeller Ressourcenprobleme aber kaum durchgeführt werden.

Spezielle systemische Therapie

- Eine orale Langzeittherapie mit Prednisolon sollte vermieden werden. Die Indikation besteht als Kurzzeittherapie bei einer Exazerbation.
- Theophyllin hat wegen seiner geringen therapeutischen Breite in der Asthmatherapie keinen Stellenwert.
- Der Leukotrien-Antagonist Montelukast hat seine Bedeutung v. a. im Kindesalter, u. a. um Steroide einzusparen; ab 15 Jahren sollte das Präparat nicht mehr als Monotherapie eingesetzt werden. Bei Erwachsenen ist es ein Reservemedikament.
- Die Indikation für eine Antikörpertherapie gegen IgE (Omalizumab) oder Interleukin-5 besteht bei unkontrollierbarem Asthma bronchiale der Stufe 5 (➤ Abb. 65.6). Diese seltene Indikation wird erst nach dem Ausschöpfen medikamentöser und nichtmedikamentöser Verfahren durch Pneumologen gestellt.

65.4 Besonderheiten der Patientenbetreuung

Rauchen Rauchende Patienten sollten zum Rauchstopp beraten werden (➤ Kap. 81). Menschen mit Asthma sollten zu Passivrauchen (z. B. im Privathaushalt) beraten werden. Konsequenter Nichtraucherschutz am Arbeitsplatz und in der Öffentlichkeit ist wichtig. Insbesondere Kinder sind durch Passivrauchen gefährdet.

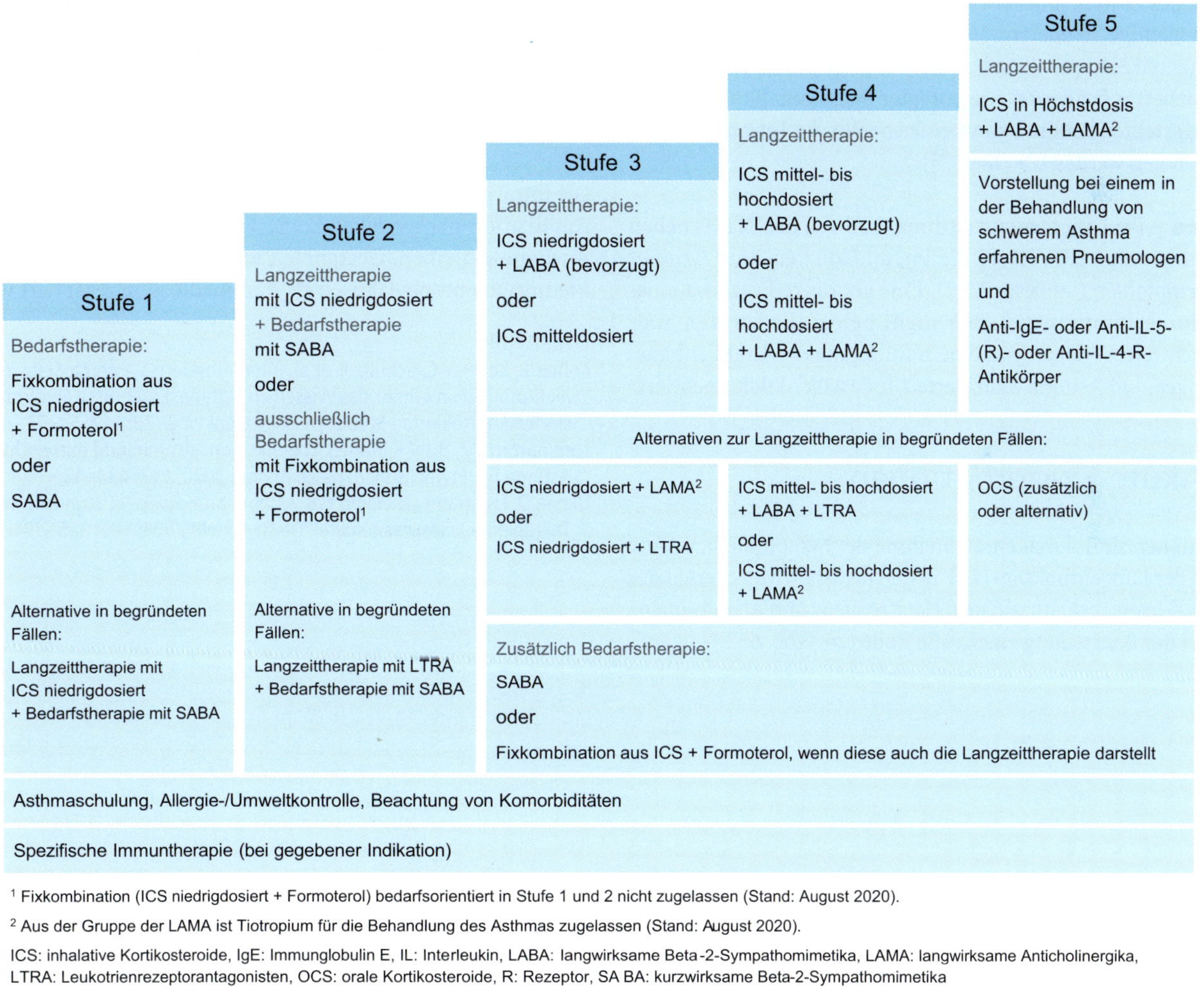

Abb. 65.6 Medikamentöses Stufenschema für Erwachsene (NVL). Im Stufenschema werden zur besseren Übersicht übergeordnete Arzneimittelkategorien und keine einzelnen Präparate genannt. Nicht alle Präparate und Kombinationen sind für die jeweilige Indikation zugelassen (s. Fachinformationen); teilweise handelt es sich um einen Off-Label-Use (➤ Kap. 101.3.2). [W988-004]

Körperliches Training Patienten mit Asthma sollte Ausdauersport und eine regelmäßige körperliche Betätigung empfohlen werden. Für manche Patienten kommt Lungensport (Muster 56) oder eine Rehabilitation infrage (➤ Kap. 14). Tatsächlich sind gerade unter Ausdauersportlern häufig Menschen mit Asthma zu finden. Hier ist zu beachten, dass einige Asthmamedikamente (Betamimetika) auf der Dopingliste stehen. Bei Leistungssportlern kann eine medizinische Ausnahmegenehmigung (*therapeutic use exemption;* www.nada.de/medizin/im-krankheitsfall-medizinische-ausnahmegenehmigung-tue) ausgestellt werden.

Allergie Allergenkarenz, insbesondere bei nachgewiesener Tierallergie, soll soweit wie möglich eine der Grundlagen der Behandlung des allergischen Asthmas sein (NVL 2020). Eine Allergenkarenz gestaltet sich bei nachgewiesener Allergie gegenüber Frühblühern (z. B. Birke, Esche, Ampfer) schwierig. Patienten berichten über eine deutliche Verbesserung der Symptomatik nach Regenfällen.

Ein besonderes Problem stellt die verbreitete Allergie gegen Hausstaubmilben(kot) dar. Der Nutzen des Encasings von Matratzen ist nicht sicher belegt. Hilfreich für eine Verringerung der Exposition sind tägliches Lüften, jährliches Reinigen der Matratzen und eine möglichst niedrige Temperatur in Schlafräumen. Ein feuchtes Innenraumklima und Schimmelbefall sollen beseitigt werden.

65

Bei gesicherter Diagnose, ausgeprägter Symptomatik und einem stabil eingestellten Asthma kann eine spezifische Immuntherapie (SIT) angeboten werden (➤ Kap. 75).

Impfungen Bei Patienten mit Asthma wird von der STIKO neben der Impfung gegen COVID-19 die Pneumokokken- und Grippeimpfung empfohlen (➤ Kap. 8.3.7). Eine geringere Exazerbationsrate ist durch Impfungen bisher nicht belegt. Es wurden aber weniger schwere Verläufe (mit einem Rückgang der Krankenhauseinweisungen und Asthma-assoziierten Todesfällen) dokumentiert.

65.5 Akute Exazerbationen

Exazerbationen sind durch eine Zunahme der Symptome bzw. eine Abnahme der Lungenfunktion (z. B. in den täglichen Messwerten des Peak-Flow-Meters) gekennzeichnet. Herzfrequenz und Atemfrequenz spielen bei der Beurteilung eine große Rolle (➤ Abb. 65.5).

Die Patienten bzw. die Eltern sollten wissen, wie sie bei einer Verschlechterung vorgehen. Hierfür können frühzeitig ein Bedarfsmedikament (SABA) oder Inhalationsmedikamente für die Feuchtinhalation mittels eines „Verneblers" rezeptiert werden. Die Beratung zum Umgang mit Notfallsituationen kann deeskalierend wirken und Rettungsdienstalarmierungen reduzieren.

Sinnvoll ist ein schriftlicher **Notfallplan.** Dieser ist auch ein integraler Bestandteil des DMP-Asthmas. Unsichere Patienten sollten sich bei zunehmenden Beschwerden zeitnah in der Praxis vorstellen. Hierzu können Grenzwerte anhand der Skala des Peak-Flow-Meters, ein bestimmter PEF vereinbart werden. Auf manchen Geräten lässt sich dieser Wert mit einer verschieblichen Marke „in Rot" individuell einstellen (➤ Abb. 65.4). Die Pulsoxymetrie ist preiswert und nichtinvasiv, dafür aber sehr messfehlerbehaftet. Sie wird derzeit daher noch nicht zum Monitoring empfohlen.

MERKE

Vorgehen bei einer (Infekt-getriggerten) Exazerbation

- Salbutamol Dosieraerosol 2–4 Hübe alle 10 min, max. 2 × wiederholen, dann Pause
- Ggf. Ipratropium Dosieraerosol 2–4 Hübe
- Ggf. Sauerstoffgabe (bei SpO_2 < 94 %)
- Atemerleichternde Lagerung (z. B. Kutscherstellung)
- Prednisolon oral 40–50 mg
- Akuter Asthmaanfall bei Kindern ➤ Kap. 96.3.3

Die intravenöse Injektion von Prednisolon hat gegenüber der oralen Applikation nachweislich keine Vorteile und sollte deswegen die Ausnahme bleiben. Geeigneten und aufgeklärten Patienten kann Prednisolon prophylaktisch als Akutmedikation rezeptiert werden.

LITERATUR

Kohler B, Kellerer C, Schultz K et al. Internetbasiertes Asthma-Selbstmanagementprogramm erhöht das Wissen zu Asthma. Ergebnisse einer randomisierten kontrollierten Studie. Dtsch Arztebl Int 2020; 117: 64–71.

Lommatzsch M, Buhl R, Korn S. Therapie von leichtem und mittelschwerem Asthma bei Erwachsenen. Dtsch Arztebl 2020; 117: 434–43.

Ukena D, Fishman L, Niebling WB. Asthma bronchiale – Diagnostik und Therapie im Erwachsenenalter. Dtsch Arztebl 2008; 105: 385–394.

KAPITEL

66 COPD

Jean-François Chenot, Stephan Fuchs

66.1 Definition und Epidemiologie

Die chronisch-obstruktive Lungenerkrankung (*chronic obstructive pulmonary disease,* COPD) ist eine chronische Entzündung des Bronchialbaums. Charakteristisch ist eine persistierende, progrediente und nicht voll reversible Atemwegsobstruktion mit akuten Exazerbationen.

Die Ursache liegt in einer gesteigerten Entzündungsreaktion der Atemwege durch langjährige Inhalation von Partikeln und/oder Gasen. Tabakrauchen gilt als der wichtigste Auslöser. Die Höhe und die Dauer des Tabakkonsums korrelieren nicht mit dem Schweregrad der COPD sowie den jeweiligen Beschwerden.

Die COPD wird, bezogen auf ihre Ursache, in verschiedene Typen eingeteilt:

- Genetisch verursachte COPD (z. B. Alpha-1-Antitrypsin-Mangel)
- COPD aufgrund einer abnormalen Lungenentwicklung (z. B. Lungenhypoplasie bei ehemaligen Frühgeborenen)
- Umweltbedingte COPD
  - COPD durch Tabakrauchen
  - COPD durch Biomasse-Verschmutzungen (z. B. hochfrequente Nutzung von Kaminöfen, Holz- und Kohleöfen, berufsbedingte Stäube [z. B. Quarz, Cadmium])
- COPD durch Infektionen (z. B. Tuberkulose, HIV)
- COPD und Asthma (besonders bei in der Kindheit vorhandenem Asthma)
- COPD unklarer Ursache

Bestimmte Begleiterkrankungen (z. B. kardialer Genese) oder Exazerbationen können die COPD verschlechtern. Pathophysiologisch kommt es zu einer Obstruktion der kleinen Atemwege und zu einer kontinuierlichen Zerstörung von Lungengewebe. In der Folge kann sich eine Überblähung der Lunge (Emphysem) entwickeln.

Gerade in diesem Kontext ist auf einen möglichen berufsbezogenen Zusammenhang (Quarz, Cadmium, Rauchgase bei Dampflokführern, ehemalige Mitarbeiter in Brennereien) zu achten (➤ Kap. 13).

COPD ist die sechshäufigste Todesursache in Deutschland. Männer und Frauen sind inzwischen von der COPD gleich häufig betroffen. Die Prävalenz der COPD in Deutschland wird auf bis zu 10 % geschätzt, allerdings sind die Schätzungen nicht zuverlässig. Es gibt sowohl Fehldiagnosen als auch einen relevanten Anteil nicht diagnostizierter Menschen mit COPD. Aktuell ist bei mehr als 7 Mio. Menschen in Deutschland eine COPD diagnostiziert.

66.2 Diagnostisches Vorgehen und Differenzialdiagnosen

Ein Screening auf COPD, z. B. aller Raucher mittels Spirometrie (oder anderer Untersuchungsverfahren), wird nicht empfohlen, weil dieses Verfahren bei niedrigen Vortestwahrscheinlichkeiten nicht zuverlässig ist (➤ Kap. 4). Eine gezielte Untersuchung von symptomatischen Patienten mit Luftnot (➤ Kap. 44), anhaltendem Husten und Auswurf (➤ Kap. 25) wird empfohlen. Als typische Konstellationen bzw. als Expositionsanamnese ergeben sich häufig:

- Luftnot, Husten, Auswurf
- Symptombeginn meist ab dem 35. Lj.
- > 30 Packungsjahre
- Morgens produktiver Husten (häufig das erste Symptom bei Beginn der Diagnostik)
- Fassthorax
- Pulmonale Kachexie (bei bereits fortgeschrittener COPD)

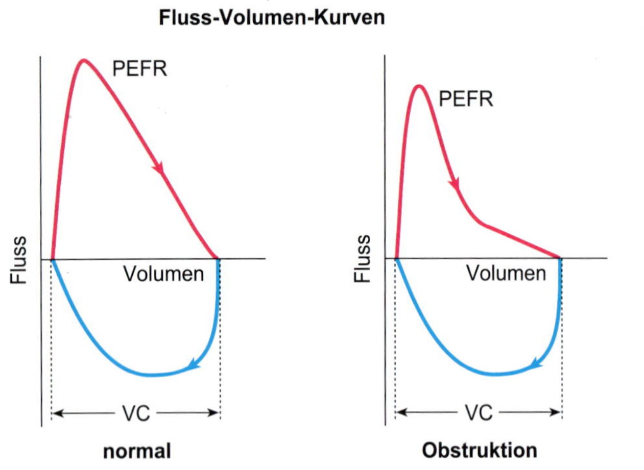

Abb. 66.1 Obstruktion in der Spirometrie (PEFR: *peak expiratory flow rate;* VC: Vitalkapazität) [L141]

Die klassischen Kriterien der WHO für die COPD sind Vorhandensein von Husten und Auswurf über mindestens 3 Monate in jedem von 2 aufeinanderfolgenden Jahren. Die Diagnose COPD wird anhand von Anamnese, charakteristischen Symptomen und Lungenfunktionsprüfung vor und nach Bronchodilatation gestellt, mit dem Nachweis einer nicht reversiblen Obstruktion (➤ Abb. 66.1). Zur Bronchodilatation wird üblicherweise Salbutamol (bis zu 400 µg in 4 ED) angewendet.

Die Diagnose ist wahrscheinlich, wenn der FEV_1/FVC niedriger als die untere Normgrenze (*lower limit of normal,* LLN) ist. Die LLN bezieht sich auf alters- und geschlechtsadjustierte Werte der *Global Lung Initiative* (GLI) und setzt sich erst langsam durch bzw. ist noch nicht in der Software vieler derzeit noch verwendeter Spirometer hinterlegt.

Alternativ kann noch die alte Definition der *Global Initiative for Chronic Obstructive Lung Disease* (GOLD) angewendet werden: postbronchodilatatorisch gemessener Tiffeneau-Index (FEV_1/FVC) < 70 % und FEV_1 < 80 % als Normwert.

Die Spirometrie ist eine notorisch von der Durchführung, Anleitung und Mitarbeit der Patienten abhängige Untersuchung und zeigt dazu noch eine große situative Variabilität. Eine spirometrisch gemessene Bronchialobstruktion bedeutet nicht automatisch, dass eine COPD vorliegt. Grenzwertige Befunde sollten kontrolliert sowie ggf. mit mehrfach durchgeführten Bronchospasmolysetests weiter validiert werden. Mit der Festlegung der Diagnose sollte erst einmal gewartet werden. Bei einem sehr guten Ansprechen auf Inhalatoren ist die Diagnose zu überprüfen.

Weitere Untersuchungen wie Bodyplethysmografie, BGA, Echokardiografie, Röntgen-Thorax etc., die in der Hausarztpraxis nicht verfügbar sind, sollten nur gezielt bei klinischen Hinweisen, bei besonders schwer symptomatischen Patienten oder bei diagnostischer Unsicherheit veranlasst werden. Die Leitlinien der Pneumologen halten diese Untersuchungen teilweise für notwendig. Peak-Flow-Meter zur Diagnostik/zum Krankheitsmonitoring werden bei COPD-Patienten nicht eingesetzt. Folgende Differenzialdiagnosen sollten erwogen werden:

- Asthma
- Bronchialkarzinom oder Lungenmetastasen
- Bronchiolitis obliterans (grippeähnliches klinisches Bild), sehr selten
- Tuberkulose
- Sarkoidose und andere interstitielle Lungenerkrankungen
- Bronchiektasen
- Linksherzinsuffizienz
- Pulmonale Hypertonie
- Anämie
- Dekonditionierung

MERKE

Der **Alpha-1-Antitrypsinmangel** (AAT) ist eine seltene Erbkrankheit (2,5/10.000 in Europa), bei der es zu Gewebeschäden von Lunge, Leber und anderen Organen kommt. Charakteristisch für den Mangel an AAT ist, dass ein Lungenemphysem meist schon zwischen dem 30. und 40. Lebensjahr auftritt (meist ohne Rauchexposition) und damit viel früher als bei einer durch Rauchen verursachten COPD. Da die Prognose schlecht und eine Substitutionstherapie möglich ist, sollte jüngeren Patienten oder Patienten mit auffälliger Familienanamnese die Bestimmung des AAT-Spiegels angeboten werden.

66.3 Therapeutisches Vorgehen

Die COPD ist eine chronische Krankheit und gilt als nicht heilbar. Durch Entzündung umgebautes oder zerstörtes Lungengewebe regeneriert nicht. Therapieziele sind eine Verlangsamung der Progression, Vermeidung von Exazerbationen und Krankenhausaufnahmen sowie die Behandlung von Folge- und Begleiterkrankungen.

Daher ist die kontinuierliche Betreuung im Rahmen eines Disease-Management-Programms (DMP) für viele Betroffene sinnvoll, um nichtmedikamentöse und medikamentöse Maßnahmen an den individuellen Krankheitsverlauf anzupassen und diese auch regelmäßig selbstkritisch zu hinterfragen.

LEITLINIEN

- Nationale VersorgungsLeitlinie „COPD". AWMF-Registernummer nvl-003:

  www.leitlinien.de/nvl/copd

- GOLD – Global Initiative for Chronic Obstructive Lung Disease. „Global Strategy for Prevention, Diagnosis and Management of COPD. 2024 Report":

  https://goldcopd.org/2024-gold-report/

- DEGAM S1-Handlungsempfehlung „Klimabewusste Verordnung von inhalativen Arzneimitteln". AWMF-Registernummer 053-059:

  https://register.awmf.org/de/leitlinien/detail/053-059

66.3.1 Nichtmedikamentöse Maßnahmen

Zu den nichtmedikamentösen Maßnahmen gehören:

- Rauchstopp bei Rauchern mittels Verhaltenstherapie und Medikation (➤ Kap. 81)
- Vermeidung anderer inhalativer Noxen (ggf. Arbeitsplatzoptimierung)
- DMP-Patientenschulungen und Selbstmanagement
- Gruppenschulung bei pneumologischer Rehabilitation
- Beratung zu Inhalativa und deren Anwendung durch Praxis- und/oder Apothekenteams
- Impfungen (Pneumokokken, COVID-19, Influenza, ➤ Kap. 8.3)
- Körperliches Training (Ausdauertraining, Steigerung der pulmonalen Belastbarkeit, in jedem Stadium der COPD)
- Physiotherapie (Atemtherapie gemäß Heilmittelverordnung)
- Verordnung von Ergotherapie bei feinmotorischen und/oder kognitiven Problemen im Umgang mit Inhalativa-Systemen
- Ernährung (Verhinderung bzw. Minimierung einer pulmonalen Kachexie, z. B. durch 1 bis 4 Hochenergiedrinks als Zusatznahrung pro Tag)

MERKE

Ein Rauchstopp bei Rauchern ist die effektivste und einzige sicher lebensverlängernde Maßnahme bei COPD.

66.3.2 Medikamentöse Therapie

Die medikamentöse Therapie ist primär nur symptomlindernd und führt zu einer geringen Lebensverlängerung (Tiotropium). Die medikamentöse Therapie sollte individuell ausgewählt werden. Auswahlkriterien sind: Symptomatik, Exazerbationsrisiko, Ansprechen, unerwünschte Effekte, Komorbiditäten, Patientenpräferenz und -fähigkeit, verschiedene Inhalatoren korrekt anzuwenden, sowie Kosten.

Traditionell orientiert sich die Auswahl der Medikamente am Schweregrad der Obstruktion. Da spirometrische Befunde nur schwach mit patientenrelevanten Endpunkten wie Symptomen und Exazerbationen korrelieren (➤ Kap. 66.2), wird die Spirometrie nicht mehr zur Therapiesteuerung empfohlen. Fragenbögen (**CAT-Fragebogen, mMRC-Dyspnoe-Skala**) werden in der Hausarztpraxis kaum genutzt. Die NVL-COPD empfiehlt zur strukturierten Beurteilung der Intensität für die Behandlungssteuerung eine einfache Befragung nach den Hauptsymptomen (➤ Tab. 66.1, ➤ Abb. 66.2).

TIPP

Medikationskatalog COPD 2024 der Kassenärztliche Bundesvereinigung (KBV):

www.kbv.de/html/medikationskatalog.php

Inhalativa

Inhalativa werden bei der Therapie der COPD bevorzugt. Ärzte und Patienten sind mit einer unüberschaubaren Vielzahl von Inhalationssystemen und Wirkstoffen sowie deren Wirkstoffkombinationen konfrontiert. Das führt zu Missverständnissen in der Handhabung und zur fehlerhaften Anwendung bei Patienten. Ein Überblick über die Systeme gibt die Webseite der **Deutschen Atemwegsliga** (www.atemwegsliga.de/dosieraerosol.html). Dort sind auch Schulungsvideos für Patienten verfügbar. Optimalerweise beschränkt man sich auf wenige Inhalationssysteme, mit denen man Erfahrung hat und für die Demonstrationsmuster vorhanden sind: Die Anwendungserklärung und -überprüfung kann durch eine geschulte MFA erfolgen. Das gelingt im unstrukturierten deutschen Gesundheitssystem ohne Primärarztsystem mit vielen Verordnern leider kaum.

Auf dem bundeseinheitlichen Medikamentenplan sollen gut erkennbar Dauer- und Akutmedikamente dokumentiert werden. Damit können individuell Notfallsituationen (z. B. Exazerbationen) vorbereitet werden. Die Akutmedikamente (z. B. Salbutamol Dosieraerosol 200 µg und Prednisolon 50 mg) können bereits rezeptiert und anwendbar beim Patienten vorrätig sein. Ziel ist die Verbesserung des Selbstmanagements.

Tab. 66.1 Intensität der Hauptsymptome der COPD (NVL-COPD) [W867-004]

	Beurteilung der Schwere (qualitativ)		
	Leicht	Mittelgradig	Schwergradig
Atemnot	Geringgradig unter Belastung: keine Pause nach ≥ Stockwerken	Unter Belastung: Pause nach > 1 bis < 3 Stockwerken	In Ruhe: bei geringer Belastung: Pause nach ≤ 1 Stockwerk
Husten (Norm < 2 Hustenstöße/h)	Überwiegend nur morgens	Mehrfach am Tag	Ständig (am Tage), auch in der Nacht
Auswurf	Nur morgens; keine Beschwerden am Tag oder in der Nacht	Mehrfach täglich	Ständig, verschleimt, Abhusten stark erschwert

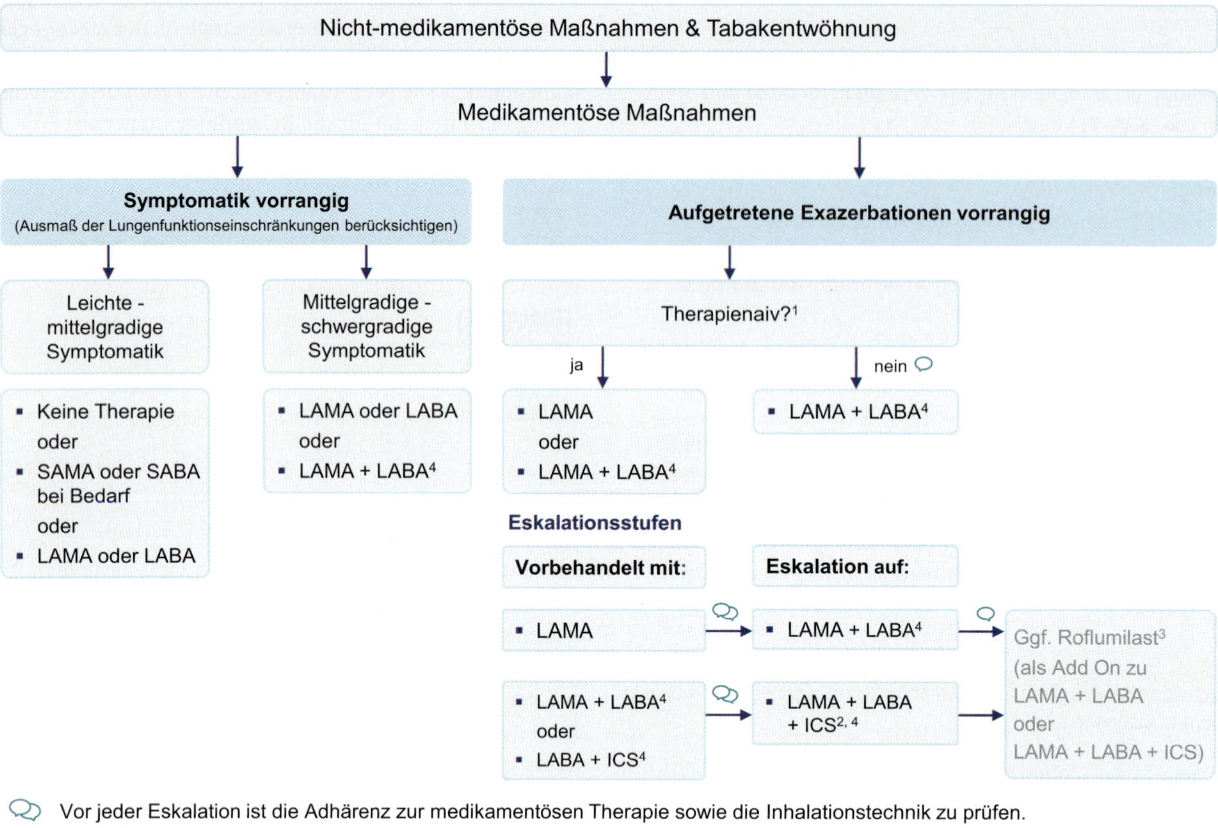

[1] Bei bereits mit der Kombination LABA/ICS vorbehandelten Patient*innen ist die Überprüfung der Indikation für eine ICS-Gabe zu prüfen.

[2] Die Kombination LAMA/LABA/ICS kann bei höheren Eosinophilenwerten zum Einsatz kommen. Vor Eskalation ist generell die Indikation für ein ICS zu prüfen.

[3] Die Gabe von Roflumilast ist bei Patient*innen mit COPD möglich, die trotz Therapie wiederholt exazerbieren, dem "chronische Bronchitis"-Phänotyp zuzuordnen sind und eine FEV1 < 50% haben. Roflumilast kann hierbei als Add On sowohl zusätzlich zu der Kombination LABA/LAMA als auch zu LAMA/LABA/ICS gegeben werden.

[4] Wenn Patient*innen mit COPD über einen längeren Zeitraum beschwerdearm oder beschwerdefrei sind; sie von einer Eskalation nicht profitieren oder unerwünschte Nebenwirkungen auftreten, ist die Möglichkeit der Deeskalation medikamentöser Therapiemaßnahmen unter engmaschiger Kontrolle zu prüfen.

LAMA: Langwirkende Anticholinergika (long-acting muscarinic antagonist), LABA: Langwirkende Beta-2-Sympathomimetika (long-acting beta2-agonist), ICS: Inhalatives Corticosteroid, SABA: kurzwirkende Beta-2-Sympathomimetika, SAMA: kurzwirkende Anticholinergika

Abb. 66.2 Algorithmus zur Langzeitbehandlung von COPD (NVL-COPD) [W867-004, L143]

MERKE

Die Patienten müssen durch das Praxispersonal in der Handhabung der Inhalativa geschult werden. Alternativ kann dies nach Absprache auch in der Apotheke erfolgen. Die Inhalationstechnik soll regelmäßig geprüft werden. Inkorrekte Inhalationstechnik ist ein wichtiger Faktor für Exazerbationen und mangelnde Wirksamkeit. In jeder Hausarztpraxis sollte eine MFA geschult sein, um sowohl die spirometrische Untersuchung als auch die Anleitung und Schulung der Patienten durchführen zu können. Das ist z. B. Teil der VERAH®-Schulungen.

Grundsätzlich können drei Inhalationssysteme unterschieden werden:

- Pulverinhalatoren (*dry powder inhaler*, DPI)
- Dosieraerosole (*metered dose inhaler*, MDI)
- Inhalationssysteme zum Vernebeln

Unhandliche Inhalationssysteme zum Vernebeln kommen vor allem bei Exazerbationen oder älteren Patienten infrage, die Inhalatoren nicht benutzen können. Inhalationsgeräte können als Hilfsmittel auf Rezept (Muster 1) verordnet werden. Die Überlegenheit eines bestimmten Inhalationssystems ist nicht belegt. Faktoren, die bei der Auswahl eine Rolle spielen können, sind in ➤ Tab. 66.2 aufgeführt.

Eine Übersicht über die Vielzahl der verfügbaren Inhalativa und Kombinationen gibt ➤ Tab. 66.3.

Inhalative Muskarin-Antagonisten und **Betamimetika** sind das Rückgrat der Therapie.

Inhalative Steroide (ICS) haben trotz der entzündlichen Ätiologie nur einen beschränkten Einfluss auf den Krankheitsverlauf bei COPD und werden daher kritisch beurteilt. Ihr Einsatz ist vor allem bei höherem Exazerbationsrisiko bzw. häufigen Exazerbationen gerechtfertigt. Neuerdings wird auch die Bestimmung der Eosinophilenzahl zur Abschätzung des Nutzens einer Steroidtherapie empfohlen. Bei Werten < 100/µl ist ein Nutzen unwahrscheinlich.

Tab. 66.2 Vergleich Pulverinhalatoren und Dosieraerosole

Pulverinhalatoren	Dosieraerosole
• Keine Koordination erforderlich • Atemzugsaktiviert, Dosisabgabe und Deposition sind vom Inspirationsfluss und Atemwegsmanöver abhängig • Partikel werden manchmal als reizend empfunden, feuchtigkeitsempfindlich • Spacer nicht notwendig. • Kein Treibgas • Ungeeignet für Notfallsituationen, in denen nicht kräftig eingeatmet werden kann	• Koordination erforderlich • Unabhängig von der Atemleistung • Muss vor Gebrauch geschüttelt werden • Spacer empfohlen (besonders bei Kindern und geriatrischen Patienten) • Treibgas (**cave:** schadet der Ozonschicht, ➤ Kap. 16)

Da die pulmonale Situation im Verlauf variiert, ist eine regelmäßige Anpassung *(review, assess, adjust)* notwendig. Oft kann die Medikation reduziert werden. Viele Patienten sind über lange Zeiträume stabil und können bei guter Schulung ihre Medikation auch selbst anpassen.

Systemische Medikation

Systemische Medikation bei COPD ist prinzipiell nachrangig und nur bei Patienten zu verordnen, bei denen das Therapieziel trotz adäquater Therapie mit Inhalativa nicht erreicht werden kann.

Tab. 66.3 Übersicht zur Therapie mit Inhalativa (Auswahl)*

Klasse Wirkdauer	Substanz (Handelsname)	Dosierung/Hub	Hübe/Tag	Kommentar
SABA/RABA 3–6 h	Fenoterol (Berotec®)	100 µg	2–4	• Rascher Wirkungseintritt • Mögliche Nebenwirkungen: Tachykardie, Panikattacke
	Salbutamol (Apsomol®)	120 µg		
	Reproterol (Bronchospasmin®)	0,5 mg		
	Terbutalin (Bricanyl®)*	0,5 mg		
LABA 12–24 h	**Formoterol** (Foradil®)	6,12 µg	1-0-1	• Problem: kardiovaskuläre Mortalität ↑! • Auf der Dopingliste
	Salmeterol (Serevent®)	50 µg	1-0-1	
	Vilanterol	22 µg	–	
uLABA > 24 h	Indacatrol (Onbrez®)	150, 300 µg	1-0-0	
	Olodatrol (Striverdi®)	2,5 µg	1-0-0	
SAMA	**Ipratropium** (Atrovent®)	20 µg	2-2-2	**Primär bei COPD** Neuere Substanzen mit höherer Affinität zu M3-Rezeptoren in vitro
LAMA	**Tiotropium** (Spiriva®)	18 µg	1-0-0	
	Glykopyrronium (Sebri Breezhaler®)	44 µg	1-0-0	
	Aclidiniumbromid (Bretaris®)	400 µg	1-0-1	
	Umeclidinium (Incruse®)	55 µg	1-0-0	
ICS	Budesonid (Pulmicort®, hoher First-Pass-Effekt)	200, 400, 800 µg	1-0-1	• Keine Monotherapie mit ICS bei COPD! • Problem: Pneumonierisiko ↑
	Fluticason (Flutide®)	250, 500 µg	1-0-1	
	Beclometason (Beclocort®)	200, 250, 300 µg	1-0-1	
	Ciclesonid (Alvesco®) Prodrug, wird erst in der Lunge durch Esterasen aktiviert	–	–	
Kombinationen				
ICS + LABA (Auswahl)	Budesonid + Formeterol (Symbicort®)	160/4,5–320/9 µg	1-0-1	Oft teurer als Monosubstanzen
	Fluticason + Salmeterol (Viani®)	125/25, 250/50 µg	1-0-1	
	Fluticason + Vilanterol (Relvar®)	92/22, 184/22 µg	1-0-0	
SAMA + SABA	Ipratropium + Fenoterol (Berodual®)	20/50 µg	1-0-1	Prinzip durch lang wirksame Substanzen ersetzt
LAMA + LABA	**Formoterol/Aclidiniumbromid** (z. B. Genuair®)	12/340 µg	1-0-0	–
	Indacaterol/Glykopyrronium (Ultibro®)	85/43 µg	1-0-0	
	Umiclidinium + Vilanterol (Anoro®)	55/22 µg		
LAMA + LABA + ICS	Glykopyrronium + Formoterol + Beclometason (Trimbow®)	87/5/9 µg	1-0-1	Nur für schwerste COPD mit häufigen Exazerbationen und Nachweis von Eosinophilen im Blutbild

SABA/RABA: *short/rapid-acting betamimetics;* (u)LABA: *(ultra-)long acting betamimetics;* SAMA: *short-acting muscarin antagonists;* LAMA: *long-acting muscarin antagonists;* ICS: *inhaled corticosteroids*

* Fett ausgezeichnet sind die Standardwirkstoffe, die nach dem Medikationskatalog bevorzugt verordnet werden sollten (➤ Kap. 101). Trotz entsprechender Werbung wurde vielen neuen und teuren Präparaten kein Zusatznutzen zuerkannt.

Orale Steroide (Prednisolon) Zur Dauertherapie nicht geeignet. UAW: u. a. Steroidmyopathie, Katarakt, Diabetes mellitus und erhöhtes Osteoporoserisiko (➤ Kap. 72).

Theophyllin Obwohl es immer noch (zu) häufig verordnet wird, hat Theophyllin aufgrund seines ungünstigen Nebenwirkungsprofils (Übelkeit, Erbrechen, Tachykardie, Krampfanfälle) und seines hohen Wechselwirkungspotenzials keinen therapeutischen Stellenwert mehr. Eine Analyse von DMP-Teilnehmern ergab eine erhöhte Krankenhausaufnahme (Fexer et al. 2014).

Orale Betamimetika (z. B. Salbutamol Elixier, Terbutalin) Sollten wegen der systemischen Nebenwirkungen nur in Ausnahmefällen verordnet werden.

Roflumilast Der Phosphodiesterase-4-Inhibitor ist ein Mittel der Reserve für schwerste COPD (FEV_1 < 50 %). Sein Nutzen ist umstritten. UAW: vor allem bei Behandlungsbeginn Appetitlosigkeit, Gewichtsverlust, Übelkeit, Erbrechen, Kopfschmerzen und Schlaflosigkeit. Roflumilast sollte bei Patienten mit Untergewicht und Depressionen mit Vorsicht eingesetzt werden.

Mukolytika (N-Acetylcystein, Bromhexin, Ambroxol) ACC ist nur in Ausnahmefällen zu Lasten der GKV verordnungsfähig. Bromhexin und Ambroxol sind nicht zulasten der GKV verordnungsfähig. Ihr Nutzen bei Exazerbationen ist nicht nachgewiesen.

Antitussiva Eine kurzfristige Verordnung bei nicht produktivem Husten kann in Ausnahmefällen (nächtliche Hustenepisoden mit Störung des erholsamen Nachtschlafs) erfolgen. Bei produktivem Husten wird keine Verordnung empfohlen.

Dauerprophylaxe mit Antibiotika (Makrolide) Der Nutzen ist nicht belegt und sollte Ausnahmefällen vorbehalten bleiben.

Betablocker Betablocker werden von den meisten Patienten mit COPD gut vertragen und sollten bei einer validen Indikation eingesetzt werden. Nur häufige Exazerbationen sprechen dagegen.

66.4 Besonderheiten der Patientenbetreuung

Erkennung und Behandlung von Begleiterkrankungen

Die COPD ist nicht nur eine Erkrankung der Lungen, sondern oft Teil eines komplexen Krankheitsbildes, das mit den auslösenden Faktoren wie z. B. Rauchen, den Folgen der Erkrankung und den unerwünschten Nebenwirkungen der Therapie in Zusammenhang steht. Die meisten Patienten mit COPD versterben nicht an der Lungenerkrankung, sondern an einem kardiovaskulären Ereignis. Zum hausärztlichen Verständnis gehört es, die Komorbidität zu erfassen und deren Behandlung gemeinsam mit dem Patienten zu priorisieren (➤ Kap. 91). Dazu gehören:

- Abnahme der Muskelmasse
- Osteoporose (➤ Kap. 72)
- Lungenkrebs (➤ Kap. 5)
- Herz-Kreislauf-Erkrankungen (➤ Kap. 6)
- Cor pulmonale und pulmonale Hypertonie
- Depression und Angst (➤ Kap. 78)

Rauchenden Patienten sollte bei jedem Arzt-Patient-Kontakt Hilfe zur Nikotinentwöhnung angeboten werden (➤ Kap. 81).

Impfungen Patienten mit COPD sollten jährlich gegen Grippe geimpft werden. Dies kann die Anzahl der Exazerbationen nachweislich reduzieren (➤ Kap. 8.3.7). Die Pneumokokkenimpfung kann bei COPD nachweislich das Pneumonierisiko senken (➤ Kap. 8.4.1). Es gibt jedoch Abweichungen zwischen der STIKO-Empfehlung, alle 6 Jahre mit dem neuen 20-valenten Konjugatimpfstoff zu impfen. Es wird außerdem eine Auffrischimpfung gegen COVID-19 empfohlen.

Pulmonale Rehabilitation und Lungensport Patienten mit COPD profitieren bzgl. Belastbarkeit und Linderung von Dyspnoe und Ermüdbarkeit von körperlichem Training. Die pulmonale Rehabilitation ist eine spezielle Form der Rehabilitation (➤ Kap. 14). Sie umfasst Schulungen, Beratung, spezielle Physio- oder Ergotherapie, körperliches Training und eine Verbesserung der medikamentösen Therapie. Auch die Verordnung von Reha-Sport (Muster 56) ist bei COPD möglich. Wenn es keine Lungensportgruppe gibt, ist eine Koronarsportgruppe eine gute Alternative.

Langzeit-Sauerstofftherapie (long term oxygen therapy, LTOT) Bei Patienten mit respiratorischer Insuffizienz kann in bestimmten Konstellationen die Verordnung einer Langzeit-Sauerstofftherapie erwogen werden. Häufig kommen Sauerstoffkonzentratoren (1–5 Liter Sauerstoff je Minute zur Inhalation) oder Flüssigsauerstoff (6–15 Liter Sauerstoff je Minute zur Inhalation) zur Anwendung. Es gibt jeweils mobile und stationäre Inhalationsgeräte. Indikation und Erstverordnung können aus organisatorischen Gründen (notwendige Blutgasanalysen) nur durch einen Pneumologen oder im stationären Setting erfolgen und sind an genau geregelte Voraussetzungen gebunden (PaO_2 in Ruhe wiederholt ≤ 55 mmHg/7,3 kPa). Ziele sind ein PaO_2 ≥ 60 mmHg und eine bessere Belastbarkeit.

Andere Maßnahmen In ausgewählten schweren Fällen in pneumologischer Betreuung können Maßnahmen wie Bullektomie, endoskopische Lungenvolumenreduktion, der Einsatz von „Coils“ zur Kompression emphysematösen Lungengewebes oder endobronchiale Ventilapplikation und als Ultima Ratio eine Lungentransplantation erwogen werden.

MERKE

Die Deutsche Atemwegsliga (www.atemwegsliga.de) stellt umfangreiche nützliche Informationen für Ärzte und Patienten zur Verfügung. Hinweis: Die Atemwegsliga wird von Pharmafirmen gesponsort.

66.5 Akute Exazerbationen

Akute Exazerbationen bei COPD (AE-COPD) haben eine ungünstige mittelfristige Prognose, auch wenn sie akut meist beherrschbar sind. Innerhalb eines Jahres versterben zwischen 20 und 40 % der Betroffenen. Ursache können Infekte oder eine unzureichende Therapie der COPD sein. Die Symptome sind:

- Zunahme von Luftnot/Atembeschwerden
- Zunahme der Sputummenge/Änderung der Sputumfarbe (meist gelb/grünlich)
- Abnahme des FEV_1 in der Lungenfunktion
- Vermehrter Auswurf

Formal müssen die Symptome über mindestens 2 Tage anhalten. Es handelt sich im Wesentlichen um eine klinische Diagnose. Bei der Exazerbation kann es hilfreich sein, mittels Pulsoxymetrie den Sauerstoffpartialdruck zu messen. Gemeinsam mit dem Patienten kann dann entschieden werden, ab wann eine stationäre Krankenhausbehandlung sinnvoll ist (z. B. $SpO_2 < 92\,\%$).

Folgende Fragen sollten im hausärztlichen Setting geklärt werden:

- Sollte eine sofortige Krankenhauseinweisung erfolgen oder ist ein ambulanter Behandlungsversuch möglich?
- Ist eine Therapie mit einem SABA-Dosieraerosol möglich?
- Ist alternativ eine Inhalation mit einem Vernebler indiziert?
- Ist Prednisolon 30–50 mg für 3 Tage indiziert?
- Ist die Verordnung eines Antibiotikums indiziert?

Die Beantwortung dieser Fragen hängt vom klinischen Gesamteindruck, von der Anzahl und vom zeitlichen Abstand der vorangegangenen Exazerbationen sowie vom häuslichen Umfeld des Patienten und seinen Ressourcen ab. Die meisten Patienten können ambulant behandelt werden. Die Basistherapie der Exazerbation ist ein SABA als Dosieraerosol oder Inhalat für einen Vernebler. Zwischen den Anwendungen sollte ein Abstand von mindestens 2 h eingehalten werden. Je nach Einschätzung des Schweregrades kann gleich mit einem oralen Steroidstoß begonnen werden. Eine i. v. Applikation hat keinen Vorteil. Im ambulanten Setting ist kein sicherer Vorteil einer antibiotischen Behandlung nachweisbar, daher sollten **Antibiotika** nur bei klinischen Hinweisen auf eine bakterielle Infektion gegeben werden. Während die Sputumfarbe bei Patienten ohne eine Lungenerkrankung kein Hinweis auf eine bakterielle Infektion ist, wird ein gelblich grünes Sputum bei COPD als möglicher Hinweis auf eine bakterielle Infektion gewertet. Allerdings sind Patientenangaben zur Sputumfarbe nicht zuverlässig. Leider ist das CRP kein geeigneter Marker, um eine bakterielle Infektion nachzuweisen, kann aber helfen, unnötige Verordnungen zu vermeiden. Oft kann ein Tag abgewartet werden, um das Ansprechen auf SABA und evtl. Steroide zu beurteilen. Geeignete Antibiotika (wenn die Gabe für notwendig erachtet wird) sind:

- Amoxicillin/Clavulansäure 875/125 mg 3 ×/d für 7–10 d
- Doxycyclin 100 mg 1 ×/d für 7 d nach einer Loading-Dosis von 200 mg
- Makrolide, z. B. Clarithromycin 500 mg 2 ×/d für 5–7 d

Spätestens nach der ersten Exazerbation sollten Patienten einen Notfallplan (schriftlicher Aktionsplan auf dem Medikationsplan) zum selbstständigen Vorgehen bei einer Exazerbation erhalten (➤ Box 66.1).

Box 66.1

Notfallplan

Bei „Fiepen“ oder „Giemen“ oder „Pfeifen“ und zunehmender Luftnot:

- Salbutamol 2 Hübe je 3 ×/d
- Wenn nach 2 Tagen keine klinische Besserung eingetreten ist: Prednisolon 40–50 mg oral 1-0-0 für 3 d
- (Tägliche) Vorstellung in der Praxis empfohlen

Prednisolon kann nach Aufklärung auch prophylaktisch als Notfallmedikation für den Inhalator rezeptiert werden.

LITERATUR

Fexer J, Donnachie E, Schneider A et al. The effects of theophylline on hospital admissions and exacerbations in COPD patients: Audit data from the Bavarian disease management program. Dtsch Arztebl Int 2014; 111(17): 293–300.

Kahnert K, Jörres RA, Behr J, Welte T. Diagnostik und Therapie der COPD und ihrer Komorbiditäten. Dtsch Arztebl Int 2023; 120: 434–44.

Klemmer A, Vogelmeier CF. COPD: Nicht nur eine Lungenerkrankung. Dtsch Arztebl 2015; 112(9): 4.

SYSTEMATISCHE REVIEWS

Chen K, Pleasants KA, Pleasants RA et al. A systematic review and meta-analysis of sputum purulence to predict bacterial infection in COPD exacerbations. COPD 2020; 17(3): 311–317.

Janjua S, Fortescue R, Poole P. Phosphodiesterase-4 inhibitors for chronic obstructive pulmonary disease. Cochrane Database Syst Rev 2020; 5: CD002309.

Kopsaftis Z, Wood-Baker R, Poole P. Influenza vaccine for chronic obstructive pulmonary disease (COPD). Cochrane Database Syst Rev 2018; 6: CD002733.

Poole P, Sathananthan K, Fortescue R. Mucolytic agents versus placebo for chronic bronchitis or chronic obstructive pulmonary disease. Cochrane Database Syst Rev 2019; 5: CD001287.

Walters JA, Tang JN, Poole P, Wood-Baker R. Pneumococcal vaccines for preventing pneumonia in chronic obstructive pulmonary disease. Cochrane Database Syst Rev 2017; 1: CD001390.

KAPITEL

67

Aniela Angelow, Jean-François Chenot

Koronare Herzerkrankung

67.1 Definition und Epidemiologie

Als koronare Herzerkrankung (KHK) wird das klinische Bild zusammengefasst, das infolge **atherosklerotischer Veränderungen der Herzkranzarterien (= Koronarsklerose)** entsteht. Mit fortschreitenden Veränderungen kommt es zu einem Missverhältnis zwischen dem Sauerstoffangebot und dem Sauerstoffbedarf der Herzmuskulatur. Man unterscheidet:

- Koronarsklerose ohne Nachweis einer Durchblutungsstörung **(nicht stenosierende KHK, asymptomatisch)**
- Koronarsklerose mit Nachweis von Durchblutungsstörungen **(stenosierende KHK)**

Liegt eine stenosierende KHK vor, kommt es häufig zu einem typischen Beschwerdebild mit Angina pectoris und Belastungsdyspnoe. Die KHK ist mit einer **erhöhten Morbidität** und **Mortalität** verbunden. Die besondere Bedeutung des Erkrankungsbildes liegt in der hohen Prävalenz sowohl der KHK als auch der zugrunde liegenden beeinflussbaren Risikofaktoren (➤ Kap. 6). Die Prävalenz liegt bei insgesamt 5 % der Bevölkerung in Deutschland, mit einem altersabhängigen Anstieg von 0,3 % bei den < 45-Jährigen bis zu 20 % bei > 75-Jährigen. Obwohl die Sterblichkeitsrate rückläufig ist, sind Herz-Kreislauf-Erkrankungen unverändert die **häufigste Todesursache in Deutschland.** 13 % der Frauen und 16 % der Männer versterben daran. Der Rückgang der Sterberaten wird auf eine verbesserte Therapie und Prävention kardiovaskulärer Risikofaktoren zurückgeführt. Allerdings wird in Deutschland im Vergleich zu anderen europäischen Ländern noch Verbesserungspotenzial gesehen.

KHK ist bei Personen höheren Alters, männlichen Geschlechts und mit niedrigem sozialem Status häufiger. Zu den wesentlichen **beeinflussbaren kardiovaskulären Risikofaktoren** zählen Rauchen, Diabetes, Bluthochdruck und Fettstoffwechselstörungen (➤ Kap. 81, ➤ Kap. 63, ➤ Kap. 61, ➤ Kap. 62). Damit vergesellschaftet sind oft Adipositas (➤ Kap. 73) und Bewegungsmangel.

MERKE

In der Hausarztpraxis nimmt die **Prävention der KHK** (Primär- und Sekundärprävention) i. S. einer **Prävention und Behandlung kardiovaskulärer Risikofaktoren** den **Hauptteil hausärztlicher Arbeit** ein und hat damit einen wesentlichen Stellenwert. In Bezug auf die Risikofaktoren einer KHK

- sind die Häufigkeit des Rauchens, die durchschnittliche Höhe der Blutdruckwerte und Fettstoffwechselstörungen in Deutschland rückläufig,
- nimmt die Häufigkeit von Adipositas und Diabetes weiterhin zu (➤ Kap. 63, ➤ Kap. 73).

67.2 Diagnostische Strategie und Differenzialdiagnose

LEITLINIEN

DEGAM-S3-Leitlinie „Brustschmerz". AWMF-Registernummer 053-023:

https://register.awmf.org/de/leitlinien/detail/053-023

Das klinische Bild der KHK umfasst:

- **Akutes Koronarsyndrom** (ACS) als **lebensbedrohlicher Notfall** mit den klinischen Manifestationsbildern:
  - Instabile Angina pectoris
  - Akuter Myokardinfarkt
  - Plötzlicher Herztod
- **Chronische KHK**

MERKE

Charakteristika für eine **typische Angina-pectoris-Symptomatik** sind:

- Retrosternale Beschwerden von kurzer Dauer
- Auslösbarkeit der Beschwerden durch körperliche oder psychische Belastung
- Verbesserung der Beschwerden in Ruhe und/oder nach Nitratapplikation

Zum Vorgehen bei akuten Brustschmerzen inkl. Differenzialdiagnose und Management bei **V. a. ein ACS** wird auf ➤ Kap. 44 und ➤ Kap. 95 verwiesen. In diesem Kapitel liegt der Schwerpunkt auf der Versorgung von Patienten mit **chronischer KHK** in der Hausarztpraxis.

Bei nicht akuten Beschwerden ohne gesicherte Diagnose einer KHK und klinischen Verdacht kann die Diagnose auch ambulant gesichert oder ausgeschlossen werden. Typischerweise berichten Patienten über mehrere Tage zurückliegende Brustschmerzen, Luftnot oder Belastungseinschränkungen und sind aktuell beschwerdefrei. Zur Standarddiagnostik in der Hausarztpraxis gehört dann ein Ruhe-EKG, um ein abgelaufenes oder subklinisches akutes Ereignis zu erkennen. Da ein normales Ruhe-EKG in dieser Situation eine KHK nicht ausschließt, sollte je nach Vortestwahrscheinlichkeit eine weitere Diagnostik veranlasst werden (➤ Tab. 67.1).

Zum Vorgehen bei V. a. KHK liegt in der NVL ein Algorithmus vor, der in ➤ Abb. 67.1 vereinfacht wiedergegeben wird.

Im Regelfall erfolgt eine Überweisung zum Kardiologen, der eine Echokardiografie durchführt, die neben dem EKG zur Basisdiagnostik zählt. Er legt i. d. R. auch fest, ob ein weiteres nichtinvasives oder ein invasives Verfahren zur Diagnosesicherung notwendig ist. Die Verfahren haben unterschiedliche Sensitivitäten und Spezifitäten, Vorteile und Risiken. In der NVL KHK wird wegen der hohen Zahl an falsch positiven Befunden eine untere Vortestwahrscheinlichkeit von < 15 % als Grenze für weiterführende Untersuchungen und > 85 % als absolute Indikation vorgeschlagen, ab der eine KHK angenommen werden soll (➤ Kap. 4). Manche Hausarztpraxen führen Belastungsergometrien durch. Bei einer Vortestwahrscheinlichkeit > 30 % sollte trotz eines negativen Befunds eine weiterführende Diagnostik veranlasst werden, da die Nachtestwahrscheinlichkeit dann immer noch über 15 % liegt. Es gibt Hinweise, dass die Zahl der Koronarangiografien in Deutschland starke regionale Schwankungen aufweist und auch im internationalen Vergleich sehr hoch liegt. Es wird angenommen, dass ein hoher Anteil keine rechtfertigende Diagnose hat. Eine invasive Diagnostik gilt nur dann als gerechtfertigt, wenn bei

Tab. 67.1 Vortestwahrscheinlichkeit für eine stenosierende KHK in Abhängigkeit von der Symptomatik (NVL-KHK)

Alter [Jahre]	Typische Angina pectoris		Atypische Angina pectoris		Nicht anginöse Brustschmerzen	
	Männer	Frauen	Männer	Frauen	Männer	Frauen
30–39	59 %	28 %	29 %	10 %	18 %	5 %
40–49	69 %	37 %	38 %	14 %	25 %	8 %
50–59	77 %	47 %	49 %	20 %	34 %	12 %
60–69	84 %	58 %	59 %	28 %	44 %	17 %
70–79	89 %	68 %	69 %	37 %	54 %	24 %
> 80	93 %	76 %	78 %	47 %	65 %	32 %

67

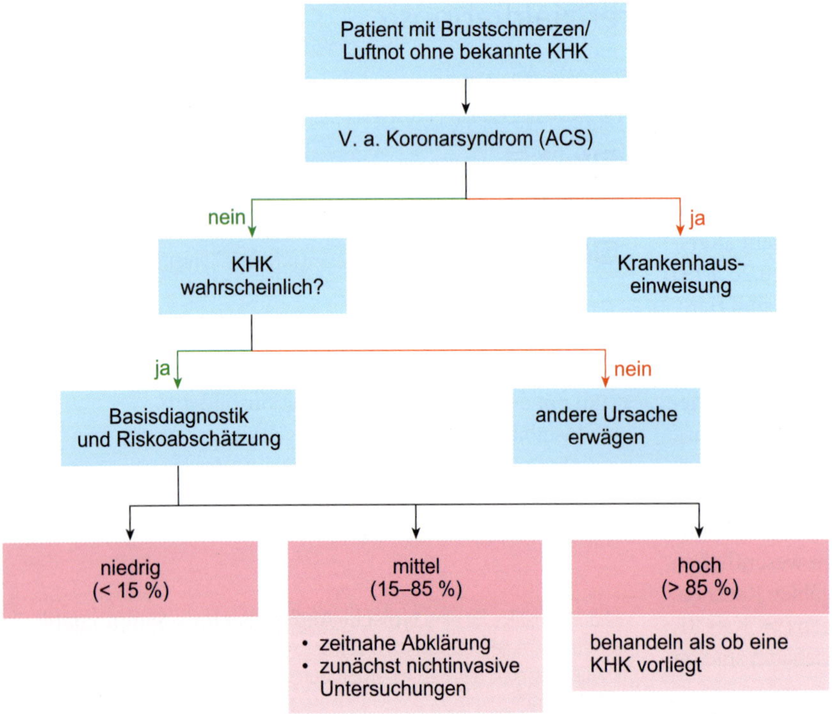

Abb. 67.1 Algorithmus Vorgehen bei V. a. KHK (modifiziert nach NVL) [L141]

Tab. 67.2 Nichtinvasive diagnostische Verfahren der KHK (adaptiert nach NVL KHK)

Test	Sensitivität [%]	Spezifität [%]	Ionisierende Strahlung	GKV-Leistung
Stressechokardiografie	87	89	Keine	Ja
Myokardszintigrafie	92	81	Ja	Ja
Stress-Perfusions-MRT	79	75	Nein	Nein
Dobutamin-Stress-MRT	85	86	Nein	Nein
CT-Angiografie	93	86	Ja	Nein
CT-Calcium Score	88	86	Ja	Nein

mittlerer Vortestwahrscheinlichkeit ein nichtinvasiver Test eine KHK wahrscheinlich macht und sich daraus Konsequenzen ergeben. Auch wenn die Auswahl der Diagnostik im Regelfall nicht in hausärztlicher Hand liegt, sind die wichtigsten Verfahren in ➤ Tab. 67.2 dargestellt.

Für Patienten mit bekannter KHK und **neuen Beschwerden oder Zunahme bestehender Beschwerden** kann zur Einschätzung der Ursachen von Brustschmerzen der Marburger Herz-Score herangezogen werden (➤ Kap. 44). Bei einem Herz-Score-Wert ≤ 2 Punkte liegt die Wahrscheinlichkeit einer stenosierenden KHK als Ursache für den Brustschmerz bei < 2,5 %, wobei das **klinische Gesamtbild** berücksichtigt werden muss.

Die **CT-Koronarangiografie** (CCTA) soll ab Herbst 2024 zur Darstellung der Koronarmorphologie bei chronischer KHK als Kassenleistung zur Verfügung stehen. Sie soll zu einer Abnahme der Herzkatheteruntersuchungen führen. Studien zeigen eine sehr gute Sensitivität und Spezifität in Bezug auf die Identifikation von Koronarstenosen. Dabei konnte eine Reduktion von Myokardinfarkten, Schlaganfällen sowie prozeduralen Komplikationen bei Patienten mit hoher Vortestwahrscheinlichkeit für eine stenosierende KHK gezeigt werden. Da Patienten in der Hausarztpraxis i. d. R. eine geringere Vortestwahrscheinlichkeit für eine KHK haben, ist eine gute Vorselektion nötig, um den Nutzen der Untersuchung entsprechend den Studienergebnissen zu erzielen.

MERKE

Bei Patienten mit vorbestehender KHK und Brustschmerz sollte immer an eine instabile Angina pectoris gedacht werden! **Cave:** Insbesondere bei Patienten mit Diabetes mellitus können typische Symptome fehlen.

Patientenbeispiel

Patient mit neuen Brustbeschwerden

Herr G. (67), ein berenteter Elektroinstallateur mit Diabetes und einer vor 7 Jahren nach einem akuten Infarkt diagnostizierten KHK, berichtet, dass er beim Ziehen der Enkelkinder im Bollerwagen in der letzten Woche mehrfach wegen Stichen in der Brust anhalten musste. Er wird zum Kardiologen überwiesen, der eine elektive Koronarangiografie veranlasst. Wegen mehrerer hochgradiger Stenosen wird ca. 6 Wochen später eine aortokoronare Venen-Bypass-OP (ACVB) durchgeführt. Trotz massiver Wundheilungsstörungen erholt sich Herr G. wieder und wird unter Belastung beschwerdefrei.

67.3 Therapiestrategie

LEITLINIEN

- DEGAM-S3-Leitlinie „Hausärztliche Risikoberatung zur kardiovaskulären Prävention". AWMF-Registernummer 053-024:

  https://register.awmf.org/de/leitlinien/detail/053-024

- Nationale VersorgungsLeitlinie „Chronische KHK". AWMF-Registernummer nvl-004:

  https://register.awmf.org/de/leitlinien/detail/nvl-004

- DEGAM-S2e-Leitlinie „Neue Thrombozyten-Aggregationshemmer. Einsatz in der Hausarztpraxis". AWMF-Registernummer 053-041:

  https://www.degam.de/files/Inhalte/Leitlinien-Inhalte/Dokumente/DEGAM-S2-Leitlinien/053-041_Neue%20Thrombozytenaggregationshemmer/oeffentlich/LL-Dokumente%20aktuell%202019/053-041k_S2e_Neue-Thrombozyten-Aggregationshemmer-TAH_Kurzfassung.pdf

- Knuuti J, Wijns W, Saraste A et al. 2019 ESC Guidelines for the management of chronic coronary syndromes. Eur Heart J 2020; 41(4): 407–77.

67.3.1 Nichtmedikamentöse Therapie

Körperliche Aktivität Training und Bewegung, angepasst an die individuelle Belastbarkeit, senken die kardiovaskuläre Mortalität und verbessern die Lebensqualität bei Patienten mit KHK. Hier ist je nach Risikokategorie eine ärztliche Überwachung nötig. Sinnvoll ist es, lokale Angebote wie Koronarsportgruppen zu kennen und ggf. weiterzuempfehlen. Auch die Verordnung von **Reha-Sport** (Herzsport) kann genutzt werden, um Motivation und Bewegung zu fördern (Verordnung über Muster 56, Angebote werden von Krankenkassen zertifiziert, Verordnung muss durch die Krankenkasse genehmigt werden).

Tab. 67.3 Häufig verwendete Medikamente für Patienten mit KHK im Überblick

	Typische Wirkstoffe	Hinweis
Prognoseverbessernde Medikation		
Thrombozytenaggregationshemmer (TAH)	• ASS • (Clopidogrel)	• Standardmedikation; bei Patienten ohne Myokardinfarkt Off-Label-Use • Nach gastrointestinaler Blutung Fortsetzung der Therapie unter PPI-Gabe • Bei Unverträglichkeit: Gabe von Clopidogrel 75 mg 1 ×/d • Aktuell keine Empfehlung für Dosierung < 100 mg
Betablocker	• Bisoprolol • Metoprolol • Carvedilol	• Gabe > 1 Jahr nach Herzinfarkt: keine eigenständige Indikation • Therapiefortsetzung richtet sich nach Begleiterkrankungen
Statine	• Atorvastatin • Simvastatin	• Feste Hochdosis-Statintherapie • Standardmedikation für alle Patienten mit KHK unabhängig vom LDL-Ausgangswert • Reduktion der Gesamtmortalität und der kardiovaskulären Morbidität für Patienten mit KHK
Symptomatische (antianginöse) Therapie		
Betablocker	• Bisoprolol • Metoprolol • Carvedilol	• Prognoseverbesserung bei Patienten mit Herzinsuffizienz • Senkung nicht tödlicher kardiovaskulärer Ereignisse bei Patienten mit Hypertonie • Kann, wenn keine Angina oder eine andere Indikation, 1 Jahr nach Ereignis abgesetzt werden.
Kalziumkanalblocker	Amlodipin	• Senkung nicht tödlicher kardiovaskulärer Ereignisse bei Patienten mit Hypertonie
Kurzwirksame Nitrate	Glyceroltrinitrat	• Gefahr der Hypotonie bei unsachgemäßem Gebrauch beachten • Kopfschmerzen
Langwirksame Nitrate	• Isosorbiddinitrat (ISDN) • Isosorbidmononitrat (ISMN)	• Toleranzentwicklung (nitratfreies/-armes Intervall beachten: Einnahme z. B. nur morgens und mittags)
Molsidomin	–	• Keine belegten Vorteile gegenüber ISDN/ISMN
Ranolazin (Ranexa® und Generika)	–	• Keine Kombination mit anderen, die QTc-Zeit verlängernden Medikamenten • Keine nachgewiesene Prognoseverbesserung
Ivabradin (Procorolan® und Generika)	–	• Nur bei Unverträglichkeit oder Kontraindikation gegen Betablocker • Nur bei Sinusrhythmus • Patienten mit chron. Herzinsuffizienz und systolischer Dysfunktion im Stadium II–IV mit Ruhe-HF > 75/min trotz Betablockertherapie • Erhöhtes Risiko von VHF bei Verapamil-Gabe (Roter Hand Brief 2014)

TIPP

Empfehlungen zum körperlichen Training für Patienten mit Herzinsuffizienz finden sich bei Patienten-Information.de:

www.patienten-information.de/patientenblaetter/herzinsuffizienz-bewegung

Rehabilitation Von der Langzeitbehandlung wird die Anschlussheilbehandlung/Anschlussrehabilitation nach Herzinfarkt/Bypass-OP und in ausgewählten Fällen nach elektiver Intervention unterschieden. Diese kann stationär oder ambulant erfolgen.

Ernährung Eine konkrete Diät kann auf Grundlage der aktuellen Evidenz nicht empfohlen werden. Es gelten die allgemeinen Ernährungsempfehlungen (➤ Kap. 112).

TIPP

Zur Unterstützung der Beratung liegt ein Informationsblatt der aktuellen NVL KHK vor „Wichtig: Ernährung und Bewegung":

https://www.leitlinien.de/themen/khk/patientenblaetter

Rauchen Raucher sollen zum Rauchstopp motiviert werden (➤ Kap. 81).

67.3.2 Medikamentöse Therapie

Medikamente, welche die **Mortalität nach Herzinfarkt** nachweislich senken, sind **ASS, Statine** und **Betablocker** (Behandlungsdauer Betablocker: 1 Jahr nach Herzinfarkt; ➤ Tab. 67.3). ASS soll allen Patienten mit stabiler KHK empfohlen werden (bei KHK **ohne** Myokardinfarkt oder Revaskularisation: Off-Label-Use). Für Empfehlungen nach ACS oder Stent-Einlage ➤ Kap. 102.2.1. Bei stabiler KHK und ASS-Unverträglichkeit ist Clopidogrel 75 mg eine Alternative. Patienten mit Indikation zur oralen Antikoagulation (z. B. Vorhofflimmern) sollen keine zusätzliche Thrombozytenaggregation erhalten.

Bei **Unverträglichkeit einer Statintherapie** können Ezetimib oder, in ausgewählten Fällen, PCSK9-Inhibitoren erwogen werden (➤ Kap. 62). Die aktuellen Empfehlungen der NVL KHK sehen auf Basis der Evidenz einen reduzierten Stellenwert der Betablocker (keine eigenständige Indikation nach einem Zeitraum von 1 Jahr nach Herzinfarkt). Die Fortsetzung der Betablockertherapie ohne Brustschmerzen richtet sich nach weiteren Indikationen wie Herzinsuffizienz und Arrhythmien (Standardwirkstoffe: Metoprolol, Bisoprolol, Carvedilol). Auch für ACE-Hemmer, AT_1-Inhibitoren und Aldosteron-Antagonisten besteht für Patienten mit KHK keine eigenständige Indikation, wenn nicht Bluthochdruck (➤ Kap. 61) oder Herzinsuffizienz (➤ Kap. 69) vorliegen.

MERKE

- Bei Patienten mit **stabiler KHK** ohne Koronarintervention **und Indikation zur oralen Antikoagulation** soll *kein* TAH verordnet werden (➤ Kap. 102).
- Nach **elektiver Stent-Implantation** wird zeitlich begrenzt eine duale Thrombozytenaggregationshemmung mit ASS und Clopidogrel empfohlen. Wird in dieser Patientengruppe bereits eine orale Antikoagulation eingenommen, soll zusätzlich nur ein TAH verordnet werden.
- Eine Triple-Therapie sollte nur ausnahmsweise bei einzelnen Patienten für möglichst kurze Zeit erwogen werden.

Schnell wirksame Nitrate sind für **alle Patienten mit KHK** im Rahmen des Selbstmanagements sinnvoll, um einen Angina-pectoris-Anfall zu durchbrechen oder ggf. vor einer geplanten Belastung. Wenn trotz optimaler prognoseverbessernder Therapie keine Symptomfreiheit erreichbar ist, können Betablocker, Kalziumkanalblocker, langwirksame Nitrate und, nachrangig, Ranolazin oder Ivabradin zur symptomatischen Therapie eingesetzt werden (NVL KHK). Was die Wirksamkeit auf die Symptomkontrolle betrifft, ließen sich keine Unterschiede zwischen den Wirkstoffgruppen nachweisen. Die NVL KHK empfiehlt, die antianginöse Therapie auf der Basis des Einflusses auf das kardiovaskuläre Risiko, des Nebenwirkungsprofils und potenzieller Arzneimittelinteraktionen auszuwählen.

67.3.3 Monitoring und Therapieziele

Für **Patienten mit KHK ohne Beschwerden oder mit stabilen, geringen Beschwerden** erfolgt die Langzeitbetreuung und -koordination i. d. R. **in der Hausarztpraxis.** Üblich sind Kontrolltermine ca. alle 3 Monate.

MERKE

Routinemäßige apparative Untersuchungen oder Vorstellungen beim Kardiologen sind nicht nötig (Park et al. 2022). Über die Notwendigkeit einer spezialisierten kardiologischen Betreuung wird **individuell** und **anlassbezogen** auf der Basis von Beschwerden und Erkrankungsverlauf entschieden.

Für gesetzlich Versicherte besteht die Möglichkeit, am **Disease-Management-Programm KHK** teilzunehmen, in dem strukturiert in 3- oder 6-monatigen Abständen Blutdruck, Gewicht sowie aktuelle erkrankungsbezogene Beschwerden/Überweisungen erfasst werden. Eine typische **Verlaufskontrolle in der Hausarztpraxis** umfasst:

- Erfassung aktueller typischer Beschwerden (Angina-pectoris-Symptomatik, Luftnot, Gewichtszunahme [Ödeme], Anwendung von Notfallspray)
- Fragen zu Verträglichkeit und Adhärenz der Medikation
- Fokussierte Untersuchung mit Blutdruck-, Puls- und Gewichtsmessung, Inspektion von Ödemen (bei Vorliegen eines Diabetes ggf. Besprechung von BZ-Werten/Diabetestherapie)
- Begleitung und Motivation bei Notwendigkeit einer Lebensstiländerung (Rauchstopp, Bewegung, Ernährungsänderung/Gewichtsreduktion) (➤ Kap. 6, ➤ Kap. 81)
- Ggf. Erfassung von aktuellen weiteren Problemen (Stress, psychische Probleme)
- Vermittlung von Informationen zur KHK und deren Risikofaktoren
- Laborkontrollen in Abhängigkeit von Therapiestrategie und Komorbiditäten
- Es wird eine jährliche Grippeimpfung empfohlen.

Für Menschen mit einer Herzkrankheit bedeutet die Krankheit oft einen tiefen Einschnitt in ihr Leben, die zu großen Ängsten und sozialer Isolation führen kann („Mein Herz hat mich im Stich gelassen"). Diese Aspekte finden im sehr somatisch ausgerichteten DMP keine Aufmerksamkeit. Es ist hausärztliche Aufgabe, evtl. behandlungsbedürftige Depressionen zu erkennen und niederschwellig psychosoziale Faktoren zu explorieren (➤ Kap. 78).

MERKE

Blutdruck- und **Gewichtsmessung** sind einfache und schnell durchzuführende Untersuchungen. Sie bieten eine gute Gelegenheit, anhand der gemessenen Werte Lebensstil und Medikamentenverträglichkeit zu besprechen.
Es sollte regelmäßig geprüft werden, ob Patienten die Bedeutung von **Alarmsymptomen** und die Möglichkeiten des **Selbstmanagements** kennen.

Bei **hochbetagten** sowie **multimorbiden Patienten** müssen Behandlungsziele und Behandlungsmaßnahmen entsprechend den Prioritäten, Wünschen und Bedürfnissen immer wieder erneut geprüft und individuell vereinbart werden.

TIPP

Im Rahmen der NVL KHK wurden evidenzbasierte **Patienteninformationsblätter** zu Teilaspekten der medikamentösen/interventionellen Therapie und zur Bedeutung von Lebensstilfaktoren erstellt, die in der Hausarztpraxis ergänzend verwendet werden können:

https://www.leitlinien.de/themen/herzinsuffizienz

67.3.4 Überweisung zur weiteren Abklärung?

In folgenden Fällen ist eine Überweisung zum Kardiologen oder eine Klinikeinweisung nötig (➤ Kap. 44):

- Verschlechterung einer vorbestehenden Symptomatik (instabile Angina pectoris)
- Unzureichende Symptomkontrolle
- Blutdruckwerte > 160 mmHg (Hypertonie Grad 2) trotz Einnahme dreier Wirkstoffe

LITERATUR

Bösner S, Becker A, Haasenritter J et al. Chest pain in primary care: Epidemiology and pre-work-up probabilities. Eur J Gen Pract 2009; 15: 141–146.

Corballis N, Tsampasian V, Merinopoulis I et. al. CT angiography compared to invasive angiography for stable coronary disease as predictors of major adverse cardiovascular events. A systematic review and meta-analysis. Heart Lung 202; 57: 207–213.

Doenst T, Thiele H, Haasenritter J et al. Behandlung der koronaren Herzkrankheit. Dtsch Arztebl 2022; 119: 716–723.

Gesundheitsberichterstattung des Bundes. Gesundheit in Deutschland. 2015; www.gbe-bund.de (letzter Zugriff: 30.3.2024).

Haasenritter J, Bösner S, Vaucher P et al. Ruling out coronary heart disease in primary care: External validation of a clinical prediction rule. Br J Gen Pract 2012; 62(599): e415–e421.

Park DW, Kang DY, Ahn JM et al. Routine Functional Testing or Standard Care in High-Risk Patients after PCI. N Engl J Med 2022; 387(10): 905–915.

KAPITEL

68

Markus Bleckwenn

Vorhofflimmern

68.1 Definition und Epidemiologie

Beim Vorhofflimmern (VHF) schlagen beide Vorhöfe des Herzens, anders als beim Sinusrhythmus, völlig unrhythmisch. Daher spricht man auch von einer absoluten Arrhythmie. Diese Rhythmusstörung kann vorübergehend (paroxysmal oder intermittierend) oder dauerhaft (permanent) auftreten.

Vorhofflimmern ist weltweit die häufigste Herzrhythmusstörung bei Erwachsenen. In Deutschland tritt VHF bei ca. 2,5 % der Erwachsenen mittleren Alters auf. Das Risiko für VHF steigt mit dem Alter deutlich an. So liegt die Prävalenz bei den 65- bis 74-Jährigen schon bei 10 %. Im Verlauf des Lebens entwickeln 24 % der Männer und 22 % der Frauen ein Risiko für VHF. Aufgrund des demografischen Wandels wird sich die Häufigkeit von VHF in der Bevölkerung in den nächsten 40 Jahren verdoppeln.

In einem Drittel der Fälle tritt VHF ohne erkennbare Ursache (idiopathisch) oder zugrunde liegende Erkrankung auf. In allen anderen Fällen gibt es Risikofaktoren oder auslösende Erkrankungen. In den seltenen Fällen, in denen das VHF im Zusammenhang mit einer rheumatischen Klappenerkrankung (vorwiegend Mitralklappenstenose) auftritt oder eine Mitralklappenprothese bzw. eine Mitralklappenrekonstruktion besteht, spricht man von valvulärem VHF. Die aktuellen Leitlinien gehen nicht mehr spezifisch auf das valvuläre VHF ein, sondern erwähnen den Begriff nur noch aus historischen Gründen. Daher wird auch in diesem Kapitel nur noch von VHF bzw. nicht valvulärem VHF gesprochen.

68.1.1 Risikofaktoren und Ursachen

Etwa zwei Drittel der Fälle von VHF sind kardial bedingt, in nur einem Viertel finden sich extrakardiale Ursachen (➤ Box 68.1). Bei den beeinflussbaren Risikofaktoren steht die Hypertonie an erster Stelle. Bei Vorliegen von Adipositas kann durch eine Gewichtsreduktion von 10–15 kg das Risiko für VHF gesenkt werden. Auch bei Fortbestehen des VHF kann eine durch die Gewichtsreduktion gewonnene körperliche Fitness die VHF-Symptome reduzieren.

Box 68.1

Risikofaktoren und Ursachen für Vorhofflimmern

Risikofaktoren:
- Alter
- Adipositas
- Diabetes mellitus
- Metabolisches Syndrom
- Niereninsuffizienz
- Genetische Disposition

Assoziierte kardiale Erkrankungen:
- Hypertensive Herzerkrankung
- KHK
- Herzklappenerkrankungen, insb. Mitralklappeninsuffizienz
- Herzinsuffizienz
- Hypertrophe Kardiomyopathie
- Vorhofseptumdefekt

Andere Ursachen:
- Operationen
- Hyperthyreose
- Alkohol, Binge-Drinking, Holiday-Heart-Syndrom
- Beinvenenthrombose mit Lungenembolie
- Medikamentennebenwirkung, z. B. Theophyllin

Bei etwa 30 % der VHF-Patienten liegt zudem ein Vitium vor, das die Volumenbelastung der Vorhöfe erhöht. Auch das Schlaganfallrisiko wird durch ein Vitium nochmals erhöht. Zudem kann das Auftreten von VHF ein Hinweis für das Fortschreiten der Klappenerkrankung sein. Falls eine kardiologische oder herzchirurgische Intervention notwendig wird, sollte auch über eine interventionelle Therapie des VHF diskutiert werden.

Das Auftreten von VHF selbst fördert den Remodelling-Prozess der Vorhöfe. Je länger das VHF andauert, umso wahrscheinlicher werden häufigere und längere VHF-Episoden. Daher ist es für das Risiko von VHF wichtig, die Rhythmusstörung zeitnah zu erkennen und, wenn möglich, zu beenden.

Damit VHF auftritt, bedarf es neben strukturellen Veränderungen der Vorhöfe auch eines Auslösers (Triggers). Diese Vorhofflimmerimpulse/-trigger gehen von den proximalen Abschnitten der vier Pulmonalvenen aus. Diese münden in den linken Vorhof, wo durch den Triggerimpuls multiple kreisende Erregungswellen ausgelöst werden. Neben den Pulmonalvenen wurden auch andere auslösende Herde im linken und rechten Vorhof und im Koronarsinus identifiziert.

Die charakteristische Frequenz des VHF beträgt 350–600 Schläge/min. Der Atrioventrikularknoten (AV-Knoten) leitet die elektrischen Erregungen unregelmäßig über das His-Bündel und die Tawara-Schenkel in die Herzkammer weiter. Je nach Überleitung kann es zu einem langsamen (Bradyarrhythmie), einem normofrequenten oder auch einem tachykarden VHF (Tachyarrhythmie) kommen. Die hohe Vorhoffrequenz bedingt eine unvollständige Kontraktion der Vorhöfe. Somit wird das Blut nicht mehr regulär aus den Vorhöfen in die Herzkammern gepumpt. Dabei bleibt die Pumpfunktion der Herzkammern erhalten. Jedoch nimmt das Schlagvolumen des Herzens bis zu 20 % ab. Durch die unvollständige Kontraktion der Vorhöfe verringert sich die Strömungsgeschwindigkeit, und damit erhöht sich das Risiko für die Bildung von Thromben. 90 % der Thromben, die einen ischämischen Schlaganfall auslösen, bilden sich dabei im linken Vorhofohr.

68.1.2 Klinische Bedeutung

Die Lebensqualität von Patienten mit VHF ist unabhängig von den Begleiterkrankungen deutlich eingeschränkt. Zudem sind Mortalität und Morbidität erhöht. VHF-Patienten haben ein 5-mal höheres Schlaganfallrisiko. Zudem können sich Erkrankungen wie eine Herzinsuffizienz durch das Auftreten von VHF klinisch verschlechtern. Somit ist VHF eine bedeutsame Erkrankung für die Betroffenen, die daher von der Erstdiagnose an eine ausführliche Aufklärung und Beratung über das komplexe Krankheitsbild benötigen. Die wichtigste Anlaufstelle stellt dabei der Hausarzt dar. Wenn der Patient ein ausreichendes Wissen über seine Herzerkrankung erlangt, kann er auch i. S. einer gemeinsamen Entscheidungsfindung (Shared Decision-Making) in alle Therapieentscheidungen wie Antikoagulation oder rhythmuserhaltende Therapie eingebunden werden. Zudem lernt der Patient positive Einflussmöglichkeiten auf seine Erkrankung wie z. B. Stressreduktion kennen.

68.1.3 Klassifikation

Vorhofflimmern wird nach der **Auftretenshäufigkeit und -dauer** eingeteilt (➤ Tab. 68.1). Häufig tritt VHF zunächst als kurze Episode auf. Unbehandelt nehmen die Häufigkeit und Länge der Episoden dann kontinuierlich zu. Im Verlauf kann es letztendlich zu einem persistierenden VHF kommen.

68.2 Diagnostische Strategie und Differenzialdiagnose

68.2.1 Symptome/Klinik

Vorhofflimmern kann sowohl intermittierend als auch permanent ohne jegliche Symptome auftreten. Jedoch berichten etwa zwei Drittel der Patienten mit VHF über klinische Symptome. Dies müssen nicht unbedingt rhythmusbedingte Beschwerden wie unregelmäßiger Puls,

Tab. 68.1 Typen von Vorhofflimmern

Erstmals diagnostiziertes VHF	VHF, das bisher noch nicht diagnostiziert wurde, unabhängig von der Dauer
Paroxysmales VHF	Spontane Konversion innerhalb von 48 h, Beendigung durch spontane Konversion oder Kardioversion innerhalb von 7 d
Persistierendes VHF	Dauer ≥ 7 d, danach Beendigung durch spontane Konversion oder Kardioversion
Langanhaltend persistierendes VHF	Dauer mind. 1 Jahr, danach erst Entscheidung über rhythmuserhaltende Behandlung
Permanentes VHF	Durchgehendes VHF ohne den Einsatz von rhythmuserhaltenden Maßnahmen

Tab. 68.2 EHRA-Klassifikation des Vorhofflimmerns [854-013]

EHRA-Stadium	Schwere der Symptome	Alltagskompetenz
I	Keine Beschwerden	Normale tägliche Aktivität ist nicht eingeschränkt
II	Milde Beschwerden	
III	Starke Beschwerden	Normale tägliche Aktivität ist eingeschränkt
IV	Massive Beschwerden	Normale tägliche Aktivität ist unmöglich

Herzstolpern und Herzrasen sein. Vielmehr klagen viele Patienten über Abgeschlagenheit, Luftnot, Brustschmerzen, Schlafprobleme oder auch psychischen Stress. Zudem können sich Beschwerden bei bekannten kardialen Erkrankungen wie Herzinsuffizienz verschlechtern.

Sind die Beschwerden des Patienten einem VHF zuzuordnen, sollten sie mithilfe der Klassifikation der *European Heart Rhythm Association* (EHRA) quantifiziert (➤ Tab. 68.2) werden. Dies unterstützt den Entscheidungsprozess bei der weiteren Therapie des VHF, wie z. B. das Anstreben einer Rhythmisierung.

68.2.2 Anamnese und klinische Untersuchung

Wenn sich in der Anamnese Hinweise auf ein VHF ergeben, sollte diesen diagnostisch nachgegangen werden. Dabei sind auch die Häufigkeit und Dauer für die Diagnostik wichtig. Hinweise auf ein VHF ergeben sich zudem anhand möglicher Auslöser wie körperliche oder psychische Belastung, Alkohol oder Infektionen. Das VHF-Risiko des Patienten verdoppelt sich, wenn bei einem der beiden Elternteile ein VHF bekannt ist. Das erblich bedingte VHF tritt gehäuft bei jüngeren Patienten auf und ist eher mit Beschwerden verbunden. Bei Palpitationen haben Patienten häufig bereits einen (unregelmäßigen) Puls getastet oder eine Arrhythmie durch eine elektronische Blutdruckmessung mit Pulsfrequenz erfasst.

Bei der körperlichen Untersuchung steht das Tasten des Pulses an erster Stelle. Bei einem unregelmäßigen Puls sollte unmittelbar ein EKG geschrieben werden. Bei der Auskultation des Herzens lässt sich bei VHF ein Pulsdefizit feststellen. Patienten mit VHF benötigen zudem eine vollständige kardiovaskuläre Beurteilung mit Erfassung sämtlicher Begleiterkrankungen. Dazu gehören alle kardiovaskulären Risiken inkl. Familienanamnese und, wenn vorhanden, kardiale Vorbefunde wie das letzte EKG im Sinusrhythmus.

TIPP
Die meisten Blutdruckmessgeräte verfügen über eine Arrhythmieerkennung und geben Pulsunregelmäßigkeiten mit einem Symbol sichtbar an.

68.2.3 Labordiagnostik

Bei der Erstdiagnose eines VHF muss eine Hyperthyreose als Ursache ausgeschlossen werden (➤ Kap. 71.1.2). Zudem sollten die Elektrolyte Natrium, Kalium und ggf. Magnesium überprüft und bei klinischen Zeichen eines Infekts die Infektparameter bestimmt werden. Vor einer notwendigen Antikoagulation sind die Gerinnungsparameter (INR, PTT) zu überprüfen.

68.2.4 EKG

Im EKG zeigen sich unregelmäßige RR-Intervalle, die P-Wellen fehlen, und es sind Flimmerwellen, insbesondere in V1, zu erkennen (➤ Abb. 68.1, unten). Zum Nachweis eines VHF sollte eine darstellbare Episode mindestens 30 s aufgezeichnet werden. Bei einer Herzfrequenz von ≥ 100/min spricht man von einer *Tachyarrhythmia absoluta*; bei Frequenzen < 50–60/min von einer *Bradyarrhythmia absoluta*.

TIPP
Ist man sich bei der elektronischen Aufzeichnung unsicher, ob ein VHF vorliegt, kann die Abmessung der RR-Abstände mit einem EKG-Zirkel im Papierausdruck helfen.

Langzeit-EKG Wenn im EKG kein VHF zu erkennen ist, jedoch anamnestische Hinweise bestehen, sollte eine weitere Abklärung mit einem Langzeit-EKG über 24 h erfolgen. Wenn weiterhin kein VHF feststellbar ist, kann eine längere Aufzeichnungsdauer von 72 h bis zu 7 d die Detektionsrate von VHF deutlich erhöhen.

Event-Recorder Nach einem Schlaganfall unklarer Ursache (kryptogener Schlaganfall) kann bei fehlender Detektion des VHF in der EKG-Diagnostik die Implantation eines Event-Recorders sinnvoll sein. Die Geräte werden in lokaler Anästhesie subkutan implantiert und können EKG-Sequenzen bis zu 1 h aufzeichnen. Mithilfe von Algorithmen kann die Software arrhythmische Episoden erkennen und platzsparend abspeichern. Neben der automatischen Aufzeichnung kann auch der Patient die EKG-Aufzeichnung bei Palpitationen mithilfe eines drahtlosen Auslösegeräts selbst aktivieren.

MERKE
Bei Patienten mit einem Herzschrittmacher oder Defibrillator wird bei Vorhandensein einer Vorhofelektrode eine Rhythmusanalyse durchgeführt. So lassen sich nicht symptomatische VHF-Episoden erkennen. Zudem können sich bei der Auswertung atriale Hochfrequenz-Episoden (Länge > 5–6 min und HF > 180/min) zeigen. Ob sich dahinter ein VHF verbirgt, muss durch externe EKG-Aufzeichnungen differenziert werden.

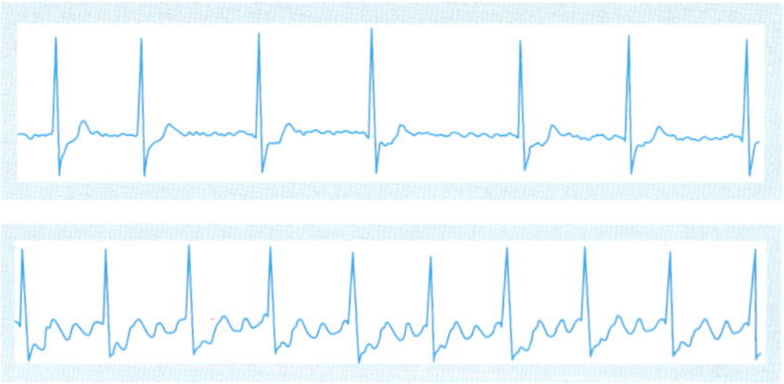

Abb. 68.1 EKG mit normofrequentem Vorhofflimmern (oben) und normofrequentem Vorhofflattern (unten) [L126]

Screening auf VHF Aufgrund der hohen klinischen Bedeutung sollte bei Patienten ab dem 65. Lj. im Rahmen ihres Arztbesuches ein VHF mittels Pulsmessung ausgeschlossen werden. Alternativ kann auch ein EKG aufgezeichnet werden. Insbesondere Patienten mit TIA oder ischämischem Schlaganfall sollten ein Screening auf VHF mittels EKG und Langzeit-EKG über mindestens 72 h erhalten.

68.2.5 Echokardiografie

Die transthorakale Echokardiografie wird bei allen VHF-Patienten zur Steuerung der Behandlung empfohlen. Dabei wird der Patient insbesondere auf strukturelle Herzveränderungen wie Klappenvitien, Herzinsuffizienz oder durchblutungsbedingte Wandbewegungsstörungen untersucht. Zudem lassen sich aus der Größe des linken Vorhofs die Erfolgsaussichten für eine Kardioversion abschätzen: Je größer der Vorhof ist, desto eher kommt es zu einem VHF-Rezidiv.

68.2.6 Differenzialdiagnosen

Ein unregelmäßiger Puls kann auch bei **supraventrikulären** bzw. **ventrikulären Extrasystolen** getastet oder durch die Rhythmusanalyse von Blutdruckmessgeräten festgestellt werden.

Beim **Vorhofflattern** besteht eine regelmäßige Vorhoffrequenz (250–450/min). Vorhofflattern und Vorhofflimmern können sich auch abwechseln. Beim Vorhofflattern tritt anstelle der P-Wellen ein „Sägezahnmuster" in II, III, und aVF auf (➤ Abb. 68.1, oben). Durch eine regelmäßige Überleitung zwischen Vorhof und Kammer (2 : 1, 3 : 1, 4 : 1) entsteht eine regelmäßige Kammerfrequenz von ca. 140/min. Die Therapie ist mit der beim VHF vergleichbar. Allerdings sprechen Patienten mit Vorhofflattern i. d. R. schlechter auf Medikamente an, sodass häufig eine Katheterablation zur Rhythmuskontrolle notwendig ist (➤ Kap. 68.3.4).

68

68.3 Therapie

LEITLINIEN

- Deutsche Gesellschaft für Kardiologie – Herz-und Kreislaufforschung (2021). ESC Pocket Guidelines. Diagnose und Behandlung von Vorhofflimmern, Version 2020:

  https://leitlinien.dgk.org/files/21_2020_pocket_leitlinien_vorhofflimmern_korrigiert.pdf

- 2020 ESC Guidelines for the diagnosis and management of atrial fibrillation developed in collaboration with the European Association for Cardio-Thoracic Surgery (EACTS):

  https://academic.oup.com/eurheartj/article/42/5/373/5899003?login=false

- AkdÄ. Orale Antikoagulation bei nicht valvulärem Vorhofflimmern: Leitfaden der AkdÄ zum Einsatz der neuen Antikoagulantien Dabigatran (Pradaxa®) und Rivaroxaban (Xarelto®). 3. überarb. A.:

  www.akdae.de/Arzneimitteltherapie/LF/PDF/OAKVHF.pdf

- S3-Leitlinie „Schlaganfall: Sekundärprophylaxe ischämischer Schlaganfall und transitorische ischämische Attacke". AWMF-Registernummer 030-133:

  www.awmf.org/leitlinien/detail/ll/030-133.html

Bei einem neu diagnostizierten VHF sollte die **Beurteilung** des Patienten 5 Hauptbereiche beinhalten:

- hämodynamische Stabilität,
- Vorliegen von Auslösefaktoren oder zugrunde liegenden Störungen,
- Schlaganfallrisiko und Antikoagulation,
- Herzfrequenzkontrolle und
- die Notwendigkeit einer rhythmuserhaltenden Therapie.

Ein Kardiologe sollte bei Auftreten von VHF dann unmittelbar hinzugezogen werden, wenn eine hämodynamische Instabilität und/oder eine unkontrollierte Herzfrequenz vorliegt. Auch bei einer symptomatischen Bradykardie, die nicht auf eine Reduktion frequenzregulierender Medikamente anspricht, muss fachärztlich behandelt werden. Insbesondere bei hämodynamisch instabilen Patienten sollte dafür eine akute Krankenhauseinweisung erfolgen. Erst nach der Entscheidung über Antikoagulation, Frequenzkontrolle und ggf. rhythmuserhaltende Therapie erfolgt die Behandlung der begleitenden Herzerkrankungen. Bei dieser **Upstream-Therapie** wird z. B. der Bluthochdruck mit einem ACE-Hemmer behandelt (➤ Box 68.2).

Box 68.2

Behandlungskaskade bei Patienten mit Vorhofflimmern

- Klinischer V. a. VHF: Bestätigung der Diagnose VHF durch EKG-Aufzeichnung
- Antikoagulation: Abschätzung des thrombembolischen Risikos mittels CHA_2DS_2-VASc-Score (➤ Kap. 102.1.1)
- Frequenzregulierende und rhythmuserhaltende Behandlung: Entscheidung nach Klinik (EHRA-Score, ➤ Tab. 68.2)
- Behandlung von zugrunde liegenden Erkrankungen: Upstream-Therapie

68.3.1 Schlaganfallprävention bei Patienten mit Vorhofflimmern

Das Schlaganfallrisiko von Patienten mit VHF kann durch den Einsatz einer oralen Antikoagulation (OAK) um 64 % gesenkt werden.

Vor dem Einsatz einer OAK muss das individuelle Schlaganfallrisiko eingeschätzt und gegen das potenzielle Blutungsrisiko einer OAK abgewogen werden. In der Regel überwiegt der mögliche Schutz vor einer Thrombembolie. Gerade ältere Menschen profitieren von einer OAK, da sie das höchste Schlaganfallrisiko haben. Auch wenn ältere Menschen ein größeres Blutungsrisiko haben und häufiger stürzen, fällt die Nutzen-Schaden-Bilanz unter einer OAK meistens zugunsten einer Antikoagulation aus. Letztendlich wird über den Beginn einer OAK immer zusammen mit dem Patienten entschieden. Dazu muss der Patient im Besitz aller notwendigen Informationen über die möglichen Risiken sein. Im Rahmen einer gemeinsamen Entscheidungsfindung wird dann auch die bei der OAK eingesetzte Substanz festgelegt. Wenn Komplikationen wie Blutungen auftreten oder der Gesundheitszustand des Patienten sich verändert, sollte eine erneute Risiko-Nutzen-Abwägung durchgeführt werden. Betroffen sind insbesondere Patienten mit einer fortgeschrittenen Demenz. Statistisch tritt bei jedem fünften dieser Patienten mit Demenz Vorhofflimmern auf. Der Benefit einer OAK ist marginal und das Blutungsrisiko deutlich erhöht. Daher sollte mit den Bevollmächtigten ausführlich über den geringen Nutzen einer OAK bei VHF gesprochen werden.

Einschätzung des Thrombembolierisikos bei VHF

Eine etablierte Methode zur Berechnung des Schlaganfallrisikos ist der **CHA_2DS_2-VASc-Score** (➤ Kap. 102.1.1). Patienten mit einem Score von 0, also ohne klinische Risikofaktoren, benötigen keine OAK. Patienten mit einem erhöhten Schlaganfallrisiko (CHA_2DS_2-VASc-Score ≥ 2 bei Männern bzw. ≥ 3 bei Frauen) profitieren eindeutig von einer OAK. Dies bedeutet, dass Patienten mit VHF ab 75 Jahren i. d. R. von einer Antikoagulation profitieren. Patienten < 75 Jahren und einem Risikofaktor (CHA_2DS_2-VASc-Score = 1 [männlich] oder = 2 [weiblich]) profitieren wahrscheinlich ebenfalls von einer OAK. Die ESC-Leitlinie empfiehlt bei diesen Patienten eine individuelle Risikoabschätzung und die Berücksichtigung der Patientenpräferenzen.

Patientenbeispiel

Ein Patient ist bei der Erstdiagnose VHF 60 Jahre alt. Außer einer arteriellen Hypertonie hat er keine Erkrankungen bzw. Risikofaktoren. Seine Eltern hatten beide im hohen Alter einen Schlaganfall. Deshalb möchte der Patient nicht bis zum 65. Geburtstag warten, um dann vielleicht nach dem CHA_2DS_2-VASc-Score eine absolute Indikation für eine OAK zu haben, sondern entscheidet sich für eine frühzeitige OAK.

Bestimmung des Blutungsrisikos unter Antikoagulation bei VHF

Das Blutungsrisiko lässt sich mit dem **HAS-BLED-Score** (➤ Kap. 102.1.1) abschätzen. Ab einer Punktzahl von ≥ 3 muss von einem erhöhten Blutungsrisiko ausgegangen werden. Das Blutungsrisiko resultiert aus beeinflussbaren Risikofaktoren und nicht veränderbaren Risiken (➤ Box 68.3). Durch eine bessere Blutdruckkontrolle und gute Einstellung der OAK kann das Blutungsrisiko gesenkt werden. Der Patient sollte zudem auf übermäßigen Alkoholkonsum verzichten. Neben dem HAS-BLED-Score gibt es neuere validierte Score-Systeme wie ORBIT und ATRIA, die für den Einsatz der DOAK konzipiert wurden. Diese sind bzgl. der Vorhersagbarkeit von Blutungsereignissen mit dem HAS-BLED vergleichbar, benutzen jedoch nicht den Risikofaktor „labile INR-Einstellung".

Box 68.3

Modifizierbare und nicht modifizierbare Risikofaktoren für Blutungen bei antikoagulierten Patienten auf Basis von Blutungsrisikoscores

Modifizierbare Risikofaktoren:

- Hypertonie (insb. wenn RR_{syst} > 160 mmHg)
- Angemessene Wahl der OAK und korrekte Dosierung
- Medikamente, die für Blutungen prädisponieren (z. B. TAH und NSAR)
- Übermäßiger Alkoholkonsum (≥ 8 Getränke/Woche)

Potenziell modifizierbare Risikofaktoren:

- Gebrechlichkeit, Sturzrisiko
- Niereninsuffizienz
- Leberfunktionsstörung
- Reduzierte Anzahl oder Funktion von Blutplättchen

Nicht modifizierbare Risikofaktoren:

- Alter
- Kognitive Beeinträchtigung, Demenz
- Größere Blutung in der Vorgeschichte
- Früherer Schlaganfall
- Dialyseabhängige Nierenkrankheit oder Nierentransplantation
- Leberzirrhose
- Maligne Erkrankung
- Genetische Faktoren

Orale Antikoagulation bei VHF

Bei der OAK können ein Vitamin-K-Antagonist (VKA) oder ein DOAK (Apixaban, Dabigatran, Edoxaban oder Rivaroxaban) eingesetzt werden. Die DOAK sind hinsichtlich der Risikoreduktion den VKA nicht unterlegen. Die DEGAM und die AkdÄ favorisieren bei nicht valvulärem VHF einen VKA als First-Line-Therapie. Wenn unter einem VKA die INR-Werte trotz regelmäßiger Einnahme stark schwanken, sollte von einem VKA auf ein DOAK gewechselt werden (zu Dosierungen und Anpassung bei Niereninsuffizienz ➤ Kap. 102.1.3). Bei Vorliegen einer mittelgradigen bis schweren Mitralklappenstenose oder einer mechanischen Herzklappe ist die Gabe eines DOAK kontraindiziert und ein VKA die einzige Möglichkeit zur OAK. Thrombozytenaggregationshemmer (z. B. ASS oder Clopidogrel) sind den Antikoagulanzien unterlegen und werden nicht zur Schlaganfallprävention bei VHF-Patienten empfohlen.

Unterbrechung der Antikoagulation bei VHF

Innerhalb eines Jahres muss bei etwa 10–20 % der Patienten die Antikoagulation wegen Operationen oder interventioneller Prozeduren pausiert werden. Studien haben gezeigt, dass Patienten mit niedrigem bis moderatem Risiko für thrombembolische Ereignisse nicht von einem Bridging mit Heparin profitieren. Zudem kann eine OAK bei vielen kleinen Eingriffen wie einer Zahnextraktion fortgeführt werden. Alternativ kann nach Absprache mit dem Operateur bei einem VKA die INR auf ≤ 2 gesenkt werden. Bei größeren Eingriffen und hohem Thrombembolierisiko muss ein DOAK je nach Nierenfunktion mindestens 24 h vor dem Eingriff pausiert werden (Details zum Bridging ➤ Kap. 102.1.3).

TIPP

Bei größeren Eingriffen ist es zudem sinnvoll, den Operateur nach dem notwendigen Abstand zwischen der letzten Einnahme eines DOAK und dem Eingriff zu fragen. Die Zeitspanne kann durchaus länger sein als in der Literatur angegeben.

Alternativen zur oralen Antikoagulation

Da ca. 90 % der atrialen Thromben im linken Vorhofohr gefunden werden, stellt der **Vorhofohrverschluss** bei Patienten, bei denen eine Antikoagulation kontraindiziert ist, eine alternative Möglichkeit zur Schlaganfallprophylaxe dar. Für den Verschluss des Vorhofsohrs stehen sowohl herzchirurgische als auch interventionelle Systeme zur Verfügung. Dabei ist der Vorhofohrverschluss bzgl. Schlaganfallrisiko und Mortalität den VKA nicht unterlegen.

Sekundäre Schlaganfallprävention bei VHF

Kardiale Embolien durch VHF sind Ursache für etwa jeden fünften ischämischen Schlaganfall. Die DOAK sind in der Sekundärprophylaxe bei Beachtung der Kontraindikation den VKA nicht unterlegen. Bei einer TIA kann mit der OAK 1 Tag nach dem Ereignis begonnen werden. Bei einem Schlaganfall ist die Empfehlung der ersten Einnahme eines OAK nach der Schwere der Erkrankung gestaffelt: leicht 3 Tage, mittel 6 Tage und schwer 12 Tage. Bei Nachweis einer Hirnblutung kann eine OAK je nach Erkrankungsverlauf 4 bis 8 Wochen nach dem Ereignis begonnen werden.

68.3.2 Frequenzregulierende Therapie bei Vorhofflimmern

Eine direkte Ziel-Herzfrequenz gibt es bei VHF-Patienten nicht. Es hat sich aber eine moderate Herzfrequenzkontrolle (HF < 110/min in Ruhe) etabliert, falls die Symptomatik des Patienten nicht eine strengere Frequenzkontrolle erfordert (➤ Tab. 68.3). Für die Auswahl des geeigneten Antiarrhythmikums ist die linksventrikuläre Pumpfunktion entscheidend. Daher sollte zeitnah eine Echokardiografie durchgeführt werden (➤ Kap. 68.2.5).

- Bei reduzierter Pumpfunktion (LVEF < 40 %) sind Betablocker die Therapie der Wahl.
- Bei erhaltener Pumpfunktion (LVEF ≥ 40 %) können alternativ auch Diltiazem oder Verapamil eingesetzt werden.

Wenn mit einer Monotherapie keine Symptomfreiheit erreicht wird, kann eine Kombinationstherapie erwogen werden (➤ Box 68.4). Eine Bradykardie sollte vermieden werden.

Box 68.4

Frequenzregulierende Therapie bei VHF bei erhaltener Pumpfunktion

- **Erstlinientherapie:**
  - Betablocker
  - Alternative: Kalziumantagonisten vom Verapamil-Typ
- **Zweitlinientherapie bei suboptimaler Frequenzregulierung:** Digoxin/Digitoxin und/oder Betablocker und/oder Kalziumantagonist
- **Drittlinientherapie bei suboptimaler Frequenzregulierung erwägen:**
  - Kombination von 3 Medikamenten

Tab. 68.3 Orale Antiarrhythmika zur frequenzregulierenden Therapie bei VHF

Therapie	Langfristige orale Frequenzkontrolle	Gegenanzeige(n)
Bisoprolol	1,25–20 mg 1 ×/d oder geteilt	Instabile/dekompensierte Herzinsuffizienz, Bradykardie/Hypotonie vor Behandlungsbeginn, Sick-Sinus-Syndrom, AV-Block Grad II–III, Bronchialasthma oder sonstige Atemwegserkrankungen mit bronchospastischer Komponente (z. B. COPD), schwere pAVK, Leberinsuffizienz
Diltiazem	60 mg 3 ×/d bis zu 360 mg Tagesgesamtdosis (120–360 mg 1 ×/d Retardgalenik)	Manifeste Herzinsuffizienz, SA- bzw. AV-Block Grad II und III, Schenkelblock (ohne Schrittmacherimplantation), Vorliegen eines WPW- oder LGL-Syndroms
Verapamil	40–120 mg 3 ×/d (120–480 mg 1 ×/d Retardgalenik)	
Digoxin	0,0625–0,25 mg Tagesdosis	AV-Block Grad II oder III, pathologische Sinusknotenfunktion (ausgenommen bei Schrittmachertherapie), Karotissinussyndrom, WPW-Syndrom, hypertrophe Kardiomyopathie mit Obstruktion, thorakales Aortenaneurysma
Digitoxin	0,05–0,1 mg Tagesdosis	
Amiodaron	200 mg/d	Schilddrüsenerkrankungen, vorbestehende QT-Zeit-Verlängerung, Hypokaliämie, bekanntes angioneurotisches Ödem

LGL-Syndrom: Lown-Ganong-Levine-Syndrom; SA-Block: sinuatrialer Block; WPW-Syndrom: Wolff-Parkinson-White-Syndrom

Eine akute Herzfrequenzkontrolle mittels i. v. Gabe von Antiarrhythmika (*anti-arrhythmic drugs,* AAD) erfolgt unter Monitorkontrolle stationär – darauf wird hier nicht näher eingegangen.

Bei reduzierter Pumpfunktion (HFrEF[1]) können neben dem Betablocker auch Digitalispräparate (Digoxin, Digitoxin) gegeben werden (➤ Kap. 69.3.2). Bei kritisch kranken Patienten mit deutlich reduzierter linksventrikulärer Pumpfunktion ist Amiodaron eine Option, wenn die erhöhte Herzfrequenz Ursache der hämodynamischen Instabilität ist. Alternativ oder bei weiterhin nicht ausreichender Frequenzkontrolle kann eine elektrische Kardioversion in Betracht gezogen werden. Wenn alle diese Möglichkeiten nicht greifen, kommt eine AV-Knoten-Ablation zur Kontrolle der Herzfrequenz in Betracht. Jedoch muss diesen Patienten ein Herzschrittmacher implantiert werden.

68.3.3 Rhythmuserhaltende Therapie bei Vorhofflimmern

Bei symptomatischen Patienten mit chronischem VHF sollte eine rhythmuserhaltende Therapie angestrebt werden. Ein Sinusrhythmus kann durch eine elektrische oder medikamentöse Kardioversion wiederhergestellt werden. Innerhalb der ersten 48 h nach Beginn des VHF kann auch auf eine spontane Kardioversion gewartet werden. Bei einem > 48 h anhaltenden VHF sollte eine OAK für mindestens 3 Wochen vor und 4 Wochen nach einer Kardioversion durchgeführt werden. Soll eine Kardioversion vorzeitig erfolgen, sind atriale Thromben durch eine transösophageale Echokardiografie auszuschließen.

Bei hämodynamisch instabilen Patienten sollte eine elektrische Kardioversion bevorzugt werden, bei stabilen Patienten ohne strukturelle Herzerkrankung kann eine medikamentöse Kardioversion z. B. mit Flecainid (200–300 mg) oder Propafenon (450–600 mg) erfolgen, insbesondere wenn der Patient eine Kardioversion ohne Sedierung bevorzugt. Patienten < 75 Jahren können auch gemäß dem „Pill in the pocket"-Konzept nach entsprechender Schulung ein AAD wie Flecainid zur medikamentösen Kardioversion selbst zu Hause oder unterwegs einnehmen. Bei Patienten mit Herzinsuffizienz und/oder KHK kann zur medikamentösen Kardioversion auch Amiodaron eingesetzt werden.

[1] HFrEF: *heart failure with reduced ejection fraction*

Langfristige Antiarrhythmika-Therapie

Um das Risiko von Nebenwirkungen wie Proarrhythmien zu verringern, sollte die Therapiedauer mit AAD möglichst kurz gehalten werden. Während der Therapie sind regelmäßige EKG-Kontrollen (PR-, QRS- und QT-Intervall) notwendig. Bei signifikanten EKG-Veränderungen muss das AAD abgesetzt und ggf. durch ein anderes AAD ersetzt werden.

Indikatoren für eingeschränkte Erfolgsaussichten auf einen anhaltenden Sinusrhythmus sind: VHF > 12 Monate, Dilatation des linken Vorhofs (> 50 mm) und fortgeschrittene strukturelle Herzerkrankung. Bei der kleinen Gruppe von Patienten ohne strukturelle Herzerkrankung können Dronedaron, Flecainid oder Propafenon unter Beachtung der Gegenanzeigen (➤ Tab. 68.4) zum Einsatz kommen. Bei Vorliegen einer KHK, eines relevanten Herzvitiums oder einer reduzierten linksventrikulären Pumpfunktion kommen die AAD Dronedaron und Amiodaron infrage. Bei einer Herzinsuffizienz kann nur Amiodaron angewendet werden. Wenn der Patient keine medikamentöse Therapie wünscht, kann alternativ auch eine Katheterablation angeboten werden. Sotalol sollte nicht mehr verwendet werden.

68.3.4 Katheterablation

Bei entsprechendem Patientenwunsch oder wenn eine antiarrhythmische Therapie bei symptomatischen Patienten erfolglos bleibt, kann alternativ zur medikamentösen Therapie eine Katheterablation angeboten werden. Bei der Katheterablation zeigt die komplette Isolation der Pulmonalvenen bessere Ergebnisse bei der Rhythmusstabilität als die inkomplette Isolation. Nicht so entscheidend für das

Tab. 68.4 Orale Antiarrhythmika zur Erhaltung des Sinusrhythmus nach Kardioversion

Wirkstoff	Dosis	Gegenanzeigen	EKG-Kontrollen
Dronedaron	400 mg 2 ×/d	Bradykardie < 50/min, alle Formen der Leitungsverzögerung, sofern kein Schrittmacher eingesetzt ist, Herzinsuffizienz, schwere Leberfunktionsstörung, stark eingeschränkte Nierenfunktion (CrCl < 30 ml/min), permanentes VHF!	• Beginn • 4 Wo.
Flecainid	100–150 mg 2 ×/d	Bradykardie < 50/min, SA- bzw. AV-Block Grad II und III, Schenkelblock (ohne Schrittmacherimplantation), nicht bei Patienten mit KHK und/oder signifikanter struktureller Herzerkrankung	• Beginn • 4 Wo.
Propafenon	150–300 mg 3 ×/d	Herzinsuffizienz, symptomatische Bradykardie, innerhalb der ersten 3 Mon. nach Myokardinfarkt, SA- bzw. AV-Block Grad II und III, Schenkelblock (ohne Schrittmacherimplantation), Hypotonie	• Beginn • 1–2 Wo.
Amiodaron	600 mg in geteilten Dosen für 4 Wo., 400 mg für 4 Wo., dann 200 mg 1 ×/d	Sinusbradykardie ≤ 55/min, alle Formen der Leitungsverzögerung, sofern kein Schrittmacher eingesetzt ist, Schilddrüsenerkrankungen	• Beginn • 4 Wo.

Ergebnis ist die eingesetzte Technik, also z. B. Radiofrequenz- oder Kryoablation. Durch die Ablation werden die Lungenvenen elektrisch vom linken Vorhof isoliert. So können die Trigger den linken Vorhof nicht mehr erreichen und dort VHF auslösen. Die Rate an lebensbedrohlichen Komplikationen beträgt 2–3 %. Eine OAK sollte bei Erreichen eines Sinusrhythmus mindestens 8 Wochen weitergeführt werden. Zudem wird in den ersten 8 bis 12 Wochen nach Ablation ein AAD gegeben, um die Wahrscheinlichkeit eines frühen (Wieder-) Auftretens von VHF zu verhindern. Insgesamt ist die Katheterablation bei der langfristigen rhythmuserhaltenden Therapie erfolgreicher. Bei einem intermittierenden VHF verbleiben 70 % im Sinusrhythmus, bei einem permanenten VHF 50 %. Bei einem VHF-Rezidiv muss dann zusammen mit dem Patienten erneut über den Einsatz von AAD und/ oder eine Katheterablation entschieden werden.

LITERATUR

Benjamin EJ, Wolf PA, D'Agostino RB, et al. Impact of atrial fibrillation on the risk of death: The Framingham Heart Study. Circulation 1998; 98(10): 946–952.

Di Biase L, Mohanty P, Mohanty S, et al. Ablation versus amiodarone for treatment of persistent atrial fibrillation in patients with congestive heart failure and an implanted device: Results from the AATAC multicenter randomized trial. Circulation 2016; 133(17): 1637–1644.

Eckardt L, Deneke T, Diener H-Ch et al. Kommentar zu den 2016 Leitlinien der Europäischen Gesellschaft für Kardiologie (ESC) zum Management von Vorhofflimmern. Kardiologe 2017; 11(3): 193–204.

Grau AJ, Weimar C, Buggle F, et al. Risk factors, outcome, and treatment in subtypes of ischemic stroke: The German stroke data bank. Stroke 2001; 32 (11): 2559–2566.

Gundlund A, Fosbøl EL, Kim S et al. Family history of atrial fibrillation is associated with earlier-onset and more symptomatic atrial fibrillation: Results from the Outcomes Registry for Better Informed Treatment of Atrial Fibrillation (ORBIT-AF) registry. Am Heart J 2016; 175: 28–35.

Hart RG, Pearce LA, Aguilar MI. Meta-analysis: Antithrombotic therapy to prevent stroke in patients who have nonvalvular atrial fibrillation. Ann Intern Med 2007; 146 (12): 857–867.

Heeringa J, van der Kuip DA, Hofman A, et al. Prevalence, incidence and lifetime risk of atrial fibrillation: The Rotterdam study. Eur Heart J 2006; 27(8): 949–953.

Krijthe BP, Kunst A, Benjamin EJ, et al. Projections on the number of individuals with atrial fibrillation in the European Union, from 2000 to 2060. Eur Heart J 2013; 34(35): 2746–2751.

Ouellet GM, O'Leary JR, Leggett CG et al. Benefits and harms of oral anticoagulants for atrial fibrillation in nursing home residents with advanced dementia. J Am Geriatr Soc 2023; 71(2): 561–568.

Reddy VY, Doshi SK, Kar S, et al. 5-Year outcomes after left atrial appendage closure: From the PREVAIL and PROTECT AF trials. J Am Coll Cardiol 2017; 70 (24): 2964–2975.

Ruff CT, Giugliano RP, Braunwald E, et al. Comparison of the efficacy and safety of new oral anticoagulants with warfarin in patients with atrial fibrillation: A meta-analysis of randomised trials. Lancet 2014; 383(9921): 955–962.

Schnabel RB, Wilde S, Wild PS, et al. Atrial fibrillation: Its prevalence and risk factor profile in the German general population. Dtsch Arztebl Int 2012; 109(16): 293–299.

KAPITEL

69

Jan H. Oltrogge, Martin Scherer

Chronische Herzinsuffizienz

69.1 Definition und Epidemiologie

Bei der chronischen Herzinsuffizienz (CHI) handelt es sich primär um eine Dysfunktion des Herzmuskels, die über metabolische und neurohumorale Anpassungsvorgänge zu einer sekundären Dysfunktion der Skelettmuskulatur und der Nieren führt. Es kommt zu einer unzureichenden Versorgung des Körpers mit Blut und Sauerstoff mit dem klinischen Bild der Leistungsminderung, Ruhe- oder Belastungsdyspnoe und Flüssigkeitsretention.

2019 war die Diagnose der Herzinsuffizienz (ICD-10: I50) mit 510 Fällen auf 100.000 Einwohner die häufigste Einzeldiagnose stationär behandelter Patienten und die dritthäufigste Todesursache in Deutschland. Annähernd die Hälfte aller Patienten mit CHI wird einmal jährlich stationär behandelt. Die Behandlungskosten von Patienten mit Herzinsuffizienz betragen 2 % aller Gesundheitsausgaben in Deutschland. Über 60 % der Behandlungskosten entfallen dabei auf die stationäre Behandlung.

Sowohl die jährliche Neuerkrankungsrate (Jahresinzidenz) als auch die jährliche Häufigkeit (Jahresprävalenz) der CHI ist altersabhängig. Die höchsten ermittelten Jahresinzidenzen zeigten sich bei Männern im Alter von 75 bis 79 Jahren (20,2 %) und bei Frauen im Alter von 80 bis 84 Jahren (22,4 %). Die Jahresprävalenzen lagen für 65- bis 69-Jährige bei 6,9 %, für 80- bis 84-Jährige bei 24,3 % und bei ≥ 95-Jährigen bei 47,2 %. Zu beachten ist, dass diese auf Krankenkassendaten basierenden Schätzungen möglicherweise verzerrt sind, da chronische Erkrankungen weniger gut fassbar sind als akute Erkrankungen und gerade bei multimorbiden Patienten nicht immer sämtliche Diagnosen sicher aufgeführt werden.

MERKE
Aufgrund des demografischen Wandels in Verbindung mit besseren diagnostischen Möglichkeiten nimmt die Prävalenz der behandlungsbedürftigen Patienten mit CHI zu.

69.1.1 Ursachen

Die häufigsten Ursachen der CHI in Deutschland sind die ischämische Kardiomyopathie als Folge einer KHK und die hypertensive Kardiomyopathie als Folge einer arteriellen Hypertonie. Da beide Erkrankungen häufig gleichzeitig vorliegen, wird geschätzt, dass sie für bis zu 90 % d. F. von Herzinsuffizienz als ursächlich anzusehen sind (weitere Ursachen ➤ Box 69.1).

Box 69.1

Ursachen der CHI

Die häufigsten Ursachen:
- Arterielle Hypertonie (hypertensive Kardiomyopathie)
- KHK (ischämische Kardiomyopathie)

Weitere häufige Ursachen und/oder aggravierende Faktoren (auch als Folge der o. g. Ursachen):
- Tachy- und Bradyarrhythmia absoluta bei Vorhofflimmern (VHF) sowie andere Rhythmusstörungen (z. B. AV-Block, Vorhofflattern, ventrikuläre Tachykardien)
- Erworbene Klappenvitien (z. B. Mitralinsuffizienz, Aortenklappenstenose)

Seltene Ursachen:
- Virusinfektionen, Intoxikationen (Alkohol, Kokain, Zytostatika), Autoimmunerkrankungen (SLE, Arteriitis usw.) → dilatative Kardiomyopathie
- Amyloidose, Sarkoidose, Hämochromatose → restriktive Kardiomyopathie
- Hereditäre Erkrankungen → obstruktive Kardiomyopathie
- Anämie, Hyperthyreose → *high-output failure*

69.1.2 Formen

Eine gängige klinische Differenzierung der Herzinsuffizienz erfolgt nach dem Ort der Flüssigkeitsretention und den damit verbundenen klinischen Zeichen:
- **Rechtsherzinsuffizienz:** periphere Ödeme, Aszites, Pleuraerguss, obere Einflussstauung
- **Linksherzinsuffizienz:** Dyspnoe, Husten, Rasselgeräusche in der Auskultation
- **Globale Herzinsuffizienz:** Zeichen der Rechts- und Linksherzinsuffizienz

Im Hinblick auf die unterschiedlichen therapeutischen Optionen erfolgt eine Differenzierung nach der Art der funktionellen Störung. Bei der CHI können drei Entitäten unterschieden werden:
- **Herzinsuffizienz mit reduzierter linksventrikulärer Ejektionsfraktion (LVEF)** (*heart failure with reduced ejection fraction,* HFrEF) und Vorliegen von:
  - Symptomen der Herzinsuffizienz,
  - klinischen Zeichen der Herzinsuffizienz (können unter Therapie fehlen),
  - eingeschränkter LVEF (< 40 %).
- **Herzinsuffizienz mit mäßig reduzierter LVEF** (*heart failure with mid-range ejection fraction,* HFmrEF) mit Vorliegen von:
  - Symptomen der Herzinsuffizienz,
  - klinischen Zeichen der Herzinsuffizienz (können unter Therapie fehlen),
  - mäßig eingeschränkter LVEF (40–49 %).
- **Herzinsuffizienz mit erhaltener LVEF** (*heart failure with preserved ejection fraction,* HFpEF) mit Vorliegen von:
  - Symptomen der Herzinsuffizienz,
  - klinischen Zeichen der Herzinsuffizienz (können unter Therapie fehlen),
  - echokardiografischen Zeichen der diastolischen Dysfunktion,
  - normaler LVEF (≥ 50 %).

Bei der **HFrEF** führt die reduzierte Kontraktilität des Myokards zu einem reduzierten Schlagvolumen, das in den meisten Fällen durch einen irreversiblen makrovaskulären Myokardschaden bedingt ist (z. B. bei einer schweren KHK mit chronischer Minderperfusion, nach Herzinfarkt oder auch nach Myokarditis).

Bei der **HFmrEF** besteht eine geringe Störung der Myokardkontraktilität. Sollten sowohl typische Symptome als auch klinische Zeichen der Herzinsuffizienz vorliegen, kann bei Nachweis einer LVEF von 40–49 % eine HFmrEF diagnostiziert werden. Die Evidenz zur Therapie der HFmrEF ist jedoch spärlich. Die medikamentöse Behandlung kann sich an der Stufentherapie der HFrEF orientieren.

69

Tab. 69.1 Klassifikation der Herzinsuffizienz nach NYHA

NYHA-Klasse	Beschreibung
I	Keine subjektiven Beschwerden bei körperlicher Belastung bei diagnostizierter Herzinsuffizienz
II	**Typische Beschwerden* bei starker körperlicher Belastung** (z. B. Treppensteigen)
III	**Typische Beschwerden* bei leichter körperlicher Belastung** (z. B. Spazierengehen)
IV	**Typische Beschwerden*, dauerhaft und in Ruhe**

* Typische Beschwerden: inadäquate Erschöpfung, Rhythmusstörungen, Dyspnoe oder pektanginöse Beschwerden

Bei der **HFpEF** besteht eine gestörte Füllung des Herzens bei echokardiografisch normaler Kontraktilität. Es werden eher mikrovaskuläre Schäden und damit verbundene fortschreitende Umbauprozesse durch chronische Erkrankungen (Hypertonie, Diabetes, COPD) als ursächlich angesehen, deren Behandlung deshalb auch im Vordergrund steht.

MERKE

Ein häufiger echokardiografischer Befund ist die diastolische Dysfunktion oder diastolische Relaxationsstörung bei unauffälliger Ejektionsfraktion. Dieser Befund wird zwar als Prädiktor zukünftiger kardiovaskulärer Erkrankungen diskutiert, stellt aber ohne typische Symptome oder klinische Zeichen der Herzinsuffizienz allein keine Erkrankung dar. Der echokardiografische Befund einer diastolischen linksventrikulären Dysfunktion (DLVD) kommt auch als „asymptomatische DLVD" bei 25–35 % der Menschen im Alter von 53 bis 73 Jahren vor (je nach Stringenz der angewendeten Echokriterien), wohingegen in der gleichen Altersgruppe lediglich etwa 3,5 % unter einer CHI leiden.

69.1.3 Klassifikation nach NYHA

Die gängige Klassifikation der Herzinsuffizienz erfolgt nach der Graduierung der *New York Heart Association* (NYHA) (➤ Tab. 69.1). Die deutschen Empfehlungen zur medikamentösen Stufentherapie beziehen sich direkt auf diese Einteilung.

MERKE

In der NYHA-Klassifikation werden bei asymptomatischer Herzinsuffizienz (NYHA I) auch jene Patienten eingeordnet, bei denen unter medikamentöser Therapie Symptomfreiheit erreicht wird. Ein Wechsel der NYHA-Grade ist also im Verlauf der Erkrankung und deren Behandlung sowohl in höhere als auch in niedrigere Grade möglich.

69.2 Diagnostische Strategie und Differenzialdiagnose

69.2.1 Risikofaktoren

Im Niedrigprävalenzbereich der Allgemeinmedizin sollte vor Einleitung einer apparativen Diagnostik die Vortestwahrscheinlichkeit für das Vorliegen einer Herzinsuffizienz abgeschätzt werden. So kann das Risiko einer Überdiagnostik durch falsch positive Befunde gemindert werden. Vor einer weiterführenden Diagnostik zur Frage der Herzinsuffizienz sollte daher immer ein ausreichender Verdacht auf der Basis von vorliegenden Risikofaktoren, Anamnese und klinischer Befunderhebung stehen. Die Anzahl objektivierbarer klinischer Zeichen und Risikofaktoren erhöht dabei die Vortestwahrscheinlichkeit.

In epidemiologischen Untersuchungen zur Ätiologie der Herzinsuffizienz wurden folgende Risikofaktoren für die Entwicklung einer Herzinsuffizienz identifiziert:

- Arterielle Hypertonie
- KHK
- Diabetes mellitus
- Zigarettenrauchen
- Starker Alkoholkonsum
- Körperliche Inaktivität
- Adipositas
- Positive Familienanamnese für Kardiomyopathien
- Exposition gegenüber kardiotoxischen Medikamenten oder Bestrahlung

69.2.2 Symptome und klinische Zeichen

In der Differenzialdiagnostik der Herzinsuffizienz ist es hilfreich, zwischen (subjektiven) Symptomen (z. B. Müdigkeit, Palpitationen), die nur für den Patienten selbst bemerkbar sind, und ärztlich objektivierbaren klinischen Zeichen (z. B. Ödeme, Rasselgeräusche) zu unterscheiden. Die Anzahl der vorliegenden Symptome und klinischen Zeichen erhöht die Wahrscheinlichkeit für das Vorliegen einer Herzinsuffizienz.

Symptome der Herzinsuffizienz wie allgemeine Leistungsminderung und Luftnot in Ruhe oder bei Belastung können auch ohne objektive klinische Zeichen wie Flüssigkeitsretention und Zyanose vorkommen. Sie sind oft schwer objektivierbar und wenig spezifisch, da sie bei vielen weiteren kardiovaskulären, pulmonalen, aber auch psychischen Erkrankungen (Depression, Angststörung und posttraumatischer Belastungsstörung [PTBS]) vorkommen können.

Sowohl die typischen Symptome als auch die typischen klinischen Zeichen der Herzinsuffizienz sind jedoch für eine Diagnosesicherung nicht ausreichend spezifisch.

Symptome einer Herzinsuffizienz:

- Belastungs- oder Ruhedyspnoe
- Leistungsminderung, Müdigkeit, Inappetenz
- Schwindel, Palpitationen, Übelkeit, Völlegefühl, Meteorismus, Obstipation
- Depressive Symptome, Gedächtnisstörungen, Verwirrtheitszustände (bei geriatrischen Patienten)
- Schnelle Gewichtszunahme (aber auch Inappetenz mit Gewichtsabnahme möglich: kardiale Kachexie)
- Nykturie, Oligurie

Klinische Zeichen einer Herzinsuffizienz:

- Flüssigkeitsretention (beidseitige Beinödeme, Pleuraerguss, Aszites)
- (Nächtlicher) Husten, bronchiale Spastik (Asthma cardiale), nach Husten persistierende Rasselgeräusche
- Ruhedyspnoe mit Tachypnoe (> 16/min) und/oder Orthopnoe, Bendopnoe (Dyspnoe beim Nachvornebeugen), paroxysmale nächtliche Dyspnoe
- Obere Einflussstauung bei erhöhtem Jugularvenendruck, Hepatomegalie
- Dritter Herzton, verlagerter Herzspitzenstoß

In den relevanten deutschen und internationalen Leitlinien wird das Vorliegen klinischer Zeichen nicht zwingend gefordert und eine Kombination aus Symptomen und apparativen Befunden zur Diagnosesicherung als ausreichend erachtet. Dies birgt insbesondere bei V. a. HFpEF das Risiko einer Überdiagnostik, da eine echokardiografisch festgestellte diastolische Dysfunktion – besonders mit zunehmendem Alter – bei vielen beschwerdefreien Patienten beschrieben wird (siehe Patientenbeispiel).

Patientenbeispiel

Risiko der Überdiagnose bei Verdacht auf Herzinsuffizienz mit erhaltener LVEF

Ein ehemaliger Fahrlehrer (66) stellt sich in der hausärztlichen Praxis vor. Er beklagt eine allgemein verminderte Leistungsfähigkeit und das Gefühl, gelegentlich „nicht richtig durchatmen" zu können, und wünscht eine Abklärung seiner Beschwerden. Anders als erhofft habe sich seine seelische Verfassung mit Beginn des Ruhestands nicht verbessert. Er sei leider immer noch alleinlebend, und sein Übergewicht habe sich weiter erhöht, seitdem er nicht mehr arbeite.

Bei dem Patienten (Größe 1,85 m, Gewicht 120 kg) sind als Dauerdiagnosen lediglich eine Adipositas und eine Varikosis links mit Z. n. Varizen-OP vor 3 Jahren bekannt. Seitdem würde besonders am Abend das operierte Bein leicht anschwellen. Eine vor 2 Jahren wegen wiederkehrender Brustschmerzen durchgeführte Koronarangiografie sei unauffällig gewesen.

Die klinische Untersuchung ergibt einen unauffälligen kardialen und pulmonalen Auskultationsbefund und keine klinischen Hinweise auf eine Flüssigkeitsretention. Das Ruhe-EKG zeigt einen Normalbefund. Blutdruck 150/90 bds., HF 88/min.

Wegen der vom Patienten beschriebenen Symptome erfolgt eine Überweisung zum Kardiologen zum Ausschluss einer Herzinsuffizienz. Im abschließenden kardiologischen Befundbericht ist in der Echokardiografie – bei eingeschränkter Beurteilbarkeit aufgrund der Adipositas – eine diastolische Relaxationsstörung des linken Ventrikels beschrieben. Der NT-proBNP-Wert lag mit 122 pg/ml in der oberen Norm. Bei typischen Symptomen, zusammen mit dem echokardiografischen Hinweis auf eine strukturelle Herzerkrankung, wird die Diagnose einer Herzinsuffizienz NYHA II (HFpEF) gestellt und eine leitliniengerechte Therapie mit einem ACE-Hemmer (kausale Therapie der Hypertonie) und einem Schleifendiuretikum zur Behandlung der Flüssigkeitsretention (Beinödeme) begonnen. Der hochnormale NT-proBNP-Wert wird als vermindert aufgrund der Adipositas interpretiert.

Fazit

Der Fall soll das Risiko einer Überdiagnostik bei Anwendung leitliniengerechter Algorithmen zur Herzinsuffizienzdiagnostik verdeutlichen. Das vom Patienten geäußerte subjektive Beschwerdebild wurde i. S. einer Belastungsdyspnoe interpretiert und das (einseitige) Unterschenkelödem als klinisches Zeichen der Flüssigkeitsretention gewertet. Der normale NT-proBNP-Wert kann bei adipösen Patienten erniedrigt sein. Ausschlaggebend für die Diagnose war eine (untersucherabhängige) Echokardiografie, die bei eingeschränkten Untersuchungsbedingungen das Bild einer diastolischen Relaxationsstörung (linksventrikuläre diastolische Dysfunktion) ergab. Die isolierte linksventrikuläre diastolische Dysfunktion ist ein Befund, der bei über 25 % einer zufälligen Stichprobe aus der Gesamtbevölkerung vorkommt. Die Schätzungen zur Prävalenz der HFpEF in der Gesamtbevölkerung belaufen sich demgegenüber auf maximal 5,5 %.

In diesem Fallbeispiel erfolgte eine frühe Medikalisierung mit einem Antihypertensivum und einem Diuretikum und damit eine Fokussierung auf rein somatische Ursachen der Beschwerden. Eine eingehende psychosoziale Diagnostik zur Lebenssituation des Patienten und sinnvolle Maßnahmen zur Lebensstiländerung wie mehr körperliche Aktivität und Änderung der Ernährungsgewohnheiten sollten immer Vorrang haben.

69.2.3 Diagnostische Strategie

Bei Patienten, die sich mit Symptomen einer Herzinsuffizienz hausärztlich vorstellen, lässt sich die Wahrscheinlichkeit für das Vorliegen einer Herzinsuffizienz auf der Basis von Anamnese und klinischer Untersuchung abschätzen. Diese Wahrscheinlichkeit erhöht sich mit der Anzahl der vorliegenden Risikofaktoren aus der Anamnese und der Anzahl der klinischen Zeichen aus der Untersuchung. Liegen keine Risikofaktoren oder klinischen Zeichen vor, ist die Wahrscheinlichkeit für das Vorliegen einer Herzinsuffizienz so gering, dass andere Ursachen für die Symptome in Betracht gezogen werden sollten.

Besteht weiterhin ein Verdacht aufgrund von positiven Risikofaktoren oder klinischen Zeichen, kann durch eine Bestimmung von **NT-proBNP** eine Herzinsuffizienz mit hoher Sicherheit ausgeschlossen werden.

MERKE

Die Bestimmung des NT-proBNP ist aufgrund der besseren Probenstabilität von 2 bis 3 Tagen im ambulanten Bereich der Bestimmung des BNP (Probenstabilität 4–8 h) vorzuziehen. Unter Therapie mit ARNI ist der Abbau von BNP gehemmt, nicht der von NT-proBNP.

Für einen Cut-off-Wert des NT-proBNP von 125 pg/ml wurden für das hausärztliche Setting hohe negative prädiktive Werte von 92–98 % ermittelt. Im akuten Setting einer Notaufnahme wird zum Ausschluss einer Herzinsuffizienz als Ursache bei Patienten mit Dyspnoe ein höherer Cut-off-Wert von 300 pg/ml angewendet. NT-proBNP wird über den Urin ausgeschieden, sodass insbesondere eine Niereninsuffizienz zu falsch hohen Werten führen kann. Bei adipösen Patienten können die Werte falsch erniedrigt sein. Aufgrund dieser vielfältigen Einflussfaktoren ist im ambulanten Bereich eine Bestimmung nicht zur Erfolgskontrolle einer Herzinsuffizienztherapie geeignet.

MERKE

Der Nutzen einer Bestimmung des NT-proBNP im hausärztlichen Setting (Cut-off-Wert: 125 pg/ml) liegt aufgrund des hohen negativen prädiktiven Wertes in der niederschwelligen Möglichkeit, eine Herzinsuffizienz mit sehr hoher Wahrscheinlichkeit auszuschließen.

Die **Echokardiografie** stellt den Goldstandard in der Diagnostik der Herzinsuffizienz dar. Sie ermöglicht eine stadiengerechte medikamentöse Therapie und die Indikationsstellung für weitere apparative Therapien. Sie sollte bei allen Patienten mit typischen Symptomen und klinischen Zeichen oder Risikofaktoren erfolgen, bei denen eine Herzinsuffizienz nicht sicher ausgeschlossen werden kann.

Wenn eine Echokardioagrafie aufgrund von eingeschränkter Mobilität, regionaler Verfügbarkeit oder Patientenpräferenz nicht möglich ist, sollte die eingeschränkte Sensitivität des NT-proBNP berücksichtigt werden. Zur Diagnosesicherung einer Herzinsuffizienz könnten dann (mit NT-proBNP als Surrogatparameter) höhere altersabhängige Cut-off-Werte genutzt werden (< 50 J.: 450 pg/ml; 50–75 J.: 900 pg/ml; > 75 J.: 1.800 pg/ml) (Januzzi et al. 2018). Die diagnostische Strategie ist in ➤ Abb. 69.1 zusammengefasst.

69.3 Management von Patienten mit Herzinsuffizienz

LEITLINIEN

- Nationale VersorgungsLeitlinie „Chronische Herzinsuffizienz". AWMF-Registernummer nvl-006:

  https://register.awmf.org/de/leitlinien/detail/nvl-006

- McDonagh TA, Metra M, Adamo M, Gardner RS et al. 2023 Focused Update of the 2021 ESC Guidelines for the diagnosis and treatment of acute and chronic heart failure: Developed by the task force for the diagnosis and treatment of acute and chronic heart failure of the European Society of Cardiology (ESC) With the special contribution of the Heart Failure Association (HFA) of the ESC. Eur Heart J 2023; 44(37):3627–3639.
- Heidenreich PA, Bozkurt B, Aguilar D, Allen LA et al. 2022 AHA/ACC/HFSA Guideline for the Management of Heart Failure: A Report of the American College of Cardiology/American Heart Association Joint Committee on Clinical Practice Guidelines. Circulation [Internet]; www.ahajournals.org/doi/10.1161/CIR.0000000000001063 (letzter Zugriff: 30.3.2024).

69.3.1 Festlegung von Therapiezielen

Medizinische Therapieziele, die in klinischen Studien als patientenrelevante Endpunkte untersucht wurden, sind:

- Senkung der Sterblichkeit
- Senkung der Symptomlast und Verbesserung der Leistungsfähigkeit

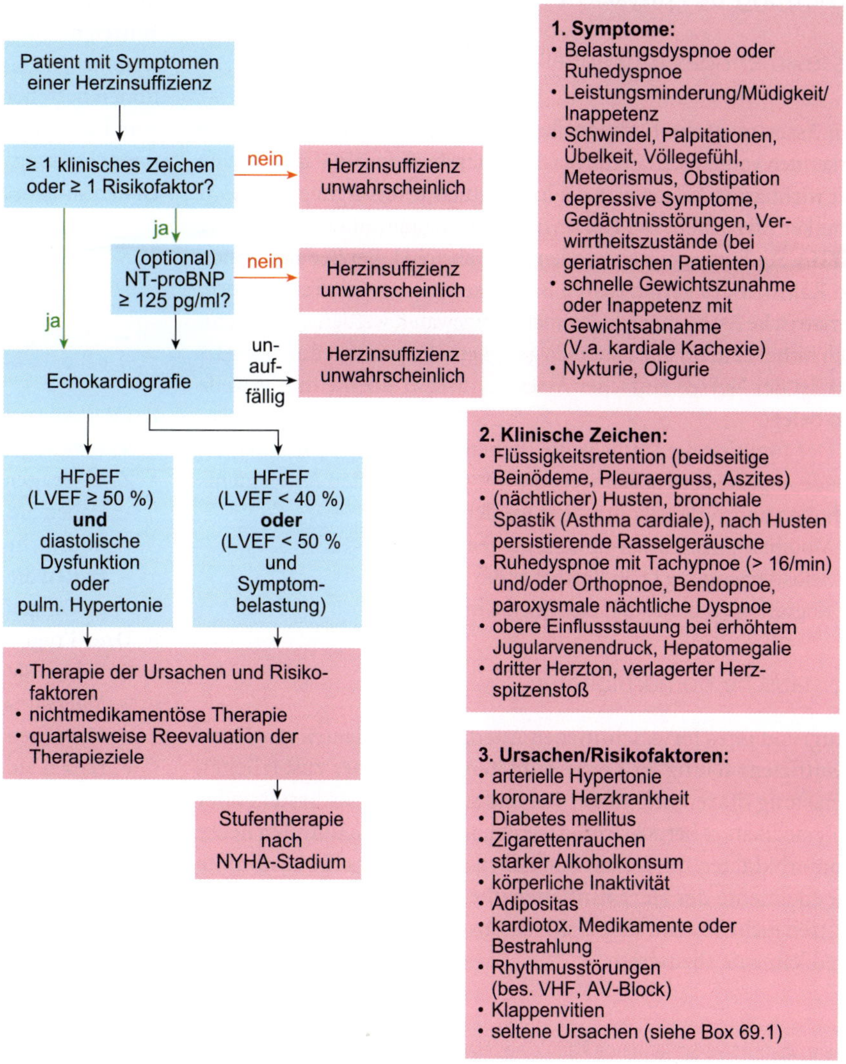

Abb. 69.1 Flussdiagramm zur Diagnostik der chronischen Herzinsuffizienz (CHI) [L141]

- Erhalt oder Verbesserung der sozialen Teilhabe
- Verlangsamung der Krankheitsprogression, Vermeidung von Krankenhauseinweisungen
- Verringerung bzw. Vermeidung relevanter Komorbiditäten

Die Gesamtheit der medizinischen Therapieziele stellt eine idealisierte Therapiestrategie dar. Im Hinblick auf den einzelnen Patienten und seine individuellen Präferenzen wird jedoch immer eine Priorisierung einzelner belastender Aspekte stattfinden müssen. Die Herausforderung für die behandelnden medizinischen Professionen besteht darin, gemeinsam mit dem Patienten (und ggf. seinen Angehörigen) individuelle Therapieziele festzulegen und die Behandlung darauf abzustimmen.

MERKE

Es ist sinnvoll, die Einbeziehung von Angehörigen im Rahmen der Therapiezielplanung aktiv anzusprechen, da Patienten dies oft nicht eigeninitiativ tun.

Diese Festlegung von Therapiezielen erfolgt nach den Prinzipien der partizipativen Entscheidungsfindung (Shared Decision-Making). Um eine gemeinsame Entscheidung treffen zu können, müssen Patienten verständlich über den zu erwartenden Nutzen und etwaige Schäden von Therapiemaßnahmen aufgeklärt werden. Der positive Einfluss eines solchen patientenzentrierten Vorgehens (ggf. unter Verwendung von Entscheidungshilfen) auf die Therapiezielfindung ist durch systematische Übersichtsarbeiten gut belegt.

Bei der Ermittlung der individuellen Therapieziele sind die in ➤ Tab. 69.2 genannten Aspekte zu berücksichtigen.

Tab. 69.2 Bei der Therapiezielfindung zu berücksichtigende Faktoren

Physischer Status	Psychosozialer Status
• Assessment des funktionellen Status • Somatische Komorbiditäten • Lebenserwartung • Multimorbidität	• Psychische und psychosomatische Komorbiditäten • Psychosoziales Umfeld • Gesundheitsbezogene Lebensqualität

69

Erhebung des physischen Status

Assessment des funktionellen Status

Ein Assessment des funktionellen Status erleichtert das frühzeitige Erkennen von Einschränkungen der Alltagsfunktionalität und ist eine der wichtigsten Aufgaben in der hausärztlichen Versorgung chronisch kranker Menschen. Bei Herzinsuffizienz sollte immer das aktuelle NYHA-Stadium ermittelt werden (➤ Tab. 69.1). Bei Bedarf können im Rahmen des geriatrischen Basisassessments weitere etablierte geriatrische Assessment-Instrumente angewandt werden. Auch wenn sich bisher kein für alle Patienten geeignetes Instrument durchgesetzt hat, ist der Nutzen einfacher Assessment-Instrumente mittlerweile gut belegt.

Der funktionelle Status sollte (neben dem NYHA-Stadium) folgende Aspekte berücksichtigen, die mit den genannten Assessments erhoben und verlaufskontrolliert werden können:

- Mobilität (z. B. Timed-up-and-go-Test)
- Selbstversorgung (z. B. Barthel-Index)
- Kognition (z. B. MMST, DemTect, Uhrentest)

Somatische Komorbiditäten

Aufgrund ihres fortgeschrittenen Alters leiden Patienten mit Herzinsuffizienz häufig an Komorbiditäten, die zu einer zusätzlichen Belastung führen und in der Behandlung bei bereits bestehender Polymedikation berücksichtigt werden müssen. Das Auftreten neuer Komorbiditäten im Verlauf kann dazu führen, dass für bestimmte Medikamente der Herzinsuffizienztherapie kein nachgewiesener Nutzen mehr besteht, sodass sich daraus auch die Möglichkeit ergibt, Medikamente abzusetzen.

MERKE

Eine obstruktive Schlafapnoe kann eine relevante Komorbidität darstellen. Ihre Behandlung kann nachweislich den Blutdruck senken, Tagesmüdigkeit vermindern und die Lebensqualität erhöhen.

Lebenserwartung und Multimorbidität

Für Patienten, die unter Begleiterkrankungen oder Multimorbidität leiden, können die Verminderung belastender Symptome und nichtmedikamentöse Maßnahmen, die den psychosozialen Kontext adressieren, wichtiger sein als eine potenziell lebensverlängernde Therapie. Daher sollte bei der Therapiezielvereinbarung die Lebenserwartung berücksichtigt werden und in die Erhebung des physischen Status einfließen.

Erhebung des psychosozialen Status

Psychische und psychosomatische Komorbiditäten

Schätzungen zufolge treten depressive Störungen bei 20–40 % und Angststörungen bei 15 % der Patienten mit Herzinsuffizienz auf. Psychische Komorbiditäten können den Verlauf der Herzinsuffizienz ungünstig beeinflussen, aber auch als Folge einer Herzinsuffizienz auftreten. Auch eine PTBS kann nach dem Aufenthalt auf Intensivstationen, nach Operationen oder anderen lebensbedrohlichen Situationen bestehen. Die Diagnose dieser Erkrankungen stellt insofern eine Herausforderung dar, als die von Patienten geäußerten Symptome (Leistungsminderung, Appetitlosigkeit, Schlafstörungen) häufig zu den somatischen Beschwerden einer Herzinsuffizienz passen.

MERKE

Patienten sprechen eine psychische Belastung oft nicht eigeninitiativ an. Es kann daher hilfreich sein, wenn von ärztlicher Seite seelische Leiden thematisiert werden.

Bei V. a. eine psychische Komorbidität (➤ Kap. 78) können folgende Screeningfragen hilfreich sein:

- **Zwei-Fragen-Screening auf Depression:**
  - Haben Sie sich im letzten Monat häufig niedergeschlagen, traurig, bedrückt oder hoffnungslos gefühlt?
  - Hatten Sie im letzten Monat deutlich weniger Lust und Freude an Dingen, die Sie sonst gerne tun?
- **Drei-Fragen-Screening auf generalisierte Angststörung:**
  - Fühlen sie sich nervös oder angespannt?
  - Machen Sie sich häufig über Dinge mehr Sorgen als andere Menschen?
  - Haben Sie das Gefühl, ständig besorgt zu sein und dies nicht unter Kontrolle zu haben?
- **Screeningfrage auf das Vorliegen einer PTBS:**
  Leiden Sie unter sich aufdrängenden, belastenden Gedanken und Erinnerungen an ein schwerwiegendes Ereignis (Bilder, Albträume, Flashbacks)? Das Ereignis kann ggf. auch in einem kardialen Ereignis oder seiner Behandlung bestehen.

In erster Linie können Screeningfragen die ärztliche Sensibilität schärfen und gleichzeitig auf Patientenseite eine Krankheitseinsicht fördern. Primäre therapeutische Angebote (verbale Interventionen zur Krankheitsbewältigung, Entspannungsverfahren, Stressbewältigungstechniken) kann der Hausarzt dem Patienten im Rahmen der psychosomatischen Grundversorgung (➤ Kap. 113) machen.

MERKE

Aufgrund der bei vielen Patienten mit Herzinsuffizienz bestehenden Multimorbidität und der damit verbundenen Polymedikation sind psychosoziale (nichtmedikamentöse) Maßnahmen zur Behandlung der psychischen Komorbiditäten die erste Wahl. Antidepressiva sind nicht als gleichwertig zu betrachten.

Psychosoziales Umfeld

Eine psychosoziale Anamnese ist i. S. des biopsychosozialen Krankheitsmodells in der Allgemeinmedizin ein wichtiger Baustein zur Formulierung von Therapiezielen. Im Falle einer langjährigen Arzt-Patient-Beziehung ist diese in Form der erlebten Anamnese bereits bekannt. Bei Vorliegen einer psychischen Komorbidität können psychosoziale Interventionen (z. B. soziale Hilfen, Herzsportgruppe, Rehabilitation mit psychokardiologischem Angebot) im Rahmen der psychosomatischen Grundversorgung empfohlen werden.

Gesundheitsbezogene Lebensqualität

Es gibt diverse Instrumente zur Messung der gesundheitsbezogenen Lebensqualität, die jedoch aufgrund ihrer Komplexität für die ambulante Versorgung schwer anwendbar sind. Die NVL „Chronische Herzinsuffizienz" empfiehlt daher zur praktischen Erfassung der Lebensqualität nur die Anwendung des EuroQoL-Fragebogens **(EQ-5D-5L),** mit dem 5 Aspekte der Lebensqualität erfragt werden:
- Mobilität
- Selbstfürsorgefähigkeit
- Allgemeine Tätigkeiten (z. B. Arbeit, Hausarbeit, Familien- oder Freizeitaktivitäten)
- Schmerzen/körperliches Unwohlsein
- Angst/depressive Gefühle

TIPP

Der EuroQoL-5D-Fragebogen ist nach einer Registrierung auf der Webseite der EuroQol-Gruppe (https://euroqol.org) zugänglich und zu gemeinnützigen Zwecken kostenlos nutzbar.

Formulierung von Therapiezielen

Therapieziele sollten konkret benannt und für Arzt und Patient als konkrete Zielvereinbarungen niedergeschrieben werden. Die Priorität der möglichen Therapieziele kann neben den medizinisch erfassbaren individuellen Befunden auch vom psychosozialen Umfeld und kulturellen Faktoren abhängen. Um diese möglichen „Barrieren" zu überwinden, sollten Therapieziele möglichst konkret formuliert werden. Hilfreich sind dabei Fragen nach der SMART-Formel:
- **S**pezifisch: Ist das Therapieziel eindeutig und für den Patienten verständlich formuliert?
- **M**essbar: Wie kann das Therapieziel überprüft werden?
- **A**kzeptiert: Wird das vereinbarte Therapieziel vom Patienten mitgetragen?
- **R**ealistisch: Ist das Ziel erreichbar, und sind die Maßnahmen umsetzbar?
- **T**erminiert: Bis wann kann das Ziel erreicht werden?

TIPP

Die NVL „Chronische Herzinsuffizienz" stellt nützliche Patienteninformationen zur Vor- und Nachbereitung eines Arztgesprächs zur Herzinsuffizienzbehandlung zur Verfügung.

Berücksichtigung von Komorbiditäten und Multimorbidität

Komorbiditäten stellen eine dauerhafte Herausforderung in der Behandlung der Herzinsuffizienz dar, besonders wenn die medikamentösen Therapieempfehlungen zu den einzelnen Erkrankungen sich erschwert kombinieren lassen. Bei Multimorbidität muss daher bei der Festlegung von Therapiezielen oft eine Priorisierung der zu behandelnden Symptome und Erkrankungen stattfinden. Es kann bewusst auf diagnostische und therapeutische Maßnahmen sowie apparative Interventionen verzichtet werden, die keinen Einfluss auf diese individuellen Therapieziele haben.

MERKE

Individuelle Therapieziele können von rein medizinischen Therapiezielen abweichen, da das psychosoziale Umfeld, kulturelle Faktoren und möglicherweise psychische Komorbiditäten für die Patienten eine wichtige Rolle spielen.

69.3.2 Kausale Therapie

Prinzipiell sollte bei Diagnose einer Herzinsuffizienz eruiert werden, ob eine behandelbare Ursache vorliegt und ob sich im individuellen Fall daraus Möglichkeiten der spezifischen Behandlung dieser Ursachen ergeben (zu den bekannten Ursachen der Herzinsuffizienz ➤ Kap. 69.1.1). Die Behandlung der Ursachen sollte bei allen drei Formen der Herzinsuffizienz (HFpEF, HFmrEF, HFrEF) erfolgen.

Nichtmedikamentöse Therapieansätze

Nichtmedikamentöse Therapieansätze, die nachweislich die Prognose der Herzinsuffizienz verbessern, sind Interventionen zur Förderung des Selbstmanagements (➤ Kap. 10). Nichtmedikamentöse Therapien sind bei allen drei Formen der Herzinsuffizienz (HFpEF, HFmrEF, HFrEF) indiziert. Der Begriff **Selbstmanagement** umfasst folgende Fähigkeiten (➤ Kap. 10):
- Selbstverantwortlicher Umgang mit Krankheitssymptomen und Therapieadhärenz
- Anpassung des Verhaltens und Lebensstils an die chronische Erkrankung
- Verarbeitung von Krankheitsfolgen

Das Selbstmanagement von Patienten mit Herzinsuffizienz konnte in Studien durch strukturierte Schulungen verbessert werden, die über längere Zeit im Rahmen von ambulanten Nachsorgeprogrammen mit regelmäßigen Kontakten durch medizinisches Fachpersonal stattfanden. In der Regelversorgung in Deutschland werden strukturierte Schulungen lediglich im Rahmen ambulanter oder stationärer Rehabilitationen nach interventionellen Behandlungen oder nach Dekompensationen mit Klinikaufenthalt angeboten.

In der ambulanten Betreuung von Patienten mit Herzinsuffizienz liegt die Förderung des Selbstmanagements in der Hand der betreuenden Ärzte und anderer medizinischer Professionen. Folgende Punkte sollten, wenn möglich, berücksichtigt werden:
- Aktive Mitwirkung der Patienten durch selbstständige Gewichtskontrollen und eigenverantwortliche Dosierung der Diuretika nach Gewichtsprotokoll
- Motivation und ärztliche Unterstützung zur Tabakentwöhnung
- Motivation zu körperlicher Aktivität, vornehmlich in Form strukturierter Trainingsinterventionen:
  - Optimal: herzfrequenzgesteuertes regelmäßiges Ausdauertraining
  - Ergänzung durch dynamisches Krafttraining
  - Nachhaltigkeit durch Alltagstauglichkeit des Trainings nach Patientenpräferenz

Ein Mittel, um körperliche Aktivität zu fördern, ist die Ausstellung eines „Bewegungsrezepts", das je nach Patientenpräferenz Sportarten, Trainingsdauer und ggf. ideale Trainingsherzfrequenzen beinhalten kann.

MERKE
Übergewicht und eine leichte Adipositas (BMI < 35 kg/m²) sind bei Vorliegen einer CHI mit einer geringeren Mortalität und weniger Krankenhausaufenthalten assoziiert (Übergewichtsparadoxon). Daher sollte eine Gewichtsreduktion bei leichter Adipositas nicht regelhaft empfohlen werden.

Medikamentöse Therapie

Medikamentöse Therapie der HFpEF (LVEF ≥ 50 %)

Bis 2021 gab es für Patienten mit HFpEF keine spezifische medikamentöse Therapieempfehlung. Es wurde stattdessen eine konsequente (medikamentöse) Therapie der Risikofaktoren und Komorbiditäten einer CHI empfohlen. In diesem Rahmen kamen bereits First-Line-Substanzen zur Behandlung der HFrEF zum Einsatz. In klinischen Studien zur HFpEF konnte jedoch weder für ACE-Hemmer/ARB/ARNI, noch für Betablocker oder MRA eine Prognoseverbesserung der HFpEF nachgewiesen werden. In den Jahren 2021 und 2022 wurden erstmals Phase-III-Studien zu den SGLT2-Inhibitoren Empagliflozin (EMPEROR-preserved) und Dapagliflozin (DELIVER) publiziert, in denen ein positiver Einfluss auf den Kombinationsendpunkt aus Hospitalisierung und kardiovaskulärem Tod nachgewiesen wurde (NNT von 55/Jahr und 61/Jahr bei HFpEF/HFmrEF). In beiden Studien mussten NT-proBNP-Werte von > 300 pg/ml vorliegen. Die Gesamtsterblichkeit und der sekundäre Endpunkt kardiovaskuläre Mortalität waren in beiden Studien nicht gemindert.

MERKE
Empagliflozin (seit 2022) und Dapagliflozin (seit 2023) sind als erste Substanzen zur Behandlung der HFpEF zugelassen. Im Sinne der empfohlenen Therapie von Risikofaktoren der CHI und Komorbiditäten können bei Patienten mit HFpEF bereits für HFrEF wirksame Substanzen indiziert sein.

Medikamentöse Therapie der HFmrEF (LVEF 40–49 %)

Es gibt keine klinischen Studien, die explizit die medikamentöse Therapie der HFmrEF untersuchten, sodass die Leitlinienempfehlungen aus Subgruppenanalysen der Studien zur HFpEF und HFrEF abgeleitet werden. Aufgrund der positiven Studienergebnisse von SGLT2-Inihibitoren für HFpEF und HFrEF wird für diese Substanzen in der NVL „Chronische Herzinsuffizienz" eine Empfehlung ausgesprochen (Stand 2023). Bei HFmrEF mit relevanter Symptombelastung kann sich eine Therapieeskalation, über die SGLT2-Hemmer hinaus, an den Empfehlungen zur Therapie der HFrEF orientieren und ACE-Hemmer/ARB/ARNI, Betablocker und MRE einschließen (s. u. „Medikamentöse Therapie der HFrEF [LVEF < 40 %]").

Bei Volumenüberlastung sollten – wie bei allen Formen der CHI – zusätzlich Diuretika verwendet werden.

MERKE
Ausreichende Evidenz für eine spezifische medikamentöse Behandlung der HFmrEF liegt aktuell nicht vor. Bei relevanter Symptombelastung kann orientiert an den Prinzipien der HFrEF-Behandlung therapiert werden.

Die HFmrEF kann analog zur HFpEF (s. o.) mit SGLT2-Inhibitoren behandelt werden. Bei HFmrEF mit relevanter Symptombelastung sollte man sich zusätzlich an den Prinzipien der Behandlung der HFrEF orientieren.

Medikamentöse Therapie der HFrEF (LVEF < 40 %)

Ziele der spezifischen medikamentösen Therapie bei CHI sind in erster Linie eine Verbesserung der klinischen Symptomatik und der Prognose bei Patienten mit HFrEF. Durch den Einsatz von Diuretika konnte allerdings bisher keine Verbesserung der Prognose nachgewiesen werden. Für die Kontrolle der Symptome spielen sie jedoch eine wichtige Rolle.

Der Schluss, dass eine (statistische) Verbesserung der Prognose mittels medikamentöser Behandlung immer zu einer verbesserten Lebensqualität oder verbesserter sozialer Teilhabe führt, muss für multimorbide oder sehr gebrechliche Patienten nicht zutreffen. Selbst eine medikamentöse Therapieeskalation zur Kontrolle der Symptome einer Herzinsuffizienz kann aufgrund von Arzneimittelnebenwirkungen anderen, gemeinsam vordefinierten Therapiezielen zuwiderlaufen.

Die meisten hausärztlich betreuten Patienten mit Herzinsuffizienz sind höheren Alters und häufig multimorbid. Aufgrund der Komorbiditäten liegt zudem oft eine Polymedikation (≥ 5 Medikamente) vor. Um unerwünschte Wechselwirkungen wie Hypotonie/Bradykardie und eine damit verbundene Sturzneigung zu vermeiden, wird daher in sämtlichen Leitlinien zur Herzinsuffizienz betont, dass – bei ohnehin unzureichender Datenlage für multimorbide und hochaltrige Patienten – in diesem Patientenkollektiv oft geringere Anfangsdosen und Intervalle zur Dosissteigerung notwendig sind. Die hier angegebenen Anfangsdosierungen und Intervalle können somit im individuellen Fall unterschritten bzw. verlängert werden.

Die in vielen Leitlinien geforderte enge Kooperation mit Kardiologen – besonders bei Patienten mit NYHA-Grad IV – ist aufgrund eingeschränkter Mobilität häufig erschwert. Daher obliegt die Verantwortung zur Steuerung der medikamentösen Therapie letztlich oft dem Hausarzt, der seine Patienten im Rahmen von Heim- oder Hausbesuchen begleitet.

First-Line-Substanzen

ACE-Hemmer Nur für Ramipril, Captopril, Enalapril und Lisinopril lässt sich ein Wirkungsnachweis bei Herzinsuffizienz aus großen Outcomestudien ableiten. Allerdings haben Captopril, Enalapril und Lisinopril für die Behandlung der Herzinsuffizienz in Deutschland lediglich eine Zulassung in Kombination mit einer Diuretikaeinnahme.

Angiotensin-Rezeptorblocker (ARB) Nur als Alternative bei Unverträglichkeit von ACE-Hemmern indiziert. Zur Behandlung der Herzinsuffizienz werden lediglich 3 Wirkstoffe in Leitlinien empfohlen: Candesartan, Valsartan und Losartan. Verschiedene Metaanalysen zur Wirksamkeit von ARB im Vergleich zu ACE-Hemmern oder Placebo liefern in der Zusammenschau keine eindeutigen Ergebnisse.

69

MERKE
Die Wirksamkeit der ARB bei Herzinsuffizienz ist im Vergleich zu ACE-Hemmern weniger gut belegt. Daher sollte bei einer Herzinsuffizienz, wenn möglich, ACE-Hemmern immer der Vorzug gegeben werden.

Betarezeptorenblocker Bei Patienten mit einer symptomatischen Herzinsuffizienz (NYHA-Grad II–IV) führte in klinischen Studien die Gabe bestimmter Betarezeptorenblocker (Bisoprolol, Carvedilol und Metoprololsuccinat, nicht Metoprololtartrat!) zu einer weiteren Reduktion von Mortalität, Morbidität und Hospitalisierungen.

MERKE
Es besteht kein Klasseneffekt für Betablocker. Bei bekannter Herzinsuffizienz sollten somit nur Bisoprolol, Carvedilol und Metoprololsuccinat verwendet werden.

Mineralokortikoid-Rezeptor-Antagonisten (MRA) Bei Patienten, die trotz einer Therapie mit ausdosierten ACE-Hemmern (oder ARB) und ausdosierten Betablockern noch unter einer symptomatischen Herzinsuffizienz (NYHA-Grad II–IV) litten, konnten in klinischen Studien durch Gabe der MRA Spironolacton und Eplerenon die Gesamtsterblichkeit sowie die Rehospitalisierungsrate weiter gesenkt werden. Diese Wirkung der MRA ist unabhängig von ihrer diuretischen Wirkung. In Deutschland hat Spironolacton bei Vorliegen von herzinsuffizienzbedingten Ödemen und Eplerenon lediglich eine Zulassung für Patienten mit NYHA-Grad II.

ARB/Neprilysin-Inhibitor (Sacubitril/Valsartan; ARNI) Die Entscheidung, die fixe Wirkstoffkombination von Neprilysin-Inhibitor und Angiotensin-Rezeptorblocker (ARNI; Wirkstoffe: Sacubitril/Valsartan) in Europa zur Behandlung der CHI zuzulassen, basierte auf nur einer klinischen Studie (PARADIGM-HF). In dieser konnte eine Reduktion der Gesamtmortalität, der kardiovaskulären Sterblichkeit und der Einweisungen wegen Herzinsuffizienz für Patienten gezeigt werden, die trotz optimaler Einstellung mit ACE-Hemmern oder ARB und Betablockern Symptome (NYHA-Grad II oder höher) zeigten. Allerdings wurden nur die Patienten endgültig eingeschlossen, die NT-proBNP-Werte von > 400 pg/ml aufwiesen und sowohl Enalapril als auch Sacubitril/Valsartan über mindestens 2 Wochen bereits vertragen hatten.

Obwohl die Wirkstoffkombination ARNI als Initialtherapie neu diagnostizierter Herzinsuffizienz formal zugelassen ist, lässt sich eine solche Verwendung auf Basis von Studienergebnissen nur bei Patienten begründen, die bereits wegen Herzinsuffizienz stationär behandelt wurden. Die aktuelle NVL „Chronische Herzinsuffizienz" (Stand 2023) beschreibt eine Indikation für ARNI bei Patienten, die unter optimaler „Dreifachtherapie" mit ACE-Hemmern (oder ARB) und Betablockern und MRA weiter symptomatisch im Sinne einer NYHA-Klasse II–IV sind.

MERKE
Symptomatische Hypotonien sind unter der Wirkstoffkombination ARNI in der Einstellungsphase häufiger zu erwarten als unter ACE-Hemmern oder ARB. Bei allen diesen Substanzen ist das Risiko für symptomatische Hyperkaliämien erhöht.

SGLT2-Inhibitoren Die ursprünglich als orale Antidiabetika entwickelten Substanzen Dapagliflozin und Empagliflozin sind seit 2020 und 2021 für die Therapie der HFrEF in Europa zugelassen. Beide Wirkstoffe zeigten sich (in fixer Dosis mit jeweils 10 mg 1 x tgl.) als Ergänzung zu einer leitliniengerechten Therapie mit den vorgenannten Substanzen wirksam in der Verminderung von kardiovaskulärer Sterblichkeit und Krankenhausaufenthalten wegen HFrEF. Eine Senkung der Gesamtmortalität von Patienten mit Herzinsuffizienz konnte auf Ebene der Zulassungsstudien allerdings nur für Dapagliflozin gezeigt werden. SGLT2-Inhibitoren sind diuretisch wirksam und führen zu einer verstärkten Glukosurie.

Seit 2021 und 2023 sind Dapagliflozin und respektive Empagliflozin zusätzlich zur Verlangsamung der Progression einer nicht diabetischen chronischen Niereninsuffizienz zugelassen (➤ Kap. 70.3). In Anbetracht der wachsenden Evidenz für positive Effekte bei verschiedenen Grunderkrankungen werden SGLT2-Inhibitoren nunmehr zu den First-Line-Therapieoptionen bei CHI gerechnet. In Situationen mit akutem Volumenmangel kann es allerdings unter SGLT2-Inhibitoren zu einer akuten Nierenschädigung kommen. Weitere UAW sind Harnwegsinfekte und (selten) eine atypische Ketoazidose.

MERKE
Die NVL „Chronische Herzinsuffizienz" (Stand 2023) sieht prinzipiell eine „initiale Vierfachkombination" aller hier genannten prognoseverbessernden First-Line-Substanzen als möglich an. Allerdings wird betont, dass keine klinischen Interventionsstudien vorliegen, die den bisher empfohlenen, an den NYHA-Graden (➤ Tab. 69.1) orientierten schrittweisen Einsatz der verschiedenen Substanzen mit einer initialen Vierfachtherapie systematisch verglichen haben. Vor allem für die ambulante Versorgung wird das erhöhte Risiko einer initialen Vierfachkombination für UAW wie Hypotonien, Hyperkaliämien, Angioödeme und akutes Nierenversagen hervorgehoben.

Second-Line-Substanzen

Ivabradin Der IF-Kanalblocker Ivabradin führt bei Patienten mit Sinusrhythmus zu einer Senkung der Herzfrequenz ohne Senkung des Blutdrucks. Auf der Ebene von Metaanalysen zeigte sich ein signifikanter Effekt auf herzinsuffizienzbedingte Hospitalisierungen nur für Patienten, die trotz einer maximal tolerierbaren Dosis von Betablockern eine Herzfrequenz von ≥ 75/min aufwiesen. Eine Senkung der Sterblichkeit war nicht nachweisbar. Somit bestehen klar definierte Kriterien für die zusätzliche Gabe von Ivabradin: stabiler Sinusrhythmus > 75/min unter maximal tolerierbarer Dosis von ACE-Hemmern/ARB und Betablockern und LVEF ≤ 35 %.

Vericiguat Seit 2021 ist Vericiguat in Europa zur Behandlung der symptomatischen CHI zugelassen. Durch die pharmakologische Stimulation der Guanylatzyklase führt Vericiguat zu einer Vasodilatation der glatten Muskulatur. An der Zulassungsstudie (VICTORIA) nahmen erwachsene Patienten mit symptomatischer CHI teil, die in 6 Monaten vor Studieneinschluss eine Krankenhausaufnahme wegen Herzinsuffizienz oder in 3 Monaten vor Einschluss eine intravenöse Diuretikatherapie erhielten. Der Kombinationsendpunkt aus Krankenhausaufnahmen wegen CHI und kardiovaskulärer Mortalität wurde um 10 % gesenkt, die Gesamtsterblichkeit zeigte sich unbeeinflusst. Die Subgruppe der Patienten mit sehr hohen NT-proBNP-Werten (> 5.300 pg/ml) oder mit einem Alter von über

75 Jahren profitierten nicht. Zudem werden proarrhythmische Effekte diskutiert, da sich eine erhöhte kardiovaskuläre Sterblichkeit bei Patienten ohne ICD oder biventrikuläre Schrittmacher zeigte. Der Wirkstoff ist als Reservemedikament bei Patienten zu sehen, die kürzlich eine Dekompensation mit Krankenhausaufenthalt erfahren haben, und bei denen eine Therapieeskalation mit First-Line Substanzen nicht vertragen wird oder kontraindiziert ist.

Digitalisglykoside Mittlerweile werden Digitalisglykoside als Reservepräparate bei Herzinsuffizienz und normofrequentem Sinusrhythmus betrachtet. Sie können mit dem Ziel der Verbesserung der Belastungstoleranz eingesetzt werden; in Studien senkten sie zudem die Rate an Krankenhauseinweisungen. Ein Überlebensvorteil durch Digitalisglykoside ließ sich für Patienten mit Herzinsuffizienz nicht nachweisen.

Einen höheren Stellenwert haben Digitalisglykoside bei Patienten mit tachykardem VHF, deren Frequenz mit maximal tolerierbarer Dosis von Betablockern nicht ausreichend kontrolliert werden kann. Hier werden Digitalisglykoside zur Senkung der Ruheherzfrequenz eingesetzt.

Diuretika Schleifendiuretika stellen in vielen Fällen eine unverzichtbare Therapieoption zur Regulierung des gestörten Volumenhaushalts bei Herzinsuffizienz dar. Allerdings konnte bisher kein Nachweis für eine Senkung der Mortalität durch die Gabe von Diuretika bei Herzinsuffizienz erbracht werden. Eine Volumenüberlastung manifestiert sich in peripheren Ödemen und pulmonaler Stauung. Tragen diese klinischen Zeichen der Volumenbelastung nach ärztlicher Einschätzung zur reduzierten funktionalen Kapazität (NYHA-Grad) der Patienten bei, kann mit einem Schleifendiuretikum zur Symptomkontrolle behandelt werden.

Anfangsdosis, Titration und Zieldosis

In der medikamentösen Therapie der Herzinsuffizienz unterscheidet man zwischen Medikamenten, die sowohl die Prognose als auch die Symptomlast verbessern (gute Evidenz: ACE-Hemmer und Betablocker, weniger Evidenz: Ivabradin, ARNI), und Medikamenten, die lediglich zur Symptomkontrolle eingesetzt werden (Thiazid- und Schleifendiuretika, Indapamid). Leitliniengerechte Therapie heißt, dass die prognoseverbessernden Medikamente – entsprechend ihrer Verwendung in klinischen Studien – schrittweise auf ihre maximal tolerierbare Dosis erhöht werden. Im Gegensatz dazu sollte die Dosis der symptomkontrollierenden Medikamente so niedrig wie nötig dosiert werden, um das Risiko für Nebenwirkungen und Arzneimittelinteraktionen zu minimieren.

Patienten mit Herzinsuffizienz sind häufig älter (> 65 Jahre) und multimorbid. Dies gilt es bei der Wahl der Arzneimittel und der Dosierung zu beachten. Niedrigere Anfangsdosen der Herzinsuffizienz-Medikation und eine langsame Dosissteigerung können indiziert sein, um die Verträglichkeit zu verbessern und um medikamenteninduzierte Hypotonien, Bradykardien sowie dadurch bedingte kognitive Beeinträchtigungen, Leistungsminderung, Stürze und Verletzungen zu vermeiden.

Prognoseverbessernde Stufentherapie

Die prognoseverbessernde medikamentöse Stufentherapie der Herzinsuffizienz orientiert sich am NYHA-Grad (➤ Tab. 69.1). Ziele sind eine Verbesserung oder zumindest Minimierung einer Progredienz der Schweregrade sowie die Senkung der Sterblichkeit und der Hospitalisierungsrate. Unter optimaler Stufentherapie können Patienten niedrigere NYHA-Grade erreichen. Da sich die NYHA-Grade an den Symptomen der Patienten orientieren, haben prognoseverbessernde Substanzen auch eine symptomverbessernde Wirkung. Die prognoseverbessernde Stufentherapie ist somit in jeder Stufe als Prozess zu verstehen, mit dem eine vordefinierte Maximaldosis oder zumindest eine maximal tolerierbare Dosis der eingesetzten Substanzen erreicht werden soll (➤ Tab. 69.3). Im Idealfall sollten die Zieldosen in 3 bis 6 Monaten nach Diagnosestellung erreicht werden. Im Einzelfall kann dies – besonders bei multimorbiden Patienten mit vorbestehender Polymedikation – bedeutend länger dauern.

69.3.3 Symptomatische Therapie mit Diuretika

In der optimalen symptomatischen Therapie der Herzinsuffizienz haben Diuretika einen zentralen Stellenwert zur Verminderung von Dyspnoe und Ödemen aufgrund von Volumenbelastung. Sie sind als additive Therapie zur prognoseverbessernden Stufentherapie zu verstehen, die sich in ihrer Dosis am Grad der Überwässerung orientiert (➤ Tab. 69.4). Der zusätzliche Einsatz von Diuretika ist i. d. R. ab NYHA-Grad III indiziert. Es sollte regelmäßig geprüft werden, ob die Dosis zugunsten des Einsatzes von First-Line-Substanzen reduziert werden kann.

MERKE
Da für Diuretika kein Nachweis einer Prognoseverbesserung vorliegt, sollte zu jeder Zeit eine Reduktion der Diuretikadosis erwogen werden, um eine maximal tolerierbare Dosierung der prognoseverbessernden Wirkstoffe zu ermöglichen.

MERKE
Die Dosierung der Diuretika sollte sich möglichst am Einfluss der klinischen Volumenüberlastung auf den NYHA-Grad des Patienten orientieren. Auf Basis eines Gewichtsprotokolls können geeignete Patienten die Dosierung der Diuretika nach Anleitung selbstständig anpassen.
Bei relevanter Volumenüberlastung unter einer CHI sind, **unabhängig von der LVEF,** Diuretika indiziert.

Patientenbeispiel

Potenziell nachteilige Polymedikation

Eine Lehrerin im Ruhestand (76) leidet unter einer NYHA-III-Herzinsuffizienz, arterieller Hypertonie, 1-Gefäß-KHK, Koxarthrose bds., Polymyalgia rheumatica und einer rezidivierenden depressiven Störung. Ihr bundeseinheitlicher Medikationsplan beinhaltet ASS, einen ACE-Hemmer, Betablocker, ein Schleifendiuretikum, einen SSRI, ein orales Kortikosteroid und ein Bisphosphonat. Die Patientin leidet seit Jahren unter Unterschenkelödemen. Zum Erhalt ihres

Tab. 69.3 Prognoseverbessernde Stufentherapie (modifiziert nach NVL 2023, McDonagh et al. 2023)

Substanz		Startdosis	Höchstdosis	Kommentar
First-Line-Substanzen				
Bei NYHA I (beschwerdefreie Patienten mit apparativ nachgewiesener HFrEF mit LVEF < 40 %)				
ACE-Hemmer	Ramipril *oder*	1,25 mg 1-0-0	10 mg 1-0-0	• Schrittweise Erhöhung (z. B. Dosisverdoppelung), nicht weniger als alle 2 Wo. • Bei symptomatischer Hypotonie: Absetzen von Antihypertensiva ohne Wirkungsnachweis bei HI* • Ohne klinisch relevante Flüssigkeitsrestriktion: Reduktion der Diuretika • Kontrolle von Blutdruck, Kreatinin, Kalium alle 1–2 Wo. nach Dosissteigerung, danach 1 ×/Quartal • Nur bei anhaltendem störendem Husten (V. a. UAW von ACE-Hemmern): Wechsel auf ARB, da bessere Evidenzgrundlage für ACE-Hemmer
	Enalapril *oder*	2,5 mg 1-0-1	20 mg 1-0-1	
	Lisinopril	2,5 mg 1-0-0	20–35 mg 1-0-0	
ARB (bei ACE-Hemmer-Unverträglichkeit)	Candesartan *oder*	4 mg 1-0-0	32 mg 1-0-0	
	Losartan *oder*	25 mg 1-0-0	150 mg 1-0-0	
	Valsartan	40 mg 1-0-1	160 mg 1-0-1	
Betablocker	Bisoprolol *oder*	1,25 mg 1-0-0	10 mg 1-0-0	• Schrittweise Erhöhung (z. B. Dosisverdoppelung), nicht weniger als alle 2 Wo. • Zielherzfrequenz in Ruhe: 55–60/min • Bei Ruhefrequenz < 50/min: Halbierung der Dosis oder stoppen (selten notwendig) • Bei symptomatischer Hypotonie: 1. Absetzen von Antihypertensiva ohne Wirkungsnachweis bei HI* 2. Ohne klinisch relevante Flüssigkeitsrestriktion: Reduktion der Diuretika • Kontrolle von Herzfrequenz, Blutdruck alle 1–2 Wo. nach Dosissteigerung, danach 1 ×/Quartal • COPD ist keine Kontraindikation • Asthma bronchiale ist nur eine relative Kontraindikation
	Metoprololsuccinat *oder*	23,75 mg ½-0–0	190 mg 1-0-0	
	Carvedilol	3,125 mg 1-0-1	• < 85 kg KG: 25 mg 1-0-1 • > 85 kg KG: 50 mg 1-0-1	
Ab NYHA II: o. g. Substanzen in Kombination mit MRA, SGLT2-Inhibitoren (je nach individueller Verträglichkeit/Komorbiditäten [Dreifach- oder Vierfachkombination])				
Mineralokortikoid-Rezeptor-Antagonisten (MRA)	Spironolacton *oder*	12,5–25 mg 1-0-0	50 mg 1-0-0	• Beginn nur, wenn Kalium < 5,5 mmol/l • Verdoppelung bei symptomatischen Patienten nach 4–8 Wo. • Kontrolle von Blutdruck, Kreatinin, Kalium 1 und 4 Wo. nach Beginn/Dosissteigerung, danach 1 ×/Quartal • Wenn Kalium > 5,5 mmol/l oder eGFR < 30: Maximaldosis: 25 mg/d • Wenn Kalium > 6 mmol/l oder eGFR < 20: absetzen • Keine Kombination mit kaliumsparenden Diuretika (Amilorid/Triamteren) • Möglicher Wirkverlust unter NSAR • Bei Gynäkomastie: Wechsel auf Eplerenon
	Eplerenon	25 mg 1-0-0	50 mg 1-0-0	
SGLT2-Inhibitoren	Dapagliflozin	10 mg 1-0-0	10 mg 1-0-0	• Diuretisch wirksam, Hypotonierisiko, daher ggf. andere Diuretika reduzieren • Häufige HWI aufgrund der gesteigerten Glukosurie • Dapagliflozin bei eGFR< 25 kontraindiziert • Empagliflozin: bei eGRF< 20 kontraindiziert • **Cave:** atypische Ketoazidose als seltene Komplikation nach umfangreichen Operationen, niederkalorischen Diäten, akuten schweren Erkrankungen
	Empagliflozin	10 mg 1-0-0	10 mg 1-0-0	
Bei symptomatischen Patienten (NYHA II–IV) trotz max. tolerabler Dosis o. g. Substanzen				
Sacubitril/Valsartan (ARNI) (vorher ggf. ACE-Hemmer/ARB absetzen, bei ACE-Hemmern 72 h Pause)		24/26 mg 1-0-1	97/103 mg 1-0-1	• Beginn nur, wenn eGFR > 30 • Schrittweise Erhöhung, nicht weniger als alle 2 Wo. • Bei Diabetikern bisher kein Wirkungsnachweis • Bei Kalium von > 5,4 mmol/l: kontraindiziert; unter ARNI-Therapie bis 5,5 mmol/l akzeptabel • Hyperkaliämien häufiger als unter ACE-Hemmern/ARB
Second-Line-Substanzen				
Bei symptomatischen Patienten (ab NYHA II) mit LVEF ≤ 35 % und Sinusrhythmus mit HF ≥ 75/min unter max. tolerabler Dosis von ACE-Hemmern/ARB/ARNI, Betablockern und MRE				
Ivabradin		2,5 mg • ≥ 75 J.: 1-0-1 • < 75 J.: 2-0-2	7,5 mg 1-0-1	• Bei VHF kontraindiziert • Beginn nur bei stabilem Sinusrhythmus > 75/min • EKG-Kontrolle spätestens nach 2 Wo. • Wenn HF < 50/min: reduzieren oder absetzen • Bei VHF im Verlauf: absetzen
Bei symptomatischen Patienten (ab NYHA II) < 75 Jahren, bei Kontraindikation oder nicht ausreichender Therapie durch First-Line-Substanzen, nach einer Dekompensation mit i. v.-Therapie				
Vericiguat		2,5 mg 1-0-0	10 mg 1-0-0	• Kontraindiziert bei vorbestehender Einnahme von Isosorbit dinitrat-hydralazin (ISDN) • Kontraindiziert in Schwangerschaft und Stillzeit • Kontraindiziert bei RR< 100 mmHg

* Antihypertensiva ohne Nachweis der Prognoseverbesserung bei Herzinsuffizienz: Amlodipin, Felodipin, Nifedipin, Verapamil, Diltiazem, Dihydralazin, Doxazosin, Moxonidin, Minoxidil

Tab. 69.4 Additive Therapie mit Diuretika bei allen Patienten mit relevanter Volumenbelastung (unabhängig von der LVEF)

Substanz		Startdosis [mg/d]	Übliche Tagesdosis [mg/d]
Schleifendiuretika	Furosemid *oder*	20–40	40–240
	Torasemid	5–10	10–20
Thiaziddiuretika	Hydrochlorothiazid *oder*	25	12,5–50
	Chlortalidon	12,5	12,5–25
Nicht-Thiaziddiuretika	Indapamid	2,5	2,5–5

Kommentar:
- Vor Beginn Bestimmung von Krea, Na, K (falls nicht bekannt)
- Beginn mit niedriger Startdosis (i. d. R. ein Schleifendiuretikum)
- Schrittweise Steigerung bis zum Erreichen einer positiven Diurese (max. Gewichtsverlust 0,75 kg/d)
- Festlegung eines „Trockengewichts" (Körpergewicht ohne relevante Volumenbelastung)
- Optimale Diuretika-Erhaltungsdosis: niedrigste Dosis zum Erhalt des „Trockengewichts"
- Bei symptomatischer Hypotonie: ggf. Reduktion/Absetzen von: Amlodipin, Nifedipin, Verapamil, Dihydralazin, Moxonidin, Nitraten
- Bei Hypokaliämie: ACE-Hemmer/ARB erhöhen oder MRA ansetzen, Kaliumsubstitution
- Bei Hyponatriämie und Hinweise auf Volumenmangel: Reduktion der Diuretika
- Bei Hyponatriämie und Hinweise auf Volumenbelastung: Erhöhung der Diuretika, Beschränkung der Trinkmenge
- Bei Diuretikaresistenz:
  - Einnahme des Diuretikums nüchtern und/oder aufgeteilt auf mehrere Einzeldosen
  - Wechsel von Furosemid auf Torasemid, Dosiserhöhung der MRA
  - Kombination von Schleifen- und Thiaziddiuretikum
- Bei Verschlechterung der Nierenfunktion (Kreatininanstieg):
  - Nephrotoxische Substanzen vermeiden (insb. NSAR, Trimethoprim)
  - Reduktion der Dosis von ACE-Hemmer/ARB
  - Ggf. Pausieren von Spironolacton/Eplerenon
  - Bei Kombination von Thiazid- und Schleifendiuretikum: Thiaziddiuretikum absetzen

Trockengewichts sind 2 × 40 mg/d Furosemid notwendig. Wegen hypotoner Blutdruckwerte können weder ACE-Hemmer noch Betablocker ausdosiert werden. Im jährlichen hausärztlichen Gespräch zu Therapiezielen kommt zum Ausdruck, dass die Patientin nachmittägliche Besuche bei Freunden und Theaterbesuche vermisst, die sie aufgrund des häufigen Harndrangs vermeidet.

Im Rahmen einer Therapiezielmodifikation mit Fokus auf soziale Teilhabe werden die Diuretika schrittweise reduziert, und es wird eine Zunahme der Unterschenkelödeme akzeptiert. Bei Blutdruckmittelwerten von > 140/90 werden ACE-Hemmer und Betablocker erhöht. Im nächsten Quartal zeigen sich im Rahmen des psychosozialen Assessments die depressiven Beschwerden der Patientin rückläufig. Die Patientin fragt nach einer Reduktion des SSRI.

69

Fazit

Bei multimorbiden Patienten mit Herzinsuffizienz bietet die Adressierung psychosozialer Therapieziele im Rahmen einer gemeinsamen Entscheidungsfindung das Potenzial zur Verbesserung der Lebensqualität und zur Reduktion der Polymedikation.

69.3.4 Impfungen

Neben den Standardimpfungen besteht bei Patienten mit Herzinsuffizienz eine altersunabhängige Indikation zur jährlichen Influenza-Impfprophylaxe, COVID-19-Impfprophylaxe sowie zur Pneumokokken-Impfprophylaxe mit einem Polysaccharidimpfstoff (PPSV 23), die alle 6 Jahre wiederholt werden sollte (aktuelle STIKO-Empfehlung, Stand 2023). Es sei darauf hingewiesen, dass sich die Empfehlungen zur Impfprophylaxe zwischen den Fachgesellschaften und der STIKO unterscheiden können.

69.3.5 Invasive Therapien

Kardiale Resynchronisationstherapie (CRT)

Nachweislich kann eine CRT bei geeigneten Patienten sowohl eine Symptomverbesserung (bessere Belastbarkeit, Lebensqualität) als auch eine Verbesserung der Prognose (Senkung der Mortalität und der Hospitalisierungen) bewirken. Eine CRT ist generell nur bei Patienten indiziert, die unter optimaler medikamentöser Therapie folgende klinische Zeichen aufweisen:
- Sinusrhythmus + mind. NYHA-Grad II mit LVEF ≤ 35 % trotz optimaler Therapie
- VHF + NYHA-Grad III–IV mit LVEF ≤ 35 % trotz optimaler Therapie (in Ausnahmefällen)
- QRS-Breite von ≥ 130 ms

Die Entscheidung zur CRT wird gemeinsam mit den behandelnden Kardiologen anhand des zu erwartenden Nutzens und nach Berücksichtigung der individuellen Therapieziele gefällt. Weitere Kriterien zur Abschätzung des individuellen Nutzens sind das Ausmaß der QRS-Verbreiterung und das Vorliegen von Schenkelblöcken. Für die Wirksamkeit einer CRT bei Patienten mit VHF gibt es wenige Belege.

Die Indikationsstellung sollte bei diesen Patienten in Zusammenarbeit mit den Kardiologen kritisch geprüft werden.

Implantierbarer Kardioverter-Defibrillator (ICD)

Die Anlage eines ICD erfolgt häufig als Sekundärprävention bei Patienten, die lebensbedrohliche Kammertachykardien oder einen plötzlichen Herztod überlebt haben. Für eine ICD-Anlage zur Primärprävention dieser lebensbedrohlichen Zustände kommen generell Patienten mit KHK-bedingter Herzinsuffizienz infrage, die trotz einer > 3-monatigen optimalen medikamentösen Therapie einen NYHA-Grad II–III aufweisen. Da gerade für hochaltrige und multimorbide Patienten keine ausreichende Evidenz aus Studien vorliegt, sollte die Indikation bei diesen Patienten kritisch geprüft werden. Die Patienten sollten einen ausreichenden funktionellen Status und eine Lebenserwartung von > 1 Jahr aufweisen.

MERKE

Die Laufzeit eines ICD-Systems beträgt zwischen 3 und 6 Jahren. Die gemeinsame Entscheidung zu einem Batteriewechsel ist kein Automatismus, sondern sollte immer unter Berücksichtigung individueller Therapieziele und idealerweise unter Verwendung von Informationsmaterial erfolgen.

Weitere invasive Therapien

Für Patienten, die trotz optimaler medikamentöser Therapie und CRT/ICD weiter eine schwere Herzinsuffizienz NYHA-Grad III–IV (LVEF ≤ 25 %) aufweisen oder bei denen es regelmäßig zu herzinsuffizienzbedingten Krankenhausaufenthalten kommt, stehen Therapieoptionen wie ventrikuläre Unterstützungssysteme oder – als Ultima Ratio – eine Herztransplantation zur Verfügung. Die Indikation wird i. d. R. durch spezialisierte Herzzentren gestellt. Im hausärztlichen Arzt-Patient-Gespräch sollten die Vor- und Nachteile dieser ausgesprochen invasiven Therapien adressiert werden.

69.3.6 Verlaufskontrollen und Reevaluation der Therapieziele

Verlaufskontrollen sollten körperliche Untersuchungen, Laborkontrollen (insb. Elektrolyte, Nierenfunktion) und eine Reevaluation des physischen und psychischen Status beinhalten. Auf diese Weise kann auf einen geänderten klinischen oder psychosozialen Status (z. B. neue Komorbiditäten, UAW, neue berufliche/familiäre Situation) reagiert werden. Je nach Befund kann es zu einer Anpassung der Therapieziele und der damit verbundenen therapeutischen Maßnahmen kommen. Medikamentöse Therapie sowie Pflege-, Heil- und Hilfsmittelverordnungen können intensiviert oder auch deeskaliert werden. Verlaufskontrollen sollten in regelmäßigen, vordefinierten zeitlichen Abständen erfolgen.

MERKE

Die NVL „Chronische Herzinsuffizienz" empfiehlt mindestens ½-jährliche Kontrollen mit Erhebung von NYHA-Klasse, Körpergewicht, Blutdruck und Herzfrequenz sowie Laborkontrollen (Elektrolyte, Nierenretentionswerte). Zusätzlich sollten Alltagsfunktionalität und Lebensqualität thematisiert werden.
Bei einer Dosissteigerung sind Kontrollen einmalig nach 2 Wochen und anschließend quartalsweise empfohlen.

Die hier beschriebene patientenzentrierte Versorgung geht mit einem hohen zeitlichen und personellen Aufwand einher. Um eine Implementierung in den Praxisalltag zu erreichen, können Verlaufskontrollen anteilig von MFAs mit Zusatzqualifikation übernommen werden.

69.3.7 Komorbiditäten

Die Herausforderung für den behandelnden Allgemeinmediziner stellt oft die Weiterführung komplexer Medikationspläne dar, die sich aus der Therapie der Herzinsuffizienz (➤ Kap. 69.3.2 und ➤ Kap. 69.3.3) und der Komorbiditäten ergeben. Zu beachten ist, dass die medikamentöse Therapie der häufigsten Ursachen der Herzinsuffizienz (arterielle Hypertonie und KHK) teilweise mit den gleichen Wirkstoffen erfolgt (ACE-Hemmer/ARB, Betablocker, MRA, Diuretika). Nachfolgend sind die häufigsten Komorbiditäten und mögliche Arzneimittelinteraktionen aufgelistet:

- **Arterielle Hypertonie, KHK, Angina pectoris** (➤ Kap. 61):
  - Verapamil, Diltiazem und Nifedipin sollen bei Patienten mit Herzinsuffizienz *nicht* eingesetzt werden, da sie negativ inotrope Effekte haben.
  - Amlodipin und Felodipin sind nur als Reservemedikamente einzusetzen, falls unter optimaler Stufentherapie mit ACE-Hemmern/ARB/ARNI, Betablockern, MRA und SGLT2-Inhibitoren weiterhin hypertensive Blutdruckwerte oder pektanginöse Beschwerden bestehen.
  - Moxonidin sollte aufgrund einer Hemmung des Sympathikotonus nicht eingesetzt werden.
  - Minoxidil/Dihydralazin können zu Salz- und Wasserretention führen.
- **Akute und chronische Schmerzen** (➤ Kap. 76):
  - NSAR (Diclofenac, Ibuprofen, Naproxen) und COX-2-Hemmer (Etoricoxib, Celecoxib) erhöhen in Kombination mit ACE-Hemmern, ARB oder ARNI das Risiko für ein akutes Nierenversagen. Sie werden häufig als OTC-Medikamente in Selbstmedikation angewendet, sollten bei Herzinsuffizienz i. d. R. aber vermieden werden. Bei bereits bestehender Niereninsuffizienz sind sie kontraindiziert.
  - Mögliche sofortige Nebenwirkungen: Blutdruckerhöhung, Wasserretention mit Ödembildung, Risiko der kardialen Dekompensation.
  - Alternativen: Paracetamol, Novaminsulfon, Tramadol, Tilidin/Naloxon.
- **Psychische Komorbiditäten:**
  - Für alle Patienten primär psychosomatische Grundversorgung (➤ Kap. 113).

69

- Nichtmedikamentöse und psychotherapeutische Maßnahmen sollten immer bevorzugt werden, insbesondere kognitive Verhaltenstherapie und ergänzendes körperliches Training.
- Sertralin zeigt von allen SSRIs die geringsten Arzneimittelinteraktionen.
- Escitalopram und Citalopram, Fluoxetin und Venlafaxin können zur QT-Zeit-Verlängerung führen.
- Trizyklische Antidepressiva sollten wegen negativ inotroper und proarrhythmischer Effekte nicht eingesetzt werden.

• **Chronische Niereninsuffizienz** (➤ Kap. 70):
  - Bei Kaliumspiegeln > 5,5 mmol/l *oder* Kreatininanstieg > 50 % des Ausgangswertes *oder* Kreatinin > 3 mg/dl: **Dosisreduktion** von ACE-Hemmern/ARB/MRA/ARNI.
  - Bei Kaliumspiegeln > 6 mmol/l *oder* Kreatininanstieg > 100 % des Ausgangswertes *oder* Kreatinin > 3,5 mg/dl: **Pausierung** von ACE-Hemmern/ARB/MRA/ARNI.
  - Digoxin reduzieren oder auf Digitoxin umstellen.
  - SGLT2-Inhibitoren erwägen bis eGFR von 25 (Dapagliflozin) und zugelassen

• **VHF und andere Rhythmusstörungen** (➤ Kap. 68):
  - Betablocker sind nur bei tachykardem VHF zur Frequenzkontrolle indiziert. In einer Metaanalyse ergab sich kein Mortalitätsvorteil von Betablockern bei Patienten mit Herzinsuffizienz und VHF.
  - Ivabradin ist bei VHF nicht indiziert. Es ist nicht ausreichend nachgewiesen, dass Patienten mit VHF von Ivabradin profitieren.
  - Flecainid, Propafenon, Dronedaron und Sotalol haben potenziell proarrhythmische Effekte und können die Pumpfunktion vermindern.

• **Diabetes mellitus** (➤ Kap. 63):
  - Patienten mit Diabetes haben ein höheres Risiko für Hyperkaliämien unter einer Herzinsuffizienz-Medikation. Betablocker können die Symptome einer Hypoglykämie maskieren.
  - Metformin erhöht das Risiko für eine Laktatazidose bei dekompensierter Herzinsuffizienz.
  - Für keinen Wirkstoff der Substanzklasse der DPP-4-Inhibitoren konnte eine Reduktion kardiovaskulärer Ereignisse im Vergleich zu Placebo gezeigt werden. Saxagliptin erhöhte sogar das Risiko für Hospitalisierungen aufgrund von Herzinsuffizienz.
  - GLP1-Antagonisten hatten keine positiven Effekte zur Reduktion der Hospitalisierungen aufgrund von CHI.
  - SGLT2-Inhibitoren sind die Substanzklasse der ersten Wahl bei Diabetes mellitus und Herzinsuffizienz.

• **Asthma bronchiale und COPD** (➤ Kap. 65, ➤ Kap. 66):
  - Bei Asthma bronchiale und COPD ist Nebivolol kontraindiziert, da eine Bronchospastik verstärkt werden kann.
  - Die Gabe von Bisoprolol oder Metoprolol kann unter pulmologischer Mitbehandlung erwogen werden und ist nicht absolut kontraindiziert.
  - Eine COPD stellt keine Kontraindikation für eine Therapie mit Bisoprolol oder Metoprolol dar.

TIPP

Die NVL „Chronische Herzinsuffizienz" bietet nützliche Patienteninformationen (Patientenblätter), die im Arzt-Patient-Gespräch eingesetzt werden können:

https://www.leitlinien.de/themen/herzinsuffizienz/patientenblaetter

LITERATUR

Cook C, Cole G, Asaria P et al. The annual global economic burden of heart failure. Int J Cardiol 2014; 171: 368–376.

Deutscher Herzbericht 2021: 29. Bericht/Sektorenübergreifende Versorgungsanalyse zur Kardiologie, Herzchirurgie und Kinderherzmedizin in Deutschland. Frankfurt: Deutsche Herzstiftung; 2021.

EuroQol Group. EuroQol – a new facility for the measurement of health-related quality of life. Health Policy Amst Neth 1990; 16: 199–208.

Januzzi JL, Chen-Tournoux AA, Christenson RH et al. N-Terminal Pro-b-type natriuretic peptide in the emergency department: The CON-RELOADED Study. J Am Coll Cardiol 2018; 71: 1191–1200.

Kaduszkiewicz H, Gerste B, Eisele M et al. Herzinsuffizienz: Epidemiologie und Versorgung. Versorg-Rep 2013; 2014: 209–229.

Kuznetsova T, Herbots L, López B, Jin Y et al. Prevalence of left ventricular diastolic dysfunction in a general population. Circ Heart Fail 2009; 2(2):105–12.

Oktay AA, Rich JD, Shah SJ. The Emerging Epidemic of Heart Failure with Preserved Ejection Fraction. Curr Heart Fail Rep 2013; 10(4):401–10.

Unverzagt S, Meyer G, Mittmann S et al. Verbesserung der Adhärenz bei Herzinsuffizienz. Dtsch Arztebl Int 2016; 113: 423–430.

Zaphiriou A, Robb S, Murray-Thomas T et al. The diagnostic accuracy of plasma BNP and NTproBNP in patients referred from primary care with suspected heart failure: Results of the UK natriuretic peptide study. Eur J Heart Fail 2005; 7: 537–541.

SYSTEMATISCHE REVIEWS

Apóstolo J, Cooke R, Bobrowicz-Campos E et al. Predicting risk and outcomes for frail older adults: An umbrella review of frailty screening tools. JBI Database Syst Rev Implement Rep 2017; 15: 1154–1208.

Kane PM, Murtagh FEM, Ryan K et al. The gap between policy and practice: A systematic review of patient-centred care interventions in chronic heart failure. Heart Fail Rev 2015; 20: 673–687.

KAPITEL

70

Jean-François Chenot, Gesine F. C. Weckmann

Akute und chronische Nierenkrankheit

70.1 Definition und Epidemiologie

Das früher nur auf der Messung der glomerulären Filtrationsrate (GFR, ➤ Tab. 70.1) beruhende Konzept der akuten oder chronischen **Niereninsuffizienz** ist mehrfach überarbeitet worden und wurde von KDIGO *(Kidney Disease: Improving Global Outcome)* durch die Konzepte **akute Nierenfunktionseinschränkung** (*acute kidney injury* **[AKI]** oder *acute kidney disease* **[AKD]**) und **chronische Nierenkrankheit** (*chronic kidney disease,* **CKD**) ersetzt.

Neben der auf der Kreatininmessung basierenden geschätzten *(estimated)* glomerulären Filtrationsrate (eGFR; ➤ Tab. 70.3) werden auch die Albuminurie (➤ Tab. 70.2) sowie morphologische oder strukturelle Veränderungen im Konzept der CKD berücksichtigt, sodass eine AKI oder eine CKD auch bei normaler eGFR möglich ist. Für die Diagnose CKD aufgrund einer verringerten eGFR sind mindestens 2 Messungen im Abstand von 3 Monaten notwendig, um die CKD von einer AKI zu differenzieren. Die Zuordnung zu einem der frühen CKD-Stadien G1 und G2 erfolgt nur beim Nachweis anderer Schäden wie morphologischen Auffälligkeiten der Nieren (➤ Abb. 70.1) oder einer Albuminurie.

Die AKI-Kriterien sind im ambulanten Bereich nur teilweise anwendbar (➤ Tab. 70.3), da die Urinmenge meist nicht zuverlässig erfasst werden kann. Über die Häufigkeit akuter Nierenschäden (AKI) im ambulanten Bereich gibt es keine verlässlichen Daten. Man schätzt, dass ca. 1 % der Praxispopulation jährlich eine AKI erleidet. Es ist wahrscheinlich, dass insbesondere niedrige Stadien mit geringen Symptomen häufig nicht erkannt werden. Daten zu Mortalität und Morbidität der AKI stammen zum größten Teil aus dem stationären Bereich und sind auf den ambulanten Bereich nicht übertragbar. Auch wenn AKI sich im ambulanten Bereich häufig spontan bessern, stellen sie ein Risiko für die Entwicklung einer CKD bis zum Nierenversagen dar und sind mit einer erhöhten Mortalität assoziiert.

Tab. 70.1 GFR-Kategorien der chronischen Nierenkrankheit

Stadium	GFR [ml/min/1,73m²]*	Bezeichnung
G1	≥ 90	Normal oder erhöhte GFR mit Hinweis auf Nierenkrankheit
G2	60–89	Leicht verminderte der GFR mit Hinweis auf Nierenkrankheit
G3a	45–59	Mäßig verminderte GFR
G3b	30–44	
G4	15–29	Stark verminderte GFR
G5	< 15	Nierenversagen** (oder Dialyse)

* Der Bezug auf die Körperoberfläche 1,73 m² ist praktisch wenig sinnvoll (www.nierenfunktionseinheit.de) und wurde deshalb weggelassen.
** Alte Terminologie: terminales Nierenversagen oder terminale Niereninsuffizienz

Bis zu 10 % der Bevölkerung in Deutschland weisen eine CKD (≥ Stadium G3) auf, wobei der Anteil altersabhängig steigt. Eine Abgrenzung von der altersbedingten Abnahme der eGFR von ca. 1–2 ml/min/Jahr ab dem 40. Lj. ist nicht immer sicher möglich. Daher gibt es berechtigte Kritik an der Klassifikation. Die Praxisprävalenz liegt

Tab. 70.2 Kategorien der Albuminurie/Proteinurie bei CKD

Stadium	Albuminausscheidung [mg/24 h]	Proteinausscheidung [mg/24 h]	uACR [mg/mmol (mg/g)]	uPCR [mg/mmol (mg/g)]	Interpretation
A1	< 30	< 100	< 3 (< 30)	< 15 (< 150)	Normal bis leicht ↑
A2	30–300	150–500	3–30 (30–300)	15–50 (150–500)	Mäßig ↑
A3	> 300	> 500	> 30 (> 300)	> 50 (> 500)	Stark ↑

uACR = Albumin-Kreatinin-Ratio im Urin (empfohlen), CKD = chronische Nierenkrankheit, PCR = Protein-Kreatinin-Ratio

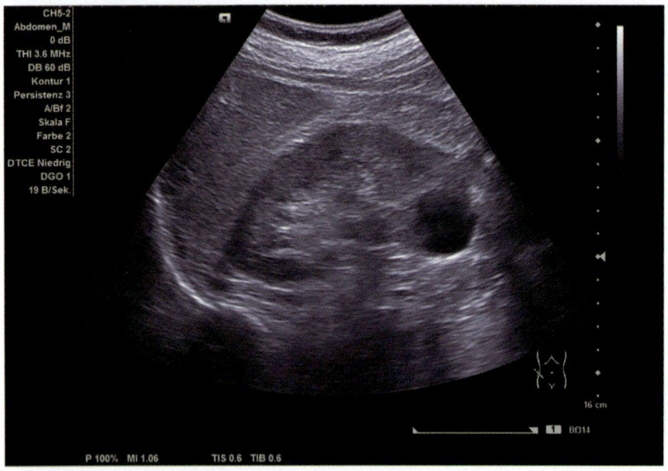

Abb. 70.1 Singuläre kortikale Nierenzyste im Ultraschall [T500]

Tab. 70.3 Stadieneinteilung der akuten Nierenfunktionseinschränkung (AKI) nach KDIGO [F779-003]

Stadium	Serumkreatinin	Urinausscheidung
1	1,5- bis 1,9-facher Anstieg innerhalb von 7 d oder Anstieg um ≥ 26 µmol/l (0,3 mg/dl) innerhalb von 48 h	< 0,5 ml/kg/h über > 6 h
2	2,0- bis 2,9-facher Kreatininanstieg	< 0,5 ml/kg/h über > 12 h
3	≥ 3-facher Kreatininanstieg oder Serumkreatinin ≥ 353 µmol/l (4 mg/dl) mit einem akuten Anstieg um ≥ 44 µmol/l (0,5 mg/dl)	< 0,3 ml/kg/h über > 24 h oder fehlende Urinausscheidung (Anurie) für ≥ 12 h

bei ca. 25 % der Patienten und bei ca. 50 % der Pflegeheimpatienten. In Deutschland schreitet die AKI oder CKD bei jährlich ca. 5.000 bis 7.000 Menschen zur terminalen Niereninsuffizienz fort. Die wichtigsten Ursachen sind Diabetes und Bluthochdruck und seltener spezifische Nierenkrankheiten. Obwohl die Wahrscheinlichkeit, dass ein Patient ein Nierenversagen entwickelt, aus hausärztlicher Sicht gering ist, stellen die zurzeit ca. 90.000 Dialysepatienten und 20.000 transplantierten Patienten in Deutschland ein relevantes Gesundheitsproblem dar. Ziel der Diagnose und Therapie von Nierenkrankheiten ist es, die Progression zum Nierenversagen und Komplikationen der CKD zu verhindern.

70.2 Diagnostische Strategie

Ein Screening auf chronische oder akute Nierenkrankheit wird nicht empfohlen. Gründe für eine Untersuchung des Serumkreatinins sind:

- Neu aufgetretene Ödeme oder Luftnot
- Diabetes mellitus
- Neu diagnostizierter Bluthochdruck
- Einnahme nephrotoxischer Medikamente, Chemotherapie, geplante Kontrastmittelgabe
- Autoimmunerkrankungen/rheumatische Erkrankungen
- Urologische Erkrankungen, insb. obstruktive Uropathien
- (Z. n.) Nephritiden und aufsteigende Harnwegsinfektionen
- Positive Familienanamnese für Nierenkrankheiten, z. B. Zystennieren (autosomal-dominante polyzystische Nierenerkankung, ADPKD) oder terminale Niereninsuffizienz
- Zufallsbefunde im Labor oder in der Sonografie
- Bekannte CKD

Wird Kreatinin bestimmt, sollte immer die eGFR beurteilt werden, die das Labor meist automatisch, auf Basis der CKD-EPI-Formeln, mit angibt. In der Hausarztpraxis ist anhand des Alters und der Komorbidität meist klinisch klar, ob es sich um ein akutes (AKI) oder chronisches (CKD) Problem handelt, wenn zum ersten Mal eine erniedrigte GFR festgestellt wird. Häufig liegen ältere Laborwerte vor. Eine AKI sollte aber erwogen werden. Wenn keine massiven Ödeme, Luftnot oder Blutdruckentgleisung vorliegen, ist ein ambulantes Management möglich. Eine eGFR-Kontrolle sollte je nach Dringlichkeit innerhalb von Tagen oder 1 bis 2 Wochen erfolgen.

Ziel der weiteren Diagnostik ist es, auslösende Ursachen zu erkennen (NSAR, Dehydratation) und, wenn möglich, zu beseitigen. Neben der Beurteilung der eGFR sollten bei der Erstdiagnose folgende Untersuchungen durchgeführt werden:

- **Blutdruck**kontrolle
- Bestimmung der Albumin-Kreatinin-Ratio im Urin **(uACR)**
- Untersuchung auf **Hämaturie** mit Teststreifen
- Notwendigkeit für eine **Sonografie** abschätzen
- Medikamentenreview

Ein erhöhter Blutdruck in Kombination mit einer Hämaturie oder Albuminurie kann ein Hinweis auf eine in der Hausarztpraxis seltene Glomerulonephritis sein. Da die Urinmikroskopie Erfahrung benötigt und nicht mehr verbreitet ist, wird zum Testen auf Hämaturie stattdessen ein **Urinstreifentest** empfohlen. Ein Urinstreifentest ist als alleiniger Test für den semi-quantitativen Eiweißnachweis nicht ausreichend zuverlässig. Nur die quantitative Bestimmung des Albumins im Urin erlaubt es, den Nierenschaden abzuschätzen und eine Entscheidung über die Notwendigkeit einer Überweisung zu treffen. Die aufwendige 24-h-Urinsammlung ist durch die Bestimmung der **Albumin-Kreatinin-Ratio** (uACR) aus Spontanurin (➤ Tab. 70.2) ersetzt worden. Die Annahme ist, dass ca. 1 g (10 mmol) Kreatinin/24 h ausgeschieden wird. Dies erlaubt es, unabhängig von der Trinkmenge (= Verdünnung des Urins) die Bestimmung des Albumins auf das Kreatinin zu beziehen und für 24 h hochzurechnen. Die uACR wird in der Praxis noch zu selten bestimmt, obwohl sie ein wichtiges Kriterium für die Indikation eines SGLT2-Hemmers sowie für die Prognose der CKD ist.

Die Morphologie der Nieren in der Sonografie erlaubt nur selten Rückschlüsse auf die Ursache der Funktionsstörung. Sie dient primär dem Ausschluss einer obstruktiven Uropathie oder kann Hinweise auf eine polyzystische Nierenerkrankung liefern (➤ Abb. 70.1).

70.2.1 Ursachen

Die möglichen Ursachen einer Niereninsuffizienz sind in ➤ Box 70.1 zusammengefasst.

Box 70.1

Wahrscheinlichste Diagnosen

AKI:

- Dehydratation
- Nephrotoxische Medikamente (insb. chronische Einnahme von NSAR)
- Möglicherweise Kontrastmittel

CKD:

- Bluthochdruck
- Diabetes
- Chronische Nephritiden (Pyelonephritis, Glomerulonephritis)

Was man nicht übersehen sollte: abwendbar gefährlicher Verlauf

- Sepsis (AKI) (Hypotonie, Tachykardie)
- Prärenales Nierenversagen bei Herzinsuffizienz oder Aszites (hepatorenales Syndrom)
- Nephrotisches/nephritisches Syndrom bei akuter oder chronischer Glomerulonephritis (z. B. bei systemischem Lupus erythematodes oder anderen Vaskulitiden)
- Hämolytisch-urämisches Syndrom (HUS)
- Obstruktive Uropathie
- Analgetikanephropathie
- Chronische Pyelonephritis

Seltene oder sekundäre Ursachen

- Interstitielle Nephritis (Medikamente, Infektionen)
- Zystennieren (Familienanamnese)
- Nieren- und Harnwegstumoren
- Nierenarterienstenose
- Nierenvenenthrombose
- Myelom
- Amyloidose
- Anlageanomalien
- Akute Uratnephropathie

70.2.2 Überweisung, Schnittstellendefinition

Die Mehrheit der Patienten mit CKD kann in der Hausarztpraxis behandelt werden. Beim symptomatischen AKI ist i. d. R. eine Krankenhauseinweisung erforderlich. Eine Überweisung in die Urologie sollte in folgenden Fällen angeboten werden:

- Mikrohämaturie: 2 Wochen persistierende nicht sichtbare Hämaturie im Streifentest ohne Hinweise auf eine Glomerulonephritis
- Makrohämaturie ohne Hinweise auf eine Glomerulonephritis
- V. a. obstruktive Uropathie

Die Indikation zur Überweisung in die Nephrologie muss individuell abgewogen werden. Es gibt keine Belege, dass eine frühzeitige Überweisung eine Progression der CKD verhindern kann, wenn Blutdruck und Diabetes gut eingestellt sind und es keine Hinweise auf Glomerulonephritis gibt. Eine Mitbetreuung mindestens 6 Monate für Nierenersatztherapiepflichtigkeit ist prognostisch vorteilhaft. International hat sich für die Abschätzung der Notwendigkeit einer Überweisung die *kidney failure risk equation* (KFRE) durchgesetzt (www.risiko-nierenversagen.de). Bei einem Risiko > 5 % für eine Nierenersatztherapiepflichtigkeit sollte eine Überweisung angeboten werden, sonst:

- GFR < 30 ml/min (CKD ≥ G4):
  - Bei jüngeren Patienten mit nicht altersentsprechender GFR eher früher.
  - Bei älteren Patienten und Pflegeheimbewohnern mit stabiler GFR sollten Nutzen und Aufwand unter Berücksichtigung von Komorbidität und Lebenserwartung kritisch abgewogen werden. Dabei ist die KFRE hilfreich: www.risiko-nierenversagen.de (Deutsch); https://kidneyfailurerisk.com (Englisch).
- Rasche Progression (Abnahme der GFR von ≥ 25 % in Kombination mit Übergang in ein höheres Stadium oder Abnahme um ≥ 15 ml/min pro Jahr)
- V. a. renale Anämie und inadäquates Ansprechen auf Eisensubstitution
- V. a. CKD-MBD (ehemals renale Osteodystrophie, ➤ Kap. 70.2.3)
- Nicht urologische Hämaturie
- Albuminurie ≥ A2

Es sollte geklärt werden, ob ein einmaliges Konsil zum Ausschluss einer spezifisch behandelbaren Nierenkrankheit oder eine kontinuierliche Mitbetreuung notwendig ist.

70.2.3 Komplikationen der CKD

Kardiovaskuläre Erkrankungen

Die chronische Nierenkrankheit ist ein unabhängiger Risikofaktor für kardiovaskuläre Ereignisse, und das Risiko steigt mit dem Schweregrad der Nierenkrankheit an. Die prinzipielle Einstufung einer eGFR < 60 ml/min bei CKD als kardiovaskuläres Hochrisiko durch die *European Society of Cardiology* (ESC) ist epidemiologisch nicht haltbar und angesichts des hohen Alters der meisten betroffenen Patienten in Bezug auf Nutzen und Polypharmazie auch hochproblematisch. Für die Einschätzung des kardiovaskulären Risikos wird die Verwendung von „arriba©" (https://arriba-hausarzt.de) empfohlen. Für Patienten mit CKD gelten in Bezug auf Blutdruck- und HbA_{1c}-Ziele oder die Indikation für Statine oder ASS die gleichen Empfehlungen wie für nierengesunde Patienten (➤ Kap. 6).

Renale Anämie

Das Serumhämoglobin soll mindestens zwischen 10 und 11 g/dl (6,2 und 6,8 mmol/l) liegen. Höhere Werte haben keine Vorteile. Die Entscheidung zur Therapie einer Anämie bei Patienten mit CKD richtet sich nicht nach Laborwerten, sondern wird klinisch getroffen. Die häufigste Ursache für eine Anämie ist auch bei CKD ein Eisenmangel (➤ Kap. 48). Ein Erythropoetinmangel ist erst ab einer GFR < 30 ml/min wahrscheinlich. Die intestinale Eisenaufnahme ist mit zunehmender Nierenfunktionseinschränkung gestört. Wenn orale Eisensubstitution keine Verbesserung bewirkt, kann eine i. v. Eisensubstitution erwogen werden. Wenn keine Besserung eintritt, sollte eine nephrologische Überweisung zur Behandlung mit erythropoesestimulierenden Mitteln angeboten werden. Transfusionen sollten wegen der Möglichkeit einer Immunisierung bei möglicher späterer Nierentransplantation vermieden werden.

CKD Mineral and Bone Disorder

Das Konzept der *CKD Mineral and Bone Disorder* (CKD-MBD) ist eine Erweiterung des älteren Konzepts der renalen Osteodystrophie. Es handelt sich nicht nur um eine Knochenerkrankung, sondern um eine Umverteilung von Kalzium und Phosphat im ganzen Körper. Die beschriebenen Veränderungen können allerdings bereits ab einer GFR von 60 ml/min/1,73 m² gemessen werden (CKD-Stadium G3). Eine Osteoporose kann unabhängig von einer CKD-MBD auftreten. CKD ist auch ein Risikofaktor für eine Osteoporose, wobei es sich aber um eine andere Erkrankung als die CKD-MBD handelt. Veränderungen, die einer spezifischen Therapie bedürfen können, sind:

- Vitamin-D-Mangel
- Hyperphosphatämie
- Osteoporose
- Sekundärer Hyperparathyreoidismus

Kalzium, Phosphat, Parathormon und Vitamin D sollten ab CKD-Stadium G4–5 einmalig gemessen und das Kontrollintervall dann individuell festgelegt werden. Es sollte keine routinemäßige Vitamin-D-Substitution stattfinden (erhöht die enterale Phosphatresorption!).

Kalziphylaxie

Diese seltene schwere und schmerzhafte Komplikation tritt meist bei bereits dialysepflichtigen Patienten auf und ist mit hoher Sterblichkeit verbunden. Dabei kommt es zur Bildung von Kalziumphosphatkristallen im Gewebe, was lokale Nekrosen auslöst.

Urämie

Die Urämie kann bei terminaler Niereninsuffizienz auftreten und ist meist durch eine Kombination aus Ödemen und langsam zunehmender Somnolenz, Desorientierung und Schwäche gekennzeichnet. Sie stellt entweder einen Notfall oder eine Palliativsituation dar. Weitere Symptome können Juckreiz, Schluckauf, Muskelkrämpfe und Krampfanfälle sein (➤ Abb. 70.2).

70.3 Therapiestrategie

LEITLINIEN

- S2k-Leitlinie „Erkrankungen der Nierenarterie". AWMF-Registernummer 004-008:

  https://register.awmf.org/de/leitlinien/detail/004-008

- DEGAM-S3-Leitlinie „Versorgung von Patienten mit chronischer nicht-dialysepflichtiger Nierenkrankheit in der Hausarztpraxis". AWMF-Registernummer 053-048:

  https://register.awmf.org/de/leitlinien/detail/053-048

70.3.1 AKI

Wenn ein symptomatisches akutes Nierenversagen (Ödeme, Luftnot, Anurie) vorliegt oder eine orale Rehydrierung nicht möglich ist, ist im Regelfall eine Krankenhauseinweisung notwendig. Die AKI-Stadien 1 und 2 können ambulant behandelt werden. Die Behandlung richtet sich immer nach der wahrscheinlichsten Ursache der AKI und beinhaltet:

- Absetzen oder Pausieren nephrotoxischer Medikamente
- Orale Rehydrierung
- Überweisung in die Urologie bei V. a. Obstruktion
- Verlaufskontrolle von eGFR und Elektrolyten (Natrium, Kalium), Urinausscheidung

Diuretika sollten in der ambulanten Versorgung ohne Möglichkeit engmaschiger Kontrollen bei AKI nicht eingesetzt werden.

70.3.2 CKD

Die Mehrheit der Patienten mit CKD kann in der Hausarztpraxis behandelt werden. Empfohlen sind folgende Maßnahmen:

- Behandlung von Grunderkrankungen überprüfen (Hypertonie, Diabetes)
- Schätzung des Risikos für eine Nierenversagen z. B. mit der KFRE (➤ Kap. 70.2.2).
- Aufklärung über die Diagnose unter Berücksichtigung der Gesamtsituation des Patienten
- Lebensstilberatung (Rauchen, Ernährung, Bewegung, Selbstmedikation)
- Medikamente an die eGFR anpassen

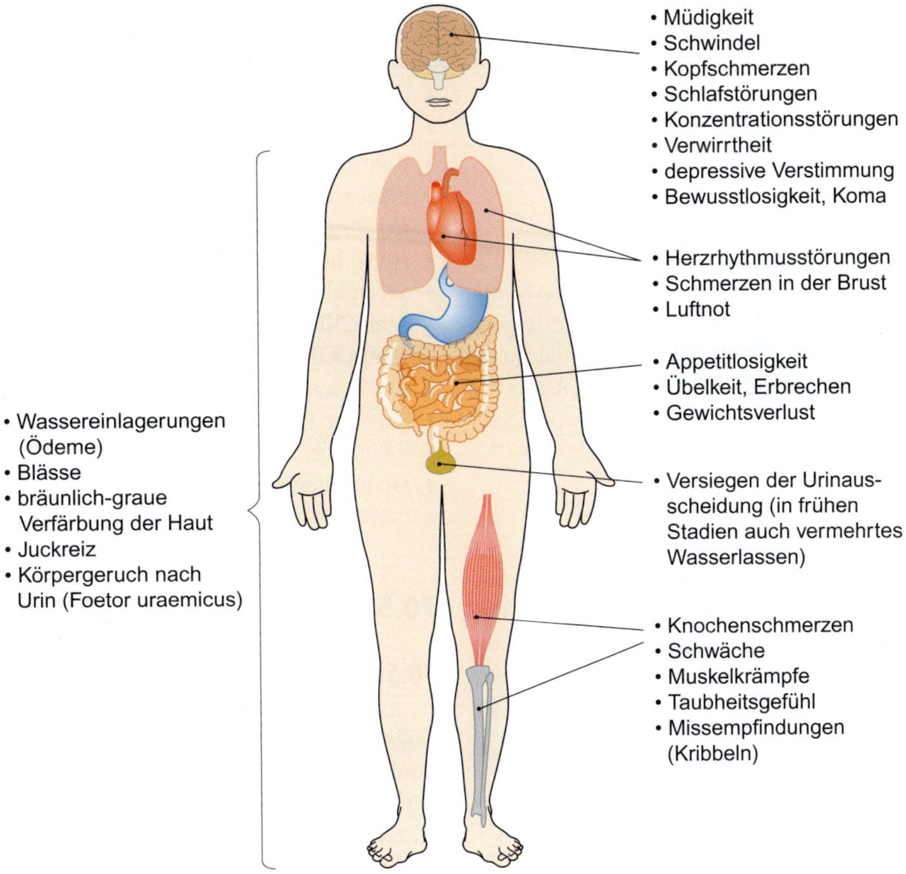

Abb. 70.2 Symptome der Urämie [L143]

- Indikation für SGLT2 Hemmer und einen ACE-Hemmer prüfen
- Evaluation des kardiovaskulären Risikos
- Monitoringintervalle vereinbaren

TIPP

In Medikamentenstudien werden Patienten mit CKD oft ausgeschlossen, sodass eine formale Kontraindikation bei CKD besteht. Viele Packungsbeilagen enthalten keine Angaben zur Dosisanpassung.

Eine gute deutschsprachige Quelle zur Dosisanpassung ist verfügbar unter:

https://dosing.de/

Die Webseite wird von der Abteilung Klinische Pharmakologie und Pharmakoepidemiologie der Universität Heidelberg betrieben.

Ernährung

Früher verbreitete Nierendiäten werden nicht mehr empfohlen. Bei Patienten mit CKD gibt es keine von der Allgemeinbevölkerung abweichende Empfehlung zur Eiweißzufuhr (0,8–1,0 g/kg/d). Allerdings liegt die durchschnittliche Eiweißaufnahme in Deutschland höher. Ab CKD 3 sollten max. 6 g Kochsalz (≈ 2–3 g Natrium) pro Tag mit der Nahrung aufgenommen werden. Ab CKD 4 ist eine Ernährungsberatung zur Anpassung von Energie-, Phosphat- (ca. 600–1.000 mg/d), Protein-, Kalium- und Kochsalzgehalt sinnvoll.

SGLT2-Hemmer und nichtsteroidale Mineralkortikoid-Rezeptorantagonisten

In mehreren Studien (DAPA-CKD, EMPA-Kidney) konnte für SGLT2-Hemmer (Dapagliflozin, Empagliflozin) bei Patienten mit einem hohen Progressionsrisiko eine verminderte Progression und Nierenersatztherapiepflichtigkeit gezeigt werden. Dieser Effekt trat auch bei Menschen ohne Diabetes auf. Bei Beginn der Therapie kommt es zu einem Abfall der eGFR um ca. 5 ml/min, was keinen Nachteil darstellt. Bei einer eGFR < 30 ml/min sollte keine Therapie mehr initiiert werden. Am ehesten profitieren Patienten mit einer eGFR < 45 ml/min oder einer Albuminurie ≥ A2 (➤ Tab. 70.3).

Für den neuen nichtsteroidalen Mineralkortikoid-Rezeptorantagonisten (MRA) Finerenon konnte bei diabetischer Nephropathie, bei Patienten, die zum größten Teil keinen SGLT2-Hemmer erhielten, ein Nutzen auf kardiovaskuläre Endpunkte nachgewiesen werden (FIGARO-Studie). Da unklar ist, ob es einen Zusatznutzen gegenüber einem SGLT2-Hemmer oder einer Therapie mit Spironolacton gibt, wird der Nutzen als gering eingeschätzt.

Spezifische Therapien

Immunsuppressive Therapien sowie die Therapie der renalen Anämie oder CKD-MBD sollten im Regelfall durch Nephrologen erfolgen. Auch die Indikation für orale Phosphatbinder oder Säurebinder sollte von Nephrologen gestellt werden; diese Medikation ist i. d. R. nur bei Dialysepatienten notwendig.

70.3.3 Komorbidität

Da eine spezifische Therapie der CKD eher die Ausnahme ist, kommt dem Management der Komorbiditäten eine besondere Rolle zu. Die wichtigsten mit CKD assoziierten Erkrankungen sind Hypertonie (➤ Kap. 61), Diabetes (➤ Kap. 63) und Herzinsuffizienz (➤ Kap. 69):

- Bei Blutdruckwerten > 140/90 mmHg sollten Maßnahmen zur Blutdrucksenkung angeboten werden. Der Zielwert sollte individuell festgelegt werden und kann bei Albuminurie niedriger liegen. Bei Albuminurie sollte ein ACE-Hemmer bevorzugt angeboten werden, auch wenn ein Vorteil gegenüber anderen Blutdruckmedikamenten bei CKD nicht sicher belegt ist. Bei Neuansetzen eines ACE-Hemmers ist mit einem Absinken der eGFR um bis zu 5 ml/min zu rechnen.
- Bei Typ-2-Diabetes sollte Metformin bis zu einer eGFR von ≥ 30 ml/min bevorzugt angeboten werden, wenn der HbA_{1c} nicht im individuellen Zielbereich liegt. Die SGLT2-Hemmer werden zunehmend als eine gleichberechtigte Alternative angesehen.
- Hydrochlorothiazid, Chlortalidon, Indapamid, Spironolacton sind ab einer eGFR < 30 ml/min kontraindiziert; bei Ödemen sollten dann Schleifendiuretika bevorzugt werden. Maximale Tagesdosen von 500–1.000 mg Furosemid/100–200 mg Torasemid können notwendig sein. Dann Kalium- und Natriumkontrollen veranlassen. Auch eine sequenzielle Nephronblockade (Kombination Schleifendiuretikum mit einem Thiazid) kann in diesem Fall sinnvoll sein.
- Im Rahmen der CKD kommt es zu einem Anstieg der Harnsäure. Da der Nutzen einer harnsäuresenkenden Therapie mit Allopurinol, wenn keine Gicht vorliegt, nicht nachgewiesen werden konnte, wird sie nicht empfohlen.

70.4 Monitoring bei CKD

Monitoringuntersuchungen bei CKD dienen dem frühzeitigen Erkennen und Vermeiden von Komplikationen. Definierte Kontrollintervalle können wissenschaftlich nicht begründet werden. Entscheidender ist es, kritische Situationen wie Diarrhö, Erbrechen oder das Ansetzen neuer Medikamente zu erkennen und anlassbezogene Kontrollen durchzuführen. Daher können Monitoringintervalle individuell abgestimmt werden. ➤ Abb. 70.3 enthält Vorschläge für Kontrollintervalle. Folgende Maßnahmen werden in regelmäßigen Abständen empfohlen:

- eGFR-Bestimmung
- Blutdruckmessung
- Kontrolle der Albuminurie bei etablierter Albuminurie, aber keine routinemäßige Kontrolle der Albuminurie, wenn diese initial ausgeschlossen wurde
- HbA_{1c} bei Diabetes nach dem individuell vereinbarten Zielwert
- Serumhämoglobin:
  - ab CKD G3b: jährlich
  - ab CKD G4–5: ½-jährlich
- Ab Hb < 11 mg/l (6,8 mmol/l) Eisenstatus prüfen (➤ Kap. 48)
- Kalzium, Phosphat, Parathormon, Vitamin D ab CKD ≥ G4
- Kalium bei Einnahme von Diuretika
- Medikamentenreview mind. 1 ×/Jahr zur Dosisanpassung und Evaluation nephrotoxischer Medikation

70.5 Spezielle Erkrankungen

70.5.1 Polyzystische Nierenerkrankung

Isolierte Nierenzysten werden mit zunehmendem Alter häufig gefunden und haben i. d. R. keine Bedeutung. Bei über 40-Jährigen ohne oder mit nur einer Nierenzyste ist eine polyzystische Nierenerkrankung ausgeschlossen. Die Morphologie wird nach Bosniak eingeteilt (➤ Tab. 70.4).

Bei positiver Familienanamnese sollte eine Überweisung zur genetischen Beratung erwogen werden. Der V2-Rezeptor-Antagonist Tolvaptan kann zur Progressionshemmung bei Zystennieren eingesetzt werden. Die Behandlung von Patienten mit polyzystischer Nierenerkrankung soll unter nephrologischer Kontrolle erfolgen.

MERKE

Bei erblichen Nierenkrankheiten wie z. B. Zystennieren sollte das Risiko für andere Familienmitglieder möglichst berücksichtigt werden. Auch wenn keine bekannte genetische Erkrankung vorliegt, gilt, dass Familienmitglieder von Patienten mit Nierenversagen ein erhöhtes Risiko haben, eine CKD oder Nierenversagen zu entwickeln (➤ Kap. 60).

70.5.2 Nierenarterienstenose

Die Bedeutung, die man der Nierenarterienstenose zumisst, ist zurückgegangen, weil Interventionsstudien (STAR, ASTRAL, CORAL) keinen Nutzen für Patienten zeigen konnten und mit einem nicht unerheblichen Risiko des Nierenverlusts verbunden waren. Ein routinemäßiger Ausschluss einer Nierenarterienstenose ist nicht notwendig. Betroffene, die am ehesten von einer Intervention profitieren können, sind junge Patienten (< 50 Jahre) mit einer durch eine fibromuskuläre Dysplasie bedingten Stenose mit therapierefraktärer Hypertonie, unklarer Erniedrigung der GFR oder starkem GFR-Abfall nach Therapie mit RAS-Hemmer. Die Mehrheit der Stenosen ist atherosklerotisch bedingt. Diagnose wie auch Therapieentscheidung gehören an erfahrene Zentren.

	KDIGO-Stadium	GFR in ml/min	Stadien der persistierenden Albuminurie Beschreibung und Intervall		
			A1	A2	A3
			normal bis leichtgradig eingeschränkt < 30 mg/g < 3 mg/mmol	mäßiggradig eingeschränkt 30–300 mg/g 3–30 mg/mmol	hochgradig eingeschränkt > 300 mg/g < 30 mg/mmol
G1	normal oder hoch	≥ 90	≤ 1	1	≥ 1
G2	leichtgradig eingeschränkt*	60–89	≤ 1	1	≥ 1
G3a	leicht- bis mäßiggradig eingeschränkt	45–59	1	1	2
G3b	mäßig- bis hochgradig eingeschränkt	30–44	≤ 2	2	≥ 2
G4	hochgradig eingeschränkt	15–29	2	2	3
G5	terminale Niereninsuffizienz	< 15	4	≥ 4	≥ 4

Abb. 70.3 Empfehlungen für die Monitoringfrequenz [L141]

Tab. 70.4 Einteilung von Nierenzysten nach Bosniak

Typ	Beschreibung	Prävalenz Malignität [%]	Workup
I	Flüssigkeitsgefüllt, unsichtbare oder hauchdünne Zystenwand, Schallverstärkung hinter der Zyste, keine Septen, keine Kalkablagerung	< 1	Kein
II	Wenige dünne Septen, feine Kalzifizierungen in den Septen oder in der Zystenwand, homogener Inhalt, scharf begrenzte Wand	< 3	Kein
IIF	Minimale Verdickung von Zystenwand oder Septen, dicke oder körnige Verkalkungen	5–10	Kontrolle empfohlen
III	Verdickung der Zystenwand oder der Septen, unregelmäßig oder körnig	40–60	Aktive Kontrolle oder Resektion
IV	Zystischer Tumor mit irregulärem solidem Inhalt	80–100	Resektion

70.6 Patienten mit Nierenersatztherapie in der Hausarztpraxis

70.6.1 Dialysepatienten

In Deutschland werden ca. 90 000 Menschen dauerhaft dialysiert. Sie haben eine verkürzte Lebenserwartung und eine eingeschränkte Lebensqualität. Trotz mehrfacher Dialyse pro Woche werden die meisten Patienten weiter hausärztlich mitbetreut. Zuständigkeiten der Dialysepraxis und der Hausarztpraxis für Komorbiditäten, Medikamentenverordnung oder Impfungen sind oft nicht gut geklärt. Hier empfiehlt es sich, aktiv den Kontakt mit der Dialysepraxis zu suchen und Absprachen zu treffen. Die nachgewiesene deutliche Einschränkung der Lebensqualität hängt vermutlich sowohl mit der Schwere der Nierenfunktionseinschränkung und der Komorbiditäten als auch mit der großen zeitlichen Belastung der Dialyse zusammen. Im Vergleich mit anderen industrialisierten Ländern führen nur wenige Patienten in Deutschland eine (Heim-)Peritonealdialyse durch. Gerade für Patienten mit Familie oder Berufstätigkeit sollte die Möglichkeit der nächtlichen Heimdialyse in Absprache mit der Nephrologie (Zweitmeinung) erwogen werden. Häufigste Komplikation der Peritonealdialyse ist die Peritonitis, die einen Notfall darstellt. Hinweise sind:

- Fieber
- Bauchschmerzen
- Trübung des Dialysats

Bei Restdiurese kann die Gabe von Diuretika auch bei Dialyse noch sinnvoll sein.

Besonders schwierig ist die Entscheidung, eine Dialysetherapie in palliativer Situation zu beenden. Nach Beenden der Dialyse sterben viele Patienten innerhalb von 1 bis 3 Wochen, abhängig von Restdiurese und Komorbiditäten. Eine individuelle Planung der Patientenwünsche rund um das Lebensende sollte im Vorfeld in Absprache mit Betroffenen, Angehörigen und an der Behandlung Beteiligten erfolgen.

70.6.2 Patienten nach Nierentransplantation

Patienten mit Organtransplantation sind meist an entsprechende Ambulanzen angebunden. Sie haben aufgrund der notwendigen Immunsuppression ein erhöhtes Risiko für schwere Infektionen und maligne Erkrankungen, insbesondere der Haut. Daher sollte die

Schwelle für weitere Untersuchungen und Überweisungen niedriger liegen. Wechselwirkungen von Medikamenten mit Immunsuppressiva wie etwa Makroliden und Ciclosporin sollten immer geprüft werden.

LITERATUR

Moynihan R, Glassock R, Doust J. Chronic kidney disease controversy: How expanding definitions are unnecessarily labelling many people as diseased. BMJ 2013; 347: f4298.

Semogas IK, Davis A, Rafi I et al. Investigating acute kidney injury in primary care. BMJ 2019; 365: l4007.

Sierocinski E, Chenot JF. Akute Nierenschädigung in der Hausarztpraxis. Z Allg Med 2023; 99: 41–51.

SYSTEMATISCHE REVIEWS

Nuffield Department of Population Health Renal Studies Group; SGLT2 inhibitor Meta-Analysis Cardio-Renal Trialists' Consortium. Impact of diabetes on the effects of sodium glucose co-transporter-2 inhibitors on kidney outcomes: collaborative meta-analysis of large placebo-controlled trials. Lancet 2022; 400(10365): 1788–1801.

Palmer SC, Di Micco L, Razavian M et al. Antiplatelet agents for chronic kidney disease. Cochrane Database Syst Rev 2013; 2: CD008834.

Palmer SC, Navaneethan SD, Craig JC et al. HMG CoA reductase inhibitors (statins) for people with chronic kidney disease not requiring dialysis. Cochrane Database Syst Rev 2014; 5:CD007784.

Palmer SC, Tendal B, Mustafa RA et al. Sodium-glucose cotransporter protein-2 (SGLT-2) inhibitors and glucagon-like peptide-1 (GLP-1) receptor agonists for type 2 diabetes: Systematic review and network meta-analysis of randomised controlled trials. BMJ 2021; 372: m4573.

Weckmann GFC, Stracke S, Haase A et al. Diagnosis and management of non-dialysis chronic kidney disease in ambulatory care: A systematic review of clinical practice guidelines. BMC Nephrol 2018; 19(1): 258.

KAPITEL

71

Jeannine Schübel, Karen Voigt, Antje Bergmann

Schilddrüsenerkrankungen

71.1 Definitionen und Epidemiologie

Schilddrüsenerkrankungen werden häufig eher zufällig entdeckt, sie können Patienten jedoch auch mit den unterschiedlichsten Beratungsanlässen in die Hausarztpraxis führen. Zu unterscheiden sind grundsätzlich morphologische Veränderungen (Struma, Knoten), Funktionsstörungen (Hyper-/Hypothyreose) und entzündliche Veränderungen (Thyreoiditiden).

71.1.1 Struma mit und ohne Knoten

Als Struma bezeichnet man eine Vergrößerung der Schilddrüse, unabhängig von der Funktionalität des Organs. Nach sonografischer Volumenbestimmung liegt eine Struma vor, wenn das Schilddrüsenvolumen > 18 ml (Frauen) bzw. > 25 ml (Männer) beträgt. Dabei ist eine Struma, die keine Beschwerden verursacht, keine eigentliche Krankheit. Es handelt sich um die Überschreitung einer willkürlich festgelegten Normangabe. Man unterscheidet je nach Beschaffenheit:

- Struma diffusa: gleichmäßig vergrößerte Schilddrüse mit homogenem Gewebe
- Struma uni-/multinodosa: Schilddrüse mit einem oder mehreren Knoten

Ursachen von Struma und Schilddrüsenknoten

Ursachen für die Entstehung von Struma und Schilddrüsenknoten sind:

- Autoimmunthyreopathien (Hashimoto-Thyreoiditis, Morbus Basedow)
- Jodmangel: Eine dauerhaft verminderte Jodzufuhr kann eine Struma oder Schilddrüsenknoten verursachen. Durch die Einführung von jodangereichertem Speisesalz wurde die Jodversorgung in Deutschland deutlich verbessert. Die Empfehlungen der WHO zur täglichen Jodaufnahme sind ➤ Tab. 71.1 zu entnehmen.
- Tabakrauchen
- Hoher Anteil strumigener Substanzen in der Nahrung (z. B. Soja, Kohl, Süßkartoffeln, Hirse)
- Medikamente: Lithium, Amiodaron, Zytokine

71.1.2 Hyperthyreose

Bei der Hyperthyreose übersteigt die Menge zirkulierender Schilddrüsenhormone den Bedarf, der TSH-Wert (Thyreoidea-stimulierendes Hormon) ist supprimiert.

Je nach Schweregrad werden bei erniedrigtem TSH-Wert eine manifeste (Erhöhung der freien Schilddrüsenhormone) und eine latente (freie Schilddrüsenhormone im Normbereich) Hyperthyreose unterschieden.

Ursachen der Hyperthyreose

Die wichtigsten Ursachen einer Hyperthyreose sind:

- Autonome Adenome der Schilddrüse
- Autoimmune Stimulation der Schilddrüse durch TSH-Rezeptor-Autoantikörper (Morbus Basedow)
- Überdosierung von Schilddrüsenhormonen (Hyperthyreosis factitia)

Tab. 71.1 WHO-Empfehlungen für tägliche Jodzufuhr (WHO 2017)

Patientengruppe	Jodzufuhr [µg/d]
Kinder < 6 Jahre	90
Kinder 6–12 Jahre	120
Jugendliche (> 12 Jahre) und Erwachsene	150
Schwangere und Stillende	250

- Medikamenteninduzierte Überfunktionen (jodhaltige Kontrastmittel, Amiodaron)
- Frühphasen einer Hashimoto-Thyreoiditis

Seltene oder sekundäre Ursachen sind in ➤ Kap. 71.2.6 zusammengefasst.

71.1.3 Hypothyreose

Eine Hypothyreose ist definiert durch einen Mangel an zirkulierenden Schilddrüsenhormonen. Ein erhöhter TSH-Wert verweist darauf, dass die Hypophyse vermehrt aktiv ist, um eine latente (fT_4 im Normbereich) oder manifeste Hypothyreose (fT_4 ↓) auszugleichen.

Ursachen der Hypothyreose

Am häufigsten sind hypothyreote Zustände primärer, also thyreogener, Genese. Ursache ist meist der Untergang von Schilddrüsengewebe, z. B. bei Hashimoto-Thyreoiditis. Es können aber auch exogene Faktoren ursächlich sein:

- Behandlung mit Thyreostatika, Zytokinen, Lithium (McKnight et al. 2012)
- Schilddrüsen-Operation
- Radiojodtherapie
- Extremer Jod- und Selenmangel (in Deutschland nur noch sehr selten)

Bei der sekundär und der tertiär erworbenen Hypothyreose ist die verminderte Schilddrüsenhormonproduktion zentralnervös bedingt. Beispiele für diese seltenen Ursachen sind in ➤ Kap. 71.2.6 zusammengefasst.

71.1.4 Thyreoiditis

Thyreoiditiden sind ätiologisch verschiedene akute oder chronische Schilddrüsenveränderungen mit unterschiedlichen Manifestationsformen. Initial können alle Formen mit einer Hyperthyreose einhergehen, im Verlauf treten auch hypo- und euthyreote Zustände auf.

Ursachen der Thyreoiditis

Die häufigsten Typen sind Autoimmunthyreoiditiden:

- **Hashimoto-Thyreoiditis:** chronischer Verlauf, Strumabildung oder progrediente Organverkleinerung mit fortschreitender Funktionseinbuße und lebenslangem Substitutionsbedarf
- **Morbus Basedow:** häufig episodisches Auftreten, Remission möglich, aber auch Rezidive
- Seltene Typen sind:
  - **Thyreoiditis de Quervain:** subakuter Verlauf, vermutlich parainfektiöses Auftreten, starke Schmerzen im Schilddrüsenbereich, Fieber, Abgeschlagenheit, Abklingen der Symptome meist innerhalb von 8 Monaten, gelegentlich auch schmerzloser Verlauf (stumme Thyreoiditis)
  - **Postpartale Thyreoiditis:** entwickelt sich 4 bis 24 Wochen nach Entbindung, initial (symptomatische) Hyperthyreose, dann Hypothyreose, bei ausgeprägten hyperthyreoten Beschwerden wenige Wochen Betablocker-Therapie, häufig nach ca. 1 Jahr selbstlimitierend

71.1.5 Epidemiologie

Erkrankungen der Schilddrüse sind in der Bevölkerung häufig. Es ist davon auszugehen, dass annähernd jeder zehnte Patient im hausärztlichen Versorgungsalltag eine diagnostizierte Schilddrüsenerkrankung aufweist (Voigt et al. 2011). Da ein Großteil der Veränderungen asymptomatisch und/oder klinisch irrelevant bleibt, erfolgen keine beschwerdebedingten Arztvorstellungen, d. h., die Veränderungen werden häufig nicht diagnostiziert. Folglich haben kassenärztliche Abrechnungsdaten eine geringe Sensitivität zur Erfassung der wirklichen Häufigkeiten von Schilddrüsenveränderungen (Kiel et al. 2019).

Je nach Studienpopulation, -zeitraum, -region und -methodik schwanken die Studienergebnisse zur Untersuchung der Prävalenzen von Schilddrüsenerkrankungen sehr stark. In der populationsbezogenen *Study of Health in Pomerania* (SHIP) wurden dokumentierte Erkrankungen der Schilddrüse für 8 % der Population berichtet (Völzke et al. 2003).

Populationsbezogene Studien in Deutschland, in denen Erwachsene mit bisher nicht diagnostizierten Schilddrüsenerkrankungen mittels Ultraschall nach pathologischen Veränderungen der Schilddrüse gescreent wurden, ermittelten

- im Nordosten Deutschlands eine Strumaprävalenz von 35,9 % und eine Knotenprävalenz von 20,2 % (Völzke et al. 2003),
- bundesweit unter Erwerbstätigen eine Strumaprävalenz von 18,8 % und eine Knotenprävalenz von 23,3 % (Reiners et al. 2004).

Mit steigendem Alter steigt die Strumaprävalenz um rund 20 % bei Männern und um rund 45 % bei Frauen an (Völzke et al. 2003).

Die Schilddrüsenkarzinomrate bei Patienten mit mindestens einem Schilddrüsenknoten > 5 mm Durchmesser beträgt in der Allgemeinbevölkerung lediglich 1,6 % (Smith-Bindman et al. 2013).

Es liegen nur sehr wenige Erhebungen vor, die Hinweise auf Prävalenzen von Schilddrüsenerkrankungen in der Primärversorgung geben. In der 4. Sächsischen Epidemiologischen Studie in der Allgemeinmedizin lagen die Jahresprävalenzen in der allgemeinärztlichen Sprechstunde für jodmangelbedingte oder sonstige nicht toxische Strumen bei 6,1 %, für Hypothyreosen bei 2,0 % und für Hyperthyreosen bei 2,1 % (Voigt et al. 2011).

MERKE

Schilddrüsenkarzinome

In Deutschland erkranken pro Jahr etwa 6 von 100.000 Menschen an einem Karzinom der Schilddrüse; im Vergleich zu anderen Tumorarten sind Schilddrüsenkarzinome damit sehr selten (Mammakarzinom: 55 von 100.000, Bronchialkarzinom: 42 von 100.000) (RKI 2020).
Das relative 10-Jahres-Überleben bei papillärem Schilddrüsenkarzinom als mit Abstand häufigste Form liegt bei 95 % (Davies und Welch 2006).

71.2 Diagnostische Strategie und Differenzialdiagnose

71.2.1 Anamnese

Bei Verdacht auf eine Schilddrüsenerkrankung sollte zunächst eine gezielte Anamnese durchgeführt werden. Diese dient primär dazu, Risikofaktoren für das Vorliegen einer tatsächlichen Schilddrüsenerkrankung zu erfassen und Red Flags als Hinweise für schwerwiegende Erkrankungen abzugrenzen (➤ Tab. 71.2).

Bei Verdacht auf eine Schilddrüsenfunktionsstörung (v. a. bei V. a. eine Hypothyreose häufig aufgrund eines Zufallsbefunds erhöhter TSH-Wert) bringt eine Fokussierung der Anamnese auf vermeintlich „klassische" Symptome meist keinen wirklichen diagnostischen Mehrwert, da das Symptomspektrum sehr unspezifisch ist: Bei einer Abfrage von Beschwerden wie Müdigkeit, Gewichtsveränderungen, Antriebsmangel, Nervosität oder Haarausfall findet sich bei nahezu jedem Patienten eine Auffälligkeit. Die einzelnen oder kombinierten Symptome haben jedoch eine unzureichende Sensitivität und Spezifität zur Detektion einer Schilddrüsenerkrankung. Im Mittelpunkt der Anamnese sollten daher Faktoren stehen, die für eine erhöhte Wahrscheinlichkeit für das Auftreten/Bestehen einer Erkrankung der Schilddrüse sprechen:

- Früherer chirurgischer Eingriff an der Schilddrüse
- Autoimmune Schilddrüsenerkrankung bei Verwandten 1. Grades
- Frühere Kopf-Hals-Bestrahlung oder Radiojodtherapie
- Dauermedikation, die eine Schilddrüsenerkrankung verursachen kann: Amiodaron, Lithium, Zytokine
- Exposition mit jodhaltigem Kontrastmittel in den letzten Monaten
- Besonderheiten bei der Ernährung (Fokus Jodversorgung und strumigene Lebensmittel)
- Raucherstatus
- Psychiatrische Erkrankungen (Demenz, Depression)
- Autoimmunerkrankungen, z. B. Typ-1-Diabetes, Morbus Addison, Zöliakie, Vitiligo
- Weitere somatische Erkrankungen: NNR-Insuffizienz, unspezifische Anämie, perniziöse Anämie, KHK, kongestive Herzinsuffizienz

MERKE

Differenzialdiagnose „Psychosomatische Erkrankung"

Klagen über Müdigkeit, Motivationsstörungen und Erschöpfung können auch ein Zeichen für psychischen oder psychosomatischen Leidensdruck sein. Psychosomatische Erkrankungen sind dabei keineswegs eine Ausschlussdiagnose, sondern sollten frühzeitig in die differenzialdiagnostischen Überlegungen einbezogen werden.

71.2.2 Klinische Untersuchung

Als einfache Methode zur klinischen Untersuchung der Schilddrüse steht die **Palpation** zur Verfügung. Sie ist geeignet, um morphologische Veränderungen zu erkennen. Für die Detektion von Schilddrüsenknoten ist die Methode sehr spezifisch (97 %), hat jedoch nur eine geringe Sensitivität (11–28 %), d. h., kleine und nicht frontal gelegene Knoten können nicht entdeckt werden. Bei der Untersuchung kann auch gleich eine klinische Beurteilung der zervikalen Lymphknoten erfolgen.

Der Umfang anderer Untersuchungen orientiert sich an den Beschwerden, die vom Patienten berichtet werden. Red Flags als Hinweise für schwerwiegende Erkrankungen sind in ➤ Tab. 71.2 zusammengefasst. Bei zufällig aufgefallenem erhöhtem TSH-Wert und/oder Red Flags in der Anamnese sollte eine symptomorientierte körperliche Untersuchung erfolgen, um weitere Krankheitsbilder abzuklären.

Warnhinweise auf einen abwendbar gefährlichen Verlauf: Red Flags

Red Flags bei der Anamnese und der klinischen Untersuchung sind in ➤ Tab. 71.2 aufgeführt.

MERKE

Klinik des Morbus Basedow

Die Merseburger Trias als typische Symptomkonstellation des Morbus Basedow umfasst eine Struma, einen Exophthalmus und eine Tachykardie. Eine endokrine Orbitopathie kann bereits vor Diagnosestellung eines Morbus Basedow möglich sein. Klassische klinische Zeichen sind: seltener Lidschlag (Stellwag-Zeichen), sichtbarer Sklerastreifen oberhalb der Hornhaut bei Geradeausblick (Graefe-Zeichen), Konvergenzschwäche (Möbius-Zeichen). Zusätzlich können retrobulbäre Schmerzen, schmerzhafte Augenbewegungen, periorbitale Ödeme oder Lidödeme und auch Doppelbilder auftreten.

Tab. 71.2 Red Flags für abwendbar gefährliche Verläufe einer Schilddrüsenerkrankung bei Anamnese und klinischer Untersuchung

Erkrankung	Anamnese	Klinische Untersuchung
Struma, Schilddrüsenknoten	• Anhaltende Heiserkeit, Dyspnoe/Husten • Dysphagie • Positive Familienanamnese für C-Zell-Karzinom/multiple endokrine Neoplasie 2 (MEN 2) • Z. n. Strahlenexposition, • Z. n. Radiatio im Kopf-Hals-Bereich	• Sehr harter, schlecht abgrenzbarer Knoten • Fixierter, nicht verschieblicher Knoten • Zervikale Lymphknotenschwellung
Hyperthyreose	• Herzrasen/-stolpern • Neu aufgetretene Belastungsdyspnoe • Tremor, Unruhe, Agitiertheit • Unerklärlicher Gewichtsverlust	• Tachykardie, trockene, warme Haut • Zeichen einer dekompensierten Herzinsuffizienz (Ödeme) • Neu aufgetretenes Vorhofflimmern • „Schwirren" auskultatorisch und palpatorisch über der Schilddrüse

71.2.3 Labor

LEITLINIEN

S2k-Leitlinie „Erhöhter TSH-Wert in der Hausarztpraxis". AWMF-Registernummer 053-046:

https://register.awmf.org/de/leitlinien/detail/053-046

Ergeben Anamnese und klinische Untersuchung Hinweise auf morphologische Schilddrüsenveränderungen oder Funktionsstörungen, sollte eine weitere laborchemische Abklärung erfolgen. Dabei wird initial das Thyreoidea-stimulierende Hormon (TSH) als zentraler Marker bestimmt.

TSH-Wert Als Untergrenze für den normalen TSH-Wert gilt 0,27 mU/l. Als erhöht gelten in Abhängigkeit vom Alter folgende TSH-Werte:

- 18–70 Jahre: > 4,0 mU/l
- > 70–80 Jahre: > 5,0 mU/l
- > 80 Jahre: > 6,0 mU/l

Werte außerhalb des Normbereichs sind nicht notwendigerweise pathologisch oder behandlungsbedürftig (➤ Kap. 99). Der TSH-Wert unterliegt vielen verschiedenen Einflussfaktoren (➤ Box 71.1). Um vergleichbare Messergebnisse zu erhalten, sollte die Blutentnahme daher möglichst jeweils unter denselben Bedingungen (Uhrzeit, Nahrungsaufnahme, Medikamenteneinnahme) erfolgen.

Box 71.1

Fehlbestimmungen des TSH-Werts

Folgende Einflussfaktoren können aufgrund von Veränderungen der Schilddrüsenhormone auch ohne Vorliegen einer Schilddrüsenerkrankung zur Fehlbestimmung von Schilddrüsenhormonen führen (↓ TSH):

- Medikamente (hoch dosierte ASS [4 × 1.000 mg/d], Heparin, Glukokortikoide)
- (Schwere) akute oder chronische Erkrankungen (z. B. Leberzirrhose, Herzinsuffizienz, Anorexia nervosa)

Bei Erstbefund eines Serum-TSH-Spiegels von > 4,0 bzw. < 0,27 mU/l und unauffälligen anamnestischen Befunden sollte daher zunächst eine Wiederholungsmessung des TSH-Werts erfolgen. Bei extremen Abweichungen (> 10,0 mU/l oder < 0,1 mU/l) sollte die weiterführende Diagnostik sofort eingeleitet werden.

Auch mit dem Körpergewicht ist das TSH positiv korreliert.

Antikörperdiagnostik Bei nachgewiesener Hyperthyreose sollte zur Abgrenzung einer Autoimmunerkrankung eine Antikörpertestung durchgeführt werden:

- **TSH-Rezeptor-Autoantikörper (TRAK):** bei Morbus Basedow in bis zu 95 % d. F. nachweisbar
- **Antikörper gegen Thyreoperoxidase (Anti-TPO):** häufig bei Patienten mit Thyreoiditis, insbesondere bei Hashimoto-Thyreoiditis, aber auch bei 30–50 % der Patienten mit Morbus Basedow nachweisbar

Bei latenter Hypothyreose kann einmalig eine Bestimmung der TPO-Antikörper durchgeführt werden, um den Verdacht auf eine Hashimoto-Thyreoiditis zu klären, aus der Untersuchung ergibt sich jedoch keine direkte Konsequenz für das weitere Prozedere.

Calcitonin Eine Calcitoninbestimmung zur Detektion eines medullären Schilddrüsenkarzinoms bei Knotenstruma sollte im primärärztlichen Bereich nicht routinemäßig erfolgen. Ergeben Anamnese, klinische Untersuchung und ggf. weiterführende Diagnostik den V. a. ein Schilddrüsenkarzinom, sollte der Patient zur weiteren Abklärung zum Endokrinologen überwiesen werden.

Sonstige Laborparameter Bei V. a. eine Thyreoiditis de Quervain finden sich laborchemisch erhöhte BSG- und CRP-Werte. Bei bakterieller Thyreoiditis ist zudem auch die Leukozytenzahl erhöht.

71.2.4 Weitere diagnostische Maßnahmen

Für die weiterführende Diagnostik stehen weitere technische Untersuchungen zur Verfügung, deren Anwendung individuell zu prüfen ist.

Sonografie

Die Sonografie der Schilddrüse ist eine vergleichsweise günstige, wenig aufwendige und nichtinvasive Untersuchung, um morphologische Veränderungen festzustellen.

Bei Anwendung und Interpretation der Sonografie sollte man sich bewusst sein, dass die Technik einen hohen Untersucherbias aufweist: Studien zeigen 10–30 % Interobserver-Unterschiede bei Größenmessungen, teilweise noch deutlichere Unterschiede bei der Beschreibung anderer sonografischer Kriterien. Definierte sonografische Malignitätskriterien (z. B. Mikrokalk, Echoarmut, periphere Vaskularisation [TIRADS]) sind hinsichtlich ihrer schlechten Sensitivität und Spezifität daher als Einzelkriterien in ihrer Aussagekraft als unzureichend zu bewerten. Erst die Kombination mehrerer Kriterien kann zur Detektion tumorsuspekter Schilddrüsenknoten hilfreich sein. Die Rate maligner Erkrankungen bei Patienten mit ≥ 1 Schilddrüsenknoten mit einem Durchmesser von > 5 mm ist in der Gesamtbevölkerung mit 1,6 % sehr gering (Smith-Bindman et al. 2013).

Indikationen für die Durchführung bzw. die Überweisung zur Sonografie sind:

- Klinisch auffällige Struma
- Tastbare Schilddrüsenknoten
- Hohes Risikopotenzial/positive Familienanamnese für Schilddrüsenkarzinom und MEN 2 oder äußere Bestrahlung
- Karzinomverdacht aufgrund von Anamnese und klinischer Untersuchung
- Laborchemischer Nachweis einer Hyperthyreose

MERKE

Wege aus der Überversorgung: Schilddrüsensonografie

Es gibt keinen Beleg für den Nutzen eines routinemäßigen Schilddrüsenultraschalls i. S. eines Screenings auf Schilddrüsenknoten. Auch eine alleinige Erhöhung des TSH-Werts ist keine Indikation für eine Schilddrüsensonografie. Im Sinne der Quartärprävention und zur Vermeidung inzidenteller Befunde ist der Einsatz der Schilddrüsensonografie im individuellen Fall kritisch zu prüfen und ggf. zu vermeiden.

Szintigrafie

Die Durchführung einer Schilddrüsenszintigrafie dient allein zur Beurteilung der Funktionalität der Organstrukturen, nicht zur Klärung der Dignität morphologischer Auffälligkeiten.
Indikationen für die Überweisung zum Nuklearmediziner sind:

- Erniedrigter TSH-Spiegel und gleichzeitiges Vorliegen von Schilddrüsenknoten > 1 cm Durchmesser
- Bei geplanter Enukleation oder Radiojodtherapie
- Ggf. Patienten über 60 Jahren mit bekanntem Schilddrüsenknoten > 1 cm Durchmesser vor geplanter Kontrastmitteluntersuchung (CT- oder Herzkatheteruntersuchung), vor Amiodaron-Therapie

MERKE

Wege aus der Überversorgung: Schilddrüsenszintigrafie

Auch bei der Szintigrafie ist der Einsatz i. S. der Quartärprävention im individuellen Fall kritisch zu prüfen. Kleinere (≤ 1 cm) Knoten oder das Vorhandensein von Knoten bei peripherer Eu- oder Hypothyreose sind keine Indikationen für eine szintigrafische Untersuchung.

71.2.5 Was man nicht übersehen sollte: abwendbar gefährlicher Verlauf

- Autonomes Adenom (im Kontext geplanter Untersuchungen mit jodhaltigem Kontrastmittel und vor Amiodaron-Therapie)
- Schilddrüsenkarzinom
- Thyreotoxikose

71.2.6 Diagnosen seltener oder sekundärer Ursachen

- TSH-produzierender Hypophysentumor
- Struma ovarii – ektope Bildung von Schilddrüsenhormon
- Blasenmole, Hodentumor (humanes Choriongonadotropin [HCG] hat ähnliche Wirkungen wie TSH)
- Hypophysäre Schilddrüsenhormonresistenz
- Bakterielle Thyreoiditis, Riedel-Thyreoiditis

Ergibt sich der Verdacht auf eine der hier genannten Diagnosen oder lassen sich Klinik und/oder TSH-Wert nach den empfohlenen Maßnahmen nicht kontrollieren, sollte ein Spezialist/Endokrinologe hinzugezogen werden.

71.3 Therapiestrategie

LEITLINIEN

- S2k-Leitlinie „Erhöhter TSH-Wert in der Hausarztpraxis". AWMF-Registernummer 053-046 (➤ Kap. 71.2.3).
- Pearce SH, Brabant G, Duntas LH et al. ETA guideline: Management of subclinical hypothyroidism. Eur Thyroid J 2013; 2(4): 215–228.
- Ross DS, Burch HB, Cooper DS et al. American Thyroid Association guidelines for diagnosis and management of hyperthyroidism and other causes of thyrotoxicosis. Thyroid 2016; 26: 1343–1421.
- Alexander E K et al. 2017 Guidelines of the American Thyroid Association for the diagnosis and management of thyroid disease during pregnancy and the postpartum. Thyroid 2017; 27(3): 315–389.

71.3.1 Prophylaxe und Therapie der euthyreoten Struma mit und ohne Knoten

Prophylaxe

Im Rahmen gesundheitlicher Vorsorgeuntersuchungen oder anderer Beratungen kann der Hausarzt auch Ernährungshinweise zur Prophylaxe einer Strumaentwicklung geben: Für eine ausreichende Jodversorgung (➤ Kap. 71.1.1) können die Verwendung von Jodsalz und der Verzehr jodhaltiger Lebensmittel (Fisch, Meeresfrüchte, Milchprodukte) empfohlen werden.

Für Schwangere und Stillende sollte außerdem eine medikamentöse Jodsubstitution (z. B. 100 µg/d) thematisiert werden.

Therapie

Es gibt keine optimale Therapie der euthyreoten Struma i. S. eines allgemein gültigen Standards. Studien belegen neben großen Unterschieden in der Verfahrensweise der verschiedenen Fachdisziplinen auch große regionale Unterschiede.

Eine Struma diffusa ohne kosmetisches Problem und ohne Wachstumstendenz muss nicht therapiert werden. Allgemein ist die Therapieindikation bei asymptomatischen, zufällig entdeckten morphologischen Schilddrüsenveränderungen ohne Auffälligkeiten bei der Diagnostik (➤ Kap. 71.2) grundsätzlich kritisch zu hinterfragen. Meist ist ein **abwartendes Offenhalten** eine absolut gerechtfertigte Option und kann mit dem Patienten besprochen werden.

Fällt die Entscheidung zugunsten eines medikamentösen Therapieversuchs, gibt es grundsätzlich folgende Optionen:

- **Jodidsubstitution:** Versuchsweise kann zur Reduktion der Struma-/Knotengröße eine Jodidsubstitution von 200 µg/d über 9 bis 12 Monate erfolgen. Evidenz für eine relevante Reduktion der Knotengröße liegt jedoch nicht vor.
- **Levothyroxin- und Jodid-Kombinationstherapie:** Laut Grussendorf et al. (2011) führt eine niedrig dosierte Therapie mit 75 µg L-Thyroxin plus 150 µg Jodid am Tag über 1 Jahr zu einer signifikanten Verringerung der Knotengröße. Dabei betrug die absolute Größenreduktion jedoch nur 0,25–0,33 ml. Die klinische Relevanz der Therapie ist folglich fraglich.

In besonderen Konstellationen kann auch eine Radiojodtherapie oder eine Operation als Therapieform bei Struma oder Schilddrüsenknoten relevant werden. Dazu muss der Hausarzt i. d. R. eine Überweisung zum Spezialisten ausstellen (relevante Indikationen ➤ Kap. 71.3.3, ➤ Tab. 71.4).

71.3.2 Therapie der Hypothyreose

Bei behandlungsbedürftiger Hypothyreose sollte eine **Substitution mit Levothyroxin** als Monopräparat erfolgen, um etwaige Symptome zu kontrollieren und (v. a. kardiovaskuläre) Folgeerkrankungen zu vermeiden (Ning et al. 2017). Ziel der Therapie ist das Erreichen eines euthyreoten Zustands.

Indikationen

- Manifeste Hypothyreose
- Latente Hypothyreose mit TSH > 10 mU/l

MERKE

Therapie der latenten Hypothyreose

Bei latenter Hypothyreose wird die Substitutionsnotwendigkeit kontrovers diskutiert. Die Evidenz der letzten Jahre bestätigt aber, dass eine Hormonsubstitution bei Patienten mit latenter Hypothyreose bis zu einem TSH-Wert von 20 mU/l (> 30 Jahre, nicht schwanger) weder signifikant mit einer Verbesserung der Lebensqualität oder der schilddrüsenbezogenen Symptome einhergeht, noch Vorteile im Hinblick auf die Mortalität oder das Auftreten kardiovaskulärer Ereignisse bringt (Feller et al. 2018).

Ein Therapieverzicht unter Kontrolle des TSH-Werts kann daher auch bei TSH-Werten > 10 mU/l eine Alternative sein, wenn der Patient über die möglichen Konsequenzen der verschiedenen Vorgehensweisen umfassend aufgeklärt wurde.

Bei der Therapie von über 70-jährigen Patienten ist der höhere TSH-Referenzwert (> 5,0 mU/l) zu beachten. Bei Vorliegen einer latenten Hypothyreose sollte eine Hormonsubstitution sorgfältig überlegt werden, da ein erheblicher Anteil der älteren Patienten auch ohne Intervention über die Zeit wieder euthyreote Werte erreicht. Weiterhin gibt es keine Belege, dass eine latente Hypothyreose zur Beeinträchtigung kognitiver, metabolischer oder kardiovaskulärer Funktionen führt (Tabatabaie und Surks 2013).

Therapieeinstellung und -kontrolle Die empfohlene Initialdosis bei unter 60-jährigen Patienten mit manifester Hypothyreose ohne Komorbiditäten liegt bei 1,6 µg/kg KG, also i. d. R. bei 100–125 µg/d. Bei Menschen > 60 Jahre und/oder mit kardiovaskulären Erkrankungen empfiehlt sich ein langsamerer Beginn (25 µg mit Dosisanpassung in Abhängigkeit vom TSH-Wert etwa alle 6 Wochen).

Die anfängliche Dosis Levothyroxin zur Substitution einer latenten Hypothyreose liegt zwischen 25 und 50 µg/d.

Eine Dosisanpassung erfolgt generell stufenweise und für jeden Patienten individuell am ermittelten TSH-Wert und subjektiven Wohlbefinden orientiert. Die festgelegte Dosis sollte bis zur nächsten Kontrollmessung (TSH-Wert nach ca. 8–12 Wochen) nicht verändert werden.

Therapiedurchführung Da Lebensmittel (z. B. Milch und Milchprodukte) die Resorption von Levothyroxin beeinflussen, sollte die Einnahme mit Wasser und mindestens 30 min vor einer Mahlzeit erfolgen. Die regelmäßige Einnahme ist (mit entsprechendem Abstand zur nächsten/letzten Mahlzeit) am Morgen auf nüchternen Magen oder am Abend vor dem Schlafengehen zu empfehlen.

UAW von Levothyroxin Allgemeine Nebenwirkungen sind sehr selten (allergische Reaktionen der Haut). Häufiger treten Symptome aufgrund einer **Überdosierung** des Levothyroxins auf, da ein hyperthyreoter Zustand provoziert wird: schnellerer Herzschlag, Nervosität, Kopfschmerzen, Schlaflosigkeit, zitternde Hände, Muskelschwäche, Hitzegefühl, Schweißausbrüche, Erbrechen, Durchfall. In diesem Fall muss die Dosis zeitnah reduziert werden.

Wechselwirkungen Zur Vermeidung von Wechselwirkungen sollte Levothyroxin zeitlich versetzt zu anderen Medikamenten (mindestens 30 min) eingenommen werden.

Zu einer **gesteigerten Wirkung** der Schilddrüsenhormone durch Verdrängung aus der Plasmaproteinbindung führen: ASS, orale Antikoagulanzien, Furosemid (hoch dosiert), Antikonvulsiva (z. B. Phenytoin).

Zu einer **Wirkungsminderung** führen hingegen Östrogene, Antazida, Kalzium, Colestyramin, Ferrosulfate, Sucralfat.

MERKE

Levothyroxin-Substitution nach Schilddrüsenkarzinom

Bei Patienten mit Z. n. Schilddrüsenkarzinom, die durch die onkologischen/chirurgischen Behandler als Hochrisikopatienten eingestuft werden, kann lebenslang eine so hohe Levothyroxin-Dosis empfohlen sein, dass die Therapie zur dauerhaften TSH-Suppression führt. Damit soll die Stimulation des Tumorwachstums oder etwaiger Metastasen verhindert werden. Aufgrund der Risiken bei iatrogener Hyperthyreose empfiehlt sich bei unklarer Risikoklassifizierung ggf. eine Rücksprache mit den behandelnden Kollegen.

Frauen mit Kinderwunsch und Schwangere

Die Therapie von Frauen mit bekannter Hypothyreose und Kinderwunsch sowie von Schwangeren wird kontrovers diskutiert. Ein routinemäßiges TSH-Screening bei Frauen ohne bekannte Schilddrüsenerkrankung vor und in der Schwangerschaft ist nicht sinnvoll.

Ein erhöhtes Abortrisiko bei bekanntem TPO-positivem Status wird immer wieder thematisiert, in einer großen randomisierten und placebokontrollierten Studie konnte jedoch kein signifikanter Effekt einer Levothyroxin-Substitution auf schwangerschafts- oder neugeborenenbezogene Endpunkte (inkl. Abortrate) nachgewiesen werden. Der Einsatz von Levothyroxin bei euthyreoten Frauen mit TPO-Ak war bzgl. der Lebendgeburtenrate nicht hilfreicher als Placebo (Dhillon-Smith et al. 2019).

Bei Schwangeren mit laufender Levothyroxin-Therapie gilt ein oberer TSH-Referenzwert von 4,0 mU/l, sofern keine regionalen Referenzwerte verfügbar sind.

71.3.3 Therapie der Hyperthyreose

Zu beachten gilt zunächst, dass bei hyperthyreoter Stoffwechsellage keine vermehrte Jodeinnahme erfolgen sollte. Bei der Ernährung sollten die Patienten nach Möglichkeit daher stark jodhaltige Nahrungsmittel (z. B. Meeresfrüchte, Algen) vermeiden.

Eine Therapie bei Patienten mit manifester Hyperthyreose sollte erfolgen, um die Symptome zu behandeln und kardiovaskuläre Folgeschäden zu verhindern. Patienten mit Hyperthyreose weisen eine erhöhte Gesamtmortalität von 20 % auf (Brandt 2011).

Die Entscheidung zur Therapie und Therapieform muss vor allem bei latenter Hyperthyreose individuell getroffen werden und richtet sich nach den Patientencharakteristika (Symptome, Alter, Komorbiditäten, Patientenwunsch). Allgemeine Empfehlungen zur Einleitung einer Therapie gibt es für (Ross et al. 2016):

- > 6 Monate anhaltende latente Hyperthyreosen bei Patienten > 65 Jahre (Risiko für Vorhofflimmern ↑),
- jüngere Patienten mit kardiovaskulären Begleiterkrankungen oder Osteoporose,
- postmenopausale Frauen ohne Östrogentherapie und
- Patienten mit hyperthyreoten Symptomen.

MERKE

Therapie bei funktioneller Autonomie mit peripherer Euthyreose

Die meisten Patienten mit funktioneller Autonomie sind euthyreot. Hier kann bei asymptomatischem Verlauf auf eine Therapie i. d. R. verzichtet werden. Der Patient muss aber darauf hingewiesen werden, dass durch Jodapplikation (z. B. Kontrastmittel bei CT, Herzkatheteruntersuchungen) oder Medikamente (Amiodaron) das Risiko besteht, eine thyreotoxische Krise auszulösen. Mitbehandelnde Kollegen sollten entsprechend informiert werden.

Für die Behandlung der manifesten Hyperthyreose kommen grundsätzlich drei Therapieformen infrage:

- Medikamentöse Therapie mit Thyreostatika
- Radiojodtherapie
- Operative Therapie

Wegen der schnellen Verfügbarkeit und zur zügigen Symptomkontrolle ist die medikamentöse Therapie häufig der erste Schritt und wird ggf. auch überbrückend bis zu einer definitiven nuklearmedizinischen oder chirurgischen Therapie eingesetzt.

MERKE

Weitere Therapie bei Hyperthyreose

Zur symptomatischen Therapie ist bei ausgeprägter Hyperthyreose oder Thyreoiditis wegen des verzögerten Wirkungseintritts von Thyreostatika initial oft eine Behandlung mit Betablockern (z. B. Propranolol 10–40 mg 3 ×/d) indiziert.

Medikamentöse Therapie mit Thyreostatika

Indikationen

- Morbus Basedow
- Autonome Adenome (bis zur definitiven Therapie)
- Kontraindikationen für andere Therapiemöglichkeiten

Durch Thyreostatika lässt sich der hyperthyreote Zustand meist innerhalb weniger Wochen kontrollieren. Die benötigten Dosen sind individuell sehr unterschiedlich. Therapieziel ist ein fT_4 im oberen Normbereich bei normwertigem TSH-Wert. Die Steuerbarkeit der Therapie ist dabei nicht ganz einfach, da der Effekt der Medikation erst nach 2 bis 8 Wochen vollständig erwartet werden kann und die Reaktionszeit auf Dosisänderungen damit recht lang ist. Klassische Dosierungen sind in ➤ Tab. 71.3 aufgeführt.

Tab. 71.3 Thyreostatische Wirkstoffe und Dosierungen

Wirkstoff	Initialdosis	Erhaltungsdosis
Carbimazol (Prodrug von Thiamazol)	20–40 mg/d in 2–3 Dosen	5–15 mg 1 ×/d
Thiamazol	10–30 mg/d in 2–3 Dosen	2,5–10 mg 1 ×/d
Propylthiouracil	400–600 mg/d in 2–3 Dosen	50–200 mg/d in 1–2 Dosen

Bei einer geplanten Schwangerschaft ist Propylthiouracil das Mittel der Wahl im 1. Trimenon.

Therapiedauer Die Dauer der thyreostatischen Behandlung liegt typischerweise bei 12 bis 18 Monaten; dann kann ein Auslassversuch erfolgen. Bei bis zu 50 % der Patienten kommt es zu einem Rezidiv, das i. d. R. operativ oder nuklearmedizinisch therapiert wird. Langzeitbehandlungen mit Thyreostatika sollten nur erfolgen, wenn die anderen Behandlungsoptionen kontraindiziert sind.

MERKE

Langzeittherapie mit Thyreostatika

Vor allem bei älteren, multimorbiden Patienten ist eine Therapiedauer mit Thyreostatika > 2 Jahre häufig unumgänglich, da andere Therapieoptionen nicht durchgeführt werden können.

Unerwünschte Wirkungen Thyreostatika sind verhältnismäßig nebenwirkungsreich. Die unerwünschten Wirkungen treten dabei dosisabhängig auf; es sollten also möglichst niedrige Dosierungen gefunden werden und regelmäßige Kontrollen erfolgen.
Bei etwa 5 % der behandelten Patienten treten auf:

- Pruritus
- Allergische Exantheme, Urtikaria
- Arthralgien, Myalgien
- Gastrointestinale Beschwerden, Geruchs- und Geschmacksstörungen

Vor allem bei Überdosierung kommt es zu Strumawachstum und Hypothyreose. Gravierende, aber seltene unerwünschte Wirkungen sind:

- Agranulozytose (0,1–0,6 %), Leukopenie, Thrombopenie
- Cholestase

Alle Thyreostatika gehen diaplazentar über und können zu fetaler Hypothyreose und Struma führen.

Verlaufskontrolle Zur Therapiekontrolle und zur Detektion von UAW sollten nach Erreichen der Erhaltungsdosis weiter alle 3 bis 6 Monate TSH, fT_3, fT_4, kleines Blutbild und Transaminasen kontrolliert werden.

Tab. 71.4 Radiojodtherapie und Operation als Therapieoptionen bei Schilddrüsenerkrankungen

	Radiojodtherapie	Operation
Indikationen	• Voroperationen an der Schilddrüse, Rezidivstruma • Großvolumige Struma	• Malignomverdacht • Kompressionssymptome, große Zysten • Intrathorakale Struma • Knoten im Kindes- und Jugendalter
	• Morbus Basedow, Persistenz oder Rezidiv der Hyperthyreose nach thyreostatischer Therapie • Stoffwechselrelevante Schilddrüsenautonomie	• Notwendigkeit eines sofortigen Therapieeffekts (z. B. thyreotoxische Krise) • Morbus Basedow (insb. bei großer Struma, florider endokriner Orbitopathie oder Kinderwunsch) • Autonomes Adenom
	Kontraindikationen für eine Operation	Ablehnung einer Radiojodtherapie
Kontraindikationen	• Schwangerschaft, Stillzeit • Endokrine Orbitopathie (Verschlechterung möglich)	Abhängig von Komorbiditäten/allgemeiner OP-Fähigkeit
Nebenwirkungen, Komplikationen	Selten (reversible) leichte Schmerzen im vorderen Halsbereich aufgrund von Strahlenthyreoiditis	• Anhaltende Heiserkeit durch Schädigung des N. laryngeus recurrens • Hypoparathyreoidismus • Vorübergehende Hypokalzämie • Blutung, Infektion
Präinterventionelle hausärztliche Maßnahmen	• Überweisung Nuklearmedizin • Vorbehandlung mit Thyreostatika für Euthyreose bei Therapiebeginn	Überweisung Chirurgie
Postinterventionelle hausärztliche Maßnahmen	TSH-Kontrollen und ggf. lebenslange Hormonersatztherapie	

Radiojodtherapie und Operation

Besteht die Indikation zur definitiven Therapie, muss die Entscheidung zwischen Radiojodtherapie und Operation individuell getroffen werden. Beide Verfahren gelten als sehr gut wirksam und erfordern einen stationären Aufenthalt.

Orientierende Informationen zu Indikationen, Kontraindikationen, Risiken und Nebenwirkungen der beiden Verfahren können ➤ Tab. 71.3 entnommen werden.

MERKE

Kinderwunsch nach Radiojodtherapie

Für 6 Monate nach einer Radiojodtherapie wird Frauen und Männern zu Maßnahmen der Schwangerschaftsverhütung geraten.

LITERATUR

Akamizu T, Satoh T, Isozaki O et al. Diagnostic criteria, clinical features, and incidence of thyroid storm based on nationwide surveys. Thyroid 2012; 22(7): 661.

Davies L, Welch HG. Increasing incidence of thyroid cancer in the United States, 1973–2002. JAMA 2006; 295(18): 2164–2167.

Dhillon-Smith RK, Middleton LJ, Sunner KK et al. Levothyroxine in women with thyroid peroxidase antibodies before conception. New Engl J Med 2019; 380(14): 1316–1325.

Grussendorf M, Reiners C, Paschke R, Wegscheider K. Reduction of thyroid nodule volume by levothyroxine and iodine alone and in combination: A randomized, placebo-controlled trial. J Clin Endocrinol Metab 2011; 96: 2786–2795.

Kiel S, Ittermann T, Völzke H et al. Schilddrüsenveränderungen – Ein Vergleich ambulanter Abrechnungsdaten mit Daten einer populationsbasierten Studie. Bundesgesundheitsblatt 2019; 62(8): 1004–1012.

Ning Y, Cheng YJ, Liu LJ et al. What is the association of hypothyroidism with risks of cardiovascular events and mortality? A meta-analysis of 55 cohort studies involving 1,898,314 participants. BMC Medicine 2017; 15(1): 21.

Reiners C, Wegscheider K, Schicha H et al. Prevalence of thyroid disorders in the working population of Germany: Ultrasonography screening in 96,278 unselected employees. Thyroid 2004; 14: 926–932.

Smith-Bindman R, Lebda P, Feldstein VA et al. Risk of thyroid cancer based on thyroid ultrasound imaging characteristics: Results of a population-based study. JAMA Intern Med 2013; 173(19): 1788–1796.

Tabatabaie V, Surks MI. The aging thyroid. Curr Opin Endocrinol Diabetes Obes 2013; 20(5): 455–459.

Völzke H, Lüdemann J, Robinson DM et al. The prevalence of undiagnosed thyroid disorders in a previously iodine-deficient area. Thyroid 2003; 13: 803–810.

Voigt K, Gerlach K, Riemenschneider H et al. Sprechstundenprävalenz von Schilddrüsenerkrankungen in der Allgemeinarztpraxis. Z Allg Med 2011; 87: 208–215.

Zentrum für Krebsregisterdaten im Robert Koch-Institut (Hrsg.). Bericht zum Krebsgeschehen in Deutschland für 2019/2020. Berlin: RKI 2023.

SYSTEMATISCHE REVIEWS

Abraham P, Avenell A, McGeoch SC et al. Antithyroid drug regimen for treating Graves' hyperthyroidism. Cochrane Database Syst Rev 2010; 1: CD00342.

McKnight RF, Adida M, Budge K et al. Lithium toxicity profile: A systematic review and meta-analysis. Lancet 2012; 379(9817): 721–728.

Santos JAR, Christoforou A, Trieu K et al. Iodine fortification of foods and condiments, other than salt, for preventing iodine deficiency disorders. Cochrane Database Syst Rev 2019; 2: CD010734.

van Zuuren EJ, Albusta AY, Fedorowicz Z et al. Selenium supplementation for Hashimoto's thyroiditis. Cochrane Database Syst Rev 2013; 6: CD010223.

KAPITEL

72 Osteoporose

Erika Baum, Nicole Lindner

72.1 Definition und Epidemiologie

Die Osteoporose ist eine systemische Skeletterkrankung, die durch eine niedrige Knochenmasse und eine mikroarchitektonische Verschlechterung des Knochengewebes charakterisiert ist – mit einem konsekutiven Anstieg der Knochenfragilität und der Neigung zu Frakturen. Sie ist somit zunächst ein Risikofaktor. Erst wenn als Folge der Osteoporose Frakturen auftreten, liegt eine **manifeste Osteoporose** und damit eine für die Betroffenen spürbare Erkrankung vor.

Die Operationalisierung einer Osteoporose orientiert sich an dem DXA-T-Score. Der DXA-T-Score ist die Standardabweichung vom Referenzwert der durchschnittlichen Knochendichte junger Frauen, gemessen mit Dual X-Ray Absorptiometry. Ab einem DXA-T-Score ≤ –2,5 spricht man von Osteoporose, im Bereich von –1,0 bis –2,5 von **Osteopenie.** Eine Osteoporose ist häufig. Werte < –2,5 hatten in der EPOS-Studie (European Prospective Osteoporosis Study) 15 % der postmenopausalen Frauen im Alter von 50 bis 60 Jahren und 45 % der über 70-Jährigen, bei Männern waren es 2,4 bzw. 17 %. Die jährliche Inzidenz von Oberschenkelhalsfrakturen beträgt in Deutschland bei den 50- bis 59-jährigen Frauen 0,05 % und steigt dann bis auf 4,5 % bei den ≥ 90-jährigen Frauen an. Bei den 50- bis 59-jährigen Männern liegt die Rate bei 0,05 % und erreicht 2,4 % bei den über 90-Jährigen. Oberschenkelhals- sowie Wirbelkörperfrakturen (auch solche, die nur radiologisch entdeckt wurden) ohne schweres Trauma sind typische Folgen einer Osteoporose, während bei anderen Frakturen der Anteil von äußerer Krafteinwirkung vs. Knochenqualität oft schwer abschätzbar ist.

Klinisch manifeste Frakturen von Handgelenk, Oberarm, Wirbelkörper oder Schenkelhals werden als **„major fractures“** zusammengefasst. Etwa 20 % der Männer und 51 % der Frauen ab 50 Jahren erleiden eine solche Fraktur im Laufe ihres weiteren Lebens. Insbesondere nach einer osteoporotischen Fraktur besteht ein hohes Risiko für weitere Frakturen. Alte Menschen mit Frakturen haben eine deutlich erhöhte Mortalität, insbesondere im ersten Jahr nach einer hüftnahen Fraktur.

72.2 Diagnostische Strategie und Differenzialdiagnose

72.2.1 Risikoabschätzung

Bei Frauen ab der Menopause und Männern ab 50 Jahren sollte das **Osteoporoserisiko** anhand klinischer Parameter eingeschätzt werden. Dies kann z. B. im Rahmen einer Gesundheitsuntersuchung, beim geriatrischen Assessment oder bei Auftreten neuer Risikofaktoren erfolgen. Zusätzlich wird ab 70 Jahren eine jährliche Sturzanamnese und nach Stürzen eine entsprechende Abklärung empfohlen. Eine Reihe von Medikamenten ist mit einem erhöhten Frakturrisiko assoziiert – insbesondere aufgrund eines erhöhten **Sturzrisikos.** ➤ Tab. 72.1 gibt einen Überblick über relevante Risikokonstellationen.

CAVE

Medikamente mit erhöhtem Frakturrisiko

- Protonenpumpeninhibitoren (v. a. bei Langzeiteinnahme), Glitazone
- Antidepressiva, Antipsychotika, Neuroleptika, Sedativa, Opioide
- Orthostase auslösende Medikamente (insbesondere zu Therapiebeginn)
- Orale Glukokortikoide, Aromatasehemmer, Schilddrüsenhormone

Diese Medikamente sollen bei allen betroffenen Personen bezüglich ihres individuellen Nutzen-Risiko-Verhältnisses regelmäßig überprüft werden.

Tab. 72.1 Risikokonstellationen, die weiter abgeklärt werden sollten (z. B. mit Basisdiagnostik, ➤ Kap. 72.2.2)

Männer und Frauen 50–60 Jahre	Nach osteoporoseverdächtiger Fraktur oder sonstigen sehr hohen Risiken (➤ Tab. 72.3)
Männer und Frauen 60–70 Jahre	Bei Vorhandensein von in ➤ Tab. 72.3 genannten Risikofaktoren
Männer und Frauen ab 70 Jahre	Jährliche Sturzanamnese, Ermittlung des individuellen Frakturrisikos
Sturzereignis	Entsprechende Abklärung

TIPP

Zur Risikoabschätzung werden international folgende Instrumente benutzt:

- **QFracture-Algorithmus:**

  https://qfracture.org

- **FRAX-Rechner:**

  www.sheffield.ac.uk/FRAX/tool.aspx?lang=de

Anhand des Alters und des Geschlechts sowie der vorhandenen Risikofaktoren lässt sich das Risiko für osteoporotische Frakturen errechnen (➤ Tab. 72.2 und ➤ Tab. 72.3).

Tab. 72.2 Risiko für osteoporotische Frakturen ohne Knochendichtewert* (adaptiert nach DVO-Leitlinie Osteoporose 2023)

	Frauen	Männer
Alter	Faktor für Frakturrisiko 10 %/3 J.	Faktor für Frakturrisiko 10 %/3 J.
50	43	39
55	25	29
60	15	21
65	9	15
70	6	11
75	3,5	8
80	2,2	5
85	1,4	3,2
90	Kein Zusatzrisiko nötig	1,6

* Ab einer Wahrscheinlichkeit von 10 %, in den kommenden 3 Jahren eine proximale Femur- oder dokumentierte Wirbelkörperfraktur zu erleiden, wird von einem sehr hohen Risiko ausgegangen. Die einzelnen Zahlen geben an, welcher Risikogradient vorliegen muss, um diese Schwelle zu erreichen, wenn kein Knochendichtemesswert vorliegt.

MERKE

Bei vorausgegangenen Frakturen wird nicht nach Stärke des Traumas differenziert, weil auch Frakturen nach einem erheblichen Trauma mit einer erhöhten Rate von Folgefrakturen korrelieren. Folgende Risikofaktoren treten vor allem im jüngeren Alter auf und können eine Basisdiagnostik indizieren: Billroth-II-Magenresektion oder Gastrektomie, bariatrische Operation, HIV, Zöliakie, Morbus Crohn, Colitis ulcerosa, systemischer Lupus erythematodes, männlicher Hypogonadismus (auch durch hormonablative Therapie), Wachstumshormonmangel bei Hypophyseninsuffizienz, Cushing-Syndrom und subklinischer Hyperkortisolismus. Aromatasehemmer mit Beginn der Therapie stellen ebenfalls eine Diagnostik-Indikation dar: sehr hohes Risiko in den folgenden 12 Monaten (imminentes Frakturrisiko).

Aus der Kombination der Tabellen (➤ Tab. 72.2 und ➤ Tab. 72.3) lässt sich das absolute Frakturrisiko, bezogen auf die nächsten 3 Jahre, folgendermaßen abschätzen: 10 x individueller Risikofaktor (bis zu 2 Faktoren aus verschiedenen Kategorien können miteinander multipliziert werden) dividiert durch den Faktor, der unter dem zutreffenden Geschlecht und Alter angegeben ist, ergibt das Risiko in Prozent.

Patientenbeispiel

Risikoberechnung

Eine 65-jährige Frau stellt sich zur Gesundheitsuntersuchung in Ihrer Hausarztpraxis vor. In diesem Zusammenhang überschlagen Sie auch ihr Frakturrisiko, zumal sie schon lange Diabetes Typ 2 hat. Sie ermitteln folgende Risikofaktoren:

- Diabetes mellitus Typ 2 seit 15 Jahren
- Die Mutter hatte eine manifeste Osteoporose mit Schenkelhalsfraktur im höheren Alter

Hieraus ergibt sich folgende Risikokonstellation:

- Faktor 1,6 (Diabetes mellitus > 10 Jahre, ➤ Tab. 72.3)
- Faktor 1,3 (positive Familienanamnese, ➤ Tab. 72.3)

$$2{,}3=\frac{10x1{,}6x1{,}3}{9}$$

Ihre Patientin hat somit ein Risiko für eine Wirbelkörper- oder hüftnahe Fraktur ohne schweres Trauma von ca. 2 % bezogen auf die nächsten 3 Jahre.

Sie beraten mit ihr, ob Sie bei diesem Risiko eine Knochendichtemessung wünscht und bereit wäre, bei deutlich erniedrigtem Wert entsprechende Medikamente längerfristig einzunehmen.

MERKE

Es besteht eine deutliche Unterversorgung bzgl. der empfohlenen Basisdiagnostik bei vorausgegangenem Frakturereignis sowie weiteren Hochrisikopersonen. Dies sollte allerdings nicht dazu führen, Diagnostik z. B. als IGeL-Leistung oder aufwendige Therapie auch bei relativ niedrigem Frakturrisiko oder anderen Prioritäten zu propagieren.

Bei der Risikoberechnung müssen kurzfristig bestehende Risikofaktoren nicht mitberücksichtigt werden, da von Reversibilität der Frakturgefahr auszugehen ist. Bei länger bestehenden Risikofaktoren sollte man überprüfen, ob diese verringert oder beseitigt werden können.

Tab. 72.3 Durchschnittliche Risikogradienten für die folgenden, als häufig oder besonders relevant erachteten Risikofaktoren (können mit dem Alter allerdings variieren) (adaptiert nach DVO-Leitlinie Osteoporose 2023)

Faktor	Risikofaktoren		Faktor
	Die 2 Gruppen, aus denen nur 1 Risikofaktor (mit dem höchsten Faktor) berücksichtigt werden darf, sind **fett ausgezeichnet** (1. Sturzrisiko-assoziiert; 2. orale Glukokortikoide + rheumatoide Arthritis)		
Frakturvorgeschichte		Medikationen/Erkrankung allgemein	
4,1*	Hüftfraktur im letzten Jahr (1-Jahres-Risiko)	Protonenpumpeninhibitor > 3 Mon.	1,4
2,5	Hüftfraktur, Zeitabstand > 12 Mon.	**Orale Glukokortikoide:**	
2,9*	Wirbelkörperfraktur(en) im letzten Jahr	**• Dosis < 2,5 mg Prednisolonäquivalent/d > 3 Mon.**	**1,4**
	Wirbelkörperfraktur(en), Zeitabstand > 12 Mon.:	**• Dosis 2,5–7,5 mg Prednisolonäquivalent/d > 3 Mon.**	**2,3**
2,0	• Anzahl = 1	**• Dosis > 7,5 mg Prednisolonäquivalent/d > 3 Mon.**	**4,0**
2,9	• Anzahl = 2 (mind. eine Grad 2)	**• Dosis > 7,5 mg Prednisolonäquivalent/d, begonnen oder erhöht im letzten Jahr**	**4,9***
5,0	• Anzahl ≥ 3	**Rheumatoide Arthritis**	**2,7**
	Wirbelkörperfraktur Schweregrad:	Weitere Erkrankungen	
2,0	• Nur Grad 1	Monoklonale Gammopathie unklarer Signifikanz (MGUS)	2,0
2,9	• Max. Grad 2	Chronische Herzinsuffizienz	1,5
5,0	• Auch Grad 3	Niereninsuffizienz CKD 3a, 3b, 4	1,6
1,7	Humerusfraktur	Axiale Spondyloarthritis/Spondylitis ankylosans	1,6
1,7	Beckenfraktur	Allgemeine Risikofaktoren	
1,6	Unterarmfraktur	Hüftfraktur eines Elternteils bis zum Alter von 75 J. berücksichtigen	1,3
**	Jede Fraktur postmenopausal und beim Mann ab 50 J. mit Ausnahme von Finger-, Zehen- und Schädelfrakturen	Alkoholkonsum > 50 g/d (entspricht ca. 4 Drinks/d)	1,9
Neurologie/Geriatrie (Sturzrisiko-assoziiert)		Rauchen (aktuell > 10 Zigaretten/d)/oder COPD	1,5/1,3
1,6	**Schlaganfall**	Risikofaktoren aus der Endokrinologie	
2,1	**Multiple Sklerose**	TSH < 0,45	1,2
1,7	**Morbus Parkinson**	Diabetes Typ 1	2,5
1,2	**Epilepsie und Antikonvulsiva**	Diabetes Typ 2:	
1,6	**Demenz/Morbus Alzheimer**	• Seit 5–10 J.	1,1
1,3	**Depression/Antidepressiva**	• Seit > 10 J.	1,6
1,4	**Opioide**	Primärer Hyperparathyreodisimus	2,2
1,4	**Chronische Hyponatriämie**		
1,6	**Sturz in den vergangenen 12 Mon.**		
2,0*	**> 1 Sturz in den vergangenen 12 Mon.**		
1,8	**Timed-up-and-Go-Test > 12 sek**		

* Hohes imminentes Risiko
** Indikation zu weiterer Abklärung/Basisdiagnostik

Besonders wichtig sind die Erfassung und möglichst Verringerung des Sturzrisikos bei älteren Menschen (➤ Kap. 88).

Die neue Osteoporose-Leitlinie der DVO (2023) setzt keinen definierten Schwellenwert für eine weitere Diagnostik fest. Sie sollte i. S. einer Case-Finding-Strategie bei Vorliegen einer ärztlich als relevant erachteten Risikokonstellation für Frakturen bei postmenopausalen Frauen und bei Männern ab dem Alter von 50 Jahren empfohlen werden. Hierzu bietet sich eine Beratung und geteilte Entscheidungsfindung an, mit Darstellung des anhand eines Risikorechners oder der o. g. Tabellen (➤ Tab. 72.2, ➤ Tab. 72.3) ermittelten Frakturrisikos bezogen auf die nächsten 3 Jahre.

Der 10-Jahres-Bezug wurde in der Leitlinie aufgegeben, weil die Osteoporose ein dynamischer Prozess mit potenzieller Reversibilität ist, weil die Therapiestudien in der Regel über 3 bis 5 Jahre liefen und die in diesem Alter relevante Mortalität aus anderen Gründen die beobachteten Frakturraten bei kürzerem Zeitbezug wenig beeinflusst.

Bei allen Frakturen ab einem Alter von 50 Jahren, besonders bei Hinweis auf eine Fragilitätsfraktur, soll die Basisdiagnostik zeitnah erfolgen. Das gilt auch für prämenopausale Frauen und Männer unter 50 Jahren, sofern kein adäquates Trauma vorlag, und im Rahmen der Planung einer Therapie mit Glukokortikoiden ≥ 7,5 mg/d Prednisolonäquivalent > 3 Monate.

72.2.2 Diagnostisches Vorgehen

Empfohlen wird eine Stufendiagnostik, die sich nach Vorliegen von Risikofaktoren, Vorliegen osteoporosetypischer Frakturen und ermitteltem Knochendichtewert unterscheidet. Wenn keine Fraktur vorliegt und die Knochendichtemessung in Kombination mit vorliegenden Risikofaktoren deutlich unterhalb der Therapieschwelle liegt, kann auf weitere Diagnostik verzichtet werden. Bei eingetretener Fraktur oder erniedrigter Knochendichte dienen Anamnese, klinischer Befund und Laborwerte der Differenzialdiagnose und Erkennung behandelbarer Ursachen. Bei einzelnen Hochrisikokonstellationen (➤ Kap. 72.3.2) kann auf eine Knochendichtemessung verzichtet und eine Therapie direkt eingeleitet werden.
Als **Basisdiagnostik** wird empfohlen:

- **Anamnese** (Medikamente, Schmerzen, Ermittlung von Risikofaktoren, Ernährung)
- **Klinischer Befund** (Größe, Gewicht, Gesamtfunktion des Bewegungsapparats inkl. muskulärer Funktion, neurologische Auffälligkeiten, ggf. geriatrisches Assessment [➤ Kap. 88.2])
- **Basislabor** (s. u.)
- **DXA-Knochendichtemessung** (an Messorten L1–L4, Schenkelhals und *total hip*, in Risikokalkulation geht *total hip* ein mit Adjustierung bei deutlich niedrigeren Werten an den anderen Messorten; ➤ Abb. 72.1)

Laut G-BA ist die DXA-Messung eine Kassenleistung zum Zweck der Optimierung der Therapieentscheidung, wenn aufgrund konkreter anamnestischer und klinischer Befunde etc. eine spezifische medikamentöse Therapie einer Osteoporose beabsichtigt wird. Andere Messverfahren werden nicht empfohlen.
Das **Basislabor** umfasst:

- Serumkalzium und -phosphat, alkalische Phosphatase (AP) und GGT (Fragestellung: gestörter Kalziumstoffwechsel, Hinweis auf Hyperparathyreoidismus oder schwere Lebererkrankung?)
- Kreatinin-Clearance (Nierenfunktionsstörung?)
- TSH (Hyperthyreose?)
- Blutbild, BSG (Entzündungsparameter, Hinweis auf Dysproteinämie?)
- CRP (entzündlicher oder maligner Prozess?)
- Eiweißelektrophorese (MGUS [monoklonale Gammopathie unklarer Signifikanz], Plasmozytom, Albuminmangel, Kalziumwert verfälscht?)
- Na-Spiegel (Sturzrisiko?)

Darüberhinausgehende apparative oder Laboruntersuchungen sind nur bei spezifischem Verdacht indiziert.

MERKE
Bei Hinweisen auf eine sekundäre Osteoporose/behandelbare Ursache oder bei einem T-Score < –3,5 bei jüngeren Personen soll die Behandlung der Grunderkrankung optimiert und ggf. eine fachspezialistische Abklärung/Mitbetreuung empfohlen werden.

➤ Abb. 72.2 gibt einen Überblick über die jeweils empfohlene Diagnostik.

Ausgewählte Indikationen für Zusatzdiagnostik

- Röntgen der Wirbelsäule bei klinischem V. a. Wirbelfraktur (frakturverdächtige Rückenschmerzen, Größenabnahme: akut > 2 cm, langfristig > 5 cm): großzügige Indikationsstellung, da für Risikoeinschätzung und Verlauf sehr wertvoll.
- Differenzialdiagnostik der Schmerzursache. **Cave:** Frische Wirbelkörpereinbrüche sind in der Frühphase röntgenologisch oft nicht eindeutig nachweisbar, ggf. CT.
- Ernährungsanamnese hinsichtlich Ernährungsform (omnivor, vegetarisch, vegan) und unausgewogener Ernährung, zu Kalzium, Vitamin K_2, B_{12}, Folsäure, Kalorien, Eiweißzufuhr.
- Hinweis auf Gangunsicherheiten, Dysfunktionen. Abklärung eines erhöhten Sturzrisikos, Beurteilung von Muskelkraft und Koordination insbesondere nach Sturzereignis.
- Sehkraftüberprüfung bei Sturzanamnese, Hausbesuch durch geschultes Personal besonders bei geriatrischen Patienten (Ziel: Beseitigung von Stolperfallen u. a.).
- Bestimmung von Testosteron (Mann < 75 Jahre mit Osteoporose).
- 25-Hydroxy-Vitamin D_3 (Bestimmung bei Darm- und Nierenkrankheiten, Einnahme enzyminduzierender Medikamente, AP ↑ oder Kalzium bzw. Phosphat ↓, ansonsten ist Osteomalazie sehr unwahrscheinlich).
- Knochenumbaumarker, z. B. Pyridinium-Crosslinks im Urin (Bestimmung bei fraglicher Adhärenz oder Verdacht auf Resorptionsstörung bei oralen Bisphosphonaten).
- Urin-Kalzium (V. a. Störung im Mineralstoffwechsel).

CAVE
Was man nicht übersehen sollte: abwendbar gefährlicher Verlauf

- Kortisontherapie > 3 Monate: möglichst niedrige Dosis oder ganz absetzen, ansonsten großzügige Indikation für Osteoporose-Diagnostik und -Therapie
- Sekundärer Hyperparathyreoidismus durch Vitamin-D-Mangel (Osteomalazie, spezifische Osteoporosetherapeutika dann kaum wirksam, dafür Substitution)
- Tumoren, insbesondere Plasmozytom
- Hohes Frakturrisiko nach vorausgegangener Fraktur beachten
- Hohes Sturzrisiko beachten, insbesondere wenn durch Medikamente oder Sarkopenie bedingt

72.3 Therapiestrategie

72.3.1 Basistherapie und Prophylaxe

Zunächst sollte geprüft werden, ob **Risikofaktoren** vermieden oder abgestellt werden können. Hierzu zählen Untergewicht, sturz- und osteoporosefördende Medikamente, teilweise besteht hier eine ausgeprägte Dosisabhängigkeit. So sind Glukokortikoiddosen ab 7,5 mg/d Prednisolonäquivalent ein sehr starker, aber auch schon Dosen > 1 mg bereits ein moderater Risikofaktor (➤ Tab. 72.3). Der TSH-Wert sollte, wann immer möglich, nicht < 0,5 mU/l eingestellt werden. Auch Tabak- und hoher Alkoholkonsum sowie Untergewicht und Mangelsituationen erhöhen das Frakturrisiko.

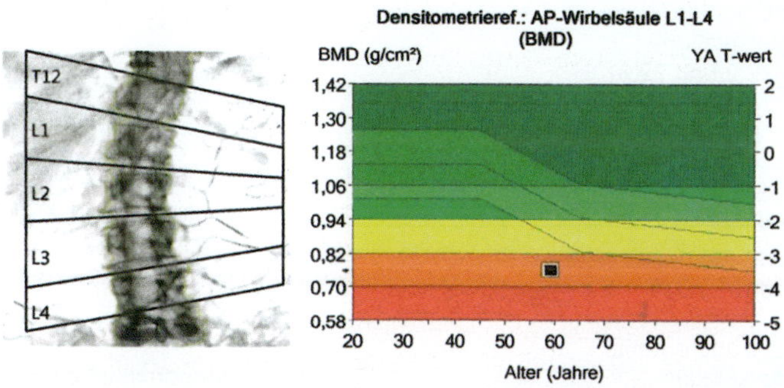

Bereich	BMD (g/cm²)	Junge Erw. (%)	T-wert	Altersvergl. (%)	Z-wert
L1	0,647	57	-4,0	68	-2,5
L2	0,752	63	-3,7	74	-2,2
L3	0,803	67	-3,3	79	-1,8
L4	0,828	69	-3,1	81	-1,6
L1-L2	0,701	60	-3,9	71	-2,4
L1-L3	0,741	63	-3,6	75	-2,1
L1-L4	0,762	65	-3,5	76	-2,0
L2-L3	0,780	65	-3,5	76	-2,0
L2-L4	0,795	66	-3,4	78	-1,9
L3-L4	0,814	68	-3,2	80	-1,7

Übereinstimmung nach Alter, Gewicht (Frauen 25-100 kg), Ethnische Deutschland (Alter 20-40) AP-Wirbelsäule Referenzbevölkerung (v113)
Laut Statistik sind 68% der Folge-Scans im Bereich von 1SA (± 0,010 g/cm² für AP-Wirbelsäule L1-L4)

Bild nicht für Diagnosezwecke

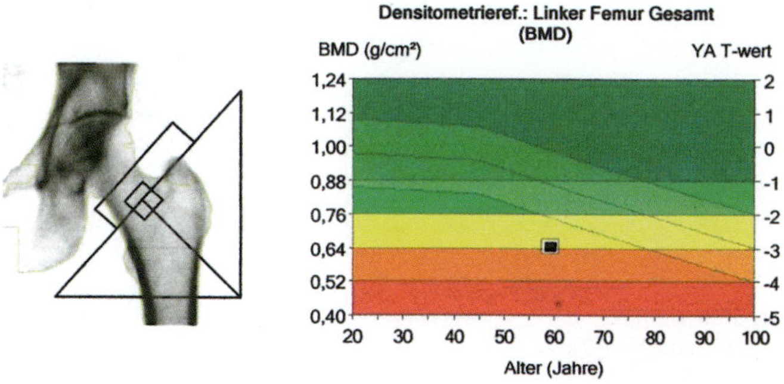

Bereich	BMD (g/cm²)	Junge Erw. (%)	T-wert	Altersvergl. (%)	Z-wert
Hals	0,601	61	-3,2	73	-1,8
Gesamt	0,646	65	-2,9	75	-1,8

Übereinstimmung nach Alter, Gewicht (Frauen 25-100 kg), Ethnische Deutschland (Alter 20-40) Femur Referenzbevölkerung (v113)
Laut Statistik sind 68% der Folge-Scans im Bereich von 1SA (± 0,012 g/cm² für Linker Femur Gesamt)

Bild nicht für Diagnosezwecke

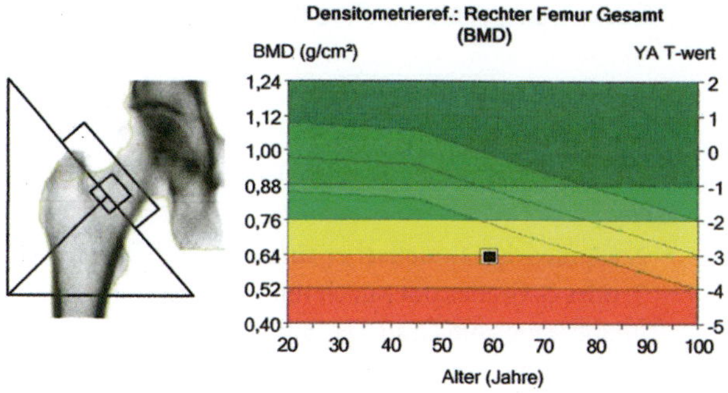

Bereich	BMD (g/cm²)	Junge Erw. (%)	T-wert	Altersvergl. (%)	Z-wert
Hals	0,575	59	-3,4	70	-2,0
Gesamt	0,633	63	-3,1	73	-2,0

Übereinstimmung nach Alter, Gewicht (Frauen 25-100 kg), Ethnische Deutschland (Alter 20-40) Femur Referenzbevölkerung (v113)
Laut Statistik sind 68% der Folge-Scans im Bereich von 1SA (± 0,012 g/cm² für Rechter Femur Gesamt)

Bild nicht für Diagnosezwecke

Abb. 72.1 Befund einer Knochendichtemessung mit DXA [M1385]

MERKE

Generell gilt: Risikofaktoren wirken im Wesentlichen in der Gegenwart. 12 bis 24 Monate nach Beendigung der Exposition sind Effekte kaum noch nachweisbar.

Empfehlenswert ist regelmäßige **körperliche Aktivität,** um Muskelkraft und Koordination, dem funktionellen Status entsprechend, zu fördern. Muskelkraft, Gleichgewichtssinn, Reaktionsgeschwindigkeit und Koordination sollen verbessert und Immobilisation vermieden werden. Ein individualisiertes Programm zur Verbesserung von Kraft, Balance und Koordination soll im Rahmen der Osteoporosetherapie durchgeführt werden.

Wichtig sind alle Maßnahmen zur **Sturzprophylaxe** (➤ Kap. 88). Bei hohem Sturzrisiko werden eine geriatrische Rehabilitationsmaßnahme und Therapie vermeidbarer Sturzursachen empfohlen. Passende Hüftprotektoren für ältere Menschen, insbesondere in institutioneller Pflege, sollten dann ggf. empfohlen werden.

Erstrebenswert ist ein BMI > 20 kg/m² ohne Zunahme des Gewichts in den Bereich der Adipositas. Bei erhöhtem Sturzrisiko ab 65 Jahren werden 1,0 g Eiweiß/kg KG/d empfohlen. Insgesamt sollte die Ernährung ausgewogen sein. Dabei sind 1.000 mg **Kalzium Gesamtzufuhr**

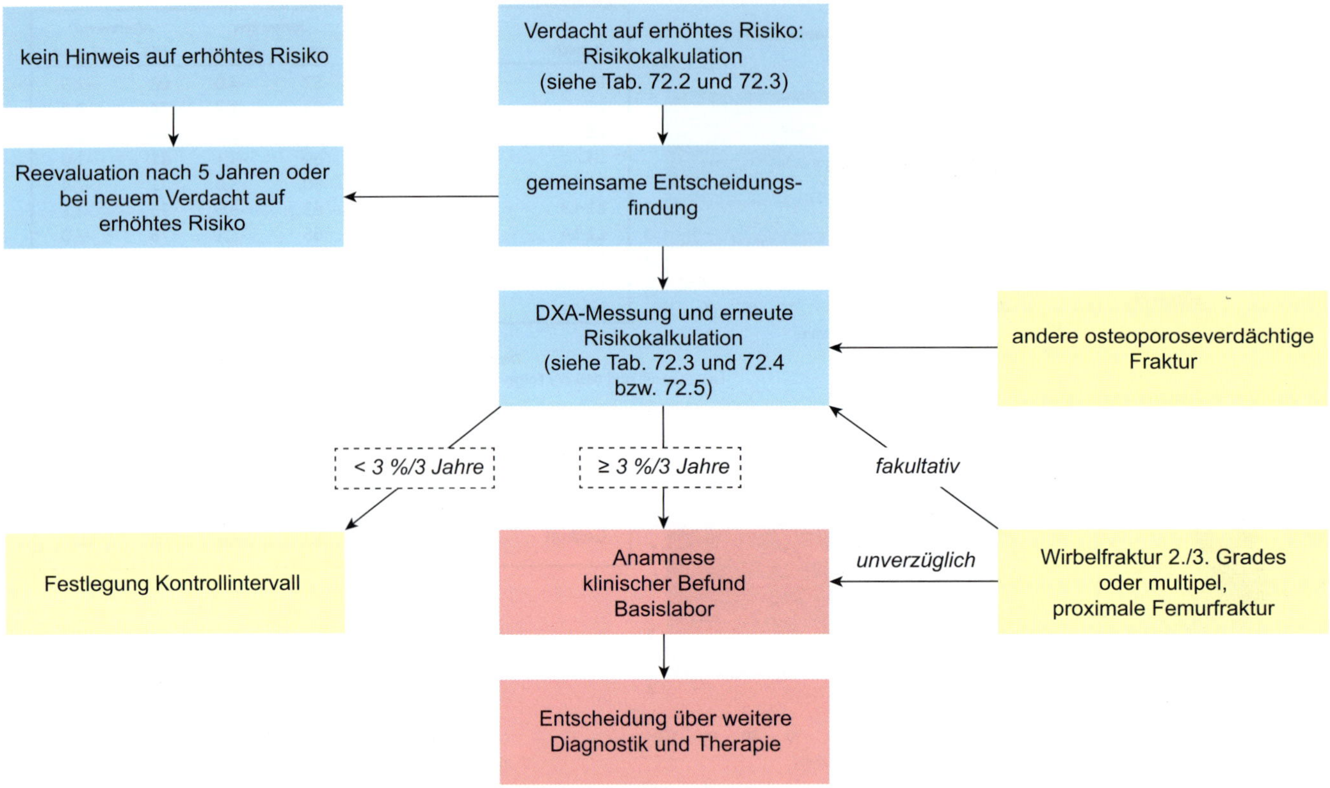

Abb. 72.2 Empfohlenes diagnostisches Vorgehen [M1385, M1386, L143]

täglich sicherzustellen, wenn notwendig auch durch Hinzunahme von Supplementen. Gute Kalziumlieferanten sind Milchprodukte und kalziumreiches Mineralwasser. Unter www.gesundheitsinformation.de/kalziumrechner findet sich ein Kalziumrechner, mit dem sich die Kalziumaufnahme recht gut abschätzen lässt.

Der Nutzen einer **Supplementation von Vitamin D** ist nur gering. Eine 25-Hydroxy-Vitamin-D-Serumkonzentration < 20 ng/ml (< 50 nmol/l) ist mit einem mäßig erhöhten Risiko für proximale Femurfrakturen und nicht vertebrale Frakturen verbunden, wobei die Beziehung erst < 10 ng/ml eindeutig wird, was bei mobilen Menschen selten gegeben ist. Die Effekte einer Vitamin-D-Supplementierung auf die Knochendichte sind sehr bescheiden; die Einnahme von Supplementen mit Vitamin D und Kalzium führte in Studien bei außerhalb von Pflegeheimen wohnenden Menschen nicht zu einer Senkung der Frakturrate. Dennoch soll bei unzureichender Aufnahme bzw. mangelnder Sonnenlichtexposition supplementiert werden. Hierbei soll die Vitamin-D-Supplementierung, bei einer generell empfohlenen Tagesdosis von 800 IE Cholecalciferol, 2.000–4.000 IE Cholecalciferol nicht überschreiten. Bolusgaben sollen die Höhe der maximalen Einzeldosis 20.000 IE nicht überschreiten. Die vollständige Effizienz der Maßnahmen ist nur bei kombinierter Supplementation von Kalzium und Vitamin D gegeben.

Nikotin- und riskanter Alkoholkonsum sollen vermieden werden.

MERKE

Ausnahmen für die Empfehlungen zur Höhe der Kalziumzufuhr und Vitamin-D-Supplementierung gelten u. a. für den primären Hyperparathyreoidismus, Nierensteine, eine Hyperkalziurie und aktive granulomatöse Erkrankungen.

72

72.3.2 Spezifische Therapie

Therapieschwelle

Bei folgenden Konstellationen wird eine spezifische Therapie empfohlen:

- Nach niedrigtraumatischer singulärer Wirbelkörperfraktur 2. oder 3. Grades oder nach multiplen Wirbelkörperfrakturen unabhängig vom Grad (das gilt auch für Zufallsbefunde) sowie nach proximaler Femurfraktur oder multiplen peripheren Frakturen, wenn andere Ursachen als eine behandlungsbedürftige Osteoporose nicht wahrscheinlicher sind (z. B. Knochenmetastase, Plasmozytom, sehr schweres Trauma). Diese Empfehlung gilt unabhängig vom Knochendichtewert, der bei diesen Konstellationen nicht zwingend erhoben werden muss. In Studien haben alle Subgruppen von einer spezifischen Therapie profitiert.
- Bei bestehender oder geplanter Therapie mit oralen Glukokortikoiden ≥ 7,5 mg Prednisolonäquivalent tgl. für > 3 Mon., wenn T-Score ≤ -1,5 an der LWS oder bei bereits eingetretener osteoporotischer Fraktur. Ein endogenes Cushing-Syndrom ist äquivalent zur Hochdosistherapie zu bewerten.
- Bei Erreichen der Schwelle eines 3-Jahres-Risikos für klinische Wirbelkörperfrakturen bzw. proximale Femurfrakturen von 5 %. Dies ist den in ➤ Tab. 72.4 bzw. ➤ Tab. 72.5 genannten Konstellationen zu entnehmen und orange unterlegt. Im Einzelfall kann eine spezifische Therapie auch schon bei einem 3-prozen-

tigen Risiko für eine solche Fraktur, bezogen auf die nächsten 3 Jahre, empfohlen werden (gelbe Markierung).

- Besonderheiten gelten unter Aromatasehemmern bei Frauen bzw. bei Männern unter hormonablativer Therapie.
- Bei einem Risiko von mind. 10 %/3 Jahre sollte eine osteoanabole Therapie empfohlen werden. Die entsprechenden Konstellationen sind ➤ Tab. 72.4 und ➤ Tab. 72.5 zu entnehmen und rot unterlegt. Im Einzelfall kann dies auch bei einem Risiko > 5 %/3 Jahre erfolgen. Die Osteoporose-Leitlinie der DVO (2023) gibt Hinweise auf solche speziellen Konstellationen, die aber in der hausärztlichen Praxis nicht die Regel sind. Die Leitliniengruppe sprach sich entgegen dem Votum der DEGAM für eine Soll-Empfehlung zur osteoanabolen Therapie ab 10 %/3 Jahre Risiko aus.

➤ Abb. 72.3 zeigt einen Überblick über Konstellationen, unter denen eine spezifische Therapie empfohlen werden soll.

MERKE

Die Berechnung des Risikos ist mit erheblichen Unsicherheiten behaftet. In ➤ Tab. 72.3 (➤ Kap. 72.2.1) sind die relevanten Risikofaktoren exemplarisch dargestellt. Insgesamt dürfen nur 2 Risikofaktoren miteinander multipliziert, also berücksichtigt werden. Hierbei sollen die 2 stärksten Risikofaktoren beachtet werden. Bei Vorliegen eines für Deutschland validierten und freigegebenen Risikorechners (➤ Kap. 72.2.1) wird die Ermittlung des Risikos erleichtert und verbessert werden. Bis dahin ist die Ermittlung und Risikokommunikation schwierig.
Darüber hinaus ist anzumerken, dass die Datenlage bei Männern sehr begrenzt ist.

Tab. 72.4 Konstellationen für eine spezifische Therapie bei Frauen*(adaptiert nach DVO-Leitlinie 2023)

Alter	T 0,0	T -0,5	T -1,0	T -1,5	T -2,0	T -2,5	T -3,0	T -3,5	T -4,0
Frauen	Risikogradient, um 10 % Schwelle zu erreichen								
50	42	31	23	17	13	9	7	5	3,7
55	28	21	16	12	9	6	5	3,5	2,5
60	19	14	11	8	6	4,4	3,2	2,4	1,7
65	14	10	7,5	6	4	3,1	2,3	1,7	
70	10	7	5,5	4,1	3	2,2	1,6		
75	8	6	4,2	3,1	2,2	1,6	1,2		
80	6	4,4	3,2	2,4	1,7	1,3			
85	5	3,6	2,6	1,9	1,3				
90	4	3	2,1	1,5					

* Die Zahlen geben an, welcher Risikogradient vorliegen muss, um die 10 %-Schwelle zu erreichen. 1. Spalte: Alter; folgende Spalten: Gradienten bei Vorliegen der genannten DXA-T-Werte von *total hip*. Faktoren der Risikoerhöhung ➤ Tab. 72.3. Für die Berechnung der 5 %-Schwelle müssen die Risikozahlen halbiert, für die 3 %-Schwelle um 70 % reduziert werden. Rot unterlegt: Konstellation, ab der die 10 %-Schwelle erreicht ist; orange: 5 %-Schwelle; gelb: 3 %-Schwelle.

Tab. 72.5 Konstellationen für eine spezifische Therapie bei Männern*(adaptiert nach DVO-Leitlinie 2023)

Alter	T 0,0	T -0,5	T -1,0	T -1,5	T -2,0	T -2,5	T -3,0	T -3,5	T -4,0
Männer	Risikogradient um 10 % Schwelle zu erreichen								
50	33	23	16	11	8	5	3,6	2,5	1,7
55	26	18	12	8	6	4	2,6	1,8	
60	20	14	9	6	4	3	1,9		
65	16	11	7	5	3	2,2	1,5		
70	12	8	6	4	2,5	1,7			
75	10	7	4,5	3	2,0	1,3			
80	8	5	3,6	2,4	1,6				
85	7	4	2,8	1,8	1,2				
90	5	3	2	1,3					

* Die Zahlen geben an, welcher Risikogradient vorliegen muss, um die 10 %-Schwelle zu erreichen. 1. Spalte: Alter, folgende Spalten: Gradienten bei Vorliegen der genannten DXA-T-Werte von *total hip*. Faktoren der Risikoerhöhung ➤ Tab. 72.3. Für die Berechnung der 5 %-Schwelle müssen die Risikozahlen halbiert, für die 3 %-Schwelle um 70 % reduziert werden. Rot unterlegt: Konstellation, ab der die 10 %-Schwelle erreicht ist; orange: 5 %-Schwelle; gelb: 3 %-Schwelle.

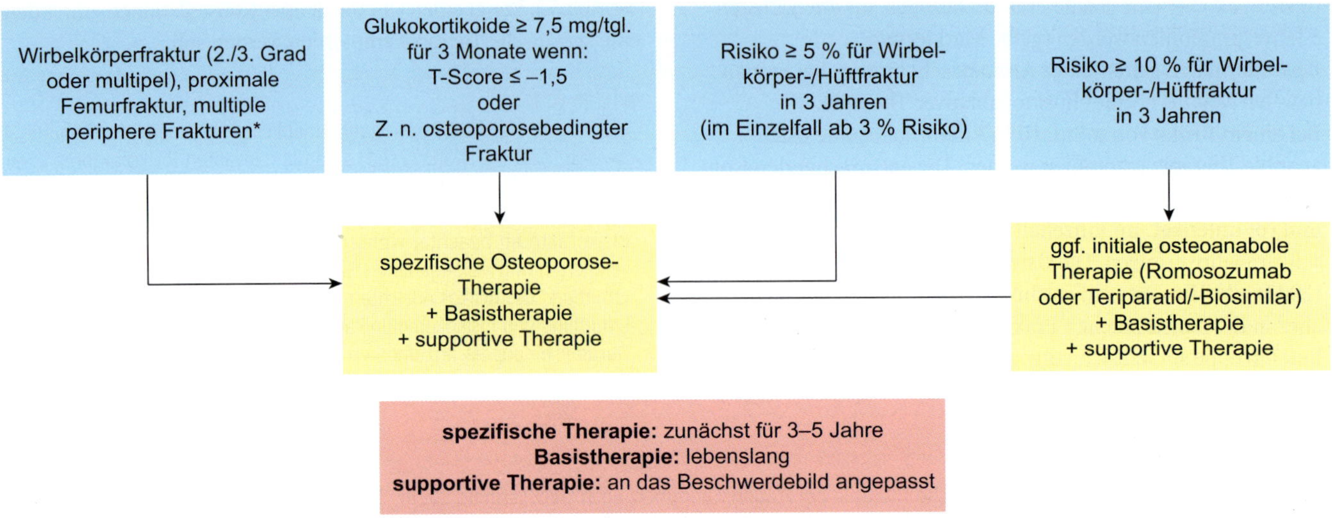

* sofern nicht andere Ursachen wahrscheinlich sind

Abb. 72.3 Überblick über die Konstellationen, unter denen eine spezifische Therapie empfohlen werden soll. Bei Wegfall von Risikofaktoren kann die spezifische Therapie 12 bis 24 Monate später beendet werden. [M1385, M1386, L143]

Medikamente

Für die gemeinsame Entscheidung (Shared Decision-Making), welches individuell geeignete Präparat ausgewählt werden soll, sollen die individuellen Therapieziele, Kontraindikationen, die z. T. unterschiedliche fraktursenkende Wirksamkeit, die möglichen unerwünschten und zusätzlichen Wirkungen, die Applikationsformen, die Kosten und notwendigen Sequenzen berücksichtigt werden. Osteoanabol wirken Romosozumab und Teriparatid, die übrigen Substanzen wirken überwiegend antiresorptiv. Erstere sind deshalb bei Vorliegen von Knochentumoren/Metastasen kontraindiziert, während Letztere hier – allerdings in deutlich höheren Dosen als zur Osteoporosetherapie – eingesetzt werden können. Bei geplanter Sequenztherapie sollte mit einer osteoanabol wirkenden Substanz begonnen werden.

Auswahl vorrangig empfohlener Medikamente

- **Orale Bisphosphonate:**
  - *Alendronat* hat eine sehr gute Evidenzbasis und ist für alle Untergruppen (Geschlecht, auch glukokortikoidinduziert) zugelassen. Es ist sehr preisgünstig und persistiert lange im Knochen, sodass die Wirkung die Einnahmezeit deutlich überdauert. Allerdings wird es oral sehr schlecht resorbiert, weshalb die Einnahmehinweise genau zu beachten sind: morgens nüchtern die Tablette mit einem Glas Leitungswasser einnehmen, danach nicht mehr hinlegen und frühestens 30 min später essen oder weitere Medikamente einnehmen. Mit der 70-mg-Formulierung muss man dies nur 1 ×/Wo. durchführen, sie ist allerdings formal nicht für Männer zugelassen. Die wichtigsten unerwünschten Wirkungen sind: Ösophagitis, Muskelschmerzen (Akute-Phase-Reaktion), selten Kiefernekrosen und atypische Femurfrakturen.
  - Für *Risedronat* (Dosis 35 mg/Wo.) gelten die gleichen Ausführungen. Es ist etwas besser magenverträglich, hat allerdings eine deutlich kürzere Wirkungspersistenz. Außerdem gibt es diese Substanz in magensaftresistenter Formulierung, sodass es auch postprandial eingenommen werden kann bei nachgewiesener Bioäquivalenz.
- **Intravenöse Bisphosphonate:** Sie vermeiden die Probleme der oralen Zufuhr, führen aber häufiger zu Akute-Phase-Reaktionen. *Zoledronat* 5 mg wird 1 ×/Jahr gegeben und hat eine lange Wirkungspersistenz, muss aber sehr langsam infundiert werden. *Ibandronat* 3 mg wird alle 3 Monate i. v. injiziert, wirkt aber nicht wesentlich länger nach.

MERKE

Alle **Bisphosphonate** sind ab einer Kreatinin-Clearance < 35 l/min kontraindiziert. Insbesondere bei langfristiger Therapie steigt ebenso wie unter Denosumab und Romosozumab das Osteonekroserisiko an. Es muss daher kontinuierlich auf eine gute Zahnhygiene geachtet werden, eine grundsätzliche Erhebung des Zahnstatus vor Therapieeinleitung ist nicht zwingend erforderlich. Ein Therapieaufschub oder eine Unterbrechung der Therapie zur Zahnsanierung ist dabei nicht erforderlich.

- **Denosumab** 60 mg wird alle 6 Monate s. c. injiziert. Das Kiefernekroserisiko und das Risiko für atypische Femurfrakturen sind etwa gleich hoch wie bei den Bisphosphonaten. Nach Absetzen tritt oft ein Rebound-Effekt auf, sodass nach mindestens 1-jähriger Therapie für mindestens 6 Monate eine andere antiresorptive Therapie angeschlossen werden soll. Unter Denosumab muss mit einer erhöhten Infektneigung (insb. Harnwegsinfekte) gerechnet werden. Die Substanz kann allerdings auch bei fortgeschrittener Niereninsuffizienz noch eingesetzt werden und ist breit zugelassen. **Cave:** Einzelfallprüfungen wegen Unwirtschaftlichkeit bei primärer oder gehäufter Verordnung.

MERKE

Parenterale Bisphosphonate und Denosumab

Wegen der Gefahr einer lebensgefährlichen Hypokalzämie vor jeder Gabe den Kalziumspiegel bestimmen und auf alle Fälle für eine gute Kalziumversorgung um den Injektionszeitpunkt herum sorgen.

- **Teriparatid und Biosimilare** wirken osteoanabol und müssen täglich injiziert werden. Anfangs wird vermehrt Übelkeit beobachtet. Sie dürfen darf nur max. 2 Jahre lang verabreicht werden. Danach soll eine antiresorptive Anschlusstherapie erfolgen.

Weitere Medikamente sind:

- **Romosozumab:** osteoanabol mit dualer Wirkung (daher auch erhöhtes Risiko von Osteonekrosen), s. c.-Anwendung 1 x/Mon. für 1 Jahr bei Frauen mit schwerer manifester Osteoporose, dann Weiterbehandlung z. B. mit Alendronat. **Cave:** vermehrte kardiovaskuläre Ereignisse und Kontraindikation bei entsprechender Vorerkrankung.
- **Raloxifen:** selektiver Östrogenrezeptormodulator, der nur Frauen gegeben werden kann. Es wirkt weniger auf periphere Frakturen und erhöht das Risiko für Thrombembolien sowie Apoplex. Allerdings reduziert es die Brustkrebshäufigkeit erheblich.
- **Östrogene** reduzieren das Risiko für alle Frakturen. Außer in sehr niedriger Dosierung ist eine weitere spezifische Osteoporosetherapie nicht erforderlich, wenn Östrogene aus anderer Indikation (starke Wechseljahrsbeschwerden, vorzeitige Menopause) gegeben werden. Zur Osteoporosetherapie sind sie aber nur bei Kontraindikation/Nichtanwendbarkeit der o. g. Präparate zugelassen.

Weitere Osteoporosetherapeutika spielen in der Hausarztpraxis derzeit keine Rolle.

MERKE

- Aktuelle Fachinformationen der Medikamente müssen beachtet werden.
- Bei spezifischer Osteoporosetherapie oder hochdosierter Glukokortikoidgabe ist die Verordnung von Vitamin D und/oder Kalzium Kassenleistung.
- Für Männer sind nur Alendronat (10 mg tgl.), Risedronat (35 mg wöchentlich), Zoledronat, Teriparatid und Denosumab zugelassen.

Wirksamkeit Alle genannten Medikamente sind sehr wirksam. Das Gesamt-Frakturrisiko reduziert sich um mind. 30 %, das der osteoporosetypischen Frakturen bei guter Adhärenz um > 50 %, Osteoanabolika reduzieren Letztere sogar um ca. 70 %. Bei Überschreiten der Therapieschwelle von 5 %/3 Jahre ergibt sich daraus eine NNT von 50. Bei höherem Frakturrisiko sind die Zahlen noch günstiger. Bei mehr als einer Folgefraktur trotz spezifischer Therapie innerhalb von 3 Jahren sollte eine Reevaluation entsprechend den Empfehlungen zur Basisdiagnostik und eine Überprüfung der Adhärenz erfolgen sowie ein Therapiewechsel erwogen werden.

72.3.3 Supportive Therapie

Nach Frakturen oder bei Verformung der Wirbelsäule können erhebliche Schmerzen und Bewegungseinschränkungen auftreten. Dann sind Physio- und Schmerztherapie angezeigt, bei starker funktioneller Behinderung auch initial in einem (teil-)stationären Setting. Eine Immobilisierung soll vermieden werden. Zur schmerzarmen Mobilisation kann eine wirbelsäulenaufrichtende Orthese in Kombination mit physiotherapeutischem Übungsprogramm und Haltungsschulung erwogen werden.

Kyphoplastie und Vertebroplastie können im Zeitraum zwischen 2 und 6 Wochen nach einer Wirbelkörperfraktur erwogen werden, wenn eine nicht operative konservative Therapie keine ausreichende Schmerzlinderung gebracht hat.

Langfristig sind supervidierte Übungsprogramme und Patientenedukation sowie Reha-Sport und die Teilnahme an einer Selbsthilfegruppe empfehlenswert.

72.4 Therapiedauer und Kontrollen

Die Basistherapie sollte lebenslang durchgeführt, die supportive Therapie an das aktuelle Beschwerdebild angepasst werden. Der Einsatz spezifischer Therapeutika (➤ Kap. 72.3.2) wird i. d. R. zunächst für 3 bis 5 Jahre geplant, weil dies auch der aktuellen Studienlage entspricht. Für eine wesentlich längere Therapiedauer fehlt wie für die meisten Bereiche der Medizin eine gute Evidenzgrundlage, zudem steigt bei Bisphosphonaten und vermutlich auch Denosumab mit der Gesamtdosis das Risiko von Kiefernekrosen oder atypischen Femurfrakturen. Andererseits persistiert häufig ein erhöhtes Frakturrisiko. Deshalb müssen dann individuell eine neue Nutzen-Risiko-Bewertung und eine Entscheidung für oder gegen das Pausieren einer spezifischen Therapie erfolgen. Eine Kontrolle von Knochenumbauparametern und/oder der Knochendichte mittels DXA sollte nach Absetzen einer spezifischen Osteoporosetherapie erwogen werden.

Bei Wegfall von Risikofaktoren kann die spezifische Therapie früher beendet werden.

Zunächst sollten im Abstand von 3 bis 6 Monaten, dann alle 6 bis 12 Monate patientenspezifische Risikofaktoren, Schmerzen, Medikamentenverträglichkeit und Adhärenz an das vereinbarte Therapiekonzept überprüft werden. Laborkontrollen richten sich nach dem Ausgangsbefund und der gewählten Therapie; auch sonstige Kontrollen sind nur bei klinischem Verdacht angezeigt. Es kann erwogen werden, das Ergebnis von Knochenumbaumarkern bei Beginn einer antiresorptiven Therapie sowie nach 3 bis 12 Monaten zur Vorhersage der zu erwartenden Wirbelkörperfrakturreduktion heranzuziehen, insbesondere wenn die Resorption oraler Bisphosphonate unsicher erscheint.

Eine Kontrolluntersuchung der Knochendichte nach Beginn/Wechsel einer spezifischen Therapie kann nach Ansicht der DEGAM bei Zweifel an der Wirkung der gewählten spezifischen Therapie erfolgen, allerdings i. d. R. nicht vor 2 Jahren, da sie zur Abschätzung des Therapieerfolgs nur bedingt tauglich ist. Eine Kassenleistung ist die wiederholte DXA-Knochendichtemessung erst nach 5 Jahren oder bei Vorliegen besonderer therapierelevanter klinischer oder anamnestischer Gründe.

Wurde die Therapieschwelle nicht überschritten, können Messungen in Abhängigkeit von einer erneuten Therapieentscheidung durchgeführt werden. Bei DXA-Werten > –1,0 tritt nur selten ein osteoporotisches Frakturereignis in den folgenden 5 bis 10 Jahren ein.

LEITLINIEN

- DVO-Leitlinie 2023 zur „Prophylaxe, Diagnostik und Therapie der Osteoporose bei postmenopausalen Frauen und bei Männern ab dem 50. Lebensjahr". AWMF-Registernummer 183-001:

  https://register.awmf.org/de/leitlinien/detail/183-001

- S3-Leitlinie „Antiresorptiva-assoziierte-Kiefernekrosen (AR-ONJ)". AWMF-Registernummer 007-091:

  https://register.awmf.org/de/leitlinien/detail/007-091

TIPP

Das DMP Osteoporose ist inzwischen in einigen KV-Bereichen realisiert. Mit fortlaufenden Anpassungen der entsprechenden Richtlinien ist zu rechnen – daher bitte aktuell und lokal informieren.

LITERATUR

Garnero P, Munoz F, Sornay-Rendu E, Delmas PD. Associations of vitamin D status with bone mineral density, bone turnover, bone loss and fracture risk in healthy postmenopausal women. The OFELY study. Bone 2007; 40(3): 716–722.

Gemeinsamer Bundesausschuss (G-BA): DMP Osteoporose (2020); www.g-ba.de/beschluesse/4149 (letzter Zugriff: 30.3.2024).

Gemeinsamer Bundesausschuss (G-BA): Richtlinie des G-BA zur Osteodensiometrie bei Osteoporose (2013); www.g-ba.de/beschluesse/1655 (letzter Zugriff: 30.3.2024).

Melton LJ 3rd, Achenbach SJ, Atkinson EJ et al. Long-term mortality following fractures at different skeletal sites: A population-based cohort study. Osteoporos Int 2013; 24(5): 1689–1696.

Rupp M, Walter N, Pfeifer C et al. The Incidence of Fractures Among the Adult Population of Germany–an Analysis From 2009 through 2019. Dtsch Arztebl Int. 2021; 118(40): 665–669.

Tanvetyanon T, Stiff PJ. Management of the adverse effects associated with intravenous bisphosphonates. Ann Oncol 2006; 17(6): 897–907.

SYSTEMATISCHE REVIEWS

Cramer JA, Gold DT, Silverman SL, Lewiecki EM. A systematic review of persistence and compliance with bisphosphonates for osteoporosis. Osteoporos Int 2007; 18(8): 1023–1031.

IQWIG – Institut für Qualität und Wirtschaftlichkeit im Gesundheitswesen. Berichte: zu Romosozumab: www.iqwig.de/projekte/a20-67.html (letzter Zugriff: 30.3.2024); zum Vergleich Bisphosphonate, Teriparatid und Denosumab: www.iqwig.de/projekte/a19-10.html (letzter Zugriff: 30.3.2024).

Peasgood T, Herrmann K, Kanis JA, Brazier JE. An updated systematic review of Health State Utility Values for osteoporosis related conditions. Osteoporos Int 2009; 20(6): 853–868.

Reid IR, Bolland MJ, Grey A. Effects of vitamin D supplements on bone mineral density: A systematic review and meta-analysis. Lancet 2014; 383(9912): 146–155.

Serrano AJ, Begona L, Anitua E et al. Systematic review and meta-analysis of the efficacy and safety of alendronate and zoledronate for the treatment of postmenopausal osteoporosis. Gynecol Endocrinol 2013; 29(12): 1005–1014.

Zhao JG, Zeng XT, Wang J, Liu L. Association between calcium or vitamin D supplementation and fracture incidence in community-dwelling older adults: A systematic review and meta-analysis. JAMA 2017; 318(24): 2466–2482.

KAPITEL

73 Adipositas

Christoph Heintze

73.1 Definition und Epidemiologie

Adipositas ist definiert als eine vermehrte Anreicherung der Körperfettmasse, die mit Erhöhung der Morbidität und Mortalität assoziiert ist.

Der **Body-Mass-Index (BMI)** ist weltweit die am weitesten verbreitete Klassifikation, obwohl dieser zur Prädiktion von Folgeerkrankungen nur bedingt geeignet ist. Der BMI (kg/m²) errechnet sich aus dem Verhältnis des Körpergewichts und der Körpergröße im Quadrat. Dabei wird unterschieden:

- Übergewicht (BMI bis 29,9 kg/m²) von
- Adipositas
  - Grad I (BMI ab 30 kg/m²)
  - Grad II (BMI ab 35 kg/m²)
  - Grad III (BMI ab 40 kg/m²).

Die Relevanz des BMI bezogen auf eine erhöhte Morbidität und Mortalität ist insbesondere bei Übergewicht kontrovers. So wurde für Patienten mit Herz-Kreislauf-Erkrankungen ein protektiver Effekt des Übergewichts (BMI 25–29,9 kg/m²) beobachtet, was auch als *obesity paradox* beschrieben wird. Da insbesondere das abdominale Fettverteilungsmuster als Risikofaktor für kardiovaskuläre Erkrankungen gilt, ist die Messung des Taillenumfangs bedeutsam. Der Grenzwert für den Taillenumfang liegt bei Männern unter 102 cm und bei Frauen unter 88 cm, wobei ein größerer Taillenumfang ein höheres Risiko für metabolische Komplikationen aufweist.

Die WHO charakterisiert in ihrem Grundsatzpapier vom Jahr 2000 lediglich die Adipositas (BMI-Klassifikation) als Krankheit (WHO 2000). Die Bedeutung insbesondere von Übergewicht (BMI bis 29,9 kg/m²) als Risikofaktor ist nur im Kontext der Begleiterkrankung, des Alters, der Höhe des Ausgangsgewichts und anderer Faktoren maßgeblich. Bekannt ist allerdings auch, dass Untergewicht (BMI bis 18,5 kg/m²) ebenfalls mit einer Übersterblichkeit assoziiert ist.

Nach den aktuellen Daten des Robert Koch-Instituts (RKI) sind 67 % der Männer und 53 % der Frauen in Deutschland übergewichtig, 23,3 % der Männer sind adipös, bei den Frauen sind es 23,9 %. Die Zahl der Übergewichtigen hat sich in den letzten Jahren nicht verändert. Die Zahl der Adipösen ist dagegen bei den Männern um 4,4 %, bei den Frauen um 1,4 % gestiegen.

MERKE

Die Ursachen von Übergewicht und Adipositas sind komplex: Bekannt ist, dass die individuelle Lebensweise, epigenetische und genetische Faktoren, aber auch soziale und umweltbedingte Determinanten auf die Entstehung einwirken. Entsprechend handelt es sich um ein Phänomen, das weit über den ärztlichen Handlungshorizont hinausreicht.

Adipositas begünstigende Medikamente

- Einzelne Antidiabetika (z. B. Sulfonylharnstoffe)
- Insulin
- Betablocker
- Antidepressiva
- Neuroleptika
- Phasenprophylaktika (z. B. Lithium, Carbamazepin, Valproinsäure)
- Antiepileptika
- Glukokortikoide

73.2 Diagnostische Strategie und Differenzialdiagnose

Im Sinne eines hermeneutischen Fallverständnisses ist die hausärztliche Betreuung langfristig und lebensbegleitend zu verstehen. Dieses Verständnis ist wichtig, um in vertrauensvollen Gesprächen individuell den richtigen Zeitpunkt der Ansprache zu wählen.

Sowohl in der primären als auch in der sekundären Prävention stellt die Gesundheitsuntersuchung (GU) eine gute Möglichkeit dar. Insbesondere bei übergewichtigen Patienten mit Diabetes mellitus,

Hypertonie, Gonarthrose oder Schlafapnoe-Syndrom sollte auf die Rolle des Gewichts frühzeitig hingewiesen werden. Ab einem BMI von 30 kg/m² nimmt die Assoziation mit einzelnen Erkrankungen zu, sodass die Ansprache und Begleitung im Sinne der Tertiärprävention wichtig sind. Das kann auch im Rahmen von Disease-Management-Programmen (DMP) erfolgen.

Anamnestisch sind Fragen zu Vorerkrankungen, Gewichtsverlauf, Ernährungsgewohnheiten, körperlicher Aktivität sowie zu früheren Therapieversuchen und der Familienanamnese zu stellen. Neben der Berechnung des BMI kann bei Beratungsinteresse die Messung des Taillenumfangs zur Einschätzung der viszeralen Fettverteilung hilfreich sein.

Nüchternblutzucker, Gesamtcholesterin, Harnsäure, Kreatinin und Elektrolyte ergeben Hinweise auf mögliche Begleiterkrankungen. Bei Verdacht auf eine manifeste Hypothyreose oder bei kardiovaskulären Risikofaktoren kann die individuelle Bestimmung des TSH sinnvoll sein.

Einordnung Lipödem

Das Lipödem ist eine abzugrenzende Fettverteilungsstörung mit Disproportion zwischen Körperstamm und Zunahme von Lipödemen an den Extremitäten. Die sich progredient entwickelnden Unterhautfettgewebsvermehrungen ist mit lokalen Ödemen assoziiert, die den Lymphabfluss vermindern und zu lokalen Schmerzen, gesteigerter Druckempfindlichkeit und Hämatomneigung führen. Die Erkrankung betrifft insbesondere Frauen in Verbindung mit hormonellen Veränderungen (Pubertät, Schwangerschaft, Klimakterium). Die Ätiopathogenese ist unbekannt, genetische Dispositionen werden vermutet. Das Verteilungsmuster, die lokale Palpation und die fehlende Volumenabnahme der Extremitäten trotz Reduktion des Gesamtgewichts unterstützen die Diagnosestellung. Abhängig von der Symptomkonstellation sind therapeutisch Hautpflege, Kompressionstherapie, Manuelle Lymphdrainage und Liposuktion bedeutsam.

Erkrankungen in Assoziation mit Adipositas

- Diabetes Typ 2 (➤ Kap. 63)
- Gicht (➤ Kap. 64)
- Neigung zu Thrombosen, venösen Thromboembolien und pulmonalen Embolien
- Kardiovaskuläre Erkrankungen (z. B. koronare Herzkrankheit [KHK], Schlaganfall, arterielle Hypertonie, Herzinsuffizienz, linksventrikuläre Hypertrophie, Vorhofflimmern)
  Ist bei adipösen Patienten bereits eine KHK oder eine Herzinsuffizienz vorhanden, verbessert die Adipositas die Prognose hinsichtlich der kardialen und Gesamtsterblichkeit *(obesity paradox)*
- Hormonelle Störungen bei Frauen
- Erhöhtes Risiko für Fehl- und Frühgeburt, perinatale Mortalität, Sectio, Wochenbettkomplikationen und kongenitale Anomalien
- Hormonelle Störungen bei Männern (z. B. Einschränkung der Fertilität)
- Pulmonale Komplikationen (z. B. restriktive Ventilationsstörung, Hypoventilations- und Schlafapnoe-Syndrom)
- Gastrointestinale Erkrankungen (z. B. Cholezystolithiasis, akute und chronische Cholezystitis, Refluxkrankheit)
- Schmerzhafte degenerative Erkrankungen des Bewegungsapparats (z. B. Wirbelsäulensyndrome, Koxarthrose, Gonarthrose), schmerzhafte Fußdeformitäten
- Karzinome: Für die meisten Karzinomformen findet sich ein – allerdings nur gering – erhöhtes Morbiditätsrisiko.
- Erhöhtes Operations- und Narkoserisiko: Patienten mit einem BMI ≥ 40 kg/m² haben ein erhöhtes Operations- und Narkoserisiko, insbesondere für Lagerungsschäden.

➤ Abb. 73.1 gibt einen Überblick über Begleiterkrankungen der Adipositas.

MERKE
Überzeugungen, dass Adipositas aufgrund von Faulheit, Willensschwäche oder Disziplinlosigkeit verursacht würde, ist in der Bevölkerung und auch bei Ärzten leider verbreitet. Entsprechend fühlen sich Menschen mit vermehrtem Gewicht häufig gesellschaftlich stigmatisiert. Im Kontext der ärztlichen Beratung ist es wichtig, sich dieser eigenen Werturteile bewusst zu sein.

73.3 Management von Patienten mit Adipositas

Ausgangspunkt der Beratung ist die Wahrnehmung und Bedeutung vermehrten Gewichts aus Patientensicht und Informationen zu den mit viszeralem Fett assoziierten Erkrankungen und Risiken. Die Erfassung der individuellen Sicht auf den Körper soll Anhaltspunkte in Bezug auf die Motivation ergeben. Eine verstehende und annehmende ärztliche Haltung ist wichtig, um gemeinsam Möglichkeiten einer Lebensstiländerung zu sondieren. Wichtig ist die gemeinsame Entscheidungsfindung darüber, welche Ziele und Veränderungen von Patientenseite gewünscht sind.

Menschen mit Adipositas sollten individualisierte **Ernährungs- und Bewegungsempfehlungen** erhalten, welche an Therapieziele und Risikoprofile angepasst werden. In der Beratung sind individuelle Lebensumstände der Betroffenen und die vorhandenen Ressourcen maßgeblich. So ist das Ziel einer moderaten, aber nachhaltigen Gewichtsreduktion von 5 % des Ausgangsgewichts nach einem Jahr zum Beispiel bei Patienten mit einem BMI bis 35 kg/m² hilfreicher als nicht erreichte Reduktionsziele, die zu einer Minderung der Selbstwirksamkeitserwartung führen können. Bei einem BMI über 35 kg/m² und Motivation zur Gewichtsreduktion ist eine Vernetzung mit Angeboten außerhalb der Hausarztpraxis sinnvoll, soweit diese regional vorhanden sind (➤ Kap. 73.4).

Das **Transtheoretische Modell (TTM)** bietet eine gute Grundlage, die Änderungsbereitschaft und Patientenanliegen individuell zu erfassen und zu begleiten. So werden durch diese Beratungsform insbesondere Aspekte der Selbstbeobachtung, Selbstbewertung und Selbstkontrolle im Kontext von Bewegung und Ernährung in den Mittelpunkt gestellt. Diese bilden die Grundlage zur Stärkung des Patienten-Selbstmanagements (➤ Kap. 10).

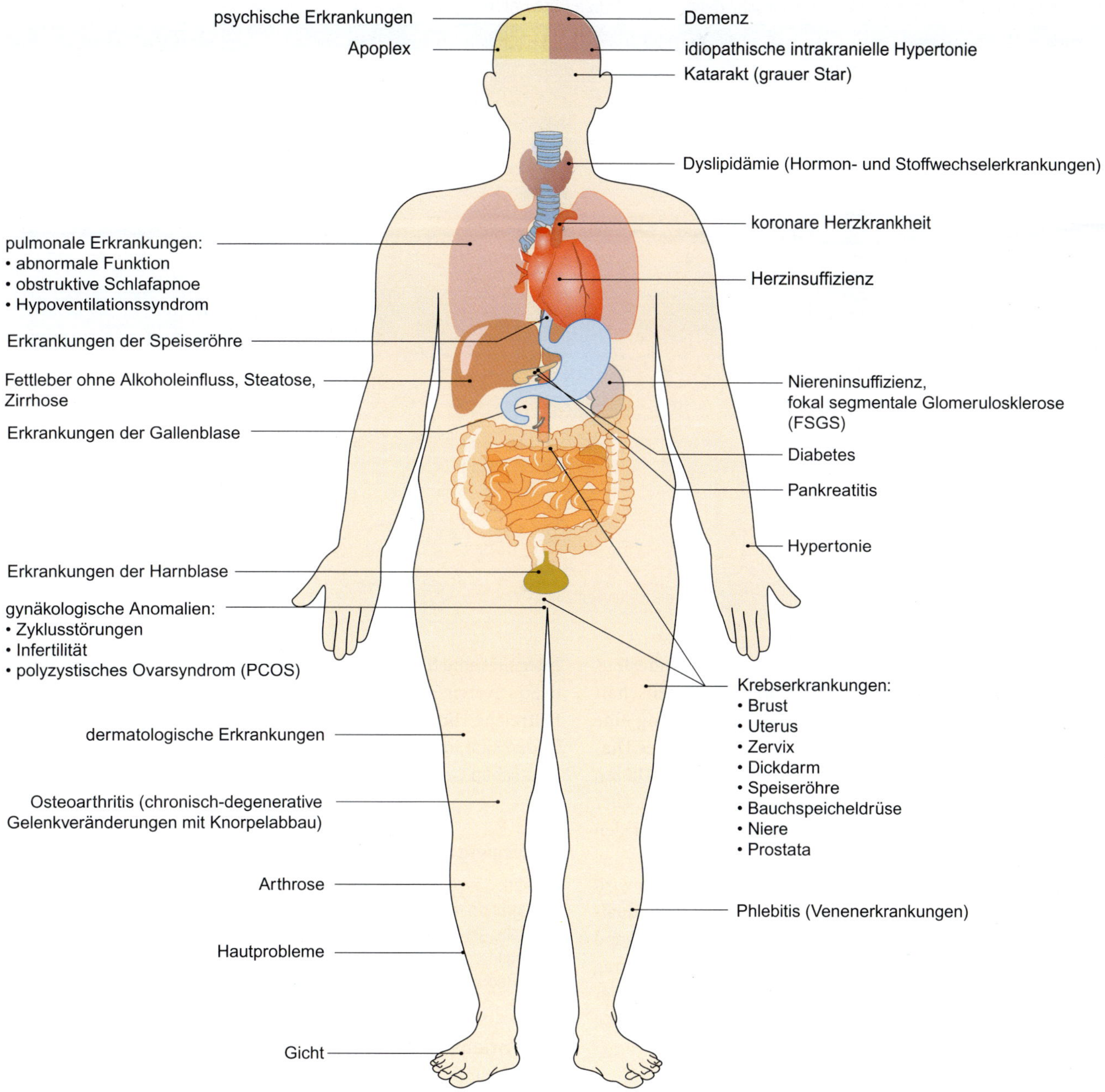

Abb. 73.1 Erkrankungen, die mit Adipositas assoziiert werden. [L143]

TIPP

Stärkung der Motivation

- Ambivalenz für eine mögliche Verhaltensänderung stärken.
- Erklärungskonzepte Betroffener in die Beratung integrieren.
- Ressourcenorientiertes Fragen nach geglückter zurückliegender Verhaltensänderung.
- Unterstützende und hemmende Alltagsfaktoren bei Ernährungs- und Bewegungsberatung thematisieren.
- Positive und erreichbare Ziele anstreben.
- Begleitung anbieten.

Ernährung

Das Wissen über Zusammensetzung und Energiegehalt individueller Ernährungsgewohnheiten ist für die Beratung hilfreich, um die eigenen Präferenzen bei der Wahl von geeigneten Lebensmitteln zu reflektieren.

Um ein erkennbares Energiedefizit zu erzeugen, ist die tägliche Reduktion der Kohlenhydrataufnahme (*low-carb-diet* < 50 g/d), die Reduktion des Fettverzehrs (*low-fat-diet* < 30 % Fette) oder besser die kombinierte Reduktion sowohl des Fett- als auch Kohlenhydratverzehrs sinnvoll. Die Mischkost sollte ballaststoffreich sein und einen

Tab. 73.1 Intensität und Energieverbrauch bei verschiedenen körperlichen Aktivitäten

Aktivität	Intensität	METS*	Kcal
Bügeln	Leicht	2,3	69
Putzen und Staub wischen	Leicht	2,5	75
Spazierengehen 3 km/h	Leicht	2,5	75
Anstreichen/Dekorieren	Moderat	3,0	90
Laufen 5 km/h	Moderat	3,3	99
Staubsaugen	Moderat	3,5	105
Golf spielen	Moderat	4,3	129
Federballspiel	Moderat	4,5	135
Tennis-Doppel	Moderat	5,0	150
Walking 6 km/h	Moderat	5,0	150
Rasen mähen	Moderat	5,5	165
Fahrradfahren 18 km/h	Moderat	6,0	180
Tanzen	Anstrengend	6,5	195
Fahrradfahren 21 km/h	Anstrengend	8,0	240
Schwimmen 50 m/min	Anstrengend	8,0	240
Tennis-Einzel	Anstrengend	8,0	240
Joggen 10 km/h	Anstrengend	10,0	300

* MET = metabolisches Äquivalent. 1MET = Ruheumsatz, 2 METS = doppelter Ruheumsatz

hohen Gemüseanteil aufweisen. Eine Reduktion von mindestens 500 kcal täglich wird von der Deutschen Adipositas-Gesellschaft (DAG) empfohlen, wobei die konkrete Operationalisierung eine Herausforderung darstellt (➤ Tab. 73.1). Im Kontext eines Diabetes mellitus (➤ Kap. 63) sind kohlenhydratreduzierte Diäten wichtiger, da diese einen Effekt auf den Glukosehaushalt haben. Hier ist insbesondere auf die Reduktion von Mono- und Disacchariden zu achten.

Eine ergänzende **Ernährungsberatung** adipöser Patienten wird von den gesetzlichen Krankenversicherungen nur über Individualanträge nach § 43 SGB V erstattet. Hierfür muss der entsprechend qualifizierte Arzt (Ernährungsmedizin DGEM/DAEM) einen Antrag für die Durchführung bei den Krankenkassen stellen. Einen Teil der Kosten müssen die Patienten bei Bewilligung selber übernehmen, sodass diese Beratungsoption bisher wenig verbreitet ist.

Bewegung

Vermehrte Bewegung erzeugt einen erhöhten Energieverbrauch und fördert die negative Energiebilanz. Vermehrte Bewegung kann zudem positive Effekte auf weitere Adipositas-assoziierte Erkrankungen haben. Insbesondere ist **aerobe Bewegung** zu bevorzugen, die gut in den Alltag integriert werden kann.

Wenn Atemfrequenz oder Puls deutlich spürbar steigen, ohne das Gefühl einer schnellen Erschöpfung zu erzeugen, liegt eine sinnvolle körperliche Aktivität vor. Für die Intensivierung der körperlichen Aktivität gilt, dass deren Umsetzung individuell aufgrund der Neigungen und Möglichkeiten der Ratsuchenden angepasst wird. Spazierengehen, Fahrradfahren oder andere regelmäßige Tätigkeit im Haushalt, Garten oder regelmäßiger Freizeitsport mit moderater Intensität sind hilfreich (➤ Tab. 73.1). Auch die körperliche Aktivität in Sportvereinen oder während des Alltags im Beruf ist zu sondieren. Hilfreiche Hinweise zur Umsetzung von Bewegungsempfehlungen finden sich im M.O.B.I.L.I.S.-Programm und in Empfehlungen der Deutschen Gesellschaft für Sportmedizin und Prävention.

TIPP

Bewegung und Ernährung

Wichtig sind eine individuelle und fortgesetzte Beratung und Begleitung mit Integration realistischer Ziele, bezogen auf Bewegung und Ernährung. Körperliche Aktivität sollte durch gesteigerte Arbeits- und Freizeitaktivität in den Alltag integrierbar sein. Die Ernährungsberatung sollte auf die Präferenzen und Bedürfnisse der Ratsuchenden abgestimmt sein.

Patienteninfo

- Patienteninformationen der Deutschen Gesellschaft für Allgemeinmedizin und Familienmedizin (DEGAM): www.degam.de/patienteninformationen
- Patienten-Information.de: www.patienten-information.de
- M.O.B.I.L.I.S. – Multizentrisch organisierte bewegungsorientierte Initiative zur Lebensstiländerung in Selbstverantwortung: https://zepg.de/mobilis
- Deutsche Gesellschaft für Sportmedizin und Prävention (DGSP): www.dgsp.de
- Adipositasverband: www.adipositasverband.de

MERKE

In Deutschland ist lediglich ein Lipase-Inhibitor (Orlistat) als medikamentöse Therapieform zugelassen, die zu einer lokalen Reduktion der Fettresorption im Darm führt. Nebenwirkungen betreffen u. a. Meteorismus, weiche Stühle oder vermehrten Stuhlgang. Orlistat wird durch die Krankenkassen nicht erstattet (§ 34 SGB V) und hat für die hausärztliche Versorgung kaum Relevanz.

Aktuelle Studien zeigen, dass auch zentral wirksame GLP-1-Agonisten wie z. B. Liraglutid Gewichtsreduktion bei adipösen Patienten ohne Diabetes mellitus auslösen können. Es soll das Sättigungsgefühl erhöhen und Hungersignale reduzieren. Aktuell auf dem Markt befindliche Wirkstoffe müssen einmal wöchentlich fortlaufend gespritzt werden. Nach Absetzen kommt es allerdings wieder zu einer Gewichtszunahme. Orale Darreichungsformen werden derzeit entwickelt. Nebenwirkungen des Magen-Darm-Trakts und des ZNS sind beschrieben. Es existieren erste Endpunktstudien, die zeigen, dass durch einzelne Wirkstoffe Gewichtsreduktion und kardiovaskuläre Folgeerkrankungen und selbst die Mortalität reduziert werden können. Ob zukünftig eine Kostenerstattung außerhalb einer Diabetestherapie durch die gesetzlichen Krankenkassen erfolgt, ist unklar.

73.4 Schnittstellen

Je besser Hausärzte ihre lokalen und gemeindenahen Netzwerke kennen, desto passgenauer können unterstützende Lifestyle-Angebote aus der Region in die Begleitung integriert werden. Trotz großer regionaler Unterschiede ist die Kenntnis gemeindenaher Angebote von Vereinen, Sportgruppen oder anderen Anbietern hilfreich. Die Zusammenarbeit mit interdisziplinär arbeitenden **Adipositaszentren** kann bei einem BMI > 35 kg/m² insbesondere bei assoziierten Begleiterkrankungen hilfreich sein. Es bestehen derzeit keine einheitlichen Qualitäts- und Zertifizierungskriterien bei der Suche entsprechender Zentren, sodass kommerzielle Anbieterinteressen kritisch reflektiert werden sollten.

73.5 Bariatrische Chirurgie

Bariatrische Operationen können zu einer langfristigen Gewichtsreduktion und anschließender Stabilität führen. Studien zeigen, dass sich neben der Abnahme Adipositas-assoziierter Komorbiditäten wie dem Diabetes auch die Adipositas-assoziierte Mortalität senken lässt. Üblicherweise sollen konservative Behandlungsmethoden (Ernährungs-, Bewegungs- und Verhaltenstherapien) ausgeschöpft sein bzw. zu einer nicht ausreichenden Gewichtsreduktion geführt haben, bevor bariatrische Verfahren erwogen werden sollen.

Die Überprüfung, ob die Voraussetzungen für die Kostenübernahme einer Operation erfüllt sind, übernimmt der Medizinische Dienst der Krankenkassen (MDK).

Kriterien im Begutachtungsleitfaden des MDK

- BMI > 40 kg/m² oder größer als BMI > 35 kg/m² mit Begleiterkrankungen wie u. a. Diabetes mellitus Typ 2, arterieller Hypertonus oder Schlafapnoe
- Keine hormonellen Erkrankungen, die zu einer Adipositas führen können (u. a. Nebennierenrinden-Überfunktion)
- Keine Tumorerkrankung, Drogenabhängigkeit oder schwere psychische Erkrankung
- Erfolgloses Ausschöpfen konservativer Therapiemaßnahmen über mind. 6 Monate
- Sicherstellung einer lebenslangen Nachsorge

Der Antrag wird vom Betroffenen gestellt, wobei medizinische Gutachten, Atteste und Teilnahmebestätigungen beizulegen sind. Die Kostenübernahme für einen bariatrischen Eingriff erfolgt in Einzelfallentscheidung durch die zuständige Krankenkasse des Versicherten.

MERKE

Der Antrag zur Kostenübernahme muss vom Patienten gestellt werden und ist durch eine Stellungnahme des Adipositaszentrums bzw. des Chirurgen (1), durch einen ärztlichen Bericht eines Internisten/Endokrinologen (2), den Bericht eines Psychosomatikers/Psychologen (3) und ggf. durch den Bericht des behandelnden Hausarztes (4) zu ergänzen.

Wahl des bariatrischen Verfahrens

Für die bariatrische Chirurgie steht neben der Gewichtsreduktion die Verbesserung der Begleit- und Folgeerkrankungen im Vordergrund der Behandlung. Es existiert derzeit kein operativer Goldstandard bei der Verfahrenswahl. Die Beratung zur bariatrischen Chirurgie sollte in einem anerkannten und qualitätsgesicherten Adipositaszentrum durchgeführt werden und auf Grundlage einer interdisziplinären Einschätzung zwischen Chirurgen, Internisten, Psychosomatikern und Ernährungstherapeuten erfolgen.

Nachsorge nach bariatrischer Chirurgie

Derzeit existieren keine bundeseinheitlich anerkannten Nachsorgeprogramme. Bereits bei Beantragung eines bariatrischen Verfahrens sollte daher mit Patienten die Frage der Zuständigkeit der Nachsorge geklärt werden.

Je nach chirurgischem Verfahren und damit einhergehenden anatomischen Veränderungen des Verdauungstrakts kommt es zu unterschiedlich ausgeprägten malabsorptiven Effekten, die in der Nachsorge relevant werden können. Der mögliche Mangel an Makro- und Mikronährstoffen bei bariatrischen Patienten macht nach Ansicht einiger Adipositasexperten eine lebenslange Nachsorge notwendig. Es existieren derzeit aber keine evidenzbasierten Standards über Inhalte und die Abstände für Nachsorgeprogramme. Sowohl für das Magenband wie für den Magenbypass wird eine fortlaufende Kontrolle und Substitution von Kalzium, Vitamin D_3, Eisen und die Gabe von Vitamin B_{12} empfohlen. Ergänzend wird die fortlaufende Gabe von Multivitaminpräparaten mit Mineralstoffen und Spurenelementen diskutiert.

Durch die postoperativ einsetzende Gewichtsreduktion oder fortgesetzte Gewichtsabnahme können beeinträchtigende Hautfalten entstehen und zu Belastungen führen, die ergänzende plastische Operationen notwendig machen können.

LITERATUR

Deutsche Gesellschaft für Allgemeinmedizin und Familienmedizin (DEGAM). Hausärztliche Versorgung von Patientinnen und Patienten mit Adipositas/Übergewicht; DEGAM-Praxisempfehlungen Nr. 2. 2016; www.degam.de/degam-praxisempfehlungen (letzter Zugriff: 30.3.2024).

Pischon T, Boeing H, Hoffmann K et al. General and abdominal adiposity and risk of death in Europe. N Engl J Med 2009; 359: 2105–2120.

Prochaska JO, Velicer W. The Transtheoretical Model of behaviour change. Am J Health Promotion 1997; 38: 4.

Romero-Corral A, Montori VM, Somers VK. Association of bodyweight with total mortality and with cardiovascular events in coronary artery disease: a systematic review of cohort studies. Lancet 2006; 368: 666–678.

WHO: Obesity: preventing and managing the gobal epidemic: report of a WHO consultation. Geneva, 2000.

Wilding JPH, Batterham RL, Calanna S, Davies M et al. Once-Weekly Semaglutide in Adults with Overweight or Obesity. N Engl J Med 2021; 384(11): 989–1002.

LEITLINIEN

Deutsche Adipositas-Gesellschaft, Deutsche Diabetes Gesellschaft, Deutsche Gesellschaft für Ernährung, deutsche Gesellschaft für Ernährungsmedizin (2014). Interdisziplinäre Leitlinie der Qualität S3 zur „Prävention und Therapie der Adipositas". AWMF-Register Nr. 050/001. Klasse: S3. Version 2.0; https://register.awmf.org/de/leitlinien/detail/050-001 (letzter Zugriff: 30.3.2024).

Deutsche Adipositas-Gesellschaft, Deutsche Gesellschaft für Psychosomatische Medizin und Psychotherapie, Deutsche Gesellschaft für Ernährungsmedizin, Deutsche Gesellschaft für Plastische, Rekonstruktive und Ästhetische Chirurgie (2018). S-3-Leitlinie: Chirurgie der Adipositas und metabolischer Erkrankungen; https://register.awmf.org/de/leitlinien/detail/088-001 (letzter Zugriff: 30.3.2024).

Deutsche Gesellschaft für Phlebologie (2015). S-1-Leitlinie: Lipödem; https://register.awmf.org/assets/guidelines/037-012l_S1_Lipoedem_2016-01-abgelaufen.pdf (letzter Zugriff: 30.3.2024).

KAPITEL

74

Achim Mortsiefer

Chronische venöse Insuffizienz und venöse Ulzera

74.1 Definition und Epidemiologie

Die chronische venöse Insuffizienz (CVI) und venöse Ulzera sind klinisch manifeste Folgen einer pathophysiologischen Kaskade, an deren Anfang das Auftreten einer Varikose der unteren Extremität steht. Bei der **primären Varikose** (70 %) entwickeln sich im Laufe des Lebens Varizen (erweiterte oberflächliche Venen) mit Insuffizienz der Venenklappen. Bei der **sekundären Varikose** (30 %) entsteht eine Abflussstörung der tiefen Venen, zumeist infolge einer Phlebothrombose (postthrombotisches Syndrom).

Chronische venöse Insuffizienz Die CVI ist eine funktionelle Störung des Venensystems, bei der zusätzlich zu einer Varikose der unteren Extremität eine oder mehrere der folgenden Störungen auftreten:

- Ödeme
- Hautveränderungen
- Ulcus cruris venosum
- Die Prävalenz der CVI in der Allgemeinbevölkerung beträgt 5–10 % und steigt mit höherem Alter an. Frauen sind häufiger betroffen als Männer (1,5 : 1).

Ulcus cruris venosum Das Ulcus cruris venosum ist eine am Unterschenkel gelegene Defektwunde (➤ Abb. 74.1), die auf eine venöse Erkrankung zurückzuführen ist und nicht innerhalb von 8 Wochen abheilt. In den meisten Fällen sind venöse Ulzera proximal des Knöchels lokalisiert. Sie werden häufig durch kleine Verletzungen oder Hautinfektionen ausgelöst. Die Prävalenz liegt in der Allgemeinbevölkerung zwischen 0,1 und 1,0 %.

74.1.1 CEAP-Klassifikation der chronischen Venenkrankheiten

Für die klinische Einteilung der chronischen Venenkrankheiten hat sich international die CEAP-Klassifikation durchgesetzt (➤ Tab. 74.1).

Von einer CVI wird in den CEAP-Klassen C3–C6 gesprochen. In jeder C-Klasse können zusätzlich subjektive Beschwerden wie z. B. Schmerzen, Schwere- oder Spannungsgefühl auftreten. Bei Patienten mit Symptomen wird ein s ergänzt (z. B. C2 s = symptomatische Varikose).

74.1.2 Klassifikation nach Widmer

In Deutschland findet außerdem noch häufig die **Klassifikation nach Widmer** Anwendung (➤ Tab. 74.2).

74.2 Diagnostische Strategie und Differenzialdiagnose

Die diagnostische Strategie in der primärärztlichen Versorgung beinhaltet folgende Elemente:

- Erhebung einer ausführlichen Anamnese zu den häufig bereits seit Langem bestehenden **subjektiven Beschwerden** und möglichen **Risikofaktoren**
- Klinische Untersuchung mit Berücksichtigung der Differenzialdiagnosen zur **Einschätzung des Schweregrads** (nach der

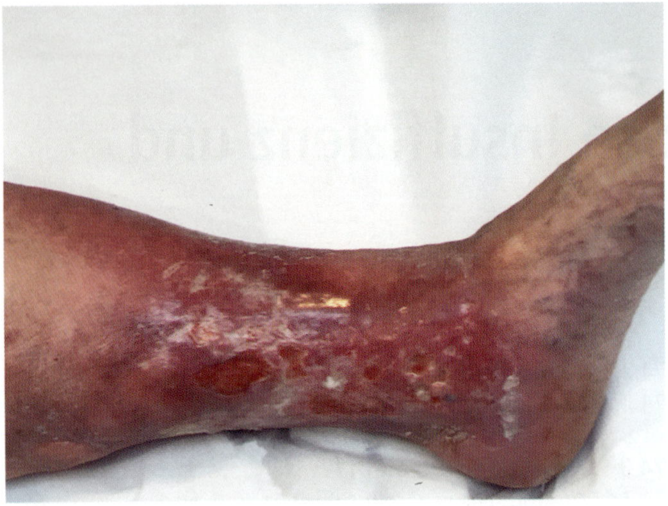

Abb. 74.1 Ulcus cruris mit typischer Lokalisation am Unterschenkel [T500]

Tab. 74.1 CEAP*-Klassifikation

Klasse	Klinische Zeichen
C0	Keine sichtbaren oder tastbaren Zeichen einer venösen Insuffizienz
C1	Besenreiser und/oder retikuläre Varizen
C2	Varikose
C3	Ödem
C4a	Pigmentierung, Ekzem
C4b	Atrophie blanche, Dermatoliposklerose
C5	Abgeheiltes Ulcus cruris venosum
C6	Florides Ulcus cruris venosum

* C = klinischer Befund *(clinical condition);* E = Ätiologie *(etiology);* A= Lokalisierung *(anatomic localisation);* P = Pathophysiologie *(patophysiology)*

Tab. 74.2 Klassifikation nach Widmer

Grad	Beschreibung
1	Corona phlebectatica paraplantaris und evtl. Ödeme
2	Zusätzlich trophische Störungen: Dermatoliposklerose, Pigmentveränderungen, weiße Atrophie
3	Ulcus cruris venosum
• 3a	Abgeheiltes Ulkus
• 3b	Florides Ulkus

CEAP-Klassifikation) und zur Indikationsstellung für die adäquate Therapie in der Hausarztpraxis
- Überprüfung der **Indikation für die Überweisung zum Spezialisten** (Angiologie, Gefäßchirurgie)

MERKE

Patienten mit CVI und/oder chronischem Ulkus haben häufig eine über Monate oder Jahre vorausgehende Krankheitsgeschichte. Die Exploration und Berücksichtigung der **Therapieerwartungen** des Patienten, seines **Krankheitskonzepts** sowie seiner **Ressourcen** für die adäquate Durchführung längerfristiger Therapiemaßnahmen sind für den Therapieerfolg mitentscheidend.

74.2.1 Anamnese

Subjektive Beschwerden

Die folgenden subjektiven Symptome einer CVI können einzeln oder zusammen auftreten. Nicht selten verstärken sich die Symptome im Laufe des Tages oder bei längerem Stehen oder Gehen:
- Kribbeln
- Schmerzen, Brennen
- Brennen
- Muskelkrämpfe
- Pulsierendes Gefühl
- Schweregefühl, Gefühl müder Beine
- Juckreiz
- Restless-Legs-Syndrom

Risikofaktoren

Die folgenden Risikofaktoren für das Auftreten einer CVI und von venösen Ulzera sollten erfragt werden, da sie Hinweise auf die Ätiologie und damit evtl. auf therapeutische Ansatzpunkte geben können:
- Tiefe Venenthrombose (TVT) in der Vorgeschichte
- Familienanamnese
- Schwangerschaften
- Häufig langes Stehen und/oder Sitzen
- Wenig Bewegung/Sport, Immobilität
- Zurückliegende Operationen
- Begleiterkrankungen (z. B. pAVK, Diabetes mellitus)
- Medikamente (z. B. Kalziumantagonisten wie Amlodipin)

74.2.2 Klinische Untersuchung

Die klinische Untersuchung bei vermuteter CVI sollte stets zuerst im Stehen erfolgen. Folgende Punkte sollten beachtet und dokumentiert werden:
- **Dilatierte Venen:**
  - Varizen
  - Teleangiektasien
  - Retikuläre Zeichnung
- **Ödeme**
- **Hautveränderungen:**
  - Hyperpigmentierung
  - Corona phlebectatica paraplantaris
  - Lipodermatosklerose
  - Hypodermitis
  - Weiße Atrophie
  - Ekzem
  - Überwärmung
- **Pulsstatus:** Fußpulse und/oder Knöchel-Arm-Index zur Überprüfung einer pAVK
- **Ulzera:**
  - Einzeln oder multipel
  - Lokalisation: häufig oberhalb des Knöchels

- Tiefe: meistens flache Defektwunde
- Form: häufig unregelmäßig begrenzt
- Wundzustand: oft Granulationsgewebe und Fibrin am Wundgrund
- Infektionszeichen: umgebende Rötung, purulentes Sekret, Geruch
- Schmerzhaftigkeit

74.2.3 Differenzialdiagnosen

Für das beidseitige **Beinödem** sind die folgenden Differenzialdiagnosen zu beachten:

- Chronische venöse Insuffizienz
- Beidseitige tiefe Beinvenenthrombose
- Rechtsherzinsuffizienz
- Eiweißmangel (Hypalbuminurie) bei nephrotischem Syndrom, Mangelernährung, Leberzirrhose, enteralem Eiweißverlust-Syndrom
- Lymphödem
- Myxödem bei Hypothyreose, Hyperthyreose (meistens nur prätibial)
- Kongenitale vaskuläre Malformation

Für das **Ulcus cruris venosum** der unteren Extremität sind vor allem die folgenden Differenzialdiagnosen zu beachten:

- Arterielles Ulkus
- Ulkus im Rahmen des diabetisches Fußsyndroms
- Plattenepithelkarzinom
- Amelanotisches Melanom
- Posttraumatische Hautläsionen

MERKE

Bei Patienten mit Ulcus cruris venosum findet sich häufig gleichzeitig eine periphere arterielle Verschlusskrankheit (pAVK) und/oder ein diabetisches Fußsyndrom. Diese möglichen Komorbiditäten sollten stets mitbedacht und überprüft werden.

74.2.4 Diagnostik in der Hausarztpraxis

Folgende zusätzliche diagnostische Untersuchungen können in der Hausarztpraxis sinnvoll sein:

- Bei V. a. pAVK: Knöchel-Arm-Index (bei einem Wert < 0,9 besteht Indikation für weitere Diagnostik)
- Bei V. a. diabetische Neuropathie: Überprüfung des Druck- bzw. Berührungsempfindens (10 g Monofilament) und/oder der Vibrationswahrnehmung (128-Hz-Stimmgabel)
- Laboruntersuchungen zur Klärung von Komorbidität:
  - Niereninsuffizienz: Kreatinin
  - Eiweißmangel: Gesamteiweiß
  - Diabetes mellitus: Nüchternblutzucker
  - Wundinfektion: Leukozyten, CRP
- Klinische Venenfunktionstests wie Trendelenburg-Test, Perthes-Test, Pratt-Test werden heute kaum noch angewendet.

Indikationen für die Überweisung zum Spezialisten

Die Überweisung des Patienten zu einem Phlebologen/Angiologen oder Gefäßchirurgen sollte in folgenden Fällen erwogen werden:

- Zur **Erstdiagnostik** bei neu aufgetretener symptomatischer Venenerkrankung im CEAP-Stadium ≥ C3
- Bei **V. a. relevante Komorbidität** wie z. B. Lymphödem, pAVK
- **Fehlender Therapieerfolg der hausärztlichen Behandlung** mit klinischer Progression einer vorbestehenden CVI
- Zur **Planung einer operativen Therapie**

Diagnostik der CVI beim Spezialisten

Folgende Verfahren kommen bei der angiologischen Diagnostik hauptsächlich zum Einsatz:

- **Duplexsonografie** zur Messung eines pathologischen Refluxes (Umkehrung der nach proximal laufenden Venenströmung) mit kombiniertem B-Mode (2D-Ultraschallbild) und Farbdoppler/PW-Doppler-Verfahren
- **Phlebografie** zur Darstellung des Venensystems mittels Röntgenkontrastmittel (nur noch selten angewandt)
- **Photoplethysmografie** als nichtinvasives Screeningverfahren mit Applikation von Infrarotlicht 10 cm oberhalb des Knöchels zur Bestimmung der venösen Wiederauffüllzeit

LEITLINIEN

- S2k-Leitlinie „Diagnostik und Therapie der Varikose". AWMF-Registernummer 037-018:

  https://register.awmf.org/de/leitlinien/detail/037-018

- Burckhardt M. S3 guideline for local therapy of chronic wounds in patients with risks of peripheral arterial disease, chronic venous insufficiency and diabetes mellitus. Zeitschrift für Wundheilung 2012; 1: 4–6.
- Gallenkemper G. Guidelines for diagnosis and therapy of venous ulcers (version 8–2008), German Society of Phlebology. Akt Dermatol 2009; 35(6): 221–224.
- O'Flynn N, Vaughan M, Kelley K. Diagnosis and management of varicose veins in the legs: NICE guideline. Br J Gen Pract 2014; 64(623): 314–315.

74.3 Therapiestrategie

Die therapeutische Strategie der CVI verfolgt 3 Ziele:

- Verbesserung des venösen Abflusses aus der unteren Extremität und damit die Vermeidung einer Progression der Erkrankung
- Linderung der subjektiven Beschwerden und Beeinträchtigungen des Patienten
- Verhinderung von Ulzerationen bzw. die Abheilung eines bestehenden Ulcus venosum

74

74.3.1 Chronische venöse Insuffizienz

Nichtinvasive Therapie der CVI in der Hausarztpraxis

Die nichtinvasive Therapie der CVI kann i. d. R. im Rahmen der hausärztlichen Versorgung erfolgen. Da es sich häufig um Langzeittherapien über viele Wochen oder Monate handelt, müssen bei der Therapieplanung die Ressourcen und der Unterstützungsbedarf der Patienten aktiv erfragt und berücksichtigt werden.

LEITLINIEN

Stücker M, Rabe E. Die neue S2k Leitlinie: Medizinische Kompressionstherapie der Extremitäten mit Medizinischem Kompressionsstrumpf (MKS), Phlebologischem Kompressionsverband (PKV) und Medizinischen adaptiven Kompressionssystemen (MAK). Phlebologie 2019; 48(5): 321–324.

Die **Sicherstellung einer effektiven Kompressionstherapie** der CVI stellt für Patienten mit und ohne Ulkus das wichtigste Therapieprinzip dar. Bei initialen Ödemen wird die *Entstauungsphase* von der anschließenden *Erhaltungstherapie* unterschieden. Aufgrund deutlich geringerer Wirksamkeit spielen Medikamente nur eine untergeordnete Rolle. ➤ Tab. 74.3 gibt einen Überblick über nichtinvasive Therapiemöglichkeiten in der Hausarztpraxis. Beim Spezialisten wird zusätzlich in besonderen Fällen auch die *intermittierende apparative Kompressionstherapie* angewendet.

TIPP

Anlage eines Kompressionsverbands

Bei der Erstversorgung von Patienten mit CVI ist in der Hausarztpraxis oder beim Hausbesuch meist die Anlage eines Kompressionsverbands erforderlich. Das Anmessen eines Kompressionsstrumpfes ist erst nach erfolgter Entstauung sinnvoll.
Hinweise zum richtigen Anlegen des Kompressionsverbands (➤ Abb. 74.2):
- Das Sprunggelenk sollte rechtwinklig positioniert und die Ferse bedeckt sein.
- Der Anpressdruck der Stoffbinden sollte vom Fuß bis zum Knie und zum Oberschenkel hin abnehmen.
- Die Touren der Binden sollen sich überlappen und faltenfrei sein. Der Verband darf keine Druckstellen, Hautfurchen oder Schmerzen verursachen.
- Knochenvorsprünge oder andere empfindliche Körperstellen sollten z. B. mit Verbandwatte gepolstert werden.

Invasive Therapie der CVI beim Spezialisten

Eine invasive Therapie kann vor allem bei klinischer Progression und bei Komplikationen der CVI indiziert sein, z. B. bei Varizenblutung, aszendierender Varikophlebitis, nicht heilendem Ulcus cruris venosum. Leichtere Formen der Varikose werden häufig durch eine **Sklerosierung** behandelt, bei der ein Venensegment durch Injektion eines Verödungsmittels ausgeschaltet wird. Bei der **operativen Therapie** der CVI kommen am häufigsten folgende Verfahren zum Einsatz:
- Venenentfernende Eingriffe (z. B. Crossektomie, Stripping, Phlebektomie)
- Venenerhaltende Eingriffe (z. B. CHIVA, extraluminale Valvuloplastie)

Tab. 74.3 Übersicht zu Therapieoptionen in der Hausarztpraxis bei chronischer venöser Insuffizienz

Therapeutische Optionen	Kommentar
Kompressionstherapie	
1. **Kompressionsverbände:** werden oft nur vorübergehend bei starken Ödemen in der *Entstauungsphase* eingesetzt. – Die Anlage eines Kompressionsverbands sollte durch eine gut angeleitete Person erfolgen (➤ Abb. 74.1). – Verordnung von Kurzzugbinden der Breite 8 cm (Fuß), 10 cm (Unterschenkel), 12 cm (Oberschenkel) – **Cave:** Bei kleinen Radien oder über Knochenvorsprüngen können durch hohen Druck Hautschäden entstehen, häufig ist eine *Unterpolsterung* mit Verbandwatte oder Schaumstoffbinden erforderlich. – Meistens tägliche Anlage als *Wechselverband* mit Entfernung zur Nacht; seltener als *Dauerverband* für mehrere Tage. – Tägliche Anlage des Kompressionsverbands durch Pflegedienst kann als „Behandlungspflege" verordnet werden. – Hausärztliches Monitoring initial alle 1–2 Wo. 2. **Kompressionsstrümpfe:** werden überwiegend in der *Erhaltungstherapie* eingesetzt. Unterscheidung der Kompressionsklassen I–IV – In der Regel werden Strümpfe der Kompressionsklasse II verordnet. – Verordnung über Hilfsmittelrezept mit Angabe der Diagnose – Verordnung kann durch Hinweise nach „nach Maß" und ggf. „mit Hausbesuch" durch Sanitätsfachkraft ergänzt werden. – Zusätzlich können „An-/Ausziehhilfen" verordnet werden. – An- und Ausziehen der Kompressionsstrümpfe durch Pflegedienst kann als „Behandlungspflege" verordnet werden. – Hausärztliches Monitoring initial alle 1–2 Wo.	• Hohe Evidenz für den Nutzen einer Kompressionstherapie hinsichtlich: Ödemrückbildung bzw. -vermeidung • Symptombesserung • Abheilung von venösen Ulzera **Kontraindikationen:** • pAVK • Weichteilinfektion (z. B. Erysipel)
Allgemeinmaßnahmen	
• Körperliche Aktivität, ggf. Physiotherapie • Hautpflege • Vermeidung von längerem Stehen oder Sitzen; zeitweilige Hochlagerung der Beine • Physikalische Therapie: kalte Güsse • *Bei Adipositas:* Gewichtsreduktion • *Bei Lymphödem:* Lymphdrainage • *Bei Ödemen:* Behandlung evtl. bestehender zusätzlicher Erkrankungen wie Herzinsuffizienz, Eiweißmangel	Die Allgemeinmaßnahmen werden individuell angepasst. Für die einzelnen Maßnahmen gibt es keine gesicherten Aussagen zur wissenschaftlichen Evidenz.
Medikamentöse Therapie	
• Roter Weinlaubextrakt (1 ×/d 360–720 mg) • Oxerutin (2 ×/d 500 mg) • Rosskastaniensamen-Extrakt (2 ×/d 50 mg) Alle 3 Wirkstoffe sollen die Permeabilität der Venenwände reduzieren. Die Wirkung der pflanzlichen Medikamente tritt erst nach einer Einnahmedauer von 2–4 Wo. ein.	Befriedigende Evidenzlage für leichte Reduktion von venösen Ödemen (alle 3 Präparate) und für eine mäßige Symptomverbesserung (nur Weinlaub und Oxerutin)

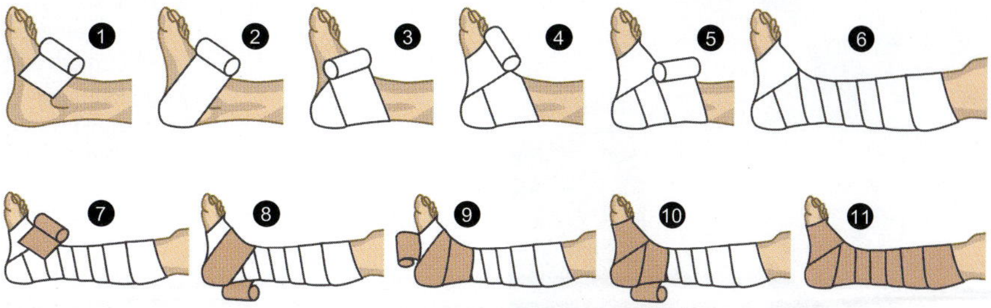

Abb. 74.2 Anlage eines Kompressionsverbands (hier nur Beispiel) [L138]

Alternativ werden auch **endovenöse Verfahren** angewendet, z. B.:
- Endovenös thermische Ablationsverfahren (EVTA)
- Endovenöse Laserablation (EVLA)
- Endovenöse Radiofrequenzablation (RFA)

MERKE

Bei der Beratung der Patienten zur **Indikationsstellung** für eine invasive Therapie ist zu bedenken, dass i. d. R. die Notwendigkeit einer dauerhaften Kompressionstherapie und allgemeiner Maßnahmen weiterhin bestehen bleibt.

74.3.2 Therapie des Ulcus cruris venosum in der Hausarztpraxis

Das Ulcus cruris venosum im fortgeschrittenen Stadium der CVI (CEAP-Klasse C6) bedeutet für die Patienten eine erhebliche subjektive Beeinträchtigung sowie ein hohes Risiko für Folgekomplikationen (Phlegmone, Erysipel, Osteomyelitis, Sepsis).

Die Behandlung des Ulcus cruris venosum basiert auf zwei Säulen: der lokalen Wundbehandlung und der Kompressionstherapie.

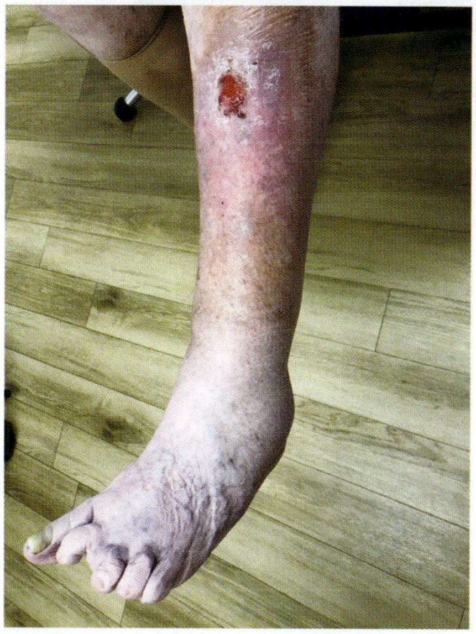

Abb. 74.3 Chronisches Ulkus mit atypischer Lokalisation bei Z. n. Unterschenkelprellung vor 2 Monaten [P793]

Lokale Wundbehandlung

Die lokale Wundbehandlung beruht auf folgenden Prinzipien:
- **Regelmäßige aktive Wundreinigung** (bevorzugt mit neutraler, wirkstofffreier Spüllösung wie z. B. NaCl 0,9 %).
- **Abtragung von avitalem Gewebe** (Beläge, Nekrosen) oder Fremdkörpern (Verbandsreste).
- **Wundauflage zur Schaffung eines feuchten Wundmilieus** mit Unterstützung der passiven Wundreinigung z. B. durch Einsatz von Hydrogelverbänden. Die Art der Wundauflage spielt dabei eine untergeordnete Rolle. Es gibt keine gesicherte Evidenz für den Nutzen wirkstoffhaltiger Wundauflagen wie z. B. Silber, Kollagen, Hyaluronsäure.
- **Ggf. Dekontamination** mit Einsatz von Antiseptika bei V. a. Wundinfektion (PVP-Jod, Polihexanid, Octenidin). Erregerabstriche sind i. d. R. nicht erforderlich.

In allen Fällen sollte eine regelmäßige **Wunddokumentation** erfolgen. Dies gilt besonders bei Delegation des Verbandwechsels z. B. an den ambulanten Pflegedienst oder an das Pflegepersonal bzw. einen „Wundmanager" im Pflegeheim. Bei ausgedehnten Nekrosen kann ein chirurgisches Débridement (radikale Abtragung bis in intakte anatomische Strukturen, z. B. mit einem Skalpell) unter Schmerztherapie oder Kurznarkose erforderlich werden (➤ Kap. 107).

Kompressionstherapie

Die Sicherstellung einer effektiven Kompressionstherapie stellt neben der Lokalbehandlung die effektivste Maßnahme für die Abheilung des Ulcus cruris venosum dar. Genauere Ausführungen zur Kompressionstherapie finden sich in ➤ Tab. 74.3.

Bei der Kompressionstherapie mit bestehendem Ulkus (➤ Abb. 74.3) besteht eine Herausforderung darin, eine Wundauflage anzulegen, die nicht zur Behinderung der Kompression führt oder Druckschäden verursacht (z. B. durch Entstehung einer Wulst bei Mullauflagen). Folgende Strategien können zur Erreichung dieses Ziels hilfreich sein:
- **Verwendung eines Kompressionsstrumpfes über einer flachen Hydrogel-Wundauflage** (**cave:** Wundauflage kann beim Anziehen der Strümpfe verrutschen)
- **Anlage eines Kompressionsverbands über einer Wundauflage** (z. B. Hydrogel-Verband) **für mehrere Tage**

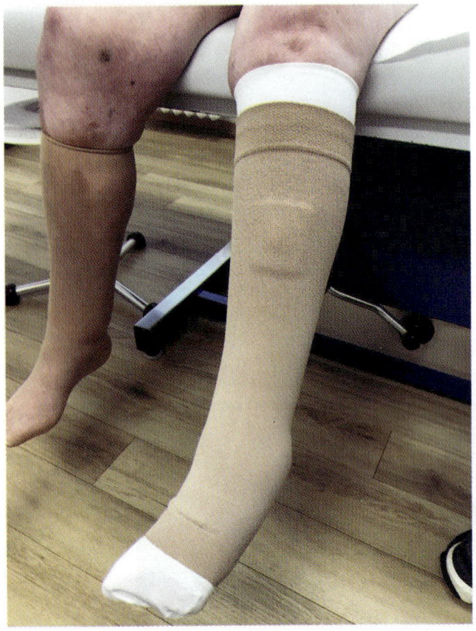

Abb. 74.4 Anliegender Ulkusstrumpf mit weißem Unterstrumpf (zur Fixierung der Wundauflage und leichten Kompression) sowie braunem Kompressionsstrumpf (kann z. B. nachts entfernt werden) [P793]

- **Verwendung eines Ulkusstrumpfes mit 2 Komponenten** (➤ Abb. 74.4)**:**
  1. Ein Unterziehstrumpf zur Fixierung der Wundauflage und zur leichten Kompression
  2. Ein Kompressionsstrumpf, der am Tag über dem Unterziehstrumpf getragen wird.

MERKE

Viele Pflegeheime beschäftigen eigene **Wundmanager** oder kooperieren mit Homecare-Unternehmen oder externen Wundmanagern (z. B. von Sanitätshäusern), deren Tätigkeit sich nicht selten über die Verordnung der Wundauflagen und Verbandsmittel refinanziert. Heimversorgende Hausärzte sollten die Organisation der Wundversorgung aktiv mit dem Pflegeheim kommunizieren und festlegen. Diagnosestellung, Therapieentscheidungen sowie Monitoring des Ulcus cruris venosum sind elementare hausärztliche Aufgaben und sollten nicht vollständig an Dritte delegiert werden.

Eine **Überweisung zum Spezialisten** ist i. d. R. bei Erstdiagnose eines Ulcus cruris venosum indiziert, wenn vorher noch keine angiologische Diagnostik erfolgt ist. Eine weitere Indikation für die Überweisung zum Spezialisten ist eine fehlende Heilungstendenz (Ulkus > 6 Mon.).

CAVE

Bei Auftreten der folgenden Komplikationen kann eine sofortige Klinikeinweisung erforderlich sein:
- Phlegmone
- Erysipel
- Osteomyelitis
- Sepsis

74.3.3 Prognose des Ulcus cruris venosum

Die **Heilungsrate** bei akuten Ulzera beträgt 70–80 %. Bei chronischen Ulzera nach 6-monatiger Behandlung liegt sie dagegen nur wenig über 20 %.

Die **Rezidivrate** des Ulcus cruris venosum nach Abheilung beträgt bis zu 70 %. Die dauerhafte Fortführung einer effektiven Kompressionstherapie gilt als wichtigste Maßnahme zur Senkung des Rezidivrisikos.

Patienten mit einem Ulcus cruris venosum in der Anamnese sollten in der Hausarztpraxis regelmäßig (z. B. 1 ×/Jahr) klinisch untersucht und im Hinblick auf die Langzeit-Kompressionstherapie beraten werden.

LITERATUR

Eklof B, Rutherford RB, Bergan JJ et al. Revision of the CEAP classification for chronic venous disorders: Consensus statement. J Vasc Surg 2004; 40(6): 1248–1252.

Perrin M, Eklof B, van Rij A et al. Venous symptoms: The SYM Vein Consensus statement developed under the auspices of the European Venous Forum. Int Angiol 2016; 35(4): 374–398.

Rabe E, Berboth G, Pannier F. Epidemiology of chronic venous diseases. Wiener Med Wochenschr 2016; 166(9–10): 260–263.

Rabe E, Pannier-Fischer F, Bromen K et al. Bonner Venenstudie der Deutschen Gesellschaft für Phlebologie. Phlebologie. 2003; 32: 1–14.

Schultz-Ehrenburg U. Prospective epidemiological study on the beginning of varicose veins – Bochum Study I–IV. Phlebologie 2009; 38: 17–25.

Wrona M, Jockel KH, Pannier F et al. Association of venous disorders with leg symptoms: Results from the Bonn Vein Study 1. Eur J Vasc Endovasc Surg 2015; 50(3): 360–367.

SYSTEMATISCHE REVIEWS

O'Meara S, Cullum N, Nelson EA, Dumville JC. Compression for venous leg ulcers. Cochrane Database Syst Rev 2012; 11: CD000265.

Weller CD, Buchbinder R, Johnston RV. Interventions for helping people adhere to compression treatments for venous leg ulceration. Cochrane Database Syst Rev 2016; 3: CD008378.

KAPITEL

75

Cathleen Muche-Borowski, Maren Ehrhardt

Allergien

75.1 Definition und Epidemiologie

Allergien stellen eine spezifische Veränderung der Immunitätslage i. S. einer krankmachenden Überempfindlichkeit dar (Weißbuch Allergie in Deutschland 2019). Allergische Reaktionen sind fehlgeleitete Antworten des Immunsystems auf körperfremde, eigentlich unschädliche Substanzen (Allergene) (Bergmann et al. 2016). Allergische Erkrankungen können nahezu alle Organe betreffen, besonders häufig befallen sind jedoch Atemwege, Haut und Schleimhäute oder Darm. Die Allergene stammen z. B. aus Pollen, Hausstaubmilben, Tierhaaren, Insektengiften oder auch Nahrungsbestandteilen (Bergmann et al. 2016; DGAKI 2008).

Mit einer Prävalenz von ca. 30–40 % zählen Allergien zu den gesundheitlichen Herausforderungen unserer Zeit und können als „Volkskrankheit" bezeichnet werden. 20 % der erwachsenen Bevölkerung in Deutschland weisen mindestens eine allergische Erkrankung auf (Bergmann et al. 2016).

Lebenszeitprävalenz bei Erwachsenen (abhängig vom Erhebungsinstrument; Weißbuch Allergien in Deutschland 2019):

- Asthma bronchiale: 8,7 %
- Heuschnupfen: 15,6 %
- Neurodermitis: 3,7 %
- Kontaktekzem: 8,6 %
- Nahrungsmittelallergien: 5,0 %
- Urtikaria: 3,6 %
- Insektengiftallergien: 3,0 %

Allergien sind so häufig, dass eine allergologische Grundversorgung durch Hausärzte notwendig ist.

MERKE

Besonderheiten bei Kindern und Jugendlichen

Atopische Erkrankungen (atopisches Ekzem oder Nahrungsmittelallergien mit häufig auftretenden Symptomen wie z. B. Angioödemen, Urtikaria, Anaphylaxie) und allergische Erkrankungen (Asthma, Heuschnupfen) gehören mit zu den häufigsten chronischen Erkrankungen im Kindes- und Jugendalter (Klimek et al. 2019).

Prävalenz bei Kindern und Jugendlichen (Schmitz et al. 2012):

- Asthma bronchiale: 4,7 %
- Heuschnupfen: 10,7 %
- Neurodermitis: 13,2 %

Im Säuglingsalter dominieren Nahrungsmittelallergien (mit den folgenden Grundnahrungsmitteln als Auslöser: Kuhmilch- und Hühnereiweiß, Soja, Weizen, Erdnuss und Baumnüsse wie Hasel-, Wal- und Pekannuss, Fisch). Im Kleinkind- und Grundschulalter verstärken sich allergische Reaktionen durch Innenraumallergene (Katzenallergene, Hausstaubmilben), aber auch durch luftgetragene Allergene wie Pollen. Im Jugendalter herrschen hingegen vermehrt Pollensensibilisierungen vor (Allergieinformationsdienst). Gerade Kinder mit familiärer Vorbelastung haben ein erhöhtes Erkrankungsrisiko. Neben der frühen Diagnosestellung sind (wenn möglich) die Risikoreduktion und die Symptomkontrolle notwendig (Klimek et al. 2019).

Für allergische Erkrankungen werden verschiedene Risiko-, aber auch Schutzfaktoren diskutiert:

- Zu den **individuellen Risikofaktoren** zählen u. a. genetische Prädisposition durch die Eltern, Ernährungsverhalten während der Schwangerschaft/Stillzeit und der ersten Lebensjahre (empfehlenswert ist eine ausgewogene und nährstoffdeckende Ernährung ohne diätetische Restriktionen mit Meidung potenter Nahrungsmittelallergene), Lebensstilfaktoren wie z. B. Tabakkonsum oder Übergewicht, Psyche, Impfverhalten oder Geburtsmodus. Zu den **umweltbezogenen Risikofaktoren** werden u. a. Luftschadstoffe, Schimmel oder Feuchtigkeit oder Hausstaubmilben gezählt (DGAKI 2022).

- Als **Schutzfaktoren** wurden neben dem Stillen die unspezifische Immunmodulation mit Aufwachsen auf einem traditionellen Bauernhof, eine frühzeitige Betreuung in einer Kindertagesstätte oder die Haltung von Haustieren identifiziert (DGAKI 2022, Klimek et al. 2019).
- Eine Empfehlung zur Prävention atopischer Erkrankungen durch Kindertagesbetreuung (Kita) kann aufgrund der heterogenen Studiendaten nicht gegeben werden (DGAKI 2022).

75.2 Diagnostische Strategie und Differenzialdiagnose

Die Diagnostik setzt sich aus den folgenden Schritten zusammen:
- Anamnese
- Körperliche Untersuchung
- Hauttest
- Labortests
- Provokationstest

Die Erfassung der individuellen **Vorgeschichte** mit Art der Beschwerde, Beschwerdeauftritt, jahreszeitlichem Zusammenhang, Beschwerdedauer und -intensität sowie familiäre Vorbelastungen sind in der Allergiediagnostik wichtig und ermöglichen, weitere Untersuchungen genauer und zielführender zu veranlassen. Die **körperliche Untersuchung** sollte symptom- und auf den Beratungsanlass bezogen erfolgen.

Der **Labortest** dient dem Nachweis von IgE-Antiköpern für bestimmte Allergene im Blutserum. Neben dem Gesamt-IgE lassen sich auch spezifische IgE-Antikörper gegen verdächtige Allergenquellen wie Pollen, Tiere und Nahrungsmittel bestimmen. Zur Diagnostik bei Nahrungsmittelallergien ist die Messung von IgG-Antikörpern hingegen ungeeignet.

75.2.1 Haut- und Provokationstests

Zur Verfügung stehen des Weiteren insbesondere auch in der allergologischen/dermatologischen Praxis **Hauttests** wie Prick-, Reib-, Intra- und Epikutantest (➤ Abb. 75.1). Für die häufigsten Allergene gibt es Testkits von kommerziellen Anbietern.

MERKE
Nicht durchführbar sind Hauttests i. d. R. bei akuten Hautveränderungen oder bei Einnahme von Medikamenten gegen Allergien, insbesondere von Antihistaminika. Vor dem Hauttest muss die Einnahme antiallergisch wirkender Medikamente ca. 2 Wochen ausgesetzt werden.

Je nach allergischer Reaktion unterscheidet man zwei Gruppen:
- **Soforttyp-Allergie:** Symptome treten nach wenigen Minuten bis max. 2 Stunden auf (Diagnostik: Pricktest, seltener Intrakutan- oder Reibtest)
- **Kontaktallergie:** Hier treten die Symptome erst nach Stunden oder innerhalb weniger Tage auf (Diagnostik mithilfe des Epikutantests).

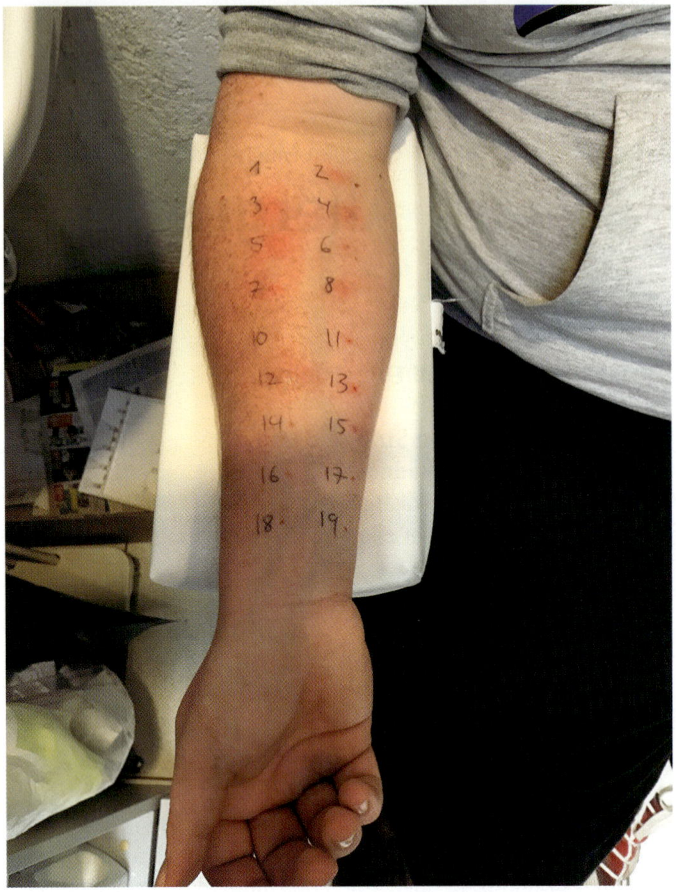

Abb. 75.1 Beurteilung von Epikutantestreaktionen nach Empfehlung der ICDRG (Fregert 1974, Magnusson et al. 1966). Beurteilungskriterien ➤ Tab. 75.1 [T500]

MERKE
Ein positives Testergebnis bedeutet nicht zwangsläufig, dass der Getestete auf diese Substanz allergisch ist; dies liegt an den häufigen falsch positiven Ergebnissen, d. h. Hautreaktionen ohne Allergie. Die Verdachtsdiagnose muss zur Klinik passen und ggf. durch Karenzmaßnahmen oder weitere allergiediagnostische Verfahren bestätigt werden.

Tab. 75.1 Beurteilungskriterien für Epikutantests

Symbol	Morphe	Bedeutung
–	Keine Reaktion	Negativ
?	Nur Erythem, kein Infiltrat	Fraglich
+	Erythem, Infiltrat, evtl. diskrete Papeln	Einfach positive Reaktion
++	Erythem, Infiltrat, Papeln, Vesikel	Zweifach positive Reaktion
+++	Erythem, Infiltrat, konfluierende Vesikel	Dreifach positive Reaktion
ir	Verschiedene Veränderungen (Seiteneffekt, Vesikel, Blase, Nekrose)	Irritativ
nt	–	In einem Testblock enthaltenes, aber nicht getestetes Allergen

Bemerkung: Follikuläre Reaktionen können mit dem Symbol „f" gekennzeichnet werden. Sie sind in der Bewertung den fraglichen Reaktionen zuzuordnen.

Der Epikutantest gilt als positiv, wenn ein Erythem und geringes Infiltrat (+), Erythem und Papeln (++), Erythem, Papeln und Bläschen (+++) oder Blasen und Erosionen (++++) entstanden sind (Weißbuch Allergie in Deutschland 2019).

Mithilfe des **Provokationstests** werden durch die Gabe von Allergenen die fraglichen Beschwerden gezielt provoziert. Diagnostiziert werden können infrage kommende Atemwegsallergien gegen Pollen, Milben, Tiere, Schimmelpilze u. a., fragliche Nahrungsmittel- oder Medikamentenallergien. Bei V. a. eine Nahrungsmittelallergie geschieht dies oft im Rahmen einer diagnostischen Diät mit anschließender gezielter Provokation, die meist unter stationären Bedingungen stattfindet (Allergieinformationsdienst). Je nach Schweregrad der Allergie müssen Provokationstestungen unter Notfallbereitschaft oder sogar stationär erfolgen.

75.2.2 Häufige Auslöser allergischer Erkrankungen

- Bei **Pollenallergie** durch den Blütenstaub früh blühender Bäume wie Hasel, Erle, Birke, Gräser und Kräuter wie Beifuß.
- Bei **Hausstaubmilbenallergie** durch die Milbenallergene im Kot der Milbe. Durch Bewegungen von Textilien wie Bettdecke, Matratze oder Teppiche sowie durch den Luftzug wird dieser allergenhaltige Staub aufgewirbelt und gelangt in die Atemluft.
- Bei **Schimmelpilzallergie** durch Schimmelpilzsporen in feuchten Innenräumen.
- Bei **Tierhaarallergie** (konkret ist es eine Reaktion auf Eiweißbausteine in Speichel, Talg- und Schweißdrüsen der Tiere) durch das Anhaften von Haaren an Kleidung, Polstern oder Teppichen.
- Bei **Insektengiftallergie** durch den Stich von Bienen, Wespen, Hummeln und Hornissen.
- Bei **Arzneimittelallergien** aufgrund von Nebenwirkungen durch das jeweilige Medikament oder eine direkte Überempfindlichkeitsreaktion auf Arzneimittel (Deutscher Allergie- und Asthmabund).

MERKE

Die nicht indizierte Verordnung von Antibiotika (z. B. Amoxicillin) bei viralen Infekten kann zu einem virusbedingten Hautausschlag führen, der einer allergischen Reaktion ähnelt. Auch das zufällig gleichzeitige Auftreten von Virusexanthem und Antibiotikaeinnahme führt u. U. zur (Fehl-)Diagnose einer Allergie. Im Folgenden muss dann bei einer vermeidlichen Allergie auf Zweitlinien-Antibiotika zurückgegriffen werden.

Sekundäre Ursachen Kreuzallergien bei Pollenallergien und bestimmten Nahrungsmitteln (Deutscher Allergie- und Asthmabund).

75.2.3 Was man nicht übersehen sollte: abwendbar gefährlicher Verlauf

- **Anaphylaxie:** Maximalvariante einer allergischen Reaktion vom Soforttyp, charakterisiert als ein plötzlich auftretendes und schwer verlaufendes Krankheitsbild nach Kontakt mit einer auslösenden Substanz (z. B. Allergen [z. B. Nahrungsmittel, Medikamente])
- **Anaphylaktischer Schock** mit Kreislaufschock und lebensbedrohlichen Atembeschwerden (Deutscher Allergie- und Asthmabund, Deximed)

CAVE

Red Flags

Warnhinweise auf einen abwendbar gefährlichen Verlauf sind:
- Atembeschwerden bis hin zum Atemstillstand
- Kreislaufprobleme
- Drohende Bewusstlosigkeit:
  - Verminderte Reaktion auf Ansprache
  - Eingeschränktes Sehen und Hören
- Bewusstlosigkeit

Eine schnelle Behandlung kann die anaphylaktische Reaktion eindämmen. Die Reihenfolge der Maßnahmen bei einer schweren Anaphylaxie ist ➤ Box 75.1 zu entnehmen.

Box 75.1

Maßnahmen bei schwerer Anaphylaxie

(Anaphylaxie-Notfallplan DGAKI 2021)
1. Prüfung Vitalparameter (Atmung, Herzfrequenz, Blutdruck)
2. Ggf. Reanimation
3. Adrenalin-Autoinjektor in den seitlichen Oberschenkel injizieren
4. Lagerung der Person je nach Zustand (stabile Seitenlage oder hochgelagerte Beine)
5. Bei Atemnot Asthmaspray verabreichen
6. (Parallel) Notruf: 112 anrufen
7. Venösen Zugang legen
8. Antihistaminikum der 1. Generation: i. v. Dimetinden 0,1 mg/kg KG, Clemastin 0,05 mg/kg KG und Kortison i. v. 500–1.000 mg, unabhängig von der Potenz des Glukokortikoids, Gabe auch rektal oder oral möglich

Personen, die bereits eine schwere anaphylaktische Reaktion durchgemacht haben, sollen mit einem **Notfallset** ausgestattet sein und dieses ebenso wie ihren Allergieausweis bei sich führen. In regelmäßigen Abständen sollte die Haltbarkeit geprüft werden.
Inhalt des Notfallsets:
- Adrenalin-Autoinjektor i. m. (AdrenalinPen, z. B. EpiPen), gewichtsadaptiert:
  - > 15 kg: 150 µg Adrenalin
  - > 30 kg: 300 µg Adrenalin
- Antihistaminikum: nach Patientenalter und -präferenz oral als Flüssigkeit oder (Schmelz-)Tablette. Die zugelassene Tagesdosis des jeweiligen Antihistaminikums kann als Einzeldosis empfohlen werden. Bei Dimetinden-Tropfen kann analog eine gewichtsadaptierte Dosierung der i. v. Formulierung als oral einzunehmende Dosis empfohlen werden.

- Kortison: nach Patientenalter und -präferenz rektal oder oral (als Flüssigkeit oder Tablette) mit 50–100 mg Prednisolon-Äquivalent
- Ggf. Asthmaspray

75.3 Therapiestrategie

Die Behandlung allergischer Erkrankungen besteht aus symptomatischer Therapie und, wenn möglich, Allergenvermeidung/-reduktion. Eine kausale Therapie ist nicht möglich. Bei Insektengift- sowie Pollen- und Hausstaubmilbenallergien besteht bei schweren Formen die Möglichkeit einer Hyposensibilisierung/allergenspezifischen Immuntherapie, die von einem Allergologen durchgeführt wird.

Je nach Art und Schwere der allergischen Erkrankung erfolgt die Therapie in Zusammenarbeit mit der spezialisierten Versorgung, z. B. mit Allergologen, Dermatologen, Pulmologen und Gastroenterologen.

LEITLINIEN

- S3-Leitlinie „Allergieprävention". AWMF-Registernummer 061-016:
  https://register.awmf.org/de/leitlinien/detail/061-016
- S2k-Leitlinie "Allergen-Immuntherapie bei IgE-vermittelten allergischen Erkrankungen". AWMF-Registernummer 061-004:
  https://register.awmf.org/de/leitlinien/detail/061-004
- S2k-Leitlinie „Akuttherapie und Management der Anaphylaxie". AWMF-Registernummer 061-025:
  https://register.awmf.org/de/leitlinien/detail/061-025
- Pfaar O et al. Guideline on allergen immunotherapy in IgE-mediated allergic diseases. Allergol Select 2022; 6: 167–232.
- Worm M, Reese I, Ballmer-Weber B, Beyer K et al. Update of the SK2 guideline on the management of IgE-mediated food allergies. Allergologie select 2021; 5: 195–243.

75.3.1 Allergenkarenz

Die wirksamste Therapie ist, sofern möglich, die Meidung des allergieauslösenden Allergens **(Allergenkarenz).** Dazu gehören u. a. Maßnahmen der Innenraumsanierung (bei Hausstauballergie z. B. das Entfernen von Teppichen, die Nutzung hypoallergener Bettwäsche). Bei berufsbezogenen Allergien kann es sich u. U. um eine Berufskrankheit handeln. In diesem Fall ist der Arbeitsplatz zu prüfen und ggf. sogar ein Arbeitsplatzwechsel zu erwägen. Beratungen im Hinblick auf die Freizeitgestaltung oder bestimmte Lebensstilfaktoren gehören zum Allergiemanagement. Die strikte Meidung von nachgewiesenermaßen krankmachenden Lebensmitteln bei Nahrungsmittelallergien (Äpfel sowie anderes Kern- und Steinobst, Erdnuss, Haselnuss, Sellerie, Möhren, Soja, Weizen, Fisch, Shrimps) sowie die genaue Kenntnis des Auslösers bei Arzneimittelallergien sind entscheidend, um Symptome oder sogar Notfallsituationen (➢ Kap. 75.2.3) weitgehend zu vermeiden.

75.3.2 Pharmakotherapie

Für die medikamentöse Therapie allergischer Erkrankungen stehen verschiedene Wirkstoffe zur Verfügung. Eine Übersicht über die Anwendungsgebiete gibt ➢ Tab. 75.2.

75.3.3 Immuntherapie

Manchmal ist es nicht möglich, allergieauslösenden Substanzen aus dem Weg zu gehen, z. B. luftgetragenen Pollen. Hier kann eine allergenspezifische Immuntherapie (ASIT), subkutan oder sublingual, erfolgreich sein, mit dem Ziel, das fehlgeleitete Immunsystem i. S. einer Toleranzentwicklung umzustimmen. Neben der Allergenkarenz ist dies die einzige Maßnahme zur langfristigen Beeinflussung des Krankheitsverlaufs.

Die Wirksamkeit der **subkutanen spezifischen Immuntherapie** ist bei allergischer Rhinokonjunktivitis, bei Pollenallergie, Hausstaubmilbenallergie und Schimmelpilzallergie im Erwachsenen-, Kindes- und Jugendalter gut belegt. Bei atopischer Dermatitis zeigt sich ein uneinheitlicher Therapieeffekt. Bei Asthma kann die subkutane spezifische Immuntherapie als Therapieoption neben Allergenkarenz (wenn möglich) und Pharmakotherapie empfohlen werden. Für die Immuntherapie sollten standardisierte Allergenextrakte eingesetzt werden; hierzu gehören die in Deutschland zugelassenen Allergene Süßgräser, Birke, Erle, Hasel, Hausstaubmilbe, Bienen- und Wespengift.

Die **sublinguale spezifische Immuntherapie** ist zur Behandlung der allergischen Rhinokonjunktivitis durch eine Gräserpollenallergie bei Erwachsenen und Kindern sowie durch eine Baumpollenallergie bei Erwachsenen gut wirksam. Bei der Hausstaubmilbenallergie zeigt sich die Wirksamkeit bei Erwachsenen. Bei allergischem Asthma ist der Wirksamkeitsbeleg begrenzt (Pfaar et al. 2022).

Der Einsatz der spezifischen Immuntherapie bei Nahrungsmittelallergien wird derzeit nur im Rahmen von Studien untersucht. Ein Präparat wurde 2021 für die Behandlung von Kindern und Jugendlichen mit nachgewiesener Erdnussallergie im Alter von 4 bis 17 Jahren zugelassen. Bei einer Erdnussallergie sind verschiedene Applikationswege der AIT untersucht worden, wobei für die orale Toleranzinduktion (OTI) die meisten klinischen Studien vorliegen. Ein OTI-Präparat für die Behandlung von Kindern und Jugendlichen mit bestätigter Diagnose einer Erdnussallergie ist aktuell zugelassen (Pfaar et al. 2022).

Tab. 75.2 Übersicht über Medikamente für die Therapie allergischer Erkrankungen (in Anlehnung an Klimek et al. 2019)

Erkrankung	Wirkstoff	Anwendung	Anmerkungen (Nebenwirkungen [NW], Verträglichkeit etc.)
Akute allergische Rhinitis	Dekongestiva (α-Sympathomimetika)	Topisch oder in seltenen Ausnahmefällen systemisch; nicht länger als 7 Tage	Tachykardien, Unruhe, Schlaflosigkeit, Hypertonie, nasale Trockenheit, Niesreiz
Allergische Rhinitis und Asthma bronchiale	Mastzellstabilisatoren	Z. B. Cromoglicinsäure (verschiedene Darreichungsformen: Augentropfen, Nasentropfen, Dosieraerosol, Kapseln)	Gute Verträglichkeit und günstiges NW-Profil, daher auch Einsatz bei Kleinkindern, schwangeren bzw. stillenden Frauen Schwächere Wirkung auf nasale Symptome
	Leukotrien-Rezeptor-Antagonisten	In Deutschland nur Montelukast verfügbar, nicht 1. Wahl	Wirken bei Asthma und allergischer Rhinitis gleichermaßen, erhöhte NW-Rate
	Antihistaminika*	• Topisch oder systemisch • H_1-Antihistaminika (1. und 2. Generation) Empfohlen werden Ceterizin (1 × 10 mg/d abends), Loratatin (1 × 10 mg/d) (H_1-Antihistaminika der 2. Generation, rezeptfrei) Levocetirizin, Ebastin, Rupatadin, Olopatadin und Bilastin (2. Generation)	• 1. Generation: sedierende Wirkung, negative Auswirkungen auf Leistungsfähigkeit und motorische Fähigkeiten • 2. Generation: geringe bis gar keine sedierende Wirkung Besserung von z. B. Rhinorrhö, Pruritus und okularen Symptomen
	Glukokortikosteroide (GKS)**	• Bei nasalem GKS Besserung nach 5–10 min Wirkungseintritt • Standardtherapie in der Basisbehandlung Beclometason (Nasenspray 50 µg 2 × 2 EZ/d), Mometason oder Fluticason (Nasenspray 50 µg, 1 ×/d 2 Sprühstöße pro Nasenloch)	• Wirksame Unterdrückung der nasalen Symptome • Geringe NW: nur Epistaxis, nasale Trockenheit und Irritationen im Rachenbereich
	Fixkombinationen aus Antihistaminika und GKS	• Standardtherapie bei Asthma bronchiale: inhalative Fixkombination eines langwirksamen β_2-Mimetikums mit topischem GKS • Bei allergischer Rhinitis: nasales GKS (Fluticasonpropionat) und ein nasales Antihistaminikum (Azelastin)	• Wenn Einzelpräparate nicht ausreichen • Wirksamere Linderung der nasalen Symptome
Akuttherapie der bronchialen Obstruktion	Kurzwirksame inhalative β_2-Sympathomimetika (z. B. Fenoterol, Reproterol, Salbutamol, Terbutalin)	Topisch (inhalativ), oral, subkutan und intravenös Wirkungseintritt innerhalb weniger Minuten; Wirkdauer 4–6 h	–
	Langwirksame inhalative β_2-Sympathomimetika	• Formoterol (DA 2 × 6–12 µg bis max. 2 × 24 µg/d) bzw. • Salmeterol (DA 2 × 50 µg/d) • Wirkung nach wenigen Minuten	–
	Oral wirksame retardierte β_2-Sympathomimetika	Clenbuterol (2 × 0,1–0,2 mg/d)	• Probleme bei der Handhabung von Dosieraerosolen oder Inhalatoren • NW oft deutlich ausgeprägter
	Feste Kombinationen inhalierbarer Kortikoide (ICS) und lang wirkender β_2-Sympathomimetika	• Fluticason und Salmeterol • Budesonid und Formoterol	Wenn dauerhafte Kombination zur Adhärenzverbesserung erforderlich
Schweres allergisches Asthma	Biologika	Omalizumab (s. c., alle 2 oder 4 Wo. appliziert)	Zusatzoption zu hoch dosierter inhalativer Therapie (ICS in Kombination mit langwirksamen Betamimetika [LABA], optional zusätzlich das langwirksame Anticholinergikum Tiotropium [zugelassen zur Behandlung von schwerem therapierefraktärem Asthma, ab 6 Jahren])
Atopische Dermatitis	Biologika	• Dupilumab alle 2 Wo. s. c. appliziert • Indikationsstellung und Applikation i. d. R. durch Allergologen	Zugelassen zur Behandlung mittelschwerer bis schwerer atopischer Dermatitis bei Erwachsenen

Tab. 75.2 (Übersicht über Medikamente für die Therapie allergischer Erkrankungen (in Anlehnung an Klimek et al. 2019) (*Forts.*)

Erkrankung	Wirkstoff	Anwendung	Anmerkungen (Nebenwirkungen [NW], Verträglichkeit etc.)
Bienen-/Wespengiftallergie (S2k-Leitlinie 2011)	• Örtliche Reaktion: stark wirksames topisches GKS (in Creme- oder Gelgrundlage), kühlender feuchter Umschlag (ca. 20 min) • Gesteigerte örtliche oder ungewöhnliche Reaktion: stark wirksames topisches GKS (in Creme- oder Gelgrundlage) sowie zusätzlich ein H_1-blockierendes oral einzunehmendes Antihistaminikum • Systemische Reaktion: Anaphylaxie	–	–
Nahrungsmittelallergien (Worm et al. 2015)	Akut: Anaphylaxie Langzeitmanagement: • Karenz von Lebensmitteln • Ersatz von Lebensmitteln	Adrenalin, GKS, Antihistaminika und Bronchodilatatoren	–

* Die meisten Antihistaminika sind apotheken-, aber nicht rezeptpflichtig und können zulasten der GKV nur bei Kindern bis zum 12. Lj. verordnet werden.
** Apotheken-, aber nicht rezeptpflichtig. Nasale GKS Verordnung zulasten der GKV nur bei persistierender allergischer Rhinitis mit schwerwiegender Symptomatik

LITERATUR

Bergmann KC, Ring J (eds). History of Allergy. Basel: Karger 2014.

Bergmann KC, Heinrich J, Niemann H. Current status of allergy prevalence in Germany. Position paper of the Environmental Medicine Commission of the Robert Koch Institute. Allergo J Int 2016; 25: 6–10.

Fregert S. Manual of Contact Dermatitis: Copenhagen: Munksgaard 1974.

Klimek L, Vogelberg C, Werfel T (Hrsg.). Weißbuch Allergie in Deutschland. 4., überarb. u. erw. A. Berlin, Heidelberg: Springer 2019.

Langen U, Schmitz R, Steppuhn H. Prevalence of allergic diseases in Germany. Bundesgesundheitsbl – Gesundheitsforsch – Gesundheitsschutz 2013; 56: 698–706.

Magnusson B, Blohm SG, Fregert S et al: Routine patch testing. II. Proposed basic series of test substances for Scandinavian countries and general remarks on testing technique. Acta Derm Venereol 1966: 46: 153–158.

Renz H, Kaminski A, Pfefferle PI. Deutsche Gesellschaft für Allergologie und Klinische Immunologie. Allergieforschung in Deutschland. Ein Atlas mit Bestandsaufnahme, Defizit- und Bedarfsanalyse; https://archiv.dgaki.de/wp-content/uploads/2010/05/Allergieforschung_in_Deutschland_Aktualisierte-Version1.2.pdf (letzter Zugriff: 30.3.2024).

Schmitz R, Atzpodien K, Schlaud M. Prevalence and risk factors of atopic diseases in German children and adolescents. Pediatr Allergy Immunol 2012; 23: 716–723.

LEITLINIEN

Deutsche Gesellschaft für Allergologie und Klinische Immunologie et al. Guideline (S2k) on acute therapy and management of anaphylaxis. 2021 Allergo J Int 2021; 30:1–25.

Deutsche Gesellschaft für Allergologie und Klinische Immunologie. S3-Leitlinie Allergieprävention. AWMF-Registernummer 061-016. Stand 11/2022; https://register.awmf.org/de/leitlinien/detail/061-016 (letzter Zugriff: 30.3.2024).

INTERNETQUELLEN

Deutscher Allergie- und Asthmabund (daab); www.daab.de (letzter Zugriff: 30.3.2024).

Deximed; www.deximed.de (letzter Zugriff: 30.3.2024).

Helmholtz Zentrum München – Deutsches Forschungszentrum für Gesundheit und Umwelt (GmbH). Allergieinformationsdienst; www.allergieinformationsdienst.de (letzter Zugriff: 30.3.2024).

KAPITEL

76

Annette Becker

Chronischer Schmerz

76.1 Definition und Epidemiologie

Unter chronischen Schmerzen versteht man Schmerzen jeglicher Art und Ätiologie, die länger als 12 Monate andauern. Während dieser Zeit sind sie nicht gleichbleibend stark, sondern variieren in Art und Ausprägung. Während akute Schmerzen als Warnsignal des Körpers zu verstehen sind und meist einen konkreten Auslöser haben, lassen sich chronische Schmerzen häufig nicht mehr auf eine bestimmte Ursache zurückführen. Mögliche Auslöser treten mit zunehmender Erkrankungsdauer in den Hintergrund. Die anhaltenden Schmerzen können Umbauprozesse und funktionelle Veränderungen im Gehirn und in der Peripherie bewirken und zu einer gesteigerten Schmerzwahrnehmung führen. Angst und depressive Verstimmung oder Aggression treten im Zusammenhang mit den Schmerzen auf. Viele Patienten sind funktionell eingeschränkt und können ihren Alltag nicht mehr meistern. Sie werden von ihren Mitmenschen als anstrengend erlebt, haben nicht den Eigenantrieb, um soziale Kontakte zu pflegen, und werden zunehmend isoliert.

MERKE

Chronischer Schmerz ist kein rein biologisches Problem, sondern bedeutet für den Patienten neben körperlichen Einschränkungen auch psychische Beeinträchtigungen und teils massive Auswirkungen auf das Sozialleben, den privaten wie beruflichen Alltag sowie die Lebensqualität.

Unter den Beratungsanlässen in einer Hausarztpraxis gehören chronische Schmerzen zu den häufigen Konsultationsgründen (ca. 16–23 %). Oftmals sind mehrere Stellen des Körpers betroffen. Vorrangig finden sich Schmerzen im Bereich des Rückens (50 %), der Gelenke (44 %) sowie Kopf- (16 %) und Bauchschmerzen (9 %). Bei ca. 15 % der Patienten lässt sich keine Ursache identifizieren. Mehr als die Hälfte der Patienten leidet unter muskuloskelettalen Beschwerden wie degenerativen Veränderungen, in etwa 10 % sind es entzündliche (z. B. rheumatoide Arthritis) oder metabolische Erkrankungen (Adipositas, diabetische Polyneuropathie). Deutlich seltener sind Gefäßerkrankungen (z. B. pAVK), Tumorerkrankungen oder posttraumatische Belastungsstörungen (Hensler et al. 2009).

Aufgrund verschiedener Herangehensweisen in der Behandlung wird zwischen Schmerzen im Kontext tumoröser Erkrankungen (➤ Kap. 89) und **chronischen Nichttumorschmerzen** unterschieden. Letztere stehen hier im Fokus.

MERKE

Besonderheiten bei älteren Patienten

Ältere Patienten leiden häufiger unter chronischen Schmerzen als jüngere Menschen, z. B. an Gelenkbeschwerden, Rückenschmerzen oder Post-Zoster-Neuralgien. Die Schmerzen sind häufig multilokulär und gehen mit vielen Begleiterkrankungen einher (Multimorbidität). Da ältere Menschen nicht spontan von ihren Schmerzen berichten oder den Leidensdruck bagatellisieren, sollte der behandelnde Arzt aktiv nach Schmerzen fragen. Bei kognitiven Einschränkungen wie Demenz muss auf Verhaltensbeobachtungen (z. B. Mimik, Lautäußerungen, Muskelspannung, Atmung, Ansprechen auf Tröstung) und Aussagen der Angehörigen und Pflegenden zurückgegriffen werden. Hierfür sind standardisierte Instrumente verfügbar (➤ Kap. 76.2.1, ➤ Tab. 76.1; Kaye et al. 2010, Schuler 2014).

76.2 Diagnostische Strategie und Differenzialdiagnose

Schmerz ist ein komplexes Geschehen, in dem viele Faktoren miteinander in individuell unterschiedlicher Weise interagieren und die Schmerzwahrnehmung beeinflussen.

Aufgaben des Behandlers:
- Mögliche Ursachen identifizieren, die eine kausale Therapie ermöglichen.
- Abwendbar gefährliche Verläufe (AGVs) erkennen und differenzialdiagnostisch klären oder ausschließen.
- Aufrechterhaltende Faktoren identifizieren, welche die Schmerzwahrnehmung erhöhen und die Schmerzfolgen verstärken.
- Die Behandlung koordinieren und Überversorgung durch unnötige Diagnostik und nicht sinnvolle Therapien vermeiden.
- Den jeweils individuellen aktuellen und langfristigen Behandlungsbedarf erkennen.
- Das Selbstmanagement der Patienten stärken.
- Gemeinsam mit dem Patienten einen stabilen Zustand finden, bei dem er trotz Schmerzen Lebensqualität verspürt.

Im Rahmen eines einzelnen Beratungsgesprächs kann der Hausarzt die Wahrscheinlichkeit für AGVs prüfen, ggf. weiterführende Diagnostik initiieren und eine akute symptomatische Therapie in die Wege leiten.

MERKE

Eine umfassende und nachhaltige Behandlung chronischer Schmerzen profitiert entscheidend von der erlebten Anamnese und einer kontinuierlichen Versorgung, bei der Krankheitsverhalten sichtbar und die Perspektive des Patienten nachvollziehbar werden. Die Langzeitbetreuung der Patienten erlaubt es dem Arzt nicht nur, reaktiv auf akute Schmerzexazerbationen einzugehen, sondern in Phasen mit weniger Schmerzen über andere wichtige Aspekte des Lebens wie Schlaf, das Sozialleben, das Bewegungsverhalten oder Stimmungen zu sprechen.

76.2.1 Anamnese

Der Umfang von Anamnese und körperlicher Untersuchung unterscheidet sich, je nachdem, ob es sich bei einer Krankheitsepisode um einen Erst- oder einen Folgekontakt handelt. Trotzdem können Patienten mit chronischen Schmerzen natürlich jederzeit ein zusätzliches akutes oder neues Krankheitsgeschehen entwickeln, was dann auch im Folgekontakt eine ausgedehnte Anamnese und Untersuchung erfordert.

Wichtige Bestandteile einer umfassenden Anamnese sind:
- Schmerzcharakteristika (Lokalisation, Qualität, Intensität, Dauer, zeitlicher Verlauf, Auslöser, Verstärker, helfende Faktoren)
- Hinweise auf AGVs (➤ Kap. 37, ➤ Kap. 38, ➤ Kap. 17)
- Hinweise auf schmerzverstärkende/-aufrechterhaltene Faktoren
- Begleitsymptome (Übelkeit, Schwitzen, Tränenfluss, Temperaturempfindlichkeit, Muskelsensationen, Rötung, Schwellung, Steifheit, Bewegungseinschränkungen, Hautveränderungen, neurologische Sensationen, Hinweise auf Systemerkrankungen wie Kollagenosen etc.)
- Vorerkrankungen, Komorbiditäten, aktuelle Medikation, bisheriger Krankheitsverlauf
- Schmerzfolgen (Stimmung, Sozialleben, Alltag, Rollenfunktion, Berufsleben, Schlaf, finanzielle Auswirkungen)
- Sozialrechtliche Aspekte (z. B. Anträge auf Erwerbsminderung/Frühberentung)
- Bewegungs-, Freizeit- und Sozialverhalten

Tab. 76.1 Standardisierte Messinstrumente (Auswahl, alle frei im Netz verfügbar)

Schmerzintensität	• Visuelle Analogskala (VAS) • Numerische Rating-Skala (NRS) • Verbale Rating-Skala (VRS)
Schmerzbedingte subjektive Beeinträchtigung	*Pain Disability Index* (PDI; Dillmann et al. 2011)
Psychosoziale Risikofaktoren	• *StarT Back Tool* (Murphy et al. 2013, Karstens et al. 2015) • *Örebro Musculoskeletal Pain Screening Questionnaire* (ÖMPSQ; Grotle et al. 2006)
Risiko der Erwerbsminderung, arbeitsplatzbezogene Risikofaktoren	*Work Ability Index* (Bethge et al. 2012, 2015)
Schmerzverhalten bei schwerer Demenz	*Beurteilung von Schmerzen bei Demenz* (BESD; Schuler 2014)

- Krankheitskonzept und Behandlungserwartung des Patienten
- Bewältigungsstrategien: medikamentöse Schmerztherapie (verordnet und frei verkäuflich), nichtmedikamentöse Verfahren, Inanspruchnahme ärztlicher und nicht ärztlicher Leistungen
- Ressourcen („Was tut gut?" – „Was macht Freude?")

Standardisierte Messinstrumente können helfen, die Beschwerden besser einzuordnen und den Krankheitsverlauf bzw. die Wirksamkeit von Therapieverfahren zu objektivieren (➤ Tab. 76.1).

Selbst beim Folgekontakt einer kontinuierlichen Betreuung sollte der Hausarzt bei jeder Konsultation prüfen, ob die Schmerzen sich verändert haben, ob die aktuellen Schmerzen mit Warnhinweisen für AGVs einhergehen und wie groß die psychosozialen Beeinträchtigungen für den Patienten sind.

76.2.2 Körperliche Untersuchung

Je nach Schmerzart, Beeinträchtigung und Verlauf sollten folgende Untersuchungen durchgeführt werden:
- Erhebung von Allgemeinzustand, Verhalten und Lokalbefund (Gangbild, Krankheitsverhalten, Hautbefunde, Deformitäten)
- Neurologische Untersuchung (Kraft, Sensibilität, Reflexe, Lasègue-Test bei Rückenschmerzen)
- Orthopädische Untersuchung (Funktion, Bewegungsumfang, Verteilung von Gelenkschmerzen, spezifische Gelenkuntersuchung und Tests)
- Gefäßstatus
- Abdomen- und Beckenuntersuchungen bei Bauch- oder Beckenschmerzen

76.2.3 Klassifikation

Die Anamnese und die körperliche Untersuchung helfen, eine Einordnung hinsichtlich nozizeptiver, neuropathischer oder funktioneller Schmerzen zu treffen. Die Zuordnung ist wichtig für die Therapieauswahl.

Nozizeptive Schmerzen

Nozizeptive Schmerzen entstehen durch Gewebeverletzungen (bei intaktem Nervengewebe) infolge einer Reizung der Nozizeptoren (mechanische, thermische oder chemischen Reize). Somatische Schmerzen gehen von Muskeln, Sehnen und Gelenken aus. Sie werden als oberflächlich oder tief gelegen empfunden. Schmerzen durch Entzündungsreize (inflammatorisch) gehen mit einer Schmerzüberempfindlichkeit einher; viszerale Schmerzen erscheinen häufig krampfartig, manchmal auch konstant, ausstrahlend. Die meisten Schmerzen sind nozizeptive Schmerzsyndrome. Beispiele sind Arthrose, Muskelschmerzen, Schmerzen infolge von Verdauungsstörungen sowie spezifische Schmerzen bei Verletzungen, osteoporotischen Frakturen, entzündlich-rheumatischen Erkrankungen oder inflammatorischen Veränderungen.

Noziplastische Schmerzen

Noziplastische Schmerzen zeigen eine verstärkte Schmerzwahrnehmung, die durch eine zentrale oder periphere Sensitivierung (verstärkte Aktivierung von Neuronen oder verminderte Inhibition, die zu einer Überempfindlichkeit führen) entsteht. Sie können unabhängig oder in Zusammenhang mit einer Organpathologie auftreten. Auffallend ist, dass das Schmerzerleben unverhältnismäßig stark und losgelöst von einem möglichen Reiz erscheint. Häufig zeigen sich noziplastische Schmerzen in Form generalisierter Schmerzempfindungen wie bei Fibromyalgie (Chimenti et al. 2018). Diese relativ neue Kategorie der *International Association for the Study of Pain* (IASP) ist wohl am ehesten mit dem hausärztlich verbreiteten Begriff der **funktionellen Körperbeschwerden** (➤ Kap. 78.3) vergleichbar, wenn auch nicht deckungsgleich, da den noziplastischen Beschwerden die angesprochene Überempfindlichkeit zu eigen ist. Eine grundsätzliche Prädisposition, auslösende (z. B. Traumata) und aufrechterhaltende Faktoren (z. B. psychische Belastung, Angst oder Depression) scheinen eine Rolle zu spielen. Noziplastische Schmerzen treten häufig in Zusammenhang mit anderen Symptomen wie Fatigue, Schlafstörungen und kognitiven Einschränkungen (z. B. Konzentrationsstörungen) auf (Chimenti et al. 2018). Die Diagnose ist schwierig, da es keine objektiven Kriterien und Standards für die Diagnosestellung gibt. Sie wird auf Basis der Symptomatik gestellt. Beispiele für noziplastische Schmerzen sind der chronische nicht spezifische Rückenschmerz oder die Fibromyalgie (Roenneberg et al. 2019; ➤ Kap. 78).

Neuropathische Schmerzen

Neuropathische Schmerzen entstehen durch eine Nervenschädigung. Typische Beispiele sind Trigeminusneuralgie, Post-Zoster-Neuralgie, Polyneuropathie (PNP), Schmerzen nach Amputation sowie zentrale Schmerzen nach Schlaganfall, Alkoholintoxikation, nach Chemotherapie und bei multipler Sklerose (MS). Es sind häufig scharfe, brennende, einschießende Schmerzattacken, besonders in Ruhe, verbunden mit Allodynie, Hyperalgesie und Sensibilitätsstörungen wie Hypästhesie und Hypalgesie oder Kribbelsensationen. Diese imponieren bei singulärer Nervenschädigung entlang eines Dermatoms oder das Versorgungsgebiet mehrerer Nerven betreffend. Ein symmetrisches Erscheinungsbild findet sich z. B. bei PNP. Auch Fibromyalgieschmerzen, die als noziplastische Schmerzen imponieren, können neuropathische Schmerzanteile aufweisen (S2k-Leitlinie 2019).

Ein neuropathischer Schmerz liegt wahrscheinlich vor, wenn folgende drei Kriterien zutreffen (S2k-Leitlinie 2019):

- Es gibt anamnestisch Hinweise auf eine relevante Läsion oder Erkrankung des peripheren oder zentralen somatosensorischen Systems (z. B. Amputation, Schlaganfall).
- Die Schmerzlokalisation entspricht dem Innervationsgebiet der verletzten oder erkrankten Nervenstruktur.
- Es gibt mindestens einen pathologischen Sensibilitätsbefund (Minus- oder Pluszeichen) innerhalb des neuroanatomisch plausiblen Schmerzareals.

Die Diagnose kann durch elektrophysiologische Verfahren wie die quantitativ sensorische Testung (QST), wie sie Schmerztherapeuten durchführen, verifiziert werden.

MERKE

Über- und Fehlversorgung

- Die Diagnose **neuropathischer Schmerz** kommt in der hausärztlichen Praxis deutlich seltener vor als die nozizeptiver und noziplastischer Beschwerden. Sie muss nach standardisierten Kriterien erfolgen. Zur Therapie werden v. a. Antidepressiva und Antikonvulsiva eingesetzt.
- **Nozizeptive Schmerzen** folgen einem anderen Behandlungsschema und sollten nicht probatorisch mit Antikonvulsiva behandelt werden, die für diese Indikation nicht zugelassen sind und für die es keinen Wirksamkeitsnachweis gibt.
- **Noziplastische Schmerzen** werden vorzugsweise nichtmedikamentös behandelt. Es besteht die Gefahr, dass Behandler das fehlende Ansprechen auf eine medikamentöse Therapie i. S. einer unzureichenden Dosis interpretieren und die Therapie intensivieren, anstatt das Medikament abzusetzen.

76.2.4 Ursachen

Häufige Erscheinungsbilder und Ursachen

- Nicht spezifischer Rückenschmerz
- Nacken- und Schulterschmerzen
- Gelenkschmerzen
- Kopfschmerzen
- Neuralgien (z. B. Post-Zoster-Neuralgie, Trigeminusneuralgie)
- Diabetische Polyneuropathie
- Chronischer Unterbauchschmerz bei Frauen
- Fibromyalgiesyndrom
- Somatoforme Störungen
- Zentrale Schmerzsyndrome (z. B. nach Apoplex, Morbus Parkinson, MS)

Was man nicht übersehen sollte: abwendbar gefährlicher Verlauf

- Verletzungsfolgen (z. B. Frakturen, Dislokationen, Sehnenabrisse)
- Malignome
- Inflammation
- Neurologische Ausfälle
- Medikamentenfehl- und übergebrauch
- Unerwünschte Arzneimittelwirkungen
- Psychische Komorbidität (Depression, Angst), Suizidalität

MERKE

Psychische Komorbidität

Psychische Beeinträchtigungen und chronische Schmerzen sind häufig vergesellschaftet. Chronische Schmerzen können einerseits Folge psychischer Belastungen sein, andererseits treten Angst und Depressionen auch reaktiv infolge einer Schmerzerkrankung auf.

Diagnosen seltener oder sekundärer Ursachen (Auswahl)

- Therapiebedürftige Bandscheibenprotrusion
- Entzündlich-rheumatische Erkrankungen
- Spezifische Rückenschmerzen (z. B. Wirbelkörperfrakturen, Metastasen, Psoasabszess)
- Viszerale Schmerzen (z. B. Nierensteine, Mesenterialangina)
- Komplexes regionales Schmerzsyndrom (CRPS)
- Ernährungsbedingte, metabolische, toxische Neuropathien (Vitamin-B_{12}-Mangel, Hypothyreose, Diabetes mellitus, Medikamentennebenwirkungen, Toxine)
- Behandlungsbedürftiges Engpasssyndrom

CAVE

Red Flags

Warnhinweise auf einen abwendbar gefährlichen Verlauf sind:
- Änderung der Schmerzqualität und -intensität
- Warnhinweise auf spezifische Ursachen:
  - Trauma
  - Systemische Steroidtherapie
  - Höheres Alter
  - B-Symptomatik
  - Schlechter Allgemeinzustand (z. B. Kachexie, Fieber, Schüttelfrost, Appetitlosigkeit)
  - Immunsuppression (HIV-Krankheit, i. v. Drogenabusus)
  - Neurologische Ausfälle
- Unzuverlässiges Einnahmeverhalten der Schmerzmedikation (steigende Dosierung, häufiger Wunsch nach Wiederverordnung)
- Antriebsarmut, Mutlosigkeit
- Dysfunktionales Krankheitsverhalten (ausgeprägtes Schonverhalten, Katastrophisierung, hohe Inanspruchnahme, ausgeprägte Durchhaltestrategien, sozialer Rückzug)

76.2.5 Weiterführende Diagnostik

Die Indikation für weitere Diagnostik ergibt sich aus der vermuteten Ätiologie, der Wahrscheinlichkeit von AGVs und der erwarteten Konsequenz von Maßnahmen für die weitere Behandlung. Menschen mit chronischen Schmerzen haben oft eine Odyssee von Untersuchungen hinter sich, und dem Hausarzt fällt eher die Aufgabe zu, Überversorgung zu vermeiden, als ausstehende Untersuchungen zu initiieren. Bei muskuloskelettalen Beschwerden (Arthrose, Rückenschmerzen) ist es häufig nicht möglich, die genaue Ursache der Beschwerden zu klären. Die Befunde bildgebender Diagnostik wie MRT, Röntgen oder CT korrelieren nicht mit der Schmerzintensität. So können Bandscheibenprotrusionen Zufallsbefunde sein, die mit dem eigentlichen Schmerz nichts zu tun haben, den Behandler und den Patienten aber auf eine falsche Fährte setzen und so Maßnahmen wie z. B. Operationen initiiert werden, die schlussendlich die Beschwerden des Patienten eher verschlimmern.

MERKE

Unnötige Diagnostik kann den Krankheitsverlauf verschlechtern (Chou et al. 2009, NVL 2017).

Bildgebende Diagnostik dient dem Ausschluss von Frakturen, malignen Ursachen oder Infektionsherden (bei entsprechendem Verdacht aufgrund von Red Flags) oder der Klärung einer OP-Indikation, z. B. bei einem Bandscheibenvorfall mit relevanten neurologischen Ausfällen. Sie sollte nicht wiederholt werden, wenn sich das Krankheitsgeschehen nicht geändert hat.

Laboruntersuchungen sind bei V. a. spezifische Erkrankungen wie rheumatoide Arthritis, infektiöse oder maligne Ursachen der Beschwerden sinnvoll.

Elektrophysiologische Untersuchungen werden z. B. bei neuropathischen Schmerzen eingesetzt. Je nach schon bekannter Grunderkrankung oder Verdacht können auch andere Untersuchungen notwendig sein. In jedem Fall muss geprüft werden, welche Diagnostik bereits durchgeführt wurde und inwiefern eine erneute oder weitere Untersuchung diagnostisch und therapeutisch weiterhilft.

Eine Übersicht über das diagnostische und therapeutische Vorgehen gibt ➤ Abb. 76.1.

76.2.6 Überweisung

Chronische Schmerzen müssen interdisziplinär betreut werden. So profitieren Arzt und Patient von einer engen Zusammenarbeit sowohl mit Vertretern der Gesundheitsfachberufe (z. B. Physiotherapie, Ergotherapie) als auch mit Psychotherapeuten, ärztlichen Spezialisten und auch den Kommunen (z. B. Selbsthilfegruppen, Freizeitangebote etc.). Gründe für die Hinzuziehung von ärztlichen Spezialisten:
- Unzureichender Therapieerfolg
- Differenzialdiagnostische Klärung bei Red Flags
- V. a. eine Systemerkrankung oder zur Durchführung klärender Diagnostik (z. B. elektrophysiologische Untersuchungen)
- Gezielte Therapiezuweisung (z. B. invasive Therapien, Psychotherapie, Rehabilitationsleistungen, multimodale Therapie)

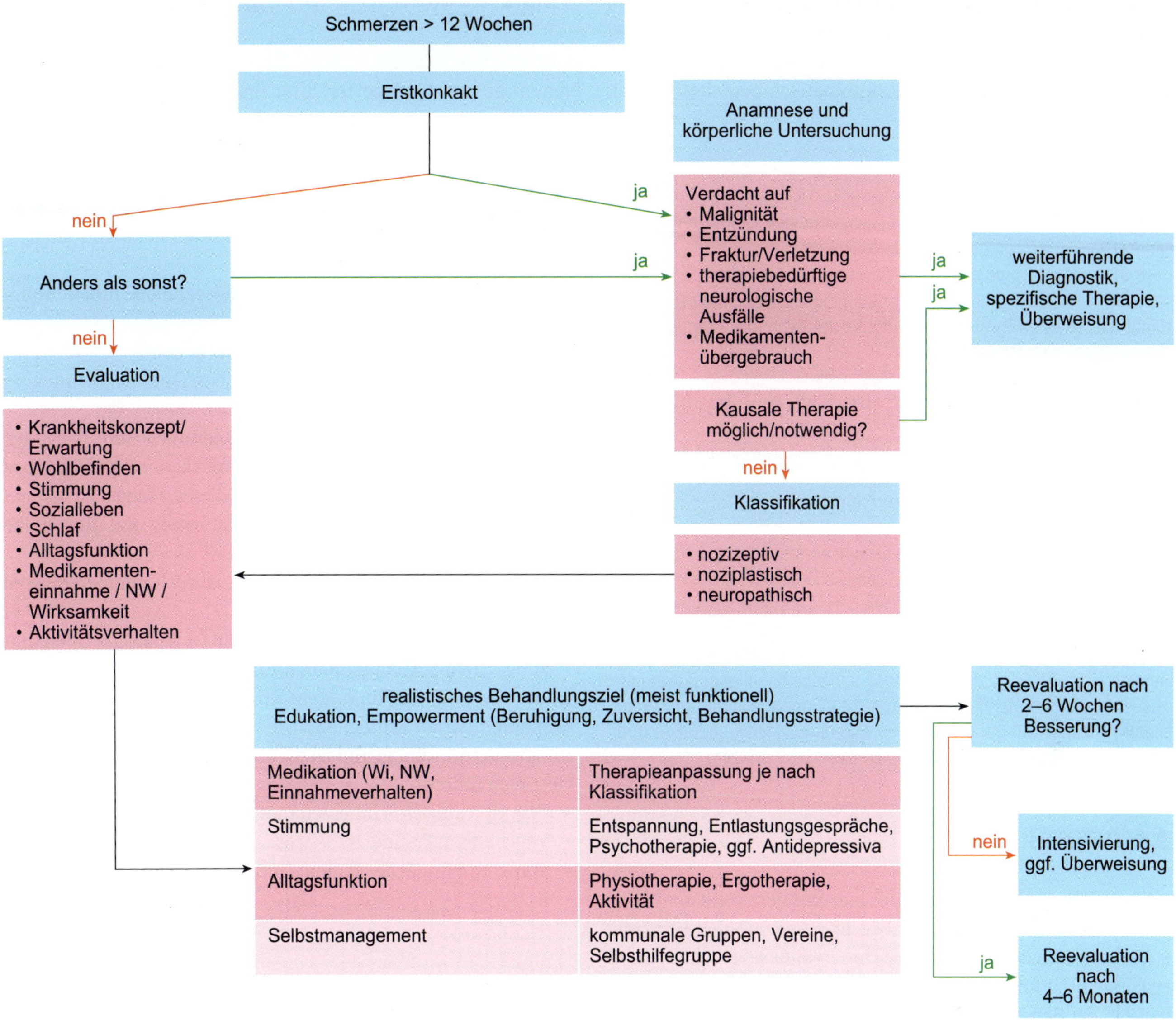

Abb. 76.1 Algorithmus chronischer Schmerz [L141]

76.3 Therapiestrategie

LEITLINIEN

- Nationale VersorgungsLeitlinie „Nicht-spezifischer Kreuzschmerz. 2. Aufl." AWMF-Registernummer nvl-007:

  https://www.leitlinien.de/themen/kreuzschmerz

- S2k-Leitlinie „Diagnose und nicht interventionelle Therapie neuropathischer Schmerzen". AWMF-Registernummer 030-114:

  https://register.awmf.org/de/leitlinien/detail/030-114

Da die Schmerzwahrnehmung von vielen Faktoren beeinflusst wird, lässt sich nur schwer einschätzen, ob eine Medikation oder eine nichtmedikamentöse Maßnahme tatsächlich hilft oder ob andere Einflussfaktoren wie z. B. eine berufliche Entlastung die Schmerzwahrnehmung verändern. Aus diesem Grund muss die Behandlung chronischer Schmerzen immer i. S. des **biopsychosozialen Modells** erfolgen, d. h., neben der medikamentösen Therapie werden immer auch die Begleitumstände, die psychische Verfassung und soziale Faktoren diagnostisch miterhoben und in der Therapie mitberücksichtigt. In keinem Fall sollte der Behandler auf jede Schmerzäußerung mit einer Intensivierung der medikamentösen Therapie reagieren, sondern stattdessen überlegen, ob ein Entlastungsgespräch und nichtmedikamentöse Maßnahmen helfen. Häufig ist es eine individuelle Zusammenstellung verschiedener Maßnahmen, die zu einer Zustandsverbesserung führt.

Wann immer eine kausale Behandlung der Schmerzen möglich und erfolgversprechend ist, hat diese Vorrang. Die Mehrzahl der chronischen Schmerzpatienten in hausärztlichen Praxen weist aber Schmerzsyndrome auf, die nur symptomatisch begleitet werden können.

MERKE

In der Behandlung chronischer Schmerzen muss zwischen kontinuierlicher Begleitung einerseits und der Therapie exazerbierter Schmerzzustände andererseits unterschieden werden.

Ein Patient, der trotz vorhandener Schmerzen mit seiner Schmerzerkrankung zurechtkommt und seinen Alltag mit Lebensqualität meistert, ist therapeutisch gut eingestellt. Die Aufgabe des Behandlers liegt dann in der **Begleitung des Patienten:**

- Regelmäßig prüfen, ob der Zustand stabil bleibt.
- Risikofaktoren für eine Schmerzverschlimmerung oder Zustandsverschlechterung erkennen.
- Mit dem Patienten Strategien im Umgang mit Exazerbationen entwickeln.
- Entlastungsgespräche führen und den Patienten ermuntern, seine Ressourcen zu nutzen.

In Phasen der **Schmerzexazerbation** besteht ein intensiver Behandlungsbedarf. Dieser ist nicht zwingend in einer medikamentösen Schmerztherapie zu sehen. Oft können äußere Faktoren wie Stress am Arbeitsplatz oder im privaten Umfeld Auslöser für eine Zustandsverschlimmerung und eine geänderte Schmerzwahrnehmung sein. Die besondere Herausforderung für den Behandler ist es, die Auslöser zu erkennen und eine Behandlungsstrategie aufzusetzen, die diese Einflussfaktoren nicht ignoriert, sondern gezielt in Form von Selbstbewältigungsstrategien adressiert. Medikamentöse und nichtmedikamentöse Maßnahmen können dabei unterstützen.

76.3.1 Behandlungsziel

Anders als akuter Schmerz ist chronischer Schmerz nicht als Warnsignal zu verstehen. Ein Auslöser ist bei chronischem Schmerz häufig nicht mehr identifizierbar bzw. die Schmerzintensität steht nicht in folgerichtigem Zusammenhang mit Organpathologien oder anderen Reizen. Ziel der Behandlung ist, den Schmerz des Betroffenen so weit zu lindern, dass er z. B. Rollen ausfüllen und seinen Alltag gestalten kann. Die Lebensqualität und das Wohlbefinden stehen im Vordergrund der Behandlung. Um das umzusetzen, wird die Wirksamkeit von Behandlungsmaßnahmen über individuell festgelegte Ziele gemessen. Diese sollten funktionell sein.

Patientenbeispiel

Eine Patientin berichtet Ihnen, dass sie kaum noch vor die Tür komme und auch nicht mehr mit dem Bus zu den Treffen ihrer Freundinnen fahren könne, da sie wegen ihrer Schmerzen nicht mehr lange an der Haltestelle stehen könne. Sie vereinbaren mit ihr eine medikamentöse Schmerztherapie. Ziel ist es, die Patientin in die Lage zu versetzen, mindestens 15 min im Stehen zu warten, um so wieder mit dem Bus mobil zu sein. Erreicht sie dieses Ziel nicht durch die ausreichend dosierten Medikamente, wird die Medikation gewechselt oder abgebrochen.

76.3.2 Edukation und Empowerment

Chronischer Schmerz ist eine chronische Erkrankung. Die Betroffenen müssen zu Experten ihrer Erkrankung werden und lernen, damit zu leben. Eine auf Selbstmanagement und funktionelle Ziele ausgerichtete Therapie ist nur möglich, wenn auch die Patienten realistische Behandlungserwartungen haben, die Bedeutung eigener Gestaltung und Einflussnahme verstehen und wissen, wann und in welcher Form sie ärztliche Hilfe in Anspruch nehmen sollten.

Die Patienten sollten …

- verstehen, dass Schmerzen biopsychosozial beeinflusst und behandelt werden müssen,
- realistische Behandlungserwartungen haben,
- die diagnostischen und therapeutischen Optionen kennen und realistisch bewerten können,
- die für ihr Leben und ihren Schmerz relevanten aufrechterhaltenden und schmerzverschlimmernden Faktoren kennen und Selbstbewältigungsstrategien nutzen können, um diesen adäquat zu begegnen,
- keine Angst vor körperlicher Aktivität haben und diese in ihren Alltag einbinden,
- wissen, wann sie ärztliche Hilfe in Anspruch nehmen müssen (Warnhinweise), und
- ihre individuellen Ressourcen kennen (z. B. soziale Unterstützung, Hobbys, Genussmomente).

In der Kommunikation mit chronischen Schmerzpatienten sollten Behandler darauf achten, dass sie zwar die genannten Edukationsinhalte vermitteln, grundsätzlich aber ein ressourcenorientiertes Gespräch führen:

- Was ist trotz der Schmerzen möglich?
- Was bereitet Freude im Leben?
- Wann empfindet der Patient Genuss, Wohlbefinden, innere Ruhe?

76.3.3 Nichtmedikamentöse Therapie

Wann immer möglich, sollten chronische Schmerzen bevorzugt nichtmedikamentös behandelt werden. Zur Auswahl stehen physikalische und psychologische Maßnahmen, Heilmittel und Naturheilverfahren (➤ Kap. 105). Es ist unterschiedlich, ob und wie gut die Patienten auf die jeweiligen Methoden ansprechen. Insofern gibt es keine Therapie der ersten Wahl. Die Kombination verschiedener Methoden scheint wirksamer zu sein als isolierte Behandlungsansätze.

Neben Edukation und Empowerment ist **körperliche Aktivität** die Basis jeder Schmerztherapie. Bei allen Therapiestrategien sollten aktivierende Maßnahmen bevorzugt eingesetzt und passive Interventionen möglichst vermieden werden.

Alle Patienten mit chronischen Schmerzen sollten unbedingt ermutigt werden, an einer **Verhaltenstherapie** teilzunehmen. Hierüber können typische Probleme, die in Zusammenhang mit der Erkrankung stehen (Krankheitsüberzeugungen, Einstellungen, Erwartungen), angesprochen und bearbeitet werden, sodass eine Verhaltensänderung leichter umsetzbar wird (NVL 2017, 2016).

Multimodale Behandlungsprogramme sind therapeutische und rehabilitative Programme, in denen für Patienten mit chronischen

Schmerzen auf der Basis eines Eingangsassessments und interdisziplinärer Fallkonferenzen individuelle Behandlungsprogramme zusammengestellt werden, die physikalische, aktivitätsfördernde, soziale und psychotherapeutische Therapieeinheiten, Edukation und eine medikamentöse Einstellung beinhalten. Sie werden stationär und teilstationär sowohl für die kurative als auch für eine rehabilitative Zielsetzung angeboten (NVL 2017).

In der **Behandlung muskuloskelettaler Schmerzen** ist körperliche Aktivität ein wesentlicher Therapiebaustein, während von der früher häufig verordneten Bettruhe abgeraten werden sollte. Stattdessen werden Bewegungstherapie, Funktions- oder Rehabilitationssport, progressive Muskelrelaxation, kognitive Verhaltenstherapie und die eben erwähnte multimodale Therapie empfohlen. Optional können Manuelle Therapie, Akupunktur, Rückenschule (basierend auf einem biopsychosozialen Konzept) oder Massagen in Kombination mit aktivierenden Maßnahmen eingesetzt werden (NVL 2017).

Für die **Behandlung neuropathischer Schmerzen** ist das Spektrum nichtmedikamentöser Therapien zur Schmerzlinderung sehr eingeschränkt. Manche Patienten profitieren von Elektrotherapie. Hierzu gehören die transkutane elektrische Nervenstimulation (TENS), die hochfrequente Muskelstimulationen (Hochtontherapie) und die frequenzmodulierte elektromagnetische Nervenstimulation (FREMS) (S2k-Leitlinie 2019). Chirurgische Nervendekompressionen sollten nur bei nachgewiesenem Engpasssyndrom eingesetzt werden (NVL 2016). Zwar lässt sich bei weniger als 50 % der Patienten mit neuropathischen Schmerzen eine ausgeprägte Schmerzlinderung erreichen, trotzdem sind nichtmedikamentöse Therapien wie physikalische Maßnahmen, Physiotherapie, Einlagen und Orthesen usw. sehr wichtig, um die Alltagsfähigkeiten der Patienten zu erhalten. Für krankheitsspezifische Maßnahmen wird auf entsprechende Leitlinien verwiesen (NVL 2016).

Je nach Schmerzsyndrom können **spezifische Therapien** erwogen werden, die hier nicht im Detail aufgeführt werden können. Insbesondere bei invasiven Maßnahmen wie Injektionstherapie oder chirurgischen Verfahren muss sorgfältig geprüft werden, ob ein Nutzen für das jeweilige Krankheitsbild belegt ist. Nicht selten werden vorschnell somatische Erklärungsmodelle („degenerative Veränderungen", „Bandscheibenvorfall", „Spinalkanalstenose") akzeptiert, was dazu führt, dass mit geringem oder gänzlich ohne Erfolg Operationen durchgeführt werden, welche die Lebensqualität der Patienten nicht verbessern, sondern teils sogar verschlechtern. Auf der anderen Seite gibt es Ausnahmefälle, die davon profitieren und erhebliche Erleichterung verspüren. Die Entscheidung muss individuell auf der Basis der vorhandenen Evidenz gefällt werden.

76.3.4 Medikamentöse Therapie

Die medikamentöse Therapie soll den Patienten über Phasen stärkerer Schmerzausprägung hinweghelfen und ihn in die Lage versetzen, Selbstbewältigungsstrategien wie Bewegung oder soziale Aktivitäten umzusetzen. Sie sollte so kurz wie möglich in der niedrigsten notwendigen Dosis erfolgen (➤ Tab. 76.2).

Bei **nozizeptiven Schmerzen** kann sich die Behandlung am **WHO-Stufenschema** orientieren:

- **Stufe 1:** Nichtopioid-Analgetika in ausreichender Standarddosis + ggf. Adjuvans
- **Stufe 2:** schwach wirksame Opioide + Nichtopioid-Analgetika + ggf. Adjuvans
- **Stufe 3:** stark wirksame Opioide + Nichtopioid-Analgetika + ggf. Adjuvans

Bei **neuropathischen Schmerzen** werden bei Versagen einer analgetischen Therapie Antidepressiva und Antikonvulsiva eingesetzt (NVL 2016):

- **Stufe 1:** einfache Analgetika in ausreichender Standarddosis + ggf. Adjuvans
- **Stufe 2:** Monotherapie mit trizyklischen Antidepressiva, Duloxetin oder Antikonvulsivum oder Opioid der Stufe 2 (wenn indiziert) + ggf. Adjuvans
- **Stufe 3:** Kombinationstherapie der Stufe-2-Medikation plus Opioid + ggf. Adjuvans

Von den Antikonvulsiva kommen Pregabalin oder Gabapentin zur Anwendung. Nur bei Trigeminusneuralgie gibt es gute Evidenz für Carbamazepin als Mittel der 1. Wahl. Als Adjuvanzien können je nach zugrundeliegender Erkrankung topisches Lidocain oder Capsaicin eingesetzt werden.

Noziplastische Schmerzen sprechen in der Regel nicht gut auf eine medikamentöse Therapie an. Allerdings liegen teils auch Mischbilder zumeist noziplastischer und nozizeptiver Schmerzanteile vor, sodass ein Therapieversuch entsprechend obigen Empfehlungen sinnvoll sein kann.

Für alle Medikamente, die bei chronischem Schmerz zum Einsatz kommen, gilt, dass es wenig, teils keine Evidenz für deren Wirksamkeit in der Langzeitanwendung gibt. Stattdessen zeigen Versorgungsbeobachtungen, dass mit der Dosis und der Dauer der Einnahme von z. B. Opioiden oder Antikonvulsiva die Mortalität um ein Vielfaches ansteigt, insbesondere bei Kombinationsbehandlungen (Garg et al. 2017). Bei Patienten mit chronischen Schmerzen, deren Schmerzwahrnehmung multifaktoriell beeinflussbar ist, sollte immer kritisch geprüft werden, ob die bestehende Medikation wirklich noch notwendig und wirksam ist, ob Nebenwirkungen auftreten und ob eine nichtmedikamentöse Therapie ähnliche oder bessere Erfolge erzielen kann.

LEITLINIEN

S3-Leitlinie „Langzeitanwendung von Opioiden bei chronischen nichttumorbedingten Schmerzen (LONTS)". AWMF-Registernummer 145-003:

https://register.awmf.org/de/leitlinien/detail/145-003

In keinem Fall sollte eine einmal angesetzte Therapie ständig fortgeführt werden, ohne sie zu hinterfragen.

Es gibt nur wenig Evidenz für die Wirksamkeit von Opiaten für die Behandlung chronischer Schmerzen, während Studien erhebliche Nebenwirkungen in der Langzeitanwendung der Medikamentengruppe zeigen (Garg et al. 2017). Es kommt vor, dass einmal angesetzte Opiate fortlaufend weiterverordnet werden, da die Schmerzproble-

Tab. 76.2 Medikamentöse Schmerztherapie

Wirkstoffgruppe, Wirkmechanismus	Substanz	Dosierung*	Anmerkungen
Analgetika	Paracetamol	1–3 × 1–2 Tbl./d, max. 3 g/d	Nephro-/hepatotoxisch, keine Langzeitanwendung
	Metamizol	2–4 × 20–40 Tr. oder 500–1.000 mg Tbl./d, max. 4 g/d	• NW: Agranulozytose (Heiserkeit, Angina, Rachenulzerationen, Fieber), Thrombozytopenie • Monitoring: Blutbild, Differenzialblutbild, anfangs alle 14 d
Nichtsteroidale Antirheumatika (NSAR)	• Bei hoher Dosis und Langzeitbehandlung erhöhtes Risiko für Myokardinfarkt und Schlaganfall • NW: Wasserretention, Blutdrucksteigerung (bis 40 mmHg), Magenbeschwerden, Ulzera, Diarrhö, Hepatotoxizität • **Cave:** analgetikabedingtes Asthma, Herzinsuffizienz, hoch dosierte Diuretika, Volumenmangel, nephrotisches Syndrom, Leberzirrhose: Kontrolle Elektrolyte, Kreatinin, Harnstoff		
	Diclofenac	Je nach Dosis 1–3 × 1 Tbl./d, max. 100 mg/d, in Ausnahmefällen: 150 mg/d	Risikoerhöhung für arteriell-thrombotische Ereignisse, KI: NYHA II–IV, pAVK, KHK, zerebrovaskuläre Ereignisse
	Ibuprofen	1–3 × 400–600 mg/d, max. 1.200 mg/d, in Ausnahmefällen: 2.400 mg/d	Interaktion mit ASS: 2–3 h *nach* ASS
	Naproxen (1. Wahl)	1–3 × 250 mg/d, max. 750 mg/d, in Ausnahmefällen: 1.250 mg/d	2–3 h nach ASS, hohes Ulkusrisiko, vermutlich geringstes kardiovaskuläres Risiko
	Celecoxib	2 × 100 mg/d, max. 200–400 mg/d (Dosis und Dauer niedrig halten!)	• Bei Arthrose und rheumatoider Arthritis • Weniger gastrointestinale NW als NSAR • KI: kardiovaskuläre Erkrankungen (Herzinsuffizienz, KHK, Apoplex)
Opioide	• Achtung: generell geringe Ansprechrate; individuell Zielerreichung prüfen im Opioidversuch • Mit multimodalem Behandlungskonzept, nur retardiert, festes Zeitschema • Schwache Opioide: Ceiling-Effekt (Dosissteigerung führt nur zu NW) • Immer Obstipationsprophylaxe, Antiemetika für etwa 3 Wo. • Durchbruchschmerzen: ⅙ der Dosis nicht retardiert geben • Bei Wechsel zwischen Opioiden 30 % Dosisreduktion • Transdermale Applikationen nur bei stabilen Schmerzzuständen, wenn orale Applikation nicht möglich		
	Tramadol (WHO-Stufe 2)	Retard: 1–2 × 50–200 mg/d, Intervall > 6 h, max. 400 mg/12 h	• Nicht bei schweren Leber- und Nierenstörungen • Häufig Übelkeit, Erbrechen, kann Krampfanfälle und Halluzinationen auslösen
	Morphin (WHO-Stufe 3) 1. Wahl	2–3 × 10–30 mg/d, max. 120 mg/d	Analgesie über weiten Dosisbereich steigerbar, Darreichungsformen für Basismedikation und Durchbruchschmerzen
Antikonvulsiva	Bei chronischen neuropathischen Schmerzen Aufklärung über verzögerte Wirkung, Fahrtüchtigkeit		
	Carbamazepin	Start 2 × 100 mg, Wirkdosis 2 × 100–600 mg/d (Steigerung alle 3–5 d langsam)	• Trigeminusneuralgie • NW: Schwindel, Benommenheit, Ataxie, unbedingt langsam einschleichen! • Starke Enzyminduktion
	Gabapentin	Start 1–3 ×300 mg/d, bis 1.200–2.400 mg/d, max. 3.600 mg/d	• Diabetische PNP • NW: Müdigkeit, Schwindel, Knöchelödeme, Missbrauchsgefahr, Entzugssymptome bei Absetzen • Kontrolle Amylase, Lipase
	Pregabalin	Start 75–150 mg/d, Steigerung alle 3–7 d, max. 300–600 mg/d	• Diabetische PNP • Dosisanpassung bei Niereninsuffizienz • Häufige NW: Schwindel, Somnolenz, Ödeme, Gewichtszunahme, Missbrauchsgefahr, Entzugssymptome bei Absetzen
Begleitmedikation			
Laxanzien (➤ Kap. 21)			
Antiemetika	Metoclopramid	3 × 10 mg (1 × 1 Kps.)	Bei Opioiden die ersten 3 Wo. zusätzlich
Antazida	PPI (z. B. Pantoprazol)	1 × 20 mg	Begleitend zu NSAR bei Älteren, Risiko für gastrointestinale Komplikationen (Komedikation, positive Anamnese)
Koanalgetika	Post-Zoster-Neuralgie, diabetische PNP, partielle Nervenläsionen, zentrale Schmerzsyndrome		
Trizyklika	Amitriptylin	Start 1 × 25 mg, alle 4 d um 10–25 mg erhöhen, Wirkdosis 1 × 25–75 mg	• Abends einnehmen, Dosis unter der Dosis für antidepressive Wirkung • Ältere: 10 mg retardiert einschleichen, Monitoring: EKG, Blutbild, Transaminasen, NW häufig
SSRNI**	Duloxetin	Start 1 × 30 mg, Steigerung nach 7–14 d, Wirkdosis 60 mg	• NW: anfangs Übelkeit, Erbrechen, Schwindel • Monitoring: Blutdruck

* Sämtliche Dosierungen sind nur für Erwachsene angegeben (nicht schwanger, nicht stillend, nicht geriatrisch), vor Verordnung müssen individuell Dosierungen, Nebenwirkungen (NW) und Kontraindikationen (KI) geprüft werden.
** Selektive Noradrenalin- und Serotonin-Wiederaufnahmehemmer

matik als chronisches Problem immer präsent ist und der Behandler eine vermeintlich stabile Situation nicht zum Kippen bringen will. Tatsächlich aber bleibt der Zustand vieler Patienten auch bei reduzierter Opiatdosis oder sogar nach Ausschleichen der Präparate weiter unverändert, d. h., die Opiate haben keinen Einfluss auf das Schmerzgeschehen gehabt. Es wird deshalb empfohlen, spätestens nach 6 Monaten eine Reevaluation der Opiattherapie durchzuführen und zu prüfen, ob Patienten überhaupt funktionell von der Therapie profitieren. Dieses Ausschleichen einer bestehenden Opiattherapie trotz weiterbestehendem Schmerzsyndrom ist eine herausfordernde Situation für die Arzt-Patient-Beziehung. Sie erfordert Vertrauen und viel Kommunikation, ggf. unterstützt durch nichtmedikamentöse Therapieverfahren.

Starke Opioide sollten grundsätzlich nur im Rahmen eines multimodal aufgestellten Behandlungskonzepts intermittierend eingesetzt werden. Hier wird auf die Leitlinie zur Langzeitanwendung von Opioiden bei chronischen Nichttumorschmerzen verwiesen (S3-Leitlinie 2020; ➤ Tab. 76.3).

Zunehmend werden **Cannabis und Cannabinoide** für die Anwendung bei chronischem Schmerz diskutiert (➤ Kap. 104). Dies gilt insbesondere für Patienten mit neuropathischen Schmerzen. Langzeiterfahrungen liegen bislang keine vor (Mücke et al. 2018). Der Einsatz von Cannabinoiden bei chronischen Schmerzen muss wie bei anderen Schmerzmedikamenten sorgfältig abgewogen werden. Ihre Anwendung gehört in die Hände erfahrener Behandler und sollte nur im Rahmen eines multimodalen Behandlungsansatzes erfolgen.

Tab. 76.3 Therapie mit Opioiden (nach NVL 2017, LONTS 2020)

Präparateauswahl	• Nur retardierte Galenik bzw. lange Wirkdauer • Bevorzugt orale Applikation, bei Kontraindikation ggf. transdermal • Nebenwirkungsprofil beachten • **Cave:** Komorbiditäten • Patientenpräferenzen berücksichtigen
Einstellungsphase (Dosistitration)	• Therapieziel vereinbaren • Aufklärung zu Nebenwirkungen, Suchtgefahr, Verkehrssicherheit • Mit niedriger Dosis beginnen • Therapie nach festem Zeitplan • Schrittweise Dosissteigerung in Abhängigkeit von Wirksamkeit (Zielerreichung) und Verträglichkeit • Optimale Dosis bei Erreichen der formulierten Therapieziele bei geringen oder tolerablen Nebenwirkungen erreicht • Nur in Ausnahmefällen > 120 mg/d orales Morphin-Äquivalent überschreiten • Kurzfristige Bedarfsmedikation mit nicht retardierten oral wirksamen opioidhaltigen Analgetika zur Dosisfindung
Langzeittherapie	• Keine Bedarfsmedikation mit nicht retardierten opioidhaltigen Analgetika • Bei Schmerzexazerbation keine initiale Erhöhung der Opioiddosis, zunächst NSAR • In regelmäßigen Abständen prüfen: – Erreichen der Therapieziele – Nebenwirkungen (z. B. Libidoverlust, psychische Veränderungen wie Interesseverlust, Merkfähigkeitsstörungen, Sturzereignisse) – Hinweise auf Fehl- oder Übergebrauch • Nach 6 Mon. mit Therapieresponse Dosisreduktion und/oder Auslassversuch besprechen – Prüfung der Indikation für Therapiefortsetzung bzw. des Ansprechens auf nichtmedikamentöse Maßnahmen
Präparatewechsel (Opioidrotation)	• Indikationen – Unzureichende Schmerzlinderung oder (max. 2 x) bei Toleranzentwicklung – Therapieresistente Nebenwirkungen (z. B. Obstipation, Übelkeit, Müdigkeit, Harnverhalt) – Medikamenteninteraktionen – Veränderungen der Leber- und/oder Nierenfunktion Opioidinduzierte Obstipation – Opioidinduzierte Hyperalgesie • Vorgehen – Aktuelle Gesamtdosis an Opioiden errechnen (inklusive Bedarfsmedikation) – Umrechnen in Morphinäquivalente und neues Opioid (➤ Tab. 76.4) – Reduktion der Dosis des neuen Opioids um 25–50 % (50 % Reduktion v. a. bei älteren und multimorbiden Patienten oder hohen Opioiddosen von > 120 mg Morphinäquivalent/24h) Achtung: Ausnahmeregelung für Tapentadol (s. LONTS-Leitlinie, LONTS 2020)
Beendigung der Therapie	• Erreichen der individuellen Therapieziele durch andere Maßnahmen • Nichterreichen der individuellen Therapieziele innerhalb der initialen 4–12 Wo. • Auftreten von nicht ausreichend therapierbaren bzw. nicht tolerierbaren Nebenwirkungen • Anhaltender Wirkverlust trotz Modifikation der Opioidtherapie • Missbräuchliche Verwendung der rezeptierten opioidhaltigen Analgetika durch Patienten trotz Mitbehandlung durch Suchtspezialisten • Therapie mit opioidhaltigen Analgetika schrittweise beenden

Tab. 76.4 Umrechnung zwischen unterschiedlichen Opioiden (nach LONTS 2020, Praxiswerkzeug 10: Opioidrotation)

Opioid	Umrechnungsfaktor (Opioid : Morphin)	Beispieldosierung
Morphin oral	Referenz	60 mg/d
Tramadol oral	10:1	600 mg/d (max. Dosis: 400 mg/d)
Tilidin oral	10 : 1	600 mg/d
Tapentadol oral	2,5 : 1	150 mg/d
Oxycodon oral	1 : 2	30 mg/d
Hydromorphon oral	1 : (5-)7,5	8 mg/d
Fentanyl transdermal	1 : 100	25 µg/h
Buprenorphin transdermal	1 : 75	35 µg/h

Beispiel: Trotz der begleitenden Gabe von Laxanzien reagiert einer Ihrer Patienten mit starker Obstipation auf Oxycodon 15 mg/d. Sie möchten ihn alternativ auf Tilidin retard einstellen. Eine Bedarfsmedikation nimmt er derzeit nicht ein. Sie berechnen eine Morphinäquivalenzdosis von 30 mg (15 mg/d Oxycodondosis x 2). Dies entspricht einer Dosis von Tilidin retard von 300 mg/d (30 mg Morphinäquivalent x 10), die Sie um 50 % reduzieren. Sie verordnen Ihrem Patienten Tilidin retard 150 mg/d.

76

MERKE

Es besteht ein Zusammenhang zwischen der Gabe von Opioiden in der Schmerztherapie und einer erhöhten Mortalität. In der Einstellungsphase bzw. im ersten Monat nach Therapiebeginn sind die Patienten besonders gefährdet (Ray et al. 2016). Ob, wie sehr und auf welches Opiat Patienten ansprechen, variiert erheblich. Viele Patienten mit chronischen Schmerzen profitieren in ihrer Symptomatik gar nicht von einer Therapie mit Opioiden. Vereinbaren Sie funktionelle Ziele, die mit der intensivierten medikamentösen Schmerztherapie erreicht werden sollen. Bei Versagen der Therapie kann das Opioid gewechselt werden (Opioidrotation, ➤ Tab. 76.4) oder die Therapie wird wieder ausgeschlichen. Für eine Langzeittherapie mit opioidhaltigen Analgetika gibt es keine Evidenz, sie muss regelmäßig kritisch hinterfragt werden.

LITERATUR

Bethge M, Radoschewski FM, Gutenbrunner C. The Work Ability Index as a screening tool to identify the need for rehabilitation: Longitudinal findings from the Second German Sociomedical Panel of Employees. J Rehabil Med 2012; 44(11): 980–987.

Bethge M, Spanier K, Neugebauer T et al. Self-reported poor work ability – an indicator of need for rehabilitation? A cross-sectional study of a sample of German employees. Am J Phys Med Rehabil 2015; 94(11): 958–966.

Chimenti RL, Frey-Law LA, Sluka KA. A mechanism-based approach to physical therapist management of pain. Phys Ther 2018; 98(5): 302–314.

Chou R, Fu R, Carrino JA, Deyo RA. Imaging strategies for low-back pain: Systematic review and meta-analysis. Lancet 2009; 373(9662): 463–472.

Dillmann U, Nilges P, Saile H, Gerbershagen HU. PDI – Pain Disability Index – deutsche Fassung 2011. ZPID (Leibniz Institute for Psychology Information) – Testarchiv: ZPID (Leibniz Institute for Psychology Information) – Testarchiv.

Garg RK, Fulton-Kehoe D, Franklin GM. Patterns of opioid use and risk of opioid overdose death among medicaid patients. Med Care 2017; 55(7): 661–668.

Grotle M, Vøllestad NK, Brox JI. Screening for yellow flags in first-time acute low back pain: Reliability and validity of a Norwegian version of the Acute Low Back Pain Screening Questionnaire. Clin J Pain 2006; 22(5): 458–467.

Hensler S, Heinemann D, Becker MT et al. Chronic pain in German general practice. Pain Med 2009; 10(8): 1408–1415.

Karstens S, Krug K, Hill JC et al. Validation of the German version of the STarT-Back Tool (STarT-G): A cohort study with patients from primary care practices. BMC Musculoskelet Disord 2015; 16: 346.

Kaye AD, Baluch A, Scott JT. Pain management in the elderly population: A review. Ochsner J 2010; 10(3): 179–187.

Mücke M, Phillips T, Radbruch L et al. Cannabis-based medicines for chronic neuropathic pain in adults. Cochrane Database Syst Rev 2018; 3: CD012182.

Murphy SE, Blake C, Power CK, Fullen BM. The effectiveness of a stratified group intervention using the STarTBack screening tool in patients with LBP – a non randomised controlled trial. BMC Musculoskelet Disord 2013; 14: 342.

Ray WA, Chung CP, Murray KT, Hall K, Stein CM. Prescription of Long-Acting Opioids and Mortality in Patients With Chronic Noncancer Pain. JAMA 2016; 315: 2415–23.

Roenneberg C, Sattel H, Schaefert R et al. Functional somatic symptoms. Dtsch Arztebl Int 2019; 116(33–34): 553–560.

Schuler M. Wie man Schmerzen auch bei Demenz erkennen kann. Dtsch Arztebl 2014; 111(41): 4–7.

SYSTEMATISCHE REVIEWS

Els C, Jackson TD, Hagtvedt R et al. High-dose opioids for chronic non-cancer pain: an overview of Cochrane Reviews. Cochrane Database Syst Rev 2017; 10: CD012299.

Els C, Jackson TD, Kunyk D et al. Adverse events associated with medium- and long-term use of opioids for chronic non-cancer pain: An overview of Cochrane reviews. Cochrane Database Syst Rev 2017; 10: CD012509.

Geneen LJ, Moore RA, Clarke C et al. Physical activity and exercise for chronic pain in adults: An overview of Cochrane reviews. Cochrane Database Syst Rev 2017; 4: CD011279.

Wiffen PJ, Derry S, Moore RA et al. Antiepileptic drugs for neuropathic pain and fibromyalgia: An overview of Cochrane reviews. Cochrane Database Syst Rev 2013; 11: CD010567.

KAPITEL

77

Hanna Kaduszkiewicz, Hendrik van den Bussche†

Demenz

77.1 Definition und Epidemiologie

Bei der Demenz handelt es sich um ein Syndrom, d. h. um eine Kombination verschiedener Symptome. Grundlage der Demenz ist ein fortschreitender (Funktions-)Verlust von Nervenzellen.

77.1.1 Klassifikation

Es gibt zwei Systematiken, nach denen Demenzsyndrome klassifiziert werden können: die ICD-10-Klassifikation, die üblicherweise in Deutschland zur Kodierung verwendet wird, und die Klassifikation nach dem *Diagnostic and Statistical Manual of Mental Disorders* (DSM-5) der *American Psychiatric Association* (2015), die klarere Kriterien für eine Diagnosestellung bietet. Das Wesentliche aus beiden Systematiken soll hier kurz vorgestellt werden.

Im **DSM-5** werden Demenzen synonym als „schwere neurokognitive Störungen" bezeichnet. Zur Diagnosestellung einer Demenz müssen die Kriterien A–D über einen Zeitraum von mindestens 6 Monaten erfüllt sein:

- **Kriterium A:** erhebliche Abnahme der kognitiven Leistung in Relation zum vorherigen Leistungsniveau in mindestens einem kognitiven Bereich (z. B. Gedächtnis, Aufmerksamkeit, exekutive Funktionen, Sprache, soziale Kognition), nachgewiesen durch:
  1. subjektive Einschätzung des Patienten, eines Informanten (z. B. Angehörigen) oder eines Arztes und
  2. objektive Einschätzung vorzugsweise durch eine standardisierte neuropsychologische Testung.
- **Kriterium B:** Die Abnahme der kognitiven Leistung beeinträchtigt die Unabhängigkeit in der Verrichtung von Aktivitäten des täglichen Lebens (z. B. Bezahlen von Rechnungen, Einnahme von Medikamenten).
- **Kriterium C:** Die Defizite treten nicht ausschließlich im Verlauf eines Delirs auf.
- **Kriterium D:** Andere psychische Störungen müssen ausgeschlossen sein.

Nach klinischer Feststellung der Demenz wird sowohl im DSM-5 als auch in der ICD-10 eine Bestimmung der Ätiologie angestrebt. Die häufigsten Ursachen der Demenz sind die Alzheimer Krankheit und zerebrovaskuläre Störungen. Die häufigsten Demenzdiagnosen nach **ICD-10** sind daher:

- **F00.- Demenz bei Alzheimer-Krankheit (auch G30).** Die Alzheimer-Krankheit ist eine primär degenerative Erkrankung mit typischen neuropathologischen (Amyloidplaques und Neurofibrillenbündel = Tau-Fibrillen) und biochemischen Veränderungen (z. B. Erhöhung von Tau im Liquor). Es gibt Früh- und Spätmanifestationen sowie typische, atypische oder gemischte Formen.
- **F01.- Vaskuläre Demenz.** Die vaskuläre Demenz kann auf makro- und/oder auf mikrovaskulären Veränderungen beruhen. Die weitere Differenzierung erfolgt nach der Ätiologie, z. B. mit akutem Beginn (Insult) oder als eher allmählich verlaufende Multiinfarkt-Demenz.

- **F02.- Demenz bei anderenorts klassifizierten Krankheiten,** d. h. sekundäre Demenz z. B. bei Morbus Pick (= frontotemporale Demenz), primärem Parkinson-Syndrom, HIV-Krankheit, Chorea Huntington, Creutzfeldt-Jacob-Krankheit oder bei sonstigen anderenorts klassifizierten Krankheitsbildern (Epilepsie, Morbus Wilson etc).

Wenn es keine therapeutischen Konsequenzen hat, wird die Demenz häufig ätiologisch nicht weiter differenziert. Dafür steht der ICD-10-Code: F03.- „Nicht näher bezeichnete Demenz".

Zur Bestimmung des Schweregrades einer Demenz werden die Auswirkungen der Demenz auf die Alltagsaktivitäten eingeschätzt:

- **Leichte Demenz:** Der Patient kann selbstständig leben, die persönliche Hygiene ist erhalten. Einschränkungen bestehen bei den instrumentellen Aktivitäten des täglichen Lebens, z. B. Umgang mit Geld, Hausarbeit etc.
- **Mittelschwere Demenz:** Die selbstständige Lebensführung ist nur mit Schwierigkeiten möglich und Aufsicht teilweise erforderlich. Die Interessen des Patienten sind stark eingeschränkt. Schwierigkeiten bestehen bereits bei den grundlegenden Alltagsaktivitäten (z. B. Nahrungsaufnahme, Ankleiden).
- **Schwere Demenz:** Der Patient ist vollständig abhängig. Eine dauerhafte Aufsicht ist erforderlich. Der Patient ist nicht in der Lage, eine minimale persönliche Hygiene aufrechtzuerhalten, sein Denk- und Urteilsvermögen sind hochgradig eingeschränkt.

77

MERKE

Vorstadien der Demenz

Eine Unterscheidung zwischen „normalem" Altern bzw. „normaler" Altersvergesslichkeit und beginnender Demenz ist derzeit nur durch Verlaufsbeobachtung möglich.

Das DSM-5 grenzt die „leichte neurokognitive Störung" (*mild cognitive impairment,* MCI) von der Demenz wie folgt ab:

1. Die Abnahme der kognitiven Leistung ist geringer als bei der Demenz, und
2. die Fähigkeit zur selbstständigen Verrichtung alltäglicher Aktivitäten ist nicht beeinträchtigt, z. B. Umgang mit Geld, Einnahme von Medikamenten. Eventuell müssen sich die Patienten dabei mehr anstrengen als früher.

Cave: Die DSM-5-Diagnose „leichte neurokognitive Störung" *(mild cognitive impairment)* hat keine Entsprechung in der ICD-10. Die ICD-10-Diagnose F06.7 (leichte kognitive Störung) steht nicht für den Übergang zwischen Gesundheit und Demenz, sondern soll nur in Verbindung mit einer körperlichen Krankheit kodiert werden.

77.1.2 Epidemiologie der Demenz

In Deutschland leben gegenwärtig etwa 1,8 Mio. Demenzkranke. Auf jeden Hausarzt kommen rechnerisch im Durchschnitt 33 Patienten mit Demenz. Nach Blotenberg et al. (2023) verdoppelt sich ab dem Alter von 65 Jahren die altersspezifische Prävalenzrate etwa alle 5 Jahre (➤ Tab. 77.1).

Jedes Jahr treten mehr als 360.000 Neuerkrankungen auf. Bis zum Jahr 2033 wird eine Zunahme der Demenzkranken in Deutschland auf mehr als 1,9 Mio. prognostiziert. Allerdings gibt es aus mehreren Studien Hinweise darauf, dass das Risiko, an Demenz zu erkranken, in den westlichen Ländern sinken könnte (Roehr et al. 2018). Als Ursache werden die besseren Lebensbedingungen angenommen, z. B. bessere Bildung, gesündere Ernährung, mehr geistige, soziale und körperliche Aktivität sowie die erfolgreichere Behandlung kardiovaskulärer Risikofaktoren. Dieser Trend wird aber die steigende Anzahl der Demenzerkrankten allein aufgrund der steigenden Lebenserwartung und des demografischen Wandels nicht aufwiegen können.

Etwa zwei Drittel der Demenzkranken sind Frauen. Hauptgrund dafür ist, dass Frauen eine höhere Lebenserwartung haben als Männer und daher in den hohen Altersgruppen häufiger vertreten sind. Weitere Gründe scheinen zu sein, dass Frauen mit einer Demenz länger überleben und in den sehr hohen Altersstufen (≥ 80 Jahre) ein höheres Neuerkrankungsrisiko haben.

Auf Grundlage des klinischen Bildes weisen 50–70 % der Erkrankten eine Alzheimer-Demenz und 15–25 % eine vaskuläre Erkrankung auf. Allerdings weisen neuropathologische Post-mortem-Studien darauf hin, dass Mischformen sehr häufig sind, insbesondere bei Älteren. Auf der anderen Seite finden sich für die Alzheimer-Erkrankung „typische" Amyloidplaques und Tau-Fibrillen auch in Gehirnen von Menschen, die zu Lebzeiten keine klinische Demenzdiagnose hatten.

Zahlen zu den weniger häufigen Demenzformen wie frontotemporale Demenz, Demenz bei Morbus Parkinson oder Lewy-Körper-Demenz liegen für Deutschland nicht vor.

MERKE

Risikofaktoren

Der stärkste Risikofaktor für die Entwicklung einer Demenz ist das Alter. Weitere nicht beeinflussbare Risikofaktoren sind weibliches Geschlecht und genetische Vorbelastung (familiäre, autosomal-dominante Varianten der Alzheimer-Krankheit bis hin zu „schwachen" Risikofaktoren wie dem Apolipoprotein-E-Genotyp).

Potenziell modifizierbar sind (kardio-)vaskuläre Risikofaktoren wie Hypertonie, Hyperlipidämie, Adipositas, Diabetes mellitus, Rauchen und körperliche Inaktivität. Auch Hörminderung, Depressionen, soziale Isolation und Schlafmangel sind potenziell modifizierbar und sollten nach Möglichkeit reduziert werden. Da viele potenziell modifizierbare Risikofaktoren bereits im mittleren Lebensalter vorliegen, sollten Präventionsmaßnahmen bereits frühzeitig einsetzen (WHO 2019).

Tab. 77.1 Mittlere Prävalenzrate in Europa und Anzahl der Demenzerkrankten in Deutschland in Abhängigkeit von der Altersgruppe (nach Blotenberg et al. 2023)

Altersgruppe	65–69	70–74	75–79	80–84	85–89	90+
Prävalenzrate (%)	1,9	3,8	7,7	14,4	23,0	36,3
Anzahl Demenzkranker in Deutschland	91.000	157.000	242.000	495.000	405.000	306.000

77.2 Klinisches Bild

Demenzerkrankungen zeichnen sich durch den Verlust kognitiver Funktionen und Alltagskompetenzen aus. Es kommt zu zunehmenden Beeinträchtigungen vieler höherer kortikaler Funktionen wie Gedächtnis, Auffassungsgabe, Denken, zeitliche und örtliche Orientierung, Rechnen, Lernen, Sprache, Sprechen und Urteilsvermögen. Auch die emotionale Kontrolle, die Persönlichkeit, das Sozialverhalten und die Motivation verändern sich im Krankheitsverlauf. Das Bewusstsein ist nicht getrübt. Die Sinnesorgane funktionieren in dem für die Person üblichen Rahmen; es liegt auch kein Delir vor.

Im leichten Stadium können viele Patienten eine „intakte Fassade" aufrechterhalten. Im schweren Stadium der Demenz besteht meist Hilflosigkeit und völlige (24/7) Abhängigkeit von externer Hilfe und Betreuung.

Welche Veränderungen beim einzelnen Patienten zu welchem Zeitpunkt im Verlauf der Erkrankung im Vordergrund stehen, ist individuell sehr unterschiedlich und hängt zu einem gewissen Teil auch von der zugrunde liegenden Ätiologie ab.

- Bei der **Alzheimer-Krankheit** erscheint der Krankheitsprozess langsam schleichend über Monate bis Jahre.
- Bei der **vaskulären Demenz** werden hingegen (je nach zugrunde liegendem Ereignis) abrupte, stufenweise oder fluktuierende Verschlechterungen der kognitiven Funktionen beobachtet.
- Die **frontotemporale Demenz** beginnt häufig schon im mittleren Lebensalter und zeichnet sich durch eine Persönlichkeitsveränderung (z. B. Rastlosigkeit, Aggressivität, aber auch Gleichgültigkeit) und den Verlust sozialer Fähigkeiten (z. B. Benimmregeln) aus. Im Frühstadium können Verhaltensauffälligkeiten oder auch eine primär progressive Aphasie dominieren.
- Bei der **Lewy-Körper-Demenz** sind typische Symptome starke Fluktuation von Kognition, Aufmerksamkeit und Wachheit, visuelle Halluzinationen und Parkinson-Symptome.

77.3 Hausärztliche Aufgaben

Ältere Menschen weisen i. d. R. eine enge Bindung an ihren Hausarzt auf. In Deutschland werden > 90 % der Demenzkranken von ihrem Hausarzt (mit-)behandelt. Im Zuge eines Demenzverdachts nimmt die Inanspruchnahme des Hausarztes deutlich zu. Auch nach Diagnosestellung bleibt die Zahl der Kontakte mit dem Hausarzt wesentlich erhöht (Eisele et al. 2010).

Die Aufgaben des Hausarztes in der Zeit vor und nach der Diagnose sind vielfältig:

- Konsultation mit dem Demenzkranken und/oder seinen Angehörigen über die beobachteten Symptome, Vereinbarung einer Diagnosestrategie (darin ggf. Überweisung zu Spezialisten)
- Einleitung von Behandlungsmaßnahmen
- Hilfe bei der Beantragung pflegerischer und sozialer Leistungen
- Abschätzen der Ressourcen der Angehörigen, Beratung und Unterstützung der Angehörigen, Erarbeitung eines Betreuungskonzepts, Empfehlung von unterstützenden Maßnahmen und Einrichtungen (Deutsche Alzheimer Gesellschaft, Beratungsstellen etc.)
- Case-Management: Überweisungen zu Spezialisten (➤ Kap. 77.4.3); Koordination aller Dienste und Angebote (insbesondere der pflegerischen)
- Organisation des Lebensumfelds (z. B. Testamentserstellung, Patientenverfügung, Vorsorgevollmacht; siehe BMFSFJ und BÄK)
- Beratung der Angehörigen bei Heimaufnahme
- Ggf. Organisation/Durchführung palliativer Maßnahmen

77.4 Diagnostische Strategie und Differenzialdiagnose

77.4.1 Der Prozess der Diagnosestellung

Die Schwierigkeit, die Diagnose „früh" bzw. „rechtzeitig" zu stellen

Selbst wenn Symptome wie die oben beschriebenen vorliegen, ist es nicht leicht, zu einer sicheren Demenzdiagnose zu gelangen. Um eine falsch positive Diagnose bzw. eine frühe Stigmatisierung zu vermeiden, ist es hausärztlich vernünftig, zunächst eine abwartende, beobachtende Haltung einzunehmen. Es ist im Übrigen nicht selten, dass eine klinisch festgestellte „leichte neurokognitive Störung" (➤ Kap. 77.1.1) sich innerhalb eines überschaubaren Zeitraums zurückbildet.

Zuweilen werden die medizinischen Versorger im Allgemeinen und die Hausärzte im Besonderen mit der Kritik konfrontiert, sie würden die Diagnose Demenz nicht rechtzeitig genug stellen, wodurch die Betroffenen weniger Chancen auf eine adäquate Therapie bzw. Versorgung hätten. Dahinter stehen die folgenden zwei Annahmen:

1. Die Diagnose Demenz lässt sich ähnlich wie bei einer Infektion kurz nach Sichtbarwerden oder Feststellen der spezifischen Symptome in kurzer Zeit stellen.
2. Die Medizin verfügt über valide diagnostische Kriterien, um eine solche Diagnose zweifelsfrei zu treffen.

Beide Annahmen sind, wie noch zu zeigen sein wird, insofern nicht zutreffend, als sie von der langsamen Entwicklung der Symptomatik und dem entsprechend langen Zeitraum der Unsicherheit dieser Diagnosestellung abstrahieren.

Anamnese

In vielen Lehrbüchern liest man, Gedächtnisstörungen stellten die ersten Symptome der Demenz dar. Diese Aussage beruht auf der Wahrnehmung von Patienten, die bereits in einem relativ fortgeschrittenen Stadium zwecks Bestätigung eines Verdachts auf Demenz im Gesundheitssystem gesehen werden. Aus hausärztlicher Sicht können Gedächtnisstörungen die ersten Symptome darstellen, müssen es aber keineswegs. Vielmehr können ganz viele verschiedene Indizien auf eine beginnende Demenz hinweisen, z. B. Desorientierung (zeitlich, räumlich, den Weg nach Hause nicht finden), verminderte Aufmerksamkeit, Vergesslichkeit (Erinnerungsprobleme, Nichtwiederfinden von Gegenständen), Wortfindungsprobleme, Zeichen einer affektiven/emotionalen Labilität (Weinen, Wutausbrüche, Abwesenheitszeichen

Tab. 77.2 Tests für die hausärztliche Demenzdiagnostik

Früherkennung kognitiver Störungen	Abkürzung	Positiv ab Punktzahl Sensitivität/Spezifität*	Quelle
Test zur Früherkennung der Demenz mit Depressionsabgrenzung	TFDD	• TFDD < 35 • Sens./Spez. für Demenz: 98 %/97 % (Grass-Kapanke et al. 2005)	https://www.kcgeriatrie.de/fileadmin/Kcgeriatrie/Assessments/tfdd.pdf
Montreal Cognitive Assessment	MoCA	• MoCA < 26 • Sens./Spez. für MCI (basierend auf mehreren Studien): ≥ 80 %/60–95 % (Zhuang et al. 2019)	(eine kostenlose Registrierung bei MoCA ist erforderlich) https://mocacognition.com/paper
Demenz-Detektion	DemTect®	• < 9 • Sens./Spez. für MCI: 85 %/86 % (Zhuang et al. 2019)	–
Verlaufsbeobachtung der Kognition: bei positivem Früherkennungstest MMSE zur Einschätzung des Schweregrades und zur Verlaufsmessung			
Mini Mental State Examination	MMSE	• < 10 Punkte: schwere Demenz • 10–16 Punkte: mittelschwere Demenz • 17–23 Punkte: leichte Demenz • Verlauf: ≥ 2 Punkte Verschlechterung nach 6 Mon. oder ≥ 3 Punkte nach 12 Mon.: Demenzprogression	Test findet sich im Anhang der ICD-10-GM, Version 2023, Systematisches Verzeichnis: https://www.dimdi.de/static/de/klassifikationen/icd/icd-10-gm/kode-suche/htmlgm2023/
Aktivitäten des täglichen Lebens (ATLs)			
Barthel-Index (erfasst Grundfunktionen wie Körperpflege, Essen etc.)	–	• 0 Punkte = völlige Abhängigkeit • 100 Punkte = völlige Selbstständigkeit	https://www.kcgeriatrie.de/fileadmin/Kcgeriatrie/Assessments/barthel-index.pdf
Instrumentelle Aktivitäten nach Lawton und Brody	IADL	• Frauen: x/8 Punkten • Männer: x/5 Punkten	https://www.kcgeriatrie.de/fileadmin/Kcgeriatrie/Assessments/iadl.pdf

* Zum MoCA liegen mehrere Validierungsstudien vor, zum TFDD und zum DemTect jeweils nur eine. Daher können die Tests nicht sicher miteinander verglichen werden.

etc.), auch als Reaktion auf die wahrgenommenen Symptome, verminderte Kommunikationsfähigkeit, Rückzug aus sozialen Zusammenhängen, bei Hausbesuchen festgestellte zunehmende Verwahrlosung der Wohnung, Schwierigkeiten, Rechnungen zu bezahlen oder Medikamente einzunehmen, Probleme im Straßenverkehr, Bewegungsdrang.

Bestimmte Ereignisse können solche Symptome verursachen bzw. sie verstärken, z. B. Verlust des Partners oder Versorgers, Veränderungen der Umgebung (z. B. Krankenhausaufnahme), Z. n. Narkose, Veränderungen der Komorbidität und/oder der Medikation, riskanter Alkoholkonsum und Alkoholabhängigkeit. Vaskuläre Demenzen bzw. Mischformen können durch Hypertonie, Nikotinabusus und Diabetes mellitus gefördert werden.

Wenn nicht der Patient diese Symptome als Erster bemerkt und mitteilt, sondern sie verharmlost oder negiert, sind es in erster Linie Angehörige oder Betreuende, die auf die ersten Symptome aufmerksam werden. Diese werden aber i. d. R. nicht gleich dem Hausarzt gemeldet, sondern im Umfeld des Patienten „behandelt“: Verharmlosungen, kleine Hilfen, Übernahme ursprünglicher Patientenaufgaben (z. B. Einkaufen) und die Einnahme unspezifischer Arzneimittel führen vielfach zu einem langen, gar mehrjährigen Zeitraum, bevor professionelle Hilfe gesucht wird.

Die Anamnese umfasst all die o. g. Auffälligkeiten und sollte daher, wenn möglich, durch die Fremdanamnese einer nahen Person ergänzt werden. Wichtig ist ferner, folgende Aspekte zu erfragen:

- Zeitpunkt des Symptombeginns
- Verlauf (plötzlich mit stufenförmigem Verlauf als Hinweis auf vaskulären Prozess oder langsam fortschreitend als Hinweis auf degenerativen Prozess)
- Auswirkungen auf die Aktivitäten des täglichen Lebens (ATLs)

Der letzte Punkt ist bedeutsam, weil zur Diagnosestellung nach DSM-5 eine Auswirkung der kognitiven Defizite auf die ATLs erkennbar sein und es sich um eine Verschlechterung gegenüber der vorherigen Leistungsfähigkeit handeln muss (vgl. DSM-5-Kriterium B, ➤ Kap. 77.1.1).

Tests für die hausärztliche Praxis

Zur Objektivierung der kognitiven Probleme sollten standardisierte Tests eingesetzt werden (➤ Tab. 77.2). Für die Früherkennung einer Demenz eignen sich TFDD, MoCA und DemTect, die beiden Erstgenannten sind im Internet frei verfügbar. Ein kognitives Screening bei symptomlosen (älteren) Personen wird hingegen nicht empfohlen.

77.4.2 Weiteres diagnostisches Vorgehen

Die Differenzialdiagnostik in der hausärztlichen Praxis dient in erster Linie dem Erkennen eines kausal behandelbaren, d. h. sekundären, Demenzsyndroms. Neben einer ausführlichen Anamnese und dem Einsatz eines Früherkennungstests auf eine kognitive Störung, ggf. auch des MMSE, sollten die ATLs abgeklärt werden; zudem sollte eine Ganzkörperuntersuchung erfolgen, und es sollten die in ➤ Tab. 77.3 genannten möglichen sekundären Ursachen einer kognitiven Störung evaluiert werden.

Viele der in ➤ Tab. 77.3 genannten Aspekte können in der hausärztlichen Praxis abgeklärt werden. Aus der Tabelle ergibt sich eine Basis-Labordiagnostik folgender Werte: Blutbild, Elektrolyte (Na, K, Ca), Nüchternblutzucker, TSH, BSG oder CRP, GOT, GGT, Kreatinin, Harnstoff, Vitamin B_{12} (AWMF-S3-Leitlinie Demenzen 2016).

Die anamnestisch-klinische Diagnose und Differenzialdiagnose einer Demenz sind für Hausärzte auch deswegen schwierig, weil ihr Blick durch Bias beeinträchtigt sein kann. Studien weisen darauf hin, dass Hausärzte eine Demenz insbesondere bei jüngeren und gut bekannten Patienten unterschätzen und bei Patienten mit Mobilitätsproblemen, Hörstörungen und Multimorbidität überschätzen. Außerdem ist die Differenzialdiagnose bei Depression und Delir schwierig.

MERKE

Der Hausarzt sollte bei Indizien für eine beginnende Demenz regelmäßige Kontrolluntersuchungen mit dem Patienten durchführen, mit den Angehörigen reden, genau beobachten (Hausbesuche!), einfache Tests durchführen (➤ Tab. 77.2) und die Ergebnisse vergleichen, weder die Symptome negieren, noch vorschnell als sicher betrachten und ggf. den „richtigen" Zeitpunkt für eine Überweisung abschätzen.

Die „Rechtzeitigkeit" der Diagnosestellung ist weniger eine rein medizinische Frage als in erster Linie ein Problem der Ethik des ärztlichen Handelns (➤ Kap. 77.5.8).

Tab. 77.3 Differenzialdiagnosen kognitiver Störungen und Hinweise zur Diagnostik

Differenzialdiagnosen	Hinweise zur Abklärung
Depression bzw. Angst	Ausschluss einer Depression mittels PHQ-2 (2 Fragen): 1. Haben Sie sich im letzten Monat oft niedergeschlagen, schwermütig oder hoffnungslos gefühlt? 2. Haben Sie im letzten Monat oft wenig Interesse oder Freude an Ihren Tätigkeiten gehabt? Wenn 2 × Nein, kann eine schwere Depression als ausgeschlossen gelten, wenn 1 × Ja, weitere Befragung bzgl. depressiver Symptome (➤ Kap. 78); ggf. Einsatz der Geriatrischen Depressionsskala (www.geriatrie-drg.de/agast/gds.doc). Bei ≥ 5 Punkten besteht der V. a. eine Depression.
Komorbidität	• Dekompensation anderer Erkrankungen oder neu aufgetretene Erkrankungen? Infektion, z. B. Harnwegsinfekt? • Herz-Kreislauf: Herzrhythmusstörungen, Hyper-/Hypotonie, Herzinsuffizienz • Lungenerkrankungen • Stoffwechselerkrankungen bzw. -entgleisungen: Diabetes mellitus, Nieren-/Leberinsuffizienz, Erkrankungen von Nebenschilddrüse bzw. Schilddrüse • Blutbildung (ggf. Mangel an Vitamin B_{12}, Folsäure, Vitamin B_1 und B_6)
Seh-/Hörverlust?	Untersuchung von Sehkraft und Gehör
Medikation	Anticholinerge Nebenwirkungen, z. B. bei Antihistaminika, urologischen Spasmolytika (Oxybutynin), trizyklischen Antidepressiva, Antiemetika (Dimenhydrinat), Neuroleptika, Muskelrelaxanzien, Sedativa (vgl. PRISCUS-Liste; Mann et al. 2023), Schlafmitteln, oder andere Nebenwirkungen bzw. Intoxikationen, z. B. Exsikkose, Elektrolytverschiebungen (Na, K, Ca)
Intoxikation	Alkohol, Drogen, Umweltgifte?
Neurologische oder psychiatrische Erkrankungen	Subdurales Hämatom (Z. n. Sturz oder Schädel-Hirn-Trauma), Insult (plötzliche Verschlechterung), Tumor, Normaldruckhydrozephalus, Morbus Parkinson, Delir, Psychose, Lues etc.
Primäres Demenzsyndrom?	• Alzheimer-Demenz: schleichender Verlauf? • Vaskuläre Demenz: stufenweiser Verlauf, plötzliche Verschlechterungen? • Frontotemporale Demenz: primär progressive Aphasie, Änderung von Verhalten und Persönlichkeit? • Lewy-Körper-Demenz: visuelle Halluzinationen, Fluktuation von Aufmerksamkeit, Wachheit, Kognition?

77.4.3 Überweisungen

Überweisungen erfolgen in erster Linie an niedergelassene **Neurologen** bzw. **Psychiater** zur Sicherung der hausärztlichen Diagnose bzw. zur Differenzialdiagnose. Auch bei Verdacht auf eine psychiatrische/neurologische Erkrankung und bei Unsicherheit bzgl. der Diagnosestellung ist die Konsultation von Spezialisten sinnvoll. Nur ca. ein Drittel der Patienten wird im Diagnosejahr an einen Neurologen oder Psychiater überwiesen, und noch weit weniger erhalten eine CT-Aufnahme (van den Bussche et al. 2011). Die Patienten, die zu Neurologen oder Psychiatern überwiesen werden, sind im Vergleich zu den nicht überwiesenen Patienten i. d. R. relativ jung. Vermutlich dokumentiert der Hausarzt die Diagnose „Demenz" oft erst dann, wenn sie vom Spezialisten bestätigt worden ist.

Eine Weiterüberweisung an **Gedächtnissprechstunden,** die es an den meisten Unikliniken, aber auch an vielen anderen Krankenhäusern mit neurologischen, psychiatrischen oder geriatrischen Abteilungen gibt, sollte bei sehr spezifischen Fragestellungen von den Spezialisten veranlasst werden, wenn z. B. ausführliche neurokognitive oder neuropsychologische Testungen erfolgen sollen oder (insbesondere bei jüngeren Patienten) Unsicherheit über Diagnose und Prognose besteht.

Im Rahmen der Erstdiagnostik ist eine Überweisung zur **Radiologie** für ein kranielles CT oder MRT sinnvoll, wenn der Nutzen größer erscheint als das Risiko bzw. die Belastung des Patienten. Der potenzielle Nutzen der Bildgebung kann wie folgt beschrieben werden:

- Bei < 5 % der Demenzkranken kann eine potenziell behandelbare Ursache wie ein Normaldruckhydrozephalus, ein Tumor oder ein subdurales Hämatom erkannt werden. Diese Prozentangabe stammt allerdings aus einer Studie in Gedächtnisambulanzen (Hejl et al. 2002). Im Niedrigprävalenzbereich der hausärztlichen Versorgung dürfte dieser Anteil geringer sein.
- Bildgebung kann Hinweise bzgl. der Differenzialdiagnose(n) (z. B. vaskuläre Demenz) und damit für die Prognose geben.

Im MRT lassen sich die Hirnstrukturen besser beurteilen, insbesondere die Hippokampusregion, die bei der Alzheimer-Erkrankung häufig atrophiert. In Abhängigkeit von der Fragestellung und nach Möglichkeit sollte ein MRT daher bevorzugt werden.

Schließlich sollte nicht vergessen werden, dass Patienten mit einem Demenzverdacht evtl. auch wegen Komorbiditäten Spezialisten aufsuchen müssen, z. B. Orthopäden oder Augenärzte.

77.5 Therapiestrategie

LEITLINIEN

S3-Leitlinie „Demenzen". AWMF-Registernummer 038-013:

https://register.awmf.org/de/leitlinien/detail/038-013

77.5.1 Aufklärung

Unabhängig von der Erkrankung haben alle Patienten das Recht auf Aufklärung. Wenn Menschen keine Aufklärung wollen, ist dies zu respektieren. Dennoch sollten Hausärzte den Demenzkranken immer wieder Aufklärungsangebote machen, um die Chance zur weiteren Lebensplanung zu nutzen (➤ Kap. 77.5.8).

77.5.2 Allgemeine Maßnahmen

Allgemeine Maßnahmen sollen den Demenzkranken das Bewältigen des Alltags erleichtern. Dazu gehören:

- Gedächtnishilfen wie Notizblöcke für zu erledigende Aufgaben bereitstellen.
- Beschriftungen als Orientierungshilfen (z. B. Medikamentenplan am Medikamentenschrank, die wichtigsten Telefonnummern am Telefon) anbringen.
- Weitestgehend in Aktivitäten einbinden, denn kognitive und motorische Aktivierung hilft, die Fähigkeiten zu erhalten. Je mehr motorische Elemente trainiert werden, desto eher ist ein Erfolg zu erwarten.
- Ggf. Ergotherapie zum Üben von Ankleiden, Körperpflege, Essen verordnen.
- Tagesablauf strukturieren.
- Stabile Verhältnisse schaffen (z. B. konstante Betreuungsperson/en, Regelmäßigkeit).
- Freude, Humor, Ermutigung in den Alltag integrieren.
- Verständlich sprechen.
- Ggf. Körperkontakt einsetzen, wenn der Patient dies positiv empfindet.
- Kein explizites Gedächtnistraining durchführen, weil dies die Patienten häufig überfordert und verloren gegangene Fähigkeiten nicht rückholbar sind.
- Komorbiditäten sorgfältig kontrollieren.
- Sicherheit abschätzen beim Aufenthalt zu Hause und auf der Straße (Sturzgefahr!) bzw. am Steuer des eigenen Pkw; ggf. muss der an Demenz Erkrankte ständig oder nur in bestimmten Situationen begleitet werden (zum Thema Fahreignung ➤ Kap. 77.5.7).

77.5.3 Begleitung der pflegenden Personen und Angehörigen

Die meisten Menschen mit Demenz werden von einem oder zwei Familienangehörigen, insbesondere weiblichen Angehörigen, rund um die Uhr betreut. Dieser Pflegeaufwand führt vielfach zum Abbruch von Erwerbstätigkeit bei den familiär Pflegenden. Ungefähr jeder vierte Mensch mit Demenz wird zusätzlich von einem ambulanten Pflegedienst betreut.

Die pflegerische Arbeit der Angehörigen stellt für diese vielfach eine extreme Belastung dar, die zu Burnout, Depression und körperlichen Behinderungen führen kann (Rothgang und Müller 2018). Der Hausarzt sollte bei Kontakten mit den Angehörigen immer ein Auge darauf haben, dass solche Krisen möglichst vermieden werden, und den Angehörigen empfehlen, weitere Hilfen zu beantragen. Die Erfassung der Belastung der pflegenden Angehörigen kann ergänzend zum Gespräch und quantifizierbar z. B. mithilfe der Häuslichen Pflegeskala erfolgen (vgl. DEGAM-LL Pflegende Angehörige). Ziel der hausärztlichen Bemühungen ist es, die Ressourcen der pflegenden Personen bzw. Angehörigen zu schonen und lange zu erhalten. Hilfreich dabei können sein:

- Beauftragung hauswirtschaftlicher Dienste wie Essen auf Rädern
- Beantragung eines Pflegegrades für den Erkrankten und ggf. Einschaltung eines Pflegedienstes (➤ Kap. 77.5.6)
- Hinweis auf Beratungsangebote der Pflegestützpunkte bzw. Sozialverbände (Information über teilstationäre oder stationäre Kurzzeit-, Tages-, Nacht- bzw. Heimpflege, stundenweise Betreuungen, Reha/Urlaub für Menschen mit Demenz [mit oder ohne Angehörige], Pflegehotels, Demenzwohngruppen/Wohn-Pflege-Gemeinschaften etc.)
- Einleitung eines Betreuungsverfahrens

- Anbindung an bzw. Nutzung der Angebote der Selbsthilfe, z. B. der Deutschen Alzheimer Gesellschaft (www.deutsche-alzheimer.de), Angehörigen-Selbsthilfegruppen; Kurse zum Erlernen des Umgangs mit Demenzkranken, ggf. Pflegekurse
- Einsatz psychosozialer Therapieformen (Physiotherapie, Ergotherapie, Musik- und Kunsttherapie sowie Verhaltenstherapie)
- Vorbereitung auf weitere typische Verluste von Fähigkeiten und Fertigkeiten
- Empfehlung von Ratgebern: z. B. speziell für Patienten im Frühstadium einer Demenz (Stechl et al. 2017)

Die Erfassung und Entsprechung der Bedürfnisse pflegender Angehöriger sollten für den Hausarzt die gleiche Bedeutung haben wie die des Demenzkranken. Zusätzlich ist das Angehörigengespräch auch für die konkrete Versorgung des Menschen mit Demenz sehr wichtig. Angehörige erfassen Probleme in den Alltagskompetenzen und im pflegerischen Bedarf oft früher als die behandelnden Ärzte und können wichtige Hinweise auf die emotionale Situation der Demenzkranken geben. Sie können psychosoziale Ressourcen oder Defizite darlegen und das hausärztliche Handeln entscheidend unterstützen.

LEITLINIEN

DEGAM-S3-Leitlinie „Pflegende Angehörige von Erwachsenen". AWMF-Registernummer 053-006:

https://register.awmf.org/de/leitlinien/detail/053-006

77.5.4 Medikamentöse Therapie

MERKE

Medikamente, die bei Menschen mit leichter neurokognitiver Störung auf Basis einer (späteren) Alzheimer-Erkrankung die Entwicklung einer Demenz verzögern oder verhindern würden, gibt es nicht.

Relevante vaskuläre Risikofaktoren und Grunderkrankungen, die zu weiteren vaskulären Schädigungen führen, sollten behandelt werden.

Die zur Verfügung stehenden „spezifischen" Medikamente zur Behandlung der Alzheimer-Demenz werden kontrovers beurteilt – von Hausärzten im Allgemeinen kritischer als von Spezialisten. Es handelt sich um **Acetylcholinesterase-Hemmer** (Donepezil, Rivastigmin und Galantamin), **Memantin** und **Ginkgo biloba.** Bei allen diesen Medikamenten kann man höchstens eine zeitlich befristete graduelle Verbesserung der kognitiven Leistung und des klinischen Gesamteindrucks erwarten, ggf. eine Verzögerung der Krankheitsprogression. Die in RCTs gezeigten Effekte der Medikamente auf die Kognition sind zwar statistisch signifikant (z. B. im Durchschnitt 3 Punkte Verbesserung auf der 70 Punkte umfassenden ADAS-cog-Skala), die klinische Bedeutung solcher Effekte für den Alltag des Demenzkranken und seiner Angehörigen muss aber individuell eruiert werden. Die Mehrheit der vorliegenden Studien hat einen Beobachtungszeitraum von bis zu 6 Monaten, daher kann über Langzeitwirkungen der Medikation keine Aussage getroffen werden (Kaduszkiewicz et al. 2005). Es bietet sich also an, den kognitiven Status alle 6 Monate zu kontrollieren und unter Berücksichtigung der berichteten Wirkungen und Nebenwirklungen zu entscheiden, ob die Medikation weitergeführt werden soll.

Selbst in der S3-Leitlinie Demenzen der DGPPN/DGN von 2016 wird der Empfehlungsgrad für Acetylcholinesterase-Hemmer und Memantin mit „B" (Sollte-Empfehlung) und für Ginkgo biloba mit „0" (Kann-Empfehlung) angegeben. Auch international sind Antidementiva auf dem Rückzug; so werden die Kosten für Cholinesterasehemmer in Frankreich von den gesetzlichen Krankenversicherungen nicht mehr erstattet.

Zusammenfassend ist festzuhalten, dass ein Therapieversuch mit Antidementiva (➤ Tab. 77.4) – bei sorgfältiger Beobachtung und Abwägung der Wirkungen und Nebenwirkungen – unternommen werden kann.

Amyloid-Antikörper (z. B. Lecanemab) können Ablagerungen des Proteins Beta-Amyloid im Gehirn reduzieren und das Fortschreiten der kognitiven Einschränkungen bremsen. Sie können aber auch zu schweren Nebenwirkungen (Hirnödemen und -blutungen – bis hin zum Tod) führen und sind in Deutschland noch nicht zugelassen.

MERKE

Andere „Antidementiva" werden zur Behandlung der Demenz nicht empfohlen, insbesondere kein Vitamin E, keine NSAR, keine Hormonersatztherapie, kein Piracetam, Nicergolin, Hydergin, Phosphatidylcholin (Lecithin), Nimodipin, Cerebrolysin und Selegilin (Demenz-Leitlinie der DGPPN/DGN).

77.5.5 Verhaltensauffälligkeiten

Viele Menschen mit Demenz entwickeln im Verlauf der Erkrankung passagere oder länger andauernde Verhaltensauffälligkeiten. Bei Verhaltensauffälligkeiten sollte nach sekundären Ursachen gesucht werden. Dazu gehört die Abklärung einer akuten Infektion, einer kürzlich erfolgten Medikamentenumstellung, einer Exsikkose/Elektrolytverschiebung, aber auch der Versuch, die Situationen zu verstehen, in denen die Verhaltensauffälligkeiten auftreten (z. B. Zwangsmaßnahmen, verunsichernde Situationen). Bei der Quantifizierung der Verhaltensauffälligkeiten kann das *Cohen-Mansfield Agitation Inventory* helfen, das auf Deutsch vorliegt.

Risperidon ist das einzige Neuroleptikum, das zur Behandlung von anhaltender Aggression mit Eigen- und Fremdgefährdung bei Patienten mit mäßiger bis schwerer **Alzheimer-Demenz** zugelassen ist. Die Therapiedauer ist auf 6 Wochen begrenzt. Alle Neuroleptika reduzieren bei Demenzkranken nachgewiesenermaßen die Lebenserwartung und sollten nur nach sorgfältiger Untersuchung der Situation und im Rahmen eines Gesamtkonzepts mit primär nichtmedikamentösen Behandlungsansätzen erfolgen (Kratz 2017).

Bei **Parkinson-Demenz** bzw. **Lewy-Körper-Demenz** sind nur Clozapin und Quetiapin einsetzbar. Die klassischen und viele atypische Neuroleptika sind kontraindiziert, da sie Parkinson-Symptome verstärken und Somnolenzattacken auslösen können.

Grundsätzlich empfiehlt sich bei problematischen Verhaltensauffälligkeiten die Konsultation eines Neurologen/Spezialisten (S3-Leitlinie Verhinderung von Zwang 2019).

Tab. 77.4 Antidementiva (bitte auch die Fachinformationen beachten)

Wirkstoff		Indikation	Dosierung Start- und Maximaldosis*	Nebenwirkungen
Acetylcholinesterase-Hemmer	Donepezil	Leichte bis mittelschwere Alzheimer-Demenz	Start mit 5 mg vor dem Schlafen, max. 10 mg/d	• Sehr häufig (≥ 10 %): Erbrechen, Übelkeit, Schwindel, Appetitlosigkeit, Diarrhö und Kopfschmerzen; oft vorübergehend, ggf. durch langsamere Aufdosierung bzw. Einnahme zum Essen abzumildern • **Cave:** Gewichtsverlust • Weitere NW: Krankenhausaufnahme wegen Synkopen (Risikoerhöhung: 1,76) und Bradykardien (Risikoerhöhung: 1,69), Herzrhythmusstörungen und Schenkelhalsfrakturen
	Galantamin		• Start mit 8 mg retard morgens mit dem Essen, max. 24 mg/d • Bei Tropfen Start mit je 4 mg morgens und abends	
	Rivastigmin		Start mit 1,5–2 mg morgens und abends, max. 12 mg/d	
Memantin		Mittelschwere bis schwere Alzheimer-Demenz	Start mit 5 mg 1 ×/d: • max. 20 mg, wenn Kreatinin-Clearance > 60 ml/min/1,73 m^2; • max. 10 mg, wenn Kreatinin-Clearance 40–60 ml/min/1,73 m^2	Häufige NW (1–9 %): Schwindel, Kopfschmerz, Obstipation, erhöhter Blutdruck und Schläfrigkeit, die passager sein können
Ginkgo biloba		Demenzielles Syndrom	3 ×/d 40–80 mg	Hinweise auf erhöhte Blutungsneigung

* Eine Erhöhung der Startdosis bei den Acetylcholinesterase-Hemmern frühestens nach 4 Wo. in Abhängigkeit von den Nebenwirkungen; es soll die höchste verträgliche Dosis angestrebt werden.

LEITLINIEN

S3-Leitlinie „Verhinderung von Zwang: Prävention und Therapie aggressiven Verhaltens bei Erwachsenen". AWMF-Registernummer 038-022:

https://register.awmf.org/de/leitlinien/detail/038-022

77.5.6 Die pflegerische Versorgung von Menschen mit Demenz

Pflegegrade

Der Pflegebedarf („Pflegegrad", früher: „Pflegestufe") wird für Demenzkrankte in 5 Grade unterteilt. Der Pflegegrad wird auf der Basis von Mobilität, kognitiven und kommunikativen Fähigkeiten, Verhaltensweisen und psychischen Problemlagen, Selbstversorgungsfähigkeit, Umgang mit krankheits- und therapiebedingten Anforderungen und Belastungen, Gestaltung des Alltagslebens und sozialen Kontakten ermittelt. Je nach Pflegegrad gewährt die Pflegekasse Geldleistungen und/oder professionelle Pflegeleistungen durch einen ambulanten Pflegedienst.

Um die Anerkennung eines Pflegegrades und damit Leistungen von der Pflegeversicherung zu erhalten, muss ein Antrag bei der Pflegekasse gestellt werden. Der Hausarzt wird in vielen Fällen zur Beratung bei der Antragstellung herangezogen. Weitere Informationen zur Pflegeversicherung finden sich beim Bundesgesundheitsministerium (BMG). Es empfiehlt sich für die Angehörigen immer, sich durch eine Beratungsstelle (z. B. Pflegestützpunkt) oder durch die Pflegekasse beraten zu lassen.

Versorgung in Pflegeheimen

Vielfach bleibt aufgrund der Belastung der Angehörigen und/oder des Verhaltens des Demenzkranken (z. B. aggressives Verhalten) keine andere Lösung als der Eintritt in ein Pflegeheim. Folgende Aspekte können Anhaltspunkte für die Entscheidung bieten, wann eine Heimunterbringung des Kranken anzuraten ist:

- Nicht kontrollierbare Selbstgefährdung des Kranken
- Ausgeprägte nächtliche motorische Unruhe mit Umherwandern *(wandering)*
- Angst der Betreuungsperson vor Aggressionen und Fremdheit des Kranken
- Körperliche Überforderung der Betreuungsperson mit Gefährdung ihres Gesundheitszustands
- Psychosoziale Überforderung der Betreuungsperson: depressive Verstimmung, häufig rezidivierend oder länger als 1 Woche anhaltend, Sinnverlust, geklagter Mangel an Anerkennung und Dankbarkeit für die Tätigkeit („Wozu mache ich das alles?"), unbezwingbare Trauer um den Verlust der Persönlichkeit des Partners im Kranken, belastende Schuldgefühle
- Hinweise auf gleichgültiges, vernachlässigendes oder aggressives Verhalten der Betreuungsperson gegenüber dem Kranken

Die angeführten Kriterien können nur als Hinweis dienen. Entscheidend für oder gegen eine Heimunterbringung ist ein sorgfältiges Abwägen von persönlichem Gewinn und Verlust durch die Betreuung, das in einem gezielt vorbereiteten Gespräch erfolgen kann. Wesentlich ist dabei, die Sicht der Angehörigen zu verstehen und zu helfen, sich ihre Vorstellungen, Bedürfnisse und Erlebnisse bewusst zu machen.

MERKE

Der Eintritt in ein Pflegeheim kann bei Menschen mit Demenz (dramatische Veränderung der Lebensumwelt und der Betreuenden) und/oder den Angehörigen (Schuldgefühle) zu einer weiteren Belastung führen.

Die Mehrzahl der Menschen mit Demenz wird auch in Pflegeheimen regelmäßig hausärztlich betreut (➤ Kap. 87). Diese Betreuungssituation hat sich seit 2016 aufgrund der extrabudgetären Abrechnungsmöglichkeit von zusätzlichen koordinierenden Leistungen, die im Rahmen eines besonderen Kooperationsvertrages mit einem Pflegeheim abgeschlossen wurden, verbessert – ist aber noch ausbaufähig (KBV 2018). Schwierig ist weiterhin vielfach die Versorgung durch Spezialisten (z. B. nervenärztliche, frauenärztliche, augenärztliche, orthopädische und zahnärztliche Versorgung).

Aufgabe des Hausarztes ist nicht nur die kontinuierliche Verschreibung von Medikamenten. Er sollte auch regelmäßig Besprechungen mit dem Pflegepersonal abhalten, den an Demenz Erkrankten körperlich und psychisch untersuchen und seine Behandlung anpassen und auch prüfen, ob bei der Betreuung nicht gegen ethische Grundsätze verstoßen wird (Übersehen von Schmerzen, überhäufige Fixierung, Misshandlung etc.; ➤ Kap. 77.5.8).

Er sollte auch darauf achten, dass vonseiten des Heims spezielle Wohnbereiche bzw. sonstige spezifische Betreuungsleistungen (z. B. Tagesgruppen) für Menschen mit Demenz angeboten werden (Schäufele et al. 2009).

Vermeidung unnötiger Krankenhausaufenthalte

Menschen mit Demenz werden häufiger ins Krankenhaus aufgenommen als Menschen ohne Demenz. Vergleicht man die Aufnahmediagnosen von Menschen mit und ohne Demenz, finden sich bei Menschen mit Demenz häufiger folgende Diagnosen: Hirninfarkt (I63), Fraktur des Femurs (S72), sonstige Krankheiten des Harnsystems (N39), Volumenmangel (Exsikkose) (E86) sowie Synkope und Kollaps (R55). Gegen Lebensende ist es die Pneumonie (J18), die zu den überhäufigen Aufnahmediagnosen zählt.

Es erscheint also angebracht, insbesondere auf eine ausreichende Flüssigkeitszufuhr zu achten sowie Stolperfallen zu beseitigen, denn die Krankenhausaufnahme kann für einen Menschen mit Demenz wegen der Fremdheit der Umgebung und der Betreuenden eine extreme Belastung darstellen, die häufig in ein Delir mündet. Wenn eine Krankenhausaufnahme notwendig wird, sollte nach Möglichkeit ein Krankenhaus aufgesucht werden, das als „demenzsensibel" gilt (Bickel et al. 2019).

77.5.7 Rechtliche Aspekte

Geschäftsfähigkeit

Wer an Demenz leidet, kann durchaus geschäftsfähig sein. Es kommt darauf an, ob der Patient die Art und Tragweite seiner Entscheidungen einschätzen kann. Von besonderer Bedeutung ist die Frage der Geschäftsfähigkeit bei der Abfassung eines Testaments. Um späteren Anfechtungen vorzubeugen, ist es ratsam, die **Testierfähigkeit** durch Spezialisten prüfen und bestätigen zu lassen.

Auch bei der Diagnostik, z. B. bei Eingriffen wie der Liquordiagnostik, müssen Ärzte sich mit der **Willensfähigkeit** des Patienten auseinandersetzen. Wichtig ist, ob der Patient Vor- und Nachteile gegeneinander abwägen und zu einer Willensentscheidung kommen kann.

Der Deutsche Ethikrat hat Grundsätze für den Umgang mit partiell Willensunfähigen, darunter Patienten mit Demenz, aufgestellt:

„Wer für andere – allein oder gemeinsam mit ihnen – Entscheidungen über ihre Lebensgestaltung zu treffen hat, soll

- *auf sie hören, um ihre Wünsche für die anstehende Entscheidung aufzunehmen,*
- *sich nach besten Kräften darum bemühen, sie zu verstehen und das gegebenenfalls zu lernen,*
- *die Fähigkeit der Betroffenen zur Selbstbestimmung und zur Äußerung ihres Willens fördern, zum Beispiel durch persönliche Zuwendung und durch Schaffung eines sie ermutigenden Klimas der Begegnung,*
- *so weit wie möglich das Gespräch mit ihnen suchen und die anstehenden Entscheidungsfragen mit ihnen erörtern,*
- *sie, wenn irgend möglich, an der Entscheidung beteiligen und bei der Mitwirkung unterstützen,*
- *ihre Wünsche bei Entscheidungen und Maßnahmen berücksichtigen, soweit nicht gewichtige Gründe (drohende erhebliche Gefahr) dagegen sprechen,*
- *ihrer Selbstbestimmung bei der Abwägung mit eigenen oder sonstigen widerstreitenden Interessen einen hohen Wert beimessen,*
- *sie in jeder Beziehung in ihrer jeweiligen Individualität wahrnehmen, statt durch pauschale Betrachtung die Verschiedenartigkeit der Lebenssituationen zu ignorieren,*
- *ihnen bei der Entwicklung, Äußerung und Verwirklichung ihrer Wünsche helfen."*

Deutscher Ethikrat (2012)

Autofahren mit Demenz

Die Fragen der Fahrtüchtigkeit und Fahrsicherheit bei Demenz sind für den Hausarzt (und vielfach auch für den Patienten) eine emotional belastende und delikate Angelegenheit. Patienten fürchten den Verlust ihrer Mobilität und damit ihrer Autonomie und sozialen Teilhabe.

Bei **beginnender Demenz** ist die Fahrtüchtigkeit nicht generell eingeschränkt. In dieser Phase der Krankheit ist es für den Hausarzt wichtig, das Thema bei Konsultationen häufig anzusprechen, um somit den Boden für mögliche spätere Entscheidungen vorzubereiten. Es kann wichtig sein, bei Zustimmung des Patienten Angehörige in solche Überlegungen einzubeziehen. Auch Komorbidität und Medikamentenspektrum sind wichtige Bezugspunkte. Gemeinsam sollten Überlegungen zu Mobilitätsalternativen angestellt werden. Fahrsicherheitstrainings und andere Begutachtungsformen können

Patienten (und Hausärzten) eine fundierte Einsicht in die gegebene Fahr(un)tüchtigkeit geben.

Bei **fortschreitender Demenz** bzw. bei Indizien für zunehmende Fahrunsicherheit kann eine Überprüfung der Fahreignung durch die kommunale Führerscheinstelle („Fahrerlaubnisbehörde") vorgenommen werden. Diese ist verpflichtet, entsprechenden Hinweisen nachzugehen und eine Begutachtung bei der Medizinisch-Psychologischen Untersuchungsstelle des TÜV in Auftrag zu geben.

Hausärzte sind nicht zur Überprüfung der Fahrtauglichkeit verpflichtet. Bei Eigen- und Fremdgefährdung sowie gegebener Uneinsichtigkeit des Patienten ist ein Bruch der ärztlichen Schweigeplicht i. S. einer Meldung an die Fahrerlaubnisbehörde rechtlich zulässig (rechtfertigender Notstand gem. § 34 StGB; weiterführende Literatur: Deutsche Alzheimer Gesellschaf 2017, Leve et al. 2018).

77.5.8 Ethische Aspekte der Demenzversorgung

Hausärzte empfinden es oft als schwierig, die Diagnose „Demenz" mitzuteilen (Kaduszkiewicz et al. 2008). In erster Linie begründen sie dies damit, dass die Demenzdiagnose Patienten (und Angehörige) schwer belasten könne und eine wirksame Behandlung ohnehin nicht gegeben sei. Laut einer Befragung von Familienangehörigen von Demenzpatienten ziehen es die Angehörigen regelhaft vor, dem Patienten die Diagnose nicht mitzuteilen, um Sorgen und Ängste zu vermeiden. Häufig werden Angehörige vom Hausarzt umfassender aufgeklärt als der Patient selbst. Die ethischen und juristischen Aspekte einer Demenzdiagnose sind jedoch vielfältig.

Folgende Gründe sprechen für eine frühzeitige Diagnosestellung und Aufklärung:

- Die Grundsätze der UN-Konvention über die Rechte von Menschen mit Behinderungen gelten uneingeschränkt für Menschen mit Demenz. Daraus folgt u. a., dass auch der Mensch mit Demenz ein Grundrecht auf Aufklärung hat. Eine Nichtmitteilung bedarf somit der besonderen Begründung (vgl. Kontra weiter unten).
- Eine frühe Mitteilung erlaubt dem Patienten, sein weiteres Leben selbstständig zu gestalten, insbesondere Wohnsituation, Testament, Patientenverfügung und Vorsorgevollmacht zu regeln.
- Für Patienten und Angehörige kann die Ungewissheit beim Umgang mit den bestehenden Symptomen beendet werden: Die Unkenntnis kann Angst erzeugen und möglicherweise genauso belastend sein wie die Mitteilung.
- Eine frühzeitige Mitteilung ermöglicht eine Differenzialdiagnose behandelbarer Krankheiten.
- Es kann frühzeitig mit einer Therapie begonnen werden, sofern eine solche existiert.
- Eine aktive Teilnahme am Straßenverkehr kann verhindert werden.

Es gibt auch achtbare Gründe, eine Demenzdiagnose nicht zu übermitteln:

- Kein Nutzen, da eine (wirklich) wirksame Therapie fehlt; eine frühe Diagnose verlängert somit lediglich den Leidensweg.
- Vermuteter hoher Widerstand des Patienten gegenüber der Diagnose; Gefahr einer schweren Traumatisierung durch die Mitteilung.
- Eine Bagatellisierung oder Verdrängung der Symptomatik kann eine gesunde, unterstützenswerte Reaktion sein.
- Vermeidung einer Stigmatisierung der Familie.
- Pflegebedürftigkeit bzw. schwere Multimorbidität, bei denen Diagnose und Mitteilung keine Änderung des Vorgehens bewirken.

LITERATUR

American Psychiatric Association. Diagnostisches und Statistisches Manual Psychischer Störungen DSM-5®. Deutsche Ausgabe hrsg. von P. Falkai und H.-U. Wittchen. 2. A. Bern: Hogrefe 2018.

BÄK – Bundesärztekammer. Hinweise und Empfehlungen zum Umgang mit Vorsorgevollmachten und Patientenverfügungen im ärztlichen Alltag; www.bundesaerztekammer.de/fileadmin/user_upload/downloads/pdf-Ordner/Patienten/Hinweise_Patientenverfuegung.pdf (letzter Zugriff: 30.3.2024).

Bickel H, Schäufele M, Hendlmeier I, Heßler-Kaufmann JB. Demenz im Allgemeinkrankenhaus. Ergebnisse einer epidemiologischen Feldstudie. Stuttgart: Robert Bosch Stiftung 2019; www.bosch-stiftung.de/de/publikation/demenz-im-allgemeinkrankenhaus-ergebnisse-einer-epidemiologischen-feldstudie-general (letzter Zugriff: 30.3.2024).

Blotenberg I, Hoffmann W, Thyrian JR. Demenz in Deutschland: Epidemiologie und Präventionspotenzial. Dtsch Arztebl Int 2023; 120: 470–6.

BMFSFJ – Bundesministerium für Familie, Senioren, Frauen und Jugend. Patientenverfügung; (letzter Zugriff: 23.2.2024).

BMG – Bundesministerium für Gesundheit. Online-Ratgeber Demenz. Informationen für die häusliche Pflege von Menschen mit Demenz; www.bundesgesundheitsministerium.de/themen/pflege/online-ratgeber-demenz.html (letzter Zugriff: 30.3.2024).

Deutsche Alzheimer Gesellschaft. Autofahren und Demenz. Informationsblatt 19 (Juli 2017); www.deutsche-alzheimer.de/fileadmin/Alz/pdf/factsheets/infoblatt19_autofahren_dalzg.pdf (letzter Zugriff: 23.2.2024).

Deutscher Ethikrat. Demenz und Selbstbestimmung. Stellungnahme. Berlin 2012; https://www.ethikrat.org/fileadmin/Publikationen/Stellungnahmen/deutsch/stellungnahme-demenz-und-selbstbestimmung.pdf (letzter Zugriff: 30.3.2024).

Eisele M, van den Bussche H, Koller D et al. Utilization patterns of ambulatory medical care before and after the diagnosis of dementia in Germany – Results of a case-control-study. Dement Geriatr Cogn Disord 2010; 29: 475–483.

Grass-Kapanke B, Brieber S, Pentzek M, Ihl R. Der TFDD Test zur Früherkennung von Demenzen mit Depressionsabgrenzung. Zeitschrift für Gerontopsychologie & -psychiatrie 2005; 18: 155–167.

Hejl A, Høgh P, Waldemar G. Potentially reversible conditions in 1000 consecutive memory clinic patients. J Neurol Neurosurg Psychiatry 2002; 73: 390–394.

Kaduszkiewicz H, Bachmann C, van den Bussche H. Telling "the truth" in dementia – do attitude and approach of general practitioners and specialists differ? Patient Educ Couns 2008; 70: 220–226.

KBV – Kassenärztliche Bundesvereinigung. Pflegeheimversorgung. Positionen der KBV (Juli 2018); https://www.kbv.de/media/sp/2018-07-06_Anlage_PpSG_Postionspapier_Pflegeheimversorgung.pdf (letzter Zugriff: 30.3.2024).

Kratz T. The diagnosis and treatment of behavioral disorders in dementia. Dtsch Arztebl Int 2017; 114: 447–54.

Leve V, Wilm S, Pentzek M. Autofahren und Demenz: Was in der Hausarztpraxis zu beachten ist. Dtsch Arztebl 2018; 115(37); DOI: 10.3238/PersNeuro.2018.09.14.05.

Mann NK, Mathes T, Sönnichsen A, Pieper D, Klager E, Moussa M, Thürmann PA. Potentially Inadequate Medications in the Elderly: PRISCUS 2.0—First Update of the PRISCUS List. Dtsch Arztebl Int. 2023; 120: 3–10.

Roehr S, Pabst A, Luck T, Riedel-Heller S. Is dementia incidence declining in high-income countries? A systematic review and meta-analysis. Clin Epidemiol 2018; 10: 1233–1247.

Rothgang H, Müller R. Pflegereport 2018. Schriftenreihe zur Gesundheitsanalyse Bd. 12. Berlin: BARMER 2018.

Schäufele M, Köhler L, Lode S, Weyerer S. Menschen mit Demenz in stationären Pflegeeinrichtungen: aktuelle Lebens- und Versorgungssituation. In: Schneekloth U, Wahl HW (Hrsg.). Pflegebedarf und Versorgungssituation bei älteren Menschen in Heimen. Demenz, Angehörige und Freiwillige, Beispiele für Good Practice. Stuttgart, Kohlhammer 2009, S. 159–221.

Stechl E, Steinhagen-Thiessen E, Knüvener C. Demenz – mit dem Vergessen leben. Ein Ratgeber für Betroffene. 3. A. Frankfurt/M.; Mabuse 2017.

van den Bussche H, Eisele M, Koller D et al. Specialist involvement and referral patterns in ambulatory medical care for patients with dementia in Germany – Results of a case-control-study. BMC Health Serv Res 2011; 11: 172–178.

WHO – World Health Organization. Risk reduction of cognitive decline and dementia: WHO guidelines. Geneva: WHO 2019; www.who.int/publications/i/item/9789241550543 (letzter Zugriff: 30.3.2024).

SYSTEMATISCHE REVIEWS

Kaduszkiewicz H, Zimmermann T, Beck-Bornholdt HP, van den Bussche H. Cholinesterase inhibitors for patients with Alzheimer's disease: Systematic review of randomised clinical trials. BMJ 2005; 331: 321–327.

Zhuang L, Yang Y, Gao J. Cognitive assessment tools for mild cognitive impairment screening. 2021; 268(5): 1615–1622.

KAPITEL

78

Iris Veit, Olaf Reddemann, Markus Herrmann

Angst, Depression und nichtspezifische (funktionelle) Körperbeschwerden

Hausärzten begegnen Menschen mit nichtspezifischen Körperbeschwerden und chronischen Krankheiten, die ängstlich oder depressiv damit umgehen, Menschen in Lebenskrisen und akuten Belastungen häufiger als Menschen mit bereits definierten psychischen Störungen. Nicht immer lassen sich daraus definierte psychische Störungen nach ICD-10-Kriterien ableiten. Sie müssen ihre Beziehung zu mehr oder weniger ängstlich oder depressiv gestimmten Menschen gestalten und ihre therapeutischen Interventionen darauf abstimmen (DEGAM-Positionspapier 2014). Dafür soll in diesem Kapitel Hilfestellung gegeben werden. Eine weitere Intention ist es, dass Hausärzte die definierten Störungen erkennen und die entsprechenden Behandlungspfade einschlagen.

78.1 Ängstliche Patienten

78.1.1 Definition und Epidemiologie

Angststörungen kommen in der Hausarztpraxis häufig vor. Die 12-Monats-Prävalenz in der Bevölkerung liegt bei 15. Frauen sind doppelt so häufig betroffen, der Altersgipfel liegt zwischen 18 und 34 Jahren (S3-Leitlinie Angststörungen 2021).

Eine Vielzahl **körperlicher Zeichen** ist möglich:

- Herzrasen, Luftnot, Hyperventilation, Schwitzen, Diarrhö (körperlicher Ausdruck der Angst-Flucht-Reaktion)
- Allgemeine Symptome der neurophysiologischen Stressreaktion wie Unruhe, Muskelverspannungen, Schlafstörungen
- Alle Symptome der nichtspezifischen und funktionellen Körperbeschwerden, insbesondere des kardialen Systems (Herzangst) und des gastrointestinalen Systems

ICD-10-Kodierung

- **Panikstörung (F41.0):** plötzlich auftretende Angstanfälle mit den körperlichen Ausdrucksformen der Angst, die über ca. 10 min zunehmen. Sie hören auch von allein nach max. 2 h wieder auf. Zwei Drittel der Fälle sind mit einer Agoraphobie verbunden. Patienten beruhigen sich durch Anwesenheit eines Arztes.

- **Agoraphobie ohne Panikstörung (F40.0)** und **mit Panikstörung (F40.01):** Angst vor Orten, an denen im Falle des Auftretens einer Panikattacke oder eines anderen Kontrollverlustes eine Flucht schwer möglich ist oder peinliches Aufsehen erregen würde. Manchmal werden körperliche Symptome (z. B. Diarrhö) als Begründung des Rückzugs vorgeschoben.
- **Generalisierte Angststörung (F41.1):** Patienten leiden unter den körperlichen Ausdrucksformen der Angst als Dauerzustand sowie unter Nervosität, Konzentrations- und Schlafstörungen. Im Vordergrund stehen Sorgen, die einen großen Teil des Tages ausmachen.
- **Soziale Phobie (F40.1):** Angst vor Situationen, in denen die Betroffenen im Mittelpunkt der Aufmerksamkeit stehen, und Furcht, negativ bewertet zu werden. Sozialer Rückzug droht.
- **Spezifische (isolierte) Phobie (F40.2):** Ängste vor einzelnen umschriebenen Situationen oder Objekten. Vermeidungsverhalten!

Weitere ICD-10-Kodierungen aus dem Kapitel F45 zu **somatoformen und hypochondrischen Störungen** können genutzt werden.

Anmerkungen zur Kodierung

Die Qualifizierung von lebensüblichen Beschwerden als „Krankheit" kann weitreichende Folgen haben, z. B. wenn für eine Lebensversicherung eine Gesundheitsprüfung erforderlich ist (➤ Kap. 114). Die symptomorientierte Verschlüsselung durch Vergabe von Z-Codes ist eine Alternative, um medizinischer Überversorgung und Stigmatisierung mit möglichen sozialen Nachteilen für die Patienten vorzubeugen (Offenhalten der Diagnose). Dazu können an eine symptomatische Verschlüsselung aus dem R-Kapitel **Z-Diagnosen** angehängt werden, z. B. R51 Kopfschmerzen, M45.9 Rückenschmerzen, R53 Unwohlsein und Ermüdung, Z73 für Burnout und Z56 Berufsbedingte Schwierigkeiten für Mobbing.

78.1.2 Modelle der Angstentstehung

Angst kennen alle Menschen als ein Grundgefühl. Wie alle Gefühle ist auch die Angst mit **Körpersymptomen** verbunden und auf Handlungen orientiert. Dies stellt Hausärzte vor hohe differenzialdiagnostische Anforderungen.

Angst ist mit einem primären Motivationssystem verbunden, das den Menschen wie alle Säugetiere auf Flucht einstellt (Panksepp 1998). Die Neurophysiologie der Stressreaktion mit den Hormonen Kortison und Adrenalin am Ende der Reaktionskette erklärt die körperlichen Symptome (gesteigerter Herzschlag, Erhöhung der Atemfrequenz, erhöhte Dehnung der Muskulatur usw.). Angst als Gefühl kann dem Betroffenen unbewusst bleiben, sodass er ausschließlich die körperlichen Symptome wahrnimmt. Unsere kognitiven Fähigkeiten haben im neurophysiologischen Angstnetzwerk geringen Einfluss.

Manche Menschen sind ängstlicher als andere. Angst und Unsicherheit wachsen durch gesellschaftlich bedingte existenzielle Unsicherheit. Angst hat auch eine genetische Komponente. Höhere Ängstlichkeit kann im Zuge der **frühkindlichen Entwicklung** erworben werden. Wenn die primären Bezugspersonen, meist die Eltern, keine existenzielle Sicherheit in dieser Welt vermitteln können, weil sie z. B. nicht anwesend sind, um frühkindliche Ängste zu beruhigen, oder selbst ängstlich und überbehütend reagieren, bleibt die Welt für ihre Kinder ein unsicherer Ort. Allen Reifungsschritten im Leben, die Menschen bewältigen müssen (Schulwechsel, Verlassen des Elternhauses, Gründung einer eigenen Familie), werden sie dann mit Angst begegnen. In ihrem Selbstbild werden sie sich als schwach sehen. Ihr **Grundkonflikt** ist der zwischen dem Wunsch nach **Autonomie** auf der einen und dem Wunsch nach **Sicherheit** auf der anderen Seite. Neurophysiologisch lässt sich dies so beschreiben: Die Stellschraube ihrer Stressreaktion ist in Richtung höherer Empfindlichkeit verschoben. Hierfür spielen insbesondere traumatische Erfahrungen eine Rolle. Sexualisierte und körperliche Gewalt haben eine zerstörerische Wirkung auf das Gehirn, besonders wenn sie in früher Kindheit auftreten, und können auch epigenetische Prozesse induzieren. Es reicht dann ein sensorischer Trigger (z. B. ein Geruch) aus, um eine Angstreaktion in Gang zu setzen.

Menschen können unterschiedlich mit Angst umgehen. Sie können z. B. fliehen und vermeiden wollen. Sie vermeiden Belastungen oder – wie bei der Agoraphobie – Orte, an denen Angst aufgetreten ist. Weil sie sich selbst nichts zutrauen, suchen sie Sicherheit bei anderen. Sie können ihre Ängste auf ein anderes Objekt verschieben, wie z. B. bei den Phobien. Sie können versuchen, ihre Ängste zu bannen, indem sie Rituale anwenden (zwanghaftes Verhalten: Zählen, Waschungen, Wiederholungen) oder rationalisieren und in Zahlen flüchten, die ihnen Kontrolle versprechen. Anstatt Ängste zu thematisieren, legen sie dem Hausarzt Protokolle ihres Blutdruckverhaltens usw. vor.

Viele Menschen besitzen ausreichende Widerstandskraft (Resilienz), um mit belastenden und angstauslösenden Situationen umgehen zu können.

Patientenbeispiel

In der Hausarztpraxis erscheint eine 49-jährige Patientin nach einem Aufenthalt im Krankenhaus, in das sie sich wegen einer Panikattacke selbst als Notfall eingewiesen hatte. Bereits zuvor hatte sie unter Ängsten gelitten, die schon geringfügige Symptome bei ihr hervorriefen. Die Hausärztin hatte dies jeweils als Bagatellen gedeutet und ihre Angst und Befürchtungen nicht angesprochen. Sie hatte ihre Aufmerksamkeit mehr dem Ehemann der Patientin gewidmet, der bereits in jungen Jahren an einer koronaren Herzkrankheit litt und in überheblicher Weise ein adäquates Krankheitsverhalten für seine Person als übertrieben ansah und an einem schädigenden Lebensstil festhielt. Ihren Panikanfall deuteten die Patientin und ihr Ehemann als allergischen Schock auf ein naturheilkundliches Medikament.

Als Auslöser der Panikattacke der Patientin erwiesen sich erhebliche Verschiebungen im Familiengefüge. Sie befürchtete den Verlust ihres Ehemannes, der sich in Bezug auf seine chronische Krankheit uneinsichtig verhielt. Familiärer Streit war in den letzten Monaten entstanden, weil sich die heranwachsenden Söhne das dominante Auftreten ihres Vaters nicht mehr gefallen ließen und aufbegehrten. Darüber hinaus fürchtete sie sich davor, dass die Söhne das Elternhaus demnächst verlassen könnten.

Die Patientin war in einem Bergarbeiterhaushalt im Ruhrgebiet aufgewachsen. Der Vater litt unter Asthma bronchiale und der Berufskrankheit Steinstaublunge und war bereits in jungen Jahren berentet worden. Weil die Rente damals nicht ausreichte, hatte die Mutter einen Kiosk aufgemacht, der sie von morgens 6 Uhr bis abends 22 Uhr von zu Hause fernhielt. Weder Vater noch Mutter konnten der Patientin ein Gefühl der Sicherheit geben. Sie wuchs mit einem schwer kranken Vater und einer nicht anwesenden Mutter auf, die ihr das Gefühl, dass die Welt ein sicherer Ort ist, nicht vermitteln konnten. Sie suchte daher diese Sicherheit bei einem dominant und selbstbewusst auftretenden Ehemann, den sie bereits in jungen Jahren heiratete und der ihr auch finanzielle Sicherheit versprach. Eine eigenständige berufliche Entwicklung stellte sie hintan und widmete sich der Familie. Ihre Strategie, sich Sicherheit in der Beziehung zum Ehemann zu holen, hatte bislang – bis auf die beschriebenen hypochondrischen Befürchtungen in Bezug auf Bagatellsymptome – weitgehend funktioniert. Erst jetzt – nach der Panikattacke – nahm die Hausärztin die Ängste der Patientin wahr und thematisierte diese in der Patientin-Ärztin-Beziehung. Die Patientin konnte den Vorschlag einer Psychotherapie akzeptieren.

78.1.3 Dysfunktionale Interaktionsmuster in der Patient-Arzt-Beziehung

Ängstlich gestimmte Patienten haben ebenso wie gegenüber anderen Beziehungspartnern auch Erwartungen an den Arzt (Veit 2018). Weil er die Sicherheit geben soll, die sie vermissen, erscheinen sie häufig, und das auch noch zu ungelegenen Zeiten. Sie trauen sich nichts zu, sind z. B. widerstrebend gegenüber einer Wiedereingliederung in den Arbeitsprozess. Sie wollen Belastungen vermeiden und sind allein deshalb eigenen Aktivitäten gegenüber eher misstrauisch. Sie bevorzugen Schonung, also z. B. eine Verlängerung der Arbeitsunfähigkeit, um Konflikten am Arbeitsplatz zu entgehen, und vermeiden Sport und Anstrengung. Vor allen Dingen fordern sie mehr Diagnostik ein, als aus medizinischen Gründen indiziert ist.

Auch Ärzte können mehr oder weniger ängstlich sein. Angst, etwas zu übersehen und einen Fehler zu machen, begleitet das Alltagserleben aller Ärzte. Auch kann Angst ein **übertragenes Gefühl** von Patienten sein. Wie die Patienten selbst, können auch Ärzte mit Vermeidung auf wahrgenommene Ängstlichkeit reagieren, und sie weichen in mehr Diagnostik aus, als leitliniengerecht indiziert ist. Unsicherheit kann angesprochen und gemeinsam ausgehalten werden, wenn drohend gefährliche Verläufe ausgeschlossen sind. Nicht nur, dass Ärzte aus dem Gefühl der Unsicherheit zu viel Diagnostik veranlassen, sie können, um Konflikte zu vermeiden, Wünschen von Patienten nach Entlastung nachgeben. So verlängern Ärzte z. B. über Gebühr die Attestierung der Arbeitsunfähigkeit oder unterstützen den Patientenwunsch nach Schonung anderweitig.

Auch können Ärzte sich ängstlichen Erwartungen in Bezug auf ihre Zukunft ausgesetzt erleben. Ihre Entscheidungsfindung wird dann defensiv. Defensiv meint, dass diagnostische Maßnahmen veranlasst werden, weil juristische Auseinandersetzungen oder Folgen für den persönlichen Aufstieg in der medizinischen Hierarchie befürchtet werden.

Technischer Überdiagnostik ist also viel Raum gegeben. Es ist auch möglich, dass solche häufig auftretenden Patienten mit immer wiederkehrenden Beschwerden lästig werden. Krankheiten können übersehen werden.

MERKE

Ärzte sollten daher ihre eigene Ängstlichkeit wahrnehmen, um den Patienten besser zu verstehen, und als diagnostisches Kriterium nutzen. Das kann ihr Handeln beeinflussen.

78.1.4 Diagnostik

Anamnese und Untersuchung

LEITLINIEN

DEGAM-Praxisempfehlung (2022) „Das anamnestische Erstgespräch“:

https://www.degam.de/files/Inhalte/Leitlinien-Inhalte/Dokumente/DEGAM-Praxisempfehlungen/Das%20anamnestische%20Erstgespraech/oeffentlich/DEGAM%20PE%20anam.%20Erstgespr%C3%A4ch%202022.pdf

Bei der Erstanamnese soll eine differenzialdiagnostische Abklärung zu körperlichen Erkrankungen (Schilddrüsendysfunktion, Hypoglykämien, Hyperparathyreoidismus, Arrhythmien, COPD, Krampfanfälle, Phäochromozytom) und möglichen Medikamentennebenwirkungen erfolgen. Es sollte nach weiteren vegetativen Störungen (z. B. Schlafstörungen) und weiteren psychischen Erkrankungen (insb. PTBS, Depression und Süchte wie Alkohol, Cannabis, Ecstasy, MDMA, Crystal Meth u. a.) gefragt werden.

Für alle in diesem Kapitel beschriebenen Patienten gilt, dass das **anamnestische Gespräch** wegweisend ist. Dabei berücksichtigen Hausärzte die nonverbale Kommunikation in äußerem Erscheinungsbild, Physiognomie, Mimik und Sprachfluss.

Im hausärztlichen Versorgungskontext ist eine **psychosoziale und biografische Anamnese,** welche die Herkunftsfamilie und die Lebensgeschichte erfassen, möglich und unverzichtbar (DEGAM-Praxisempfehlung 2022). Der Grund ist zum einen, dass die Lebenswelt vieler Patienten von häufiger Änderung (z. B. durch erhöhte Mobilität, erhöhte Scheidungsrate) und Unsicherheit der jetzigen und zukünftigen Existenz (Leiharbeit, befristete Arbeitsverträge) gekennzeichnet ist. Zum anderen ist das aktuelle Erleben eines Patienten von seinen frühen Beziehungserfahrungen geprägt. Das Heute lässt sich aus der Vergangenheit heraus besser verstehen. Stress im frühen Lebensalter und erlerntes Verhalten in der Herkunftsfamilie sind bedingende Faktoren von ängstlichem Verhalten und Angststörungen. Ist der Patient z. B. ein Kriegskind, dessen Erfahrung mit Bombennächten oder Vertreibung und Flucht seine jetzige Empfindlichkeit für Ängste erklären könnte? Waren seine Eltern zum Zeitpunkt der Geburt vielleicht so jung, dass sie ihm keine Sicherheit vermitteln konnten? Fehlte der Vater oder die Mutter durch frühen Tod? Gab es Erfahrungen körperlicher oder gar sexualisierter Gewalt?

- Auf Geburtsort und Zeitpunkt achten (z. B. Kriegskinder, Erfahrung von Vertreibung, kultureller Hintergrund).
- Alter der Eltern bei Geburt und deren Beruf erfassen (z. B. Mutter: + 28, Fleischfachverkäuferin), Geschwisterreihe erfassen (z. B. m + 2).

- Auf lebensgeschichtliche Leistungen, Trennungen, Verluste achten.
- Wie wurden Schwellensituationen gemeistert?
- Auf berufliche Situation und erhöhte Anpassungsleistungen achten.

Die „erlebte Anamnese" der Ärzte aufgrund ihrer Kenntnis von Angehörigen, Nachbarn und sozialen Bezügen oder auch Fragebögen und Mitteilungen von vorbehandelnden Ärzten oder aus dem Team sind wichtig, ersetzen aber niemals die hausärztliche Aufgabe, die **subjektive Sichtweise ihrer Patienten** zu erfragen. Darüber hinaus hilft die biografische Anamnese, Ressourcen des Patienten zu erkennen, um später darauf zurückzugreifen.

Um das **Ausmaß der Ängste** zu klären, haben sich folgende Fragen bewährt:

- „Haben Sie noch weitere Ängste?"
- „Hat sich Ihr Alltagsleben dadurch verändert?"
- „Machen Sie sich häufig oder ständig Sorgen?"
- „Haben Sie in letzter Zeit daran denken müssen, nicht mehr leben zu wollen?"

Psychotische Symptome können wie folgt erfragt werden:

- „Ist Ihnen aufgefallen, dass Menschen in Ihrem Umfeld häufig Dinge anders beurteilen als Sie?"

Zum Ausschluss einer organischen Ursache der Beschwerden sollten wenigstens Blutbild, BZ, Elektrolyte (Ca^{++}, K^{+}), Schilddrüsenstatus (TSH), EKG und ggf. eine Lungenfunktionsprüfung durchgeführt werden (S3-Leitlinie Angststörungen 2021).

Eine gründliche **körperliche Untersuchung** gibt Patienten Sicherheit und wirkt allein durch die körperliche Berührung und durch die Vermittlung von ärztlicher Aufmerksamkeit, Sorgfalt und Respekt beruhigend. Der Hausarzt sollte die körperliche Untersuchung mit Worten begleiten, die ankündigen, was er jeweils machen will, und sie im Verlauf der Behandlung wiederholen.

Um unnötige apparative Diagnostik zu vermeiden:

- Simultane psychosoziale Diagnostik.
- Keine Diagnostik zur Beruhigung des Patienten!
- So viel Diagnostik, bis der Arzt selbst sicher ist!
- Vorher vermitteln, dass die Diagnostik vermutlich keine Erklärung für die geäußerten Beschwerden liefern wird.
- Negative Wirkung des Absicherungsverhaltens thematisieren: „Immer mehr Diagnostik wird Ihre Ängste wachsen lassen!"
- Je früher im zeitlichen Kontakt mit dem Patienten begonnen wird, seinen psychosozialen Hintergrund und seine Lebensgeschichte zu erfassen, umso eher wird der Patient aufgeschlossen sein, Gefühle und Konflikte als relevant für seine Beschwerden zu akzeptieren.

78.1.5 Therapie: verbale Interventionen im Umgang mit ängstlichen Patienten

Alle Elemente der Therapie werden für die beschriebenen Störungen weiter unten in ➤ Kap. 78.4 benannt. Im Folgenden werden die verbalen Interventionen beschrieben, die für ängstliche Patienten wichtig sind (DEGAM-Praxisempfehlung 2021, Veit 2018).

LEITLINIEN

- DEGAM-Praxisempfehlung (2021) „Hausärztliche Versorgung von Patientinnen und Patienten mit Angst":

  https://www.degam.de/degam-praxisempfehlungen

- S3-Leitlinie „Behandlung von Angststörungen". AWMF-Registernummer 051-028:

  https://register.awmf.org/de/leitlinien/detail/051-028

Der Hausarzt sollte dafür sorgen, dass er nicht abgelenkt wird und zuhören und Stimmungen erfassen kann. Er sollte eine ruhige Gesprächsatmosphäre schaffen und z. B. Unterbrechungen durch Anrufe o. Ä. weitestgehend vermeiden. Wenn er selbst noch mit anderen Dingen beschäftigt das Sprechzimmer betritt oder sich mehr mit dem PC als mit dem Patienten beschäftigt, wird eine solche Gesprächsatmosphäre beeinträchtigt.

Immer sollte eine Situation hergestellt werden, in der er mit dem jeweiligen Patienten auch allein – ohne Anwesenheit von Angehörigen – sprechen kann.

MERKE

Generell gilt: Eine Patient-Arzt-Beziehung herstellen, die Verständnis vermittelt, Sicherheit gibt und die Selbstständigkeit des Patienten (Autonomie) fördert.

- **Raum geben, um die Beschwerden darzulegen:** Zuhören und nicht unterbrechen. Aktives Zuhören (mmh, ja, ja), offene Fragen (W-Fragen), Warten, Spiegeln und Zusammenfassen
- **Stabilisieren, Halt geben und beruhigen, Transparenz schaffen:** Ärzte haben eine suggestive Kraft, die sie insbesondere bei ängstlichen Patienten zur Beruhigung nutzen können („Hier sind Sie sicher!"). Sicherheit schaffen sie auch durch Transparenz über ihre Verfügbarkeit. (Das beginnt bereits an der Anmeldung in der Praxis!) Weil Worte auch negativ suggestiv wirken können, sollten Sätze wie „Sie brauchen keine Angst zu haben!" und „Noch geht es Ihnen doch gut!" vermieden werden.
  Bei Panikattacken/Phobien: Einsatz einzelner Tabletten mit Lorazepam als *pill in the pocket* zur Förderung der Selbstkontrolle
- **Angst wahrnehmen, ansprechen und annehmen:**
  - „Ich nehme wahr, dass Sie sehr ängstlich sind."
  - „Kennen Sie solch ein Gefühl aus anderen oder früheren Situationen?"
  - „Was befürchten Sie genau?" und Angst zu Ende denken lassen: „Denken Sie weiter! Was befürchten Sie dann?"

  Ängste nicht ausreden, sondern verstehen wollen: Das Ansprechen von Angst verstärkt nicht die Symptome.
- **Psychosozialen Kontext klären, Auslösesituation klären:**

- „Seit wann haben Sie die Beschwerden?“ – „Was hat sich da in Ihrem Leben geändert?“
- „Was sagen Arbeitskollegen und Angehörige zu Ihren Beschwerden?“
- „Wie ist Ihr Alltag beeinträchtigt?“
- **Psychoedukation:**
  - **Keine ängstliche Symptombeobachtung mit Beschwerdeprotokollen fördern:** Im Scheinwerfer unserer Aufmerksamkeit wachsen die Beschwerden!
  - **Auf die suggestive Wirkung von Worten achten:** Bei Befundmitteilung nicht katastrophisieren („Ihre Wirbelsäule ist die reinste Baustelle!“). Nebenwirkungen von Medikamenten nicht dem Betroffenen zuschreiben (nicht: „Sie könnten Kopfschmerzen, Übelkeit … erleiden“, sondern „Manche Menschen klagen über …“).
- **Ermutigen:**
  - Gemeinsames Suchen nach salutogenen Ressourcen: „Wo waren Sie schon mal mutig?“ – „Was hilft Ihnen beim Aushalten der Angst?“
  - Konstruktive Erinnerungen stärken und Symbole dafür einsetzen: Dabei auf Kenntnisse aus der Anamnese zurückgreifen.
- **Vermeidungsverhalten und Schonhaltung nicht fördern:** Kritische Sicht auf Arbeitsunfähigkeitsbescheinigungen kommunizieren: „Was würde sich nach einer weiteren Woche Arbeitsunfähigkeit an Ihrem Arbeitsplatz geändert haben?

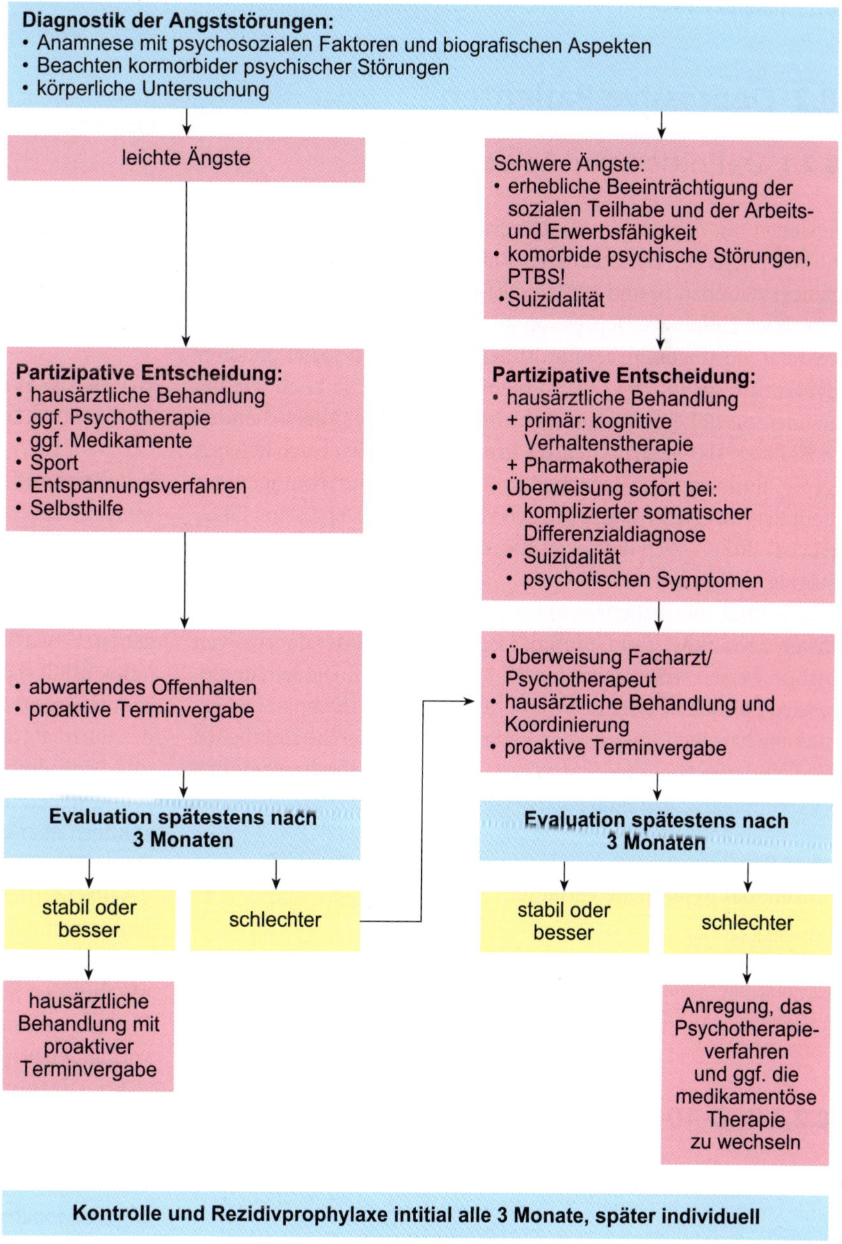

Abb. 78.1 Behandlungswege in Abhängigkeit vom Schweregrad der Angststörung [F430-018]

Ihr Körper müsste Ihnen doch beweisen, dass Sie nicht zur Arbeit gehen können. Ihre Beschwerden würden schlimmer."

- **Konfrontation mit angstauslösender Situation fördern** (Gensichen et al. 2019).
- **Gemeinsam Ziele festlegen und partizipative Entscheidungen zu Behandlungswegen finden – Unsicherheit gemeinsam aushalten** (Veit et al. 2021).
- **Regelmäßige, beschwerdeunabhängige Folgetermine vergeben.**

78.1.6 Stepped Care, Koordination und Langzeitbetreuung

➤ Abb. 78.1 beschreibt die Behandlungswege, wenn der Schweregrad der Angststörungen berücksichtigt wird. Patienten mit leichten Formen können in der hausärztlichen Versorgung verbleiben.

78.2 Depressive Patienten

78.2.1 Definition und Epidemiologie

Menschen mit depressiven Beschwerden suchen in erster Linie die Hausarztpraxis auf. Die Lebenszeit-Prävalenz aller affektiven Störungen liegt zwischen 16 und 20 % und ist bei Frauen höher als bei Männern (NVL Unipolare Depression 2022). Die 12-Monats-Prävalenz affektiver Störungen insgesamt ist bei Angehörigen sozial prekärer Bevölkerungsgruppen (14,0 %) mehr als doppelt so hoch wie bei Personen aus höheren sozialen Schichten (6,3 %), bei Alleinlebenden (16 %) höher als bei Menschen, die in einer festen Partnerschaft leben (7,1 %), und wird bei Menschen in stationären Einrichtungen der Altenpflege bis zu 50 % geschätzt (NVL Unipolare Depression 2022, Veit et al. 2021). Auch die Suizidrate, v. a. bei Männern, ist bei Hochbetagten am höchsten.

Ein Viertel aller Patienten mit depressiver Störung entwickelt ein schweres Krankheitsbild. 60 % der Personen mit einer depressiven Episode weisen weitere psychische Störungen auf. Die leichte depressive Episode bessert sich oft ohne spezifische Therapie. Die Erkrankung hat einen episodischen Verlauf mit einer durchschnittlichen Episodendauer von 6 bis 9 Monaten, Rezidive sind wahrscheinlich (NVL Unipolare Depression 2022).

CAVE

Abwendbar gefährliche Verläufe

- Suizidalität
- Chronifizierung von Körperbeschwerden
- Ungünstiger Verlauf chronischer Krankheiten
- Schädigung durch medizinisch unnötige Interventionen

78.2.2 ICD-10-Klassifikation

MERKE

Eine Einteilung nach dem Schweregrad ist erforderlich, denn der Schweregrad bestimmt die weiteren Behandlungspfade (➤ Tab. 78.1).

Tab. 78.1 Einteilung der Depression nach ICD-10 und Schweregrad

	ICD-10-Code	Definition
Unipolare Depression		
Leichte Episode	F32.1	4–5 Symptome
• rezidivierend	F33.1	
Mittelschwere Episode	F32.2	6–7 Symptome
• rezidivierend	F33.2	
Schwere Episode	F32.3	Mehr als 8 Symptome
• rezidivierend	F33.3	
Weitere affektive Störungen		
Bipolare Störung	F31	–
Dysthymia	F34	Chronische, mind. mehrere Jahre andauernde depressive Verstimmung, welche die Kriterien einer rezidivierenden depressiven Episode nicht erfüllt

Unipolare Depression

Haupt- und Zusatzsymptome der unipolaren Depression mit anamnestischen Beispielfragen sind in ➤ Tab. 78.2 aufgeführt. Die Fragen sollten auch die Einschränkungen in allen Lebensbereichen (Teilhabe) erfassen.

Burnout-Syndrom, Anpassungsstörung und Belastungsreaktion

Von **Burnout-Syndrom** (Z73) wird gesprochen, wenn die Symptome der Erschöpfung, Freudlosigkeit, Unzufriedenheit und sozialer Rückzug auf Konflikte im Beruf bzw. am Arbeitsplatz zurückzuführen sind (Kaschka et al. 2011). Für diese Überforderung kann es innere (Perfektionismus) und äußere Faktoren (zeitlicher Arbeitsdruck) geben. Umstritten ist, ob das Burnout-Syndrom eine eigene Krankheitsentität darstellt oder besser einem depressiven Syndrom zugeordnet werden sollte. Im Vergleich zur Depression wird als Ursache des Burnouts die Überforderung von außen als nicht kontrollierbare und veränderbare Stressoren der Arbeitswelt gesehen. Im Vordergrund stehen nicht Schuldvorwürfe an sich selbst und Selbstzweifel, sondern eher eine emotionale Verflachung und Unzufriedenheit. Zu berücksichtigen ist, dass die Bezeichnung Burnout eine höhere gesellschaftliche Akzeptanz aufweist und manchen Patienten die Inanspruchnahme therapeutischer Hilfen erleichtert.

Eine **Anpassungsstörung** (F43.2) wird diagnostiziert, wenn die psychischen Symptome ohne das besondere Ereignis wie z. B. die Mitteilung einer potenziell lebensbedrohlichen Erkrankung nicht vorhanden wären.

Eine **Trauerreaktion** (F43.24) lässt nach 2 Monaten nach, wird nicht von Selbstzweifeln und Suizidgedanken begleitet, und die Ansprechbarkeit für positive Ereignisse bleibt erhalten. Die **anhaltende Trauerreaktion** (nach ICD-11) hält atypisch lange nach dem Verlust an (> 6 Monate) und überschreitet klar erwartbare soziale, kulturelle oder religiöse Normen der eignen Kultur und des Kontextes.

78

Tab. 78.2 Haupt- und Zusatzsymptome der unipolaren Depression

Hauptsymptome	Beispielfragen
Depressive Stimmung	„Inwieweit haben Sie sich in den letzten 2 Wochen niedergeschlagen oder traurig gefühlt?"
Interessenverlust und Freudlosigkeit	• „Inwieweit haben Sie in der letzten Zeit das Interesse oder die Freude an wichtigen Aktivitäten (Beruf, Hobby, Familie) verloren?" • Können Sie mit dem Partner oder der Partnerin über Alltägliches sowie Sorgen und Probleme sprechen? • Haben Sie Kontakt zu Ihren nahen Angehörigen?
Erhöhte Ermüdbarkeit und Antriebsmangel	• „Inwieweit fällt es Ihnen schwer, die Aufgaben des Alltags wie gewohnt zu bewerkstelligen?" • Können Sie Ihren Tagesablauf organisieren?
Zusatzsymptome	
Verminderte Konzentration und Aufmerksamkeit	„Inwieweit haben Sie Schwierigkeiten, sich zu konzentrieren?"
Vermindertes Selbstwertgefühl und Selbstvertrauen	„Wie steht es um Ihren Selbstwert und Ihr Selbstvertrauen?"
Gefühle von Schuld und Wertlosigkeit	„Welche Rolle spielen Selbstvorwürfe?"
Negative und pessimistische Zukunftsperspektiven	„Wie sehen Sie sich in … Jahren?"
Suizidgedanken/ Suizidhandlungen	• „Welche Rolle spielen lebensmüde Gedanken?" • „Geht es Ihnen so schlecht, dass Sie über den Tod nachdenken oder daran denken, dass es besser wäre, tot zu sein?" • „Haben sich Ihnen Suizidgedanken aufgedrängt?"
Schlafstörungen	• „Wie gut schlafen Sie ein?" • „Inwieweit werden Sie nachts wiederholt wach?" • „Wann werden Sie morgens wach?"
Verminderter Appetit	„Wie steht es um Ihren Appetit?"

Die **Belastungsreaktion** (F43.0) ist durch eine hohe Reizbarkeit, vegetative Symptome und dissoziative Phänomene gekennzeichnet.

LEITLINIEN

S3-Leitlinie „Posttraumatische Belastungsstörung". AWMF-Registernummer 155-001:

www.awmf.org/uploads/tx_szleitlinien/155-001l_S3_Posttraumatische_Belastungsstoerung_2020-02_1.pdf

78.2.3 Diagnostik

Anamnese und körperliche Untersuchung

Depressive Patienten berichten selten spontan über typische depressive Kernsymptome; stattdessen sind eher unspezifische Beschwerden wie Schlafstörungen mit morgendlichem Früherwachen, Appetitminderung, allgemeine Kraftlosigkeit, anhaltende Schmerzen und körperliche Beschwerden erster Beratungsanlass. Zusätzlich zu dieser schambesetzten Hemmung depressiver Patienten besteht eine **hohe Komorbidität** des Krankheitsbildes **mit körperlichen Erkrankungen und unspezifischen Körperbeschwerden.** Im Vergleich zur Allgemeinbevölkerung liegt bei Patienten z. B. mit Diabetes, KHK, Adipositas (NVL Unipolare Depression 2022) deutlich häufiger auch eine Depression vor. Mehr noch: Die Depression ist ein Risikofaktor für die Entstehung und Mortalität chronischer körperlicher Erkrankungen (Beutel und Schultz 2011). Die hausärztliche Praxis ist erste Anlaufstelle bei emotionalen Problemen, psychosozialen Konflikten und schwerwiegenden Lebensereignissen. Hausärzte müssen daher das Vorliegen einer depressiven Störung *aktiv* explorieren und bei chronisch Kranken daran denken.

Gedrückte Stimmung und Freudlosigkeit sollten insbesondere in den Disease-Management-Programmen (DMPs) Diabetes, KHK und COPD angesprochen werden. Dafür bieten sich folgende **Screeninginstrumente** an (➤ Kap. 98):

- „Zwei-Fragen-Test" (Sensitivität 80–95 %, Spezifität 60–70 %):
  1. „Fühlten Sie sich im letzten Monat häufiger niedergeschlagen, traurig bedrückt oder hoffnungslos?"
  2. „Hatten Sie im letzten Monat deutlich weniger Lust und Freude an Dingen, die Sie sonst gerne tun?"
- WHO-5-Fragebogen zum Wohlbefinden (Sensitivität 57–97 %, Spezifität 63–89 %)
- PHQ-D-Fragebogen (Sensitivität 60–80 %, Spezifität 90–95 %)
- Gesundheitsfragebogen für Patienten GAD-7 (Sensitivität 71–91 %. Spezifität 70–92 %)

MERKE

Bei jeder chronischen Krankheit, bei unspezifischen Körperbeschwerden, besonders bei mehreren geklagten unspezifischen Körperbeschwerden, bei Schmerzen und nach kritischen Lebensereignissen soll eine komorbide Depression aktiv erfragt werden.

Die breite Palette möglicher **Ursachen** von **Erschöpfung, Müdigkeit und herabgesetzter Stimmung/Traurigkeit** stellt differenzialdiagnostisch hohe Ansprüche. Es können vorliegen:

- eine depressive Störung,
- körperliche Erkrankungen,
- weitere oder andere psychische Erkrankungen (z. B. Essstörungen, Süchte, Substanzabusus, Angststörungen mit sozialem Rückzug)

- oder eine Folge chronischer Krankheiten:
  - Trauer über den Verlust körperlicher Integrität
  - soziale Auswirkungen der Krankheit (Armut, Arbeitslosigkeit, Einsamkeit)
- oder Nebenwirkungen von Medikamenten wie z. B. Betablockern, TZA, Neuroleptika und Anti-Parkinsonmedikamenten
- oder eine Anpassungsstörung an eine chronische Krankheit oder einen schweren Verlust.

Die **Anamnese** sollte folglich beinhalten:

- Erfragen depressiver Kernsymptome
- Medikamentenanamnese
- Krankheitsspezifische Familienanamnese und Fragen zu früheren depressiven Episoden oder Suizidgedanken oder -versuchen
- Erfragen weiterer psychischer Erkrankungen
- Biografische und soziale Anamnese (➤ Kap. 78.1.4)

MERKE

Es sollte immer nach Suizidgedanken und Suizidvorhaben gefragt werden. Tod durch Suizid ist doppelt so häufig wie Tod durch Verkehrsunfälle. Suizide sind umso häufiger, je älter die Patienten sind. Werden Suizidgedanken bejaht, sollte gefragt werden, ob der Patient schon überlegt hat, wie er den Suizid ausführen würde, und ob er sich von diesen Gedanken distanzieren kann.

Bei der differenzialdiagnostischen Abklärung körperlicher Erkrankungen ist zu denken an z. B. endokrinologische Erkrankungen (Hypothyreose, insb. im Alter), Schlafstörungen (Schlafapnoe-Syndrom), Infektionen, Malignome, Zöliakie, chronische somatische Erkrankungen und weitere (DEGAM-S3-Leitlinie Müdigkeit).

LEITLINIEN

DEGAM-S3-Leitlinie „Müdigkeit". AWMF-Registernummer 053-002:

https://register.awmf.org/de/leitlinien/detail/053-002

Anamnese, gründliche körperliche Untersuchung und technische Basisdiagnostik (wie Blutglukose, Blutbild, BSG/CRP, Transaminasen oder GGT, TSH und Sonografie) sollten nur bei deutlichen Hinweisen überschritten werden.

78.2.4 Dysfunktionale Interaktionsmuster in der Patient-Arzt-Beziehung

Menschen brauchen die Fürsorge und die Resonanz anderer, um sich entwickeln zu können und um zu überleben. Aus psychodynamischer Sicht versuchen Patienten mit einem depressiven Beziehungs- und Verhaltensmuster, einen Mangel an Geborgenheit und Anerkennung in früher Kindheit durch eigene Anstrengungen zu kompensieren. Sie geben sich selbst die Schuld daran, dass sie das Vermisste nicht bekommen haben, und versuchen dennoch, es sich zu verdienen. Sie können zu altruistischen Menschen werden, die sich selbst immer überfordern. Sie können eine sich selbst überschätzende Erwartungshaltung entwickeln, die in Form hoher Moralvorstellungen imponiert. Sie können auch passiv bleiben, sich an eine andere Person klammern und von ihr, auch vom Arzt, alles erwarten. Sehr schnell sind sie enttäuscht.

Patientenbeispiel

Der ca. 50-jährige Patient leidet an einem Diabetes mellitus mit sehr schlechten Blutzuckerwerten, begleitet von weiteren chronischen Erkrankungen. Er ist deutlich übergewichtig, und sein Gesichtsausdruck ist unsicher, abwehrend und missmutig. Er meint zu ahnen, was ihn erwartet: „Hoffentlich macht der Arzt mir keine Vorwürfe!" Doch auch der Arzt hat seine Ahnungen und Erwartungen: „Er wird eh nicht machen, was ich ihm vorschlage!" Er besinnt sich auf den hausärztlichen Auftrag der Informationsvermittlung: „Sie müssen sich nur ein wenig mehr bewegen, um eine Veränderung zu erreichen." Doch der Patient fasst jeden noch so gut gemeinten Ratschlag als Vorwurf auf, was in missmutige Rechtfertigung, Ausreden und passiven Widerstand mündet. „Wie soll ich denn zum Sport hinkommen? Mit dem Knie?! Öffentliche Verkehrsmittel sind teuer." Aus seinem Repertoire an Vorschlägen bemüht der Arzt eine weitere Variante: „Auch eine nur geringe Gewichtsabnahme würde schon was bringen!" Der Patient ist zunehmend enttäuscht. Es ist wie immer: Man versteht ihn einfach nicht! Leichter Ärger schwingt mit, als er dem Arzt antwortet: „Das weiß ich doch! Aber ich esse ja gar nicht viel!" Der Arzt – zeitlich gestresst, leicht verärgert und auch hilflos – erwidert daraufhin: „Na ja, von nichts kommt nichts" und schickt gleich noch eine Drohung hinterher: „Wenn Sie so weitermachen, landen Sie am Ende noch im Rollstuhl!" So bleiben beide – Patient und Arzt – resigniert zurück.

Der Patient bezeichnet sich selbst als Pechkind. Im ersten Lebensjahr verlor er seinen Vater durch einen Unfall unter Tage. Die Mutter verstarb in seinem 8. Lj. an einem Hirntumor. Er ist bei den Großeltern aufgewachsen, die ihm keinen emotionalen Rückhalt geben konnten. Seine Erkrankungen betrachtet er als ungerechtes Schicksal, das seine Sehnsucht nach Nähe und Versorgung nie erfüllt. Diese Sehnsucht gestaltet auch sein Verhalten gegenüber dem Arzt.

Hausärzte können unterschiedlich auf dieses „Pechkind" reagieren. Aus dem Gefühl der Verärgerung oder Hilflosigkeit heraus kann der Arzt wie im Patientenbeispiel Drohungen aussprechen oder diagnostische und therapeutische Maßnahmen veranlassen, die einen strafenden Aspekt haben, um den Patienten von Passivität und Non-Adhärenz abzubringen. Aber er könnte sich auch noch mehr anstrengen, immer neue Lösungen erfinden und sich in diesem mühseligen Tun erschöpfen. Überzogenes Mitleiden mit solch passiv bleibenden, depressiv gestimmten Patienten ist sicherlich ein Faktor für Erschöpfung oder gar Zynismus aufseiten des Arztes. Hilfreich sind in diesem Fall Selbstbeobachtung der eigenen Gefühle und Selbstreflexion („Wie geht es mir mit diesem Patienten? Wenn er sich mir gegenüber so verhält, wird er es mit anderen auch tun").

78.2.5 Therapie: verbale Interventionen im Umgang mit depressiven Patienten

MERKE

Generelles Prinzip in der Patient-Arzt-Beziehung ist die Vermittlung von
- Akzeptanz (Probleme weder verurteilen noch bagatellisieren),
- Fürsorge und
- Aktivierung der Ressourcen des Patienten zur Erhöhung seiner Selbstkompetenz, Selbstwirksamkeit und Selbstfürsorge.

Wesentlicher Bestandteil hausärztlicher Basisbehandlung ist das ärztliche Gespräch (Vorbedingungen ➤ Kap. 78.1.4).

- **Schaffung einer vertrauensvollen Beziehung durch Zuhören und Annehmen des Leids:** Erst wenn der Patient sich in seinem Leid verstanden fühlt, wird er sich auf die vorgeschlagenen Veränderungen einlassen können. Wenn Hausärzte bevor sie das Leid des Patienten benannt haben, also zu früh den Patienten darauf fokussieren, was er denn tun könne, damit es ihm besser gehe, wird dieser beginnen, seine Beschwerden noch ausführlicher darzustellen.
  „Ich kann verstehen, dass Sie dieses Verhalten gekränkt hat. Ihre Enttäuschung ist verständlich."
- **Gemeinsame Suche nach kritischen Lebensereignissen/psychosozialen Problemen:**
  - „Wann fingen diese Beschwerden an, und was hatte sich da in Ihrem Leben geändert?"
  - Aktuelle Beziehungssituation mit belastenden und unterstützenden Beziehungen: „Was sagt/sagen Ihre Frau/Ihr Mann/Ihre Arbeitskollegen/Ihr Chef zu Ihren Beschwerden?"
- **Psychosoziale Aspekte und Gefühle markieren/spiegeln:** Gefühle benennen und Erfahrungen zusammenfassen: „Ich sehe, dass Sie viel Schlimmes erlebt haben."
- **Verstehen bekunden und ermutigende Kommentare**
- **Psychoedukation**
- **Ressourcenorientierung:** Bisherige Bewältigungsmuster wertschätzen und loben (Beschämen, Drohen und Bestrafen vermeiden).
- Kleine Schritte der Verhaltensänderungen loben und konstruktive Erinnerungen stärken.
- **Realistische Ziele, Behandlungsweg und Terminstruktur vereinbaren:** Dabei sind die übertriebenen Anforderungen depressiver Patienten an sich selbst zu beachten und zu korrigieren. Ggf. Beendigung des Gesprächs durch z. B.: „Haben Sie noch etwas auf dem Herzen?" „Dieses zuletzt angesprochene Thema ist zu wichtig, als dass wir es am Ende unseres Gesprächs kurz abhandeln. Ich werde Ihr Anliegen notieren und beim nächsten Mal wieder aufgreifen."

Zu den weiteren Bausteinen der Therapie ➤ Kap. 78.4.2.

78.2.6 Stepped Care, Koordination und Langzeitbetreuung

Der Hausarzt berät den Patienten über Behandlungswege und ihre Gewichtung entsprechend den Prinzipien der partizipativen Entscheidungsfindung.

- Bei leichter Depression sind hausärztliche Basisbehandlung und abwartendes Offenhalten ausreichend.
- Bei mittelschwerer Depression soll neben der hausärztlichen Basisbehandlung eine Psychotherapie oder eine medikamentöse Therapie oder auch beides angeboten werden.
- Bei einer schweren Depression ist immer der psychiatrische Facharzt einzuschalten. Beste Ergebnisse werden erzielt, wenn Psychotherapie und medikamentöse Therapie gleichzeitig durchgeführt werden.

In der Akutphase sollten anfänglich wöchentliche, dann 4-wöchentliche Termine angeboten werden. Bereits bei Behandlungsbeginn ist ein fachärztliches Konsil indiziert bei
- unklarer Differenzialdiagnostik,
- Interaktionsproblemen der medikamentösen Therapie (Multimorbidität),
- Suizidalität,
- psychotischen Symptomen oder Hinweisen für weitere psychische Störungen.

Auch nach Überweisung zum Psychotherapeuten und/oder Psychiater sollte der Hausarzt seine Basisbehandlung fortsetzen und kann koordinierende Funktionen übernehmen. Zur Durchführung und Überwachung der **Erhaltungstherapie** sind 4-wöchentliche Bilanzgespräche bis zur Remission angebracht, zur **Rezidivprophylaxe** alle 3 Monate (z. B. in Kombination mit DMP). In solchen Bilanzgesprächen (Bahrs 2011) will der Hausarzt Veränderungen erfahren, den Kontext der Beschwerden klären, ressourcenorientiert intervenieren und gemeinsam mit dem Patienten Ziele und Therapieoptionen überdenken, entscheiden oder offenhalten. In der Langzeitbetreuung werden digitale Programme und MFAs mit telefonischen Kontrollen zunehmend Bedeutung gewinnen.

LEITLINIEN

Nationale VersorgungsLeitlinie (2022) „Unipolare Depression". AWMF-Registernummer nvl-005:

https://register.awmf.org/de/leitlinien/detail/nvl-005

Patienteninfo

PatientenLeitlinie zur Nationalen VersorgungsLeitlinie (2016) „Unipolare Depression", 2. Auflage. Version 2:

https://www.leitlinien.de/themen/depression/patientenleitlinie

78.3 Patienten mit nichtspezifischen und funktionellen Körperbeschwerden

78.3.1 Definition und Epidemiologie

Etwa 20 % der Patienten in Hausarztpraxen leiden unter nichtspezifischen, funktionellen und somatoformen Körperbeschwerden (NFS). Frauen sind häufiger betroffen als Männer, ebenso Menschen aus einkommensschwächeren Schichten und mit Migrationshintergrund. Der Leidensdruck ist so groß, dass es zu überdurchschnittlich häufigen Arztkontakten kommt (S3-Leiltlinie Funktionelle Körperbeschwerden).

Häufige Beschwerden und Schweregradeinteilung

- Schmerzsyndrome
- Erschöpfungssyndrome (Prävalenz ca. 1–6 % der Bevölkerung)
- Umweltbezogene Körperstörungen (Prävalenz 10 % der Bevölkerung)
- Körperdysmorphophobe Störung
- Reizblase
- Pruritus
- Schwindel
- Funktionelle Dysmenorrhö

Klassifikation nach ICD-10

- **Somatisierungsstörung (F45.0):** seit mindestens 2 Jahren Schilderung multipler, wiederholt auftretender und häufig wechselnder körperlicher Symptome, für die keine ausreichende organische Erklärung vorliegt.
- **Hypochondrie (F45.2):** Seit mindestens 6 Monate anhaltende Befürchtung, an einer oder mehreren schweren und fortschreitenden körperlichen Krankheiten zu leiden.
- **Somatoforme autonome Funktionsstörung (F45.3):** Symptome der autonomen (vegetativen) Erregung, die der Patient einem oder mehreren Organsystemen (Herz und kardiovaskuläres System, Gastrointestinaltrakt, respiratorisches oder Urogenitalsystem) zuordnet.
- **Anhaltende somatoforme Schmerzstörung (F45.40):** mindestens 6 Monate bestehender Schmerz. Die Schmerzursache ist überwiegend körperlich; psychische Faktoren sind entscheidend für Schwere und Aufrechterhaltung des Schmerzes.
- **Chronische Schmerzstörung mit somatischen und psychischen Faktoren (F45.41):** starke andauernde Schmerzen ohne konkretes organisches Korrelat, bereits zu Beginn mit psychosozialer und emotionaler Belastung einhergehend.

Zur Klassifizierung kann auch F44 (Dissoziative Störungen) für Beeinträchtigungen der Empfindung (Sensibilität und Sensorik) sowie der Motorik (Lähmungen und Dyskinesien) herangezogen werden.

Komplizierte Verläufe und Chronifizierungsfaktoren

Die aktuelle AWMF-S3-Leitlinie unterscheidet leichtere/unkomplizierte und schwerere/komplizierte Verläufe.

MERKE
Eine Einteilung nach Schweregrad ist erforderlich, denn der Schweregrad bestimmt die weiteren Behandlungspfade.

Für einen **schweren/komplizierten Verlauf** sprechen folgende Faktoren (Yellow Flags):

- Beschwerden in mehreren Organsystemen
- Große Häufigkeit oder anhaltende Dauer der Beschwerden
- Ausgeprägte krankheitsbezogene Sorgen und Ängste
- Hohe Inanspruchnahme des Versorgungssystems und häufige Behandlungsabbrüche
- Starke Beeinträchtigung des Alltagslebens und Arbeitsunfähigkeitszeiten > 4 Wochen
- Hohe psychische Komorbidität
- Starke biografische Belastungen
- Dysfunktionales iatrogenes Handeln: Über- und Wiederholungsdiagnostik und invasive Eingriffe in der Anamnese, Nichtberücksichtigung psychosozialer Krankheitsaspekte

Abwendbar gefährliche Verläufe

Warnsignale **besonders schwerer Verläufe** (Red Flags) sind:

- Schwere psychische Komorbidität
- Hinweise auf Suizidalität
- Hinweise auf selbstschädigendes und/oder iatrogen schädigendes Verhalten (Drängen auf unnötige Operationen)
- Schwere Ausprägung der Beschwerden und körperliche Folgeschäden (Fixierung von Fehlhaltungen, Einschränkung der Mobilität)
- Warnsignale somatisch definierter Erkrankungen

LEITLINIEN
S3-Leitlinie „Funktionelle Körperbeschwerden". AWMF-Registernummer 051-001:

https://register.awmf.org/de/leitlinien/detail/051-001

78.3.2 Modelle der Entwicklung und Aufrechterhaltung der Symptomatik

Das entscheidende Diagnosekriterium in der ICD-10 (Symptome *ohne* ausreichende organische Grundlage) trägt mit dazu bei, Ärzte zur ausufernden Ausschlussdiagnostik statt zu einer parallelen psychosozialen und biografischen Anamnese zu bewegen. Damit wird eine zeitnahe schweregradabhängige Einleitung der Behandlung verhindert.

Psychosoziale Faktoren haben eine wichtige ätiologische und aufrechterhaltende Bedeutung der Symptomatik. Psychodynamische

Modelle betonen die Konflikte des Individuums und seine strukturellen Fähigkeiten, damit umzugehen. Lerntheoretische Modelle betonen das erlernte Verhalten in der Herkunftsfamilie als Modelllernen und systemische Modelle die Funktion des Symptoms im familiären Kontext. Ein neurophysiologisches Modell der Entstehung sieht die NFS als Stressverarbeitungsstörung. Frühkindlicher Stress führt zu Hyperkortisolismus und dieser zur Degeneration nervaler Strukturen. Dadurch werden auch epigenetische Veränderungen ausgelöst, die eine erhöhte Empfindlichkeit der neurophysiologischen Stressachse für spätere Stressoren möglich machen (Veit et al. 2019).

Die **soziale Umgebung** inkl. des **medizinischen Systems** kann zur Aufrechterhaltung der Beschwerden beitragen:

- Unterstützung der Vorstellung von Schonung und Vermeidung (z. B. durch zu lange Arbeitsunfähigkeitsbescheinigungen, Rentenbegehren und Frühverrentungen)
- Gewinn von Zuwendung über die Krankheitssymptomatik durch Familie und Arzt
- Armut, Bildungsferne und Arbeitslosigkeit

78.3.3 Dysfunktionale Interaktionsmuster in der Patient-Arzt-Beziehung

Patienten mit nichtspezifischen Körperbeschwerden erwarten von ihren Ärzten meist eine somatische Diagnose. Die aufgesuchten Ärzte können eine solche jedoch nicht liefern. Sie fühlen sich nicht zuständig und neigen zu der Mitteilung: „Sie haben nichts!". Patienten mögen sich dann als Simulanten abgestempelt, nicht ernst genommen und enttäuscht fühlen und umso mehr diagnostische Maßnahmen einfordern. Ein **Hoffnungs-Enttäuschungs-Zirkel** beginnt. Um den Erwartungsdruck zu umgehen und drohende Entwertung für eine Weile aufzuschieben, können Hausärzte minimale Befunde zur alleinigen Ursache der Beschwerden erklären oder die weitere somatische Diagnostik ausweiten. Hohe Folgekosten und lange Arbeitsunfähigkeitszeiten können daraus resultieren. Patienten können sich als nicht verstanden und zum Spezialisten weggeschickt erleben. Sie erleiden nicht selten wiederholte invasive Maßnahmen, die sie schädigen können. Einige von ihnen suchen Hilfe in paramedizinischen Parallelwelten oder bei Leistungsanbietern, die aus persönlichen, finanziellen Vorteilen wunschmedizinischen Vorstellungen nachgehen. Ein dualistisches Denken, somatisch versus psychisch, und entsprechende Versorgungswege fördern die Enttäuschungsdynamik.

Hausärzte, die am Anfang des Versorgungsweges stehen, haben die besondere Aufgabe, einer solchen Enttäuschungsdynamik entgegenzuwirken und stattdessen eine kooperative und hilfreiche Beziehung sicherzustellen.

Patientenbeispiel

Die 45-jährige Patientin ist der Hausärztin seit Langem bekannt. Sie ist gelernte Bürokauffrau und verdient neben ihrer Tätigkeit als Hausfrau zusätzlich Geld als Tagesmutter. Sie ist verheiratet und hat zwei Kinder, einen 20-jährigen arbeitslosen Sohn und eine 15-jährige Tochter, die das Gymnasium besucht. Sie sucht die Ärztin wegen Symptomen eines Reizdarms auf. Körperliche Untersuchung und apparative Diagnostik bleiben unauffällig. Ein pflanzliches Arzneimittel bringt keine Besserung. Die Hausärztin benennt die Gefühle von Traurigkeit, Enttäuschung und Erschöpfung, die sie bei der Patientin wahrnimmt. Daraufhin schildert die Patientin eine triste Ehesituation mit einem alkoholabhängigen Partner. Alle Verantwortung für die Familie laste auf ihr. Auf die Frage, wann die Beschwerden begonnen haben, nennt sie den Tod ihrer Mutter, zu der ein sehr ambivalentes Verhältnis bestand. Sie sei ein unerwünschtes Kind gewesen und habe die Ablehnung der Mutter immer gespürt. Sie schlug den Weg ein, sich Anerkennung zu verdienen: Sie wurde ein folgsames und ehrgeiziges Kind, opferte sich für die Familie auf und pflegte die Mutter bis zu deren Tod. Der Tod der Mutter war der Auslöser ihrer funktionellen Beschwerden.

78.3.4 Diagnostik

Bereits in ➤ Kap. 78.1.1 wurde auf die Bedeutung einer Anamnese, die den psychosozialen Kontext und die Biografie des Patienten erfasst, und die beruhigende und Sicherheit gebende Wirkung der körperlichen Untersuchung verwiesen. Dies gilt auch für die Diagnostik nichtspezifischer Körperbeschwerden. Was für Patienten mit diesen Beschwerden besonders zu beachten ist, wird im Folgenden beschrieben.

- **In den Anfang investieren:** Um mit der typischen Beziehungsgestaltung in Form eines Hoffnungs-Enttäuschungs-Zirkels umzugehen, sollten Hausärzte bereits frühzeitig im Verlauf parallel zur technischen Diagnostik den psychosozialen Kontext der Beschwerden und die Biografie des Patienten zur Sprache bringen und nicht erst dann, wenn sich für die körperlichen Beschwerden nach langer Ausschlussdiagnostik kein organpathologisches Korrelat findet. Ein erst spätes Ansprechen möglicher psychosozialer Konflikte oder schwerwiegender biografischer Ereignisse führt deutlich häufiger zu einer abwehrenden Haltung. Was in den Anfang der Beziehung investiert wird, spart nachfolgend Zeit, indem unnötige Diagnostik, wiederholte Arztwechsel und belastende Verstrickungen in der Patient-Arzt-Beziehung vermieden werden. Darüber hinaus sind Kenntnisse der Lebensleistung des Patienten wichtig, um ressourcenorientiert intervenieren und auf die Resilienz des Patienten zurückgreifen zu können.
- **Begrenzte, nicht redundante biopsychosoziale Stufendiagnostik; keine Diagnostik ausschließlich zur Beruhigung des Patienten:** Neben einer Basisanamnese und einer symptomorientierten körperlichen Untersuchung sollte am Anfang eine Befundzusammenschau der häufig umfangreichen Voruntersuchungen stehen. Ein Endpunkt der Diagnostik sollte gemeinsam mit dem Patienten festgelegt werden.
- **Keine Aufmerksamkeitslenkung auf das Symptom:** Durch ärztlich veranlasste diagnostische wie therapeutische Maßnahmen kann die ängstliche Symptombeobachtung des Patienten verstärkt werden: Verordnete Symptombeobachtung wie Schmerztagebücher, Blutdruck- und Ernährungsprotokolle müssen abgewogen werden. Überwiegt der Gewinn an Informationen und Einsichten des Patienten den Nachteil, dass im Fokus seiner Aufmerksamkeit die Symptome zunehmen können? Be-

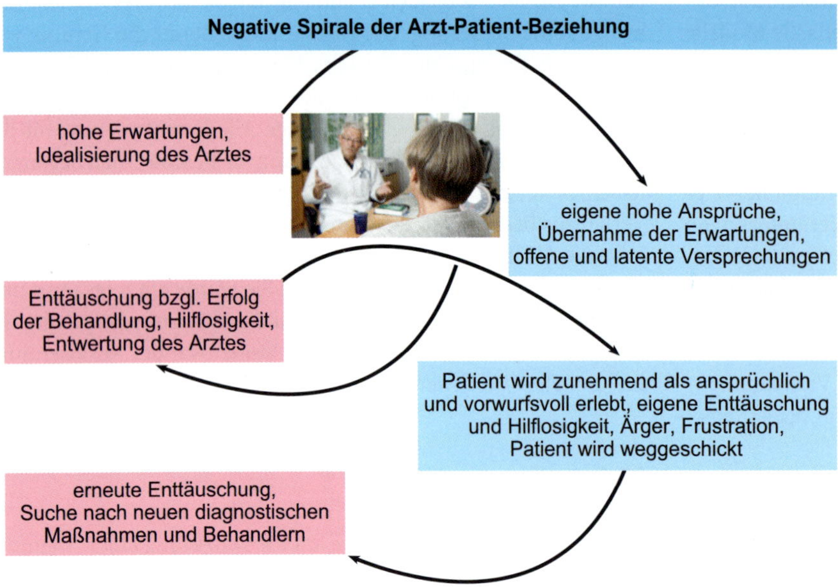

Abb. 78.2 Negative Spirale der Arzt-Patient-Beziehung [J787, L141]

reits die Aufklärung über den gutartigen Verlauf funktioneller Störungen beruhigt viele Patienten.

- **Den Patienten zu einer abwartenden Haltung einladen und Termine unabhängig von Beschwerden vereinbaren:** Wenn Termine unabhängig von Beschwerden vereinbart werden, muss der Patient nicht grübeln: „Ist es jetzt schon schlimm genug, dass ich wieder zum Arzt muss?" Eine Besserung der Symptomatik tritt ein, weil eine Fokussierung auf die Beschwerden vermieden und die Aufmerksamkeit von der Beobachtung und der ständigen Beschäftigung mit seinen Symptomen abgelenkt wird. Ängstlich gestimmten Menschen wird durch die Terminierung die Sicherheit gegeben, ihre Beschwerden zum vereinbarten Zeitpunkt darstellen und eine sie beruhigende Person zu Rate ziehen zu können. Insgesamt lädt der Arzt den Patienten ein, mit ihm zusammen eine abwartende und beobachtende Haltung einzunehmen. Dadurch wird sowohl die Selbstsicherheit des Patienten gestärkt als auch das Sicherheitsgefühl des Arztes, der wiederholt aufmerksam zuhören, körperlich untersuchen und seine Hypothesen erneut bedenken kann.

78

78.3.5 Therapie

Die Gestaltung einer empathischen Beziehung ist nicht selten die einzig nötige Therapie

Die aktive Gestaltung einer langfristigen, empathischen und auf die Ressourcen des Patienten ausgerichteten Patient-Arzt-Beziehung ist das entscheidende diagnostische wie therapeutische Instrument. Um diese Beziehung zu gestalten, sollten Beziehungsmuster des Patienten erkannt und berücksichtigt werden, um ein wechselseitiges Bezogensein und einen gemeinsamen Behandlungsweg zu ermöglichen. Wie die Arzt-Patient-Beziehung gestaltet wird, entscheidet darüber, ob es zu einer positiven oder zu einer negativen Interaktionsspirale kommt (➤ Abb. 78.2, ➤ Abb. 78.3).

Des Weiteren werden Selbsthilfestrategien und -gruppen, die Thematisierung von Gesundheitsängsten und Sicherheit suchenden Schon- und Vermeidungsverhaltens, eine gestufte körperliche Aktivierung sowie die behutsame Vorbereitung einer Psychotherapie empfohlen (➤ Kap. 78.4.2).

Im Rahmen der psychosomatischen Grundversorgung soll dem Patienten zunächst ein Modell vermittelt werden, das ihm erlaubt, seine auf den Körper bezogenen Beschwerden in einen biopsychosozialen Kontext zu stellen.

TIPP

Psychoedukation

„Ihre Beschwerden sind sowohl körperlich als auch durch mögliche leidvolle Erfahrungen bedingt. Gefühle beeinflussen den Körper auch dann, wenn sie einem nicht bewusst sind. Lebens- und Beziehungserfahrungen hinterlassen Spuren im Gehirn und verändern das Empfinden."

„Schmerz heute hängt oft auch mit früheren Schmerzerfahrungen zusammen. Schmerz wird nicht vergessen. Auch seelischer Schmerz hinterlässt Spuren im Gehirn und verändert die Empfindlichkeit für Schmerzen. Sie sind so möglicherweise verletzlicher als andere Menschen."

Auch alltagssprachliche Metaphern können biopsychosoziale Erklärungen erleichtern, z. B.: „etwas schlägt auf den Magen", „Schiss haben", „es zerreißt einem das Herz", „aus der Haut fahren", „einen dicken Hals haben", „eine schmerzliche Erfahrung machen".

Vier-Phasen-Modell für den Praxisalltag

In der Deutschen Gesellschaft für Allgemeinmedizin und auf der Basis der S3-Leitlinie wurde ein Modell aus vier Phasen für einen Behandlungszeitraum von etwa 3 Monaten entwickelt. Im Fall leichter Störungen kann dieses Vorgehen ein ausreichendes Behandlungskonzept darstellen (➤ Tab. 78.3).

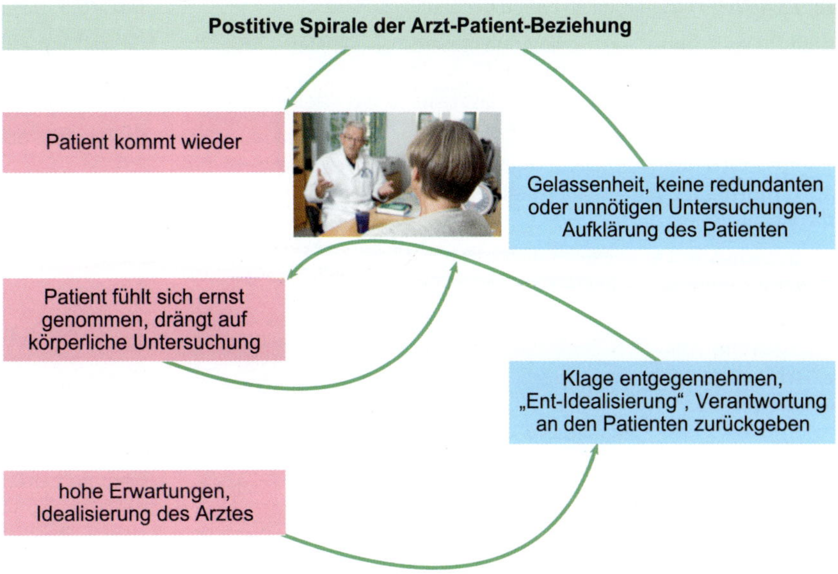

Abb. 78.3 Positive Spirale der Arzt-Patient-Beziehung [J787, L141]

Tab. 78.3 Vier-Phasen-Modell: erste Behandlungsphase

Annehmen der Beschwerdeklage und Kontext der Beschwerden klären	• Konzentriertes Zuhören – bestätigende Äußerungen, ggf. Gesprächspausen zulassen • Aktives Zuhören mit offenen Fragen (z. B. Wie-Fragen) • Weitere Beschwerden und Alarmsymptome? • Bisherige Bewältigungsstrategien und subjektive Beeinflussbarkeit der Beschwerden explorieren
Psychosoziale Aspekte markieren/ spiegeln	• Verstehen bekunden bzw. ermutigende und wertschätzende Kommentare: – „Das stelle ich mir sehr belastend/anstrengend vor." – „Ich sehe, dass Sie viel Leid erlebt haben." – „Ich kann Ihre Kränkung nachvollziehen." – „Ich bin beeindruckt, wie differenziert Sie diese schwierige Situation schildern. Ich überlege, was Sie sonst noch alles tun, um die Situation zu entschärfen?" • Verbalisieren von Gefühlen
Wenn möglich, bereits jetzt biografische Anamnese	• „Haben Schmerzen in Ihrer Herkunftsfamilie eine Rolle gespielt?" • „Kennen Sie solche Situationen aus Ihrer früheren Lebensgeschichte?" • „Wie sind Sie früher mit belastenden Ereignissen umgegangen?"
Erklärungsmodell der Patienten erfragen und biopsychosozial erweitern	• Subjektive Krankheitstheorie erfragen: – „Wo kommen die Beschwerden Ihrer Meinung nach her? – „Wo haben Sie sich bereits informiert?" • Psychoedukation • Auf Dritte verweisen: „Andere Patienten mit Ihren Beschwerden haben auch …"
Körperliche Untersuchung	Neben ihrem unmittelbaren Ergebnis vermittelt die körperliche Untersuchung Sicherheit und Fürsorge.
Zusammenfassung und Planung	• „Habe ich Sie richtig verstanden, dass … ?", „Ist noch etwas wichtig für Sie?" • Diagnostische Maßnahmen partizipativ erarbeiten und über das erwartbare Ergebnis (Normalbefund) vorinformieren • Proaktiv die Terminstruktur vereinbaren

Attestierung von Arbeitsunfähigkeit hat neben der gutachterlichen Rolle die Funktion einer Entlastung, Schonung oder Regeneration; längere Arbeitsunfähigkeiten (mehr als 4 Wo.) wirken als ein die Prognose erschwerender Faktor und führen nicht selten zur Chronifizierung (Yellow Flags).

In der **zweiten Behandlungsphase** geht es um Symptomverständnis, Symptomkontrolle und Behandlungsplanung (➤ Tab. 78.4).

In der **dritten Behandlungsphase** nach 2 bis 6 Wochen sollte eine Zwischenbilanz gezogen und der bisherige Behandlungsverlauf gemeinsam überprüft und ggf. optimiert werden.

In der **vierten Behandlungsphase** nach weiteren 2 bis 6 Wochen, spätestens weiteren 3 Monaten, sollte eine nochmalige Verlaufsbeurteilung mit Bilanzierung, Reevaluation und ggf. Adjustierung von Zielen und Interventionen erfolgen. Bei Nichtausreichen der bisherigen Maßnahmen sollte zusätzlich zur fortgeführten psychosomatischen Grundversorgung eine störungsorientierte ambulante Psychotherapie empfohlen und ggf. die Indikation für eine multimodale (teil-)stationäre Therapie überprüft werden.

78.4 Hausärztliche Basistherapie

Im Folgenden werden die wesentlichen Interventionen des hausärztlichen Gesprächs tabellarisch zusammengefasst.

78.4.1 Das hausärztliche Gespräch

Die Therapie beginnt bereits bei der Anamnese, weil am Beginn die Grundlage für eine vertrauensvolle Beziehung gelegt wird (➤ Tab. 78.5). Eine therapeutische Wirkung hat die gründliche, ggf. wiederholte körperliche Untersuchung.

Tab. 78.4 Vier-Phasen-Modell: zweite Behandlungsphase

Befundbesprechung und Rückversicherung	• Mitgebrachte und ergänzte Befunde transparent und rückversichernd besprechen • Beruhigen, dass keine schwerwiegende organische Erkrankung besteht
Diagnosemitteilung und Vermittlung des Störungsmodells	Biopsychosoziales Störungsmodell psychoedukativ weiterentwickeln
Auf ärztlicher Seite: Schweregradeinteilung	Identifikation schwererer/komplizierter Verläufe: Yellow Flags und Red Flags
Verbesserung von Selbstfürsorge und Selbstregulation	• Dosierte/gestufte körperliche Aktivierung • Lebensstilinterventionen • Naturheilkundliche Maßnahmen wie z. B. Bauchwickel anregen • Erlernen eines Entspannungsverfahrens • Selbsthilfeliteratur/-gruppen. Eine reine Selbsthilfetherapie ist jedoch nicht ausreichend.
Ziele und strukturierten Behandlungsrahmen absprechen	• Realistische Ziele gemeinsam festlegen • Abwartendes Offenhalten • Selbstbeobachtung: – „Wann und wie ging es Ihnen besser?" – „Wann traten die Beschwerden nicht auf?" (ggf. Arbeit mit Tagebüchern) • Regelmäßige Terminstruktur erläutern und vereinbaren: „Wann meinen Sie, müssten Sie wiederkommen? Ich schlage vor, wir sehen uns in 14 Tagen wieder."

78

78.4.2 Weitere Therapiebausteine

Weitere Bausteine der Therapie werden in ➤ Tab. 78.6 vorgestellt.

78.4.3 Empfehlung zur Psychotherapie

Psychotherapie sollte empfohlen werden bei mittelschwerer und schwerer Depression, bei leichter Depression auf Wunsch des Patienten. Dasselbe gilt für NFS. Bei Angststörungen sollte primär kognitive Verhaltenstherapie (Konfrontationsbehandlung) und alternativ psychodynamische Psychotherapie empfohlen werden.

Bei schweren Verläufen kommt eine (teil-)stationäre Behandlung in einer Abteilung für Psychosomatik oder Psychiatrie (Einweisung) oder einer psychosomatischen Rehabilitationsklinik (Einleitung Rehabilitationsverfahren) in Betracht.

Bei Unklarheit der Diagnose oder Unsicherheit über den Schweregrad der Störung soll durch konsiliarische Überweisung ein Facharzt für Psychosomatik und Psychotherapie oder ein Facharzt für Psychiatrie und Psychotherapie oder ein Psychologischer Psychotherapeut hinzugezogen werden.

Auch Hausärzte können Techniken zur Selbstberuhigung und Selbstkontrolle einsetzen. Hierzu zählen insbesondere Atemtechniken, Gedankenstopp-Techniken und Anregung zur Konfrontation mit der angstauslösenden Situation. Unlängst konnten positive Effekte eines durch das Praxisteam unterstützten Übungsprogramms in Hausarztpraxen für Patienten mit Panikstörung nachgewiesen werden. Je nach eigenem Kenntnisstand und zeitlichen Möglichkeiten können Hausärzte psychotherapeutische Interventionen wie z. B. Wahrnehmungstraining und Gedankenstopp-Techniken aus der kognitiven Verhaltenstherapie oder das Arbeiten mit Symbolisierungen aus der hypnosystemischen Therapie anwenden.

Tab. 78.5 Das hausärztliche Gespräch

Gestaltung einer kooperativen, hilfreichen Beziehung	Wichtig dafür vor allem am Beginn der Beziehung: ungeteilte Aufmerksamkeit, Zuhören und Vermeidung vorschneller Wertungen (Respekt).
Psychoedukation	• Erklären, wie Angst und Körperreaktionen zusammenhängen (Stressmodell, Modell des Teufelskreises). • Über Verlauf und Behandlungswege auf der Grundlage evidenzbasierten Wissens aufklären. Dabei suggestive Fähigkeiten nutzen und sprachlich positive Bilder zeichnen: „Bald werden Sie wieder Mut fassen und sich Änderungen zutrauen." Dabei auf die Kenntnisse aus der Anamnese Bezug nehmen. Evidenzbasierte schriftliche Patienteninformationen für Betroffene und Angehörige bereitstellen!
Gefühle benennen	• „Ich erlebe Sie als sehr unsicher, ängstlich …" • „Dies muss eine kränkende Situation für Sie gewesen sein."
Konfrontieren	• Mittels distanzierender Gesprächstechniken, z. B.: „Nach wissenschaftlicher Erkenntnis führt ein solches Verhalten …" • Auf Dritte verweisen: „Andere Patienten mit ähnlichen Beschwerden haben die Erfahrung gemacht, dass …"
Ressourcenorientierung	Wofür können Sie den Patienten loben? Wann und wie hat er Schwieriges bewältigt und war mutig? In Abhängigkeit vom Beziehungsmodus: • Bei Angst: Aktivierung statt Vermeidung • Bei Depression: Bewältigung würdigen Alle Interventionen, die das Interesse an der Umwelt und eigene Aktivität fördern, sind hilfreich.
• **Ziele und auch diesbezügliche Ambivalenzen klären** • **Behandlungswege aushandeln oder ggf. neu justieren**	• „Was wäre anders, wenn Sie diese Beschwerden nicht hätten?" • „Woran würden andere Ihre Veränderung bemerken?" • „Was spricht dagegen, die Änderung jetzt schon vorzunehmen?"
Proaktive Terminvergabe	Dem Patienten Folgetermine und ihren Rhythmus vorschlagen. Äußerungen wie „Kommen Sie wieder, wenn Sie Schmerzen haben!" sollten vermieden werden.

Indikationen für eine (teil-)stationäre Therapie sind:

- Selbst- oder Fremdgefährdung
- Besondere Schwere der Symptomatik
- Multimodales Setting notwendig, aber ambulant nicht verfügbar
- Längerfristige Arbeitsunfähigkeit (> 4 Wochen)
- Große Probleme im sozialen Umfeld
- Hohe biografische Belastung und ausbleibender Erfolg der ambulanten Behandlung nach 6 Monaten

Tab. 78.6 Weitere Bausteine der Therapie

Psychoedukative Angebote auch für Angehörige	Mit dem Einverständnis des Patienten trägt der Hausarzt im sozialen Umfeld/in der Familie zum Verständnis für die Erkrankung und die therapeutischen Begleiterscheinungen bei. Angehörige können sowohl belastende als auch unterstützende Funktion haben! Der Hausarzt sollte innerfamiliäre Abhängigkeiten nicht mithilfe seiner Autorität festigen.
• **Patientenselbsthilfe- und Angehörigengruppen** • **Psychosoziale Angebote zur Entlastung und Hilfe**	**Selbsthilfegruppen,** psychoedukative Gruppen, Nachbarschaftshilfe und **Soziotherapie** (kann nur von Psychiatern und Psychotherapeuten verordnet werden), häusliche psychiatrische Pflege, Einschaltung des **sozialpsychiatrischen Dienstes;** Therapien wie **Ergotherapie** zur Verbesserung psychosozialer und psychoemotionaler Funktionen.
Ausdauertraining – gestufte körperliche Aktivierung – Sport	Aktive gegenüber passiven therapeutischen Maßnahmen sollten bevorzugt werden. Regelmäßige Bewegung, besonders in Gruppen, verändert das Lebensgefühl in eine positive Richtung (Reha-Sport und Funktionstraining). Ratschläge wie „Treiben Sie doch Sport!" sind zu vermeiden, besser ist es, auf Formulierungen wie „Wissenschaftlich ist bewiesen, dass regelmäßige Bewegung nützlich ist" zurückzugreifen und den Patienten zu eigenen Ideen zu ermuntern: „Welchen Sport haben Sie früher gerne betrieben?"
Entspannungsverfahren	Z. B. autogenes Training, progressive Muskelentspannung, auch als Präventionsmaßnahme der Krankenversicherungen
Anregung einer achtsamen Haltung gegenüber sich selbst/Selbstfürsorge	• Sich jeden Tag etwas Gutes gönnen. • Zur Pflege guter Beziehungen bzw. zur Aufnahme sozialer Kontakte raten. • Zu mehr Selbstfürsorge bzgl. Schlaf, Ernährung, Alkohol … anregen.
Digitale Selbstmanagementprogramme	Von Ärzten und MFAs begleitet, können sie eine wichtige Funktion haben. DiGAs (digitale Gesundheitsanwendungen in Form von Apps) können bei Kenntnis dieser Apps individuell verordnet werden.
Einbeziehung des gesamten Praxisteams	Die MFAs sollten z. B. bei ihren Hausbesuchen und im Rahmen von DMPs auf depressive Stimmungen ihrer Patienten achten, Kernsymptome und Suizidalität ansprechen können. Patienten haben ihnen gegenüber ggf. weniger Schamgefühle. MFAs können im Rahmen des Case Managements telefonisch Rücksprache mit den Patienten zu Stimmungen und Medikamenteneinnahme halten.
Psychotherapie	➤ Kap. 78.4.3
Pharmakotherapie	➤ Kap. 78.4.4

78.4.4 Psychopharmakotherapie

Patienten mit Angststörungen (AS) soll eine Pharmakotherapie angeboten werden. Benzodiazepine sollen dabei nur in begründeten Ausnahmefällen und dann nur kurzfristig zum Einsatz kommen.

Bei mittelschweren und schweren depressiven Störungen soll Patienten eine Pharmakotherapie angeboten werden.

Patienten mit nichtspezifischen und funktionellen Körperbeschwerden (NFS) profitieren nur bei chronischem Schmerz und Reizdarmsyndrom und bei psychiatrischer Komorbidität von einer Behandlung mit Antidepressiva.

Eine Vorhersage der Wirksamkeit bestimmter Arzneien ist nicht möglich. Grundsätzlich sind beträchtliche unerwünschte Wirkungen der antidepressiven Arzneien zu berücksichtigen. Wegen anticholinerger und serotonerger Effekte besteht ein erhebliches Wechselwirkungsrisiko. Zusätzlich ergeben sich durch die jeweils unterschiedliche Verstoffwechslung im Cytochrom-System der Leber (Details NVL Unipolare Depression) und in Abhängigkeit von der Nierenfunktion Risiken für Interaktionen und UAW. Hinzu kommen Absetzphänomene, die das Ausschleichen und Beenden der Behandlung erschweren und offenbar viele Jahre unterschätzt worden sind.

MERKE

Die oben genannten Behandlungsrisiken erfordern besondere Vorsicht bei älteren, komorbiden und polymedizierten Patienten (➤ Kap. 106)!

Für die hausärztliche Praxis ist deshalb im Regelfall eine **Beschränkung auf wenige und gut bekannte Medikamente** sinnvoll. ➤ Tab. 78.7 gibt eine Übersicht als Entscheidungshilfe.

Vor Therapiebeginn

Die Gründe für die Auswahl der Substanz, die Eindosierung, die Notwendigkeit einer längerfristigen Einnahme, die erwartete Therapiedauer und die Empfehlung zum Ausschleichen am Ende sollen mit den Patienten besprochen werden. Unerwünschte Wirkungen und mögliche Sorgen und Ängste der Patienten sollen *vor* Beginn der Behandlung zur Sprache kommen, ebenso die mögliche Einschränkung von Fahrtüchtigkeit, Arbeits- und Reaktionsfähigkeit. Viele UAW treten am Anfang auf und verschwinden innerhalb weniger Tage bis Wochen. Suizidale Impulse können sich initial möglicherweise verstärken. Eine erste antidepressive Wirkung setzt regelhaft erst nach etwa 10 bis 14 Tagen ein.

Die Auswahl der verordneten Substanz und der empfohlene Einnahmezeitpunkt richten sich nach der führenden Symptomatik (Unruhe, Schlafstörung → z. B. Amitriptylin oder Mirtazapin; starke Antriebsstörung → z. B. Citalopram oder Escitalopram), der Komorbidität und der Begleitmedikation.

Vor Therapiebeginn sollten zudem Blutbild, Leberwerte, ggf. Elektrolyte und Kreatinin, Blutdruck und EKG (QT_c) kontrolliert bzw. aufgezeichnet werden.

Dosierung und Verlaufskontrolle

Die Therapie sollte mit der niedrigsten angegebenen täglichen Anfangsdosis begonnen werden. Bei älteren Patienten sollten Antidepressiva zunächst in der halben Anfangsdosis verabreicht werden. Die Dosis sollte im Verlauf dann auf die niedrigste therapeutisch wirksame Dosis gesteigert und in dieser Höhe belassen werden. Zur Verlaufsbeurteilung innerhalb der ersten 4 Wochen empfehlen sich

Tab. 78.7 Antidepressiva, spezifische Probleme und Eignung für die hausärztliche Praxis

Arzneimittel-klasse	**Typische Vertreter**	**Startdosis mg/d (Standard-Tagesdosis mg/d)**	**Zugelassen für die Behandlung von***					**Cave**	**Für die Hausarztpraxis geeignet?****
			PS	GAS	SP	DS	CS/SS		
Tri- (und tetra)zyklische Antidepressiva (TZA) bzw. nichtselektive Monoamin-Wiederaufnahmehemmer (NSMRI)	Amitriptylin	25–50 (75–300)				X	X	• Insb. anticholinerge, serotonerge und kardiovaskuläre UAW*** • Eher sedierend, **cave** Ältere, Clomipramin besonders neben- und wechselwirkungsanfällig, Opipramol und Clomipramin keine Mittel der 1. Wahl	Ja
	Trimipramin	25–50 (75–300)	X	X		X	X		Ja
	Doxepin	25–50 (75–300)				X			Ja
	Opipramol	25–50 (50–300)				X			Ggf. als Mittel der Reserve
	Clomipramin	50–75 (100–250)	X		X	X			
Selektive Serotonin-Wiederaufnahmehemmer (SSRI)	**Citalopram**	10–20 (20–40)	X			X		• Serotonerge UAW**, QT-Zeit-Verlängerung, initial erhöhtes Suizidrisiko • Sertralin gelegentlich, Paroxetin oft Absetzprobleme • Fluoxetin sehr viele Wechselwirkungen	Ja, **Leitsubstanz**
	Escitalopram	5–10 (10–20)	X	X	X	X			Ja
	Sertralin	25–50 (50–150)	X	X	X	X			Eher ja
	Paroxetin	10–20 (20–40)	X		X	X			Eher nein
	Fluoxetin	10–20 (20–40)					X		Eher nein
Selektive Serotonin-Noradrenalin-Wiederaufnahmehemmer (SSNRI)	Venlafaxin	37,5–75 (75–225)	X	X	X	X		Serotonerge UAW**, Hypertonie, Absetzprobleme	Eher nein
	Duloxetin	30 (60)		X		X	X****		Eher nein
Monoaminoxidase-Inhibitoren (MAOI)	Moclobemid	150 (300–600)			X	X		Kontraindiziert mit serotonergen Arzneien, zwar wenig UAW, aber hohe Wechselwirkungsrisiken (Serotonin-Syndrom)	Indikation i. d. R. durch Psychiater, große Vorsicht!
α_2-Rezeptor-Antagonisten	Mirtazapin	7,5–15 (15–45)				X		Gewichtszunahme, Hypertonie, Sedierung	Eher ja
Selektive Noradrenalin-Dopamin-Wiederaufnahmehemmer	Bupropion	150 (150–300)				X		Datenlage besonders unbefriedigend	Nein
Melatonin-Rezeptor-Agonisten (MT1/MT) und Serotonin-5-HT_{2C}-Rezeptor-Antagonisten	Agomelatin	25 (25–50)				X		Schwere, auch irreversible Leberschäden, teils mit Todesfolge, fehlende Wirksamkeitsbelege	Obsolet
Kalziumkanalmodulator	Pregabalin	50–100 (150–600)		X			X ****	Insb. Suchtpotenzial beachten	Eher nein

* PS = Panikstörung/Agoraphobie, GAS = generalisierte Angststörung, SP = Sozialphobie, DS = depressive Störung, CS = chronische Schmerzen, SS = somatoforme Störung
** Persönliche Einschätzung des Autors nach Bewertung von Risiken, Kenntnis- und Erfahrungsstand
*** UAW: unerwünschte Arzneimittelwirkungen
**** Polyneuropathie

wöchentliche Termine; nach Erreichen eines guten Therapieeffekts können die Intervalle um 2 bis 4 Wochen verlängert werden. Die Wirksamkeit lässt sich frühestens nach 2, spätestens nach 4 Wochen beurteilen. Bis zum Erreichen der therapeutisch wirksamen Dosis bzw. nach Erhöhungen empfehlen sich Labor- und EKG-Kontrollen nach etwa 4 Wochen, bei stabiler Dosis initial nach 3 bis spätestens nach 12 Monaten. Bei Ausbleiben einer Wirkung trotz gegebener Einnahme und Verträglichkeit sind Spiegelkontrollen und ggf. ein

Substanzwechsel zu erwägen. Zusätzlich aber sollte in diesen Fällen fachpsychiatrische Unterstützung einbezogen werden. Gewichtskontrollen empfehlen sich – auch im Verlauf – insbesondere bei Mirtazapin, TZA und Lithium.

Behandlungsdauer und Behandlungsende

Die pharmakotherapeutische Behandlung der akuten mittelgradigen oder schweren depressiven Episode sollte in jedem Fall 4 bis 9 Monate über das Verschwinden der Symptomatik hinaus fortgeführt werden. Im Falle einer rezidivierenden depressiven Episode wird die Wiederaufnahme der Behandlung mit der vormals wirksamen Substanz in bewährter Dosierung für mindestens 2 Jahre empfohlen.

Eine Pharmakotherapie von Angststörungen sollte mindestens 6 bis 12 Monate über das Erreichen der Remission hinaus fortgesetzt werden. In komplizierteren Fällen sollte fachpsychiatrische Unterstützung eingeholt werden. Zum Behandlungsende sollte die verordnete Arznei über einen Zeitraum von mindestens 4 Wochen schrittweise ausgeschlichen werden; i. d. R. gelingt das Absetzen dann problemlos. Treten dennoch Absetzphänomene auf, muss dieser Zeitraum deutlich gestreckt und ebenfalls fachpsychiatrische Hilfe in Anspruch genommen werden.

Spezielle und komplizierte Behandlungssituationen

- Bei depressiven Störungen im Rahmen einer Parkinson-Erkrankung sind Antidepressiva nicht wirksam.
- Im Falle von Kinderwunsch, Schwangerschaft und Stillzeit ist die Indikation zur Pharmakotherapie besonders streng zu stellen. Für Citalopram, Sertralin und Amitriptylin liegen viele Erfahrungen vor, und die Therapie gilt als sicher. Eine laufende indizierte Therapie unter dieser Medikation kann also fortgesetzt werden.
- Jeder pharmakotherapeutisch komplexere Fall – z. B. bei psychotischen Symptomen, Nichtansprechen der Monotherapie oder einer Verschlechterung unter zunächst wirksamer Therapie – sollte fachpsychiatrisch mitbehandelt werden.

LITERATUR

Bahrs O. Der Bilanzierungsdialog – Eine Chance zur Förderung von Ressourcenorientierung in der Langzeitversorgung von Patienten mit chronischen Krankheiten. GGW 2011; 11(4): 7–15.

Beutel M, Schulz H. Epidemiologie psychisch komorbider Störungen bei chronisch körperlichen Erkrankungen. Bundesgesundheitsbl – Gesundheitsforsch – Gesundheitsschutz 2011; 54: 15–21.

Bupropion (Elontril®) bei Depression. arznei-telegramm 2007; 38: 45–46; www.arznei-telegramm.de/html/2007_05/0705045_01.html (letzter Zugriff: 31.3.2024).

DEGAM – Deutsche Gesellschaft für Allgemeinmedizin und Familienmedizin. Positionspapier Psychosomatische Grundversorgung in der Allgemeinmedizin. Ziele, Kompetenzen, Methoden (12/2014); www.degam.de/files/inhalt/pdf/positionspapiere_stellungnahmen/positionspapiere-altes-verzeichnis/DEGAM_Positionspapier_Psychosomatische_Grundversorgung_final.pdf (letzter Zugriff: 31.3.2024).

Gensichen J, Hiller T S, Breitbart J et al. Patienten mit Panikstörung in der Primärversorgung. Effekte eines Praxisteam-unterstützten Übungsprogramms. Eine Cluster-randomisierte Studie. Dtsch Arztebl Int 2019; 116: 159–166.

Kaschka WP, Korczak D, Broich K. Modediagnose Burn-out. Dtsch Arztebl 2011; 108: 781–785.

Panksepp J. Affective Neuroscience – The Foundations of Human and Animal Emotions. New York: Oxford University Press; 1998.

Veit I. Praxis der Psychosomatischen Grundversorgung. Die Beziehung zwischen Arzt und Patient. 2. A. Stuttgart: Kohlhammer 2018.

Veit I, Herrmann M, Schäfert R. Nicht spezifische, funktionelle und somatoforme Körperbeschwerden. In: Dietrich D, Goesmann C, Gensichen J et al. (Hrsg.). Psychische Erkrankungen in der Hausarztpraxis. Bern: Hogrefe 2019, S. 193–207.

Veit I, Kamps H, Huenges B, Schütte T. Die Hausarztpraxis von morgen. Komplexe Anforderungen erfolgreich bewältigen. Ein Handbuch. Stuttgart: Kohlhammer 2021.

Venlafaxin-Entzugssymptome. arznei-telegramm 2018; 49: 70; www.arznei-telegramm.de/html/2018_08/1808070_01.html (letzter Zugriff: 31.3.2024).

SYSTEMATISCHE REVIEWS

Cipriani A, Furukawa TA, Salanti G et al. Comparative efficacy and acceptability of 21 antidepressant drugs for the acute treatment of adults with major depressive disorder: A systematic review and network meta-analysis. Lancet 2018; 391: 1357–1366.

Fava GA, Gatti A, Belaise C et al. Withdrawal symptoms after selective serotonin reuptake inhibitor discontinuation: A systematic review. Psychother Psychosom 2015; 84(2): 72–81.

Furukawa T, McGuire H, Barbui C. Low dosage tricyclic antidepressants for depression. Cochrane Database Syst Rev 2003; 3: CD003197.

Linde K, Kriston L, Rucker G et al. Efficacy and acceptability of pharmacological treatments for depressive disorders in primary care: Systematic review and network meta-analysis. Ann Fam Med 2015; 13(1): 69–79.

KAPITEL

79

Stephan Fuchs

Drogen- und Medikamentenabhängigkeit

79.1 Grundlagen

Zahlreiche Patienten in der Hausarztpraxis weisen Suchterkrankungen auf. Häufig vermutet das Praxisteam aufgrund von Patientenbeobachtungen und/oder der Auffälligkeiten bestimmter Laborparameter eine mögliche Abhängigkeit. Manchmal berichten Familienangehörige oder Nachbarn, besonders im ländlichen Bereich, über die Gewohnheiten von Patienten. Zusätzlich können aber auch kritische Lebensereignisse (z. B. Entzug der Fahrerlaubnis, Auflagen des Jugendamtes) Beratungsanlässe für dieses stigmatisierende Krankheitsbild generieren. Für Patienten bedeutet es oft eine Überwindung, das Suchtproblem – auch im geschützten Rahmen der Hausarztpraxis – anzusprechen. Sie beschreiben häufig ein hohes Scharmgefühl und eine Angst bzgl. einer Vorverurteilung.

In der Anamnese werden häufig mehrere (psychotrope) Substanzen bei gleichzeitiger Einnahme angegeben (z. B. Nikotin, Alkohol, THC-haltige Substanzen, …)

Am häufigsten kommen in Deutschland die Nikotin- (➤ Kap. 81) und Alkoholabhängigkeit (➤ Kap. 80) als legale Drogen vor. Diese betrifft meist Personen ab der 4. Lebensdekade. Auch Cannabinoide und Crystal Meth als illegale Drogen sind bei Personen in der dritten Lebensdekade weit verbreitet. Entscheidend scheinen der Preis und die Verfügbarkeit der gewünschten Substanz zu sein. Die gesellschaftliche Akzeptanz für Alkohol und Nikotin ist sehr hoch. Auch für Cannabinoide findet sich bei den unter 50-Jährigen eine hohe Akzeptanz und gesellschaftliche Tolerierung. Gelegentlich werden inhalative Cannabinoide bei chronischen Schmerzen auch von Senioren konsumiert.

Im Jahr 2022 wurden 340.677 Rauschgiftdelikte in Deutschland erfasst und 1.000 kg Heroin, etwa 2.800 kg Haschisch und 20.0000 kg Kokain durch Behörden sichergestellt. 81.600 Patienten waren als Substitutionspatienten registriert. Im Substitutionsregister sind 2.436 Ärzte im Jahr 2023 gelistet.

MERKE

Schwarzmarktsituation

Auf dem Schwarzmarkt können fast überall alle gewünschten Substanzen jederzeit bestellt und auf Wunsch sofort auch in die Wohnung geliefert werden. Solche Netzwerke sind sowohl in der Großstadt („Heroin-Taxi") als auch in der ländlichen Region fest etabliert. Durch den z. T. niedrigen Kaufpreis (z. B. für Marihuana, Amphetamine) sind Substanzen für alle Bevölkerungsgruppen beziehbar. „Neukonsumenten" wird am Anfang „Kredit gewährt". Auch Patienten aus der Substitution erhalten von ihrem Dealer häufig „Kredit", um sie so von einem regelmäßigen Substitutionskonsum wieder zur Rückkehr in die Straßenszene zu motivieren. Die Schwarzmarktkosten für illegale Drogen sind ➤ Tab. 79.1 zu entnehmen.

Suchtberatungsstellen sind flächendeckend vorhanden. Der Zugang ist niederschwellig. Ausgebildete Sozialarbeiter sensibilisieren, informieren und beraten. Sie zeigen Behandlungs- und Unterstützungsmöglichkeiten auf.

Tab. 79.1 Schwarzmarktpreise für illegale Drogen (Stand: 04/2024)

Substanz	Kosten (Circawerte)
Crystal Meth	10 Euro/Tag
Methadon	10–40 Euro/Tag (für 10–20 ml)
Heroin	100–150 Euro/Tag
Buprenorphin (als Tablette, transdermales System)	10–20 Euro/Tag (für 10 mg)
Fentanylpflaster	30–80 Euro (N3-Packung je nach gewünschter Dosis)

TIPP

- Drogen- und Suchtberatung auf der Internetseite drugcom.de der Bundeszentrale für gesundheitliche Aufklärung (BZgA):

  www.drugcom.de/drogenberatung-online/

- Informationen für Betroffene, Angehörige und Fachleute beim bundesweit tätigen Fachverband Sucht e.V.:

  www.sucht.de

Neben den Suchtberatungsstellen stehen ambulante Suchtmediziner (Psychiater, Nervenärzte, Ärzte mit Zusatzbezeichnung „Suchtmedizinische Grundversorgung"), Ergotherapeuten, Psychotherapeuten, Tageskliniken, Reha-Einrichtungen, Familie, Freundeskreis und der Hausarzt als mögliche Ansprechpartner und Berater zur Verfügung.

Durch eine Beratung in der Hausarztpraxis können mögliche Anlaufstellen eruiert werden. Hierbei können dem Hausarzt neben therapeutischen Aufträgen auch Koordinierungsaufgaben zufallen.

MERKE

Es werden folgende Begriffe unterschieden:

- **(Medizinischer) Gebrauch:** gelegentlicher oder regelmäßiger Nutzen von Substanzen für einen bestimmten Effekt. Eine Kontrolle ist jederzeit möglich. Der Konsum erfolgt in vorgegebenen (kontrollierbaren) Grenzen (z. B. Feierabendbier).
- **Missbrauch:** Der bestimmungsgemäße Gebrauch wird überschritten (z. B. Schlafmedikamente). In der Folge kann sich ein schädlicher Gebrauch entwickeln.
- **Schädlicher Gebrauch:** Der Gebrauch von psychotropen Substanzen kann zu Folgeschäden führen (Schlafmedikamente: Verhaltensänderungen).
- **Abhängigkeit/Sucht:** Der Konsument/Patient kann sein Konsumverhalten nicht mehr kontrollieren. Es besteht eine starke psychische Abhängigkeit. Kennzeichen sind:
  - Erzeugung von Lustzuständen
  - Übermäßiges Verhalten
  - Unfähigkeit, sich der Substanz zu enthalten
  - Psychische/körperliche/soziale Komplikationen
  - Eigendynamik in der Suchterkrankung

79.1.1 Einteilung

Es gibt unterschiedliche Möglichkeiten, Suchterkrankungen (ICD-10: F10–19) zu betrachten bzw. einzuteilen. Häufig hängt dies von der (beruflichen) Perspektive des Betrachters (Arzt, Sozialarbeiter, Suchtberater, Anwalt, …) ab. Folgende Einteilungen sind gebräuchlich:

- **Nach Stoffen:**
  - Stoffgebundene Suchterkrankungen (z. B. Cannabinoidsucht)
  - Stoffungebundene Suchterkrankung (z. B. Internetsucht, Glücksspielen)

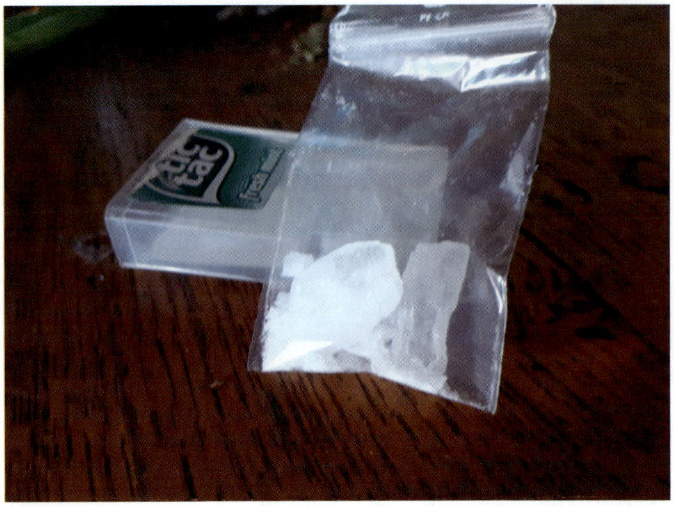

Abb. 79.1 Crystal Meth, das von Konsumenten häufig in einem „tic tac®"-Döschen transportiert wird. [M1359]

- **Nach der Wirkung:**
  - Erregend, wach machend (z. B. Speed, Crystal Meth, Kokain)
  - Dämpfend (z. B. Heroin, Methadon)
- **Nach der „Legalität":**
  - Legal (z. B. Nikotin, Alkohol)
  - Illegal (z. B. Heroin, Kokain)

79.1.2 Applikationsformen

Konsumenten probieren im Laufe ihrer „Drogenkarriere" die unterschiedlichen Substanzen im Einzelgebrauch und/oder Mischgebrauch aus. Hierbei spielen die unterschiedlichen Möglichkeiten der Applikation eine große Rolle:

- **Crystal Meth** (➤ Abb. 79.1): schnupfen, schlucken, rauchen
  - Beispielsweise werden „geschnupfte" Substanzen über die Nasenschleimhaut schnell aufgenommen und erreichen eine schnelle Bioverfügbarkeit und somit einen schnellen Wirkbeginn.
  - Die Art der Substanzapplikation kann außerdem den Konsum verschleiern. Patienten, die Substanzen nasal aufnehmen, sind beispielsweise sehr schwer zu erkennen. Das Rauchen von Amphetaminen erzeugt in der Mundhöhle als chemisches Nebenprodukt Schwefelsäure im inhalierten Zigarettenrauch, was zu sehr auffälligen und charakteristischen Zerstörungen der Schneidezähne führt!
- **Methadon:** schlucken, selten auch spritzen
- **Heroin:** schnupfen, schlucken, rauchen, spritzen
- **BtM-Pflaster:** aufkleben und heiß abföhnen (schnellere Aufnahme über die Haut, besonders bei Restmengen, wenn die Pflaster gemäß der Indikationsdauer auf der Haut waren); auskochen und anschließend spritzen

Zu der regelmäßig konsumierten Substanz kommt häufig ein weiterer Konsum hinzu, z. B. Alkohol, Pregabalin (teilweise mit einer Tagesdosis von deutlich über 600 mg!) oder Benzodiazepine zum Dämpfen oder Überdecken von Entzugserscheinungen.

79.2 Der „typische" Suchtpatient

Der typische Suchtpatient hat „seine" Droge, die er regelmäßig konsumiert. Zu Beginn der „Drogenkarriere" werden meist mehrere verschiedene Drogen ausprobiert. Meist weisen Drogenkonsumenten eine oder mehrere psychische Begleiterkrankungen auf (➤ Kap. 78):

- Angsterkrankungen
- Depressionen
- Posttraumatische Belastungsstörung (PTBS)
- Aufmerksamkeitsdefizit/-Hyperaktivitätsstörung (ADHS)
- …

Je nach psychischer Grunderkrankung wählen die Patienten meist eine Substanz, die ihren Antrieb steigert (z. B. Buprenorphin, Crystal Meth bei Depression oder Erschöpfung) oder dämpft (z. B. Heroin, Alkohol, Methadon bei Angsterkrankung oder PTBS). Hieraus ergibt sich auch die unbedingte Notwendigkeit der Behandlung im interdisziplinären Team.

LEITLINIEN

- S3-Leitlinie „Methamphetamin-bezogene Störungen". AWMF-Registernummer 038–024:

  www.dgppn.de/_Resources/Persistent/42b731d6180ceeaceae551fc8ae2a1b54eea591a/S3-LL-Methamphetamin_lang.pdf

- S3-Leitlinie „Medikamentenbezogene Störungen". AWMF-Registernummer 038-025:

  https://register.awmf.org/assets/guidelines/038-025l_S3_Medikamtenbezogene-Stoerungen_2021-01.pdf

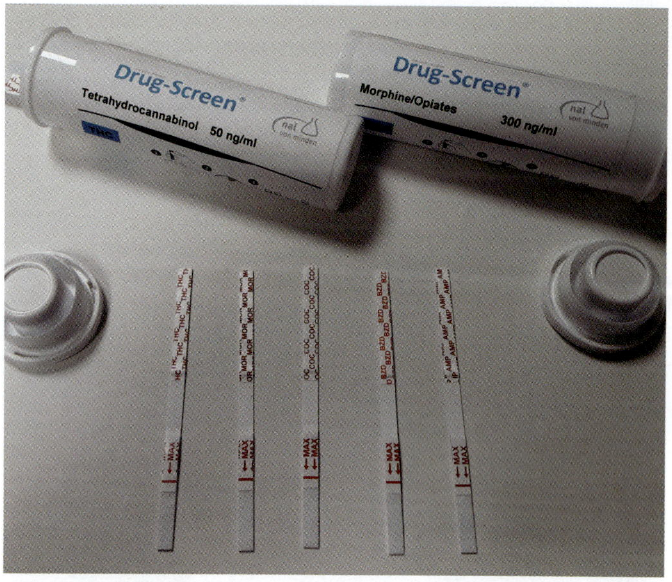

Abb. 79.2 Urinteststreifen zum Nachweis von Suchtstoffen im Urin [M1359]

79.2.1 Diagnostikmöglichkeiten in der Hausarztpraxis

- Eigene Angaben des Patienten
- Fragebögen (z. B. PHQ-D)
- Charakteristische körperliche oder psychische Symptome (Pupillenweite, Nasenlaufen, erhöhte Darmmotilität, Akne, Kachexie, frische Hämatome/Einstichstellen an von außen sichtbaren oder nicht sichtbaren Hautstellen, …)
- Verhaltensänderungen
- Klinische Merkmale
- Fremdanamnese
- Substanzen/Drogen, die sich im Besitz des Konsumenten befinden
- Analyse von Speichel-, Urin- und Blutproben:
  - Urinteststreifen zur Sofortbestimmung:
    - Teststreifen zum Nachweis einer Substanz (➤ Abb. 79.2)
    - Teststreifen zum Nachweis mehrerer Substanzen möglich
    - Laborbudgetneutral mit der Laborausnahmeziffer GOP 32014 + ICD F11.2
    - Es besteht eine größere Möglichkeit zu patientenbedingten Manipulationen
    - Laborkosten, wenn nicht über Ausnahmeziffer:
      1,10 Euro, wenn Teststreifen selbst über die Praxis eingekauft werden
      3,05 Euro, wenn Teststreifen im Labor analysiert werden
  - Serumblut zum Nachweis einzelner Substanzen oder deren Metaboliten: alle gewünschten Substanzen oder deren Metaboliten über die normale Laborgemeinschaft bestimmbar
  - Urinprobe für das Massenspektrometer: alle gewünschten Substanzen oder deren Metaboliten über die angeschlossene Laborgemeinschaft bestimmbar

Für Patienten mit einer kodierten Opioidsubstitution (ICD-10: Z51.83) besteht die Möglichkeit, die Opioiddiagnostik oder die Diagnostik auf Beikonsum in der Hausarztpraxis/Laborgemeinschaft laborbudgetneutral (GOP 32014) durchzuführen.

Der Nachweis von Drogen erfolgt am häufigsten im Urin oder Speichel (➤ Tab. 79.2). In Ausnahmefällen (z. B. bei forensischen Fragestellungen) kann der Nachweis auch mittels einer Blutentnahme oder einer Haaranalyse erfolgen. Diese werden über das Praxislabor in speziell akkreditierte Einrichtungen versendet. Spezielle Testsets hierfür können kostenfrei über das Labor bezogen werden.

79.2.2 Marihuanakonsum

Die Konsumenten sind häufig Jugendliche und junge Erwachsene, die das Marihuana zum Entspannen und zum „Runterkommen" anwenden (➤ Abb. 79.3). Die Häufigkeit des Konsums variiert stark. Bei Nachfragen durch den Hausarzt (z. B. im Rahmen der Gesundheitsuntersuchung) kann man erstaunlich viele und offene Rückmeldungen erhalten: Einige Patienten konsumieren unregelmäßig; andere haben ihr „abendliches Ritual"; Intensivkonsumenten rauchen 4- bis 5-mal täglich. Häufig sind dies Patienten, die immer wieder

Tab. 79.2 Nachweisbarkeit in Stunden für Drogen um Urin und Speichel

	Nachweisbarkeit	
Droge	Urin (in Tagen)	Speichel (in Stunden)
Alkohol	1–3	8
Benzodiazepine	1–3	72
Kokain	2–4	24
Methamphetamin (Crystal Meth)	1–3	72
Morphin	2–4	Mehrere Tage (dosisabhängig)
Polamidon/Methadon	2–5	48
Oxycodon	1–3	24
Marihuana	2–3	14

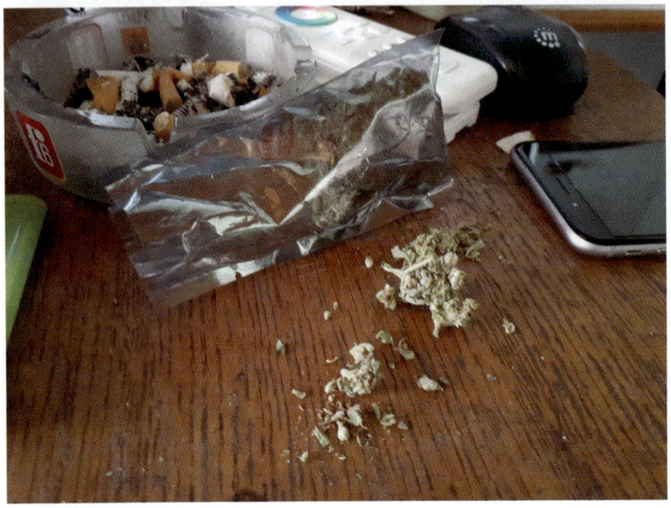

Abb. 79.3 Marihuana in Form von getrockneten Blättern [M1359]

aufbrausend reagieren. Sie drängeln auch häufig, wenn der Sprechstundentermin vom Praxisteam nicht pünktlich eingehalten wird („Der Spiegel fällt ab").

Die Gefahren eines dauerhaften Marihuanakonsums sind Beeinträchtigungen folgender Funktionen:

- Aufmerksamkeit
- Gedächtnis
- Planungsfähigkeit.
- Merkfähigkeit
- Lernen
- Psychomotorische Funktionen
- Psychomotorische Geschwindigkeit

Möglicher **Therapieweg:**

1. Therapieplanung
2. Therapieziel formulieren und vereinbaren
3. Erfassung und Dokumentation der jeweiligen Veränderungsmöglichkeiten (Abstinenz vs. kontrollierter Konsum)
4. Erhebung psychischer Komorbiditäten (Narzissmus, Borderline-Persönlichkeitsstörung, Depression, ADHS, …)

Die psychische Situation soll stabilisiert werden:

- Aufbau des Selbstwertgefühls
- Einschätzung der eigenen persönlichen Grenzen und Fähigkeiten
- Aufbau einer Alltagsroutine
- Verbesserung der Frustrationstoleranz
- Akzeptanz von „Mittelmäßigkeit" und Alltagsroutine

Beim Therapiewunsch der Abstinenz kann zur **Linderung der Entzugssymptomatik** z. B. folgende Medikation gegeben werden:

- Doxepin (Tabletten, mögliche Dosierung z. B. 50 mg morgens und abends)
- Diazepam-Tropfen im Off-Label-Use (Tabletten, Tropfen)

Die Medikation wird meist in 3 Phasen genutzt:

- Aufdosierung (z. B. 3–5 Tage, bis keine Entzugssymptome mehr vorhanden sind)
- Stabilisierung (3 Tage, keine Entzugssymptomatik)
- Abdosierung (meist 7–14 Tage, schrittweise abdosieren und dann absetzen)

Die Patienten sollen auf mögliche Alltagskrisen hingewiesen werden. Alltagskrisen und Probleme können zu Frustration führen. In dieser Situation besteht eine hohe Rückfallgefahr. Es kann mit dem Patienten eine Rückfallprophylaxe besprochen werden.

79.2.3 Heroinkonsum und -abhängigkeit

Heroin wird auf verschiedene Weise konsumiert. Häufig wird es geraucht, gespritzt oder geschluckt. Je nach Applikationsweg und „Tagesbedarf" ist dieses mehrfach am Tag notwendig. Dabei wirkt es gleichzeitig

- entspannend,
- euphorisierend,
- schmerzstillend und
- beruhigend.

Formal soll der Arzt das Therapieziel „Abstinenz" anstreben. Bei „leichten Konsumenten" kann man die Entzugssymptomatik z. B. durch Gabe von Diazepam oder Doxepin reduzieren.

Eine andere Möglichkeit ist die Substitution von Methadon, Polamidon, Buprenorphin oder retardiertem Morphin. Die **Substitutionsbehandlung** kann jeder Hausarzt durchführen. Für bis zu 10 Patienten je Quartal ist dies ohne die Zusatzbezeichnung „Suchtmedizin" bzw. „Suchtmedizinische Grundversorgung" möglich. Die Patienten werden konsiliarisch einmal im Quartal einem Kollegen mit dieser Zusatzbezeichnung vorgestellt. Um mehr als 10 Substitutionspatienten behandeln zu können, muss diese Zusatzbezeichnung (50 Unterrichtseinheiten) erworben werden.

Die Substitution bietet die Möglichkeit, jeden Tag ein qualitätsgeprüftes Substitutionsmedikament in konstanter Dosierung zu bekommen. Der Suchtdruck fällt weg. Die Patienten sind ruhiger und ausgeglichener. Die Beschaffungskriminalität bzw. Prostitution fällt weg. Der Patient wird aus der Illegalität geholt. Die gesundheitliche Situation bessert sich. Begleiterkrankungen (z. B. Hepatitis C) können erfolgreich therapiert werden.

Zu Beginn erhalten die Patienten eine tägliche Ausgabe ihres Substitutionsmedikaments in der Hausarztpraxis. Hierzu bietet sich z. B. eine Medikamentenausgabe zu Beginn oder am Ende der hausärztlichen Sprechstunde an. Für das Wochenende kann z. B. auf dem BtM-Rezept eine Sichtvergabe in der Apotheke bzw. die Mitgabe nach Hause („Take-Home"-Vergabe) verordnet werden (➤ Abb. 79.4).

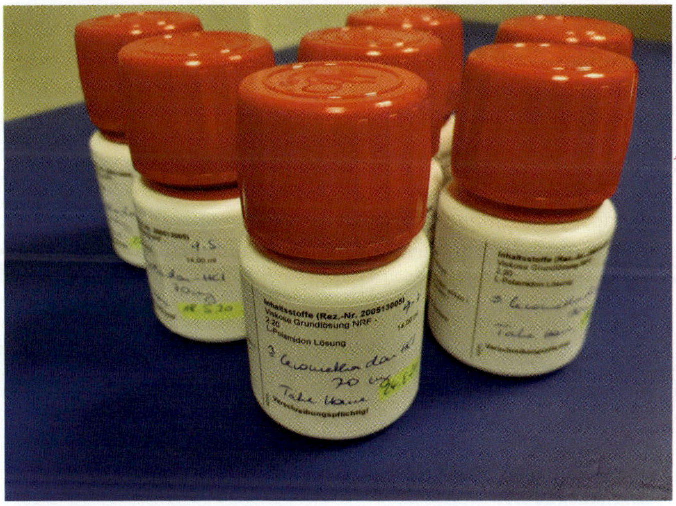

Abb. 79.4 Substitution von Polamidon (Levomethadon) als Heroinersatztherapie. Auf der Abbildung ist die Take-Home-Menge für 7 Tage dargestellt. [M1359]

Für Patienten, die eher die „beruhigende“ Wirkung wünschen, bietet sich Polamidon an. Polamidon wird als Lösung geschluckt. Hierzu kann man patientenbezogen eine N3-Flasche Polamidon rezeptieren. Der Patient bekommt täglich eine definierte Menge aus „seiner“ Polamidon-Flasche. Meistens wird mit 4 ml Polamidon begonnen und täglich um 1 ml bzw. 2 ml bis zum Abklingen der Suchtsymptome gesteigert. Dann hat man die pro Tag benötigte Menge erreicht und hält diese für eine gemeinsam festgelegte Zeit konstant.

Patienten, die „klar“ sein wollen, bevorzugen z. B. Buprenorphin als Sublingualtablette (Beginn z. B. mit 6 mg/d und tägliche Steigerung um 2 mg bis zum Abklingen der Entzugssymptome). Bei Krisen bzw. Konflikten kann die tägliche Substitutionsdosis in Rücksprache mit dem Patienten kurzfristig optimiert werden.

Formal strebt der Gesetzgeber nach einer Stabilisierungsphase mit einem Substitutionsmedikament eine „Abdosierung“ bis zur Abstinenz an. Mit einem guten Netzwerk (Suchtberatungsstelle, Ergotherapie, psychologische Psychotherapie, funktionierende Familienstrukturen, Arbeitgeber, …) kann dies ambulant gelingen.

79.3 Medikamentenabhängigkeit

79.3.1 Diagnostisches Vorgehen

Kennzeichen einer Medikamentenabhängigkeit sind eine zunehmende Dosis sowie Entzugssymptome beim Versuch einer Dosisreduktion oder beim Vergessen/Weglassen einer Dosis. Typische Entzugssymptome sind z. B. Reizbarkeit, zunehmende Schmerzen, Unruhe, psychische Erregung, Nervosität, erhöhte Darmmotorik oder Naselaufen.

Nicht zu unterschätzen sind Patienten, die sich im Wartezimmer oder in der Nachbarschaft über ihre Medikamentenwirkungen austauschen und diese im Rahmen einer „Akutsituation“ auch (in helfender Absicht) unbedenklich weitergeben.

Hausärztlich verschriebene Medikamente mit Abhängigkeitspotenzial sind z. B.:

- (Unretardierte) Opioide (z. B. als Tropfen)
- Gabapentin
- Z-Substanzen
- Benzodiazepine
- Pregabalin
- (Antidepressiva)

Wichtig ist das Erkennen einer Medikamentenabhängigkeit sowohl durch den Therapeuten als auch durch den Patienten. Manchmal kommt ein diesbezüglicher Hinweis durch die örtliche Apotheke oder durch Familienmitglieder.

Danach erfolgt eine Stabilisierung der einzunehmenden Dosis. Es besteht die Möglichkeit, das suchtauslösende Medikament abrupt abzusetzen und die nach 2 bis 4 Tagen entstehenden Entzugssymptome mittels Diazepam-Tropfen oder Doxepin „abzutitrieren“.

Bei einer iatrogen getriggerten Opioidabhängigkeit kann ggf. eine Substitution durch retardiertes Morphin, Polamidon und Buprenorphin erwogen werden.

Patientenbeispiel

Delir nach Absetzen von Pregabalin

Frau S. ist 84 Jahre alt, lebt in einer betreuten Wohneinrichtung. Sie hatte vor 6 Jahren eine komplizierte subkapitale Humerusfraktur, gefolgt von einer Frozen Shoulder, die zu chronischen, schwer zu behandelnden Schmerzen führte. Aktuell klagt sie über Schwindel und Übelkeit. Daraufhin wird Pregabalin 3 x 200 mg/d – die mögliche Ursache der Symptome – abrupt abgesetzt. Am folgenden Tag wird Frau S. mit einem Entzugsdelir stationär aufgenommen. Nach der Entlassung erfolgt eine schrittweise Reduktion der Dosis über mehrere Monate.

79.3.2 Benzodiazepinkonsum und -missbrauch

In der Folge von akuten Belastungssituationen, Krankenhausbehandlungen oder Schlafstörungen werden teilweise unkritisch Benzodiazepine (z. B. Diazepam, Lorazepam) oder Z-Substanzen (z. B. Zolpidem, Zopiclon) verordnet. Da beide Substanzgruppen an den Benzodiazepin-Rezeptor binden, besteht ein sehr ähnliches Wirkungs- und Suchtpotenzial.

Unbestritten sind die therapeutischen Wirkungen: schlafanstoßend, muskelrelaxierend und dämpfend/sedierend. In Akutsituationen (z. B. Tod eines Angehörigen) können die Medikamente therapeutisch unterstützen. Bei der Bitte um Folgeverordnungen sollte der Hausarzt allerdings hellhörig werden. Auch muss man in Betracht ziehen, dass möglicherweise Kollegen dem gleichen Patienten ebenfalls suchterzeugende Medikamente verschreiben.

Von einem abrupten Absetzen ist wegen der Gefahr von Entzugskrämpfen oder eines Delirs abzuraten. Stattdessen wird eine schrittweise Abdosierung (meist > 12 Monate) empfohlen. Eine stationäre Therapie bietet sich wegen der langen Dauer nicht an.

MERKE

Ambulante Abstinenzversuche können z. B. mit Neuroleptika, Diazepam oder Doxepin durchgeführt werden. Dabei ist ggf. der „Off-Label“-Gebrauch zu beachten.
Das Diazepam wirkt zusätzlich antikonvulsiv.

Patientenbeispiel

Patient mit behandlungsresistenten Schmerzen

Herr H. (28) stellt sich Freitagnacht im Notdienst vor. Er gibt an, nach einem schweren Autounfall vor 5 Jahren an chronischen Schmerzen zu leiden, die nur mit Oxycodon zu ertragen seien. Er benötige nun dringend ein Rezept über Oxycodon 20 mg; anders als erwartet, habe er seinen Arzt leider nicht angetroffen. Da Herr H. keinen Medikationsplan oder einen anderen objektivierbaren Beleg für die Verordnung von Oxycodon vorlegen kann, lehnt der Bereitschaftsarzt ab. Darauf bittet Herr H., ihm wenigstens Diazepam zu verordnen, damit er trotz seiner Schmerzen schlafen könne. Auch das lehnt der Arzt ab, woraufhin Herr H. mit einer Beschwerde bei der Ärztekammer droht. Davon lässt sich der Bereitschaftsarzt nicht beeindrucken. Wenig später wird in der lokalen Ärzterunde vor Patienten gewarnt, die Betäubungsmittel erschleichen wollen.

79.3.3 Opioidkonsum und Opioidmissbrauch

Bei Patienten, die von einer therapeutischen Opioidtherapie in einen Opioidmissbrauch oder in eine Opioidabhängigkeit abgerutscht sind, bestehen die gleichen Therapieoptionen wie beim Heroinmissbrauch (➢ Kap. 79.2.3).

Die Hauptaufgabe ist das Erkennen des Missbrauchs bzw. der Abhängigkeit von Opioiden. Hinweise sind:

- Die Dosis des Betäubungsmittels wird wiederholt gesteigert.
- Rezeptierte Arzneimittelmengen sind häufig schneller „aufgebraucht" als rechnerisch möglich.

Offene, druckfreie Gespräche geben dem Hausarzt die Gelegenheit, den Patienten zur Einnahmehäufigkeit und zu Situationen zu befragen, in denen er mehr als die verabredete Arzneimittelmenge einnimmt (z. B. bei beruflichem Stress).

Bei einer – mit dem Patienten zusammen – aufgedeckten Opioidabhängigkeit kann ein Abstinenzversuch mit Diazepam oder Doxepin (➢ Kap. 79.2.2) unternommen werden. Patienten mit tiefgreifenden psychischen Erkrankungen und aktuell nicht möglicher Abstinenz kann auch eine Substitutionsbehandlung angeboten werden.

LITERATUR

Atzendorf J, Rauschert C, Seitz NN et al. Gebrauch von Alkohol, Tabak, illegalen Drogen und Medikamenten. Dtsch Arztebl Int 2019; 116: 577–584.

Tretter F. Suchtmedizin kompakt. Suchtkrankheiten in der Klinik und Praxis. 3. A. Stuttgart: Schattauer 2018.

Wendt K. Suchthilfe & Suchttherapie. Leitfaden für die Praxis. 1. A. Stuttgart: Schattauer 2017.

RICHTLINIE

Richtlinie der Bundesärztekammer zur Durchführung der substitutionsgestützten Behandlung Opioidabhängiger. 2023; www.bundesaerztekammer.de/fileadmin/user_upload/BAEK/Themen/Public_Health/Richtlinien/Richtlinie-BAEK-Substitution_16.02.2023.pdf (letzter Zugriff: 15.3.2024).

KAPITEL

80

Jennis Freyer-Adam, Leonard Mathias

Riskanter Alkoholkonsum und Alkoholgebrauchsstörungen

80.1 Definition und Epidemiologie

Alkoholkonsum gehört neben Tabakrauchen und Übergewicht zu den bedeutsamsten verhaltensbasierten Risikofaktoren für Mortalität und den Verlust von gesunden Lebensjahren. Mehr als 200 Erkrankungen und 80 Arten von Unfällen oder Verletzungen stehen mit Alkoholkonsum in einem Zusammenhang. Die Risiken steigen mit zunehmenden Konsummengen. Schon geringe Alkoholmengen hängen mit einem erhöhten Risiko zusammen. Beispielsweise ist ein Konsum von < 10 g Reinalkohol täglich mit einem erhöhten Risiko für Brustkrebs, der fünfthäufigsten Todesursache bei Frauen, assoziiert. Das entspricht weniger als 0,1 l Wein und weniger als einem ¼ l Bier. Deutschland zählt mit einem durchschnittlichen Pro-Kopf-Konsum von 10,0 Liter Reinalkohol pro Jahr weltweit zu den Hochkonsumländern, sodass der Anteil, den Alkoholkonsum bei der Entwicklung von Erkrankungen ausmacht, als besonders hoch einzuschätzen ist.

80.1.1 Gesundheitsriskanter Alkoholkonsum

Gesundheitsriskanter Alkoholkonsum (ab ICD-11 kodierbar: QE10) wird über konsumierte Mengen Reinalkohols in Gramm (g) definiert und liegt nach aktuellen Grenzwerten vor, wenn gesunde Erwachsene ohne zusätzliches genetisches oder erworbenes Risiko folgende Menge konsumieren:

- **Frauen:** im Schnitt > 12 g/d (riskanter Durchschnittskonsum) *und/oder* > 30 g bei einer Gelegenheit (Rauschtrinken)[1]
- **Männer:** im Schnitt > 24 g/d *und/oder* > 40 g bei einer Gelegenheit

Für Patienten ≥ 65 Jahre gelten maximal die Grenzwerte für Frauen. Patienten mit chronischen Erkrankungen/regelmäßiger Medikamenteneinnahme sollten allenfalls sporadisch und heranwachsende Patienten, schwangere und stillende Patientinnen gar keinen Alkohol konsumieren.

Nach den o. g. Grenzwerten konsumieren 42 % der in Deutschland lebenden Männer und 21 % der Frauen gesundheitsriskant Alkohol. Dabei werden riskanter Durchschnittskonsum von 18 % und Rauschtrinken von 35 % der 18- bis 64-Jährigen berichtet. Etwa 24 % der 18- bis 64-jährigen Patienten in Arztpraxen konsumieren Alkohol in gesundheitsriskanten Mengen, mit vergleichbaren Häufigkeiten in unterschiedlichen Regionen Deutschlands.

MERKE

Alkoholkonsum in keinem Fall empfehlen

Es gibt keinen risiko*freien* Alkoholkonsum. Alkohol ist ein Zellgift. Studien zeigen klare Dosis-Wirkungs-Beziehungen mit Erkrankungsrisiken, auch unterhalb der o. g. Grenzwerte, z. B. bei Frauen für Brustkrebs. Die frühere Annahme, dass geringe Alkoholmengen z. B. bezüglich Herz-Kreislauf-Erkrankungen womöglich protektiv wirken, kann aufgrund neuer wissenschaftlicher Erkenntnisse als widerlegt gelten. Zur Vorbeugung und Behandlung kardiovaskulärer und anderer chronischer Erkrankungen wird in jedem Fall ein gesunder Lebensstil inklusive einer Minderung bzw. Minimierung des Alkoholkonsums empfohlen.

80.1.2 Alkoholgebrauchsstörungen

In Abgrenzung zum gesundheitsriskanten Alkoholkonsum stellen die Alkoholgebrauchsstörungen Alkoholabhängigkeit und schädlicher Gebrauch psychische Störungen dar. Sie werden über das Vorliegen von Diagnosekriterien nach ICD-11 zukünftig wie folgt definiert:

1. **Alkoholabhängigkeit** (ICD-10: F10.2, ICD-11: 6C40.2) liegt bei wiederholtem Alkoholkonsum und bei Zutreffen von ≥ 2 der 3 nachfolgend genannten Kriterien vor:
   a) Eingeschränkte Kontrolle über den Alkoholkonsum.
   b) Alkohol wird zunehmend zur Priorität im Leben.

[1] 12 g Reinalkohol sind etwa in ⅛ Liter Wein/Sekt oder ¼ Liter Bier oder 4 cl Spirituosen/Schnaps enthalten.

c) Physiologische Erscheinungen, die auf eine Neuroadaptation an die Substanz hinweisen, nämlich:
   - Toleranzentwicklung,
   - Entzugssymptome (so können z. B. Zittern, Unruhe, Schwitzen, Schlafstörungen, Kreislaufprobleme, Angst, Depression auftreten, wenn der Alkoholkonsum ganz ausbleibt oder stark reduziert wird, etwa bei einem Krankenhausaufenthalt) oder
   - andauernder Konsum von Alkohol oder einer pharmakologisch ähnlich wirkenden Substanz, um Entzugssymptome zu meiden oder zu mildern.

2. **Schädlicher Gebrauch** (ICD-10: F10.1, ICD-11: 6C40.1) liegt vor, wenn die Kriterien für Alkoholabhängigkeit nicht voll erfüllt sind, jedoch wiederholter Alkoholkonsum dem Patienten physisch oder psychisch geschadet hat oder Verhalten begünstigt, das der Gesundheit anderer schadet. Der Schaden kann entstehen durch
   a) Verhalten unter Intoxikation,
   b) direkte oder sekundäre toxische Effekte auf Körperorgane und -systeme oder
   c) Alkoholgebrauch in gefährdender Art und Weise (z. B. Fahren oder Bedienen von Maschinen unter Alkoholeinfluss).

Im Gegensatz zur ICD-11 unterscheidet das unter Wissenschaftlern stärker verbreitete DSM-5 nicht länger zwischen den beiden Alkoholgebrauchsstörungen, sondern nimmt ein Kontinuum an. Der schädliche Gebrauch entspricht in etwa einer leichten bis mittleren und die Alkoholabhängigkeit einer schweren Alkoholgebrauchsstörung.

In der 18- bis 64-jährigen Bevölkerung liegt die 12-Monats-Prävalenz für schädlichen Gebrauch und Alkoholabhängigkeit jeweils bei 3 %. Beide Diagnosen treten häufiger unter Männern als unter Frauen auf und nehmen in ihrer Prävalenz mit zunehmendem Alter ab.

80.2 Diagnostische Strategie und Differenzialdiagnose

Fast 9 von 10 Erwachsenen nehmen zumindest einmal jährlich ambulante Versorgung in Anspruch. Kaum ein anderer Ort erreicht die Bevölkerung so zuverlässig und eignet sich für das Identifizieren und Ansprechen von Alkoholkonsum so gut. Optimal ist laut S3-Leitlinie ein routinemäßiges **Screening** aller Patienten zwischen 14 und 70 Jahren mittels Fragebogenverfahren, initial bei Erstkontakt und fortlaufend alle 1 bis 2 Jahre, auf jeden Fall bei Schwangerschaft. Der Implementierung stehen jedoch Barrieren wie Zweifel am Aufwand-Nutzen-Verhältnis, die Befürchtungen, Patienten zu verschrecken, und Unsicherheit im Umgang mit der Problematik entgegen, sodass aktuell oft noch ein **Case-Finding** präferiert wird und die DEGAM eine behutsame hausärztliche Vorgehensweise empfiehlt (DEGAM-Leitlinie Nr. 21).

Aus folgenden Gründen wird ein systematisches Screening vorgeschlagen:

1. **Das systematische Identifizieren gesundheitsriskanten Alkoholkonsums kann bei vielen Patienten die hausärztliche Behandlung verbessern helfen.** Denn: Gesundheitsriskanter Konsum kann an der Entwicklung und Erhaltung chronischer Erkrankungen beteiligt sein, ohne dass das Patientenerscheinungsbild oder Laborparameter, aufgrund mangelnder Sensitivität, darüber informieren (➤ Kap. 80.2.2). Anschließende Kurzinterventionen in der primärmedizinischen Versorgung können Alkoholkonsum senken und aufgrund enger Dosis-Wirkungs-Zusammenhänge die Behandlung von chronischen Erkrankungen unterstützen (➤ Kap. 80.2.3). Unerwünschte Effekte wurden nicht gefunden. Das Case-Finding hingegen identifiziert nur die Spitze des Eisberges, denn bei den meisten Patienten, insbesondere bei Frauen und bei Patienten mit nicht abhängigem gesundheitsriskantem Konsum, bliebe Alkoholkonsum als beitragender Faktor unerkannt und somit auch eine wertvolle Chance für die Behandlung und Prävention von (Folge-)Erkrankungen.
2. **Der zeitliche Aufwand für ein systematisches Screening und für eine Beratung ist begrenzt.** Schon 3 standardisierte Fragen (➤ Kap. 80.2.1), alle 1 bis 2 Jahre, selbstständig beantwortet während der Wartezeit, erfüllen den Zweck. Bereits ein kurzer wohlwollender Hinweis kann hilfreich sein, z. B., dass jede dauerhafte Konsumminderung zur Genesung und Vermeidung verschiedenster Erkrankungen beitragen kann. Motivierende Techniken können dabei helfen (➤ Kap. 80.3).
3. **Patienten begrüßen systematische Befragungen und Beratungen zum Alkoholkonsum, z. B. im Rahmen eines umfassenden Lebensstilscreenings,** gemeinsam mit anderen behandlungsrelevanten Verhaltensweisen wie Tabakrauchen, Bewegung und Ernährung. Studien zeigen auch, dass Alkoholkonsum mithilfe standardisierter Screening-Fragen valide ermittelbar ist, ohne Patienten zu verschrecken oder zu irritieren (➤ Kap. 80.2.1). Standardisierte Fragen zum Alkoholkonsum ermöglichen es Patienten, brauchbare Angaben zu machen und limitieren den Alkoholkonsum nicht auf den Suchtaspekt. Letzteres kann eventuell als unangenehm empfunden werden und entspricht nicht der Vielfalt gesundheitlicher Risiken.

LEITLINIEN

- S3-Leitlinie „Screening, Diagnostik und Behandlung alkoholbezogener Störungen". AWMF-Registernummer 076-001:
  https://register.awmf.org/de/leitlinien/detail/076-001
- DEGAM-S2e-Leitlinie „Schutz vor Über- und Unterversorgung – gemeinsam entscheiden". AWMF-Registernummer 053-045:
  https://register.awmf.org/assets/guidelines/053-045LGl_S3_LG_Schutz_vor_Ueber_und_Unterversorgung_2022-04.pdf

80.2.1 Systematisches Screening

Die S3-Leitlinien empfehlen das Screening mit dem **Alcohol Use Disorder Identification Test** (**AUDIT,** Empfehlungsgrad A, Level of Evidence [LoE] 1a). Der AUDIT, der auch im Rahmen des Case-Findings einsetzbar ist, besteht aus 10 Items (➤ Abb. 80.1). Die Konsumitems

1. Schritt: Screening gesundheitsriskanter Alkoholkonsum

1. Wie oft nehmen Sie ein alkoholisches Getränk zu sich?	❑ 0 ❑ 1 ❑ 2 ❑ 3 ❑ 4	Niemals 1-mal im Monat oder seltener 2- bis 4-mal im Monat 2- bis 3-mal pro Woche 4-mal oder mehrmals in der Woche
2. **Wenn Sie alkoholische Getränke zu sich nehmen, wie viel trinken Sie dann typischerweise an einem Tag?** Ein alkoholisches Getränk entspricht z. B. 1 Bier 0,25–0,30 l oder 1 Wein/Sekt 0,10–0,15 l oder 1 doppelter Schnaps/Likör 4 cl.	❑ 0 ❑ 1 ❑ 2 ❑ 3 ❑ 4	1–2 3–4 5–6 7–9 10 oder mehr
3. **Wie oft trinken Sie 5 oder mehr Getränke zu einer Gelegenheit?**	❑ 0 ❑ 1 ❑ 2 ❑ 3 ❑ 4	Niemals Seltener als 1 mal im Monat 1 mal im Monat 1 mal pro Woche Täglich oder fast täglich

Hinweis riskanter Durchschnittskonsum:
Item 1 und 2: > 7 (w) bzw. > 14 (m) Getränke pro Woche oder Item 3 = 4

Hinweis Rauschtrinken:
Item 2 oder Item 3 ≥ 2

AUDIT-C Screening gesundheitsriskanter Konsum positiv, wenn Itemsumme 1–3:
≥ 5: (m) 18–65 Jahre
≥ 4: (w) ≥ 18 Jahre; (m) ≥ 65 Jahre
≥ 1: < 18 Jahre, Schwangerschaft/stillend, chronische Erkrankung/regelmäßige Medikamenteneinnahme

nein → **AUDIT-C negativ:** Kein Hinweis gesundheitsriskanter Konsum

ja ↓

2. Schritt: Screening Alkoholgebrauchsstörung

	Niemals	Seltener als 1 mal im Monat	1 mal im Monat	1 mal pro Woche	Täglich oder fast täglich
4. Wie oft haben Sie in den letzten 12 Monaten erlebt, dass Sie nicht mehr mit dem Trinken aufhören konnten, nachdem Sie einmal begonnen hatten?	❑ 0	❑ 1	❑ 2	❑ 3	❑ 4
5. Wie oft passierte es in den letzten 12 Monaten, dass Sie wegen des Trinkens Erwartungen, die man an Sie in der Familie, im Freundeskreis und im Berufsleben hat, nicht mehr erfüllen konnten?	❑ 0	❑ 1	❑ 2	❑ 3	❑ 4
6. Wie oft brauchten Sie in den letzten 12 Monaten am Morgen ein erstes Glas, um sich nach einem Abend mit viel Alkoholgenuss wieder fit zu fühlen?	❑ 0	❑ 1	❑ 2	❑ 3	❑ 4
7. Wie oft hatten Sie in den letzten 12 Monaten wegen Ihrer Trinkgewohnheiten Schuldgefühle oder Gewissensbisse?	❑ 0	❑ 1	❑ 2	❑ 3	❑ 4
8. Wie oft haben Sie sich während der letzten 12 Monate nicht mehr an den vergangenen Abend erinnern können, weil Sie getrunken hatten?	❑ 0	❑ 1	❑ 2	❑ 3	❑ 4

	Nein	Ja, aber nicht in den letzten 12 Monaten	Ja, in den letzten 12 Monaten
9. Haben Sie sich oder eine andere Person unter Alkoholeinfluss schon mal verletzt?	❑ 0	❑ 2	❑ 4
10. Hat ein Verwandter, Freund oder auch ein Arzt schon einmal Bedenken wegen Ihres Trinkverhaltens geäußert oder vorgeschlagen, dass Sie Ihren Alkoholkonsum einschränken?	❑ 0	❑ 2	❑ 4

AUDIT Screening Alkoholgebrauchsstörung positiv, wenn Itemsumme 1–10: ≥ 8
8–19: Hinweis schädlicher Gebrauch bzw. milde bis moderate Gebrauchsstörung
≥ 20: Hinweis Abhängigkeit bzw. schwere Gebrauchsstörung

nein → **AUDIT negativ: < 8** Kein Hinweis Alkoholgebrauchsstörung

ja ↓

Diagnostik Alkoholgebrauchsstörung

Abb. 80.1 Schrittweises Screening auf gesundheitsriskanten Alkoholkonsum [L143]

1–3 (Kurzform: AUDIT-C) erfassen standardisiert Häufigkeit und Menge des Alkoholkonsums, Items 4–10 alkoholbezogene Probleme. Ein zweistufiges Screeningprozedere ist empfehlenswert. Wenn der gesamte AUDIT zu aufwendig ist, soll zumindest der AUDIT-C eingesetzt werden (Klinischer Konsenspunkt [KKP]):

1. **Alle Patienten erhalten die AUDIT-Items 1–3 (AUDIT-C).**
   - Ziel: Identifizieren gesundheitsriskanten Konsums.
   - Durchführung: selbstständig (digital/schriftlich), z. B. während der Wartezeit, im Rahmen der wiederkehrenden Anamnese, kombiniert mit Medikamentenreview, mindestens im Rahmen der Gesundheitsuntersuchung.
2. **AUDIT-C positiv gescreente Patienten erhalten die AUDIT-Items 4–10.**
   - Ziel: Feststellen/Ausschluss, ob über gesundheitsriskanten Konsum hinaus Hinweise auf eine Alkoholgebrauchsstörung vorliegen.

TIPP

- AUDIT/Fragebogen zum Alkoholkonsum

https://www.medizin.uni-greifswald.de/allgemeinmed/weiterbildung/buecher/zusatzmaterial-lehrbuch-allgemeinmedizin/

80.2.2 Diagnostik

Bei positivem AUDIT-Screening sollten die in ➤ Kap. 80.1.2 genannten ICD-11-Kriterien für Alkoholabhängigkeit und schädlichen Gebrauch mittels Checkliste geprüft werden. Zur eindeutigen Diagnostik empfiehlt die S3-Leitlinie validierte halb- oder vollstrukturierte Interviews. Ein praktikables Ablaufschema ist in ➤ Abb. 80.2 wiedergegeben.

Laborparameter

Während Laborparameter für die Feststellung gesundheitsriskanten Alkoholkonsums nach nationalen Grenzwerten aufgrund ihrer geringen Sensitivität nicht unbedingt erforderlich sind[2], empfiehlt die S3-Leitlinie **chronischen Alkoholkonsum** mittels einer Kombination aus AUDIT und indirekten Zustandsmarkern nachzuweisen (Grad A, LoE 1b). Indirekte Marker sind Marker, die nicht direkt Ethanol nachweisen, sondern Abbauprodukte wie z. B. Ethylglucoronid.

Ausreichend sensitiv und spezifisch werden indirekte Blut-Parameter (➤ Tab. 80.1) erst bei Kombination miteinander (Grad A, LoE 1a). So hat die **Kombination erhöhtes GGT, MCV und CDT** eine Sensitivität von 95 % und eine Spezifität von 88 % für Alkoholabhängigkeit. Darüber hinaus gibt es den Antilla-Index (Kombination GGT, CDT). CDT ist leider ein relativ teurer Labormarker und wird deshalb in der ambulanten Versorgung (➤ Kap. 99) bislang meist nur im Rahmen von Gutachten, z. B. nach Führerscheinverlust wegen Trunkenheit, erhoben. Sind bestimmte Leberwerte erhöht, kann dies für eine Alkoholgebrauchsstörung sprechen, aber auch andere Gründe sind denkbar (➤ Kap. 49).

CAVE

Negative Laborwerte bei gesundheitsriskantem Konsum ohne Aussagekraft

Ein positives AUDIT(-C)-Screening wird nicht durch einen negativen Laborbefund hinfällig. Formulierungsbeispiel: „Ihre Blutwerte sind im Normbereich. Jedoch rate ich meinen Patienten, für ihre Gesundheit, weniger Alkohol zu trinken."

80.2.3 Komorbiditäten und Folgeerkrankungen

Unter den über 200 mit Alkoholkonsum in Zusammenhang stehenden Erkrankungen und Verletzungen wird unterschieden zwischen:

1. **Erkrankungen, die zu 100 % auf Alkoholkonsum zurückführbar sind, z. B.:**
   - Alkoholische Kardiomyopathie
   - Alkoholische Psychose
   - Alkoholische Polyneuropathie
   - Alkoholinduzierte akute/chronische Pankreatitis
   - Alkoholvergiftung
   - Fetales Alkoholsyndrom

   Stellt sich ein Patient mit alkoholtypischen Erkrankungen vor, sollte zum einen nach einer Alkoholabhängigkeit gefahndet werden (KKP), zum anderen nach weiteren Alkoholfolgeerkrankungen (Grad B, LoE 2).
2. **Erkrankungen, die z. T. mit Alkoholkonsum im Zusammenhang stehen, z. B.:**
   - Infektionskrankheiten (z. B. Tbc, HIV-Krankheit/AIDS, andere sexuell übertragbare Erkrankungen)
   - Krebserkrankungen (z. B. Brust, Leber, Kolon, Speiseröhre, Rachen, Kehlkopf, Mundhöhle)
   - Neuropsychiatrische Erkrankungen (z. B. Morbus Alzheimer, Demenz, Epilepsie, unipolare Major Depression)
   - Kardiovaskuläre Erkrankungen (z. B. Hypertonie, Herzrhythmusstörungen, Ösophagusvarizen, hämorrhagischer Schlaganfall)
   - Gastrointestinale Erkrankungen (z. B. Leberzirrhose, akute und chronische Pankreatitis)
   - Hauterkrankungen
   - Verletzungen (z. B. unbeabsichtigte Gewalt, Suizid)

   Stellt sich ein Patient mit diesen Erkrankungen vor, ist es ratsam, Alkoholkonsum als einen ursächlichen bzw. aufrechterhaltenden Faktor auszuschließen bzw. ggf. zu adressieren. Bei diesen Erkrankungen ist mindestens eine Senkung des Alkoholkonsums, bestenfalls Abstinenz, empfehlenswert.
3. **Häufige psychische Begleiterkrankungen** bei Alkoholabhängigkeit:
   - Depression (Suizid ist für 20–30 % der Übersterblichkeit bei Alkoholabhängigkeit verantwortlich.)

[2] Laborwerte können bei nicht abhängigem riskantem Konsum irreführen. Ein positives AUDIT-Screening wird nicht durch einen negativen Laborbefund hinfällig. Aussagen wie „Laut Fragebogen trinken Sie zu viel, aber Ihre Blutwerte sind in Ordnung" sollten daher vermieden werden.

- Angststörungen (Circulus vitiosus durch Selbstmedikation mit Alkohol: Linderung der Angst bei Alkoholkonsum, Verstärkung der Angst im Entzug)
- Schizophrenie
- Posttraumatische Belastungsstörungen
- Bipolare Störungen
- Aufmerksamkeitsdefizit-/Hyperaktivitätsstörung (ADHS)
- Andere stoffgebundene oder stoffungebundene Süchte
- Persönlichkeitsstörungen
- Schlafstörungen

CAVE

Was man nicht übersehen sollte: abwendbar gefährliche Verläufe

- Akute Alkoholintoxikation
- Alkoholabhängigkeit
- Alkoholentzugssyndrom
- Korsakow-Syndrom
- Gefahr von Selbstverletzung oder Verletzung anderer
- Alkoholgebrauch bei chronischen Erkrankungen

80.3 Therapiestrategie

Für die anschließende Behandlung ist grundsätzlich entscheidend, ob ein gesundheitsriskanter Alkoholkonsum oder eine Alkoholgebrauchsstörung vorliegt (➤ Kap. 80.1).

80.3.1 Behandlung von gesundheitsriskantem Konsum

Kurzinterventionen in der Hausarztpraxis sind aktuell das sinnvollste Instrument zur Behandlung von gesundheitsriskantem Alkoholkonsum (Grad A bzw. B, LoE 1a). Liegt ein positives Screening vor, ist eine Intervention indiziert (➤ Abb. 80.2). Das kann ein ärztlicher Hinweis sein, dauerhaft weniger Alkohol zu konsumieren (➤ Kap. 80.1.1), eine evidenzbasierte digitale Intervention in der Hausarztpraxis oder eine motivierende Beratung mit dem Ziel, Eigenmotivation zur Verhaltensänderung beim Patienten zu fördern. In patientenakzeptierender, mitfühlender und kooperativer Atmosphäre zielt Motivational Interviewing darauf ab, im Patienten innewohnende Gründe und Ressourcen für eine Verhaltensänderung zu eruieren und zu explorieren. Damit z. B. auch Informationen von den Patienten gut angenommen werden und potenziell motivierend wirken können, werden sie als Bestandteil eines Informationsaustauschs übermittelt.

MERKE

Richtig informieren mithilfe von gezielten, offenen Fragen

Durch folgenden Ablauf werden Patienten aktiv und unterstützend eingebunden:

1. **Vorwissen eruieren und Erlaubnis einholen.**
   Beispiel: „Was wissen Sie bereits über gesundheitsriskanten Alkoholkonsum?" [Antwort abwarten] „Darf ich Ihnen mehr darüber berichten?"
2. **Ausgewählt informieren:** Wenige (max. 3), darüberhinausgehende, für den Patienten passende und verständliche Informationen.
   Beispiel: „Gesundheitsriskanter Konsum beginnt bereits bei deutlich geringeren Mengen, als oft angenommen wird: Für Frauen bereits bei weniger als 0,1 l Wein am Tag oder bei weniger als 0,7 l in der Woche. Schon diese Menge kann das Risiko für verschiedene chronische Erkrankungen deutlich erhöhen."
3. **Gedanken und Gefühle eruieren.**
   Beispiel: „Was bedeuten diese Informationen für Sie?"

80.3.2 Behandlung von Alkoholgebrauchsstörungen

Prinzipiell sollen Alkoholgebrauchsstörungen behandelt werden. Die hierfür nötige „Therapie" besteht laut heutiger Meinung der meisten Fachgesellschaften in der Trinkmengenreduktion und im besten Fall in der Abstinenz. Wichtig zu wissen ist, dass im Rahmen einer wesentlichen Trinkmengenreduktion/plötzlichen Abstinenz bei 7 % der Alkoholabhängigen ein schweres Entzugssyndrom auftreten kann. Gibt es anamnestisch einen Entzug, steigt das Risiko für ein schweres Entzugssyndrom auf 32 %. Erschwerend können Alkoholentzugsdelir (Delirium tremens, bei < 5 % aller Entzüge) und/oder epileptische Anfälle hinzukommen. Auch können sich im Entzug Grundkrankheiten verschlechtern (z. B. Stoffwechselentgleisung bei Diabetikern).

Patienten mit **Begleiterkrankungen** bedürfen einer intensiveren Intervention (Grad B, LoE 1). Psychische Komorbiditäten sollten ermittelt und in einem integrierten Ansatz mitbehandelt werden (KKP). Eine einfache Therapie (z. B. SSRI bei Depression) reicht nicht aus; vielmehr sollte ein multimodales Therapiekonzept (beim Beispiel Depression inkl. kognitiver Verhaltenstherapie) gewählt werden.

Akut: qualifizierte Entzugsbehandlung und körperliche Entgiftung

Um den Komplikationen vorzubeugen, ist bei allen Patienten mit dem Risiko von Entzugssymptomen eine vorzugsweise **stationäre qualifizierte Entzugsbehandlung** indiziert (Grad A, LoE 2). Während die **körperliche Entgiftung** nur auf das Vermeiden von Entzugskomplikationen ausgelegt ist, beinhaltet die 21-tägige **qualifizierte Entzugsbehandlung** zusätzlich die Identifikation von Ursachen der Suchterkrankung und das Aufzeigen von Wegen aus der Abhängigkeit. Letztere sollte bevorzugt erfolgen, auch wenn die Wartezeiten für eine qualifizierte Entzugsbehandlung teils erheblich länger sind als für die isolierte körperliche Entgiftung (KKP).

Laut S3-Leitlinie ist eine stationäre Behandlung in folgenden Situationen notwendig:

- (Zu erwartende) schwere Entzugssymptome
- Schwere und multiple somatische und psychische Begleit- oder Folgeerkrankungen
- Suizidalität
- Fehlende soziale Unterstützung
- Misserfolg nach ambulanter Entgiftung
- Schwangerschaft

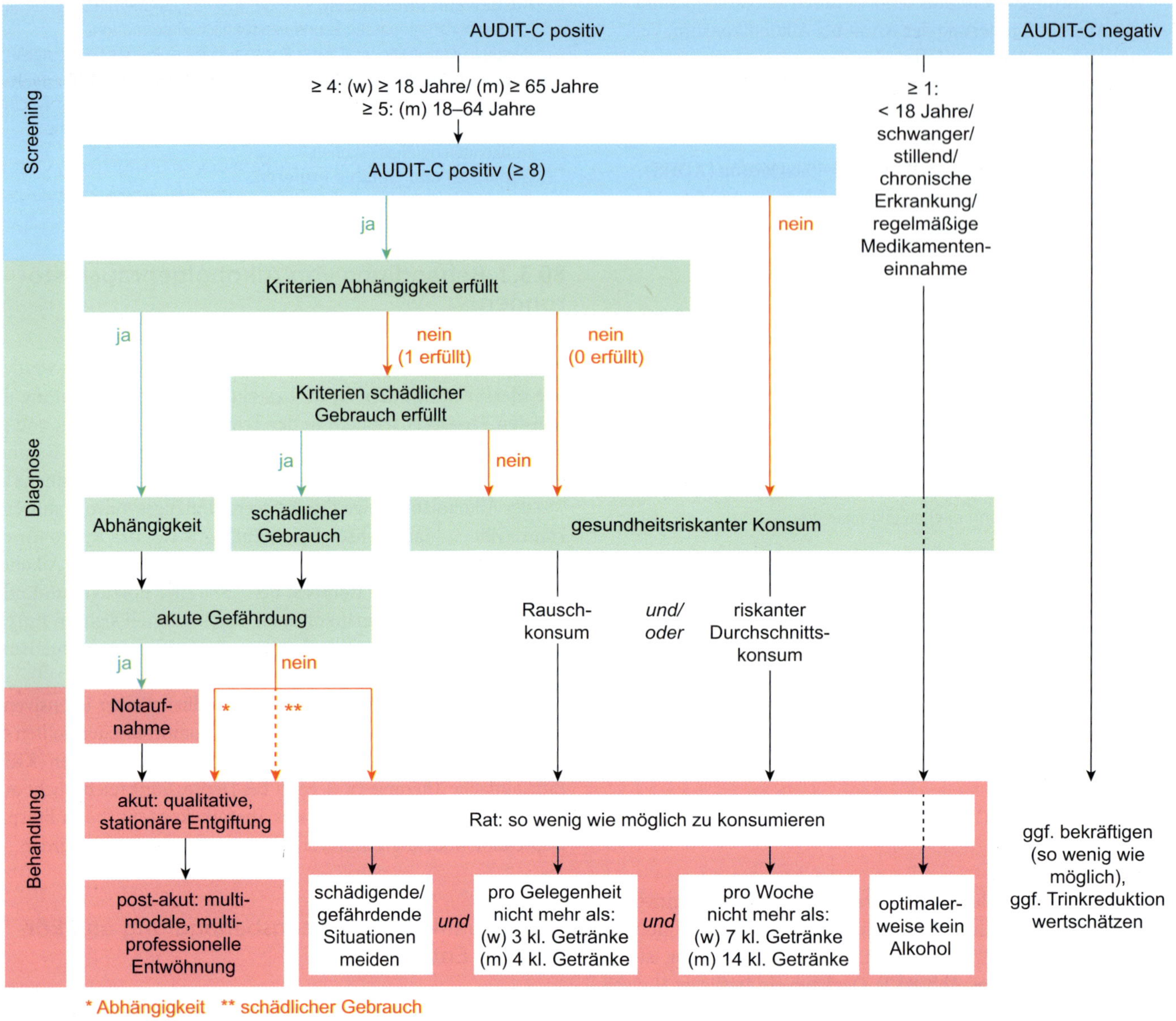

Abb. 80.2 Gesundheitsriskanter Alkoholkonsum: Screening, Diagnose und Behandlung [L143]

Tab. 80.1 Indirekte Parameter für die Feststellung eines gesundheitsriskanten Alkoholkonsums

	Serum-GGT ↑	Serum-CDT ↑	MCV ↑	ALAT/ASAT ↑
Sensitivität	*Bzgl. 80 g♂/> 40 g ♀ Reinalkohol/d:* 67 % ♂/44 % ♀ (Spezifität 74 % ♂/90 % ♀)	*Bzgl. 80 g♂/> 40 g ♀ Reinalkohol/d:* 60 %♂/29 %♀ (Spezifität 92 % ♂/92 % ♀)	*Bzgl. alkoholbezogene Störungen:* 40–60 %	*Bzgl. alkoholbedingte Leberschädigung:* 45 % ♂/23 % ♀
Geeignet für Screening?	Nein	Ja, in Kombination mit AUDIT bzgl. chronischem Alkoholkonsum	Nein	Ja, in Kombination mit AUDIT bzgl. Alkoholabhängigkeit
Geeignet für Verlaufskontrolle?	Ja, Normalisierung nach 3–4 Wo. Alkoholabstinenz	Ja, Identifizierung von Konsumänderung und Rückfall (HWZ 14 d)	Nein	Ja, aber nur bei bestehender Leberschädigung
Andere Gründe für Erhöhung	Übergewicht, Medikamente, Diabetes, cholestatische oder entzündliche Lebererkrankungen	Primäre biliäre Zirrhose, chronisch aktive Hepatitis, primäres Leberzellkarzinom, genetische Transferrinvarianten	Vitamin-B_{12}- oder Folsäuremangel, hämatologische Erkrankungen, nichtalkoholische Lebererkrankungen, Retikulozytose	Schädigung der Hepatozyten (z. B. Hepatitis)

Eine **ambulante Entzugsbehandlung** ist laut S3-Leitlinie möglich, wenn keine Entzugssymptome oder -komplikationen erwartet werden, seitens der Patienten eine hohe Adhärenz und ein unterstützendes soziales Umfeld sowie seitens der Behandelnden Erfahrung mit den Medikamenten sowie Bereitschaft und Möglichkeit für engmaschige klinische Kontrolle und organisatorische Sicherstellung der 24-h-Erreichbarkeit eines Notfalldienstes bestehen (Grad B, LoE 3).

Die **Einweisung in die Notaufnahme** ist beim Auftreten des vegetativen Entzugssyndroms zu veranlassen. Es ist ein medizinischer Notfall. Bei 10–30 % der Entzugsfälle sind 6 bis 48 h nach wesentlicher Trinkmengenreduktion Krampfanfälle zu befürchten, bei < 5 % der Entzugsfälle ein Alkoholentzugsdelir. Dieses tritt ca. 48 bis 96 h nach dem letzten alkoholischen Getränk auf.

Eine **medikamentöse Behandlung** ist bei leichten körperlichen Entzugssymptomen möglich, bei mittleren und schweren Symptomen indiziert. Besonders Benzodiazepine haben sich als geeignet erwiesen (Grad A, LoE 1a) (➤ Abb. 80.3). Generell sollte an **Thiaminsubstitution** sowie **Elektrolyt- und Flüssigkeitsausgleich** gedacht werden. Alternativ zu Benzodiazepinen oder Clomethiazol (Grad B, LoE 1) können ambulant auch Antikonvulsiva (am besten evaluiert: Oxcarbazepin, Levetiracetam und Gabapentin) bei erhöhtem Risiko für Krampfanfälle gegeben werden (Grad B, LoE 1). Interessant ist diese Alternative bei Patienten mit Komorbiditäten und aufgrund des geringen Abhängigkeitspotenzials. Sie können bei leicht- bis mittelgradigem Alkoholentzugssyndrom eingesetzt werden (Grad 0 LoE 3). Klinisch (v. a. stationär) häufig praktiziert, aber nicht allein zu geben, sind Betablocker und/oder Clonidin zur Behandlung von vegetativen Symptomen des Alkoholentzugs (Grad 0, LoE 4). Clomethiazol ist zwar ambulant nicht zugelassen, wird aber in spezialisierten Suchtpraxen mit Erfolg eingesetzt.

Eine **motivierende Beratung** zur Förderung der Behandlungsmotivation ist sinnvoll. Dies gelingt u. a. im Sinne der 5 As (*ask, advice, agree, assist, arrange;* ➤ Kap. 10) und über Motivational Interviewing. Ziel ist es, Motivation zu fördern, indem Patientenaussagen evoziert werden, die *für* ein Zielverhalten sprechen (z. B. Behandlung in Anspruch zu nehmen) oder Zuversicht ausdrücken, dies umsetzen zu können (s. u. Patientenbeispiel). Wichtig erscheint uns der Hinweis, dass viele psychische und somatische Krankheiten durch Alkoholkonsum exazerbiert werden können. Möchten Patienten nicht entziehen, sollten sie über die Risiken einer plötzlichen Trinkmengenreduktion und über die Möglichkeit, sich jederzeit an die Hausarztpraxis wenden zu können, aufgeklärt werden (KKP). Mithilfe des o. g. „richtigen" Informierens, kann auf alternative Hilfsangebote hingewiesen werden, z. B. sozialpsychiatrischer Dienst, Suchtberatungsstellen (www.kenn-dein-limit.de/handeln/beratungsstellen), Infotelefon der BzgA zur Suchtvorbeugung (0221/892031), Online-Selbsthilfe (www.selbsthilfealkohol.de) und Selbsthilfegruppen (z. B. Anonyme Alkoholiker, Blaues Kreuz, Arbeiterwohlfahrt).

Patientenbeispiel

Patientengründe für Behandlung explorieren

Herr S. (62) trinkt seit langer Zeit regelmäßig Alkohol, im Moment auf nähere Nachfrage eine große Flasche Korn und zwei Bier am Tag. Er hat tiefe, bis auf den Knochen reichende Ulzerationen an beiden Füßen. Aufgrund von Begleiterkrankungen und stark beeinträchtigter Gehstrecke (5 m) erscheint der Ärztin eine stationäre Entzugsbehandlung sinnvoll. Sie exploriert Argumente, die aus Sicht von Herrn S. dafür sprechen.

Ärztin: „Auf einer Skala von 1 bis 10, wie wichtig ist es für Sie, auf dem Weg zur Abstinenz Hilfe in Anspruch zu nehmen? 1 bedeutet gar nicht wichtig, 10 bedeutet sehr wichtig."

Patient: „Nee. Das brauche ich nicht, also 3."

Ärztin: „Warum eine 3 und keine 1?".

Patient: „Warum keine 1? [Pause] … Klar wäre es besser, wenn ich die Schmerzen los wäre. Und Sie sagen ja, dass ich das dem Suff verdanke."

Ärztin: „Was spricht noch dafür?"

Patient: [Pause] „Hat ja schon einmal geholfen. Aber dann hat meine Frau die Scheidung eingereicht."

Ärztin: „Eine Behandlung hat Ihnen bereits geholfen. Was spricht aus Ihrer Sicht noch dafür, wieder Hilfe in Anspruch zu nehmen?"

Patient: „Puhhh …" [Pause, denkt nach] „Ohne Hilfe geht's wohl nicht."

Ärztin: „Ich fasse kurz Ihre Gedanken zusammen. Sie sehen einen Zusammenhang zwischen Ihrem Alkoholkonsum und Ihren Schmerzen. Eine Behandlung hat Ihnen bereits geholfen. Sie sehen dies als ein-

80

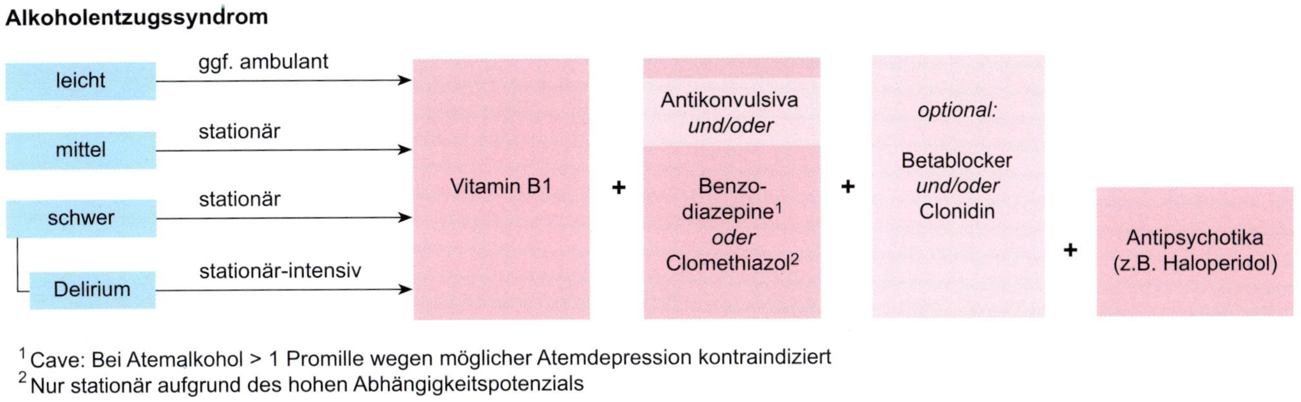

Abb. 80.3 Medikamentöse Behandlung des Alkoholentzugssyndroms [L141, L143]

zigen Weg, den Alkoholkonsum und damit auch die Schmerzen in den Griff zu bekommen. Was denken Sie, wenn Sie das hören?"

Für die Motivationsförderung sind *nicht* die Höhe der erfragten Skalenwerte entscheidend, sondern vielmehr die nachfolgenden Fragen und Reflexionen seitens des Behandelnden, die gezielt Patientenargumente *für* eine Verhaltensänderung explorieren.

Postakut: Entwöhnungsbehandlung

An die Entzugsbehandlung soll sich nahtlos eine postakute Behandlung anschließen. Je nach Situation kann die Behandlung stationär, teilstationär, ambulant und medikamentös erfolgen. Die Entwöhnungsbehandlung soll als **Komplexbehandlung** angeboten werden, die verschiedene Interventionen kombiniert und von einem multiprofessionellen Team durchgeführt wird (Grad KKP). Komponenten sollen sein (Grad A, LoE 1a/b): motivationale Interventionen, (kognitive) Verhaltenstherapie, Angehörigenarbeit und Paartherapie.

Zur Rezidivprophylaxe sind zwei Medikamente zugelassen: **Naltrexon** wirkt antagonistisch auf Opioidrezeptoren, wohingegen **Acamprosat** Glutamatrezeptoren im Gehirn besetzt. Zwar sinkt in manchen Studien unter beiden Medikamenten die Trinkmenge und steigen die Abstinenztage, jedoch scheint dieser Effekt nach einem Jahr nicht mehr vorzuhalten. Die Rezidivprophylaxe ist im hausärztlichen Bereich eher unüblich.

MERKE

Angehörige mitbedenken

Angehörige sind durch die Alkoholgebrauchsstörung nicht selten mindestens genauso belastet wie die Patienten selbst und werden oft in derselben Hausarztpraxis behandelt. In diesem Fall ist es empfehlenswert, sich beim nächsten Praxisbesuch der Angehörigen allgemein nach deren Wohlbefinden zu erkundigen, ggf. Unterstützung anzubieten bzw. eine weiterführende psychotherapeutische Behandlung anzuregen.

LITERATUR

Atzendorf J, Rauschert C, Seitz NN et al. The use of alcohol, tobacco, illegal drugs and medicines. Dtsch Arztebl Int 2019; 116(35–36): 577–584.

Burton R, Sheron N. No level of alcohol consumption improves health. Lancet 2018; 392(10152): 987–988.

John U, Hanke M, Freyer-Adam J, Baumann S, Rumpf H.-J., Meyer C. Alkohol – Zahlen und Fakten zum Konsum. In: Deutsche Hauptstelle für Suchtfragen e.V. (Hrsg.). Jahrbuch Sucht 2023. Lengerich: Pabst 2023, S. 35–50.

Rollnick S, Miller WR, Butler CC. Motivational Interviewing in Health Care. New York: Guilford; 2008.

Stockwell T, Zhao J. Alcohol's contribution to cancer is underestimated for exactly the same reason that its contribution to cardioprotection is overestimated. Addiction 2017; 112(2): 230–232.

Witkiewitz K, Heather N, Falk DE et al. World Health Organization risk drinking level reductions are associated with improved functioning and are sustained among patients with mild, moderate, and severe alcohol dependence in clinical trials in the United States and United Kingdom. Addiction 2020; 115(9): 1668–1680.

SYSTEMATISCHE REVIEWS

Burger M, Bronstrup A, Pietrzik K. Derivation of tolerable upper alcohol intake levels in Germany: A systematic review of risks and benefits of moderate alcohol consumption. Prev Med 2004; 39(1): 111–127.

Kaner EF, Beyer FR, Muirhead C et al. Effectiveness of brief alcohol interventions in primary care populations. Cochrane Database Syst Rev 2018; 2: CD004148.

O'Connor EA, Perdue LA, Senger CA et al. Screening and behavioral counseling interventions to reduce unhealthy alcohol use in adolescents and adults: Updated evidence report and systematic review for the US Preventive Services Task Force. JAMA 2018; 320(18): 1910–1928.

Reinert DF, Allen JP. The alcohol use disorders identification test: An update of research findings. Alcohol Clin Exp Res 2007; 31(2): 185–199.

Rösner S, Hackl-Herrwerth A, Leucht S et al. Opioid antagonists for alcohol dependence, Cochrane Database Syst Rev 2010; 12: CD001867.

Stockwell T, Zhao J, Panwar S et al. Do „moderate" drinkers have reduced mortality risk? A systematic review and meta-analysis of alcohol consumption and all-cause mortality. J Stud Alcohol Drugs 2016; 77(2): 185–198.

KAPITEL

81 Raucherberatung

Frederik M. Mader

81.1 Epidemiologie

Rund ein Viertel der Erwachsenen in Deutschland rauchen, Männer mehr als Frauen (26 vs. 19%). 125.000 vorzeitige Todesfälle sind in Deutschland jedes Jahr auf das Tabakrauchen zurückzuführen. Durchschnittlich verlieren Raucher 10 Lebensjahre (➤ Abb. 81.1).

Es ist gesichert, dass ein Rauchstopp Leben rettet. Schon innerhalb der ersten 5 Jahre nach der letzten Zigarette zeigt sich eine erfreulich starke Reduktion der Gesamtmortalität um 13 %. 20 Jahre nach ihrem Rauchstopp haben Ex-Raucher im Vergleich zu Nie-Rauchern kein erhöhtes Risiko mehr. Unbestritten wichtig sind daher Interventionen, um Rauchern schnellstmöglich Hilfen zur dauerhaften Tabakabstinenz anzubieten.

81.2 Beratung in der Hausarztpraxis

Gerade der Hausarzt ist der ideale Berater seiner rauchenden Patienten, weil er in unterschiedlichsten Situationen durchweg ganz nah dran ist: Fast täglich bietet sich eine Gelegenheit, unaufgeregt den Rauchstatus abzufragen, z. B. bei der Auskultation.

Bei möglichst allen Patienten den Rauchstatus abzufragen und möglichst vielen Rauchern Unterstützung anzubieten, gilt als ein Qualitätsindikator für die hausärztliche Praxis. Prädestiniert für diese niedrigschwellige Intervention ist die Gesundheitsuntersuchung (➤ Kap. 6) oder ein systematisches Gespräch beim Erstkontakt mit einem neuen Patienten. Gerade ihrem Hausarzt bringen viele Patienten das größte Vertrauen entgegen; diesen Bonus darf und soll der Hausarzt nutzen, wenn er sich nach den Rauchgewohnheiten erkundigt. Schon allein das Ansprechen des Themas und die Dokumentation in der Akte signalisieren dem Patienten, dass sein Hausarzt sich ernsthaft und umfassend kümmert.

Wenngleich Raucher nach einer ersten hausärztlichen Ansprache kaum umgehend abstinent werden, kann so dennoch auf einfache Weise ein Problembewusstsein geschaffen oder ein Rauchstopp in der Zukunft angebahnt werden.

Die Erfolgschancen bei der Beratung von Rauchern sind je nach dem Stadium der Verhaltensänderungsbereitschaft unterschiedlich. Ein guter Teil der Raucher befindet sich im Stadium der Absichtslosigkeit, d. h., sie sind stabile Raucher. Rund die Hälfte dürfte in die Stadien der Absichtsbildung oder Vorbereitung einzuordnen sein. Diese Gruppe hat zumindest schon mit dem Aufhören geliebäugelt, Abstinenzversuche unternommen oder sogar schon einmal längere Zeit nicht geraucht. Gerade Raucher, die schon ein- oder sogar mehrmals erfolglos versucht haben, mit dem Rauchen aufzuhören, sind ein lohnenswertes Ziel der hausärztlichen Ansprache: Sie wissen, welche Vorteile das Nicht-mehr-Rauchen hat, wie toll es sich anfühlt, aufgehört zu haben, und wie stolz man auf sich sein darf. Im Vergleich zu „Rauchstopp-Neulingen" hat diese Gruppe tatsächlich bessere Chancen, dauerhaft abstinent zu bleiben.

Raucher tun sich mit dem Aufhören häufig deshalb so schwer, weil eine duale Abhängigkeit vorliegt: Das inhalierte Nikotin bindet an eigene Rezeptoren im Gehirn, wirkt aktivierend und fördert so eine körperliche Abhängigkeit. Gerade beim Tabakrauchen kommt aber noch ganz entscheidend eine biopsychische Abhängigkeit hinzu: Rauchen wird gern und oft mit bestimmten aufregenden sozialen Situationen verbunden (heimlich, zum Bier bzw. auf der Party rauchen), und ihm wird eine gewisse Pausen- und Entspannungsfunktion beigemessen (traditionelle Raucherpause als Entschleunigung des Arbeitstages, die Zigarette zum Morgenkaffee und nach dem Essen). Unbestritten haben häufig schon das Halten der Zigarette, die Pose, der aufsteigende Geruch etc. etwas Kultiges und Ritualisiertes. Genau das macht es so schwer aufzuhören; es ist nämlich nicht allein mit der ersatzweisen Gabe von Nikotin (z. B. in Form von Pflastern) getan. Abhängige Raucher wissen so immer noch nicht, wie sie am nächsten Tag ihren morgendlichen Kaffee oder die erste Raucherpause der Bürokollegen ohne Zigarette überstehen sollen. Hier setzt die individualisierte hausärztliche Verhaltenstherapie an.

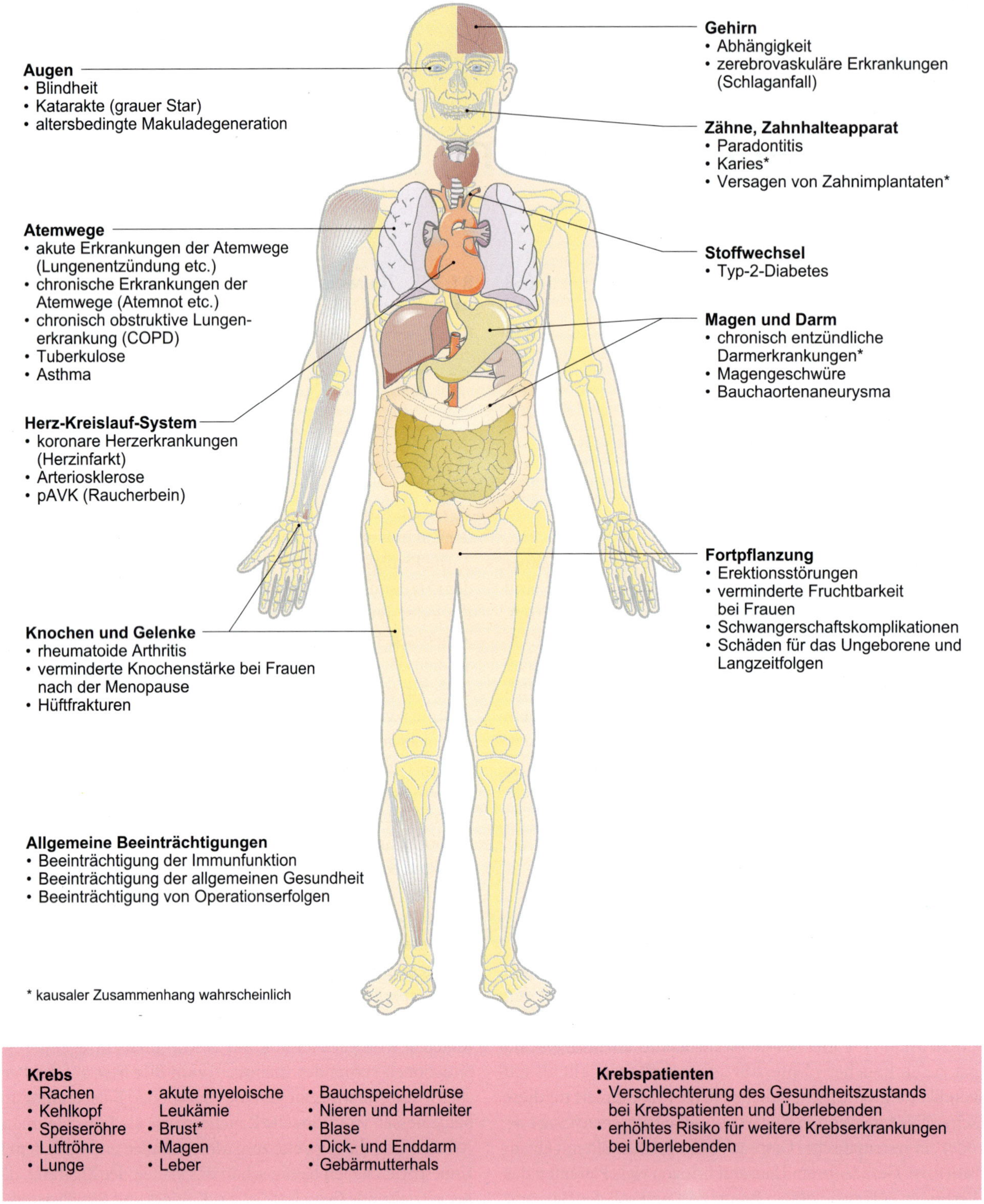

Abb. 81.1 Schäden durch Rauchen [L141]

TIPP

Im Praxisalltag hat sich folgender praktischer Ablauf bewährt:
- Ansprache und Motivation erfragen
- Rauchanamnese erheben
- Termin für den Rauchstopp setzen („Schlusspunktmethode")

Es lohnt sich, einige wenige Informationen zum Rauchverhalten des Probanden herauszufinden, weil der Arzt dann ganz gezielt mögliche Schwierigkeiten schon von Anfang an mit einbeziehen kann. Die Zahl der täglich gerauchten Zigaretten sollte genauso erfragt werden wie mögliche Hürden bei der Aufrechterhaltung der Abstinenz im Verlauf (rauchende Freunde oder Partner, drohende stressige Situationen am Horizont) und Rauchsituationen, die dem Patienten immer besonders wohlig und angenehm erschienen sind, die er sich gewissermaßen ohne abbrennende Zigarette kaum vorstellen mag (morgendlicher Kaffeegenuss, Besuch der besten Freundin) – für genau diese Situationen sind später „Exit-Pläne" und Ersatzbefriedigung zu arrangieren.

An dieser Stelle sollte der Arzt mit seinem Patienten den **Fagerström-Score** besprechen (➢ Abb. 78.2). Erfahrungsgemäß benötigen Raucher mit 6 oder mehr Punkten im Fagerström-Test neben der hausärztlichen Begleitung im motivierenden Gespräch aufgrund ihrer ausgeprägten Abhängigkeit pharmakologische Unterstützung, z. B. einen Nikotinersatz als Pflaster.

Der beratende Arzt hat somit alle relevanten Informationen beisammen, um seinen Patienten in den Rauchstopp zu begleiten. Es bietet sich an, dem Patienten zu skizzieren, was sein Arzt ihm bieten kann (➢ Box 81.1).

Box 81.1

Vorbereitung und Begleitung des Rauchstopps

- Vorbereitender Gesprächstermin im Vorfeld des Rauchstopps:
  - Motivation des Patienten bestärken.
  - Faktoren herausarbeiten, weswegen es sich lohnt, mit dem Rauchen ganz aufzuhören.
  - Bei starken und abhängigen Rauchern Nikotinersatztherapie anbieten. Bei starker Abhängigkeit, anamnestisch erfolglosen Abstinenzversuchen und bei ausgeprägtem Patientenwunsch die Gabe von Vareniclin (Champix®) besprechen.
- Den exakten Tag des Rauchstopps („Schlusspunkt") festsetzen:
  - Gespräch am letzten Rauchtag
  - Gemeinsames Anlegen des Nikotinpflasters
  - Vorschau auf die letzte Zigarette, Wegwerfen aller Rauchutensilien, Hereinholen von Partnern und Freunden ins unterstützende Team

Wann nach dem Erwachen rauchen Sie Ihre erste Zigarette?	innerhalb von 5 Minuten	☐ 3
	innerhalb von 6–30 Minuten	☐ 2
	innerhalb von 31–60 Minuten	☐ 1
	nach Minuten	☐ 0
Finden Sie es schwierig an Orten, an denen das Rauchen verboten ist (Kino, Bücherei usw.), darauf zu verzichten?	ja	☐ 1
	nein	☐ 0
Auf welche Zigarette würden Sie nicht verzichten wollen?	die erste nach dem Erwachen	☐ 1
	eine andere	☐ 0
Wie viele Zigaretten rauchen Sie im Allgemeinen pro Tag?	0–10	☐ 0
	11–20	☐ 1
	21–30	☐ 2
	> 30	☐ 3
Rauchen Sie in den ersten Stunden nach dem Erwachen im Allgemeinen mehr als im Rest des Tages?	ja	☐ 1
	nein	☐ 0
Kommt es vor, dass Sie rauchen, wenn Sie krank sind und tagsüber im Bett bleiben müssen?	ja	☐ 1
	nein	☐ 0

Bewertung:

erreichte Punktzahl: ....

☐ keine bis geringe Abhängigkeit (0–2 Punkte)
☐ mittlere Abhängigkeit (3–5 Punkte)
☐ mittlere bis starke Abhängigkeit (6–7 Punkte)
☐ starke Abhängigkeit (8–10 Punkte)

Abb. 81.2 Fagerström-Test (Heatherton et al. 1991) [L141]

- Gespräch am ersten Tag als Nichtraucher:
  - Positives Feedback
  - (Durchaus bewusst etwas überhöhende) Bestärkung des bisher Erreichten
- Drohende Fallstricke bzw. problematische Situationen in der nahen Zukunft ansprechen und Lösungsoptionen erarbeiten.
- Etwa 1 Woche später:
  - Erneut positives Feedback
  - Besprechung des häufigen Problems Gewichtszunahme:
    - Bewegung
    - Verzicht auf Süßes und Ungesundes als Ersatzbefriedigung
- Eine geringe Gewichtszunahme als kleineres Übel akzeptieren.
- Telefontermin etwa eine weitere Woche später (oder früher im Fall von Problemen) vereinbaren.

81.3 Therapiestrategie

LEITLINIEN

S3-Leitlinie „Rauchen und Tabakabhängigkeit: Screening, Diagnostik und Behandlung". AWMF-Registernummer 076–006:

https://register.awmf.org/de/leitlinien/detail/076-006

Um die Raucherberatung zu einem erfolgreichen Ende zu führen, helfen einige Tipps aus der langjährigen hausärztlichen Erfahrung. Sobald sich der Patient mit seinem Hausarzt auf den Weg zum Nichtraucher macht, profitiert er von unterstützenden Gesprächsangeboten. Im motivierenden Dialog lässt sich leicht herausarbeiten, wie angenehm eine Zukunft ohne Zigarettenrauch sein kann, welche sofortigen und späteren günstigen Effekte mit hoher Sicherheit zu erwarten sind und welche anderen Vorteile der Rauchstopp mit sich bringt. Das positiv verstärkende Feedback im hausärztlichen Gespräch ist ein wesentliches Element der **motivierenden Gesprächsführung** (Motivational Interviewing). Metaanalysen legen einen Nutzen dieser Technik bei der Tabakentwöhnung nahe.

81.3.1 Unterstützung des Rauchstopps

Nikotinersatztherapie

Gerade starke Raucher und jene mit ausgeprägter Abhängigkeit und Skepsis gegenüber dem kommenden Rauchstopp profitieren von einer **Nikotinersatztherapie.** Mit dem schlichten Verweis auf Pflaster und Kaugummis, die sich die Patienten in der Apotheke besorgen können, ist es jedoch nicht getan. Damit würde man dem Interesse des Patienten, den Rauchstopp als eine echte Herausforderung zu bestehen, nicht gerecht. Viele Raucher geben an, dass sie gerade in den Morgenstunden (nach dem Nachtschlaf) ihre schlimmsten Entzugserscheinungen haben, weshalb sie relativ schnell nach dem Aufstehen zur ersten Zigarette greifen – häufig während der Kaffee durchläuft oder wenn er trinkfertig ist. Sie profitieren in besonderem Maß von einem lang anflutenden transdermalen Nikotinersatz. Der Ausgleich der Nikotinkonzentration im Blut nimmt den Suchtdruck und ermöglicht es dem (Ex-)Raucher, sich konzentriert um die Situationen zu kümmern, die er bisher immer – durchaus positiv – mit dem Rauchen in Verbindung gebracht hat (Büropausen, Autofahrt im Stau, Treffen mit Freunden).

Die am häufigsten verwendeten **Nikotinpflaster** haben eine Wirkdauer von 16 h (Nicorette® Tx) oder 24 h (Nicotinell®). Die Wirkdauer über Nacht und das konsekutive Verhindern morgendlicher Entzugssymptome könnten möglicherweise für die länger wirksame Variante sprechen.

In der hausärztlichen Gesprächsbegleitung sollten Situationen adressiert werden, in denen die Patienten ihre ehemals geliebte Zigarette vermissen und rückfällig zu werden drohen. Häufig sind dies die immer gleichen, gewissermaßen kultig besetzten Momente („Meine geliebte Zigarette zum Kaffee am Morgen …", „Pause im Büro"). Im Idealfall schafft es der Patient, diese Situationen mit neuen haptisch oder olfaktorisch positiven Emotionen zu belegen: Der Genuss einer Tasse Tee (verschiedene neue Geschmacksrichtungen testen) oder das Knabbern an morgens frisch vorbereiteten Gemüsesticks bringt mitunter eine Distanzierung vom Wunsch nach der Zigarette.

Medikamente

Falls der Patient nach einem oder mehreren erfolglosen Abstinenzversuchen unter Nikotinersatz eine weitere pharmakologische Unterstützung wünscht, sind das Antidepressivum **Bupropion** (Zyban®, ein partieller Nikotinrezeptoragonist) und **Vareniclin** (Champix®) weitere Optionen. Im ausführlichen Gespräch sollte der potenzielle Nutzen (➤ Kap. 6) gegen die möglichen schädlichen Wirkungen abgewogen werden. Zu den Risiken gehören kardiovaskuläre und psychiatrische Nebenwirkungen, die sich im Vergleich zu den Gesundheitsrisiken des Rauchens allerdings relativieren. Vareniclin bindet an zentrale nikotinerge Acetylcholinrezeptoren und zeichnet sich durch einen dualen Effekt aus:

- Zum einen wirkt die Substanz partiell nikotinagonistisch, was Entzugserscheinungen mildert.
- Andererseits existiert eine antagonistische Wirkung durch Verdrängung des inhalierten Nikotins von der Bindungsstelle am Rezeptor; das reduziert für den Raucher den gewohnten Genuss der gerade abbrennenden Zigarette.

Schon ca. 1 Woche vor dem geplanten Rauchstopptermin beginnt die Therapie. In den ersten 7 Tagen wird die Dosis in zwei Schritten erhöht und dann für 12 Wochen beibehalten (2 × 1 mg/d). Die Starterpackung ist nutzerfreundlich gestaltet, um eine behutsame Aufdosierung zu gewährleisten. Wie alle anderen Pharmaka zur Tabakentwöhnung (inkl. Nikotinersatztherapie) ist auch Vareniclin von der Erstattung durch gesetzliche Krankenkassen ausgeschlossen. Als Alternative zur pharmakologischen Unterstützung bei der Raucherentwöhnung steht seit 2022 **Cytisin** (Asmoken®) in Deutschland als verschreibungspflichtiges Präparat mit ähnlichem Wirkmechanismus wie Vareniclin zur Verfügung. Die Datenlage zum therapeutischen Nutzen ist allerdings unbefriedigend. Asmoken® wird in absteigender Dosierung über 25 Tage begleitend zum Rauchstopp eingenommen. Das Präparat hat allenfalls den Status eines Reservemittels.

Akupunktur

Immer wieder fragen Interessierte nach einer Akupunkturbehandlung, um den Ausstieg aus dem Rauchen zu erleichtern. Die Studienlage hierfür ist grundsätzlich eindeutig: **Ein Nutzen der Akupunktur in dieser Indikation ist nicht belegt.** Im Einzelfall steht es Arzt und Patient natürlich frei, die Akupunktur – möglicherweise bewusst als Placebo – zum Einsatz zu bringen.

E-Zigaretten

Die Benutzung von **elektronischen Zigaretten** („E-Zigarette", Vaporizer) ist weltweit auf dem Vormarsch und wird unter Experten kontrovers diskutiert. Grundsätzlich ist anzunehmen, dass die Inhalation von Nikotin per Dampf in der E-Zigarette weniger gesundheitsschädlich ist als beim schwelenden Abbrennen von Tabak. Das Einatmen der gefürchteten und sicher kanzerogenen Zigarettenrauchschwebstoffe wie Formaldehyd, Cadmium, Arsen etc. entfällt bei E-Zigaretten. Andererseits ist völlig ungewiss, welche Folgen das Einatmen der Bestandteile des erhitzten Liquids in E-Zigaretten haben könnte, zumal definierte Studien zu Spätfolgen fehlen und die Liquids kaum standardisierbar und vergleichbar sind. Deutsche Leitlinien zur Tabakentwöhnung raten deswegen davon ab, abstinenzwilligen Rauchern E-Zigaretten zur Unterstützung ihres Rauchstopps zu empfehlen.

81.3.2 Festigung des Erfolgs und Umgang mit Rückfällen

Im Anschluss an den Rauchstopp sollte der Hausarzt in ein oder zwei Gesprächen i. S. der motivierenden Gesprächsführung die erzielten Verbesserungen plakativ herausheben und beim Patienten mental verankern: die stolze Partnerin, Verbesserung der Fitness und des Wohlbefindens, besseres Hautbild und besserer Geruchs- und Geschmackssinn, frische Luft zu Hause und im Auto und nicht zuletzt das erhebliche Sparpotenzial.

Falls der Patient in der Phase der Entwöhnung rückfällig wird und (vielleicht in einer Stresssituation) eine Zigarette raucht, ist der Rauchstopp damit nicht erfolglos beendet. Vielmehr hat der Patient ja jeden Tag eine neue Chance, weiter Nichtraucher zu bleiben. Essenzieller Bestandteil der motivierenden hausärztlichen Unterstützung ist es, den Patienten wieder ins Boot zu holen und weitere Angebote zu unterbreiten, um im Gespräch zu bleiben.

TIPP

Neben der individuellen hausärztlichen Raucherberatung stehen andere qualitätsgesicherte Angebote zur Verfügung, die u. a. im Gruppensetting stattfinden. Niedrigschwellig erreichbar ist die rauchfrei-Kampagne der Bundeszentrale für gesundheitliche Aufklärung (BZgA) unter www.rauchfrei-info.de (mit der Möglichkeit von Telefonberatung und E-Mail-Coaching). Auf der Webseite des Deutschen Krebsforschungszentrums (dkfz) findet sich eine laufend aktualisierte Suchfunktion nach Anbietern von Raucherberatung und Tabakentwöhnung: www.anbieter-raucherberatung.de.

Der Weg zum Nichtraucher ist beschwerlich. Eine Garantie, dass man nach erfolgter Beratung und Entwöhnung langfristig abstinent bleibt, gibt es nicht. In der hausärztlichen Sprechstunde kann es gelingen, 25 bis max. 50 % der zum Rauchstopp motivierten und sich auf eine hausärztliche Begleitung einlassenden Patienten längerfristig erfolgreich zu behandeln. Immer wieder stellen sich Patienten (teilweise nach Jahren) vor und berichten, dass sie aus dem einen oder anderen Grund wieder mit dem Rauchen angefangen haben. Das allein ist kein Grund, nicht erneut für einen Rauchverzicht zu werben und ein Unterstützungssignal auszusenden.

LITERATUR

Anthenelli RM, Benowitz NL, West R et al. Neuropsychiatric safety and efficacy of varenicline, bupropion, and nicotine patch in smokers with and without psychiatric disorders (EAGLES): A double-blind, randomised, placebo-controlled clinical trial. Lancet 2016; 387(10037): 2507–2520.

BZgA. Förderung des Nichtrauchens; https://shop.bzga.de/alle-kategorien/suchtvorbeugung/foerderung-des-nichtrauchens (letzter Zugriff: 7.6.2024).

Finger DJ, Hoebel J, Kuntz B et al. Bildungsunterschiede in der Prävalenz verhaltensbezogener Risikofaktoren in Deutschland und der EU. J Health Monitoring 2019; 4(4): 31-50; https://edoc.rki.de/bitstream/handle/176904/6240/JoHM_04_2019_Bildungsunterschiede_Risikofaktoren_DE_EU.pdf?sequence=1&isAllowed=y (letzter Zugriff: 31.3.2024).

Heatherton TF, Kozlowski LT, Frecker RC, Fagerström KO. The Fagerström Test for Nicotine Dependence: A revision of the Fagerström Tolerance Questionnaire. Br J Addict 1991; 86(9): 1119–1127.

Kassenärztliche Bundesvereinigung. Ergebnisse des Projektes „AQUIK® – Ambulante Qualitätsindikatoren und Kennzahlen" (2009); www.kbv.de/media/sp/Aquik_projektbericht.pdf (letzter Zugriff: 31.3.2024).

Kenfield SA, Stampfer MJ, Rosner BA, Colditz GA. Smoking and smoking cessation in relation to mortality in women. JAMA 2008; 299(17): 2037–2047.

Kotz D, Batra A, Kastaun S. Smoking cessation attempts and common strategies employed. Dtsch Arztebl Int 2020; 117(1–2): 7–13.

SYSTEMATISCHE REVIEWS

Cahill K, Stevens S, Perera R, Lancaster T. Pharmacological interventions for smoking cessation: An overview and network meta-analysis. Cochrane Database Syst Rev 2013; 5: CD009329.

Lindson-Hawley N, Thompson TP, Begh R. Motivational interviewing for smoking cessation. Cochrane Database Syst Rev 2015; 3: CD006936.

White AR, Rampes H, Liu JP, et al. Acupuncture and related interventions for smoking cessation. Cochrane Database Syst Rev 2011; 1: CD000009.

IV Versorgung spezieller Bevölkerungsgruppen

KAPITEL

82 Frauengesundheit

Johannes Spanke

82.1 Allgemeine Aspekte

82.1.1 Frauengesundheit und Gesundheitssystem

In den europäischen Ländern mit Primärarztsystem liegt die Betreuung von gynäkologischen und geburtshilflichen Beratungsanlässen oft in der Hand von Hausärzten bzw. auch Hebammen. Hausärzte in Deutschland sind nur teilweise bereit und vorbereitet, Aspekte der Frauengesundheit mitzuversorgen (Schuster et al. 2019). Hier suchen die meisten Frauen bei Beschwerden im Unterbauch und an der Brust, bei Schwangerschaft oder für die Krebsfrüherkennung niedergelassene Gynäkologen auf. Trotzdem betreffen ca. 3,5 % aller Beratungsanlässe in der Hausarztpraxis in Deutschland die Frauengesundheit (Laux 2010).

82.1.2 Frauengesundheit in der hausärztlichen Praxis

Voraussetzung für die Übernahme einer professionellen Rolle bei gynäkologisch-geburtshilflichen und schambesetzten Themen ist die Selbstreflexion über eigene Werte und Haltungen zu Sexualität, Leben und Sterben. Eine vertrauensvolle Gesprächs- und Untersuchungssituation gelingt, wenn der Patientin vermittelt wird, dass ihre individuelle biopsychosoziale Entwicklung ernst genommen und ohne Wertung berücksichtigt wird.

Derzeit sind Hausärzte, die eine einjährige Weiterbildung im Gebiet der Frauenheilkunde nachweisen können, auf Antrag berechtigt, Leistungen zur Empfängnisregelung und zum Schwangerschaftsabbruch sowie die Krebsfrüherkennungsuntersuchungen abzurechnen (EBM 2020).

Auch wenn bei einer **Krebsfrüherkennungsuntersuchung** einer **asymptomatischen** Patientin auf die Palpation des inneren Genitales durch **bimanuelle Untersuchung verzichtet** werden kann, wird sie zur Abrechnung noch gefordert, obwohl sie die Aussagekraft der Früherkennung nicht verbessert (Guirguis-Blake et al. 2017). Eine alleinige Abstrichentnahme für Zytologie und HPV-Diagnostik würde eigentlich ausreichen.

Eine Überweisung in eine gynäkologische Praxis sollte angeboten werden bei:

- Unterbauchschmerzen plus Ausfluss **und/oder** plus Fieber **oder** außerhalb der Periode
- Unterbauchbeschwerden mit Unklarheit bzgl. einer Schwangerschaft (Extrauteringravidität!)
- Sekundärer Dysmenorrhö (Endometriose?)
- Blutungsstörungen (Blutungsstärke, -frequenz?)
- Schwangerschaft
- Postmenopausalen Blutungen
- V. a. Verletzungen, Missbrauch
- V. a. gynäkologischen Tumor (Mamma und Unterbauch)
- V. a. endokrine Störung (PCO-Syndrom, Hirsutismus)

82.2 Gynäkologische Beratungsanlässe

82.2.1 Probleme des weiblichen Säuglings und Kleinkindes

Genitale Rötung, Juckreiz oder vaginaler Ausfluss können im Rahmen von Früherkennungsuntersuchungen bei Kindern („U-Untersuchungen“, ➤ Kap. 7.2) festgestellt werden oder sind Grund für die Vorstellung eines Kindes mit Beschwerden (➤ Tab. 82.1).

82.2.2 Pubertät/Menarche

Die Pubertät ist eine sensible Phase, die durch das Sichtbarwerden und die zunehmende Entwicklung sekundärer Geschlechtsmerkmale charakterisiert ist. Sie beginnt mit der Thelarche und endet mit der Ausreifung der inneren und äußeren Geschlechtsorgane sowie einem regelmäßigen Zyklus. Davon abzugrenzen ist die Adoleszenz, welche die Periode zwischen Kindheit und Erwachsensein umfasst. Der Zeitpunkt des Auftretens der Merkmale sexueller Reifung streut erheblich.

MERKE

Die Vorgänge während der Pubertät und insbesondere der Eintritt der Menarche und des Menstruationszyklus mit vaginaler Blutung und ggf. Schmerzen sind Jugendlichen nicht durch Überlegen und Verstehen zugänglich (Gille et al. 2010).

Eine rationale Vorbereitung und empathische Begleitung durch Eltern oder geschultes medizinisches Personal ist eine wesentliche Hilfe, um diese Veränderungen wahr- und annehmen zu können.

Tab. 82.1 Differenzialdiagnosen der Symptome genitale Rötung, Juckreiz, Ausfluss beim weiblichen Säugling und Kleinkind

Neugeborene/Säuglinge	Kleinkinder	Management
Physiologischer Fluor durch verbliebene Östrogenwirkung bis 6. Lm: weißlich, nicht riechend, nicht juckend	**Kein Fluor** vom 6. Lm bis kurz vor der Menarche, da hormonelle Ruhephase ohne wesentliche Sekretion Fluor des Kleinkindes abklären!	**Körperpflege:** Reinigung des äußeren Genitalbereichs immer von vorn nach hinten; nur mit Wasser oder Babyöl, tgl. neuer Baumwoll- oder Einmalwaschlappen; Dexpanthenolhaltige Pflegecreme oder Zinkoxid-Barrierecreme
Infektionen durch • Windelsoor bis 6. Lm: *Candida*-Mykose Nach 6. Lm selten! • Selten: vertikale Infektionsübertragung unter der Geburt: Chlamydien, HPV, Gonokokken	**Infektionen durch** • Irritative Vulvovaginitis (Darmflora) • Fremdkörper • Oxyurisis • Sexuell übertragbare Krankheiten bei Missbrauch • Selten *Candida*-Mykose, erst wieder präpubertär mit der Östrogenbildung	• **Windelsoor:** Azol-Antimykotikum (Miconazol- oder Clotrimazol-Creme) 2 ×/d lokal auftragen • **Bei gleichzeitigem Mundsoor:** bis 4. Lm: nystatinhaltiges Mundgel (z. B. Nystatin acis®) vor und nach den Mahlzeiten, ab 4. Lm: miconazolhaltiges Mundgel (z. B. Mykoderm®) 4 ×/d 1 Messlöffel Gel • **Vulvovaginitis: Sitzbäder** mit Polyvidon-Jod-Lösung 1 : 5 oder wie bei irritativer Windeldermatitis (s. u.)
Chemische Reizung durch Intimpflegemittel, Feuchttücher, Waschmittel, Windeln	**Chemische Reizung durch** • Falsche Intimpflege • Intimpflegemittel, Seifen, Slipeinlagen	**Im Vordergrund steht die Beratung zu geeigneten Maßnahmen der Körperpflege, der Kleidung und zum Verhalten auf der Toilette**
Mechanische Reizung durch Reiben von Windeln	**Mechanische Reizung durch** • Zu enge Kleidung, Adipositas • Chronischen Ausfluss, Inkontinenz (➤ Kap. 58) • Masturbation • Fremdkörper • Sexuellen Missbrauch	**Irritative Windeldermatitis:** • Tonerde-Präparat (Heilerde, Bentonit) • Sitzbäder mit synthetischem Gerbstoff – **(Tannolact®):** 25 l Wasser + 5 g Arzneimittel (½ Portionsbeutel) – **(Tannosynt®):** 25 l Wasser + 5 ml Arzneimittel (⅓ Messbecher) • **Pflegendes Sitzbad: Töpfer® Kinder-Kleiebad,** Mandelmilch in Wasser
Dermatitisformen • Allergie • Neurodermitis (Kniekehle? Ellenbeuge?) • Lichen sclerosus, Prävalenz 1/1.000 (weißliche Labien/Perianalhaut, Juckreiz, Blutungen) • Psoriasis (4–7/1.000) • Labiensynechie (80 % Spontanheilung nach 12 Mon.)	**Dermatitisformen** • Allergie • Neurodermitis (Kniekehle? Ellenbeuge?) • Lichen sclerosus Prävalenz 1/1.000 (weißliche Labien/Perianalhaut, Juckreiz, Blutungen) • Psoriasis (4–7/1.000) • Labiensynechie (80 % Spontanheilung nach 12 Mo.)	• Allergenkarenz, Antiallergika topisch • Basishygiene mit Wasser, topische Steroide/Urea-Creme/Linola Fettcreme® • Clobetasol propr. 0,05 %, Wo. 1–4: 1x/d, Wo. 5–8: alle 2 d, Wo. 9–12: 2x/Wo. • Dermatologisch: lokal Estriol-Creme 1–2x/d für 3–4 Wo.

Lm = Lebensmonat

Tab. 82.2 Altersperzentilen der Menarche (Greil 2001)

Menarche	1 %	3 %	10 %	50 %	90 %	97 %	99 %
	10,1	10,7	11,4	**12,7**	14,1	14,7	15,2

MERKE

Gelegenheiten zur Wahrnehmung der individuellen Pubertätsentwicklung

- Bei Impfterminen (z. B. HPV-Impfung 9–14 Jahre)
- U11-Untersuchung (9–10 Jahre)
- J1-Untersuchung (12–14 Jahre)

Vorgehen

- Aktuelles Lebensgefühl und Körpererleben erzählen lassen.
- Einschätzen von Wissen zu Menarche und Menstruation.
- Ansprechen des physiologischen Schamempfindens.
- Bei Jugendlichen soll die Untersuchung der schambesetzten Körperregionen (i. d. R. eine Inspektion) erst erklärt werden und kann dann bei Zustimmung der Jugendlichen erfolgen.

Das Menarchealter in Deutschland liegt zwischen 11 und 15 Jahren (Median: 12,7 Jahre; ➤ Tab. 82.2).

MERKE

Der Pubertätswachstumsschub beginnt bei Mädchen in der 1. Hälfte der Pubertät (typischerweise mit etwa 11 Jahren). Es wird eine Wachstumsgeschwindigkeit von 8 cm/Jahr erreicht. Der Wachstumsschub ist meist mit Auftreten der Menarche abgeschlossen. Daher müssen Wachstumsstörungen vor der Menarche behandelt werden. (Weissenrieder 2017).

Physiologische Menstruation Ein normaler Menstruationszyklus etabliert sich i. d. R. innerhalb von 2 Jahren nach der Menstruation:

- Spätere normale Zykluslänge 24 bis 38 d, während der Pubertät noch 21–45 d möglich
- Abweichungen der Zyklusdauer maximal 7 bis 9 d
- Blutungsmenge maximal 80 g pro Zyklus (entspricht ca. 8–9 Tampons der Absorptionsklasse 3)
- Physiologische Blutungsdauer maximal 8 d

V. a. Von-Willebrand-Jürgens-Syndrom bei: Hypermenorrhö (verstärkte bzw. verlängerte Menstruation) zusammen mit anderen Hinweisen auf eine vermehrte Blutungsneigung (nach OP, Verletzung, postpartal, Zahnfleischbluten)

Menstruationshygieneartikel (MHA; Sutter und Gnoth 2021)

- Extravaginale Anwendung:
  - Binden
  - Slipeinlagen
  - Menstruationsunterwäsche *(period panty)*
- Intravaginale Anwendung:
  - Tampons (Absorptionsstärke 1–6 [5–20 g])
  - Menstruationsschwamm/Softtampon (Schaumkunststoff)
  - Menstruationstasse/Menstrual Cup/Menstruation Cup (Weichkunststoff), wiederverwendbar
  - Softcup/Zervixtasse (Kunststoffring mit Membrane), Einmalgebrauch

Die korrekte Anwendung der Menstruationstasse ist ohne Nachteil für die physiologische Vaginalflora und hat keinen Einfluss auf Infektionsinzidenz oder Toxic-Shock-Syndrome (TSS).

MERKE

Alle intravaginalen MHA sollten 4- bis 8-stündlich gewechselt werden, um Infektionen oder TSS (Inzidenz 1–6/100.000) zu vermeiden.
MHA mit bakteriziden oder parfümierten Hilfsstoffen sollen vermieden werden (Kontaktallergien, Hautreizungen).

82.2.3 Vaginaler Ausfluss (Fluor)

Als Ausfluss (Fluor) bezeichnet man einen vermehrten Sekretabgang aus dem weiblichen Genitale. Er kann eine wässrige, schleimige, eitrige, schaumige, krümelige oder blutige Konsistenz haben (➤ Tab. 82.3).

Physiologischer Ausfluss ist geruchlos und weißlich (Leukorrhö, Fluor albus), ohne Juckreiz oder Blutbeimengung. Er entspricht einer vermehrten Sekretion der Zervixdrüsen; die Stärke ist sehr variabel. Er findet sich bis zu 6 Monate nach der Geburt (Nachwirkung mütterlicher Östrogene) und dann wieder nach Ende der hormonellen Ruhephase (ca. 6–12 Mon. vor der Menarche) bis zur Menopause. Innerhalb des Zyklus ist er präovulatorisch und prämenstruell am stärksten. Auch psychische Faktoren wie Stress oder Erregung beeinflussen die Stärke des Ausflusses (Weissenrieder 2017).

Anamnese Erfragt werden: Dauer der Beschwerden, Beschwerden bei Partner/Partnerin, letzte Periode, Abstand zur Menstruation, Vorerkrankungen, Schmerzen, Fieber, Juckreiz, Hautveränderungen, Geruch, Farbe, Tamponbenutzung, Hygiene, Sexualpraktiken, Kontrazeption, intrauterine Spirale, Medikamente, Diabeteserkrankung, Impfstatus.

Therapie

- Bakterielle Vaginose:
  - Metronidazol 400–500 mg Tbl., oral, 2 ×/d über 5–7 d *oder* Clindamycin 300 mg Tbl., oral, 2 ×/d über 7 d *oder*
  - lokal Metronidazol 0,75 % Gel, intravaginal, 1 ×/d über 5 d *oder*
    lokal Clindamycin 2 % Creme, intravaginal, 1 ×/d über 7 d

Die Partnerbehandlung wird (noch) nicht empfohlen. Bei oraler Metronidazol-Therapie sollte kein Alkohol getrunken werden. In der Schwangerschaft: bei strenger Indikation Metronidazol oder Clindamycin p. o. möglich.

- **Trichomoniasis:**
  - Metronidazol 400–500 mg Tbl.: oral 2 ×/d über 5–7 d
  - Einmalgabe von 2.000 mg Metronidazol oral oder 2.000 mg Tinidazol oral

Therapie empfohlen in der Schwangerschaft: Metronidazol (aber Off-Label-Use)

82

Tab. 82.3 Pathologischer Ausfluss (Sherrard et al. 2018)

Merkmale	Erkrankung	Diagnostik	Klinik und Bedeutung
Gräulich cremig, **fischartiger Geruch**	• **Bakterielle Vaginose (BV)** • **Dysbiose der Scheide** • **Prävalenz:** ca. 20 % der Frauen zwischen 13. und 50. Lj.	**Geruch: typisch nach Fisch** • Mikroskopie nativ: *Clue Cells* (mit adhärenten Bakterien bedeckte Vaginalepithelien) • Vaginal-pH > 4,5	• Geruchsbelästigung • Häufig Rezidive (60–70 %) • Partner meist symptomlos, aber Biofilm mit Erregern nachweisbar; Risiko für STD-Infektion und Frühgeburtlichkeit ↑
• **Schaumig,** übelriechend, grünlich gelb, eher wässrig • Gelegentlich: Dysurie, Bartholinitis, Salpingitis	**Trichomoniasis** (häufig mit weiteren STD) • *Trichomonas vaginalis* besiedelt primär die Urethra von Mann und Frau • **Prävalenz:** große Unterschiede; wahrscheinlich massiv unterdiagnostiziert	• NAAT im Scheidensekret (Sensitivität 88–97 %, Spezifität 98–99 %) • Mikroskopie nativ: Geißelbewegung, viele Leukozyten (Sensitivität 45–60 %) • Vaginal-pH >> 4,5	• Fast nur durch Geschlechtsverkehr übertragen; Inkubationszeit 4–23 d, ca. 85 % der infizierten Frauen und 77 % der infizierten Männer symptomlos • **Immer auch Untersuchung auf weitere STD!**
Weißlich, bröckelig, krümelig **mit starkem Juckreiz**	• **Vulvovaginalmykose (VVM)** • 90 % *Candida albicans* • **Prävalenz:** symptomatische VVM: 75 % der Frauen 1 × im Leben • Asymptomatische Kolonisierung: 10–20 %	• Ggf. Mikroskopie nativ: Pseudohyphen, Blastosporen • Vaginal-pH > 4,5 • Pilzkultur	• Fast alle Frauen mit VVM haben starken Juckreiz, aber nur 50 % der Frauen mit genitalem Juckreiz haben VVM • Die VVM ist abhängig von der Immunkompetenz • Eine Kolonisierung ist nicht behandlungsbedürftig
Fleischwasserfarben, blutig, bräunlich	Tumor, Polyp	Gynäkologische Untersuchung, Sonografie	Selten
Unspezifisch bis eitrig	Chlamydien-, Mykoplasmen-Infektion, Gonorrhö	➤ Kap. 59	

NAAT = *nucleic acid amplification test;* STD = *sexually transmitted disease*

CAVE

Die Partnerbehandlung ist bei Trichomoniasis obligat.
Bei oraler Metronidazol-Therapie sollte kein Alkohol getrunken werden.

- **Vaginalmykose** (Martin Lopez 2015):
  - Clotrimazol als Creme plus Vaginaltablette/-ovulum/-suppositorium über 3–5 d
  - Miconazol-Creme *oder* Ciclopirox-Creme über 3–5 d
  - Nystatin als Creme *oder* Vaginaltablette (Biofanal®) über 3–6 d
  - In Schwangerschaft und Stillzeit: Clotrimazol oder Nystatin

Allgemeine Maßnahmen sind sorgfältige Hygiene, Einmalwaschlappen, Verzicht auf eng anliegende Unterwäsche, tägliches Wechseln der Unterwäsche und Handtücher, Verzicht auf Tampons. Es gibt keine ausreichende Evidenz für eine Mitbehandlung des/der *asymptomatischen* Partners/Partnerin. Therapie bei häufigen Rezidiven:
  - Fluconazol 150 mg Tbl.: oral einmalig 1 Tbl.
  - Itraconazol 200 mg Tbl.: oral (einmalig 2 × 1 Tbl.)

  Cave: Medikamenteninteraktionen.
- **Chlamydieninfektion:**
  - Doxycyclin 100 mg Tbl.: 2 × 1 Tbl. oral über 7–14 d
  - Azithromycin 1,0–1,5 g oral als Einmaldosis (in der Schwangerschaft)

CAVE

Schwangere mit einer akuten aszendierenden Infektion sollten im Krankenhaus behandelt werden.

LEITLINIEN

S2k-Leitlinie „Infektionen mit Chlamydia trachomatis". AWMF-Registernummer 059-005:

https://register.awmf.org/de/leitlinien/detail/059-005

82.2.4 Regelbeschwerden

Dysmenorrhö

Eine Dysmenorrhö tritt meist 3 Monate bis 2 Jahre nach der Menarche auf (regelmäßige ovulatorische Zyklen etabliert). Symptome: krampfartige Schmerzen im Unterbauch, im unteren Rücken, in der Leistenregion einige Stunden vor Einsetzen der Periode, Abklingen innerhalb von 12–24(–72) h. Weitere Symptome können Übelkeit, Erbrechen, Kopfschmerzen, Durchfall, Fiebergefühl und Stimmungsschwankungen sein. Das Schmerzerleben ist stark von psychologischen und soziokulturellen Faktoren abhängig (➤ Tab. 82.4).

Dysmenorrhö ist der häufigste gynäkologische Beratungsanlass bei jungen Frauen. Die Periodenblutung ist mit Tabus, Unkenntnis oder auch mit negativen Zuschreibungen verbunden. Mütter sind zu 75 % die primäre Informationsquelle zur Menstruation für ihre Töchter, bieten aber häufig keine Informationen an, die Selbstvertrauen zum eigenen Körper fördern oder das Selbstbewusstsein aufbauen.

Tab. 82.4 Stadieneinteilungen der Dysmenorrhö (Andersch und Milsom 1982)

Stadium	Aktivität/Arbeitsfähigkeit	Begleitsymptome	Analgetikagebrauch
0	Gut	Keine	Keine
1	Meist gut	Keine	Selten
2	Meist eingeschränkt	Gelegentlich	Ja, gut wirksam
3	Eingeschränkt	Immer	Ja, wenig wirksam

Als **primäre Dysmenorrhö** werden Regelschmerzen bei unauffälligen somatischen Befunden bezeichnet. Sie wird schwächer oder verschwindet häufig nach dem Gebären eines Kindes. Eine von vier Frauen verliert ihre primäre Dysmenorrhö spontan im Erwachsenenalter. Meist spricht eine Dysmenorrhö gut auf nichtsteroidale Antirheumatika (NSAR) oder Ovulationshemmer an.

Von **sekundärer Dysmenorrhö** spricht man bei Regelschmerzen im Zusammenhang mit anderen pathologischen Befunden oder Konstellationen:

- Endometriose
- Anatomische Fehlanlagen (Uterusfehlbildungen, Hymenalatresie u. a.)
- Myome, Endometriumpolyp
- Intrauterine Spirale
- Entzündungen im kleinen Becken

MERKE

Bei Hinweisen oder V. a. eine sekundäre Dysmenorrhö oder auf eine Dysmenorrhö Grad 3 (➤ Tab. 82.4) sollte eine gynäkologische Abklärung erfolgen.

Die häufigste Ursache für eine sekundäre Dysmenorrhö bei jungen Frauen ist eine Endometriose. Sie hat eine Prävalenz von 2–22 % der menstruierenden Frauen. Klinischer Verdacht besteht bei therapieresistenten Schmerzen, die nicht auf die übliche medikamentöse Behandlung ansprechen.

Hausärztliche Therapie bei primärer Dysmenorrhö

- Analgetika: Ibuprofen, Naproxen, Paracetamol (COX-2-Hemmer: Off-Label-Use)
- Bei Kontrazeptionswunsch: hormonelle Therapie mit Ovulationshemmern, z. B. Levonorgestrel (LNG) 100 µg plus Ethinylestradiol (EE) 20 µg (z. B. Evaluna® 20 Dragees)
- Lokale Wärme

Prämenstruelles Syndrom (PMS)

Das PMS ist eine zyklusabhängige Störung mit körperlichen und psychischen Beschwerden. Dazu gehören wiederkehrende Veränderungen der Stimmungslage (Stimmungslabilität mit Neigung zu depressiver Verstimmung, Konzentrationsstörungen, Angstzuständen), einhergehend mit körperlichen Symptomen wie Gewichtszunahme, Ödemneigung, Mastodynie, Unterleibsschmerzen, Migräne. Die Prävalenz eines schweren PMS liegt bei 3,4–4,6 %. Etwa 40–60 % der Frauen berichten von mehr oder weniger ausgeprägten prämenstruellen Beschwerden. Die **Beschwerden beginnen in der zweiten Zyklushälfte** ab dem Ovulationszeitpunkt und **klingen mit der Menstruation ab.** Bei anovulatorischen Zyklen bestehen keine Beschwerden. Die Ätiologie des PMS ist unklar; es werden psychische und hormonelle Ursachen diskutiert. Das PMS bedarf einer individualisierten Behandlung, die vorrangig auf das Leitsymptom ausgerichtet sein sollte:

- Versuch mit *Vitex agnus castus* (Mönchspfeffer, z. B. Agnucaston® 1A Pharma).
- Bei Gewichtszunahme aufgrund von Ödembildung: Spironolacton versuchen.
- Bei psychischen Beschwerden: SSRI (z. B. Fluoxetin) und ggf. Verhaltenstherapie versuchen.
- Keine Evidenz für eine Überlegenheit von Androgenen, Progesteron, Antiandrogenen (Tamoxifen), Diäten mit mehrfach ungesättigten Fettsäuren gegenüber Placebo.

82.2.5 Chronischer Unterbauchschmerz der Frau

Das **Chronic-Pelvic-Pain-Syndrom** (CPP-Syndrom) ist uneinheitlich definiert. Dazu gehören konstant andauernde, quälende Schmerzen im Unterleib mit starker Beeinträchtigung der Lebensqualität über mindestens 6 Monate. Der Schmerz kann zyklisch, intermittierend-situativ oder nicht zyklisch chronisch sein. Es sind etwa 38/1.000 Frauen betroffen. Biologische und psychosoziale Faktoren spielen bei Prädisposition, Auslösung und Chronifizierung eine Rolle. Herangehensweise:

- Umfangreiche Schmerzanamnese mit Berücksichtigung biografischer Ereignisse (schmerzhafte Erkrankungen, OPs, Geburten, Traumata sowie soziale und psychische Ereignisse, ggf. zeitlicher Zusammenhang).
- Erfassen der subjektiven Krankheitstheorie der Patientin.
- Erfassen von häufigem Praxiswechsel und von Vorbefunden wegen der gleichen Beschwerden.
- Ggf. Nachholen bislang nicht erfolgter Untersuchungen zur Einschätzung der somatischen Komponente.
- Falls noch nicht geschehen, sollten kausal behandelbare Erkrankungen wie Endometriose, urologische Erkrankungen etc. ausgeschlossen werden. Ein multimodaler Therapieansatz unter Einbeziehung psychosomatischer oder psychologisch-psychiatrischer Faktoren ist am erfolgversprechendsten. Eine Langzeittherapie mit klassischen Analgetika (Paracetamol, Metamizol, NSAR, Coxiben) oder Opioiden wird nicht empfohlen. Bei neuropathischen Schmerzen kann ein Versuch mit Carbamazepin oder Gabapentin (bis 3.600 mg) und evtl. Amitriptylin (bis 150 mg) unternommen werden. Eine Linderung über die Zeit ist möglich.

LEITLINIEN

S2k-Leitlinie „Chronischer Unterbauchschmerz der Frau". AWMF-Registernummer 016-001:

https://register.awmf.org/de/leitlinien/detail/016-001

82.2.6 Symptome der weiblichen Brust

Beratungsanlass „Knoten in der Brust"

Bei ca. 8 % der Frauen mit dem Beratungsanlass „Knoten in der Brust" liegt ein Mammakarzinom vor. Die positive Likelihood Ratio (LR+) für diesen Beratungsanlass in Bezug auf das Vorhandensein eines Mamma-Ca liegt bei 15 (95 %-CI 11,7–19,2), die negative Likelihood Ratio (LR–) bei 0,88 (95 %-CI 0,85–0,91) (➤ Kap. 4). Die Nachtestwahrscheinlichkeit für die Diagnose Mammakarzinom ist stark von individuellen Risikofaktoren und der altersabhängigen Vortestwahrscheinlichkeit beeinflusst.

MERKE

Im Regelfall sollte auch bei jüngeren Patientinnen eine umgehende Abklärung über Mammasonografie und Mammografie erfolgen.

Gutartige Ursachen sind idiopathisch-entzündliche Brusterkrankungen, benigne Tumoren und Zysten (Eberl et al. 2008).

Beratungsanlass „Schmerzen der Brust" (Mastodynie)

Rund 70 % der Frauen berichten über Brustschmerzen im Laufe des Lebens; aber nur 0,5–3 % der Frauen mit Mamma-Ca berichten über eine Mastodynie. Mastodynie beeinträchtigt das Sexualleben (41 %), den Schlaf (31 %) und die Arbeitsfähigkeit (5 %). Zyklusabhängige Beschwerden (75–80 %) sind meist bilateral, diffus mit Spannungsgefühl. Häufig sind die oberen äußeren Quadranten betroffen, prämenstruell am stärksten. Spontane Besserung in 20–30 % d. F. Ursachen sind hormonabhängige Gewebsveränderungen (Östrogene). Bei „Brustspannen" plus Amenorrhö: Frühschwangerschaft ausschließen.

Eine zyklus*un*abhängige Mastodynie ist häufiger einseitig. Ursachen können Narben, Traumata, Entzündungen und sehr selten Malignome sein. Extramammäre Schmerzen (ca. 5 %) werden durch thorakale Bewegung, Atmung, Belastung oder Druck auf muskuloskelettale Strukturen ausgelöst.

Basismaßnahmen bei beidseitiger und/oder zyklusabhängiger Mastodynie: gut komprimierender BH (Sport-BH) tagsüber, ggf. auch nachts, lokale Kühlung, angenehme Kleidung. Die Patientin soll über den fehlenden Zusammenhang von Brustschmerz und Brustkrebs informiert werden, dennoch sollte bei einseitiger Mastodynie eine partizipative Entscheidung zur Mammografie bzw. zum Brustkrebs-Screening erfolgen (➤ Kap. 5.5.4). Zur Basisdiagnostik gehören die Palpation der Brüste und das Erfragen von Mamillensekretion. Bei „Knoten in der Brust" oder Mamillensekretion siehe dort.

Medizinische Therapieoptionen
- Lokal Diclofenac (wirksam in 70–92 % bei idiopathischer Mastodynie)
- *Vitex agnus castus* (Mönchspfeffer, z. B. Agnucaston® 1A Pharma): 40 mg 1 ×/d über mind. 3 Mon.
- Lokale Hormontherapie: Progestogen-Gel (z. B. Progestogel®) 10.–25. Zyklustag: 5 mg/d auf die Brüste
- Bei Entzündungszeichen (z. B. Mastitis, Erysipel): Antibiotikum mit Staphylokokken- und Streptokokkenwirksamkeit über 10–14 d (**cave:** Allergie, gastrointestinale NW)

Beratungsanlass Mamillensekretion

Anamnese Einseitige oder beidseitige Mamillensekretion? Blutige Mamillensekretion?
- Beidseitige Mamillensekretion: prolaktinsteigernde Faktoren erfragen:
  - Substanzen mit Erhöhung des Prolaktinspiegels: Neuroleptika, MCP, Drogen, Cannabinoide, Antidepressiva, selten Antihypertensiva (Clonidin, α-Methyldopa, Reserpin)
  - Prolaktinom (typisch: andauernde Mamillensekretion beidseits plus Oligomenorrhö/Amenorrhö, evtl. Sehstörung, Kopfschmerz)
  - Schwangerschaft
- **Einseitige und/oder blutige Mamillensekretion: immer ÜW Gynäkologie**

Untersuchung Inspektion, Palpation, ggf. Labor: Prolaktin (Blutabnahme: 8–10 Uhr, kein Stress, Palpation erst nach Blutabnahme durchführen!), TSH, ggf. β-HCG.

Therapie Weglassen der möglichen Medikamente oder Drogen. Ansonsten ÜW Gynäkologie.

82.2.7 Gewalt gegen Frauen

MERKE

Fakten zur Gewalt gegen Frauen
- Jede dritte Frau (32 %) in Deutschland ist von sexueller und/oder körperlicher Gewalt betroffen.
- Jede vierte Frau (25 %) erlebt körperliche und/oder sexuelle Gewalt durch ihren Partner.
- Jede vierte Frau (24 %) wird Opfer von Stalking.
- Nur jede fünfte (20 %) betroffene Frau nutzt die bestehenden Beratungs- und Unterstützungseinrichtungen!

(Schröttle und Müller 2004, Hornberg et al. 2008)

Bei diesem angst- und schambesetzten Thema fällt es betroffenen Frauen besonders schwer, ihre Situation frühzeitig zu offenbaren, sodass es zu psychosomatischen Beschwerden und/oder posttraumatischen Belastungsstörungen kommen kann.
Typische psychosomatische Beschwerden:

- Chronische Schmerzen: Kopfschmerzen, Rückenschmerzen
- Unterleibsbeschwerden, Unterleibsschmerz (eher bei Erfahrung von sexualisierter Gewalt)
- Atem- und Herzbeschwerden
- Angst- und Panikattacken
- Schlafstörungen
- Essstörungen
- Depressionen
- Suchtprobleme: Alkohol, Zigaretten, Medikamente

TIPP

Unausgesprochenes verbalisieren

Bei jedem Beratungsanlass mit „Unausgesprochenem" im Raum gilt es, den Gesprächsfaden nicht abreißen zu lassen und den empfundenen Eindruck mit Empathie zu verbalisieren, z. B.:

- „Ich habe den Eindruck, dass Sie etwas beschäftigt, was noch nicht angesprochen wurde …"
- „Wenn Sie mögen, können Sie mir mitteilen, was Ihnen noch wichtig ist, damit ich mir ein Bild von Ihrer Situation machen kann."
- „Wann haben Sie zuletzt etwas ertragen, das Sie eigentlich nicht wollten?"

Hilfe bei Gewalt gegen Frauen

- Bundesweit: Hilfetelefon Gewalt gegen Frauen **0800/011 60 16** oder www.hilfetelefon.de
- Frauen gegen Gewalt: Frauenberatungsstellen/Frauennotrufe:

  www.frauen-gegen-gewalt.de/de/hilfe-vor-ort.html

- Verein Frauenhauskoordinierung; Frauenhäuser:

  https://www.frauenhauskoordinierung.de/hilfe-bei-gewalt/frauenhaus-und-fachberatungsstellensuche

- Vertrauliche Spurensicherung nach sexueller Gewalt; Gewaltopferambulanzen:

  https://frauenrechte.de/unsere-arbeit/haeusliche-und-sexualiserte-gewalt/unterstuetzung-fuer-betroffene/vertrauliche-spurensicherung

- Materialien (mit Dokumentationsbögen, Vorgehensalgorithmus etc.):
  - S.I.G.N.A.L. e. V.:

    www.signal-intervention.de/materialien-fuer-fachkraefte

  - GESINE:

    https://www.gesine-intervention.de/material-fuer-fachkraefte/

Wenn Frauen nach Gewalterfahrung die hausärztliche Praxis aufsuchen, sollen sie unverzüglich auf die nächstgelegenen qualifizierten Gewaltopfereinrichtungen hingewiesen werden. Die Erfahrung zeigt jedoch, dass viele Betroffene zunächst keine Hilfe annehmen können. **Wann immer möglich, sollte eine Vertrauensperson sie begleiten.**

82.3 Familienplanung

Die (Muster-)Weiterbildungsordnung 2018 der Bundesärztekammer führt im Gebiet Allgemeinmedizin auch die Handlungskompetenz (Erfahrungen und Fertigkeiten) bei sexualmedizinischen Beratungsanlässen und Beratung zur Familienplanung auf.

82.3.1 Unerfüllter Kinderwunsch

Ein Paar gilt als steril oder infertil, wenn die Frau innerhalb eines Jahres mit regelmäßigem ungeschütztem Verkehr nicht schwanger wird:

- **Primäre Sterilität:** keine vorhergehende Schwangerschaft
- **Sekundäre Sterilität:** mindestens eine vorhergehende Schwangerschaft (auch Abort)

Die Wahrscheinlichkeit, innerhalb eines Zyklus bei regelmäßigem ungeschütztem Verkehr schwanger zu werden, liegt für ein gesundes Paar altersabhängig bei 10–30 %. Jede dritte Frau mit Kinderwunsch wartet länger als 1 Jahr auf eine Schwangerschaft. Davon werden 50 % im zweiten Jahr und 14 % noch im dritten Jahr schwanger. Etwa 5 % aller Paare in Deutschland bleiben dauerhaft ungewollt kinderlos. Nach Ausschöpfung aller therapeutischen Möglichkeiten kann etwa 60–80 % aller Paare, die wegen ungewollter Kinderlosigkeit behandelt werden, zu einem eigenen Kind verholfen werden. Ungewollte Kinderlosigkeit und die Bewältigung dieser Problematik bis hin zum Lösungsversuch in Form künstlicher Befruchtung stellt für die Betroffenen eine **erhebliche emotionale Belastung** dar.

Allgemeine **Ursachen,** die zu einer individuellen Verminderung der Fruchtbarkeit führen:

- Abusus: Alkohol, Tabak, Drogen, Medikamente
- Untergewicht (Anorexie und Leistungssport beeinflussen hypothalamischen Regelkreis)
- Hypothyreose
- Alter (bereits ab dem 25. Lj., spätestens ab dem 35. Lj. nimmt die natürliche Fertilität der Frau ab und die Abortrate zu).

Allgemeine Maßnahmen/Therapien im hausärztlichen Setting

- Anamnese mit Erfassung psychosozialer Biografie, Häufigkeit und Zeitpunkt des Geschlechtsverkehrs
- Impfstatus (Röteln, Varizellen, Hepatitis, HPV!)
- Allgemeine klinische Untersuchung beider Partner (klinische Symptome einer Hormonstörung?)
- Basislabor: BZ, Kreatinin, TSH, BB, CRP, evtl. weitere je nach Anamnese und Untersuchungsbefund, z. B. Prolaktin
- ÜW Gynäkologie bzw. für den Mann ÜW Urologie
- Information des Paares darüber, in welcher Phase die Frau am fruchtbarsten ist

82

- Natürliche Familienplanung: führt bei 92 % der Paare innerhalb von 12 Zyklen zu einer Schwangerschaft (Alter der Frauen: 20–44 Jahre)
- Bei Geschlechtsverkehr alle 2 bis 3 Tage ist kein weiteres Timing erforderlich (Heim et al. 2015) (erspart Zeit- und Messstress)
- Information über die Bedeutung eines gesunden Lebensstils: ggf. Nikotinstopp, Reduktion des Alkoholkonsums
- Körpergewichtoptimierung vor Eintritt der Schwangerschaft!
- Beginn einer Folsäureprophylaxe (400 µg/d) bereits bei Bekanntwerden des Kinderwunsches
- Ggf. Behandlung bzw. Optimierung von Erkrankungen (z. B. Diabetes) vor Eintritt der Schwangerschaft

82.3.2 Kontrazeption

MERKE

Kontrazeption: Kommunikation vor Verordnung

Die Beratung beginnt mit der Selbsteinschätzung der aktuellen Lebenssituation durch die Patientin und mit der Anamnese (➤ Box 82.1).
Die Erstverordnung von Kontrazeptiva erfordert bei unter 20-Jährigen keine gynäkologische Untersuchung, wenn keine Beschwerden bestehen und die Aufnahme des vaginalen Geschlechtsverkehrs noch keine 2 Jahre zurückliegt (Ausnahme Immunsuppression, auffälliges Sexualverhalten).

Box 82.1

Kontrazeptionsberatung (nach Stumpfe 2020)

Fünf Fragen an die Patientin

1. Wie wichtig ist Ihnen die Verhütungssicherheit?
2. Soll die Monatsblutung beeinflusst werden?
3. Welche Einstellung haben Sie zur Verhütung mit Hormonen?
4. Sind Sie eher ein strukturierter oder ein spontaner Typ?
5. Wissen Sie, ob und wann Sie schwanger werden wollen?

Eine Frage an den Arzt

- Welche Kontraindikationen/Interaktionen sind zu beachten?

Aspekte der Verhütung:

- Schutz vor ungewollter Schwangerschaft (alle kontrazeptiven Methoden)
- Schutz vor STD (Kondom)
- Selbstbestimmte Entfaltung der Sexualität
- Beziehungsform, Einbeziehung des Partners in die Verantwortlichkeit

Wenn die Fragen aus ➤ Box 82.1 geklärt sind, lässt sich bei Kenntnis der methodenspezifischen Kontraindikationen anhand des Beratungstools Verhütungsmethoden (➤ Abb. 82.1) das passende Kontrazeptivum auswählen.

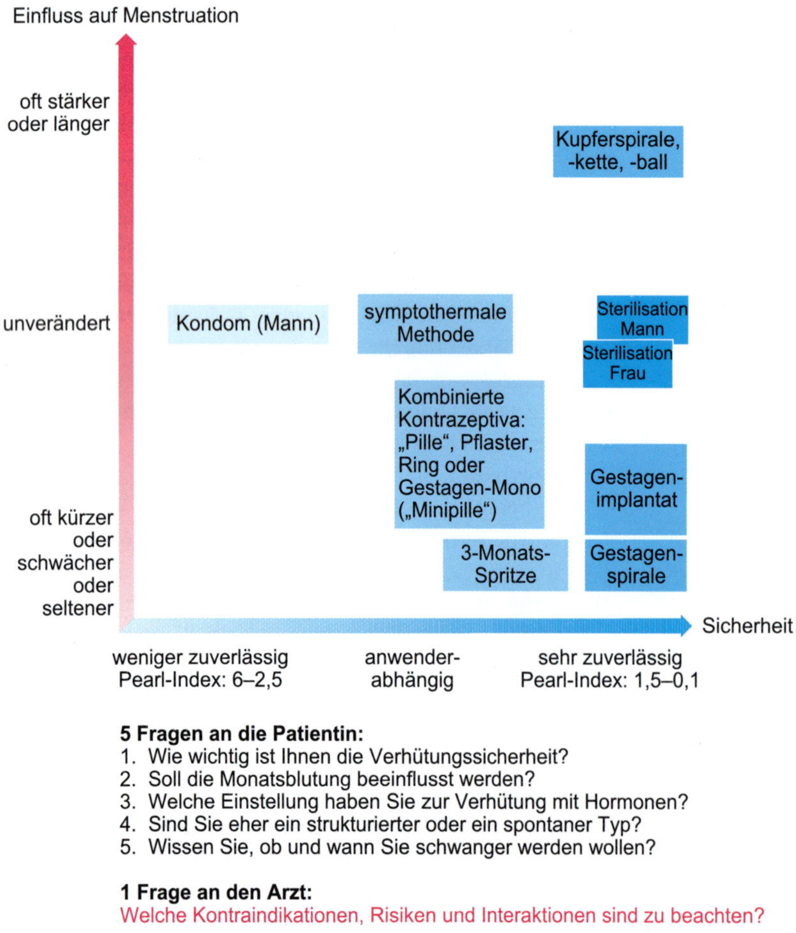

Abb. 82.1 Beratungstool Verhütungsmethoden (modifziert nach Stumpfe 2020) [L141]

Anamnese und Untersuchung

Mit Fokus auf Risiken für hormonelle Kontrazeptiva

Applikation

- **Kombinierte hormonelle Kontrazeptiva (Östrogen + Gestagen):** oral („Pille“), transdermal (Verhütungspflaster), vaginal (Verhütungsring)
- **Gestagen-Monopräparate:** oral („Minipille“), MPA-Dreimonatsspritze i. m. oder s. c., Hormonimplantat s. c., Gestagen-Spirale

➤ Tab. 82.5 gibt einen Überblick über Kontraindikationen für hormonelle Kontrazeptiva.

TIPP

- Checkliste des BfArM für die Beratung zu Risiken einer Verordnung *kombinierter* hormonaler Kontrazeptiva griffbereit am Schreibtisch oder auf dem PC:

  www.bfarm.de/DE/Arzneimittel/Pharmakovigilanz/Themendossiers/Kombinierte-hormonale-Kontrazeptiva/KOK.html

- PDF-Version:

  https://www.bfarm.de/SharedDocs/Downloads/DE/Arzneimittel/Pharmakovigilanz/Risikoinformationen/EducationMaterial/Anlagen/g-l/kombinierte-hormonelle-kontrazeptiva-aerzte.pdf?__blob=publicationFile

Tab. 82.5 Kontraindikationen (KI) für hormonelle Kontrazeptiva (modifiziert nach Römer 2019)

Absolute KI für kombinierte hormonelle Kontrazeptiva	Absolute KI für Gestagen-Monopräparate
• Frische und anamnestische Thrombose/Lungenembolie, Thrombophilie, Immobilisierung nach OP, 6 Wo. post partum, Lupus erythematodes (relative KI: effektive Antikoagulation) • Während der Stillperiode • Z. n. Apoplex, Z. n. Herzinfarkt, aktuelle KHK • Arterielle Hypertonie ≥ 160/≥ 100 • Diabetes mellitus mit Komplikationen oder > 20 J. Dauer • Alter > 35 J. mit Nikotinabusus > 15 Zigaretten/d (auch E-Zigaretten!*) • Migräne mit Aura • Mehrere kardiovaskuläre Risikofaktoren: z. B. Adipositas + Diabetes mellitus + Hypertonie + Fettstoffwechselstörung • Mammakarzinom • Lebertumor, akute Hepatitis • Suizidgefährdung (bei Jugendlichen < 19 J.)	• Mammakarzinom • Schwangerschaft • Suizidgefährdung • Ungeklärte vaginale Blutungen • Schwere Lebererkrankungen • Lebertumor • Cholestatischer Ikterus

* Bisher wenige Daten; E-Zigaretten-Dampf erhöht jedoch bei Mäusen die Hämostaseparameter in Richtung vermehrte Koagulabilität.

Familienanamnese Thrombose/Lungenembolie, Schlaganfall vor dem 50. Lj., Herzinfarkt vor dem 50. Lj., Herzkranzgefäßerkrankung (akutes oder chronisches Koronarsyndrom), Mamma-Ca, Depression.

Untersuchung

- RR und Puls
- Gewicht
- Bei auffälliger Anamnese ggf. weitere Untersuchungen (z. B. Labor: Diabetes, Fette, Thrombophilie-Faktoren)

Wahl der geeigneten Kontrazeptionsmethode

Die Auswahl der geeigneten Kontrazeptionsmethode erfolgt gemeinsam mit der Patientin. Bedingungen sind eine patientengemäße Information über Vor- und Nachteile der verschiedenen Methoden und die medizinische Risikoeinschätzung.

- **Bei gesunden Frauen zwischen 20 und 40 Jahren** ist jede Form der reversiblen Kontrazeption möglich, sie erfolgt nach den Präferenzen der Patientin; **Raucherinnen** über 35 Jahre sollten **keine Verordnung eines kombinierten Kontrazeptivums** erhalten (s. o.). Immer schriftliche Dokumentation über erhöhtes Risiko für Thrombose und Schlaganfall auch bei rauchenden jüngeren Patientinnen.
- **Bei Jugendlichen zwischen 15 und 20 Jahren** sollten die Verhütungssicherheit und die Vorbeugung vor STD oberste Priorität haben. Dazu eignet sich zum Einstieg die niedrig dosierte „Pille“, ein kombiniertes orales Kontrazeptivum (KOK) mit Ethinylestradiol 20 µg und Levonorgestrel 100 µg in Verbindung mit Kondombenutzung (Schutz vor STD). Bereits bei Erstverordnung muss auf das zusätzliche Thromboserisiko von Raucherinnen hingewiesen werden.
  Cave: zumindest in den ersten 2 Monaten nach Beginn einer hormonellen Kontrazeption müssen die Auswirkungen auf die Psyche im Auge behalten werden: Das Risiko für einen Suizidversuch oder Suizid ist gegenüber Jugendlichen ohne hormonelle Kontrazeption erhöht, auch wenn der kausale Zusammenhang umstritten ist. (Bei Frauen im Alter von 15 bis 33 Jahren ohne hormonelle Verhütung: 1 Suizidversuch/677, bei Jugendlichen von 15 bis 19 Jahren mit hormoneller Verhütung: 1 Suizidversuch/358!) Daher sollte *vor* jeder Erstverordnung von hormonellen Kontrazeptiva (kombinierte Kontrazeptiva als „Pille“, Vaginalring, Pflaster oder Gestagen Mono-Kontrazeptiva) *und 2 bis 4 Wo. nach Beginn* der Einnahme Fragen zur Depression erhoben werden (Zwei-Fragen-Test, ➤ Kap. 78.2.3).
- **Bei Frauen über 40 Jahre** kommen Barrieremethoden, nicht hormonelle Verhütungsmethoden, Gestagen-Monopräparate (oral, „Dreimonatsspritze“, subkutanes Implantat) sowie eine Spirale in Frage. Bei abgeschlossener Familienplanung auch die Sterilisation des Mannes oder der Frau. **Von der Verordnung von kombinierten hormonellen Kontrazeptiva wird dringend abgeraten, selbst wenn die Patientin gesund ist.**

Effektivität der Verhütungsmethoden: Pearl-Index (PI)

Der Pearl-Index entspricht der Anzahl der eingetretenen Schwangerschaften, wenn 100 sexuell aktive Frauen 1 Jahr lang mit der gleichen Methode verhüten. Der PI ist ein Schätzwert: Methodenunabhängige Größen wie Häufigkeit der sexuellen Aktivität und individuelle Fruchtbarkeit des Paares werden nicht berücksichtigt!
Der Pearl-Index ohne Verhütung beträgt 85.

Box 82.2

Hormonfreie Verhütungsmethoden

Symptothermale Methode (natürliche Familienplanung)

Die sehr zuverlässige symptothermale Methode (PI typisch: 1,8; unerfahren: 2,6) erfordert Selbstreflexion und Disziplin des Paares. Durch Feststellung der fruchtbaren Tage ist sie sowohl zur Verhütung als auch bei Kinderwunsch einsetzbar (www.mynfp.de).

Sie ist bei festen Partnerschaften mit Motivation eine gute Alternative zur hormonellen Kontrazeption, zur Einlage von Spiralen oder zur Sterilisation. Die symptothermale Methode empfiehlt sich insbesondere bei Kontraindikationen oder Risiken für andere Methoden. Für Jugendliche wird sie nicht empfohlen.

Kondom, Kondom für die Frau und Diaphragma + Verhütungsgel

Diese Methoden bieten Schutz vor STD und sollten zu Beginn einer sexuellen Beziehung immer genutzt werden, sei es mit oder ohne zusätzliche hormonelle Maßnahmen. Verhütungssicherheit: PI typisch: 6,0; unerfahren: 18!

Das Kondom für die Frau (Femidom®) und das Diaphragma sind bezüglich der Verhütung nicht so sicher (PI typisch: 20–21!) wie das Kondom.

Kondome sind die Barrieremethode der Wahl zur Verhütung in der Stillzeit.

Cave:

- Latexallergie → Polyurethan-Kondome
- Vaginale Anwendungen von Medikamenten (stearathaltige Cremes, Zäpfchen), spermizide Cremes, Gleitmittel (außer auf Wasserbasis hergestellt) beeinträchtigen die Dichtigkeit eines Latexkondoms! → Polyurethan-Kondome benutzen.

Steckbriefe der hormonellen Verhütungsmethoden

LEITLINIEN

S3-Leitlinie „Hormonelle Empfängnisverhütung". AWMF-Registernummer 015-015:

https://register.awmf.org/de/leitlinien/detail/015-015

Die wichtigsten Charakteristika hormoneller Methoden sind steckbriefartig in ➤ Box 82.3 und ➤ Box 82.4 und zusammengestellt.

Box 82.3

Gestagen-Monopräparate

„Minipille" = Progestogen-only Pill (POP): reine Gestagentablette

- **Levonorgestrel (LNG): 0,03 mg** = 30 µg (Microlut®, 28 mini® u. a.)
- **Desogestrel (DSG): 75 µg** (Desogestrel-mono-Generika)
- **Drospirenon: 4 mg** (Slinda®)

Einnahmebeginn: 1. Tag der Periode; fortlaufende Einnahme 1 × 1 **ohne Pause** über Monate (nur bei Slinda® 4 hormonfreie Placebos Tag 25–28 in der Packung)

Anwendungshinweise:

- POP mit Desogestrel (75 µg) oder Drospirenon (4 mg) sollten primär täglich um die gleiche Tageszeit eingenommen werden. Wirkung über Mucusfaktoren und Endometriumveränderung. Zusätzlich Unterdrückung der Ovulation (Gonadotropin-Hemmung). Sie sind daher auch bei Einnahmeverzögerung von bis zu 12 h wirksam.
- Die „Minipille" mit LNG muss täglich ± 3 h genau eingenommen werden, um sicher zu sein (Wirkung nur über Mucusfaktoren und Endometriumveränderung, keine Unterdrückung der Ovulation). Eher nicht empfehlen bei wenig strukturierten Patientinnen (z. B. Jugendlichen).
- Stillzeit: hormonelle Verhütung der Wahl ab 6. Wo. post partum (p. p.), vorher bereits möglich, wenn Kondom nicht gewünscht.

„Dreimonatsspritze": Depot-Gestagen

Medroxyprogesteronacetat (MPA) (Sayana® 104 mg/0,65 ml oder Depo-Clinovir® 150 mg)

- **Applikation:** 1.–5. Zyklustag, Wiederholung **alle 3 Mon.** s. c. (Sayana® 104 mg/0,65 ml) oder i. m. (Depo-Clinovir® 150 mg)
- **Anwendungshinweise:** Ausschluss Schwangerschaft vor Anwendung bei bestehender Amenorrhö (z. B. Stillzeit)
  - Injektion:
    - (Sayana® 104 mg/0,65 ml): s. c. Vorderseite des Oberschenkels oder Bauchfalte
    - (Depo-Clinovir® 150 mg): i. m. ventroglutäal oder M. deltoideus

  Unter Anwendung häufig sehr schwache Periode oder sekundäre Amenorrhö
- **Vorteile:** Geeignet bei Antiepileptika-Medikation (MPA-Wirkung unabhängig von Enzyminduktion), Stillzeit: zur hormonellen Verhütung erst ab 6 Wo. p. p. möglich, Rauchen: Anwendung möglich
- **Nachteile:** Nicht < 20 J., da 9–12 Mon. Anovulation möglich (v. a. MPA 150 mg), nicht bei erhöhtem Thromboserisiko, nicht länger als 2 J. (Osteoporoserisiko)

Hormonimplantat mit Gestagen

Etonogestrel (Implanon NXT®, nexplanon® implant)
- **Applikation:** 1.–5. Zyklustag, Wiederholung **alle 3 J.**
- **Anwendungshinweise:** Ausschluss Schwangerschaft vor Anwendung bei bestehender Amenorrhö (z. B. Stillzeit)
  - Implantat s. c. in Lokalanästhesie im Sulcus medialer Oberarm, Kontrolle durch Tastbarkeit!
  - Für Frauen von 18–40 J. zugelassen
- **Vorteile:** Stillzeit: zur hormonellen Verhütung auch vor der 6 Wo. p. p. möglich, Rauchen: Anwendung möglich
- **Nachteile:** bei anhaltenden Zwischenblutungen häufig wieder Entfernung → teuer

Mögliche Nebenwirkungen aller Gestagen-Monopräparate

- Zwischenblutungen überwiegend in den ersten 3 Mon., Akne, Stimmungsschwankungen, Libidoschwankungen, trockene Scheide, Übelkeit, Erbrechen, Bauchschmerzen, Depression und Suizidalität
- Depot-Gestagen-Präparate: Oligo-, Hypo- oder Amenorrhö

MERKE

Keine Erhöhung des Thromboserisikos gesunder Frauen bei Verhütung mit Gestagen-Monopräparaten (Ausnahme: „Dreimonatsspritze" mit MPA).

Box 82.4

Kombinierte hormonelle Kontrazeptiva (Östrogen + Gestagen)

2022 stellte das BfArM bei seiner Risikobewertung fest, dass bei allen *kombinierten* hormonellen Kontrazeptiva **der Nutzen die Risiken überwiegt** (BfArM 2022).

Es besteht jedoch das Risiko, eine venöse Thromboembolie oder eine wesentlich seltenere arterielle Thromboembolie zu entwickeln. Insgesamt ist dieses Risiko gering.

Dabei ist das Risiko, eine Thrombose oder eine venöse Thromboembolie zu entwickeln bei den einzelnen Arzneimitteln unterschiedlich. Bei den kombinierten hormonellen Kontrazeptiva wird das Risiko einer venösen Thromboembolie durch den darin verwendeten Gestagenanteil beeinflusst (➤ Tab. 82.6).

Alle kombinierten hormonellen Kontrazeptiva erhöhen außerdem das Risiko für ischämischen Hirninfarkt (RR 2,5), v. a. bei Migränepatientinnen: ohne Aura (RR 10); mit Aura (RR 15).

Im ersten Anwendungsjahr und nach Unterbrechung von ≥ 4 Wo. ist die Wahrscheinlichkeit des Auftretens von Thrombosen, venösen Thromboembolien oder ischämischen Infarkten am größten.

„Pille" = kombinierte orale Kontrazeptiva (KOK; combined oral contraceptives, COC)

- Ethinylestradiol (EE) + unterschiedliche Gestagene (sehr viele Präparate)
- Ohne EE als Östrogen: Estradiolvalerat + Dienogest (Qlaira®), Estradiol + Nomegestrolacetat (zoely®)
  - **Einnahmebeginn:** am 1. d der regulären Periodenblutung → Einnahmedauer 21 d → Einnahmepause 7 d. Eine Hormonentzugsblutung („Periode") von ca. 3–4 d erfolgt während der Einnahmepause; → Fortsetzung der Einnahme sofort nach 7 d Pause mit der 1. Tbl. des nächsten Blisters
  - **Anwendungshinweise:**
    - Einnahmepause nie länger als 7 d; sonst Kontrazeptionssicherheit gefährdet!
    - Stillzeit: KOK kontraindiziert
    - Geringste Steigerung des Thromboserisikos: KOK mit 20 µg EE + LNG sowie KOK mit Estradiolvalerat + Dienogest (Qlaira®)

Verhütungspflaster

Ethinylestradiol (EE) + Gestagen (Norelgestromin) (Evra® Transdermales Pflaster)

Anwendungshinweise:
- Beginn der Applikation durch Patientin am 1. d der regulären Periode → 1 Pflaster alle 7 d für 3 Wo. → Pflasterpause ab d 22 für 1 Wo; eine Hormonentzugsblutung („Periode") von ca. 3–4 d erfolgt in der Pausenzeit; Fortsetzung unmittelbar nach 7 Pausentagen mit dem nächsten Pflaster
- Stillzeit: Verhütungspflaster kontraindiziert

Vaginalring zur Verhütung

Ethinylestradiol (EE) + Gestagen (Etonogestrel): Nuvaring®, Circlet®, myCIRQ® (myCIRQ® muss nicht kühl gelagert werden).

Anwendungshinweise:
- Die Patientin führt am 1. d ihrer regulären Periode den Vaginalring in die Scheide ein → nach 21 d entfernt sie den Vaginalring → 7 d Pause ohne Ring; eine Hormonentzugsblutung („Periode") von ca. 3–4 d erfolgt in der Pausenzeit; Fortsetzung unmittelbar nach 7 Pausentagen mit nächstem Ring
- Stillzeit: Vaginalring kontraindiziert

Ein hormonfreier Vaginalring mit Wirkung auf Spermien ist derzeit in der klinischen Erprobung.

Patienteninfo

Download DEGAM-Patienteninformation „Antibabypille – Thrombosen vorbeugen" unter:

www.degam.de/patienteninformationen

Tab. 82.6 Geschätzte Thromboseinzidenz (VTE) bei Verhütung mit kombinierten Kontrazeptiva (Ethinylestradiol + Gestagenkomponente) (ca. 6,8 Mio. Anwenderinnen) (S3-Leitlinie Hormonelle Empfängnisverhütung 2020, BfArM 2024)

Gestagenkomponente	Inzidenz VTE/10.000 Frauen/Jahr Anwendung	Neue VTE/Jahr in Deutschland (geschätzt)
Nichtanwenderinnen	2–3,7	1.360–2.516
Levonorgestrel	5–7	3.400–4.760
Norgestimat oder Norethisteron	5–7	3.400–4.760
Levonorgestrel im Langzyklus (84 d) (Seasonique®)	5 (-15?) Erst kurz auf dem Markt	3.400 (– 10.200?)
• Chlormadinonacetat	6–9	4.080–6.120
Dienogest	8–11	5.440–7.480
• Desogestrel • Drospirenon • Gestoden	9–12	6.120–8.160
• Etonogestrel (Vaginalring) • Norelgestromin (Verhütungspflaster)	6–12	4.080–8.160
• Nomegestrolacetat	Studien ausstehend	Unbekannt
Zum Vergleich: Schwangerschaft: 5–12 in 40 Wo./10.000 Geburten	Rechnerisch: 6,5–15,6/10.000 Geburten/J.	–
Wochenbett: 3–7 in 6 Wo./10.000 Geburten	26–60,6/10.000 Geburten/J.	

Das Thromboserisiko für Frauen *ohne* hormonelle Kontrazeption entspricht der altersabhängigen Inzidenz für Thrombose: Im Alter von 15–19 J.: 1,7/10.000 Frauen/J. Im Alter von 45–49 J.: 5,8/10.000 Frauen/J.; bei älteren Frauen noch höher. Durchschnitt: 2,4/10.000 Frauen/J.
Das Schlaganfallrisiko für Frauen *ohne* hormonelle Kontrazeption beträgt durchschnittlich 0,24/10.000 Frauen/J. (ca. 1/10 des Thromboserisikos) mit deutlicher Zunahme über 60 J.
Cave: Rauchen unter hormoneller Kontrazeption erhöht das Risiko für VTE um 10,2 %/10 Zigaretten/d (Pastori et al. 2023) und das Schlaganfallrisiko um das 1,6-Fache sowie für Herzinfarkte um das 9-Fache! (Lidegaard 2012).
Unter den Gestagenen Nomegestrol und Chlormadinonacetat ist ein dosisabhängiges Auftreten von Meningeomen beobachtet worden (Ärzteblatt 2022).

MERKE

Quickstart – Kontrazeptionsmethode für kombinierte Kontrazeptiva

Als Quickstart bezeichnet man den Beginn einer hormonellen Kontrazeption zu jedem beliebigen Zeitpunkt im Zyklus. Möglich mit kombinierten hormonellen Kontrazeptiva, (KOK, Ring, Pflaster) oder Gestagen-Monokontrazeption (POP, „Dreimonatsspritze", Gestagen-Implantat); auch nach Notfallkontrazeption! (Nach Ulipristal ist eine 5-tägige Pause vor Beginn der Quickstart-Kontrazeption erforderlich).
Zuvor sollte eine Schwangerschaft einigermaßen sicher ausgeschlossen werden.
Bei Beginn nach dem 5. Tag des (regelmäßigen) Zyklus: **zusätzlich 7 d Kondom! (oder Enthaltsamkeit).** Einnahme genauso wie bei Beginn mit erstem Tag des Zyklus. Sicherheit und Nebenwirkungsprofil entsprechen dem des angewendeten kombinierten Kontrazeptivums.

Antibiotikatherapie und „Pille" oder „Minipille"

Orales Kontrazeptivum weiter einnehmen, **zusätzlich Barrieremethode empfehlen bei**

1. Auftreten von Durchfall und/oder Erbrechen,
2. bei Verhütung mit oralen Gestagen-Monopräparaten „Minipille",
3. niedrig dosierten KOK (20 µg EE oder COC mit Estradiol (Zoely®) bzw. Estradiolvalerat (Qlaira®),
4. Tuberkulostatika (v. a. Rifampicin).

Vor einer Therapie mit Enzyminduktoren wie Antikonvulsiva oder Tuberkulostatika empfiehlt sich die Einlage einer Spirale.

TIPP

Beratungstool zur Auswahl der geeigneten Kontrazeptionsmethode bei Patientinnen mit Vorerkrankungen oder Medikation („WHO's Medical Eligibility Criteria Wheel for Contraceptive Use" oder die gleichnamige App):

https://www.who.int/news/item/29-08-2019-new-app-for-who-s-medical-eligibility-criteria-for-contraceptive-use

Verhütungsverhalten in Deutschland (BZgA 2019)

- Jugendliche (14–17 J.):
  - Sexuelle Aktivität bei 14-Jährigen: w: 4 %, m: 6 %; 17-Jährige: w 69 %, m: 64 %.
  - Das Kondom ist beim „ersten Mal" das bevorzugte Verhütungsmittel (77 % allein oder in Verbindung mit „Pille"), während die Nutzung der „Pille" allein rückläufig ist (30 %). Vermutet wird, dass Nebenwirkungen der hormonellen Kontrazeption von den Jugendlichen kritischer gesehen werden.

  - **46 % der Jugendlichen (14–19 Jahre) vergessen die Einnahme der „Pille“ mind. 1–2 x/Mon. bzw. öfter.**
- Erwachsene (18–45 J.): 47 % „Pille“, 46 % nur Kondom, 24 % keine Verhütung, 10 % Spirale, 2 % Vaginalring.

Außer dem Kondom für den Mann sind weitere, nicht hormonelle Methoden in Deutschland wenig verbreitet.

MERKE

Kontrazeption bei Minderjährigen

Rechtliche Aspekte der Kontrazeption bei Minderjährigen

In vielen Fällen wollen gerade junge Patientinnen eine Einschaltung der Eltern vermeiden und bitten den Arzt um eine „heimliche“ Verschreibung des gewünschten Kontrazeptivums. Eine wirksame Einwilligung kann nur geben, wer die **erforderliche Einsichts- und Urteilsfähigkeit** besitzt (Wienke und Hübner 2019). Wegen der extremen Variabilität der individuellen Entwicklung ist die Festlegung der **Einwilligungsfähigkeit** nur nach dem Alter juristisch nicht ausreichend und realitätsfremd. In den meisten Fällen dürfte bei Minderjährigen über 16 Jahren die Einwilligungsfähigkeit gegeben sein (Weissenrieder 2017).

Der Arzt hat insbesondere sicherzustellen, dass die Minderjährige sexuell aufgeklärt und über die verschiedenen Verhütungsmethoden informiert ist.

Kosten

- Bis zum abgeschlossenen 22. Lj. (< 22 J.) werden die Kosten für alle verschreibungspflichtigen Kontrazeptiva **von der GKV übernommen.** Das gilt auch für Notfallkontrazeption, „Dreimonatsspritze“, Vaginalring und Spirale.
- Patientinnen **< 18 J.** sind auch **von der Zuzahlung befreit.**

Notfallkontrazeption

Die Indikationen für eine Notfallkontrazeption sind ➤ Box 82.5 zu entnehmen. Beim Beratungsanlass Notfallkontrazeption sollte ein zweiter Termin für eine Kontrazeptionsberatung vereinbart werden.

Box 82.5

Indikationen zur Notfallkonzeption

- **Vorbestehende Schwangerschaft?** → Kontraindikation!
- **Hinweise auf sexuellen Missbrauch?** → Ulipristal und sofortige Vorstellung Gewaltopferambulanz (➤ Kap. 82.2.7)
- **Ungeschützter Verkehr ≥ 72–120 h zurückliegend?** → Ulipristal (ggf. ÜW zur sofortigen Einlage Cu-Spirale)
- **Ungeschützter Verkehr ≥ 120 h zurückliegend?** → nur noch ÜW zur sofortigen Einlage Cu-Spirale
- **2 oder mehr „Pillen“ vergessen?** → Notfallkontrazeption; danach weiter Pilleneinnahme plus Kondomverhütung bis zur nächsten regulären Blutung (nicht Zwischenblutung)
- **Ungeschützter Verkehr Zyklusmitte plus 1–7 d?** → nur noch Cu-Spirale effektiv
- **Adipositas BMI > 25?** → Ulipristal
- **Adipositas BMI > 30?** → Ulipristal oder Überweisung zur sofortigen Einlage Cu-Spirale

Empfehlungen und Risiken einer Notfallkontrazeption sind in ➤ Tab. 82.7 zusammengefasst.

MERKE

Nach einer Ulipristal-Notfallkontrazeption darf eine Quick-Start-Kontrazeption (z. B. mit KOK oder Gestagen-Monopräparat) erst 5 Tage später begonnen werden.

Häufige Nebenwirkungen

- **Ulipristal:** Kopfschmerzen, Schwindelgefühl, affektive Störungen, Übelkeit, Bauchschmerzen, Unwohlsein in der Bauchgegend, Erbrechen, Myalgie, Rückenschmerzen, Dysmenorrhö, Unterleibsschmerzen, Spannungen in der Brust, Müdigkeit
- **Levonorgestrel:** Übelkeit, Schmerzen im Unterbauch, Gebärmutterschmerzen, Spannungsgefühl in der Brust, verspätete Menstruation, stärkere Menstruation, Blutungen, Durchfall, Erbrechen, Dysmenorrhö

82.3.3 Schwangerschaftsabbruch (SSA)

LEITLINIEN

S2k-Leitlinie „Schwangerschaftsabbruch im 1. Trimenon“. AWMF-Registernummer 015-094:

https://register.awmf.org/de/leitlinien/detail/015-094

Im Jahr 2021 wurden in Deutschland 94.600 SSA durchgeführt, davon 3 % bei unter 18-Jährigen. 96 % erfolgten nach der Beratungsregelung (s. u.). Die Tendenz ist trotz freien Zugangs zur „Pille danach“ nur leicht rückläufig. Ein medikamentöser SSA ist nur bis 8 Wo. und 6 d (8 + 6. SSW) nach Menstruationsbeginn (p. m.) möglich und erfolgte in 32 % der SSA. Bei jedem Schwangerschaftsabbruch sind Grundrechte sowohl des ungeborenen Lebens als auch der Schwangeren betroffen. In Deutschland ist ein SSA bisher noch rechtswidrig (§ 218 StGB), bleibt aber unter den Bedingungen des § 218a StGB straffrei.

Schwangerschaftsabbruch nach der Beratungsregelung

- Ärztliche Bescheinigung über Feststellung des Schwangerschaftsalters.
- Pflicht zur Beratung der Schwangeren durch eine staatlich anerkannte Schwangerschaftskonfliktberatungsstelle (Beratungsbescheinigung nach § 219 Abs. 2 Satz 2) mindestens 3 Tage vor dem Eingriff.
- Die Schwangerschaft ist nicht älter als 12 Wochen nach Empfängnis (= 14. SSW nach letzter Periode).
- Ab 3. Tag nach Beratung (Datum Beratungsbescheinigung) darf ein Arzt, der nicht an der Beratung teilgenommen hat, den Schwangerschaftsabbruch durchführen.

Ein Anspruch auf Kostenübernahme besteht nur dann, wenn die Frau sozial bedürftig ist. Eine Schwangerschaft kann prinzipiell medikamentös oder operativ abgebrochen werden. Welche Methode im

Tab. 82.7 Notfallkontrazeption: Empfehlungen und Risiken (Rabe et al. 2017)

	Ulipristal 30 mg (Schwangerschaftsrate)	**LNG 1,5 mg (= 50 „Minipillen" à 30 µg LNG) (Schwangerschaftsrate)**	**Cu-Spirale (Schwangerschaftsrate)**
Präparat	Ulipristal 30 mg (Genericum)	PiDaNa 1,5 mg Tbl., Levonoraristo®, unofem®Hexal® u. a.	
Wenn ungeschützter Verkehr vor:			
• **< 24 h**	Ja* (0,9 %)	Ja (2,3 %)	Ja (1,0 %)
• **24–72 h**	Ja (1,4 %)	Möglich* (2,2 %)	Ja (1,0 %)
• **72–120 h**	Ja (2,4 %)	**Nicht zugelassen**	Ja (1,0 %)
Bei Adipositas	Ja (ab BMI > 30: weniger zuverlässig)	Ja (ab BMI > 25: weniger zuverlässig)	Ja
Stillzeit	Möglich (1 Wo. Milch verwerfen)	Ja (Stillpause 8 h)	Ja
Bei Asthma	Eher nicht*	Ja	Ja
Bei KHK, Z. n. Apoplex, pAVK	Möglich	Möglich	Ja
Bei Migräne	Möglich	Möglich	Ja
Bei schweren Lebererkrankungen, Gelbsucht	Möglich (jedoch 2020 Rote-Hand-Brief zu Ulipristal bei Myomtherapie: Leberversagen)	Möglich	Ja
Bei Therapie mit Enzyminduktoren (CYP3A4): Johanniskraut Antiepileptika, HIV-Therapie, Tuberkulostatika	Ja (unter Tuberkulostatika und HIV-Therapie weniger zuverlässig)	Ja (unter Tuberkulostatika und HIV-Therapie weniger zuverlässig)	Ja
Bei Risiko für STD	Ja	Ja	Eher nicht

* „Ja" = starke Empfehlung; „möglich" = Nutzen überwiegt Risiken; „eher nicht" = nur bei Fehlen anderer Möglichkeiten

Einzelfall am besten geeignet ist (operativ, medikamentös, telemedizinisch, *Home Use* sowie verschiedene Narkosemöglichkeiten), sollte in einem ergebnisoffenen Gespräch gemeinsam mit der schwangeren Frau entschieden werden.

MERKE
Ein SSA sollte immer so früh wie möglich erfolgen, da die Komplikationsrate mit dem Schwangerschaftsalter ansteigt.

Die Durchführung eines SSA ist rechtlich nicht an die Fachrichtung Gynäkologie und Geburtshilfe gebunden. Einen medikamentösen Schwangerschaftsabbruch dürfen z. B. auch Ärzte für Allgemeinmedizin bei ausreichender Kenntnis und Erfahrung durchführen.

LEITLINIEN
DEGAM-Praxisleitlinie „Wie funktioniert ein med. Schwangerschaftsabbruch in der hausärztlichen Praxis?":

https://www.degam.de/files/Inhalte/Leitlinien-Inhalte/Dokumente/Beteiligungen%20Leitlinien/015-094_S2k%20Sicherer%20Schwangerschaftsabbruch%20im%20ersten%20Trimenon/oeffentlich/Anwenderversion%202023/DEGAM%20LL%20SCHWANGERSCHAFTSABBRUCH%20Praxisempfehlung%20RZ%20250523.pdf

Die Blutgruppe der Patientin muss in jedem Fall bekannt sein. Rhesus-negative Frauen, die mit > 9/0 SSW einen Schwangerschaftsabbruch haben, sollten eine Anti-D-Prophylaxe innerhalb von 72 h erhalten.

Schwangerschaftsabbruch mit Indikationsfeststellung
Ein Schwangerschaftsabbruch ist nicht strafbar, wenn für die Schwangere Lebensgefahr oder die Gefahr einer schwerwiegenden Beeinträchtigung ihres körperlichen oder seelischen Gesundheitszustands besteht. Dies kann auch vorliegen, wenn

- mit einer erheblichen gesundheitlichen Schädigung des Kindes zu rechnen ist (medizinische Indikation) (§ 218a Abs. 2 StGB),
- die Schwangerschaft auf einem Sexualdelikt, also z. B. einer Vergewaltigung, beruht (kriminologische Indikation) (§§ 176–178 StGB).

Es besteht keine Beratungspflicht, die Kosten werden von der Krankenkasse getragen.

82.4 Perimenopause, Menopause und Postmenopause

MERKE
- **Perimenopause:** Frauen > 45 Jahre mit Blutungsunregelmäßigkeiten und ggf. vasomotorischen Beschwerden (Hitzewallungen), Periode noch nicht 1 Jahr lang ausgeblieben.

- **Postmenopause:** Frauen > 40 Jahre, seit mindestens 1 Jahr keine Blutung und ohne Therapien, die eine Amenorrhö verursachen könnten (z. B. hormonelle Verhütungsmittel, Endometriumresektion etc.).
- **Peri-/Postmenopause:** hysterektomierte Frauen > 40 Jahre mit vasomotorischen Beschwerden.
- **Menopause:** die retrospektive Beschreibung des Zeitpunkts der letzten natürlichen Periode, nachdem die Periode mindestens 1 Jahr ausgeblieben ist. Sie bedeutet das dauerhafte Ende der Menstruation durch Beendigung der ovariellen Follikelaktivität und das Ende der weiblichen Fruchtbarkeit. Es existiert kein eindeutiger Biomarker für den Menopausezeitpunkt.

Niedrige Östrogenspiegel in der Peri- und Postmenopause sind physiologisch und nicht Ausdruck eines Mangelzustands, daher ist eine Hormonanwendung bei Symptomen keine *hormon replacement therapy* (HRT), sondern eine Hormontherapie (HT):

- Bei Symptomen nach dem 45. Lj.: keine Hormonbestimmung erforderlich
- Bei Symptomen vor dem 40 Lj.: endokrinologische Abklärung

Leitsymptome

- **Sicher hormonabhängig** sind Hitzewallungen und Schweißausbrüche (vasomotorische Beschwerden). Prävalenz Hitzewallungen: prämenopausal 14–51 %, perimenopausal 50 %, postmenopausal 30–80 %.
- **Möglicherweise hormonabhängig** sind Schlafstörungen, Niedergeschlagenheit, Stimmungsschwankungen, Ängste, sexuelle Probleme, Gelenkschmerzen.

Verhütung in der Perimenopause Möglichst Barrieremethoden nutzen, da erhöhtes Thromboserisiko besonders für kombinierte hormonelle Kontrazeptiva.

Therapie der Symptome in der Peri-/Postmenopause Die Peri-/Postmenopause ist keine Krankheit, die behandelt werden muss.

Bei Frauen mit vasomotorischen Beschwerden kann nach Aufklärung über Nutzen und Risiken eine **HT bis zu 5 Jahre** angeboten werden. Generell sollte **wegen des besseren Nutzen-Risiko-Verhältnisses** (zerebrovaskuläre Ereignisse, Thrombosen) eine **transdermale oder vaginale Applikation** der HT **empfohlen werden.**

- Frauen mit Uterus: Östrogen- + Gestagen-Therapie (E+P-T) transdermal als: Hormonpflaster (z. B. Estramon conti® 30/95, Fem7® Conti, Fem7® Sequi 50 µg + 50/10 µg/24h)
- Frauen nach Hysterektomie: Östrogen-Monotherapie (ET) mit Estradiol transdermal oder vaginal als
  - Hormonpflaster (z. B. Estramon 25® und viele andere in mehreren Stärken)
  - Hormongel (z. B. Gynokadin® Dosiergel und viele andere)
  - Hormonspray (z. B. Lenzetto®)
  - Vaginalcreme (Linoladiol® + Applikator)
  - Vaginalring (z. B. Estring®)

Risiken der HT (Frauen ohne Vorerkrankung): abhängig von Beginn, Dauer, Zusammensetzung und Applikation, **überwiegend bei oraler Applikationsform:**

- Mamma-Ca (Risikoerhöhung unter **oraler** E+P-T) ab 3. bis 5. Therapiejahr: 9,1–19 Erkrankungen mehr/10.000 Anwenderinnen/Jahr gegenüber Altersrisiko; keine Risikoerhöhung bei vaginaler ET.
- Risiko erhöht für Endometriumkarzinom bei Estrogen-**Mono**therapie [ET] **oral oder parenteral** und Uterus in situ.
- Eine E+P-Kombinationstherapie transdermal oder oral gilt als sicher bzgl. des Risikos für ein Endometriumkarzinom.
- Das Thromboserisiko ist nur für eine **orale** E+P-T erhöht (ca. 2-fach erhöht).
- Transdermale E+P-T: keine Erhöhung des Thromboserisikos, transdermale ET keine Erhöhung des Thromboserisikos!
- Für zerebrovaskuläre Ereignisse gilt: transdermale E+P-T keine Risikoerhöhung; nur **orale** E+P-T mit Risikoerhöhung.

Kontraindikationen für eine HT in der Peri-/Postmenopause (alle Applikationsformen):

- Mamma-Ca in der Eigenanamnese
- Endometrium-Ca in der Eigenanamnese
- Thrombose in der Eigenanamnese
- Ischämischer Schlaganfall in der Eigenanamnese
- Herzinfarkt in der Eigenanamnese (mangels valider Studien noch KI)
- Fortgeschrittene Lebererkrankungen

Präventiver Nutzen einer HT in der Peri-/Postmenopause:

- Osteoporoserisiko reduziert (➤ Kap. 72)
- Entwicklung eines Typ-2-Diabetes leicht vermindert
- Kein Nutzen bzgl. Gesamtmortalität, KHK-Mortalität

Nicht hormonelle Therapie mit Evidenz (hilft nur gegen Hitzewallungen):

- *Cimicifuga*-Präparate (6,5–120 mg Wirkstoff)
- Isoflavon-Präparate aus Rotklee, Soja (mind. 30–60 mg/d Genistein)
- Kognitive Verhaltenstherapie
- Akupunktur
- Johanniskraut 300 mg/d: **beste Option bei Patientinnen mit Mamma-Ca**

LEITLINIEN

S3-Leitlinie „Peri- und Postmenopause – Diagnostik und Interventionen". AWMF-Registernummer 015-062:

https://register.awmf.org/de/leitlinien/detail/015-062

LITERATUR

Ärzteblatt. Meningeom-Risiko: EMA rät zur Zurückhaltung und Vorsicht bei Nomegestrol und Chlormadinon; www.aerzteblatt.de/nachrichten/135827/Meningeom-Risiko-EMA-raet-zur-Zurueckhaltung-und-Vorsicht-bei-Nomegestrol-und-Chlormadinon (letzter Zugriff: 31.3.2024).

Andersch B, Milsom I. An epidemiologic study of young women with dysmenorrhea. Am J Obstet Gynecol 1982; 144(6):655–60.

Apter D. Contraception options: Aspects unique to adolescent and young adult. Best Pract Res Clin Obstet Gynaecol 2018; 48: 115–127.

BfArM – Bundesinstitut für Arzneimittel und Medizinprodukte. Venöse Thromboembolien und kombinierte hormonale Kontrazeptiva. 2024; www.bfarm.de/DE/Arzneimittel/Pharmakovigilanz/Themendossiers/Kombinierte-hormonale-Kontrazeptiva/KOK.html (letzter Zugriff: 31.3.2024).

Bundesamt für Familie und zivilgesellschaftliche Aufgaben. Medienmaterial, auch in leichter Sprache und in Fremdsprachen; www.hilfetelefon.de/gewalt-gegen-frauen.html (letzter Zugriff: 31.3.2024).

BZgA – Bundeszentrale für gesundheitliche Aufklärung. BZgA, Datensatz „Jugendsexualität", Befragung 2019; www.sexualaufklaerung.de/forschungsergebnis/jugendsexualitaet-9-welle-3 (letzter Zugriff: 31.3.2024).

BZgA – Bundeszentrale für gesundheitliche Aufklärung. Neue BZgA-Studiendaten: Verhütungsverhalten Erwachsener 2019; www.bzga.de/aktuelles/2019-09-19-neue-bzga-studiendaten-verhuetungsverhalten-erwachsener (letzter Zugriff: 31.3.2024).

Eberl MM, Phillips RL, Lamberts H et al. Characterizing breast symptoms in family practice. Ann Fam Med 2008; 6(6): 528–533.

FSRH. Guideline Quick Starting Contraception. London; 04/2017; www.fsrh.org/standards-and-guidance/fsrh-guidelines-and-statements (letzter Zugriff: 31.3.2024).

FSRH. UK Medical Eligibility Criteria for Contraceptive Use (UKMEC) www.fsrh.org/standards-and-guidance/uk-medical-eligibility-criteria-for-contraceptive-use-ukmec (letzter Zugriff: 31.3.2024).

Gille G, Layer C, Hinzpeter B. Identität im Fluss. Gynäkologe 2010; 43(1): 87–94.

Greil H. Stadien des biologischen Alters und ihre Einschätzung mit Hilfe von Felduntersuchungen In: Schultz M (Hrsg.). Homo – unsere Herkunft und Zukunft: Potsdam, 25. bis 28. September 2000. 1. A. Göttingen: Cuvillier 2001, S. 238–250.

Guirguis-Blake JM, Henderson JT, Perdue LA, Whitlock EP. Screening for gynecologic conditions with pelvic examination: A systematic review for the U. S. Preventive Services Task Force. Rockville, MD: Agency for Healthcare Research and Quality (US) 2017 Mar. Report No. 15-05220-EF-1; www.ncbi.nlm.nih.gov/books/NBK442154 (letzter Zugriff: 31.3.2024).

Hornberg C, Schröttle M, Bohne S et al. Gesundheitsberichterstattung des Bundes: Heft 42 Gesundheitliche Folgen von Gewalt [unter besonderer Berücksichtigung von häuslicher Gewalt gegen Frauen]. Berlin: Robert Koch-Institut 2008.

Laux G. Versorgungsforschung in der Hausarztpraxis: Ergebnisse aus dem CONTENT-Projekt 2006–2009. München: Springer, Urban & Vogel 2010; www.content-info.org/public/berichtsband/CONTENT_Berichtsband_2.pdf (letzter Zugriff: 31.3.2024).

Lidegaard Ø. Løkkegaard E, Jensen A et al. Thrombotic Stroke and Myocardial Infarction with Hormonal Contraception. N Engl J Med 2012; 366:2257–2266.

Lidegaard Ø, Nielsen LH, Skovlund CW et al. Risk of venous thromboembolism from use of oral contraceptives containing different progestogens and oestrogen doses: Danish cohort study, 2001–9. BMJ 2011; 343: d6423.

Lidegaard Ø, Nielsen LH, Skovlund CW et al. Venous thrombosis in users of non-oral hormonal contraception: Follow-up study, Denmark 2001–10. BMJ 2012; 344: e2990.

Marshall WA, Tanner JM. Variations in pattern of pubertal changes in girls. Arch Dis Child 1969; 44: 291–303.

Martin Lopez JE. Candidiasis (vulvovaginal). BMJ Clin Evid 2015 Mar 16; 2015: 0815.

Pastori D, Cormaci VM, Marucci S et al. A Comprehensive Review of Risk Factors for Venous Thromboembolism: From Epidemiology to Pathophysiology. Int J Mol Sci 2023; 24: 3169.

Projekt Frauen 5.0 – Regionale Versorgung von über 49 Jahren. Institut für Allgemeinmedizin Charité – Universitätsmedizin Berlin. Berlin: Dezember 2018; https://frauen50.charite.de (letzter Zugriff: 31.3.2024).

Rabe T, Merkle E, Albring C. 1 × 1 der Notfallkontrazeption anhand von Fallbeispielen: The Basics of Emergency Contraception by means of typical cases. J Reproduktionsmed Endokrinol 2017; 14: 57–74.

Römer T. Medical eligibility for contraception in women at increased risk. Dtsch Arztebl Int 2019; 116: 764–774.

Schröttle M, Müller U (2004). Lebenssituation, Sicherheit und Gesundheit von Frauen in Deutschland. Eine repräsentative Untersuchung zu Gewalt gegen Frauen in Deutschland. BMFSFJ, 5. A. 2013; www.bmfsfj.de/bmfsfj/studie-lebenssituation-sicherheit-und-gesundheit-von-frauen-in-deutschland-80694 (letzter Zugriff: 31.3.2024).

Schuster A, Trusch B, Reuß F et al. Anlassbezogene Bereitschaft zur fachübergreifenden Versorgung von Frauen 50+ bei Hausärztinnen/Hausärzten und Frauenärztinnen/Frauenärzten im Nordosten Deutschlands: 53. Kongress für Allgemeinmedizin und Familienmedizin. Düsseldorf 9/2019.

Sherrard J, Wilson J, Donders G et al. World Health Organisation guideline on the management of vaginal discharge. Int J STD AIDS 2018; 29: 1258–1272.

Skovlund CW, Mørch LS, Kessing LV et al. Association of Hormonal Contraception With Suicide Attempts and Suicides. Am J Psychiatry 2018; 175(4): 336–42.

Stumpfe M. Verhütungsberatung effektiv und individuell gestalten. Beilage in: Frauenarzt 06/2020.

Sutter N, Gnoth C. Menstruationshygiene – Bedeutung und Potenzial. gynäkologie + geburtshilfe 2021; 26(4): 18–23.

Weissenrieder N. Kinder- und Jugendgynäkologie für die pädiatrische Praxis: Berlin, Heidelberg: Springer; 2017.

Wienke A, Hübner L. Stellungnahme der Deutschen Gesellschaft für Gynäkologie und Geburtshilfe zu Rechtsfragen bei der Behandlung Minderjähriger. Berlin 2019; www.dggg.de/stellungnahmen/stellungnahme-zu-rechtsfragen-bei-der-behandlung-minderjaehriger (letzter Zugriff: 31.3.2024).

KAPITEL

83

Johannes Spanke

Schwangere in der Hausarztpraxis

83.1 Definition und Epidemiologie

In Deutschland befinden sich ca. 18 Mio. Frauen im gebärfähigen Alter (15–49 Jahre), und pro Jahr ist mit etwas mehr als 1 Mio. Schwangerschaften zu rechnen. Wenn eine Patientin zwischen Menarche und Menopause die Praxis aufsucht, sollte die Möglichkeit einer bestehenden geplanten oder ungeplanten Schwangerschaft immer mitbedacht und aktiv erfragt werden (➤ Abb. 83.1). Die Betreuung von Schwangeren liegt in der Hand von Hebammen und Gynäkologen. Dennoch sind Schwangere in der Hausarztpraxis keine Seltenheit, da ihre nicht im direkten Zusammenhang mit der Schwangerschaft stehenden Gesundheitsbeschwerden weiter hausärztlich versorgt werden.

Schwangerschaft ist keine Krankheit, erfordert aber eine erweiterte Perspektive, die andere Erkrankungen und die Gesundheit des Ungeborenen berücksichtigt. Dies gilt insbesondere bei Bildgebung und Medikamentenverordnung oder bei der Interpretation von Laborwerten (➤ Tab. 83.1).

83.2 Vor der Schwangerschaft: effektivste Risikominderung

Hausärztinnen und Hausärzte sollen bei ihren Patientinnen im gebärfähigen Alter sowohl nach der Kontrazeptionsmethode als auch nach der Bereitschaft für eine Schwangerschaft fragen. Folgendes sollte, wenn eine Schwangerschaft geplant ist, schon vorher in der Hausarztpraxis angesprochen werden:

- Impfstatus, insbesondere Röteln, Varizellen (MMRV) und Pertussis (➤ Kap. 8), ggf. Nachholen fehlender Impfungen
- Rauchstopp (➤ Kap. 81)
- Kein Alkohol, keine Drogen, auch schon vor der Konzeption
- Folsäureeinnahme 400 µg/d schon vor der Konzeption (wenn Beginn nach Konzeption: Folsäure 800 µg/d)
- Bei Eisenmangel Substitution (➤ Kap. 48)
- Übergewicht reduzieren (➤ Kap. 73)
- Optimale RR-Einstellung auf Medikamente, die auch in der Schwangerschaft empfohlen sind
- Ernährungsberatung (➤ Kap. 112)
- Vermeiden von Rohmilchprodukten und rohem Fleisch (Listeriose, Toxoplasmose)
- Optimierung der Behandlung etwaiger Grunderkrankungen, evtl. Absetzen teratogener Arzneimittel (z. B. Vitamin-K-Antagonisten [VKA])

Bei Frauen mit Diabetes sollen Stoffwechsellage und Blutdruck vor Eintritt der Schwangerschaft optimiert werden. Metformin sollte i. d. R. abgesetzt und der Diabetes, falls notwendig, möglichst mit Humaninsulin und NPH-Insulin eingestellt werden.

Manche Medikamente (z. B. Methotrexat bei rheumatoider Arthritis) müssen wegen ihres teratogenen Potenzials 2 bis 3 Monate vor einer Schwangerschaft auf besser geeignete Medikamente umgestellt werden. Hier müssen Alternativen oder eine Therapieunterbrechung in Abstimmung mit dem Spezialisten besprochen werden.

83.3 In der Schwangerschaft

Jede Frau hat in der Schwangerschaft das Recht auf Hebammenbetreuung (§ 24d SGB V) und auf Mutterschutz. Sie sollte auch durch einen Frauenarzt betreut werden. Hausarztpraxen sollten, wenn notwendig, die Schwangere über ihre Rechte aufklären.

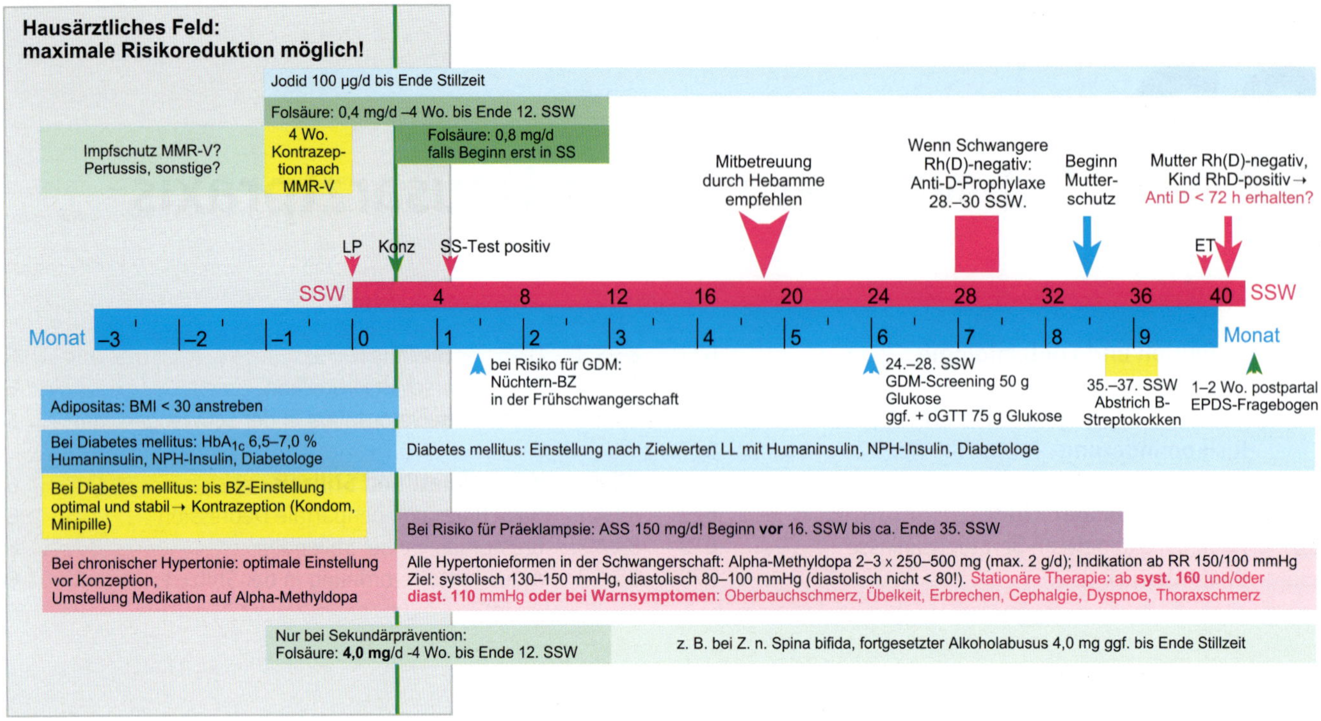

Abb. 83.1 Synopse: Schwangerschaft und Allgemeinmedizin (SSW = Schwangerschaftswoche; NBZ = Nüchternblutzucker; NIPT = NichtInvasiverPränatalTest [aus dem mütterlichen Blut]) [L141]

Die STIKO empfiehlt eine Grippeimpfung bei Schwangeren ab dem 2. Trimenon (14. SSW), eine Pertussisimpfung ab der 28. SSW (mit TdaP-Impfstoff).

83.3.1 Nicht gynäkologische Beratungsanlässe

Auch wenn die meisten Schwangeren gesund sind, treten in der Schwangerschaft regelmäßig Probleme auf, mit denen sie Hausärzte konsultieren (➤ Tab. 83.2).

83.3.2 Bluthochdruck

Der Blutdruck sollte bei Schwangeren bei jeder Konsultation gemessen werden. Erhöhter Blutdruck tritt bei 6–8 % aller Schwangerschaften auf und ist für 20–25 % der perinatalen Mortalität verantwortlich. Bei ca. 2 % der Schwangeren kommt es meist im 3. Trim. oder im Wochenbett zu einer Präeklampsie. In Europa sind über 90 % der maternalen Todesfälle durch Präeklampsie/Eklampsie potenziell vermeidbar. Das Wiederholungsrisiko für eine Präeklampsie ist umso größer, je früher sie in der Schwangerschaft aufgetreten ist. Es werden unterschieden:

- **Chronische Hypertonie:** Hypertonie bereits vor Schwangerschaft oder im 1. Trim. (1.–12. SSW) diagnostiziert
- **Gestationshypertonie:** neu RR ≥ 140/90 mmHg (vor Schwangerschaft normotensiv) ab 2. Trim. (13. SSW) ohne zusätzliche Kriterien, die eine Präeklampsie definieren
- **Gestationsproteinurie:** Proteinurie ≥ 300 mg/d oder Protein/Kreatinin-Quotient ≥ 30 mg/mmol neu im Schwangerschaftsverlauf ohne weitere Kriterien für Präeklampsie
- **Präeklampsie:** jeder RR ≥ 140/90 mmHg in der Schwangerschaft (auch vorbestehend) plus mindestens eine neu auftretende Organmanifestation:
  - Niere: Urin-Stix: Proteinurie → Quantifizierung: Spontanurin Protein/Kreatinin-Quotient ≥ 30 mg/mmol (➤ Kap. 70)
  - Leber: Erhöhung Transaminasen, Oberbauchschmerzen, Übelkeit, Erbrechen
  - Respiratorisches System: Dyspnoe, Thoraxschmerzen
  - Hämatologisches System: Thrombozytenabfall, Hkt-Erhöhung
  - Plazenta: intrauterine Wachstumsretardierung (*Small for Gestational Age* [SGA]/*Intrauterine Growth Restriction* [IUGR])
  - Zentrales Nervensystem: Hyperreflexie
- **HELLP-Syndrom:** in der Schwangerschaft auftretende Laborkonstellation aus Hämolyse, erhöhten Transaminasen und Thrombozytopenie < 100 G/l (**H**emolysis, **E**levated **L**iver enzymes, **L**ow **P**latlet count), häufig assoziiert mit einer Präeklampsie
- **Eklampsie:** in der Schwangerschaft auftretende tonisch-klonische Krampfanfälle (häufig assoziiert mit Präeklampsie), ohne andere neurologische Ursache (z. B. Epilepsie)

Eine Therapieindikation besteht dringend ab RR > 150–160/100–110 mmHg. Das Therapieziel ist RR_{syst} 130–150 mmHg, RR_{diast} 80–100 mmHg, RR_{diast} nicht < 80 mmHg. Geeignete medikamentöse Blutdruckmedikamente sind in ➤ Tab. 83.3 aufgeführt. Alle anderen Blutdrucksenker wie ACE-Hemmer und Diuretika sind entweder embryotoxisch oder beeinträchtigen die uteroplazentare Perfusion.

Tab. 83.1 Veränderungen von Laborwerten in der Schwangerschaft (S.)

Parameter	Schwangerschaftsnorm	Hinweis
Hämoglobin	• Im 2. Trimenon (Trim.): 10,5–12,1 g/dl (6,52–7,51 mmol/l) • 1. + 3. Trim.: 11,0–14,7 g/dl (6,83–9,13 mmol/l)	**Anämie in der S.:** • 1.–12. SSW: < 11,0 g/dl (< 6,83 mmol/l) • 13.–27. SSW: *< 10,5 g/dl (< 6,52 mmol/l)* • 28.–40. SSW: < 11,0 g/dl (< 6,83 mmol/l) • Eisenmangelanämie: Ferritin < 30 ng/ml
Hämatokrit	0,32–0,41	Werte > 0,38; **cave** Präeklampsie!
Leukozyten	10–15 Gpt/l	• In S. höher als sonst • Bei V.a. Infektion: zusätzlich CRP-Bestimmung
Thrombozyten	150–430 Gpt/l	• *< 115 Gpt/l = Thrombozytopenie* • Bei Präeklampsie auch schon kurzfristiger relativer Thrombozytenabfall innerhalb des Normbereichs verdächtig auf HELLP-Syndrom
D-Dimer	Steigt im Verlauf der S. von 441 µg/l auf 1.360 µg/l mit großer Streubreite	in S. nicht geeignet zur Bestätigung eines Thromboseverdachts
BSG	Bis 45 mm/h	–
Kreatinin	0,42–0,81 mg/dl (32–62 µmol/l)	in S. niedriger als sonst; physiologisch vermehrtes Urinvolumen
eGFR	Anstieg um 30–50 %	In S. variabler Anstieg
TSH	• 1. Trim.: 0,09–3,39 mU/l niedriger als sonst • 2. Trim.: 0,39–3,88 mU/l • 3. Trim.: 0,38–4,00 mU/l	hCG stimuliert TSH-Rezeptor (α-Kette hCG identisch mit α-Kette TSH)
Alkalische Phosphatase	• 1. Trim.: 0,58–1,33 µkat/l • 2. Trim.: 0,65–1,92 µkat/l • 3. Trim.: 0,88–4,95 µkat/l	Steigt physiologisch an
ALAT	• 1. Trim.: 0,15–0,50 µkat/l • 2. Trim.: 0,15–0,54 µkat/l • 3. Trim.: 0,15–0,41 µkat/l	• *ALAT, ASAT und GGT in S. niedriger als sonst* • Bei erhöhten Transaminasen: Ausschluss Präeklampsie, HELLP-Syndrom • 1 µkat/l = 1 µmol/l = 60 U/l 1 µmol/l = 0,06 mg/dl
ASAT	• 1. Trim.: 0,15–0,66 µkat/l • 2. Trim.: 0,17–0,56 µkat/l • 3. Trim.: 0,19–0,56 µkat/l	
GGT	• 1. Trim.: 0,12–0,58 µkat/l • 2. Trim.: 0,09–0,40 µkat/l • 3. Trim.: 0,09–0,65 µkat/l	
Bilirubin	• 1. Trim.: 3,5–22,4 µmol/l • 2. Trim.: 3,0–17,8 µmol/l • 3. Trim.: 3,0–19,4 µmol/l	

CAVE

Was man nicht übersehen sollte: abwendbar gefährlicher Verlauf

RR > 140/90 plus neu aufgetretene Oberbauchschmerzen, Übelkeit, Erbrechen, Thoraxschmerzen, Dyspnoe → sofortige stationäre Aufnahme, möglichst in einer Klinik der Maximalversorgung

Tab. 83.2 Nicht gynäkologische Probleme in der Schwangerschaft

Beratungsanlass	Therapiehinweis
Allergie/allergische Rhinitis	Loratadin oder Cetirizin; wenn sedierender Effekt erwünscht Clemastin (Tavegil®)
Bakterielle Infektionen	Je nach Erregerspektrum und ggf. Allergie: • Penicilline: Amoxicillin, Amoxicillin + Clavulansäure, Ampicillin, Penicillin V • Cephalosporine (nicht alle!): Cefaclor, Cefuroxim, Cefalexin • Makrolide: Erythromycin, Clarithromycin, Azithromycin • Falls andere Antibiotika verordnet werden müssen: www.embryotox.de konsultieren.
Depression (S3-Leitlinie NVL „Unipolare Depression" [nvl-005], 2022)	• Psychiatrisch/psychotherapeutische Mitbehandlung plus körperliches Training • Falls medikamentöse Therapie erforderlich: Amitriptylin, Imipramin, Nortriptylin, Citalopram, Sertralin (soweit vertretbar); in den letzten Wo. vor Entbindung Dosisreduktion der Antidepressiva wegen der Möglichkeit neonataler Anpassungsstörungen
Erbrechen und Übelkeit in der Schwangerschaft	➤ Kap. 83.3.4
Husten, Infekte der oberen Luftwege	• NaCl-Inhalationen, Flüssigkeitszufuhr • Mukolyse: Bromhexin, Ambroxol, Acetylcystein • Reizhusten: Dextromethorphan (z. B. Silomat DMP®) kurze Zeit möglich • **Keine ausreichenden Studien zu pflanzlichen Mukolytika (Efeu, Cineol etc.)**
Migräne, Kopfschmerzen (S1-Leitlinie „Therapie der Migräneattacke und Prophylaxe der Migräne"; AWMF-Registernummer 030–057, mit Abschnitt Schwangerschaft und Stillzeit) (S1-Leitlinie „Therapie der Migräne und idiopathischer Kopfschmerzen in der Schwangerschaft und Stillzeit"; AWMF-Registernummer 062-005)	• **Immer zuerst RR messen! Hinweise für Präeklampsie?** • Bekannte nichtmedikamentöse Strategien: – Bis 27. SSW: Ibuprofen, ASS oder Metamizol; ggf. plus MCP – Ab 28. SSW nur Paracetamol (geringe Wirksamkeit) – Bei Versagen: Sumatriptan (oral, nasal, s. c.)
Ödeme	• **Keine Diuretika! Keine Kochsalzrestriktion!** • Leichter Schwimmsport, Wechselduschen, Beine hochlegen, bei Varizen frühzeitig Kompressionsstrümpfe. Cave: frühe Ödeme + Proteinurie: Risiko Präeklampsie ↑, → engmaschige RR-Kontrollen • Bei Karpaltunnelsyndrom: Akupunktur; Handgelenksorthese
Schmerzen	• Mittel der Wahl für die gesamte Schwangerschaft: Paracetamol • Ibuprofen oder ASS nur bis zur 28. SSW, danach vorzeitiger Verschluss des Ductus arteriosus Botalli möglich
Thrombose, Z. n. Lungenembolie	• NMH: Enoxaparin nach Gewicht • VKA und DOAK kontraindiziert

ACC = Acetylcystein, ASS = Acetylsalicylsäure, DOAK = direkte orale Antikoagulanzien, NMH = niedermolekulares Heparin, VKA = Vitamin-K-Antagonisten

Tab. 83.3 Therapie der Hypertonie in der Schwangerschaft

Medikament	Dosierung	Kommentar
Alpha-Methyldopa	250–500 mg 2–4 ×/d, max. 2 g/d	Mittel der 1. Wahl in der Schwangerschaft
Nifedipin retard	20–60 mg oral 1–2 ×/d, max. 120 mg/d	–
Labetalol	Startdosis: 3 × 200 mg, max. 4 × 300 mg	Risiko einer Wachstumsverzögerung beim Feten
Metoprolol	25–100 mg 2 ×/d	

LEITLINIEN

S2k-Leitlinie „Hypertensive Schwangerschaftserkrankungen: Diagnostik und Therapie". AWMF-Registernummer 015-018:

https://register.awmf.org/de/leitlinien/detail/015-018

83.3.3 Diabetes mellitus

Individuelle Informations- und Motivationsgespräche zu gesundem Lebensstil, Bewegung und gesunder Ernährung im Vorfeld einer Schwangerschaft reduzieren diabetesbedingte Schwangerschaftskomplikationen effektiver als ein Beginn der Maßnahmen während der Schwangerschaft.

Ein bereits vorbestehender manifester Diabetes mellitus jeden Typs erhöht mütterliche und kindliche Risiken in der Schwangerschaft und perinatal. Prinzipiell sind alle oralen Antidiabetika und GPP-1-Analoga in der Schwangerschaft kontraindiziert und sollten optimalerweise schon vor der Schwangerschaft abgesetzt werden (➤ Kap. 83.2). Metformin ist im Rahmen einer Kinderwunschbehandlung bei adipösen Schwangeren jedoch zunehmend akzeptiert. Reicht eine Ernährungstherapie nicht aus, soll auf Humaninsulin umgestellt werden, sofern dies nicht ohnehin schon der Fall ist. Man unterscheidet:

- Schwangerschaft bei manifestem Typ-1-Diabetes (80–90 %)
- Schwangerschaft bei manifestem Typ-2-Diabetes (10–20 %)
- Gestationsdiabetes (GDM) = Glukosetoleranzstörung, die erstmals in der Schwangerschaft mit einem 75-g-oralen Glukosetoleranztest (OGTT) diagnostiziert wird (Prävalenz eines GDM 2020: 16,3 % aller Schwangerschaften)

In Deutschland wird in der 25. bis 28. SSW als GDM-Screening ein 50 g Vortest (Glucose Challenge Test GCT) empfohlen, bevor ein oraler Glukosetoleranztest mit 75 mg Glucose (oGTT) durchgeführt wird. Der Nutzen des Vortests ist nicht belegt. Das in Deutschland empfohlene Vorgehen ist unnötig kompliziert und international unüblich. Ein Screening mittels Nüchternblutzucker (NBZ) könnte in Abhängigkeit von den Grenzwerten 33–50 % der 75-g-oGTTs vermeiden. Der NBZ zeigt eine direkte Korrelation zum Outcome unabhängig von den anderen BZ-Werten des oGTT (Hyperglycemia and Adverse Pregnancy Outcome [HAPO] Study Cooperative Research Group 2008). Daher soll hier ein Vorgehen angeregt werden (➤ Tab. 83.4), das auch in der S3-Leitlinie „Gestationsdiabetes mellitus" unterstützt wird (s. u. Leitlinien-Kasten).

Ein GDM ist kein manifester Diabetes mellitus! Auch bei GDM sind Risiken für Mutter (metabolisches Syndrom, kardiovaskuläre Ereignisse) und Kind (peripartale Komplikationen, Insulinresistenz als junger Mensch) erhöht, aber deutlich weniger als bei einem manifesten Diabetes in der Schwangerschaft.

Risiken für GDM: familiäre Diabeteserkrankungen, vorangegangener GDM (16-fach!) mütterliche Adipositas vor der Schwangerschaft (BMI > 28), mütterliches Alter (25 J.: 8,5 %, bis 35 J.: 14,3 %, bei 40 J.: 17,4 %), Ethnizität (mittlerer Osten, Süd- und Ostasien, Afrika), Vitamin-D-Mangel, Z. n. Geburt eines Kindes > 4.000 g.

Bei GDM erfolgt eine Ernährungsberatung, und es werden Diät und BZ-Selbstkontrollen verordnet:

- Messhäufigkeit am Beginn: für 1 bis 2 Wo. 4-Punkte-Profil – morgens nüchtern und 1 oder 2 h nach Beginn der Hauptmahlzeiten.
- Sind alle Werte innerhalb der ersten 2 Wo. im Zielbereich (➤ Tab. 83.5), auf BZ-Bestimmung 1 x tgl. reduzieren.
- Nur wenn Zielwerte in 2 Wo. nicht erreichbar: Insulintherapie.

Tab. 83.4 Diabetes-Screening mittels Nüchtern-BZ (NBZ) und ggf. oGTT

	NBZ-Screening	BZ [mg/dl]	BZ [mmol/l]
Bereits im 1. Trim. bei Risiken für GDM	NBZ Norm	< 80	< 4,5
Alle Schwangeren 25.–28. SSW	NBZ Norm	< 80	< 4,5
	Indikation oGTT	**81–90**	**4,5–5,0**
oGTT	Falls NBZ pathologisch oGTT mit 75 g Glukose in 300 ml Wasser		
	Norm	BZ mg/dl	BZ mmol/l
	NBZ	< 92	< 5,1
	1 h	< 180	< 10,0
	2 h	< 153	< 8,6
	Diagnose GDM gesichert, wenn NBZ > 92 mg/dl bzw. > 5,1 mmol/l oder ein Wert im oGTT > Normwert		
	Wenn NBZ ≥ 126 mg/dl (≥ 7,0 mmol/l) oder ein Wert > 200 mg/dl (11,1 mmol/l): kein oGTT bzw. Abbruch oGTT; am Folgetag NBZ wiederholen, → wenn 2 × NBZ > 7,0: manifester Diabetes mellitus bewiesen oder wenn zusätzlich HbA_{1c} > 6,5 % (> 48 mmol/mol Hb)		

Tab. 83.5 Therapieziele bei Gestationsdiabetes und manifestem Diabetes (Deutsche Diabetes Gesellschaft 2018)

Zeitpunkt	BZ [mg/dl]	BZ [mmol/l]
Nüchtern	65–95	3,6–5,3
1 h postprandial	< 140	< 7,8
2 h postprandial	< 120	< 6,7
Vor dem Schlafen	90–120	5,0–6,7
Nachts (2–3 Uhr)	> 60	> 3,3

Bei der Therapie mit Insulin sollten Unterzuckerungen unbedingt vermieden werden. Der HbA_{1c} soll alle 4 bis 6 Wo. bestimmt werden. Als optimal gilt ein Wert von < 7 mg%.

LEITLINIEN

S3-Leitlinie „Gestationsdiabetes mellitus (GDM), Diagnostik, Therapie und Nachsorge". AWMF-Registernummer 057-008:

https://register.awmf.org/de/leitlinien/detail/057-008

83.3.4 Schwangerschaftserbrechen

Übelkeit und mäßiges Erbrechen treten physiologisch im 1. Trim. bei 50–90 % aller Schwangeren auf. Als **Hyperemesis** bezeichnet man persistierendes Erbrechen > 5 ×/d mit Gewichtsabnahme von > 5 %, Ketonurie und in schweren Fällen Elektrolytstörung, Dehydratation (0,3–2 % aller Schwangeren). In diesen Fällen ist eine stationäre Einweisung notwendig. Allgemeine Maßnahmen sind den medikamentösen Maßnahmen (➤ Tab. 83.6) vorzuziehen.

Allgemeine Maßnahmen:

- Kleine Mahlzeiten (6–8/d), langsam essen, Hunger nicht aufkommen lassen; viele Kohlenhydrate und Protein, wenig Fette und Säuren.
- Getränke zwischen den Mahlzeiten in kleinen Schlucken einnehmen, kalte klare Getränke bevorzugen.
- Ingwer hat einen nachgewiesenen Effekt gegen Übelkeit und Erbrechen, z. B. als Tee.
- Trigger (Gerüche, Lärm, Hitze etc.) meiden.
- Gespräche: psychologische und psychosomatische Komponente erheblich.

83.3.5 Arzneimittelverordnung in der Schwangerschaft

Die Teratogenität von Arzneimitteln kann nicht sicher ausgeschlossen werden. Daher wird aus juristischen Gründen in den meisten Fachinformationen und Beipackzetteln der Arzneimittelhersteller von einer Anwendung in der Schwangerschaft oder Stillzeit abgeraten, obwohl mittlerweile viele Beobachtungsdaten zur Medikamentenanwendung in der Schwangerschaft vorliegen. Hier wird die Einschätzung des Pharmakovigilanz- und Beratungszentrums für Embryonaltoxikologie an der Charité Berlin (www.embryotox.de) übernommen, sofern nicht anders angegeben. Prinzipiell sollten zum Schutz der Gesundheit von Mutter und Kind so wenig Arzneimittel und Drogen wie möglich eingenommen werden.

Tab. 83.6 Überblick über medikamentöse Optionen bei Schwangerschaftserbrechen

Medikament	Dosis
Vitamin B_6 (Pyridoxin)	20 mg 3 ×/d oral, **wirkt nur gegen Übelkeit,** nicht gegen Erbrechen
Ingwer (z. B. Zintona®)	4 × 250–500 mg/d oral
Doxylamin + Pyridoxin (Cariban® 10 mg/10 mg) oder Doxylamin (Hoggar® Night 25 mg Tbl.), in Deutschland Off-Label-Use	• 1-0-1 (max. 4 × 1) wirkt gegen Erbrechen und Übelkeit *oder* • Doxylamin morgens 12,5 mg + Pyridoxin 10 mg, abends 25 mg ohne Pyridoxin • **KI:** akutes Asthma, Doxylamin-Allergie, MAO-Hemmer, Engwinkelglaukom, Epilepsie, Phäochromozytom; macht sonnenlichtempfindlich
Meclozin (z. B. Postadoxin® N, Agyrax®, Peremesin®, Emesafene®), *über internationale Apotheke erhältlich*	• 2–4 × 25 mg oral (max. 200 mg/d) • Mittel der Wahl in der Schwangerschaft • **KI:** Engwinkelglaukom, Myasthenie
Dimenhydrinat (z. B. Vomex® A Dragees N)	• 3 × 50 mg oral oder 1 × 150 mg Supp. oder 2 × 62 mg i. v. • **KI:** akutes Asthma, Engwinkelglaukom, Phäochromozytom, Epilepsie
Diphenhydramin (z. B. Emesan® E)	• 3 × 50 mg oral oder rektal • **KI:** akutes Asthma, Allergie gegen Soja und Erdnüsse, Diphenhydramin-Allergie, Engwinkelglaukom, Phäochromozytom, Epilepsie
Metoclopramid (z. B. MCP®, Paspertin®)	• 3 × 10 mg oral (Tbl. oder Lösung zum Einnehmen) • Anwendung so kurzzeitig wie möglich! • **KI:** Stenosen im Verdauungstrakt, Phäochromozytom, Epilepsie, Morbus Parkinson, Spätdyskinesien, Prolaktinom
Ondansetron (z. B. Zofrab®)	Möglichst erst ab 2. Trim.: • 2 × 4–8 mg oral Schmelztablette • 3–4 × 2–4 mg i. v.
Promethazin (Atosil®)	• 12,5–25 mg bis 6 ×/d oral oder i. v. • **KI:** Engwinkelglaukom, Kombination mit Sulpirid, Knochenmarkerkrankung

83.4 Wochenbett und Stillzeit

Das Wochenbett (Puerperium) bezeichnet einen Zeitraum von 6 bis 8 Wochen nach der Geburt, in dem die Laktation einsetzt, der Uterus sich von ca. 1.000 g auf ca. 50–80 g zurückbildet und eine massive Umstellung der Hormone stattfindet.

Die Betreuung und Beratung von Mutter und Neugeborenem ist Aufgabe der Hebamme. Die erfolgreiche Rückbildung der schwangerschafts- und geburtsbedingten Veränderungen des Beckenbodens ist prognostisch wesentlich für die spätere Kontinenzfunktion und das optimale Erleben sexueller Aktivität. Eine Stressinkontinenz nach vaginaler Entbindung sollte sich nach 3 Monaten zurückgebildet haben, sonst besteht das Risiko, auch noch 5 Jahre später Symptome zu haben (➤ Kap. 58). Ein (intensiviertes) Beckenbodentraining führt bei Persistenz der Stressinkontinenz > 3 Monate nach vaginaler Entbindung noch bei 53 % der Patientinnen zur Wiedererlangung der Kontinenz mit Langzeiteffekt (Dumoulin et al. 2013).

MERKE

Sozial- und Arbeitsrecht in Schwangerschaft und Wochenbett

Mutterschutz und Arbeitsplatz
Leitfaden zum Mutterschutz des Bundesministeriums für Familie, Senioren, Frauen und Jugend (BMFSFJ):

https://www.bmfsfj.de/resource/blob/94398/6f108f7de91c00afaa44a247f28f3c53/mutterschutzgesetz-leitfaden-deutsch-data.pdf

Hebammenbetreuung nach § 24d SGB V
Die Schwangere hat während der gesamten Schwangerschaft sowie bei der Entbindung Anspruch auf ärztliche Betreuung *und* Hebammenhilfe. Im Wochenbett besteht der Anspruch auf Hebammenhilfe regulär bis zu 12 Wochen.

Haushaltshilfe nach § 24h SGB V
Anspruch auf Haushaltshilfe, nur wenn einer (gesetzlich) Versicherten die Weiterführung des Haushalts wegen Schwangerschaft oder Entbindung nicht mehr möglich ist. Darüber hinaus darf auch eine andere im Haushalt lebende Person den Haushalt nicht mehr weiterführen können.

83.4.1 Baby Blues und peripartale Depression

50–80 % aller Frauen berichten über Stimmungsschwankungen in den ersten Tagen nach der Entbindung. Das ist „normal" und bedarf der einfühlsamen Verbalisierung. Wenn sich jedoch eine Frau im Wochenbett als „schlechte Mutter" erlebt, kann sie in einen Teufelskreis aus Insuffizienzgefühlen und Versagensängsten mit negativer Deutung des resultierenden kindlichen Verhaltens geraten, was zu einer peripartalen Depression (PPD) führen kann. Hauptrisikofaktor für eine PPD ist die Entwicklung einer Depression während der Schwangerschaft; außerdem depressive Vorerkrankung, mangelndes Selbstwertgefühl, mangelnde partnerschaftliche wie soziale Unterstützung, belastende Lebensereignisse, GDM. Wenn die negativen Gefühle überhandnehmen, ist ein abwendbar gefährlicher Verlauf eingetreten, der erkannt werden sollte (➤ Kap. 78). Es wird ein Screening auf Depression in Schwangerschaft und Wochenbett mit dem Zwei-Fragen-Test (Whooley 1997) empfohlen:

1. „Haben Sie sich im letzten Monat häufig niedergeschlagen, traurig bedrückt oder hoffnungslos gefühlt?"
2. „Hatten Sie im letzten Monat deutlich weniger Lust und Freude an Dingen, die Sie sonst gerne tun?"

Wenn beide Fragen bejaht werden, ist eine weitere Abklärung erforderlich. Als Screeningtest eignet sich auch die deutsche Version des *Edinburgh Postnatal Depression Score* (EPDS, Bergant 2008).

Eine unbehandelte PPD hat auch weitreichende Folgen für das Kind: Schlaf- und Stillprobleme, Vermeidungsverhalten mit Abwendung von Blick und Körper, verringerte Affektregulation sowie Fütter- und Gedeihstörungen. Bei Kindern von Müttern mit PPD können bis in die Pubertät geminderte kognitive, emotionale, verbale und soziale Fähigkeiten beobachtet werden (Hübner-Liebermann et al. 2012).

83.4.2 Brustprobleme bei Stillenden

Das Stillen hat wesentliche Vorteile für Mutter und Kind und sollte, wenn immer möglich, unterstützt werden. Es verbessert die Mutter-Kind-Bindung und hat viele physiologische Vorteile. Bei Brustproblemen sollte die Hebamme eingebunden werden. Eine Übersicht über häufige Brustprobleme und ihr Management gibt ➤ Tab. 83.7.

Bei Mastitis werden als Antibiotika Amoxicillin + Clavulansäure, Cephalosporine der 1. + 2. Generation oder bei Allergie Clindamycin empfohlen. Auch dann ist Stillen möglich.

83.4.3 Arzneimittelverordnung in der Stillzeit

Im Wesentlichen gelten die gleichen Empfehlungen wie in der Schwangerschaft (➤ Tab. 83.8). Falls eine vorübergehende Therapie mit Medikamenten erforderlich wird, die in der Stillzeit nicht geeignet sind, kann die Milch für die Dauer der Einnahme abgepumpt und verworfen werden. Das Baby erhält dann vorübergehend Säuglingsnahrung über die Flasche. Nach Therapieende kann wieder gestillt werden. Alkohol sollte vermieden werden, bei Alkoholabhängigkeit sollte abgestillt werden.

LITERATUR

Abbassi-Ghanavati M, Greer LG, Cunningham FG. Pregnancy and laboratory studies: A reference table for clinicians. Obstet Gynecol 2009; 114: 1326–1331.

Bergant AM, Nguyen T, Heim K et al. Deutschsprachige Fassung und Validierung der „Edinburgh postnatal depression scale". Dtsch Med Wochenschr 2008; 123(3): 35–40.

Del Ciampo LA, Del Ciampo IRL. Breastfeeding and the benefits of lactation for women's health. Rev Bras Ginecol Obstet 2018; 40: 354–359.

Deutsche Diabetes Gesellschaft. S3-Leitlinie Gestationsdiabetes mellitus (GDM), Diagnostik, Therapie und Nachsorge. 2. A. WMF-Registernummer: 057–008.

Dumoulin C et al. Randomized controlled trial of physiotherapy for postpartum stress incontinence: 7-year follow-up. Neurourol Urodyn 2013; 32(5): 449–54.

Goecke TW, Grabisch A. Medikamente für stillende Mütter? DHZ 10/2022; www.dhz-online.de/news/detail/artikel/medikamente-fuer-stillende-muetter (letzter Zugriff: 1.4.2024).

HAPO Study Cooperative Research Group. Hyperglycemia and Adverse Pregnancy Outcome. N Engl J Med 2008; 358(19): 1991–2002.

Hübner-Liebermann B, Hausner H, Wittmann M. Peripartale Depressionen erkennen und behandeln. Dtsch Arztebl Int 2012; 109: 419–424.

Kassenärztliche Vereinigung Baden-Württemberg. Arzneimittel in Schwangerschaft und Stillzeit. Verordnungsforum 32, 4. Aufl., Stuttgart, 2023.

Tab. 83.7 Brustprobleme bei Stillenden

Problem	Hinweis	Vorgehen
Wunde Brustwarzen Zu Beginn der Laktation leiden 34–96 % der Frauen unter Schmerzen an den Mamillen; Risiko für Mastitis	Häufig: falsche Stilltechnik, anatomische Besonderheiten bei Mutter und/oder Kind	• **Hebammenberatung zur richtigen Stilltechnik** • Muttermilch oder hochgereinigtes Lanolin (z. B. HPA® Lanolin Brustwarzensalbe) • Hygiene: Hände waschen! Brustwarze mit NaCl 0,9 % oder pH-neutraler Seife reinigen, keine Vaseline! • Bei Stillpause wegen Schmerzen: Brust manuell oder mechanisch entleeren
Milchstau Ein Areal oder die gesamte Brust mit Spannungsgefühl, verhärtete Areale palpabel, gelegentlich auch Rötung	Schmerzen begrenzt auf die Brust, kein allgemeines Krankheitsgefühl, Temperatur nicht > 38,4 °C	• **Hebammenberatung** • Stillen, ausstreichen, abpumpen • Wärme an die Brust vor dem Stillen, Kälte an die Brust nach dem Stillen • Schmerzmittel: Ibuprofen, Paracetamol
Mastitis Ca. 18–27 % der Stillenden Haupterreger: • *Staphylococcus aureus* • β-hämolysierende Streptokokken	• Schmerzen und Rötung bis über die Brust hinaus, Schwellung, allgemeines Krankheitsgefühl: Kopfschmerz, Gliederschmerz, evtl. Schüttelfrost, Fieber ≥ 38,4 °C • Eine infektionsbedingte Mastitis ist kein Grund zum Abstillen!	• **Hebamme hinzuziehen** • Regelmäßige Brustentleerung essenziell: stillen, ausstreichen, abpumpen • Schmerzmittel: Ibuprofen, Paracetamol • Wenn konservative Maßnahmen nach 24–48 h keine klinische Besserung bewirken: bakterielle Mastitis mit erhöhtem Abszessrisiko wahrscheinlich → Abstrich, Antibiotikatherapie für 10–14 d
Mammaabszess	–	Entleerung durch Punktion + Antibiotikum, sonst Abszesseröffnung + Drainage + Antibiotikum

Tab. 83.8 Ausgewählte Hinweise zu Arzneimitteln in der Stillzeit (KV Baden-Württemberg 2023)

Arzneimittel	Hinweise
Analgetika	• Ibuprofen bis max. 1.600 mg/d oder Paracetamol • Opioid-Analgetika sollten in der Stillzeit möglichst nur in Einzeldosen bzw. für max. 2–3 d angewendet werden. Ansonsten für die Dauer der Einnahme Milch verwerfen. **Cave:** kindliche Apnoe!
Antiepileptika	Zusammenarbeit (Gynäkologie, Neurologie, Hausarzt) unter Einbeziehung einer Beratungsstelle für Embryonaltoxikologie
Antihypertensiva	• Alpha-Methyldopa • Nifedipin • Enalapril, Captopril möglich! • Metoprolol
Heparine: niedermolekulare Heparine (NMH)	Mittel der Wahl in Schwangerschaft und Stillzeit: NMH (z. B. Enoxaparin, Dalteparin)
Insulin, Antidiabetika (S3-Leitlinie „Gestationsdiabetes mellitus"; AWMF-Registernummer 057-008)	• Stillen wird Frauen mit Diabetes ausdrücklich empfohlen. • In den ersten 24 h nach der Entbindung 20 % weniger Insulinbedarf als vor der Schwangerschaft und bis zu 50 % weniger als präpartal → kein Langzeitinsulin nach der Geburt, bis eine stabile Situation erreicht ist; mit Einsetzen der Laktation weitere Abnahme des Insulinbedarfs! → alle 4–6 h (auch nachts) BZ-Kontrollen; evtl. reicht Ernährungsoptimierung
Vitamin-K-Antagonisten	Stillen möglich, konsequente Vitamin-K-Prophylaxe beim Säugling (U1, U2, U3)
DOAK	Kontraindiziert in Schwangerschaft und Stillzeit

Ringholm L et al. Breastfeeding at night is rarely followed by hypoglycaemia in women with type 1 diabetes using carbohydrate counting and flexible insulin therapy. Diabetologia 2019; 62(3):387–398.
Scholtens DM, Kuang A, Lowe LP. Hyperglycemia and Adverse Pregnancy Outcome Follow-up Study (HAPO FUS). Maternal Glycemia and Childhood Glucose Metabolism. Diabetes Care 2019; 42(3): 381–392.
Whooley MA, Avins AL, Miranda J et al. Case-finding instruments for depression. J Gen Intern Med 1997; 12: 439–445.

RICHTLINIEN UND GESETZE

Bundesministerium für Familie, Senioren, Frauen und Jugend (BMFSFJ). Leitfaden zum Mutterschutz. Stand: 2022; www.bmfsfj.de/resource/blob/94398/6f108f7de91c00afaa44a247f28f3c53/mutterschutzgesetz-leitfaden-deutsch-data.pdf (letzter Zugriff: 1.4.2024).
G-BA – Gemeinsamer Bundesausschuss. Mutterschafts-Richtlinien. Stand 2023; www.g-ba.de/richtlinien/19 (letzter Zugriff: 1.4.2024).

KAPITEL

84

Thomas Kötter

Männergesundheit

84.1 Allgemeines

Der Beratungsanlass „Meine Frau schickt mich“ ist in keinem Klassifikationsschema hinterlegt, dennoch hören Hausärzte diesen Satz von Männern wohl regelmäßig, wenn sie Patienten nach ihrem Anliegen fragen. In diesem Kapitel sollen – ergänzend u. a. zu den Kapiteln Früherkennung des Prostatakarzinoms (➤ Kap. 5.3), Probleme beim Wasserlassen (➤ Kap. 57), Inkontinenz (➤ Kap. 58) und sexuell übertragbare Erkrankungen (➤ Kap. 59) – Besonderheiten in der hausärztlichen Versorgung von Männern behandelt werden.

Während die allermeisten Frauen bereits als Jugendliche erstmals und dann regelmäßig von Frauenärzten versorgt werden, existiert kein primärversorgender „Männerarzt“. Erster Ansprechpartner bei allen Gesundheitsproblemen, Beratungsanlässe aus dem urogenitalen Gebiet eingeschlossen, ist für Männer meist der Hausarzt. Bezeichnenderweise können Fachärzte für Allgemeinmedizin die in der Muster-Weiterbildungsordnung hinterlegten Mindestanforderungen für die Zusatzbezeichnung „Andrologie“ nicht erfüllen. Voraussetzung ist u. a. eine Facharztanerkennung für Dermatologie, Urologie oder Innere Medizin mit Schwerpunkt Endokrinologie (BÄK 2018).

Hausärztliche Männermedizin ist jedoch auch mehr als nur die Erkennung und Behandlung von Fertilitätsstörungen, erektiler Dysfunktion oder Gynäkomastie. Es zählen dazu auch die gendersensible Erkennung und Behandlung von psychischen Erkrankungen, die Prävention inkl. Lebensstilberatung und die Krebsfrüherkennung (➤ Kap. 5), der Umgang mit vermeintlichen Befindlichkeitsstörungen beim Mann sowie die Betreuung von alternden und alten Männern mit den typischen und oft multiplen Gesundheitsproblemen.

84.2 Epidemiologie

Dem Robert Koch-Institut zufolge haben Männer in Deutschland bei der Geburt eine durchschnittliche Lebenserwartung von 77,7 Jahren, die damit um 5 Jahre geringer ausfällt als die von Frauen (RKI 2014). Den Unterschied in der Lebenserwartung führen Experten des RKI auf einige wenige, bei Männern häufigere Todesursachen zurück. Männer sterben mehr als dreimal so häufig an Verletzungen, Vergiftungen und bestimmten anderen Folgen äußerer Ursachen. Hierzu zählen u. a. Verkehrsunfälle, Suizide und tätliche Angriffe. Deutlich häufiger als Frauen sterben Männer weiterhin an Herz-Kreislauf-Erkrankungen und an Erkrankungen des Verdauungssystems (dahinter verbirgt sich vor allem die alkoholische Leberkrankheit). In der Altersgruppe ≥ 55 Jahre sterben Männer häufiger an Krebserkrankungen.

84.3 Management von Patienten mit Multimorbidität

84.3.1 Herz-Kreislauf-Erkrankungen

Für eine ausführliche Darstellung des Themas koronare Herzkrankheit (KHK) in der Hausarztpraxis wird auf ➤ Kap. 67 verwiesen. Die Zahl der stationären Aufenthalte wegen KHK ist bei Männern deutlich höher als bei Frauen (2012 doppelt hoch). Betrachtet man nur die Diagnose Herzinfarkt, so wurden deswegen 2012 ebenfalls fast doppelt so viele Männer stationär aufgenommen wie Frauen (RKI 2014).

Schlaganfälle scheinen bei Männern ebenfalls häufiger aufzutreten als bei Frauen, jedoch ist der Unterschied nicht so groß wie beim akuten Koronarsyndrom (RKI 2014; ➤ Abb. 84.1).

84.3.2 Männliche Suizidalität

Von 9.215 suizidbedingten Todesfällen im Jahr 2021 in Deutschland betrafen 75 % Männer (DESTATIS 2023). Männer nehmen sich damit deutlich häufiger das Leben als Frauen, und zwar in allen Altersgruppen (➤ Tab. 84.1).

Als eine Ursache wird diskutiert, dass Männer häufiger „harte" Suizidmethoden wählen: Erhängen, Einatmen von Abgasen, Sich-vor-einen-Zug-Legen/-Werfen, Erschießen. Diese Methoden führen häufiger zum Tod als „weiche" Suizidmethoden wie die Selbstvergiftung mit Tabletten oder Drogen. Wie ➤ Tab. 84.1 zeigt, steigen die Suizidraten bei Männern mit dem Alter erheblich an.

Der wichtigste Risikofaktor für Suizid ist eine vorbestehende Depression (➤ Kap. 78). Depressionen werden jedoch paradoxerweise bei Männern seltener diagnostiziert als bei Frauen. Es wird kontrovers diskutiert, ob dieser Widerspruch durch ein Detektionsproblem von Depressionen bei Männern erklärt werden kann (→ Leitlinie). So scheinen Männer seltener und später professionelle Hilfe aufzusuchen und bieten eine andere, „larvierte" Symptomatik als Frauen. Umso wichtiger erscheint es, Depressionen bei Männern in der Hausarztpraxis zu erkennen und unter Berücksichtigung der individuellen Krankheitsmodell- und Rollenvorstellungen einer wirksamen Therapie zuzuführen.

Tab. 84.1 Suizide 2021 nach Altersgruppen (DESTATIS 2023)

Altersgruppen [Jahre]	Insgesamt	Männlich	Weiblich
< 15	27	12	15
15–19	162	118	44
20–24	306	223	83
25–29	326	268	58
30–34	389	308	81
35–39	445	355	90
40–44	457	358	99
45–49	523	390	133
50–54	1.010	710	300
55–59	830	633	300
60–64	830	633	197
65–69	708	516	192
70–74	669	475	194
75–79	673	480	193
80–84	928	679	249
85–89	611	446	165
≥ 90	328	229	99

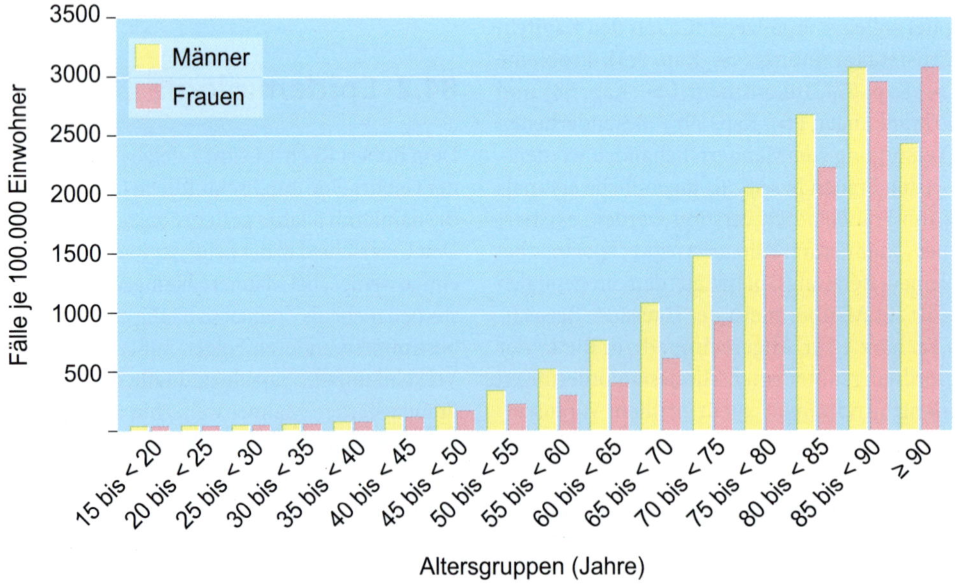

Abb. 84.1 Zerebrovaskuläre Krankheiten nach Altersgruppen und Geschlecht (RKI 2014) [L141]

LEITLINIEN

Nationale VersorgungsLeitlinie „Unipolare Depression". AWMF-Registernummer nvl-005:

https://register.awmf.org/de/leitlinien/detail/nvl-005

84.3.3 Alkoholische Leberkrankheit

Männer trinken mehr Alkohol als Frauen. Vor dem Hintergrund höherer Grenzwerte für riskanten Alkoholkonsum trinkt jeder dritte Mann oberhalb des Grenzwerts, verglichen mit jeder fünften Frau. Sogenanntes Rauschtrinken oder „Binge Drinking" (6 oder mehr Gläser alkoholischer Getränke bei einer Gelegenheit) betreiben knapp ein Viertel der Männer und jede zehnte Frau. Nur etwa halb so viele Männer wie Frauen (14 vs. 25 %) trinken nie Alkohol (➤ Kap. 80).

Insofern scheint es kaum verwunderlich, dass Männer nicht nur deutlich öfter als Frauen von den sozialen Folgen des Alkoholkonsums wie gestörte Sozialbeziehungen, Arbeitsplatz- und Wohnungsverlust, Unfälle und Gewalt betroffen sind, sondern auch mehr als doppelt so oft an alkoholischer Leberkrankheit versterben.

84.4 Gesundheitsverhalten und Risikofaktoren

Einige der bei Männern häufigeren Todesursachen können auf ungünstiges Gesundheitsverhalten zurückgeführt werden. So sind Männer häufiger übergewichtig und leiden häufiger unter Bluthochdruck als Frauen (Harth et al. 2012; ➤ Kap. 61 und ➤ Kap. 73). In fast allen Altersgruppen rauchen mehr Männer als Frauen (insgesamt 31 % der Männer und 26 % der Frauen); starker Tabakkonsum ist bei Männern deutlich häufiger (26 vs. 17 %; Gomes de Santos et al. 2016; s. a. ➤ Kap. 81). Männer ernähren sich, gemessen an den Verzehrempfehlungen der Deutschen Gesellschaft für Ernährung, schlechter als Frauen und trinken häufiger mehr Alkohol als maximal empfohlen (RKI 2014). Problematischen Alkoholkonsum nach den AUDIT-Kriterien weisen 28 % der Männer und 10 % der Frauen auf (➤ Kap. 80). Auch konsumieren Männer häufiger illegale Drogen (Gomes de Matos et al. 2016; ➤ Kap. 79).

Einen Kausalzusammenhang zwischen der Teilnahme an Präventionsmaßnahmen und einer verringerten Morbidität und Mortalität herzustellen, ist methodisch meist schwierig bis unmöglich. Insofern ist dieser Teil des Gesundheitsverhaltens, die Inanspruchnahme von Präventionsleistungen, in seiner Bedeutung für die Geschlechterunterschiede hinsichtlich Mortalität (inkl. Todesursachen) und Morbidität schwer einzuschätzen. Klar ist hingegen, dass Männer insgesamt relevant seltener Präventionsleistungen in Anspruch nehmen, und zwar auf allen Ebenen.

84.5 Präventionsverhalten

84.5.1 Primärprävention

Männer werden deutlich seltener von primärpräventiven Angeboten der GKV erreicht: Sie nehmen Angebote auf Settingebene und insbesondere Angebote mit individuellem Ansatz (Bewegung, Ernährung, Stressbewältigung, Suchtmittelkonsum) seltener in Anspruch (MDS und GKV-Spitzenverband 2018). Bei der Inanspruchnahme von Schutzimpfungen im Erwachsenenalter zeigt sich insgesamt kein deutlicher Unterschied zwischen den Geschlechtern (Poethko-Müller und Schmitz 2013). Einzig Maßnahmen der betrieblichen Gesundheitsförderung erreichen mehr Männer als Frauen – allerdings ist dies der Tatsache geschuldet, dass GKV-geförderte Angebote der betrieblichen Gesundheitsförderung verstärkt in Betrieben mit hohem Männeranteil stattfinden (z. B. in der Autoindustrie; MDS und GKV-Spitzenverband 2018).

84.5.2 Sekundärprävention

Auch an sekundärpräventiven Angeboten nehmen Männer insgesamt seltener teil. In fast allen Altersgruppen nehmen beispielsweise weniger Männer (insgesamt 45 %) als Frauen (50 %) den „Check-up 35" in Anspruch (RKI und DESTATIS 2019), wobei der Unterschied in den jüngeren Altersgruppen deutlicher ausfällt als in den älteren.

Die im Leistungskatalog der GKV enthaltene Untersuchung zur Früherkennung von Prostatakrebs (➤ Kap. 5.3) ab 45 Jahren nimmt ungefähr ein Viertel der Männer wie angeboten jährlich wahr, ein Drittel nie.

Einen Okkultbluttest zur Darmkrebs-Früherkennung (➤ Kap. 5.2) nehmen weniger Männer (25 %) als Frauen (30 %) in der Zielaltersgruppe ab 50 Jahren in Anspruch (RKI und DESTATIS 2019). Eine Koloskopie, die als weitere Darmkrebs-Früherkennungsuntersuchung im GKV-Leistungskatalog ab 55 Jahren für beide Geschlechter enthalten ist (➤ Kap. 5.2), nehmen ca. 14 % der Männer wahr; hier zeigt sich, wie auch bei der Inanspruchnahme des Hautkrebs-Screenings (➤ Kap. 5.4), kein Unterschied zwischen den Geschlechtern.

Einen Kausalzusammenhang zwischen der geringeren Inanspruchnahme präventiver Leistungen durch Männer und der niedrigeren Lebenserwartung herzustellen, ist aus methodischer Sicht nicht möglich. Dennoch sollten Hausärzte Kontakte zu männlichen Patienten in der Praxis auch aufgrund anderer Beratungsanlässe (z. B. Infekte) nutzen, um sie zur Inanspruchnahme wirksamer präventiver Leistungen (z. B. Impfungen) zu motivieren. Eine Gesundheitsuntersuchung bietet u. a. die Gelegenheit, auch psychische Belastungen und entsprechende Bewältigungsstrategien proaktiv anzusprechen.

84.6 Spezifische Gesundheitsprobleme bei Männern

Das folgende Kapitel widmet sich spezifischen Gesundheitsproblemen bei Männern:

- Prostataprobleme (➤ Kap. 84.6.1)
- Hodenprobleme (➤ Kap. 84.6.2)

- Penisprobleme (➤ Kap. 84.6.3)
- Androgenetischer Haarausfall (➤ Kap. 84.6.5)
- Infertilität (➤ Kap. 84.6.7)

Probleme beim Wasserlassen (inkl. Harninkontinenz) sowie sexuell übertragbare Krankheiten werden nicht ausführlich besprochen, vielmehr wird diesbezüglich auf die ➤ Kap. 57, ➤ Kap. 58 und ➤ Kap. 59 verwiesen.

84.6.1 Prostataprobleme

Prostataprobleme dürften zu den häufigeren Beratungsanlässen von Männern in Hausarztpraxen gehören. Während ältere Männer überwiegend durch Prostatahyperplasie bedingte Probleme beim Wasserlassen wie Harnträufeln, Nykturie, Pollakisurie und Harndrang beklagen *(lower urinary tract symptoms* [LUTS], s. a. ➤ Kap. 57), steht bei jüngeren Männern im Bereich der Prostata Schmerz als Symptom im Vordergrund. Dieser kann Ausdruck von akuten oder chronischen Entzündungen im Bereich der Prostata sein.

CAVE

Abwendbar gefährliche Verläufe (AGV) bei Prostataproblemen

- Akute Prostatitis (Gefahr der Sepsis)
- Prostatakrebs

Box 84.1

Nichtmedikamentöse Maßnahmen bei BPH (Röllin Odermatt 2015)

- Aufklärung über das Krankheitsbild und regelmäßige Kontrollen
- Information darüber, dass die Beschwerden nichts mit einem Prostatakarzinom zu tun haben
- Vermindern der Flüssigkeitszufuhr, vor allem abends oder vor dem Verlassen des Hauses
- Reduktion des Koffein- und Alkoholkonsums (diuretische und schleimhautirritierende Wirkung)
- *Double voiding technique* (wiederholtes Wasserlassen nach einer kurzen Entspannungsphase)
- „Melken der Urethra" (verhindert Nachtröpfeln des Urins)
- Instruktion von Manövern zur besseren Kontrolle der Drangsymptome (z. B. Kompression der Glans, perinealer Druck, Atemübungen oder mentale Techniken)
- Blasentraining zur Verbesserung der Blasenkapazität
- Überprüfen und Anpassen der Medikation (z. B. Diuretika morgens oder spätestens am frühen Nachmittag statt abends einnehmen, Vermeiden von Antihistaminika, die den Blasendetrusor schwächen)
- Behandlung einer Obstipation

Prostatahyperplasie

Als benigne Prostatahyperplasie (BPH) bezeichnet man eine gutartige Vergrößerung der Prostata.

Epidemiologie Die BPH ist beim älteren Mann die häufigste Ursache für LUTS (➤ Kap. 57). Fast ein Drittel aller Männer > 70 Jahre hat mittelschwere oder starke Beschwerden, fast alle leiden an wenigstens einem der typischen Symptome (Röllin Odermatt 2015).

Symptome und klinische Diagnostik Typische Symptome der BPH sind Blasenspeichersymptome (Pollakisurie, Dranginkontinenz), Blasenentleerungssymptome (verringerter Harnstrahl) und Symptome im Nachgang der Blasenentleerung (Gefühl der unvollständigen Entleerung, Nachträufeln).

Um beurteilen zu können, ob ein Mann mit o. g. Symptomen einer Therapie oder sogar einer weiteren Abklärung durch einen Spezialisten bedarf, ist eine ausführliche Anamnese notwendig. Als Ergänzung kann zur Abschätzung des Grades der Beeinträchtigung der Fragebogen **International Prostate Symptom Score (IPSS)** eingesetzt werden (Deutsche Gesellschaft für Urologie 2023).

Zusätzlich zur Anamnese sollten eine digital-rektale Untersuchung (DRU), ein Urinstatus und die Bestimmung des Kreatininspiegels erfolgen.

Therapie Wenn der Patient die Symptome als wenig störend einschätzt, können ein **beobachtendes Abwarten** oder **nichtmedikamentöse Maßnahmen** ausreichen (➤ Box 84.1).

Häufig greifen Patienten von sich aus zu frei verkäuflichen pflanzlichen Präparaten. Für den sehr häufig verwendeten Sägepalmenfruchtextrakt (*Serenoa repens*) zeigt sich kein Vorteil gegenüber Placebo (Tacklind et al. 2012). Auch für andere pflanzliche Arzneimittel finden sich keine überzeugenden Nutzenbelege.

Führen nichtmedikamentöse Maßnahmen nicht zu einer ausreichenden Besserung der Symptomatik, sind **Alpha-Rezeptorblocker** (z. B. Tamsulosin 0,4 mg) Mittel der ersten Wahl zur medikamentösen Behandlung der BPH. Sie sorgen für eine Entspannung der glatten Muskulatur und damit für eine Symptomlinderung (Erhöhung der Urinflussrate). Unerwünschte Wirkungen ergeben sich ebenfalls aus diesem Wirkmechanismus (Relaxation der glatten Muskulatur):

- Orthostase
- Hypotonie
- Synkopen
- Schwindel

Als weitere Wirkstoffgruppe zur Behandlung des BPH können **5α-Reduktase-Hemmer** (z. B. Finasterid 5 mg) eingesetzt werden. Das zum BPH führende Wachstum der Prostata ist testosteronabhängig. 5α-Reduktase-Hemmer blockieren die Umwandlung von Testosteron in seine wirksamere Form Dihydrotestosteron und können so eine Verkleinerung des Prostatavolumens bewirken. Damit führen sie allerdings auch zu unerwünschten Wirkungen wie z. B.:

- Libidoverlust
- Verkleinertes Ejakulatvolumen
- Gynäkomastie

Weitere in Deutschland zur Behandlung von BPH-bedingten Symptomen zugelassene Wirkstoffgruppen sind **Anticholinergika** (z. B. Oxybutynin 7,5 mg; vor allem in Kombination mit Alpha-Rezeptor-blockern) und **Phosphodiesterase-5-Hemmer** (PDE-5-Hemmer, z. B. Tadalafil 5 mg).

Ist mit einer medikamentösen Therapie keine zufriedenstellende Symptomlinderung zu erreichen, kommt die operative Therapie der BPH (meist eine transurethrale Resektion von Prostatagewebe) durch Spezialisten infrage.

Zusammenarbeit mit Gebietsärzten In aller Regel bedürfen Männer mit LUTS keiner spezialärztlichen Diagnostik (und Therapie), es sei denn, es liegen ein oder mehrere **Red Flags** vor (Röllin Odermatt 2015):

- Prostatakrebs in der Vorgeschichte
- Erhöhtes PSA
- Hämaturie
- Verdacht auf Blasensteine
- Blasenkrebs in der Vorgeschichte
- Urethrastriktur
- Rückenmarksverletzung
- Parkinson-Krankheit
- Hirnschlag
- Prostatitis
- Akute Harnretention
- Wiederholte Infekte der ableitenden Harnwege
- Kein Ansprechen auf medikamentöse Behandlung
- Vorliebe des Patienten (zieht die Operation einer längerfristigen medikamentösen Therapie vor)

Prostatitis

Die Prostatitis ist eine akute oder chronische Entzündung der Prostata. Während der akuten Prostatitis meist eine bakterielle Infektion der Prostata zugrunde liegt, kann die chronische Prostatitis sowohl mit als auch ohne nachweisbare Infektion bestehen (➤ Tab. 84.2).

Die Symptome einer akuten bakteriellen Prostatitis (NIH-Kategorie I) sind denen einer Harnwegsinfektion (HWI) bei Männern häufig sehr ähnlich. Zusätzlich können Beckenschmerzen und Harnträufeln/Harnstottern auftreten. Harnwegsinfekte bei Männern gehen häufig mit einer Prostatitis einher. Wenn eine resistenzgerechte antibiotische Therapie eines HWI beim Mann nicht zur dauerhaften Symptomverbesserung führt oder bereits primär der Verdacht auf eine Prostatabeteiligung besteht, erfolgen die weitere Diagnostik und Therapie durch den Urologen. Eine akute bakterielle Prostatitis gilt u. a. wegen der Gefahr einer Sepsis als abwendbar gefährlicher Verlauf, sodass bei Verdacht eine umgehende urologische Versorgung wichtig ist. Auch bei Verdacht auf eine chronische Prostatitis (bakteriell oder als chronisches Schmerzsyndrom des Beckens, NIH-Kategorien II und III) erfolgt die Diagnostik durch den Urologen. Insbesondere bei Kategorie III sollten aber auch psychosomatische Aspekte berücksichtigt werden. Hierzu kann die erlebte Anamnese einen wichtigen Beitrag leisten.

Prostatakrebs

Als Prostatakrebs bezeichnet man eine bösartige Erkrankung des Drüsengewebes der Prostata (zu Epidemiologie und Risikofaktoren vgl. ➤ Kap. 5.3). Prostatakrebs bleibt lange asymptomatisch, oft ein Leben lang. Symptome sind oft unspezifisch (vor allem Probleme beim Wasserlassen) und schwer von den Symptomen einer gutartigen Prostatavergrößerung zu unterscheiden. Besteht klinisch der Verdacht auf eine Prostataerkrankung, ist die DRU die Untersuchungsmethode der Wahl (➤ Kap. 5.3). Ihr diagnostischer Wert zur Früherkennung des Prostatakarzinoms in der Hausarztpraxis ist gering, und auch bei symptomatischen Männern dürfte die Rate an falsch positiven und falsch negativen Ergebnissen hoch sein. Gleiches dürfte für den transabdominalen Ultraschall in der Hausarztpraxis gelten. Daher erfolgt die weitere Diagnostik mit transrektalem Ultraschall und ggf. Stanzbiopsie durch den Urologen (S3-Leitlinie).

LEITLINIEN

S3-Leitlinie „Prostatakarzinom". AWMF-Registernummer 043-022OL:

https://register.awmf.org/de/leitlinien/detail/043-022OL

Harninkontinenz

Harninkontinenz ist als unfreiwilliger Harnverlust definiert. Männer sind deutlich seltener von Harninkontinenz betroffen als Frauen. Sie betrifft vor allem ältere Männer, immerhin knapp 18 % der über 60-Jährigen (Harth et al. 2012). Harninkontinenz ist eine häufige Folge der Prostatektomie. Die Erkennung und Behandlung von Harninkontinenz in der Hausarztpraxis, auch bei Männern, wird in ➤ Kap. 57 und ➤ Kap. 58 behandelt.

Tab. 84.2 NIH-Klassifikation verschiedener Prostatitisformen (Krieger et al. 1999)

Kategorie		Charakteristische klinische Merkmale	Bakteriurie	Entzündung
I	Akut bakteriell	Akute HWI	+	+
II	Chronisch bakteriell	Wiederkehrende HWI (durch den gleichen Erreger)	Nicht berichtet	+
III	Chronische Prostatitis/chronisches Schmerzsyndrom des Beckens	Schmerzen stehen im Vordergrund, auch Beschwerden beim Wasserlassen und Geschlechtsverkehr	–	Nicht berichtet
IIIA	Entzündlicher Subtyp		–	+
IIIB	Nicht entzündlicher Subtyp		–	–
IV	Asymptomatisch	Im Rahmen der Abklärung anderer urogenitaler Beschwerden diagnostiziert	–	+

84.6.2 Hodenprobleme

Hodenschmerzen und Schwellung des Skrotums zählen in der Hausarztpraxis nicht zu den häufigen Beratungsanlässen. Akute, starke Hodenschmerzen („akutes Skrotum") sind jedoch ein Notfall, und auch subakute Hodenschmerzen sowie akute und subakute Hodenschwellungen können abklärungs- und therapiebedürftige Ursachen haben.

CAVE

Abwendbar gefährliche Verläufe bei Hodenproblemen

- Hodentorsion
- Hodenkrebs
- Inkarzerierte Skrotalhernie

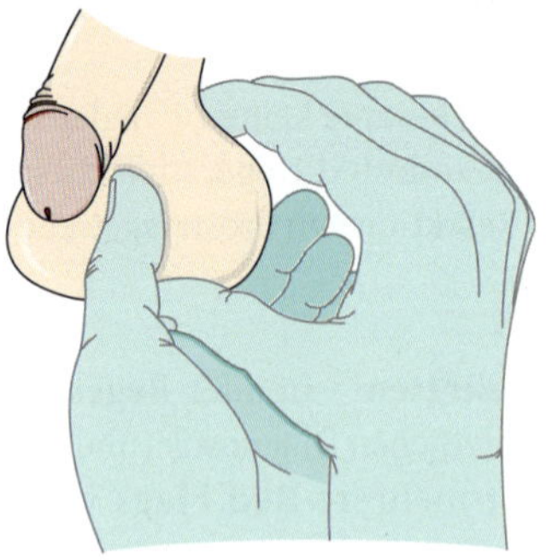

Abb. 84.2 Hodenpalpation [L141]

Hodenkrebs

Als Hodenkrebs bezeichnet man bösartige Tumorerkrankungen, die ihren Ursprung zu mehr als 90 % in einer In-situ-Neoplasie der Keimzellen des Hodens haben.

Epidemiologie und Risikofaktoren Bei Männern zwischen 20 und 44 Jahren ist Hodenkrebs die häufigste bösartige Erkrankung. Gleichzeitig gehört Hodenkrebs zu den Tumorerkrankungen mit den höchsten Überlebenswahrscheinlichkeiten (5-Jahres-Überlebenswahrscheinlichkeit: 96 %). Ein Früherkennungsprogramm für Hodenkrebs existiert in Deutschland nicht; ein allgemeines Screening wird in der entsprechenden S3-Leitlinie auch nicht empfohlen. Jedoch soll jungen Männern die Selbstuntersuchung der Hoden mit dem Ziel einer frühen Diagnosestellung empfohlen werden. Bei Vorliegen von Risikofaktoren wird eine urologische Abklärung angeraten. Als gesicherte Risikofaktoren gelten:

- (Z. n.) Maldescensus testis (ca. 3-fach erhöhtes Risiko)
- Familiäre Disposition (je nach Anzahl erkrankter Familienangehöriger bis zu 17-fach erhöhtes Risiko)
- Infertilität
- Vorerkrankung mit einseitigem Keimzelltumor (2,5–5 % der Patienten entwickeln kontralateralen Tumor)

Symptome und klinische Untersuchung in der Hausarztpraxis In ca. 90 % d. F. wird Hodenkrebs durch eine Größenzunahme des betroffenen Hodens auffällig. Seltener treten als erstes Symptom Hodenschmerzen auf, noch seltener Symptome einer Metastasierung wie z. B. Rücken- oder Flankenschmerzen bei retroperitonealer Lymphknotenmetastasierung.

Die klinische Untersuchung bei V. a. Hodentumor besteht aus einer Inspektion und der Palpation der Hoden (bimanuelle Technik, ➤ Abb. 84.2).

Ferner gehört zur Untersuchung eine Palpation der supraklavikulären und inguinalen Lymphknoten, der Brustdrüsen und des Abdomens.

Zusammenarbeit mit Gebietsärzten Bei klinischem Verdacht auf einen Hodentumor erfolgt die weitere Diagnostik durch den Urologen, zunächst i. d. R. mittels Ultraschall.

LEITLINIEN

S3-Leitlinie „Diagnostik, Therapie und Nachsorge der Keimzelltumoren des Hodens". AWMF-Registernummer 043-049OL:

https://register.awmf.org/de/leitlinien/detail/043-049OL

Hydrozele

Unter einer Hydrozele versteht man eine Ansammlung seröser Flüssigkeit im Hodensack (➤ Abb. 84.3). Die Hydrozele imponiert als schmerzlose, prall-elastische Schwellung des Hodensacks. Sie entsteht infolge eines persistierenden Proc. vaginalis testis oder (als Begleithydrozele) nach Entzündungen, Verletzungen und Tumoren des Hodens. Aufgrund dieser möglichen Ursachen und weiterer Differenzialdiagnosen erfolgt die weitere Diagnostik, u. U. auch Therapie durch den Urologen. In der Hausarztpraxis kann vorab eine Diaphanoskopie hilfreich für eine schnelle Differenzierung zwischen Hydrozele und soliden Prozessen bzw. Einblutungen als Ursache der Hodenschwellung sein (➤ Tab. 84.3). Dabei wird der Hodensack in einem etwas abgedunkelten Raum mit einer starken Lichtquelle durchleuchtet, zuverlässiger ist eine Sonografie (➤ Abb. 84.3).

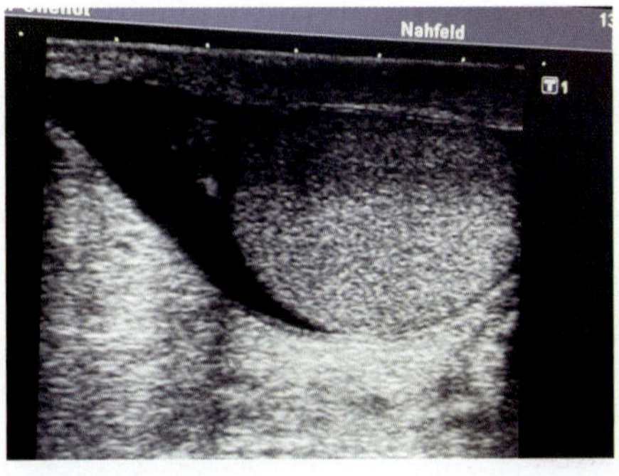

Abb. 84.3 Hydrozele im Ultraschall (10 MHz): Man sieht Flüssigkeit im Hodensack um den Hoden. [T500]

Tab. 84.3 Diaphanoskopie: Befunde und Interpretation (Chun und Fisch 2018)

Befund	Befundbezeichnung	Differenzialdiagnosen
Hellrotes Aufleuchten, Hoden oft als dunkler Schatten erkennbar	Diaphanoskopie positiv	• Mit Flüssigkeit gefüllte Hydrozele • Spermatozele
Keine Transparenz	Diaphanoskopie negativ	• Solide Prozesse • Einblutung in Hydrozele (Hämatozele) • Skrotalhernie

Varikozele

Die Varikozele bezeichnet eine Aussackung des Plexus pampiniformis, des von den Venen des Hodens und Nebenhodens gebildeten Venengeflechts. Sie entsteht durch Venenklappenklappeninsuffizienz, venöse Abflussstörungen und/oder Kompression der Vv. testiculares durch einen Tumor. Meist verschwindet die resultierende schmerzlose, meist einseitige Hodenschwellung beim Hinlegen (und kann so von der Hydrozele unterschieden werden). Ungefähr 20 % aller erwachsenen Männer sind betroffen; der Altersgipfel liegt zwischen dem 15. und 25. Lj. Aufgrund der Gefahr der verminderten Samenqualität bis hin zur Infertilität sollten auch beschwerdefreie Patienten mit Varikozele der weiteren Diagnostik und Therapie durch den Urologen zugeführt werden.

Skrotalhernie

Bei der Skrotalhernie handelt es sich um eine Verlagerung von Peritonealinhalt (z. B. Darmschlingen) in den Hodensack. Dabei stülpt sich der Bruchsack – meist als „Verlängerung" einer lateralen Leistenhernie – mit seinem Inhalt bis in das Skrotum hinein und führt zu einer (meist schmerzlosen) Hodenschwellung. Die Diaphanoskopie ist bei einer Skrotalhernie negativ (➤ Tab. 84.3). Wegen der Gefahr einer Inkarzeration (AGV) sollten Patienten mit neu aufgetretener Skrotalhernie zur weiteren Diagnostik und operativen Therapie der Chirurgie zugewiesen werden.

Hodentorsion

Als Hodentorsion bezeichnet man die Drehung des Samenstrangs um die eigene Achse. In der Folge kommt es zu einem venösen Rückstau im Hoden, später auch zu einer Abschnürung der Blutzufuhr. Die Hodentorsion kommt am häufigsten vor dem 2. und zwischen dem 15. und 20. Lj. vor. Sie äußert sich durch:

- Plötzlich einsetzende starke Hodenschmerzen
- (Einseitige) Schwellung
- Rötung der Skrotalhaut
- Übelkeit und Erbrechen als Begleitsymptome

Die wichtigste Differenzialdiagnose der Hodentorsion ist die Epididymitis. Da aber eine Hodentorsion klinisch beim oben beschriebenen Beschwerdebild meist nicht sicher ausgeschlossen werden kann und einer möglichst raschen Behandlung zugeführt werden muss, um den Untergang von Hodengewebe zu verhindern, sollte die Indikation zur Einweisung in eine urologische Krankenhausabteilung großzügig gestellt werden (AGV).

Epididymitis

Die Epididymitis beschreibt eine Entzündung des Nebenhodens, meist durch aus der Harnröhre aszendierende Bakterien. Sie äußert sich durch eine schmerzhafte Schwellung des Nebenhodens, die häufig durch Fieber begleitet wird. Die Diagnostik erfolgt durch klinische Untersuchung:

- Inspektion (Hautrötung über dem betroffenen Nebenhoden)
- Hodenpalpation (➤ Abb. 84.2)

Die häufigsten Erreger der Nebenhodenentzündung sind *Neisseria gonorrhoeae* und *Chlamydia trachomatis* (eher bei jüngeren, sexuell aktiveren Männern) sowie *E. coli* und *Pseudomonas aeruginosa* (eher bei älteren Männern, bei Harnabflussstörungen). Die Therapie besteht in einer empirischen Antibiotikatherapie, z. B. mit Cephalosporinen oder Doxycyclin. Zusätzlich kommen Maßnahmen wie Kühlung und Hochlagerung in Betracht. Kann z. B. wegen der Stärke der Schmerzen und ihres plötzlichen Beginns eine Hodentorsion als wichtigste Differenzialdiagnose nicht ausgeschlossen werden, sollte die Indikation zur sofortigen urologischen Vorstellung großzügig gestellt werden.

84.6.3 Penisprobleme

Penisschmerz, Harnröhrenausfluss, erektile Dysfunktion, Beschwerden und Symptome im Zusammenhang mit dem Geschlechtsverkehr und andere Penissymptome zählen zwar zu den eher selteneren Beratungsanlässen in der Hausarztpraxis. Es gibt jedoch in diesem Zusammenhang einige wenige AGVs, die es in der Hausarztpraxis zu erkennen gilt. Zudem ist der Hausarzt gerade für Beratungsanlässe mit höherer Hemmschwelle oft der erste Ansprechpartner bzw. eine wichtige Vertrauensperson.

CAVE

Abwendbar gefährliche Verläufe bei Penisproblemen

- Priapismus
- Paraphimose
- Peniskarzinom

Erektile Dysfunktion

Definition Als erektile Dysfunktion (ED) bezeichnet man die anhaltende Unfähigkeit, eine für den Geschlechtsverkehr ausreichende Erektion zu erzielen und/oder zu erhalten. Dieser Zustand sollte dabei 6 Monate bestehen und ein Geschlechtsverkehr in mindestens 70 % der Versuche nicht durchführbar sein.

Epidemiologie Die Häufigkeit von ED ist stark altersabhängig. Während in der Altersgruppe der 30- bis 39-Jährigen die Prävalenz

Tab. 84.4 Häufigkeit der erektilen Dysfunktion in verschiedenen Altersgruppen (Braun et al. 2000)

Altersgruppe	Prävalenz ED in % (95 %-KI)
30–39	2,3 (1,5–3,4)
40–49	9,5 (7,6–11,7)
50–59	15,7 (13,4–18,1)
60–69	34,4 (31,6–37,3)
70–80	53,4 (48,4–58,3)
Gesamt	19,2 (18,1–20,4)

nur ca. 2 % beträgt, leiden ca. 53 % der 70- bis 80-Jährigen darunter (Braun et al. 2000; ➤ Tab. 84.4).

Da auch Männer in der Altersgruppe der 70- bis 80-Jährigen überwiegend sexuell aktiv sind, ergibt sich gerade im höheren Alter bei vielen Männern ein Leidensdruck.

Anamnese und klinische Untersuchung in der Hausarztpraxis Da das Problem häufig aus Scham im Kontakt mit dem Hausarzt nicht spontan angesprochen wird, sollten Hausärzte eine Sexualanamnese erheben und ihre männlichen Patienten auf eine etwaige ED ansprechen (Kochen et al. 2018). Ergeben sich Hinweise auf das Vorliegen einer ED, sollte gezielt nach Grunderkrankungen, Medikamenten und Lebensstil (inkl. Nikotin- und Alkoholkonsum) gefragt werden.

Der Schweregrad der ED kann mit einem standardisierten Fragebogen (IIEF-5; Rosen et al. 1999) ermittelt werden. Zur Differenzierung einer psychogenen ED ist die Frage sinnvoll, ob die Erektionsstörung nur beim Koitus oder auch bei der Masturbation auftritt.

Im Rahmen der körperlichen Untersuchung liegt das Augenmerk auf Hinweisen für einen Testosteronmangel, z. B.:
- Gynäkomastie
- Fehlende Schambehaarung
- Habitus
- Veränderte Fettverteilung

Zum Basislabor gehören Nüchtern-BZ, Gesamtcholesterol und (morgendlicher) Testosteronspiegel.

Therapie in der Hausarztpraxis Sollten sich aus Anamnese, klinischer Untersuchung und Labordiagnostik keine Hinweise auf eine organische Ursache ergeben, deren Behandlung i. S. einer kausalen Therapie zu einer Besserung der ED führen könnte, ist die Behandlung mit einem PDE-5-Hemmer (➤ Tab. 84.5) indiziert. Zugrunde liegende organische Erkrankungen und Kontraindikationen überlappen sich teilweise. So werden als Gegenanzeigen u. a. genannt:

Tab. 84.5 PDE-5-Hemmer zur Behandlung der ED

Wirkstoff	Ungefähre Wirkdauer [h]	Ungefährer Preis [EUR pro Tbl., Stand 02/2023]
Avanafil 100 mg	4–5	7,00
Sildenafil 50 mg	4–5	0,75
Tadalafil 10 mg	bis zu 36	2,10
Vardenafil 10 mg	4–5	2,40

- Gleichzeitige Behandlung mit Nitraten oder NO-Donatoren
- Schwere Herz-Kreislauf-Erkrankungen wie instabile Angina pectoris oder schwere Herzinsuffizienz, kürzlich erlittener Herzinfarkt oder Schlaganfall
- Schwere Leberinsuffizienz
- Gemeinsame Einnahme mit Antihypertensiva, insbesondere Alphablockern

Typische UAW von PDE-5-Hemmern umfassen Kopfschmerzen, Schwindel, Sehstörungen, Flush/Hitzewallungen, verstopfte Nase und Übelkeit/Dyspepsie. Infolge der Verstoffwechselung über CYP3A4 besteht die Gefahr von Wechselwirkungen mit zahlreichen anderen, auch häufiger verordneten Arzneimitteln wie z. B. Makroliden, Antimykotika, Proteaseinhibitoren und Amiodaron. Auf etwaige Wechselwirkungen kann man z. B. mit einem in das Praxisinformationssystem integrierten automatisierten Interaktionscheck prüfen; das Ergebnis sollte mit dem Patienten besprochen werden.

Bei guter Verträglichkeit, aber mangelnder Wirksamkeit der Therapie mit einem PDE-5-Hemmer sollte ein anderer PDE-5-Hemmer versucht werden. Als Präparat mit günstigem Verhältnis zwischen Wirksamkeit und UAW scheint Tadalafil 10 mg ein gutes Mittel der ersten Wahl zu sein (Kochen et al. 2018).

Als Lifestyle-Medikamente sind alle PDE-5-Hemmer zur Behandlung der ED von der Verordnungsfähigkeit zulasten der GKV ausgeschlossen (G-BA 2022).

Bei Vorliegen von psychogenen Ursachen kann eine begleitende Psychotherapie sinnvoll sein.

Zusammenarbeit mit Gebietsärzten Falls die Therapie mit zwei unterschiedlichen PDE-5-Hemmern nicht zur gewünschten Wirkung führt oder sich aus Anamnese, klinischer Untersuchung und Labordiagnostik entsprechende Hinweise auf bestimmte organische Ursachen ergeben, ist die Konsultation eines Gebietsarztes, meist eines Urologen, sinnvoll.

Hypospadie

Bei der Hypospadie handelt es sich um eine angeborene Fehlmündung der Harnröhre (➤ Abb. 84.4).

Die meisten Patienten mit einer Hypospadie werden bereits im frühen Kindesalter operiert. Als Beratungsanlass in der Hausarztpraxis spielen daher eher Langzeitkomplikationen der Operationen

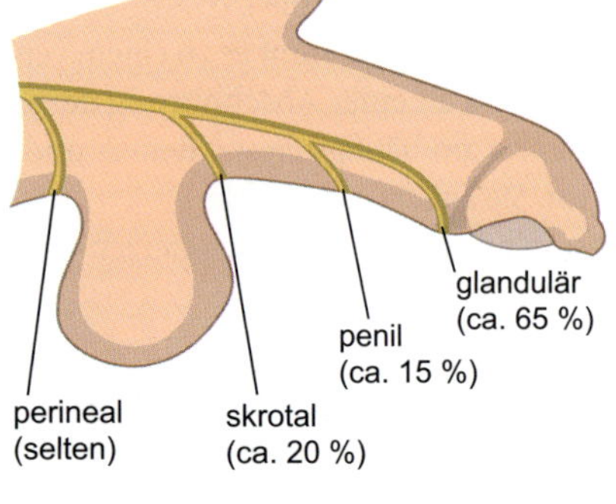

Abb. 84.4 Verschiedene Formen der Hypospadie [G890]

wie Harnröhrenstrikturen (➤ Kap. 57) und Penisdeviationen eine Rolle als die Hypospadie selbst, deren Behandlung durch den Urologen erfolgt.

Phimose

Die Phimose beschreibt ein Missverhältnis zwischen der Größe der Eichel und der Weite der Vorhaut. Die Vorhaut kann bei einer Phimose nicht (absolute Ph.) oder nur schwierig (relative Ph.) hinter die Eichel zurückgezogen werden. Eine *angeborene* Phimose fällt i. d. R. im Kindesalter auf, wenn es etwa zu wiederholten Entzündungen oder Schwierigkeiten beim Wasserlassen (➤ Kap. 57) kommt.

Bei einer *relativen* Phimose kann es nach Zurückziehen der Vorhaut zur Kompression des Blut- und Lymphabstroms und damit zu einer Schwellung der Vorhaut kommen, die dann nicht mehr reponibel ist (Paraphimose, „spanischer Kragen", AGV). Die **Paraphimose** ist ein Notfall, da es bei längerem Bestehen zu Entzündungen, Ulzerationen und Nekrosen kommen kann. Für die hausärztliche Praxis relevant ist auch die *erworbene* Phimose, bei der es durch wiederholte Entzündungen und/oder gewaltsame Manipulation zu narbiger Abheilung kommt.

Die (operative) Behandlung der Phimose erfolgt durch Kinderchirurgen/Urologen, wenn Probleme beim Wasserlassen oder beim Geschlechtsverkehr bestehen. Die Behandlung der Paraphimose besteht in einer Reposition der Vorhaut nach Ausdrücken des Ödems in Narkose oder Lokalanästhesie, in schweren Fällen auch mittels Inzision.

Eine unbehandelte Phimose stellt einen Risikofaktor für ein Peniskarzinom dar.

Balanitis

Als Balanitis bezeichnet man die Entzündung der Eichel. Sie äußert sich durch Jucken, Brennen und eine gerötete Glans penis. Eine Balanitis kann durch Pilze, Bakterien (z. B. Staphylokokken) oder Viren (z. B. Herpes simplex) ausgelöst werden (➤ Kap. 59). Die Therapie erfolgt meist lokal in Abhängigkeit vom Erreger, z. B. mit desinfizierenden Substanzen oder einem Antimykotikum. Im Zweifel sollte ein Abstrich genommen und der mikrobiologischen Untersuchung zugeführt werden. Etwaige ähnliche Symptome sowie die Mitbehandlung der Geschlechtspartnerin bzw. des Geschlechtspartners sollten proaktiv angesprochen werden. Eine Überweisung zum Urologen ist nur sehr selten (Therapieresistenz, erworbene Phimose nach rezidivierenden Balanitiden) notwendig.

Peniskarzinom

Das Peniskarzinom ist eine bösartige Neubildung, die überwiegend von der Eichel und der Vorhaut ausgeht. Zu ca. 95 % handelt es sich dabei um ein Plattenepithelkarzinom, in dem sich meist DNA humaner Papillomviren nachweisen lässt.

Das Peniskarzinom ist eher selten (Inzidenz in Europa: 0,5–1,6/100.000) und tritt signifikant seltener bei Volks- und Religionsgruppen auf, die eine Beschneidung im Kindesalter durchführen. Risikofaktoren sind:
- Phimose
- Chronische Entzündungen
- Häufig wechselnder Geschlechtsverkehr
- Niedriges Alter beim ersten Geschlechtsverkehr
- Feigwarzen
- Rauchen

Als Präkanzerosen für das Peniskarzinom gilt u. a. der Morbus Bowen. Bei klinischem Verdacht auf einen Hodentumor erfolgt die weitere Diagnostik durch Urologen.

Penisfraktur

Als Penisfraktur bezeichnet man den Einriss der Tunica albuginea der oberen Schwellkörper (Corpora cavernosa) des erigierten Penis. Durch Austritt von Blut aus dem gerissenen Schwellkörper kommt es neben einer Erschlaffung des Penis zu einer lividen Verfärbung und Schwellung. Anamnestisch wird oft ein „Knackgeräusch" und als Auslöser ein Abknicken des erigierten Penis während des Geschlechtsverkehrs berichtet. Zur Vermeidung von Spätkomplikationen wie Penisdeviation und ED sollte die Penisfraktur operativ versorgt werden, weshalb eine Einweisung in die nächstgelegene urologische Krankenhausabteilung angezeigt ist.

Priapismus

Beim Priapismus handelt es sich um eine schmerzhafte Dauererektion, die ohne fortbestehende sexuelle Stimulation über mehr als 4 h anhält. Er kann
- akut,
- chronisch und
- intermittierend (selten, z. B. bei Sichelzellanämie)

auftreten und ist ein urologischer Notfall, da es ohne Behandlung zu einer irreversiblen Schädigung der Schwellkörper (Fibrose, ED) kommen kann. Patienten mit Priapismus in der Hausarztpraxis sollten daher unmittelbar einer urologischen Versorgung (Punktion der Schwellkörper oder chirurgische Intervention) zugeführt werden (AGV).

84.6.4 Sexuell übertragbare Krankheiten

Als sexuell übertragbare Krankheiten (*sexually transmitted diseases,* STD) bezeichnet man Infektionskrankheiten, die meist durch Geschlechtsverkehr übertragen werden. STD können zu einer Vielzahl von Symptomen und Erkrankungen führen, u. a. im Bereich des männlichen Urogenitaltrakts, z. B.:
- Brennen beim Wasserlassen
- Ausfluss aus der Harnröhre

Tab. 84.6 Behandlungsoptionen des androgenetischen Haarausfalls

Behandlungsprinzip	Beispiel für Wirkstoff/OP-Methode
Medikamentös-topisch	5-prozentige Minoxidil-Lösung
Medikamentös-systemisch	Finasterid 1 mg
Chirurgisch	Autologe Haartransplantation von okzipital nach frontal

- Veränderungen der Haut und Schleimhaut im Bereich des Genitales
- Akute und chronische Prostatitis

Eine detaillierte Darstellung des Themas findet sich in ➤ Kap. 59.

84.6.5 Androgenetische Alopezie beim Mann

Als androgenetischen Haarausfall bezeichnet man einen meist im Bereich des frontotemporalen Haaransatzes beginnenden fortschreitenden Haarausfall. Er betrifft bis zu 70 % aller Männer. Beginn und Ausmaß sind maßgeblich durch genetische Disposition bestimmt und hormonabhängig. Der Verlauf lässt sich durch verschiedene medikamentöse und chirurgische Behandlungsmöglichkeiten beeinflussen (➤ Tab. 84.6), jedoch nicht aufhalten.

84.6.6 Gynäkomastie

Die Gynäkomastie ist als eine Brustdrüsenschwellung bei Jungen und Männern definiert. Im Laufe der Pubertät kommt es bei 40–70 % der männlichen Jugendlichen zu einer vorübergehenden physiologischen, aber die Betroffenen oft beunruhigenden Gynäkomastie (Schanz et al. 2017). Im (fortgeschrittenen) Erwachsenenalter tritt die Gynäkomastie in meist leichter Verlaufsform bei 30–40 % der Männer auf. Die Gynäkomastie tritt meist beidseitig und konzentrisch zum Warzenhof auf (DD zum Mamma-Ca des Mannes [AGV]). Während sie im Alter genauso wie bei Jugendlichen meist physiologisch ist, spricht eine Gynäkomastie beim erwachsenen Mann für

- erhöhte Östrogenspiegel,
- eine gesteigerte Östrogenwirksamkeit,
- verminderte Androgenspiegel und/oder
- eine verminderte Androgenwirksamkeit.

Häufige Ursachen sind UAW (z. B. von Aldosteronantagonisten, 5α-Reduktase-Hemmern) und Aspekte des Lebensstils (z. B. Alkoholkonsum, Überernährung).

Nicht jede schon länger bestehende schmerzlose Gynäkomastie erfordert eine Diagnostik und Therapie. Oft jedoch verursacht sie bei betroffenen Männern Leidensdruck, vor allem aus kosmetischen Gründen.

Die Anamnese bei Patienten mit Gynäkomastie umfasst u. a. Begleiterkrankungen, Medikamente, Alkohol und Drogen. Bei der Untersuchung sollte neben den Brustdrüsen auch das Genitale (inkl. Hodenpalpation, ➤ Abb. 84.2) untersucht werden. Weitere diagnostische Schritte (Laboruntersuchung, Bildgebung, Histologie) sollten bei entsprechendem Anhalt durch oder in Rücksprache mit einem Endokrinologen erfolgen.

Auch über die Ausschaltung von ursächlichen Faktoren (z. B., falls möglich, das Absetzen auslösender Medikamente) hinausgehende therapeutische Maßnahmen sollten von einem Endokrinologen eingeleitet werden.

LEITLINIEN

Schanz S, Schreiber G, Zitzmann M et al. S1-Leitlinie: Gynäkomastie im Erwachsenenalter. Journal der Deutschen Dermatologischen Gesellschaft 2017; 15: 465–472.

84.6.7 Fertilitätsstörungen

Als Infertilität bezeichnet man die Unfähigkeit eines Mannes, trotz normaler sexueller Aktivität mit einer gesunden Partnerin ein Kind zu zeugen.

Für Paare besteht eine Infertilität, wenn es trotz regelmäßigen ungeschützten Geschlechtsverkehrs innerhalb eines Jahres nicht zu einer Schwangerschaft kommt. Die Häufigkeit eines unerfüllten Kinderwunsches liegt hierzulande bei 10–15 %. Bei ca. der Hälfte dieser Paare findet man Fertilitätsstörungen des Mannes. Die Rolle des Hausarztes besteht neben der psychosomatischen Begleitung betroffener Männer/Paare in der Koordination und Förderung der Kooperation der verschiedenen Disziplinen (Endokrinologie, Urologie, Gynäkologie, Reproduktionsmedizin). Die Risiken einer mangelnden Kooperation sind gerade bei Fertilitätsstörungen sowohl Über- als auch Unterdiagnostik und dementsprechend sowohl Über- als auch Untertherapie (z. B. vorschneller Einsatz von Techniken der assistierten Reproduktion ohne vorherige kausale Therapie von Fertilitätsstörungen beim Mann).

LITERATUR

BÄK – Bundesärztekammer (Hrsg.). (Muster-)Weiterbildungsordnung 2018; www.bundesaerztekammer.de/fileadmin/user_upload/BAEK/Themen/Aus-Fort-Weiterbildung/Weiterbildung/20230629_MWBO-2018.pdf (letzter Zugriff: 1.4.2024)

Braun M, Wassmer G, Klotz T, et al. Epidemiology of erectile dysfunction: Results of the 'Cologne Male Survey'. Int J Impot Res 2000; 12: 305–311.

BZgA – Bundeszentrale für gesundheitliche Aufklärung. Kenn Dein Limit. 2019; www.kenn-dein-limit.de/alkohol/haeufige-fragen/was-ist-ein-standardglas/ (letzter Zugriff: 1.4.2024).

Chun F, Fisch M. Untersuchung der männlichen Geschlechtsorgane. In: Neurath F, Lohse A (Hrsg.). Checkliste Anamnese und klinische Untersuchung. 5., akt. A. Stuttgart: Thieme 2018.

DESTATIS (Statistisches Bundesamt). Todesursachen. Suizide. 2023; www.destatis.de/DE/Themen/Gesellschaft-Umwelt/Gesundheit/Todesursachen/Tabellen/suizide.html (letzter Zugriff: 1.4.2024).

Deutsche Gesellschaft für Urologie e.V. (DGU). Urologenportal 2023; www.urologenportal.de/fileadmin/MDB/PDF/Ipss.pdf (letzter Zugriff: 1.4.2024).

G-BA – Gemeinsamer Bundesausschuss. Anlage II zum Abschnitt F der Arzneimittel-Richtlinie: Gesetzliche Verordnungsausschlüsse in der Arzneimittelversorgung und zugelassene Ausnahmen Verordnungsausschluss von Arzneimitteln zur Erhöhung der Lebensqualität gemäß § 34 Abs. 1 Satz 7 SGB V. 2022; https://www.g-ba.de/downloads/83-691-766/AM-RL-II-Lifestyle-2022-10-11.pdf (letzter Zugriff: 1.4.2024).

Gomes de Matos E, Atzendorf J, Kraus L, Piontek D. Substanzkonsum in der Allgemeinbevölkerung in Deutschland. Sucht 2016; 62: 271–281.

Harth W, Brähler E, Schuppe HC (Hrsg.). Praxishandbuch Männergesundheit. Berlin: Medizinisch Wissenschaftliche Verlagsgesellschaft 2012.

Kochen MM, Weißbach L, Jendyk R. Erektile Dysfunktion in der hausärztlichen Praxis. Z Allg Med 2018; 94: 203–207.

Krieger JN, Nyberg L Jr, Nickel JC. NIH consensus definition and classification of prostatitis. JAMA 2019; 282: 236–237.

MDS – Medizinischer Dienst des Spitzenverbandes Bund der Krankenkassen e.V., GKV-Spitzenverband. Präventionsbericht 2022; https://www.gkv-spitzenverband.de/media/dokumente/krankenversicherung_1/praevention__selbsthilfe__beratung/praevention/praeventionsbericht/2022_GKV_MDS_Praeventionsbericht_barrierefrei.pdf (letzter Zugriff: 1.4.2024).

Poethko-Müller C, Schmitz R. Impfstatus von Erwachsenen in Deutschland. Ergebnisse der Studie zur Gesundheit Erwachsener in Deutschland (DEGS1). Bundesgesundheitsbl – Gesundheitsforsch – Gesundheitsschutz 2013; 56: 845–857.

RKI – Robert Koch-Institut (Hrsg.). Beiträge zur Gesundheitsberichterstattung des Bundes – Gesundheitliche Lage der Männer in Deutschland 2014; www.rki.de/DE/Content/Gesundheitsmonitoring/Gesundheitsberichterstattung/GBEDownloadsB/maennergesundheit.pdf?__blob=publicationFile (letzter Zugriff: 1.4.2024).

RKI – Robert Koch-Institut und Statistisches Bundesamt (DESTATIS). Gesundheitsberichterstattung des Bundes 2019; www.gbe-bund.de/gbe (letzter Zugriff: 1.4.2024).

Röllin Odermatt A. Behandlung von Miktionsbeschwerden bei alternden Männern. Z Allg Med 2015; 91(9): 345–350.

Rosen RC, Cappelleri JC, Smith MD, et al. Development and evaluation of an abridged, 5-item version of the International Index of Erectile Function (IIEF-5) as a diagnostic tool for erectile dysfunction. Int J Impot Res 1999; 11: 319–326.

SYSTEMATISCHER REVIEW

Tacklind J, MacDonald R, Rutks I, et al. Serenoa repens for benign prostatic hyperplasia. Cochrane Database Syst Rev 2012; 12: CD001423.

KAPITEL

85

Kristin Runge, Anja Lange

Kinder in der Hausarztpraxis

85.1 Besonderheiten und Voraussetzungen

Die Behandlung von Kindern in der Hausarztpraxis spielt, abhängig von der pädiatrischen Versorgungsstruktur und der Ausrichtung der Praxis, eine sehr unterschiedlich gewichtete Rolle. Während Jugendliche in der Regel in allen Praxen behandelt werden, und ab dem Alter von ca. 14 Jahren die Hälfte der Jugendlichen von Allgemeinmedizinern betreut wird, kann die Versorgung von Säuglingen und Kleinkindern, die Durchführung von Vorsorgeuntersuchungen und Entwicklungsdiagnostik in hinreichender Qualität nur bei entsprechender Erfahrung und Ausbildung des Arztes erfolgen. Dabei ist zu beachten, dass Weiterbildungsabschnitte in der Pädiatrie nur in wenigen Bundesländern verpflichtend sind, jedoch als Voraussetzung der Betreuung von Kindern angesehen werden sollten.

Durch die **erlebte Anamnese** (➤ Kap. 85.2) mit der kontinuierlichen und psychosozial umfassenden Einsicht in die gesamte Familienstruktur bietet die Allgemeinmedizin ein besonderes Qualitätsmerkmal v. a. bei der Betreuung von Kindern und Jugendlichen. Auf der anderen Seite ist es wichtig, die Grenzen der eigenen Kompetenz richtig einzuschätzen.

Ziel dieses Kapitels ist es, die wichtigsten bzw. häufigsten Beratungsanlässe zusammenzufassen sowie Besonderheiten bei Anamnese, Untersuchung und medikamentöser sowie nichtmedikamentöser Therapie von Kindern darzustellen. Außerdem wird besprochen, wann die Entscheidung für eine pädiatrische Mitbetreuung oder stationäre Behandlung notwendig ist und welche Red Flags auf einen pädiatrischen Notfall hinweisen (Notfälle ausführlich ➤ Kap. 96).

Innerhalb des Altersspektrums „Kinder und Jugendliche" differieren die Beratungsanlässe erheblich; im Säuglingsalter stehen Vorsorgeuntersuchungen, Entwicklungsdiagnostik, Impfungen und Beratungen zu Umgang, Ernährung etc. im Vordergrund. Im Kleinkindalter sind durch den Besuch von Gemeinschaftseinrichtungen Infekte häufiger Beratungsgrund, im Schulalter sind es zunehmend psychosoziale Beratungsanlässe. Bei Jugendlichen geht es häufig um psychische Erkrankungen oder Beschwerden des Bewegungsapparats.

Box 85.1

Sorgerecht und Gesundheitsfürsorge

Bei der Behandlung von Kindern ist zu erfragen und zu dokumentieren, wer das Sorgerecht bzw. das Recht der Gesundheitsfürsorge für das Kind hat. Grundsätzlich kann bei therapeutischen Entscheidungen im Sinne des Kindes von einem Einverständnis des abwesenden Sorgeberechtigten ausgegangen werden. Achtsam sollte man bei Auskünften oder Behandlungs- und Impfentscheidungen bei bekannten Konflikten innerhalb der Familie und bei über Routinebehandlungen hinausgehenden Behandlungen und Eingriffen sein.

85.2 Anamnese und Untersuchung

Die **Anamnese** im Kleinkindalter ist überwiegend eine Fremdanamnese der Eltern bzw. Betreuungsperson. Bei Infektionskrankheiten ist das Erfragen von Erkrankungen im Umfeld (Familie, Kita, Schule) diagnostisch häufig hilfreich. Bei nicht bekannten Kindern müssen Vorerkrankungen und Medikamentenallergien erfragt werden. Um den Schweregrad einer Erkrankung abzuschätzen, sind die Frage nach der Dauer der Erkrankung, das Ansprechen des Fiebers auf die antipyretische Therapie und v. a. die Nahrungs- und Flüssigkeitsaufnahme mit Blick auf die Ausscheidung (Stuhl und Urin) wichtig.

Box 85.2

Basisausstattung der Praxis für die Behandlung von Kindern

- Angepasster Wartebereich (Spielzeug, Wickeltisch)
- Waage für Säuglinge und Kinder
- Kinderstethoskop
- Pulsoxymeter
- Fieberthermometer
- Altersgerechte Aufsätze für das Otoskop, kleine Kanülen für Injektion und Blutentnahme
- Säuglinge: Wärmelampe, geeigneter Untersuchungsbereich
- Vorsorgeuntersuchungen erfordern eine erweiterte Ausstattung (➤ Kap. 7)

Die **Untersuchung** von Kleinkindern wird häufig durch eine eingeschränkte Kooperation erschwert und erfordert Geschick, Einfühlungsvermögen und Erfahrung. Ein fester Algorithmus mit einer sinnvollen Untersuchungsabfolge ist hilfreich. So kann die Auskultation der Lunge sinnvoll am Anfang der Untersuchung auf dem Arm der Eltern erfolgen, da sie i. d. R. besser toleriert wird als z. B. die Racheninspektion. Gesamteindruck und die entsprechende medizinische Erfahrung im Umgang mit Kindern haben einen großen Stellenwert, ebenfalls das Beobachten von Spiel- und Kontaktverhalten.

Ob eine Ganzkörperuntersuchung am vollständig entkleideten Kind notwendig ist oder symptomorientiert untersucht werden kann, hängt von verschiedenen Faktoren ab. Als Goldstandard gilt die komplette körperliche Untersuchung bei jedem Kind. Die körperliche Untersuchung (➤ Box 85.3) sollte umso umfassender und sorgfältiger sein, je jünger und vor allem unbekannter das Kind ist. Die Schwere der Erkrankung ist nicht immer sicher beim ersten Anblick des Kindes ersichtlich, und die Angaben und Einschätzung der Eltern sind mit Vorbehalt zu betrachten. Bei wiederholter Konsultation und insbesondere Zustandsverschlechterung muss das Kind erneut sorgfältig und komplett untersucht werden. Der Gesundheitszustand von Kindern kann sich in wenigen Stunden ändern.

Das Bestimmen des **Körpergewichts** sollte im Kleinkindalter außer bei den Vorsorgeuntersuchungen auch bei Akutvorstellungen routinemäßig erfolgen. Zum einen werden Medikamente häufig gewichtsadaptiert verordnet, zum anderen kann ein Gewichtsverlust im Verlauf einer Erkrankung auf eine Exsikkose hinweisen.

Box 85.3

Körperliche Basisuntersuchung Kinder

- Gesamteindruck/AZ und Vigilanz
- Beurteilung der Haut (Exanthem, Blässe, Zyanose)
- Auskultation Pulmo auf Symmetrie, Giemen, Brummen und RG; Registrieren der Atemfrequenz
- Ggf. Auskultation Cor und Registrieren der Herzfrequenz
- Palpation der zervikalen und nuchalen Lymphknoten
- Beurteilung der Trommelfelle
- Inspektion von Rachen und Tonsillen (Rötung, Schwellung, Tonsillenexsudate)
- Beurteilung von Zunge und Schleimhaut (Trockenheit)
- Ggf. Auskultation und Palpation des Abdomens bei Bauchschmerz
- Bei Fieber Beurteilung Meningismus

MERKE

Unklare und inkonsistente Symptome oder klinische Befunde, ein ungewöhnlicher Krankheitsverlauf, Zustandsverschlechterung, Verhaltens- oder Vigilanzänderungen sollten ernst genommen, Arbeitsdiagnosen bei Diskrepanz hinterfragt und bei Unsicherheit oder Red Flags die pädiatrische oder fachspezifische Mitbeurteilung veranlasst werden (➤ Kap. 96).

85.3 Medikamente in der Pädiatrie

Zu den Besonderheiten der medikamentösen Therapie im Kindesalter gehört, dass die Dosierung alters- und vor allem gewichtsadaptiert erfolgt. Dies erfordert besondere Sorgfalt beim Rezeptieren und bei den Erklärungen zur Einnahme der Medikamente. Da Kinder Tabletten in der Regel noch nicht schlucken, sind flüssige Darreichungsformen und Suppositorien üblich. Trotzdem kann die orale Gabe bei Widerwillen bzw. Abwehr der Kinder erschwert bis unmöglich sein, indem die Medikamente verweigert, ausgespuckt oder erbrochen werden. Auch Zäpfchen können ganz oder teilweise wieder ausgeschieden werden. Nach ca. 20 min kann man davon ausgehen, dass der Wirkstoff resorbiert wurde. Dies sollte bei Kontrollen stets erfragt werden. Medikamente müssen aufgrund fehlender Zulassungen für Kinder häufig als Off-Label-Use verordnet werden. Die Eltern müssen darüber informiert werden, wenn Medikamente außerhalb der Zulassung verordnet werden. Dies birgt Risiken, ist jedoch durch die häufig fehlenden Zulassungen für bestimmte Altersgruppen und Krankheitsentitäten notwendig.

TIPP

Arzneimittel im Kindesalter

- Kinderformularium.DE: Internetportal mit unabhängigen und evidenzbasierten Angaben zur Arzneimittelgabe im Kindes- und Jugendalter inkl. Dosierungen und Off-label-Use:

  https://www.kinderformularium.de

- Die AG „Antibiotic Stewardship (ABS) ambulante Pädiatrie" (ABSaP) hat mit der Deutschen Gesellschaft für Pädiatrische Infektiologie (DGPI) kompakte, an Leitlinien orientierte Empfehlungen zur Antibiotikatherapie bei Kindern zusammengestellt:

  https://dgpi.de/wp-content/uploads/2022/04/Antibiotika_ambulante-Paediatrie_Version_Jun2022.pdf

MERKE

Die beste Medizin kann Nichtstun sein

Eine Vielzahl von Beschwerden und Krankheiten heilen ohne Intervention und medikamentöse Therapien. Diese Erfahrung ist für Kinder und Eltern eine wichtige Grundlage für das Vertrauen in den eigenen Körper und die Selbstheilungskraft. Die bloße Aufklärung und der Verzicht auf therapeutischen Aktionismus können Abhängigkeiten und die Fixierung auf die notwendige Gabe von Medikamenten (z. B. Hustensaft) verhindern.
Es ist Aufgabe des Hausarztes, bei harmlosen Erkrankungen und Befindlichkeitsstörungen lediglich aufzuklären, Eltern und Kinder zu beruhigen, Vertrauen zu stärken und als Hilfe ärztliche Begleitung durch Watchful Waiting anzubieten.

CAVE

Komplementär-alternative Heilmethoden können einen Beitrag zur Aktivierung der Selbstheilung leisten, sie können jedoch auch schaden durch:

- Verzögern notwendiger diagnostischer und therapeutischer Maßnahmen
- Verlust an Grundvertrauen in die Gesundheit des Körpers
- Finanzielle Belastung
- Ersatz von Fürsorge und Empathie durch die Bezugspersonen

85.4 Häufige Beratungsanlässe

Im Kleinkindalter dominieren fieberhafte Infekte insbesondere der Atemwege und des Magen-Darm-Trakts (➤ Kap. 18, ➤ Kap. 19, ➤ Kap. 24, ➤ Kap. 25), Bauchschmerzen (➤ Kap. 17) und Hauteffloreszenzen (➤ Kap. 51). Weitere Schwerpunkte sind Vorsorgeuntersuchungen (➤ Kap. 7) und Impfungen (➤ Kap. 8). Chronische Erkrankungen wie Allergien (➤ Kap. 75), Diabetes mellitus (➤ Kap. 63) oder Asthma bronchiale (➤ Kap. 65) werden ebenfalls häufig hausärztlich behandelt oder mitbehandelt. Verändert hat sich das Spektrum in den vergangenen Jahrzehnten hinsichtlich einer deutlichen Zunahme psychosozialer Beratungsanlässe.

Grundsätzlich geht es darum, organische und psychische Erkrankungen und abwendbar gefährliche Verläufe frühzeitig zu erkennen. Andererseits müssen unbegründete Ängste und Sorgen von Eltern und Kindern gleichermaßen aufgenommen und abgebaut werden.

85.4.1 Fieber

(➤ Kap. 24)
Im Säuglings- und Kleinkindalter beginnen Virusinfektionen häufig mit Fieber (> 38,5 °C). Finden sich bei der Untersuchung Hinweise auf eine akute unkomplizierte Infektion bei gutem AZ des Kindes, kann symptomatisch behandelt und der natürliche Verlauf der Erkrankung abgewartet werden. Hohes Fieber über mehrere Tage, Nichtansprechen auf Antipyretika, ein fehlender Fokus oder Red Flags können auf schwerwiegende Erkrankungen hinweisen (➤ Kap. 96).

Es sollte beachtet werden, dass Eltern gelegentlich angeben, es bestünde kein Fieber, nachdem sie ihrem Kind Antipyretika gegeben haben. Die Gabe von fiebersenkenden Medikamenten sollte daher explizit erfragt werden. Ebenso sollte die genaue Höhe der gemessenen Temperatur erfragt werden, da die subjektive Einschätzung, welche Temperatur schädlich für das Kind sein kann, sehr stark variiert.

Bei fieberhaften Infektionen sollte das Kind stets sorgfältig untersucht werden (➤ Box 85.3). Dabei ist ein fester Algorithmus hilfreich. Wenn kein Fokus für Fieber > 38,5 °C ersichtlich ist, sollte stets eine Urinuntersuchung durchgeführt werden. **Harnwegsinfektionen** verlaufen bei Säuglingen und Kleinkindern nicht selten wenig symptomatisch. Bei länger als 3 Tage bestehendem Fieber > 38,5 °C oder hohem Fieber > 39,5 °C ohne klinischen Fokus sollte v. a. bei Säuglingen eine Laboruntersuchung veranlasst werden. Blutbild und CRP-Wert als Entzündungsparameter können auch kapillär, ohne eine für Kinder Stress verursachende venöse Blutentnahme durchgeführt werden. Ein Cut-off des CRP-Werts für eine antibiotische Behandlung von 50 mg/l ist üblich, bei einem CRP-Wert > 80 mg/l liegt eine schwere Erkrankung vor. Laboruntersuchungen sollten nur im Fall einer therapeutischen Konsequenz veranlasst werden. Auch eine Erregerdiagnostik durch einen Rachenabstrich kann per-

Tab. 85.1 Antipyretika/Analgetika im Kindesalter bis 12 J.

Substanz	Dosierung
Ibuprofen	7–10 mg/kg KG, max. 30 mg/kg KG tgl.
Paracetamol	10–15 mg/kg KG, max. 60 mg/kg KG tgl.

sistierendes Fieber erklären, z. B. bei Nachweis von Influenza, RSV bzw. COVID-19, und damit die Entscheidung zur Fortführung der symptomatischen Therapie ohne Notwendigkeit einer antibiotischen Therapie bestätigen.

CAVE

Meningokokken-Sepsis

Bei hohem Fieber sollte man immer auf ein petechiales Exanthem und Meningismus als seltene, aber wichtige Anzeichen für eine Meningitis bzw. Meningokokken-Sepsis achten und dies dokumentieren. Nicht selten beginnt eine Sepsis mit hohem Fieber und gastrointestinalen Symptomen noch ohne Petechien. (➤ Kap. 96.3.4)

Eine **Fiebersenkung** sollte symptomatisch erfolgen, v. a. bei Säuglingen und wenn die Kinder unter Schmerzen leiden oder das Fieber erschöpfend ist. Zu einer Krankheitsverkürzung kommt es durch die Fiebersenkung nicht. Die Wirkstoffe Ibuprofen und Paracetamol können je nach Akzeptanz rektal als Zäpfchen oder p. o. als Suspension gegeben werden (➤ Tab. 85.1). Ibuprofen hat dabei eine etwas bessere analgetische und antientzündliche Potenz als Paracetamol. Viele Kinder reagieren bei Fieber jedoch besser auf Paracetamol. Metamizol ist ein Reservemedikament überwiegend für den stationären Bereich und sollte nur im Notfall ambulant verabreicht werden. ASS sollte als Analgetikum/Antipyretikum aufgrund der Gefahr eines Reye-Syndroms im Kindesalter vermieden werden, auch wenn das Reye-Syndrom nicht mehr beobachtet und seine Existenz diskutiert wird.

85.4.2 Akute virale Atemwegsinfektionen (Pharyngitis, Rhinitis)

(➤ Kap. 26, ➤ Kap. 32)
Bei den häufigen, i. d. R. virusbedingten Atemwegsinfektionen der oberen Atemwege stehen eine symptomorientierte Behandlung und die Aufklärung über den natürlichen Verlauf der Erkrankung im Vordergrund. Durch den „Kinderkrankenschein" erhalten die Eltern die Möglichkeit, die Kinder zu Hause zu betreuen (➤ Kap. 85.10). Der Besuch von Gemeinschaftseinrichtungen sollte erst erfolgen, wenn die Kinder nicht mehr ansteckend und in gutem AZ sind.

Bei behinderter Nasenatmung können salzhaltige und ggf. abschwellende Nasentropfen appliziert werden. Feuchte Raumluft oder die Inhalation von Kochsalzlösung kann die Beschwerden trockener Schleimhäute lindern. Die Verordnung supportiver Medikamente wie pflanzlicher Hustensäfte sollte prinzipiell mit Fingerspitzengefühl erfolgen, um keine Fixierung und Annahme der Notwendigkeit für die Genesung zu verursachen.

LEITLINIEN

- DEGAM-S3-Leitlinie „Akuter und chronischer Husten". AWMF-Registernummer 053-013:

  https://register.awmf.org/de/leitlinien/detail/053-013

- Kurzversion. Hausärztliches Vorgehen – Klinischer Algorithmus bei akutem oder subakutem Husten:

  https://www.degam.de/files/Inhalte/Leitlinien-Inhalte/Dokumente/DEGAM-S3-Leitlinien/053-013_Akuter%20und%20chronischer%20Husten/oeffentlich/053-013k_S3_akuter%20und%20chronischer%20Husten%20DEGAM_final.pdf

- DEGAM-S3-Leitlinie „Halsschmerzen". AWMF-Registernummer 053-010:

  https://register.awmf.org/de/leitlinien/detail/053-010

- Kurzversion. Definition und Ätiologie, abwendbar gefährliche Verläufe; Algorithmus hausärztliches Vorgehen bei Halsschmerzen:

  https://www.degam.de/files/Inhalte/Leitlinien-Inhalte/Dokumente/DEGAM-S3-Leitlinien/053-010_Halsschmerzen/oeffentlich/053-010k_Halsschmerzen_07-12-2021.pdf

85.4.3 GAS-Pharyngitis

Eine durch *Streptococcus pyogenes* verursachte Pharyngitis ist häufige Ursache hochfieberhafter Erkrankungen im Kindes- und Kleinkindalter. Typische Symptome sind Fieber, Halsschmerzen und Nahrungsverweigerung.

CAVE

Fieber und Erbrechen oder Bauchschmerzen lassen an eine Gastroenteritis denken, sind jedoch auch häufig bei Kleinkindern mit Tonsillitis die geäußerten Symptome. Daher sollte bei dieser Symptomkonstellation stets eine Racheninspektion und Palpation der Halslymphknoten erfolgen.

Mit verschiedenen **Scores** (McIsaac-Score, FeverPAIN-Score [https://feverpainscore.de]) kann die Wahrscheinlichkeit einer durch Gruppe-A-Streptokokken (GAS) verursachten Pharyngitis (➤ Kap. 26) eingeschätzt werden.

Eine antibiotische Therapie kann die heute ohnehin seltenen Komplikationen nicht verhindern, führt aber zu einer schnelleren Genesung und einer kürzeren Ansteckungsfähigkeit. Bei schlechtem AZ, kleinen Kindern oder fehlender Besserung sollte antibiotisch mit Penicillin V oder alternativ Clarithromycin behandelt werden (➤ Tab. 85.2). Differenzialdiagnostisch sollte bei protrahiertem Verlauf oder Nichtansprechen auf Antibiotika an eine infektiöse Mononukleose (➤ Kap. 85.4.4) oder an eine Agranulozytose gedacht und eine Labordiagnostik mit Bestimmung von Blutbild und EBV-Serologie veranlasst werden.

Tab. 85.2 Antibiotikatherapie bei GAS-Pharyngitis

Substanz	Dosierung
Penicillin V	50.000–100.000 IE/kg KG/d (in 3 ED)
Clarithromycin	15 mg/kg KG/d (in 2 ED)

LEITLINIEN

S2k-Leitlinie „Therapie der Tonsillo-Pharyngitis". AWMF-Registernummer 017-024:

https://register.awmf.org/de/leitlinien/detail/017-024

85.4.4 Infektiöse Mononukleose/EBV

Auch als *Kissing disease* bezeichnet, hat das Erkrankungsbild einen typischen Altersgipfel im frühen Jugendalter. Charakteristische Symptome sind Fieber, deutliche zervikale Lymphknotenschwellungen und flächige Beläge auf den Tonsillen. Bei Gabe von Amoxicillin unter der Annahme einer eitrigen Angina tonsillaris tritt ein pathognomonisches generalisiertes Exanthem auf. Die Diagnose kann durch Bestimmen der Antikörper bestätigt werden. Im Differenzialblutbild sind eine Leukozytose und mononukleäre Zellen typisch, erhöhte Transaminasen sind häufig. Protrahierte Verläufe mit eingeschränktem Allgemeinbefinden über Wochen kommen häufig vor.

Eine **Splenomegalie** mit dem Risiko einer Milzruptur sollte beachtet werden und auf entsprechende Sportkarenz in den ersten 4 Wochen hingewiesen werden. Eine abdominelle Sonografie kann insbesondere bei Schmerzen im linksseitigen Abdomen erfolgen und bei Milzvergrößerung entsprechend über das Risiko einer Milzruptur aufgeklärt werden. Die Therapie besteht aus Symptomkontrolle und körperlicher Schonung bis zur Rekonvaleszenz. Therapeutisch sollte aufgrund der hepatischen Eliminierung Paracetamol als Analgetikum/Antipyretikum vermieden werden.

85.4.5 Otitis media

(➤ Kap. 30)

Im Rahmen viraler Atemwegsinfektionen kommt es häufig zu einer aszendierenden Schleimhautinfektion des Mittelohrs. Wegweisend sind Ohrenschmerzen und der Befund eines geröteten, getrübten und vorgewölbten Trommelfells. Trommelfellrupturen können selten als Komplikation auftreten.

Prinzipiell wird symptomatisch analgetisch und antiphlogistisch behandelt, abschwellende Nasentropfen werden häufig zur besseren Belüftung des Mittelohrs empfohlen. Eine Verlaufskontrolle soll bei Kindern < 2 J. innerhalb von 24 h, bei Kindern > 2 J. innerhalb von 24 bis 48 h erfolgen. Säuglinge < 6 Mon. sollten pädiatrisch vorgestellt werden. Bei Verschlechterung bzw. fehlender Besserung oder persistierendem Fieber sollte eine Antibiose mit Amoxicillin/Amoxiclav erfolgen (➤ Tab. 85.3). Initial ist eine Antibiose bei hohem Fieber, reduziertem AZ, Begleiterkrankungen oder Erbrechen gerechtfertigt. Bei Verschlechterung unter Antibiose sollte die HNO-ärztliche, pädiatrische Vorstellung oder stationäre Einweisung erfolgen. Eine HNO-ärztliche Vorstellung ist außerdem bei nach 6 Wo. noch persistierendem Paukenerguss notwendig.

Tab. 85.3 Antibiotikatherapie bei Otitis media

Substanz	Dosierung
Amoxicillin	50–100 mg/kg KG/d (in 3 ED)
Cefuroxim	20–30 mg/kg KG/d (in 2 ED)

LEITLINIEN

DEGAM-S2k-Leitlinie „Ohrenschmerzen". AWMF-Registernummer 053-009:

https://www.degam.de/files/Inhalte/Leitlinien-Inhalte/Dokumente/DEGAM-S2-Leitlinien/053-009_Ohrenschmerzen/oeffentlich/053-009l_s2k_ohrenschmerzen_2014-12-abgelaufen.pdf

85.4.6 Otitis externa

(➤ Kap. 30)

Eine andere Ursache einer Otalgie kann die Entzündung des äußeren Gehörgangs sein. Otoskopisch imponiert ein geröteter und geschwollener Gehörgang, häufig begleitet von einer Otorrhö. Die Behandlung erfolgt lokal antibiotisch z. B. mit Ciprofloxacin, ggf. auch lokal analgetisch. Betroffen sind ältere Kinder und Jugendliche häufig in Zusammenhang mit Baden bzw. Schwimmen ohne die für Otitis media (➤ Kap. 85.4.5) typische Infektanamnese. Ist der Gehörgang durch Sekret verlegt, sollte die Reinigung durch einen HNO-Arzt erfolgen, um eine eitrige Otitis media mit Trommelfellperforation auszuschließen.

85.4.7 Bronchitis

(➤ Kap. 25)

In Abgrenzung zu einem auf die oberen Atemwege begrenzten akuten Atemwegsinfekt sind bei der Bronchitis auch die unteren Atemwege betroffen. Durch Schleim und die entzündlich geschwollene Schleimhaut kommt es zu einer Obstruktion der Bronchien, die man auskultatorisch als grob- oder mittelblasige RG, Brummen oder Giemen wahrnehmen kann. Klinisch imponiert anhaltender oder starker Husten, der in der Regel initial „trocken" (nicht produktiv) ist und im Verlauf produktiv wird. Reizhusten bei Belastung oder Temperaturwechseln kann bis zu 4 Wochen persistieren.

Auslöser sind i. d. R. Viren, eine Antibiose ist selten nötig. Therapieziel ist Symptomkontrolle und das Erkennen von Komplikationen. Expektoranzien (Phytotherapeutika mit Efeu-, Thymian- oder Primelextrakt, ätherische Öle) können unterstützend gegeben werden, die Studienlage ist jedoch uneinheitlich und der Effekt klinisch wenig relevant. Vor allem nächtlicher Reizhusten kann bei den Eltern einen hohen Leidensdruck verursachen, für die Wirkung von Hustenstillern gibt es jedoch keine Evidenz, sodass sie nur kurzfristig in Ausnahmefällen verordnet werden sollten.

Bei Atemwegsobstruktion sollte eine antiobstruktive Inhalationstherapie mit einem Beta-2-Sympathomimetikum (z. B. Salbutamol alle 4–6 h) erfolgen (➤ Box 85.4).

Box 85.4

Antiobstruktive Inhalationstherapie

Säuglinge

- Säuglinge können über einen Vernebler die Wirkstoffe als Feuchtinhalat (Fertiginhalat oder Inhalationslösung in NaCl) erhalten.
- Das Anticholinergikum Ipratropiumbromid wirkt bei Säuglingen zum Teil besser antiobstruktiv bzw. synergistisch mit dem Beta-2-Sympathomimetikum.

Kinder bis 5 Jahre

- In diesem Alter sollten Dosieraerosole mit einer Inhalierhilfe (Spacer) mit Mundstück oder Maske bevorzugt werden.
- Eine Gesichtsmaske ist so lange notwendig, bis ein Kind durch das Mundstück des Spacers atmen kann.

Kinder > 5 Jahre

- Ab dem Vorschulalter sollten Pulverinhalatoren verwendet werden.

Bei Säuglingen und Kleinkindern bis 2 Jahre können Beta-2-Mimetika kurzzeitig auch oral gegeben werden, wenn eine Inhalation nicht möglich ist.

85.4.8 Pneumonie

Verschiedene Viren und Bakterien können im Kindesalter eine Entzündung des Lungenparenchyms auslösen. Typische Symptome sind Fieber, Husten, Atemnot und deutliches Krankheitsgefühl. Allgemeinsymptome wie Nahrungsverweigerung, Bauchschmerzen und Vigilanzänderung (sowohl Agitiertheit als auch Lethargie), Schreien oder Nackensteife kommen vor. Klinisch wegweisende Befunde sind Tachypnoe (> 50/min bei Säuglingen, > 40/min bei Kleinkindern, > 20/min bei Vorschulkindern), Dyspnoe-Zeichen wie thorakale Einziehungen und Nasenflügeln bei Säuglingen, Nutzen der Atemhilfsmuskulatur, Zyanose und Hypoxämie (SpO_2 < 95 %). Auskultations- und Perkussionsbefunde entsprechen häufig einer Parenchymverdichtung (Knistern oder abgeschwächtes Atemgeräusch).

Bei klinisch eindeutiger Pneumonie kann eine ambulante Therapie mit oraler, empirisch kalkulierter Antibiose und klinischer Kontrolle bei gutem AZ erfolgen (➤ Tab. 85.4). Die Diagnose wird primär klinisch gestellt, der Übergang (obstruktive) Bronchitis zur Bronchopneumonie kann fließend sein. Bei einer nicht schweren Pneumonie sind weder Labordiagnostik noch Bildgebung notwendig. Bei höchstwahrscheinlich viraler Infektion kann auf eine Antibiose verzichtet werden, jedoch ist die Unterscheidung klinisch mitunter schwierig.

Tab. 85.4 Antibiotikatherapie bei Pneumonie

Substanz	Dosierung
Mittel der Wahl: Aminopenicillin (Amoxicillin)	80–90 mg/kg KG/d in 2–3 ED
Makrolid (Clarithromycin)	15 mg/kg KG/d in 2 ED
Cephalosporin 3. Generation (Cefpodoxim)	8 mg/kg KG/d in 2 ED
Pneumonie mit Komplikationen	
Cephalosporin 2. Generation (Cefuroxim)	30 mg/kg KG/d in 2 ED
Aminopenicillin + Betalactamase-Hemmer	45–60 mg/kg KG/d in 3 ED

Entzündungsparameter können durch eine kapilläre Blutentnahme bestimmt werden und Hinweise auf die Schwere der Erkrankung geben. Eine Leukozytose und der CRP-Wert sind bzgl. der Differenzierung zwischen viraler und bakterieller Genese wegweisend, wenn auch nicht beweisend.

Ein Röntgen der Lungen sollte nur bei unklarer Diagnose, V. a. Aspiration und stationärer Therapie erfolgen. Hinsichtlich der Bildgebung gewinnt der Ultraschall des Thorax zur Diagnosesicherung an diagnostischer Bedeutung.

LEITLINIEN

S2k-Leitlinie „Management der ambulant erworbenen Pneumonie bei Kindern und Jugendlichen (pCAP)". AWMF-Registernummer 048-013:

https://register.awmf.org/de/leitlinien/detail/048-013

85.4.9 RSV-Bronchiolitis

Respiratory-Syncytial-Viren (RSV) sind häufige Ursache einer obstruktiven Bronchitis bzw. Bronchiolitis im Säuglingsalter. Eine fieberhafte Infektion mit Rhinitis geht typischerweise 2 bis 3 Tage voraus. Wegweisende Befunde sind erhöhte Atemfrequenz, Einziehungen, Auskultationsbefund mit exspiratorischem RG, Brummen und Giemen in Zusammenhang mit dem Lebensalter und der Jahreszeit. Auch eine häufig beidseitige Otitis media kann zum klinischen Bild gehören.

CAVE

Durch die Immunitätslücke im Rahmen der Kontaktbeschränkungen während der COVID-19-Pandemie kam es in den Jahren 2021/2022 zu einer Verschiebung der RSV-Saison sowie zu vermehrten und schwereren Fällen bei Kleinkindern.

Mittels **Pulsoxymetrie** lässt sich der Schweregrad einschätzen. Ob eine ambulante Therapie möglich ist, hängt auch vom AZ des Säuglings und der Verlässlichkeit und Belastbarkeit der Eltern und der Möglichkeit engmaschiger Folgekontrollen ab. Typisch ist ein phasenweiser Verlauf mit Erkrankungsgipfel zwischen dem 4. bis 6. Tag, wo die Säuglinge nicht selten akut einbrechen. Bei jüngeren Säuglingen und unsicheren Eltern ist eine stationäre Therapie notwendig.

Die Gabe von Bronchodilatatoren und auch die Gabe von Glukokortikoiden sind üblich, ihr Nutzen ist jedoch nicht belegt. Im Vordergrund stehen die symptomatische Behandlung und eine ausreichende Flüssigkeitszufuhr und Kontrolle einer ausreichenden Sauerstoffsättigung. Bei unzureichender **Sauerstoffsättigung < 95 %** muss eine Sauerstoffgabe oder nichtinvasive Atemunterstützung stationär erfolgen.

CAVE

Eine **stationäre Einweisung** bei Pneumonie oder Bronchiolitis sollte in folgenden Situationen erfolgen:
- Säuglinge < 6 Mon.
- Deutlich reduzierter AZ
- Nahrungsverweigerung
- Dehydratation (➤ Kap. 96.3.5)
- Dyspnoe-Zeichen oder Apnoe-Phasen beim Säugling
- Bewusstseinsstörung oder Somnolenz
- Erniedrigte Sauerstoffsättigung < 95 %
- Säuglinge: Rekapillarisierungszeit > 2 s
- Zyanose
- Unzureichende Überwachung durch Betreuungspersonen

85.4.10 Influenza

Im Kindesalter kann Influenza mit lang dauerndem Fieber und starkem Krankheitsgefühl einhergehen, auch Pneumonien kommen vor. Die Diagnose lässt sich durch einen Rachenabstrich sichern. Eine Antibiose sollte nur bei V. a. Superinfektion erfolgen.

85.4.11 COVID-19

Kinder erkranken insgesamt weniger schwer, schwere Verläufe sind jedoch möglich. Fieber und Symptome eines oberen Atemwegsinfekts sind typisch, i. d. R. ist eine symptomatische Behandlung ausreichend. Gelegentlich kommen Long-Covid-Verläufe im Kindes- und Jugendalter vor.

85.4.12 Pseudokrupp (Laryngotracheitis, Krupp-Syndrom)

(➤ Kap. 96.3.3)
Die durch virale Atemwegserreger verursachte ödematöse Laryngitis führt zu bellendem Husten und inspiratorischem Stridor bei Kindern im Alter von 6 Mon. bis ca. 4 J. Typisch ist nächtliches Erwachen des Kindes mit Stridor und Besserung bei Aufsetzen, Beruhigen und ggf. Einatmen kalter Luft z. B. am geöffneten Fenster. Die Erkrankung tritt typischerweise plötzlich auf, leichte Symptome eines Atemwegsinfekts gehen evtl. voraus. Weitere Symptome sind Heiserkeit, die Körpertemperatur ist i. d. R. mäßig erhöht. Häufig besuchen die Eltern am Folgetag die Praxis, und die Kinder sind nahezu symptomfrei.

Behandelt wird akut mit Glukokortikoiden rektal oder inhalativ, um Symptome zu lindern und eine Krankenhauseinweisung zu verhindern. Eltern sollten über das Krankheitsbild aufgeklärt werden, und es sollte eine Bedarfsmedikation mit Glukokortikoiden rezeptiert werden. Der Nutzen von häufig empfohlener feuchter Luft lässt sich nicht belegen.

Ist ein Inhaliergerät vorhanden, stellt die Inhalation von Adrenalin (InfectoKrupp® inhal) die optimale Behandlung dar. Die abschwellende Wirkung ist aufgrund der Rezeptorverteilung im Larynxbereich effektiver und schneller als bei Glukokortikoiden. Die Kinder sind in kürzester Zeit symptomlos, und die systemische Kortisonbelastung der Kinder wird reduziert.

85.4.13 Bauchschmerzen/Gastroenteritis

Infektiöse Magen-Darm-Erkrankungen sind häufige Ursachen der Beratungsanlässe und führen zu Erbrechen, Diarrhö und/oder Bauchschmerzen im Kindesalter. Insbesondere bei kleinen Kindern kann es bei länger bestehendem Erbrechen, starkem Durchfall und hohem Fieber rasch zu einer bedeutsamen Dehydrierung kommen (➤ Kap. 96.3.5).

Die Therapie erfolgt symptomatisch, die orale Hydratation steht im Vordergrund. Die Gabe von verdünntem Apfelsaft oder Tee mit Glukose ist möglich, orale Hydratationslösungen können ebenfalls gegeben werden. Entscheidend ist die Zufuhr kleiner Mengen Flüssigkeit („löffelweise Tee"), da sonst Erbrechen provoziert werden kann. Ein früher Kostaufbau ist anzustreben; Nahrung kann aufgenommen werden, sobald sie vertragen wird, diätetische Einschränkungen haben wenig Evidenz. Gestillte Babys sollen weiter gestillt werden. Eine antiemetische Therapie mit Dimenhydrinat sollte aufgrund der potenziellen Nebenwirkungen nur nach strenger Indikationsstellung erfolgen. Nicht übersehen werden sollten Zeichen einer **Appendizitis.** Kinder mit Bauchschmerzen müssen immer entsprechend palpatorisch untersucht werden (➤ Kap. 96.3.1).

CAVE

Erbrechen und Bauchschmerzen bei Kindern
- Erbrechen und Bauchschmerzen sind unspezifische Symptome bei Kindern und werden auch bei allgemeinem Unwohlsein angegeben.
- Bei Kindern mit Fieber und Erbrechen sollte unbedingt eine **Racheninspektion** erfolgen, da z. B. eine eitrige Angina tonsillaris im Kleinkindalter häufig mit dem Beratungsanlass Erbrechen und Bauchschmerzen vorgestellt wird.
- Bei **Nüchternerbrechen** muss an ZNS-Prozesse gedacht und eine Bildgebung bzw. zumindest fachärztliche/klinische Vorstellung veranlasst werden.
- Bei an **Stoffwechseldefekten** wie z. B. Diabetes mellitus oder androgenitalem Syndrom leidenden Kindern kann Erbrechen Ausdruck der Entgleisung sein; sie sollten umgehend einer entsprechenden Spezialambulanz vorgestellt werden.

85.4.14 Harnwegsinfektionen

Bei einer Zystitis können im Kindesalter typische Symptome fehlen oder unspezifisch sein, z. B. wird Bauchschmerz anstelle von Dysurie angegeben. Fieber und ein reduzierter Allgemeinzustand können auf eine Pyelonephritis hinweisen. Bei Fieber ohne Fokus sollte in jedem Fall eine Urinuntersuchung erfolgen. Kinder mit Harnwegsinfektionen sollten antibiotisch behandelt werden, bei jugendlichen Mädchen kann ein symptomatischer Therapieversuch erfolgen.

85.5 Hauteffloreszenzen

Exantheme (temporärer Hautausschlag), Ekzeme (Dermatitis) und andere Hautläsionen gehören zu häufigen Beratungsanlässen im Kindesalter. Oft soll die Frage beantwortet werden, ob der Besuch von Gemeinschaftseinrichtungen möglich ist.

Erfasst werden sollten Lokalisation und Verteilung, Begleitsymptome, Fieber, Juckreiz und Erkrankungen in der Umgebung.

Die Therapie von Exanthemen erfolgt, wenn möglich, ursachenbezogen. Häufig ist bei unklarer Genese auch Aufklären und abwartendes Offenlassen möglich. Juckreizlindernde Externa wie z. B. Anaesthesulf® können verordnet werden, bei vermuteter allergischer Genese wirken Antihistaminika gegen Pruritus.

85.5.1 Infektionskrankheiten mit Exanthem

Mit Exanthemen vergesellschaftete virale und bakterielle Infektionen mit und ohne Fieber sind häufig und vielfältig. Wichtig ist die Kenntnis von Erkrankungen mit Behandlungsnotwendigkeit bzw. Meldepflicht sowie Kenntnisse zu Ansteckung und Besuch von Gemeinschaftseinrichtungen.

Eine Auswahl der häufigsten Erkrankungen erfolgt hier anhand besonders häufiger Beratungsanlässe durch regelmäßige Verbreitung über Gemeinschaftseinrichtungen.

Scharlach

Scharlach entsteht durch eine Immunreaktion auf Exotoxine betahämolysierender Streptokokken. Wegweisende Befunde sind hohes Fieber, Tonsillitis mit Exsudaten, Lymphknotenschwellung, ein raues, kleinfleckiges Exanthem und die gerötete Zunge mit prominenten Geschmacksknospen (Erdbeer- oder Himbeerzunge, ➤ Abb. 85.1). Das Exanthem tritt typischerweise in Achseln und Leisten, am Rumpf, an den Extremitäten und im Gesicht auf, das Munddreieck ist dabei ausgespart (periorale Blässe), Juckreiz ist möglich. Zwei Wochen nach Erkrankungsbeginn tritt eine Schuppung der Haut an Händen und Füßen auf.

Bei Scharlach sollte eine antibiotische Therapie mit Penicillin V p. o. oder alternativ mit einem Makrolid über 10 Tage erfolgen, bei leichten Verläufen ist eine symptomatische Behandlung möglich.

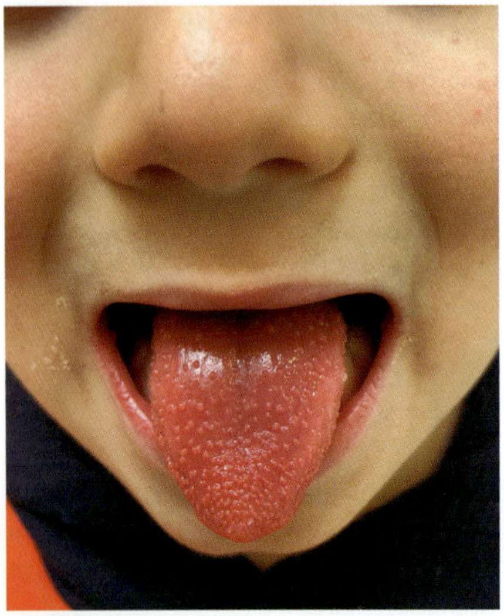

Abb. 85.1 Himbeerzunge bei Scharlach [T500]

Exanthema subitum (Dreitagefieber)

Zu den typischen Erkrankungen des Kleinkindalters gehört das durch Herpesvirus 6 und 7 verursachte Dreitagefieber (Exanthema subitum). Nach etwa 3 Tagen mit hohem Fieber ohne sonstige Infektzeichen klärt der mit dem Entfiebern auftretende feinfleckige konfluierende Hautausschlag die Diagnose.

Exanthema infectiosum (Ringelröteln)

Die durch das humanpathogene Parvovirus B19 ausgelöste Erkrankung ist für Kinder harmlos, kann jedoch bei Übertragung auf nicht immune Schwangere zu schweren Fetopathien führen und sollte daher erkannt werden. Einem unspezifischen Prodromalstadium kann das typische erythematöse konfluierende Exanthem folgen, beginnend im Gesicht als Schmetterlingserythem. Das namensgebende girlanden- bzw. netzförmige Exanthem durch zentrales Abblasen der Erytheme tritt jedoch nur bei ca. jedem 5. erkrankten Kind auf. Gelenkbeschwerden und eine transiente Anämie kommen vor.

Hand-Fuß-Mund-Krankheit

Durch die namensgebenden papulösen, zum Teil blasenbildenden Effloreszenzen v. a. der Hände, Füße und perioral ist die Krankheit i. d. R. gut zu diagnostizieren. Ursache sind Coxsackie-Viren. Die Erkrankung beginnt mit Fieber, Appetitlosigkeit und Halsschmerzen, schmerzhafte Enantheme und Aphthen der Mundschleimhaut können auftreten. Juckreiz ist nicht typisch, aber möglich. Eine spezifische Behandlung ist nicht notwendig, Komplikationen können die enoralen Schmerzen bei massivem Befall und die daraus resultierende Nahrungs- und Trinkverweigerung bereiten.

Unspezifische Exantheme

Häufig kommen stammbetonte, eher blasse makulopapulöse Exantheme im Rahmen von viralen Atemwegsinfektionen vor; diese sind i. d. R. wenig stark ausgeprägt und selbstlimitierend. Arzneimittelexantheme kommen differenzialdiagnostisch ebenfalls infrage, z. B. häufig nach Gabe von Amoxicillin.

CAVE

Petechiale Exantheme können auf Systemerkrankungen (Meningokokken-Sepsis, Endokarditis) hinweisen und sollten abgeklärt werden. Durch Schutzimpfungen in Deutschland selten gewordene Kinderkrankheiten müssen ggf. im entsprechenden Setting bedacht werden, z. B. bei Kindern mit Migrationshintergrund oder nicht geimpften Kindern.

85.5.2 Übertragbare Hauterkrankungen

Impetigo contagiosa

Diese durch Streptokokken oder Staphylokokken verursachte eitrige Hautentzündung betrifft häufig Säuglinge und Kleinkinder. Kennzeichen sind nässende, gelblich borkig belegte Effloreszenzen, häufig perioral lokalisiert. Die Kinder dürfen keine Gemeinschaftseinrichtungen besuchen. Die Therapie erfolgt lokal antiseptisch und/oder antibiotisch, bei schweren Fällen kann eine systemische Antibiose notwendig sein.

Skabies

Ein juckendes Exanthem mit Pruritus, der bei Wärme (z. B. unter der Bettdecke) zunimmt, lässt an einen Milbenbefall mit *Sarcoptes scabiei* denken. Je nach Dauer des Befalls ist die Ausbreitung unterschiedlich, initial tritt Skabies i. d. R. an den Interdigitalfalten auf, um sich dann auf Unterarme, Bauch, Leisten und Achseln auszubreiten. Erkrankungen im Umfeld können den Verdacht erhärten, es sind aber nicht zwingend z. B. alle Familienmitglieder betroffen. Sichtbar sind komma- oder gangförmige erythematöse Papeln, dermatoskopisch kann die Diagnose rasch gesichert werden. Die Behandlung ist durch eine einmalige Lokaltherapie mit Permethrin-Creme und einer Umgebungsbehandlung und Behandlung der Kontaktpersonen abgeschlossen, gestaltet sich jedoch gelegentlich durch Reinfektionen prolongiert. Die wiederholte Behandlung oder orale Behandlung mit Ivermectin kann dann sinnvoll sein.

Pediculosis capitis

Makroskopisch sichtbare Nissen und Läuse am Kopfhaar führen zur Diagnose. Rötung und Juckreiz der Kopfhaut oder Mitteilungen der Gemeinschaftseinrichtungen sind Anlass zur Untersuchung. Die Behandlung erfolgt lokal mit Dimeticon. Regelmäßiges Auskämmen bzw. die Wiederholung der Behandlung nach 10 Tagen sollte erfolgen, um nachschlüpfende Larven vor Erreichen der Geschlechtsreife zu entfernen. Wichtig ist die Kontrolle und ggf. Mitbehandlung der Kontaktpersonen. Finden sich bei den Kontrollen adulte, lebende Läuse, ist eine Behandlung nötig.

85.5.3 Nicht übertragbare Hauterkrankungen

Neurodermitis

Trockene Haut mit flächigen Rötungen und Juckreiz sowie eine familiäre Prädisposition zu Erkrankungen des atopischen Formenkreises (Asthma, Neurodermitis, Rhinitis allergica) weisen auf eine atopische Dermatitis hin. Die typische Lokalisation der Ekzeme unterscheidet sich im Säuglingsalter (Gesicht, Rumpf, Extremitäten) von der bei größeren Kindern (Beugefurchen der Extremitäten).

Aufgrund der Häufigkeit sollten Grundlagen der Therapie hausärztlich vermittelt werden können. Die Behandlung erfolgt stadienentsprechend, eine Basistherapie mit ausreichender Menge fettender Externa und Vermeiden von Triggerfaktoren (Kälte/Winter, Infekte, mechanische Reize, Stress) bildet die Grundlage. Niedrigpotente Kortikoide oder Calcineurin-Inhibitoren werden bei leichten und moderaten Ekzemen bis zur Besserung angewendet. Nässende Ekzeme können mit zinkhaltigen Externa behandelt werden. Superinfektionen können als Komplikation auftreten. Bei schweren Verläufen oder unzureichendem Therapieansprechen ist eine fachärztliche Behandlung bzw. Schulung im Rahmen einer Rehabilitation sinnvoll.

Die Erkrankung ist als Disposition zu verstehen mit guter Prognose mit zunehmendem Lebensalter, mehr als die Hälfte der symptomatischen Kinder sind im Jugendalter symptomfrei.

TIPP

Wichtig ist die Aufklärung über das Krankheitsbild und die Schulung der Eltern.

kindergesundheit-info.de: Neurodermitis bei Kindern:

https://www.kindergesundheit-info.de/themen/krankes-kind/erkrankungen/allergien/neurodermitis

Urtikaria

Nesselfieber tritt bei Kindern häufig ohne erkennbaren Auslöser (Urtikaria contagiosa) oder postinfektiös auf, ist i. d. R. selbstlimitierend und bedarf keiner weiteren Diagnostik. Typisch sind juckende, erhabene Effloreszenzen (Quaddeln), welche die Lokalisation wechseln. Die Behandlung erfolgt durch Antihistaminika p. o. Bei rezidivierendem Auftreten sollten Differenzialdiagnosen wie Angioödeme oder auslösende Ursachen wie Allergien oder andere Erkrankungen bedacht werden.

Soor/Mykose

Scharf umgrenzte Rötungen im Windelbereich oder weißliche Beläge der Mundhöhle sind häufige Befunde bei Säuglingen. Die Behandlung erfolgt lokal mit Nystatin oder Azolen (z. B. Miconazol), bei einer Windeldermatitis ist das Trockenhalten z. B. durch nackt strampeln Lassen und Verordnung eines – zusätzlich zum antimykotischen Wirkstoff – zinkhaltigen Präparats sinnvoll.

85.5.4 Meldepflicht

MERKE

Meldepflicht

Im Kindesalter treten vergleichsweise häufig meldepflichtige Erkrankungen auf. Für den Arzt ist Folgendes entscheidend:

- **Arztmeldepflicht bei Verdacht** gemäß § 6 Abs. 6 IfSG (z. B. Polio, Masern, Mumps, Pertussis, HUS)

Davon zu unterscheiden sind die Labormeldepflicht

- **Labormeldepflicht** gemäß § 7 IfSG (z. B. Rota- oder Norovirus, Masern, Mumps, Röteln oder Pertussis)

und die

- **Benachrichtigungspflicht** gemäß § 34 IfSG durch Leiter von Gemeinschaftseinrichtungen (z. B. Scharlach, Impetigo contagiosa, Pediculosis capitis, Skabies)

85.6 Chronische Erkrankungen

Chronische Erkrankungen müssen erkannt und die Indikation für eine fachärztliche Mitbetreuung sicher eingeschätzt werden.

Diabetes mellitus

(➤ Kap. 96.3.1.)
Polydipsie, Polyurie, Gewichtsabnahme und Leistungsknick sind richtungweisende Symptome für einen Diabetes mellitus im Kindesalter. Bauchschmerzen und Erbrechen, Azetongeruch und Bewusstseinstrübung treten bei Ketoazidose auf. Eine Glukosurie und kapilläre Blutzuckermessung können den Verdacht erhärten, gesichert wird er durch eine venöse Blutentnahme mit Bestimmen der Glukose (Blutentnahmeröhrchen mit Glykolysehemmer). Wichtig ist im Fall einer ausgeprägten Hyperglykämie, zunächst nur die Flüssigkeitssubstitution (ohne Kalium) zu beginnen und das Kind stationär einzuweisen; es darf initial kein Insulin gegeben werden.

Asthma bronchiale

(➤ Kap. 65, ➤ Kap. 96.3.3.)
Die häufigste chronische Erkrankung im Kindesalter ist das Asthma bronchiale. Eine bronchiale Hyperreagibilität und eine Atemwegsobstruktion durch Allergene, körperliche Belastung oder bei Atemwegsinfekten sind wegweisend. Auch chronischer Husten ohne Infekt kann auf ein Asthma bronchiale hinweisen. Die Diagnose erfolgt klinisch, eine Lungenfunktionsuntersuchung sollte über einen Kinder- und Jugendpneumologen erfolgen. Die Therapie ist neben der Allergenkarenz und körperlicher Bewegung eine medikamentöse Stufentherapie mit dem Ziel der Asthmakontrolle (➤ Abb. 85.2).

Juvenile rheumatoide Arthritis

Auch im Kindesalter nehmen rheumatische Erkrankungen zu und sollten bei Gelenkschmerzen differenzialdiagnostisch bedacht werden. Bei Arthritiden mit Schmerzen, Rötung und Schwellung der Gelenke ohne Trauma sollten eine entsprechende Labordiagnostik und ggf. Überweisung zum Spezialisten erfolgen, um frühzeitig eine Behandlung einzuleiten.

85.7 Schmerzen

Kopf-, Bauch- und muskuloskelettale Schmerzen im Kindesalter als Beratungsanlass stellen dem Arzt vordergründig die Aufgabe, ernste Ursachen wie rheumatologische oder onkologische Erkrankungen zu erkennen. Allgemeinsymptome und extraartikuläre Symptome lassen dabei prinzipiell an eine Systemerkrankung denken.

Überforderung und psychosoziale Einflüsse sind ebenso häufige Ursache für körperliche Beschwerden sowohl im Kleinkindalter durch Anpassungsleistungen als auch bei Schulkindern und Jugendlichen z. B. durch Leistungserwartungen der Eltern oder Lehrer oder durch sozialen Stress.

85.7.1 Chronischer/rezidivierender Abdominalschmerz

(➤ Kap. 17)
Die hohe Prävalenz rezidivierender Bauchschmerzen bei Kindern erfordert ein sicheres Vorgehen bezüglich Diagnostik und therapeutischer Begleitung. Sowohl psychosoziale Probleme als auch ernste organische Erkrankungen können ursächlich sein; es bedarf daher einer strukturierten und sorgfältigen Abklärung. Die Differenzialdiagnosen sind vielfältig, sodass bei nicht wegweisender Basisdiagnostik, insbesondere bei nicht eindeutigem Ausschluss organischer Erkrankungen, eine kindergastroenterologische Vorstellung erforderlich ist. Eine weitere Herausforderung besteht darin, Kinder und Gesundheitswesen vor einer Überdiagnostik zu schützen.

CAVE

Red Flags Bauchschmerzen

- Gewichtsabnahme, Gedeihstörung (Auffälligkeiten des Perzentilenverlaufs für Gewicht und Größe)
- Chronischer oder nächtlicher Durchfall
- Nächtliche Schmerzen, die den Patienten wecken
- Fieber, Anämie, Blut im Stuhl
- Auffälliger körperlicher Untersuchungsbefund (z. B. pathologische Resistenz, Hepatomegalie, Splenomegalie, Abwehrspannung)

Anamnese Die Anamnese dient dazu, sowohl Hinweise auf somatische Ursachen als auch psychosoziale Belastungsfaktoren zu eruieren. Zunächst sind der zeitliche Verlauf im gesamten Lebensalter des Kindes bei unbekannten Patienten und die Häufigkeit, der zeitliche und tageszeitliche Verlauf sowie verbessernde und verschlechternde Faktoren zu erfragen. Red Flags (s. o.; ➤ Kap. 96.3.1) sowie eine familiäre Disposition z. B. für Zöliakie oder chronisch-entzündliche Darmerkrankungen sollten aktiv erfragt werden.

Um Stoffwechselstörungen und Allergien zu beurteilen, ist der Zusammenhang mit der Aufnahme von Nahrungsmitteln wegweisend (➤ Kap. 23). Bei Laktoseintoleranz, Fruktoseintoleranz oder Zöliakie kann eine Eliminationsdiät zu einer Besserung führen. Der Zusammenhang der Beschwerden mit der Aufnahme bestimmter Nahrungsmittel sollte explizit erfragt werden.

Als psychosoziale Faktoren sind Überforderung und Stress häufig mit Bauchschmerzen assoziiert. So können sensible Kleinkinder durch den Besuch von Gemeinschaftseinrichtungen und die Trennung von den Bezugspersonen stark belastet sein. Familiäre Konflikt- oder Trennungssituationen, Leistungsprobleme oder Mobbing in der Schule sowie Ängste können Hinweise auf eine psychosomatische Problematik sein. Gelegentlich sind Hinweise eindeutig, z. B. das Auftreten immer vor dem Schwimmunterricht. Häufig lassen sich solche Zusammenhänge jedoch nicht geradlinig erfragen.

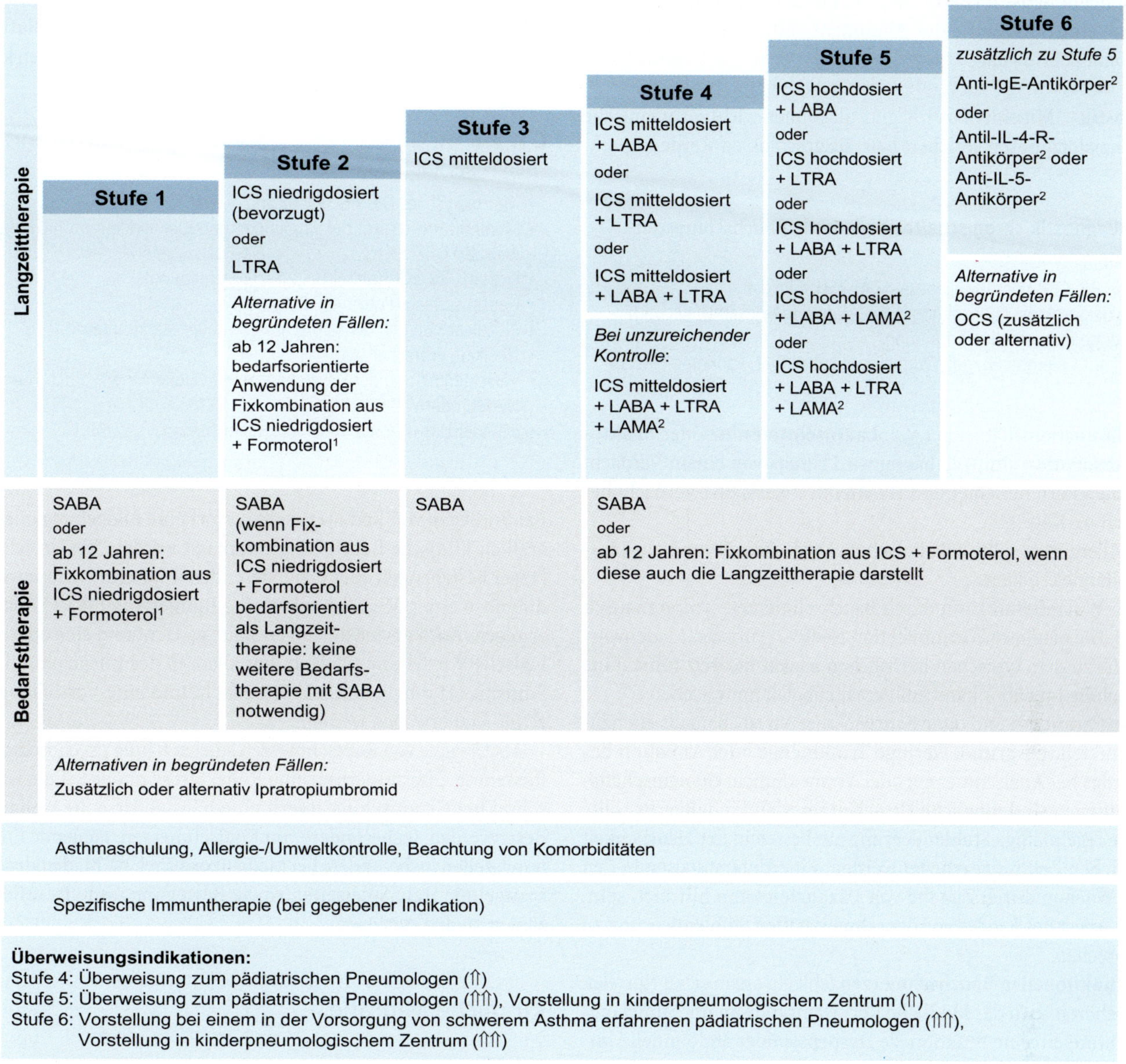

Im Stufenschema werden zur besseren Übersicht übergeordnete Arzneimittelkategorien und keine einzelnen Präparate genannt. Nicht alle Präparate und Kombinationen sind für die jeweilige Indikation zugelassen (siehe Fachinformationen), teilweise handelt es sich um einen Off-Label-Use (siehe Kapitel 4.2 Hinweis zum Off-Label-Use)

[1] Fixkombination (ICS niedrigdosiert + Formoterol) bedarfsorientiert in Stufe 1 und 2 nicht zugelassen (Stand: August 2020)

[2] aus der Gruppe der LAMA ist Tiotropium und aus der Gruppe der Anti-IgE-Antikörper ist Omalizumab für die Behandlung des Asthmas ab 6 Jahren zugelassen (Stand: August 2020). Aus der Gruppe der Antil-IL-4-R-Antikörper ist ab 12 Jahren Dupilumab und aus der Gruppe der Anti-IL-5-Antikörper ist Mepolizumab für die Behandlung des Asthmas ab 6 Jahren zugelassen (Stand: August 2020)

ICS: Inhalative Corticosteroide, IgE: Immunglobulin E, IL: Interleukin, LABA: Langwirkende Beta-2-Sympathomimetika, LAMA: Langwirkende Anticholinergika, LTRA: Leukotrienrezeptorantagonisten, OCS: Orale Corticosteroide, R: Rezeptor, SABA: Kurzwirkende Beta-2-Sympathomimetika

Abb. 85.2 Medikamentöses Stufenschema für Kinder und Jungendliche mit Asthma bronchiale [W867-005]

MERKE

Organische Ursachen chronischer Bauchschmerzen

- Zöliakie
- Chronische Darmentzündungen
- Laktoseintoleranz, Fruktoseintoleranz
- Nahrungsmittelallergien
- Gastroösophagealer Reflux, Ulkus, *Helicobacter pylori*

Körperliche Untersuchung Die klinische Untersuchung umfasst den Gesamteindruck des Kindes und des Ernährungszustands mit Beurteilen des Verlaufs der Perzentilen und Palpation des Abdomens mit Druckschmerz und Resistenzen. Bei Kleinkindern sollte eine Ganzkörperuntersuchung erfolgen, um akute Erkrankungen auszuschließen.

Eine Bildgebung ist insbesondere bei kleinen Kindern selten zielführend, eine Sonografie des Abdomens sollte bei Persistenz der Symptomatik erfolgen.

Diagnostik Mit einer Basisdiagnostik können wichtige organische Differenzialdiagnosen gesichert bzw. ausgeschlossen werden.

MERKE

Basisdiagnostik chronische/rezidivierende Bauchschmerzen

- Urinstatus
- Labor: BB, CRP oder BSG, Lipase, ALAT, TSH, Glukose
- Zöliakie-Serologie (Transglutaminase-AK und IgA gesamt); wichtig: vorherige glutenhaltige Ernährung
- Stuhl auf Calprotectin, ggf. Wurmeier, okkultes Blut, Pankreas-Elastase

Eine Eliminationsdiät ist bei V. a. **Laktoseintoleranz** oder **Fruktosemalabsorption** sinnvoll, häufig wird bereits von einem Verdacht durch die Eltern berichtet. Ein H2-Atemtest kann den Verdacht bestätigen (➤ Kap. 23).

Ein Allergietest sollte bei klinischem Verdacht auf eine Nahrungsmittelallergie erfolgen.

Auch **Wurmbefall** kann durch Bauchschmerzen symptomatisch werden. Die häufigste Wurminfektion ist die Oxyuriasis (Madenwürmer), die zu dem typischen nächtlichen analen Juckreiz führt. Eine Eosinophilie im Labor kann auf Parasitenbefall hinweisen.

Obstipation mit und ohne Bauchschmerzen ist ebenfalls ein häufiger Vorstellungsgrund. Geringe Trinkmenge oder Anhalten des Stuhlgangs bei Analschmerzen oder Vermeidung in Gemeinschaftseinrichtungen sind mögliche Ursachen im Kleinkindalter. Es sollte auf eine regelmäßige Stuhlentleerung am besten in der Häuslichkeit zur gleichen Zeit hingearbeitet werden. Eine Unterstützung in den ersten Wochen durch Zugabe von Laxanzien kann hilfreich sein, um die Angst des Kindes vor der schmerzhaften Stuhlentleerung zu durchbrechen.

Bei **funktionellen Bauchschmerzen** fehlt ein organisches Korrelat. Dazu gehören auch das kindliche Reizdarmsyndrom mit Stuhlgangveränderungen, eine funktionelle Dyspepsie oder abdominelle Migräne.

Therapie Die Therapie chronischer Bauchschmerzen erfolgt ursachenbezogen. Eliminationsdiäten ohne Erkrankung sind nicht sinnvoll. Psychoedukative und verhaltenstherapeutische Therapieverfahren sind bei funktionellen Bauchschmerzen häufig hilfreich.

85.7.2 Kopfschmerzen

(➤ Kap. 55)

5 % der Kinder im Vorschulalter haben rezidivierende Kopfschmerzen, ca. 20 % im Alter zwischen 12 und 14 Jahren. Die häufigsten primären Kopfschmerztypen sind dabei Spannungskopfschmerzen und Migräne.

Aus der Anamnese in Kombination mit der körperlichen und neurologischen Untersuchung ergeben sich Befunde, die für die Diagnose sekundärer Kopfschmerzen entscheidend sind. Der Ausschluss abwendbar gefährlicher Verläufe (Meningitis, Blutungen, Tumoren) ist primäres Ziel. Auch Stoffwechselerkrankungen können Kopfschmerzen auslösen.

CAVE

Red Flags Kopfschmerzen

- Neurologisches Defizit, Sehstörung
- Meningismus (**cave:** bei Säuglingen und Kleinkindern oft nicht nachweisbar)
- Fieber > 38,5 °C (außer bei Infektkonstellation)
- Hautausschlag (Petechien, Purpura)
- Plötzlicher Beginn der Kopfschmerzen oder starke Intensität
- Übelkeit, Erbrechen
- Verschlimmerung der Kopfschmerzen im Liegen sowie durch Husten, Niesen oder Valsalva-Manöver
- Schädel-Hirn-Trauma in der Vorgeschichte

Bei Vorliegen von Red Flags sollte sofort eine Bildgebung oder fachärztlich-klinische Beurteilung veranlasst werden. Bei Unsicherheit, länger bestehenden oder rezidivierenden Kopfschmerzen sowie Erstdiagnose einer Migräne sollte eine Bildgebung (MRT) des Kopfs erfolgen. Auch an Sehstörungen sollte gedacht und eine ophthalmologische Vorstellung erfolgen. Vor allem in der Infektzeit sollte eine Sinusitis als mögliche Ursache bedacht und eine Vorstellung beim HNO-Arzt erwogen werden.

Als Ursache von Kopfschmerzen spielen häufig psychosoziale Einflüsse und Überforderung eine Rolle. Stress in der Schule ist heute schon bei Grundschulkindern eine häufige Ursache somatischer Beschwerden, insbesondere von Kopfschmerzen. Fehlende Entspannungszeiten insbesondere bei Medienkonsum bzw. Mediendruck und mangelnde freie Spielzeiten sowie Bewegung und „Draußensein" zählen zu den Auslösern.

Kindliche Migräne

Pulsierender oder pochender mittelschwerer bis schwerer Kopfschmerz, häufig beidseits oder frontal, sind typisch. Zusätzlich besteht Übelkeit und/oder Erbrechen, teilweise dominiert auch eine abdominelle Symptomatik. Bewegung verschlechtert die Symptome, es wird Ruhe gesucht, nach Schlaf erwacht das Kind beschwerdefrei. Eine Aura in Form von Flimmerskotomen, Lichtblitzen oder auch neurologischen Symptomen wie Gefühls- oder Sprachstörungen kommt vor.

Therapeutisch kommen Ibuprofen, Paracetamol und ab 12 J. Sumatriptan Nasenspray infrage. Nichtmedikamentöse Maßnahmen wie Ruhephasen, Ablenkung, Massage, Pfefferminzöl oder Umschläge können versucht werden. Stressfaktoren sollten erfasst und vermieden, ausreichend Schlaf, kontrollierter Medienkonsum, Bewegung etabliert und Entspannungsverfahren erlernt werden. Ein Kopfschmerztagebuch ist hilfreich, um die Häufigkeit und Relevanz zu objektivieren und mögliche auslösende Faktoren zu finden.

85.7.3 Rückenschmerzen

(➤ Kap. 37)
Rückenschmerzen treten mit zunehmendem Alter häufiger auf. Mädchen sind häufiger betroffen als Jungen, Kinder mit Übergewicht häufiger als normalgewichtige Kinder. Organische Erkrankungen und strukturelle Anomalien des Bewegungsapparats sollten als Ursache ausgeschlossen werden.

Die körperliche Untersuchung am **ausgezogenen** Patienten ist obligatorisch. Bei kleinen Kindern sollte auf Hinweise für ein Trauma oder Kindesmisshandlung geachtet werden.

Extravertebrale Ursachen als Ursache von Rückenschmerzen im Kindesalter:

- Akut: Pyelonephritis, Pneumonie, Infektionen
- Längerfristig bestehend: rheumatoide Arthritis, maligne Erkrankungen

CAVE

Red Flags Rückenschmerzen

- Fieber und Gewichtsabnahme
- Allgemeines Krankheitsgefühl, reduzierter AZ
- Konstante oder nächtliche Schmerzen
- In die Beine ausstrahlende Schmerzen
- Anämie, Lymphknotenschwellung, frühere maligne Erkrankung
- Neurologische Ausfälle (Darm- oder Blasenfunktionsstörung, anomale Reflexe)

Selten sind primär bildgebende Verfahren notwendig. Bei Vorliegen von Red Flags, deren Ursachen nicht zeitnah geklärt werden können, sollte eine Überweisung zum Spezialisten oder eine stationäre Einweisung erfolgen. Eine zugrunde liegende extravertebrale organische Krankheit kann bei Verdacht durch Laboruntersuchungen ausgeschlossen bzw. verifiziert werden. Ansonsten kann eine Verlaufsbeobachtung mit regelmäßiger Evaluation erfolgen, außerdem ggf. eine Beratung zu Verhaltensänderung, regelmäßigen sportlichen Aktivitäten oder Normalisierung des Körpergewichts.

MERKE

Skoliosen verursachen i. d. R. keine Schmerzen und werden bei den Vorsorge- bzw. Jugendschutzuntersuchungen festgestellt. Ob und welcher Handlungsbedarf besteht, sollte gemeinsam mit einem Spezialisten entschieden werden.

85.8 Entwicklungsstörungen und psychosoziale Beratungsanlässe

Entwicklungs- und Wahrnehmungsstörungen sowie Verhaltensauffälligkeiten werden häufig in der Kita oder in der Schule beobachtet und sind oft verknüpft mit Lebensumständen und psychosozialen Verhältnissen, in denen die Kinder aufwachsen. In den letzten Jahren nahmen insbesondere Ängste, Depressionen, Essstörungen und Adipositas zu.

Die Aufgabe des Hausarztes ist es zu beurteilen, ob eine Normvariante oder eine therapiebedürftige Störung vorliegt. Die erlebte Anamnese ist dabei der Vorteil einer familienmedizinisch ausgerichteten Praxis: soziale und familiäre Verhältnisse sind bekannt, und es kann eingeschätzt werden, ob sich das Kind lediglich im Rahmen seiner Umgebungsfaktoren entwickelt.

Zur familienmedizinischen Einschätzung gehört es, organische Ursachen auszuschließen, einerseits sorglose und dissimulierende Eltern zu sensibilisieren und andererseits verunsicherte Eltern von einer Pathologisierung des Kindes zu entlasten. Die Wahl der Therapieform hängt ebenfalls von der umfassenden Beurteilung der Familiensituation ab – ob eine erweiterte somatische Diagnostik nötig ist, ob therapeutisch eine Familienhilfe oder Hilfe zur Erziehung sinnvoll sind, eine Frühförderung oder eine kinderpsychologische Betreuung.

Fehlversorgung und Überversorgung gehören zu den Schwierigkeiten bei der Diagnostik und Therapie von Entwicklungsstörungen, insbesondere durch begrenzte Ressourcen in beiden Bereichen. Sowohl Aggravieren der Eltern mit z. B. Forderungen nach Fördermaßnahmen bei fehlender Indikation als auch das Dissimulieren bzw. Bagatellisieren bei Familien aus sozial gehobenen Schichten können die Diagnosestellung erschweren. Die Einschätzung von Erziehern oder Lehrern kann wertvolle Hinweise bei der Entwicklungsbeurteilung geben, gelegentlich werden den Eltern jedoch auch laienhafte und vorschnelle, nicht zutreffende Diagnosen mit Therapievorschlägen nahegelegt.

MERKE

Folgende Fragen helfen bei psychosozialen Beratungsanlässen:

- Was bereitet den Eltern Sorge und führt sie in die Praxis?
  Oft wird im Kontakt das tatsächliche Problem nicht angesprochen.
- Welche Erwartungen haben die Eltern?
  Überforderte Eltern verlangen z. B. Diagnostik oder Therapie „ut aliquid fiat" (damit irgendetwas passiert), der Arzt gerät in Versuchung, entweder aus Unsicherheit oder um die Erwartungen der Eltern zu erfüllen, dem nachzugeben.

Alleinerziehende Eltern, fehlende Entlastung bei der Kinderbetreuung durch regional nicht verfügbare oder nicht intakte Familienstrukturen oder unrealistische Ansprüche, berufliche Tätigkeit, Haushalt, eigene Bedürfnisse und Kinderbetreuung ohne unterstützende Strukturen zu vereinbaren, führen häufig zu einer Überforderung von Müttern und Vätern. Auch überfürsorgliche Eltern können durch ihr Unvermögen, sich von ihren Kindern zu trennen, die Entwicklung beeinträchtigen.

Gemeinschaftseinrichtungen wir Kitas und Schulen können einen wertvollen Beitrag zur Entwicklung der Kinder leisten, im Idealfall durch fachlich kompetente, liebevolle Betreuung. Häufig leisten die Kinder dort jedoch eine große Anpassungsleistung, die zu einer Überforderung der Kinder und zu psychosomatischen Beschwerden führen kann. Dabei spielen die Persönlichkeit und Sensibilität der Kinder sowie die Qualität der Betreuungs- bzw. Bildungseinrichtung eine große Rolle. Dies sollte individuell beurteilt werden.

TIPP

Erziehungsstil: viel von beidem – Freiheit und Grenzen

Der Kinder- und Jugendarzt Remo Largo beschreibt in seinem Buch „Das passende Leben" den **Misfit** als Ursache von seelischen und körperlichen Leiden von Kindern. Misfit bedeutet eine **Passungslücke zwischen** (den Anforderungen) der **Umwelt** und dem **Organismus** (und seinen Möglichkeiten, diesen Anforderungen zu genügen).
Der **autoritative Erziehungsstil** – zwischen dem autoritären und permissiven Stil – gilt heute als am günstigsten für die gesunde Entwicklung von Kindern. Bei der autoritativen Erziehung besteht eine offene und klare Kommunikation zwischen Kind und Eltern. Die Eltern gehen bei der Kindererziehung feinfühlig auf ihr Kind ein und verhalten sich responsiv. Kinder haben Handlungsspielraum und Verantwortung, erfahren Regeln und Grenzen sowie Unterstützung, werden in ihrer Selbstständigkeit und Individualität unterstützt und nach Möglichkeit in Entscheidungsprozesse mit einbezogen. Die Eltern erwarten von ihren Kindern ein altersgerechtes, reifes Verhalten. Die Rechte der Kinder finden genauso Beachtung wie die der Eltern. Wertvorstellungen werden vorgelebt.

85.8.1 Allgemeine Entwicklungsverzögerung

Die zeitliche Varianz in der geistigen, sozialen und motorischen Entwicklung ist groß – jedes Kind hat ein individuelles Entwicklungstempo. Nichtsdestotrotz kommt dem Erkennen von Entwicklungsstillstand, -verzögerung oder als Red Flags Entwicklungsrückschritten und auffälligen Verhaltensänderungen (➤ Kap. 7) eine große Bedeutung zu.

Es gilt, gravierende Erkrankungen rechtzeitig zu erkennen und eine notwendige Förderung der Kinder durch Physio- oder Ergotherapie oder Unterstützung der Familien zu veranlassen.

Notwendig sind eine ausführliche Anamnese ggf. über mehrere Konsultationen hinweg, eine körperliche und laborchemische Untersuchung, um somatische Ursachen und Komorbiditäten auszuschließen, und das Erfassen von Kontextfaktoren sowie die Reevaluation im Verlauf. Im Bedarfsfall muss das Kind für eine eingehende und strukturierte Entwicklungsdiagnostik an spezialisierte Fachärzte oder Zentren überwiesen werden (Sozialpädiatrische Zentren oder Kinder- und Jugendpsychiatrien).

Es ist eine besondere Sensibilität und Sorgfalt sowohl bei der Diagnose als auch bei der Kommunikation nötig, da unbedachte Äußerungen zu Diagnose, Interventionen, Therapien und Medikamenten Schaden im Vertrauensverhältnis von Arzt und Patient und im Leben des Kindes verursachen können.

CAVE

Entwicklung von Kindern gesund begleiten

Nehmen Sie sich nach Ausschluss organischer Ursachen Zeit und hören Sie geduldig zu, um die eigentlichen Probleme zu erfahren und Unterstützung anbieten zu können. Sich in der Variationsbreite der Normalität entwickelnde Kinder werden nicht „besser", indem man versucht, sie zur Mitte der Normalität hin zu therapieren. Dadurch werden mehr Kinder als nötig behandelt oder stigmatisiert und begrenzte Ressourcen fehlgeleitet. Interventionen können das Selbstbewusstsein und Selbstverständnis stören, Eltern und Kinder verunsichern und der kindlichen Entwicklung schaden. Kinder brauchen verlässliche Bindungen, ein gesundes soziales Umfeld sowie die Aufmerksamkeit und liebevolle Zuwendung der Eltern bzw. anderer konstanter Bezugspersonen. Generell ist es wichtig, die Eltern so zu beraten, dass sie Vertrauen in ihre Kinder und ihre eigene Elternrolle bekommen, nicht nach Schwächen suchen und die Kinder über Defizite definieren, sondern Stärken erkennen und fördern, Grenzen annehmen und ihnen gleichzeitig das Recht geben, so zu sein, wie sie sind.

85.8.2 Sprachentwicklungsverzögerung

Der Spracherwerb beginnt im Säuglingsalter und endet ungefähr mit Beginn des Schulalters. Er verläuft sehr unterschiedlich, hängt von verschiedenen äußeren Faktoren (z. B. zweisprachige Erziehung, sozialer Status der Eltern) und vom Lerntempo des Kindes ab. Hausärztliche Aufgabe ist es, therapiebedürftige Störungen zu erkennen, zu sprachförderndem Verhalten anzuleiten und die Notwendigkeit einer logopädischen Behandlung zu evaluieren.

Für eine normale Sprachentwicklung ist **direkte Kommunikation** notwendig. Das Kind nimmt akustische Anregungen entsprechend seinem Entwicklungsstand auf. Eine Sprachentwicklungsverzögerung liegt vor, wenn sich zeitliche Differenzen zur normalen Sprachentwicklung im Kindesalter ergeben. Die Bandbreite der normalen Sprachentwicklung ist insbesondere in den ersten Lebensjahren groß. Man unterscheidet prinzipiell expressive (Sprechen) und rezeptive (Verständnis) Sprachstörungen. Es kann dabei zu Auffälligkeiten in der Aussprache (Dyslalie), beim Gebrauch der Grammatik (Dysgrammatismus) oder zu Einschränkungen im Wortschatz kommen. Sprachentwicklungsverzögerungen treten isoliert oder im Zusammenhang mit anderen Störungen der kindlichen Entwicklung auf. Die Diagnostik fällt hauptsächlich in den Bereich der Vorsorgeuntersuchungen (➤ Kap. 7).

MERKE

Notwendig für eine normale Sprachentwicklung sind ein uneingeschränktes Hörvermögen, ausreichende geistige Fähigkeiten und soziale Kontakte des Kindes.

Organische Ursachen einer verzögerten Sprachentwicklung müssen ausgeschlossen werden. Die häufigste Ursache für eine Sprachentwicklungsverzögerung ist ein **gestörtes Hörvermögen,** z. B. aufgrund rezidivierender Otitiden und einer damit verbundenen Tubenbelüftungsstörung und Schallempfindungsschwerhörigkeit. Andere Ursachen mit der Notwendigkeit unterschiedlicher Therapie sind allgemeine Entwicklungsstörungen, assoziierte Störungen bei Behinderungen, zentralauditive Verarbeitungs- und Wahrnehmungsstörungen, neurogene Sprach- und Sprechstörungen oder myofunktionelle Störungen (Schluckstörungen, Fehlstellungen der Zähne, Makroglossie etc.). Auch psychosoziale Gründe wie Überforderung, Unsicherheit oder Ängste, Vernachlässigung und eine gestörte Eltern-Kind-Interaktion können die Sprachentwicklung verlangsamen.

Schließlich gibt es nicht krankheitsbedingte Gründe ohne pathologischen Hintergrund wie eine introvertierte, zurückhaltende bzw. schüchterne Persönlichkeit, Zwillinge oder zweisprachiges Aufwachsen. **„Late Talker"** beginnen ohne Krankheitswert später mit dem Sprechen und holen den Rückstand bis zum Alter von ca. 3 Jahren auf. Stottern tritt häufig transient im Kleinkindalter auf, kann jedoch auch persistieren und Hinweis auf eine Sprachentwicklungsstörung sein.

85.8.3 Aufmerksamkeitsstörungen

Aufmerksamkeitsstörungen mit und ohne Hyperaktivität gehören zu den häufigsten psychischen Erkrankungen im Kindesalter. Jungen sind deutlich häufiger betroffen als Mädchen. Impulsives Verhalten, Unaufmerksamkeit und Probleme der Selbstregulation sind wegweisende Symptome. Der Übergang zu normalem Verhalten ist fließend, häufig ist schwer zu eruieren, ob die Kinder lediglich unruhiger, aktiver und bewegungsfreudiger sind als der Durchschnitt. Nur bei Beeinträchtigungen der Lebensführung bzw. subjektivem Leid haben die Symptome einen Krankheitswert.

Als Ursache wird heute eine Entwicklungsverzögerung des Selbstmanagementsystems angenommen, multifaktoriell bedingt durch eine genetische Veranlagung und Umwelteinflüsse. Risikofaktoren sind niedriger Bildungsstand und sozioökonomischer Status, alleinerziehende Eltern bzw. Trennung der Eltern, Überforderung z. B. durch frühe Einschulung, aber auch Nikotin- oder Alkoholkonsum der Mutter während der Schwangerschaft oder unerwünschtes Kind.

Aufgabe des Hausarztes ist es, Normvarianten zu erkennen, tatsächlich erkrankte Kinder der entsprechenden Diagnostik zuzuführen und ggf. mit lokalen Hilfesystemen, regionalen Netzwerken, Jugendhilfe usw. zu kooperieren.

Diagnose und Therapie Die **Gesamtbeurteilung eines Kindes** ist entscheidend. Unter Kenntnis der Entwicklung des Kindes, der Eltern, der Geschwister und des sozialen Umfelds werden Verhaltensänderungen eingeschätzt.

Die endgültige Diagnose einer Aufmerksamkeitsstörung mit (ADHS) und ohne Hyperaktivität (ADS) sollte nur von erfahrenen Personen bzw. Institutionen über standardisierte klinische Tests gestellt werden (Fachärzte für Kinder- und Jugendpsychiatrie, spezialisierte Kinder- und Jugendärzte, Psychotherapeuten, Sozialpädiatrische Zentren). Andere psychische Erkrankungen oder Entwicklungsstörungen (Sehstörung, Hörstörung, Intelligenzminderung, andere Entwicklungsstörungen, affektive Störungen, Angststörungen, Autismus-Spektrum-Störungen) sollten ausgeschlossen werden.

Die Behandlung hat zum Ziel, dass betroffene Kinder mit ihrem Leben zurechtkommen und die Umwelt lernt, mit ihnen zurechtzukommen. Entsprechend der S3-Leitlinie (siehe Leitlinien-Kasten) wird ein **multimodales therapeutisches Gesamtkonzept** empfohlen. Je nach dem Schweregrad der ADHS werden psychosoziale und psychotherapeutische Interventionen mit medikamentöser Therapie kombiniert. Die Behandlungsplanung und insbesondere die medikamentöse Therapie sollten durch einen erfahrenen Therapeuten initiiert und begleitet werden.

LEITLINIEN

S3-Leitlinie „ADHS bei Kindern, Jugendlichen und Erwachsenen". AWMF-Registernummer 028-045:

https://register.awmf.org/de/leitlinien/detail/028-045

85.8.4 Ängste, Depressionen und psychosomatische Störungen

Angststörungen zählen mit einer Prävalenz von 10 % zu den häufigsten psychischen Erkrankungen im Kindes- und Jugendalter. Ängste treten bei Kindern häufig auf (Trennungsangst, soziale Ängste). Beeinträchtigen sie die Lebensqualität, sollte eine kinderpsychologische Vorstellung erfolgen. Auch hinter Symptomen wie Bauchschmerzen, Übelkeit oder Schlafstörungen können sich Ängste verbergen.

Hinweis auf **Depressionen** im Kindes- und Jugendalter können Antriebsstörung, traurige Stimmung, fehlende Spielfreude und Interessenlosigkeit sein, aber auch Aggressivität oder körperliche Symptome. Besonders ernst genommen werden sollten Suizidgedanken und Hinweise auf Suizidalität im Jugendalter. Die Entstehung ist multifaktoriell, sowohl endogene als auch exogene psychosoziale Faktoren wie ein soziales bzw. familiäres schwieriges Umfeld, Vernachlässigung, Schulprobleme (Über- oder Unterforderung, Schulwechsel) oder kritische Lebensereignisse (schwere Erkrankung oder Verlust der Bezugspersonen, Trennungserlebnisse, Migration) können eine Depression auslösen.

Die Kriterien sind uneinheitlich, für die Diagnose einer kindlichen Depression sollte die Symptomatik für > 2 Wochen bestehen oder ungewöhnlich schwer sein. Leitsymptome sind emotionale und vegetativkörperliche Störungen. Die Symptome unterscheiden sich von denen Erwachsener, variieren altersabhängig und sind z. T. unspezifisch.

Im Kleinkindalter und Vorschulalter sind Verhaltensauffälligkeiten (Weinen, Reizbarkeit, Anhänglichkeit, Teilnahmslosigkeit, Freudlosigkeit, Introversion, Aggressivität, vermindertes Spiel- und Bewegungsverhalten) wegweisend, bei älteren Kindern und Jugendlichen können Freud- und Interessenlosigkeit, Stimmungstiefs und Traurigkeit zunehmend verbalisiert werden. Weitere Symptome sind sozialer Rückzug, Schlafprobleme und gestörtes Essverhalten (sowohl Gewichtszunahme- als auch -abnahme), Müdigkeit, Konzentrations- und Gedächtnisstörungen, Schulleistungsstörungen und psychosomatische Störungen (z. B. Kopfschmerzen, gastrointestinale Beschwerden).

Die Erfolge einer Psychotherapie bei kindlicher Depression sind gut (kognitive Verhaltenstherapie oder interpersonale Therapie, Familientherapie). Belastungsfaktoren sollten identifiziert und, wenn möglich, verändert und positive Aktivitäten aufgebaut werden. Weitere Ziele sind Steigern von Selbstsicherheit und Selbstwert, Fördern von Ressourcen und sozialen Kompetenzen; regelmäßige Bewegung unterstützt. Verlässliche Beziehungen zu Bezugspersonen wirken stabilisierend, insbesondere bei kleinen Kindern sind familiäre Interventionen wichtig. Eine medikamentöse Therapie sollte kinder- und jugendpsychiatrisch begleitet werden.

CAVE

Suizidalität im Jugendalter

- Red Flags sind wiederkehrende Gedanken an den Tod oder an Suizid, insbesondere konkrete Ideen oder Vorbereitung (Suizide sind häufig im Jugendalter!).
- Bei Unsicherheit sollte eine kinderpsychiatrische Mitbeurteilung veranlasst werden.
- Wenn Sie den Verdacht auf eine akute Suizidalität haben, muss eine Einweisung in eine kinder- und jugendpsychiatrische Klinik veranlasst werden, entsprechend dem PsychKG des jeweiligen Bundeslandes. Dies geschieht zuweilen auch gegen den Willen des Kindes bzw. Jugendlichen, wenn nötig unterstützt durch Rettungsdienst oder Polizei.

85.8.5 Substanzkonsum und Medienabhängigkeit

Die Entwicklung einer Sucht wird multifaktoriell bedingt. Sie hängt von genetischen Faktoren und Umwelteinflüssen ab. Sozial gut eingebundene Kinder und Jugendliche mit aktiver Freizeitgestaltung und intakten Familienstrukturen neigen weniger häufig zu Suchtverhalten.

Nach dem Suchtdreieck von Kielholz und Ladewig (1973) beeinflussen Mittel (Droge), Mensch (Persönlichkeit) und Milieu (soziale Umgebung, Umwelt) die Entstehung von Suchtverhalten. Prädisponierende Faktoren für das Entwickeln einer Suchterkrankung sind unter anderem Schwierigkeiten, Gefühle wahrzunehmen und zu regulieren, geringes Selbstwertgefühl oder eingeschränkte Beziehungsfähigkeit, der Einfluss sozialer Gruppen, Langeweile, Einsamkeit, fehlende emotionale Stabilität, das Bedürfnis nach Zugehörigkeit bzw. mangelnde Anerkennung im sozialen Umfeld. Von Jugendlichen werden erwachsene Vorbilder adaptiert, so werden Kinder von Rauchern häufiger selbst Raucher und wenn in Familien oder im Freundeskreis häufig Alkohol konsumiert wird, neigen Jugendliche ebenfalls dazu mitzutrinken.

Substanzbezogene Süchte

(➤ Kap. 79, ➤ Kap. 80)
Regelmäßiger Alkoholkonsum und Rauschtrinken sind im Jugendlichenalter problematisch und der Zugang durch die gesellschaftliche Akzeptanz leicht. Störungen der Entwicklung, des Lernens und Sozialverhaltens und Abhängigkeit können entstehen. Auch Nikotin und Cannabinoide werden häufig im Jugendalter konsumiert.

Medienabhängigkeit

Die Abgrenzung eines pathologischen Medienverhaltens ist häufig nicht einfach, da Mediennutzung und digitales Spielen zum Freizeitverhalten von Jugendlichen gehören. Suchtverhalten ist sowohl durch Computer- und Internetspiele als auch bei der Nutzung sozialer Medien möglich.

Exzessives Nutzen des Internets und Computerspielen kann zu fehlender körperlicher Bewegung und verminderter Bedeutung von realem Leben und sozialem Umgang mit Familie und Freunden, Vernachlässigen von Schule und Hobbys sowie Schulproblemen führen.

Belohnungseffekte bei Spiel und Medienkonsum werden im Gegensatz zu stoffgebundenen Abhängigkeiten durch körpereigene biochemische Veränderungen hervorgerufen.

Prävention und Therapie

Im Idealfall wird durch Primärprävention das Entstehen einer Sucht verhindert. Bildung und soziale und familiäre Sicherheit, Kommunikations- und Konfliktfähigkeit und Kompetenzen bezüglich des Umgangs mit eigenen Gefühlen und Bedürfnissen sind dafür grundlegend.

Man versucht, Selbstwirksamkeit, Kompetenzen, Ressourcen und Kontrollfähigkeit der Kinder und Jugendlichen zu stärken. Bei Mediensucht ist das Ziel, eine kompetente Mediennutzung hinsichtlich Inhalt und Dauer sowie ein Gleichgewicht zwischen digitaler Aktivität und realen Lebensbereichen zu erreichen.

Bei bestehendem Suchtverhalten sollten motivierende Gespräche für eine professionelle Beratung und therapeutische Interventionen erfolgen.

MERKE

Zur Entwicklung einer stabilen Persönlichkeit tragen insbesondere intakte Familienstrukturen bei, eine bedürfnisorientierte Betreuung insbesondere im Säuglings- und Kleinkindalter sowie ein gesundes psychosoziales Umfeld. Dazu gehört das Gefühl von Geborgenheit und Sicherheit, Anerkennung durch Bezugspersonen und bedingungslose Liebe der Eltern, die ein authentisches Interesse an den Kompetenzen ihrer Kinder haben. Die Erfahrung, bei Problemen Unterstützung zu erhalten, aber auch Freiräume, um Fähigkeiten und Grenzen zu erfahren, und Raum für Fehler und Entwickeln von Strategien zur Konfliktlösung gehören dazu. Wenn diese Faktoren gegeben sind, sinkt die Wahrscheinlichkeit für psychische Störungen und Suchterkrankungen.

85.8.6 Essstörungen

Adipositas

(➤ Kap. 73)
Adipositas im Kindes- und Jugendalter wird definiert durch einen BMI (Gewicht in kg/Körperlänge^2 in m^2) über der 97. Perzentile. Die Entstehung einer Adipositas ist multifaktoriell. Familiäre Einflüsse bestehen, möglicherweise durch genetische Faktoren, jedoch auch durch den vorgelebten und vermittelten Lebensstil. Stress, Schlafmangel, emotionale Vernachlässigung, Depression und niedriger Sozialstatus sind weitere negative Einflussfaktoren.

Organische Ursachen wie Hypothyreose oder Cushing-Syndrom sind selten (ca. 1 %) und können durch Anamnese, Untersuchung und Labor i. d. R. rasch ausgeschlossen werden.

Gesundheitlich problematisch sind soziale (Ausgrenzung, Depression) und somatische Folgen (z. B. arterielle Hypertonie, Fettstoffwechselstörung, Diabetes mellitus Typ 2, Störungen des Bewegungsapparats).

Grundlagen der Therapie

- Ernährungsberatung (Wissensvermittlung, energiereduzierte und geeignete Ernährung, viel Gemüse, hochverarbeitete Lebensmittel meiden, zuckerhaltige Getränke vermeiden, Zuckerreduktion)
- Anleitung zu Bewegung (Erhöhen der körperlichen Aktivität im Alltag, geeignete Sportart, auch um Leistungsfähigkeit zu verbessern und Ruheenergiebedarf zu steigern)
- Verhaltensänderung bzgl. Problem- bzw. Frustbewältigung (Verbesserung der psychosozialen Kompetenz, der Selbstwahrnehmung und des Selbstwerts, verbesserte Impulskontrolle und emotionale Kontrolle, emotionales Essen erkennen und andere Lösungen für Tröstung/Konfliktbewältigung erarbeiten)

Je jünger die Kinder sind, desto aktiver müssen Eltern für einen Therapierfolg einbezogen werden, bzw. nicht einsichtige Eltern verhindern diesen. Eine langfristige Lebensstiländerung ist dabei anzustreben, Gewichtsreduktionsdiäten sollten vermieden werden, da sie langfristig eine Gewichtszunahme begünstigen. Interdisziplinäre Therapieprogramme und motivierte Familien zeigen die besten Erfolgschancen.

LEITLINIEN

S3-Leitlinie der Arbeitsgemeinschaft Adipositas im Kindes- und Jugendalter (AGA), der Deutschen Adipositas Gesellschaft (DAG) und der Deutschen Gesellschaft für Kinder- und Jugendmedizin (DGKJ) „Therapie und Prävention der Adipositas im Kindes- und Jugendalter". AWMF-Registernummer 050-002:

https://register.awmf.org/assets/guidelines/050-002l_S3_Therapie-Praevention-Adipositas-Kinder-Jugendliche_2019-11.pdf

Anorexia nervosa

(➤ Kap. 47)

Diese Erkrankung ist geprägt durch den Wunsch nach Gewichtsabnahme bzw. der Angst vor Gewichtszunahme. Der eigene Körper wird vom objektiven Zustand deutlich abweichend als zu dick empfunden (Körperschemastörung). Eine Amenorrhö als diagnostisches Kriterium ist nicht mehr zwingend erforderlich, ein BMI ≤ 17,5 kg/m², aber auch eine rasche Gewichtsabnahme können darauf hinweisen. Eine restriktive Nahrungsaufnahme, körperliche Aktivität, aber auch Substanzmissbrauch und selbstinduziertes Erbrechen werden zur Gewichtskontrolle eingesetzt.

Die Entstehung ist multifaktoriell bedingt, eine genetische Prädisposition, psychische Faktoren (vermindertes Selbstwertgefühl, Affektlabilität, unsichere Bindungsmuster, Ängstlichkeit, Depressivität, zwanghafte Persönlichkeit) und familiäre Einflüsse werden angenommen. Es besteht eine hohe Mortalität, daher sollte eine spezialisierte psychotherapeutische Behandlung erfolgen, häufig ist diese stationär nötig. Die Prognose ist durch fehlende Einsicht in die Therapienotwendigkeit häufig limitiert. Die Hauptaufgabe des Hausarztes ist es, die Erkrankung zu erkennen und sensibel zu thematisieren und eine Behandlung einzuleiten. Wichtig ist auch hier, die Familie einzubeziehen.

LEITLINIEN

S3-Leitlinie „Diagnostik und Therapie der Essstörungen". AWMF-Registernummer 051-026:

https://register.awmf.org/de/leitlinien/detail/051-026

85.9 Misshandlung und Kindeswohlgefährdung

MERKE

Kindesmisshandlung bzw. Vernachlässigung ist definiert als Störung der Eltern-Kind-Beziehung, die erkennbare gesundheitliche, d. h. körperliche oder seelische Folgen hat.

Die aktive Form entspricht der Misshandlung, die passive der Vernachlässigung. Bei Vernachlässigung werden die elementaren Grundbedürfnisse des Kindes nicht erfüllt.

Bei sich wiederholenden Verletzungen, nicht plausiblen Unfallhergängen, auffälligen Verletzungsmustern, wenn organische Ursachen oder andere plausible Erklärungen fehlen, steht der **Verdacht der Kindesmisshandlung** im Raum. Auch auffällige psychische Veränderungen eines Kindes und/oder sozialer Rückzug der Eltern könnten ein Hinweis sein. Misshandlungen und Vernachlässigungen kommen in allen sozialen Schichten vor, allerdings ist das Risiko in Familien mit schlechteren sozioökonomischen Bedingungen und niedrigem Bildungsniveau vermutlich höher. Da der Verdacht und entsprechende Maßnahmen einen Bruch in der Arzt-Patienten-Beziehung darstellen, ist der Umgang bei Verdacht eine besondere Herausforderung.

Hinweise auf Verwahrlosung können ein schlechter Pflegezustand, Mangelernährung, Entwicklungsverzögerungen, Sprachstörungen oder psychische Auffälligkeiten sein.

Bei Verletzungen lassen auffällige **Verletzungsmuster** (z. B. symmetrisch an Oberarmen und Innenseiten der Arme oder Hinterseiten der Beine, Anal- und Genitalregion) oder **Verletzungstyp** (Mehrzeitigkeit der Verletzungen, d. h. ältere und frische nebeneinander), beidseitige Verletzungen oder symmetrische Griffmarken oder Frakturen bei Säuglingen an körperliche Misshandlung denken. Schütteltrauma und stumpfes Bauchtrauma können schwer zu erkennen sein.

LEITLINIEN

S3-Leitlinie „Kindesmisshandlung, -missbrauch, -vernachlässigung unter Einbindung der Jugendhilfe und Pädagogik" (Kinderschutzleitlinie). AWMF-Registernummer 027-069:

https://register.awmf.org/de/leitlinien/detail/027-069

Bei **Verdacht auf Vernachlässigung oder Misshandlung** gilt:

- Sorgfältige Dokumentation
- Feinfühliger Umgang mit den Betreuungspersonen, die sonst möglicherweise die Praxis verlassen und nicht wiederkommen
- Regelmäßige Termine in der Sprechstunde vereinbaren
- Kinder immer ganz ausziehen und untersuchen, inkl. Anogenitalregion
- Bei Kindeswohlgefährdung: zum Schutz des Kindes Krankenhauseinweisung; Jugendamt, sozialpsychiatrischen Dienst, Kinderschutzbund informieren

Rechtliche Grundlagen

Kindeswohlgefährdung ist das alleinige oder in Kombination auftretende Vorkommen von: Körperlicher Misshandlung, emotionaler Misshandlung, körperlicher Vernachlässigung, emotionaler Vernachlässigung oder sexuellem Missbrauch von Kindern im Alter von 0 bis 18 Jahren.

Eine Kindeswohlgefährdung im Sinne des § 1666 I BGB liegt vor, wenn eine gegenwärtige, in einem solchen Maß vorhandene Gefahr festgestellt wird, dass bei der weiteren Entwicklung der Dinge eine erhebliche Schädigung des geistigen oder leiblichen Wohls des Kindes mit hinreichender Wahrscheinlichkeit zu erwarten ist. An die Wahrscheinlichkeit des Schadenseintritts sind dabei umso geringere Anforderungen zu stellen, je schwerer der drohende Schaden wiegt.

Eine wichtige Rechtsgrundlage ist das Gesetz zur Kooperation und Information im Kinderschutz, insbesondere die Befugnisnorm zur Mitteilung einer Gefährdung an das Jugendamt (§ 4 KKG).

S3-Leitlinie „Kindesmisshandlung", S. 4 f.

85.10 Kinderkrankengeld

Um die Betreuung eines kranken Kindes zu ermöglichen, können sich Arbeitnehmer von der Arbeit freistellen lassen und über die gesetzliche Krankenkasse Kinderkrankengeld erhalten (➤ Kap. 114.4.7). Der Arzt stellt auf Formular 21 (Ärztliche Bescheinigung für den Bezug von Krankengeld bei Erkrankung eines Kindes) die Betreuungsnotwendigkeit fest, der betreuende Elternteil ergänzt die geforderten Daten und übermittelt das Formular der Krankenkasse. Auch bei Mitaufnahme eines Elternteils bei medizinisch notwendiger stationärer Behandlung wird Kinderkrankengeld gezahlt. Für schwerstkranke Kinder sind Ausnahmeregelungen möglich.

MERKE

Kinderkrankengeld

Voraussetzungen:
- Versicherung über die GKV, krankengeldberechtigt
- Alter des Kindes < 12 Jahren (für Kinder mit Behinderungen gibt es keine Altersgrenze)
- Keine Betreuungsperson im Haushalt
- 15 (Alleinerziehende 30) Tage pro Kind pro Jahr, bei mehreren Kindern max. 35 (Alleinerziehende 70) Tage pro Jahr (Stand März 2024)
- Kinderkrankentage des Partners können mit Einverständnis des Arbeitgebers auf das andere Elternteil übertragen werden
- Höhe des Kinderkrankengeldes: 90 % des ausgefallenen Nettogehalts, Tageshöchstsatz (2024) 120,75 Euro

Sind die Kinder über ein Elternteil privat versichert, besteht kein Recht auf Kinderkrankengeld. Ist es im Arbeitsvertrag nicht anders geregelt, besteht für 5 Kalendertage die Möglichkeit der bezahlten Freistellung (§ 616 BGB) aus nicht verschuldeten Gründen mit Lohnfortzahlung oder der unbezahlten Freistellung (§ 45 SGB V).

CAVE

AU zur Betreuung eines kranken Kindes

Nicht erlaubt ist es, einem gesunden Elternteil zur Betreuung des erkrankten Kindes eine Arbeitsunfähigkeit zu attestieren. Der Arbeitgeber ist immer zur Freistellung bei erkranktem Kind verpflichtet, jedoch besteht der Anspruch auf Kinderkrankengeld nur für die o. g. Dauer.

LITERATUR

Arbeitsgemeinschaft AD(H)S der Kinder- und Jugendärzte; https://www.ag-adhs.de/assets/Uploads/awmf-Leitlinie-ADHS-2018.pdf (letzter Zugriff: 1.4.2024).

Boyd K. Back to the basics: Community-acquired pneumonia in children. Pediatr Ann 2017; 46(7): e257–e261.

Bufler P, Groß M, Uhlig HH. Chronische Bauchschmerzen bei Kindern und Jugendlichen. Dtsch Arztebl Int 2011; 108(17):295–304.

Gesetz zur Verhütung und Bekämpfung von Infektionskrankheiten beim Menschen (Infektionsschutzgesetz – IfSG). § 6 Meldepflichtige Krankheiten. Gesetzt im Internet; www.gesetze-im-internet.de/ifsg/__6.html (letzter Zugriff: 1.4.2024).

Kielholz P, Ladewig D. Die Abhängigkeit von Drogen. München; 1973.

KiGGS. Langzeitstudie des Robert Koch-Instituts zur Gesundheit von Kindern und Jugendlichen in Deutschland; www.rki.de/DE/Content/Gesundheitsmonitoring/Studien/Kiggs/kiggs_node.html (letzter Zugriff: 1.4.2024).

Kinder- und Jugendreport 2018. Gesundheitsversorgung von Kindern und Jugendlichen in Deutschland. Schwerpunkt: Familiengesundheit. Beiträge zur Gesundheitsökonomie und Versorgungsforschung Bd. 23. Heidelberg: medhochzwei Verlag 2018; https://caas.content.dak.de/caas/v1/media/12694/data/ad4d186727998a02b00ab6f9699981b0/dak-kinder-und-jugend-report-2018.pdf (letzter Zugriff: 1.4.2024).

Laino D, Mencaroni E, Esposito S. Management of pediatric febrile seizures. Int J Environ Res Public Health 2018, 15: 2232.

Largo RH. Das passende Leben. Was unsere Individualität ausmacht und wie wir sie leben können. Frankfurt/M.: Fischer; 2017.

Leung AKC, Wong AHC, HON KL. Community-acquired pneumonia in children. Recent Pat Inflamm Allergy Drug Discov 2018; 12(2): 136–144.

Mühlbauer B, Janhsen K, Pichler J, Schoettler P. Off-label-Gebrauch von Arzneimitteln im Kindes- und Jugendalter. Dtsch Arztebl Int 2009; 106(3): 25–31.

Smith DK, Seales S, Budzik C. Respiratory syncytial virus bronchiolitis in children. Am Fam Physician 2017; 95(2): 94–99.

Witte J, Zeitler A, Diekmannshemke J, Hasemann L. DAK-Kinder- und Jugendreport 2022, Gesundheit und Gesundheitsversorgung in Zeiten der Pandemie Datenbasis: 2018 bis 2021. 30.08.2022. www.dak.de/dak/download/dak-kjr 2022-vand-ergebnisse-pdf-2571004.pdf (letzter Zugriff: 1.4.2024).

Zar HJ, Andronikou S, Nicol MP. Advances in the diagnosis of pneumonia in children. BMJ 2017; 358: j2739.

SYSTEMATISCHE REVIEWS

Gadomski AM, Scribani MB. Bronchodilators for bronchiolitis. Cochrane Database Syst Rev 2014; 6: CD001266.

Gates A, Gates M, Vandermeer B, et al. Glucocorticoids for croup in children. Cochrane Database Syst Rev 2018; 8: CD001955.

Gavin AD, Anderson V, Babl FE, et al. What is the difference in concussion management in children as compared with adults? A systematic review. Br J Sports Med 2017; 51(12): 949–995.

Lo Vecchio A, Dias Ja, Berkley JA. Comparison of recommendations in Clinical Practice Guidelines for Acute Gastroenteritis in Children. J Pediatr Gastroenterol Nutr 2016; 63(2): 226–235.

Narayan K, Cooper S, Morphet J, Innes K. Effectiveness of paracetamol versus ibuprofen administration in febrile children: A systematic literature review. J Paediatr Child Health 2017; 53(8): 800–807.

Storebø O, Pedersen N, Ramstad E, et al. Methylphenidate for attention deficit hyperactivity disorder (ADHD) in children and adolescents – assessment of adverse events in non-randomised studies. Cochrane Database Syst Rev 2018; 5: CD012069.

KAPITEL

86

Claudia Mews, Susanne Pruskil

Flüchtlinge und Schutzsuchende

Krieg, Gewalt, staatliche oder nicht staatliche Verfolgung, Ungleichheit und Armut, Naturkatastrophen, Klimawandel, Menschenrechtsverletzungen – es gibt unterschiedliche Gründe für Flucht und Vertreibung von Menschen aus ihrem Heimatland. In diesem Kapitel möchten wir Informationen geben, die für das Verständnis der Situation von schutzsuchenden Menschen im Rahmen der medizinischen Versorgung in Deutschland hilfreich sind.

86.1 Hintergründe

86.1.1 Begriffsdefinitionen

Migration Wanderung einer Person entweder über eine internationale Grenze oder innerhalb eines Staates, für länger als 1 Jahr, unabhängig von den Gründen, ob freiwillig oder unfreiwillig, und unabhängig von den Mitteln, ob reguläre oder irreguläre, die bei der Migration genutzt wurden.

Migranten

- Eine Definition unterscheidet Menschen, die aus freier Entscheidung ihr Land verlassen, um ihre persönlichen Lebensumstände und die ihrer Familien zu verbessern und dabei weiterhin unter dem Schutz ihres Staates stehen (Migranten) von Menschen, die aufgrund von äußeren Einflüssen gezwungen sind, ihr Land zu verlassen (Flüchtlinge).
- Eine andere Definition entspricht dem obigen Verständnis von „Migration" als einem Wanderungsprozess. Damit sind Migranten all diejenigen Personen, die sich länger als 1 Jahr in einem anderen als ihrem Herkunftsland aufhalten. Die Motive zur Migration, die Freiwilligkeit und der rechtliche Status spielen dabei keine Rolle; Flüchtlinge sind also mit gemeint.
- Im engeren Sinne gelten nur Personen mit eigener Migrationserfahrung als Migranten. Im Jahr 2022 hatten ca. 18,3 % der Bevölkerung in Deutschland eigene Migrationserfahrungen.

Schutzsuchende und Schutzstatus Schutzsuchende sind alle geflüchteten Menschen, die sich unter Berufung auf humanitäre Gründe in Deutschland aufhalten.

Das Asylverfahren

Schutzsuchende können als **Asylbewerber** einen Asylantrag stellen, woraufhin das Bundesamt für Migration und Flüchtlinge (BAMF) die Entscheidungsmöglichkeiten zur Anerkennung eines Schutzstatus prüft:

- **Prüfung auf Asylberechtigung:** An erster Stelle steht die Prüfung auf Asylberechtigung. Die deutsche Verfassung gewährt politisch Verfolgten Asyl (Art. 16a Grundgesetz). Asylberechtigt ist eine Person, die im Falle der Rückkehr in ihr Herkunftsland einer schwerwiegenden Menschenrechtsverletzung ausgesetzt sein wird, ohne eine Fluchtalternative innerhalb des Herkunftslandes oder anderweitigen Schutz vor Verfolgung zu haben. Berücksichtigt wird nur Verfolgung, die vom Staat ausgeht.
- **Prüfung auf Flüchtlingsschutz:** Wird kein Asyl gewährt, prüft das BAMF, ob die Flüchtlingseigenschaft nach der Genfer Flüchtlingskonvention anerkannt werden kann. Der Flüchtlingsschutz greift auch bei der Verfolgung durch nicht staatliche Akteure ein. Grundlage des internationalen Flüchtlingsschutzes bilden die Genfer Flüchtlingskonvention von 1951 und das Zusatzprotokoll von 1967, die durch weitere Schutzvorschriften ergänzt werden.

- **Flüchtlinge** sind also Personen, die nach Abschluss der zweiten Stufe des Asylverfahrens als Flüchtlinge anerkannt sind und den Flüchtlingsschutz erhalten.
- **Prüfung auf subsidiären Schutzstatus:** Wird weder eine Asylberechtigung noch die Flüchtlingseigenschaft anerkannt, wird geprüft, ob ein Anspruch auf subsidiären Schutz für Menschen geltend gemacht werden kann, bei denen eine begründete Annahme besteht, dass ihnen in ihrem Herkunftsland ein ernsthafter, von staatlichen oder nicht staatlichen Akteuren ausgehender Schaden droht. Auch diese Schutzform basiert auf internationalem Recht.
- **Nationales Abschiebeverbot:** Zuletzt prüft das BAMF, ob Gründe für ein nationales Abschiebungsverbot vorliegen, wenn keine andere Schutzform gilt. Es wird festgestellt, ob Abschiebehindernisse vorliegen, z. B. wenn im Zielland schwere Menschenrechtsverletzungen vorkommen oder eine konkrete Gefahr für Leib, Leben oder Freiheit besteht. Hierzu zählen auch Erkrankungen, die sich bei nicht ausreichender Versorgung wesentlich bis lebensbedrohlich verschlechtern würden.

Schutzberechtigte und Bleibeberechtigte Schutzsuchende mit anerkanntem Schutzstatus 1–4. Die Anerkennung eines Schutzstatus 1 oder 2 bewirkt den Anspruch auf eine Aufenthaltserlaubnis für zunächst 3 Jahre, die eines Schutzstatus 3 oder 4 den Anspruch auf eine Aufenthaltserlaubnis für zunächst (mindestens) 1 Jahr.

Ausreisepflichtige Schutzsuchende mit abgelehntem Schutzstatus oder Verlust des humanitären Aufenthaltstitels.

Menschen ohne Papiere In Deutschland leben Menschen ohne gültige Aufenthaltspapiere, z. B. nach negativen Asylentscheidungen sowie nach Ablauf gültiger Ausweispapiere oder Visa. Der ungehinderte Zugang zu medizinischer Versorgung innerhalb des regulären deutschen Gesundheitssystems ist für sie nicht gewährleistet, obwohl sie einen gesetzlichen Anspruch auf Gesundheitsversorgung haben. Bei Inanspruchnahme müssen sie damit rechnen, an die Ausländerbehörde gemeldet und ggf. abgeschoben zu werden. Die Behandlung findet fast immer durch ehrenamtlich Tätige und spendenfinanziert statt. Im Einzelfall können die Kosten einer Akutbehandlung durch einen Notfallfonds gedeckt werden. Die Versorgung chronisch Kranker bleibt in vielen Fällen schlecht.

86.2 Medizinische Versorgung

86.2.1 Rechtliche Grundlagen

Das Asylverfahren läuft in mehreren Schritten ab. Schutzsuchende, die Asyl beantragen, werden in Ankunfts- oder Ankerzentren registriert und erhalten einen Ankunftsnachweis, der sie zum Aufenthalt in Deutschland berechtigt und ihnen den Bezug von – u. a. medizinischen – Leistungen ermöglicht. Nach Erstverteilung auf die Bundesländer kommt es zur Meldung und Unterbringung in der zuständigen Aufnahmeeinrichtung. Es erfolgt nach § 62 Asylgesetz die medizinische Erstuntersuchung mit dem Ziel, Infektionskrankheiten auszuschließen. Dafür erarbeitete das Robert Koch-Institut (RKI) im Jahr 2015 eine Empfehlung i. S. eines Mindeststandards (➤ Box 86.1).

Box 86.1

Umfang der Erstuntersuchung

1. Aufklärung der Asylsuchenden über den Zweck der Erstuntersuchung
2. Erhebung demografischer Angaben
3. Impfausweiskontrolle
4. Anamneseerhebung
5. Allgemeine orientierende körperliche Untersuchung
6. Untersuchung auf eine infektiöse Lungentuberkulose

Es gibt diesbezüglich keine bundeseinheitliche Regelung. Die jeweils zuständige Stelle wird von den obersten Gesundheitsbehörden der Bundesländer festgelegt, Umsetzung, Ablauf und Umfang variieren stark. Gemäß § 34 Abs. 4 Infektionsschutzgesetz (IfSG) müssen in einer Gemeinschaftsunterkunft untergebrachte Personen mit einem ärztlichen Zeugnis vorweisen, dass bei ihnen keine infektiöse Lungentuberkulose vorliegt. Für Personen über 15 Jahren erfolgt i. d. R. eine Röntgen-Thorax-Aufnahme. Regelungen für Kinder und Schwangere werden unterschiedlich gehandhabt.

Leistungen nach dem Asylbewerberleistungsgesetz (AsylbLG) sind im Bereich der medizinischen Versorgung eingeschränkt (➤ Box 86.2).

Box 86.2

Gesundheitsversorgung in den ersten 15 Monaten des Aufenthalts (§ 4 AsylbLG)

(1) Zur Behandlung akuter Erkrankungen und Schmerzzustände sind die erforderliche ärztliche und zahnärztliche Behandlung einschließlich der Versorgung mit Arznei- und Verbandmitteln sowie sonstiger zur Genesung, Besserung oder Linderung von Krankheiten oder Krankheitsfolgen erforderlichen Leistungen zu gewähren.

Zur Verhütung und Früherkennung von Krankheiten werden Schutzimpfungen [...] und die medizinisch gebotenen Vorsorgeuntersuchungen erbracht.

Eine Versorgung mit Zahnersatz erfolgt nur, soweit dies im Einzelfall aus medizinischen Gründen unaufschiebbar ist.

(2) Werdenden Müttern und Wöchnerinnen sind ärztliche und pflegerische Hilfe und Betreuung, Hebammenhilfe, Arznei-, Verband- und Heilmittel zu gewähren.

Kostenträger ist i. d. R. das zuständige Sozialamt.

§ 6 AsylbLG: Sonstige, zur Sicherung des Lebensunterhalts oder der Gesundheit unerlässliche Leistungen können gewährt werden.

Gesundheitsversorgung nach 15 Monaten des Aufenthalts: Es besteht Anspruch auf das Leistungsspektrum der gesetzlichen Krankenversicherung (GKV), über die auch die Abrechnung erfolgt. Kostenträger ist weiter das Sozialamt.

Es obliegt den Bundesländern, am Bezug von Krankenscheinen über das Sozialamt festzuhalten oder die elektronische Gesundheitskarte für Flüchtlinge bereits in den ersten 15 Monaten des Aufenthalts zu vergeben.

86.2.2 Erkrankungsspektrum

LEITLINIEN

- S1-Leitlinie „Aktualisierte Empfehlungen zur Infektiologischen Versorgung von Flüchtlingen im Kindes- und Jugendalter in Deutschland". AWMR-Registernummer 048-017:

  https://dgpi.de/aktualisierte-empfehlungen-zur-infektiologischen-versorgung-von-flu%CC%88chtlingen-im-kindes-und-jugendalter-in-deutschland-stand-17-07-2022/

- Pottie KC, Greenaway C, Feightner J, Welch V. Evidence-based clinical guidelines for immigrants and refugees. CMAJ 2011; 183(12): E824–E925.

Grundsätzlich findet sich bei Flüchtlingen ein ähnliches Krankheitsspektrum wie in der Mehrheitsbevölkerung. Die Sorge, dass mit den in bestimmten Zeiträumen rasant steigenden Zahlen von Flüchtlingen in einem größeren Ausmaß neue und bedrohliche (Infektions-) Krankheiten mitgebracht werden könnten, hat sich nicht bestätigt. Dennoch gilt es, die besonderen Gegebenheiten in den Flüchtlingsbiografien sowie den Einfluss möglicher physischer und psychischer Belastungsfaktoren vor, während und nach der Flucht mit zu beachten und an ggf. unterschiedliche Prävalenzen in einzelnen Erkrankungsbereichen zu denken.

Insgesamt ist die Datenlage zur gesundheitlichen Situation von Flüchtlingen in Deutschland, insbesondere für chronische Erkrankungen, weiterhin sehr eingeschränkt. Die bislang veröffentlichten Studien sind größtenteils regional begrenzt und weisen nur geringe Fallzahlen auf.

In ➤ Tab. 86.1 werden für die hausärztliche Praxis wichtige Bereiche zusammenfassend dargestellt.

Patientenbeispiel

Beispiel 1

Patient mit Juckreiz

Ein 33-jähriger nigerianischer Patient, auf der Flucht mehrmals in Lagern interniert, stellt sich mit seit 3 Monaten bestehendem Juckreiz vor – im Bauchbereich, an Beinen, Armen und Händen. Seine Ehefrau und drei Kinder hätten die gleichen Beschwerden. Er habe keine chronischen Erkrankungen, der Impfschutz sei vollständig.

Die Familie lebt in einer Gemeinschaftsunterkunft für Flüchtlinge, teilt Küche und sanitäre Einrichtungen mit 15 anderen Bewohnenden. Das klinische Bild lässt an Skabies denken; allerdings sind die oft kleinen dunklen Punkte auf der schwarzen Haut des Patienten weiß.

Skabies-Hautveränderungen auf schwarzer Haut

Auf schwarzer Haut zeigen sich oft kleine, rote, pickelartige, evtl. verkrustete Erhebungen, die strahlenförmig von „Höhlen" bzw. dünnen grauen, braunen oder roten Linien umgeben sein können. Manchmal sind sie schwer zu erkennen und ähneln Kratzspuren. Oft finden sich weißliche Krustenbildungen. Die Milbe am Ende des Ganges kann als „weißer Punkt" zu sehen sein.

Therapie

Lokale Behandlung mit Permethrin-Creme und Ausgabe von Informationen zu Erkrankung, Behandlung und Allgemeinmaßnahmen – wenn möglich in der Muttersprache. Informationen über die erforderliche Mitbehandlung von Familienmitgliedern bzw. möglichen Kontaktpersonen.

Bitte um Information der Unterkunftsleitung, da diese zu einer Meldung an das zuständige Gesundheitsamt verpflichtet ist.

Informationen zu Skabies

- Tip Doc, Informationsblatt Scabies in 17 verschiedenen Sprachen:

  www.setzer-verlag.com/epages/79584208.sf/de_DE/?ObjectPath=/Shops/79584208/Products/12

- Bundeszentrale für gesundheitliche Aufklärung (BZgA): Krätze. Informationen in verschiedenen Sprachen:

  www.infektionsschutz.de/erregersteckbriefe/kraetze-skabies/

Beispiel 2

„Wie ein Sternenhimmel"

Eine Frau aus Afghanistan kommt mit ihrer 5-jährigen Tochter in die Praxis. Sie wohne in einer Wohnunterkunft, das Kind ginge in die Kita. In den letzten Tagen sei ihre Tochter schlapp gewesen, und die Mutter habe einen Hautausschlag bemerkt, der sich jetzt stark juckend wie ein Sternenhimmel über den ganzen Körper des Kindes ausgebreitet habe.

Das typische klinische Bild aus Papeln, Bläschen und Schorf in verschiedenen Entwicklungsstadien (Heubner-Sternenkarte) lässt an eine Varizelleninfektion denken. Ein Impfpass existiert nicht, eine Impfung gegen Varizellen ist nicht erinnerlich.

Hintergrund

Mutter und Tochter sind im Rahmen des Familiennachzugs per Flugzeug nach Deutschland gekommen. Über den Vater, der seit 2 Jahren hier lebt, besteht ein Familienkrankenversicherungsschutz. Bisher ist in Deutschland keine (kinder-)ärztliche Vorstellung erfolgt. Die Mutter wurde noch nicht über Kindervorsorgeuntersuchungen und Schutzimpfungen informiert.

Tab. 86.1 Übersicht über das Erkrankungsspektrum bei Flüchtlingen

	Erkrankungen	Kommentare
1. Infektionserkrankungen	Beispiele: • Tuberkulose • HIV • Hepatitis A, B, C • Impfpräventable Erkrankungen (Windpocken, Masern, Röteln) • Gastroenteritiden • Tropenkrankheiten (z. B. Malaria, viszerale Leishmaniose, Läuserückfallfieber, Schistosomiasis [Bilharziose], Amöbiasis, Giardiasis, Brucellose)	• Evtl. erhöhte Prävalenzen im Herkunftsland oder in Durchgangsländern auf der Flucht • Evtl. unvollständiger oder nicht bestehender Impfschutz (z. B. bei durch politische Konflikte und Kriege bedingtem Zusammenbruch oder geringer Etablierung eines Gesundheitssystems) • Evtl. Unterbringung in Gemeinschaftsunterkünften mit einem erhöhten Risiko der Ausbreitung von Infektionskrankheiten
2. Nicht infektiöse (genetisch bedingte) Erkrankungen	• Familiäres Mittelmeerfieber • Hämoglobinopathien: – Sichelzellanämie – Thalassämie	Durch zunehmende Migrationsbewegungen weit über die Ursprungsländer im Mittelmeerraum hinaus in afrikanischen und asiatischen Ländern verbreitet
3. Hauterkrankungen	Häufige Diagnosen: • Skabies (s. u. Patientenbeispiel) • Läuse • Impetigo contagiosa • Follikulitis • Furunkel/Karbunkel • Hautdiphtherie	–
4. Nicht übertragbare Erkrankungen	Meist chronische Erkrankungen, z. B.: • Respiratorische Erkrankungen (Asthma bronchiale, COPD) • Kardiovaskuläre Erkrankungen (Hypertonie, KHK) • Diabetes mellitus • Anämie	• Mögliche Exazerbationen durch Belastungssituationen während der Flucht (z. B. Verhinderung der Weiterreise, Familientrennung, fehlende medizinische Versorgung) oder danach (z. B. Sprachbarrieren, Angst vor Kosten) • Bei schleichendem Verlauf oft als nicht dringlich behandlungsbedürftig eingeschätzt, dadurch Therapieverzögerung mit schwerwiegenden Folgen möglich
5. Verletzungen durch Gewalt	Am häufigsten ist das muskuloskelettale System betroffen. Vorkommen: • Militärangehörige/Kämpfende, die in den direkten Gebrauch von (Schuss-)Waffen eingebunden waren • Zivilbevölkerung, die nicht aktiv am Kriegsgeschehen beteiligt war • Häusliche/sexualisierte Gewalt	➤ Kap. 86.2.3, körperliche Untersuchung
6. Psychische/psychosomatische Erkrankungen	Häufige Diagnosen: • Anpassungsstörungen • Posttraumatische Belastungsstörungen (PTBS) • Depressionen • Angststörungen • Somatoforme Störungen • Chronische Schmerzen	• Ursächlich traumatisierende, lebensbedrohliche Erlebnisse im Herkunftsland, während der Flucht und im Ankunftsland, Trennung oder Verlust von Angehörigen etc. mit bedenken • Besonderes Augenmerk auf minderjährige (unbegleitete) Schutzsuchende richten
7. Gynäkologie und Geburt	Häufig gynäkologische Infektionen, z. B.: • Candidosen • Trichomonaden-Infektionen • Zystitis Fragestellungen: • Verhütungsmethoden • Vorsorge Gebärmutterhalskrebs • Adäquate Versorgung während der Schwangerschaft und um die Geburt	–
8. Mundgesundheit	• Karies, insb. bei Kindern • Paradontalerkrankungen • Zahntraumata • Erkrankungen des Zahnschmelzes, Fluorose	• Höhere Prävalenz von Erkrankungen des Mundes und der Zähne, u. a. durch Unter- bzw. Mangelernährung im Herkunftsland und auf der Flucht, mangelnde Zahnpflege, ggf. neue Ernährungssituation im Ankunftsland • Zusätzlich geringer Zugang zu adäquater zahnärztlicher Versorgung, z. B. durch eingeschränkte Leistungsgewährung nach AsylbLG

Ärztliches Vorgehen

Aufklärung über die Erkrankung, Ausgabe von Informationen zum Thema Windpocken, Kita-Verbot bis zu 5 bis 7 Tage nach Auftreten des letzten Schubs bzw. bis zur Verkrustung der Effloreszenzen. Meldung der Infektion nach § 6 IfSG beim zuständigen Gesundheitsamt und Mitteilung an die Wohnunterkunft.

Achtung: Im Rahmen des Familiennachzugs erfolgt keine Erstuntersuchung.

Chance: Information der Mutter über das deutsche Gesundheitssystem.

- Die in 12 Sprachen erhältliche **Broschüre „Gesundheitsversorgung in Deutschland"** ist zugänglich unter:

  https://www.hamburg.de/gesundheit-fluechtlinge/16074382/gesundheitsversorgung-in-deutschland

- **Informationen zu Windpocken:** BZgA Windpocken/Gürtelrose – Informationen in verschiedenen Sprachen:

  www.infektionsschutz.de/erregersteckbriefe/windpocken-guertelrose/

MERKE

- Flüchtlinge sind durch die gleichen Infektionskrankheiten gefährdet wie die übrige in Deutschland lebende Bevölkerung.
- Flüchtlinge sind oft durch ihre Lebensumstände gefährdet, schneller krank zu werden.
- Für eine adäquate gesundheitliche Versorgung ist ein zeitnaher, niedrigschwelliger Zugang zum Gesundheitssystem (haus-/kinderärztliche Versorgung) maßgeblich. Dafür sind Informationen über und Wissen um das deutsche Gesundheitssystem wichtig.
- Im Rahmen des Familiennachzugs erfolgt keine Erstuntersuchung.

86.2.3 Ärztliche Konsultation

Neben dem grundsätzlichen Bemühen um eine patientenzentrierte, leitliniengerechte, evidenzbasierte und qualitativ hochwertige Versorgung gilt es, an folgende Aspekte zu denken:

- Bei nicht ausreichenden gemeinsamen Sprachkenntnissen eine Kommunikationshilfe einsetzen. Regeln beim Einsatz von Dolmetschenden beachten (➤ Kap. 86.3.1).
- Zu Gesprächsbeginn bei oft bestehendem Misstrauen gegenüber öffentlichen Einrichtungen auf die ärztliche Schweigepflicht hinweisen und ermutigen, Beratungsanliegen offen zu äußern.
- Vorliegende medizinische Dokumente wie Impfausweis, Gesundheitsheft für Asylsuchende, Röntgen-Thorax-Befund etc. sichten.
- Nach Kenntnis der Funktionsweise des deutschen Gesundheitssystems und des persönlichen Anspruchs auf medizinische Leistungen fragen und ggf. über Sachverhalte informieren (s. o. Patientenbeispiel 2, Broschüre Gesundheitssystem).
- Gesundheitskompetenz einschätzen und schriftsprachliche Kompetenzen abklären, um z. B. über Mitgabe von schriftsprachlichen Materialien zu entscheiden. Bei lese- und schreibkompetenten Angehörigen kann dies sinnvoll sein.

Anamnese

➤ Box 86.3

Box 86.3

Anamnese – Möglichkeiten zur Ergänzung oder Vertiefung

Aktueller Konsultationsanlass und medizinische Vorgeschichte

- Welche Beschwerden sind vor, während oder nach der Flucht aufgetreten?
- Welche therapeutischen Möglichkeiten standen zur Verfügung und wurden oder werden genutzt? Wurden Rituale und Behandlungsweisen übernommen? Werden andere Behandelnde, z. B. Heiler, mit einbezogen?
- Wird den ärztlichen Therapieempfehlungen Folge geleistet oder werden sie eher abgelehnt, z. B. aus religiösen Gründen? Werden die „Schulmedizin" oder eher alternative Heilmethoden bevorzugt?
- Welche Erklärung besteht für die eigene Erkrankung? Spielen magische Vorstellungen eine Rolle?
- „Was für eine Behandlung, glauben Sie, würde Ihnen helfen?" – „Was ist Ihr Auftrag an mich als Arzt?"

Impfstatus

Der Impfstatus sollte anhand des Impfpasses noch einmal erhoben und ggf. zu weiteren Impfungen beraten werden, da Impfschemata in anderen Ländern variieren oder nicht vorhanden sein können.

Vegetative Anamnese

Bei Fragen zu Lebensstil und Risikoverhalten kann nach Änderungen der Ess- und Trinkgewohnheiten, ggf. religiösen Speisevorschriften sowie verändertem Bewegungs- oder Schlafverhalten während und nach der Flucht gefragt werden. Der Suchtmittelkonsum ist in unterschiedlichen Regionen und Kulturkreisen verschieden ausgeprägt bzw. traditionell verankert, daher neben Alkohol und Nikotin konkret nach Suchtmitteln fragen.

Psychosoziale Anamnese

- Erfassung migrations- bzw. fluchtspezifischer Anteile der Biografie, z. B. durch Fragen
  - zur Herkunft (Herkunftsland bzw. Geburtsland, bisherige Aufenthaltsorte, jeweilige soziale und ökonomische Lebenssituation, klimatische Bedingungen),

- zur Flucht (Gründe, Verlauf, Route, Begleitung, Traumatisierungen/belastende Erfahrungen, Zeitpunkt der Ankunft).
- Erfassung von Ressourcen und Belastungen, z. B. durch folgende Fragen:
  - Lebenssituation vor der Flucht/aktuell: Partnerschaft, Familie, soziales Umfeld, soziale Unterstützung, Ausbildungs- und Arbeitssituation, Wohnsituation/Unterbringung, existenzielle Probleme, ökonomischer und rechtlicher Status/Schutzstatus, Kontakt zu Zurückgelassenen im Herkunftsland, Rassismus- und Ausgrenzungserfahrungen
  - „Gibt es Menschen, auf die Sie sich verlassen können, wenn Sie ein ernstes Problem haben?"
  - „Fühlen Sie sich häufig gestresst? Wenn ja, wodurch?"
  - „Um wen kümmern Sie sich?" „Wer kümmert sich um Sie, wenn Sie krank sind?"

Gewalterfahrungen

Wichtig ist, an mögliche Gewalterfahrungen vor, während und nach der Flucht zu denken, die Thematik einfühlsam, aber direkt anzusprechen („Haben Sie Gewalt erlebt?"), über konkrete Unterstützungsangebote und ggf. rechtliche Grundlagen zu informieren und Betroffene, wenn möglich, aktiv weiterzuvermitteln. Nach aktuell bestehender Gefährdung sollte gefragt, etwaige Verletzungen sollten dokumentiert werden.

Körperliche Untersuchung

Einige Aspekte können einen besonderen Stellenwert bekommen:

- Information darüber, dass die Untersuchung auf Freiwilligkeit beruht und, falls notwendig, abgebrochen werden kann.
- Wahl einer geschützten, ungestörten Umgebung.
- Transparenz und Aufmerksamkeit in der Untersuchungssituation zeigen Respekt und sind für den Ablauf unterstützend. Oft besteht wenig oder keine Erfahrung mit körperlichen Untersuchungen. Schamempfinden kann variieren; das Entkleiden, auch das teilweise, kann als sehr unangenehm empfunden werden. Hilfreich sind Erläuterungen der Untersuchungsschritte, Ankündigung von Berührungen und das nacheinander erfolgende Entkleiden einzelner Körperbereiche.
- Wenn Frauen ein Tuch tragen, werden sie bei Bedarf der Untersuchung von verhüllter Haut gebeten, ihr Tuch zu diesem Zweck abzunehmen.
- Die Anwesenheit einer Vertrauensperson oder einer gleichgeschlechtlichen Person kann für traumatisierte Menschen hilfreich sein.
- Behutsame Erfragung und Dokumentation sowohl von Spuren länger zurückliegender als auch aktueller, möglicherweise sexualisierter Gewalteinwirkungen, damit entsprechende Sofortmaßnahmen vor Spurensicherung eingeleitet werden können.

MERKE

Insgesamt gilt: Es ist sinnvoll, sich mit Hintergründen und ggf. kulturspezifischen Besonderheiten häufig von Flucht betroffener Bevölkerungsgruppen zu beschäftigen. Am wichtigsten sind jedoch ein offener Umgang und der Mut, die Patienten bei Unklarheiten zu fragen.

Atteste

Patientenbeispiel

Bitte um Attest

Ein 30-jähriger, wenig Deutsch sprechender Patient möchte dringend ein ärztliches Attest. Er sei in Ungarn auf dem Fluchtweg nach Deutschland registriert worden und solle in den nächsten Tagen dorthin rückgeführt werden. Dies dürfe auf keinen Fall passieren, sonst würde er sich das Leben nehmen. Geschickt hat ihn eine kirchliche Beratungsstelle. Er zeigt Narben auf seinem Bauch sowie Handyfotos von der verursachenden Wunde und berichtet, er sei in seinem Herkunftsland verfolgt und schwer verletzt worden.

Um eine hausärztliche Bescheinigung im Rahmen des Asylverfahrens wird häufig gebeten. Gesetzliche Voraussetzungen (§ 60 Aufenthaltsgesetz), die einen Schutz vor Abschiebung aus gesundheitlichen Gründen regeln, sind:

- „Zielstaatenbezogenes Abschiebeverbot": Es muss eine lebensbedrohliche oder schwerwiegende Erkrankung vorliegen, die sich durch die Abschiebung wesentlich verschlechtern würde.
- „Inlandsbezogene Abschiebehindernisse": Hier geht es konkret um die Reisefähigkeit.

Damit die ärztliche Sachkompetenz von Behörden und Gerichten anerkannt wird, ist es wichtig, die fachgerechten Anforderungen an eine Bescheinigung bzw. ein Attest zu kennen (➤ Box 86.4), mit denen entweder die Reiseunfähigkeit oder eine schwere Erkrankung nachgewiesen werden sollen (weitere Informationen ➤ Kap. 86.3.3).

Box 86.4

Mindestanforderungen an ein qualifiziertes ärztliches Attest

Dargestellt werden sollen

- die **tatsächlichen Umstände,** auf deren Grundlage die fachliche Beurteilung erfolgt ist,
- die **Methode der Tatsachenerhebung** (z. B. gedolmetschtes Gespräch, fachmedizinische Untersuchungsmethoden, psychologische Testverfahren),
- die konkreten **Diagnosen,** möglichst mit Angabe der ICD-Ziffer,
- der **Schweregrad** der Erkrankung sowie
- die **Folgen,** die sich nach ärztlicher Beurteilung aus der krankheitsbedingten Situation voraussichtlich ergeben.

Soweit eine Transport- oder Reiseunfähigkeit gesehen wird, sollte dies ausdrücklich beschrieben werden.

86.3 Herausforderungen und Tipps für die Praxis

86.3.1 Dolmetschen

Rechtliche Grundlage

Gemäß § 630c (2) BGB ist der Behandelnde verpflichtet, *„dem Patienten in verständlicher Weise zu Beginn der Behandlung […] und in deren Verlauf sämtliche für die Behandlung wesentlichen Umstände zu erläutern"*. Für die Verständlichkeit des persönlich zu führenden Aufklärungsgesprächs obliegt es dem Arzt, einen geeigneten Dolmetscher hinzuzuziehen. In der GKV ist eine Rechtsgrundlage für die Übernahme von Dolmetschkosten nicht vorgesehen. Nach aktueller juristischer Literatur obliegt es den Patienten, im Rahmen einer ambulanten Behandlung die Kosten für eine dolmetschende Person zu tragen.

Für Leistungsberechtigte nach dem AsylbLG in den ersten 15 Monaten ihres Aufenthalts gehören im Einzelfall zu den Leistungen bei Krankheit auch die Kosten für Dolmetschende, wenn ohne sie die erforderliche sprachliche Verständigung und somit eine Behandlung nicht möglich ist. Ausdrücklich geregelt ist die Kostenübernahme im Gesetz nicht. Für Personen, die bereits über 15 Monate hinaus Leistungen erhalten, sowie für anerkannte Flüchtlinge ab 65 Jahren, kommt im Einzelfall eine Übernahme der Kosten in Betracht.

Dolmetschende Personen

Wenn sich medizinisches Personal und Patienten nicht in einer gemeinsamen Sprache verständigen können, sollte – wenn irgend möglich – eine dolmetschende Person hinzugezogen werden, um eine adäquate Versorgung zu ermöglichen und ein Klima gegenseitigen Vertrauens zu begünstigen. Dies sollten möglichst professionelle Dolmetschende mit einer umfangreichen Dolmetscherausbildung, einem hohen Sprachniveau, fachlichen und fachsprachlichen Kenntnissen im Bereich Medizin in Deutsch und in der Fremdsprache, Kenntnissen des deutschen Gesundheitssystems sowie Wissen um mögliche kulturelle Besonderheiten sein.

Im Alltag werden häufig nicht professionelle bzw. Laiendolmetschende ohne Ausbildung aufgrund ihrer Bilingualität und ggf. Bikulturalität zum Dolmetschen eingesetzt (z. B. Personen aus dem persönlichen Umfeld, Fachpersonal mit Fremdsprachenkenntnissen). Wenn das nicht anders möglich ist, sollte bedacht werden, dass sie oft weder über die notwendigen sprachlichen Kenntnisse in beiden Sprachen noch über medizinische Fachkenntnisse verfügen, durch persönliche Beziehungen evtl. voreingenommen sein können, nicht alles übersetzen (in beide Richtungen) oder persönliche Wertungen mit einbringen. Ihr Einsatz kann eine Verletzung der Fürsorgepflicht bedeuten, die auch rechtliche Folgen haben kann. Kinder sollen nicht zum Dolmetschen eingesetzt werden, da neben den fehlenden Kompetenzen auch die psychischen Auswirkungen auf die Kinder nicht absehbar sind.

TIPP

Arbeit mit Dolmetschenden

Für ein gedolmetschtes Gespräch wird etwa die doppelte Zeit wie für ein Gespräch ohne Dolmetschen benötigt.
Triade: A (Arzt), **D** (Dolmetscher), **P** (Patient)

Vor dem Gespräch

Austausch A–D
- A teilt D die Vorstellung der Zusammenarbeit mit und gibt eine kurze Erklärung zum geplanten Inhalt und Ziel des Gesprächs.
- Prinzip der **Transparenz:** D wird gebeten, in der Ich-Form zu übersetzen und die gesprochenen Worte beidseitig vollständig, genau und ehrlich wiederzugeben, ohne Wertungen vorzunehmen.
- A spricht die Bedeutung des Berufsgeheimnisses bzw. bei nicht professionellen Dolmetschenden die Bedeutung der Schweigepflicht an.
- A bittet D darum, auf Unübersetzbares deutlich hinzuweisen.

Austausch A–D–P
- A stellt alle gegenseitig vor, klärt die Rollen der Anwesenden und leitet das Gespräch. D wird unterstützend in beide Richtungen alles Gesprochene vollständig übersetzen.
- A bestimmt die Sitzpositionen und zeigt allen die vorgesehenen Plätze, sodass A in direktem Blickkontakt zu P sitzen kann.
- A weist P darauf hin, dass A und D der Schweigepflicht unterliegen und keine Informationen aus dem Gespräch weitergeben werden.
- A macht deutlich, dass bei Unwohlsein oder Unklarheiten in der Dolmetschsituation von allen drei Personen Nachfragen möglich sind.

Im Gespräch
- A versucht, eine leicht verständliche Sprache zu benutzen, Fremdwörter zu vermeiden und in einfachen, grammatikalisch korrekten Sätzen zu sprechen.
- A spricht nicht zu lange und macht Pausen, damit D alles übersetzen kann.
- A vergewissert sich durch Nachfragen regelmäßig, ob gegenseitig alles richtig verstanden wurde.
- A ermuntert P, das Wort zu ergreifen bzw. Fragen zu stellen.
- A nutzt die Momente des Zuhörens für eine Beobachtung der non- und paraverbalen Kommunikation.
- A bleibt in den Dolmetsch-Turns geduldig.

Nach dem Gespräch
- Wenn möglich, tauscht A sich mit P aus, fragt nach den Eindrücken und klärt, ob Ungereimtheiten ausgeräumt werden müssen.
- A hält schriftlich fest, dass das Gespräch gedolmetscht wurde, und notiert sich Kontaktdaten von D.

Weitere Dolmetschformen

Wenn Face-to-Face-Dolmetschende nicht zur Verfügung stehen, kommen weitere, von verschiedenen Anbietenden vorgehaltene Dolmetschmethoden zum Einsatz:
- **Video-Dolmetschen** schließt über eine Videoschaltung per Internet eine dolmetschende Person in die Konsultation ein. Es besteht die Option, aus diversen Sprachen die aktuell benötigte auszuwählen und ggf. geschlechtsspezifische Dolmetschende anzufordern.
- **Telefon-Dolmetschen** schließt eine dolmetschende Person per Telefon in die Konsultation ein, meist in einer Telefonkonferenz. Alternativ wird das Gespräch auf Lautsprecher geschaltet oder der Hörer zwischen den Parteien hin- und hergereicht.

Daneben stehen diverse Übersetzungs-Apps, Online-Übersetzungsdienste und Sprachübersetzer zur Verfügung.

86.3.2 Kultursensibilität

Kulturbegriff

Vor dem Hintergrund der soziokulturellen Vielfalt der Bevölkerung ist Kultur ein komplexer und ambivalenter Begriff. Einerseits birgt sein unreflektierter Gebrauch die Gefahr von Stereotypenbildung und Missverständnissen. Andererseits bietet eine differenzierte Auseinandersetzung mit dem Begriff die Chance zu einem besseren Verständnis von und einer verbesserten Interaktion mit Patienten jeglicher Herkunft, da sie die Aufmerksamkeit auf die reale Lebenswirklichkeit und die konkrete Bedeutung sozialer, kultureller und struktureller Aspekte von Gesundheit, Medizin und ärztlichem Handeln legt. Dabei kann Kultur als ein Orientierungssystem für Werte, Verständigung und Handeln angesehen werden, das erlernt, offen, dynamisch und vielschichtig ist.

Kultursensibel agieren bedeutet, sich differenziert und selbstkritisch mit der eigenen Sozialisation sowie mit den persönlichen kulturellen Prägungen und Stereotypen auseinanderzusetzen, die Wahrnehmung für die eigenen Werte und Normen zu schärfen und aufgeschlossen, feinfühlig, respektvoll und kritisch auseinandersetzend im Umgang sowohl mit der eigenen Kultur als auch gegenüber anderen Kulturen und ihren Bedürfnissen zu sein. Andere Meinungen, Haltungen und Werte können wahrgenommen und ausgehalten werden. Dabei werden die eigenen Grenzen erkannt und bewahrt.

Im Praxisalltag kann dafür die Kenntnis von kulturbedingten Unterschieden hilfreich sein. Auch wenn eine klare Zuordnung nicht möglich oder nötig ist, können aus dem Spektrum von Möglichkeiten nützliche Schlüsse für die Behandlung gezogen werden. Im Folgenden werden einige Beispiele vorgestellt.

Kommunikation

Kommunikationsstile Vereinfacht werden z. B. unterschieden:

- **Direkte Kommunikation:** Anliegen bzw. Aussagen werden klar verbal formuliert, „auf den Punkt gebracht". Wünsche, Absagen oder Kritik werden ausgesprochen, (negative) Gefühle benannt.
- **Indirekte Kommunikation:** Anliegen bzw. Aussagen werden in Form von Geschichten und Anspielungen („durch die Blume") vermittelt, sind wenig offenkundig, lassen einen großen Interpretationsspielraum. Wünsche, Absagen und Kritik werden angedeutet oder umschrieben. Direkte Äußerungen können als unhöflich gelten. Nonverbale Signale und Kontext sind zum Verstehen sehr wichtig.

Hilfreich ist, sich den eigenen Kommunikationsstil bewusst zu machen und sich im Zweifel zu vergewissern, ob ein Einvernehmen besteht.

Non- und paraverbale Signale Direkter Blickkontakt gilt z. B. in einigen Kulturen als Zeichen für Höflichkeit und Respekt, in anderen Kulturen kann er als Provokation und Respektlosigkeit gedeutet werden. Hier gilt das Senken des Blicks als höflich. Auch Kopfnicken und Kopfschütteln können in verschiedenen Ländern/Regionen unterschiedliche, z. T. gegensätzliche Bedeutungen haben. Die Betonung ist in verschiedenen Sprachen divergent ausgeprägt.

Hilfreich ist, bei unbekannten oder unpassend erscheinenden Gesten nach ihrer Bedeutung zu fragen.

Körperkontakt Der Umgang mit Körperkontakt und der bevorzugten Körperdistanz im Gespräch bzw. in der ärztlichen Konsultation kann sich stark unterscheiden.

Hilfreich ist, sich die persönlich angenehme Körperdistanz bewusst zu machen.

Subjektives Krankheitskonzept

Erklärungsmuster für die eigene Erkrankung können z. B. auf genetischen Ursachen, Krankheitserregern, eigenem (Fehl-)Verhalten oder dem Einfluss spiritueller, evtl. übelwollender Kräfte (etwa durch Ahnen) beruhen. Die Krankheit kann als göttliche Glaubensprüfung oder Sündenvergebung gesehen werden. Das kann auf die Akzeptanz von Therapieformen und die Compliance Auswirkungen haben.

Hilfreich ist nachzufragen: „Haben Sie eine Erklärung, woher Ihre Beschwerden kommen könnten?" – „Was, glauben Sie, könnte Ihnen helfen?"

Schmerzempfinden

Die Art, wie Schmerzen geäußert, beschrieben und bewältigt werden, ist in hohem Maße von soziokulturellen Faktoren beeinflusst. Die Schmerzpräsentation hat manchmal eine größere Bedeutung als die Schmerzempfindung. Zum Teil können schmerzhafte Körperregionen klar benannt werden, mal wird Schmerz auch als umfassende Beeinträchtigung der gesamten leiblich-seelischen und sozialen Befindlichkeit empfunden und geäußert, ohne die Möglichkeit der Begrenzung auf bestimmte Regionen. Schmerz kann als Zeichen einer Erkrankung erwartet werden – nur wer expressiv Schmerzen äußert, wird als krank betrachtet. Dies kann ebenso wie mangelnde Schmerzexpression zu Fehldiagnosen und Behandlungsfehlern führen.

Hilfreich ist, Schmerzäußerungen ernst zu nehmen. Schmerzerleben ist subjektiv und von vielen Einflussfaktoren abhängig.

Zeitverständnis

Zeit kann unterschiedlich wahrgenommen werden. Unterschieden werden z. B.:

- **Monochrones Zeitverständnis:** Zeit wird in chronologische Abschnitte eingeteilt („eins zur Zeit", „eins nach dem anderen"). Langfristige Planung ist erwünscht und möglich, Termine werden „pünktlich" eingehalten.
- **Polychrones Zeitverständnis:** Zeit verläuft in parallelen, sich überlappenden Strängen. Zeit ist nur ein Rahmen zur Ori-

entierung. Zeit ist verfügbar. Aufgaben werden parallel erledigt, Aktuelles hat Priorität, Termine sind weniger verbindlich.

Hilfreich ist, bei Schwierigkeiten mögliche Unterschiede anzusprechen und z. B. die Wichtigkeit der Terminplanung für den Praxisalltag zu betonen.

Umgang mit Gewalt

Themen wie häusliche/sexualisierte Gewalt, Gewalt gegen Frauen und Kinder, Gewaltbereitschaft oder Duldung von Gewalt können (nicht nur) in verschiedenen Kulturkreisen eine unterschiedliche Bewertung finden. Gewalt kann in bestimmten Zusammenhängen als ein normativ gefordertes Handeln angesehen werden. Eigene Vorerfahrungen, der bisherige „Akzeptanz“-Grad familiärer Gewalt, aber auch Erlebnisse während der Flucht und Anerkennungsdefizite im Zuwanderungsland können z. B. Gewalthandeln und -ertragen beeinflussen. Der rechtliche Rahmen gilt hier für alle Menschen gleich. Die Ansprache der Thematik muss bei Betroffenen ggf. unterschiedlich gestaltet werden.

MERKE

In der medizinischen Versorgung sind neben kulturellen auch soziale, ökonomische, religiöse, politische und strukturelle Einflussfaktoren zu berücksichtigen. Vermeintlich „kulturell“ bedingte Herausforderungen können sich durch Unvoreingenommenheit und Mut zum Hinterfragen auch in anderen Bereichen als Herausforderungen oder Missverständnisse herausstellen.

86.3.3 Tipps

Die folgenden Beispiele erheben keinen Anspruch auf Vollständigkeit.

TIPP

Bücher

- Kumar BN, Diaz E (eds.). Migrant Health. A Primary Care Perspective. Boca Raton, FL: CRC Press; 2019.
- Seybold J, Kraatz S (Hrsg.). Medizinische Versorgung von Flüchtlingen. Ein praxisorientiertes Handbuch. Berlin: de Gruyter; 2018. – Allgemeine Fakten, Schwerpunkt auf Informationen zu Krankheitsbildern
- Merse S, Aktas B, Bajanowski T et al. Medizinische Flüchtlingsversorgung: Praxisleitfaden. Heidelberg: Lehmanns media; 2016. – Für die Versorgung von Flüchtlingen in den ersten Monaten nach Ankunft im Setting der Notunterkünfte und Erstaufnahmeeinrichtung
- Zito D. Umgang mit traumatisierten Flüchtlingen: Ein Leitfaden für Fachkräfte und Ehrenamtliche. Weinheim: Beltz Juventa; 2016.

Links

Erkrankungen (Informationen des RKI)

- Akut behandlungsbedürftige, für Deutschland ungewöhnliche Infektionskrankheiten, die bei Asylsuchenden auftreten können:

  www.rki.de/DE/Content/Infekt/EpidBull/Archiv/2015/Ausgaben/38_15_Artikel_Asylsuchende.html
- Informationen zu Infektionskrankheiten A–Z: www.rki.de/DE/Content/InfAZ/InfAZ_marginal_node.html
- Management von Ausbrüchen in Gemeinschaftsunterkünften für Geflüchtete:

  https://www.rki.de/DE/Content/GesundAZ/F/Flucht/Management_Ausbruch.html

Materialien in verschiedenen Sprachen

- BZgA: www.bzga.de
- BZgA Zanzu – Mein Körper in Wort und Bild. Gesundheitsportal zu sexueller Gesundheit in 13 Sprachen mit Piktogrammen; www.zanzu.de
- Explain TB – Informationen zu Tuberkulose in 36 Sprachen: www.explaintb.org
- Schweizer Lungenliga: Faktenblatt Tuberkulose in 19 Sprachen: www.lungenliga.ch/kompetenzzentrum-tuberkulose/richtlinien
- Ärztliches Zentrum für Qualität im Gesundheitswesen (ÄZQ). Mehrsprachige Patienteninformationen: www.patienten-information.de/kurzinformationen/uebersetzungen
- Impfkalender nach Empfehlungen der Ständigen Impfkommission in 20 Sprachen:

  www.rki.de/DE/Content/Infekt/Impfen/Materialien/Impfkalender_mehrsprachig_Uebersicht_tab.html

Übersetzungshilfen

- Tip Doc. Bilder als Verständigungshilfe mit Betitelungen in verschiedenen Sprachen: www.setzer-verlag.com
- MedGuide: https://edition-medguide.de
- point+talk: http://pointandtalk.de

Weitere Informationen

- Refugee Toolbox: http://www.medbox.org/fsselected?q=refugee%20toolbox
- Trauma Tapping Technique for Refugees: www.selfhelpfortrauma.org
- The National Child Traumatic Stress Network: https://learn.nctsn.org
- Medibüros. Bundesweite Übersicht der Büros für medizinische Flüchtlingshilfe: https://medibueros.org
- Bundesweite Arbeitsgemeinschaft der psychosozialen Zentren für Flüchtlinge und Folteropfer (BafF): www.baff-zentren.org
- BafF. Mindestvoraussetzungen eines fachärztlichen Attests für die Prüfung eines Abschiebehindernisses im Asylverfahren:

  www.baff-zentren.org/rechtliches/mindestvoraussetzungen-fachaerztliches-attest/#_ftnref1
- Hilfetelefon „Gewalt gegen Frauen“ 0800–0116016: Beratung in 15 Sprachen
- Bundesärztekammer. Linksammlung zur medizinischen Versorgung von Flüchtlingen:

  www.bundesaerztekammer.de/aerzte/versorgung/fluechtlinge/

LITERATUR

Abubakar I, Aldridge RW, Devakumar D, et al. The UCL Lancet Commission on Migration and Health: the health of a world on the move. Lancet 2018; 392(10164): 2606–2654.

Beermann S, Rexroth U, Kirchner M, et al. Asylsuchende und Gesundheit in Deutschland: Überblick über epidemiologisch relevante Infektionskrankheiten. Dtsch Arztebl 2015; 112(42): A-1717/B-1423/C-1395.

Bischoff A, Loutan L. Mit anderen Worten. Dolmetschen in Behandlung, Beratung und Pflege. Genf: Hôpitaux Universitaires de Genève; 2000.

Frank L, Yesil-Jürgens R, Razum O, et al. Gesundheit und gesundheitliche Versorgung von Asylsuchenden und Flüchtlingen in Deutschland. Robert Koch-Institut. J Health Monitor 2017; 2(1); https://doi.org/10.17886/RKI-GBE-2017-005 (letzter Zugriff: 1.4.2024).

Lenthe U. Schmerzerleben in verschiedenen Kulturkreisen. Die Schwester Der Pfleger 2017; 11: 48.

Mews C, Schuster S, Vajda C, et al. Cultural competence and global health: Perspectives for medical education – Position paper of the GMA Committee on Cultural Competence and Global Health. GMS J Med Educ 2018; 35(3): Doc28.

Orfanos CE, Zouboulis CC, Dassoni F (eds.). Pigmented Ethnic Skin and Imported Dermatoses. Cham Springer International Publishing 2018.

Razum O, Bunte A, Gilsdorf A, et al. Gesundheitsversorgung von Geflüchteten: Zu gesicherten Daten kommen, Dtsch Arztebl 2016; 113(4): A-130/B-111/C-111.

Statistisches Bundesamt. Fachserie 1, Reihe 2.2: Bevölkerung und Erwerbstätigkeit, Bevölkerung mit Migrationshintergrund, Ergebnisse des Mikrozensus 2021. Wiesbaden 2023; www.destatis.de/DE/Themen/Gesellschaft-Umwelt/Bevoelkerung/Migration-Integration/Publikationen/_publikationen-innen-migrationshintergrund.html (letzter Zugriff: 1.4.2024).

Tinnemann P, Gundlach F, Nitschke H, et al. Medizinische Versorgung von Flüchtlingen durch den öffentlichen Gesundheitsdienst: Allzeit bereit – nur wie lange noch? Gesundheitswesen 2016; 78: 195–199.

KAPITEL

87

Lisa Freivogel, Cornelia Wachter

Versorgung im Pflegeheim

87.1 Pflegebedürftigkeit in Deutschland

Die Versorgung pflegebedürftiger Menschen stellt insbesondere vor dem Hintergrund einer immer älter werdenden Bevölkerung ein zentrales Thema und zugleich eine große Herausforderung für das deutsche Gesundheitswesen dar. Dies spiegelt auch die alle 2 Jahre vom Statistischen Bundesamt (2022) erhobene Pflegestatistik wider, in welcher der aktuelle Pflegebedarf in Deutschland ermittelt werden soll. Hier lässt sich über die Jahre hinweg eine steigende Zahl Pflegebedürftiger verzeichnen. Seit etwa der Jahrtausendwende (1999: 2,02 Mio.) hat sich die Zahl derer, die im Sinne des Pflegeversicherungsgesetzes nach SGB XI als pflegebedürftig eingestuft werden, bis heute mehr als verdoppelt (2021: 4,96 Mio.) (➤ Kap. 9).

Seit Januar 2017 wird Pflegebedürftigkeit nach dem neuen, umfassenden Pflegebedürftigkeitsbegriff erfasst und in 5 Pflegestufen unterteilt (➤ Kap. 88). Definitionsgemäß ist Pflegebedürftigkeit keineswegs an ein bestimmtes Alter gebunden. Jedoch geht aus der Pflegestatistik deutlich hervor, dass das Risiko, pflegebedürftig zu werden, mit zunehmendem Alter stark ansteigt. Etwa ein Drittel der Pflegebedürftigen ist hochbetagt (85 Jahre und älter) – Prognosen gehen davon aus, dass sich diese Entwicklung in den kommenden Jahren weiter fortsetzen wird.

Der überwiegende Anteil der Pflegebedürftigen (etwa 5/6) wird zu Hause versorgt, größtenteils durch Angehörige (ca. 63 %), zum Teil auch von oder zusammen mit ambulanten Pflegediensten (ca. 21 %). Etwa jeder sechste Pflegebedürftige (ca. 16 % bzw. 0,79 Mio. Pflegebedürftige) wird voll- oder teilstationär in einem Pflegeheim betreut.

Laut der erhobenen Statistik stehen ca. 16.100 Pflegeheime in Deutschland zur Verfügung; die Mehrzahl davon (ca. 53 %) in freigemeinnütziger Trägerschaft, gefolgt von den privaten Trägern (ca. 43 %) und mit nur geringem Anteil (ca. 5 %) den öffentlichen Trägern.

87.2 Wohn- und Pflegeformen

Alt werden in den eigenen vier Wänden – dies ist nicht nur der Wunsch der überwiegenden Mehrzahl der deutschen Bevölkerung (BMFSFJ 2019), sondern im Hinblick auf den weiterhin stark ansteigenden Pflegebedarf zunehmend auch eine gesellschaftliche Notwendigkeit. So erhalten Pflegebedürftige unter bestimmten Voraussetzungen (meist abhängig von der Pflegestufe) von der Pflegekasse finanzielle Unterstützung, die es ihnen ermöglichen soll, möglichst lange im vertrauten Zuhause zu leben und betreut zu werden (z. B. zur Finanzierung eines barrierefreien Umbaus). Dafür stehen neben der Betreuung durch Angehörige immer mehr **Möglichkeiten der ambulanten Pflege und Unterstützung** zur Verfügung:

- Ambulante Pflegedienste (darunter auch Intensiv- und Palliativpflegedienste)
- 24-Stunden-Pflege
- Einzelne Dienstleistungen wie z. B. Essen auf Rädern, Einkaufs- und Haushaltshilfen oder stundenweise Seniorenbetreuung

Neben den ambulanten Pflegeformen haben in den letzten Jahren vermehrt ambulante Wohnformen, die oftmals eine Alternative zum Pflegeheim darstellen, an Zuwachs gewonnen. Auch hierfür wurden in der Pflegegesetzgebung der letzten Jahre finanzielle Anreize (z. B. durch Bezuschussung) geschaffen:

- Mehrgenerationenhäuser
- Senioren-Wohngemeinschaften
- Betreutes Wohnen

Diese alternativen Wohnformen kommen nicht nur dem Wunsch der Bewohner nach Gemeinschaft und Sicherheit nach, sondern ermöglichen es auch, Pflegeleistungen gemeinsam in Anspruch zu nehmen, zu „poolen", und somit Ressourcen, Zeit und Kosten einzusparen. (Ein Pflegedienst muss z. B. nicht mehrere Adressen anfahren, sodass die Pflegekraft mehr Zeit für jeden Einzelnen hat.)

Den ambulanten Formen gegenüber steht die **stationäre Betreuung in einem Heim.** Für die Bezeichnung der Heime gibt es mehrere Begriffe, die im alltäglichen Sprachgebrauch oft synonym verwendet werden:

- Altenwohnheim
- Alten- oder Seniorenheim
- Pflegeheim

Das Altenwohnheim stellt primär eine gemeinschaftliche Wohneinrichtung dar, wohingegen beim Pflegeheim der Fokus auf einer umfassenden stationären Pflege liegt. Beim Altenheim handelt es sich um eine Zwischenform.

87.3 Pflegeheim vs. Betreutes Wohnen

Grundsätzlich kann man festhalten, dass Betreutes Wohnen sich eher an Personen richtet, die keinen oder nur geringen Pflegebedarf haben, noch recht eigenständig leben können und auch zum Ziel haben, diese Selbstständigkeit möglichst lange zu erhalten. Personen, die einen gewissen Grad an Pflegebedürftigkeit haben, sind unter Umständen besser in einem Pflegeheim betreut. Einen Überblick über die jeweiligen Charakteristika sowie Vor- und Nachteile gibt ➤ Tab. 87.1.

Tab. 87.1 Pflegeheim vs. Betreutes Wohnen

	Pflegeheim	Betreutes Wohnen
Wohnraum	• Barrierefrei	
	• Einzel- oder Doppelzimmer • Eingeschränkte Privatsphäre	• Eigene Wohnung • Mehr Privatsphäre
Sozialer Aspekt	• Gemeinschaft mit Gleichgesinnten • Gemeinschafts- und Freizeitangebote	
	• Heimbewohner oft schwerkrank oder mit fortgeschrittener Demenz • Meist recht starrer Tagesablauf	• Meist noch recht selbstständige Personen • Eher individueller Tagesablauf
Finanzieller Aspekt	• Hoher finanzieller Aufwand • Teils durch Leistungen der Pflegeversicherung abgedeckt	
	• Eher pauschaler Preis	• Grund- und Wahlleistungen
Pflegerische Versorgung	• Rund um die Uhr durch Heimpersonal • Sicherheit und Entlastung der Angehörigen	• Ggf. über Angehörige, Pflegedienst • Bei zunehmender Pflegebedürftigkeit ggf. erneuter Umzug ins Pflegeheim nötig
Medizinische Versorgung	• Über Heimpersonal organisiert • Hausarztbesuche im Heim, Notdienst der Kassenärztlichen Vereinigung (KV) • Medikamentenversorgung über betreuende Apotheke • Schnelle Hilfe im Notfall	• Selbstorganisiert • I. d. R. gute Infrastruktur für Versorgung durch Ärzte und Apotheken • Ggf. Fahrdienste zu Ärzten • Hausnotruf i. d. R. vorhanden

87.4 Leistungen der Pflegeheime

In Pflegeheimen werden folgende Formen der Pflege angeboten:

- **Langzeitpflege:** Beinhaltet die dauerhafte und umfassende Betreuung Pflegebedürftiger.
- **Kurzzeitpflege:** Kann bei vorübergehendem Bedarf einer vollstationären Pflege beansprucht werden, z. B. wenn die eigentliche Pflegeperson plötzlich ausfällt (z. B. durch Krankheit), kurzfristig eine besonders intensive Pflege nötig oder die Pflegebedürftigkeit plötzlich eingetreten ist (z. B. nach Krankenhausaufenthalt). Die Pflegekasse übernimmt einen Teil der Kosten für die stationäre Unterbringung für 8 Wochen/Kalenderjahr.
- **Verhinderungspflege:** Kommt bei geplantem Ausfall der eigentlichen Pflegeperson (z. B. wegen Urlaub) in Betracht. Es besteht Anspruch auf 6 Wochen/Kalenderjahr (Leistungen für Kurzzeit- und Verhinderungspflege sind kombinierbar, wenn nicht beides innerhalb eines Kalenderjahrs ausgeschöpft wird).
- **Tages- und Nachtpflege:** Dabei handelt es sich um eine teilstationäre Pflegeform, bei welcher der Pflegebedürftige entweder tagsüber (wenn die pflegende Person z. B. arbeitet) oder nachts (wenn die pflegende Person Erholung benötigt) in einem Heim betreut wird. Diese Pflegeform stellt somit oft eine gute Ergänzung zur Pflege zu Hause dar.
- **Palliativpflege:** Wird zunehmend auch in Pflegeheimen angeboten, oft auch in Zusammenarbeit mit ambulanten Palliativdiensten.

87.5 Besonderheiten der hausärztlichen Versorgung in Pflegeheimen

Die Versorgung von Pflegeheimpatienten bringt für Hausärzte einige Besonderheiten und Herausforderungen mit sich. Die **stationäre Langzeitpflege** hat sich in den letzten Jahrzehnten von einer Wohneinrichtung für ältere Menschen zu einem Ort entwickelt, an dem vermehrt schwer pflegebedürftige Menschen professionell versorgt werden. Der „typische" Pflegeheimpatient ist hochbetagt, multimorbide und meist eingeschränkt mobil. Weil Fahrten zum Hausarzt oft nicht zumutbar sind oder vom Heimpersonal eine Begleitung nicht gewährleistet werden kann, sind die meisten Bewohner auf Hausbesuche angewiesen – ein hoher Aufwand für die betreuenden

Hausärzte. Viele Bewohner sind zudem von einer demenziellen Entwicklung betroffen, was eine Anamnese und gemeinsame Therapie- und Pflegeplanung mit dem Patienten selbst schwierig bis unmöglich macht. Auch die diagnostischen Möglichkeiten sind außerhalb der Arztpraxis eingeschränkt. Meist betreut eine Vielzahl von Hausärzten die Patienten eines Pflegeheims (freie Arztwahl in Deutschland).

Generelle oder gemeinsame spezifische Leitlinien zur Versorgung von Pflegeheimpatienten gibt es kaum. Hinzu kommt, dass der Hausarzt bei der Versorgung ein breites Spektrum an Krankheitsbildern abdecken muss. Eine fachärztliche Mitbetreuung in den Heimen kann oft nicht gewährleistet werden, da nur wenige Fachärzte Hausbesuche anbieten. Während der Hausarzt somit ärztlicherseits oft auf sich allein gestellt ist, ist er andererseits in ein interdisziplinäres Versorgungsnetz u. a. aus Pflegeheimpersonal, Therapeuten, versorgender Apotheke, Angehörigen und bevollmächtigten Personen eingebunden, in dessen Mittelpunkt der Patient mit seinen Bedürfnissen stehen sollte. Um eine gute Versorgung zu gewährleisten, ist daher eine bestmögliche interprofessionelle Zusammenarbeit entscheidend.

87.6 Hausbesuche/Visiten im Pflegeheim

Um Hausbesuche bzw. Visiten vor dem Hintergrund der o. g. Besonderheiten für alle Beteiligten so effizient wie möglich zu gestalten, empfiehlt sich ein strukturiertes und standardisiertes Vorgehen. Dies kann Heimbesuche vor allem auch für Weiterbildungsassistenten einfacher und transparenter machen und in Zeiten wie z. B. der COVID-19-Pandemie hilfreich sein, um die Kontakte in die Pflegeheime hinein möglichst kurz zu halten. Ziel ist es dabei immer, den Heimpatienten bestmöglich zu versorgen sowie unnötige Krankenhausaufenthalte zu vermeiden, die nicht nur mit hohen Kosten und Aufwand für Kliniken und Rettungsdienstpersonal verbunden sind, sondern auch für den Patienten in vielen Fällen eher ein Risiko als eine sinnvolle Maßnahme darstellen. Bei der Planung der Heimbesuche/-visiten können u. a. Checklisten zu einer besseren Strukturierung beitragen.

87.6.1 Vorgehen und Erstvisite beim neu aufgenommenen Patienten

Durch die Aufnahme in ein Pflegeheim kommt es nicht selten zu einem Hausarztwechsel, z. B. wenn das Heim nicht im Versorgungsgebiet des bisherigen Hausarztes liegt. Mit der Übernahme der Behandlung muss nicht nur ein Behandlungsvertrag zwischen Patient bzw. bevollmächtigter Person und dem neuen Hausarzt geschlossen werden, es sollten auch, wenn möglich noch vor dem Erstbesuch, vonseiten der neuen Hausarztpraxis oder des Pflegeheims Kontakt mit der bisherigen Hausarztpraxis und ggf. Angehörigen oder bevollmächtigten Personen (besonders wichtig bei kognitiv eingeschränkten und nicht selbstständig einwilligungsfähigen Patienten) hergestellt und wichtige Informationen eingeholt werden. Alle relevanten Informationen und Dokumente sollten dabei idealerweise in einer Patientenakte im Heim hinterlegt werden, die für alle an der Versorgung beteiligten Disziplinen einsehbar ist.

TIPP

Checkliste Neuaufnahme Heimbewohner

- Kontaktaufnahme zum zuletzt behandelnden Hausarzt: Diagnosen und Krankheitsverlauf, Befundberichte, bisher erfolgte Therapie und Therapieziele, aktueller Medikamentenplan inkl. Selbstmedikation
- Kontaktaufnahme zu Angehörigen/bevollmächtigten Personen: Grund für Einzug ins Heim, Ziele der weiteren hausärztlichen Betreuung (sollten gemeinsam abgestimmt werden)
- Pflegeeinstufung, Hilfsmittel
- Aktuelle Befunde (z. B. letzter Entlassbrief aus dem Krankenhaus inkl. Labor, aktueller Medikamentenplan)
- Impfpass (v. a. Influenza, SARS-CoV-2, Pneumokokken, Tetanus)
- Allergien/Unverträglichkeiten
- Sonstige Besonderheiten (inkl. Nachweisdokumente): z. B. Herzschrittmacher-, Diabetiker-Ausweis etc.
- Patientenverfügung und Vorsorgevollmacht
- Unterlagen über freiheitsentziehende Maßnahmen nach § 1906 BGB (z. B. Genehmigung Bettgitter durch ein Betreuungsgericht)

(Bleckwenn 2019, Zeeh und Zeeh 2021)

TIPP

Checkliste Erstvisite

Vorbesprechung (im Stationszimmer)
- Überprüfung der vorhandenen Informationen zu Vorbefunden und Diagnosen (inkl. deren Dokumentation) bei der Pflege
- Abklärung der geplanten Pflegeform (Langzeit- oder Kurzzeitpflege?)
- Besprechung des bisherigen Pflegeverlaufs

Erstvisite (beim Patienten)
- Gemeinsame Besprechung der Vorbefunde
- Absprache über die weitere Behandlung, notwendige Facharztbesuche etc.
- Körperliche Untersuchung mit ggf. Wunddokumentation
- Geriatrisches Basisassessment zur Erfassung von Alltagskompetenzen, Kognition, Depression, Mobilität und Sturzneigung (z. B. Barthel-Index) (➤ Kap. 88)
- Überprüfung der vorhandenen Hilfsmittel und deren Anwendung

Abstimmung der ärztlichen und pflegerischen Versorgung (im Stationszimmer)
- Besprechung des weiteren Therapie- und Pflegeverlaufs
- Vereinbarung eines verbindlichen Ansprechpartners für die Visite
- Festlegung eines Intervalls für Hausbesuche (Regelvisite)
- Festlegung von Zeiten, zu denen grundsätzlich keine Visite geplant werden sollte (z. B. Übergabezeiten)
- Absprache über Verordnungen und Rezepte (Kommunikationsweg zur Hausarztpraxis und ggf. Ansprechpartner in der Arztpraxis)
- Überprüfung der Dauermedikation, Festlegung einer Bedarfsmedikation (inkl. Indikationen, Maximaldosis und zeitlichen Abständen zwischen den Gaben) (➤ Kap. 106)
- Information der Pflegekräfte zu möglichen Komplikationen im Krankheits- oder Therapieverlauf sowie zu Neben- und Wechselwirkungen der Medikamente
- Beratung der Pflegekräfte zur Planung der Pflege bei komplexen Krankheitsbildern, zu wichtigen Parametern der Patientenbeobachtung, zu Maßnahmen der Gesundheitsförderung und zu Handeln im Notfall (Patientenverfügung vorhanden?)
- Absicherung, dass die Pflegekräfte in der Lage sind, delegierbare ärztliche Leistungen fachgerecht durchzuführen (§ 28 SBG V)
- Sorgfältige Dokumentation aller Anordnungen (➤ Kap. 12)

(Bleckwenn 2019, Grundke und Klement 2015)

MERKE

Die Aufnahme in ein Pflegeheim ist häufig ein schwieriger Schritt sowohl für den Patienten wie auch für die Angehörigen. Beschäftigte des Pflegeheims und behandelnde Ärzte können dazu beitragen, Ängste und Unsicherheiten zu nehmen.

87.6.2 Regelvisite beim bekannten Patienten

Es gibt keinen vorgeschriebenen Rhythmus, in dem die regelhaften Hausbesuche der dauerhaft betreuten Patienten im Pflegeheim erfolgen müssen. Wie oft die Regelvisite stattfindet, liegt vielmehr im Ermessen jedes Hausarztes. Er legt fest, in welchem Abstand er seine Patienten für gut versorgt hält.

TIPP

Checkliste Regelvisite

- Vorbereitung der Visite durch verantwortliche Pflegekraft
- Vorbesprechung anhand der Pflegedokumentation inkl. (Re-)Assessment
- Visite in möglichst ungestörter Atmosphäre
- Ggf. ergänzendes Gespräch mit bevollmächtigter Person (bei kognitiv eingeschränkten Patienten)
- Anschließende Fallbesprechung und weitere Planung mit der Pflegekraft:
  - Planung des weiteren Vorgehens (mit Dokumentation)
  - Anpassung der Pflegemaßnahmen
  - Anpassung der Verordnungen/(Bedarfs-)Medikation
  - Ggf. Ergänzung der dokumentierten Diagnosen
  - Bei veränderter Therapie Instruktion der Pflegekraft (nach §28 SGB V)

(Grundke und Klement 2015)

Die Regelvisite sollte außerdem Folgendes thematisieren:

- **Medikamentenvisite:** Im Durchschnitt nehmen drei Viertel der Pflegeheimbewohner 5 oder mehr Medikamente (Polypharmazie) dauerhaft ein, darunter auch z. T. für ihr Alter inadäquate Präparate (v. a. Psychopharmaka) und Medikamente, die nicht an die Nieren- oder Leberfunktion angepasst sind (Bleckwenn 2019). Unerwünschte Nebenwirkungen führen in vielen Fällen zu unnötigen Krankenhauseinweisungen und können durch kontrolliertes Absetzen unnötiger Präparate oder Anpassung der Medikation unter Umständen vermieden werden (➤ Kap. 106).
- **Infektprophylaxe:** Nosokomiale Infektionen, multiresistente Erreger und Ausbrüche v. a. viraler Infektionskrankheiten (z. B. SARS-CoV-2, Influenza) sind ein ernst zu nehmendes Thema in Pflegeeinrichtungen. Es sollte daher regelmäßig überprüft werden, ob der Impfschutz der Bewohner ausreichend ist, unnötige Infektquellen (z. B. durch nicht indizierten Blasendauerkatheter) vermieden und Antibiotika gezielter eingesetzt werden können.
- **Therapieziel(-änderung):** Die mittlere Verweildauer von Heimbewohnern beträgt etwa 2 Jahre, knapp ein Fünftel der Patienten verstirbt in den ersten 4 Wochen nach der Aufnahme in ein Heim (Zeeh und Zeeh 2021). Therapieziele sollten daher regelmäßig überprüft und umgestellt werden. Insbesondere eine Palliativsituation sollte rechtzeitig als solche erkannt und umgehend entsprechende Maßnahmen eingeleitet werden (➤ Kap. 92). Dazu gehört, dass dies mit dem Patienten, seinen Angehörigen, ggf. seinem Bevollmächtigten sowie mit dem Pflegepersonal besprochen wird, dass Vereinbarungen bezüglich Notarztalarmierung, Krankenhauseinweisung, intensivmedizinischer Maßnahmen, Reanimation etc. getroffen und schriftlich festgehalten werden – am besten nicht nur in Form einer Patientenverfügung, sondern auch in einer im Notfall schnell einsehbaren Kurzform z. B. am Patientenbett (Ärztliche Anordnung für den Notfall [ÄNo]). Auch im stationären Bereich kann ein Team der spezialisierten ambulanten Palliativversorgung (SAPV) hinzugezogen werden.

87.6.3 Hausbesuch beim unbekannten Patienten

In Vertretungsfällen oder im Rahmen des KV-Notdienstes kann es vorkommen, dass man als Hausarzt zu einem bislang nicht bekannten Heimpatienten gerufen wird. In diesen Fällen gilt es, sich schnellstmöglich einen Überblick über die in der folgenden Checkliste genannten Punkte zu verschaffen. Anschließend sollte in Absprache mit Pflegepersonal und Angehörigen bzw. bevollmächtigter Person das weitere Vorgehen geplant werden.

TIPP

Checkliste Notdienst-Besuch

- Hauptdiagnosen
- Grund und Dauer des bisherigen Aufenthalts im Heim
- Medikamentenplan (kürzliche Änderungen?)
- Vorniveau (Kognition, Mobilität, Hilfebedarf im Alltag?)
- Besondere Ereignisse in den letzten Tagen bzw. Stunden (z. B. Stürze)
- Vitalparameter
- Orientierende körperliche Untersuchung

(Zeeh und Zeeh 2021)

87.7 Schwierigkeiten und mögliche Lösungsansätze bei der Versorgung von Pflegeheimpatienten

Probleme bei der Versorgung von Pflegeheimpatienten sind einerseits auf personelle Kapazitäten und Qualifikationen zurückzuführen wie u. a. (Mruck, Müller und Laag 2014):

- Unzureichende flächendeckende Verfügbarkeit von Hausärzten, die bereit sind oder die Kapazität haben, Hausbesuche im Heim zu machen
- Mangel an Fachkräften in der Pflege
- Unzureichende geriatrische Qualifikation sowohl bei den Ärzten als auch beim Pflegepersonal

Andererseits gibt es deutliche Schwierigkeiten in der Kommunikation, Kooperation und Koordination der an der Versorgung beteiligten Professionen, insbesondere:

- Mangelhafte Erreichbarkeit der Ärzte während und außerhalb der Sprechstunden
- Schwierigkeiten bei der Situations- und Risikoeinschätzung durch das Pflegepersonal (z. B. Hausbesuch nötig oder nicht)

- Unabgestimmte Besuche der Hausärzte im Pflegeheim (oft mehrere Visiten gleichzeitig z. B. in der Mittagspause der Praxen oder während der Übergabezeiten im Heim), dadurch die fehlende Möglichkeit einer gemeinsamen Visite mit dem Pflegepersonal
- Schwierigkeiten der Ärzte, beim Hausbesuch einen qualifizierten, auskunftsfähigen Ansprechpartner in der Pflege anzutreffen
- Schwierigkeiten bei der Versorgung außerhalb der hausärztlichen Sprechstundenzeiten (KV-Notdienste kennen oft weder Patienten noch Pflegeheim und Heimpersonal und verfügen oft nicht über die nötige Fachexpertise)
- Mangelhafte Absprache bzgl. Therapiezielen (insb. Therapielimitierung) und fehlende oder nicht ausreichende Dokumentation der festgelegten Maßnahmen, die für alle Beteiligten (auch Notdienst) einsehbar ist (z. B. Entscheidung bzgl. Krankenhauseinweisung)

Um die ärztliche Versorgung von Pflegeheimbewohnern sicherzustellen und zu verbessern, wurden in den letzten Jahren auch durch die Pflegegesetzgebung immer wieder Versuche unternommen, mögliche Lösungsansätze für diese Probleme zu finden. So können bzw. müssen Pflegeheime seit 2019 – im Rahmen des Sicherstellungsauftrags der KV, der die ausreichende ärztliche Versorgung der Versicherten in Pflegeheimen gewährleisten soll – **Kooperationsverträge** mit Ärzten schließen. Diese sollen nicht nur durch eine bessere Vergütung Heimbesuche für Ärzte attraktiver machen, sondern zielen auch auf eine bessere interprofessionelle Zusammenarbeit der an der Versorgung beteiligten Akteure ab. Wichtige Punkte sind:

- Verbesserung der Koordination, Kooperation und Kommunikation der an der Versorgung beteiligten Berufsgruppen
- Klar geregelte und gute Erreichbarkeit sowie klare Zuständigkeiten
- Feste Visitenzeiten
- Interprofessionelle Therapieplanung und Festlegung gemeinsamer Therapieziele (z. B. interdisziplinäre Fallbesprechungen)
- Zuverlässige und für alle wichtigen Beteiligten (auch Notdienst) einsehbare Dokumentation (elektronische Patientenakte)
- Geriatrisch qualifiziertes Personal
- Integration weiterer Gesundheitsberufe zur Entlastung der personellen Situation wie VeraH und NäPa (dürfen arztentlastende, delegierte Aufgaben übernehmen wie Heimbesuche zur Blutentnahme, Wundversorgung etc.)

Darüber hinaus haben sich mehrere Projekte, wie z. B. das Innovationsfondsprojekt „CoCare" *(coordinated medical care)* der KV Baden-Württemberg (KVBW 2022), eine bessere Versorgung von Pflegeheimbewohnern zum Ziel gesetzt. Gerade vor dem Hintergrund des weiterhin ansteigenden Pflegebedarfs ist und bleibt dies jedoch ein Thema mit großem Verbesserungspotenzial.

87.8 Umgang mit Pflegepersonal

Für eine gute Zusammenarbeit zwischen Hausarzt und Pflegepersonal sind u. a. entscheidend:

- Verbindliche Vereinbarungen zum gegenseitigen Informationsaustausch (wer ist wie und wann für wen erreichbar?)
- Möglichst standardisiertes Vorgehen, um eine bessere Objektivierbarkeit zu schaffen (z. B. anhand von Assessmentinstrumenten)
- Vergewisserung, dass das Pflegepersonal in der Lage ist, ärztlich delegierte Leistungen fachgerecht durchzuführen (§ 28 SGB V) unter Beachtung der Delegationsgrundsätze Instruktion, Beratung, Überwachung (neben examinierten Kräften sind auch viele Auszubildende und Hilfskräfte in den Heimen beschäftigt)
- Gemeinsame Lösungsansätze bei der Therapieplanung
- Gegenseitige Wertschätzung, Vertrauen und Verständnis füreinander

87.9 Umgang mit Angehörigen

Auch die Angehörigen der Heimbewohner sollten als Teil des versorgenden Netzwerks angesehen werden. Dabei sollte Wert gelegt werden auf:

- Gegenseitigen Austausch und Weiterleitung wichtiger Informationen
- Transparenz als Basis für ein Vertrauensverhältnis
- Miteinbezug in die Therapieplanung und Mitbegleitung der Angehörigen in verschiedenen Krankheitsphasen

MERKE
Alle an der Versorgung beteiligten Akteure sollten in einem interprofessionellen Team zusammenarbeiten und an einem Strang ziehen, um eine bestmögliche Versorgung der Heimbewohner zu gewährleisten.

LITERATUR

BMFSFJ – Bundesministerium für Familie, Senioren, Frauen und Jugend. Länger zuhause leben – Ein Wegweiser für das Wohnen im Alter, Bundesministerium für Familie, Senioren, Frauen und Jugend, 2019; www.bmfsfj.de/bmfsfj/service/publikationen/laenger-zuhause-leben-77502 (letzter Zugriff: 1.4.2024).

Bleckwenn, M. Was ist bei der Visite zu beachten? Checklisten für den Heimbesuch. MMW Fortschr Med, 2019; 161(18): 43–47.

CoCare: Ergebnisbericht, KVBW, 2022; www.kvbawue.de/praxis/neue-versorgungsmodelle/innovationsfonds/cocare (letzter Zugriff: 1.4.2024).

Grundke S, Klement A. Hausarzt im Pflegeheim – So ziehen Sie an einem Strang. Der Allgemeinarzt, 2016, 38(16): 22–26.

Mruck M, Müller T, Laag S. Verantwortung gemeinsam tragen – Die ärztliche Versorgung von Pflegeheimpatienten braucht eine Neuordnung. BARMER GEK Gesundheitswesen aktuell, 2014: 292–309.

Pflegestatistik – Pflege im Rahmen der Pflegeversicherung – Deutschlandergebnisse – 2021, Statistisches Bundesamt (Destatis), 2022; https://www.destatis.de/DE/Themen/Gesellschaft-Umwelt/Gesundheit/Pflege/_inhalt.html (letzter Zugriff: 1.4.2024).

Zeeh D, Zeeh J. Hausbesuch im Altenheim [Home visit in the nursing home. Adapted medication and timely switch to palliative treatment goals important]. MMW Fortschr Med. 2021 Jul;163(13): 51–54.

87

KAPITEL

88

Simone Kiel, Christina Raus, Stefan Zutz

Geriatrisches Basisassessment und Versorgung geriatrischer Patienten

88.1 Einleitung und Definition

Die Versorgung älterer Patienten ist eine genuin hausärztliche Leistung (➤ Kap. 1). Eine geriatrische Spezialisierung wird in der ambulanten Versorgung von Hausärzten abgelehnt. Jedoch steigen die Arzt-Patient-Kontakte mit zunehmendem Alter auf bis zu 6 Kontakte pro Quartal an. Im Jahr 2021 waren ca. 16 % (13,5 Mio.) der Bevölkerung in Deutschland ≥ 70 Jahre alt. Von ihnen waren 27 % pflegebedürftig. Die Pflegequote erhöhte sich mit zunehmendem Alter von 9 % bei den 70 bis 75-Jährigen auf 30 % bei den 80 bis 85-Jährigen im Jahr 2021. Drei Viertel der Pflegebedürftigen werden ambulant versorgt. Die medizinische Versorgung ambulant oder stationär in Pflegeheimen versorgter Patienten wird fast ausschließlich von Hausärzten geleistet (➤ Kap. 87). Die hausärztliche Betreuung hat die ganzheitliche Patientenversorgung im Blick, die eine Versorgung des Patienten und des pflegenden Angehörigen beinhaltet.
Die hausärztlichen Aufgaben beinhalten:

- Management und Priorisierung mit Patienten und Angehörigen von Multimorbidität (➤ Kap. 91)
- Geriatrisches Basisassessment zur präventiven Diagnostik
- Case Management: Initiierung und Koordination von Behandlungs-, Pflege- und Therapiemaßnahmen, Überweisung zu begleitenden Spezialisten
- Beratung und Verweis auf Beratungsstellen (Pflegestützpunkte, Pflegekassen)
- Verweis und Unterstützung bei der Beantragung von Pflege- und Sozialleistungen
- Beratung und Planung der medizinischen Versorgung bis zum Lebensende (Patientenverfügung, Vorsorgevollmacht)
- Palliative Versorgung/Sterbebegleitung (➤ Kap. 92)

Neben der Versorgung der pflegebedürftigen Patienten spielt die Betreuung der pflegenden Angehörigen eine Rolle. Die Pflege eines Angehörigen kann die Lebenszufriedenheit erhöhen, aber dauerhaft als Belastung empfunden werden und zu negativen gesundheitlichen Folgen führen. Zu den hausärztlichen Aufgaben gehören:

- Den Gesundheitszustand des pflegenden Angehörigen erfassen (Ressourcen und Belastung)
- Ansprechpartner sein, wenn sich der Gesundheitszustand des zu Pflegenden oder des Angehörigen verschlechtert
- Die Pflegesituation erfassen und evtl. auf Anpassungen hinweisen (Wohnsituation, Beteiligung ambulanter Pflegedienste usw.)
- Beraten und auf Beratungsstellen verweisen (Pflegestützpunkte, Pflegekassen) z. B. zur Verhinderungspflege (➤ Kap. 87)
- Auf das Recht auf ausgeglichene „Work-Life-Balance" für die eigene Gesundheit hinweisen
- Pflegebelastung vermeiden, Entlastungsmöglichkeiten besprechen, auf Anspruch von Pflegekursen und Austausch mit Selbsthilfegruppen hinweisen
- Hilfestellung bei Beantragung von Pflegegrad/Pflegeleistungen geben

LEITLINIEN

S3-Leitlinie „Pflegende Angehörige von Erwachsenen“. AWMF-Registernummer 053-006:

https://register.awmf.org/de/leitlinien/detail/053-006

Um Patienten mit Einschränkungen und drohendem Verlust der Alltagskompetenzen zu identifizieren, können verschiedene Assessments eingesetzt werden. Das geriatrische Basisassessment ist in der Hausarztpraxis üblich. In der Hausärztlichen Leitlinie Geriatrisches Assessment wird das MAGIC – *Manageable Geriatric Assessment* empfohlen, auch wenn es sich in der Praxis nicht durchgesetzt hat.

88.2 Hausärztliches geriatrisches Basisassessment

Das **geriatrische Basisassessment** ist seit 2005 Bestandteil der hausärztlichen Versorgung. Ziel ist es, Patienten mit einem erhöhten Risiko für Pflegebedürftigkeit zu erkennen, um diese zu vermeiden oder zu verzögern. Es erfasst standardisiert Selbstversorgungsfähigkeit, Mobilitätseinschränkungen, Sturzgefährdung, kognitive Defizite und Depression. Die Tests ermitteln den Präventions-, Rehabilitations- und/oder Therapiebedarf und werden zusätzlich zur Verlaufskontrolle eingesetzt.

LEITLINIEN

- S1-Leitlinie „Geriatrisches Assessment in der Hausarztpraxis. Sowie Praxistipps zu geriatrischen Patienten“. Hausärztliche Leitlinie. AWMF-Registernummer 053-015:

  https://register.awmf.org/de/leitlinien/detail/053-015#anmeldung

- S1-Leitlinie „Geriatrisches Assessment der Stufe 2 – Living Guideline“. AWMF-Registernummer 084-002LG:

  https://register.awmf.org/de/leitlinien/detail/084-002LG

Neben dem hausärztlichen geriatrischen Basisassessment gibt es **erweiterte Assessments,** die z. B. von geriatrischen Institutsambulanzen durchgeführt werden.

MERKE

Geriatrische Institutsambulanzen (GIA) stellen nach § 118a SGB V eine Ergänzung zur hausärztlichen geriatrischen Versorgung dar. Nach Durchführung des geriatrischen Basisassessments kann der Patient zu einer GIA überwiesen werden. Diese führt ein erweitertes oder spezialisiertes geriatrisches Assessment durch. Eine geriatrische Einschätzung sowie Therapievorschläge werden an den Hausarzt zurückgemeldet. Die GIA kann für den Patienten Anträge, Hilfsmittelvorschläge und Rehabilitationsanträge vorbereiten.

88.3 Diagnostisches Vorgehen

88.3.1 Voraussetzungen und Leistungsinhalt

Die Anforderungen zur Durchführung des hausärztlichen geriatrischen Basisassessments (GOP 03360) sind genau festgelegt (➤ Kap. 11). Der Patient muss ≥ 70 Jahre alt sein und mindestens eines der folgenden Kriterien erfüllen:

- einen Pflegegrad haben und/oder
- mindestens eine geriatrietypische Morbidität aufweisen:
  - Mobilitätsstörung, erhöhtes Sturzrisiko, Altersschwindel
  - Kognitive, emotionale oder verhaltensbezogene Beeinträchtigung
  - Frailty-Syndrom
  - Dysphagie
  - Inkontinenz
  - Chronische Schmerzen

Bei Patienten mit nachstehenden Erkrankungen kann das geriatrische Basisassessment auch vor dem 70. Lj. durchgeführt werden:

- Demenz (F00–F02)
- Alzheimer-Krankheit (G30)
- Parkinson-Syndrom (G20.1, G20.2)

Das geriatrische Basisassessment in der hausärztlichen Versorgung setzt sich aus obligaten und fakultativen standardisierten Instrumenten zusammen (➤ Tab. 88.1). Zum **obligaten Leistungsinhalt** gehören:

- Persönlicher Arzt-Patient-Kontakt
- Erhebung und/oder Monitoring organbezogener und übergreifender motorischer, emotionaler und kognitiver Funktionseinschränkungen
- Beurteilung von Selbstversorgungsfähigkeit, Mobilität und Sturzrisiko

Der **fakultative Leistungsinhalt** umfasst:

- Tests zur Beurteilung der kognitiven Funktion
- Anleitung zur Anpassung des familiären und häuslichen Umfelds und des Wohnraums

MERKE

- Viele Tests sind frei verfügbar und können unter MDK Kompetenz-Centrum Geriatrie (www.kcgeriatrie.de) abgerufen werden.
- Die Durchführung der Tests kann nach einer Schulung an qualifiziertes Praxispersonal delegiert werden. Entsprechende Kurse bietet z. B. das Institut für hausärztliche Fortbildung (IhF) regelmäßig an.
- Die Testergebnisse sind abhängig von Alter, Bildungsgrad, Allgemeinzustand, Lesefähigkeit, Seh- und Hörvermögen, Sprachkompetenz und kulturellem Hintergrund des Patienten.
- Verlaufskontrollen können alle 6 Monate abgerechnet werden.

88.3.2 Selbstversorgungsfähigkeit und Alltagskompetenz

Die obligate Beurteilung der Selbstversorgungsfähigkeit und Alltagskompetenzen kann mittels Barthel-Index oder IADL-Test vorgenommen werden. Dabei ist der Barthel-Index etwas verbreiteter.

Tab. 88.1 Übersicht über ausgewählte obligate und fakultative Instrumente für das geriatrische Basisassessment

Bereich	Instrumente	Anmerkung
Selbstversorgung	Barthel-Index (➤ Tab. 88.2) https://www.kcgeriatrie.de/assessments-in-der-geriatrie/assessmentbereiche/selbstversorgung#c34244	• Misst körperliche Selbstversorgungsfähigkeit im Alltag • Einfach, schnell und praktisch anwendbar • Summenscore eingeschränkt aussagekräftig
	Instrumentelle Aktivitäten nach Lawton und Brody (*Instrumental Activities of Daily Living*, IADL, ➤ Tab. 88.3)	• Misst komplexe Alltagsfähigkeiten • Einfach und selbsterklärend
Mobilität (➤ Kap. 109)	Timed-up-and-go-Test	• Zur Mobilitätsmessung • Zur Messung des Sturzrisikos ungeeignet • Einfache Durchführung • Keine Hilfsmittel notwendig
	Tandemstand/Tandemgang	• Misst Balancefähigkeit • Keine Hilfsmittel notwendig
	Motilitätstest nach Tinetti	• Aufwendig • Hoher Schulungsaufwand • In der Regel durch erfahrene Physiotherapeuten • Unscharfes Bewertungsraster
	Chair-Rising-Test	• Beurteilung der Mobilität und Beinkraft • Einfach und schnell anwendbar • Keine Hilfsmittel notwendig • Sturzgefahr indirekt aus Kraftminderung abgeleitet
Demenz (➤ Kap. 77), es ist nur 1 Test vorgeschrieben	Mini-Mental-Status-Test (MMST)	• Insgesamt hohe Sensitivität (87 %) • Geringe Sensitivität bei leichten kognitiven Störungen • Für kurzfristige Verlaufskontrollen ungeeignet (Lerneffekt)
	DemTect® (formal kostenpflichtig)	• Zur Erkennung leichter kognitiver Störungen • Gut validiert • Leicht durchführbar
	Uhr-Ergänzungs-Test (CCT)	• Hohe Sensitivität bei leichten kognitiven Störungen • Einfache Durchführung, aber schwer standardisiert auswertbar • Hilfsmittel notwendig • Gute Ergänzung zum MMST
	Montreal Cognitive Assessment (MoCA®)	• Empfohlen in der S3-Leitlinie Demenz • Sensitivität vergleichbar mit MMST • Gute Sensitivität, aber geringe Spezifität bei leichten kognitiven Störungen • Für kurzfristige Verlaufskontrollen ungeeignet (Lerneffekt)
Depression	Geriatrische Depressionsskala (GDS-15)	• Bei Demenz nicht einsetzbar • Einfach anwendbar
	TTFF (**T**est zur **F**rüherkennung von **D**emenzen mit **D**epressionsabgrenzung)	• Zur Abgrenzung einer Demenz von einer Depression (➤ Kap. 77)
	Patient Health Questionnaire 9 (PHQ 9) (➤ Kap. 78)	• Reliables und valides Instrument zur Einschätzung des Schweregrads • Hohe Sensitivität und Spezifität • Zur Verlaufskontrolle geeignet
Fakultativ		
Ernährung	Mini Nutritional Assessment (MNA®) (➤ Kap. 47)	• Ernährungssituation von > 65-Jährigen • Primär zur Messung von Unter- und Mangelernährung
Soziale Situation	Soziale Situation (nach Nikolaus)	• Einfach anwendbar • Hoher Erhebungsaufwand • Weitergehende Anamnese erforderlich • Erfasst ökonomische Verhältnisse, soziales Netzwerk und Wohnsituation
Sonstige Tests	Geriatrisches Screening nach Lachs	• Erfassung von gesundheitlichen Problemen und Risiken • Einfach anwendbar • Schweregrade werden nicht erfasst
	Handkraftmessung	• Spezielles Messgerät erforderlich (➤ Abb. 88.1) • Positive Korrelation mit Gesamtkörperkraft • Negative Korrelation mit Sturzrisiko

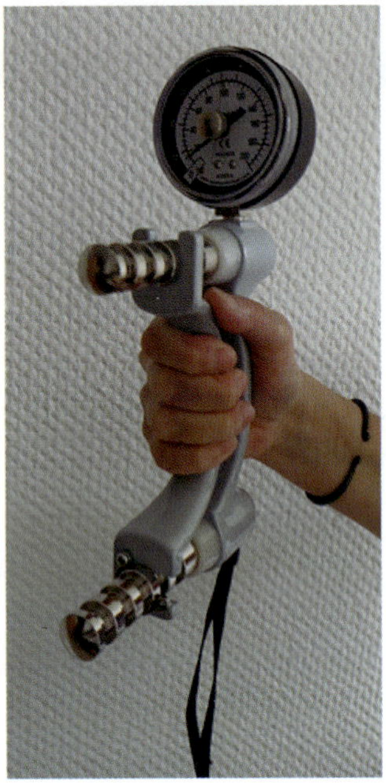

Abb. 88.1 Handkraftmessgerät [M1390]

Barthel-Index

Der **Barthel-Index** ist ein valides und reliables Instrument zur Messung der Aktivitäten des täglichen Lebens und zur Einschätzung des Schweregrads der Hilfsbedürftigkeit (➤ Tab. 88.2). Er wird zusätzlich zur Erfassung des Pflege- und Rehabilitationsbedarfs, des Pflegegrads und zur Verlaufsbeobachtung genutzt.

Tab. 88.2 Barthel-Index (aktualisierte Version: Mahoney und Barthel 1965) [W798]

Aktivität	Punkte
Essen	
• Komplett selbstständig *oder* selbstständige PEG-Beschickung/-Versorgung	10
• Hilfe bei mundgerechter, Vorbereitung aber selbstständiges Einnehmen oder Hilfe bei PEF-Beschickung/-Versorgung	5
• Kein selbstständiges Einnehmen *und* keine Magensonde/ PEG-Ernährung	0
Aufsetzen und Umsetzen	
• Komplett selbstständig aus liegender Position in (Roll-)Stuhl und zurück	15
• Aufsicht oder geringe Hilfe (ungeschulte Laienhilfe)	10
• Erhebliche Hilfe (geschulte Laienhilfe oder professionelle Hilfe)	5
• Wird faktisch nicht aus dem Bett transferiert	0
Sich Waschen	
• Vor Ort komplett selbstständig inkl. Zähneputzen, Rasieren und Frisieren	5
• Erfüllt „5" nicht	0
Toilettenbenutzung	
• Vor Ort komplett selbstständige Nutzung von Toilette oder Toilettenstuhl inkl. Spülung/Reinigung	10
• Vor Ort Hilfe oder Aufsicht bei Toiletten- oder Toilettenstuhlbenutzung oder deren Spülung/Reinigung erforderlich	5

Tab. 88.2 Barthel-Index (aktualisierte Version: Mahoney und Barthel 1965) (*Forts.*)

Aktivität	Punkte
• Benutzt faktisch weder Toilette noch Toilettenstuhl	0
Baden/Duschen	
• Selbstständiges Baden *oder* Duschen inkl. Ein-/Ausstieg, sich reinigen und abtrocknen	5
• Erfüllt „5" nicht	0
Aufstehen und Gehen	
• Ohne Aufsicht oder personelle Hilfe vom Sitz in den Stand kommen und mind. 50 m ohne Gehwagen (aber ggf. Stöcken/Gehstütze) gehen	15
• Ohne Aufsicht oder personelle Hilfe vom Sitz in den Stand kommen und mind. 50 m mit Hilfe eines Gehwagens gehen	10
• *Mit* Laienhilfe oder Gehwagen vom Sitz in den Stand kommen und Strecken im Wohnbereich bewältigen • Alternativ: im Wohnbereich komplett selbstständig mit Rollstuhl	5
• Erfüllt „5" nicht	0
Treppensteigen	
• Ohne Aufsicht oder personelle Hilfe (ggf. inkl. Stöcken/Gehstützen) mind. 1 Stockwerk hinauf- *und* hinuntersteigen	10
• Mit Aufsicht oder Laienhilfe mind. 1 Stockwerk hinauf und hinunter	5
• Erfüllt „5" nicht	0
An- und Auskleiden	
• Zieht sich in angemessener Zeit selbstständig Tageskleidung, Schuhe (und ggf. benötigte Hilfsmittel z. B. Antithrombose-Strümpfe, Prothesen) an und aus	10
• Kleidet mind. den Oberkörper in angemessener Zeit selbstständig an und aus, sofern die Utensilien in greifbarer Nähe sind	5
• Erfüllt „5" nicht	0
Harnkontrolle	
• Ist harnkontinent oder kompensiert seine Harninkontinenz/ versorgt seine Dauerkatheter komplett selbstständig und mit Erfolg (kein Einnässen von Kleidung oder Bettwäsche)	10
• Kompensiert seine Harninkontinenz selbstständig und mit überwiegendem Erfolg (durchschnittlich nicht mehr als 1x/d Einnässen von Kleidung oder Bettwäsche) oder benötigt Hilfe bei der Versorgung seines Harnkathetersystems	5
• Ist durchschnittlich mehr als 1x/d harninkontinent	0
Stuhlkontrolle	
• Ist stuhlkontinent, ggf. selbstständig bei rektalen Abführmaßnahmen oder Anus-praeter-Versorgung	10
• Ist durchschnittlich nicht mehr als 1x/Wo. stuhlinkontinent oder benötigt Hilfe bei rektalen Abführmaßnahmen/Anus-praeter-Versorgung	5
• Ist durchschnittlich mehr als 1 ×/Wo. stuhlinkontinent	0
Auswertung	
Einschätzung	**Punkte**
• Weitgehend pflegeabhängig	0–30
• Hilfsbedürftig	35–80
• Punktuell hilfsbedürftig	85–95
• Zustand kompletter Selbstständigkeit in den zugrunde liegenden Items und bezogen auf den jeweiligen Untersuchungskontext	100

Für die praktischen Konsequenzen ist weniger die absolute Zahl als vielmehr der Bereich wichtig, in dem ein Defizit festgestellt wird, z. B. Inkontinenz (➤ Kap. 58).

Instrumentelle Aktivitäten nach Lawton und Brody (IADL)

Der IADL misst sowohl Selbstversorgungsfähigkeit als auch Alltagskompetenzen (➤ Tab. 88.3). Insbesondere bei Demenzerkrankungen können die erhobenen komplexen Kompetenzen früh beeinträchtigt sein.

Tab. 88.3 Instrumentelle Aktivitäten nach Lawton und Brody (IADL)

Aktivität	Punkte
Telefon	
• Benutzt Telefon aus eigener Initiative, wählt Nummern	1
• Wählt einige bekannte Nummern	1
• Nimmt ab, wählt aber nicht selbstständig	1
• Benutzt das Telefon gar nicht	0
Einkaufen	
• Kauft selbstständig die meisten Sachen ein	1
• Tätigt wenig Einkäufe	0
• Benötigt Begleitung bei Einkäufen	0
• Unfähig zum Einkaufen	0
Kochen	
• Plant und kocht Mahlzeiten selbstständig	1
• Kocht nötige Mahlzeiten nur nach Vorbereitung durch Dritte	0
• Kocht selbstständig, hält aber Diät nicht ein	0
• Benötigt vorbereitete und servierte Mahlzeiten	0
Haushalt	
• Hält Haushalt in Ordnung, benötigt nur Hilfe bei schweren Arbeiten	1
• Führt selbstständig kleine Hausarbeiten aus	1
• Führt kleine Hausarbeiten aus, kann Haushalt aber nicht sauber halten	1
• Braucht Hilfe bei allen Haushaltstätigkeiten	1
• Führt keine Haushaltstätigkeiten selbst aus	0
Wäsche	
• Wäscht sämtliche eigene Wäsche	1
• Wäscht kleine Sachen	1
• Gesamte Wäsche muss von Dritten gewaschen werden	0
Verkehrsmittel	
• Benutzt selbstständig öffentliche Verkehrsmittel oder eigenes Auto	1
• Bestellt und benutzt Taxi, aber keine öffentlichen Verkehrsmittel	1
• Benutzt öffentliche Verkehrsmittel in Begleitung	1
• Beschränkte Fahrten im Taxi oder Auto in Begleitung	0
• Benutzt keine Verkehrsmittel	0
Medikamente	
• Nimmt Medikamente selbstständig in richtiger Dosierung und zur richtigen Zeit	1
• Nimmt vorbereitete Medikamente korrekt	0
• Kann Medikamente nicht selbstständig korrekt einnehmen	0
Geldhaushalt	
• Erledigt finanzielle Geschäfte selbstständig	1
• Erledigt täglich kleinere Ausgaben, benötigt aber Hilfe bei Bankgeschäften	1
• Ist nicht mehr fähig, mit Geld umzugehen	0
Auswertung	
• Pro Aktivität kann max. 1 Punkt vergeben werden. Es gelten unterschiedliche Maximalpunktzahlen für Frauen und Männer. Für Männer werden die Tätigkeitsbereiche Kochen, Haushalt und Wäsche vernachlässigt. Frauen können max. 8 Punkte und Männer 5 Punkte erreichen. Ein Punktwert unterhalb dieser Werte deutet auf Einschränkungen hin. • Therapeutische und pflegerische Konsequenzen ergeben sich nicht nur aus dem Gesamtscore, sondern auch aus den Defiziten der einzelnen Aktivitäten.	

88.3.3 Mobilität und Sturzgefahr

Stürze bzw. ein erhöhtes Sturzrisiko können durch unsichere Mobilität und Gleichgewichtsstörungen verursacht werden. Der Chair-Rising-Test und der Timed-up-and-go-Test bieten die Möglichkeit, das Sturzrisiko einzuschätzen. Der Timed-up-and-go-Test ist nur eingeschränkt in der Lage, Stürze bei älteren Menschen vorherzusagen (Barry et al. 2014). Er sollte nicht isoliert angewendet werden, um Personen mit hohem Sturzrisiko zu identifizieren.

Vor Durchführung der Tests sollten dem Patienten folgende Fragen gestellt werden:

- Sind Sie im vergangenen Jahr gestürzt?
- Haben Sie Schwierigkeiten mit dem Gleichgewicht?

Chair-Rising-Test

Dieser Test gibt Auskunft über die vorhandenen Kraftverhältnisse, woraus das Sturzrisiko abgeleitet wird.

Durchführung Der Patient soll mit vor der Brust gekreuzten Armen so schnell wie möglich 5-mal aus einem handelsüblichen Stuhl mit 46 cm Sitzhöhe aufstehen und sich wieder hinsetzen. Dabei wird die Zeit in Sekunden (s) gestoppt.

Auswertung Mehr als 12 Sekunden gelten als erhöhte Sturzgefahr.

Tab. 88.4 Auswertung des Timed-up-and-go-Tests

Gemessene Zeit [s]	Einschätzung
< 10	Alltagsmobilität ist nicht beeinträchtigt
11–19	Leichte Mobilitätseinschränkung, jedoch ohne Alltagsrelevanz
20–29	Deutlich eingeschränkte Mobilität, abklärungsbedürftig
> 30	Ausgeprägte Mobilitätseinschränkung, Hilfsmittelversorgung nötig

Timed-up-and-go-Test

Der Test erlaubt eine Einschätzung von Kraftverlust, Gangunsicherheit, kognitiven Einschränkungen und Gangstörungen, um das selbstständige Gehen und das Sturzrisiko zu beurteilen. Er kann zur Langzeitbeobachtung eingesetzt werden.

Durchführung Der Patient soll von einem Stuhl mit Armlehne aufstehen, 3 m bis zu einem markierten Punkt gehen, sich umdrehen, wieder zurück zum Stuhl gehen und sich wieder setzen. Die dafür benötigte Zeit wird in Sekunden (s) gemessen. Der Patient kann den Bewegungsablauf vorher einmal üben. Im Alltag verwendete Gehhilfen dürfen benutzt werden.

Auswertung ➤ Tab. 88.4.

Tandemstand und Tandemgang

Durch diese Tests wird die Fähigkeit, das Gleichgewicht zu halten, beurteilt.

Durchführung Tandemstand Der Patient soll mit locker hängenden Armen und geöffneten Augen 10 s im Tandemstand stehen, d. h., beide Füße stehen direkt hintereinander, wobei die Ferse des einen Fußes die Spitze des anderen berührt. Hilfestellung bei Einnahme der Position ist erlaubt. Der Patient hat drei Versuche, von denen der Beste gewertet wird. Ein Umsetzen der Füße beendet den Versuch.

Durchführung Tandemgang Der Patient soll acht Schritte im Tandemgang gehen, d. h. einen Fuß so vor den anderen setzen, dass die Ferse des einen Fußes die Spitze des anderen berührt. Ein Umsetzen der Füße, ein Abstand der Ferse zur Spitze von > 2 cm oder eine seitliche Abweichung des Fußes um mehr als eine halbe Fußbreite aus der Spur beendet den Versuch. Der Patient hat drei Versuche, von denen der Versuch mit der höchsten Anzahl korrekt gesetzter Schritte gewertet wird.

Auswertung Bei erfolgreicher Durchführung besteht keine Gleichgewichtsstörung und somit nur ein geringes Sturzrisiko.

MERKE
- Die Medikation muss überprüft und ggf. angepasst werden, da bestimmte Medikamente mit Stürzen assoziiert sind (➤ Kap. 106).
- Es gibt auch Checklisten für die Sicherheit zu Hause, die allerdings keine Kassenleistung sind.
- Ausreichende Beleuchtung.
- Geeignetes Schuhwerk.
- Vermeiden von Stolperfallen (Teppiche).
- Handläufe/Toilettensitzerhöhung (➤ Kap. 109).

88.3.4 Demenz

Der Mini-Mental-Status-Test (MMST) und der DemTect® zur Messung kognitiver Defizite sind bisher am weitesten verbreitet. Der MMST ist insbesondere für die Verlaufskontrolle und weniger zur Früherkennung geeignet. Ein generelles Demenzscreening bei beschwerdefreien Personen ist nicht empfohlen, da es zu einer hohen Anzahl falsch positiver Diagnosen führen würde. Eine frühzeitige Diagnostik wird nur bei Personen mit Demenzsymptomen empfohlen. Akute Verwirrtheitszustände (Delir) und Demenz müssen voneinander abgegrenzt werden. Die Vor- und Nachteile der Instrumente werden in ➤ Kap. 77 besprochen.

88.3.5 Depression

Depression ist neben demenziellen Erkrankungen eine der häufigsten psychischen Erkrankungen im höheren Lebensalter. Mit zunehmendem Alter steigt, insbesondere bei Männern, das Suizidrisiko. Grundsätzlich unterscheidet sich die Altersdepression nicht von einer Depression in jüngeren Jahren, doch gibt es einige Besonderheiten, die dazu führen können, dass eine Depression im Alter oft nicht oder spät erkannt wird (➤ Kap. 78). Insbesondere kann eine Depression als (Pseudo-)Demenz verkannt werden. Aus Praktikabilitätsgründen wird in der Hausarztpraxis der PHQ-9 empfohlen und kein altersspezifischer Fragebogen wie der GDS-15. Zum **T**est zur **F**rüherkennung von **D**emenzen mit **D**epressionsabgrenzung (TFDD) ➤ Kap. 77.4.

88.3.6 Ernährungszustand

Der Body-Mass-Index allein ist zur Diagnose einer Mangelernährung unzureichend. Der **Mini Nutritional Assessment Test (MNA®)** ist ein Instrument zur Erfassung von Unter- und Mangelernährung bei über 65-Jährigen (➤ Kap. 47.3). Der MNA ist ein Screeninginstrument, bei dem der Patient zu Appetit, Gewichtsverlust, Mobilität sowie körperlichen und psychischen Erkrankungen befragt bzw. eingeschätzt wird. Der normale Ernährungszustand ist mit ≥ 12 Punkten definiert; bei Erreichen dieses Wertes kann die Befragung beendet werden. Ab einer Punktzahl von ≤ 11 Punkten wird das Assessment fortgesetzt. Der Test kann zur Verlaufskontrolle eingesetzt werden, ist einfach durchzuführen und nach einer Schulung delegierbar. Das Instrument kann über die Internetseite des MDK Kompetenz-Centrum Geriatrie heruntergeladen werden (www.kcgeriatrie.de). Bei unzureichendem Ernährungszustand ist eine Ernährungsberatung und -therapie angeraten (➤ Kap. 112).

88

88.4 Therapeutische Maßnahmen und Angebote

Ist ein Behandlungsbedarf festgestellt, stehen pflegerische, soziale und/oder therapeutische Maßnahmen zur Verfügung. Das Ziel ist die Erhaltung der maximal möglichen Selbstständigkeit.

Hausärztliche Leistungen sind im **hausärztlich-geriatrischen Betreuungskomplex** (GOP 03362) beschrieben. Dazu gehören ein obligater und ein fakultativer Leistungsinhalt.

Obligater Leistungsinhalt

- Persönlicher Arzt-Patienten-Kontakt
- Einleitung und/oder Koordination der Behandlung, ggf. Durchführung therapeutischer Maßnahmen zur Behandlung von geriatrischen Syndromen, z. B.:
  - Stuhl- und/oder Harninkontinenz
  - Sturz, lokomotorische Probleme (z. B. Schwindel, Gangunsicherheit)
  - Frailty-Syndrom
  - Immobilität und verzögerte Remobilität
  - Hemiplegie-Syndrom
  - Kognitive und neuropsychologische Störungen inkl. Depression und Demenz
  - Metabolische Instabilität
- Überprüfung, ggf. Priorisierung und Anpassung aller verordneten Arzneimittel und der Selbstmedikation sowie ggf. Überprüfung der Arzneimittelhandhabung
- Erstellung und/oder Aktualisierung eines Medikationsplans

Fakultativer Leistungsinhalt

- Verordnung und/oder Einleitung von physio- und/oder ergotherapeutischen und/oder logopädischen Maßnahmen
- Koordination der pflegerischen Versorgung

MERKE

Die Einführung des geriatrischen Basisassessments ist mit mehreren Herausforderungen behaftet. Das Assessment ist eine Defizitmessung (was Ältere nicht mehr können). Wie bei allen präventiven Maßnahmen müssen der Nutzen, der Schaden und die therapeutische Konsequenz *vor* (!) dem Assessment durchdacht werden. Die Feststellung von Defiziten und Risiken kann stigmatisieren und mangels nachweislich nützlicher Maßnahmen zu einer Pathologisierung beitragen. Ein Beispiel ist eine im sozialen Umfeld gut kompensierte, beginnende Demenz ohne Progression. Die Möglichkeiten, z. B. mit Heilmitteln (Physiotherapie, Ergotherapie), eine oft langfristig präventive Therapie zu verordnen, sind sozialrechtlich beschränkt. Daraus wird von interessierter Seite unzulässig eine hausärztliche Untätigkeit abgeleitet.

Lokale Versorgungsstrukturen sind heterogen und entsprechen nicht immer dem Bedarf. Angebote wie z. B. die ambulante geriatrische Rehabilitation und die mobile geriatrische Rehabilitation, bei denen die Betroffenen in ihrem sozialen Umfeld bleiben können, stehen derzeit nicht flächendeckend zur Verfügung. Es ist daher sinnvoll, Informationen zum lokal verfügbaren Angebot und die Voraussetzungen für die Inanspruchnahme zu sammeln und ein regionales Netzwerk mit Einbindung von Pflegediensten, Physiotherapeuten, Ergotherapeuten, Logopäden, Pflegestützpunkten und spezialisierten geriatrischen Einrichtungen zu bilden.

Mögliche therapeutische Maßnahmen könnten die Anpassung der Medikation, die Rücksprache mit dem Pflegedienst oder den Angehörigen, eine Überweisung zu einem Neurologen oder geriatrisch qualifizierten Facharzt sowie die Verordnung von Hilfsmitteln sein. Zudem können Sturzpräventionsprogramme, die auf die Verbesserung der motorischen Fähigkeiten ausgerichtet sind, nachweislich Stürze bei älteren, selbstständig lebenden Personen mit erhöhtem Sturzrisiko verhindern. Die therapeutischen geriatrischen Versorgungsangebote sind stationär, teilstationär, ambulant und mobil organisiert. Neben der bekannten stationären geriatrischen Rehabilitation wurde in einigen Bundesländern die **ambulante geriatrische Rehabilitation** eingeführt. Dies ist eine primärpräventive wohnortnahe ambulante Rehabilitation für geriatrische Patienten. Durch den Transport des Patienten von der Häuslichkeit zur Einrichtung gewährt sie den Verbleib in der vertrauten häuslichen Umgebung. Die ambulante geriatrische Rehabilitation wurde bislang nur als Modellprojekt erprobt und gehört nicht zur Regelversorgung. Eine weitere Form der Reha-Maßnahme ist die **mobile geriatrische Rehabilitation.** Hier versorgt ein geriatrisches Team den Patienten mit Therapie und Pflege in dessen Häuslichkeit. Die **teilstationäre Rehabilitation** wird meist reaktiv nach einem Ereignis (z. B. Sturz oder Krankenhausaufenthalt) eingeleitet.

88.4.1 Einleitung einer stationären, geriatrischen Rehabilitation

Nach Inkrafttreten des Intensivpflege- und Rehabilitationsstärkungsgesetzes (IPREG) im Oktober 2020 hat der GBA mit Beschluss vom Dezember 2021 die Verordnung von geriatrischen Reha-Maßnahmen erleichtert. Die Patienten müssen mind. 70 Jahre alt sein und mind. 2 geriatrietypische Diagnosen (z. B. Frailty, Demenz, Muskelschwund, Muskelatrophie) aufweisen. Die Verordnung ist über das Muster 61 möglich (➤ Kap. 14), in dem mind. 2 Funktionstest aus unterschiedlichen Schädigungsbereichen die Rehabilitationsbedürftigkeit nachweisen (➤ Abb. 88.2). Für ein Abweichen von der medizinischen Indikation durch die Krankenkassen ist ein Gutachten des Medizinischen Dienstes (MD) notwendig.

Patientenbeispiel

Sturz – gerade noch mal gut gegangen

Frau B. (82) lebt allein in der Nähe ihrer Tochter. Bisher hat sie sich weitgehend selbst versorgt und selbstständig ihre Medikamente eingenommen. Nach einem Sturz, der außer einem blauen Fleck keine ernste Verletzung zur Folge hatte, schlägt ihre Hausärztin eine geriatrische Reha vor. Einen stationären Aufenthalt lehnt Frau B. ab. Es gelingt, für 4 Wochen einen Platz in einer Tagesklinik zu bekommen; dorthin wird sie täglich abgeholt. Neben einem Gehtraining findet eine soziale Beratung statt. Sie erhält einen Pflegegrad, und es wird ein Hausnotruf organisiert. Ihre Hausärztin und ihre Tochter sind sich sicher, dass eine solche Fraktur künftig verhindert werden kann.

C. Bei geriatrischer Rehabilitation
mind. zwei Funktionstests folgender unterschiedlicher Schädigungsbereiche

Mobilität	Kognition	Schmerz	Herz-/Lungenfunktion
TUG ☐☐ sek + Chair Rise ☐☐ sek	MMST ☐☐ / 30	Schmerz-skala ☐☐ / 10	Ergometrie ☐☐☐ Watt
Hand-kraft ☐☐ kg **oder** ☐☐☐ kpa	GDS 15 ☐☐ / 15		FEV1 ☐☐ % + VK ☐☐ %
DEMMI ☐☐ / 100 Tinetti ☐☐ / 28	Uhren-test ☐☐ / 7		NYHA-Stadium ☐

Abb. 88.2 Ausschnitt aus Muster 61 – Verordnung von medizinischer Rehabilitation [W181]

Sind Rehabilitationsmaßnahmen für den Patienten ungeeignet, sollten Pflegemaßnahmen verstärkt werden. Neben den bekannten ambulanten Pflegeoptionen und der vollstationären Pflegeheimaufnahme bestehen Sonderformen wie **(teilstationäre) Tages-/Nachtpflege, Kurzzeitpflege** und **Verhinderungspflege** (➤ Kap. 87).

MERKE

Hausärzte können auf die **Pflegestützpunkte** als unabhängige Beratungsinstitution verweisen. Hilfesuchende und Angehörige erhalten alle wichtigen Informationen, Antragsformulare, konkrete Hilfestellungen und eine Übersicht über ehrenamtliche Angebote in ihrer Kommune. Sie ermöglichen eine effiziente Vernetzung aller Angebote für Pflegebedürftige vor Ort und helfen, Grenzen zwischen den Sozialleistungsträgern zu überwinden. Pflegestützpunkte können auf Wunsch des Einzelnen das gesamte Leistungsspektrum für Pflegebedürftige koordinieren. Pflegende Angehörige werden bei der Vorbereitung und Organisation unterstützt.
Eine Online-Datenbank der Stiftung Zentrum für Qualität in der Pflege (ZQP) ermöglicht die bundesweite Suche nach Pflegestützpunkten:

https://www.zqp.de/beratung-pflege/

88.4.2 Häusliche Krankenpflege

Die häusliche Krankenpflege (SGB V) wird genau wie die häusliche Pflege (SGB XI) von ambulanten Pflegediensten oder Angehörigen durchgeführt. Es gibt Unterschiede hinsichtlich Kostenträger, Zeitraum und Verfahren. Zur kurzfristigen Versorgung kann dem geriatrischen Patienten per Muster 12 (Mustersammlung auf der Internetseite der KBV) häusliche Krankenpflege (SGB V) für einen begrenzten Zeitraum verordnet werden. Zur dauerhaften Versorgung der geriatrischen Patienten kann häusliche Pflege (SGB XI) bei der zuständigen Pflegekasse beantragt werden. Hierzu gibt es Formulare der jeweiligen Pflegekasse.

88.4.3 Pflegegrade

Pflegebedürftigkeit (§ 15 SGB V) liegt bei Patienten vor, die körperlich, geistig oder seelisch beeinträchtigt oder aus gesundheitlichen Gründen belastet sind oder alltägliche Anforderungen nicht selbstständig ausgleichen oder bewältigen können und aus diesem Grund der Hilfe anderer Personen bedürfen. Pflegebedürftigkeit wird also nicht daran gemessen, wie schwer ein Patient erkrankt oder behindert ist. Der Umfang des Leistungsanspruchs auf Teilhabe und Unterstützung ergibt sich aus der Messung des **Pflegegrads** (➤ Abb. 88.3). Die Selbstständigkeit dient als Maß der Pflegebedürftigkeit bzw. des Pflegegrads. Zur Messung des Pflegegrads betrachten Gutachter des Medizinischen Dienstes der Krankenkassen (MDK) sechs gesetzlich definierte Lebensbereiche. Den Antrag auf eine Begutachtung stellt der Betroffene selbst oder ein Angehöriger. Ab diesem Zeitpunkt besteht ein potenzieller Anspruch auf Leistung. Der Hausarzt sollte den Antrag auf Begutachtung empfehlen. Nach Feststellung des Pflegegrads hat der geriatrische Patient Anspruch auf Leistungen. Diese können beim Bundesministerium für Gesundheit (Broschüre: Pflegeleistungen zum Nachschlagen) eingesehen werden.

Eine finanzielle Leistung der Pflegeversicherung ist das **Pflegegeld** in Abhängigkeit vom Pflegegrad. Dies wird gezahlt, wenn die Pflege durch z. B. Angehörige erfolgt. Pflegekassen bieten für pflegende Angehörige unentgeltlich Schulungskurse an. Pflegebedürftige, die von ihren Angehörigen zu Hause betreut werden, können zudem von einem ambulanten Pflegedienst unterstützt werden. Es ist möglich, das Pflegegeld mit der Inanspruchnahme von ambulanten Pflegesachleistungen zu kombinieren. Das Pflegegeld verringert sich dementsprechend zum Wert der in Anspruch genommenen Leistung. Kosten für Pflegehilfsmittel, die zur häuslichen Pflege notwendig sind oder diese erleichtern, werden von der Pflegeversicherung übernommen. Zusätzlich können Pflegekassen einen Zuschuss von bis zu 4.000 Euro (Stand 2023) je Wohnungsanpassung (Rampe, Treppenlift, Badanpassung usw.) zahlen, um die häusliche Pflege in der Wohnung zu ermöglichen bzw. zu erleichtern.

Die Vereinbarkeit von Pflege und Beruf des pflegenden Angehörigen wird durch die Freistellung nach dem Pflegezeitgesetz und dem Familienpflegezeitgesetz durch kurzzeitige Arbeitsverhinderung und das **Pflegeunterstützungsgeld** für maximal 10 Tage sichergestellt. Zudem kann eine Verhinderungspflege bei Pflegekassen für max. 6 Wochen im Jahr beantragt werden, wenn der pflegende Angehörige wegen Urlaub oder Krankheit den Pflegebedürftigen nicht pflegen kann.

88.4.4 Hausnotruf

Bei stattgefundenen Sturzereignissen kann ein Hausnotrufknopf zumindest ein langes hilfloses Liegen am Boden vermeiden. Die Kosten liegen bei ca. 30–70 Euro/Monat. Besteht ein Pflegegrad, kann auf Antrag ein Teil der Kosten von der Pflegekasse zurückerstattet werden.

88.4.5 Beratung und Planung der medizinischen Versorgung bis zum Lebensende

Prinzipiell ist auch ohne das Vorliegen einer Krankheit, unabhängig vom Alter, eine Regelung zum Vorgehen bei plötzlicher schwerer Krankheit sinnvoll. Oft ist ein Ereignis eingetreten, welches dazu führt, dass das Thema angesprochen und geregelt wird. Dabei ist zu unterscheiden zwischen:

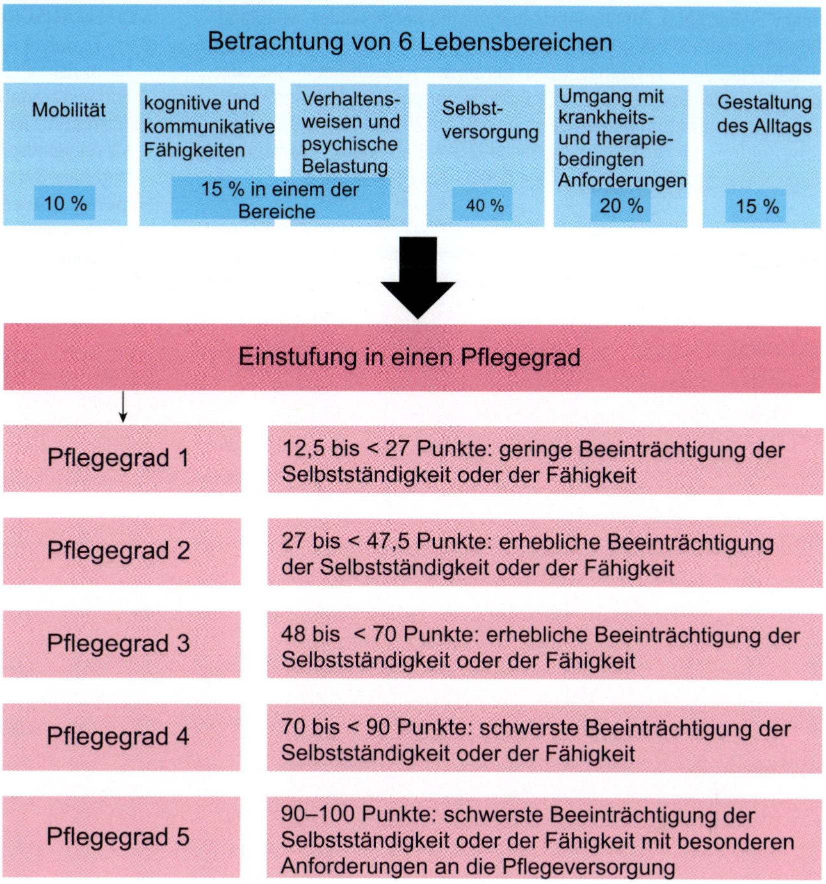

Abb. 88.3 Pflegegrade [L141]

- Patientenverfügung
- Vorsorgevollmacht

Mit einer schriftlichen **Patientenverfügung** können Patienten vorsorglich festlegen, dass bestimmte medizinische Maßnahmen durchzuführen oder zu unterlassen sind, falls sie nicht mehr selbst entscheiden können. Damit soll sichergestellt werden, dass der Patientenwille umgesetzt wird. Das Bundesministerium für Gesundheit stellt einen Baustein zur Verfügung, der individuell angepasst werden soll. Hier ist eine ärztliche Bestätigung der Einwilligungsfähigkeit vorgesehen.

Patientenbeispiel

Patientin möchte, dass nichts gemacht werden soll

Frau M. kommt wenige Wochen, nachdem ihr Mann nach langem Aufenthalt auf der Intensivstation verstorben ist, mit einer Patientenverfügung. Sie bittet um eine Unterschrift zur Bestätigung, dass sie testierfähig ist. In der Verfügung lehnt sie jede Maßnahme ab. Ihr Hausarzt gibt zu bedenken, dass nach einer Bluttransfusion oder einer Beatmung bei Lungenentzündung oft ein längeres lebenswertes Leben möglich ist, und rät ihr, ihre Wünsche mit ihrem Sohn abzustimmen und auch eine Vorsorgevollmacht zu erstellen. Einige Monate später legt sie eine neue Patientenverfügung vor, in der sie festgelegt hat, dass nur dann, wenn keine Aussicht auf Wiedererlangung des Bewusstseins besteht, keine Maßnahmen mehr durchgeführt werden sollen. Als Bevollmächtigte hat sie ihre Schwester und ihren Sohn angegeben.

Die **Vorsorgevollmacht,** für die das Bundesministerium der Justiz und für Verbraucherschutz eine Vorlage mit ausführlichen Informationen zur Verfügung stellt, regelt Aspekte wie Postannahme, Aufenthaltsbestimmung, Behördengänge und Vermögenssorge und ist *nicht* vom Arzt zu unterschreiben. Es ist aber sinnvoll, darauf hinzuweisen. Davon völlig unabhängig ist ein Testament, das von einem Notar beglaubigt und geprüft werden muss. Ärzte sollten hier nichts testieren und keine Empfehlungen geben.

Studien zeigen, dass Patientenverfügungen immer noch wenig verbreitet, häufig nicht aussagekräftig formuliert und bei Bedarf oft nicht zur Hand sind. Ein Grund dafür ist, dass eine Verfügung zeitaufwendig ist (> 30 min), die Vergütung nicht klar geregelt ist und es keine fest verankerte Struktur bzw. Anlass für eine solche Beratung gibt. Ob eine Abrechnung der Beratungsleistung nach GOÄ statthaft ist, ist Gegenstand von Kontroversen (Abholz et al. 2012).

LITERATUR

Abholz HH, Egidi G, in der Schmitten J. Patientenverfügungen als IGeL-Leistung oder als Teil Hausärztlicher Versorgung? Z Allg Med 2012; 88: 87–93.

Arroll B, Goodyear-Smith F, Crengle S et al. Validation of PHQ-2 and PHQ-9 to screen for major depression in the primary care population. Ann Fam Med 2010; 8(4): 348–353.

Kiesswetter E. Mangelernährung im Alter – Screening und Assessment [Malnutrition In older people – Screening And Assessment]. Dtsch Med Wochenschr. 2020; 145(18): 1299–1305.

Kompetenz-Centrum Geriatrie, www.kcgeriatrie.de (letzter Zugriff: 1.4.2024).

Kroenke K, Spitzer RL, Williams JBW. The PHQ-9. J Gen Intern Med 2001; 16(9): 606–613.

Mahoney FI, Barthel D. Functional evaluation: the Barthel Index. Maryland State Med Journal 1965; 14: 56–61.
Siegrist M, Freiberger E, Geilhof B, Salb J et al. Sturzprävention in Hausarztpraxen, Effekte eines komplexen Trainingsprogramms im Rahmen einer cluster-randomisierten Studie. Dtsch Arztebl Int 2016; 113(21):365–72.
Stiftung Zentrum für Qualität in der Pflege (ZQP). Datenbank – Beratung zur Pflege; www.zqp.de/beratung-pflege (letzter Zugriff: 1.4.2024).

SYSTEMATISCHE REVIEWS

Barry E, Galvin R, Keogh C et al. Is the Timed Up and Go test a useful predictor of risk of falls in community dwelling older adults: A systematic review and meta-analysis. BMC Geriatrics 2014; 14: 14.
Clemson L, Stark S, Pighills AC, Fairhall NJ et al. Environmental interventions for preventing falls in older people living in the community. Cochrane Database Syst Rev 2023; 3(3): CD013258.
Hopewell S, Adedire O, Copsey BJ, Boniface GJ et al. Multifactorial and multiple component interventions for preventing falls in older people living in the community. Cochrane Database Syst Rev 2018; 7(7): CD012221.

KAPITEL

89

Elizabeth Mathias

Onkologische Patienten in der Hausarztpraxis

Durch die demografischen Entwicklung und die Fortschritte der Krebsdiagnostik und -therapie steigt die Anzahl der an Krebs erkrankten und überlebenden Patienten. Im Zuge der Krebsdiagnostik und -therapie werden Hausärzte zu Koordinatoren zwischen spezialisierten Einrichtungen sowie Ansprechpartner für ein weites Spektrum von Patientenbedürfnissen: von psychosozialen Aspekten bis hin zur supportiven Therapie. Diese Rollen nehmen bei zunehmendem Abstand zur Primärtherapie und abnehmender Intensität der spezialisierten Betreuung zu und benötigen ein Verständnis der besonderen Herausforderungen, denen Krebspatienten vor, während und nach der Therapie begegnen. Dieses Kapitel gibt eine Übersicht über die hausärztliche Rolle bei krebsspezifischen Begleiterkrankungen, häufigen Nebenwirkungen und Komplikationen sowie Patientenressourcen.

89.1 Die Rolle des Hausarztes im Verlauf der Krebserkrankung

Während der **Erstbehandlung** wird der Patient intensiv von Spezialisten betreut. Hausärztliche Prioritäten sind hier die Kommunikation sowie organisatorische Aspekte:

- Koordination, Sammeln und Erläutern von Befunden
- Weiterbehandlung evtl. bestehender Grunderkrankungen
- Kontrolluntersuchungen in Absprache mit der Onkologie
- Verordnung von Krankenfahrten zur Chemo- oder Strahlentherapie

89.1.1 Durchführung von Kontrolluntersuchungen

Eine **Anschlussheilbehandlung (AHB)** oder Anschlussrehabilitation beginnt unmittelbar nach der Erstbehandlung der Krebserkrankung und besteht i. d. R. aus einem 3-wöchigen Aufenthalt in einer spezialisierten Klinik oder der Teilnahme an einer Reha-Behandlung in einer ambulanten „Tagesklinik". Die AHB wird nach einer Strahlen- oder Chemotherapie im Regelfall von der Klinik oder vom Onkologen veranlasst und umfasst u. a. je nach Krebsart spezialisierte Trainings (z. B. Umgang mit dem Stoma nach Darmresektion, Atemgymnastik nach Lungenresektion) sowie eine psychoonkologische Betreuung.

MERKE

Kommunikation rund um die Krebserkrankung

Eine Krebserkrankung ist mit einem hohen Maß an Angst und Tabuisierung vergesellschaftet. Im Vergleich zum diagnosestellenden Spezialisten hat der Hausarzt zum Zeitpunkt der Diagnose oft bereits eine tragfähige Beziehung mit dem Patienten, die das Ansprechen von Ängsten, Sorgen und Erwartungen ermöglicht. Ziel ist es, dem Patienten zuzuhören, Belastungen zu identifizieren und konstruktiv nach Lösungen bzw. Unterstützungsmöglichkeiten zu suchen.
Außerdem ist es bei Krebspatienten von besonderer Wichtigkeit, die Aufgaben und die Rollen im Behandlungsteam klar zu verteilen. Zuständigkeiten werden mit den onkologischen Spezialisten, der Strahlentherapie sowie ggf. mit der spezialisierten ambulanten Palliativversorgung (SAPV, ➤ Kap. 92) festgelegt. In diesem Prozess ist die Abstimmung der Ziele des Patienten und seiner diversen Behandler von vorrangiger Bedeutung.

89.1.2 Wiedereinstieg in den Beruf

Die Rückkehr zur Arbeitstätigkeit während oder nach einer Tumortherapie und AHB ist ein wichtiger Schritt für Krebsüberlebende, jedoch sind sie im Vergleich zur allgemeinen Bevölkerung überproportional häufig arbeitslos. Wenn sie ihre Arbeit doch wiederaufnehmen, sind sie häufiger mit Problemen konfrontiert wie z. B. mit krebs-/krebstherapiebedingter Müdigkeit (➤ Kap. 89.2.1) und körperlichen Beeinträchtigungen. Eine stufenweise Wiedereingliederung kann diese Probleme abmildern und wird bereits häufig während der AHB konzipiert (➤ Kap. 114).

89.1.3 Nachsorge

Nach Abschluss der Erstbehandlung und der AHB bietet die **Nachsorge** eine fortlaufende Betreuung zur zeitigen Erkennung von Rezidiven sowie von medizinischen/psychosozialen Langzeitfolgen zur psychoonkologischen Unterstützung bei der Krankheitsverarbeitung. Sie läuft über einen Zeitraum von mindestens 5 Jahren bis lebenslang und wird nach Leitlinien und/oder auf Basis individueller Bedürfnisse gestaltet. Die eigentlichen Nachsorgeuntersuchungen werden meist von Spezialisten oder Klinikambulanzen übernommen, obwohl der Hausarzt z. T. die **Verordnung empfohlener Bildgebung und Laboruntersuchungen** übernehmen kann (➤ Tab. 89.1). Der Hausarzt ist weiterhin für die medizinische Versorgung des Patienten verantwortlich und dient oft als **erster Ansprechpartner in Notfällen,** besonders wenn das nachsorgende Zentrum weit entfernt liegt.

MERKE

Krebsregister dienen der epidemiologischen und der klinischen Forschung. Der Spezialist, der die Diagnose stellt, meldet den Krebsfall beim Krebsregister an. Häufig geschieht das durch den Pathologen. Teilweise muss der Hausarzt die Meldung von Verlaufsdaten (Rezidive, Sterbefälle) und histologischen, labortechnischen oder zytologischen Befunden in der Nachsorge übernehmen.

LEITLINIEN

- S3-Leitlinie „Kolorektales Karzinom". AWMF-Registernummer 021-007OL:
  https://register.awmf.org/de/leitlinien/detail/021-007OL
- S3-Leitlinie „Früherkennung, Diagnostik, Therapie und Nachsorge des Mammakarzinoms". AWMF-Registernummer 032-045OL:
  https://register.awmf.org/de/leitlinien/detail/032-045OL
- S3-Leitlinie „Prostatakarzinom". AWMF-Registernummer 043-022OL:
  https://register.awmf.org/de/leitlinien/detail/043-022OL
- S3-Leitlinie „Prävention, Diagnostik, Therapie und Nachsorge des Lungenkarzinoms". AWMF-Registernummer 020-007OL:
  https://register.awmf.org/de/leitlinien/detail/020-007OL
- S3-Leitlinie „Magenkarzinom – Diagnostik und Therapie der Adenokarzinome des Magens und ösophagogastralen Übergangs". AWMF-Registernummer 032-009OL:
  https://register.awmf.org/de/leitlinien/detail/032-009OL
- S3-Leitlinie „Früherkennung, Diagnose, Therapie und Nachsorge des Harnblasenkarzinoms". AWMF-Registernummer 032-038OL:
  https://register.awmf.org/de/leitlinien/detail/032-038OL
- S3-Leitlinie „Endometriumkarzinom". AWMF-Registernummer 032-034OL:
  https://register.awmf.org/de/leitlinien/detail/032-034OL
- S3-Leitlinie „Diagnostik, Therapie und Nachsorge der Patientin mit Zervixkarzinom". AWMF-Registernummer 032-033OL:
  https://register.awmf.org/de/leitlinien/detail/032-033OL

89.1.4 Psychoonkologische Unterstützung

Im Hinblick auf Hilfe bei der Krankheitsverarbeitung, krebsspezifische psychosoziale Beratung und das Übermitteln bedarfsgerechter Informationen sind zertifizierte Krebszentren und Rehabilitationseinrichtungen dazu verpflichtet, **psychoonkologische Unterstützung** zur Verfügung zu stellen. Nach Behandlung und AHB können Patienten sich für allgemeine Fragen an **Krebsberatungsstellen** wenden, oder der Hausarzt kann sie für eine längerfristige Betreuung an eine

Tab. 89.1 Ausgewählte Übersicht zu Nachsorgeprogrammen nach S3-Leitlinien

<table>
<tr><td>Kolon-/Rektumkarzinom</td><td>• UICC-Stadium I ($T_{1-2}N_0M_0$): keine regelmäßige Nachsorge nach erfolgreicher Resektion
• UICC-Stadium II und III:
<table>
<tr><th>Untersuchung</th><th>Monate</th><th></th><th></th><th></th><th></th><th></th><th></th><th></th><th></th><th></th><th></th></tr>
<tr><td></td><td>3</td><td>6</td><td>9</td><td>12</td><td>15</td><td>18</td><td>21</td><td>24</td><td>36</td><td>48</td><td>60</td></tr>
<tr><td>CEA</td><td></td><td>X</td><td></td><td>X</td><td></td><td>X</td><td></td><td>X</td><td>X</td><td>X</td><td>X</td></tr>
<tr><td>Koloskopie</td><td></td><td>X</td><td></td><td>X</td><td></td><td></td><td></td><td></td><td></td><td></td><td>X[c]</td></tr>
<tr><td>Abdomen Ultraschall</td><td></td><td>X</td><td></td><td>X</td><td></td><td>X</td><td></td><td>X</td><td>X</td><td>X</td><td>X</td></tr>
<tr><td>Spiral CT[a]</td><td>X</td><td></td><td></td><td></td><td></td><td></td><td></td><td></td><td></td><td></td><td></td></tr>
<tr><td>Röntgen Thorax[b]</td><td></td><td></td><td></td><td>X</td><td></td><td></td><td></td><td>X</td><td>X</td><td>X</td><td>X</td></tr>
</table>
a,b Nur bei Rektumkarzinom
c Bei unauffälligem Befund nächste Koloskopie nach 5 Jahren
UICC: Union for International Cancer Control</td></tr>
<tr><td>Mammakarzinom</td><td>• Für die ersten 5 Jahre: Nachsorgeuntersuchungen mehrmals/Jahr; danach jährlich
• Abtasten, bei Z. n. brusterhaltender OP: Mammografie und ergänzende Mammasonografie
• Ggf. Echokardiografie bei Trastuzumab und Anthrazyklinen
• Ggf. Aufklärung über Erkennung und Prophylaxe von Lymphödem nach axillärer Lymphadenektomie</td></tr>
<tr><td>Prostatakarzinom</td><td>• PSA 6–12 Wo. nach Therapie; innerhalb der ersten 2 Jahre ¼-jährlich, im 3. und 4. Jahr ½-jährlich, ab dem 5. Jahr jährlich (> 0,2 ng/ml) oder wenn Erhöhung über Baseline auffällig
• DRU, transrektaler Ultraschall, Biopsie fakultativ (nur bei PSA-Erhöhung oder Symptomatik)</td></tr>
<tr><td>Lungenkarzinom</td><td>• 4–6 Wo. nach Abschluss der Behandlung; in den ersten 2 Jahren ¼-jährlich, im 3. und 4. Jahr ½-jährlich, danach jährlich
• Lungenfunktion und DLCO (Röntgen, CT, Bronchoskopie fakultativ)</td></tr>
<tr><td>Magenkarzinom</td><td>• Blutbild und Vitamin-B_{12}-Spiegel, Gewicht und Ernährungszustand im ersten Jahr ¼-jährlich, im 2. Jahr ½-jährlich, danach jährlich
• Z. n. Gastrektomie: parenterale Vitamin-B_{12}-Substitution (500–1.000 µg je 3 Mon. nach Spiegel), bei Fettstühlen ggf. Substitution von Pankreasenzymen</td></tr>
<tr><td>Harnblasenkarzinom</td><td>• Nichtmuskelinvasive Blasenkarzinome (75 % d. F.): Nachsorge durch Urologen; Zystoskopie und ggf. Zytologie alle 3–12 Mon. je nach Risikoklassifikation; CT-Urografie oder MRT fakultativ; bei niedrigem Risiko ohne Rezidiv kann die Nachsorge nach 5 Jahren beendet werden.
• Muskelinvasive Blasenkarzinome: Nachsorge durch Urologen richtet sich nach der erfolgten Krebstherapie.
– Z. n. radikaler Zystektomie: CT Thorax/Abdomen, Urinuntersuchungen inkl. Zytologie, Urethroskopie, Laborkontrollen
– Z. n. Radio-(Chemo)-Therapie: Zystoskopien lebenslang mit Zytologie
• Hausärztlich kann die Abfrage von funktionellen Störungen (Kontinenz und Sexualfunktion) erfolgen</td></tr>
<tr><td>Endometriumkarzinom</td><td>Klinische gynäkologische Untersuchung in den ersten 3 Jahren ¼-jährlich, im 4. und 5. Jahr ½-jährlich</td></tr>
<tr><td>Zervixkarzinom</td><td>Rektovaginale Untersuchung, Spekulumeinstellung und Zytologie in den ersten 2–3 Jahren ¼-jährlich, im 4. und 5. Jahr ½-jährlich, danach jährlich Kolposkopie; HPV-Test, Vaginal-/Nierensonografie fakultativ</td></tr>
</table>

psychoonkologische Praxis überweisen und ggf. Informationen zu **Selbsthilfegruppen** anbieten (➤ Kap. 89.7).

Neben der Vermittlung von psychoonkologischen Ansprechpartnern sollen **psychische Erkrankungen und Belastungen bei Krebspatienten** unbedingt erkannt und behandelt werden: Eine Depression senkt die Lebensqualität bedeutsam (➤ Kap. 78). Ältere Patienten sind für langfristiges psychisches Leiden wegen einer Krebsdiagnose besonders anfällig.

LEITLINIEN

S3-Leitlinie „Psychoonkologische Diagnostik, Beratung und Behandlung von erwachsenen Krebspatient*innen". AWMF-Registernummer 032-051OL:

www.awmf.org/leitlinien/detail/ll/032-051OL.html

89.2 Krebsspezifische Begleiterkrankungen

89.2.1 Tumorassoziiertes Erschöpfungssyndrom

Das **tumorassoziierte Erschöpfungssyndrom,** auch **Cancer-related Fatigue (CRF)** genannt, wirkt sich stark negativ auf die Lebensqualität aus. Die CRF tritt im Laufe der Krebstherapie und auch noch Jahre danach auf. Gefühle von Abgeschlagenheit und Energiemangel führen zu einem Kreislauf von geringer Leistungsfähigkeit, Inaktivität und Vermeidung von Anstrengungen. Die Patienten leiden möglicherweise auch unter einem Gefühl der fehlenden Regeneration, Hilflosigkeit und/oder depressiver Stimmung. Die Häufigkeit wird bei 50 % vermutet; 10 % der Patienten leiden unter einer schweren Ausprägung. Patienten mit vorbestehenden Schmerzen, Übelkeit, psychischen

89

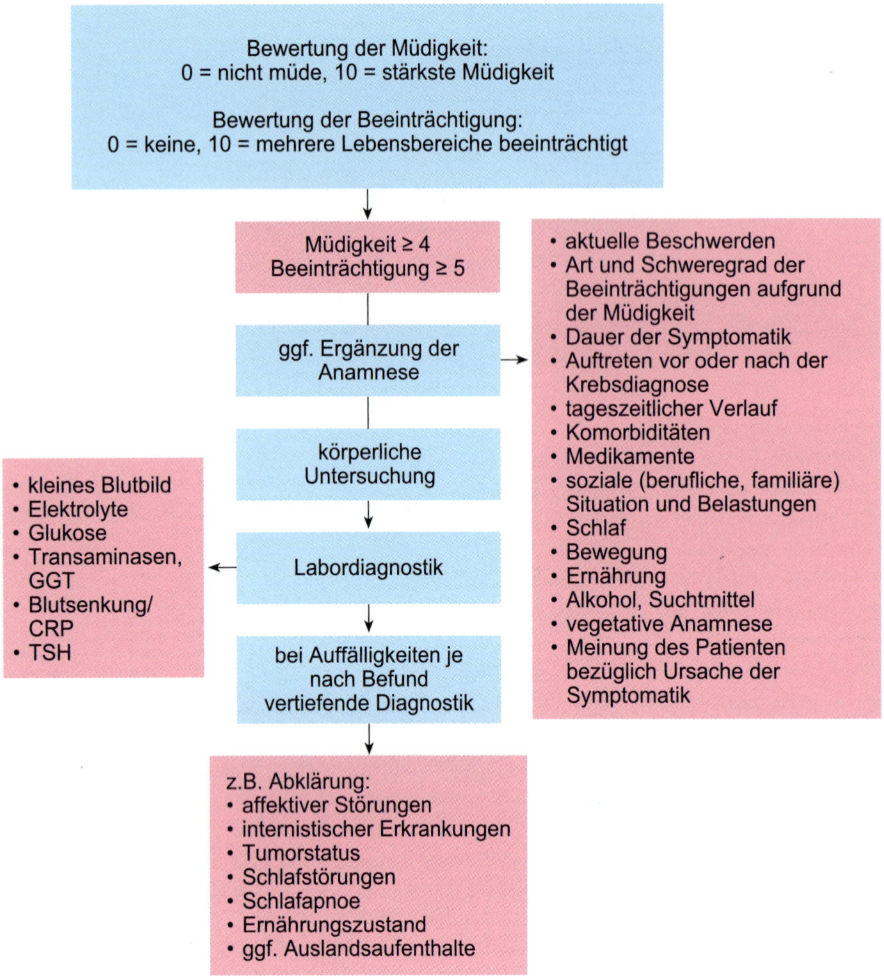

Abb. 89.1 CRF-Diagnostik [L141]

Erkrankungen bzw. Belastungen oder nach einer Zytostatikatherapie haben ein erhöhtes Risiko für die Entwicklung einer CRF.

LEITLINIEN

S3-Leitlinie „Müdigkeit". AWMF-Registernummer 053-002:

https://register.awmf.org/de/leitlinien/detail/053-002

Die Betroffenen können die Symptomatik einer CRF für „normale" Folgen einer Krebserkrankung halten und ihre Beschwerden deswegen in der Sprechstunde nicht erwähnen. Daher sollte aktiv nach Müdigkeits- und Erschöpfungssymptomen gefragt werden, quantifiziert auf einer Skala von 0 bis 10 (➤ Abb. 89.1).

MERKE

Bei vielen CRF-Patienten lässt sich keine eindeutige psychosoziale oder somatische Ursache identifizieren. CRF muss von einer Depression (➤ Kap. 78) unterschieden werden, da Antidepressiva bei CRF ohne begleitende Depression die CRF-Symptomatik nicht bessern.

Allgemeine Therapieansätze für alle Patienten mit CRF sind:

- Bewegung mit langsamer Steigerung der Intensität
- Kognitive Verhaltenstherapie und Psychoedukation bezüglich CRF
- Einteilung von Kräften bzw. Aufgabenplanung mit Einlegen von Ruhephasen
- Entspannungstechniken wie progressive Muskelrelaxation (PMR) oder achtsamkeitsbasierte Stressreduktion (MBSR)

Weitere Behandlungen sind:

- Antidepressiva bei begleitender Depression (➤ Kap. 78)
- Psychiatrische Mitbetreuung und Gabe von Psychostimulanzien wie Methylphenidat in schweren CRF-Fällen; **cave:** mögliche Appetitminderung und Schlafprobleme unter der Therapie
- Gabe von hämatopoetischen Wachstumsfaktoren bei Anämie während der Chemotherapie (Indikationsstellung durch Onkologen)

MERKE

Eine langfristige Steroidtherapie kann eine Myopathie auslösen und dabei die CRF-Symptomatik verschlimmern.

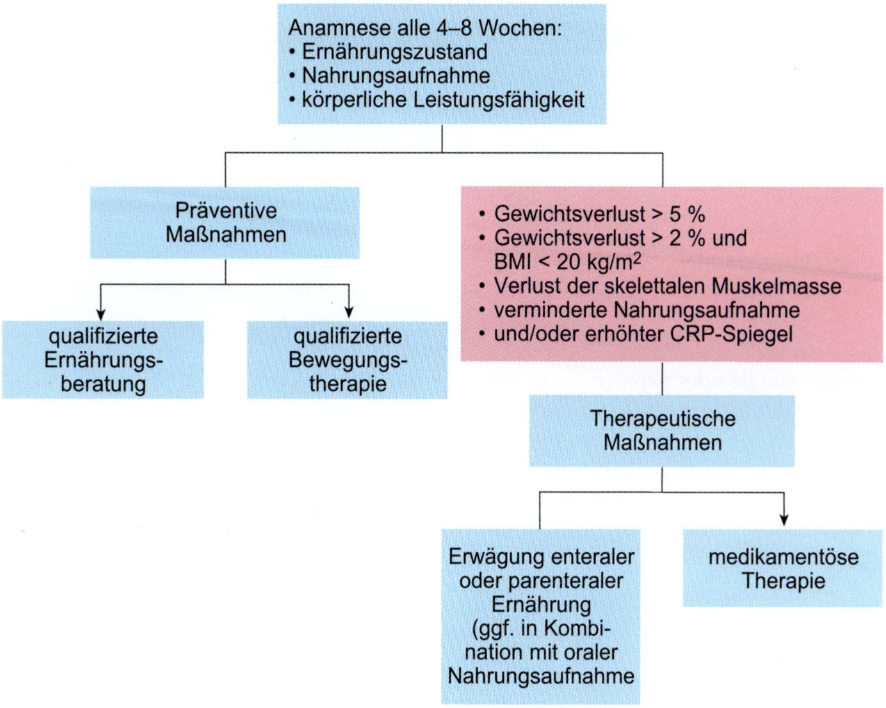

Abb. 89.2 Algorithmus zum Management der tumorassoziierten Kachexie (gemäß S3-Leitlinie „Klinische Ernährung in der Onkologie") [L141]

89.2.2 Tumorassoziierte Kachexie

Bei der **tumorassoziierten Kachexie** (**TK,** auch **inflammatorische Mangelernährung**) führt die krebsbedingte Inflammation zu einem katabolen Zustand. Der Appetit und das Hungergefühl werden supprimiert. Fast alle Krebspatienten erleiden dadurch einen unerwünschten, z. T. erheblichen Gewichtsverlust. Häufigkeit und Schwere des Gewichtverlustes korrelieren mit dem Tumorstadium.

Die TK beinhaltet oft einen Anteil an Muskelverlust (Sarkopenie), der manchmal von einem tumorassoziierten Erschöpfungssyndrom (➤ Kap. 89.2.1) begleitet wird. Sie ist ein Indikator für eine schlechte Prognose und eine reduzierte Lebensqualität und Leistungsfähigkeit. Frühzeitige präventive und therapeutische Maßnahmen können den Fortschritt der TK verhindern und Krebstherapieabbrüche vermeiden (➤ Abb. 89.2).

Die Evidenz für die in ➤ Tab. 89.2 genannten Maßnahmen ist schwach (Evidenzgrad C, „Kann"-Empfehlung), und es handelt sich teilweise um einen Off-Label-Use.

LEITLINIEN

S3-Leitlinie „Klinische Ernährung in der Onkologie". Abgelaufen. AWMF-Registernummer 073-006:

https://www.dgem.de/sites/default/files/PDFs/Leitlinien/S3-Leitlinien/073-006l_S3_Klin_Ern%c3%a4hrung_in_der_Onkologie_2015-10.pdf

MERKE

Soweit möglich soll die Ernährung für Krebspatienten den Empfehlungen für gesunde Personen entsprechen; spezielle „Krebsdiäten" werden nicht empfohlen.

89.3 Erkennen onkologischer Notfälle in der Hausarztpraxis

In allen Stadien einer Krebsbehandlung oder palliativen Versorgung kann ein onkologischer Notfall eintreten (➤ Tab. 89.3). Hier gilt es, wachsam zu sein, um zeitig Gegenmaßnahmen zu ergreifen bzw. in die Klinik einzuweisen.

Wenn in einer palliativen Situation keine Klinikaufnahme gewünscht wird, können zur Symptomlinderung eingesetzt werden:

- Bei Hirndruck, Rückenmarkkompression und oberer Einflussstauung: Steroide, z. B. Dexamethason bis zu 20 mg/d
- Bei Hyperkalzämie: Flüssigkeitsgabe, evtl. in Kombination mit Schleifendiuretika, Bisphosphonate
- Bei Infektionen/Sepsis: Antipyretika, je nach Zielsetzung auch Antibiotika
- Generell: Anxiolytika/Sedativa (Benzodiazepine), Analgetika (Opioide)

89.4 Ausgewählte tumortherapieassoziierte Nebenwirkungen

Onkologika haben ein breites Spektrum an Wirkmechanismen und Nebenwirkungen; Letztere können zum Teil unspezifisch und schwer zu erkennen sein (➤ Tab. 89.4, ➤ Abb. 89.3). Nebenwirkungen wie Übelkeit und Erbrechen, Diarrhö und Haarausfall kommen hauptsächlich während der eigentlichen Krebsbehandlung vor (➤ Kap. 89.2.1). Andere können Monate bis Jahre danach oder während einer langfristigen Dauertherapie auftreten und werden

Tab. 89.2 Medikamentöse Therapieoptionen der Tumorkachexie auf Basis der S3-Leitlinie „Klinische Ernährung in der Onkologie"

Therapie	Indikation	Dosis	Hinweise
Kortikosteroide	Kurzfristige (Wochen) Therapie bei Palliativpatienten zur Appetitsteigerung	Dexamethason 2–4 mg p. o. morgens	Potenzielle Nebenwirkungen (NW) abwägen
Gestagene (Off-Label-Use)	Appetit- und Gewichtssteigerung	Megestrolacetat, zu Beginn 160 mg/d, Titration nach Notwendigkeit bis 800 mg/d	• Erhöht Fettmasse und Körperwasser (nicht Muskelmasse) • NW: Impotenz, Thrombembolien, NNR-Insuffizienz
Cannabispräparate (➤ Kap. 104)	• Appetitsteigerung • Verbesserung von Geschmacksstörungen	2 × 2,5 mg/d THC	• Schwächere Wirkung als Gestagene • NW: ZNS (Bewusstseinsveränderungen, Angst, Halluzinationen), Verdauungsstörungen, Herz-Kreislauf-Störungen
Insulin + orale oder parenterale Ernährung	Gewichtssteigerung, besonders bei Patienten mit fortgeschrittener Mangelernährung	0,11 + 0,05 Einheiten/kg/d	• Fettmasse wird gesteigert • Auf ausreichende Kohlenhydratzufuhr achten • Tumorzellwachstum durch Insulin/IGF-1 theoretisch möglich; Risiko-Nutzen Abwägung bei Palliativpatienten
NSAR	Inflammationsminderung zur Verbesserung des Gewichts und der physischen Leistungsfähigkeit bei Patienten mit Schmerztherapiebedarf	• 100 mg Indomethacin • 1.200 mg Ibuprofen • 400 mg Celecoxib	Potenzielle NW von NSAR abwägen
Eicosapentaensäure (auch als Bestandteil von Fischöl)	Appetit- und Gewichtssteigerung durch Entzündungsminderung	2–6 g/d	Kann Muskelmasse erhöhen, es liegt jedoch widersprüchliche Evidenz vor

Tab. 89.3 Onkologische Notfälle

Onkologischer Notfall	Ursachen	Klinisches Erscheinungsbild
Hirndruck	Hirnmetastasen erhöhen den intrakraniellen Druck durch Steigerung des intrakraniellen Volumens	• Kopfschmerzen, Übelkeit, neurologische Ausfälle, epileptische Anfälle, Müdigkeit bis Somnolenz • Wesensveränderungen bei Frontalhirnbefall • Gleichgewichts- und Koordinationsstörungen bei Kleinhirnbefall
Rückenmarkkompression	Kompression des Rückenmarks durch Knochenmetastasen (Mamma-, Prostata-, Lungen-, Nierenzell-, Schilddrüsen-, Blasen- und Rektum-Ca)	Therapierefraktäre Rückenschmerzen mit Verstärkung durch Bewegung und Bauchpresse, ggf. sensorische oder motorische Ausfälle
Hyperkalzämie	• Paraneoplastisches Syndrom durch Freisetzung des PTH-ähnlichen Peptids PTHrP (z. B. Bronchial-Ca) • Osteolysen durch multiples Myelom oder Knochenmetastasen (Bronchial-, Mamma-, Nierenzell-Ca)	Lethargie, Verwirrtheit, Psychose, Somnolenz, Übelkeit, Erbrechen, Pankreatitis, Muskelschwäche, Obstipation, Paresen, Herzrhythmusstörungen (Bradykardie/AV-Block)
Tumorlyse-Syndrom	Therapieinduzierter Tumorzerfall von hämatologischen Neoplasien (ALL, Burkitt-Lymphom, NHL, CLL) setzt Elektrolyte und Zellbestandteile frei	Übelkeit, Erbrechen, Herzrhythmusstörungen, epileptische Anfälle, akute Nierenfunktionseinschränkung
Obere Einflussstauung	Blockierung des venösen Rückflusses zum Herzen aus den oberen Extremitäten und dem Kopf durch Metastasen (Lungen-, Mamma-, Schilddrüsen-Ca, Lymphome)	Schwellung des Gesichts bzw. der oberen Extremität, Lidödeme, sichtbar erweiterte Thorax- und Halsvenen, Zunahme von Dyspnoe und Druck im Schädel im Liegen
Febrile Neutropenie und Sepsis	Chemotherapie bzw. Bestrahlung des Knochenmarks führt zu Infektionsanfälligkeit durch niedrige Neutrophilenzahl (Myelotoxizität)	• Temperatur > 38,0 °C; Fieber oft das einzige Symptom • Erscheinungsbild ist heterogen und reicht bis hin zu Multiorganversagen
Hyperviskositätssyndrom	Plasmazellneoplasien, Leukämien, Polyzythämien	Verwirrtheit, Somnolenz, Übelkeit, Erbrechen, akute Nierenschädigung

PTH = Parathormon; PRHrP = Parathormon-related Protein; ALL = akute lymphatische Leukämie; NHL = Non-Hodgkin-Lymphom; CLL = chronische lymphatische Leukämie

Tab. 89.4 Häufig verordnete antineoplastische Wirkstoffe und deren Nebenwirkungen

Klasse und Gruppe	Beispiele	Indikationen	UAW
Zytostatika			
Alkylanzien	Cyclophosphamid	MM, Leukämien, AIE	Starkes Erbrechen, **hämorrhagische Zystitis** (Prophylaxe: Mesna), Myelotoxizität, Sterilität, Haarausfall
	• Melphalan • Chlorambucil	• MM • CML	Selten Lungenfibrose, Thrombose der Lebervenen
Antimetabolite	• 5-Fluorouracil (5-FU) – am häufigsten verordnetes Zytostatikum • Capecitabin (orales Fluoropyrimidin)	KRK, MK, PK, UK	• Akute zerebelläre Ataxie, Übelkeit/Erbrechen, **Diarrhö,** Myelotoxizität, Hand-Fuß-Syndrom, **Mukositis,** Pruritus, Haarausfall • **Cave:** Brivudin (Zostex®) zur Behandlung eines Herpes zoster ist unter Fluoropyrimidinen wegen lebensgefährlicher Interaktion kontraindiziert
	Mercaptopurin	ALL	Hepatotoxizität, **Myelotoxizität**
	Methotrexat (MTX)	ALL, OS, AIE	Pneumonitis, **Hepato-, Nephro-, Myelotoxizität** (Prophylaxe: Folinsäure/Leucovorin), **Mukositis,** Haarausfall
Platinverbindungen	• Cisplatin • Oxaliplatin	HK, OK, BK, UK, PEK, KRK	**Nephro-, Ototoxizität,** starkes Erbrechen, **periphere Neuropathie,** Mukositis, **Kälteempfindlichkeit**
Anthrazykline	• Doxorubicin • Epirubicin	ALL, Lymphome, OK, MK	**Kardiotoxizität** (Soforttyp: reversible Arrhythmien, Spättyp: dosisabhängige irreversible Kardiomyopathie), Mukositis, Haarausfall
Topoisomerasehemmstoffe	Irinotecan	KRK	**Schwere Diarrhö, cholinerges Syndrom,** Myelotoxizität, Haarausfall
	Etoposid	HK, OK, BK, Lymphome	Diarrhö, Myelotoxizität, Haarausfall
Taxane	• Paclitaxel • Docetaxel • Cabazitaxel	MK, OK, PK, MgK	Lungenfibrose, Myelotoxizität, **periphere Neuropathie** (v. a. Parästhesien), Mukositis, Haarausfall
Vinca-Alkaloide	• Vincristin • Vinblastin	Lymphome, WT	**Periphere Neuropathie,** Myelotoxizität, Haarausfall
Zielgerichtete Substanzen			
Proteinkinase-Inhibitoren	Imatinib	CML	Kopfschmerzen, Ödeme, Fatigue-Syndrom, Übelkeit/Erbrechen, Myelotoxizität, Muskelkrämpfe, CYP3A4-Interaktionen
	Ibrutinib	CLL	Ödeme, Fatigue-Syndrom, Infektanfälligkeit, Übelkeit/Erbrechen, Diarrhö, Myelotoxizität, Muskelschmerzen
	• Sunitinib • Sorafenib	• RCC • HCC	Grippeähnliche Beschwerden, Fatigue-Syndrom, Elektrolytstörungen, Transaminasenanstieg, Hypertonie, Hypothyreose, Diarrhö, Hand-Fuß-Syndrom, Mukositis, Hautausschlag
Monoklonale Antikörper	Rituximab	NHL, CLL, AIE	Grippeähnliche Beschwerden, erheblich erhöhte Infektanfälligkeit, Myelotoxizität, anaphylaktoide Reaktion, Lungenfibrose, periphere Neuropathie
	Trastuzumab	MK	Grippeähnliche Beschwerden, Infektanfälligkeit, anaphylaktoide Reaktion, **Kardiotoxizität,** Übelkeit/Erbrechen
	Bevacizumab	KRK	Grippeähnliche Beschwerden, Fatigue-Syndrom, Hypertonie, Übelkeit/Erbrechen, Diarrhö, Proteinurie, Myelotoxizität, Sterilität, Wundheilungsstörungen
	Aflibercept	KRK	Infektanfälligkeit, Fatigue-Syndrom, Hypertonie, Diarrhö, Transaminasenanstiege, Proteinurie, Myelotoxizität
	Cetuximab	KRK, PEK	Infektanfälligkeit, Fatigue-Syndrom, Übelkeit/Erbrechen, Diarrhö, Transaminasenanstiege, Myelotoxizität, Neuropathie, Hand-Fuß-Syndrom, Nagelveränderungen, Pruritus, Exanthem
Checkpoint-Inhibitoren	• Nivolumab • Pembrozilumab • Atezolizumab • Avelumab	Melanom, SCLC, NSCLC	**Neutropenie und Sepsis,** endokrine und autoimmune Erkrankungen, Fatigue-Syndrom, Elektrolytstörungen, Übelkeit/Erbrechen, Diarrhö, Transaminasenanstiege, Myelotoxizität, Pruritus, Muskelschmerzen, **Phlebothrombose**

Tab. 89.4 Häufig verordnete antineoplastische Wirkstoffe und deren Nebenwirkungen (*Forts.*)

Klasse und Gruppe	Beispiele	Indikationen	UAW
Zytostatika			
Hormonantagonisten	• Leuprorelin • Goserelin	PK	Hitzewallungen, Kopfschmerzen
	Abirateron	PK	Ödeme, Hypokaliämie, Lebertoxizität, Hypertonus, Harnwegsinfektion, Diarrhö
	Tamoxifen	MK	Hitzewallungen, Übelkeit/Erbrechen, Endometriumhyperplasie (erhöhtes Risiko für Endometrium-Ca)
	Anastrozol	MK	Osteoporose, Hitzewallungen, Exanthem
Weitere onkologische Präparate			
Hämatopoetische Granulozyten-Koloniestimulierende Faktoren (G-CSF)	• Filgrastim • Pegfilgrastim	Prophylaxe febrile Neutropenie	Grippeähnliche Beschwerden, Fatigue-Syndrom, Myelotoxizität

AIE = Autoimmunerkrankungen; ALL = akute lymphatische Leukämie; BK = Bronchialkarzinom; CLL = chronische lymphatische Leukämie; CML = chronische myeloische Leukämie; HCC = hepatozelluläres Karzinom; HK = Hodenkarzinom; KLK = kleinzelliges Lungenkarzinom; KRK = kolorektales Karzinom; MgK = Magenkarzinom; MK = Mammakarzinom; MM = multiples Myelom; NHL = Non-Hodgkin Lymphom; NSCLC = nicht-kleinzelliges Lungenkarzinom; OK = Ovarialkarzinom; OS = Osteosarkom; PEK = Plattenepithelkarzinom; PK = Prostatakarzinom; RCC = Nierenzellkarzinom; SCLC = kleinzelliges Lungenkarzinom; UK = Urothelkarzinom; WT = Wilms-Tumor
Quellen:
Ludwig WD, Mühlbauer B, Seifert R. Arzneiverordnungs-Report 2022. Berlin, Heidelberg: Springer; 2022, S. 811.
Arzneimittel Nebenwirkungen. In: Connor RF (ed.). UpToDate, Wolters Kluwer.

deswegen in der langfristigen Betreuung von Krebspatienten relevant (➤ Kap. 89.2.2).

89.4.1 Behandlung kurzfristiger Organtoxizität

Die in ➤ Tab. 89.5 aufgeführten Nebenwirkungen treten während der Krebstherapie auf; in unkomplizierten Fällen lassen sie Wochen bis Monate nach Beendigung der Therapie nach. Die Behandlung solcher Nebenwirkungen wird zwar meist vom behandelnden Onkologen koordiniert, doch können ihnen auch (v. a. im ländlichen Bereich tätige) Hausärzte begegnen.

89.4.2 Langfristige Organtoxizität

Chronische radiogene Enteropathie

Die **chronische radiogene Enteropathie** tritt 18 Monate bis 6 Jahre nach einer Radiotherapie auf und zeigt sich durch Diarrhö mit oder ohne Blutungen und Proktitis (s. u.). Hier ist auf Malabsorption und Zeichen von Nährstoffmangel sowie ggfs. eine Einbindung ernährungsmedizinischer Expertise zu achten. Chirurgische Verfahren bergen ein hohes Morbiditäts- und Mortalitätsrisiko und sollten nur als Ultima Ratio betrachtet werden.

Radiogene Proktitis

Die **späte radiogene Proktitis** tritt Monate bis Jahre nach hoch dosierter Strahlentherapie des Anorektums (v. a. beim Prostatakarzinom) auf. Mögliche Zeichen sind eine erhöhte Stuhlfrequenz, Tenesmen bzw. das Gefühl inkompletter Stuhlentleerung, frustranes Pressen, unwillkürliche Zuckungen/Krämpfe beim Stuhlgang, anorektale oder linksseitige Bauchschmerzen, rektale Blutungen, Schleimabgang, Inkontinenz, Fisteln und Strikturen.

Diagnostisch sind andere Ursachen von Blut im Stuhl auszuschließen (➤ Kap. 20), und es ist eine frühe Einbindung des Onkologen, Proktologen oder Gastroenterologen zu erwägen. Im Gegensatz zur akuten Proktitis liegt nach der S3-Leitlinie (→ Kasten) unzureichende Evidenz für eine Therapie mit topischen Steroiden vor.

LEITLINIEN

S3-Leitlinie „Supportive Therapie bei onkologischen PatientInnen". AWMF-Registernummer 032-054OL:

https://register.awmf.org/de/leitlinien/detail/032-054OL

Bei rektalen Blutungen soll die Fortsetzung vorbestehender Antikoagulation überprüft werden. Oft sistieren rektale Blutungen spontan; bei nicht Hb-wirksamen Blutungen ist eine Verlaufskontrolle ohne spezifische Therapie indiziert. Bei persistierender Symptomatik kommen endoskopische und chirurgische Verfahren oder evtl. eine hyperbare Sauerstofftherapie infrage.

Radiogene Xerostomie

Die Bestrahlung von Kopf-Hals-Tumoren (v. a. bei Plattenepithelkarzinomen im HNO-Bereich, auch bei differenziertem Schilddrüsen-Ca) führt zur Zerstörung der Mund- und Ohrspeicheldrüsen. Die

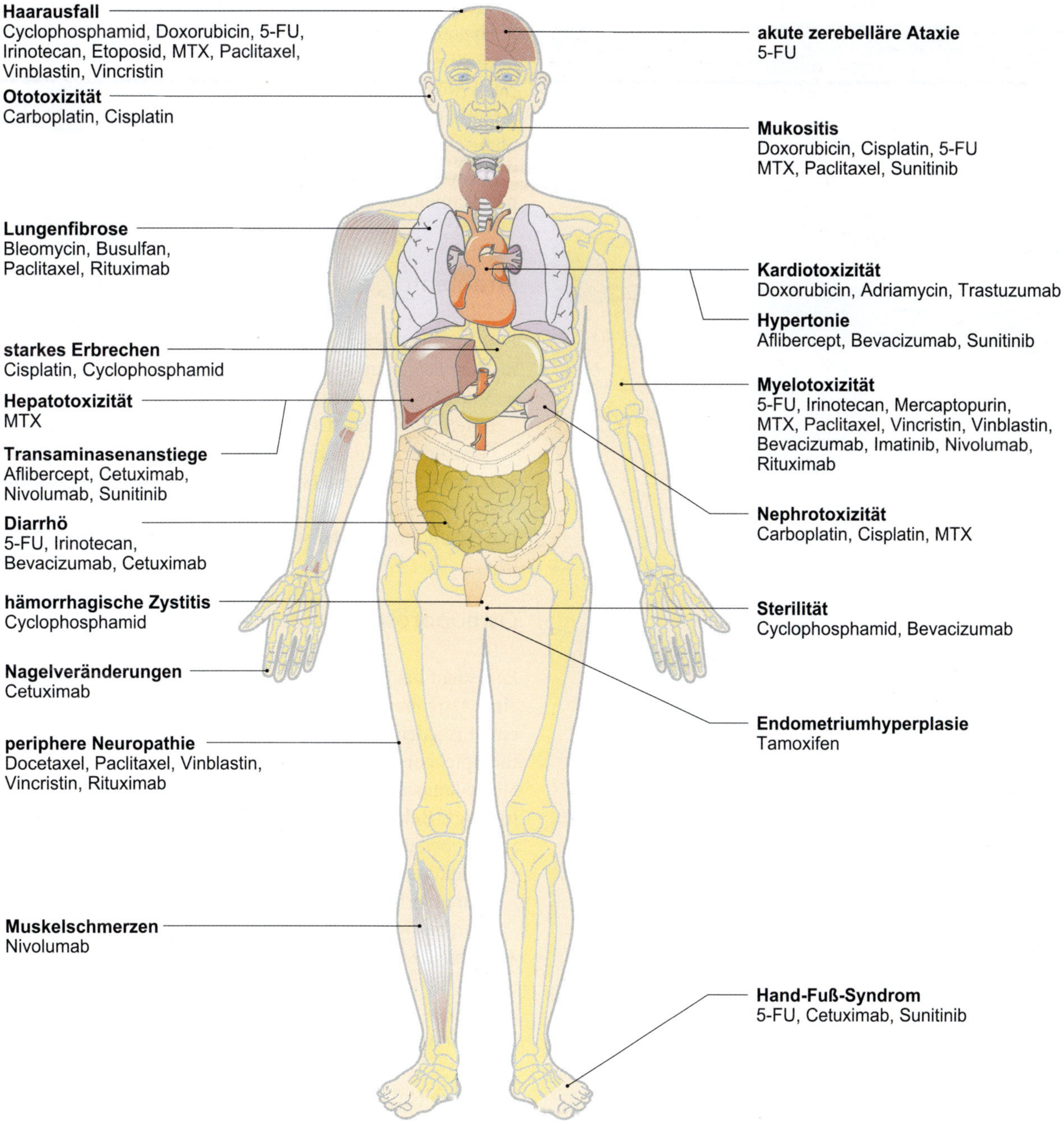

Abb. 89.3 Organtoxizitäten ausgewählter Onkologika [L141]

Xerostomie hat einen starken Einfluss auf Zahngesundheit (und ggf. Zahnersatztoleranz), Sprechfähigkeit, Ernährung sowie die allgemeine Funktion und Lebensqualität. Gezielte Bestrahlungstechniken können die Dosis an den Speicheldrüsen minimieren, dennoch wird manchmal eine langfristige Therapie benötigt (➤ Kap. 27):

- Künstlicher Speichel (z. B. Glandosane®)
- Pilocarpin (Salagen®) 3 ×/d 5 mg p. o. (cholinerge Nebenwirkungen berücksichtigen)
- Akupunktur (offene Empfehlung der S3-Leitlinie)

Tumortherapieinduzierte Neurotoxizität

Neurotoxizität ist eine dosislimitierende Nebenwirkung von Tumortherapien. Die frühzeitige Erkennung der Neurotoxizität ist entscheidend, da eine rechtzeitige Anpassung der Krebstherapie die Entwicklung einer **hochgradigen Neuropathie** verhindern kann. Die Symptomatik fängt klassischerweise mit Hypo- oder Hyperästhesien und Parästhesien an den Fingerspitzen und Zehen an und breitet sich **handschuh- bzw. strumpfförmig** nach proximal aus. Die Symptomatik hängt vom betroffenen Nervensystem ab:

Tab. 89.5 Behandlung ausgewählter kurzfristiger Nebenwirkungen

Nebenwirkung	Behandlung oder Maßnahme (Dosierungsbeispiele)
Übelkeit und Erbrechen (➤ Kap. 19)	• Erstlinie: 5-HT3-RA (Ondansetron initial 4–8 mg p. o.), Kortikosteroide (Dexamethason 4–20 mg p. o.), NK-1-RA (Aprepitant 80 mg p. o.), empfohlene Tagesdosis nicht überschreiten • Rescue-Antiemese: – H_1-Blocker (Dimenhydrinat initial 3 × 50–100 mg p. o. oder 1–2 x 150 mg rektal) – Benzodiazepine (Lorazepam initial 1 × 0,5–2 mg p. o., Alprazolam initial 1 × 0,25–0,5 mg p. o.) – Neuroleptika, andere Dopamin-Rezeptor-Antagonisten (off-label Olanzapin initial 1 × 5 mg p. o., Haloperidol initial 1–3 × 1 mg p. o., Metoclopramid 3 × 10 mg p. o. über 5 d, Levomepromazin initial 2–3 × 1–5 mg p. o.)
Diarrhö (➤ Kap. 18)	≤ 6 Stühle/d über Baseline: • Loperamid (4 mg p. o. initial, danach 2 mg alle 4 h/nach Bedarf) • Zweitlinie: Tinctura opii (0,6–1,2 ml p. o. 3 ×/d) ≥ 7 Stühle/d über Baseline: Klinikeinweisung
Alopezie	Perücken (Kunst- oder Echthaar; verschiedene Trägerstoffe möglich); „Streuhaare"
Hand-Fuß-Syndrom	• Vermeidung von Druck, Reibung, Hitze, Hautreizstoffen • Harnstoffhaltige Creme (5–10 %) mind. 2 ×/d • Plantarer Hydrokolloidverband • Antientzündliche Therapie: topische Glukokortikoide der Klasse 2 (Prednicarbat, Methylprednisolonaceponat, Hydrocortison-17-butyrat) oder Klasse 3 (Mometasonfumarat, Betamethason)
Hauttrockenheit (Xerosis cutis) und **Pruritus**	• Topische Maßnahmen: – Fettsalben (Wasser-in-Öl-Emulsionen wie Optiderm®, Excipial Lipolotio®, Bepanthen®, Eucerin®, Mandelölpflegesalbe) – Topisches Glukokortikoid Klasse 2 (Prednicarbat) • Systemische Therapie: – Orale Antihistaminika – Therapierefraktär: off-label Aprepitant
Orale Mukositis	• Mundpflege, ggf. zahnärztliche Kontrolle • Schmerztherapie: – Doxepin 0,5 % Mundspülung – Morphin 0,2 % Mundspülung (**cave:** Anwendungsanweisungen erforderlich, um versehentliche systemische Wirkungen zu vermeiden) – Bei Bedarf systemische Schmerztherapie mit Opioiden (transdermales Fentanyl, wenn orale Medikamenteneinnahme nicht möglich)
Akute radiogene Proktitis	Topische Steroide/Anästhetika (z. B. Hydrocortison-Schaum)

- **Störungen des sensorischen Nervensystems:** Minderung des Vibrationsempfindens und/oder der Tiefensensibilität, neuropathische Schmerzen
- **Störungen des motorischen Nervensystems:** Paresen, Muskelatrophien, Muskelkrämpfe oder abgeschwächte Reflexe
- **Störungen des autonomen Nervensystems:** orthostatische Hypotension, kardiovaskuläre oder urogenitale Störungen, Gastroparese/Motilitätsprobleme

Nach Absetzen des verursachenden Medikaments nimmt die Symptomatik nach einer unterschiedlich langen (bis zu 3 Mon.) Plateauphase allmählich ab. Andere Therapiemöglichkeiten sind Bewegungstherapie/Ergotherapie zur Verbesserung der Funktionalität sowie eine medikamentöse Therapie (➤ Kap. 76).

Strahlenfolgen an Gehirn und Rückenmark

Eine Strahlentherapie kann zu unterschiedlichen späten oder chronischen Folgen im ZNS führen:

- Neurokognitive Defizite unterschiedlicher Ausprägung (Auftreten Monate nach Therapie)
- Gehirnnekrosen (Jahre nach Therapie)
- Lhermitte-Syndrom (subakute Dys- und Parästhesien entlang der Wirbelsäule)

Die Behandlung richtet sich nach der Symptomatik.

Osteoporose

Es besteht bei Krebspatienten ein erhöhtes Risiko für das Auftreten einer Osteoporose. Diese kann entweder krankheitsbedingt durch eine Erniedrigung der Frakturresistenz und Knochenqualität oder therapiebedingt durch Hormonantagonisten oder eine langfristige Steroidanwendung eintreten. Daher sollten eine **Basisdiagnostik und ggf. Behandlung** für Osteoporose (➤ Kap. 72) in folgenden Situationen erfolgen:

- Einleitung einer antihormonellen Maßnahme (androgensupprimierende Therapie beim Prostata-Ca, östrogensupprimierende Therapie beim Mamma-Ca)
- Krebstherapieinduzierte früh eintretende Menopause

Osteoradionekrose

Eine Strahlentherapie kann innerhalb von 5 Jahren in bis zu 20 % d. F. eine Knochennekrose im Bestrahlungsfeld verursachen. Am häufigsten betroffen ist der Unterkiefer mit oder ohne Sequesterbildung, Schmerzen oder pathologische Fraktur. Die Osteoradionekrose kann mit Knochenmetastasen verwechselt werden.

Bei kleinen Läsionen ist eine spontane Abheilung möglich. Als Therapie kommen lokale Antiseptika, Schmerztherapie und ggf. systemische Antibiotika infrage. Bei fortgeschrittenen Nekrosen ist eine chirurgische Behandlung zu erwägen, um Komplikationen wie Nervenschäden der Unterlippe oder pathologische Kieferfrakturen zu vermeiden.

Anämie

Unter **tumortherapieinduzierter Anämie** (wegen der Therapie) oder **Tumoranämie** (wegen der Tumorerkrankung selbst) ist eine **Anämie bei chronischer Erkrankung** zu verstehen. Bis zu 83 % aller Krebspatienten haben eine Anämie. Andere Ursachen müssen erwogen werden (➤ Kap. 48). Bluttransfusionen werden heute eher restriktiv gehandhabt. Nur bei einem Abfall des Hämoglobins unter 6 d/dl (3,7 mmol/l) wird eine Transfusion uneingeschränkt empfohlen. Im Bereich zwischen 6 und 8 g/dl (3,7–5,0 mmol/l) ist die Transfusion bei klinischem Erfordernis indiziert (klinische Zeichen der Anämie, KHK, zerebrovaskuläre Insuffizienz, Herzinsuffizienz).

Sekundärneoplasien

Nach unterschiedlicher Latenz können **Zweittumoren** aufgrund einer zytotoxischen Tumortherapie mit z. B. Procarbazin, Etoposid und Alkylanzien auftreten. Häufige Zweittumoren sind **myelodysplastische Syndrome** und **myeloische Leukämien.** Lymphome, Sarkome und andere solide Tumoren sind ebenfalls möglich.

89.5 Komplementär- und Alternativmedizin in der Krebstherapie

Ein Drittel der deutschen Krebspatienten nimmt komplementär- und alternativmedizinische Maßnahmen wie Akupunktur, Homöopathie, Misteltherapie und Nahrungsergänzungsmittel in Anspruch.

Die Inanspruchnahme alternativer Maßnahmen kann ein Problem darstellen, wenn sie zu Nebenwirkungen oder zum Abbruch der konventionellen Krebstherapie führt. Studien zeigen, dass Patienten die Inanspruchnahme alternativer Maßnahmen ihren Ärzten oft nicht mitteilen. Eine nicht wertende Herangehensweise wird empfohlen, um Risiken und Nutzen der Maßnahmen entsprechend der S3-Leitlinie „Komplementärmedizin in der Behandlung onkologischer PatientInnen" zu besprechen.

- Der Nutzen von Vitaminen und Mistelextrakten als Tumortherapien ist trotz zahlreicher Studien nicht wissenschaftlich belegt.
- Fasten wird zwar als potenzielle Krebstherapie oder zur Linderung von Nebenwirkungen beworben, dagegen sprechen aber die dadurch hervorgerufene Verschlechterung des Allgemein- und Kräftezustands sowie die Gefahr der Sarkopenie. Auch fehlen wissenschaftliche Belege für jede Art von „Krebsdiät" oder „Heilfasten". Schließlich ist uneingeschränktes und gutes Essen für viele Patienten ja auch ein wichtiger Teil ihrer Lebensqualität.

LEITLINIEN

S3-Leitlinie „Komplementärmedizin in der Behandlung von onkologischen PatientInnen". AWMF-Registernummer 032-055OL:

https://register.awmf.org/de/leitlinien/detail/032-055OL

89.6 Karnofsky-Index

Die **Funktionsfähigkeit** eines Krebspatienten umfasst die Manifestationen der Erkrankung *(evidence of disease)*, Alltagsaktivitäten (ADL) sowie die Selbstversorgung und Arbeitsfähigkeit und kann durch den **Karnofsky-Index (KI)** quantifiziert werden. Für Hausärzte dient die regelmäßige Kontrolle des KI der frühzeitigen Erkennung rehabilitationspflichtiger Bereiche und als Maßstab für die Dokumentation des Krankheitsverlaufs. Das Instrument besteht aus 11 Kategorien zwischen normaler Aktivität (100) und Tod (0) und kann mithilfe von 2 bis 3 Fragen eingeschätzt werden (➤ Abb. 89.4).

89.7 Ressourcen für Patienten

Patienteninfo

Allgemeine Informationen

- Deutsche Krebsgesellschaft: www.krebsgesellschaft.de
- Krebsinformationsdienst: Beratungsportal des Deutschen Krebsforschungszentrums
  - Verzeichnis regionaler Krebsberatungsstellen für allgemeine Fragen, Selbsthilfegruppen, sozialrechtliche Fragen:

    www.krebsinformationsdienst.de/service/adressen/krebsberatungsstellen.php
  - Verzeichnis regionaler psychoonkologischer Praxen:

    www.krebsinformationsdienst.de/service/adressen/psychoonkologen.php

Sozialrechtliche/Arbeitsfragen

- Kranken- bzw. Rentenversicherung des Patienten
- Unabhängige Patientenberatung Deutschland (UPD): https://www.patientenberatung.de
- Deutsche Krebshilfe: Anträge auf Härtefonds möglich; www.krebshilfe.de
- Sozialverband Deutschland e. V.: Unterstützung bei Anträgen und juristischen Fragen: www.sovd.de
- Beratungsportal Krebs und Beruf: Portal der Else-Cremer-Stiftung zu Fragen der Wiedereingliederung; www.krebs-und-beruf.de

Selbsthilfegruppen

- Haus der Krebs-Selbsthilfe: Bundesverband von mehr als 1.000 Krebs-Selbsthilfegruppen; www.hausderkrebsselbsthilfe.de
- Nationale Kontakt- und Informationsstelle zur Anregung und Unterstützung von Selbsthilfegruppen (NAKOS): Datenbank bundesweiter Selbsthilfegruppen:

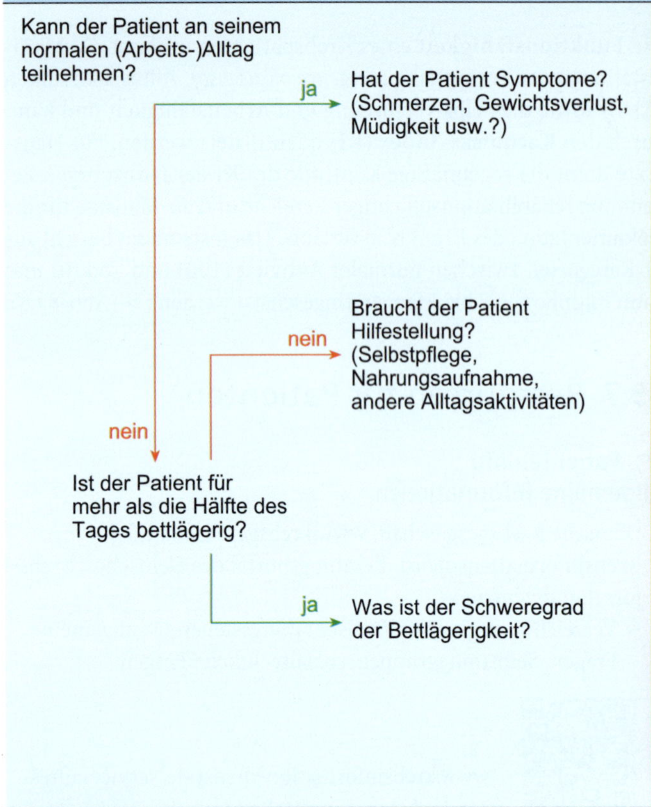

Beschreibung	KI (%)	Zustand
keine Beschwerden, keine Zeichen der Krankheit	100	keine Symptome
geringe Symptome, fähig zu normaler Aktivität	90	geringe Symptome
deutliche Symptome, normale Aktivität mit Anstrengung möglich	80	mittelstarke Symptome
Selbstversorgung möglich; normale Aktivität oder Arbeit nicht möglich	70	keine Hilfestellung benötigt
selbstständig in den meisten Bereichen, Hilfestellung nötig	60	gelegentliche Hilfestellung benötigt
erheblicher Bedarf an Hilfestellungen und medizinischer Versorgung	50	erheblicher Bedarf an Hilfestellung
behindert, qualifizierte Hilfe benötigt	40	bettlägerig mehr als 50 % der Zeit
schwerbehindert, Hospitalisation erforderlich	30	fast komplett bettlägerig
schwerkrank, Hospitalisation und lebenserhaltende Maßnahmen erforderlich	20	komplett bettlägerig und intensivpflegebedürftig
moribund, unaufhaltsamer körperlicher Verfall	10	komplett bettlägerig und komatös oder kaum weckbar
Tod	0	Tod

Abb. 89.4 Algorithmus zur Einschätzung der Patientenfunktionalität durch den Karnofsky-Index (aus dem Englischen Péus et al. 2013) [H189-001]

www.nakos.de/adressen/datenbanksuche/

- Krebsinformationsdienst: Auflistung ausgewählter Selbsthilfegruppen für spezifische Krebsarten:

www.krebsinformationsdienst.de/service/adressen/selbsthilfe.php

Sonstige Ressourcen für Patienten

- Patienten-Krankheitserfahrungen: Internetportal für Patientenberichte zu gewählten Krebserkrankungen; www.krankheitserfahrungen.de II

LITERATUR

Arring NM, Barton DL, Brooks T, Zick SM. Integrative Therapies for Cancer-Related Fatigue. Cancer J 2019; 25(5): 349–56.

Bossi P, De Luca R, Ciani O, D'Angelo E, et al. Malnutrition management in oncology: An expert view on controversial issues and future perspectives. Front Oncol 2022; 12: 910770.

Caccialanza R, Cereda E, de Lorenzo F, et al. To fast, or not to fast before chemotherapy, that is the question. BMC Cancer 2018; 18(1): 337.

Dauphin S, Jansen L, de Burghgraeve T, et al. Long-term distress in older patients with cancer: A longitudinal cohort study. BJGP Open 2019; 3(3): bjgpopen19X101658.

Grotmol KS, Lie HC, Hjermstad MJ, et al. Depression – A major contributor to poor quality of life in patients with advanced cancer. J Pain Symptom Manage 2017; 54(6): 889–897.

Higdon ML, Atkinson CJ, Lawrence KV. Oncologic emergencies: Recognition and initial management. Am Fam Physician 2018; 97(11): 741–748.

Hübner J, Beckmann M, Follmann M, Nothacker M, et al. Complementary Medicine in the Treatment of Cancer Patients. Dtsch Arztebl Int. 2021; 118(39): 654–9.

Knight T, Ahn S, Rice TW, Cooksley T. Acute Oncology Care: A narrative review of the acute management of neutropenic sepsis and immune-related toxicities of checkpoint inhibitors. Eur J Intern Med 2017; 45: 59–65.

Ludwig WD, Mühlbauer B, Seifert R. Arzneiverordnungs-Report 2022: Springer: Berlin, Heidelberg; 2023.

Moik F, Chan WE, Wiedemann S, et al. Incidence, risk factors, and outcomes of venous and arterial thromboembolism in immune checkpoint inhibitor therapy. Blood 2021; 137(12): 1669–78.

Péus D, Newcomb N, Hofer S. Appraisal of the Karnofsky Performance Status and proposal of a simple algorithmic system for its evaluation. BMC Med Inform Decis Mak 2013; 13: 72.

Thong MSY, van Noorden CJF, Steindorf K, Arndt V. Cancer-Related Fatigue: Causes and Current Treatment Options. Curr Treat Options Oncol 2020; 21(2): 17.

SYSTEMATISCHE REVIEWS

Mehnert A. Employment and work-related issues in cancer survivors. Crit Rev Oncol Hematol 2011; 77(2): 109–130.

Sandell T, Schütze H. Factors influencing the translation of shared cancer follow-up care into clinical practice: a systematic review. BMJ Open. 2022; 12(8): e055460.

Ilka Aden, Iris Demmer

KAPITEL

90 Hausärztliche Versorgung von Menschen mit psychischen Erkrankungen

90.1 Definition und Epidemiologie

Die 12-Monats-Prävalenz von psychischen Störungen liegt in Deutschland bei ca. 27,8 % und betrifft damit 17,8 Millionen Menschen (Jacobi et al. 2014, 2016). Besonders betroffen sind Menschen jüngeren Alters und mit niedrigem sozioökonomischem Status. Mit Ausnahme von Substanzstörungen sind Frauen häufiger als Männer von psychischen Erkrankungen betroffen.

Eine deutsche Studie zur Inanspruchnahme des Versorgungssystems zeigte, dass etwa jeder dritte Versicherte innerhalb von 3 Jahren mit einer psychischen Störung Kontakt zum Versorgungssystem hatte. Die meisten davon (95,7 %) wurden ambulant versorgt (Gaebel et al. 2013). Menschen mit psychischen Erkrankungen werden regelmäßig hausärztlich versorgt. Hausärztliche Aufgaben bei der Versorgung sind:

- Förderung psychischer Gesundheit und Prävention
- Früherkennung psychischer Erkrankungen und Rezidive
- Langzeitig begleitende Behandlung bei chronischen psychischen Erkrankungen
- Versorgung von Menschen mit psychischen Krisen
- Interdisziplinäre Zusammenarbeit mit spezialisierten fachärztlichen Behandlern
- Sektorenübergreifende Koordination der Behandlung

In diesem Kapitel wird auf die Erhebung des psychischen Befunds und auf die Krankheitsbilder bipolare Störungen (➤ Kap. 90.3.1), Zwangsstörungen (➤ Kap. 90.3.2), schwere Persönlichkeitsstörungen (➤ Kap. 90.3.3), Schizophrenie (➤ Kap. 90.3.4) und organische psychische Störungen (➤ Kap. 90.3.5) eingegangen. Unipolare Depression und somatoforme Störungen werden in ➤ Kap. 78 behandelt. Im zweiten Teil dieses Kapitels wird auf das Hilfesystem für Menschen mit schweren psychischen Erkrankungen sowie auf das Betreuungsrecht eingegangen (➤ Kap. 90.4).

Auch wenn schwere psychische Erkrankungen nicht sehr häufig in der allgemeinärztlichen Praxis auftreten, ist eine grundlegende hausärztliche Behandlungskompetenz sehr wichtig. Betroffene und ihre Angehörigen wenden sich häufig zuerst an ihre Hausärzte, und die fachärztlich-psychiatrische ambulante Mitbehandlung ist oft nicht umgehend und nicht immer ortsnah verfügbar. Darüber hinaus sind die Langzeitbehandlung insbesondere von Menschen mit schweren psychischen Erkrankungen, Verordnungen, Therapiemonitoring, Versorgung somatischer Komorbiditäten hausärztliche Aufgaben sowie die Koordination einer multiprofessionellen Behandlung. Je nach Diagnose (ICD-10 F0-F5) wird die ärztliche Versorgung sogar ausschließlich von Allgemeinmedizinern und spezialisierten Fachärzten für somatische Disziplinen übernommen (F2: 59,8 % bis F1: 97,8 %; Gaebel et al. 2013).

90.2 Erhebung des psychischen Befunds

Patientenbeispiel

Die gehetzt wirkende, sehr schnell sprechende 42-jährige Patientin, Mitarbeiterin einer Imbisskette, kommt ungeplant und aufgebracht in die Sprechstunde. Sie ist offensichtlich nicht in der Lage, sich an das Setting und die Regeln der Hausarztpraxis zu halten. Sie sei entrüstet und verzweifelt, weil ihr Handy gehackt worden sei. Die Kasse des Imbissbetriebs rechne bei ihr falsch, alle würden sie sehr schlecht behandeln. Sehr laut höre sie ihre warnende Stimme „Sei vorsichtig", gleichzeitig würde „ja auch jede ihrer Handlungen" kommentiert. Es sei klar, dass im Imbiss alle das Gleiche dächten, sie könne sich dem auch nicht widersetzen. Auf Nachfragen, was denn eigentlich passiert sei, antwortet sie mit nicht passenden Antworten. Sie kann keine in sich schlüssige Erklärung geben, warum sie jetzt in der Hausarztpraxis vorsprechen muss. Sie berichtet ohne Pause von ihrem Konflikt mit dem Lebenspartner und sofort unzusammenhängend von ihren Urlaubsplänen. „Was schon gebucht ist, vergesse ich immer". Sie bräuchte jetzt ein neues Handy. Wo sie das herbekommen solle, könne sie nicht planen. Sie sei nicht krank, wolle weder Tabletten noch ins Krankenhaus. „Die Umstände müssen sich nur ändern", lautet ihr Behandlungsauftrag.

Für alle hausärztlichen Konsultationen von Patienten mit psychischen Störungen erfüllt das **ärztliche Gespräch** verschiedene Funktionen: Beziehungsaufbau, Annehmen der Beschwerden, Einordnung in den biopsychosozialen Kontext des Patienten und Gestaltung einer kooperativ-unterstützenden Arzt-Patient-Beziehung (➤ Kap. 2.1, ➤ Kap. 78.4.1). Es umfasst somit Befunderhebung mit Diagnostik und Therapie gleichzeitig.

Dem Hausarzt ist der biopsychosoziale, familiäre und infrastrukturelle Kontext des Patienten als „erlebte Anamnese" oft bekannt, sodass sein aktuelles Erscheinungsbild, sein Verhalten und die Ausdrucksweise im Kontext eines Gesamtbilds dieser Persönlichkeit wahrgenommen werden können. Bereits bei der initialen Klärung der Gründe für die Konsultation ergeben sich häufig unerwartete Schwierigkeiten durch unterschiedliche Erlebnis- und Wahrnehmungswelten von Patient und Behandler. Oft ist eine zusätzliche Fremdanamnese (z. B. bei Angehörigen) hilfreich. Ärztliches Ziel der Konsultation ist es, den seelischen, emotionalen und kognitiven Zustand des Patienten zu erheben, die dabei herausgearbeiteten Probleme einzuordnen und gemeinsam mit dem Patienten einen Zugang zur Bearbeitung seiner Probleme zu finden.

MERKE

Jede akute Veränderung verdient Beachtung!

Es gilt hierbei, sich ein Bild vom aktuellen Wesen des Patienten und seinen „Ich-Funktionen" zu machen (Renneberg et al. 2010).

Das „Selbst", die Persönlichkeitsstruktur des Patienten, wird gebildet von den Fähigkeiten,

1. sich selbst und Andere wahrzunehmen und dies zu differenzieren (eine eigene Identität),
2. Selbststeuerung und Impulskontrolle, Gefühlssteuerung, Selbstwertregulation,
3. emotionale Kommunikationsfähigkeit und
4. Bindungs- und Beziehungsfähigkeit.

Das AMDP-System, erstellt von der Arbeitsgemeinschaft für Methodik und Dokumentation in der Psychiatrie, dient der standardisierten Erfassung und Dokumentation des psychopathologischen Befunds. Es enthält ein Glossar psychopathologischer Symptome zur Anamnese und Befunderhebung und einen Leitfaden zur Erfassung des psychopathologischen Befundes (AMDP 2023). Das AMDP-System findet in seinem ganzen Umfang hauptsächlich in der psychiatrischen Diagnostik Anwendung. Es bildet damit gleichzeitig die Grundlage für Befunddokumentationen in ärztlichen Berichten. ➤ Tab. 90.1 gibt eine Übersicht über wichtige Merkmale und Ausprägungen des psychopathologischen Befunds und stellt Bezüge zum Patientenbeispiel her.

Patientenbeispiel (Fortsetzung)

Die Patientin und ihre Familie sind in der Hausarztpraxis bekannt. Die Patientin war bereits zuvor mit der Diagnose Schizophrenie stationär behandelt worden. Sie ist aktuell nicht offen für eine medikamentöse Behandlung. Sie erhält eine Arbeitsunfähigkeitsbescheinigung und kann zögerlich überzeugt werden, sich am Folgetag in der fachpsychiatrischen Praxis vorzustellen (Hausarztvermittlungsfall).

90.3 Ausgewählte psychische Erkrankungen

90.3.1 Bipolare Störungen

Definition Bipolare Störungen weisen im Unterschied zu unipolaren Depressionen hypomanische, manische oder depressive Episoden auf und stellen ein eigenständiges Krankheitsbild dar. Man unterscheidet insbesondere zwei Verlaufsformen: **Bipolar-I-Störung** mit depressiven und manischen Phasen und **Bipolar-II-Störung** mit depressiven und hypomanischen Phasen. Eine Sonderform ist das **Rapid Cycling** mit raschem Phasenwechsel mit mind. 4 einzelnen Episoden pro Jahr **(Bipolar III).** Rezidivierende depressive Störungen ohne Manie, aber mit positiver Familienanamnese werden als **Bipolar IV** klassifiziert (DGBS und DGPPN 2019).

Die depressive Symptomatik bei einer bipolaren Störung entspricht meist der einer depressiven Störung (➤ Kap. 78.2). Ihr Beginn kann schleichend oder plötzlich sein, und sie kann in eine hypomanische oder manische Symptomatik umschlagen.

Kennzeichen manischer Episoden sind gehobene oder gereizte Stimmung, gesteigerte Aktivität, Ruhelosigkeit, vermindertes Schlafbedürfnis, Ablenkbarkeit, übermäßiger Rededrang, Selbstüberschätzung bis hin zum Größenwahn, gesteigerte Libido oder sexuelle Taktlosigkeit.

Eine Hypomanie ist weniger schwerwiegend als eine Manie. Die Betroffenen fühlen sich heiter, sind geistig und körperlich aktiv und haben ein vermindertes Schlafbedürfnis.

Die Erhebung psychischer (Angsterkrankungen, Substanzmissbrauch, ADHS, Essstörungen, Persönlichkeitsstörungen) und somatischer Komorbiditäten (kardiovaskuläre Erkrankungen, metabolisches Syndrom u. a.) ist wichtig für die Therapieplanung. Die fachpsychiatrische Mitbehandlung zur genauen Diagnosestellung und Therapieplanung ist unbedingt erforderlich.

Epidemiologie Die Lebenszeitprävalenz der bipolaren Störung liegt bei etwa 3–5 %. Die Erkrankung beginnt oft bereits im jugendlichen oder jungen Erwachsenenalter. Sie ist durch eine hohe Rezidivrate und einen variablen Verlauf (meist wenige Krankheitsphasen, ca. 10 % mehr als 10 Episoden) gekennzeichnet und führt im längeren Verlauf häufig zu erheblichen psychosozialen Beeinträchtigungen.

Tab. 90.1 Inhalte des psychopathologischen Befunds in Anlehnung an das AMDP-System

Bewusstsein	Verminderung, Eintrübung, Einengung, Verschiebung; quantitative Störung der Fähigkeit, verschiedene Aspekte der eigenen Person oder der Umwelt zu verstehen; Fokussierung auf ein Thema *Patientenbeispiel: Die Patientin kann die Regeln und Normen der hausärztlichen Praxis nicht verstehen.*
Orientierung	Zeitlich, örtlich, situativ, zur Person *Patientenbeispiel: Datumsangabe weicht mehr als 1 Tag von tatsächlichem Datum ab, gegenwärtiger Aufenthaltsort nicht bekannt*
Aufmerksamkeit und Gedächtnis	Auffassungsstörung, Konzentrationsstörung, Merkfähigkeitsstörung, Gedächtnisstörung, Konfabulation, Paramnesien Störung der Fähigkeit, die Bedeutung von Äußerungen oder Texten zu verstehen, verminderte Fähigkeit, sich einem Thema/einer Tätigkeit länger zuzuwenden; Schwierigkeit, sich Informationen über 10 min hinaus zu merken; Gemerktes/Erlerntes kann nicht aus dem Gedächtnis abgerufen werden; Konfabulationen (Erinnerungslücken werden mit wechselnden Einfällen ausgefüllt und für wirklich gehalten), Erinnerungsverfälschungen, Flashbacks, Intrusionen *Patientenbeispiel: Die Patientin hat eine Störung der Merkfähigkeit.*
Formale Denkstörungen	Gehemmt, verlangsamt, umständlich, eingeengt, perseverierend, grübelnd, drängend, ideenflüchtig, vorbeiredend, abreißend, zerfahren-inkohärent Bei formalen Denkstörungen ist der Ablauf der Gedanken gestört, die Form, die Kontrolle über das Denken; z.T. empfinden Patienten dies selbst. *Patientenbeispiel: Die Gedanken der Patientin sind drängend, sie gibt unpassende Antworten, wirkt zerfahren und inkohärent.*
Inhaltliche Denkstörungen	Befürchtungen, Zwänge, Misstrauen, Hypochondrie, Phobie, Zwangsgedanken, Impulse, Zwangshandlungen, Wahnstimmung, Wahnwahrnehmung, Beziehungsideen, überwertige Ideen *Patientenbeispiel: Die Patientin nimmt wahnhaft an, die Kassen würden bei ihr falsch rechnen, das Handy sei gehackt worden.*
Wahrnehmungen	Illusionen (Verkennung von realen Dingen), Halluzinationen, Stimmenhören/Geräusche, optische Eindrücke, Körperempfindungen, Geruchs- oder Geschmackshalluzinationen *Patientenbeispiel: Die Patientin hört ihre Handlungen kommentierende Stimmen.*
Selbstwahrnehmung, Identität, eigener Körper, Zeit, Raum, Umwelt	Ausbreiten, Eingebungen oder Entzug von Gedanken, Fremdbeeinflussung, Derealisation, Depersonalisation *Patientenbeispiel: Die Patientin hat den Eindruck, die Gedanken im Imbissraum werden von anderen gemacht oder beeinflusst.*
Emotionen	Affektstörungen, Ratlosigkeit, Affektarmut, Gefühlslosigkeit, Störung des Vitalitätsgefühls, Affektstarrheit, Affektlabilität, Affektinkontinenz, Ambivalenz-Zwiespältigkeit, Parathymie (Gefühlsausdruck und berichteter Erlebnisinhalt passen nicht zusammen), Deprimiertheit, Hoffnungslosigkeit, Ängstlichkeit, Euphorie, Dysphorie, Gereiztheit, innere Unruhe, klagsame Jammrigkeit, Insuffizienz-, Schuld-, Verarmungsgefühle, vermindertes oder gesteigertes Selbstwertgefühl, Vorhandensein und Stabilität der Emotionen, Ausmaß und Angemessenheit der Emotion, affektive Kontrolle, Schwingungsfähigkeit *Patientenbeispiel: Die Patientin wirkt affektlabil, dysphorisch, ihre Emotionen passen nicht zur Situation.*
Antrieb, Psychomotorik	Antriebsarmut, gesteigerte motorische Unruhe, Parakinese (qualitativ abnorme Bewegungen/Handlungen/Mimik/Sprache), Manieriertheit, Mutismus (wortkarg bis verstummend), Logorrhö *Patientenbeispiel: Die Patientin ist psychomotorisch unruhig und logorrhoisch.*
Zirkadiane Veränderungen	*Bsp.: Befragung des Tagesablaufs sorgt für Klärung, ob dies vorliegt.*
Höher kognitive Veränderungen	Zielgerichtete Entscheidungen treffen, abstraktes Denken, Zeitmanagement, Einsichts- und Urteilsvermögen, Konzept- und Kategorienbildung, Planen, Exekutivfunktionen, Krankheitseinsicht, Krankheitsgefühl, Therapiemotivation *Patientenbeispiel: Komplexere Planungsvorgänge sind der Patientin nicht möglich, und es besteht keine Krankheitseinsicht.*
Soziale Faktoren	Sozialer Rückzug, soziale Umtriebigkeit, dissoziative Symptome, Trance, Fugue, Amnesie *Bsp.: Befragung, wie nähere Bezugspersonen/Angehörige Situationen bewerten.*
Gefährdungen	Aggressivität, Suizidalität, Selbst- und Fremdgefährdung *Bsp.: aktive Befragung des Patienten*

Kursiv: Beispielbefunde/Befund des Patientenbeispiels

Vermutet wird eine multifaktorielle Genese (genetische Komponente, Stress, Persönlichkeitscharakteristika). Bei einem an einer bipolaren Störung erkrankten Elternteil beträgt das Risiko für das Kind 20 %, bei 2 erkrankten Elternteilen 50–60 % (Heritabilität: 60–80 %).

Therapie Wesentliche Behandlungsziele bei bipolarer Störung sind:

- Kontrolle der akuten Symptomatik
- Vorbeugung vor Rückfällen
- Soziale und berufliche Wiedereingliederung

Man unterscheidet Akutbehandlung, Erhaltungstherapie (Fortführung der Behandlung nach Besserung der Symptome zur Verhinderung eines Rückfalls) und langfristige Prophylaxe erneuter Krankheitsepisoden.

MERKE

Die Behandlung einer bipolaren Störung ist eine lebenslange Behandlung.

Die medikamentöse Behandlung erfolgt mit 2 Medikamentengruppen, **Interventionsmedikamenten zur Akuttherapie** und **Stimmungsstabilisierern.**

Zur **Akuttherapie** depressiver Episoden können Antidepressiva (insbesondere SSRI) zum Einsatz kommen. Manische Episoden erfordern i. d. R. eine stationäre psychiatrische Behandlung. Medikament der ersten Wahl zur **Stimmungsstabilisierung und Rezidivprophylaxe** ist Lithium. Darüber hinaus kommen Antiepileptika wie Carbamazepin, Valproat und Lamotrigin sowie neuere Neuroleptika wie Quetiapin und Aripiprazol infrage. Bei alleiniger Therapie mit Antidepressiva ohne Stimmungsstabilisatoren sollte auf das seltene Switch-Syndrom, einen plötzlichen Umschlag der Depression in die Manie, geachtet werden.

Das Monitoring der medikamentösen Therapie umfasst engmaschige Lithiumspiegelkontrollen, Kontrolle der Nierenparameter und Elektrolyte, der Schilddrüsenwerte sowie mehrfach im Jahr Kontrolle der Kreislaufparameter und des Körpergewichts (➤ Kap. 101).

Die leitliniengerechte Behandlung umfasst als wesentliche **nichtmedikamentöse Maßnahmen** die Psychotherapie sowie psychoinformative und soziotherapeutische Maßnahmen; empfohlen wird der Aufbau eines funktionierenden Früherkennungsnetzes im Umfeld des Patienten zur Ergänzung der Behandlung. Regionale Selbst- und Angehörigenhilfeangebote tragen zur langfristigen Stabilisierung bei.

LEITLINIEN

S3-Leitlinie „Diagnostik und Therapie Bipolarer Störungen". AWMF-Registernummer 038-019:

https://www.dgppn.de/_Resources/Persistent/ef9214009e20d260d4f5a6e6932f3fb7f914efbb/S3_Leitlinie%20Bipolar_V2.1_Update_20200504.pdf

90.3.2 Zwangsstörungen

Definition Zwangsgedanken und -handlungen drängen sich gegen den Willen des Patienten auf. Die repetitiven Denk- oder Handlungsabfolgen nimmt der Betroffene als unsinnig, übertrieben, unangenehm, aber eindeutig als seine eigenen Gedanken und Handlungen wahr. Sie dienen der Verhinderung oder Reduktion von Unwohlsein oder dem Vorbeugen von gefürchteten Ereignissen oder Situationen, ohne dazu in einem realistischen Bezug zu stehen. Widerstand gegen die Zwangssymptome ist vergeblich; Leiden und Folgen in Schule und Beruf sowie im sozialen und privaten Leben sind oftmals immens.

Epidemiologie Leichte Zwangsgedanken und -handlungen gehören zur Normalität und sind oft Teil der normalen kindlichen Persönlichkeitsentwicklung.

In der Hausarztpraxis sind manifeste Zwangsstörungen mit einer 12-Monats-Prävalenz von 3,6 % in Deutschland (Jacobi et al. 2014) eher selten primärer Beratungsanlass. Eher zeigen diese Patienten aus Scham eine Tendenz zum Verheimlichen und großen psychischen Energieaufwand, trotz Zwangssymptomen ein hohes Funktionsniveau im Alltag aufrechtzuerhalten. Stattdessen wird das Problem oft von Angehörigen angesprochen.

Diagnostik Bei Verdacht auf Zwangsstörungen oder Konsultation wegen Folgen einer Zwangsstörung (z. B. Exsikkationsekzem bei Waschzwang) ist die Anamnese darauf hinzuleiten.

Hilfreich ist das **Obsessive Compulsive Screening** (Fineberg 2002) mit 5 Fragen:

1. Waschen und putzen Sie sehr viel?
2. Kontrollieren Sie sehr viel?
3. Haben Sie quälende Gedanken, die Sie loswerden möchten, aber nicht können?
4. Brauchen Sie für Alltagstätigkeiten sehr lange?
5. Machen Sie sich Gedanken über Ordnung und Symmetrie?

Symptome zwanghaften Verhaltens können sich auch bei anderen psychischen Erkrankungen zeigen und bedürfen einer differenzialdiagnostischen Abklärung (➤ Tab. 90.2). Darüber hinaus wird die Zwangsstörung häufig von anderen psychischen Erkrankungen begleitet. Diese Komorbiditäten können bereits vor der Zwangsstörung aufgetreten sein oder sich erst im Verlauf der Zwangsstörung entwickeln. So erfüllen 90 % derjenigen, die die Kriterien für eine Zwangsstörung erfüllen, auch die Kriterien für wenigstens eine andere psychische Störung im Laufe ihres bisherigen Lebens (Ruscio et al. 2010).

Therapie Es soll eine störungsspezifische kognitive Verhaltenstherapie (KVT) einschließlich Exposition als Psychotherapie der ersten Wahl angeboten werden, die Strategien zur Rückfallprophylaxe enthalten sollte. Therapieziel ist, dem zwanghaften Verhalten zu widerstehen und mit den dabei entstehenden aversiven Gefühlen (innerer Druck, Angst) umgehen zu lernen. Medikamentöse Begleitbehandlung mit SSRI und (falls damit vertraut) auch Clomipramin ist möglich.

Hausärztliche Aufgaben sind nach differenzialdiagnostischer Abklärung und Erhebung von Komorbiditäten die Psychoedukation und vor allem die Motivation zu spezifischer Therapie, Begleitung des Patienten und ggf. der Angehörigen sowie Koordination des Behandlungsteams.

MERKE

Jedes erstmalige Auftreten einer schweren Zwangssymptomatik erfordert eine somatische und neurologische Abklärung. Psychische und somatische Komorbiditäten sind häufig und können die ambulante Behandlung erschweren.

LEITLINIEN

S3-Leitlinie „Zwangsstörungen". AWMF-Registernummer 038-017:

https://register.awmf.org/de/leitlinien/detail/038-017

90.3.3 Persönlichkeitsstörungen

Definition Bei Persönlichkeitsstörungen weichen Verhalten, Gefühle und Denkmuster des Patienten dauerhaft (> 2 Jahre) deutlich von denen der soziokulturellen Umgebung ab. Die Persönlichkeits-

Tab. 90.2 Differenzialdiagnostische Abwägung von Symptomen zwanghaften Verhaltens (modifiziert nach S3-Leitlinie Zwangsstörungen)

Erkrankung	Unterschied zu Zwang	Beschreibung
Depression (➢ Kap. 78.2)	Grübeln – keine Linderung des inneren Leides durch Handlungen oder Gedanken	Häufigste Komorbidität, als eigenständige Erkrankung oder als Folge der Belastung durch eine Zwangsstörung
Ängste (➢ Kap. 78.1)	Wiederkehrende Ängste, aber keine Rituale, keine Entlastungen durch Ausführung des vermeintlichen „Zwangs"	Hohe Komorbidität, Vermeidung steht im Zentrum
Suchtverhalten (nicht stoffgebunden: Kaufsucht, Spielsucht) (➢ Kap. 79)	Entsteht oft aus einer inneren Leere, negativen Emotionen; Patienten benötigen den „Kick"	Suchtstoffgebrauch zur Abwehr des inneren Drucks
Essstörungen	Zwanghafte Symptome auf Essen beschränkt	Persönlichkeit ist gekennzeichnet durch hohe Norm- und Leistungsorientierung, Perfektionismus, pathologische kognitive Selbstwahrnehmung mit Gefühlen der Unzulänglichkeit und Scham
Zwanghafte Persönlichkeitsstörung	Ich-synton (das zwanghafte Verhalten passt zum allgemeinen Charakter des Menschen, wird subjektiv als „stimmig"/nicht fremd erlebt), keine misslingenden Widerstandsversuche; stabiles Muster, rigide starre Haltungen, wenig Veränderungsmotivation	Verhaltensweisen kongruent zum Charakter
Impulskontrollstörungen, Tic/Tourette-Syndrom, Trichotillomanie, Kleptomanie	Keine Entlastung, keine Intentionalität, Gedanken nicht zwingend aversiv	ICD-11: Zwangsspektrumstörung unter körperbezogenen repetitiven Verhaltensweisen
Schizophrenie (➢ Kap. 90.3.4)	Oft sehr bizarr, Gefühl der Beeinflussung, des Gemachtwerdens, weitere formale und inhaltliche Denkstörungen	30 % Lebenszeitprävalenz bei schizophrenen Patienten, nicht immer vollständig der Definition gehorchend; **cave:** typische Antipsychotika können Zwangssymptome auslösen
Medikamentennebenwirkung	Dopaminergenen Substanzen folgend	Parkinson-Krankheit, Restless-Legs-Syndrom
Neuropsychiatrische Erkrankungen	Stärkere weitere kognitive Beeinträchtigung, ätiologischer Zusammenhang	–
Autismus	Zugleich schwere Kommunikationsstörung	Hohe Komorbidität; Vermeidung seht im Zentrum
Bipolare Störungen (➢ Kap. 90.3.1)	–	Komorbidität möglich, bei Verschlechterung der depressiven Episode oder Besserung der Manie Bei phasenweise auftretenden Zwängen an bipolare Störungen denken!

züge sind unflexibel, führen zu Funktionseinbußen und Leid beim Betroffenen und/oder bei Dritten. Die Suizidgefahr ist oft erhöht.

Man beschreibt heute Dimensionen von Persönlichkeiten mit fließenden Übergängen von akzentuierten Persönlichkeitszügen hin zu leichten bis schweren Fixierungen und damit Persönlichkeitsstörungen.

- **Cluster A** (sonderbar, exzentrisch): schizoide, paranoide (in allem etwas Feindliches erwartende) Persönlichkeitsstörung
- **Cluster B** (dramatisch-emotional): Borderline-Persönlichkeitsstörung, narzisstische Persönlichkeitsstörung, dissoziale Persönlichkeitsstörung
- **Cluster C:** ängstliche, zwanghafte und abhängige Persönlichkeitsstörung

Ihnen ist gemeinsam, dass das Selbst (Identität, Selbst- und Objektwahrnehmung, Selbstwert, Gefühls- und Selbststeuerung, Bindungsfähigkeit, Perspektivwechsel) unzureichend oder weniger gut strukturiert ist.

Patienten mit schweren Persönlichkeitsstörungen erfordern oft dringende oder notfallmäßige Versorgung. Trotz bester Absichten findet sich der Behandler plötzlich in aversiven Affekten zum Patienten, ohne dass er sich bewusst ist, dass seine Gefühle im Rahmen der Abwehr von negativen Gefühlen eigentlich die des Patienten sind. Die dysfunktionalen Denk- und Verhaltensmuster der Patienten führen zu unbewussten Interaktionen, sodass das Gegenüber sich letztendlich so verhält, wie es der dysfunktionalen „Denke" entspricht (Abwehr der projektiven Identifizierung).

Sie können das therapeutische Team einer Praxis gegeneinander aufbringen.

Eine besondere Stellung nimmt die **Borderline-Persönlichkeitsstörung** ein, die mit affektiver Instabilität, besonderer Empfindlichkeit für Zurückweisung und Verlassenwerden, Impulsivität (selbstschädigendes Verhalten, Suiziddrohungen, Wutausbrüche, Drogenmissbrauch, Alkohol- und Essensexzesse ohne die Fähigkeit der Selbstregulation; oft für das Umfeld plötzlich und nicht vorhersehbar), Instabilität der Selbstwahrnehmung, der sexuellen Präferenz und Zukunftsplanung einhergeht.

Epidemiologie Persönlichkeitsstörungen haben eine 12-Monats-Prävalenz von 10–12 %, die Borderline-Persönlichkeitsstörung tritt am häufigsten auf. Komorbiditäten mit weiteren psychischen Störungen sind besonders bei der Borderline-Persönlichkeitsstörung hoch (70 % Depression, 90 % Angststörungen, 30 % posttraumatische

Belastungsstörung, 20 % ADHS, 50 % Suchterkrankungen), auch somatische Komorbiditäten sind häufiger (Herpertz et al. 2022).

Besonderheiten im ärztlichen Patientengespräch Wichtig ist eine konstruktive Haltung des Arztes gegenüber dem Patienten mit Persönlichkeitsstörungen: Durch Empathie, Akzeptanz und Respekt, Loyalität, Verlässlichkeit, Wahrung von Grenzen und Autonomiebedürfnissen kann Beziehungswünschen des Patienten begegnet werden.

Hausärztliche Aufgabe ist das stabile Angebot von Konsultationen als Struktur und die Koordination der Versorgung gemeinsam mit einem Behandlerteam, das u. a. aus Psychiatrie, Psychotherapie und Soziotherapie besteht.

LEITLINIEN

S3-Leitlinie „Psychosoziale Therapien bei schweren psychischen Erkrankungen". AWMF-Registernummer 038-020:

https://register.awmf.org/de/leitlinien/detail/038-020

90.3.4 Schizophrenie

Definition Die Schizophrenie ist durch eine grundlegende Störung von Denken und Wahrnehmung, durch Wahn, Halluzination, inadäquate oder verflachte Affekte und desorganisiertes Verhalten gekennzeichnet. Die wichtigsten psychopathologischen Phänomene (Positivsymptome) sind Ich-Störungen, Denkstörungen, Wahnwahrnehmungsstörungen und akustische Halluzinationen. Oft werden nach dem Abklingen der positiven Symptomatik Affektausdrucksstörungen (Negativsymptome) gesehen: verminderte Willenskraft, verminderter emotionaler Ausdruck, Verarmung des Sprachinhalts, Freudlosigkeit und sozialer Rückzug.

Der Verlauf der schizophrenen Störungen kann entweder kontinuierlich-episodisch mit zunehmenden oder stabilen Defiziten sein, oder es können eine oder mehrere Episoden mit vollständiger oder unvollständiger Remission auftreten. Das Rezidivrisiko nach initialer Remission ist sehr hoch (80 %).

Epidemiologie Die Lebenszeitprävalenz, d. h. das Risiko, im Laufe des Lebens an Schizophrenie zu erkranken, liegt in internationalen Studien im Median bei 4,8–7,2/1.000 Einwohner (DGPPN 2019). Die erste psychotische Episode tritt meist im Verlauf des dritten Lebensjahrzehnts auf (Männer etwas häufiger und früher als Frauen). Das Erkrankungsrisiko bei schizophrenen Verwandten ist erhöht. Ätiologisch gibt es verschiedene Hypothesen: Dem Vulnerabilitäts-Stress-Modell kommt sicher eine wesentliche Bedeutung zu, insbesondere auch bei Therapieplanung und Unterstützung in der Remission in der Hausarztpraxis.

Diagnostik In der Mehrzahl der Fälle geht der ersten akuten Krankheitsphase eine Prodromalphase voraus, die Monate oder sogar Jahre dauern kann und mit sozialen Auffälligkeiten, Vernachlässigung der Selbstversorgung und Veränderungen der Emotionen verbunden ist und zunächst zu Fehlinterpretationen (z. B. „Adoleszentenkrise" im privaten, schulischen oder beruflichen Umfeld) führen kann. Der Patient wirkt seltsam, oft kommt es in dieser Phase oder mit dem Beginn erster psychotischer Symptome zu hausärztlichen Konsultationen.

Schildert der Patient ein wahnhaftes Erleben, ist seine Erfahrung nicht korrigierbar; Versuche der Korrektur sollten vermieden werden. Vielmehr gilt es, durch Befragen einfühlsam das Wahnsystem des Patienten zu erkunden. Dabei können o. g. formale und inhaltliche Denkstörungen wahrgenommen werden (➤ Tab. 90.1). Typisch sind neurokognitive Defizite (Einschränkungen in Aufmerksamkeit, Gedächtnis, Exekutivfunktion), aber auch diffuse neurologische Veränderungen (Bewegungsstörungen, Blicksakkaden) und vegetative Störungen (Hyper- oder Hyposalvation, Tachy- und Bradykardien, Schlafrhythmusstörungen, Obstipation/Diarrhö, Libido- und Potenzstörung) können vorkommen.

Differenzialdiagnostisch sollen Epilepsie, Tumoren, Schädel-Hirn-Trauma, zerebrovaskuläre Erkrankungen, ZNS-Infektionen (Herpes-Enzephalitis, Neurosyphilis), AIDS, Autoimmunerkrankungen, Vitaminmangel (B_{12}), Intoxikation und v. a. Psychostimulanzien und Entzugssymptome bedacht werden. Medikamente, die zu psychotischen Symptomen führen können, sind in ➤ Tab. 90.3 aufgelistet.

Eine organische Differenzialdiagnostik soll bei jeder neu aufgetretenen psychotischen Symptomatik erfolgen. Folgende Faktoren können klinische Hinweise auf eine organische Genese der psychotischen Symptomatik geben:

- Früher und akuter Beginn
- Fokalneurologische Symptome, Bewusstseinseintrübung, epileptische Anfälle
- Ausgeprägte kognitive Defizite, subakute (innerhalb von 3 Mon.) Merkfähigkeitsstörungen als führendes Symptom, die nicht mit den für die Schizophrenie bekannten Symptomen vereinbar sind

Tab. 90.3 Beispiele für Medikamente, die ein sekundäres psychotisches Syndrom induzieren können (adaptiert nach S3-Leitlinie Schizophrenie 2019, Zielasek und Gaebel 2016).

Medikamentengruppe	Beispiele
ZNS-wirksame Medikamente	L-Dopa und andere dopaminerge Medikamente, Anticholinergika, Triptane
Kardiovaskuläre Medikamente	Digoxin, Clonidin, Methyldopa, Betablocker, ACE-Inhibitoren, Angiotensin-II-blockierende Medikamente, Kalziumkanalblocker, Diuretika, Statine
Gastroenterologische Medikamente	Metoclopramid, H2-Blocker, Pantoprazol
Hormonpräparate	L-Thyroxin, orale Kontrazeptiva, Steroide
Analgetika	Nichtsteroidale Antiphlogistika, Opioide
Antiinfektiva	Sulfonamide, Chinolone, Clarithromycin, Amoxicillin, Cephalosporine, Metronidazol, Chloroquin, Isoniazid, Zovirax
Immunsuppressiva, Immunmodulatoren	Kortikosteroide, Methotrexat, Vincristin, Ifosfamid, Cyclosporine, 4-Fluorouracil, Cisplatin, Doxorubicin, Cyclophosphamid

- Verwirrtheit
- Optische Halluzinationen
- Psychomotorische Symptome (inkl. Katatonie)
- Fluktuierender Verlauf der Erkrankung
- Frühe Therapieresistenz
- Fluktuierende Psychopathologie
- Komorbide Entwicklungsverzögerung/-störung
- Fieber, Exsikkose

Die exakte Diagnostik und Therapieplanung bei Schizophrenie obliegt den psychiatrischen Gebietsärzten.

Therapie Der Verlauf einer Schizophrenie kann durch eine gebietsärztliche Therapie, eine Kombination von medikamentöser Therapie, Psychotherapie und anderen therapeutischen Verfahren positiv beeinflusst werden. Viele Patienten werden anfänglich stationär behandelt und dann ambulant weiter betreut, sodass das Monitoring der medikamentösen Therapie, die Früherkennung von Rezidiven und die Koordination der multiprofessionellen Versorgung bedarfsgerecht eine hausärztliche Aufgabe werden. Die oft beeinträchtigte Interaktion der Betroffenen mit ihrer Umwelt und die beeinträchtigte Alltagsgestaltung, Selbstfürsorge und Arbeitsfähigkeit können in Kooperation mit einer psychiatrischen Institutsambulanz oder mit dem fachpsychiatrischen Behandler psychotherapeutisch (Verarbeiten des Krankheitserlebens, Bewältigung von Lebensproblemen, Gruppentherapie zur Psychoedukation und Stärkung der Adhärenz) und durch soziotherapeutische Maßnahmen (Arbeits- und Beschäftigungstherapien, Unterstützung bei der Strukturierung der Tagesabläufe oder berufsrehabilitierende Maßnahmen auch unter Einbeziehung des sozialen Umfelds) zur Rezidivprophylaxe und Vermeidung sozialer Folgeschäden (➤ Kap. 90.4) behandelt werden. Kognitiver und emotionaler Stress und Überforderungssituationen sind zu vermeiden. Bei der Behandlung kognitiver Einschränkungen (Einbußen der Aufmerksamkeit, des Arbeitsgedächtnisses und des planerischen Vermögens) kann kognitive Rehabilitation (verhaltenstherapeutische und computergestützte Trainingsmaßnahmen) zur Verbesserung der Funktionen beitragen (Krankheitseinsicht und Beziehungs- und Funktionsfähigkeit in verschiedenen sozialen Rollen, Ermöglichung beruflicher Wiedereingliederung).

Medikamentöse Therapie Insbesondere in einer akuten psychotischen Phase wird zur raschen Reduktion der produktiven Symptomatik ein Antipsychotikum (früher Neuroleptika) verordnet (einzeln oder in Kombination). Die Behandlung in dieser Krankheitsphase wird stationär oder gebietsärztlich veranlasst. Vielfach werden **atypische Antipsychotika** der 2. Generation eingesetzt. Wirkstoffe aus dieser Gruppe (Risperidon, Olanzapin u. a.) weisen im Gegensatz zu vielen klassischen Antipsychotika weniger Nebenwirkungen auf die Körpermotorik auf. Allerdings gilt es, auf die mögliche Gewichtszunahme als Nebenwirkung und auf das erhöhte Risiko der Entwicklung eines metabolischen Syndroms zu achten.

Die Auswahl des Präparats sollte danach ausgerichtet werden, ob es ggf. bereits positive Vorerfahrungen des Patienten damit gibt, welches Nebenwirkungsspektrum zu erwarten ist und wie die somatische Gesundheit des Patienten ist. Ein EKG und Laborkontrollen sind vor erster Gabe und im Verlauf entsprechend den Vorgaben zum jeweiligen Präparat erforderlich. Die Dosierung sollte möglichst niedrig begonnen und ggf. bei Verträglichkeit gesteigert werden.

MERKE
Ältere Patienten benötigen meist eine deutlich niedrigere Dosis und langsameres Aufdosieren eines Psychopharmakons *(Start low, go slow).*

Eine wesentliche Besserung der psychotischen Beschwerden tritt oft erst nach einigen Wochen ein. Daher sollte die Wirkung über 4 bis 6 Wochen beobachtet werden, bevor auf ein anderes Präparat umgestellt wird. Mit dem Nachlassen der Symptome wird die Dosis meist in kleinen Schritten reduziert. Ist die Symptomatik ganz abgeklungen, sollte zur Rezidivprophylaxe eine Erhaltungsdosis für 1 bis 2 Jahre gegeben werden, da sonst ein hohes Rückfallrisiko besteht. Bei Patienten mit Schizophrenie mit mehreren Rückfällen werden Antipsychotika auch über längere Zeit empfohlen, bei chronischem Verlauf sogar dauerhaft. Eine gute Adhärenz ist für die erfolgreiche Behandlung von hoher Bedeutung und kann im hausärztlichen Setting durch eine oft langjährige vertrauensvolle Arzt-Patient-Beziehung und niedrigschwellige Erreichbarkeit gefördert werden.

90.3.5 Psychische Störungen organischer Ursache

Statt der veralteten Bezeichnung „Hirnorganisches Psychosyndrom (HOPS)" werden psychische Störungen im Rahmen einer körperlichen Erkrankung als akute organische Psychose bezeichnet.

Psychische Störungen organischer Ursache können sich sowohl als langsam entwickelnde Wesensveränderungen als auch als plötzlich auftretende Verwirrtheitszustände (Auffassungsstörungen, sehr inadäquate Affektzustände, schizoaffektive Syndrome, Wahneinfälle, apathische/katatone Zustände, Delir) präsentieren und sind immer Anlass für eine sofortige stationäre Abklärung.

Oft ist der somatische Grund der hirnorganischen Veränderungen als Erklärung ausreichend (SHT, Medikamentennebenwirkung, Hypo- und Hyperthyreosen, Cushing-Syndrom, Addison-Krankheit, Phäochromozytom, Porphyrie, Epilepsie, psychotroper Substanzgebrauch, akute Intoxikationen, Entzug).

Seltene, aber wichtige **Differenzialdiagnosen** sind:

- Enzephalitis (akute disseminierte Enzephalomyelitis [ADEM], parainfektiöse, postvakzinelle, autoimmune Enzephalitis)
- Meningitis
- Zerebrovaskuläre Ereignisse (Kopfschmerzen, neurologische Störung)
- Multiple Sklerose
- Tumorerkrankungen mit zerebraler Manifestation
- Systemischer Lupus erythematodes

Wesensveränderungen und Gedächtnisstörungen (Einbußen des Lernens, Behaltens und des Abrufs von Gedächtnis- und Planungsleistungen) sowie kognitive Störungen sollten grundsätzlich auch einer somatischen Diagnostik zugeleitet werden (Demenz ➤ Kap. 77).

90

LEITLINIEN

- S2e-Leitlinie „Diagnostik und Therapie von exekutiven Dysfunktionen bei neurologischen Erkrankungen". AWMF-Registernummer 030-125:

  https://register.awmf.org/de/leitlinien/detail/030-125

- S2e-Leitlinie „Diagnostik und Therapie von Gedächtnisstörungen bei neurologischen Erkrankungen". AWMF-Registernummer 030-124:

  https://register.awmf.org/de/leitlinien/detail/030-124

LEITLINIEN

S3-Leitlinie „Psychosoziale Therapien bei schweren psychischen Erkrankungen". AWMF-Registernummer 038-020:

https://register.awmf.org/de/leitlinien/detail/038-020

90.4 Hilfen für Menschen mit schweren psychischen Erkrankungen

Eine Vielzahl von Institutionen und Finanzierungsträgern (z. B. gesetzliche Krankenversicherung, Renten- und andere Sozialversicherungsträger, öffentliche Hand, Kirchen) sowie eine unterschiedliche Organisation und Budgetierung des ambulanten und stationären Versorgungssektors bestimmen das Versorgungssystem (➤ Kap. 9). Die Zersplitterung der Zuständigkeiten stellt ein großes Problem dar.

Die Einschätzung des Unterstützungsbedarfs richtet sich nicht in erster Linie nach der ICD-Diagnose, sondern nach der **Internationalen Klassifikation der Funktionsfähigkeit, Behinderung und Gesundheit** (ICF [https://icd.who.int/dev11/l-icf/en]).

In der **Integrierten Versorgung** (IV) können Leistungen mehrerer Anbieter zusammengefasst werden, mit dem Ziel einer besseren Ausgestaltung der Schnittstellen zwischen stationärer psychiatrischer bzw. psychotherapeutischer und ambulanter Behandlung. Dazu haben die Krankenkassen Verträge mit Psychiatern, Psychotherapeuten, MVZ, jedoch i. d. R. nicht (!) mit Hausärzten geschlossen. Oft bleibt es dem Hausarzt überlassen, sich um eine angemessene Anbindung zu kümmern, da die Versorgung mit ambulanten Psychiatern den Bedarf nach wie vor nicht deckt.

Niedrigschwellige kommunale, private und kirchliche Angebote (➤ Kap. 90.4.4) sind lokal sehr verschieden organisiert. Ob bereits wegen Grundsicherung und/oder Arbeitsförderung das Bundesamt für Arbeit, das Berufsförderungswerk, das Bildungswerk, der Integrationsfachdienst, Inklusionsfirmen u. Ä. in die Kostenübernahme involviert sind, ist jeweils individuell zu erfragen.

Schwere psychiatrische Erkrankungen erfordern oft langwierige Behandlungen. Die allmähliche Reduktion von Symptomen und Funktionseinschränkungen sind das langfristige Ziel. Für eine möglichst weitgehende *Recovery* haben Leamy et al. (2011) **5 CHIME-Faktoren** identifiziert: *Connectedness* (Verbundenheit), *Hope* (Hoffnung/Optimismus), *Identity* (Identität, z. B. Überwindung von Stigma), *Meaning in life* (Sinnfindung) und *Empowerment* (z. B. Verantwortungsübernahme, Kontrolle, Fokus auf Stärken) als Prozessvariablen.

90.4.1 Leistungen der ambulanten, teilstationären und stationären Behandlung sowie der Pflege

Bei der Auswahl von Behandlungs- und Unterstützungsangeboten gilt: „ambulant vor stationär".

Ambulante ärztliche und nicht ärztliche Versorgungsleistungen

Hausärzte sind meist die erste Anlaufstelle für psychisch kranke Menschen und somit auch in die Diagnostik und Behandlung schwerer und chronischer psychischer Krankheiten involviert. Sie stellen die Weichen im psychiatrisch-psychotherapeutischen Versorgungssystem und führen meist die somatische und medikamentöse Begleitbehandlung durch.

Einschätzungen des Unterstützungsbedarfs sollten nach ICF (s. o.) vorgenommen werden. Der Schweregrad der psychischen Störung wird außerdem mit dem *Global Assessment of Functioning* (GAF-Skala) beschrieben (KBV: GAF-Skala erklärt).

Hausärztliche Aufgaben sind das Sortieren und Differenzieren der persönlichen Probleme des Patienten, Annehmen der Beschwerden *(Containing)*, Übersetzung seines Empfindens in das medizinische System (z. B. in Form der F-Diagnosen) sowie Intervention, Ressourcenidentifizierung und -bewusstmachen und ggf. Weiterleitung. Nach Überweisung an Psychiater, Nervenarzt, Neurologen und Psychotherapeuten ist der Hausarzt weiter involviert (Somatik, Medikamente, Familienangehörige etc.).

Die Aufgabenverteilung zwischen Neurologen, Nervenärzten und Psychiatern (mit oder ohne) Psychotherapiezulassung und ärztlichen oder psychologischen Psychotherapeuten ist fließend. Psychotherapeuten behandeln nach der Psychotherapierichtlinie des G-BA (Bundesanzeiger 2020). Zur Versorgungsbedarfsklärung sind 6 mal 25 min Sprechstundenkontakt möglich, gefolgt von 2 Probesitzungen Psychotherapie. Der Patienten erhält vom Psychotherapeuten ein Informationsblatt über Psychotherapie (PTV10) und eine individuelle Information und Empfehlung (PTV11). Anschließend kann der Patient zusammen mit dem Therapeuten einen Antrag auf Psychotherapie als Akut- oder Kurzeit- oder Langzeittherapie stellen (PTV1+2), Letztes mit Prüfung der Indikation und der Kostenübernahme der Krankenkasse durch einen Gutachter (entsprechend PTV3+4+5+8). Bei der Indikation „Substanzmissbrauch" muss der Missbrauch nach der 10. Therapiestunde beendet sein.

Die fachpsychiatrische Betreuung kann von niedergelassenen Psychiatern, Nervenärzten oder psychiatrischen Institutsambulanzen übernommen werden.

Koordinierte Versorgung für schwer psychisch Erkrankte Insbesondere für schwer psychisch erkrankte Erwachsene mit einem komplexen ärztlichen wie therapeutischen Behandlungsbedarf gibt es das Angebot einer berufsgruppenübergreifenden, koordinierten und strukturierten Versorgung (Vernetzung der benötigten Gesundheitsberufe: Psychiatrie, Psychotherapie, psychosomatische Medizin, Neurologie, mind. eine stationäre Einrichtung sowie Ergotherapie, Soziotherapie, psychiatrische häusliche Krankenpflege) inkl. Hilfen bei Wechsel zwischen stationärer und ambulanter Versorgung. Hausärzte können gemäß der KSVPsych-Richtlinie (Bundesanzeiger 2021) nicht die koordinierende Rolle übernehmen.

Nicht ärztliche Versorgung (im Rahmen von SGB V)

Ambulante Unterstützung kann auch durch die im Folgenden genannten, nicht ärztlichen medizinischen Angebote erreicht werden.

Psychiatrische häusliche Krankenpflege Hausärzte dürfen für einen begrenzten Zeitraum von 6 Wochen psychiatrische häusliche Krankenpflege verordnen, wenn eine fachärztlich gesicherte Diagnose vorliegt, die nicht älter als 4 Monate ist (Bundesanzeiger 2018; KBV: GAF-Skala erklärt; KBV: Häusliche Krankenpflege).

Innerhalb dieser Zeit muss eine Weiterverordnung der psychiatrischen häuslichen Krankenpflege (i. d. R. für insgesamt 4 Mon.) durch Fachgebietsärzte erfolgen.

Soziotherapie Schwer psychisch kranke Menschen können oft nicht selbstständig ihnen zustehende Leistungen in Anspruch nehmen (Störungen von Antrieb, Ausdauer, Belastbarkeit, strukturiertem Denken, Kontaktfähigkeit etc.). Soziotherapie nach § 37a SGB V soll es diesen Patienten ermöglichen, ärztliche oder psychotherapeutische Behandlungsangebote in Anspruch zu nehmen, Krankenhausbehandlung zu vermeiden oder zu verkürzen. Fachgebietsärzte, nicht aber Hausärzte, können bei Bedarf Soziotherapie verordnen (KBV: GAF-Skala erklärt). Der vom soziotherapeutischen Leistungserbringer zu erstellende Betreuungsplan hat die häusliche, soziale und berufliche Situation des Patienten zu berücksichtigen und kann zur Unterstützung Familienangehörige und den Freundes- und Bekanntenkreis einbeziehen (Arbeit im sozialen Umfeld).

Ergotherapie Unterstützt in ihrer Handlungsfähigkeit eingeschränkte oder von Einschränkung bedrohte Patienten in den Bereichen Selbstversorgung, Produktivität und Freizeit. Dies erfolgt insbesondere durch:

- **Sensomotorisch-perzeptive Behandlung** (auch bei Autismus, ADS/ADHS sowie Entwicklungs- und Verhaltensstörungen)
- **Psychisch-funktionelle Behandlung**
- **Hirnleistungstraining und neuropsychologisch orientierte Behandlung**

Die Verordnung kann nur aufgrund einer psychiatrischen, neurologischen oder psychotherapeutischen Eingangsdiagnostik erfolgen (KBV: Heilmittelverordnung).

Stationäre Versorgungsleistungen

Zuständig für die Sicherstellung der psychiatrischen Versorgung sind die **Landkreise und kreisfreien Städte.** Sie haben neben der stationären Behandlung (KBV: Verordnung von Krankenhausbehandlung) auch Angebote der nicht klinisch-stationären, der teilstationären und der ambulanten Versorgung, einschließlich der Hilfen in Krisensituationen, der Prävention und Rehabilitation sowie der sozialen und pädagogischen Dienste vorzuhalten.

Die stationsäquivalente psychiatrische Behandlung umfasst eine psychiatrische Behandlung im häuslichen Umfeld durch mobile, ärztlich geleitete multiprofessionelle Behandlungsteams.

Im Bereich der Psychiatrie und Psychosomatik einschließlich der Kinder- und Jugendpsychiatrie sind Tageskliniken sozialtherapeutisch und psychotherapeutisch ausgerichtete Einrichtungen, in denen Patienten tagsüber behandelt werden, wenn sie fähig sind, in der übrigen Zeit in der eigenen Wohnung zurechtzukommen.

Ist es einem Patienten nicht möglich, eine erforderliche ambulante Behandlung seiner Krankheit oder Behinderung aufzunehmen oder fortzusetzen, hat ihm der Sozialpsychiatrische Dienst der Kommune eine geeignete Behandlungsmöglichkeit zu vermitteln und die Aufnahme der Behandlung zu unterstützen.

90.4.2 Leistungen zur Rehabilitation

Medizinische Rehabilitationsmaßnahmen werden fachärztlich geleitet und von multiprofessionellen Teams in besonders qualifizierten und spezialisierten ambulanten (10 %) und stationären (90 %) Einrichtungen durchgeführt. Die Rentenversicherung zahlt bei sozialabgabenpflichtig Beschäftigten, die Krankenkasse bei Patienten, die noch nie sozialversichert waren oder berentet sind.

Stationäre medizinische Rehabilitation

Speziell ausgerichtete Rehabilitationskliniken (oft mehr auf affektive Störungen ausgerichtete Einrichtungen) behandeln Menschen zwar auch mit schweren psychischen Erkrankungen, derartige Indikationen sind allerdings dort eher die Ausnahme. Frauen nehmen häufiger eine Behandlung (meist wegen affektiver Störungen, v. a. Depressionen) in Anspruch als Männer (meistens wegen Störungen durch psychotrope Substanzen, i. d. R. Alkoholabhängigkeit).

Rehabilitationseinrichtungen für psychisch kranke und behinderte Menschen

Patienten mit schweren psychischen Erkrankungen (v. a. Schizophrenie, schizotype und wahnhafte Störungen, affektive und schwere Persönlichkeits- sowie Verhaltensstörungen sowie „Schädigungen" psychischer Funktionen) können in Rehabilitationseinrichtungen für psychisch kranke und behinderte Menschen (RPK) eine integrierte medizinisch-berufliche Rehabilitation in kleineren, möglichst wohnortnahen, überwiegend stationären Einrichtungen mit dem Ziel der Rehabilitation und Teilhabe am Arbeitsleben durchlaufen.

Die Diagnostik basiert auf der ICF, die Behandlung erfolgt anhand eines individuellen und stets zu modifizierenden Rehabilitationsplans.

Für die Leistungen in der RPK ist entweder der Rentenversicherungs- oder der Krankenversicherungsträger zuständig; für Leistungen zur Teilhabe am Arbeitsleben der Rentenversicherungsträger oder auch die Bundesagentur für Arbeit, sofern nicht ein anderer Rehabilitationsträger nach § 6 SGB IX zuständig ist. Daneben können im Einzelfall z. B. die Beihilfe oder private Versicherungen die Kosten übernehmen. Die Antragstellung erfolgt zunächst an die Krankenversicherung.

Tagesklinische Rehabilitation

Die Stärke der tagesklinischen Behandlung liegt in der kontinuierlichen Integration in das soziale Umfeld des Patienten. Voraussetzung für eine tagesklinische Reha-Behandlung ist eine stabile soziale Lebenssituation, in der eine stabile (z. B. abstinente) Lebensführung möglich ist. Die Tagesklinik wird i. d. R. werktags besucht. Gespräche mit Angehörigen und Arbeitgebern sind möglich. Beratung zum Arbeitsplatz, Angehörigenberatung etc. und Behandlung sind eng verzahnt.

Berufliche Rehabilitation

Neben den o. g. RPK und beruflichen Trainingszentren (BTZ) gibt es ein breites Spektrum an Leistungen zur Teilhabe am Arbeitsleben und ein umfassendes System von Einrichtungen und Angeboten zur beruflichen Rehabilitation psychisch kranker Menschen (Leistungen zur beruflichen Eingliederung, berufliche Ausbildung und Weiterbildung).

Arbeitsrehabilitative Programme arbeiten i. d. R. nach dem Prinzip *First train, then place* (zunächst vorbereitende Arbeitstrainingsmaßnahmen im geschützten Rahmen, dann Arbeitsstelle auf dem freien Arbeitsmarkt). Bei dem zweiten Ansatz *(First place, then train)* werden Patienten zunächst auf einem Arbeitsplatz des ersten Arbeitsmarkts platziert und vor Ort durch einen Jobcoach unterstützt.

Die Kostenzuständigkeit für die verschiedenen rehabilitativen Leistungen richtet sich nach den Spezialvorschriften der verschiedenen Teile des Sozialgesetzbuchs. (➤ Kap. 14).

Angebote beruflicher Rehabilitation für Menschen mit schwerer psychischer Erkrankung gibt es bei Integrationsfachdiensten, Inklusionsfirmen, Zuverdienstangeboten, Rehabilitationseinrichtungen für psychisch Kranke (RPK), Berufstrainingszentren (BTZ), Tagesstätten und Tagesförderstätten, Berufsbildungs- und Arbeitsbereichen in den Werkstätten für behinderte Menschen (WfbM).

Bei der stufenweisen Wiedereingliederung nach dem Hamburger Modell (KBV: Stufenweise Wiedereingliederung in das Erwerbsleben) soll die Rückkehr an den Arbeitsplatz ermöglicht werden, auch wenn weiterhin eine Behandlung notwendig ist. Der Arbeitnehmer soll schonend, aber kontinuierlich an die Belastung seines Arbeitsplatzes herangeführt werden. Während einer stufenweisen Wiederaufnahme der Arbeit besteht die Arbeitsunfähigkeit fort. Der Plan der Wiedereingliederung soll in vertrauensvoller Zusammenarbeit zwischen Versichertem, behandelndem Arzt, Arbeitnehmervertretung, Arbeitgeber, Betriebsarzt, Krankenkasse und ggf. dem Medizinischen Dienst erfolgen.

90.4.3 Leistungen zur Teilhabe

Leistungen zur Teilhabe sind im SGB IX beschrieben. Das neu entwickelte Bundesteilhabegesetz (BTHG) regelt die personenzentrierte Unterstützung in Form von Assistenzleistungen „zur selbstbestimmten und eigenständigen Bewältigung des Alltags einschließlich Tagesstrukturierung“ und zur Teilhabe am sozialen Leben. Zentral ist hier die Eingliederungshilfe. Das BTHG stärkt die Rechte der Menschen mit Behinderung und übergibt ihnen damit aber auch die Aufgabe, ihre Rechte wahrzunehmen.

90.4.4 Niedrigschwellige Angebote

Aufgaben, Ziele und Verpflichtungen von Beratungsstellen mit unterschiedlichen Aufgabenschwerpunkten sind gesetzlich verankert; die Umsetzung erfolgt oft länderspezifisch (regionale Zuständigkeiten und Einrichtungen vor Ort teilen die Gesundheitsämter und Kommunen mit; ➤ Tab. 90.4).

90.4.5 Betreuung nach Betreuungsrecht

Die Betreuung nach Betreuungsrecht unterstützt erwachsene Personen, die aufgrund einer Krankheit oder Behinderung ihre Angelegenheiten ganz oder teilweise nicht besorgen können. Es kann sich dabei z. B. um Vermögens-, Renten- oder Wohnungsangelegenheiten, Fragen der Gesundheitsfürsorge oder des Aufenthalts handeln. Die Rechtsfürsorge nach dem Betreuungsgesetz zum Wohl der betroffenen Person tritt nur unter bestimmten Voraussetzungen in Kraft (§ 1894 Abs. 1 BGB): dem Vorliegen von Krankheit oder Behinderung *und* eine darauf beruhende Unterstützungsbedürftigkeit. Gegen den Willen einer volljährigen Person darf ein Betreuer nicht bestellt werden, wenn die Person ihren Willen frei bilden kann.

Für alle Bereiche des Betreuungsrechts gilt der Grundsatz der Erforderlichkeit bei Bestellung eines Betreuers durch das Betreuungsgericht für Umfang, Dauer und Auswirkungen der gerichtlichen Maßnahmen und Betreuung. Spätestens nach 7 Jahren muss über die Aufhebung oder Verlängerung der Betreuung entschieden werden. Betreuung soll eine Hilfe sein, sie darf nicht gegen den freien Willen eingerichtet werden. Betreuer als gesetzliche Vertreter können Verwandte oder nahestehende Personen, angestellte (Betreuungsverein, zuständige Behörde) oder selbstständige Betreuer sein, Wünsche und Vorschläge der betroffenen Person werden berücksichtigt.

Personen mit demenziellen Erkrankungen, affektiven Störungen, Schizophrenien, Zwangs- und Persönlichkeitsstörungen, Suchterkrankungen u. Ä. bedürfen einer Betreuung, wenn sie ihre rechtlichen

Tab. 90.4 Beratungsangebote, gesetzliche Grundlage, Aufgaben

Beratungsangebot	Gesetzliche Grundlage	Aufgaben
Ergänzende unabhängige Teilhabeberatung	§ 32 SGB IX	• Stärkung der Selbstbestimmung von Menschen mit Behinderung und von Behinderung bedrohter Menschen • Beratung vor Beantragung konkreter Leistungen unabhängig von Leistungsträgern und -erbringern
Sozialpsychiatrische Dienste der Gesundheitsämter	Anbindung und Finanzierung länderspezifisch, meist unter dem Dach kommunaler Gesundheitsämter (in Baden-Württemberg Teil der Gemeindepsychiatrischen Verbünde)	• Sozialpsychiatrische Grundversorgung, Soziotherapie, Beratung • Krisenintervention, aufsuchende Sozialarbeit • Koordinierende Aufgaben im psychiatrischen Hilfesystem, u. U. auch bei Unterbringungs- und Betreuungsverfahren
Kommunale Kontakt- und Beratungsstellen, Tagesstätten, verschiedener Träger	–	Beratung, Kontakt- und Freizeitangebote für Zielgruppen: Ehe- und Familienberatung, Suchtberatung, Psychiatriebeschwerdestellen
Selbsthilfegruppen, Angehörigenhilfegruppen	§ 20 SGB V (verpflichtende Förderung von Selbsthilfe durch die GKV)	• Gegenseitige Unterstützung zur Krankheits- und Problembewältigung, • Organisation sowohl lokal als auch auf Bundesebene (z. B. Bundesverband Psychiatrie-Erfahrener)

Angelegenheiten nicht selbst besorgen können. Die Übernahme der Aufgaben erfordert regelmäßige persönliche Kontakte. Die Bestellung eines Betreuers hat nicht die Geschäftsunfähigkeit zur Folge.

Eine Betreuung ist *nicht* erforderlich, wenn die Angelegenheit durch die betroffene Person eigenständig erledigt werden kann oder durch einen Bevollmächtigten oder durch andere Hilfen ebenso gut wie durch einen Betreuer besorgt werden können. Die Einwilligung zu ärztlichen Maßnahmen erteilt eine betreute Person selbst, sofern Einwilligungsfähigkeit besteht. Nur bei Einwilligungsunfähigkeit entscheidet der Betreuer nach ärztlicher Aufklärung oder unter Einbeziehung des schriftlich niedergelegten oder mutmaßlichen Willens (z. B. Patientenverfügung). Bestimmte ärztliche Maßnahmen bedürfen darüber hinaus bei nicht einwilligungsfähigen Personen einer Genehmigung durch das Betreuungsgericht. Dazu gehören medizinische Maßnahmen mit erhöhter Schadens- oder Todesgefahr, z. B. bei einer Operation, die mit schweren und längerfristigen gesundheitlichen Auswirkungen einhergeht. Dies gilt jedoch nicht in Eilfällen, wenn mit dem Aufschub der Maßnahme abwendbare Gefahren verbunden wären.

Unterbringung in einer geschlossenen Abteilung eines psychiatrischen Krankenhauses

Voraussetzungen für eine Unterbringung in einer geschlossenen Abteilung eines psychiatrischen Krankenhauses gegen den Willen des Patienten sind eine psychische Krankheit und die daraus resultierende konkrete Gefahr einer erheblichen gesundheitlichen Selbstschädigung oder Selbsttötung (Selbstgefährdung) oder erhebliche Gefahren für andere (Fremdgefährdung).

Die Unterbringung einer betreuten Person kann auch gegen den Willen nach dem Betreuungsrecht (§ 1831 Abs. 1 BGB) ausgesprochen werden, indem das Gericht die Genehmigung nach Anhörung erteilt, bei Gefahr muss die Genehmigung unverzüglich nachgeholt werden. Die Beendigung der Unterbringung erfolgt durch gerichtliche Anordnung nach Mitteilung des Krankenhauses an das Gericht, wenn die Voraussetzungen weggefallen sind, z. B. keine Selbsttötungsgefahr mehr besteht.

Die öffentlich-rechtliche Unterbringung eines Patienten in einer geschlossenen psychiatrischen Einrichtung gegen seinen Willen wird durch die Unterbringungsgesetze der Bundesländer geregelt (Psychisch-Kranken-Gesetze): Das Verfahren läuft in 3 Stufen ab:

1. Im akuten Notfall darf jeder Arzt (auch Hausärzte!) ein Zeugnis ausstellen, damit die mittlere Verwaltungsbehörde beim Betreuungsgericht eine Unterbringung einleitet.
2. Ein Arzt für Psychiatrie untersucht und nimmt gutachterlich Stellung.
3. Ein Betreuungsrichter entscheidet. Eine Unterbringung bei Fremdgefährdung kann nur im Rahmen der bundesländerspezifischen Unterbringungsgesetze erfolgen.

Die Rolle des Hausarztes kann hier von ambivalenten Aufgaben geprägt sein: Einerseits als Vertrauensperson dem Wunsch des Patienten verpflichtet, andererseits möglicherweise konträr dazu, der Fürsorge für den Patienten verpflichtet und – in der Familienmedizin – ebenso der Unterstützung von Angehörigen.

LITERATUR

AMDP – Arbeitsgemeinschaft für Methodik und Dokumentation in der Psychiatrie. Das AMDP-System: Manual zur Dokumentation des psychischen Befundes in Psychiatrie, Psychotherapie und Psychosomatik. 11th ed. Göttingen: Hogrefe; 2023.

Bundesanzeiger BAnz AT 11.10.2018 B1. Bundesministerium für Gesundheit: Bekanntmachung eines Beschlusses des Gemeinsamen Bundesausschusses über eine Änderung der Richtlinie über die Verordnung von häuslicher Krankenpflege (Häuslichen Krankenpflege-Richtlinie): Psychiatrische häusliche Krankenpflege vom 19. Juli 2018.

Bundesanzeiger BAnz AT 17.02.2021 B1. Bundesministerium für Gesundheit: Bekanntmachung des Gemeinsamen Bundesausschusses über eine Änderung der Psychotherapie-Richtlinie: Umsetzung des § 92 Absatz 6a des Fünften Buches Sozialgesetzbuch (SGB V) (insbesondere Förderung der Gruppentherapie und Vereinfachungen im Gutachterverfahren) vom 20. November 2020.

Bundesanzeiger BAnz AT 17.12.2021 B3. Bundesministerium für Gesundheit: Bekanntmachung eines Beschlusses des Gemeinsamen Bundesausschusses über die Erstfassung der Richtlinie über die berufsgruppenübergreifende, koordinierte und strukturierte Versorgung insbesondere für schwer psychisch kranke Versicherte mit komplexem psychiatrischen oder psychotherapeutischen Behandlungsbedarf vom 2. September 2021: BAnz AT 17.12.2021 B3, 2021.

Fineberg N. Obsessive Compulsive Disorder: a twenty-first century perspective. In: Heyman I (ed.). Obsessive compulsive disorder: A practical guide. London: Martin Dunitz; 2002, p. 1–13.

Gaebel W, Kowitz S, Fritze J, Zielasek J. Use of health care services by people with mental illness: secondary data from three statutory health insurers and the German Statutory Pension Insurance Scheme. Dtsch Arztebl Int 2013; 110(47): 799–808.

Herpertz SC, Schneider I, Renneberg B, Schneider A. Patients with personality disorders in everyday clinical practice—implications of the ICD-11. Dtsch Arztebl Int 2022; 119(1–2): 1–7.

Jacobi F, Höfler M, Strehle J, Mack S et al. Psychische Störungen in der Allgemeinbevölkerung Studie zur Gesundheit Erwachsener in Deutschland und ihr Zusatzmodul Psychische Gesundheit (DEGS1-MH). Der Nervenarzt 2014; 85(1): 77–87.

Jacobi F, Höfler M, Strehle J, Mack S et al. Erratum zu: Psychische Störungen in der Allgemeinbevölkerung. Studie zur Gesundheit Erwachsener in Deutschland und ihr Zusatzmodul „Psychische Gesundheit" (DEGS1-MH). Der Nervenarzt 2016; 87(1): 88–90.

KBV – Kassenärztliche Bundesvereinigung. GAF-Skala erklärt. Soziotherapie – ein Hilfsangebot für schwer Kranke; www.kbv.de/html/soziotherapie.php (letzter Zugriff: 16.3.2024).

KBV – Kassenärztliche Bundesvereinigung. Häusliche Krankenpflege. Verordnungsformular (Muster 12); www.kbv.de/html/28888.php (letzter Zugriff: 16.3.2024).

KBV – Kassenärztliche Bundesvereinigung: Heilmittelverordnung. Verordnungsformular (Muster 13); www.kbv.de/media/sp/Muster_13.pdf (letzter Zugriff: 16.3.2024).

KBV – Kassenärztliche Bundesvereinigung. Stufenweise Wiedereingliederung in das Erwerbsleben. Verordnungsformular (Muster 20); www.kbv.de/media/sp/Muster_20_2019.pdf (letzter Zugriff: 16.3.2024).

KBV – Kassenärztliche Bundesvereinigung. Verordnung von Krankenhausbehandlung. Verordnungsformular (Muster 2); www.kbv.de/media/sp/Muster_2_Krankenhauseinweisung.pdf (letzter Zugriff: 16.3.2024).

Leamy M, Bird V, Le Boutillier C, Williams J, et al. Conceptual framework for personal recovery in mental health: systematic review and narrative synthesis. Br J Psychiatry 2011; 199(6): 445–52.

Renneberg B, Schmitz B, Doering S, Herpertz S, et al. Behandlungsleitlinie Persönlichkeitsstörungen. Psychotherapeut 2010; 55(4): 339–54.

Ruscio AM, Stein DJ, Chiu WT, Kessler RC. The epidemiology of obsessive-compulsive disorder in the National Comorbidity Survey Replication. Molecular psychiatry 2010; 15(1): 53–63.

Zielasek J, Gaebel W. Diagnose und Differenzialdiagnose, Verlauf und Prognose. In: Falkai P (Hrsg.). Praxishandbuch Schizophrenie. München: Elsevier/Urban & Fischer; 2016.

LEITLINIEN

DGBS (Deutsche Gesellschaft für Bipolare Störungen), DGPPN (Deutsche Gesellschaft für Psychiatrie und Psychotherapie, Psychosomatik und Nervenheilkunde). S3-Leitlinie zur Diagnostik und Therapie Bipolarer Störungen. Version 2.1, 2019; https://register.awmf.org/assets/guidelines/038-019l_S3_Bipolare-Stoerungen-Diagnostik-Therapie_2020-05.pdf (letzter Zugriff: 16.3.2024).

DGPPN – Deutsche Gesellschaft für Psychiatrie und Psychotherapie, Psychosomatik und Nervenheilkunde. S3-Leitlinie Schizophrenie. 2019, Version 2.0; https://register.awmf.org/de/leitlinien/detail/038-009 (letzter Zugriff: 16.3.2024).

KAPITEL

91 Multimorbide Patienten

Dagmar Lühmann, Rüdiger Thiesemann, Martin Scherer

91.1 Definition und Epidemiologie

Wenn Patienten gleichzeitig an mehreren chronischen Erkrankungen leiden, wird dieser Zustand als Multimorbidität bezeichnet. In der Literatur ist schon die Definition von „Multimorbidität" nicht eindeutig. Operationalisierungen stützen sich z. B. auf eine unterschiedliche Anzahl von Diagnosen, Symptomkomplexen, Chronizität, Behandlungsbedürftigkeit oder funktionellen Einschränkungen. Genau aus diesem Grund ist auch die Prävalenz von Multimorbidität schwierig zu quantifizieren: Aufgrund der Heterogenität der in Studien verwendeten Definitionen und Datenquellen lassen sich kaum allgemein gültige Aussagen treffen. Fest steht allerdings, dass Multimorbidität mit dem Alter zunimmt; je nach betrachteter Quelle wird die Prävalenz bei Menschen über 60 Jahren zwischen 55 % und ca. 90 % geschätzt (Marengoni et al. 2011, Violan et al. 2014).

MERKE

In diesem Kapitel wird **Multimorbidität** definiert als das gleichzeitige Vorliegen von drei oder mehr chronischen Erkrankungen bei einem Patienten.

Wie es zur **Entstehung** von Multimorbidität kommt, ist – auch aufgrund der o. g. definitorischen Schwierigkeiten – noch längst nicht gut verstanden. Epidemiologische Studien weisen darauf hin, dass neben einem höheren Lebensalter ein niedriger sozioökonomischer Status, psychische Belastungen oder Erkrankungen bzw. spezifische chronische Erkrankungen oder Krankheitskonstellationen (Cluster) häufig im Kontext mit Multimorbidität beobachtet werden; daraus konnte allerdings (noch) kein schlüssiges Entstehungskonzept abgeleitet werden. Kausalfolgen, bloße Assoziationen und zufälliges Zusammentreffen überlagern sich. Eine Rolle scheinen auch persönliche Resilienzfaktoren zu spielen (Violan et al. 2014, Agborsangava et al. 2012, Moussavi et al. 2007).

Ähnlich unscharf ist die Datenlage, wenn es um die **Folgen** von Multimorbidität geht. Zwischen dem Vorliegen von Multimorbidität und einer erhöhten Sterblichkeit wurden in einigen Studien Zusammenhänge gefunden (Gijsen et al. 2001, Glynn et al. 2008, Lee et al. 2007), in anderen nicht (St. John et al. 2014, Marengoni et al. 2009) oder nur unter bestimmten Voraussetzungen (Marengoni et al. 2009, Landi et al. 2010). Letztendlich bleibt unklar, ob das erhöhte Sterberisiko auf einzelne Erkrankungen oder auf die Tatsache zurückzuführen ist, dass eine Person an multiplen Erkrankungen leidet. Relativ konsistente Aussagen gibt es hingegen zum Zusammenhang zwischen Multimorbidität und Hospitalisierungen, eingeschränkter Lebensqualität, chronischen Schmerzproblemen und eingeschränkter Funktionalität.

MERKE

Zusammenhang von Multimorbidität und Gebrechlichkeit (Frailty)

Zwischen Multimorbidität und dem Frailty-Syndrom, das gekennzeichnet ist durch gesteigerte Vulnerabilität aufgrund eingeschränkter persönlicher Ressourcen und einen sich selbst unterhaltenden Prozess verringerter funktioneller Kapazitäten, gibt es keinen eindeutigen Zusammenhang (Clegg et al. 2013). Allerdings ist es vermutlich gerade das Frailty-Syndrom, das – mit oder ohne Einschränkungen der kognitiven Kapazitäten – den Autonomieerhalt und die Selbstständigkeit von Patienten mit Multimorbidität am stärksten gefährdet.

91.2 Herausforderungen für die Praxis

91.2.1 Die Arztsicht

Hausärzte – aber nicht nur Hausärzte – sehen sich durch Patienten mit Multimorbidität vor ganz besondere Herausforderungen gestellt. Am besten lassen sich diese Herausforderungen immer noch am bereits im Jahr 2005 von der US-amerikanischen Geriaterin Cynthia Boyd vorgestellten Beispiel einer 79-jährigen Patientin beschreiben, die an arterieller Hypertonie, Herzinsuffizienz, KHK, Vorhofflimmern, Arthrose, Osteoporose, Typ-2-Diabetes und chronisch-obstruktiver Bronchitis litt. Eine leitliniengerechte Behandlung aller Einzeldiagnosen hätte die tägliche Einnahme von 12 unterschiedlichen Medikamenten und das Befolgen eines komplexen, aus 24 nichtmedikamentösen verhaltensbezogenen Therapiemaßnahmen bestehenden Behandlungsprogramms erfordert (Boyd et al. 2005). Neben einer klaren Überforderung von Patientin und Hausarzt birgt ein derartiges Programm mit seinen unüberschaubaren Interaktionen, unerwünschten Wirkungen und widersprüchlichen Behandlungsstrategien durchaus Potenzial, Patienten zu schädigen.

Zudem kommen bei vielen Patienten mit Multimorbidität zu den hausärztlichen Aufgaben noch die Problemfelder Alter, kognitive Einschränkungen, Lebensende und Palliativmedizin hinzu. Gleichzeitig besteht der Anspruch, einen wissenschaftlichen, evidenzbasierten Ansatz zu verwenden, dessen Grundlage gerade bei solchen Patienten meist dürftig ist.

MERKE

Hausärzte müssen in der Lage sein, mehrere Beschwerden und Komorbiditäten bei ihren Patienten zu erfassen und simultan oder unmittelbar nacheinander zu bewerten bzw. zu priorisieren. Es kommt deshalb unter Zeitdruck in einer typischen hausärztlichen Sprechstunde leicht zu einem Überwältigtsein durch diese Anforderungen.

In krankheitsspezifischen Leitlinien werden die besonderen Bedarfe von Patienten mit Multimorbidität nur unzureichend abgedeckt (Muth et al. 2014). Leitlinien auf S3-Niveau zur Versorgung multimorbider Patienten gibt es erst seit 2016.

LEITLINIEN

- DEGAM-S3-Leitlinie „Multimorbidität". AWMF-Registernummer 053-047:

  https://register.awmf.org/de/leitlinien/detail/053-047

- NICE – National Institute for Health and Care Excellence. Multimorbidity: clinical assessment and management. Guidance and guidelines. NICE (Internet):

  www.nice.org.uk/guidance/ng56

91.2.2 Die Patientenperspektive

Wenn sie nach ihren Behandlungsprioritäten befragt werden, geben Patienten mit Multimorbidität mit höchster Priorität den Erhalt von Mobilität und kognitiver Funktionsfähigkeit an, die beide zusammen eine autonome Lebensführung („Lebensziele eigenständig erreichen") und Teilhabe am gesellschaftlichen Leben ermöglichen. Erst nachgeordnet rangieren die Behandlung akuter und chronischer Symptome oder auch das Vermeiden unnötiger Medikamente und Therapien. Wie auch von Patienten mit chronischen Erkrankungen allgemein wird auch von Patienten mit Multimorbidität die zentrale Bedeutung einer gelungenen Arzt-Patient-Kommunikation betont, die von Empathie, Ehrlichkeit und Klarheit gekennzeichnet ist, für die ausreichend Zeit zur Verfügung steht und die in einer verständlichen Sprache erfolgt. Aus der Sicht vieler Patienten gewährleisten ausführliche und sachliche Informationen sowie die Berücksichtigung der psychosozialen Perspektive, dass die Patienten sich als in Entscheidungsprozesse involviert erleben können.

91.3 Versorgung von Patienten mit Multimorbidität

91.3.1 Strukturierung der Konsultation

Die größte Herausforderung bei der Versorgung von Patienten mit Multimorbidität ist es, im Rahmen der Konsultation den Überblick über die Gesamtsituation zu behalten und gemeinsam mit dem Patienten Prioritäten zu setzen.

Der in ➤ Abb. 91.1 dargestellte **Metaalgorithmus** bildet im Gegensatz zu einem einfachen Symptomalgorithmus einen übergeordneten hausärztlichen Denkprozess ab, der den ganzen Menschen berücksichtigt. Die Entscheidungswege des Metaalgorithmus sind unabhängig von der Konzentration auf eine einzelne Erkrankung. Naturgemäß stellt der Ausschluss von abwendbaren gefährlichen Verläufen (AGV) einen zentralen Entscheidungsbaum dar, allerdings auch hier unter dem Vorbehalt der Patientenpräferenz. Neu ist, dass die Gefährdung von Selbstständigkeit und Autonomie als AGV eine hohe Priorität erfährt und im Einzelfall einer rein krankheitsspezifischen Empfehlung überzuordnen ist. Die einzelnen Erkrankungen mit den dazugehörigen Leitlinien spielen erst beim Krankheitsmanagement im Kontext psychosozialer Faktoren und übergeordneter (Lebens-)Ziele eine Rolle. Ein solcher Metaalgorithmus kann mit den komplexen Problemen eines einzelnen multimorbiden Patienten „gefüllt" werden, denk- und handlungsleitend sein und Entscheidungen transparent darstellen und begründen.

Das folgende Patientenbeispiel zeigt, wie ein Vorgehen nach dem Metaalgorithmus in einem konkreten Fall aussehen könnte.

Patientenbeispiel

Ein Patient mit Multimorbidität

Ein 91-jähriger ehemaliger Bankdirektor wird von seiner Tochter, die über ein verlängertes Wochenende zu Besuch ist, in die Praxis begleitet. Sie macht sich Sorgen, da der Vater ihr verändert vorkommt. Er sei still und antriebslos, spreche kaum noch, sei vergesslicher als sonst und habe an nichts mehr Interesse. Sie mache sich Sorgen, da sie mit ihrer Familie nicht vor Ort lebe und sich nicht engmaschig um ihn kümmern könne. Der Patient gibt keine Beschwerden an und ist auch nur mit in die Praxis gekommen, um die Tochter zu beruhigen.

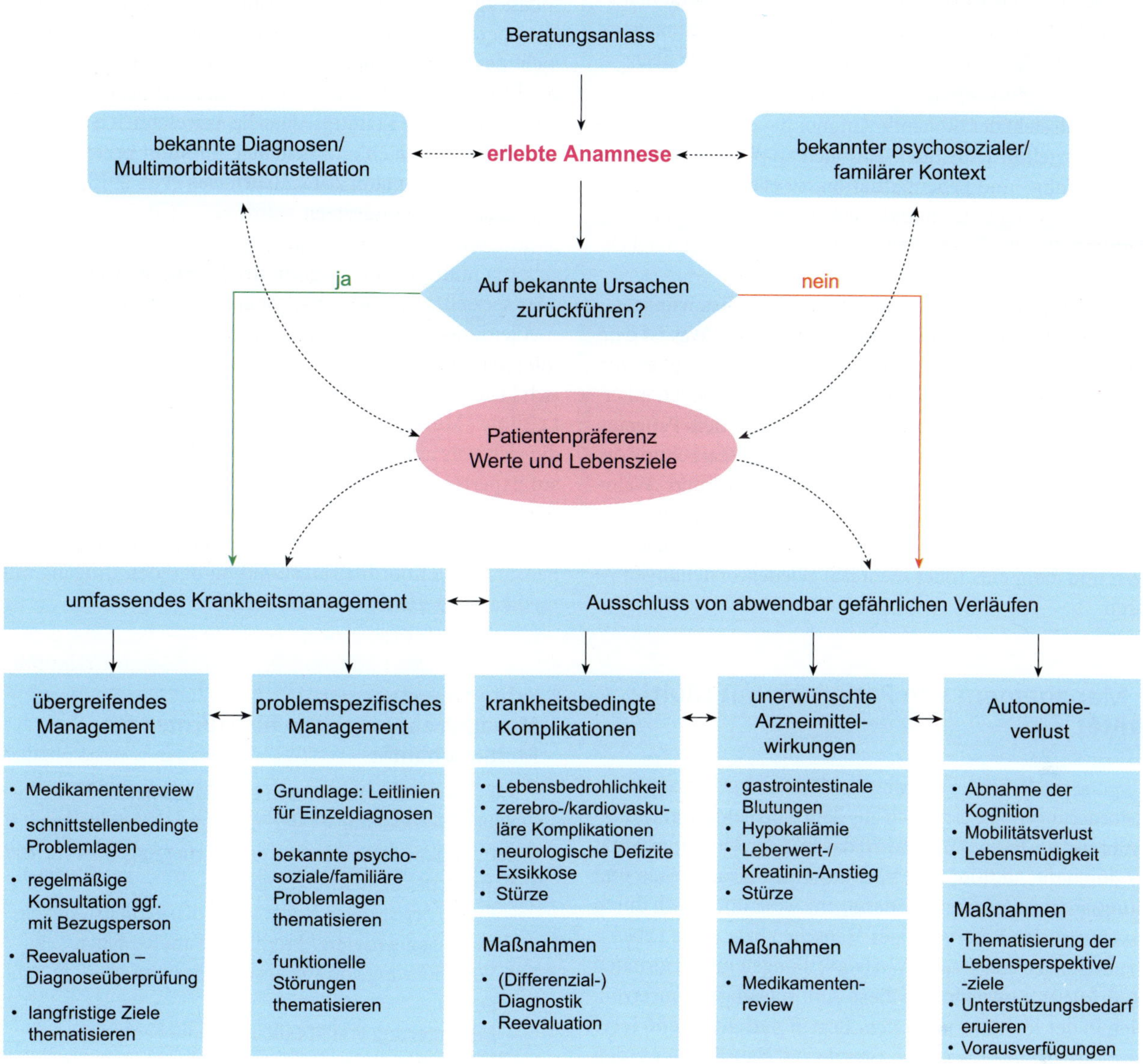

Abb. 91.1 Metaalgorithmus zur Versorgung von Patienten mit Multimorbidität (aus Scherer et al. 2017) [F430-014]

Bei dem Patienten (Größe 1,85 m, Gewicht 76 kg) sind als Dauerdiagnosen bekannt: Depression, beginnende Demenz, KHK, Harninkontinenz sowie Presbyakusis. Sein aktueller kardialer Zustand ist nach einer PCI mit zwei Stents Ende der 1990er-Jahre in London stabil, er hat derzeit keine Angina pectoris oder Luftnot. Er benutzt Inkontinenzhilfsmittel, möchte aber ansonsten seine Inkontinenz nicht thematisieren. Nachdem seine Frau vor einem Jahr einen Schlaganfall erlitten hat, lebt das Paar sehr zurückgezogen.

Der Patient hat noch eine alte Oberschenkelverletzung aus dem Zweiten Weltkrieg. Die chronische Osteomyelitis ist i. d. R. nicht aktiv, muss aber gelegentlich über 1 bis 2 Wochen mit Penicillin V behandelt werden.

Aktuell nimmt der Patient folgende Medikamente ein: ASS 100 1 × 1, Molsidomin retard 8 mg 2 × 1 und Carvedilol 12,5 mg 2 × 1.

Konsultationsverlauf nach dem Metaalgorithmus

Zunächst sind im Gespräch und in der Untersuchung 2 Richtungen zu verfolgen:

1. Wie wahrscheinlich ist es, dass das Problem aus den bestehenden Diagnosen resultiert? Ist eine – ggf. umfangreichere – Neubewertung oder eine Änderung/Optimierung der bestehenden Dauertherapie erforderlich? Dies beträfe im vorliegenden Fall die Beurteilung des Verlaufs der kognitiven Störung, der Schwerhörigkeit und der Stimmungslage bei bekannter Depression.
2. Gleichzeitig muss der Fokus auf AGVs liegen. Zu den auszuschließenden Krankheitskomplikationen bei gegebener Konstellation gehören: Exsikkose, neurologische Defizite, Suizidtendenzen, aber auch Niereninsuffizienz, Schilddrüsenunterfunktion oder Anämie. Laboruntersuchungen (Elektrolyte, Blutbild, Kreatinin, TSH) und gezielte Assessments von Depressivität und Kognition können wegweisend sein. Der

Medikamentenreview wird zur Überprüfung der Indikationen für die Dauermedikation führen: Bewirkt die Kombination eines retardierten Nitratpräparats mit einem Betablocker eine übermäßige Blutdruckabsenkung?

Im konkreten Fall steht der drohende Autonomieverlust als AGV im Raum. Um hier zielführende Interventionen zu planen, sollten im Gespräch die Wohn- und Lebenssituation, zu erwartende Krankheitsverläufe, Lebensmotivation und -ziele, Einschränkungen sowie Ressourcen und ganz konkrete Hilfebedarfe sowie Vorsorgemöglichkeiten angesprochen werden.

Gemeinsam mit dem Patienten und – soweit er dies wünscht – unter Einbezug der Tochter sind Prioritäten zu setzen. Was ist dem Patienten wichtig, welche Unterstützungsmöglichkeiten gibt es, um die prioritären Ziele zu erreichen? Welche Maßnahmen sollen unterbleiben? Auch wenn dem Hausarzt die gemeinsam mit dem Patienten gelebte Anamnese den Weg weist, wird klar, dass die Bearbeitung der komplexen Situation mit dem Patienten viel Zeit erfordert. Wahrscheinlich wird es erforderlich sein, zunächst die unmittelbar bedrohlichen Aspekte (Exsikkose, Elektrolytentgleisung, Suizidtendenz) abzuklären und dann eine (oder mehrere) Wiedervorstellungen zu vereinbaren.

sodass ggf. auf andere Gesprächsmodelle ausgewichen werden muss (Gerber et al. 2014). Bei Patienten mit Demenz oder bei Patienten mit nicht deutschsprachiger Primärsozialisation oder mit Migrationsgeschichte sind besondere sprachwissenschaftliche Bedingungen hilfreich, wie z. B. die Kenntnis, dass die Anwesenheit eines Angehörigen nicht automatisch eine rechtsfähige Auskunft generiert (Meyer und Eyrin 2018, Kathmann 2017, Haberstroh et al. 2015).

Aus diesen Grundsätzen wurde eine Reihe von Konzepten entwickelt, um die komplexen Herausforderungen zu adressieren. Hierzu gehören multimodale Programme, der Einsatz von Case-Managern oder speziell ausgebildeten nicht ärztlichen Fachkräften.

Allerdings ist die Evidenzlage zur Wirksamkeit von (Management-) Interventionen für multimorbide Patienten sehr begrenzt. Es lassen sich kaum zusammenfassende Schlussfolgerungen ableiten. Die S3-Leitlinie „Multimorbidität“ der DEGAM stellt Empfehlungen vor, die sich teils aus den Literaturdaten ableiten lassen, teils lediglich auf Expertenkonsens beruhen und sich auf die Notwendigkeit, ausreichend Zeit für die Arzt-Patient-Kommunikation vorzusehen, auf den Abgleich von arzt- und patientenseitigen Versorgungszielen, die hausärztliche Koordinationsfunktion und den Umgang mit Multimedikation beziehen (➤ Box 91.1).

91.3.2 Management von Patienten mit Multimorbidität

Die Versorgung von Patienten mit Multimorbidität birgt konzeptionelle Herausforderungen, die sich auch aus dem ganzheitlichen Krankheitsverständnis ergeben. Danach wird das Bild der Multimorbidität nicht nur durch die Addition und Interaktion von Krankheiten und Behandlungsansätzen geprägt, sondern ganz wesentlich auch durch die biopsychosozialen Reserven eines Menschen bzw. seine Lebenskontextbedingungen sowie seine Wertvorstellungen und Prioritäten (Boyd et al. 2010). Konzepte, die diese Anforderungen umsetzen, finden sich in der Literatur unter dem Begriff **patientenzentrierte Versorgung** *(patient-centred care)*. Gerade von Hausärzten werden jedoch auch Probleme bei der Umsetzung einer patientenzentrierten Versorgung berichtet, die u. a auf Kontextbedingungen wie Fragmentation der Versorgung und kurze Konsultationszeiten zurückzuführen sind (Sinnott et al. 2013). Ein weiterer Problembereich kann sich bei der gemeinsamen Prioritätensetzung für diagnostische, therapeutische oder auch sekundärpräventive Optionen ergeben, wenn sich keine Kongruenz zwischen ärztlichen und patientenseitigen Zielsetzungen herstellen lässt (Löffler et al. 2015, Zulman et al. 2010).

Zentrales Element im Rahmen des Managements von Patienten mit Multimorbidität ist das **ärztliche Gespräch,** in dem die Behandlungsziele und die Wege zu ihrer Erreichung vereinbart werden. Im Gespräch ist auch zu klären, inwieweit Patienten und ggf. auch Vertrauenspersonen in das Festlegen von Versorgungsentscheidungen einbezogen werden möchten. Idealerweise können weitreichende Entscheidungen in einem Prozess des „Shared Decision-Making“ getroffen werden, einem Gesprächsansatz, in dem nach eingehendem Informationsaustausch Patient (ggf. Vertrauensperson) und Arzt die Entscheidungen gemeinsam treffen (➤ Kap. 2.2). Dieser Ansatz ist allerdings nicht in allen Kontexten und mit allen Patienten umsetzbar,

91

Box 91.1

Managementvorschläge für Patienten mit Multimorbidität

- Patienten sollen nach ihren individuellen Bedürfnissen und Zielen, Behandlungspräferenzen und Gesundheitsprioritäten gefragt bzw. diese erfasst werden. Hierzu gehört v. a. die Klärung des Stellenwertes von:
  - Erhalt der sozialen Rolle: in Berufs-/Arbeitstätigkeit; Teilnahme an sozialen Aktivitäten, Familienleben
  - Verhinderung von spezifischen Ereignissen (z. B. Schlaganfall)
  - Minimierung von Medikamentennebenwirkungen
  - Verringerung der Belastung durch Behandlungen
  - Lebensverlängerung
- Ein Abgleich der patienten- und arztseitigen Prioritäten ist die wesentliche Voraussetzung für gute Entscheidungen. Entscheidungen sollen vor dem Hintergrund der sich häufig erst im Gespräch entwickelnden Patientenpräferenzen und der gemeinsamen Priorisierung von Behandlungszielen erfolgen. Dies kann sich sowohl auf die Steigerung als auch auf die Verminderung der Behandlungsintensität beziehen. Hierbei sollte ein Abgleich der patientenseitigen Prioritäten (z. B. Angst vor Autonomieverlust) und der ärztlichen Zielsetzungen (z. B. Ausschluss von AGVs) erfolgen.
- Zur Ermittlung der Belastung durch die Erkrankungen soll mit Patienten mit Multimorbidität besprochen werden, in welchem Maße die Gesundheitsprobleme ihr tägliches Leben beeinflussen. Anzusprechen sind
  - die Krankheitslast (z. B. psychische Probleme, Interaktionen von Gesundheitsproblemen, chronische Schmerzen, Lebensqualität),

– die Behandlungslast (z. B. Art und Anzahl von Terminen, Medikamenten, nichtmedikamentösen Behandlungen, etwaige Schäden durch Medikamente) und ihre Auswirkungen auf das Wohlbefinden,
– Ressourcen zum Umgang mit Gesundheitsproblemen (z. B. Gesundheitskompetenz, Anpassungsstrategien, Lebensbedingungen und soziale Unterstützung).

- Es sollte in Erfahrung gebracht werden, ob seit der letzten Konsultation andere ärztliche oder nichtärztliche Gesundheitsprofessionen in Anspruch genommen wurden und, wenn ja, mit welchem Ergebnis.
- Bei der medikamentösen Behandlung soll die tatsächlich verwendete Medikation überprüft werden. Gleichzeitig sollten Missverständnisse über Indikation, Wirkung und Art der Einnahme oder Anwendung geklärt und ausgeräumt werden.

91.3.3 Koordination der Versorgung

Eine besondere Bedeutung kommt im sektoral gegliederten deutschen Gesundheitswesen dem Aspekt der Koordination von hausärztlicher, gebietsärztlicher und stationärer Versorgung zu. Die Leitlinie schlägt hierzu vor, Entscheidungen von hoher Tragweite (z. B. für aufwendige interventionelle Untersuchungen, elektive operative Eingriffe, gravierende Änderungen der Medikation) grundsätzlich gemeinsam und im Konsens von Spezialisten, Hausarzt, Patient, ggf. Angehörigen und Pflegepersonal zu treffen. Wert wird auch auf konsiliarischen Austausch zwischen Spezialisten und Hausärzten im Zuge der Versorgung von Pflegeheimbewohnern bzw. vor Ort in der Hausarztpraxis gelegt. Eine relativ neue Forderung bezieht sich auf die Möglichkeit der hausärztlichen Mitbetreuung von multimorbiden Krankenhauspatienten, entweder vor Ort oder konsiliarisch.

91.4 Hilfen zur Optimierung der Arzneitherapie

Es existiert eine Reihe von Werkzeugen, die im Rahmen der hausärztlichen Versorgung von Patienten mit Multimorbidität von Nutzen sein können. Die Sammlung erhebt keinen Anspruch auf Vollständigkeit, und die Tatsache, dass Instrumente hier benannt werden, stellt keine Empfehlung zu ihrer Verwendung dar. Die folgende Zusammenstellung wurde aus der Leitlinie „Multimorbidität" der DEGAM entnommen (➤ Kap. 91.2.1).

- Die **Hausärztliche Leitlinie „Multimedikation"** ist eine Hilfestellung zur Verbesserung der Arzneitherapiesicherheit bei älteren und multimorbiden Patienten. Sie bietet eine sehr gute Zusammenfassung des Problems Multimedikation, beschreibt typische Abläufe sowie Fehlerquellen und zeigt Verbesserungsmöglichkeiten auf. Zugänglich unter:

  https://www.degam.de/degam-leitlinien-379

- **DEGAM-S1-Handlungsempfehlung Medikamentenmonitoring:** Medikamente mit einem bestimmten Risikopotenzial, das entweder bereits klinisch identifiziert wurde oder aufgrund bestimmter biopharmazeutischer und/oder präklinischer Erkenntnisse wahrscheinlich ist, bedürfen eines Monitorings auf arzneimittelbedingte Organschäden. Neben der Erfassung klinischer Symptome sollten regelmäßig auch technische und laborchemische Untersuchungen erfolgen. Zugänglich unter:

  https://www.degam.de/degam-leitlinien-379

- **PRISCUS-Liste:** Die PRISCUS-Liste wurde von Experten erstellt. Die Version 2.0 listet, geordnet nach Anwendungsgebieten, 177 Wirkstoffe und Wirkstoffklassen auf, die für ältere Menschen potenziell ungeeignet sind. Angegeben werden auch mögliche Alternativen, Hinweise zum Monitoring und zu vermeidende Komedikation/Komorbiditäten. Die **PRISCUS-Liste** dient dem kritischen Blick auf Medikamentenlisten bei älteren Patienten. Vorbild war die **Beers-Liste** aus den USA. Sie ist allerdings nicht aktuell und im Vergleich zur FORTA-Liste (s. u.) undifferenzierter. Zugänglich unter:

  https://www.priscus2-0.de

- **FORTA-Liste:** Diese Listeist ebenfalls eine Expertenliste und klassifiziert Arzneimittel in 4 Kategorien A–D entsprechend ihrem Nutzen-Schaden-Verhältnis für den älteren Menschen als Positivliste. Die FORTA-Klassifizierung ist evidenzbasiert und *Real-Life*-orientiert (Berücksichtigung von Compliancefragen, altersabhängiger Verträglichkeit, Häufigkeit relativer Kontraindikationen). Zugänglich unter:

  www.umm.uni-heidelberg.de/experimentelle-pharmakologie/research/gruppe-wehling

- **Medikationsplan:** Patienten haben seit dem 1.10.2016 Anspruch auf einen bundeseinheitlichen Medikationsplan und seit 2020 auf einen elektronischen Medikationsplan (eMP), wenn sie mindestens 3 zulasten der GKV verordnete systemisch wirkende Medikamente gleichzeitig einnehmen bzw. anwenden. Der Plan wird, wenn Patienten dies wünschen, auf der elektronischen Gesundheitskarte gespeichert. Er soll allen am Medikationsprozess Beteiligten aktuelle Daten zur Medikation eines Patienten zur Verfügung stellen. Zugänglich unter:

https://www.bundesaerztekammer.de/themen/aerzte/digitalisierung/digitale-anwendungen/telematikinfrastruktur/medikationsplan

LITERATUR

Agborsangaya CB, Lau D, Lahtinen M, et al. Multimorbidity prevalence and patterns across socioeconomic determinants: A cross-sectional survey. BMC Public Health 2012; 12: 201.

Boyd CM, Darer J, Boult C, et al. Clinical practice guidelines and quality of care for older patients with multiple comorbid diseases: Implications for pay for performance. JAMA 2005; 294(6): 716–724.

Boyd CM, Reider L, Frey K, et al. The effects of guided care on the perceived quality of health care for multi-morbid older persons: 18-month outcomes from a cluster-randomized controlled trial. J Gen Intern Med 2010; 25(3): 235–242.

Clegg A, Young J, Iliffe S, et al. Frailty in elderly people. Lancet 2013; 381(9868): 752–762.

Gerber M, Kraft E, Bossard C. Shared Decision Making – Arzt und Patient entscheiden gemeinsam. Schweizerische Ärztezeitung 9. Dezember 2014; 95(50); https://doi.emh.ch/saez.2014.03149.

Gijsen R, Hoeymans N, Schellevis FG, et al. Causes and consequences of comorbidity: A review. J Clin Epidemiol 2001; 54(7): 661–674.

Glynn LG, Buckley B, Reddan D, et al. Multimorbidity and risk among patients with established cardiovascular disease: A cohort study. Br J Gen Pract 2008; 58(552): 488–494.

Haberstroh J, Neumeyer K, Pantel J. Kommunikation bei Demenz. Ein Ratgeber für Angehörige und Pflegende. 2. A. Heidelberg: Springer; 2015.

Kathmann W. Kultur oder Sprache als Hürde? – Schmerztherapie ausländischer Patienten. Schmerzmedizin 2017; 33(1): 8.

Landi F, Liperoti R, Russo A, et al. Disability, more than multimorbidity, was predictive of mortality among older persons aged 80 years and older. J Clin Epidemiol 2010; 63(7): 752–759.

Lee TA, Shields AE, Vogeli C, et al. Mortality rate in veterans with multiple chronic conditions. J Gen Intern Med 2007; 22 (suppl 3): 403–407.

Loffler C, Kaduszkiewicz H, Stolzenbach CO, et al. Coping with multimorbidity in old age – a qualitative study. BMC Fam Pract 2012; 13: 45.

Meyer B, Evrin F. Mehrsprachigkeit, Sprachbarrieren und Interkulturalität. In: Thiesemann R (Hrsg.). Mit älteren Menschen kommunizieren: Ein Praxisleitfaden für Gesundheitseinrichtungen. Stuttgart: Kohlhammer; 2018, S. 92–103.

Moussavi S, Chatterji S, Verdes E, et al. Depression, chronic diseases, and decrements in health: Results from the World Health Surveys. Lancet 2007; 370(9590): 851–858.

Muth C, Kirchner H, van den Akker M, et al. Current guidelines poorly address multimorbidity: Pilot of the interaction matrix method. J Clin Epidemiol 2014; 67(11): 1242–1250.

St. John PD, Tyas SL, Menec V, Tate R. Multimorbidity, disability, and mortality in community-dwelling older adults. Can Fam Physician 2014; 60(5): e272–280.

Zulman DM, Kerr EA, Hofer TP, et al. Patient-provider concordance in the prioritization of health conditions among hypertensive diabetes patients. J Gen Intern Med 2010; 25(5): 408–414.

SYSTEMATISCHE REVIEWS

Marengoni A, Angleman S, Melis R, et al. Aging with multimorbidity: A systematic review of the literature. Ageing Res Rev 2011; 10(4): 430–439.

Sinnott C, Hugh SM, Browne J, Bradley C. GPs' perspectives on the management of patients with multimorbidity: Systematic review and synthesis of qualitative research. BMJ Open 2013; 3(9): e003610.

Smith SM, Wallace E, O'Dowd T, Fortin M. Interventions for improving outcomes in patients with multimorbidity in primary care and community settings. Cochrane Database Syst Rev 2021; 1: CD006560.

Violan C, Foguet-Boreu Q, Flores-Mateo G, et al. Prevalence, determinants and patterns of multimorbidity in primary care: A systematic review of observational studies. PLoS One 2014; 9(7): e102149.

KAPITEL

92 Palliativversorgung

Ildikó Gágyor, Gabriella Marx, Nils Schneider

92.1 Epidemiologie und Definitionen

Jährlich sterben in Deutschland mehr als 900.000 Menschen. Die häufigsten Sterbeorte in Deutschland sind Kliniken und Hospize (ca. 50 %), gefolgt von Pflegeheimen (ca. 30 %) und der eigenen Wohnung (ca. 20 %).

Die Versorgung von schwer kranken und sterbenden Menschen steht im Mittelpunkt der Palliativversorgung. Die Begrifflichkeiten werden in Deutschland nicht einheitlich gebraucht. Zunehmend setzt sich durch, Palliativversorgung als Oberbegriff für sämtliche Aktivitäten zu verwenden, die Menschen mit nicht heilbaren, lebensbedrohlichen Erkrankungen gelten, der englischen Bezeichnung „palliative care" entsprechend. Damit wird der Interdisziplinarität und Multiprofessionalität dieses Versorgungsbereichs in besonderem Maße Rechnung getragen. Der Begriff Palliativmedizin fokussiert eher den ärztlichen Part in der Palliativversorgung.

MERKE

Palliativversorgung ist multiprofessionell und interdisziplinär und wird als Oberbegriff für sämtliche Aktivitäten verwendet, die Menschen mit nicht heilbaren, lebensbedrohlichen Erkrankungen gelten, während der Begriff Palliativmedizin eher den ärztlichen Part in der Palliativversorgung beschreibt.

Die WHO definiert Palliativversorgung folgendermaßen:

„Palliativversorgung ist ein Ansatz, der die Lebensqualität von Patienten und deren Familien verbessert, die mit den Problemen im Zusammenhang einer lebensbedrohenden Erkrankung konfrontiert sind, dies mittels Prävention und Linderung von Leiden durch frühzeitiges Erkennen und umfassende Erfassung sowie durch die Behandlung von Schmerz und anderen Problemen auf körperlichen, psychosozialen und spirituellen Ebenen."

Diese Definition beinhaltet bei der Versorgung bereits die Lebensqualität und Linderung der Beschwerden, bezieht jedoch die Patientenperspektive in den Entscheidungsprozess nicht ein. Die Deutsche Gesellschaft für Palliativmedizin (DGP) ergänzt die Beschreibung mit folgenden versorgungsrelevanten Aspekten:

„Palliativmedizin bietet durch klinische Behandlung, Versorgung und Unterstützung eine Vorbeugung und Linderung von Leiden für Menschen mit einer lebenslimitierenden oder lebensbedrohenden Erkrankung.

Die diagnostischen und therapeutischen Schwerpunkte in der Palliativmedizin konzentrieren sich auf die individuellen Ziele der

Patientinnen und Patienten in einer gemeinsamen Entscheidungsfindung (Shared decision-making) mit den Patientinnen und Patienten und seinen [sic!] Nahestehenden.“

Schätzungen zufolge benötigen rund 69–82 % der Menschen vor ihrem Tod eine – wie auch immer im Einzelnen gestaltete – Form der Palliativversorgung. Infolge der demografischen Entwicklung wird dieser Bedarf bis zum Jahr 2040 um 25–40 % steigen, wobei vor allem onkologische Erkrankungen und Demenz sowie Multimorbidität als treibende Faktoren dieser Entwicklung gelten.

Während Palliativversorgung und Palliativmedizin bislang vor allem in der letzten Lebensphase im engeren Sinne (letzte Tage, Wochen oder Monate) zum Einsatz kamen, weisen Studien darauf hin, dass Patienten im Falle einer unheilbaren, absehbar fortschreitenden Erkrankung auch schon in früheren Krankheitsphasen von einer Integration der Palliativversorgung in die Behandlung profitieren *(timely palliative care)*. Diese Befunde sprechen ebenfalls dafür, dass der Bedarf an Palliativversorgung weiter steigen wird, wobei in diesem Zusammenhang auch zu berücksichtigen ist, dass dies nicht automatisch mit spezialisierter Palliativversorgung gleichzusetzen ist. Die meisten Menschen können im Rahmen der allgemeinen Palliativversorgung betreut werden (➤ Kap. 92.3.1).

92.2 Historisches

Während bis ins 19. Jahrhundert nur wenige Erkrankungen geheilt werden konnten und daher vor allem eine Symptomlinderung im Vordergrund stand, verlagerte sich das ärztliche Denken und Handeln im 20. Jahrhundert im Zuge der rasant zunehmenden kurativen Möglichkeiten der Medizin mehr und mehr auf die Beseitigung von Krankheitsursachen (Heilung). Diese grundsätzlich segensreiche Entwicklung führte allerdings zu einer weit verbreiteten Tabuisierung der Themen Tod und Sterben und negierte, dass trotz aller medizinischen Fortschritte am Ende jeder Mensch stirbt und dass in der letzten Lebensphase Symptomlinderung und menschliche Nähe für die meisten Patienten wertvoller sind als diagnostische und therapeutisch-technische Verfahren. Vor allem in England und den angloamerikanischen Ländern wurde bald erkannt, dass bei schwerkranken und sterbenden Menschen das moderne medizinische Wissen und die Möglichkeiten mit altbewährten Tugenden wie Trost, Zuwendung und Linderung kombiniert werden müssen, um den Bedürfnissen und Bedarfen der Betroffenen gerecht zu werden.

Eine Pionierin der modernen Hospiz- und Palliativbewegung war die Ärztin, Krankenschwester und Sozialarbeiterin Cicely Saunders, die 1967 das *St. Christopher's Hospice* in London gründete. In den folgenden Jahren entstanden auch in Deutschland Hospizinitiativen, und palliativmedizinische Ansätze fanden punktuell Einzug in onkologische Schwerpunktpraxen, Hausarztpraxen und die häusliche Krankenpflege. Die erste spezialisierte stationäre Einrichtung war 1983 die Palliativstation der chirurgischen Universitätsklinik in Köln.

92.3 Strukturen der Versorgung

In Deutschland ist ein Zwei-Ebenen-Modell der Versorgungsstrukturen etabliert, auch wenn international z. T. drei oder vier Ebenen beschrieben werden. Das Zwei-Ebenen-Modell umfasst die allgemeine und die spezialisierte Palliativversorgung. Als Zwischenstufe wurde die besonders qualifizierte und koordinierte palliativmedizinische Versorgung (BQKPMV) sozialgesetzlich eingeführt. Diese spielt aber in der Versorgungspraxis keine wesentliche Rolle.

92.3.1 Allgemeine Palliativversorgung

Die allgemeine Palliativversorgung (APV) ist die Basis aller palliativen Versorgungskonzepte. Hier können die meisten Menschen in der letzten Lebensphase angemessen betreut werden. Im ambulanten Bereich steht vor allem die hausärztliche Versorgung im Mittelpunkt (allgemeine ambulante Palliativversorgung, AAPV). Die wesentlichen Aufgaben der AAPV sind gemäß S3-Leitlinie „Palliativmedizin“ die Behandlung von Symptomen niedriger bis mittlerer Komplexität in allen vier Dimensionen (physisch, psychisch, sozial und spirituell), Kommunikation, Therapiezielfindung, Koordination der Versorgung und Indikationsstellung für die Einbeziehung einer spezialisierten Palliativversorgung. Obwohl sich die Leitlinie formal auf onkologisch erkrankte Patienten bezieht, können die Aussagen auch auf Patienten mit nicht malignen Erkrankungen übertragen werden.

LEITLINIEN

- S3-Leitlinie „Palliativmedizin für Patienten mit einer nicht heilbaren Krebserkrankung“. AWMF-Registernummer 128-001OL:

  https://register.awmf.org/de/leitlinien/detail/128-001OL
- National Institute for Health and Care Excellence. End of life care for adults. Quality standard [QS13]:

  www.nice.org.uk/guidance/QS13
- National Institute for Health and Care Excellence. Care of dying adults in the last days of life. NICE guideline [NG31]:

  www.nice.org.uk/guidance/ng31

92.3.2 Spezialisierte Palliativversorgung

Indikationen für die Einbeziehung der spezialisierten Palliativversorgung können komplexe Symptome wie z. B. refraktäre Schmerzsyndrome, spezielle Wundprobleme und die Notwendigkeit einer durchgehenden Erreichbarkeit sein. Hierfür kann eine spezialisierte ambulante Palliativversorgung (SAPV) verordnet werden, welche die ärztliche und pflegerische Primärversorgung in der Häuslichkeit oder im Heim ergänzen, aber nicht ersetzen soll. Im stationären Setting stellen in erster Linie Palliativstationen und Palliativdienste in Krankenhäusern die spezialisierte Palliativversorgung sicher.

Folgende Merkmale grenzen die spezialisierte von der allgemeinen Palliativversorgung ab:

- Leistungserbringer haben ihr Tätigkeitsfeld überwiegend oder ausschließlich in der spezialisierten Palliativversorgung.
- Leistungserbringer verfügen über spezifische palliativmedizinische Qualifikation.
- Teamansatz und Multiprofessionalität sind konzeptionelle und strukturelle Voraussetzung.
- Eine 24-Stunden-Verfügbarkeit der Komplexleistung ist gewährleistet.

92.3.3 Hospize und Hospizdienste

Stationäre Hospize sind Einrichtungen mit i. d. R. 8 bis 16 Plätzen für Menschen mit einer absehbar begrenzten Lebenserwartung, die weder zu Hause noch in einer stationären Pflegeeinrichtung versorgt werden können und keine stationäre Krankenhausbehandlung benötigen. Gründe für die Aufnahme in ein Hospiz können Überlastung der Zugehörigen oder schwerwiegende palliativpflegerische Probleme sein. Hospize haben einen wohnlichen Charakter und gewährleisten palliativmedizinische, palliativpflegerische, psychologische, soziale sowie spirituelle Begleitung. Die medizinische Versorgung erfolgt häufig durch Hausärzte oder feste Kooperationsärzte mit einer palliativmedizinischen Basisqualifikation als Mindestanforderung. Bei komplexeren Geschehen kann die SAPV hinzugezogen werden (➤ Kap. 92.3.2).

Ambulante Hospizdienste ergänzen die Versorgungsangebote wie z.B. ambulante Pflege, AAPV und SAPV. Das Angebot der geschulten Ehrenamtlichen umfasst psychosoziale Unterstützung (z. B. patientenorientierte Gesprächsangebote) oder Unterstützung im Alltag (z. B. kleine Erledigungen) sowohl im häuslichen Umfeld als auch in Heimen, Krankenhäusern oder Hospizen. Auch emotionale und spirituelle Unterstützung für Angehörige nach dem Tod des Patienten gehören dazu (Trauerbegleitung).

92.3.4 Kooperation und Koordination

An der Versorgung von Menschen in der letzten Lebensphase sind häufig viele unterschiedliche Dienste und Strukturen beteiligt (Hausärzte, Spezialisten, Krankenhäuser, Pflegedienste, Palliativdienste): in unterschiedlicher Intensität und wechselnder Aufgabenstellung in Abhängigkeit von Krankheitsverlauf, Bedarf und Bedürfnissen des Patienten. Dies stellt hohe Anforderungen an die Kooperation zwischen den Beteiligten, um Lücken in der Versorgungskette und Informationsverluste zu vermeiden.

Die Koordination der Versorgung ist explizite Aufgabe der allgemeinen Palliativversorgung und damit hausärztliche Aufgabe.

92.4 Erkennen der Palliativsituation und Bedarfserfassung

In der Praxis besteht die Schwierigkeit innerhalb der insgesamt großen Gruppe von Patienten mit chronisch fortschreitenden Erkrankungen zu erkennen, wann bei einem Patienten der Schwerpunkt auf Palliativversorgung gelegt werden sollte. Ist bereits bei onkologischen Erkrankungen die Einschätzung des individuellen Krankheitsverlaufs schwierig, so ist die Situation bei Patienten mit nichtonkologischen Erkrankungen (z. B. Herzinsuffizienz, COPD, Demenz, Gebrechlichkeit) von noch größerer prognostischer Unsicherheit geprägt. In der Allgemeinmedizin stellen diese Patienten die größte Gruppe für die Palliativversorgung dar. International gibt es verschiedene Instrumente, die Hilfestellung für eine systematische Identifikation geben.

MERKE

Ein für den hausärztlichen Versorgungskontext besonders geeignetes Instrument ist das *Supportive and Palliative Care Indicators Tool* (SPICT), das auf einfache, praktische Weise klinische Indikatoren nennt, die auf einen Bedarf an Palliativversorgung hindeuten können. Diese sind z. B. häufige ungeplante Krankenhauseinweisungen, Überlastung pflegender Zugehöriger oder belastende Symptome trotz adäquater Therapie der Grunderkrankung. SPICT dient der Sensibilisierung für und der Reflexion von palliativen Situationen (www.spict.org.uk/the-spict/spict-de/).

Sensibilisierung, Reflexion und Identifikation sind erste Schritte hin zu einer spezifischen palliativmedizinischen Bedarfsklärung, für deren Einschätzung Dokumentationshilfen und Instrumente zur Verfügung stehen. Die Einschätzung umfasst die physischen, psychischen, sozialen und spirituellen Bedürfnisse sowie die Belastungen der Patienten und ihrer Zugehörigen. Durch eine wiederholte Einschätzung im Verlauf lässt sich die Komplexität einer palliativen Situation strukturiert ermitteln, sodass Veränderungen und damit die Indikation für eine spezialisierte Palliativversorgung rechtzeitig erkannt werden können.

92.5 Symptome und ihre Behandlung

Die Symptome von Patienten in der Palliativversorgung ähneln einander unabhängig von der Grunderkrankung, wenn auch mit unterschiedlichen Häufigkeiten und Ausprägungen. Zu den häufigsten Symptomen zählen Schmerzen, Atemnot, Übelkeit, Erbrechen, Obstipation, Kachexie und Dehydratation. Auch psychische Probleme treten bei schwer kranken Patienten häufig auf.

Zu den allgemeinen Grundsätzen einer Symptombehandlung gehört, dass, wenn immer möglich, nach einer differenzialdiagnostischen Klärung eine kausale Therapie erfolgen sollte. Erwarteter Nutzen und mögliche Belastung durch palliative Maßnahmen (z. B. bei palliativer Chemotherapie) sollten streng abgewogen werden. Entscheidend sind die Lebensqualität des Patienten, seine Wünsche und Präferenzen.

Kurze, validierte Instrumente wie z. B. das Minimale Dokumentationssystem (MIDOS) oder die *Integrated Palliative Care Outcome Scale*

(IPOS) können unterstützen, Symptome sowie psychische und spirituelle Bedürfnisse der Patienten regelmäßig strukturiert zu erfassen.

92.5.1 Schmerzen

Da das subjektive Schmerzempfinden mannigfaltig beeinflusst werden kann, sollte das Behandlungskonzept neben einer medikamentösen Therapie auch Maßnahmen umfassen, die auf weitere Bedürfnisse wie z. B. Ruhe, körperliche Nähe, Licht oder Frischluft ausgerichtet sind (➤ Kap. 76).

Die Patienten sollten frühzeitig nach Schmerzen gefragt und untersucht werden. Die Erfassung der Art, Lokalisation, Intensität und Ausbreitung der Schmerzen gehört genauso zur Basisdiagnostik wie das Eruieren der Schmerzursache und des Schmerztyps. Die Schmerzintensität kann mithilfe von validierten Skalen wie z. B. der 4-stufigen verbalen Rating-Skala (VRS: keine, leichte, mittlere und starke Schmerzen) oder einer 11-stufigen numerischen Rating-Skala (NRS: Skalenwerte zwischen 0 und 10) zu Beginn und im weiteren Verlauf erfasst werden.

Die körperliche Untersuchung sollte sich primär an der Lokalisation der Schmerzen orientieren und zusätzlich die Extremitäten, die ossären Strukturen und die Beweglichkeit der betroffenen Stelle umfassen, um z. B. pathologische Frakturen auszuschließen. Neurologische Symptome wie Taubheitsgefühl, erhöhtes Schmerzempfinden oder Lähmungen können auf einen neuropathischen Schmerz hinweisen.

Das Ziel der **Therapie** ist es, durch Linderung der Schmerzen eine bestmögliche Lebensqualität bei Patienten und deren Zugehörigen zu erreichen. Hierbei sind Art und behandelbare Ursachen der Schmerzen (z. B. Ileus, Knochenmetastasen) richtungweisend.

Die S3-Leitlinie der Deutschen Gesellschaft für Palliativmedizin (➤ Kap. 92.3.1) gibt Empfehlungen zur Behandlung von Schmerzen bei Patienten mit Krebserkrankungen. Diese basieren auf dem Stufenschema der WHO, das eine allgemeine Empfehlung zur Behandlung von Schmerzen darstellt und damit auch auf Nichttumorpatienten übertragbar ist.

92

Eine **medikamentöse Behandlung** soll frühzeitig gebahnt, stufenweise aufgebaut, so einfach wie möglich gestaltet und schriftlich dokumentiert werden (➤ Abb. 92.1). Eine Evaluation der Schmerzen

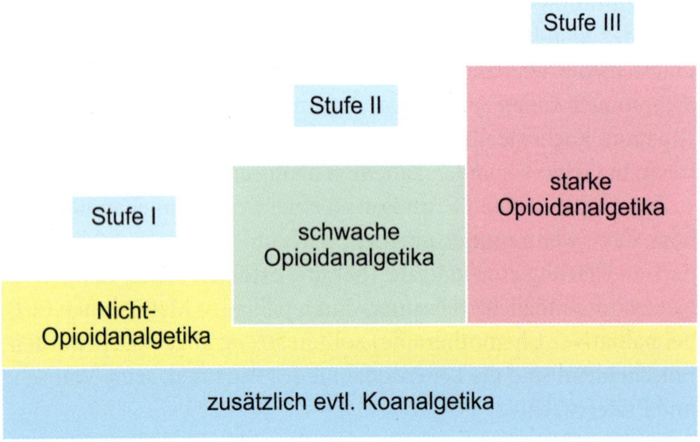

Abb. 92.1 WHO-Stufenschema für die Schmerztherapie [A400]

zu Beginn und im Verlauf ist besonders wichtig, auch um die Anpassung der Dosierung möglichst flexibel gestalten zu können. Viele Patienten haben in der Sterbephase keine dauerhaften Schmerzen, sodass für sie eine Bedarfsmedikation i. d. R. ausreicht.

MERKE

Für die medikamentöse Schmerztherapie gilt folgende Strategie:
- Festes Zeitschema
- Regelmäßige Applikation
- Ausreichende Bedarfsmedikation
- Gute Beobachtung der Symptome und des Verlaufs
- Dosisanpassung, ggf. Umstellung der Applikation durch den Arzt
- Erfolgskontrolle (Evaluation der Symptome)

Das WHO-Stufenschema inkl. der Präparate sowie der üblichen Regeln für die therapeutische Umsetzung werden in ➤ Kap. 76 ausführlich beschrieben.

Für den Einsatz von **Opioiden** in der Palliativsituation gilt, dass zur oralen Behandlung grundsätzlich schnell und langsam freisetzende Präparate in Kombination verordnet werden sollten, um eine schnelle Dosisfindung zu erreichen. Die schnell resorbierbaren Opioide (z. B. Morphintropfen) sollten hierbei als Bedarfsmedikation eingesetzt werden. Transdermale Opioide (Fentanyl oder Buprenorphin) sollten nur bei Patienten mit Problemen beim Schlucken und konstantem Schmerzmittelbedarf eingesetzt werden, da die Steuerbarkeit erschwert ist. Opioide können alternativ subkutan und bei Bedarf auch intravenös gegeben werden, insbesondere wenn andere Zufuhrwege nicht infrage kommen (z. B. Schluckstörung).

Patienten, deren Analgesie bei maximaler Ausschöpfung von Stufe III nicht ausreicht, können Opioide in Kombination mit Lokalanästhetika oder Clonidin peridural oder intrathekal erhalten (Stufe IV). Dies findet i. d. R. in der Klinik statt.

Für die Behandlung von plötzlich einsetzenden Schmerzen (Durchbruchschmerzen) sollten schnell resorbierbare Opioide (z. B. sublingual, bukkal, transnasal) verabreicht werden. Der übliche Bedarf ist etwa ein Sechstel der Tagesdosis des Retardpräparats.

Im Laufe der Therapie kann die Applikationsform des Schmerzmittels (z. B. von oral auf subkutan oder auf intravenös) oder das Präparat gewechselt werden **(Opioidwechsel)**. Bei jedem Wechsel sollte die relative analgetische Potenz zwischen den Applikationsformen oder bei Präparatewechsel des jeweiligen Opioids beachtet werden. Ein Opioidwechsel ist in der Praxis nur selten indiziert. Bei Patienten unter maximaler Ausschöpfung eines Stufe-III-Opioids kann auf ein anderes Opioid gewechselt werden. Die Anfangsdosierung sollte beim neuen Präparat niedriger gewählt werden als in den Äquipotenz-Tabellen angegeben.

Adjuvanzien sind Antiemetika und Laxanzien, die zur Behandlung von Nebenwirkungen der Opioide eingesetzt werden. Bei Patienten mit Übelkeit und Erbrechen unter Opioiden werden antiemetisch wirksame Medikamente (z. B. Haloperidol, Metoclopramid) empfohlen. Zur Vorbeugung und Behandlung von Obstipation, einer häufigen Nebenwirkung von Opioiden, sollten Laxanzien routinemäßig zusätzlich zu Opioiden allein oder in Kombination verordnet werden. Infrage kommen Präparate aus allen Substanzklassen: Osmotika, Stimulanzien, Gleitmittel oder Klysmen (➤ Kap. 21).

Koanalgetika werden bei neuropathischen Schmerzen allein oder in Kombination mit Opioiden eingesetzt (➤ Kap. 76.3.4, ➤ Tab. 76.2). Antidepressiva können bei gleichzeitigem Vorliegen einer Depression bevorzugt eingesetzt werden. Aufgrund zentraler Nebenwirkungen sollte die Dosis vorsichtig titriert werden. Obwohl es für eine analgetische Wirkung von *Kortikosteroiden* keine hinreichenden Belege gibt, werden sie als Koanalgetika eingesetzt. Sie werden vor allem bei Tumorpatienten mit neuropathischen Schmerzen gegeben. Kortikosteroide können zudem appetitsteigernd, antiemetisch und stimmungsaufhellend wirken und somit zur Verbesserung der Lebensqualität beitragen.

Bei Tumorpatienten können durch Metastasen Knochenschmerzen auftreten. Hier kann eine Behandlung mit *Bisphosphonaten* (z. B. Alendronat) die Schmerzdauer und -stärke reduzieren.

Cannabinoide sind in Deutschland seit 2017 verordnungsfähig, wenn *„eine allgemein anerkannte, dem medizinischen Standard entsprechende Leistung nicht zur Verfügung steht oder im Einzelfall nach der begründeten Einschätzung des behandelnden Vertragsarztes unter Abwägung der zu erwartenden Nebenwirkungen und unter Berücksichtigung des Krankheitszustandes des Patienten nicht zur Anwendung kommen kann"* oder *„wenn eine nicht ganz entfernt liegende Aussicht auf eine spürbare positive Einwirkung auf den Krankheitsverlauf oder auf schwerwiegende Symptome besteht"* – wie es die KBV auf Grundlage von § 31 Abs. 6 SGB V formuliert hat. Obwohl für die Wirksamkeit der Cannabinoide bei neuropathischen Schmerzen keine hinreichende Evidenz vorliegt, kommen diese Mittel als eine Behandlungsoption auch in der Palliativsituation infrage. Vor der ersten Verordnung ist zunächst von der zuständigen Krankenkasse eine Genehmigung einzuholen. Die Verordnung muss über ein BtM-Rezept erfolgen (vgl. ➤ Kap. 104).

MERKE
Ein Opioidwechsel ist in der Praxis nur selten indiziert. Ist ein Wechsel erforderlich, sollte die Anfangsdosierung beim neuen Präparat niedriger gewählt werden als in den Äquipotenz-Tabellen angegeben.

Nichtmedikamentöse Maßnahmen sollten, basierend auf den Wünschen und Erfahrungen der Patienten, individuell angeboten werden. Infrage kommen spezielle Physiotherapieverfahren, (z. B. Funktionstraining, Ergotherapie), Psychotherapie (z. B. Verhaltenstherapie, Musik- und Kunsttherapie), Entspannungsübungen, Massage, manuelle Therapie, Aromatherapie und Lagerungstechniken zur Sekretmobilisation u. a. Die Wirksamkeit dieser Maßnahmen ist nicht durch Evidenz belegt. Sie sollten dennoch erwogen werden, weil sie bei vielen Patienten zu einer Verbesserung der Lebensqualität führen und damit die Gesamtsituation verbessern können (➤ Kap. 76.3.3).

92.5.2 Atemnot

Atemnot kann bei einer Vielzahl von Erkrankungen (z. B. bei Herz- und Kreislauf-, Atemwegs-, Krebs- und neuromuskuläre Erkrankungen) oder als Folge der Behandlung auftreten und sowohl für Patienten als auch für ihr Umfeld belastend sein. Es wird zwischen kontinuierlich und anfallsartig auftretender Atemnot unterschieden. Atemnot kann von Angst und Panikattacken begleitet sein oder umgekehrt.

Davon zu unterscheiden ist das Todesrasseln, das kein Symptom einer Atemnot ist (➤ Kap. 45).

Zur Beurteilung der Atemnot sollen die subjektiv empfundene Intensität, die emotionale Belastung und die Beeinträchtigung im Alltag herangezogen werden. Reversible bzw. behandelbare Ursachen sollten anamnestisch, durch eine körperliche Untersuchung und ggf. weiterführende Untersuchungen (z. B. Blutgasanalyse, Bildgebung etc.) ermittelt werden. Die Beurteilung sollte im Verlauf mehrfach wiederholt werden.

Zur **medikamentösen Symptomlinderung** werden Medikamente wie z. B. Opioide und Benzodiazepine empfohlen (➤ Tab. 92.1). Durch adäquat eingesetzte Opioide ist keine relevante Atemdepression zu befürchten. Bei Niereninsuffizienz sollte eine Dosisanpassung erfolgen. Benzodiazepine können entweder in Kombination mit Opioiden oder allein eingesetzt werden. Für den Einsatz von Phenothiazinen, Antidepressiva und Kortikosteroiden zur Linderung von Atemnot gibt es weder für Patienten mit Krebserkrankungen noch für Patienten mit COPD oder anderen Erkrankungen hinreichende Evidenz.

Nicht sinnvoll ist die generelle Gabe von Sauerstoff. Bei hypoxämischen Grunderkrankungen bzw. bei Patienten mit COPD kann allerdings auch Sauerstoff zu einer Verbesserung der Atemnot führen.

MERKE
Durch adäquat eingesetzte Opioide zur Linderung der Atemnot ist keine relevante Atemdepression zu befürchten.

Tab. 92.1 Medikamentöse Therapie der Atemnot, basierend auf der S3-Leitlinie Palliativmedizin

Medikament	Dosierung
Morphin	2,5–5 mg alle 4 h p. o. 1–2,5 mg alle 4 h s. c. Erhöhung um 25 % der vorbestehenden Opioiddosen
Lorazepam	0,5–1,0 mg alle 6–8 h p. o./s. l.
Midazolam	2,5–5 mg/4 h s. c., 10–30 mg/24 h s. c.

Nichtmedikamentöse Maßnahmen wie z. B. eine ruhige, vertrauensvolle Umgebung, die Zufuhr von frischer, kühler Luft, feuchte Umschläge, die Änderung der Position im Stuhl oder Bett können lindernd wirken.

92.5.3 Übelkeit und Erbrechen

Übelkeit und Erbrechen (➤ Kap. 19) haben bedeutende Auswirkungen auf die Lebensqualität der Patienten. Beide Symptome können gemeinsam oder unabhängig voneinander auftreten und unterschiedliche Ursachen haben:

- Medikamenteninduziert (z. B. Opioide, Antibiotika, Zytostatika, Antirheumatika)
- Metabolisch (z. B. Hyperkalzämie, Urämie, Leberversagen)

92

- Gastrointestinal (z. B. Gastroparese, Stenosen, Ulzera, Darmobstruktion)
- Zentral (Hirntumoren/-metastasen, Hirndruck, Hirninfarkt)
- Psychogen (z. B. Angst, Depression)
- Weitere Ursachen: z. B. Infektionen oder Paraneoplasien

Häufig entstehen Übelkeit und Erbrechen multifaktoriell, ohne dass eine eindeutige Zuordnung möglich ist.

Bei der Anamnese ist zu berücksichtigen ist, dass die subjektive Belastung durch die Übelkeit für den Patienten größer sein kann, als Ärzte und andere Außenstehende es vermuten. So wird Erbrechen in seiner Auswirkung auf den Erkrankten vom Umfeld eher überschätzt und Übelkeit eher unterschätzt.

Die körperliche Untersuchung und ggf. eine weitergehende Diagnostik hängen von der Gesamtsituation, der Krankheitsphase und der Relevanz für nachfolgende Entscheidungen ab. Laboruntersuchungen können sinnvoll sein, wenn z. B. metabolische Störungen, Organinsuffizienzen, Elektrolytverschiebungen oder Infekte als potenziell reversible Ursachen für Übelkeit und Erbrechen vermutet werden (Bestimmung von kleinem Blutbild, GOT, BZ, Kalzium, Kalium, Natrium, CRP, Kreatinin). Im Einzelfall können bei entsprechender Anamnese auch Medikamentenspiegel und weitere Untersuchungen helfen. Ob bzw. welche apparative Diagnostik (z. B. Sonografie, Röntgen Abdomen) durchgeführt wird, hängt von der therapeutischen Konsequenz und der Belastung für den Patienten ab.

Die Behandlung von Übelkeit und Erbrechen richtet sich nach der Genese, wobei auch in der letzten Lebensphase gilt, dass eine reversible Ursache, sofern möglich, behoben werden sollte. Für die medikamentöse Symptomkontrolle stehen verschiedene Wirkstoffe zur Verfügung, die aufgrund ihrer unterschiedlichen Rezeptoraffinität abhängig von der (vermuteten) Ursache eingesetzt werden sollten (➤ Tab. 92.2).

Tab. 92.2 Auswahl häufig eingesetzter Antiemetika (Wirkstoffe, Wirkstoffgruppen) zur Behandlung von Übelkeit und Erbrechen bei Patienten in einer Palliativsituation

Wirkstoff	Dosierung	Hinweise
Metoclopramid	10–20 mg alle 4–6 h p. o., s. c.	• Motilitätssteigernd • Nicht bei gastrointestinaler Obstruktion • Extrapyramidalmotorische Nebenwirkungen
Haloperidol	0,5–1 mg alle 8 h p. o., s. c.	• Niedrigere Dosierung als im psychiatrischen Kontext • Gute Wirksamkeit bei metabolischer und medikamenteninduzierter Ursache
Dimenhydrinat	50–100 mg alle 6–8 h p. o., s. c., i. v.	Z. B. bei erhöhtem Hirndruck
Ondansetron	2 × 4–8 mg/d p. o., s. c., i. v.	NW Obstipation
Dexamethason	2–8 mg/d p. o., s. c., i. v.	Z. B. bei erhöhtem Hirndruck
Lorazepam	0,5–2 mg/d p. o.	Zusätzlich anxiolytisch
Levomepromazin	1–5 mg alle 12 h p. o., s. c.	Bei metabolisch-chemisch bedingter Ursache

Nicht alle aufgeführten Medikamente sind in der Dosierung, der Applikation oder der Indikation zugelassen, haben sich aber in der Palliativsituation bewährt (Off-Label-Use).

Als **nichtmedikamentöse Maßnahme** ist bei starkem Erbrechen zu prüfen, ob eine parenterale Flüssigkeitsgabe indiziert ist. Bei anhaltendem, nicht beherrschbarem Erbrechen kann eine nasogastrale Ablaufsonde erwogen werden. Wichtig ist eine konsequente Mundpflege, die das Wohlbefinden des Patienten verbessern kann (➤ Kap. 92.5.7).

92.5.4 Obstipation

Obstipation (➤ Kap. 21) tritt bei Menschen in der letzten Lebensphase häufig auf (Prävalenz je nach Studie 32–82 %). Wie bei Übelkeit und Erbrechen ist die Ursache oft multifaktoriell. Immobilität, einseitige Ernährung, verminderte intestinale Sekretion, Veränderungen der Darmflora, Passagestörungen und Nebenwirkungen von Medikamenten (z. B. Opioide) spielen eine wesentliche Rolle. Für die Einordnung der Schwere des Symptoms ist die subjektive Beeinträchtigung des Patienten entscheidend, nicht die Stuhlfrequenz.

Die Basisdiagnostik besteht aus Anamnese und körperlicher Untersuchung. Bei nicht auskunftsfähigen Patienten ist der Abdomenstatus besonders kritisch zu prüfen (pralles Abdomen, Schmerzzeichen?). Wichtig zu erkennen ist, ob ein Darmverschluss vorliegt bzw. droht. Stuhlerbrechen oder auch schon Stuhlgeruch sind hier hinweisend. Eine peritoneale Symptomatik (Klopfschmerz, Abwehrspannung) kann durch einen reduzierten Allgemeinzustand bzw. eine analgetische Therapie überdeckt werden.

Nichtmedikamentöse Maßnahmen sowohl zur Prophylaxe als auch zur Behandlung von Obstipation sind Bewegungsübungen, Mobilisation und Kolonmassage. Bei manifester Obstipation kommen auch Einläufe und manuelle Ausräumung zum Einsatz.

Für die **medikamentöse Behandlung** stehen osmotisch wirksame und stimulierende Laxanzien zur Verfügung, die nach folgendem Stufenschema eingesetzt werden sollen:

- **Stufe 1:** osmotisches oder propulsives Laxans (z. B. Macrogol 1–3 Btl./d oder Natriumpicosulfat 10 mg p. o., rektal)
- **Stufe 2:** osmotisches und propulsives Laxans
- **Stufe 3:** Stufe 2 plus Opioidantagonist (z. B. Methylnaltrexon 8–12 mg s. c. alle 2 Tage)
- **Stufe 4:** Stufe 3 plus weitere Therapieversuche, z. B. Rizinusöl

MERKE

Laxanzien sollten in der Palliativsituation großzügig angewendet werden. Rechtzeitige Prophylaxe und Behandlung sind wichtig, Langzeitfolgen der Medikamente sind kaum relevant.

92.5.5 Kachexie und Dehydratation

Auszehrung und Austrocknung können primär auftreten (z. B. bei altersbedingter Gebrechlichkeit, Tumorerkrankungen, Herzinsuffizienz, COPD) oder sekundär z. B. durch Probleme beim Kauen und Schlucken, Wunden im Mundbereich, Reflux, Schmerzen, Übelkeit, Blähungen oder andere Gründe wie Erschöpfung und Depression.

Die Anamnese sollte neben einer klinischen Untersuchung auch eine Einschätzung der Gesamtsituation und den Nutzen bzw. Schaden diagnostischer und therapeutischer Maßnahmen beinhalten. Die Indikation zu therapeutischen Maßnahmen (z. B. die Verhinderung einer weiteren Gewichtsreduktion) durch Zufuhr von Nahrung und/ oder Flüssigkeit hängt von der Prognose sowie von der Motivation und den Bedürfnissen des Patienten ab und sollte entsprechend sorgfältig gestellt werden.

Ein frühzeitiges Erfassen der Wünsche und Erwartungen des Patienten und ein Gespräch mit ihm und seinen Zugehörigen über Vor- und Nachteile einzelner Maßnahmen können zu einer Klärung der individuellen Behandlungsziele führen. Eine ursachenorientierte Behandlung der primären und sekundären Kachexie kann zu einer deutlichen Verbesserung der Situation führen. Auch eine Unterstützung der oralen Nahrungszufuhr durch Zugehörige und Vertrauenspersonen kann sich auf den Appetit und den Durst positiv auswirken. Eine enterale oder parenterale Zufuhr von Kalorien und Flüssigkeit ist nur selten indiziert. In der Sterbephase gibt es keinen Hinweis für den Nutzen einer Flüssigkeitszufuhr.

92.5.6 Depression

Patienten befinden sich in der Palliativsituation in einer besonderen, psychisch belasteten Lebenssituation. Die Symptome, in denen die Belastung ihren Ausdruck findet, reichen von einer niedergeschlagenen Stimmung bis hin zu Depression, Angst und Unruhe. Das Vorliegen einer Depression kann mithilfe von zwei Screeningfragen geprüft werden (➤ Kap. 78). Mit Fragen nach den Haupt- und Nebensymptomen kann der Schweregrad der Depression (leicht, mittel und schwer) eingeschätzt werden.

Beschwerden wie Müdigkeit, Appetitlosigkeit, Gewichtsverlust oder Schlafstörungen können Ausdruck des Grundleidens sein und sind immer im Kontext der Palliativsituation zu bewerten. Bei der Anamneseerhebung soll überprüft werden, ob die Symptomatik Zeichen einer Anpassungsstörung, einer Dysthymie, einer depressiven Episode bzw. Depression oder einer organischen depressiven Störung ist. Grundpfeiler der Behandlung sind zum einen eine effektive Linderung der Symptome, die als Ursache für die Depression infrage kommen, und eine psychosoziale Betreuung der Patienten. Nicht immer ist die Behandlung der Depression indiziert. Diese soll in Absprache mit dem Patienten und in Abhängigkeit vom Schweregrad der Depression erfolgen:

- Zur **nichtmedikamentösen** Behandlung einer leichten bis mittelschweren Depression kann je nach Verfügbarkeit zusätzlich eine Psychotherapie angeboten werden.
- Die **medikamentöse Therapie** der Depression ist in ➤ Kap. 78.4.4 detailliert beschrieben. Psychostimulanzien sind zur Behandlung einer Depression nicht geeignet.

Ein Hinzuziehen psychiatrischer Fachkompetenz kann bei Unsicherheit in der Diagnose und Behandlung der Depression, einer komplexen psychiatrischen Vorgeschichte bzw. Symptomatik, einer schweren depressiven Symptomatik mit psychotischen Symptomen oder depressivem Stupor, Suizidalität, Fremdgefährdung und Nichtansprechen auf die antidepressive Therapie sinnvoll sein.

92.5.7 Mundtrockenheit

Mundtrockenheit kann die Lebensqualität eines Patienten erheblich beeinträchtigen. Sprechen, Schlucken und Geschmacksempfinden können dadurch beeinträchtigt sein. Eventuell auftretender Mundgeruch ist psychosozial belastend. Zu den häufigsten Ursachen zählen Infekte (Mukositis), Ulzerationen und Medikamente (z. B. Anticholinergika). Auch Sauerstoffgabe oder eine liegende Magensonde können ursächlich sein.

Zur Mundpflege gibt es ein großes Reservoir an Maßnahmen. Wichtig ist es, Lippen und Mund sauber und feucht zu halten. Hierzu sind z. B. häufige Gaben kleiner Flüssigkeitsmengen oder das Lutschen von Eiswürfeln hilfreich. Beläge können u. a. durch Brausepulver gelöst werden. Pilzinfektionen können mit Nystatin-Lösung (4 ×/d über mind. 7 d) behandelt werden.

Im Einzelfall kann es hilfreich sein, einen Zahnarzt in die Versorgung einzubeziehen, z. B. bei Problemen mit einer Prothese.

92.6 Die Sterbephase

92.6.1 Klinische Zeichen

Die Sterbephase bezeichnet die letzten Tage bis Stunden vor dem Eintreten des Todes. Die klinischen Zeichen sind hier – meist unabhängig von der Grunderkrankung – charakteristisch. Wenn keine reversible Ursachen für die wahrgenommenen Veränderungen vorliegen, können Zeichen wie z. B. die Veränderung der Atmung, der Emotionen und des Bewusstseins, zunehmende Schwäche und reduzierter Allgemeinzustand, Hautveränderungen, Verwirrtheit, Verlust des Interesses an Nahrungs- und Flüssigkeitszufuhr für die Einschätzung als Kriterien herangezogen werden. Weitere Hinweise auf den Sterbeprozess können sein: Schluckstörung, erschwertes Atmen, Blutdruckabfall, flacher Puls, Anurie, Darm- und Blasenatonie, schwacher Muskeltonus und Abschwächung der Nervenreflexe, Bewusstseinsminderung bis zur Bewusstlosigkeit, fahlgraue Haut, kalter Schweiß, spitze, blasse Nase und ein zurückfallendes Kinn (Facies hippocratica) sowie delirante Symptome und *Todesrasseln* (➤ Kap. 92.6.4).

Die Symptome in der Sterbephase sollten durch die Behandelnden regelmäßig bei jedem Kontakt mit dem Patienten bzw. den Pflegenden evaluiert werden. Die Behandlungsmöglichkeiten müssen unter Berücksichtigung der Bedürfnisse und Wünsche des Patienten und des erwarteten Nutzens der Maßnahme individuell abgewogen werden. Eine Priorisierung erfolgt meist zusammen mit den Betroffenen, soweit möglich, und ihren Zugehörigen bzw. den Pflegenden, deren Einschätzung wesentliche Informationen liefern kann und für die Therapieentscheidung von Bedeutung ist.

Im Folgenden werden häufige Probleme in der Sterbephase besprochen, für weitere Symptome gelten die o. g. Behandlungsmöglichkeiten (➤ Kap. 92.5).

92

92.6.2 Delir

In der Sterbephase tritt ein Delir häufig auf. Es zeigt sich durch eine plötzliche Veränderung der Aufmerksamkeit, durch Denkstörungen und verschiedene Formen der Bewusstseinsstörungen (Agitiertheit, Schläfrigkeit, Stupor bis hin zum Koma). Ein Delir kann zu einer Verunsicherung oder Verängstigung der Pflegenden und Zugehörigen führen. Die Ursachen eines Delirs können unterschiedlich sein (zerebral, systemisch, infektiös, medikamentös). Deren Abklärung steht in der Sterbephase jedoch nicht im Vordergrund, da sie für die Behandlung der Symptome nicht entscheidend ist.

Noch vor dem Einsatz jeglicher Therapie sollte zunächst kritisch geprüft werden, ob eine Indikation zur Behandlung besteht. Als **nichtmedikamentöse Behandlung** sind Allgemeinmaßnahmen wie z. B. eine ruhige und orientierungsfördernde Umgebung, evtl. eine Sturzprophylaxe, gute Kommunikation und eine kontinuierliche Betreuung die Basis für eine gute Versorgung in der Sterbephase. Zur **medikamentösen Behandlung** des Delirs kann Haloperidol (z. B. 0,5–1 mg p. o.), ggf. in Kombination mit einem Benzodiazepin, eingesetzt werden.

92.6.3 Angst und Unruhe

Angst kann die gesamte letzte Lebensphase begleiten. Sie kann aber auch in der Sterbephase neu auftreten und sich als Ausdruck von Furcht vor dem unmittelbar bevorstehenden Sterben, das mit einem Verlust von körperlicher und geistiger Kontrolle einhergeht, manifestieren. Unruhe kann ein Symptom der Angst sein. Hinter dem Symptom Unruhe können sich jedoch auch andere, zum Teil behebbare Ursachen verbergen.

Bei Unruhe in der Sterbephase sollen zunächst mögliche Ursachen wie z. B. Atemnot, Schmerzen, Obstipation, Harnverhalt oder Delir evaluiert werden, um das Grundproblem durch entsprechende Maßnahmen gezielt zu behandeln bzw. zu beheben. Wenn Unruhe ein Ausdruck von Angst ist, können bereits eine ruhige Umgebung und eine kontinuierliche, vertrauensvolle Betreuung zur Abnahme von Angst und Unruhe führen. Die Basis einer **nichtmedikamentösen Behandlung** sind eine kompetente psychotherapeutisch-psychosomatische Versorgung und unterstützende Gespräche mit den Patienten.

Als **medikamentöse Maßnahmen** können zusätzlich Benzodiazepine, z. B. Midazolam s. c./i. v. (z. B. 1–5 mg s. c.) oder Lorazepam (0,5–2,5 mg s. l.), eingesetzt werden.

92.6.4 Rasselatmung

Die Rasselatmung ist ein Symptom, das in der Sterbephase häufig zu beobachten ist (23–92 %). Das Geräusch kann für Zugehörige eine Belastung darstellen, insbesondere wenn die Atmung zwischendurch pausiert. Bei den Patienten zeigt sich jedoch häufig eine verminderte Vigilanz, sodass davon auszugehen ist, dass die Rasselatmung für sie selbst nicht unbedingt belastend ist.

Eine frühzeitige Aufklärung der Zugehörigen über die Ursachen und den Verlauf können wesentlich zum besseren Verständnis und Umgang mit Rasselatmung führen. Eine Linderung kann medikamentös durch Butylscopolamin 20 mg s. c. und durch Lagerung und einen besseren Ablauf von Flüssigkeit herbeigeführt werden, nicht aber durch eine venöse Zufuhr von Flüssigkeit.

92.7 Akutsituationen in der ambulanten Betreuung

Die meisten schwerkranken Patienten wollen in ihrer letzten Lebensphase ihre vertraute Umgebung nicht verlassen. In der ambulanten Betreuung können Situationen auftreten, in denen eine akute Intervention vor Ort eine stationäre Einweisung verhindern kann. In der Sterbephase sind neben den o. g. Symptomen auch Schmerzen und Luftnot häufige Symptome. Demnach kann es hilfreich sein, als Basisausrüstung für Hausbesuche die 5 wichtigsten Medikamente zur Linderung dieser Beschwerden mitzuführen (➤ Tab. 92.3).

Tab. 92.3 Einfache Interventionen aus dem Hausbesuchskoffer

Symptom	Basisausstattung	Subkutan
Schmerz und Atemnot	Morphin	**2,5–10 mg**
Angst	Diazepam	**5 mg**
Übelkeit und Erbrechen	Dimenhydrinat	**62 mg**
Verwirrtheit	Haloperidol	**1–2 mg**
Rasselatmung	Butylscopolamin	**20 mg**

Patientenbeispiel

Ein ehemaliger Landwirt (83) wird von seiner Schwiegertochter, die im gleichen Haus wohnt, versorgt. Er leidet an einer Alzheimer-Demenz im fortgeschrittenen Stadium und an einer degenerativen Wirbelsäulenerkrankung mit Spinalkanalstenose. Außerdem ist eine koronare Herzerkrankung nach einem Herzinfarkt vor 10 Jahren bekannt. Er ist seit Monaten kaum ansprechbar und liegt nur noch im Bett. In den letzten Wochen ist er zunehmend verwirrt und unruhig, will nicht essen, trinken und auch keine Tabletten einnehmen. Er nimmt nur noch Flüssigkeit zu sich, wenn diese löffelweise angeboten wird. Zweimal täglich kommt der Pflegedienst vorbei. Den Rest der Zeit kümmert sich die 76-jährige rüstige Ehefrau um ihn. Eine Patientenverfügung liegt nicht vor.

Die Situation hat sich in den letzten Tagen verschlechtert. Der Patient hat seit 5 Tagen nicht mehr abgeführt, stöhnt viel und schläft nachts kaum. Die über den Verlauf aufgeklärte Ehefrau ist zunehmend erschöpft. Die zugereiste Tochter unterstützt sie über das Wochenende bei der Pflege.

Die behandelnde Ärztin hat den Patienten neu übernommen, nachdem der bisherige Hausarzt seine Praxis aufgegeben hat. Vor Ort findet sie einen unruhigen Patienten vor, der im Bett liegt und leise stöhnt.

Aktuell nimmt der Patient folgende Medikamente ein: ASS 100, Simvastatin 20 mg, Ramipril 5 mg, Bisoprolol 5 mg. Als Bedarfsmedikation stehen Novaminsulfon-Tropfen zur Verfügung.

92

Konsultationsverlauf

Die Ärztin überprüft akute bzw. reversible Ursachen der Unruhe wie z. B. Überlaufblase, Verstopfung und Schmerzen.

Auf der Stirn sind Schweißperlen zu sehen. Der Mundraum ist unauffällig, die Zähne sind intakt. Bei der Untersuchung tastet sie ein deutlich geblähtes Abdomen; zudem finden sich Hinweise für eine Exsikkose. Die Darmgeräusche sind spärlich, der Bauch ist weich und leicht druckempfindlich. Im Rektum tastet sie verhärtete Kotreste. Beim Drehen auf die Seite nimmt das Stöhnen deutlich zu. Laut Ehefrau gibt es keinen Hinweis auf Probleme beim Wasserlassen.

Die Ärztin behandelt die aktuellen Beschwerden mit abführenden Maßnahmen (Macrogol) und verordnet Medikamente zur Sedierung, da die Unruhe schon länger anhält (Haloperidol-Tr. und Lorazepam Schmelztbl.) und zur Schmerzlinderung (Morphin s. c. und Morphin-Tr.). Die orale Vormedikation setzt sie ab.

Sie klärt die Versorgungssituation und die Zuständigkeiten (häusliche Pflege/Vorsorgevollmacht) mit den Angehörigen und regt die Intensivierung der häuslichen Pflege an – auch zur Entlastung der Angehörigen. Sie eruiert den (mutmaßlichen) Willen des Patienten hinsichtlich weiterer Behandlungsoptionen (Patientenverfügung, mündliche Äußerungen). Ein Kontakt zum lokalen Hospiz wird hergestellt.

Eine Flüssigkeits- und Nahrungszufuhr wird nicht initiiert, weil es nicht dem mutmaßlichen Willen des Patienten entspricht. Der Patient führt nach der Hinzufügung von Bisacodyl-Tr. zum Macrogol ab. Unter Haloperidol und Morphin s. c. macht er einen deutlich entspannteren Eindruck. Da der Patient oral keine Medikamente zu sich nehmen kann, erhält er im weiteren Verlauf statt der subkutanen Morphingabe ein Opioidpflaster (Buprenorphin). Als Bedarfsmedikament für Schmerzspitzen erhält er zusätzlich Sublingualtabletten des gleichen Wirkstoffs. Letztere werden aber nur selten benötigt. Nach 4 Wochen verstirbt der Patient zu Hause.

92.8 Information und Kommunikation

In der häuslichen Versorgung schwer kranker und sterbender Menschen nehmen neben Hausärzten, ambulanten Pflegekräften und MFAs vor allem Zugehörige eine besondere Rolle ein. Hierfür ist es wichtig, dass bei der Planung ein besonderer Wert auf die Rahmenbedingungen für das betreuende Team gelegt wird. Dazu zählen eine rege und offene Kommunikationskultur, die Definition von gemeinsamen Zielen, eine klare Zuteilung der Rollen im Team und ausreichende Ressourcen für eine individuelle Betreuung der Betroffenen. Therapieentscheidungen bzw. Therapiezieländerungen sollen im Team angemessen kommuniziert und dokumentiert werden.

Eine optimale Patientenversorgung setzt die Unterstützung der nicht professionellen Betreuenden, die zu diesem Zeitpunkt dem Sterbenden nahe sind, voraus. Konkret sollte frühzeitig geklärt werden, wie die aktuelle Belastung der nicht professionellen Betreuer ist, damit rechtzeitig Maßnahmen zur Unterstützung ergriffen werden können.

92.8.1 Behandlung im Voraus planen

Die Idee, eine Behandlung im Voraus zu planen **(Advance Care Planning)**, ist ein Konzept, das Menschen ermöglichen soll, in Situationen, in denen sie ihren Wunsch nicht mehr äußern können, so behandelt zu werden, wie sie es möchten. Es beinhaltet ein Paket von verschiedenen Maßnahmen wie z. B. das Angebot einer qualifizierten Beratung durch geschulte Gesprächsbegleiter in Kooperation mit Hausärzten, eine Dokumentation klinisch relevanter Festlegungen und die Nutzung einheitlicher Dokumentationsbögen. Das Konzept soll bei Beteiligten der regionalen Gesundheitssysteme als ein einheitliches Vorgehen mit hohen Qualitätsstandards implementiert werden. Eine Vorausplanung der Versorgung kann bei entsprechenden Maßnahmen und Vorkehrungen nicht nur die Lebensqualität verbessern, sondern auch die Anzahl der Krankenhauseinweisungen reduzieren und die Lebensdauer verlängern.

TIPP

Deutsche Gesellschaft für Palliativmedizin. Dokumentationshilfen:

www.dgpalliativmedizin.de/category/3-pba-dokumentationshilfen.html

Aktuell werden diese Angebote im Rahmen des SGB V für Bewohner von Seniorenheimen bzw. deren gesetzliche Vertreter angeboten. Ziel dieser professionell begleiteten Beratungsgespräche ist es, eine aussagekräftige Vorausverfügung zu formulieren und z. B. in einer Patientenverfügung (➤ Kap. 92.8.2) zu dokumentieren. Im Rahmen dieser Gespräche soll der Patienten eine vorsorgebevollmächtigte Person benennen, die in Situationen, in denen der Wille des Patienten nicht mehr zu eruieren ist, stellvertretend gesundheitsrelevante Entscheidungen treffen kann. Die Gespräche werden mit zertifizierten nichtärztlichen Beratern geführt, und der Hausarzt rundet diese mit der Erläuterung der medizinischen Aspekte ab.

92.8.2 Patientenverfügung und Vorsorgevollmacht

In einer Patientenverfügung wird im Voraus für bestimmte Krankheitssituationen, in denen der Betroffene sich nicht (mehr) selbst äußern kann, festgelegt, ob und wie er behandelt werden möchte. So kann z. B. festgelegt werden, ob er bei einem Herzstillstand reanimiert, im Falle einer Lungenentzündung antibiotisch behandelt oder bei Exsikkose rehydriert werden möchte.

MERKE

Die Festlegungen in einer Patientenverfügung sind für die behandelnden Ärzte und andere Beteiligte bindend.

In der Realität tritt nicht selten die Frage auf, ob die im Voraus formulierten Patientenwünsche auf die aktuelle Situation zutreffen. Häufig liegt eine Patientenverfügung nicht vor oder ist nicht auffindbar. In diesen Fällen müssen die behandelnden Ärzte gemeinsam mit den Angehörigen oder dem Bevollmächtigten/Betreuer den mutmaßlichen Patientenwillen für die aktuelle Situation ermitteln.

In einer Vorsorgevollmacht kann man selbst festlegen, wer der Bevollmächtige sein soll. Gibt es keine Vorsorgevollmacht, setzt das Betreuungsgericht einen Betreuer ein.

LITERATUR

Afshar K, Geiger K, Müller-Mundt G et al. Hausärztliche Palliativversorgung bei nichtonkologischen Patienten. Schmerz 2015; 6: 604–615.

Afshar K, Müller-Mundt G, Schneider N. Wie können Patienten mit chronisch fortschreitenden nicht-onkologischen Erkrankungen erkannt werden, bei denen eine Palliativversorgung sinnvoll ist? Palliativmedizin 2016; 17(3): 133–138.

Dasch B, Blum K, Gude P, Bausewein C. Place of death: Trends over the course of a decade – a population-based study of death certificates from the years 2001 and 2011. Dtsch Arztebl Int 2015; 112: 496–504.

Detering KM, Hancock AD, Reade MC, Silvester W. The impact of advance care planning on end of life care in elderly patients. Randomised controlled trial. BMJ 2010; 340: c1345.

DGP – Deutsche Gesellschaft für Palliativmedizin. Definitionen zur Hospiz- und Palliativversorgung; www.dgpalliativmedizin.de/images/DGP_GLOSSAR.pdf (letzter Zugriff: 1.4.2024).

Etkind SNB, Bone AE, Gomes B et al. How many people will need palliative care in 2040? Past trends, future projections and implications for services. BMC Medicine 2017; 15(1): 102.

Gágyor I, Himmel W, Pierau A, Chenot JF. Dying at home or in the hospital? An observational study in German general practice. Eur J Gen Pract 2016; 22(1): 9–15.

Gágyor I, Lüthke A, Jansky M, Chenot J-F. Hausärztliche Versorgung am Lebensende (HAVEL). Schmerz 2013; 27: 289–295.

Gärtner J, Daun M, Wolf J et al. Early palliative care. Pro, but please be precise! Oncol Res Treat 2019: 42(1–2): 11–18.

Häuser W, Fitzcharles MA, Radbruch L, Petzke F. Cannabinoids in pain management and palliative medicine. Dtsch Arztebl Int 2017; 114(38): 627–634.

Hemmerling M, Stahmeyer J, Schütte S et al. Neue Form der ambulanten Palliativversorgung. Dtsch Arztebl Int 2022 119: 548–549.

Hui D, Heuung Y, Bruera E. Timely Palliative Care: Personalizing the Process of Referral. Cancers 2022; 14(4): 1047.

Murtagh FE, Ramsenthaler C, Firth A et al. A brief, patient- and proxy-reported outcome measure in advanced illness: Validity, reliability and responsiveness of the Integrated Palliative care Outcome Scale (IPOS). Palliat Med 2019 33(8): 1045–1057.

Prater LCW, Wickizer T, Bower JK, Bose-Brill S. The impact of advance care planning on end-of-life care. Do the type and timing make a difference for patients with advanced cancer referred to hospice? Am J Hosp Palliat Care 2019; 36(12): 1089–1095.

Schiel S. Einfache Interventionen aus dem Hausbesuchskoffer. Z Allg Med 2019; 95: 175–178.

Statistisches Bundesamt. Sterbefälle und Lebenserwartung; www.destatis.de/DE/Themen/Gesellschaft-Umwelt/Bevoelkerung/Sterbefaelle-Lebenserwartung/_inhalt.html (letzter Zugriff: 1.4.2024).

Stiel S, Matthes ME, Bertram L et al. Validierung der neuen Fassung des minimalen Dokumentationssystems (MIDOS^2) für Patienten in der Palliativmedizin. Deutsche Version der Edmonton Symptom Assessment Scale (ESAS). Schmerz 2010; 24(6): 596–604.

van Baal K, Ülgüt R, Schulze C et al. Implementierung der "Besonders qualifizierten und koordinierten palliativmedizinischen Versorgung" (BQKPMV) – Erfahrungen und Sichtweisen von SAPV-Teams. Qualität im Gesundheitswesen 2022; 173: 64–74.

SYSTEMATISCHER REVIEW

Smith SM, Wallace E, O'Dowd T, Fortin M. Interventions for improving outcomes in patients with multimorbidity in primary care and community settings. Cochrane Database Syst Rev 2016; 3: CD006560.

KAPITEL

93 Seltene Erkrankungen in der Hausarztpraxis

Jean-François Chenot, Martin Scherer, Elizabeth Mathias

93.1 Definition und Hintergrund

Seltene Erkrankungen (SE) sind definiert als Erkrankungen, die max. 5 von 10.000 Menschen betreffen. Es gibt ca. 10.000 seltene Erkrankungen, und es ist nicht möglich, sie alle zu kennen. Etwa 100 Krankheitsentitäten machen ca. 80 % der SE aus. Manche Patienten müssen einen langen Weg bis zur Diagnose gehen. Es wird geschätzt, dass etwa 4 Mio. Menschen in Deutschland an einer seltenen Erkrankung leiden. Allerdings werden in dieser Zahl auch seltene Krebserkrankungen und Verletzungen dazu gezählt. Jede Praxis betreut Menschen mit SE, z. B. Hämophilie oder amyotropher Lateralsklerose. Sie bilden eine sehr heterogene Gruppe von zumeist komplexen Krankheitsbildern. Ihnen ist gemeinsam, dass sie meist chronisch verlaufen und mit Invalidität und/oder eingeschränkter Lebenserwartung einhergehen. Einige manifestieren sich bereits bei der Geburt oder im Kindesalter. Trotzdem werden sie manchmal erst im Erwachsenenalter diagnostiziert wie z. B. die Stoffwechselerkrankung Morbus Fabry. Etwa 80 % der SE sind genetisch bedingt oder mitbedingt, selten sind sie heilbar. Der Wert einer frühzeitigen Diagnose liegt nicht so sehr in einer möglichen ursächlichen Behandelbarkeit, sondern in der „Beruhigung der Situation", d. h., der Patient hat eine Diagnose, die seine Beschwerden erklärt und ihn in vielerlei Hinsicht entlastet.

Die medizinischen und wissenschaftlichen Kenntnisse über seltene Krankheiten sind lückenhaft, und es ist nur eingeschränkt möglich, verallgemeinerte Vorschläge zur Diagnostik und Therapie zu machen.

93.2 Allgemeine diagnostische Strategie

Das Erkennen einer SE, die man evtl. weder im Medizinstudium noch in der Praxiszeit je erlebt hat, stellt eine große Herausforderung nicht nur für Hausärzte, sondern für alle Beteiligten im Gesundheitssystem dar. Es wird geschätzt, dass ca. die Hälfte der SE in der Primärversorgung erkannt wird. Für die anderen wäre es von Vorteil, wenn in der Hausarztpraxis eine Art Vorauswahl (Filterfunktion) stattfinden würde, damit eine qualifizierte Vorstellung in einem Zentrum für seltene Erkrankungen (ZSE) erfolgen kann.

MERKE

Bei anhaltenden Symptomen und Laborabweichungen sollte eine möglicherweise noch nicht diagnostizierte SE in Betracht gezogen werden.

Der lange Weg zur Diagnose, den Patienten mit SE und ihre Angehörigen manchmal gehen müssen, könnte dazu verleiten, mehr Untersuchungen und frühere Überweisungen in spezialisierte Zentren zu fordern. Dies ist jedoch kein guter Weg, denn:

- Unerklärte medizinische Symptome (*medically unexplained symptoms,* MUS) treten bei ca. 4–10 % der Bevölkerung und bei 20 % der Patienten in der Hausarztpraxis auf. Die Mehrheit hat keine SE, sondern Anpassungs- oder Somatisierungsstörungen.
- Dieser Weg ist grundsätzlich mit der Problematik von Untersuchungen bei niedriger Vortestwahrscheinlichkeit behaftet (➤ Kap. 4.3).
- Er führt zu einer unangemessenen Fehlbelastung und Überlastung der spezialisierten Zentren, und die finanziellen und personellen Ressourcen sind endlich.

Dem steht die Verzweiflung der Patienten und ihrer Familien gegenüber, die frustriert sind von Fehldiagnosen, unnötigen und invasiven Untersuchungen und Therapieversuchen sowie widersprüchlichen Aussagen. Daher kann eine psychogene Symptomverstärkung die Diagnose erschweren. Diese Patienten brauchen die Begleitung durch das Medizinsystem und zwingend die Zuständigkeit *eines* Arztes auf ihrem Weg, der sie vor zu viel Medizin schützt, Zeit für verständnisvolle Gespräche hat und Chancen sowie Risiken gemeinsam mit ihnen abwägt. Es ist eine Gratwanderung: Die Patienten sollen einerseits mit ihren körperlichen Beschwerden ernst genommen und nicht in die „falsche Ecke" gestellt werden, andererseits darf nicht leichtfertig „Hoffnung" auf eine Diagnose (SE) geweckt werden. Psychosomatische Aspekte müssen von Anfang an immer mitbedacht werden (➤ Kap. 113).

LEITLINIEN

S3-Leitlinie „Funktionelle Körperbeschwerden". AWMF-Registernummer 051-001:

https://register.awmf.org/de/leitlinien/detail/051-001

Bei Verdacht auf eine SE sollte eine **gestufte Diagnostik** durchgeführt werden. Teure oder invasive Untersuchungen sollten am besten mit einem Spezialisten abgesprochen werden. Kann mit der lokalen Expertise keine befriedigende Diagnose gestellt werden, stehen spezialisierte Zentren für seltene Erkrankungen zur Verfügung, die über das Portal Orphanet gefunden werden können.

Patienteninfo

- Nationales Aktionsbündnis für Menschen mit Seltenen Erkrankungen (NAMSE): www.namse.de
- Orphanet: www.orpha.net
- Allianz Chronischer Seltener Erkrankungen (ACHSE) e. V.: www.achse-online.de
- EURORDIS-Rare Diseases Europe: Allianz von Patientenorganisationen aus 74 Ländern, inkl. Deutschland (www.eurordis.org)

Zur Unterstützung der Diagnosefindung seltener Erkrankungen gibt es frei verfügbare spezialisierte Suchmaschinen und Datenbanken (➤ Tab. 93.1). Diese können, wenn die Symptome ausreichend gut beschrieben werden, die Diagnosefindung unterstützen und auch Informationen zu den Krankheiten vermitteln. Studien liefern Hinweise auf eine schnellere Diagnosefindung und reduzierte Gesundheitskosten durch ersparte Diagnostik bei der Nutzung von Suchmaschinen. Allerdings ist der Nutzen solcher Suchmaschinen noch nicht gut belegt. Da die Zahl der Differenzialdiagnosen oft hoch ist, ist weiterhin klinische Expertise gefragt.

Auch wenn es keine Behandlungsmöglichkeit geben sollte, schafft eine Diagnose doch Sicherheit und erleichtert den Umgang mit der Krankheit. Eine mögliche wichtige Konsequenz kann die Überweisung zu einer genetischen Beratung sein (➤ Kap. 60).

Für manche Erkrankungen gibt es **Awareness-Kampagnen,** die Ärzten die Krankheiten und auch mögliche Patienten in Erinnerung rufen sollen. Diese können gut gemeint sein, bergen aber auch das Risiko, nicht betroffene Patienten zu beunruhigen und Druck auf Ärzte auszuüben, unnötige Diagnostik durchzuführen.

Das **Neugeborenen-Screening** in Deutschland ist deutlich erweitert worden und umfasst seltene Stoffwechselstörungen, z. B. Phenylketonurie, Mukoviszidose, Mitochondropathien und endokrinologische Erkrankungen wie die angeborene Hypothyreose. Ziel ist es, seltene Erkrankungen systematisch zu einem Zeitpunkt zu erkennen, an dem sich der Verlauf durch eine frühe Diagnose wesentlich beeinflussen lässt. Aufgrund der niedrigen Vortestwahrscheinlichkeit sind falsch positive Befunde häufig, und ein positives Screeningergebnis muss immer durch weitere Untersuchungen bestätigt werden. Es ist zu erwarten, dass in der Zukunft noch mehr Untersuchungen zu geringeren Kosten zur Verfügung stehen werden, was ein besseres Verständnis der Testinterpretation bei niedriger Vortestwahrscheinlichkeit erfordert.

Tab. 93.1 Auswahl von Suchmaschinen zur Unterstützung der Diagnosefindung bei seltenen Erkrankungen

Name	Link	Beschreibung
Orphanet	www.orpha.net	Europäische Referenzdatenbank über SE
Phenomizer (nur englisch)	http://compbio.charite.de/phenomizer	Auswahl von Symptomen aus einer vordefinierten Ontologie, die dann Diagnosevorschläge macht
Isabel Healthcare (neu: auch auf Deutsch verfügbar)	www.isabelhealthcare.com	Eingabe der Symptome im Freitext Beste Suchdatenbank für SE (relativ zielgenau) Kostenpflichtig!
FindZebra (nur englisch)	www.findzebra.com	Eingabe der Symptome im Freitext möglich; es werden dann Diagnosevorschläge gemacht
Ada	https://ada.com/de	Kommerzielle Gesundheits-App zur Diagnosefindung, auch ohne Arzt
GestaltMatcher (nur englisch)	www.gestaltmatcher.org	Suche nach SE mit charakteristischen Gesichtsmorphologien mittels Gesichtserkennungs-software

93.3 Spezielle diagnostische Strategie: kleine Handlungsanweisung für die Hausarztpraxis

Bei der weiteren Abklärung von Patienten mit unklaren Symptomen können in bestimmten Abständen solche Patienten gezielt einbestellen werden für:

- eine akribische Befragung und komplette körperliche Untersuchung inkl. eines neurologischen Status,
- Ihre Recherche,
- Gespräche mit Kollegen anderer Fachbereiche (hier insb. ein Laborarzt) und
- die Planung der nächsten diagnostischen Schritte.

Gehen Sie bei der weiteren apparativen und laborchemischen Diagnostik systematisch gestuft und nicht redundant vor (➤ Abb. 93.1). Wichtig dabei ist es, sich vor der Wahl der nächsten diagnostischen Stufe über das Vorliegen eines objektivierbaren Befunds zu vergewissern. Ziel ist es nicht, für alle Beschwerden eindeutige Ursachen zu benennen (das kann auch die moderne Medizin nicht immer), sondern abwendbar gefährliche Verläufe (z. B. Karzinom, Suizidalität) auszuschließen und Handlungsbedarf zu erkennen.

Vermeiden Sie insbesondere wiederholte, vor allem invasive technische Zusatzuntersuchungen, wenn diese hauptsächlich dazu dienen

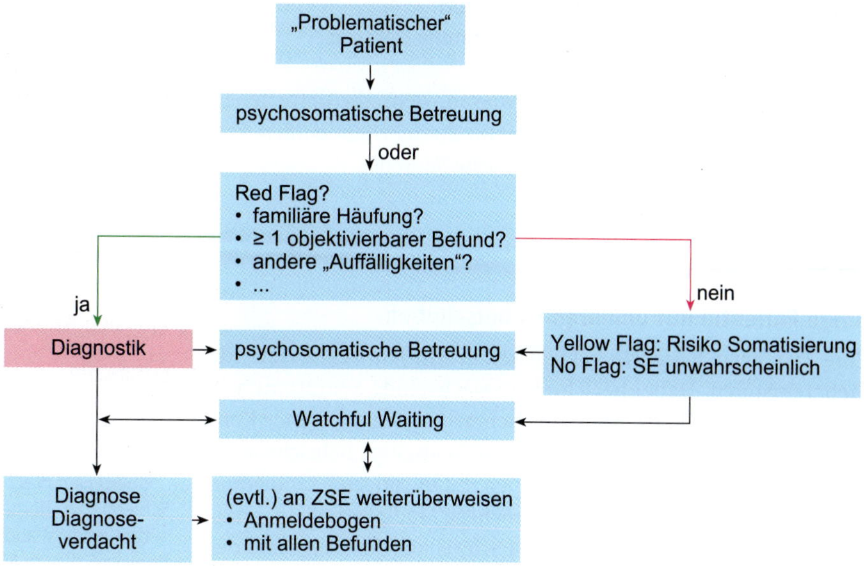

Abb. 93.1 Ein hilfreicher Algorithmus für die Hausarztpraxis [L141]

sollen, den Patienten oder auch Sie selbst zu beruhigen. Achten Sie auf Warnzeichen:

- **Red Flags (Hinweis auf eine SE):**
  - ≥ 1 objektivierbarer Befund
  - Familiäre Häufung
  - Andere „Auffälligkeiten“ (z. B. Aussehen)
  - Erkrankung ist fortschreitend chronisch
  - Erkrankung im ungewöhnlichen Lebensalter
  - Gleichartige, wiederholt auftretende Beschwerden und Symptome aus verschiedenen Organsystemen
  - Ein Zusammenhang der Beschwerden und Symptome ist nicht erkennbar, ebenso wenig wie ein Zusammenhang mit psychischen Problemen
- **Yellow Flags (Somatisierungsrisiko):**
  - **Keine Red Flags vorhanden**
  - Lange Krankengeschichte
  - Ausgedehnte Diagnostik
  - Konsultation vieler Ärzte und Kliniken in der Vorgeschichte
  - Depression
  - Dringliche psychosomatische Gespräche
  - **Cave:** SE trotzdem möglich
- **No Flags (SE unwahrscheinlich):**
  - **Keine Red Flags vorhanden**
  - Allgemeine Müdigkeit, Erschöpfung, Schlafstörung und depressive Verstimmung
  - Chronisches Schmerzsyndrom
  - Beginn im Zusammenhang mit belastenden Ereignissen
  - Multiple, wiederholt auftretende und *häufig wechselnde* körperliche Symptome
  - Psychosomatischer Zusammenhang offensichtlich
  - **Cave:** SE trotzdem nicht ausgeschlossen

MERKE

- Identifizieren Sie mit Ihrem Bauchgefühl „Ihre“ problematischen Patienten und nehmen Sie sich Zeit für sie.
- Sprechen Sie die psychosomatische Komponente immer schon zu Beginn parallel an.
- Eine ausführliche Anamnese inkl. Familienanamnese und eine eingehende körperliche Untersuchung mit nicht nur orientierendem neurologischem Befund sind essenziell.
- Orientieren Sie sich grob an Wahrscheinlichkeiten (Red Flags) und vermeiden Sie Diagnostik aus „juristischen“ Gründen.
- Arbeiten Sie mit einem ZSE zusammen.

93.4 Therapeutische Strategie

Für viele SE gibt es keine Behandlung oder nur unzureichende Evidenz für die verfügbaren Behandlungsoptionen. Eine Anbindung an ein ZSE ermöglicht es, Erfahrungen mit seltenen Krankheiten überhaupt erst zu gewinnen oder sogar den Einschluss in eine Studie zu erreichen. Zu beachten ist allerdings, dass viele ZSE von Patienten überlaufen sind, die sich eine Erfüllung ihres Kausalitätsbedürfnisses erhoffen. Die meisten Zentren verlangen daher mindestens einen „harten“ Befund als Aufnahmekriterium.

Für einige seltene Erkrankungen befindet sich mitunter ein ZSE zur Versorgung in der Nähe. Oft ist dies nicht der Fall, und gerade dann sind die Hausärzte vor Ort für Patienten mit SE wichtig. Hausärzte, die Patienten mit SE betreuen, sollten

- möglichst mit spezialisierten Ärzten und Zentren, Pflege, Physiotherapie, Ergotherapie kooperieren und vor Ort Monitoring und Versorgung sichern;
- Kontinuität gewährleisten und die Koordination der Behandlung von psychosozialen und anderen Gesundheitsbedürfnissen und Problemen übernehmen;
- Patienten und Angehörigen helfen, medizinische Maßnahmen zu verstehen, und sie auf Angebote hinweisen, damit sie die Versorgung aktiv mitgestalten können;

- sich über die Erkrankung gründlich informieren;
- eine Überweisung zur genetischen Beratung erwägen (➤ Kap. 60).

Als hilfreich hat sich außerdem erwiesen, wenn die betroffenen Patienten selbst Informationsmaterial für ihren behandelnden Arzt bereitstellen, der oft nur wenig über solche SE weiß.

Patientenbeispiel

Junge Patientin mit unklaren Fieberschüben

Eine 23-jährige Patientin beklagt seit einem Jahr rezidivierende Fieberepisoden. Dabei berichtet sie wechselnde Symptome wie Nachtschweiß, Urtikaria, Abdominalschmerzen, rezidivierende Konjunktivitiden, Innenohrschwerhörigkeit, beidseitige Beinschwäche, Gewichtsverlust, Myalgien, Arthralgien mit flüchtigen Exanthemen über den großen Gelenken, ausgesprochene Müdigkeit sowie rezidivierende Angioödeme im Gesicht mit Schwellung der Zunge und des Larynx. In der Kindheit hatte sie bis zum 3. Lj. Fieberepisoden mit multiplen Fieberkrämpfen.

Trotz umfangreicher Diagnostik finden sich an auffälligen Befunden lediglich eine mäßige CRP-Erhöhung und eine Eisenmangelanämie. Ohne pathologischen Befund sind u. a. Ferritin, CCP, ds-DNA-Ak, HLA-B27, Routinelabor, auch Röntgen, MRT, Oberbauchsonografie, Gastroskopie, Koloskopie, Echokardiografie zeigen einen Normalbefund.

Die Symptome der Patientin sprechen nicht auf Kortison und Antihistaminika an. Zeitweilig werden ihre Beschwerden als psychogen eingestuft.

Nach erneuter ausführlicher Anamnese, körperlicher Untersuchung und Sichtung aller Befunde wird mit den Schlagwörtern „fever recurrent", „urticaria", „arthralgia", „hearing loss", „conjunctivitis" in Datenbanken für SE gesucht (z. B. www.findzebra.com oder www.isabelhealthcare.com). Der plausibelste Treffer legt den Verdacht auf ein **Muckle-Wells-Syndrom** („periodisches Fiebersyndrom"/ CAPS: *Cryopyrin-associated periodic syndrome*) nahe, das in einem ZSE bestätigt werden kann.

Anmerkung: Das Muckle-Wells-Syndrom ist ein seltenes (Prävalenz 1–2/1 Mio.), durch eine Genmutation hervorgerufenes autoinflammatorisches Syndrom. Neben einer symptomatischen Schmerzlinderung durch NSAR können gute Therapieerfolge mit dem Interleukin-1-Rezeptor-Antagonisten Anakinra oder dem monoklonalen Antikörper Canakinumab erreicht werden.

LITERATUR

Evans WR, Rafi I. Rare diseases in general practice: Recognising the zebras among the horses. Br J Gen Pract 2016; 66(652): 550–551.

Phillips WR. Zebras on the commons: Rare conditions in family practice. J Am Board Fam Pract 2004; 17: 283–286.

Schieppati A, Henter JI, Daina E, Aperia A. Why rare diseases are an important medical and social issue. Lancet 2008; 371(9629): 2039–2041.

Ronicke S, Hirsch MC, Türk E, Larionov K, et al. Can a decision support system accelerate rare disease diagnosis? Evaluating the potential impact of Ada DX in a retrospective study. Orphanet J Rare Dis 2019;14(1):69.

Willmen T, Völkel L, Ronicke S, et al. Health economic benefits through the use of diagnostic support systems and expert knowledge. BMC Health Serv Res 2021; 21(1): 947.

SYSTEMATISCHE REVIEWS

Riches N, Panagioti M, Alam R, et al. The effectiveness of electronic differential diagnoses (DDX) generators: A systematic review and meta-analysis. PLoS One 2016; 11(3): e0148991.

Vasey B, Ursprung S, Beddoe B, et al. Association of Clinician Diagnostic Performance with Machine Learning-Based Decision Support Systems: A Systematic Review. JAMA Netw Open 2021; 4(3): e211276.

von der Lippe C, Diesen PS, Feragen KB. Living with a rare disorder: A systematic review of the qualitative literature. Mol Genet Genomic Med 2017; 5(6): 758–773.

KAPITEL

94

Marion Eisele, Katharina Schmalstieg-Bahr

COVID-19 und die Rolle der Allgemeinmedizin bei Epidemien und Pandemien

94.1 Definition

Unter dem Begriff **Epidemie** versteht man laut dem Robert Koch-Institut (RKI) eine Erkrankungswelle, bei der aufgrund einer einheitlichen Ursache Erkrankungsfälle vermehrt auftreten. Dieser Prozess ist räumlich und zeitlich begrenzt. Weder eine hohe Zahl von Erkrankten noch eine gesellschaftliche Bedeutung oder eine Gefährdung vieler Personen sind notwendige Bedingungen für diese Definition; häufig wird dies im allgemeinen Sprachgebrauch jedoch damit verknüpft. Gemeint sind meist Infektionskrankheiten, aber auch dies ist keine Bedingung.

Der Begriff **Pandemie** wird als *„neue, aber zeitlich begrenzt in Erscheinung tretende, weltweite starke Ausbreitung einer Infektionskrankheit mit hohen Erkrankungszahlen und i. d. R. auch mit schweren Krankheitsverläufen"* definiert (Kiehl 2015). Jedoch ist die Nomenklatur nicht immer einheitlich: Während einige Autoren die Ausbreitung des humanen Immundefizienzvirus (HIV) als Pandemie bezeichnen (Cohen et al. 2008), verwendet die Weltgesundheitsorganisation (WHO) diesbezüglich den Begriff *global epidemic* (WHO 2023). Möglich ist, dass ein Krankheitserreger zunächst eine Pandemie verursacht, es im Verlauf aber immer wieder zu epidemischen Ausbrüchen kommt (z. B. Influenza A [H3N2]).

Sowohl Epidemien als auch Pandemien können das Gesundheitssystem vor Herausforderungen stellen, wenn innerhalb kurzer Zeit eine deutlich größere Zahl von Patienten die lokalen Arztpraxen und Kliniken aufsucht, als normalerweise zu erwarten wäre. Der Verlauf eines Ausbruchs ist dabei von folgenden Faktoren abhängig:

- Art und Übertragbarkeit des Krankheitserregers
- Bestehende Behandlungsmöglichkeiten
- Vorhandensein eines Impfstoffs bzw. der Möglichkeit, den Impfstoff innerhalb kurzer Zeit in großen Mengen zu produzieren
- Möglichkeiten der Arztpraxen/Krankenhäuser, flexibel auf große Patientenzahlen zu reagieren
- Zur Verfügung stehende Ausstattung der Arztpraxen/Krankenhäuser
- Informationspolitik
- Verhalten jeder einzelnen Person

94.2 Epidemiologie

Die Liste der Epidemien und Pandemien, die innerhalb der letzten 100 Jahre aufgetreten sind, ist bereits lang. So führt die WHO allein für den Zeitraum von 2011 bis 2017 weltweit über 1.300 epidemische

Krankheitsausbrüche auf. Dabei wurden ausschließlich ausgewählte Erreger berücksichtigt, u. a. Cholera, Typhus, Gelbfieber, Chikungunya, Zika, Ebola und Influenza A. Die Gesamtzahl aller Epidemien, welche die obige Definition erfüllen, dürfte weitaus höher liegen.

Im 20. Jh. gab es drei von der WHO als Pandemie definierte **Influenza-Ausbrüche:** die durch das Influenza-A-Virus (H1N1) ausgelöste Spanische Grippe 1918/19, die durch Influenza A (H2N2) verursachte Asiatische Grippe 1957/58 und die durch Influenza A (H3N2) bedingte Hongkong-Grippe im Jahr 1968. Die Spanische Grippe war die schwerwiegendste Pandemie mit weltweit schätzungsweise 20–50 Mio. Todesfällen. Die beiden anderen Ausbrüche verliefen im Vergleich harmloser, mit weltweit jeweils 1–4 Mio. Todesfällen. Der als **Schweinegrippe** bekannt gewordene Influenza-A-Ausbruch (H1N1) 2009/10 zählt als erste Influenza-Pandemie des 21. Jh.

Weitere Pandemien des 20. und 21. Jh. waren die siebte dokumentierte Cholera-Pandemie, die 1961 begann und je nach Quelle als „anhaltend“ beschrieben wird – es wäre somit die längste bestehende Pandemie, der durch das Coronavirus bedingte Ausbruch des *severe acute respiratory syndrome* (SARS) 2002/03 und die COVID-19-Pandemie 2019 bis 2023.

94.3 Epidemie und Pandemie im 21. Jahrhundert: Beispiele

Ein Beispiel für eine Epidemie ist die im Jahr 2011 in Norddeutschland aufgetretene Epidemie durch das enterohämorrhagische *Escherichia-coli*-Bakterium (EHEC) vom Serotyp O104:H4. Dieser Serotyp war unbekannt und verursachte den größten bis dahin beschriebenen **EHEC-Ausbruch.** EHEC wird fäkal-oral übertragen und betrifft meist Kinder unter 5 Jahren. Die Erkrankten weisen zunächst oft wässerige und im Verlauf blutige Durchfälle sowie Abgeschlagenheit und evtl. Fieber auf. Als Komplikation kann es zu einem hämolytisch-urämischen Syndrom (HUS) kommen, das durch eine hämolytische Anämie, eine Thrombopenie und eine akute Nierenfunktionsstörung bis zur Dialysepflichtigkeit charakterisiert ist.

Aktueller ist das Beispiel der COVID-19 Pandemie, die sich ab Dezember 2019 von der chinesischen Stadt Wuhan aus verbreitete. Am 31.12.2019 wurde die WHO über gehäuft auftretende Lungenerkrankungen informiert, die keinem bekannten Erreger zugeordnet werden konnten. Dieser wurde erstmalig am 7.1.2020 isoliert und im Verlauf SARS-CoV-2, die zugehörige Erkrankung **COVID-19** genannt. Der Erreger war mutmaßlich von Wildtieren, die auf einem Markt verkauft wurden, auf den Menschen übertragen worden und verbreitete sich von Mensch zu Mensch durch Tröpfcheninfektion. In den meisten Fällen verlief die Erkrankung mit milden bis moderaten Symptomen wie Husten, Fieber, weiteren Erkältungsbeschwerden sowie teilweise Geruchs- und Geschmacksstörungen. Allerdings zeichnete sich bald ab, dass ältere Patienten und/oder Patienten mit chronischen Erkrankungen ein deutlich erhöhtes Risiko für einen schweren Verlauf mit Pneumonie aufwiesen. Bereits am 30.1.2020 hatte die WHO den SARS-CoV-2-Ausbruch zu einer „gesundheitlichen Notlage mit internationaler Tragweite“ erklärt und Empfehlungen zur Eindämmung und Kontrolle des Ausbruchsgeschehens ausgesprochen. Am 11.3.2020 wurde die Erkrankungswelle als Pandemie eingestuft. Bis Ende Januar 2023 wurden dem RKI knapp 37.701.200 Fälle gemeldet; 165.000 Menschen verstarben bis dahin in Deutschland. Weltweit waren es ca. 664.619.000 Erkrankungs- und 6.723.000 Todesfälle. Viele Menschen erkrankten mehrmals an verschiedenen Virus-Varianten, die sich im Verlauf der Pandemie entwickelten und eine unterschiedliche Kontagiösität und Virulenz aufwiesen. Zusätzlich entwickelten 10–20 % der an COVID-19 erkrankten Personen Long Covid, gekennzeichnet durch das Fortbestehen der Symptome oder die Entwicklung neuer Symptome innerhalb von 3 Monaten nach der ersten Infektion durch SARS–CoV-2, die mehr als 2 Monate anhielten (WHO 2022).

Mit dem Ziel, die Übertragung des Virus zu beenden und seine weitere Ausbreitung zu verhindern, wurden alle Länder zunächst aufgerufen, Maßnahmen zur sozialen Distanzierung und Quarantäne umzusetzen. Dabei sollten Schul- und Universitätsschließungen ebenso berücksichtigt werden wie verstärkte Heimarbeit, die Meidung des öffentlichen Nahverkehrs und der Verzicht auf nicht unbedingt notwendige Reisen. Im Frühjahr 2020 und Winter 2020/21 wurde das öffentliche und kulturelle Leben in Deutschland monatelang durch bundesweite Kontakteinschränkungen heruntergefahren (Lockdown).

Viele der schwer erkrankten Patienten mussten beatmet werden, wodurch es in einigen Ländern zu einer Überlastung der Intensivstationen kam. Dabei beschränkte sich die Behandlung anfänglich auf symptomatische und supportive Maßnahmen, da es kein wirksames Medikament gab. Erst im Verlauf wurden medikamentöse Therapien erprobt und zugelassen. Am 21.12.2020 ließ die Europäische Arzneimittel-Agentur (EMA) den ersten Impfstoff gegen SARS-CoV-2 zu. Produkte weiterer Hersteller folgten in den darauffolgenden Wochen und Monaten, und nationale Impfprogramme wurden umgesetzt.

Waren zu Beginn des Ausbruchs die vom RKI veröffentlichten **Testkriterien** relativ klar umrissen, d. h. klinische Symptomatik und Aufenthalt in einem definierten Risikogebiet oder Kontakt zu einer nachweislich erkrankten Person, wurden mit der weltweiten Ausbreitung die Testkriterien teilweise täglich angepasst und schließlich die Definition der Risikogebiete komplett aufgegeben. Viele medizinische Einrichtungen, darunter allgemeinmedizinische Praxen, erlebten anfänglich einen Mangel an Schutzausrüstung (Schutzkittel, OP-Masken und Masken mit Gesichtsfilter/*Filtering Face Piece* [FFP]). Daher konnten viele Praxen keine Nasen-Rachen-Abstriche zur Testung durchführen und verwiesen an den Notdienst der Kassenärztlichen Vereinigung, lokal eingerichtete Testzentren, die Gesundheitsämter oder – vor allem zu Beginn der Pandemie – an die Krankenhäuser.

Mit zunehmender Ausbreitung des Virus passten die hausärztlichen Praxen flexibel und kreativ ihre Abläufe an, reduzierten den persönlichen Patientenkontakt und boten beispielsweise vermehrt Telefon- und Videokonsultationen an, um sich selbst, ihre Angestellten, aber auch insbesondere ihre Patienten zu schützen. Dennoch wurde im Verlauf der Pandemie der Großteil der COVID-19-Patienten von Hausärzten behandelt. Anfänglich ordnete das jeweilige Gesundheitsamt für positiv getestete Personen eine **Quarantäne** an. Die Betroffenen wurden – sofern es ihr Gesundheitszustand zuließ – zu Hause isoliert. Mit zunehmendem Immunschutz der Bevölkerung – durch Impfung und/oder durchgemachte Infektion – wurde die häusliche Isolierung nur noch empfohlen, wobei die Regelungen in den Bundesländern getroffen wurden und teilweise voneinander

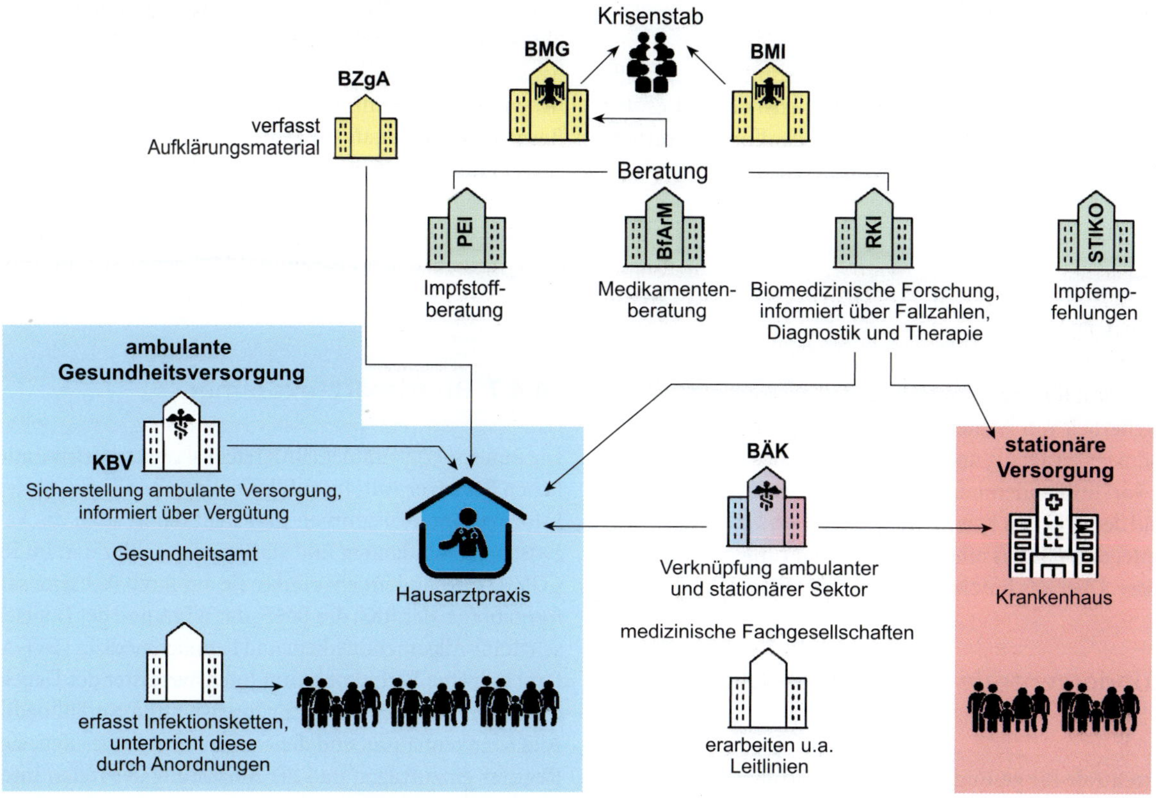

Abb. 94.1 Im Epidemie- und Pandemiefall relevante Strukturen und Institutionen [L141, L143]

abwichen. Da im Verlauf des Jahres 2023 aus einem positiven Test keinerlei spezifische Maßnahmen mehr resultierten, wurden zunehmend weniger Tests durchgeführt und COVID-19 zu einer primär die Atemwege betreffenden Viruserkrankung wie viele andere auch.

94.4 Zuständigkeiten im Ausbruchsfall

Praxisinhaber gelten rein rechtlich als selbstständige Unternehmer. Sie sind dazu verpflichtet, sich regelmäßig hinsichtlich relevanter Gesundheitsthemen fortzubilden. Dies gilt auch im Epidemie- und Pandemiefall. Da es sich hierbei um ein dynamisches Geschehen handelt und sich der Erkenntnisstand und die daraus resultierenden Empfehlungen schnell ändern können, ist es wichtig, die zentralen Institutionen und Informationsquellen zu kennen. Diese werden im Folgenden sowie in ➤ Abb. 94.1 erläutert.

94.4.1 Bundesministerium für Gesundheit

Das Krisenmanagement in Deutschland sieht vor, dass im Fall einer Pandemie oder von Bioterrorismus ein gemeinsamer Krisenstab des Bundesministeriums des Innern (BMI) und des Bundesministeriums für Gesundheit (BMG) gebildet wird. Dieser kann auch schon im Fall einer Epidemie einberufen werden. Er hat die Aufgabe, Informationen zu bündeln, Strategien zur Bewältigung der gesundheitlichen Schadenslage zu entwickeln, und ist in die Gremien und Schnellwarnsysteme der Europäischen Union, der WHO und der Globalen Initiative für Gesundheitssicherheit (Global Health Security Initiative) eingebunden. Der Krisenstab wird fachlich durch das Robert Koch-Institut, das Paul-Ehrlich-Institut und das Bundesinstitut für Arzneimittel und Medizinprodukte beraten.

94.4.2 Robert Koch-Institut

Das Robert Koch-Institut (RKI) ist das nationale Public-Health-Institut für Deutschland, d. h. die zentrale Einrichtung der Bundesregierung auf dem Gebiet der Krankheitsüberwachung und -prävention sowie der biomedizinischen Forschung. Die Kernaufgaben des RKI sind die Erkennung, Verhütung und Bekämpfung von Krankheiten, insbesondere von Infektionskrankheiten. Es berät das BMG, fungiert als Ansprechpartner für internationale Stellen wie die WHO und ist an der Krisenplanung – welche die Pandemieplanung beinhaltet – beteiligt. Der Nationale Pandemieplan ist auf der Webseite des RKI abrufbar; auf ihm basieren die Pandemiepläne der einzelnen Bundesländer. Im Falle einer Pandemie veröffentlicht das RKI zudem auf seiner Webseite Informationen zum Erreger, zu Fallzahlen und Ausbreitung sowie zur Diagnostik und Therapie, extrahiert hierzu Daten der aktuellen Studienlage und stellt diese auf seiner Webseite bereit. Die RKI-Geschäftsstelle des Fachgebiets Impfprävention koordiniert und unterstützt die Ständige Impfkommission (STIKO), ein unabhängiges Expertengremium, das Impfempfehlungen für Deutschland entwickelt.

94.4.3 Paul-Ehrlich-Institut

Das Paul-Ehrlich-Institut (PEI) ist das Bundesinstitut für Impfstoffe und biomedizinische Arzneimittel. Im Ausbruchsfall berät es den Krisenstab des BMG hinsichtlich Impfstoffbeschaffung, Impfstoffanwendung und Bewertung von unerwünschten Arzneimittelwirkungen (UAW).

94.4.4 Bundesinstitut für Arzneimittel und Medizinprodukte

Das Bundesinstitut für Arzneimittel und Medizinprodukte (BfArM) ist für die Sicherheit von Arznei- und Betäubungsmitteln sowie von Medizinprodukten zuständig und nimmt die jeweilige Nutzen-Risiko-Bewertung vor. Im Pandemiefall berät das BfArM zusammen mit dem RKI und dem PEI den Krisenstab des BMG und informiert über Medikamente, deren Zulassung und Nebenwirkungen sowie über Lieferengpässe. Über das BfArM können Ärzte zudem UAW melden.

94.4.5 Bundeszentrale für gesundheitliche Aufklärung

Die Bundeszentrale für gesundheitliche Aufklärung (BZgA) ist zuständig für die bundesweite Aufklärung der Bevölkerung. Die Aufklärungsschwerpunkte orientieren sich an den dringlichen Gesundheitsproblemen der jeweiligen Zeit. Der Behörde kommt im Pandemiefall somit eine zentrale Rolle zu: Ist die Bevölkerung gut informiert, kann dies Gerüchten, falschen Vorstellungen sowie falschen Ängsten und Erwartungen vorbeugen und helfen, den Beratungsbedarf in den allgemeinmedizinischen Praxen zu reduzieren.

TIPP

Platzieren Sie auf Ihrer Praxis-Webseite einen Link zur BZgA. Dort finden sich im Pandemiefall gesicherte Informationen. Aber auch unabhängig von einem akuten Ausbruchsgeschehen finden Ihre Patienten hier verständlich aufbereitete Informationen zu gesundheitlichen Themen wie z. B. Sexualaufklärung oder Organspende. Die Informationen stehen teilweise in Englisch, einfachem Deutsch und in Gebärdensprache zur Verfügung. Zu diversen Themen sind Videos verfügbar.

94.4.6 Kassenärztliche (Bundes-)Vereinigung

Kommt es bei einem Ausbruchsgeschehen zu einer erhöhten Anzahl von schwer Erkrankten, ist mit einer starken Beanspruchung des stationären Sektors zu rechnen. Deshalb ist im Nationalen Pandemieplan vorgesehen, Patienten – soweit es medizinisch vertretbar ist – möglichst ambulant zu versorgen. Dies leisten die Vertragsärzte als Mitglieder der Kassenärztlichen Vereinigungen (KVen). Während der COVID-19-Pandemie wurde deutlich, dass eine rechtliche Grundlage für eine Verpflichtung von Praxen oder Vertragsärzten, z. B. in einer Fieberambulanz zu arbeiten, fehlt. Das hat in Bayern zu einer Verpflichtung von Ärzten nach dem bayerischen Katastrophenschutzgesetz geführt.

Der Nationale Pandemieplan ist sehr umfangreich, und nur ein kleiner Teil der beschriebenen Maßnahmen bezieht sich direkt auf hausärztliche Praxen. Es gibt jedoch eine Empfehlung der Kassenärztlichen Bundesvereinigung (KBV), der Bundesärztekammer und der Berufsgenossenschaft für Gesundheitsdienst und Wohlfahrtspflege (BGW) mit dem Titel „Influenzapandemie – Risikomanagement in Arztpraxen" (BGW 2008), in der sehr konkrete Maßnahmen genannt werden, z. B. die Trennung der Patientenströme, die Bevorratung in interpandemischen Phasen und Maßnahmen zum Praxismanagement.

94.4.7 Bundesärztekammer

Die Bundesärztekammer (BÄK) stellt als Spitzenorganisation der ärztlichen Selbstverwaltung auf ihrer Webseite alle für Ärzte relevanten Informationen zusammen und stellt damit auch die Verknüpfung zwischen ambulantem und stationärem Sektor dar. Im Rahmen der COVID-19-Pandemie verlinkte sie auf ihrer Webseite sämtliche Informationen des RKI, des BMG, der BZgA und der Deutschen Gesellschaft für Allgemeinmedizin und Familienmedizin (DEGAM). Ferner fand sich eine Verlinkung zum Intensivregister der Deutschen Interdisziplinären Vereinigung für Intensiv- und Notfallmedizin (DIVI). Alle Krankenhäuser sind deutschlandweit aufgerufen, sich in dieses Register einzutragen und die Auslastung der freien Intensivbetten mit und ohne Beatmungskapazität anzugeben. So soll gewährleistet werden, dass einzelne Standorte nicht überlastet werden, während anderenorts noch freie Betten zur Verfügung stehen.

94.4.8 Gesundheitsämter

Das Infektionsschutzgesetz (IfSG) regelt, welche Erkrankungen meldepflichtig sind. Im Falle eines Ausbruchsgeschehens werden positiv getestete Patienten an das Gesundheitsamt gemeldet. Das zuständige Gesundheitsamt kann über das RKI per Postleitzahl ermittelt werden. Das Gesundheitsamt kann dann die Isolierung von Patienten anordnen. Des Weiteren ist es die Aufgabe des Gesundheitsamtes, Infektionsketten durch Anordnung von Maßnahmen zu unterbrechen, z. B. indem Kontaktpersonen bestätigter Fälle ermittelt und ebenfalls isoliert werden. Im Fall einer durch eine Behörde angeordneten Isolation von Erkrankten oder bislang gesunden Kontaktpersonen eines bestätigten Falls wird der Verdienstausfall nach § 56 IfSG dem Arbeitgeber von der zuständigen Behörde erstattet. Zuständig ist die Behörde, welche die Quarantäne anordnet (i. d. R. das Gesundheitsamt).

94.4.9 Medizinische Fachgesellschaften

Die Aufgabe der medizinischen Fachgesellschaften ist es, aktuelle Studienerkenntnisse für die jeweiligen Versorgungsbereiche in medizinische Leitlinien zu übersetzen, bei sich rasch ändernden Bewertungslagen als *Living Guidelines.* Während der SARS-CoV-2-Pandemie brachte die Deutsche Gesellschaft für Allgemeinmedizin und Familienmedizin (DEGAM) eine *Living Guideline* COVID-19 heraus, die Ende 2022 bereits in der 23. Version vorlag und im Laufe des Jahres 2023 noch einmal komplett überarbeitet wurde.

94.5 Herausforderungen und Lösungsansätze

Jede Epidemie und jede Pandemie bringt andere Herausforderungen mit sich, auf die flexibel reagiert werden muss. Es gibt jedoch einige wiederkehrende Problemfelder, auf die im Folgenden eingegangen wird.

94.5.1 Patientenversorgung

Um die stationäre Versorgung schwer und schwerstkranker Patienten zu gewährleisten, sieht der Nationale Pandemieplan vor, die Krankenhäuser dadurch zu entlasten, dass Patienten möglichst lange ambulant behandelt werden. Mit fortschreitender Ausbreitung kann es jedoch dazu kommen, dass auch schwerer erkrankte Patienten zu Hause betreut werden müssen, da die stationären Kapazitäten erschöpft sind. Hier sind Hausärzte besonders systemrelevant.

Im Laufe einer Epidemie/Pandemie ändert sich die Patientenversorgung und wird durch die aufeinanderfolgenden **Zielsetzungen des Pandemieplans** beeinflusst:

1. *Detection & Containment:* Einzelne Infektionen sollen so früh wie möglich erkannt und die weitere Ausbreitung des Erregers verhindert werden.
2. *Protection:* Lässt sich die Infektion nicht komplett eindämmen, sollen nun insbesondere vulnerable Personengruppen geschützt werden.
3. *Mitigation:* In dieser Phase geht es um Schadensbegrenzung und die Minderung weiterer Folgen. Schwere Krankheitsverläufe und die Überlastung der Versorgungssysteme sollen vermieden werden. Weitere negative Auswirkungen auf die Gesellschaft und das soziale Leben sollen möglichst geringgehalten werden.

Die Phasen gehen fließend ineinander über, können einander überlappen und auch in Widerspruch zueinander stehen. So lässt sich möglicherweise der Schutz besonders vulnerabler Personengruppen nicht ohne die Einschränkung persönlicher Rechte gewährleisten.

Ein wichtiger Aspekt einer gelungenen Patientenversorgung ist der **Selbstschutz des medizinischen Personals.** Nur wer gesund ist und bleibt, kann Patienten weiterhin versorgen. Daher sollten Hausärzte Testungen von Patienten nicht ohne Schutzausrüstung vornehmen. (Um die eigene Person, das Praxispersonal, aber auch die Patienten zu schützen, sollten alle persönlichen Arzt-Patient-Kontakte auf ihre Dringlichkeit geprüft werden.) Gesundheits- und Routineuntersuchungen können ggf. vorübergehend verschoben werden, routinemäßige Hausbesuche von vulnerablen Patienten ohne aktuellen Beratungsanlass sollten unterbleiben.

Auch die eigene psychische Belastung sowie die der Praxismitarbeiter darf nicht unterschätzt werden. Unter dieser Prämisse sollte die eigene Arbeit im Rahmen einer Pandemie immer wieder reflektiert werden.

MERKE

Checkliste Schutzausrüstung

- Unsterile Handschuhe (in mehreren Größen)
- Einmal-Schutzkittel
- Schutzbrillen und/oder Gesichtsschilder
- OP-Masken
- FFP2-Masken
- Händedesinfektionsmittel
- Oberflächendesinfektionsmittel
- Ggf. zusätzliche Mülleimer/Mülltüten für infektiöses Material
- Ggf. Schutzwände aus Plexiglas für die Anmeldung

Aufklärung über die aktuelle Situation, ggf. unter Zuhilfenahme von Informationsmaterial, ist für Patienten hilfreich und unterstützend. Der Inhalt der Aufklärung muss im Laufe der Pandemie angepasst werden und kann z. B. Themen wie Testung auf den Erreger, neue Therapieoptionen und Impfungen beinhalten. Hinsichtlich **Testungen** sollten die Patienten beispielsweise darüber informiert werden, wer wann auf den auslösenden Erreger getestet wird – und wer nicht. Unnötige Tests sind u. a. deswegen zu vermeiden, da im Verlauf des Ausbruchs Testkapazitäten und -materialien knapp werden können. Zudem sollten sich Ärzte über die Möglichkeiten und Grenzen der verfügbaren Tests informieren. Bei einer geringen Sensitivität und Spezifität sind falsch positive bzw. falsch negative Testbefunde zu erwarten. Zudem ist der positive prädiktive Wert (PPV), also die Wahrscheinlichkeit, dass bei einem positiven Testergebnis die Erkrankung tatsächlich vorliegt, abhängig von der Prävalenz (➤ Kap. 4.3). Ist diese gering, ist der PPV ebenfalls niedrig.

Die Herausforderung in der allgemeinmedizinischen Praxis ist es, die tatsächlichen Fälle oder dringenden Verdachtsfälle bei der möglichen Vielzahl an beunruhigten Patienten nicht zu übersehen. Eine weitere Herausforderung kann die Betreuung von zu Hause isolierten Patienten darstellen. Auf der einen Seite sind routinemäßige Hausbesuche zu vermeiden, auf der anderen Seite sollte ein schwerer Verlauf frühzeitig erkannt und der Patient ggf. stationär eingewiesen werden. Dazu sind regelmäßige telefonische Kontakte essenziell. Sobald eine Schutzimpfung verfügbar und durch die STIKO (➤ Kap. 94.4.2) empfohlen ist, muss diese den Patienten in Form eines Impfangebots zugänglich gemacht werden.

94.5.2 Praxismanagement

Im Falle einer Epidemie oder Pandemie hilft ein gutes Praxismanagement, sich selbst, das Praxisteam und Patienten vor Ansteckung zu schützen. Daher sollten Patientenströme nach infektiösen und nicht infektiösen Patienten getrennt werden – entweder räumlich, wenn die Praxisräumlichkeiten dies zulassen, oder zeitlich. Eine dritte Möglichkeit besteht darin, Praxen in Infektpraxen und Nicht-Infektpraxen zu unterteilen. Dies wurde beispielsweise im Rahmen der SARS-CoV-2-Pandemie in Berlin und Hamburg durch die jeweilige KV organisiert, könnte aber auch innerhalb eines lokalen Netzwerks oder bei Vorhandensein mehrerer Niederlassungen selbst organisiert werden. Die Trennung von infektiösen und nicht infektiösen Patienten birgt zudem das Potenzial, ressourcenschonender mit Schutzmaterialien umgehen zu können, weil mehrere Patienten hintereinander mit teilweise derselben Ausrüstung, z. B. einer FFP2-Maske, behandelt werden können.

Des Weiteren sollten Telefon- und Videokonsultationen angeboten und, wenn es medizinisch vertretbar ist, durchgeführt werden.

Informationen zu geänderten Abläufen sollten mit Schildern vor der Praxistür oder auf der Praxis-Webseite bekannt gemacht werden. Wahrscheinlich müssen diese im Laufe eines Ausbruchs angepasst werden. Planen Sie daher mehr Zeit für regelmäßige Teambesprechungen ein, um sich intern abzustimmen. Zudem können die Vernetzung und der Austausch mit anderen Praxen, entweder vor Ort oder bundesweit, hilfreich sein.

94.5.3 Umgang mit Unsicherheit

Ausgelöst durch fehlendes Wissen zu (neuen) Erregern wenden sich verunsicherte Patienten an ihre Hausärzte – auch in Fällen, in denen keine Gefährdung besteht oder Patienten keine oder nur milde Symptome zeigen, die zu anderen Zeiten nicht zu einer Vorstellung geführt hätten. Die Verunsicherung macht aber auch vor Ärzten und Praxispersonal nicht halt. Nur wer wissenschaftlich fundierte Informationsquellen kennt und nutzt, kann Patientenfragen nach dem aktuellen Stand des Wissens beantworten. Ein gesichertes „Um Ihre Frage zu beantworten, gibt es aktuell noch keine ausreichenden wissenschaftlichen Erkenntnisse" ist für das eigene Gefühl besser als ein uninformiertes „Das weiß ich selbst leider auch nicht".

TIPP

- Legen Sie aktuelle Patienteninformationen an der Anmeldung aus und/oder hängen Sie Praxisposter auf. Nutzen Sie dazu die am Ende dieses Kapitels genannten Quellen.
- Halten Sie regelmäßig – im Ausbruchsfall täglich – ein kurzes Teammeeting ab, um den aktuellsten Stand der Erkenntnisse, Empfehlungen und Unsicherheiten zu besprechen. Ein auf dem aktuellen Kenntnisstand basierendes und innerhalb des Praxisteams einheitliches Vorgehen kann sowohl dem Praxisteam als auch den Patienten Sicherheit geben.

94.5.4 Finanzierung ausbruchsbedingter Maßnahmen

94

Während einer Epidemie/Pandemie werden evtl. laborchemische Tests, Probentransporte zu (Spezial-)Laboren oder sonstige Leistungen nötig, die vermehrt abgerechnet werden müssen oder noch nicht abgerechnet werden können, da noch keine Abrechnungsziffern existieren. Über diesbezügliche Änderungen informiert die KBV auf ihrer Webseite oder via App (KBV2GO!). So gab es während der COVID-19-Pandemie Sonderregelungen, von denen viele zeitlich befristet waren, z. B. wurden zunächst alle ärztlichen Leistungen, die aufgrund des klinischen Verdachts auf eine SARS-CoV-2-Infektion oder einer nachgewiesenen Infektion erforderlich waren, in voller Höhe extrabudgetär bezahlt. Hierzu wurde eine neue Kennziffer eingerichtet. Des Weiteren durften Ärzte bekannte und unbekannte Patienten nach telefonischer Anamnese für bis zu 7 Kalendertage krankschreiben, wenn es sich um eine leichte Erkrankung der oberen Atemwege handelte (➤ Kap. 114). Da die Kosten initial für sämtliche COVID-19-Schutzimpfungen vom Bund und nicht von den einzelnen Krankenkassen getragen wurden, wurden diese bundesweit über eine einheitliche Pseudo-Gebührenordnungspositionen abgerechnet.

94.6 Kollateralschäden vermeiden – Routineversorgung nicht vergessen

Bei aller Vorsicht und allen Schutzmaßnahmen, die zu ergreifen sind, ist es wichtig, die nicht betroffenen Patienten nicht zu vergessen. Wenn die öffentliche Aufmerksamkeit, aber auch die eigene vorwiegend auf dem Ausbruchsgeschehen liegt und andere medizinische Probleme in den Hintergrund treten, kann dies gravierende Folgen für die Regelversorgung haben. Auch wenn die Umstellung auf Telefon- und Videokonsultationen zum Schutz aller sinnvoll ist, bedürfen manche Patienten einer persönlichen Vorstellung und einer körperlichen Untersuchung. Diese sollte – sofern Schutzausrüstung vorhanden ist – angeboten werden. Patienten sollten dazu ermutigt werden, bei leichten bis moderaten Beschwerden die Praxis dem aktuellen Ablauf entsprechend zu kontaktieren, d. h. zunächst telefonisch mit evtl. nachfolgender Einbestellung. Bei starken – potenziell lebensbedrohlichen – Beschwerden sollte auch weiterhin der Rettungsdienst verständigt werden.

TIPP

Platzieren Sie ein klares Statement (Praxisschild und/oder Eintrag auf der Praxis-Webseite), wie und in welcher Situation Patienten im Fall einer Epidemie/Pandemie mit Ihnen Kontakt aufnehmen können und wie sie sich im Notfall verhalten sollen.

94.7 Kein Ausbruch in Sicht? Zeit nutzen!

Auch wenn ein Krankheitsausbruch geografisch in weiter Entfernung beginnt, hat der Erreger in unserer globalisierten Welt möglicherweise schnell die eigene Praxis erreicht. Nutzen Sie daher die interepidemische/-pandemische Phase, um sich mit dem Thema auseinanderzusetzen und im Ernstfall schneller reagieren zu können. Berücksichtigen Sie dabei folgende Aspekte:

- Nationalen Pandemieplan und Pandemieplan des eigenen Bundeslandes sichten.
- Informationen über die im Ausbruchsfall beteiligten Institutionen einholen.
- Krisenplan für das Praxismanagement entwerfen.
- Schutzausrüstung überprüfen und ggf. nachbestellen.
- Voraussetzung für Videokonsultationen schaffen.
- Bei Neueinrichtung oder Umbau einer Praxis: räumliche Trennung von Patientenströmen berücksichtigen.
- (Elektronische) Vernetzung mit Kollegen ausbauen.

94.8 Zusammenfassung

Die Rolle von Allgemeinmedizinern in Epidemien und Pandemien ist eine dreifache:

1. Für ihre Patienten sind sie als Vertrauensperson der erste Ansprechpartner im Gesundheitssystem.
2. Sie sind gleichzeitig als Praxisinhaber Arbeitgeber und verantwortlich für den Schutz der eigenen Mitarbeiter.
3. Sie sind Teil einer nationalen Bewältigungsstrategie und für die Sicherstellung der ambulanten Versorgung zuständig.

Um dieser dreifachen Anforderung gerecht zu werden, ist es nötig, auf die eigene physische und psychische Gesundheit zu achten. Durch ein gutes Praxismanagement, die kontinuierliche Nutzung relevanter Informationsquellen sowie den Austausch mit Mitarbeitern und Kollegen kann es gelingen, Patienten zu informieren, zu beruhigen und nach dem aktuellen Stand des Wissens bestmöglich zu behandeln – und letztendlich zusammen gut durch die Epidemie/Pandemie zu kommen.

LITERATUR

Berufsgenossenschaft für Gesundheitsdienst und Wohlfahrtspflege (BGW 2008). Influenzapandemie – Risikomanagement in Arztpraxen. 08/2008.

Cherry JD. The chronology of the 2002–2003 SARS mini pandemic. Paediatr Respir Rev 2004; 5(4): 262–269.

Cohen MS, Hellmann N, Levy JA et al. The spread, treatment, and prevention of HIV-1. Evolution of a global pandemic. J Clin Invest 2008; 118(4): 1244–1254.

Kiehl W (Hrsg.). Infektionsschutz und Infektionsepidemiologie. Fachwörter – Definitionen – Interpretationen. Berlin: RKI; 2015.

World Health Organization Europe (ed.) (WHO 2022). Factsheet Post COVID-19 condition (Long COVID); https://www.who.int/europe/news-room/fact-sheets/item/post-covid-19-condition (letzter Zugriff: 2.4.2024).

V Notfälle und Notdienst

V

KAPITEL

95 Notfälle in der Praxis und im Bereitschaftsdienst

Leonor Heinz, Martin Scherer

95.1 Definition

Gesamtgesellschaftlich versteht man unter einem Notfall eine Situation, in der dringend Hilfe erforderlich ist. In der Medizin wird ein Notfall als eine Situation verstanden, in welcher der Patient sofortige medizinische Behandlung benötigt, um gesundheitliche Schäden nach Möglichkeit zu vermeiden.

Dass Patienten den subjektiven Eindruck haben, dringend sofortige Hilfe zu benötigen, tritt hingegen häufiger auf. Gleichzeitig kommt es vor, dass Patienten ihre Beschwerden so zurückhaltend schildern, dass sie nicht leicht als medizinischer Notfall zu erkennen sind. Für die Medizinischen Fachangestellten (MFAs) ist daher die Identifizierung medizinischer Notfälle sowohl am Telefon als auch am Empfang eine besondere Herausforderung. In der Beurteilung eines als Notfall deklarierten Falls wird das Privileg, die hausärztliche Arbeitsmethode des abwartenden Offenlassens selbstbewusst anzuwenden, erst demjenigen zuteil, der innerhalb des bunten Beschwerdebildes den abwendbar gefährlichen Verlauf (AGV) relativ sicher ausschließen kann. Das Thema Notfall ist darum eine tragende Säule des Fachs Allgemeinmedizin.

Historisch war die Notfallmedizin überwiegend traumatologisch orientiert. Andere Anliegen, so auch die internistische oder psychiatrische Akutbehandlung, oblagen dem Hausarzt. Die Verbreitung neuer Diagnostik- und Therapiemöglichkeiten (Bildgebung mit Sonografie, CT und MRT, Fibrinolyse, Defibrillation/Kardioversion, Koronarangiografie mit Stenting) hat die Prozessabläufe der Notfallversorgung verändert. In den meisten Fällen handelt es sich heute um nicht traumatologische Einsatzindikationen.

Dieses Kapitel bietet rationale und pragmatische Vorschläge zum hausärztlichen Umgang mit Notfallsituationen. Insbesondere Kollegen, die über die langjährige Arbeit in der Anästhesie oder in der Notfallmedizin zur Hausarztmedizin gekommen sind, werden aufgrund ihres Erfahrungsschatzes die hier vorgeschlagenen Prozesse modifizieren und womöglich ein umfangreicheres Therapiemanagement anbieten.

Ziel dieses Kapitels ist es, Kenntnisse zum Erreichen eines sicheren Umgangs mit diversen Notfallsituationen in der Praxis und im Notdienst zu vermitteln. Als Notfall sollen hier alle Situationen verstanden werden, die für den Patienten akut bedrohlich sind und ein besonderes Handeln des Praxisteams erforderlich machen.

95.2 Notfallversorgung und Versorgung außerhalb der Sprechzeiten in Deutschland

95.2.1 Organisation

Deutschland hat ein gestuftes Versorgungssystem für Notfälle und akute Erkrankungen außerhalb der Sprechzeiten.

- Für akut lebensbedrohliche Notfälle sollte der Rettungsdienst alarmiert werden. Die bundesweite Rufnummer ist die 112. Dies gilt unabhängig von der Tageszeit, auch in der Praxis. Der Rettungsdienst schickt Notfallsanitäter/Rettungsassistenten und evtl. einen Notarzt. Rettungsdienste sind oft an ein Krankenhaus oder die Feuerwehr angegliedert. Notärzte müssen über die **Fachkunde Rettungsdienst** verfügen.
- Für Notfälle, die nicht als akut-lebensbedrohlich eingeschätzt werden, ist außerhalb der Praxissprechzeiten der **Kassenärztliche Notdienst** zuständig. Dies ergibt sich aus dem **Sicherstellungsauftrag,** der die Kassenärztlichen Vereinigungen verpflichtet, die ambulante Versorgung rund um die Uhr sicherzustellen (§ 75 SGB V). Die bundesweite Rufnummer ist die 116 117 (➤ Kap. 9). Regional kann es zusätzlich auch fachspezifische Bereitschaftsdienste und einen privatärztlichen Notdienst geben. „Notdienst" kann sowohl Fahrdienst als auch Vor-Ort-Präsenz in einer Bereitschaftspraxis bedeuten.

Am organisierten **Kassenärztlichen Bereitschaftsdienst/Notdienst** müssen alle niedergelassenen Ärzte, egal welcher Fachrichtung, teilnehmen – im Regelfall ohne eine besondere Qualifikation (in einigen KV-Bezirken ist ein Vorbereitungskurs Pflicht). Dies entspricht der traditionellen Ansicht, dass mit der medizinischen Approbation die Qualifikation für die allgemeine Notversorgung einhergeht. Eine Befreiung von der Teilnahme am Bereitschaftsdienst ist nur unter außergewöhnlichen Umständen möglich, z. B. bei Körperbehinderung. Ärzte in Weiterbildung können Bereitschaftsdienste übernehmen, wenn ein Facharzt sie für qualifiziert hält. Die primäre Verantwortung bleibt aber beim Facharzt, der den Dienst abgibt.

Vielen Patienten ist die Organisation des Notdienstes nicht bekannt. Sie können die medizinische Notwendigkeit ihrer Beschwerdebilder nicht adäquat abschätzen oder haben Schwierigkeiten, einen Termin zu bekommen. So kommt es häufig vor, dass der Rettungsdienst vermeintlich unnötig gerufen wird oder Patienten direkt in die Notaufnahmen von Krankenhäusern gehen (➤ Tab. 95.1). Krankenhausnotaufnahmen müssen sich erst vom Gesundheitszustand überzeugen, bevor sie an den Kassenärztlichen Bereitschaftsdienst verweisen. Das führt oft zu vollen Notaufnahmen und hohen Kosten. Die Versorgung über das Notfallsystem ist für Beschwerden ohne Notfallindikation ineffizient und für die Krankenhäuser oft unwirtschaftlich.

Die Organisation der Notfallversorgung befindet sich gerade im Umbruch. Zu den wichtigsten Änderungen gehören die geplante

- Einführung eines gemeinsamen Notfallleitsystems (GNL) und die
- Einrichtung von integrierten Notfallzentren (INZ).

95.2.2 Qualitätsmanagement zum Umgang mit Notfällen

Gute Vorbereitung ist eine wesentliche Voraussetzung im Umgang mit Notfällen. Wenn der Notfall erst einmal eingetreten ist, müssen die Abläufe und Zuständigkeiten klar sein. Aus diesem Grund ist das Notfallmanagement ein Bestandteil des gesetzlich vorgeschriebenen Qualitätsmanagements (QM).

Die Bereitstellung dieser Infrastruktur, die das adäquate Handeln des Praxisteams in der Notfallsituation ermöglicht, liegt in der Verantwortung der ärztlichen Leitung. Denn jede Praxis hat individuelle Merkmale im Hinblick auf das Patienten- und Behandlungsspektrum, die räumlichen Gegebenheiten, die Personalzusammensetzung sowie die Umgebungssituation und lokale Netzwerke. Abhängig von diesen Variablen ist das Vorgehen bei Notfällen in jeder Praxis und in jedem MVZ etwas unterschiedlich. Orientierung bietet das QM-Verfahren **QEP – Qualität und Entwicklung in Praxen.** Grundsätzlich hat sich für das Notfallmanagement ein dreiteiliger Rahmen bewährt:

- Checkliste mit Kriterien zur Erkennung von Notfallpatienten
- Notfallplan zum Umgang mit der Situation
- Checkliste zur Notfallausstattung

In diesem Kapitel wird dargelegt, wie dieser dreiteilige Rahmen genutzt werden kann. Idealerweise erarbeitet das Praxisteam seinen

Tab. 95.1 Die häufigsten Behandlungsanlässe im kassenärztlichen Notdienst und in der Notaufnahme im Krankenhaus (2019) (Zentralinstitut für die kassenärztliche Versorgung in Deutschland 2021)

ICD	Kassenärztlicher Bereitschaftsdienst	Behandlungsfälle	ICD	Notaufnahme Krankenhaus	Behandlungsfälle
J06	Akuter Infekt der oberen Atemwege	92.094	R10	Bauch- und Beckenschmerzen	222.587
M54	Rückenschmerzen	70.272	M54	Rückenschmerzen	177.296
T14	Verletzung nicht näher bezeichneter Körperregion	60.282	S01	Offene Wunde des Kopfes	146.613
A09	Gastroenteritis	48.222	S00	Oberflächliche Verletzung des Kopfes	145.876
I10	Bluthochdruck	43.231	T14	Verletzung nicht näher bezeichnet	136.587
J03	Akute Tonsillitis	41.718	S93	Verstauchung des Fußes	136.013
R10	Bauch- und Beckenschmerzen	40.303	S60	Oberflächliche Verletzung der Hand	131.754
N39	Erkrankungen der Harnwege	36.485	S61	Offene Wunde Handgelenk	117.488
H10	Konjunktivitis	33.689	M79	Sonstige Krankheiten des Weichteilgewebes	110.962

Notfallplan mit allen erforderlichen Abläufen selbst. Denn der Umgang mit Notfällen ist eine Herausforderung, die nur gemeinsam, mithilfe des gesamten Praxisteams, erfolgreich bewältigt werden kann. Die initiale Erkennung der Notfallsituation obliegt häufig den **MFAs.** Zugleich ist es für ein erfolgreiches Notfallmanagement erforderlich, wesentliche Aspekte an MFAs zu delegieren. Es ist auch an den Fall zu denken, dass die Praxis allein durch MFAs besetzt ist (z. B. bei einem dringenden Hausbesuch). Tritt in dieser Situation ein Notfall ein, ist es erforderlich, dass eine grundsätzliche Notfallversorgung auch ohne anwesenden Arzt funktioniert.

Die Ausbildung der MFA beinhaltet die Erste Hilfe, es sind jedoch regelmäßige Fortbildungen erforderlich.

TIPP

Bewährt hat sich das jährliche Notfalltraining des gesamten Teams in den eigenen Praxisräumlichkeiten.

Für Fortbildungen vor Ort, zu denen ein Trainer in die Praxis kommt und das Notfalltraining durchführt, gibt es verschiedene Anbieter.

In Praxen/MVZ, die ambulante Operationen oder Belastungs-EKGs durchführen, muss die Notfallausstattung einen Defibrillator enthalten. Ansonsten gibt es keine konkreten Vorschriften. Auf Rettungsfahrzeugen werden nach DIN 13232 genormte Notfall-Arztkoffer mitgeführt, welche die notfallmedizinische Grundausrüstung inkl. Materialien zur Anlage einer Thoraxdrainage oder eines zentralen Venenkatheters umfassen. Auf diese Komponenten kann in der Hausarztpraxis i. d. R. verzichtet werden, weshalb es sinnvoll ist, eine reduziertere, eigene Version des Notfallkoffers für die Praxis zusammenzustellen. Die Optionen zur Notfallausstattung werden in ➤ Kap. 95.5.2 ausführlich dargelegt. Es ist wichtig, dass das Praxisteam mit dem Umgang der eigenen Notfallausstattung vertraut ist, darum sollte beim Notfalltraining in der Praxis auch mit der eigenen Ausrüstung geübt werden.

95.3 Diagnostische Strategie

In diesem Kapitel werden die Herangehensweise des Praxisteams an die Notfallsituation und der differenzialdiagnostische Umgang mit als Notfall eingeschätzten Beschwerdebildern dargelegt.

Ziel ist es, eine Handhabe zur Einordnung des Beschwerdebilds zu liefern und eine Entscheidungsgrundlage für das weitere Vorgehen zu schaffen. Dabei ist die bestimmende Frage, ob und inwiefern ein medizinischer Notfall vorliegt.

Das differenzialdiagnostische Vorgehen bei spezifischen Beschwerdebildern und in Notfällen bei Kindern wird in ➤ Kap. 85 und ➤ Kap. 96 erörtert. An dieser Stelle wird allein der Frage nachgegangen, welche Beschwerdebilder mit welchen medizinischen Notfällen in Verbindung zu bringen sind und wie eine Beurteilung mit den Möglichkeiten der Praxis gelingen kann. Daher erfolgt eine Beschränkung auf die klinische Präsentation und die im hausärztlichen Setting unmittelbar erhebbaren Untersuchungsbefunde. Das allgemeinmedizinische Expertise besteht darin, den medizinischen Notfall zu erkennen und die unmittelbare Weiterbehandlung zu veranlassen.

95.3.1 QM Checkliste: Notfallpatienten erkennen

CAVE

Hinweise auf eine lebensbedrohliche oder instabile Situation

- Bewusstseinstrübung und/oder Verwirrtheit
- Ausgeprägte Angst und/oder Schmerzen
- Synkope oder Kollaps
- Kaltschweißigkeit, Blässe (➤ Kap. 24)
- Ruhedyspnoe (➤ Kap. 45)

Grundvoraussetzung für den Ablauf der Notfallrettung und den Beginn der notärztlichen Versorgung sind die Entdeckung des Notfalls und die telefonische Meldung.

- **MFA im Patientenkontakt am Telefon:**
  - Plötzliche Bewusstlosigkeit, akut aufgetretene Lähmung, Sprachstörung, Sehstörung, starke Schmerzen, Todesangst: **sofort 112** (**Wo** – Adresse? **Was** für eine Notfallsituation/Beschwerden? **Wer** meldet? Rettungsleitstelle führt durch das Gespräch, Rückfragen abwarten)
  - In dieser Form neu aufgetretene Symptome mit deutlichen Beschwerden, fortschreitender Verschlechterung (z. B. Kopfschmerzen, Schwindel, Fieber, Atemnot, Brustschmerz, Blutdruckentgleisung, Erbrechen, Diarrhö, psychische Dekompensation, plötzliche Wesensveränderung): **sofortige ärztliche Vorstellung,** wenn möglich in der Praxis
- **MFA im Patientenkontakt am Empfang:**
  - Patient „sieht schlecht aus“; Beschwerdeschilderung weicht vom üblichen Muster des Patienten deutlich ab, MFA empfindet Sorge, der Patient klagt über stark ausgeprägte Beschwerden: **Einstufung als „Notfallpatient“**
  - Bei Hinweis für eine lebensbedrohliche oder instabile Situation: sofortige Hinzuziehung des Arztes (wenn Arzt nicht sofort verfügbar: Notruf 112; ➤ Box 95.1)

Box 95.1

Transport

- **Krankentransportwagen (KTW):** bei Notfallsituation i. d. R. unpassend.
- **Rettungswagen (RTW):** Besetzung mit 2 Personen (davon mindestens ein Rettungsassistent/Notfallsanitäter). Umfangreiche Ausrüstung. Im RTW können alle Maßnahmen zur Vitalfunktionssicherung und Notfallbehandlung durchgeführt werden.
- **Notarztwagen (NAW):** ein RTW, der zusätzlich mit einem Notarzt besetzt ist.
- **Notarzteinsatzfahrzeug (NEF):** bringt den Notarzt gesondert zur Notfallstelle.

Wichtig:

Bei lebensbedrohlicher oder instabiler Situation muss bei der Rettungsstelle eine Notarztbehandlung bzw. ein Transport mit Notarztbegleitung angefordert werden.

95.3.2 QM Notfallplan: Umgang mit der Situation am Patienten

Zeigt ein Notfallpatient keinen Hinweis für eine lebensbedrohliche Situation (Kriterien ➤ Kap. 95.3.1), dann ist es sinnvoll, dass die MFAs – als Arbeitsgrundlage für die Einschätzung des Notfalls – bereits vor Hinzuziehung des Arztes einige basale Parameter erheben (➤ Box 95.2). Der Patient merkt, dass man sich sofort um ihn kümmert und dass „etwas getan" wird. Das routinierte Vorgehen kann bereits eine beruhigende Wirkung haben. Idealerweise arbeiten 2 MFAs zusammen am Patienten in einem separaten Raum, z. B. im EKG-Raum.

Box 95.2

Bei V. a. Notfallsituation: initiale Maßnahmen durch das Praxisteam

- **Erhebung basaler Parameter:**
  - Blutdruck (RR)
  - Herzfrequenz (HF)
  - Sauerstoffsättigung (SpO_2)
  - Temperatur (Temp)
  - Atemfrequenz (AF)
  - Blutzucker (BZ)
  - EKG
- **Maßnahmen:**
  - Bei SpO_2 < 90 %: Sauerstoffgabe 2–6 l/min (wenn vorhanden)
  - Bei Dyspnoe/Thoraxschmerzen: halbsitzende Lagerung (Oberkörper hoch)
  - Bei Schwindel/Schockzeichen ohne Brustschmerz: Beine hochlagern
  - Bei Bauchschmerzen: Beine unterstützt/angewinkelt lagern

Wurde aufgrund einer potenziell lebensbedrohlichen Situation der Arzt sofort hinzugezogen, ist es i. d. R. sinnvoll, dass – soweit möglich – die MFAs die Parameter parallel erheben, sodass sich der Arzt auf die Anamnese und die körperliche Untersuchung konzentrieren kann.

Der Umgang mit Notfallpatienten ist für alle Beteiligten eine Herausforderung. Häufig haben die Patienten und die begleitenden Angehörigen Angst und aus dem daraus resultierenden Empfinden von Dringlichkeit eine besondere Erwartungshaltung. Es stellt sich die anspruchsvolle Aufgabe an das gesamte Team, einerseits empathisch auf die Beschwerden des Patienten einzuwirken und andererseits die medizinisch-diagnostische Routine mit kühlem Kopf beizubehalten – mit dem Ziel, das Krankheitsbild richtig zu interpretieren und optimal zu versorgen. Der Arzt ist im Fokus der Erwartung der Beteiligten und trägt die Verantwortung für Diagnostik und Therapie. Unter diesem Druck kann es leicht passieren, dass wichtige Aspekte unbeachtet bleiben.

TIPP

Es ist sinnvoll, im QM festzulegen, welche Parameter das Team in der Notfallsituation erheben soll, und diese evtl. anhand einer Checkliste abzuarbeiten, damit keine relevanten Details übersehen werden.

Patientenbeispiel

Fall 1

Ein 73-jähriger Patient stellt sich mit akuter Luftnot und Übelkeit vor. Vorerkrankungen: Vorhofflimmern, Herzinsuffizienz, COPD und Diabetes. Der Puls ist arrhythmisch und tachykard mit 120/min, der Blutdruck beträgt 160/90 mmHg, die Sauerstoffsättigung liegt bei 80 %. Auskultatorisch ist ein exspiratorisches Giemen mit bds. feuchten Rasselgeräuschen zu hören.

In der Praxis erfolgt die Gabe von Sauerstoff. Hierunter steigt die Sättigung auf 87 % an. Salbutamol wird aufgrund der Tachykardie nicht verabreicht. Mit V. a. exazerbierte COPD erfolgt der Transport ins Krankenhaus mit Notarztbegleitung.

Verlauf

Im Krankenhaus zeigt sich im Röntgen-Thorax ein kardiales Lungenödem bei akut dekompensierter Herzinsuffizienz. Ursache ist ein frischer Myokardinfarkt: Das EKG zeigt einen neuen kompletten Linksschenkelblock; in der Labordiagnostik sind CK-MB und Troponin deutlich erhöht.

Fazit

Patienten mit Diabetes haben bei Myokardinfarkt oft keinen typischen Brustschmerz, sondern klagen über unspezifische Symptome wie Atemnot, Unwohlsein und Übelkeit. Bei Herzinsuffizienz mit Lungenödem treten häufig exspiratorische trockene Nebengeräusche wie Giemen und Brummen auf („Asthma cardiale").

Wenn gleich ein EKG vorgelegen hätte, wäre der neue Linksschenkelblock aufgefallen und hätte womöglich früher auf die richtige Spur geführt.

Fall 2

Eine 85-jährige Patientin wird durch ihren Sohn in der Praxis vorgestellt. Der Sohn hat viel Mühe, seine Mutter in die Praxis zu manövrieren: Ihr Gang ist kleinschrittig und verlangsamt. Die sonst am Rollator gut mobile und aktiv am Leben teilnehmende Frau hat ihren ganzen Schwung verloren. An Vorerkrankungen sind eine Osteoporose und ein Hypertonus bekannt. Nach Angaben des Sohnes hat sich der Zustand der Patientin innerhalb der letzten Woche deutlich verschlechtert. Der Blutdruck beträgt 95/55 mmHg, der Puls ist rhythmisch bei 90/min, die Sauerstoffsättigung liegt bei 90 %, die Temperatur beträgt 36,2 °C. Als die Ärztin die Patientin begrüßt, reagiert diese verunsichert und distanziert. Es besteht eine zeitliche Desorientierung. Die Patientin atmet flach und schnell, auskultatorisch sind keine Auffälligkeiten zu verzeichnen. Zur tiefen Atmung lässt sich die Patientin nicht animieren. Die Atemfrequenz beträgt 25/min.

Verlauf

Bei V. a. ein beginnendes Delir bei Pneumonie mit 3 Punkten im CRB-65-Index und DD Harnwegsinfekt erfolgt die Krankenhauseinweisung. Der CRP-Wert ist mit 125 mg/dl erhöht, im Röntgen-Thorax zeigen sich dort rechts basal pneumonische Infiltrate. Nach Antibiotikatherapie und Flüssigkeitssubstitution erholt sich die Patientin allmählich, nach der Episode bleiben jedoch kognitive Einschränkungen zurück.

Fazit

Manchmal ist die Atemfrequenz der einzige Parameter, der in der klinischen Untersuchung eine systemische Entzündungsreaktion anzeigt (normale AF bei Erwachsenen 12–16/min; AF ≥ 22/min in Kombination mit Bewusstseinsstörung und Hypotension deutet besondere Gefährdung an).

Bei älteren Patienten ist ein Delir oft mit Schwäche, Stürzen und Gangstörung vergesellschaftet.

95.4 Notfälle in der Praxis – Krankheitsbilder

95.4.1 Zustand nach Bewusstlosigkeit

Eine Präsynkope (drohender Bewusstseinsverlust) sollte mit derselben Sorgfalt wie eine Synkope abgeklärt werden, denn es besteht prognostisch kein Unterschied (➤ Box 95.3); bei etwa 10 % der Patienten mit Synkope oder Präsynkope entwickelt sich innerhalb von 30 Tagen ein unerwünschtes schwerwiegendes Ereignis. Die Aufgabe ist es, Hochrisikopatienten zu identifizieren.

Box 95.3

Diagnostik bei Z. n. Synkope

- Sorgfältige Anamnese, wenn möglich auch Fremdanamnese
- Körperliche Untersuchung – Puls, Gefäß- und Herzauskultation, orientierender neurologischer Status
- Blutdruck an beiden Armen
- Schellong-Test:
  - RR 1.) nach 5 min Liegen
  - RR 2.) direkt nach dem Aufstehen
  - RR 3.) nach 3 min Stehen
- **Ein auffälliges Ergebnis liegt vor bei Abfall des RR:**
  - um mind. 20 mmHg systolisch
  - auf unter 90 mmHg systolisch
  - um mind. 10 mmHg diastolisch mit Symptomen
- EKG (ergibt in 5–10 % d. F. zusätzliche Anhaltspunkte/erfasst 90 % der Patienten mit kardialen Synkopen)
- Laboruntersuchung und Bildgebung: nicht routinemäßig empfohlen

Wenn eine Synkope zum ersten Mal auftritt und Anamnese/Untersuchung für eine Reflexsynkope oder eine orthostatische Hypotension sprechen, ist keine weitere organspezialistische Untersuchung erforderlich. Dasselbe gilt auch bei typischer Reflexsynkope ohne häufige Rezidive.

- **Vasovagale Synkope/Reflexsynkope?** Schnelle Besserung im Liegen, sofortige Reorientierung, Patient < 40 Jahre, Auslöser situativ (Schmerzen, Angst, längeres Stehen, bei Husten/Nahrungsaufnahme/Erbrechen/Miktion/Defäkation, nach sportlicher Belastung, bei Karotissinusdruck); klinischer Status, EKG und Schellong-Test unauffällig
- **Orthostatische Hypotonie?** Unmittelbar nach dem Aufstehen, nach längerem Stehen, nach sportlicher Belastung, postprandial; Schellong-Test evtl. auffällig. Ursache: diverse neurologische oder internistische Grunderkrankungen, Medikamentennebenwirkung (insb. Diuretika)
- **Kardiale Synkope?** Nach Anstrengung, anamnestisch Palpitationen; auffällige Herzauskultation, auffälliges EKG (Blockbild, Zeichen der Hypertrophie bei struktureller Herzerkrankung wie Aortenstenose oder Kardiomyopathie, Arrhythmie, Bradykardie < 40/min, verlängertes QT-Intervall, Deltawelle bei Wolff-Parkinson-White-Syndrom). Bei bekannter kardialer Vorerkrankung/Herzschrittmacher weitere kardiologische Abklärung
- **Karotissinussyndrom?** Schwindel und Synkope aufgrund von zerebraler Minderperfusion infolge eines hyperreagiblen Karotissinusreflexes mit Bradykardie und/oder Blutdruckabfall. Sensibilitätszunahme der Barorezeptoren meist durch arteriosklerotische Veränderungen der Gefäßwand des Karotissinus bedingt
- **Subclavian-Steal-Syndrom?** Nach Überkopfarbeiten; bei Messung an beiden Armen seitendifferenter Blutdruck, palpatorisch seitendifferenter Puls
- **Hyperventilationstetanie?** Nach psychisch belastender Situation, einhergehend mit Angst und Dyspnoe, Mundtrockenheit, Parästhesien an den distalen Extremitäten und im Mundbereich
- **Epileptischer Anfall?** Im Vorfeld der Bewusstlosigkeit Aura, Fremdanamnese: Tonusverlust, Tonuserhöhung, Krämpfe, nach Wiedererwachen lateraler Zungenbiss, Z. n. Einnässen, ungewöhnliche Müdigkeit, Abgeschlagenheit und Muskelschmerzen (postiktale Müdigkeit)
- **Psychogener Anfall?** Abgrenzung zu epileptischem Anfall durch neurologische Abklärung
- **Narkolepsie?** Tagesschläfrigkeit, plötzlicher Verlust des Muskeltonus ohne Bewusstseinsverlust (Kataplexie)
- **Transitorische ischämische Attacke/Schlaganfall?** Neurologische Ausfälle (➤ Kap. 95.4.2)
- **Subarachnoidalblutung?** Kopfschmerzen (➤ Kap. 55, ➤ Kap. 95.4.2), Nackenschmerzen (➤ Kap. 38)
- **Hypoglykämie?** Verminderter BZ (➤ Kap. 95.4.9)

LEITLINIEN

The Task Force for the diagnosis and management of syncope of the European Society of Cardiology (ESC). 2018 ESC Guidelines for the diagnosis and management of syncope. European Heart Journal (2018); 9: 1883–1948

95.4.2 Kopfschmerzen, neurologische Störung

- **Schädel-Hirn-Trauma** (SHT)? Kopfschmerzen, Übelkeit, Erbrechen, Schwindel, Bewusstseinsstörung bei Z. n. Kopfverletzung (z. B. Schädelprellung); Zeichen eines erhöhten intrakraniellen Drucks bei Hirnödem: Bewusstseinsstörung, Anisokorie, Strecksynergismen, Hypertonie und Bradykardie (Cushing-Reflex)
  - Keine Bewusstseinsstörung, keine Bewusstlosigkeit: minimales SHT
  - GCS 13–15: leichtes SHT
  - GCS 9–12: mittelgradiges SHT

95

- GCS < 8: schweres SHT
- Bei rezidivierendem SHT Risiko für Second-Impact-Syndrom (schweres Krankheitsbild nach erneutem Trauma bei noch nicht erfolgter Regeneration)

Bildgebung und stationäre Überwachung sind bei SHT mit Amnesie, (Z. n.) Bewusstlosigkeit, neurologischer Auffälligkeit, klinischen Zeichen einer Fraktur und/oder kompromittierter Gerinnungssituation empfohlen (➤ Box 95.4).

Box 95.4

Neurologische Untersuchung bei Bewusstseinsstörung

- Prüfung der Vigilanz durch laute Ansprache und evtl. Setzen eines peripheren und zentralen Schmerzreizes, Einordnung der Reaktion gemäß **Glasgow Coma Scale (GCS):**

Augen öffnen		Verbale Reaktion		Motorische Reaktion	
4	Spontan	5	Orientiert	6	Geordnet
3	Auf Ansprache	4	Verwirrt	5	Gezielte Schmerzabwehr
2	Auf Schmerzreiz	3	Einzelwörter	4	Massenbewegungen
1	–	2	Laute	3	Beugesynergismen
		1	–	2	Strecksynergismen
				1	–

Bei GCS < 9 Atemwegssicherung erforderlich

- Prüfung auf Nackensteifigkeit (Meningismusprüfung)
- Untersuchung der Okulo- und Pupillomotorik sowie der Hirnstammreflexe (Kornealreflex, Würgereflex)
- Pathologische Reflexe (Babinski-Zeichen)
- Inspektion der Haut in Hinsicht auf Kolorit, Temperatur, Einstiche, Petechien, ggf. vorhandenes Opioidpflaster
- Hinweise auf pathologisches Atemmuster
- Urin- und/oder Stuhlabgang, (lateraler) Zungenbiss
- Fötor bzw. Geruch der Umgebung

- **Meningitis, Enzephalitis?** Fieber, Meningismus (Nackenbeugung schmerzbedingt nicht möglich), Bewusstseinsstörung (Vigilanzminderung, Orientierungsstörung, Reizüberempfindlichkeit), fokal-neurologische Defizite (motorisch oder sensibel), Übelkeit/Erbrechen, Myalgien, Petechien (Meningokokkenmeningitis?) – eine Enzephalitis geht nur bei Beteiligung der Meningen mit einem Meningismus einher (Meningoenzephalitis). Anamnese: Herpes, Zeckenstich, Infekt?
- **Intrakranielle Raumforderung bzw. Druckerhöhung (Sinusvenenthrombose, Hirntumor)?** Morgendliches spontanes Erbrechen, Kopfschmerzen; fokal-neurologische Symptome, Bewusstseinsstörung (ophthalmoskopisch: Stauungspapille)
- **Subdurales Hämatom?** Insbesondere ältere Patienten mit kompromittierter Gerinnung und Sturzneigung
- **Subarachnoidalblutung?** Akute Kopf- oder Nackenschmerzen „wie noch nie zuvor", nach körperlicher Anstrengung (DD HWS-Distorsion, Migräne, Clusterkopfschmerz, andere primäre Kopfschmerzerkrankungen) (➤ Kap. 55, ➤ Kap. 38; ➤ Box 95.5)

Box 95.5

Ottawa-Regel zum Ausschluss einer SAB

Liegt eines der folgenden Kriterien vor, sind weitere Untersuchungen angezeigt:

- Nackenschmerzen oder Nackensteifigkeit (➤ Kap. 38)
- Alter > 40 Jahre
- Bezeugter Bewusstseinsverlust
- Beginn der Kopfschmerzen während körperlicher Aktivität
- Intensive Kopfschmerzen mit maximaler Intensität nach kurzer Zeit
- Eingeschränkte Nackenbeweglichkeit bei der Untersuchung

- **Arteriitis temporalis?** In der Regel ältere Patienten: unilaterale Kopfschmerzen, Schmerzen beim Kauen, Sehstörungen, bei begleitender Polymyalgia rheumatica zusätzlich bilaterale Schulter- und Beckenschmerzen, Morgensteifigkeit, Abgeschlagenheit
- **Glaukomanfall?** Regenbogensehstörung, gerötete und schmerzende Augen, Tränenfluss, Übelkeit, evtl. als vegetative Begleitreaktion Übelkeit/Erbrechen; bei Tastuntersuchung steinharter Bulbus, evtl. trübe Hornhaut, unregelmäßig entrundete Pupille
- **Schlaganfall?** (➤ Box 95.6)
  - Sprachstörung, Aphasie: Schwierigkeiten beim Sprechen oder beim Sprachverständnis?
  - Vernachlässigung einer Körperhälfte (Neglect)? Umsetzungsschwierigkeiten (Apraxie)?
  - Störung der Pupillomotorik, der Okulomotorik, des Visus? Faziale Parese?
  - Motorisches Defizit im Arm-/Beinhalteversuch?
  - Sensibilitätsstörung?
  - Pyramidenbahnzeichen (Babinski-Zeichen)?
  - Ursache: Funktionsverlust von Hirngewebe aufgrund einer Blutzirkulationsstörung: in 85 % d. F. bei Gefäßverschluss (ischämischer Insult – Sonderform TIA bei Rückbildung innerhalb von 24 h); in 15 % d. F. bei Gehirnblutung (hämorrhagischer Insult)

Box 95.6

Face-Arm-Speech Test bei V. a. Schlaganfall

Schlaganfall erkennen

Mit dem **BE FAST-Test** lässt sich innerhalb kürzester Zeit der V. a. einen Schlaganfall überprüfen (Sensitivität 94 %, Spezifität

95

23 %; El Ammar et al. 2020). BE FAST steht für:
- **B**alance: plötzlich aufgetretene Gleichgewichtsstörung.
- **E**yes: plötzlich aufgetretene Sehstörung.
- **F**ace (Gesicht): kann nicht lächeln oder Mundwinkel hängt herab.
- **A**rms (Arme): kann Arm nicht vorhalten mit Handfläche nach oben.
- **S**peech (Sprache): kann einen Satz nicht nachsprechen.
- **T**ime (Zeit): Innerhalb von 4 h kann eine Lyse durchgeführt werden, deshalb keine Zeit verlieren, wenn eines oder mehrere dieser Symptome zutreffen.

MERKE
Eine Hypoglykämie kann neurologische Symptome verursachen und als Schlaganfall fehlinterpretiert werden.

- **Schwindel?** (➤ Kap. 53) Selten wird Schwindel als potenzieller medizinischer Notfall behandelt. Das ist vor allem bei massiv ausgeprägtem, plötzlich aufgetretenem Schwindel als Primärsymptom der Fall:
  - *Peripherer Schwindel (vestibulär)?* Drehschwindel mit oder ohne Schallempfindungsstörung (Weber-Versuch: lateralisiert zur Gegenseite, Rinne-Versuch positiv), horizontaler Nystagmus, heftige Übelkeit mit Erbrechen
  - *Morbus Menière?* Ohrdruck, meist kurz vor dem Schwindel beginnend, Drehschwindel, Tinnitus und Hörverlust, Nystagmus
  - *Labyrinthitis?* Meist in Verbindung mit akuter Otitis media, vestibulärer und auditorischer Funktionsausfall mit Drehschwindel und Hörverlust, Spontannystagmus zur Gegenseite
  - *Neuritis vestibularis?* Intensiver, immobilisierender Dauerdrehschwindel mit plötzlichem Beginn, anhaltend über Tage bis Wochen, Übelkeit/Erbrechen, kein Hörverlust, Spontannystagmus zur Gegenseite
  - *Herpes zoster oticus?* Gesichtsschmerzen, ggf. einseitige Hautaffektion mit Bläschen auf gerötetem Grund (wichtig: Inspektion Gehörgang)
  - *Zentraler Schwindel* bei ischämischem Insult oder TIA im Basilarisstromgebiet? Plötzlich aufgetretener, permanent andauernder Drehschwindel oder Schwankschwindel, keine Hörstörung, Symptomatik eher geringer, jedoch massive Gangunsicherheit; durch die Blickrichtung beeinflusster und durch Fixation nicht zu unterdrückender Nystagmus, auch vertikaler Nystagmus, andere neurologische Auffälligkeiten (Schluck- oder Sehstörungen, Ataxie mit auffälligem Finger-Nase-Versuch, Paresen) (s. u. Kasten Tipp)

MERKE
Bei Schwindel als medizinischem Notfall ist es relevant zu wissen, ob eine zentrale (meist vom Hirnstamm oder Zerebellum ausgehende) oder eine periphere (das Labyrinth oder den N. vestibularis betreffende) Ursache vorliegt.

- **Hörsturz** mit akutem ein- oder beidseitigem stark beeinträchtigendem Hörverlust ohne vestibuläre Symptomatik und ohne weitere neurologische Symptome ist aus prognostischer Sicht kein Notfall; notfallmäßige HNO-ärztliche Vorstellung eher aufgrund des Leidensdrucks
- **Visusverlust** (DD neurogen: Amaurosis fugax bei zerebraler Ischämie, Optikusneuritis z. B. bei akutem MS-Schub; DD okulogen: Netzhautablösung, Glaskörperabhebung oder -blutung. DD entzündlich: Visusverlust als Folge einer Arteriitis temporalis) – notfallmäßige augenärztliche/neurologische Abklärung erforderlich
- **Delir?** Hirnorganisches Psychosyndrom mit neu aufgetretener/vorübergehender Bewusstseinsstörung sowie Denkstörung mit ggf. psychotischer Symptomatik. Vitale Bedrohung bei deutlicher vegetativer Symptomatik (Tachykardie, Schwitzen, Fieber, Hypertonie/Hypotonie). Ursache ist ein somatischer Krankheitszustand (Infekt, Harnverhalt, Medikamentennebenwirkung, Drogenintoxikation, ZNS-Pathologie u. v. a.). Klärung der Krankheitsursache erforderlich
- **Hypertensiver Notfall?** Stark erhöhter RR (RR_{syst} > 180 und/oder RR_{diast} > 110 mmHg) mit Kopfschmerzen/Bewusstseinsstörung/neurologischem Defizit

TIPP
Die Untersuchungsabfolge HINTS (Head Impulse, Nystagmus, Test of Skew) dient der Erstdiagnostik von Patienten mit akutem Schwindel (➤ Kap. 53):
- Hinweis für zentralen Schwindel: Head Impulse Test (Kopf-Impuls-Test) normal/Nystagmus richtungswechselnd/Abdecktest (Test of Skew) zeigt vertikale Divergenz
- Hinweis für peripheren Schwindel: Kopf-Impuls-Test auffällig/unidirektionaler Nystagmus/Abdecktest normal

Gibt einer der 3 Tests Hinweise auf eine zentrale Genese, sollte auch bei negativer Bildgebung von einer zentralen Ursache ausgegangen werden.

95.4.3 Beschwerden im Bereich des Thorax/Atemnot

MERKE
Lagerung mit erhöhtem Oberkörper

Probleme mit der Atmung

(➤ Kap. 45).

Gestörte Atemmechanik
- **Fremdkörperaspiration?** Plötzliche Hustenattacken, plötzliche Dyspnoe, Zyanose, verändertes Atemgeräusch (inspiratorischer Stridor bei extrathorakaler Lage, exspiratorischer Stridor bei intrathorakaler Lage), seitendifferentes Atemgeräusch. **Cave:** bei laryngealer oder trachealer Lage Gefahr der Ateminsuffizienz.
- **Pneumothorax?** Einseitig abgeschwächtes pulmonales Atemgeräusch, bei Spannungspneumothorax zunehmende Brustschmerzen, Dyspnoe, Tachypnoe, Angst, Halsvenenstauung, zunehmende Instabilität mit Zyanose, Vigilanzminderung, Schock.
- **Pleuritis?** Starke atemabhängige Schmerzen, Reizhusten ohne Auswurf, auskultatorisch evtl. Pleurareiben oder abgeschwächtes Atemgeräusch bei begleitendem Pleuraerguss, Begleiterkrankung bei Lungenembolie, Pneumothorax oder Pneumonie.

Gestörter Gasaustausch

- **Asthma?** Dyspnoe, Tachypnoe, Tachykardie, exspiratorisches Giemen, Zyanose; auskultatorisch exspiratorisches Brummen und Giemen, bei ausgeprägter Symptomatik fehlendes Atemgeräusch *(silent lung),* flache Atmung, zunehmende Bewusstseinstrübung.
- **Anaphylaxie?** Bei führender Obstruktion der oberen Atemwege inspiratorischer Stridor, zusätzlich Hautreaktion, Hypotonie. Auslöser allergische Reaktion?
- **Pneumonie?** Husten, Auswurf, Fieber, Abgeschlagenheit, Dyspnoe, Tachypnoe, in der Auskultation inspiratorische mittel- oder feinblasige Rasselgeräusche. Zur Abwägung einer Krankenhauseinweisung kann der CRB-65 Score hilfreich sein, der jedoch laut DEGAM-S3-Leitlinie „Husten" bei Patienten mit ambulant erworbener Pneumonie in der primärärztlichen Versorgung das Risiko zu hoch einzuschätzen scheint. Eine individuelle Risikoeinschätzung ist daher ergänzend sinnvoll. (➤ Box 95.7).
- **Akutes Lungenödem?** Dyspnoe, Tachypnoe, Husten mit schaumigem Sekret, brodelnde Atmung, Angst, auskultatorisch grobblasige Rasselgeräusche. Häufigste Ursache ist eine dekompensierte Herzinsuffizienz (Anamnese, Medikamente kürzlich abgesetzt?). Nicht kardiale Ursachen sind Überwässerung bei Niereninsuffizienz, Toxine (Reizgasinhalation) oder ein Kapillarleck (nephrotisches Syndrom).
- **Akutes Atemnotsyndrom (ARDS)?** Dyspnoe, Tachypnoe, Zyanose, Unruhe, Verwirrtheit, schwere Hypoxämie bei SpO_2-Messung. **Cave:** Pulmo auskultatorisch meist unauffällig. Entwicklung/Auftreten des ARDS binnen 1 Woche nach auslösendem Ereignis nach direkter (Pneumonie, Inhalationsschaden) oder indirekter Lungenschädigung (Sepsis, Schock).

Box 95.7

CRB-65 bei V.a. Pneumonie

Wenn einer oder mehrere der folgenden Faktoren vorliegen, sollte eine Krankenhauseinweisung erwogen werden:

- **C**onfusion (Verwirrung)
- **R**espiratory Rate (AF > 30/min)
- **B**lood Pressure (RR_{syst} < 90 mmHg oder RR_{diast} < 60 mmHg)
- **A**ge (Alter > 65 Jahre)

Problem der kardialen Pumpfunktion

Myogen (Erhöhtes Troponin ab 3 h im Troponin-Schnelltest, falls vorhanden):

- **Akutes Koronarsyndrom (ACS)?** Typische Schmerzsymptomatik bei Myokardischämie (plötzlicher Beginn, intensiv drückend, Brust, Rücken, linker Arm, Oberbauch), Tachypnoe, Dyspnoe, Angst, Übelkeit, Kaltschweißigkeit
- Bei **Angina pectoris** Besserung nach Nitratgabe
- **ST-Hebungsinfarkt** (STEMI) zeigt im EKG neue ST-Hebung am J-Punkt in 2 benachbarten Ableitungen ≥ 0,1 mV in allen Ableitungen **außer V_2–V_3;** dort gilt:
  - ≥ 0,2 mV bei Männern ≥ 40 Jahre
  - ≥ 0,25 mV bei Männern < 40 Jahre
  - ≥ 0,15 mV bei Frauen

  Bei STEMI und NSTEMI Troponinanstieg 1–3 h nach Myokardschaden

  Cave: Entwicklung von Kammerflimmern, Entwicklung eines kardiogenen Schocks (Hypotonie bei vermindertem Herzzeitvolumen, pulmonale Stauung, Halsvenenstauung, Zyanose)
- Dekompensierte Herzinsuffizienz? „Erlebte" Anamnese, entsprechende Vordiagnostik.
- **Stresskardiomyopathie? Myokarditis? Perikarditis? Endokarditis?** Dyspnoe, thorakales Druckgefühl, retrosternale Schmerzen, neu aufgetretenes Herzgeräusch, klinische Zeichen der Herzinsuffizienz, Ödeme, Leistungsminderung, Palpitationen, neue EKG-Veränderungen, Embolien an den Akren/Petechien (Endokarditis), atemabhängige Schmerzen (Perikarditis)

Rhythmogen Ursache für Herzrhythmusstörungen (HRST) können kardial (KHK, Kardiomyopathien, strukturelle Anomalien, Vitien, Herzmuskelentzündung) und extrakardial (Hypoxie, Elektrolytstörungen, Azidose, Hyperthyreose, Drogen/Medikamente) sein. Die häufigste Ursache für akute bedrohliche HRST ist die ischämische Herzerkrankung, z. B. bei akutem Myokardinfarkt.

Eine Tachykardie liegt vor bei HF > 90/min, eine Bradykardie bei HF < 60/min. Allerdings sind viele Menschen aus unterschiedlichen Gründen nicht normofrequent. Erhöhte Vorsicht ist geboten, wenn die HF zum bekannten Patienten (je nach Trainingszustand/Vorgeschichte) „nicht passt". Eine **HF > 160/min oder < 40/min** ist ein **medizinischer Notfall.** Bestimmende Frage bei der Beurteilung ist, ob ein **Puls** tastbar ist und ob es **Zeichen für eine akute Vitalbedrohung** gibt (Schock: Hypotonie mit RR_{syst} < 90 mmHg/Synkope, Bewusstseinstrübung/Thoraxschmerzen, Angina-pectoris-Symptomatik/Zeichen der Herzinsuffizienz mit Lungenödem und Dyspnoe), denn die klinische Symptomatik bestimmt die Therapie (➤ Kap. 95.5.4).

- **Tachykardie – regelmäßig – schmaler QRS**
  - *Sinustachykardie?* HF < 160/min. Häufig extrakardiale Ursache: Sympathikusaktivierung (Drogen, Koffein), physiologische Anpassungsreaktion z. B. bei Anämie, Hyperthyreose, Fieber, Schmerzen, Hypovolämie, Hypoxie – Ursachensuche!
  - *Paroxysmale supraventrikuläre Tachykardie/AV-Knoten-Reentry-Tachykardie?* Ursache: kreisende Erregung im AV-Knoten-Bereich bei Wolff-Parkinson-White-Syndrom oder ischämischem Myokardschaden. In ¼ d. F. Terminierung durch vagale Stimulation möglich
  - *Tachykard übergeleitetes Vorhofflattern?* Vorhoffrequenz 200–300/min, typisches „Sägezahnmuster" der Grundlinie, Kammerfrequenz je nach Überleitung
- **Tachykardie – unregelmäßig – schmaler QRS**
  - *Supraventrikuläre Extrasystolen (SVES)?* Häufig Pulsdefizit, QRS-Breite < 0,12 s, keine kompensatorische Pause, evtl. vorausgehende P-Welle. Häufige SVES können ein frühes Zeichen für ein drohendes Vorhofflimmern (VHF) sein
  - *Tachykardes VHF?* Häufig Pulsdefizit, Vorhoffrequenz 250–400/min, arrhythmische Überleitung mit QRS < 0,12 s

- **Tachykardie – breiter QRS**
  - *Ventrikuläre Extrasystolen (VES)?* Häufig Pulsdefizit, QRS-Breite > 0,12 s, kompensatorische Pause, keine vorausgehende P-Welle. Einteilung nach Lown in 24-h-EKG-Auswertung. Notfallmedizinisch relevant sind höhergradige VES (Couplet, Triplet, Salve, R-auf-T-Phänomen bei früh einfallenden VES), die bei Myokardinfarkt aufgrund der Gewebehypoxie auftreten können – hier besteht die Gefahr des Übergangs in eine ventrikuläre Tachykardie.
  - *Ventrikuläre Tachykardie (VT)?* Ab 11 (je nach Definition: ab 6) unmittelbar aufeinanderfolgenden VES liegt eine VT vor. Bei Blockbildern kann die Abgrenzung zu einer supraventrikulären Tachykardie schwierig sein. In der Notfallsituation kann eine neu aufgetretene VT Folge eines akuten Myokardinfarkts sein. Der Übergang zur Reanimationspflichtigkeit ist fließend: Bei Pulslosigkeit (pVT) sind Herzdruckmassage, Beatmung und Defibrillation erforderlich. Es droht der Übergang ins Kammerflattern bzw. Kammerflimmern. Häufigste Ursache: ischämische Herzerkrankung.
  - *Torsades des Pointes?* Spindeltachykardie – im EKG wechselnde Amplitudenerhöhung um die isoelektrische Linie herum. Ursache: massiver Magnesiummangel, z. B. bei Alkoholkrankheit, iatrogen durch QT-Zeit-verlängernde Medikamente (Antiarrhythmika, Neuroleptika) oder das angeborene Long-QT-Syndrom.
- **Bradykardie**
  - *Sinusbradykardie?* Vor jedem QRS-Komplex sind P-Wellen zu erkennen. Ursache: Überdosierung von Betablockern oder Digitalis, Hypothyreose, Niereninsuffizienz mit Hyperkaliämie, erhöhter Hirndruck, Sick-Sinus-Syndrom.
  - *AV-Block?* Im notfallmedizinischen Zusammenhang spielen der AV-Block I° (PQ-Zeit ≥ 0,2 s, regelmäßige PQ-Zeit) und der AV-Block II° Typ Mobitz I oder Wenckebach-Typ (unregelmäßige PQ-Zeit, die sich von Überleitung zu Überleitung verlängert, bis schließlich eine Vorhofaktion nicht mehr übergeleitet wird) weniger eine Rolle. Eine **akute Gefährdungssituation** geht hingegen aus von:
    a) *AV-Block II° Typ Mobitz II:* konstante PQ-Zeit, jedoch wird nur jede 2. oder 3. Vorhofaktion übergeleitet. Gefährdung des Fortschreitens zum kompletten AV-Block.
    b) *AV-Block III° (oder kompletter AV-Block):* keine Vorhofaktion wird mehr übergeleitet – Vorhof und Ventrikel depolarisieren sich völlig unabhängig voneinander (AV-Dissoziation). Daher muss ein Ersatzzentrum in AV-Knoten oder Kammer die Schrittmacherfunktion übernehmen.
    c) *Ersatzzentrum im AV-Knoten:* schmale Kammerkomplexe, Frequenz 40–60/min.
    d) *Ersatzzentrum im Ventrikel:* breite Kammerkomplexe, Frequenz < 40/min.
    Versagt der ventrikuläre Ersatzrhythmus, kommt es zum Adams-Stokes-Anfall mit ventrikulärer Asystolie.
  - *Bradykard übergeleitetes VHF?* Vorhoffrequenz 250–400/min, arrhythmische Überleitung mit QRS < 0,12 s.

Mechanisch

- **Lungenembolie?** Plötzliche Dyspnoe, Tachypnoe, Thoraxschmerzen, Husten, Hämoptysen, gestaute Halsvenen. Risikofaktoren: TVT, Immobilisation, Z. n. OP, Tumor, frühere LAE/TVT, Schwangerschaft. EKG: Sinustachykardie, S in I, Q in III und T-Inversion in III/T-Negativierung in V_2–V_3/neuer Rechtsschenkelblock. D-Dimere positiv. Achtung: Entwicklung eines Schocks bei Rechtsherzversagen mit Tachykardie, Hypotonie.
- **Pneumothorax?** Einseitig abgeschwächtes Atemgeräusch, Dyspnoe, Husten, Tachykardie; bei Entwicklung eines Spannungspneumothorax zunehmende Schmerzen, Zyanose, vegetative Unruhe
- **Klappenvitien?** Leistungsminderung, rasche Ermüdbarkeit, Belastungsdyspnoe, belastungsabhängige Angina pectoris, Schwindel, Synkope; zusätzlich:
  - *Aortenstenose:* Hypotonie, schwacher Puls, verbreiterter Herzspitzenstoß, spindelförmiges Systolikum
  - *Aorteninsuffizienz:* nächtliche Unruhe, kräftiger schneller Puls, pulssynchrone Kopfbewegungen, Diastolikum
  - *Mitralklappenprolaps:* plötzlich beginnende und endende Angina-pectoris-Beschwerden ohne Besserung durch Nitroglycerin, systolischer Klick
- **Linksherzdekompensation bei hypertensivem Notfall?** Stark erhöhter RR ($RR_{syst.}$ > 180 und/oder RR_{diast} > 110 mmHg) mit Thoraxschmerzen und Dyspnoe.

MERKE

Marburger Herz-Score

- Einschätzung der Wahrscheinlichkeit einer KHK bei Vorstellung in einer allgemeinmedizinischen Praxis (➤ Kap. 44):
  - Alter/Geschlecht (Männer ≥ 55 Jahre und Frauen ≥ 65 Jahre)
  - Bekannte vaskuläre Erkrankung
  - Beschwerden belastungsabhängig
  - Schmerzen durch Palpation nicht reproduzierbar
  - Patient vermutet Herzkrankheit als Ursache
- Treffen bei Brustschmerz mehr als 2 dieser Faktoren zu → Abklärung ACS
- Weitere Faktoren, die für ein ACS sprechen: Vorerkrankung Herzinsuffizienz/Diabetes, substernaler Schmerz, Schmerzen neu aufgetreten/anhaltend/auch in Ruhe, Patient anders als sonst/„gefällt" nicht/kaltschweißig/blass

Weitere Ursachen für Brustbeschwerden

- **Problem im Mediastinum oder im Oberbauch?**
  - *Aortendissektion?* In den Hals oder in den Rücken/zwischen die Schulterblätter ausstrahlende Schmerzen, gestaute Halsvenen, neues diastolisches Herzgeräusch, bei Messung an beiden Armen Diskrepanz des gemessenen Blutdrucks, Diskrepanz des getasteten Pulses an der A. radialis, bei tieferer Dissektion auch an der A. iliaca
  - *Ösophagitis?* Dysphagie, retrosternales Brennen mit Ausstrahlung in den Rücken. **Häufige Ursache für Brustschmerzen: Reflux**
  - *Mediastinitis?* Starke AZ-Verschlechterung, retrosternaler Schmerz, Schluckbeschwerden, Fieber; selten spontan, eher postinterventionell, oder bei Karzinom, Hautemphysem?
  - *Pankreatitis, Cholezystitis, Gastritis, Ulcus ventriculi/duodeni?* (➤ Kap. 95.4.5)

- **Problem des Brustkorbs?**
  - *Brustwandsyndrom (BWS-Syndrom)?* Lokalisierte Muskelverspannung, Reproduzierbarkeit des Schmerzes durch Palpation, durch tiefe Atmung oder Bewegung
  - *Interkostalneuralgie?* Lokalisierter Druckschmerz, bewegungsabhängig
  - *Tietze-Syndrom (Chondroosteopathia costalis)?* Schwellung im Bereich des Sternumansatzes der 2. oder 3. Rippe, lokalisierter Druckschmerz, bewegungsabhängig
  - *Herpes zoster?* Schmerzen und Bläschen auf gerötetem Grund entlang des betroffenen Dermatoms
  - *Rippenfraktur?* Lokalisierter Druckschmerz nach Trauma, bei älteren Patienten mit Osteoporose, aber auch nach Bagatelltrauma wie z. B. starkem Husten
  - *Wirbelkörperfraktur?* Lokalisierte Schmerzen im Wirbelsäulenbereich, Stauchungs- und Klopfschmerz; nach Trauma, bei älteren Patienten mit Osteoporose, aber auch nach Bagatelltrauma, neurologisches Defizit – radikulär bei Affektion von Nervenwurzeln, Querschnittsymptomatik bei Affektion des Rückenmarks
  - *Spondylodiszitis?* Lokalisierte Schmerzen im Wirbelsäulenbereich, Stauchungs- und Klopfschmerz, allgemeine Abgeschlagenheit; nach Wirbelsäulen-OP, bei kompromittierter Immunabwehr
- **Psychische Ursache?**
  - *Panikstörung?* Anfälle plötzlich einsetzenden Angstgefühls mit Tachykardie, Dyspnoe, Brustschmerz, Schwindel, Entfremdungsgefühl (Depersonalisation oder Derealisation), Kribbelparästhesien perioral und im Bereich der Akren, Tetanie, „Pfötchenstellung“, Angst, Blässe, Schwitzen, selten Synkope. Körperliche Untersuchung und EKG sind unauffällig. Typische Anamnese, Vermeidungsverhalten
  - *Herzneurose, somatisierte Depression?* Schmerzen meist umschrieben präkordial, Unruhe, Tachykardie, Patienten ängstlich und besorgt, rezidivierendes Auftreten ohne Belastung

95.4.4 Rückenschmerzen

Rückenschmerzen als medizinischer Notfall sind bei folgenden Symptomen zu vermuten (➤ Kap. 37):

- **Kauda-Syndrom?** Reithosenanästhesie, Mastdarmschwäche; Sensibilitätsstörungen im perianalen Bereich und verminderter Analreflex; Blasenschwäche: Harnblasenentleerungsstörung, Überlaufblase; sexuelle Funktionsstörung (meist medialer Bandscheibenvorfall). Radikuläres Defizit mit stark ausgeprägter, zunehmender Beinlähmung mit parallel nachlassendem Schmerz (meist lateraler Bandscheibenvorfall)
- **Wirbelkörperfraktur?** Trauma, bekannte Osteoporose, länger dauernde systemische Steroideinnahme (> 3 Mon.), Alter > 70 Jahre, lokalisierte Schmerzen, Stauchungs- und Klopfschmerz, neurologisches Defizit – radikulär bei Affektion von Nervenwurzeln, Querschnittsymptomatik bei Affektion des Rückenmarks
- **Spondylodiszitis?** Anhaltendes Fieber, Nacht- und Ruheschmerz, Stauchungs- und Klopfschmerz, allgemeine Abgeschlagenheit, bei Abszedierung in die Psoasfaszie evtl. Schmerzen bei Hüftbeugung; nach Wirbelsäulen-OP, bei kompromittierter Immunabwehr

95.4.5 Bauchschmerzen und GI-Blutung

Siehe auch ➤ Kap. 17 und ➤ Kap. 20.

Akutes Abdomen

MERKE
Lagerung mit entspannter Bauchdecke (Oberkörper leicht erhöht, Beine unterstützt).

Der „akute Bauch“ ist ein Sammelbegriff für Krankheitsbilder, die mit Abdominalschmerzen, Abwehrspannung und AZ-Verschlechterung einhergehen, lebensbedrohlich verlaufen können und häufig eine chirurgische Intervention erfordern (➤ Abb. 95.1). Eine sofortige Krankenhausbehandlung ist hier geboten.

Plötzlicher, massiver Schmerz

- **Perforiertes Ulcus duodeni/ventriculi?** Messerstichartiger Schmerz, Übelkeit/Erbrechen, Peritonitiszeichen, Ulkusanamnese. Schmerzsymptomatik nach Perforation evtl. abgemildert, danach bei Peritonitis wieder zunehmend
- **Hinterwandinfarkt?** Oberbauchschmerzen, Dyspnoe, Übelkeit, Erbrechen, Schwitzen, Blässe
- **Tubenruptur?** Einseitige Unterbauchschmerzen bei Extrauteringravidität 5 bis 8 Wochen nach Ausbleiben der Regelblutung
- **Stielgedrehte Ovarialzyste?** Plötzlich einsetzende, heftige einseitige Unterbauchschmerzen, evtl. Schock
- **Trauma?** Milz-, Nieren-, Leberruptur
- **Mesenterialinfarkt?** Diskrepanz zwischen schlechtem AZ und relativ unauffälligem Abdominalbefund, evtl. blutiger Stuhl,

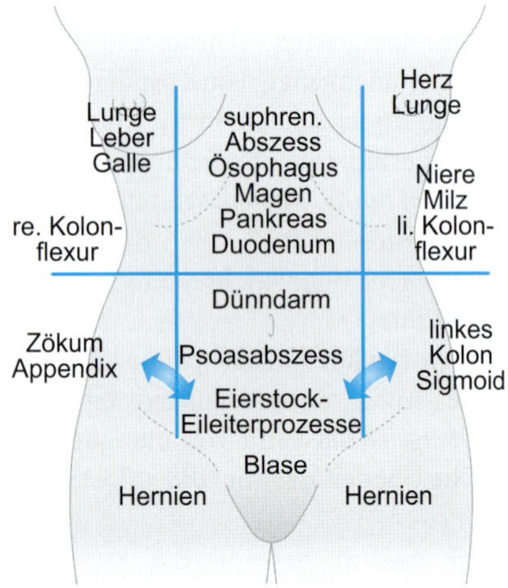

Abb. 95.1 Schmerzlokalisation zur DD des akuten Abdomens [L106]

Schmerzsymptomatik: akut, dann freies Intervall, dann erneute Schmerzen bei Durchwanderungsperitonitis. Patienten i. d. R. mit fortgeschrittenem Alter und kardiovaskulären Vorerkrankungen

- **Rupturiertes Aortenaneurysma?** Plötzlich auftretender Abdominal- und/oder Rückenschmerz, Pulse divergieren im Tastbefund, hypovolämischer Schock

Kolikartige Schmerzen

- **Gallenkolik?** Im rechten Oberbauch, nach fettem Essen, gelegentlich Ikterus/heller Stuhl/dunkler Urin
- **Ureterkolik?** Unruhiger, umherwandernder Patient, Flankenschmerz mit Ausstrahlung je nach Steinlokalisation in Unterbauch oder Hoden/Schamlippen, bei vegetativer Reaktion auf den Schmerzreiz evtl. Erbrechen, reflektorische Darmatonie
- **Akuter Darmverschluss/Ileus?** Krampfartige Bauchschmerzen, Übelkeit mit Erbrechen, meteoristisch aufgetriebenes Abdomen, Stuhl und Windverhalt, evtl. auch paradoxe Diarrhö. Fehlende oder veränderte Darmgeräusche, evtl. Meläna oder Miserere. Z. n. OP, bei Malignom, CED, mesenterialer Ischämie, unter Opioidtherapie, bei neurologischer Grunderkrankung mit chronischer Obstipation
- **Schwere Gastroenteritis, CED-Schub?** Fieber, Diarrhö, Tenesmen, Blut im Stuhlgang
- **Koprostase?** Skybala (verhärtete Kotballen) tastbar, bekannte Obstipation
- **Diabetische Ketoazidose mit „Pseudoperitonitis"?** Oberbauchkrämpfe, Erbrechen, Azetongeruch, zuvor evtl. Polydipsie/Polyurie
- **Akute intermittierende Porphyrie?** Neben abdominalen Koliken evtl. Polyneuropathie

Kontinuierlich zunehmende Schmerzen

- **Gastritis?** Epigastrischer Schmerz, Übelkeit, Erbrechen, Schmerzen abhängig von Nahrungsmittelaufnahme
- **Pankreatitis?** Gürtelförmige starke Oberbauchschmerzen mit evtl. Ausstrahlung in Rücken/rechtes Schulterblatt, evtl. Übelkeit, Erbrechen, Schock/Sepsis, bei biliärer Pankreatitis Ikterus möglich
- **Cholezystitis?** Schmerzen im rechten Oberbauch, Murphy-Zeichen positiv
- **Appendizitis?** Druck- und Loslassschmerz im rechten Unterbauch, Psoasdehnungsschmerz
- **Divertikulitis?** Schmerzen im linken Unterbauch, häufig suprapubisch, CRP-Erhöhung
- **Adnexitis?** Einseitig, Fieber, veränderter Fluor, IUP-Trägerin?
- **Inkarzerierte Hernie?** Vorwölbung oder Schwellung in der Leistenregion, am Nabel oder an einer Narbe, diffuse abdominale Beschwerden, Übelkeit/Erbrechen
- **Harnverhalt?** Unruhiger Patient, meist ältere Männer betroffen, Unterbauchschmerzen, Kaltschweißigkeit, Blässe, Tachykardie, kontinuierlicher Abgang kleinerer Harnmengen bei Überlaufblase. Hoher Blasenstand, perkutorisch typische Dämpfung im Unterbauch. Anamnese: Medikation mit Anticholinergika, Prostataaffektion, neurogene Blasenentleerungsstörung
- **Peritonitis?** Brettharter Bauch, schwer kranker Patient
- **Meteorismus?** Geblähtes Abdomen, verstärkte Darmgeräusche
- **Intraabdominaler Abszess?** Fieber, Tachykardie, selten tastbare Resistenz, bei Affektion des Retroperitoneums evtl. Psoas-Zeichen positiv; AZ-Verschlechterung bis hin zum septischen Verlauf; nach GI-Perforation, postoperativ

Blutung des Magen-Darm-Trakts

- **Obere GI-Blutung:** Hämatemesis, schwallartiger Teerstuhl
- **Untere GI-Blutung:** hellroter, peranaler Blutabgang (bei ileumnah gelegenem Kolonkarzinom auch Teerstuhl möglich)

Der vor Zeiten des iFOBT angewendete Hämoccult-Test kann in der Sofortdiagnostik zur Detektion von okkultem Blut im Stuhl genutzt werden.

Bei kreislaufrelevanter Blutung ist die notfallmäßige Krankenhauseinweisung geboten.

Genitale

- **Hodentorsion?** I. d. R. Kleinkinder oder Jugendliche: plötzlich auftretende, stärkste Schmerzen vom betroffenen Hoden bis in die Leiste ziehend, evtl. vegetative Begleitsymptomatik mit Übelkeit, Erbrechen, Schock, plötzliches Auftreten; Skrotalhaut leicht gerötet und ödematös, elastisch fixierter Hodenhochstand, bei Hodenanhebung Schmerzzunahme (Prehn-Zeichen negativ, in DD zur Epididymitis: hier Schmerzerleichterung bei Hodenanhebung)
- **Paraphimose?** Schmerzhaft ödematöse Schwellung der Glans penis mit retrahierter Vorhaut
- **Priapismus?** Akut auftretende, schmerzhafte Dauererektion ohne vorherige sexuelle Stimulation, schmerzhafter Harnverhalt, schmerzbedingt Tachykardie
- **Fournier-Gangrän?** Häufiger bei Männern, rasch progrediente Gangrän am Genitale und im Perinealbereich, initial Fieber, Schmerzen, Rötung, im weiteren Verlauf Gangrän mit offener Wunde bis hin zum septischen Schock

95.4.6 Extremitäten

Siehe auch ➤ Kap. 41 und ➤ Kap. 42.

- **Arterieller Verschluss?** (➤ Box 95.8)

Box 95.8

6P bei V. a. arteriellen Gefäßverschluss

- Pain (Ischämieschmerz)
- Pulselessness (Pulslosigkeit)
- Paleness/Pallor (Blässe)
- Paralysis (Parese)
- Paraesthesia (Parästhesien)
- Prostration (Schock)

Sicherung der Diagnose durch Ultraschall-Doppler.

- **Tiefe Venenthrombose?** Thrombenbildung in den tiefen Venen im Bereich des Beins, aber auch in der Arm- und Axillar-Region: Überwärmung, Rötung, Schmerzen, Schwellung, Risikofaktoren Immobilisation, Z. n. OP, Tumor, frühere LAE/TVT (zur differenzialdiagnostischen Vorgehensweise, Wells-Score ➤ Kap. 42.2.1). Risiko: Phlegmasia coerulea dolens mit starkem Anstieg des Gewebedrucks und dadurch bedingter Ischämie und Gewebsnekrosen, LAE
- **Weichteilinfektionen** (➤ Kap. 95.4.9) gehen häufig von den Extremitäten aus: Vorsicht bei Hinweisen für nekrotisierende Entwicklung (Hautentzündung mit akut einsetzenden massiven Schmerzen, rasch voranschreitend, Fieber, Schüttelfrost, subkutanes Emphysem bei *C. perfringens,* Risiko Sepsis/TSS) (DD: Erysipel, Phlegmone)

95.4.7 Schwangerschaftsassoziierte Notfälle

Siehe auch ➤ Kap. 83.

MERKE

Lagerung in der fortgeschrittenen Schwangerschaft immer in Linksseitenlage (Vena-cava-Kompressionssyndrom).

Grundsätzlich ist das Risiko für TVT und LAE erhöht (postpartal > präpartal).

Präpartal

- **Blutungen:** möglicherweise drohender Abort; bei Fieber > 38 °C, Unterbauchschmerzen, putridem Fluor, Kreislaufkomplikationen bis hin zu Schockzeichen V. a. septischen Abort (bei plötzlicher Hypotonie/Schock auch an Vena-cava-Kompressionssyndrom denken → Therapie Linksseitenlage); bei Blutungen in der Spätschwangerschaft: möglicherweise vorzeitige Plazentalösung
- **Hyperemesis gravidarum:** häufiges, unstillbares Erbrechen im 1. Trimenon bis hin zur Dehydratation mit Ketonurie und Störungen des Elektrolythaushalts
- Präeklampsie/Eklampsie ist eine Komplikation, die ab der 20. SSW auftreten kann:
  - **Präeklampsie:** Hypertonie Grad III, Proteinurie (Urin schäumt), generalisierte Ödeme, wöchentliche Gewichtszunahme > 500 g
  - **HELLP-Syndrom:** Sonderform der Präeklampsie, evtl. fehlt die Hypertonie, labordiagnostisch Hämolyse (H), erhöhte Leberenzyme (EL), niedrige Thrombozytenzahlen (LP)
  - **Schwere Präeklampsie/drohende Eklampsie:** neurologische Symptomatik mit Kopfschmerzen, Augenflimmern, Gesichtsfeldausfällen, motorischer Unruhe, Oberbauchschmerzen, Übelkeit/Erbrechen, Parästhesien an den Händen, überlebhaften Muskeleigenreflexen
  - **Eklampsie:** Bewusstlosigkeit, tonisch-klonische Krämpfe, evtl. Zungenbiss, Zyanose

- **Peripartale Kardiomyopathie:** tritt ab 1 Monat vor oder kurz nach der Entbindung auf: Linksherzversagen mit Lungenödem und kardiogenem Schock

Geburt

In der Eröffnungsperiode (Geburtsphase von Wehenbeginn oder Blasensprung bis zur vollständigen Eröffnung des Muttermunds) ist der Transport in die Klinik anzustreben. In der Pressperiode (Muttermund ist vollständig eröffnet, Gebärende verspürt starken Drang zu pressen) wird das Köpfchen sichtbar; dann muss die Geburt an Ort und Stelle erfolgen (➤ Kap. 95.5.4).

Postpartal

- **Puerperalfieber:** einige Tage zurückliegende Entbindung: Fieber, Schüttelfrost, beeinträchtigter AZ, übelriechende Lochien, evtl. Schockzeichen, peritonitische Zeichen
- **Wochenbettpsychose:** vor allem am 3. bis 4. Wochenbetttag: Erregungszustand mit paranoiden und halluzinatorischen Phänomenen; Suizidgefahr
- **Mastitis:** hauptsächlich in den ersten 2 bis 3 Wochen nach Entbindung, aber auch später in der Stillzeit möglich: Rötung und Überwärmung der Brust, evtl. fluktuierende Abszesse tastbar, schmerzhafte axilläre Lymphknotenschwellung, Fieber oft > 40 °C

95.4.8 Trauma

Medizinische Notfälle nach Traumata (Unfälle, Gewalteinwirkung, Stürze, Verbrennungen) gelangen nur selten in die hausärztliche Versorgung, da bei offensichtlich bedrohlichen Verletzungen regelhaft unmittelbar das Krankenhaus aufgesucht wird.

Milzruptur

Besonderer Erwähnung bedarf die Milzruptur, weil die Symptomatik initial so blande sein kann, dass die Vorstellung beim Hausarzt erst aufgrund der durch Blutungen verursachten hypovolämischen Schocksymptomatik stattfindet. Ursache ist typischerweise ein stumpfes Bauchtrauma (z. B. Lenker bei Fahrradsturz), von dem häufig jüngere Menschen betroffen sind. Es werden mäßige bis starke Schmerzen im linken Oberbauch mit etwaiger Ausstrahlung in die linke Schulter beklagt, evtl. Übelkeit/Erbrechen, evtl. Tachykardie/Hypotonie, ein leichter bis starker Druckschmerz im linken Oberbauch, evtl. mit Abwehrspannung. Die Sonografie sichert die Diagnose.

Beckenfraktur

Beckenfrakturen im Rahmen von Verkehrsunfällen bergen ein hohes Risiko für massive Blutungen. Im hausärztlichen Setting treten Be-

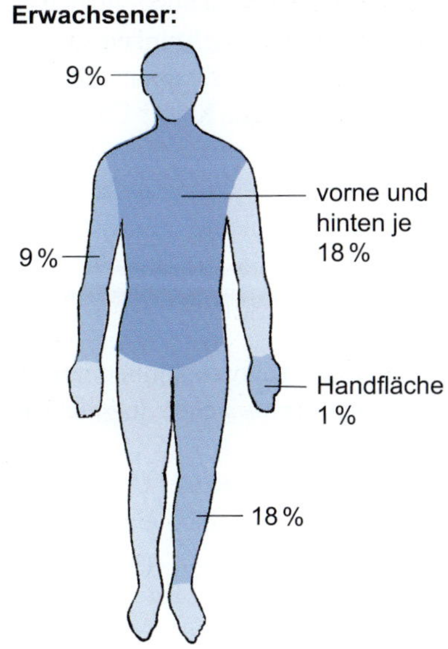

Abb. 95.2 Ausmaß geschädigter Körperoberfläche bei Verbrennungen [A400]

ckenfrakturen i. d. R. als Niedrigenergietraumata (Sturz aus geringer Höhe bei älteren Patienten mit Osteoporose) auf; hier sind keine schweren Blutungen zu erwarten. Bei immobilisierenden Schmerzen ist zur Diagnostik eine CT erforderlich; im Verlauf kann eine geriatrische Frührehabilitation zur Wiederherstellung der Mobilität angezeigt sein.

Verbrennungen

In folgenden Fällen ist die **Krankenhausbehandlung** erforderlich (Schweregrade ➤ Tab. 95.2; s. a. ➤ Abb. 95.2):

- 2a-Verbrennung mit Ausdehnung auf > 15 % der KOF sowie alle Verbrennungen ab Grad 2b
- Einbeziehung von Händen, Füßen, Gesicht, Gelenken, Intimbereich

Tab. 95.2 Verbrennungen: Schweregrade

Grad	Beschreibung
1	Rötung, keine Blasenbildung, Schmerzen
2a	Rötung, Blasenbildung, starke Schmerzen
2b	Hellere Hautverfärbung, Blasenbildung, weniger starke Schmerzen
3	Schwärzung, keine Schmerzen
4	Tiefe Strukturen betroffen

95.4.9 Störungen des inneren Milieus

Endokrine und metabolische Notfälle

Die häufigsten endokrinen Störungen betreffen die Blutzuckerregulation. Hypo- und Hyperglykämien können und müssen präklinisch zügig diagnostiziert und spezifisch therapiert werden (➤ Kap. 63).

- **Hypoglykämie?** Klinische Zeichen bei *leichter* Hypoglykämie: Abgeschlagenheit, Heißhunger, Unruhe, Schwitzen, Durst, Übelkeit, Tachykardie; klinische Zeichen bei *schwerer* Hypoglykämie: Schwitzen, Tremor, neurologische Störung, Agitation, Somnolenz. Auch bei rascher Reorientierung nach Therapie (➤ Kap. 95.5.4) sollte die Krankenhauseinweisung erfolgen, da eine wiederkehrende Hypoglykämie nicht ausgeschlossen ist.
- **Hyperglykämie?** Abgeschlagenheit, bei BZ > 500 mg/dl Bauchschmerzen (Pseudoperitonitis diabetica), Übelkeit, Erbrechen, Polyurie, Polydipsie, niedriger Blutdruck, Sehstörung, beschleunigte Atmung, Azetongeruch (Azidose), Bewusstseinsstörung, hyperosmolares Koma

Alle anderen endokrinen Störungen benötigen zur genauen Diagnostik Laboruntersuchungen:

- **Hyperthyreose, thyreotoxische Krise?** Entgleisung auf dem Boden einer nicht suffizient behandelten Hyperthyreose, ausgelöst durch hohe Jodkontamination (Kontrastmittel, Amiodaron) oder akute Erkrankung/Stress: Angst/Unruhe, Schwäche, feuchtwarme Haut, Fieber > 40 °C, Tachykardie, Palpitationen, Herzinsuffizienz, Tremor, Diarrhö, Bewusstseinsstörung bis hin zum Koma (➤ Kap. 71)
- **Myxödemkoma (hypothyreotes Koma)?** Prodromi: Antriebsarmut, Verlangsamung, Kälteempfindlichkeit, Obstipation, heisere Stimme. Akut: Hypothermie, Bewusstseinsstörung bis hin zum Krampfanfall, Bradykardie, Hypoventilation, Hypoglykämie, paralytischer Ileus; getriggert durch Stress
- **Addison-Krise?** (NNR-Funktionsstörung bei Autoimmunerkrankung, nach Infektion, bei Hypophysenaffektion oder bei Glukokortikoidtherapie > 6 Wo. > 7,5 mg/d Prednisolon). Merkmale: Hyperpigmentierung an Lippen/Gelenkbeugen/Handlinien, Abgeschlagenheit, Bauchschmerzen, Polyurie, Hypovolämie. Akut: Hypotonie/Tachykardie bis hin zum Schock, Fieber, Hypoglykämie, Hyponatriämie; getriggert durch Stress
- **Hepatische Enzephalopathie?** Anamnese: hepatologische Vorerkrankung; Prodromi: Schläfrigkeit, Flapping Tremor, Ikterus, Leberhautzeichen, Aszites. Akut: Bewusstseinsstörung mit Somnolenz bis hin zum Koma
- **Urämie?** Anamnese: chronische Niereninsuffizienz. Merkmale: bräunliches Hautkolorit, Pruritus, Appetitlosigkeit, Übelkeit, Abgeschlagenheit, Kopfschmerzen. Akut: Foetor uraemicus, Kußmaul-Atmung, Erbrechen, Somnolenz bis hin zu Krampfanfällen, Psychosen, Koma
- **Akutes Nierenversagen?** (➤ Kap. 70) Leitsymptom Oligurie/Anurie; im weiteren Verlauf periphere Ödeme, Hypertonie. Merkmale der Urämie: (s. o.) bis hin zur Bewusstseinsstörung; Ursache meist prärenal (Hypovolämie/Hypotonie) und intrarenal (Nephrotoxine/Autoimmungeschehen, z. B. Glomerulonephritis), seltener postrenal (Abflussstörung); bei intra- oder postrenaler Ursache evtl. Hämaturie und/oder Proteinurie

Störungen der Hydratation, des Elektrolyt- und Säure-Basen-Haushalts

Diverse, meist internistische Grunderkrankungen können mit Störungen im Flüssigkeitshaushalt und Verschiebungen des Blut-pH sowie der Elektrolyte einhergehen. Häufig entsteht eine solche Verschiebung aufgrund einer chronischen Erkrankung (z. B. Niereninsuffizienz, COPD, Multimorbidität und -medikation); hier kann die kontinuierliche hausärztliche Versorgung z. B. durch ausreichend häufige Verlaufskontrollen und Medikamentenmonitoring mit entsprechender Therapieanpassung idealerweise gegenregulieren.

MERKE

Ist die Flüssigkeits- und Elektrolytbalance schwerwiegend gestört, sind die Patienten so krank, dass eine stationäre Behandlung erwogen werden muss. Als Grundlage für die passende Therapie sind bei diesen Störungen Labordiagnostik und Blutgasanalyse (BGA) erforderlich. Im akuten Fall bildet immer die klinische Symptomatik die Entscheidungsgrundlage für eine Krankenhauseinweisung.

Störungen der Hydratation und der Thermoregulation

- **Dehydratation?** Unruhiger bis abgeschlagener AZ, tiefe Atmung, Pulse abgeschwächt, kalte Peripherie mit evtl. Zyanose und verlängerter Rekapillarisierungszeit, konzentrierter Urin bis zur Anurie, Schleimhäute trocken, stehende Hautfalten, Gewichtsverlust. Ursache: zu geringe Flüssigkeitszufuhr, erhöhter Flüssigkeitsverlust
- **Hitzschlag?** Anstieg der Körpertemperatur durch anhaltende Wärmezufuhr bei ungenügender Möglichkeit der Wärmeabgabe: Temperatur > 40,5 °C, häufig ältere Menschen bei Exsikkose und zu warmer Kleidung oder anstrengungsbedingt bei Sportlern. Risiko: Hirnödem durch Flüssigkeits- und Salzverlust
- **Hyperhydratation?** Kopfschmerzen, Bewusstseinstrübung, Ödeme. Ursache: übermäßige Wasserzufuhr, Herzinsuffizienz, Niereninsuffizienz

Störungen des Elektrolythaushalts

Das EKG bietet bei Elektrolytstörungen unzuverlässige Hinweise, die Labordiagnostik ist unverzichtbar.

- **Hyperkaliämie?** Muskelschwäche, Blähungen, Diarrhö, Unruhe/Verwirrung; im EKG erhöhte Amplitude der T-Welle und der S-Zacke sowie Reduktion der R-Zacken-Amplitude, Gefahr der ventrikulären Arrhythmie. Ursache: bei Niereninsuffizienz, als Medikamentennebenwirkung (kaliumsparende Diuretika). Krankenhauseinweisung bei Serumspiegel > 6,0 mmol/l sowie bei Hyperkaliämie mit neuen EKG-Veränderungen erwägen
- **Hypokaliämie?** Müdigkeit/Abgeschlagenheit, Myalgien, Muskelschwäche; im EKG abgeflachte T-Welle, betonte U-Welle, ST-Senkung, QT-Zeit-Verlängerung; Risiko HRST. Ursache: bei erhöhtem Kaliumverlust über die Nieren (Medikamentennebenwirkung [Diurektika], Hypertonus, Hypovolämie), bei langanhaltendem Durchfall/Erbrechen/Laxanzienabusus, bei Kaliumverschiebung (Überernährung, thyreotoxische Krise) – Krankenhausbehandlung bei Serumkaliumspiegel < 2,5 mmol/l erwägen
- **Schwere Hyponatriämie?** Gehstörung, Appetitlosigkeit, Übelkeit, Müdigkeit, Kopfschmerzen, neurologische Symptome mit kognitiver Störung bis hin zu Krampfanfällen bei Hirnödem. Ursache ADH-Überschuss, Salzmangel, Medikamentennebenwirkung (Diuretika); Krankenhausbehandlung bei Werten < 120 mmol/l oder Symptomatik
- **Hyperkalzämische Krise?** Übelkeit, Erbrechen, Polyurie/Polydipsie/Exsikkose, Muskelschwäche, HRST, Bewusstseinsstörung mit Somnolenz bis zum Koma. Ursache: Vitamin-D-Intoxikation, Tumorerkrankung

Störungen des Säure-Basen-Haushalts

Azidosen und Alkalosen können nur in Kenntnis der BGA und des Säure-Basen-Status sicher diagnostiziert und rational therapiert werden.

- **Metabolische Alkalose?** Unspezifische Symptome, häufig durch begleitende Hypokaliämie: Parästhesien, Muskelschwäche, Palpitationen bis hin zu Arrhythmie, Tetanie, Krampfanfall. Ursache: bei starkem Erbrechen/Malignom/Niereninsuffizienz/Exsikkose
- **Respiratorische Alkalose?** Dyspnoe, Parästhesien, Muskelkrämpfe, Schwindel, Verwirrtheit. Ursache: Hyperventilation bei Panikstörung/Schmerzen/frischem Schlaganfall
- **Metabolische Azidose?** Symptome bestimmt durch die Grunderkrankung, AZ-Verschlechterung, ungewöhnlich tiefe Atmung. Ursache: bei Niereninsuffizienz (Urämie) oder Diabetes mellitus (Ketoazidose), bei Schock/Sepsis (Laktatazidose), getriggert durch Medikamente (z. B. Metformin)
- **Respiratorische Azidose?** Dyspnoe, Angst, Zyanose, Kopfschmerzen, Verwirrung, Tremor, Palpitationen, Abgeschlagenheit. Ursache: bei höhergradiger COPD/Störung der Atemmechanik

Systemische Reaktion auf externen Auslöser

Medikamentennebenwirkung

Siehe auch ➤ Kap. 101.

- **Extrapyramidale Bewegungsstörung?** (leichtgradig auch durch MCP auslösbar) – in voller Ausprägung mit Unbeweglichkeit/Muskelsteifigkeit, Schluckstörung, Unruhe, Fieber bis 40 °C
  - *Malignes neuroleptisches Syndrom?* Komplikation bei Einnahme von Antipsychotika
  - *Akinetische Krise bei Morbus Parkinson?* Ausgelöst durch abruptes Absetzen der Parkinson-Medikation/verminderte Resorption bei Durchfallerkrankung
- **Serotonin-Syndrom?** Komplikation bei der Einnahme von serotonergen Substanzen, insb. bei älteren Patienten mit Polypharmakotherapie. Verwirrung, Tremor, Fieber, Palpitationen, Hyperreflexie, Myoklonien, Nystagmus, Mydriasis
- **Medikamentös induziertes Stevens-Johnson-Syndrom/Lyell-Syndrom?** Zu Beginn AZ-Verschlechterung, Fieber, Rhinitis, Schleimhauterythem, im Verlauf blasige Ablösung der Epidermis. Ursache: Antibiotika (Sulfonamide, Fluorchinolone), Antikonvulsiva (Phenytoin, Carbamazepin, Lamotrigin), Analgetika (NSAR, Metamizol), Allopurinol

Allergische Reaktion

Siehe auch ➤ Kap. 75.

- **Anaphylaxie?** Generalisierte Hypersensitivitätsreaktion, Allergen meist Insektengift, Nahrungsmittel oder Medikamente (Antibiotika, Impfstoffe), Symptome 5–30 min nach Allergenexposition (selten nach Stunden noch möglich – Spätphasenreaktion)
  - Grad I: Juckreiz, Flush, Urtikaria, Angioödem
  - Grad II: + Übelkeit/Erbrechen, Dyspnoe, Tachykardie/Hypotension
  - Grad III: + Bronchospasmus, Schock
  - Grad IV: + Atem- und Kreislaufstillstand
- DD **Histaminintoleranz:** allergieähnliche Reaktion nach Aufnahme von Nahrungsmitteln mit hohem Gehalt an Histamin; periorale Schwellung, brennendes Gefühl im Oropharynx, Flush, Urtikaria, Juckreiz, Übelkeit, Erbrechen, Durchfall, Meteorismus, nasale Obstruktion, Fließschnupfen, Schwindel, Kopfschmerzen bis hin zu Hypotonie, Arrhythmien, Bronchospasmus. Therapie: Akutbehandlung mit H_1- (Flush) und/oder H_2-Antihistaminika (Übelkeit/Erbrechen)
- DD nicht allergisches Angioödem

Infektion

- **Sepsis?** Lebensbedrohliche Organdysfunktion durch fehlgesteuerte systemische Immunreaktion auf Krankheitserreger. Verwirrtheit/Bewusstseinsstörung, Tachykardie, Tachypnoe (> 22/min), Hypotonie, Hyper- oder Hypothermie, Oligo-/Anurie, Hypoxämie, Exantheme, Petechien/Ekchymosen bei disseminierter intravasaler Gerinnung. Hinweise/Prädisposition für Infekte? – Hautläsionen? Z. n. Operation? Immundefizienz? (➤ Box 95.9)
- **Hämolytisch-urämisches Syndrom (HUS)?** Blutige Diarrhö, krampfartige Bauchschmerzen, Zeichen der akuten Niereninsuffizienz (Oligurie, Proteinurie, Hämaturie), evtl. Hypertonie. Ursache: toxinproduzierende Darmbakterien
- **Toxische epidermale Nekrolyse/infektbedingtes Stevens-Johnson-Syndrom?** Beginn mit grippeähnlichen Symptomen, Entzündung der Schleimhäute mit Schluckschmerzen, Fieber, Gelenk- und Muskelschmerzen, Kopfschmerzen, Augenbeschwerden, im Verlauf Exanthem, Erythrodermie, Blasenbildung mit Ablösung der Epidermis. DD: *Staphylococcal Scaled Skin Syndrome* (Reaktion auf Staphylokokkentoxine, immunschwache Patienten), Pemphigus
- **Toxisches Schocksyndrom?** Fieber > 39 °C, Erbrechen, Halsschmerzen, Myalgien, Kopfschmerzen, Diarrhö, Hypotonie, Hautexanthem. Ursache: Reaktion auf bakterielle Exotoxine
- **Nekrotisierende Weichteilinfektion?** Hautentzündung mit akut einsetzenden massiven Schmerzen, rasch voranschreitend, Fieber, Schüttelfrost, Nekroseentwicklung, subkutanes Emphysem bei *C. perfringens,* Risiko Sepsis/TSS (DD: Erysipel, Phlegmone)

Box 95.9

qSOFA zur Früherkennung einer Sepsis

Bei Patienten, die 2 der folgenden 3 qSOFA-Kriterien (**q**uick **S**equential **O**rgan **F**ailure **A**ssessment) erfüllen, kann eine Sepsis vorliegen, und die Prognose ist ungünstig:

- Atemfrequenz ≥ 22/min
- Verändertes Bewusstsein (GCS < 15)
- Systolischer Blutdruck ≤ 100 mmHg

95.4.10 Schock

MERKE

Lagerung mit hochgelegten Beinen. Ausnahme: Brustschmerz.

Lebensbedrohliche generalisierte Störung der Kreislauffunktion mit einem Missverhältnis von Sauerstoffangebot und -verbrauch. Merkmale: Bewusstseinsstörung, Dyspnoe, Kaltschweißigkeit; Hypotonie, Tachykardie, marmorierte Haut/verlängerte Rekapillarisierungszeit (Kompression des Fingernagels: Weißfärbung des Nagelbetts sollte nach Loslassen innerhalb von max. 2 s wieder rosig werden).

- **Schockformen mit vermindertem Schlagvolumen** und dadurch verminderter Perfusion/vermindertem Sauerstofftransport:
  - *Hypovolämischer Schock:* intravasaler Volumenmangel mit kritisch reduzierter kardialer Vorlast (Ursache: Blutverlust und/oder Gewebeschädigung mit Mediatorenfreisetzung), z. B. hämorrhagisch, traumatisch-hämorrhagisch, traumatisch-hypovolämisch (z. B. Verbrennungen), hypovolämisch bei Hyperthermie, Ileus, Exsikkose
  - *Kardiogener Schock:* kardiale Dysfunktion (Herzinfarkt, Kardiomyopathie, Vitien, Arrhythmien)
  - *Obstruktiver Schock:* intrakardiale oder extrakardiale mechanische Obstruktion, z. B. bei LAE, Spannungspneu, Perikardtamponade, Vorhofmyxom
- **Schockformen mit erhöhtem Schlagvolumen** durch niedrigen peripheren Gefäßwiderstand:
  - *Septischer Schock:* Vasodilatation durch Mediatorenfreisetzung
  - *Anaphylaktischer Schock:* Vasodilatation durch Mediatorenfreisetzung
  - *Neurogener Schock:* generalisierte Vasodilatation durch gestörte Gefäßregulation

95.5 Management der Notfallsituation

Die Therapie eines medizinischen Notfalls in der Praxis konzentriert sich auf die symptomatische Überbrückung und Stabilisierung der Situation bis zum Eintreffen des Notarztes. Nur in seltenen Fällen ist es sinnvoll bzw. möglich, bereits in der Praxis mit der kausalen Therapie zu beginnen. Diese Fälle werden hier vorgestellt, und es wird erörtert, was sich sinnvollerweise prästationär tun lässt.

MERKE

Es ist kein Makel, als Hausarzt den Notarzt zu rufen. Vielmehr ist es ein Ausdruck von Professionalität, die eigenen Grenzen zu kennen und stets zum Wohl des Patienten zu handeln.

95.5.1 QM Notfallplan: Umgang mit der Notfallsituation

Für den Umgang mit der Notfallsituation muss es innerhalb des Praxisteams klare Strukturen geben. Die Frage, wer im Notfall wann was macht, sollte am besten schon vorher eingeübt sein und nicht erst unter Realbedingungen spontan entschieden werden müssen. Die medizinische Verantwortlichkeit und die Gesamtführung obliegen dem Arzt. Klar und eindeutig formulierte Anweisungen sind essenziell.

MERKE

3-Wege-Kommunikation in Notfallsituationen

1. Der Anweisende gibt die vollständige Anweisung an den Ausführenden.
2. Der Ausführende wiederholt die wichtigsten Inhalte mit eigenen Worten.
3. Der Anweisende bestätigt die Richtigkeit der Rückmeldung.

Am Telefon

- Absetzen des **Notrufs (112): Wer** ruft an? **Was** für eine Notfallsituation/Beschwerden? **Wo** (Adresse)? Rettungsleitstelle führt durch das Gespräch, Rückfragen abwarten.
- Bei Vergiftungsnotfall/Medikamentenüberdosierung (erst nach Absetzen des Notrufs 112!) Anruf bei der regional zuständigen Giftnotrufzentrale.
- Bei aggressivem Patienten und bedrohlicher Situation Polizei alarmieren (110).

Am Notfallpatienten

Ein Teammitglied bleibt immer am Patienten.
- Bei Bewusstlosigkeit: Sicherung der Atmung durch stabile Seitenlage, Überstrecken des Kopfes/alternativ in Rückenlage Überstrecken des Kopfes
- Bei Dyspnoe/Thoraxschmerzen: halbsitzende Lagerung (Oberkörper hoch)
- Bei Schwindel/Schockzeichen ohne Brustschmerz: Beine hochlagern
- Bei Bauchschmerzen: Beine unterstützt/angewinkelt lagern
- Bei fortgeschrittener Schwangerschaft: in Linksseitenlage lagern

Ein Teammitglied holt den Notfallkoffer zum Notfallpatienten und bereitet die Nutzung vor:
- **Bei Herzkreislaufstillstand:** direkt mit CPR beginnen
- **Bei erhaltener Atmung und Puls:** Messung RR, HF, SpO_2, BZ
- **Falls die Möglichkeit besteht:** AF, Temp, EKG
- Bei SpO_2 < 94 %: Sauerstoffgabe initial 2–6 l/min
- **Weiteres Vorgehen nach ärztlicher Anweisung**
- Sonderfall Lysetherapie: ➤ Box 95.10

Box 95.10

Sonderfall: Steht im Verlauf eine Lysetherapie an?

In folgenden Fällen kann es sein, dass der Patient eine Lysetherapie benötigen wird:
- V. a. Schlaganfall innerhalb der letzten 3 h (max. 6 h)
- V. a. Lungenarterienembolie
- V. a. Myokardinfarkt innerhalb der letzten 12 h (wenn keine PCI verfügbar)

Wenn evtl. eine Lysetherapie nötig ist:
- Keine i. m. Injektion!
- Informationsmaterial für Weiterbehandler mit Fokus auf folgende Fragen:
  - Absolute Kontraindikationen für Lysetherapie?
  - Z. n. hämorrhagischem oder kryptogenem Schlaganfall?
  - Ischämischer Schlaganfall innerhalb der letzten 6 Monate?
  - ZNS-Schädigung oder -Neoplasie?
  - Z. n. Trauma, größerer OP, Kopfverletzung innerhalb der letzten 3 Monate?
  - GI-Blutung innerhalb des letzten Monats?
  - Bekannte Gerinnungsstörung/orale Antikoagulanzientherapie?
  - Anhalt für Aortendissektion?

Relative Kontraindikationen für Lysetherapie:
- TIA in den letzten 6 Monaten
- Schwangerschaft oder bis zu 1 Woche nach Entbindung
- Therapierefraktärer Hypertonus (RR_{syst} > 180 mmHg)
- Fortgeschrittene Lebererkrankung
- Bakterielle Endokarditis
- Bekannte Blutung aus Ulcus ventriculi

Übrige Patienten in der Praxis

In Bezug auf den Umgang mit den übrigen Patienten in der Praxis gibt es folgende Möglichkeiten:
- Die Patienten werden gebeten, die Praxis zu verlassen und zu einem späteren Zeitpunkt wiederzukommen (unvermeidlich, wenn der Notfall z. B. im Wartezimmer oder im Durchgangsbereich verortet ist).
- Die Patienten werden informiert, dass es aufgrund eines Notfalls zu einer Verzögerung kommt. Ein Mitglied des Praxisteams bleibt idealerweise für die restlichen Patienten ansprechbar.

Am PC-Arbeitsplatz

Wenn sich abzeichnet, dass eine Krankenhausbehandlung erforderlich wird, gehört zu einer guten Patientenbehandlung die gezielte und umfassende Zusammenstellung von Material, das den Weiterbehandlern im Krankenhaus alle relevanten Informationen an die Hand gibt. Hierzu zählen (neben Krankenhauseinweisung und evtl. Transportschein):
- Information zum aktuellen Krankheitsbild (evtl. auf der Einweisung): Wie ist die jüngere Vorgeschichte? Was für ein Beschwerdebild besteht? Wie lautet die Verdachtsdiagnose?

- Aktueller Medikationsplan
- Information über Vorerkrankungen sowie Allergien/Unverträglichkeiten
- Die letzten 3 Briefe in der Vorgeschichte erfolgter Krankenhausbehandlungen
- Relevante ambulant erhobene Untersuchungsbefunde, z. B. das aktuelle EKG, ergänzt um die letzten beiden Vor-EKGs und die letzten Laborbefunde

Vorgehen nach Abtransport

- **Unmittelbar:** Angehörige informieren
- **Kurzfristig:** Nachbesprechung mit dem gesamten Praxisteam. Durchgehen des Ablaufs der Notfallsituation anhand der Festlegungen im QM: Ist alles so gelaufen wie geplant? Gab es unvorhergesehene Behinderungen oder Gefährdungen? Welche Verbesserungen sind sinnvoll? Sind Änderungen an praxisinternen Standards oder Abläufen erforderlich?

95.5.2 Notfallausstattung

Als Behältnis ist eine geeignete Notfalltasche oder ein Notfallrucksack praktisch; diese werden häufig mit farbig gekennzeichneten **Packmodulen** angeboten. Es kann sinnvoll sein, 2 Notfalltaschen zu haben, eine für die Praxis und eine für Hausbesuche und Bereitschaftsdienste.

Basisdiagnostik

- Blutdruckmessgerät
- Stethoskop
- Pulsoxymeter
- BZ-Messgerät
- Lampe
- Schutzhandschuhe

Atemwege

- Spacer zur Gabe von inhalativer Medikation
- (Sauerstoffflasche 1 Liter)
- (Inhalationsmaske, Sauerstoff-Nasenbrille)
- Oropharyngealtuben (Guedel-Tuben) Größe 3, 4, 5
- Beatmungsbeutel mit Reservoirbeutel und Sauerstoffleitung
- Beatmungsmasken Größe 3, 4, 5
- Larynxmasken in verschiedenen Größen
- Eventuell: Larynxtuben Größe 3, 4, 5 (mit Gleitmittel und Blockerspritze), Endotrachealtuben + Laryngoskop oder Larynxmasken, Wendl-Tuben, Magill-Zange, Einweg-Absaugpumpe mit Handbetrieb, Koniotomie-Set, Cuffdruckmesser

MERKE

Intubationen erfordern regelmäßiges Training. Eine Fehlintubation oder Verletzung der oberen Atemwege kann schwerwiegende Konsequenzen für den Patienten haben. In der hausärztlichen Praxis kann man Larynxmasken verwenden, wenn eine Beatmung über die manuelle Beutelbeatmung nicht zu einer adäquaten Ventilation führt.

Venöser Zugang

- Venenverweilkanülen G18 (grün), G20 (rosa), G22 (blau)
- Staubinde
- Desinfektionsspray 50 ml
- Tupfer, Seidenpflasterrolle, Flexülenpflaster
- Einmalspritzen 2 ml, 5 ml, 10 ml
- Einmalkanülen G1 (gelb, dick), G14 (blau, mittel)
- Kanülenabwurfbox
- 2 Infusionsbestecke
- 500 ml NaCl, 100 ml NaCl, 500 ml Ringer, Glukose 5 %, Glukose 40 %

95.5.3 Notfallmedikamente

Es sollten nur Medikamente im Notfallkoffer sein, die man gut kennt (Dosierung, Indikation, Kontraindikation, Applikation) und die bei Raumtemperatur adäquat gelagert sind. Im Rahmen des QM sind die Medikamente bzgl. ihrer Verfallsdaten regelmäßig zu prüfen und bedarfsweise zu erneuern.

CAVE

Viele Ärzte heben ihre Notfalltasche im Kofferraum auf, um im Notfall immer ausgerüstet zu sein. Die dabei auftretenden Temperaturschwankungen können die Qualität der mitgeführten Notfallarzneimittel erheblich mindern.

Packmodul „Sedativa, Schmerzmittel, Krampflöser"

Beispiel: Packmodul „gelb"

Diazepam

- 10 mg in 2-ml-Amp. (i. v., i. m.), auch Tbl., Tr. oder Rektiole verfügbar
- Benzodiazepin, GABA-Agonist

Wirkung Sedierend, anxiolytisch, muskelrelaxierend, antikonvulsiv. Wirkungseintritt nach 1–2 min, Wirkdauer dosisabhängig, **langwirksam** bei sehr langer HWZ (30–40 h).

Applikation 2–10 mg i. v. (max. 1 Amp., langsame Gabe, 1 mg/min).

Indikation Angst, Erregungszustand, epileptischer Krampfanfall.

Nebenwirkungen Bei zu schneller i. v. Gabe Blutdruckabfall/Atemdepression; Schläfrigkeit, Schwindelgefühl, Suchtpotenzial, bei älteren Menschen paradoxe Reaktion möglich.

Kontraindikationen Im Notfall keine, Vorsicht Ateminsuffizienz, insb. bei C2-Intoxikation.

Bemerkung Lorazepam, ein mittellang wirksames Benzodiazepin, ist eine Alternative.

Novaminsulfon

- 1 g in 2-ml-Amp. (i. v.), auch als Tbl., Tr. oder Supp. verfügbar.
- Bei der i. v. Gabe ist besonders zu beachten, dass es zu schwer beherrschbaren Blutdruckabfällen kommen kann. Bei niedrigem RR grundsätzlich nicht i. v. geben.

Wirkung Stark analgetisch sowie antipyretisch und spasmolytisch. Wirkungseintritt nach 20 min, Wirkdauer 6 h.

Applikation 1,0–2,0 mg (1–2 Amp.) langsam als Kurzinfusion i. v.

Indikation Schmerzen, Koliken.

Nebenwirkungen Blutdruckabfall, Übelkeit/Erbrechen, Fieber, bronchiale Obstruktion, Agranulozytose

Kontraindikationen Hypotonie mit $RR_{syst} < 100$ mmHg, bekannte Unverträglichkeit.

Bemerkung Für starke Schmerzen zugelassen.

Butylscopolaminiumbromid (Buscopan)

- 20 mg in 1-ml-Amp. (i. v.), auch als Tbl. oder Supp. (+ Paracetamol) verfügbar
- Peripher wirksames Anticholinergikum

Applikation 20–40 mg (1–2 Amp.) langsam i. v.

Indikation Spasmen der glatten Muskulatur.

Nebenwirkungen Anticholinerge Nebenwirkungen (Mundtrockenheit, Schwindel, Miktionsbeschwerden, selten Hypotonie, Tachykardie).

Kontraindikationen Blasenentleerungsstörung, Hypotonie, Tachykardie und Tachyarrhythmie, Engwinkelglaukom, Myasthenia gravis.

95

Morphin

- 10 mg in 10-ml-Amp. (i. v., s. c., i. m.), auch als Tbl., Suspension, Sirup oder Supp. verfügbar
- Opioidagonist

Wirkung Stark analgetisch, sedierend und antitussiv wirksam. Tonuszunahme der glatten Muskulatur, Vasodilatation, Vorlastsenkung. Wirkungseintritt bei i. v. Gabe nach wenigen Minuten, bei s. c. oder i. m. Gabe nach 15–20 min, bei Tbl.-Gabe nach 30 min.

Applikation 2–10 mg (max. 1 Amp.) i. v. in fraktionierter Gabe.

Indikation Starke Schmerzen, Atemnot, akuter Myokardinfarkt.

Nebenwirkungen Sedierung, Schwindel, Verwirrtheit, Übelkeit/Erbrechen, Obstipation, Bradykardie, Hypotonie.

Kontraindikationen Ileus, Atemdepression.

Bemerkung Antidot Naloxon. Als Antiemetikum kann MCP 1 Amp./10 mg zusätzlich gegeben werden, als Zweitoption bei starker Übelkeit Haloperidol 2,5 mg. Bei nötiger Spasmolyse (bei Cholezystolithiasis oder Nephrolithiasis) ist Pethidin günstiger.

Metoclopramid (MCP)

- 10 mg in 2-ml-Amp. (i. v. oder i. m.), auch als Tbl., Tr. oder Supp. verfügbar
- Dopaminantagonist

Wirkung Antiemetischer Effekt, Cholinergikum – beschleunigte Magenentleerung und Dünndarmpassage.

Applikation 10–30 mg (1–3 Amp.) i. v. oder i. m.

Indikation Übelkeit/Erbrechen, Singultus, bei Einsatz von Opioiden, Motilitätsstörung GI-Trakt z. B. bei diabetischer Gastropathie.

Nebenwirkungen Müdigkeit, Angst, Schwindel, selten extrapyramidale Störung mit Dystonie, Verstärkung der extrapyramidalen NW von Neuroleptika.

Kontraindikationen Mechanischer Ileus, GI-Blutung, Morbus Parkinson, Malariamedikation mit Atovaquon/Proguanil.

Haloperidol

- 5 mg in 1-ml-Amp.e (i. m.), auch als Tbl., Tr. (oral) verfügbar
- Hochpotentes Neuroleptikum

Wirkung Antipsychotische, sedierende sowie stark antiemetische Wirkung. Wirkungseintritt rasch, Wirksamkeit 12–24 h.

Applikation 2–5 mg i. m. (max. 1 Amp.), 5–10 mg oral.

Indikation Delir, psychomotorischer Erregungszustand, Psychose, starke Übelkeit.

Nebenwirkungen Hypotonie, extrapyramidale Störungen, AV-Block, QT-Zeit-Verlängerung, Müdigkeit.

Bemerkung Haloperidol kann eine akinetische Krise auslösen. Antidot ist das Anticholinergikum Biperiden (Akineton®). Bei i. v. Gabe ist paralleles EKG-Monitoring vorgeschrieben.

Bei älteren Patienten ist Risperidon (z. B. als Tropfen, Schmelztbl.) besser geeignet.

MERKE

Haloperidol als zu injizierendes Medikament des hausärztlichen Notfallkoffers ist zu hinterfragen. Es ist unwahrscheinlich, dass sich die schmerzhafte i. m. Gabe bei agitierten, deliranten Patienten mit eingeschränkter Behandlungseinsicht praktikabel umsetzen lässt. Ärztliche Zwangsmaßnahmen sind nur im Rahmen der stationären Unterbringung zulässig.
Haloperidol kann insbesondere bei unruhigen und ängstlichen Patienten als Tropfen gegeben werden.

Packmodul „Asthma, Allergie"

Beispiel: Packmodul „blau"

Salbutamol

- Dosieraerosol (inhalativ) – Gabe idealerweise mit Spacer
- Beta-2-Sympathomimetikum; Wirkungseintritt nach 1–4 min, Wirkdauer 2–4 h

Applikation 2–3 Sprühstöße, Wiederholung nach 10 min.

Indikation Bronchospasmus, vorzeitige Wehen.

Nebenwirkungen Tachykardie, Tremor.

Kontraindikationen Tachykarde HRST, akuter Myokardinfarkt, Hyperthyreose.

Bemerkung Therapeutischer Nutzen größer als bei Fenoterol oder Theophyllin. Ist die inhalative Gabe von Betamimetika wegen zu stark ausgeprägter bronchialer Obstruktion nicht möglich, kann optional das Betamimetikum Terbutalin (Bricanyl®) 0,25 mg s. c. eingesetzt werden (liegt in 0,5 mg à 1-ml-Amp. vor, allein für die s. c. Gabe zugelassen). Das NW-Spektrum ist vergleichbar.

Ipratropiumbromid (Atrovent®)

- Dosieraerosol (inhalativ) – Gabe idealerweise mit Spacer
- Anticholinergikum, Parasympatholytikum

Applikation Inhalativ (mit Spacer) 2–4 Sprühstöße.

Indikation Bronchospasmus.

Nebenwirkungen Harnverhalt, Glaukom, Tachykardie, Mundtrockenheit.

Kontraindikationen Blasenentleerungsstörung, Engwinkelglaukom.

Bemerkung In Ergänzung zu Salbutamol bei schwerer bronchialer Obstruktion.

Prednisolon (Solu-Decortin H®)

- Pulver und Lösungsmittel zur Herstellung einer Lösung mit 500 mg Prednisolon für i. v. und i. m. Gabe
- Auch als Tbl., Saft oder Supp. verfügbar

Wirkung Antiinflammatorische und immunsuppressive Wirkung. Wirkungseintritt bei i. v. Gabe nach 20 min, bei i. m. Gabe nach 60 min; Wirkdauer 12–36 h.

Applikation Intravenös.
- Bei anaphylaktischem Schock 500–1.000 mg i. v.
- Bei Asthmaanfall 250–500 mg i. v.

Indikation Bronchiale Obstruktion, allergische Reaktion, anaphylaktischer Schock.

Nebenwirkungen Bei einmaliger Gabe vernachlässigbar.

Dimetinden (Fenistil®)

- 4 mg in 4-ml-Amp. (i. v.), auch als Tbl. oder Tr. verfügbar
- H_1-Rezeptorenblocker

Wirkung Vermindert die Wirkung von Histamin.

Applikation 4 mg (1 Amp.) i. v.

Indikation Anaphylaxie.

Nebenwirkungen Hautreaktion, Schwindel, Kopfschmerzen, Müdigkeit.

Bemerkung **Alternativ** kann **Clemastin** (Tavegil®), ebenfalls ein H_1-Rezeptorenblocker, verwendet werden. Für die Effektivität und Notwendigkeit der zusätzlichen Gabe von H_2-Blockern (Ranitidin, Cimetidin) gibt es keinen Beleg.

Adrenalin

- 1 mg in 1-ml-Amp. (i. m., i. v., inhalativ)
- Sympathomimetikum

Applikation je nach Indikation
- Anaphylaxie ohne Schock: unverdünnt 0,3–0,5 mg i. m. (max. ½ Amp.)
- Anaphylaxie mit Schock: verdünnt in 100 ml NaCl 0,9 % (1 : 100) ≙ 0,01 mg/ml, fraktionierte Gabe von 5 ml
- Anaphylaxie mit führender bronchialer Obstruktion und Verfügbarkeit eines Verneblers: Inhalation mit Lösung 3 mg Adrenalin (3 Amp.) auf 2 ml NaCl 0,9 %

Nebenwirkungen Tachykardie, Extrasystolen, Kammerflimmern, Angina pectoris.

95

Kontraindikationen Tachykarde Rhythmusstörungen, KHK, Cor pulmonale.

Packmodul „Herz-Kreislauf"

Beispiel: Packmodul „rot"

Glyceroltrinitrat (Nitroglycerin)

Spray zur s. l. Gabe, auch i. v. verfügbar

Wirkung Vasodilatation durch Relaxation der glatten Muskulatur, Vorlastsenkung, Wirkungseintritt nach 1–2 min, Wirkdauer 30–60 min.

Applikation 1–3 Sprühstöße s. l. (auf/unter die Zunge sprühen).

Indikation Angina pectoris, akuter Myokardinfarkt, hypertensive Krise mit kardialer Dekompensation, Linksherzversagen mit Lungenödem, Koliken.

Nebenwirkungen Kopfschmerzen (20 %), Blutdruckabfall, reflektorische Tachykardie, Flush.

Kontraindikationen Hypotonie (RR_{syst} < 110 mmHg/RR_{diast} < 60 mmHg), Einnahme von PDE-5-Hemmern, bei Zeichen eines Hinterwandinfarkts (hier Vorlastsenkung nicht erwünscht).

MERKE

Unter der Therapie sollte der RR_{syst} nicht unter 90 mmHg absinken und die HF nicht um mehr als 10/min zunehmen.

Nitrendipin (Bayotensin®)

- 5 mg-Phiole
- Vasoselektiver Kalziumkanalblocker

Wirkung Vorwiegend arteriolär vasodilatierend (Nachlastsenkung), kaum negativer Einfluss auf kardiale Erregungsleitung und Kontraktionskraft. Wirkungseintritt nach 2–3 min, Wirkdauer ca. 60 min.

Applikation Oral (Inhalt einer 5 mg-Phiole in den Mund ausdrücken und schlucken).

Indikation Hypertensive Krise, auch bei Präeklampsie.

Nebenwirkungen Gesichtsrötung, Wärmegefühl, Kopfschmerzen, Juckreiz, selten Tachykardie.

Furosemid

- 40 mg in 4-ml-Amp. (i. v.), auch als Tbl. verfügbar
- Schleifendiuretikum, zusätzlich Vasodilatation. Wirkungseintritt nach 2–5 min, Wirkdauer 3 h

Applikation 20–40 mg i. v. (1–2 Amp.), evtl. nach 20 min wiederholen.

Indikation Lungenödem, Ödeme bei Herz- oder Niereninsuffizienz.

Nebenwirkungen Hypokaliämie, Hypovolämie, Dehydratation, Hypotonie.

Kontraindikationen Hypokaliämie, Hypokalzämie, Hyponatriämie, Anurie, Blasenentleerungsstörung, Exsikkose.

Adrenalin

→ Packmodul „Asthma, Allergie".

Acetylsalicylsäure (ASS)

Durchstechflasche mit Pulver zur Herstellung einer Lösung mit 1 Amp. (5 ml) Aqua, in fertiger Lösung 500 mg ASS (i. v.)

Wirkung Hemmung der Thrombozytenaggregation, analgetisch, antipyretisch, antiphlogistisch.

Applikation Intravenös.

Indikation Akutes Koronarsyndrom: 250 mg ASS i. v. (akute Schmerzen, am ehesten bei Migräne, 500–1.000 mg ASS i. v.).

Nebenwirkungen Bronchokonstriktion, anaphylaktische Reaktion, Übelkeit, Verlängerung der Blutungszeit.

Kontraindikationen Überempfindlichkeit gegen ASS, akute GI-Blutung, hämorrhagische Diathese, MTX, Schwangerschaft.

Bemerkung Die orale Gabe als Kautablette verzögert den Wirkungseintritt nur geringfügig.

Enoxaparin

- Fertigspritzen mit 10.000 IE (100 mg) pro 1 ml Injektionslösung (i. v., s. c.)
- Niedermolekulares Heparin (NMH)

Wirkung Antithrombotisch und thrombolytisch.

Applikation je nach Indikation
- NSTEMI oder instabile Angina pectoris:
  - 100 IE/kg KG s. c. (z. B. 7.000 IE bei 70-kg-Person)
- STEMI bei Patienten < 75 Jahre:
  - Enoxaparin 3.000 IE (30 mg) i. v. als Bolus
  - Enoxaparin 100 IE/kg KG s. c. (z. B. 7.000 IE bei 70-kg-Person)
- STEMI bei Patienten > 75 Jahre:
  - Enoxaparin 100 IE/kg KG s. c. (z. B. 7.000 IE bei 70-kg-Person)
- Bei hochgradigem V. a. LAE:
  - Hämodynamisch stabile Patienten: Enoxaparin 1,0 mg/kg KG 2 ×/d
  - Hämodynamisch instabile Patienten: Heparin und Thrombolyse

Nebenwirkungen Allergische Reaktion, Blutungsneigung, heparininduzierte Thrombozytopenie.

Kontraindikationen Kürzlich erfolgte OP, GI-Blutung, schwere Hypertonie.

TIPP
Wer auch bei Patienten mit stark eingeschränkter Nierenfunktion (eGFR < 30 ml/min) optimal ausgerüstet sein will und bei hochgradigem Verdacht auf akute LAE mit Schocksymptomatik oder akutem arteriellem Gefäßverschluss sofort in der Lage sein möchte zu reagieren, hält zusätzlich Heparin (Heparin-Natrium 5.000 IE/Amp.) vor.

Metoprolol

- 5 mg in 5-ml-Amp. (i. v.), auch als Tbl. verfügbar
- Kardioselektiver Betablocker

Wirkung Negativ inotrop/chronotrop/dromotrop (vermindert Kontraktionskraft, Herzfrequenz und Überleitungsgeschwindigkeit), der myokardiale Sauerstoffverbrauch wird vermindert, kardioprotektiver Effekt bei ACS. Wirkungseintritt nach 2 min, Wirkdauer 6–8 h.

Applikation Intravenös, langsame Gabe (1–2 ml/min) unter EKG- und RR-Kontrolle.

Indikation Unregelmäßige Schmalkomplex-Tachykardien (meist VHF), regelmäßige Schmalkomplex-Tachykardien (die auf vagale Manöver und Adenosin nicht ansprechen), akuter Myokardinfarkt oder instabile Angina pectoris mit Tachykardie und Hypertension.

Nebenwirkungen Bradykardie, Hypotonie, Arrhythmien, bronchiale Obstruktion.

Kontraindikationen AV-Block II. und III. Grades, Bradykardie < 50/min, Hypotonie < 90 mmHg syst., bronchiale Hyperreagibilität, Kalziumantagonisten vom Verapamil- und Diltiazem-Typ.

95.5.4 Akut kranker wacher Patient

Wenn in ➤ Kap. 95.4 aufgeführte Krankheitsbilder hier nicht weiter erwähnt sind, dann bedeutet dies, dass nur eine unspezifische symptomatische Therapie möglich ist und die weitere Diagnostik und Therapie im Krankenhaus erfolgen müssen.

Schmerzen, Angst

In einer Notfallsituation verspüren Patienten häufig starke Schmerzen und haben Angst. Die ersten Maßnahmen sind die Optimierung der Umgebung (ruhiger Raum, geordnetes und versicherndes Auftreten, beruhigendes Sprechen) und die Optimierung der Lagerung.

- Bei Schmerzen: Schmerzbehandlung mit 2–5 mg Morphin alle 5–15 min
- Bei Angst und Agitation: Sedierung mit Midazolam 2–5 mg oder Diazepam 5–10 mg titriert alle 15 min
- Bei Delir (Bewusstseinsstörung, Aggressivität): antipsychotische Therapie mit Haloperidol Tropfen, bei älteren Patienten mit Risperidon Schmelztabletten

Schlaganfall

Es gibt keine sicheren präklinischen Kriterien, um eine intrazerebrale Blutung von einer Ischämie zu unterscheiden. Deshalb sind präklinisch **gerinnungshemmende Maßnahmen grundsätzlich kontraindiziert.**

- Bei SpO_2 < 94 %: Sauerstoffbehandlung (routinemäßige Sauerstoffgabe schadet nicht); Hochlagerung von Kopf und Oberkörper (Kopfteil der Liege 30° erhöht).
- Bei Hypertonie mit exzessiv hohen Werten (> 220 mmHg systolisch/> 120 mmHg diastolisch in 2 Messungen): Urapidil 10–50 mg i. v. fraktioniert, RR-Senkung um max. 20 % des Ausgangswertes. Alternativ Nitroglycerin, wenn kein i. v. Zugang verfügbar. **Begründung für die zurückhaltende Blutdrucksenkung:** Bei erhöhtem intrakraniellem Druck (z. B. aufgrund einer Hirnblutung) reagiert der Körper mit dem Cushing-Reflex (pathologisches Atemmuster, Bradykardie, Hypertonie). Der hohe Blutdruck ist dann notwendig, um den Perfusionsdruck im Gehirn aufrechtzuerhalten.
- Bei Hypotonie (MAP < 100 mmHg): i. v. Flüssigkeit (NaCl 0,9 % oder Ringer).
- Bei Fieber: Temperatursenkung mit Paracetamol.
- Bei Hyperglykämie: Insulingabe s. c., Glukosespiegel 145–180 mg/dl anstreben.
- Bei Hypoglykämie: Glukosegabe i. v.

Bei ischämischem Infarkt ist die **Thrombolyse** innerhalb von 4,5 h nach dem ersten Auftreten der Symptome anzustreben; Behandlung auf der Schlaganfallstation (Stroke Unit). Die Thrombolyse hat zahlreiche Kontraindikationen. Hier sollten die Unterlagen, die dem Patienten in die Klinik mitgegeben werden, entsprechend aufbereitet sein.

MERKE
Differenzialdiagnostik/Therapie bei Schlaganfall

- Beim gleichzeitigen Auftreten eines Vernichtungskopfschmerzes sollte eine Subarachnoidalblutung (SAB) in Betracht gezogen werden. Diese hat eine höhere Akutsterblichkeit und wird besser in der Neurochirurgie als auf der Stroke Unit versorgt.
- Zerebrovaskuläre Embolien und intrazerebrale Blutungen gehen gelegentlich mit EKG-Veränderungen und im Einzelfall sogar mit einer Erhöhung der Herzenzyme (CK, Troponin) einher, woraus sich eine besondere differenzialdiagnostische Schwierigkeit ergibt.

Hyperventilation

- Die alternierende Rückatmung (Tüte) erfordert sehr viel Geduld und Zeitaufwand.
- Diazepam 5–10 mg langsam i. v. bringt schnellen Erfolg, birgt aber die Gefahr einer Fixierung auf die „notwendige Spritze".

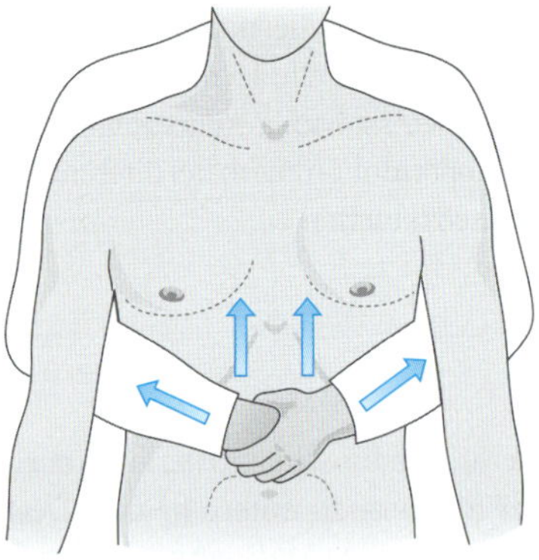

Abb. 95.3 Heimlich-Handgriff [L157]

Fremdkörperaspiration

- Den Patienten zum Husten auffordern.
- Bei stabiler Situation und guter O_2-Sättigung: rasche Vorstellung im Krankenhaus unter kontinuierlicher Beobachtung zur Bronchoskopie.
- Bei stark beeinträchtigtem Patienten in der Akutsituation (Dyspnoe, Angst, Zyanose, deutliche Obstruktion):
  1. 5 kräftige Schläge zwischen die Schulterblätter des nach vorn gebeugten Patienten, die andere Hand auf dem Sternum als Widerlager.
  2. Wenn dies wirkungslos bleibt, Oberbauchkompression (Heimlich-Handgriff, von hinten am Patienten stehend diesen umgreifen und Faust im Epigastrium anlegen, kräftig nach innen und oben ziehen, ➤ Abb. 95.3). Ziel ist die Ausstoßung des Fremdkörpers aus den Atemwegen durch die plötzliche intrathorakale Druckerhöhung.
  3. Wenn dies wirkungslos bleibt, ist eine Koniotomie indiziert, sofern ein Koniotomie-Set oder Material für eine chirurgische Koniotomie (Skalpell, Schere, dünner Tubus) verfügbar ist.
  4. Bei Bewusstlosigkeit: Thoraxkompression auf harter Unterlage in Rückenlage (CPR ➤ Kap. 95.5.5).

Anaphylaxie

- Lagerung mit hochgelegten Beinen, bei Dyspnoe/SpO_2 < 94 % Sauerstoffgabe per Maske.
- Aufgrund seiner vasokonstriktiven, bronchodilatierenden und abschwellenden Eigenschaften ist **Adrenalin das wichtigste Medikament bei Anaphylaxie** (liegt im Notfallkoffer als 1-ml-Amp. à 1 mg Adrenalin vor). Je früher Adrenalin bei Anaphylaxie gegeben wird, desto besser ist das Behandlungsergebnis.
  - Die i. m. Gabe erfolgt unverdünnt und gilt als sicher und effektiv. Das Verhältnis Nadellänge/Fettgewebe muss berücksichtigt werden; Sicherheit bietet hier eine 3-cm-Nadel, z. B. G 14. Auch beim alternativ zu verwendenden Adrenalin-Autoinjektor ist die Nadellänge zu beachten.
    - Erwachsene und Kinder > 12 Jahre: 0,5 mg Adrenalin i. m.
    - Kinder 6–12 Jahre: 0,3 mg Adrenalin i. m.
    - Tritt keine Besserung ein, kann eine erneute Dosis alle 5–10 min verabreicht werden.

    Bei schwerer Schocksymptomatik kann die i. v. Gabe von Adrenalin erwogen werden. Nachteil ist, dass erst ein i. v. Zugang geschaffen werden muss und dass die i. v. Gabe von Adrenalin schwerwiegende Nebenwirkungen haben kann (hypertensive Krise, Tachykardie, Myokardinfarkt).
  - Für die i. v. Gabe bei anaphylaktischem Schock 1 ml Adrenalin mit 100 ml NaCl 0,9 %-Lösung verdünnen (1 : 100); 10 ml Lösung = 0,1 mg Adrenalin, davon repetitive Gabe von 5 ml i. v.
    - Bei Herzstillstand Adrenalin 1 mg in 10 ml NaCl 0,9 % (1 : 10) i. v. alle 3–5 min.
- Flüssigkeit i. v., NaCl 0,9 % in hoher Infusionsgeschwindigkeit und großzügiger Menge.
- Allergenexposition, wenn möglich, unterbinden.
- Bei inspiratorischem Stridor: Salbutamol-Gabe über Spacer.
- Antihistaminika (H_1): Dimetinden ca. 1 ml/10 kg KG, bei Personen > 60 kg 1–2 Amp. = 4–8 ml, i. v. Gabe langsam (zur Vermeidung eines Blutdruckabfalls).
- Glukokortikoide:
  - Bei Personen 30–60 kg: Prednisolon 250 mg
  - Bei Personen > 60 kg: 500–1.000 mg langsam i. v.

  (Die Wirkung tritt erst nach 6 h ein, in der Akutphase einer schweren Reaktion zeigt es keine Wirkung, soll Spätphasenreaktion verhindern.)
- Bei Krämpfen: Diazepam i. v. (5–10 mg initial) oder Midazolam.
- Mit Antihistaminika und Glukokortikoiden mind. 3 d nachbehandeln, Beobachtung 24 h.

Obstruktion mit Dyspnoe

Wesentliche Säule der Therapie ist die Gabe von Betamimetika inhalativ, sofern diese Therapie noch nicht ausgeschöpft wurde. Die bei der Benutzung eines Dosieraerosols erforderliche koordinierte Einatmung ist in der Notfallsituation selten umsetzbar. Darum ist es sinnvoll, in der Notfallausrüstung einen Spacer vorzuhalten (➤ Abb. 95.4).

Ist die Inhalation von Betamimetika nicht möglich, kann die Gabe subkutan erfolgen (Terbutalin Lsg. [Bricanyl®] 0,5 mg s. c.).

Asthmaanfall (➤ Kap. 65)

- **Leichter bis mittelschwerer Anfall** (Sprechen normal, AF < 25/min, HF > 110/min):
  - 2–4 Hübe Salbutamol, ggf. nach 10–15 min wiederholen
  - 25–50 mg Prednisolon oral
- **Schwerer Anfall** (Sprechdyspnoe, AF > 25/min, HF > 110/min; Krankenhauseinweisung erforderlich):
  - Sauerstoff 2–4 l/min über Nasensonde, Ziel: SaO_2 > 92 %
  - 2–4 Hübe Salbutamol, Wiederholung in 10-min-Intervallen
  - 50–100 mg Prednisolon oral oder i. v.
  - Ipratropiumbromid 4 Hübe
  - Wenn diese Maßnahmen nicht greifen:
    - Terbutalin 0,25–0,5 mg s. c.
    - Magnesiumsulfat 2 g (½ Amp.) über 20 min i. v.

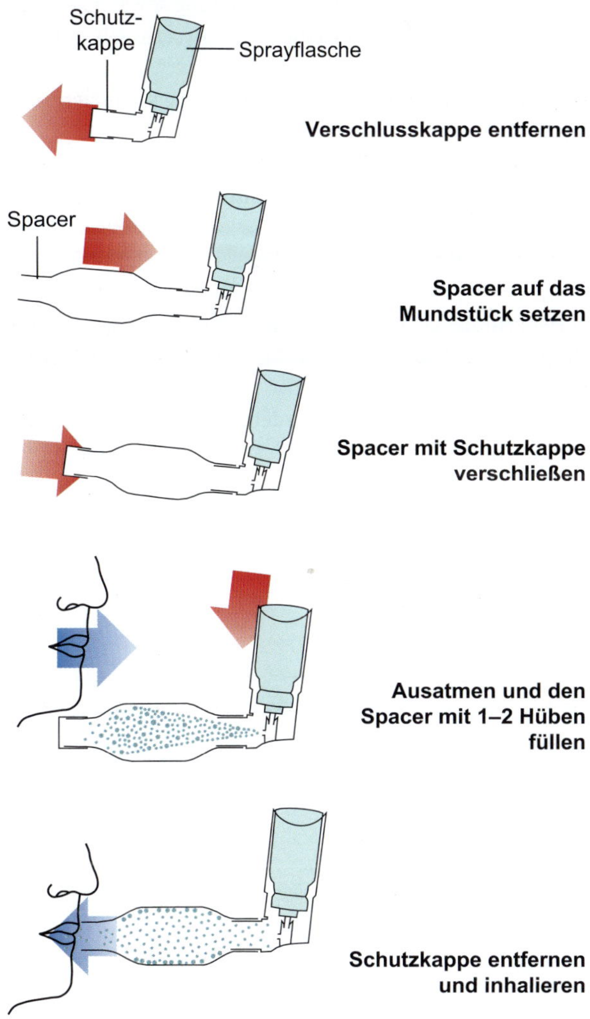

Abb. 95.4 Anwendung eines Spacers [L190]

- **Lebensbedrohlicher Anfall** (kein Atemgeräusch, frustrane Atemarbeit, Zyanose, Bradykardie oder arterielle Hypotension, Erschöpfung, Konfusion, $SaO_2 < 92\,\%$):
  - High-Flow-Sauerstoff über Nasensonde oder Maske, Ziel: $SaO_2 > 92\,\%$
  - Ansonsten identische Maßnahmen wie bei schwerem Anfall

LEITLINIEN

S3-Leitlinie Nationale VersorgungsLeitlinie „Asthma". AWMF-Registernummer nvl-002:

https://register.awmf.org/de/leitlinien/detail/nvl-002

COPD-Exazerbation (➤ Kap. 66)

Das Schema der präklinischen Versorgung des Asthmaanfalls (s. o.) kann auch hier angewendet werden. Spezifisch für das Krankheitsbild COPD ist zu beachten:

- Es wird empfohlen, die Prednisolon-Gabe auf 50 mg/d zu beschränken (auch bei schwerer Exazerbation).
- Bei Dyspnoe und vermehrtem/grünlichem Sputum ist die Antibiotikatherapie angezeigt.
- Theophyllin ist im präklinischen Setting nicht empfohlen, kann in der Klinik erwogen werden.
- Bei schwerer Atemnot in palliativer Situation ist Morphin wirksam.

LEITLINIEN

S3-Leitlinie Nationale VersorgungsLeitlinie „COPD". AWMF-Registernummer nvl-003:

https://register.awmf.org/de/leitlinien/detail/nvl-003

Pneumothorax

- Pneumothorax: O_2-Gabe, Diazepam 2,5–5 mg i. v., bei starken Schmerzen Morphin 2–5 mg i. v.
- V. a. Spannungspneumothorax/zunehmende Instabilität mit Zyanose, Vigilanzminderung, Schock
  - Hoch dosiert Sauerstoff
  - Thoraxentlastungspunktion (Monaldi) nur bei vitaler Bedrohung außerhalb des Krankenhauses: Hautdesinfektion Thoraxvorderseite, großlumige Venenverweilkanüle mit aufgesetzter Spritze mit kleiner Menge NaCl 0,9 % 2./3. ICR Medioklavikularlinie, Oberrand der Rippe – Venenverweilkanüle unter Aspiration vorschieben, Stahlmandrin zurückziehen, wenn Luft aspiriert wird, Venenverweilkanüle fixieren.

Lungenarterienembolie (LAE)

- Bei $SpO_2 < 94\,\%$: O_2-Gabe 4–8 l/min.
- Vor Antikoagulation an die DD Blutung, Perikardtamponade, Aortendissektion denken.
- **Hämodynamisch stabiler Patient** mit hochgradigem V. a. LAE: dieselbe Therapie wie bei TVT (z. B. Enoxaparin 1,0 mg/kg KG 2 ×/d).
- **Hämodynamisch instabiler Patient** mit hochgradigem V. a. LAE: profitiert von einer medikamentösen Thrombolyse, hier ist die initiale Bolusgabe von Heparin 80 IE/kg KG i. v. (≙ 5.000 IE bei 70 kg schwerer Person) angezeigt, anschließend kontinuierliche Heparingabe (Notarzt).
- **Bei ausgeprägter Schocksymptomatik mit Hypotension:** Kreislaufstabilisierung mit Adrenalin i. v., verdünnt in NaCl 0,9 % 100 ml (1 : 100) ≙ 0,01 mg/ml fraktioniert in 5 ml-Dosen.
- Bei Kreislaufstillstand: CPR (➤ Kap. 95.5.5).

Hypertensive Entgleisung, hypertensiver Notfall (maligne Hypertonie)

Die *Nationale VersogungsLeitlinie* definiert Blutdruckwerte von > 180/110 mmHg als hypertensive Entgleisung.

- Bei einer **hypertensiven Entgleisung** liegen noch keine Hinweise auf eine akute hypertensive Organschädigung vor. Die Betroffenen können symptomfrei sein.
- Der **hypertensive Notfall** zeichnet sich durch einen massiven Blutdruckanstieg *mit* klinischen Zeichen eines akuten Endorganschadens (neurologische Defizite und/oder Thoraxschmerzen, Dyspnoe) aus.

Eine Normalisierung der RR-Werte sollte über viele Stunden bis Tage angestrebt werden, nicht mehr als 30–60 mmHg in den ersten 30 min; es besteht die Gefahr der Endorganschädigung durch Minderperfusion.

- **Initialtherapie (ohne i. v. Zugang):**
  - Bei Lungenödem, kardial führender Symptomatik: Nitroglycerin 3 Hübe s. l., nach 10 min ggf. wiederholen
  - Hypertensiver Notfall ohne Hinweis für ACS: Amlodipin 5–10 mg oral
  - Bei ausbleibender Wirkung i. v. Therapie (auch als Erstmaßnahme möglich): Urapidil 12,5 mg initial (¼ Amp.), alle 15 min in 12,5-mg-Schritten titrieren bis 50 mg (max. 1 Amp.)
- **Weitere Maßnahmen:**
  - Bei Stauungszeichen: Furosemid 20–40 mg langsam i. v.
  - Bei SpO_2 < 94 %: Sauerstoffgabe
  - Bei ausgeprägter Angst: Diazepam oder Midazolam 5 mg i. v.

LEITLINIEN

S3-Leitlinie Nationale VersorgungsLeitlinie „Hypertonie". AWMF-Registernummer nvl-009:

https://register.awmf.org/de/leitlinien/detail/nvl-009

Akut dekompensierte Herzinsuffizienz

Das intravasale Volumen ist gut – doch das Herz ist nicht in der Lage, ein ausreichendes Herzzeitvolumen aufzubauen. Im Extremfall resultiert ein kardiogener Schock. Ursache sind Kontraktilitätsstörungen oder schwere Rhythmusstörungen. Meist ist das Herz bereits vorgeschädigt (chronische Herzinsuffizienz, KHK).

LEITLINIEN

S3-Leitlinie Nationale VersorgungsLeitlinie „Chronische Herzinsuffizienz". AWMF-Registernummer nvl-006:

https://register.awmf.org/de/leitlinien/detail/nvl-006

- Sauerstoffgabe 4–10 l/min
- Halbsitzende Lagerung (Oberkörper erhöht) zur Reduzierung der Vorlast
- Bei Lungenödem: Furosemid 20–40 mg i. v., langsame Gabe, bei ausgeprägter Bronchospastik und normaler HF zusätzlich Salbutamol 2 Hübe
- Bei RR_{syst} > 110 mmHg: zur Vorlastsenkung sowie insb. auch bei Angina-pectoris-Beschwerden Nitroglycerin s. l., ggf. nach 10 min wiederholen
- Bei starker Übelkeit/Angst: Morphin 2–5 mg i. v. titriert (senkt auch die Vorlast)
- Bei Übelkeit/Brechreiz/Morphingabe: MCP 10–20 mg i. v.
- Bei V. a. ACS: ASS 300 mg i. v., Heparin 5000 IE i. v. (alternativ Enoxaparin)
- Bei erhöhtem RR: Urapidil 5 mg Bolus i. v. (weiter titrieren alle 10 min, bis RR normoton), senkt die Nachlast
- Bei Hypertonie/Tachykardie/Hinweisen für kardiale Ischämie: Metoprolol 2,5–5 mg fraktioniert i. v. unter Kontrolle von RR/Puls
- Bei tachykarder HRST (tachykardem VHF, ventrikulärer Tachykardie): Amiodaron 150 mg in Glukose 5 % über 10 min i. v.
- Bei Hypotension und Zeichen des kardiogenen Schocks: Adrenalin verdünnt in 100 ml NaCl 0,9 % (1 : 100) ≙ 0,01 mg/ml, fraktionierte Gabe von 5 ml

MERKE

Nebenwirkung Hypotension

Die Kombination mehrerer vorlastsenkender Medikamente (wie Furosemid, Nitroglycerin, Morphin) hat eine additive hypotensive Wirkung.

Akutes Koronarsyndrom (ACS)

LEITLINIEN

Pocket-Leitlinie der Deutschen Gesellschaft für Kardiologie (DGK) und der European Society of Cardiology (ESC), Version 2022:

https://leitlinien.dgk.org/files/mpll_02_2022_master_pocket_leitlinien_akutversorgung_version_23.pdf

- Halbsitzende Lagerung, Beruhigung, abgeschirmtes Umfeld.
- O_2-Gabe 2–10 l/min bei Sauerstoffsättigung < 90 %. Routinemäßige O_2-Gabe wird nicht mehr empfohlen.
- Nitroglycerin s. l. 1–3 Hübe; bei fortbestehender Symptomatik alle 3–5 min:
  - RR hierbei nicht mehr als um 30 mmHg syst. senken/nicht unter 90 mmHg syst. senken/HF sollte nicht um mehr als 10/min zunehmen
  - Kontraindikationen (KI) für Nitroglycerin:
    - Hypotonie (RR_{syst} < 90 mmHg), Bradykardie (unter 50/min), Tachykardie
    - Einnahme von PDE-5-Inhibitoren
    - Hinweis auf inferioren Hinterwandinfarkt im EKG (ST-Hebung in II, III, aVF mit reziproker Senkung in I, aVR, aVL, V_1, V_2) – bei Affektion des rechten Ventrikels bringt eine Reduktion der Vorlast durch Vasodilatatoren (auch Morphin, Diuretika) potenziell eine Verschlechterung des Herzminutenvolumens/ein erhöhtes Risiko für einen kardiogenen Schock mit sich.

- ASS 250 mg (½ Amp.) i. v. oder als 300 mg Kautablette (KI: echte ASS-Allergie, aktuelle/kürzliche GI-Blutung)
- Heparin 5.000 IE i. v.
- Alternativ Enoxaparin:
  - NSTEMI oder instabile Angina pectoris:
    - 100 IE/kg KG s. c. (z. B. 7.000 IE ≙ 70 mg bei 70-kg-Person)
  - STEMI bei Patienten < 75 Jahre:
    - Enoxaparin 3.000 IE (30 mg) i. v. als Bolus
    - Zusätzlich Enoxaparin 100 IE/kg KG s. c. (z. B. 7.000 IE ≙ 70 mg bei 70-kg-Person)
  - STEMI bei Patienten > 75 Jahre:
    - Enoxaparin 100 IE/kg KG s. c. (z. B. 7.000 IE ≙ 70 mg bei 70-kg-Person)
- Bei starken Schmerzen Morphin 2–5 mg i. v., titriert alle 5–15 min bis zur Schmerzfreiheit (KI: Hypotonie), bei sehr ängstlichen Patienten Midazolam 2–5 mg erwägen, bei Übelkeit/Erbrechen MCP 10–20 mg
- Bei anhaltender Hypertonie und Tachykardie Metoprolol 2,5–5 mg i. v. erwägen

Bei ACS schnellstmögliche PCI, möglichst innerhalb eines Zeitfensters von 120 min (bis zu < 12 h). Bei prähospitaler Diagnose eines STEMI direkter Transport ins Katheterlabor für die perkutane Koronarintervention (PCI).

MERKE

Eine **Thrombolyse** wird **bei ACS** erst empfohlen, wenn innerhalb von 12 h keine PCI verfügbar ist, und stellt somit in Deutschland eine Ausnahmesituation dar. Wenn klar ist, dass keine PCI verfügbar sein wird, ist die unmittelbare Thrombolyse sinnvoll (Notarzt).

Herzrhythmusstörungen

Strom ist die effektivste Therapieoption bei Herzrhythmusstörungen (HRST). Manuelle Defibrillatoren, wie sie im Rettungsdienst und im Krankenhaus benutzt werden, bieten ein breites Spektrum an Möglichkeiten, HRST mit Strom zu behandeln. Allerdings erfordert die Anwendung der elektrischen Kardioversion bzw. des externen Schrittmachers umfassende Kenntnisse in der EKG-Rhythmusanalyse und wegen der Schmerzhaftigkeit eine Kurznarkose. Diese Therapieoption ist daher im hausärztlichen Setting regelhaft nicht praktikabel.

Üblicher ist im hausärztlichen Setting die medikamentöse Therapie.

CAVE

Die Therapie mit Antiarrhythmika ist allerdings mit Vorsicht zu handhaben:
- Die Therapie muss unter kontinuierlichem EKG-Monitoring erfolgen. Es ist eine umfassende Kenntnis der EKG-Rhythmusanalyse erforderlich.
- Antiarrhythmika können proarrhythmogene Wirkung haben, insb. bei vorgeschädigtem Herzmuskel. Bei fehlerhafter Indikation kann der Therapieversuch den Patienten mehr gefährden als die Rhythmusstörung selbst.
- Üblicherweise sollte nicht mehr als ein Antiarrhythmikum zum Einsatz kommen – ansonsten entsteht eine unübersichtliche elektrophysiologische Beeinflussung mit ungewissem Nutzen (Ausnahme: die erprobte Kombination von Digitalis und Betablockern).

Wesentliche Frage bei der Therapie von HRST ist, in welcher Verfassung der Patient ist. Klarheit bzgl. des Vorgehens besteht in folgenden Situationen:

- **Bewusstloser Patient ohne Puls:** Herzdruckmassage, Beatmung, Defibrillation (CPR ➤ Kap. 95.5.5)
- **Stabiler Patient:** Ankunft des Notarztes abwarten

Eine Herausforderung ist die Situation beim **instabilen Patienten mit Zeichen einer akuten Vitalbedrohung** (Schock: Hypotonie mit RR_{syst} < 90 mmHg, Synkope, Bewusstseinstrübung, Thoraxschmerzen, Zeichen der Herzinsuffizienz mit Lungenödem und Dyspnoe). Das ärztliche Bedürfnis, unmittelbar zu handeln, muss gegen das Nichtschadensprinzip *(primum non nocere)* abgewogen werden. Sofern verfügbar, ist die Sauerstoffgabe regelhaft sinnvoll und der Defibrillator bereitzuhalten und bei Bewusstlosigkeit anzuwenden.

Die Therapiemöglichkeiten bei instabiler Situation im hausärztlichen Setting sind:

- **Sinustachykardie/Reentry-Tachykardie:**
  - Initial: extrakardiale Ursache (Exsikkose, Schmerzen)? Diese zuerst behandeln.
  - Vagusreiz:
    - Karotissinusmassage (immer nur einseitig, mit 3 Fingern vorsichtig 10 s: die anatomische Lage der Karotisgabel ist interindividuell unterschiedlich, kann auf Höhe von C2 bis C6 liegen, meist auf Höhe von C4 bis C5 – submandibulär, lateral des Kehlkopfes).
    - Bei kooperativen Patienten modifiziertes Valsalva-Manöver: Den Patienten bitten, für 15 s so stark in eine 10-ml-Spritze zu blasen, dass der Kolben zurückgedrückt wird. Anschließend flache Rückenlage und gestreckte Beine um 45° anheben.

Bauchschmerzen, GI-Blutung

- **Akutes Abdomen:** halbsitzende Lagerung mit Knierolle, Sauerstoffgabe, Volumentherapie, Metamizol 1–2,5 mg langsam i. v. und/oder Morphin 2–5 mg i. v. unter RR-Kontrolle, genaue Dokumentation der Schmerzlokalisation und -qualität vor Schmerzmittelgabe
- **Kolikartige Schmerzen:**
  - Nitroglycerin s. l. 1–2 Hübe (RR- und HF-Kontrolle)
  - Butylscopolamin 20–40 mg i. v.
  - Metamizol 1–2,5 g i. v., auch spasmolytisch wirksam (alternativ Paracetamol 1 g i. v.)
  - Bei starken Schmerzen ggf. Morphin, jedoch: Opioide verursachen eine Tonuserhöhung an der glatten Muskulatur und sind darum bei Koliken im Rahmen einer Cholezystolithiasis und Urolithiasis problematisch. Opioide sollen deshalb bei einer Kolik nur in Kombination mit einem Spasmolytikum wie Butylscopolamin oder Nitroglycerin verwendet werden. Alternativ ist in diesen Fällen das Opioid Pethidin am besten geeignet; es ist am wenigsten spasmogen.
  - Bei Nephrolithiasis 2 l Wasser/Tee trinken lassen, ggf. i. v. Flüssigkeit
- **GI-Blutung:** Volumentherapie

Tiefe Venenthrombose (➤ Kap. 41)

Bei hoher klinischer Wahrscheinlichkeit für eine TVT (Wells-Score ≥ 3 Punkte) oder bei geringer/mittlerer klinischer Wahrscheinlich-

keit (Wells-Score 0–2 Punkte) und positiven D-Dimeren und keine Kompressionssonografie verfügbar:
- Antikoagulation mit Enoxaparin 2×1 mg/kg KG s. c.
- Bei Niereninsuffizienz mit GFR ≤ 30 ml/min: Heparin 5.000 IE i. v., dann 1.000 IE/h i. v. unter PTT-Kontrolle
- Beginn mit Phenprocoumon Tag 1 : 9 mg, Tag 2 : 6 mg, Tag 3 : 3 mg, Kontrolle an Tag 3, Ziel-INR 2–3; wenn erreicht, Heparin absetzen

LEITLINIEN

S2k-Leitlinie „Diagnostik und Therapie der Venenthrombose und Lungenembolie". AWMF-Registernummer 065-002:

https://register.awmf.org/de/leitlinien/detail/065-002

Arterieller Gefäßverschluss

Sofortige Klinikeinweisung, Tieflagerung der betroffenen Extremität, Watteverband, Analgesie mit Morphin 5–10 mg s. c. oder i. v., Heparin 5.000 IE i. v. als Bolus.

Schwangerschaftsassoziierte Notfälle

Ab der 20. SSW: Lagerung in Linksseitenlage (Vena-cava-Kompressionssyndrom)
- **Hyperemesis gravidarum:** Dimenhydrinat bis zu $4 \times$/d (Vomex A Supp.), Ringer- oder Glukoselösung 5 % i. v.
- Eine **hypertensive Krise** in der Spätschwangerschaft ist meist Folge einer Präeklampsie. Die Initialtherapie (z. B. mit Urapidil) darf nur unter CTG-Überwachung erfolgen und ist daher der Klinik vorbehalten, da eine zu starke Blutdrucksenkung mit einer akuten fetalen Gefährdung einhergeht.
- Bei **Eklampsie** mit Krampfanfall: Magnesiumsulfat 4 g über 15 min i. v.
- Bei vorzeitiger Wehentätigkeit: Salbutamol 2 Hübe alle 5–15 min.
- **Geburt:**
  - In der Eröffnungsperiode Transport in die Klinik, ggf. Wehenhemmung mit Salbutamol.
  - In der Pressperiode (Muttermund ist vollständig eröffnet, Gebärende verspürt starken Drang zu pressen) wird das Köpfchen sichtbar, dann muss die Geburt an Ort und Stelle erfolgen. Die Gebärende erhält eine saubere Unterlage, der Arzt – wenn möglich – sterile Handschuhe. Bei Austritt des Köpfchens Dammschutz: Nicht führende Hand mit bremsendem Gegendruck auf das Köpfchen legen, führende Hand mit sterilem Tuch in gleichmäßiger Druckverteilung auf den Damm legen, sodass der Dammrand noch sichtbar ist. Entwicklung des Köpfchens erst um die Symphyse, dann über den Damm. Köpfchen dreht sich mit weiterem Tiefertreten; zuerst Entwicklung der vorderen Schulter um die Symphyse, dann hintere Schulter über den Damm, Kind dazu um die Symphyse herum auf die Bauchdecke der Mutter leiten. Einige Minuten nach der Geburt sistieren die Nabelschnurpulsationen, dann mit 2 sterilen Klemmen mit einigen Zentimetern Abstand vom Kind abnabeln. In der Ausrüstung von RTWs ist ein Abnabelungs-Set enthalten. Die Nachgeburtsphase kann zur Fahrt in die Klinik genutzt werden.

Blutung

Blutung allgemein

Druckverband: Kompressen auf die Wunde, mit Binde stramm umwickeln, dann harten Gegenstand in den Verband legen, mit weiterer Binde fest umwickeln.
- Patient liegend lagern, Wunde hochlagern, bei Schockzeichen Beine hochlagern
- RR- und Puls-Kontrolle, Flüssigkeitssubstitution zur Vermeidung eines hypovolämischen Schocks

Nasenbluten

Zeit erfassen. Den Patienten mit leicht vorgebeugtem Oberkörper hinsetzen, beide Nasenlöcher für 20 min ohne Unterbrechung leicht zusammendrücken lassen, Blut nicht schlucken, Mund ab und zu mit kaltem Wasser ausspülen. Bei anhaltender Blutung Nasentamponade.

Verbrennung

Bei Verbrennungen 1. Grades sowie 2a-Verbrennung mit Ausdehnung auf < 15 % der KOF ohne Einbeziehung von Händen, Füßen, Gesicht, Gelenken, Intimbereich ist die Versorgung im hausärztlichen Setting möglich:
- Kühlung mit Leitungswasser bis zur Linderung des Schmerzes
- Morphin titriert 2–10 mg i. v., evtl. Midazolam 2–5 mg i. v.
- Wundversorgung

Hypoglykämie

20 g Glukose beseitigen eine Hypoglykämie zuverlässig. Ist eine BZ-Messung nicht verfügbar und eine Hypoglykämie eine mögliche Differenzialdiagnose, ist die probatorische Glukosegabe sinnvoll, da sie keinen Schaden verursachen kann.
- **Ohne Bewusstseinstrübung:** 20 g Glukose oral (≙ 200 ml Apfelsaft oder Cola)
- **Mit Bewusstseinstrübung:** Glukose in Sprayform oder als Gel auf die Mundschleimhaut, alternativ 100 ml G20 % i. v./bei Insulinpumpenträgern Katheternadel ziehen

Nach Ausgleich der Hypoglykämie ist für eine weitere Glukosezufuhr unter BZ-Kontrolle (nötigenfalls in der Klinik) zu sorgen; sonst besteht das Risiko einer wiederkehrenden Hypoglykämie.

Hyperglykämie

Gabe von 1 Liter NaCl 0,9 %, langsame Infusion über 60 min insb. bei Herzinsuffizienz/älteren Patienten.

Exsikkose

Bei geriatrischen Patienten möglichst Infusion mit NaCl 0,9 % 0,5–1 l s. c. in Flanke oder Oberschenkel, alternativ oral Fanconi-Lösung (1 l Schwarztee, 300 ml Orangensaft, 3 EL Traubenzucker, ½ TL Salz). Indikation zur Krankenhauseinweisung streng prüfen, Monitoring von Orientierung und möglichen Verwirrungszuständen.

Hitzschlag

Anstieg der Temperatur im Körperinnern auf > 40 °C. Gerötete und überwärmte Haut, besonders fazial, evtl. Tachykardie. Mögliche weitere Zeichen: Bewusstseinsstörungen, Erbrechen, Krämpfe und Kopfschmerzen. Für Kühlung (aber nicht Frieren!) sorgen; den Patienten an kühlen Ort bringen, enge Kleidung entfernen, i. v. Flüssigkeit, ggf. Haut mit kühlem (nicht kaltem!) Wasser besprühen. Halbsitzende Lage, erhöhter Kopf. Siehe hierzu auch die DEGAM-Leitlinie „Hitzebedingte Gesundheitsstörungen“ (➤ Kap. 16).

Arzneimittelvergiftung

Es ist relevant zu wissen, welche Substanz zu welchem Zeitpunkt in welcher Menge eingenommen wurde. Die häufigsten Arzneimittelvergiftungen erfolgen in suizidaler Absicht durch Benzodiazepine oder Paracetamol. Wenn nicht bekannt ist, wann und welche Substanz eingenommen wurde, ist ein routinemäßiger Einsatz von Magenentleerungsmaßnahmen, Aktivkohle oder Laxanzien obsolet.

TIPP

Eine Liste der **Giftnotrufzentralen** ist auf der Webseite des Bundesamtes für Verbraucherschutz und Lebensmittelsicherheit verfügbar:

www.bvl.bund.de/DE/Arbeitsbereiche/01_Lebensmittel/03_Verbraucher/09_InfektionenIntoxikationen/02_Giftnotrufzentralen/lm_LMVergiftung_giftnotrufzentralen_node.html

Es ist sinnvoll, die jeweilige Rufnummer als Teil der Notfallausrüstung greifbar zu haben.

Das Vorhalten von Aktivkohle, Ipecacuanha oder Antidota (wie Acetylcystein i. v., Flumazenil, Naloxon) als Teil der Notfallausrüstung ist individuell abzuwägen. Bei Tablettenvergiftung kommen die gastroskopische Entfernung der Tabletten und die Magenspülung unter gastroskopischer Kontrolle infrage. Ein großer Teil der Vergiftungen wird symptomorientiert behandelt.

TIPP

GIZ-Nord. AACT/EAPCCT-Empfehlungen zu absorptionsvermindernden Maßnahmen (zur primären Giftentfernung):

https://www.gtfch.org/cms/images/stories/media/tk/tk66_2/Desel.pdf

Schock

- **Kardiogener Schock:** halbsitzende Lagerung, keine Volumengabe: → Maßnahmen bei ACS
- **Alle anderen Schockformen:** großzügige Volumengabe, ggf. Schocklagerung (Beine hoch)
  - Anaphylaxie: siehe dort
  - LAE, Spannungspneumothorax: siehe dort
- Bei anhaltender Hypotension (arterieller Mitteldruck ≤ 65 mmHg trotz ausreichender Volumengabe): Adrenalingabe i. v., verdünnt in NaCl 0,9 % 100 ml (1 : 100) ≙ 0,01 mg/ml fraktioniert in 5-ml-Dosen
- Bei Hypoxie: Sauerstoffgabe

95.5.5 Bewusstloser Patient

MERKE

Bei V. a. Synkope: Lagerung mit hochgelagerten Beinen; häufig kommen die Patienten wieder rasch zu sich.

Vorgehen bei Bewusstlosigkeit: ➤ Box 95.11.

Box 95.11

Vorgehen beim bewusstlosen Patienten: ABCDE-Regel

- **A**temwege: Atemwege frei? Inspektion Mund/Rachen: Verlegung? Fremdkörper?
- **B**reathing: Atemfrequenz? Suffiziente Atemzugtiefe, Thoraxbewegung? Lungenauskultation? Halsvenen? SpO_2?
- **C**irculation: Hinweis auf Blutung? Pulse? Hauttemperatur und Hautfarbe, Rekapillarisierungszeit? Palpation Abdomen: Abwehrspannung?
- **D**isability oder Drugs: Bewusstseinsstatus? Beurteilung Glasgow Coma Scale, Beurteilung Face-Arm-Speech-Test, Pupillenreaktion? Vergiftungshinweise? Injektionsspuren? Insulin oder Glibenclamid?
- **E**xposure – Hautveränderungen? Im EKG Auffälligkeiten?

Krampfanfall

Ein Krampfanfall ist eine neurologische Störung, die durch unterschiedliche Auslöser verursacht sein kann (Epilepsie, Hypoglykämie, Infektion, Alkoholentzug, Schlaganfall, Tumor u. a.).

- Zeitmessung: Ein epileptischer Anfall, der bis zu 2 min dauert, muss nichtmedikamentös unterbrochen werden. Häufig sistieren Anfälle spontan
- Freihaltung der Atemwege (Entfernung von Zahnprothesen), Sauerstoffgabe
- Nach spätestens 5 min sollte eine medikamentöse Therapie erfolgen:
  - Diazepam 10–20 mg i. v., ggf. Wiederholung nach 5 min. Alternativ intranasale oder bukkale Gabe von Midazolam 5–10 mg
  - Sauerstoffgabe
  - Gabe von Glukose 40 % 60 ml i. v. bei V. a. Hypoglykämie

Kreislaufstillstand? – CPR!

- Fehlende Reaktion
- Keine oder nicht normale Atmung (Schnappatmung)
- Puls nicht tastbar (max. 10 s Pulsprüfung, A. carotis: 2 Finger lateral des Kehlkopfs)

→ Unmittelbarer Beginn mit kardiopulmonaler Reanimation (CPR)!

MERKE
Eine erfolgreiche Reanimation wird umso wahrscheinlicher, je kürzer der Kreislaufstillstand besteht. Die Hypoxietoleranz des Gehirns beträgt 3–5 min.

Der Schwerpunkt liegt auf einer **frühzeitigen Herz-Lungen-Wiederbelebung** (*cardiopulmonary resuscitation,* CPR) und einer **frühzeitigen Defibrillation.** Diese Maßnahmen sind für die Perspektive des Patienten entscheidend. Erweiterte Maßnahmen wie Medikamentengabe oder Platzierung einer speziellen Atemwegshilfe spielen eine untergeordnete Rolle.

Die Unterbrechungen der Thoraxkompressionen (z. B. zur Defibrillation oder zur Rhythmusanalyse) sind nach Möglichkeit auf < 10 s zu beschränken (➤ Abb. 95.5).

Für eine hochwertige Herzdruckmassage (HDM):

- Patient liegt mit entblößtem Oberkörper auf einer harten Unterlage (Boden), der Helfer kniet direkt am Patienten, lehnt sich mit dem Oberkörper über den Patienten, stützt sich mit gestreckten Armen auf das Sternum des Patienten.
- Druckpunkt unteres Sternumdrittel, Thoraxmitte.
- Brustkorb mindestens 5 cm (max. 6 cm) niederdrücken.
- Kompressionen in einer Frequenz von 100–120/min durchführen.
- Vollständige Entlastung des Brustkorbs nach jeder Kompression.
- Verhältnis Kompression/Beatmung: 30 : 2.
- Möglichst Helferwechsel (bei Erschöpfung oder alle 2 min).
- Unterbrechung der HDM minimieren (max. 10 s für Rhythmuskontrolle/Defibrillation, max. 5 s für Atemwegssicherung). Auch bei optimal durchgeführter Thoraxkompression kann nur ein Herzzeitvolumen von 30–60 % der Norm erreicht werden. Jede Unterbrechung führt zu einem sofortigen Sistieren der Zirkulation und damit der zerebralen und kardialen Perfusion.

Für eine hochwertige Beatmung: Freimachen der Atemwege, Kopf überstrecken, Vorschieben des Unterkiefers (Esmarch-Handgriff, ➤ Abb. 95.6). Die Überstreckung des Kopfes zur Sicherung der Atemwege muss auch im weiteren Verlauf kontinuierlich überprüft und korrigiert werden.

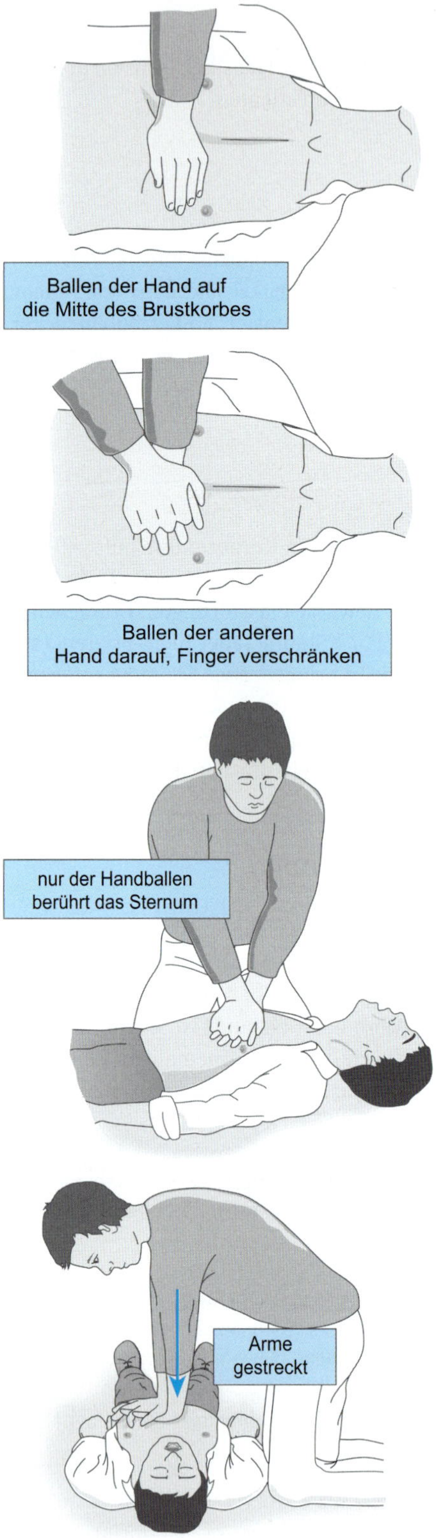

Abb. 95.5 Extrathorakale Herzdruckmassage [L106]

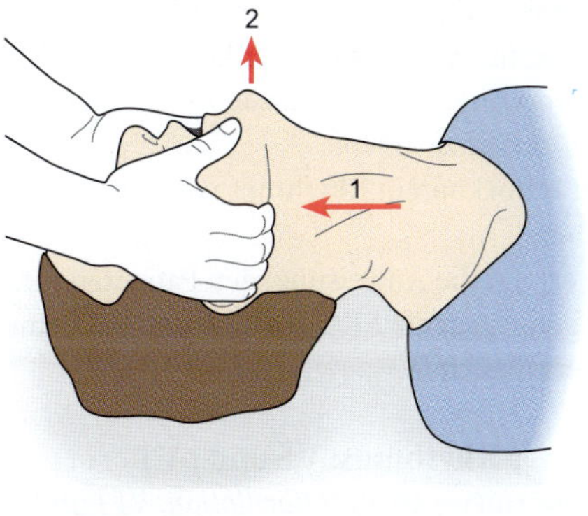

Abb. 95.6 Kopfüberstreckung, Esmarch-Handgriff [L190]

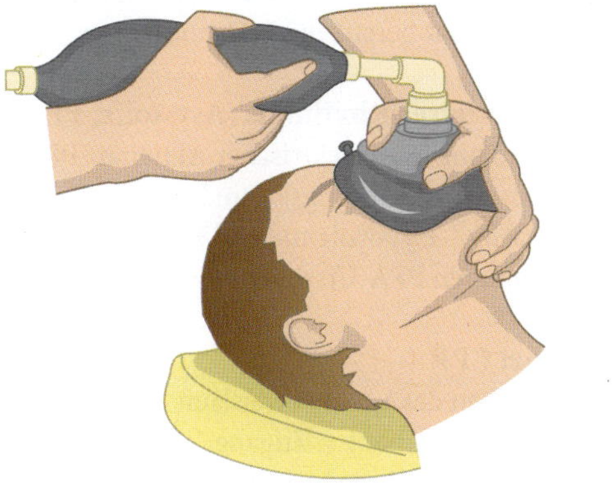

Abb. 95.7 C-Griff [L138]

Beutel-Masken-Beatmung:

- Erwachsene Gr. 3–4, Maske fest auf den Ansatz des Beatmungsbeutels aufstecken. Verbindung mit O_2-Reservoir, Sauerstoffgabe 10 l/min.
- Kopf des Patienten wird in Überstreckung gelagert, der Kiefer mit der Hand im C-Griff angehoben und die Maske aufgesetzt (➤ Abb. 95.7).
- Die Maske muss mit ihrem Randwulst Nasenwurzel, beide Mundwinkel und den Unterkiefer zwischen Kinnspitze und Unterlippe umschließen.
- Mit der anderen Hand wird der Beatmungsbeutel vorsichtig komprimiert, sodass sich der Thorax des Patienten hebt: 500 ml Atemhubvolumen, Frequenz 10–12/min (im Rahmen der CPR mit dem Schema 30 : 2 resultiert eine niedrigere Frequenz).
- Bei Bartträgern oder älteren Menschen mit eingefallenen Wangen kann es schwierig sein, die Maske suffizient abzudichten. Oft hilft das Einführen eines Guedel-Tubus; wenn das nicht ausreicht, Larynxtubus (→ Atemwegssicherung).

Atemwegssicherung

MERKE
Thoraxkompression nach Möglichkeit nicht unterbrechen!

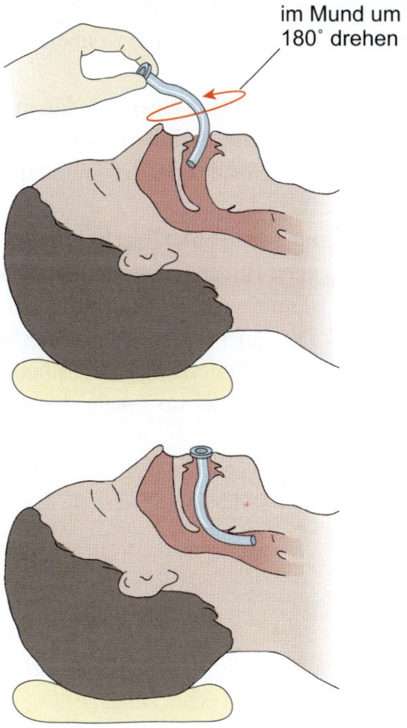

Abb. 95.8 Benutzung eines Guedel-Tubus [L157]

Einfache Hilfsmittel

- **Oropharyngealtubus (Guedel-Tubus;** ➤ Abb. 95.8) aus Hartplastik. Sinnvoll, wenn es nicht gelingt, mit Kopfüberstreckung und Esmarch-Handgriff die Atemwege freizuhalten, z. B. aufgrund erschlaffter Zungengrundmuskulatur in tiefer Bewusstlosigkeit. Bei Patienten, die teilweise bei Bewusstsein sind bzw. einen erhaltenen Hustenreflex haben, darf kein Oropharyngealtubus verwendet werden, da er Würgereiz und Erbrechen hervorrufen kann. Der für den Patienten passende Oropharyngealtubus reicht vom Mundwinkel bis zum Kieferwinkel. Er wird mit der Tubusöffnung Richtung Gaumen in den Mund eingeführt und beim weiteren Vorschieben um 180° gedreht, bis die konkave Seite des Tubus passend der Zungengrundwölbung anliegt.
- Eine Alternative ist der **Nasopharyngealtubus (Wendl-Tubus)** aus weichem Kunststoff. Nach Anfeuchtung mit Gel wird der Tubus senkrecht durch das Nasenloch in den Nasenrachenraum eingelegt. Im Gegensatz zum Oropharyngealtubus wird dieser Tubus auch bei vollem Bewusstsein toleriert und löst keinen Würgereiz aus. Es besteht das Risiko, Nasenbluten hervorzurufen.

MERKE
Bei Erschlaffung des Zungengrunds in tiefer Bewusstlosigkeit ist die Atemwegssicherung mit einem Nasopharyngealtubus weniger zuverlässig. Hierfür ist der Oropharyngealtubus (Guedel-Tubus) besser geeignet.

Ein Patient, der den Guedel-Tubus toleriert, ist intubationspflichtig. Die Intubation ist geübten Behandlern vorbehalten. Bis zum Eintreffen des NAW ist es sinnvoll, die Zeit mit Maskenbeatmung (ggf. unter Zuhilfenahme eines Guedel-Tubus) zu überbrücken.

Spezielle Hilfsmittel Das Legen eines i. v. Zugangs hat Vorrang gegenüber den speziellen Atemwegshilfen, es sei denn, eine Beutel-Masken-Beatmung ist nicht effektiv oder der Kreislaufstillstand wurde durch eine Hypoxie verursacht.

Ist die Maskenbeatmung auch unter Beachtung aller o. g. Maßnahmen und mit Nutzung eines Guedel-Tubus nicht möglich, muss intubiert werden. Hierfür ist im hausärztlichen Setting der **Larynxtubus** oder die **Larynxmaske** geeignet (bei nicht routinierten Anwendern besseres Outcome/geringere Verletzungsrate als bei der herkömmlichen Intubation). Nachteil ist der im Vergleich zur Intubation geringere Aspirationsschutz.

Liegt eine spezielle Atemwegshilfe (z. B. Larynxtubus) ein, kann durchgehend parallel zur HDM beatmet werden; das Muster von 30 : 2 wird dann verlassen.

Defibrillation mit AED

Thoraxkompression nach Möglichkeit nicht unterbrechen (nur kurzzeitig für Rhythmusanalyse und Schockabgabe)!

Eine Defibrillation mit einem automatisierten externen Defibrillator (AED) gehört – in Ergänzung zur CPR – zu den Basismaßnahmen der Reanimation (➤ Abb. 95.9). AEDs sind externe Defibrillatoren, die über ein Modul zur Herzrhythmusanalyse verfügen. Die Anwendung ist simpel, sodass AEDs für die Bedienung durch Laienhelfer geeignet sind. Manche AEDs enthalten neben der manuellen Defibrillationsmöglichkeit noch eine für den Anwender sichtbare EKG-Ableitung sowie ggf. ein Pulsoxymeter.

- Eine Sprachfunktion gibt an, welche Handgriffe in welcher Reihenfolge auszuführen sind.
- Anbringung der beiden Klebeelektroden erfolgt unterhalb des rechten Schlüsselbeins sowie unter der linken Achselhöhle anterolateral (Anbringposition meist auf Verpackung der Klebeelektroden abgebildet).

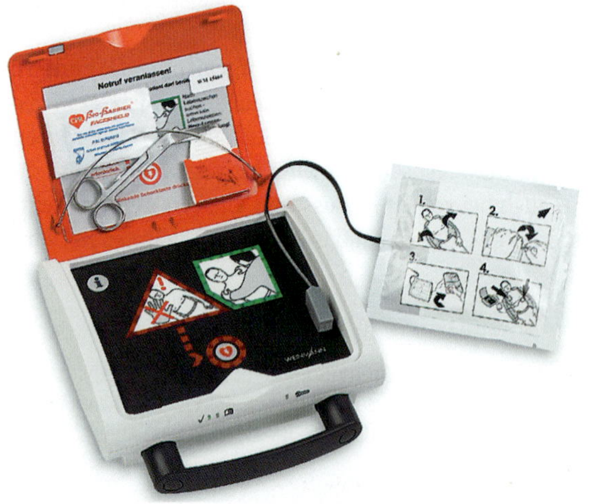

Abb. 95.9 Halbautomatische Defibrillation [V083]

- Rhythmusanalyse durch Software des AED:
  - Bei Kammerflimmern und ventrikulärer Tachykardie erfolgt die Aufforderung, die Schocktaste zu betätigen und vom Patienten zurückzutreten.
  - Bei nicht schockbarem Rhythmus wird die Defibrillation nicht freigegeben.
- Alle 2 min erfolgt die Anweisung, den Patienten nicht zu berühren, um eine erneute EKG-Analyse und u. U. einen erneuten Schock zu ermöglichen.

Defibrillierbarer Rhythmus: VF und pVT

Kammerflimmern (*ventricular fibrillation,* VF) und **pulslose ventrikuläre Tachykardie** (*pulseless ventricular tachycardia,* pVT) sind die häufigsten primären Rhythmen, die einem Kreislaufstillstand zugrunde liegen. Therapie ist die Defibrillation. Die höchste Erfolgswahrscheinlichkeit hat bereits die 1. Defibrillation.

Nicht defibrillierbarer Rhythmus (Asystolie, PEA)

Bei Asystolie und pulsloser elektrischer Aktivität (PEA) ist die Defibrillation grundsätzlich wirkungslos und nicht indiziert. Suche nach reversibler Ursache – Hypovolämie und Hypoxie sind die häufigsten potenziell behebbaren PEA-Ursachen.

Medikation bei CPR

- Bis zum Erreichen des Spontankreislaufs Beatmung mit 100 % O_2
- Medikamentengabe über i. v. Zugang:
  - **Adrenalin** 1 mg (1 Amp.) verdünnt in NaCl 1 : 10 i. v.
    - Bei defibrillierbarem Rhythmus 1. Gabe nach dem 3. Schock
    - Bei nicht defibrillierbarem Rhythmus unmittelbare Gabe
    - Wiederholung bei fehlendem Kreislauf alle 3–5 min
  - **Amiodaron** 300 mg i. v. (2 Amp.) verdünnt in 20 ml G5 %
    - Bei defibrillierbarem Rhythmus 1. Gabe nach dem 3. Schock, wenn dann immer noch Kammerflimmern oder pVT vorliegt:
    - Magnesium 2 g (½ Amp.)
    - Bei Torsades-des-Pointes-Tachykardie oder Digitalisintoxikation Gabe von 2 g Magnesium i. v. über 1–2 min erwägen

Zusammenarbeit bei CPR

Bei Feststellung des Herz-Kreislauf-Stillstands (➤ Abb. 95.10, ➤ Abb. 95.11):

- Rettungsdienst alarmieren (112)
- Unmittelbarer Beginn mit Herzdruckmassage
- Parallel Atemwege freimachen, beatmen

95.5.6 Aggressiver Patient

Autoaggression/Suizidalität

- Bestimmte psychiatrische Krankheitsbilder wie schwere depressive Störungen, psychotische Störungen, Anorexie, Borderline-Persönlichkeitsstörung und Suchterkrankungen bergen ein hohes Suizidrisiko.

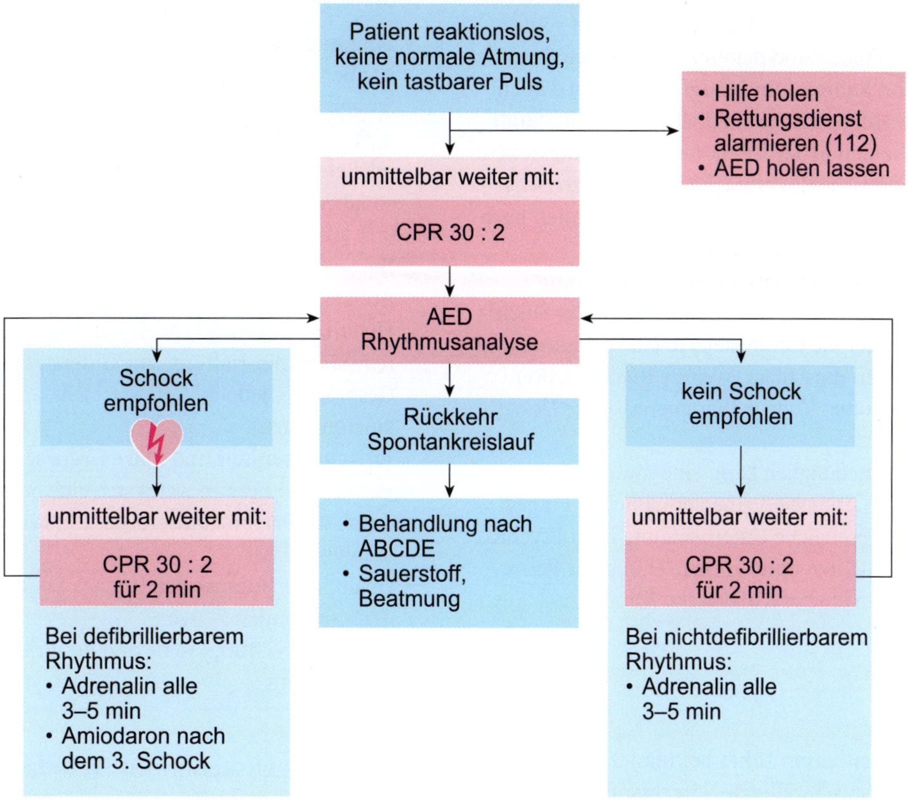

Abb. 95.10 Algorithmus zur Reanimation in der Hausarztpraxis (modifiziert nach AHA) [L141]

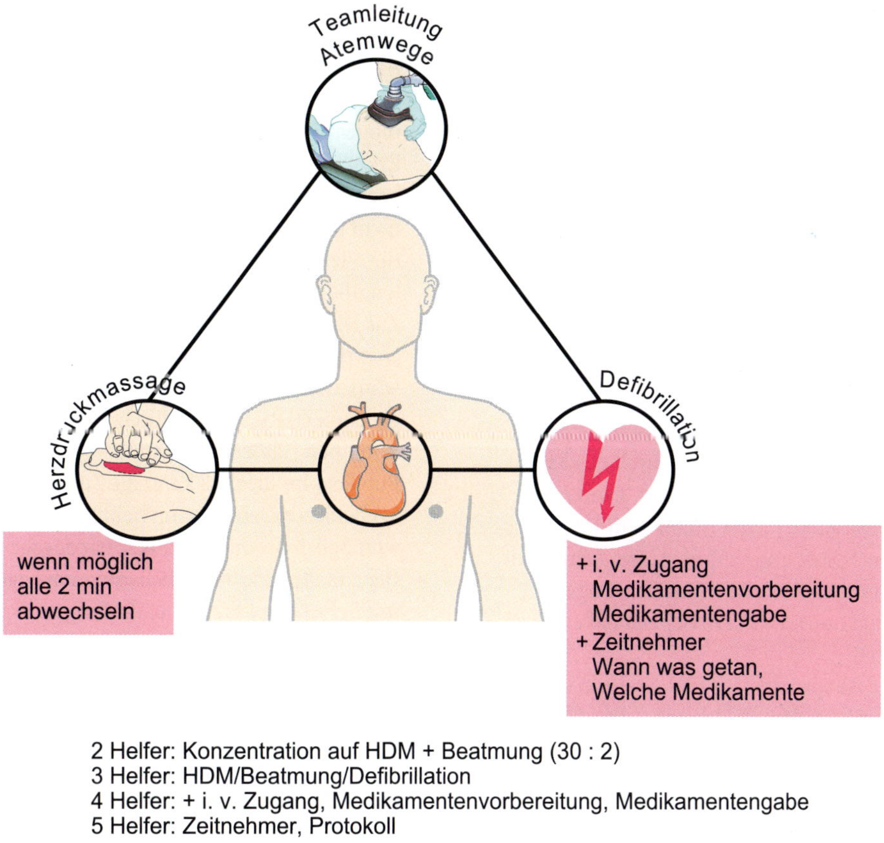

Abb. 95.11 Zusammenarbeit bei der CPR (modifiziert nach AHA) [L141]

- Bei depressiven Patienten oder bei klinischem Verdacht sollte Suizidalität direkt thematisiert und detailliert erfragt werden.
- Bei Suizidalität kann im Rahmen einer tragfähigen Arzt-Patient-Beziehung mit glaubwürdigem Antisuizidpakt eine selbstständige Vorstellung des Patienten in der Klinik mit Einweisungsschein erwogen werden (telefonische Rücksprache mit psychiatrischer Notaufnahme, telefonische Rücksprache mit dem Patienten nach Vorstellung in der Klinik).
- Besondere Vorsicht ist angezeigt, wenn sich der Patient unkooperativ und abweisend verhält, die Gefährlichkeit des Suizidversuchs bagatellisiert oder die Gefühlslage in eine gelassene und euphorische Gestimmtheit umschlägt. Weitere Risikofaktoren sind psychotische Symptomatik sowie therapieresistente Depression.
- Bei mangelnder Absprachefähigkeit kann eine Zwangseinweisung erforderlich sein. Dies stellt einen erheblichen Eingriff dar. Es erfolgt dann die gesetzliche Unterbringung nach PsychKG gegen den Willen des Patienten unter Hinzuziehung der Polizei (110) für den Transport in eine psychiatrische Klinik.

Fremdaggression

Das Empfinden einer Notsituation führt bei manchen Patienten zu aggressivem Verhalten (anschwellende Sprechlautstärke, häufig verbale Gewalt [Beleidigungen/Beschimpfungen, Bedrohung/Einschüchterung], selten körperliche Gewalt). In einer Befragung unter deutschen Allgemeinmedizinern war jeder Zweite innerhalb von 12 Monaten leichter oder mittelstarker Aggression, jeder Zehnte schwerer Gewalterfahrung ausgesetzt. Insbesondere am Empfang sind MFAs häufig damit konfrontiert, dass Patienten ihr Anliegen als besonders dringlich empfinden und darüber zum Teil aggressives Verhalten an den Tag legen. Psychische Störungen (insb. Substanzmissbrauch und Psychosen) können aggressives Verhalten begünstigen. Hier ist ähnlich wie bei einem medizinischen Notfall das geschlossene Handeln des Praxisteams erforderlich (➤ Box 95.12).

Box 95.12

Vorgehen bei aggressiven Patienten

- **Räumlichkeiten:** Ein solider Empfangstresen, der auch als Barriere fungieren kann, ist grundsätzlich empfehlenswert. In MVZ/Praxen, in denen es – begünstigt durch das Patientenspektrum – häufig zu Spannungen kommt, kann eine diskret erhöhte Sitzposition der MFA hinter dem Empfangstresen vorteilhaft sein. Spitze und schwere Gegenstände wie Brieföffner, Scheren und Locher, die als Waffen eingesetzt werden können, sollten nur für das Praxispersonal erreichbar aufbewahrt werden.
- **Gesprächsfördernde Ansprache:** „Es gibt ein Problem. Wie kann ich Ihnen weiterhelfen?", „Ich sehe, dass Sie sehr angespannt sind. Was fehlt Ihnen?", dabei offene Körperhaltung, langsame Bewegungen, sicherer Stand, Interesse zeigen, Freundlichkeit, Empathie, aktiv zuhören, laut und deutlich sprechen, ruhiges und sicheres Auftreten.
- **Personalpräsenz:** Personelle Überlegenheit führt häufig zur Beruhigung der Situation. „Zwei-Personen-Prinzip" im Sprechzimmer bei stark angespannten Patienten (MFA begleitet Patienten von der Anmeldung/aus dem Wartezimmer ins Behandlungszimmer und bleibt präsent/ärztliches Personal geht zum Empfang, um MFA zu unterstützen, wenn z. B. aufgrund der Sprechlautstärke ein Konflikt spürbar ist). Bei anhaltender Aggression empfiehlt sich das geschlossene Auftreten des gesamten (!) Praxispersonals.
- **Distanz wahren:** Körperkontakt vermeiden, Arme hochhalten (in offener Haltung, zur Unterstützung des zugewandten Gesprächs – jedoch in Bereitschaft, auch Abwehrhaltungen einzunehmen).
- **Entschlossenheit** und **klare Grenzsetzung.**
- **Polizei** rufen (110), wenn sich eine bedrohliche Situation durch die Personalpräsenz des Praxisteams allein nicht deeskalieren lässt.
- Detaillierte **Dokumentation** des Ereignisses mit Benennung der anwesenden Zeugen.
- **Nachbesprechung:** Reflexion des Erlebten in der Teambesprechung.

Medizinische Ursachen für Fremdaggression

- Medizinische Notfälle können Uneinsichtigkeit und Aggressivität verursachen: Hirnblutungen insb. bei älteren, antikoagulierten Patienten, internistische Störungen wie Hypoglykämie, Infekt oder Harnverhalt als Ursache eines Delirs, Drogen- und/oder Alkoholintoxikation sowie psychotische Störungen. Häufig gehen diese Krankheitsbilder mit eingeschränktem Orientierungsvermögen zu Ort, Zeit und/oder Person einher. Aufgrund dieser Erkrankungen kann die Einsichts- und Urteilsfähigkeit so stark beeinträchtigt sein, dass die Geschäftsfähigkeit des Patienten nicht gegeben ist. In einem solchen Fall darf die Entscheidung für oder gegen eine medizinische Intervention nicht dem Patienten überlassen werden.
- Zur Differenzierung einer internistischen von einer psychiatrischen Ursache ist in solchen Fällen eine Basisdiagnostik wünschenswert (➤ Kap. 95.3): insb. BZ-Bestimmung (Hypoglykämie?), RR, HF, AF, EKG; Auskultation Herz/Lunge, Palpation Abdomen (Blasenhochstand? – ggf. Sono), Meningismusprüfung/Pupillen. Im Idealfall kann die Zuwendung im Rahmen der Diagnostik zur Deeskalation beitragen; während der Zuwendung ist womöglich die orale Medikamentengabe möglich (➤ Box 95.13).
- Bei anhaltend krankheitsbedingtem aggressivem Verhalten mit Selbst- und Fremdgefährdung ist es sinnvoll, die Polizei zu rufen (110). In der Landesgesetzgebung ist die Anwendung von Zwangsmaßnahmen genau geregelt (PsychKG). Die Polizei entscheidet dann auf Grundlage der ärztlichen Empfehlungen über die Einweisung in eine psychiatrische Klinik auch gegen den Willen des Patienten.
- Ist eine internistische Abklärung erforderlich, ist es sinnvoll, den Rettungswagen zu rufen (112) und einen Transport in die Klinik mit Notarztbegleitung zu veranlassen.

95

Box 95.13

Medikation bei akutem Erregungszustand

- Lorazepam p. o.: Tavor Sublingual-Tbl. 1–2 mg (Patienten > 65 Jahre 0,5 mg) oder Diazepam 10–20 mg i. v.
  plus
  Haloperidol 2–5 mg i. m.
- Alternativ, insb. bei Patienten > 65 Jahre: Risperidon 2 mg Sublingual-Tbl.

LEITLINIEN

S2k-Leitlinie „Notfallpsychiatrie“. AWMF-Registernummer 038-023:

https://register.awmf.org/de/leitlinien/detail/038-023

Fremdaggression ohne medizinische Ursache

- Wenn kein medizinischer Notfall vorliegt (z. B.: Patient ist aggressiv aufgrund seiner Verärgerung, dass bei Infekt der oberen Atemwege die gewünschte Antibiotikaverordnung nicht erfolgt ist), kann ein Hausverbot ausgesprochen und der Patient aufgefordert werden, die Praxis zu verlassen. Ein Hausverbot können der Praxisinhaber, alle Gesellschafter einer Gemeinschaftspraxis sowie alle von den Vorgenannten dazu ermächtigten Mitarbeiter aussprechen.
- Ist das Vertrauensverhältnis aufgrund aggressiver Übergriffe des Patienten gegenüber Praxismitarbeitern gestört, kann der Arzt die Behandlung des Patienten ablehnen. Grundlage dafür ist § 13 Abs. 7 BMV-Ä, der eine Beendigung des Behandlungsverhältnisses aus einem solchen besonderen Grund erlaubt.
- Der Praxisinhaber sowie alle Gesellschafter einer Gemeinschaftspraxis können eine strafrechtliche Verfolgung in die Wege leiten. Hierzu muss innerhalb von 3 Monaten bei der örtlich zuständigen Staatsanwaltschaft ein Strafantrag gestellt werden.

LEITLINIEN

S3-Leitlinie „Verhinderung von Zwang: Prävention und Therapie aggressiven Verhaltens bei Erwachsenen“. AWMF-Registernummer 038-022:

https://register.awmf.org/de/leitlinien/detail/038-022

95.5.7 Patient als Opfer von Gewalt

Besteht ein V. a. sexualisierte Gewalt, sprechen Sie die Betroffenen direkt an, ob dies möglicherweise der Grund für den Besuch ist. Häufig ist die Situation vielschichtig und die Gemengelage nicht leicht zu durchschauen. Bei akuter Gefährdungssituation kann die Hinzuziehung der Polizei erforderlich sein.

Die Dokumentation des geschilderten Tatbestands und der Befunde ist für das Strafrechtsverfahren von entscheidender Bedeutung. Für die Spurensicherung ist eine zeitnahe rechtsmedizinische Untersuchung erforderlich.

TIPP

- In wenigen Bundesländern ist die rechtsmedizinische Untersuchung mit der Sicherung von Körperspuren auch ohne vorherige Strafanzeige möglich (Frankfurter Modell). Auf der Webseite gibt es auch hilfreiche Dokumentationsbögen für die hausärztliche Praxis sowie Informationsmaterialien für Patienten in verschiedenen Sprachen:

  www.soforthilfe-nach-vergewaltigung.de

- Regionale Beratungsstellen und Notdienste lassen sich unter Angabe der Postleitzahl finden unter:

  www.hilfeportal-missbrauch.de

Eine HIV-Postexpositionsprophylaxe kann innerhalb von 48 h, eine Notfallkontrazeption bis zu 5 Tage nach dem Vorfall sinnvoll sein.

MERKE

Notfallkontrazeption: Ulipristalacetat 30 mg bis zu 120 h postkoital zugelassen, alternativ Levonorgestrel 1,5 mg bis zu 72 h postkoital. Auf Kassenrezept für 14- bis 20-jährige Patientinnen, ab dem 20. Lj. rezeptfrei.

95.5.8 Nadelstichverletzung

Ein hohes Risiko für die Übertragung von Krankheitserregern besteht bei bekannten Risikofaktoren der Indexperson und Verletzung mit großlumiger Hohlnadel (i. v. Kanüle). Sofortmaßnahmen bei Nadelstich- oder Schnittverletzung mit infektiösem Material in der Praxis:

- Erstmaßnahme: bluten lassen (ohne Quetschen), Spülung mit Wasser oder Octenisept.
- Blutentnahme bei der verletzten Person sowie bei der Indexperson:
  - Hepatitis-Serologie
  - HIV-Ak-Test
- Impfstatus bei der verletzten Person (HepB, Tetanus?) sowie bei der Indexperson (HepB?) klären.
- Aktive und/oder passive Hepatitis-Impfung nach Eintreffen des serologischen Befunds (i. d. R. ca. 2 h nach Eintreffen der Probe im Labor).
- HIV-Postexpositionsprophylaxe bei sehr hohem Infektionsrisiko sofort beginnen, noch bevor das Ergebnis der serologischen Untersuchung vorliegt.
- Vorstellung beim D-Arzt und Meldung beim Träger der gesetzlichen Unfallversicherung (Vorteil: Kosten der Blutuntersuchungen und ggf. der Postexpositionsprophylaxe inkl. Immunisierungen können übernommen werden).

LITERATUR

El Ammar F, Ardelt A, Del Brutto VJ, Loggin A et al. BE-FAST: A Sensitive Screening Tool to Identify In-Hospital Acute Ischemic Stroke. J Stroke Cerebrovasc Dis 2020; 29(7): 104821.

Ostinelli EG, Hussein M, Ahmed U et al. Risperidon als Mittel zur Beruhigung aggressiver oder aufgeregter Menschen aufgrund von Psychose; www.cochrane.org/de/CD009412/risperidon-fur-aggression-oder-agitation-durch-psychose-schnelle-beruhigung (letzter Zugriff: 2.4.2024).

Purrucker JC, Hametner C, Engelbrecht A et al. Comparison of stroke recognition and stroke severity scores for stroke detection in a single cohort. J Neurol Neurosurg Psychiatry 2015; 86(9): 1021–1028.

Sefrin P, Schmitz D. Notfallkompetenz und Notfallausstattung in der Praxis des niedergelassenen Arztes – Wie unterscheiden sich die Fachgruppen? Notfall & Hausarztmedizin 2008; 34(10): 498–508.

Stranzinger J, Wunderle W et al. Verletzungen mit Infektionsrisiko: Was tun nach dem Stich? Dtsch Arztebl 2019; 116(14): A-690/B-565/C-553.

Zentralinstitut für die kassenärztliche Versorgung in Deutschland. Entwicklung der ambulanten Notfallversorgung in Deutschland von 2009 bis 2020. Zi-Paper 2021; https://www.zi.de/fileadmin/Migration/Zi-Paper-16-2021-Notfallversorgung-V2.pdf (letzter Zugriff: 2.4.2024).

KAPITEL

96

Kristin Runge, Anja Lange

Kindernotfälle

Auch wenn die Versorgung oft durch Fachärzte für Pädiatrie erfolgt, werden Allgemeinmediziner in ländlichen Gebieten und im Kassenärztlichen Notdienst regelmäßig mit dringlichen Hausbesuchen und Notfällen bei Säuglingen, Kindern und Jugendlichen konfrontiert. Auch bei der Behandlung von Kindern und Säuglingen in der Arztpraxis sollten pädiatrische Notfälle sicher erkannt werden.

Da nicht in allen Bundesländern ein Teil der Weiterbildungszeit in der Pädiatrie absolviert werden muss, variiert die Erfahrung mit pädiatrischen Patienten deutlich. Eine resultierende Unsicherheit kann durch mangelnde Erfahrung die Versorgungsqualität gefährden. Ziel dieses Kapitels ist es, für den Hausarzt bzw. für den Arzt im Kassenärztlichen Notdienst häufige und wichtige Notfälle im Kindesalter darzustellen.

Neben Kenntnissen der wichtigsten Krankheitsbilder und der pharmakologischen Therapie zur symptomatischen und kausalen Behandlung sollte die Untersuchung von Kindern zur Befunderhebung sicher beherrscht werden (➤ Kap. 85). Die eingeschränkte Kooperation von Kindern kann dabei eine Herausforderung darstellen: So kann schon die Inspektion von Rachen und Trommelfell beim abwehrenden Kind schwierig sein und die Auskultation der Lunge beim schreienden Säugling oder Kleinkind wenig Aussagekraft haben. Ein behutsamer Umgang mit den Gefühlen des Kindes und ein beruhigendes Einwirken auf die Eltern erleichtern Untersuchung und Compliance.

96.1 Hinweise auf einen abwendbar gefährlichen Verlauf: Red Flags

Die Beurteilung der Schwere der Erkrankung und die Entscheidung, ob eine vitale Gefährdung des Kindes vorliegt, sind grundlegend. Insgesamt hat der klinische Gesamteindruck einen höheren Stellenwert als im Erwachsenenalter. Auch das Einschätzen der elterlichen Kompetenz sind für die Versorgung von Notfällen im Kindesalter relevant.

CAVE

Der aktuelle Gesundheitszustand eines Kindes lässt sich i. d. R. gut beurteilen, kann sich jedoch insbesondere bei Säuglingen rasch ändern.

Das **Pädiatrische Dreieck** *(pediatric assessment triangle)* ist ein einfacher und leicht zu erlernender Algorithmus zur schnellen Ersteinschätzung pädiatrischer Notfallpatienten (➤ Abb. 96.1). Beurteilt werden:

- Verhalten und Aussehen (AZ)
- Atmung und Atemarbeit
- Durchblutung der Haut

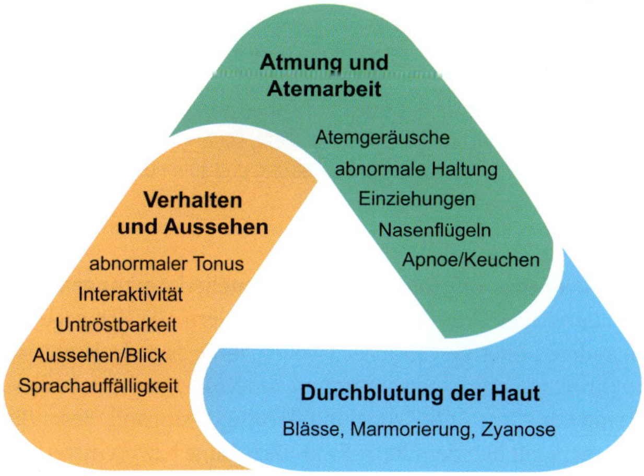

Abb. 96.1 Pädiatrisches Dreieck [L143]

CAVE

Stationäre Einweisung

Bei Unsicherheit in der Beurteilung der Situation sollten Kinder an eine Kinderarztpraxis verwiesen werden. Eine stationäre Einweisung ist gerechtfertigt bei Unsicherheit bzgl. der Diagnose, bei schlechtem AZ, Exsikkose oder auch bei Überforderung der Eltern sowie dem Verdacht auf Kindesmisshandlung.

Red Flags für eine schwere Erkrankung im Kindesalter:
- Reduzierter Allgemeinzustand
- Veränderte Bewusstseinslage bzw. Vigilanz
- Tachykardie oder Bradykardie
- Erhöhte Atemfrequenz
- O_2-Sättigung < 95 %
- Anurie/Oligurie
- Einschätzung/Besorgnis der Eltern
- Haut: Blässe, kühle Hände und Füße, Marmorierung, Zyanose, Petechien/Einblutungen
- Anhaltendes Fieber > 39,5 °C trotz Antipyrese

(Anmerkung: Hohes Fieber > 40,5 °C kann ein Red Flag sein, hat jedoch für die Beurteilung des Schweregrades einer Erkrankung wenig Relevanz.)

Säuglinge:
- Trinkschwäche
- Erhöhte Rekapillarisierungszeit (> 2 s)
- Fontanelle eingesunken oder gespannt
- Bradykardie
- Rezidivierende wässrige Durchfälle mit nachfolgend Anurie > 6h

Insbesondere das Zusammentreffen mehrerer Red Flags erhöht die Wahrscheinlichkeit einer schweren Erkrankung.

CAVE

Neugeborene

Neugeborene (bis zum Alter von 4 Wo.) bedürfen einer besonders sorgfältigen Beurteilung, da auch bei schweren Infektionen klinische Zeichen fehlen oder sehr gering ausgeprägt sein können. Die unzureichende Wärmeregulation bei Neugeborenen muss ebenfalls beachtet werden. Bei Unsicherheit in der Beurteilung der Situation sollten Säuglinge der Beurteilung durch einen Pädiater zugeführt werden. Neugeborene mit Fieber (> 38 °C) müssen mit dem Verdacht einer Neugeborenensepsis umgehend als Notfall stationär eingewiesen werden.

Auch im Alter von 3 bis 6 Monaten besteht durch den Abfall der mütterlichen Antikörper und somit des Nestschutzes sowie durch niedrige Stillraten ein erhöhtes Risiko für schwer verlaufende virale Infektionen, Sepsis oder Waterhouse-Friderichsen-Syndrom. Insbesondere wenn wenig Erfahrung bzgl. der Beurteilung von Säuglingen besteht, sollte großzügig eine pädiatrische Mitbeurteilung, stationäre Einweisung und zumindest engmaschige klinische Kontrolle erfolgen.

Häufig sieht man im Notdienst auch Bagatellerkrankungen, ängstliche Eltern oder Eltern von Scheidungskindern, die sich gegenüber dem anderen Elternteil absichern wollen, ohne dass ein Hinweis auf eine klinische Gesundheitsgefährdung des Kindes vorliegt. In diesem Fall sind vor allem Aufklärung und Beruhigen sinnvoll. Besonderes Augenmerk gilt hier der Eltern-Kind- Beziehung bzw. dem Verhalten untereinander.

Tab. 96.1 Altersabhängige Vitalparameter

Altersgruppe	Atemfrequenz	Herzfrequenz	Blutdruck syst./diast.
Neugeborene	30–40/min	120–160/min	60–80/40–50 mmHg
Säuglinge	20–40/min	80–160/min	70–95/50–70 mmHg
Kleinkinder	20–30/min	80–150/min	80–115/45–80 mmHg
Schulkinder	16–24/min	75–110/min	85–130/50–85 mmHg
Jugendliche	12–20/min	50–100/min	100–125/55–80 mmHg

96.2 Vitalparameter im Kindesalter

Hilfen zum Schätzen von Alter und Gewicht sowie Normwerte altersbezogener Vitalparameter sollten als Tabelle oder App verfügbar sein (➤ Tab. 96.1). Zur Abschätzung des Körpergewichts im Notdienst kann die Formel „2 × Lebensalter (in Jahren) + 8“ als Faustregel herangezogen werden. Hilfsmittel wie tabellarische Dosierungs- und Entscheidungshilfen sollten vorhanden und verfügbar sein.

Eine erhöhte Atem- und Herzfrequenz bestehen sowohl bei Fieber oder Aufregung (schreiendes Kind) als auch bei pulmonalen Störungen. Weitere klinische Hinweise auf pulmonale Dyspnoe helfen bei der Evaluation (➤ Kap. 96.3.3). Bei Säuglingen kann der Puls an der A. brachialis bzw. inguinal gemessen werden. Die Herzfrequenz lässt sich ebenfalls gut bei der Auskultation beurteilen. Bei Kindern wird die Auswurfleistung des Herzens über die Herzfrequenz gesteigert. Bei Hypoxie kommt es jedoch zu einer Bradykardie.

CAVE

Bei kranken Kindern in schlechtem AZ sind Bradykardien ernst zu nehmen und bedürfen der stationären Abklärung.

Die Blutdruckmessung spielt im Kindesalter eine geringe Rolle und benötigt in jedem Fall eine passende Manschette. Besser als eine nicht passende Blutdruckmanschette ist insbesondere bei Säuglingen die auf einen Volumenmangel hinweisende Rekapillarisierungszeit, die man nach kurzem Eindrücken der Haut über Sternum oder Stirn misst; Werte über 2 Sekunden sind pathologisch und weisen auf eine gestörte Mikrozirkulation hin.

96.3 Krankheitsbilder

Von den nach eingängiger Einteilung 5 häufigsten Notfallsituationen Trauma, Atemnot, Bewusstseinsstörung, Krampfanfall und Schock werden traumatologische Notfälle und Verbrennungen i. d. R. primär durch den Notarzt versorgt, ebenso schwere Atemstörungen, Verkehrs- und Ertrinkungsunfälle.

96.3.1 Fieberhafte Erkrankungen

Hohes Fieber, Erbrechen, Ohrenschmerzen und Atemprobleme bei Infektionen der oberen Luftwege sind häufiger Vorstellungsgrund im kassenärztlichen Notdienst. Es überschneiden sich hier insbesondere bei unsicheren Eltern als Notfälle empfundene Beratungsanlässe mit allgemeinen Beratungsanlässen von Kindern in der Hausarztpraxis. (➤ Kap. 85).

Bei fieberhaften Infektionen sollte das Kind stets sorgfältig untersucht werden. Dabei ist ein fester Algorithmus hilfreich (➤ Box 96.1). Je unbekannter und je schwerer erkrankt das Kind ist, desto sorgfältiger und umfassender sollte die körperliche Untersuchung des Kindes erfolgen und z. B. nicht auf das vollständige Entkleiden verzichtet werden.

Bei der Anamnese sollten Fieberverläufe mit Ansprechen auf Antipyretikum, Hautausschlag, Flüssigkeits- und Nahrungsaufnahme, Urinausscheidung und Spielverhalten explizit erfragt werden.

Box 96.1

Körperliche Basisuntersuchung Kinder

- Gesamteindruck/AZ und Vigilanz
- Beurteilung von Haut und Schleimhaut
- Auskultation Pulmo und Registrieren der Atemfrequenz
- Auskultation Herz und Registrieren der Herzfrequenz
- Racheninspektion und Palpation der zervikalen Lymphknoten
- Beurteilung der Trommelfelle
- Palpation und Auskultation des Abdomens
- Beurteilung Meningismus

CAVE

Meningokokken-Sepsis

Neben den o. g. Red Flags (➤ Kap. 96.1) sollte man bei hohem Fieber auf ein petechiales Exanthem und Meningismus als seltene, aber wichtige Anzeichen für eine Meningokokken-Sepsis achten und dies entsprechend dokumentieren. Nicht selten präsentiert sich eine Sepsis wie eine ausgeprägte Gastroenteritis mit Hauterscheinungen und veränderter Vigilanz.

Exsikkose

Insbesondere bei kleinen Kindern kann es bei länger bestehendem Erbrechen, starkem Durchfall und hohem Fieber rasch zu einer bedeutsamen Dehydrierung kommen. Diese zu erkennen ist wichtige bei der Beurteilung des Schweregrades der Erkrankung (➤ Kap. 96.3.5).

Bauchschmerzen

Nicht übersehen werden sollten auf eine **Appendizitis** hinweisende Zeichen; wegweisend ist der rechtsseitige Unterbauchschmerz am McBurney- oder Lanz-Punkt. Initial wird der Schmerz bei Kindern häufig periumbilikal angegeben und „wandert" nach unten rechts. Peritonitische Zeichen sind häufig, Erbrechen und Übelkeit können begleitend auftreten, seltener auch Durchfall. Der Verlauf kann insbesondere bei jüngeren Kindern atypisch sein. Eine Sonografie kann die Diagnosesicherheit erhöhen. Therapeutisch steht bei akuter Appendizitis eine Appendektomie im Vordergrund, bei Unsicherheit und leichten Symptomen kann unter stationären Bedingungen abgewartet werden.

Box 96.2

Pediatric Appendicitis Score (PAS)

- Appetitlosigkeit (1 Pkt.)
- Fieber > 38,5 °C (1 Pkt.)
- Übelkeit oder Erbrechen (1 Pkt.)
- Schmerzverlagerung in den rechten Unterbauch (1 Pkt.)
- Schmerzen im rechten Unterbauch bei Husten, Perkussion, Hüpfen (1 Pkt.)
- Schmerzen im rechten Unterbauch bei Palpation (2 Pkt.)
- Leukozytose > 10.000/µl (1 Pkt.)
- Neutrophilie (> 75 % neutrophile Granulozyten) (1 Pkt.)

Bei > 8 Punkten chirurgische Vorstellung, bei < 3 Punkten häusliche Betreuung mit WV bei Verschlechterung, dazwischen chirurgische Vorstellung falls die Sonografie auffällig ist.

Ein weiterer abdomineller Notfall ist die **Hodentorsion.** Dabei kann der Schmerz in Leiste oder Bauch lokalisiert werden, bei Säuglingen kann lediglich unstillbares Schreien darauf hinweisen. Klinische Anzeichen sind das im Gegensatz zur Epididymitis negative Prehn-Zeichen (Anheben des Hodens führt nicht zu Schmerzlinderung), Einziehungen am Boden des Hodensacks und spät Pergamentknistern bei Berührung des Hodensacks. Der Verdacht erfordert eine unmittelbare kinderchirurgische Vorstellung, da bei bestätigter Diagnose nur durch eine rasche Operation der Hoden funktionsfähig erhalten werden kann. Die Untersuchung des Hodens sollte bei männlichen Kindern mit Bauchschmerzen daher stets erfolgen.

Treten im Säuglingsalter Zeichen für anhaltende intervallartige Bauchschmerzen (Schreien, Abwehrspannung, angezogene Beinchen) und himbeergeleeartiger Stuhl auf, muss an eine **Invagination** gedacht und das Baby unverzüglich kinderchirurgisch vorgestellt werden.

Harnwegsinfektion

Bei Infektionen des Harntrakts können im Säuglings- und Kindesalter Symptome fehlen oder unspezifisch sein, z. B. wird Bauchschmerz anstelle von Dysurie angegeben. Nicht bekannte Fehlbildungen können insbesondere im Säuglingsalter zu aszendierenden Infektionen mit Pyelonephritis und Sepsis führen. Bei Fieber mit unklarem Fokus sollte daher immer eine Urinuntersuchung erfolgen, bei Säuglingen und Kleinkindern im Windelalter ist dies im ambulanten Bereich durch aufklebbare Urinbeutel möglich.

Exantheme

Petechiale Exantheme können auf Systemerkrankungen und insbesondere eine Meningokokken-Sepsis (Waterhouse-Friderichsen-Syndrom) mit hoher Letalität und unmittelbarer intensivmedizinischer Behandlungsnotwendigkeit hinweisen und sollten abgeklärt werden. Durch Schutzimpfungen selten gewordene Kinderkrankheiten müssen ggf. im entsprechenden Setting bedacht werden, z. B. bei Geflüchteten oder nicht geimpften Kindern.

Diabetes mellitus

Polydipsie, Polyurie, Gewichtsabnahme und Leistungsknick, Kußmaul-Atmung und Azetongeruch sind richtungweisende Symptome einer diabetischen Ketoazidose bei Hyperglykämie als Erstmanifestation oder insuffizienter Therapie. Wichtig ist, präklinisch nur die langsame Flüssigkeitssubstitution zu beginnen; es darf initial kein Insulin gegeben werden (Hypokaliämie und Hirnödem).

MERKE

Krankheitsbilder mit abwendbar gefährlichem Verlauf

Eine Übersicht über Leitsymptome und Krankheitsbilder, die man nicht übersehen sollte, birgt an dieser Stelle die Gefahr von Unvollständigkeit. Sinnvoll ist es, bei Unsicherheit oder unklaren Krankheitsbildern Rücksprache mit einem Pädiater zu halten, die eigenen Grenzen zu kennen, die Eltern gut aufzuklären und engmaschige Kontrollen zu vereinbaren.

96.3.2 Trauma

Häufig muss man im Notdienst Prellungen und Distorsionen beurteilen und von Frakturen differenzieren. Unsichere Frakturzeichen sind wie im Erwachsenenalter Schmerz, Rötung, Hämatom, Schwellung und eingeschränkte Funktion, sichere Frakturzeichen sind Dislokation, Krepitation und abnorme Beweglichkeit. Im Kindesalter können auch unspektakuläre Unfallhergänge zu Frakturen führen. Oft lässt sich bei kleineren Kindern der Unfallhergang nicht rekonstruieren, wenn er nicht beobachtet wurde.

Verbrennungen

Säuglinge und Kleinkinder sind eine Hochrisikogruppe für Verbrennungen. Durch heiße Flüssigkeiten können rasch große Anteile der Körperoberfläche (KOF) betroffen sein, oder es können höhergradige Kontaktverbrennungen an den Händen durch Anfassen heißer Oberflächen entstehen.

Zu einer adäquaten Erstversorgung gehört in jedem Fall eine wirksame Schmerztherapie. Leichtgradige Verbrennungen (< 2b, < 5 % der KOF, unkritische Körperregion) werden mit Wundverband und Analgesie behandelt, alle anderen Schweregrade bedürfen der stationären Versorgung.

Die **Schwere der Verbrennung** wird durch Tiefe, Ausdehnung und Körperregion bestimmt. Die Ausdehnung der Verbrennung wird im Kindesalter nach der Handflächenregel (Handfläche mit Fingern des Verletzten entspricht 1 % VKOF) oder dem altersspezifischen Lund-Browder-Schema eingeschätzt. Unbedingt sollte bei unklarem Unfallhergang oder auffälligem Verbrennungsmuster an eine Kindesmisshandlung gedacht werden (➤ Kap. 85.9).

Bei Verbrennungen ab Grad 2b von 5 % der KOF besteht die Gefahr eines Schocks. Ab einer verbrannten KOF > 10 % sollte eine Infusionsbehandlung mit 10 ml/kg KG/h Ringer-Acetat-Lösung erfolgen. Aufgrund der Gefahr einer Überwässerung bei möglicher Fehleinschätzung sollte die Flüssigkeitssubstitution nur präklinisch erfolgen, wenn die Klinik nicht innerhalb von 30 min erreicht wird.

Die Entscheidung über die Behandlung des brandverletzten Kindes stellt ggf. der Notarzt entsprechend den Kriterien für die Einweisung brandverletzter Kinder in ein Verbrennungszentrum (u. a. zweitgradige Verbrennungen > 10 %, drittgradige Verbrennungen > 5 % KOF, Inhalations- oder Elektrotrauma, Lokalisationen wie Gesicht, Hände, Füße, Genitale, Achselhöhle und Bereiche über großen Gelenken, Verdacht auf Misshandlung).

Radiusköpfchen-Subluxation

Eine im 1. bis 4. Lj. typische Verletzung ist die Chassaignac-Subluxation des Ellenbogens, die aufgrund der typischen Genese und einfachen Reposition bekannt sein sollte – man kann durch rasche „Heilung“ dem betroffenen Kind einen Krankenhausbesuch und den Eltern Sorge ersparen. Typisch sind die vorausgegangene Zugbewegung am Arm nach oben, ohne anderweitiges Trauma wie Sturz oder Prellung, und die folgende schmerzbedingte vollständige Bewegungseinschränkung des Unterarms in Pronations-Beugehaltung ohne Hämatom oder Schwellung.

Die Reposition kann durch verschiedene Techniken einer Supinationsbewegung erreicht werden: entweder rasche Supination in 90°-Beugung oder Supination mit Streckung unter dorsoradialem Druck auf das Radiusköpfchen (➤ Abb. 96.2). Eine Röntgendiagnostik ist bei eindeutigem Befund formal nicht nötig, häufig wird die Reposition sonst während des Röntgens bei der Positionierung des Arms erreicht. Aufgeklärt werden muss über eine Rezidivneigung

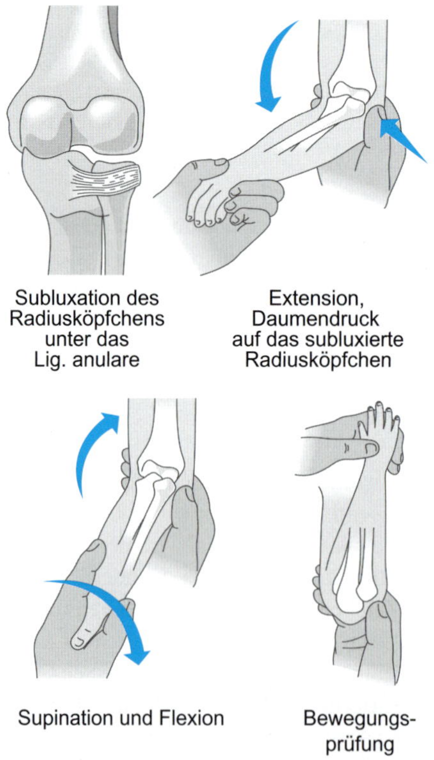

Abb. 96.2 Repositionsmanöver bei Radiusköpfchen-Subluxation [L106]

und die dann notwendige kinderchirurgische Vorstellung sowie das Vermeiden einer erneuten auslösenden Bewegung.

Eine Verwechslung mit der ebenfalls in diesem Alter typisch auftretenden Grünholzfraktur und mit Nervenschäden bei Reposition durch Laien sind jedoch möglich, sodass ein Röntgen bzw. kinderchirurgische Mitbeurteilung bei Unsicherheit forensisch sicherer ist.

Leichtes Schädel-Hirn-Trauma

Durch Stürze von Wickeltisch und Hochstühlen im Babyalter oder bei Kleinkindern im Spiel, bei Sport- oder Verkehrsunfällen kommen Schädel-Hirn-Traumata im Notfalldienst regelmäßig vor.

Die Anamnese sollte initiale Bewusstlosigkeit sowie Erbrechen und Verhaltensauffälligkeiten erfragen. Klinisch erfolgt die Beurteilung der Pupillenreaktion und der Vigilanz. Letzteres kann bei kleineren Kindern, die erschöpft einschlafen, erschwert sein. Hilfreich ist für besorgte Eltern oft die Aufklärung, auf welche Symptome sie achten sollten. Unsichere Eltern sollten unterstützt werden, indem man die Kinder stationär überwacht. Ein MRT zum Ausschluss einer intrakraniellen Blutung ist selbst bei Verfügbarkeit durch die notwendige Narkose bei jüngeren Kindern nur bedingt möglich.

Bei einem leichten Schädel-Hirn-Trauma (früher Gehirnerschütterung, Glasgow Coma Scale 13–15 Pkt., ➤ Tab. 96.2) treten Kopfschmerz, Übelkeit, Sehstörung, Schwindel, Müdigkeit, Licht- und Lärmempfindlichkeit auf. Die Symptome können sich auch erst einige Stunden nach dem Trauma entwickeln. Die Therapie erfolgt durch Bettruhe und symptomorientierte Belastung; die Symptome können bis zu 4 Wochen andauern.

CAVE

Bei Vigilanzminderung (➤ Tab. 96.2) oder Liquorrhö aus Nase oder Ohr als Hinweis auf eine Schädelbasisfraktur sollte eine Krankenhauseinweisung mit Notarzt erfolgen, eine Bildgebung ist indiziert.

Eine **stationäre Überwachung** sollte in folgenden Situationen erfolgen:

- Erbrechen (v. a. mehrfach oder persistierend)
- Zunehmende Kopfschmerzen
- Initialer Bewusstseinsverlust > 5 s
- Schwere Verletzungsursache
- Nicht frontales Schädelhämatom
- Neurologische Auffälligkeiten, Amnesie
- Verdacht auf Misshandlung als Traumaursache

CAVE

Verdacht auf Kindeswohlgefährdung

Sensibel sollte man für das Erkennen von Kindesmisshandlung sein. Unklare Verletzungsmuster und Hämatome unterschiedlichen Alters können darauf hinweisen, jedoch ist es gerade durch die für Kinder beängstigende Situation schwierig, durch das Verhalten Hinweise auf eine gestörte Interaktion zur Bezugsperson zu erhalten (➤ Kap. 85.9).
Als Vorgehen im Notdienst bei nicht bekannten Patienten ist eine stationäre Einweisung mit persönlicher Mitteilung an die Klinik bzw. eine Mitteilung an den Hauskinderarzt sinnvoll. So vermeidet man den Konflikt mit möglicher weiterer Gefährdung des Kindes. In der hausärztlichen Betreuung ist ein sensibles, aber konsequentes Vorgehen anzuraten. Die Verantwortung für das Kindeswohl wiegt im Zweifelsfall schwerer als eine mögliche Kränkung des Arzt-Patient-Verhältnisses. Im Falle des Verdachts einer Überforderung ist ein Hilfsangebot an die Eltern gerechtfertigt. Andernfalls sollte man das Jugendamt kontaktieren.
Beratung für Heilberufe ist möglich über die Medizinische **Kinderschutzhotline** des Bundesministeriums für Familie (BMFSFJ): **0800–19 210 00.**

96.3.3 Atemstörungen

Atemstörungen gehören zu den häufigsten Beratungsanlässen; die häufigsten Diagnosen bei Notfällen mit Atemstörung sind:

- Pneumonie
- Bronchiolitis
- Obstruktive Ventilationsstörungen
- Pseudokrupp

Tab. 96.2 Pädiatrische Glasgow Coma Scale

Pkt.	Augen öffnen	Beste verbale Kommunikation < 24 Mon.	Beste verbale Kommunikation > 24 Mon.	Beste motorische Reaktion
6	–	–	–	Spontane Bewegungen, gezieltes Greifen nach Aufforderung
5	–	Plappert, brabbelt, fixiert, erkennt, verfolgt, lacht, interagiert adäquat	Verständliche Sprache, volle Orientierung	Gezielte Abwehr auf Schmerzreize
4	Spontan	Schreit, ist aber tröstbar, fixiert und verfolgt inkonstant, erkennt nicht sicher	Verwirrt, desorientiert, spricht unzusammenhängend	Ungezielte Beugebewegung auf Schmerzreize
3	Auf Ansprache	Schreit, ist nicht tröstbar, trinkt und isst nicht mehr, einzelne Laute	Inadäquate Antworten, Wortsalat	Auf Schmerzreiz, abnorme Abwehr
2	Auf Schmerzreiz	Stöhnen oder unverständliche Laute, motorische Unruhe	Stöhnen oder unverständliche Laute	Auf Schmerzreiz, Strecksynergismen
1	Gar nicht	Keine verbale Reaktion, keine Antwort auf visuelle, akustische, sensorische Reize	Keine Reaktion auf Schmerzreiz	–

Maximaler Punktwert 15 = keine Bewusstseinsstörung
Minimaler Punktwert 3 = komatöser Patient

Zur Diagnostik und Therapie der Krankheitsbilder ➤ Kap. 85.

Bei pulmonalen Erkrankungen steht im Vordergrund die Entscheidung, ob ein ambulanter Therapieversuch möglich ist. Dies hängt neben der Krankheitsschwere auch von der Verlässlichkeit und Belastbarkeit der Eltern und der Möglichkeit engmaschiger Folgekontrollen ab. Bei Säuglingen oder unsicheren Eltern ist eine stationäre Therapie notwendig.

CAVE

Red Flags bei Atemstörung

Neugeborene zeigen bei Atemnot Nasenflügeln, Einziehungen und Tachypnoe. Weitere Hinweise auf eine schwere Atemstörung sind Schwitzen, Nutzen der Atemhilfsmuskulatur und Konzentration auf die Atmung. Dringliche Notfallindikationen sind Zyanose, Bradypnoe, Unruhe oder Bewusstseinstrübung und Bradykardie. Alarmierend ist ein biphasischer Stridor mit inspiratorischen Einziehungen und forcierter Exspiration.

CAVE

Die **stationäre Einweisung** sollte in folgenden Situationen erfolgen:

- Säuglinge < 6 Mon.
- Deutlich reduzierter AZ
- Nahrungsverweigerung
- Dehydratation (➤ Kap. 96.3.5)
- Dyspnoe-Zeichen oder Apnoe
- Bewusstseinsstörung/Somnolenz
- Erniedrigte Sauerstoffsättigung < 95 %
- Rekapillarisierungszeit > 2 s
- Zyanose
- Unzureichende Überwachung durch Betreuungspersonen
- Unsicherheit bzgl. der Diagnose

Pseudokrupp (Laryngotracheitis, Pseudokrupp)

Akute Luftnot mit bellendem Husten sind die typischen Symptome (➤ Kap. 85.4.12). Da die Erkrankung häufig nachts und plötzlich auftritt, werden Ärzte im Notdienst häufig damit konfrontiert. Oft bessert sich der Stridor schon durch Aufrichten, Beruhigen und Atmen von kalter Luft, diese Maßnahme kann bei Verdacht bereits telefonisch empfohlen werden. Die orale oder rektale Gabe von Glukokortikoiden führt in der Regel zu einer raschen Symptomlinderung. Die effektivste Behandlung stellt die Inhalation von Adrenalin dar.

Bleibt eine Besserung aus oder bestehen Stridor in Ruhe und Einziehungen, sollte Adrenalin inhaliert werden und zur Überwachung die stationäre Einweisung erfolgen (➤ Tab. 96.3). Bei schweren Fällen mit biphasischem Stridor sollte (ggf. dauerhaft) Adrenalin über ein Verneblersystem inhaliert werden und nach rektaler Prednisolongabe die Notfalleinweisung mit Notarztbegleitung erfolgen.

Tab. 96.4 Medikamentöse Therapie bei Epiglottitis

Substanz	Dosierung
Glukokortikoide systemisch, z. B. Prednisolon	Prednisolon 100 mg rektal
Adrenalin/Epinephrin inhalativ	1 : 1.000 pur kontinuierlich

Epiglottitis

Aufgrund der Impfung gegen *Haemophilus influenzae* B (HiB) tritt die Epiglottitis in Deutschland sehr selten auf. Da auch andere Erreger Auslöser sein und nicht geimpfte Kinder erkranken können, sollte man trotzdem sicher die Symptome kennen: inspiratorischer Stridor, plötzlicher Krankheitsbeginn, Speichelfluss, kloßige Sprache, Luftnot, starke Schmerzen beim Schlucken bei schwerstkrankem und ängstlichem Kind. Das typische Erkrankungsalter ist 2 bis 6 Jahre. Es besteht i. d. R. hohes Fieber, die Haltung ist aufrecht, der Unterkiefer vorgestreckt. Bei Verdacht auf eine akute Epiglottitis muss ohne vorherige Racheninspektion, die einen Laryngospasmus auslösen könnte, sofort die dringliche stationäre Einweisung veranlasst werden. Die Kinder sollten in möglichst ruhigem Umfeld, z. B. auf dem Schoß der Eltern sitzend (im Liegen fällt die Epiglottis nach hinten) in Notarztbegleitung transportiert werden (➤ Tab. 96.4).

Akuter Asthmaanfall

Typisch für einen Asthmaanfall ist plötzlich auftretende Luftnot ohne Atemwegsinfektion. Wegweisend ist die Diagnose Asthma in der Anamnese. Klinisch auffällig sind das verlängertes Exspirium und Giemen bzw. ein exspiratorischer Stridor bis hin zur *silent lung*. Auch Husten, Tachykardie, Angst und Unruhe sind typisch.

Die Therapie besteht neben Beruhigen und atmungserleichternder Körperstellung in der Inhalation eines Beta-Mimetikums sowie der Gabe von Prednisolon 2–4 mg/kg KG i. v. oder 100 mg rektal (➤ Tab. 96.5).

Bei schwerem oder lebensbedrohlichem Asthmaanfall (SpO_2 < 92 %, Zyanose) sollte Sauerstoff gegeben und die unverzügliche Klinikeinweisung veranlasst werden, bei lebensbedrohlichem Asthmaanfall (respiratorische Erschöpfung, Bradypnoe/Apnoe, Bewusstseinsstörung, *silent lung*) mit Notarztbegleitung.

Tab. 96.3 Medikamentöse Therapie bei Pseudokrupp

Wirkstoffgruppe	Substanz	Dosierung	Handelsnamen (Beispiele)
Glukokortikoide	Prednisolon supp.	1 mg/kg KG	Rectodelt® 100 mg rektal
	Dexamethason p. o. (Saft)	0,15 mg/kg KG p. o	Infectodexakrupp®
	Budesonid inhal.	1 mg	Pulmocort® inhal 2 ml = 0,5 mg Budesonid
Katecholamine	Adrenalin inhalativ (unverdünnt)	1 : 1.000, 3 ml	Infectokrupp® inhal 1 ml = 4 mg Epinephrin

Tab. 96.5 Medikamentöse Therapie bei Asthmaanfall

Wirkstoffgruppe	Substanz	Dosierung	Handelsnamen (Beispiele)
Glukokortikoide systemisch	Prednisolon	2–4 mg/kg KG i. v. oder 100 mg rektal	Rectodelt® 100 mg rektal
Beta-Mimetikum	Salbutamol Inhalationslösung 0,5 % oder Salbutamol-Fertiginhalat	8 gtt. auf 2 ml NaCl **kontinuierlich** 1–3 Ampullen	Sultanol®
Parasympatikolytikum	Ipratropiumbromid-Fertiginhalat	1 ml = 0,25 mg, 2 ml unverdünnt	Atrovent®

LEITLINIEN

- NVL „Asthma", 4. Auflage – Kurzfassung, „(8) Asthmaanfall bei Kindern und Jugendlichen":

https://www.leitlinien.de/themen/asthma/kurzfassung/kurzfassung-8

Fremdkörperaspiration

An eine Fremdkörperaspiration sollte vor allem bei kleineren Kindern mit Luftnot ohne Fieber bzw. typische Infektion und abgeschwächtem Atemgeräusch oder unstimmigem Auskultationsbefund gedacht werden. Stridor kann dabei sowohl in- als auch exspiratorisch oder biphasisch auftreten, auch Husten, Würgen, Heiserkeit, Tachypnoe können dazugehören. Säuglinge aspirieren häufig Nahrung, Kleinkinder kleine Spielsachen, Erdnüsse oder Stücke anderer Nahrungsmittel.

Bei offensichtlicher Fremdkörperaspiration kann zum Husten ermutigt werden. Bei ineffektivem Hustenstoß werden Schläge auf den dorsalen Thorax empfohlen. Ist dies nicht erfolgreich, können ein Heimlich-Manöver oder Abdomenkompressionen erfolgen, bei Säuglingen Schläge zwischen die Schulterblätter in Kopftieflage. Ein blindes Auswischen des Mundes muss unterbleiben. Bei Versagen dieser Maßnahmen sollte der zügige und schonende Transport in eine Klinik erfolgen. Bei kritischer Atemwegsverlegung kann der Fremdkörper durch Intubation in einen Hauptbronchus vorgeschoben und später bronchoskopisch extrahiert werden.

Wenn bei Kindern eine Beatmung nötig ist, sollte zunächst Maskenbeatmung erfolgen, ggf. eine Larynxmaske oder ein Larynxtubus.

96.3.4 Bewusstseinsstörungen und Krampfanfälle

Vigilanzstörungen bedürfen i. d. R. einer stationären Einweisung. Sie können Hinweis auf eine schwere Infektion bzw. Sepsis oder entzündliche ZNS-Erkrankungen sein, aber auch isoliert bei Hypoglykämien durch Insulin, bei Nahrungskarenz oder Stoffwechseldefekten auftreten.

Fieberkrämpfe

Fieberkrämpfe haben bei westeuropäischen Kindern eine Prävalenz von 2–5 %. Sie treten typischerweise im Alter von 6 Mon. bis ca. 5 Jahren auf. Auslösender Faktor ist die schnelle Änderung der Körpertemperatur, typischerweise bei raschem Fieberanstieg, aber auch bei einem Temperaturabfall.

Als einfach oder unkompliziert gelten Fieberkrämpfe unter folgenden Voraussetzungen:

- Generalisierter Krampfanfall
- Dauer max. 10 min
- Isoliertes Auftreten

Alle anderen **Krampfanfälle** werden entsprechend als komplex oder kompliziert bezeichnet (fokale Krampfanfälle, wiederholtes Auftreten während einer Fieberperiode, Dauer > 15 min).

Die Therapie erfolgt durch Aspirationsschutz, Überwachung der Vitalparameter und Gabe von 5 mg Diazepam (Kinder < 15 kg KG) bzw. 10 mg (Kinder > 15 kg KG). Bei einer Anfallsdauer > 2–3 min sollten Eltern oder Betreuer Diazepam rektal verabreichen, da durch einen langdauernden Status epilepticus hypoxiebedingte Folgeschäden entstehen können.

Kinder mit erstmaligem Fieberkrampf sollten stationär eingewiesen und dort klinisch-neurologisch untersucht werden, um andere Krampfursachen nicht zu übersehen. Eine apparative Diagnostik (Labor, Lumbalpunktion, EEG, kranielles MRT) sollte jedoch nur bei Säuglingen, Meningismus, andauernder postkonvulsiver Schläfrigkeit und komplizierten Fieberkrämpfen erfolgen. Ein Rezidiv tritt bei ca. 30 % der Kinder auf, 2–4 % entwickeln eine Epilepsie.

Prinzipiell sind Fieberkrämpfe gutartig, lediglich die das Fieber verursachende Erkrankung sollte symptombezogen behandelt werden. Die prophylaktische Gabe von Antipyretika kann das Auftreten erneuter Fieberkrämpfe entsprechend der aktuellen Leitlinie nicht verhindern. Trotzdem wird häufig aus praktischer Erfahrung sowie unter der Annahme der erniedrigten Krampfschwelle bei erhöhter Körpertemperatur eine frühere Antipyrese nach Fieberkrampf empfohlen, die beim Kind zu einem besseren Allgemeinbefinden und bei den Eltern zu einer Entlastung von Ängsten vor einem erneuten Krampfereignis führt.

Wichtige **Differenzialdiagnosen** bei Krampfanfällen sind Meningitis, Enzephalitis, Schädel-Hirn-Trauma oder ausgeprägte Dehydratation.

LEITLINIEN

S1-Leitlinie „Fieberkrämpfe im Kindesalter". AWMF-Registernummer 022-005:

https://register.awmf.org/de/leitlinien/detail/022-005

Meningitis

Die Meningokokken-Meningitis hat einen Häufigkeitsgipfel bei Säuglingen im 1. Lj. und einen zweiten im Jugendalter. Wegweisend sind die Symptome Fieber, Kopfschmerzen, Nackensteifigkeit und Bewusstseinsstörung. Das Leitsymptom Meningismus, die schmerzhafte Nackensteifigkeit, ist zusammen mit Fieber Anlass für eine Klinikeinweisung zur Evaluation einer Lumbalpunktion. Nicht übersehen werden dürfen Petechien oder Hautnekrosen als Hinweis auf eine Meningokokken-Sepsis (Waterhouse-Friderichsen-Syndrom) sowie die gespannte Fontanelle bei Säuglingen. Zur Erregerdiagnostik und i. v. Antibiose ist eine Notfalleinweisung erforderlich.

Bei gesicherter Meningokokken-Meningitis sollte bei engen Kontaktpersonen eine Chemoprophylaxe mit Rifampicin (Kinder) oder Ciprofloxacin (Erwachsene) erfolgen.

Sepsis

Ebenso rasch und sicher sollte das Krankheitsbild der Sepsis erkannt und die umgehende klinische Versorgung eingeleitet werden. Die Sepsis gehört weltweit zu den häufigsten Todesursachen im Kindesalter. Altersspezifische Vitalparameter, die u. U. rasche Progredienz und Variabilität der Symptome erschweren die korrekte Diagnose und das Anwenden von Algorithmen.

Hypothermie < 36 °C, Fieber > 38,5 °C, Bradykardie oder Tachykardie, erhöhte Atemfrequenz und erniedrigter systolischer Blutdruck sind klinische Zeichen, ebenso Oligurie, verlängerte Rekapillarisierungszeit, Bewusstseinsstörung oder Hauterscheinungen (petechiale Einblutungen, Purpura fulminans). Konsequenz ist die sofortige Klinikeinweisung zur Einleitung von i. v. Flüssigkeitsgabe, Antibiose und ggf. Gabe vasoaktiver Substanzen.

Kawasaki-Syndrom, Multisystem Inflammatory Syndrome in Children (MIS-C) und Pediatric Inflammatory Multisystem Syndrome (PIMS)

Es handelt sich um schwere Krankheitsbilder nach initial unauffällig verlaufenden Virusinfektionen mit einer Letalität von ca. 1 %.

Über 5 Tage persistierendes und schwer zu senkendes Fieber ohne Ansprechen auf Antibiotika sollte im Kleinkindalter an ein **Kawasaki-Syndrom** denken lassen. Diagnostisch wegweisende Hauptsymptome sind Entzündungen der Mundhöhle (Cheilitis, Lackzunge), Konjunktivitis und ein polymorphes, nicht juckendes Exanthem. Erytheme und eine spätere Schuppung der Handflächen und Fußsohlen und Lymphknotenschwellungen sind ebenfalls typisch.

Komplikationen dieser Vaskulitis sind Myokarditis, Meningitis und Koronaraneurysmen mit der Gefahr einer späteren Stenose bis zum Myokardinfarkt. Die Therapie erfolgt stationär durch intravenöse Gabe von Immunglobulinen und ggf. die Gabe von Acetylsalicylsäure.

Das **MIS-C** ähnelt dem Kawasaki-Syndrom und wird als hyperinflammatorische Immunreaktion 2 bis 6 Wochen nach COVID-19-Infektionen beobachtet. Auffällig sind Fieber und Bauchschmerzen, Konjunktivitis und Exantheme treten ebenfalls auf. Die betroffenen Kinder sind älter, bis zum Jugendalter. Mögliche Komplikationen sind Myokarditis und Peritonitis, Troponinerhöhung und Gerinnungsstörungen, Schock und Hypotonie. Die gastrointestinalen Probleme können zu einem initialen Appendizitis-Verdacht führen.

96.3.5 Dehydratation und Schock

Die häufigste Schockform ist der hypovolämische Schock durch Exsikkose. Häufig ist eine Exsikkose im Rahmen einer schweren Gastroenteritis durch verminderte Nahrungsaufnahme und Flüssigkeitsverlust durch Erbrechen und/oder Durchfall. Länger andauerndes Fieber und unzureichende Flüssigkeitsaufnahme können ebenfalls rasch zu einer relevanten Dehydrierung führen. Bei frustranem oralem Rehydratationsversuch kann es insbesondere bei kleinen Kindern relativ rasch zu einem hypovolämischen Schock kommen, der eine stationäre Infusionstherapie erfordert.

Box 96.3

Klinische Hinweise Exsikkose

- Gewichtsverlust (5 % leicht, > 15 % häufig tödlich)
- Trockene Schleimhäute/Zunge
- Marmoriertes Hautkolorit
- Reduzierter Hautturgor
- Vertiefte Atmung/Tachypnoe
- Tachykardie
- Eingefallene, halonierte Augenpartien
- Kühle Hände und Füße
- Lethargischer bis apathischer Bewusstseinszustand
- Oligurie/Anurie
- Rekapillarisierungszeit > 2 s
- Eingesunkene Fontanelle beim Säugling

CAVE

Red Flag für i. v. Rehydratation

Eine i. v. Rehydratation bei schwerer Dehydrierung darf nur langsam und kontrolliert erfolgen und sollte stationär durch Pädiater/Notfallmediziner betreut werden.

Anaphylaxie

Die häufigsten Auslöser eines anaphylaktischen Schocks sind in Europa Nahrungsmittel (Kuhmilch und Hühnerei im Vorschulalter, Erdnüsse in allen Altersgruppen, Cashewkerne und Haselnüsse im Schulalter), gefolgt von Insektengift und Medikamenten.

Ein anaphylaktischer Schock im Kindesalter äußert sich in über 90 % d. F. durch Hauterscheinungen (Flush, Urtikaria, Larynxödem/Angioödem), in 80 % durch Atemwegsprobleme und Luftnot und bei knapp der Hälfte der Fälle durch Übelkeit und Erbrechen, selten auch durch Bauchschmerzen und Diarrhö. Kardiovaskuläre Symptome treten vermehrt mit zunehmendem Lebensalter beim Adoleszenten auf.

Therapeutisch ist die sofortige intramuskuläre (i. m.) Gabe von Adrenalin in einer Dosierung von 0,01 mg/kg KG (max. ED 0,5 mg)

Tab. 96.6 Medikamentöse Therapie bei Anaphylaxie/Schock im Kindesalter

Dosierung Epinephrin					
	5 kg	**10 kg**	**20 kg**	**30 kg**	**> 30 kg ml/kg KG**
Pur = 1 : 1.000 → Konzentration 1 mg/ml intramuskulär					
0,01 ml/kg KG	0,05 ml	0,1 ml	0,2 ml	0,3 ml	0,3–0,6 ml
Autoinjektor (z. B. Fastjekt® junior) mit 150 μg Epinephrin (Adrenalin) pro ED für Kinder von **7,5–25 kg KG**					
Autoinjektor (z. B. Fastjekt®) mit 300 μg Epinephrin (Adrenalin) pro ED für Kinder **> 25 kg KG**					

die wichtigste Maßnahme (➤ Tab. 96.6). Bei ausbleibender Besserung kann nach 5–15 min eine zweite Adrenalingabe in gleicher Dosis erfolgen.

Bei **bronchialer Obstruktion** kann die Gabe von Prednisolon (2 mg/kg KG) p. o. und Inhalation von Beta-2-Mimetika ergänzend, keinesfalls ersetzend, erfolgen. Bei Stridor/Larynxödem kann Adrenalin inhaliert werden. **Hautsymptome** können durch die orale Gabe von Antihistaminika (H_1-Antagonisten) ergänzend behandelt werden. Eine stationäre Überwachung ist über 3–4 h (max. 8 h) sinnvoll. Zweiphasige Verläufe sind praktisch selten. Wichtig sind nach einem Ereignis die Versorgung und v. a. die gründliche Anleitung von Betreuungsperson und Patient mit einem Adrenalin-Autoinjektor. Der Autoinjektor kann ebenfalls im Kassenärztlichen Notdienst bzw. Notfall in der Praxis eingesetzt werden.

Hitzschlag/Sonnenstich

Kinder können z. B. im parkenden Auto oder durch zu warme Kleidung überhitzen. Fieber bis 41 °C, Bewusstseinsveränderungen, Kopfschmerzen, Schwindel, Übelkeit, Tachykardie, Arrhythmie und Hyperventilation sind mögliche Symptome. Die Therapie besteht bei leichten Fällen in Kühlen und oraler Flüssigkeitszufuhr, bei zentralnervösen Symptomen oder Kreislaufinstabilität muss umgehend stationär behandelt werden.

Vergiftung

Kinder können nach Vergiftungen diverse Symptome zeigen, u. a. Kreislaufprobleme, Bauchschmerzen oder Verhaltensauffälligkeiten. Bei Jugendlichen ist bei unklaren Krankheitsbildern mit Bewusstseinsveränderungen auch an beabsichtigten oder versehentlichen Drogenkonsum zu denken.

TIPP

Vergiftung

Die regionalen Giftnotrufzentralen der Bundesländer erteilen rund um die Uhr Auskunft:

www.bvl.bund.de/DE/01_Lebensmittel/03_Verbraucher/09_InfektionenIntoxikationen/02_Giftnotrufzentralen/lm_LMVergiftung_giftnotrufzentralen_node.html

96.4 Reanimation

Reanimationen bei Kindern und Säuglingen sind im hausärztlichen Alltag eine Ausnahme.

TIPP

Training Reanimation

Kenntnisse und Fertigkeiten lebenserhaltender Maßnahmen sollten regelmäßig z. B. durch Simulationstraining in den eigenen Räumen mit dem eigenen Notfallequipment trainiert werden, um in der Stresssituation eines echten Notfalls als Arzt und Praxisteam sicher in der Koordination der Abläufe zu sein. Fließschemata oder Notfallkarten sollten ebenfalls sicher zugänglich vorliegen.

Der diagnostische **ABCDE-Algorithmus** dient auch bei Kindern einer ersten Einschätzung des Gesundheitszustands in Notfallsituationen:

- **A** (*Airway* – Atemwege frei und sicher)
- **B** (*Breathing* – Atmung suffizient)
- **C** (*Circulation* – Zeichen für Kreislaufstörung?)
- **D** (*Disability* – Bewusstseinsstörung, Pupillenreaktion)
- **E** (*Exposure* – Exploration: Bodycheck, Temperaturmessung, Wärmemanagement)

Ein Larynxtubus kann i. d. R. unkompliziert eingesetzt werden.

Neugeborene und Säuglinge

Direkt postpartal ist bei Apnoe die Stimulation des Neugeborenen vordergründig. Das Baby soll gewärmt und getrocknet werden; Reiben des Rückens ist eine effektive Methode. Bei der Reanimation von Neugeborenen ist die Beatmung zumeist die effektivste und häufig einzig notwendige Maßnahme. Das Beatmungsvolumen beträgt dabei ca. 20 ml. Müssen Thoraxkompressionen durchgeführt werden, weil eine effektive Beatmung nicht ausreicht, um eine Herzfrequenz von > 100/min zu erreichen, erfolgen diese im Verhältnis von 3 Thoraxkompressionen auf 1 Beatmung.

Säuglinge und Kinder

Säuglinge werden bei einer Herzfrequenz < 60/min reanimiert, größere Kinder bei Pulslosigkeit. Bei Säuglingen und Kindern werden initial 5 Beatmungen, dann Thoraxkompressionen (➤ Abb. 96.3) und Beatmungen im Verhältnis 15 : 2 durchgeführt. Das Verhältnis von Thoraxkompressionen zu Beatmungen sollte 15 : 2 (2 Helfer) bzw.

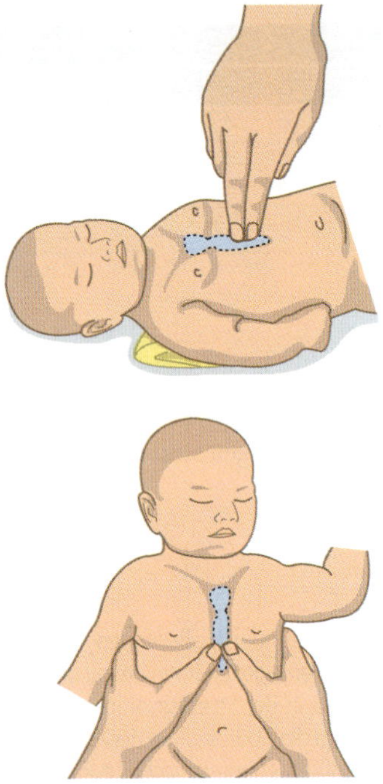

Abb. 96.3 Herzdruckmassage bei Säuglingen: Der Ersthelfer umfasst den Brustkorb mit beiden Händen und drückt mit seinen Daumen das Brustbein je nach Alter des Säuglings zwischen 1 und 3 cm ein. [L138]

30 : 2 (1 Helfer) betragen. Säuglinge werden mit einer Handtuchrolle unter den Schultern und nicht überstrecktem Kopf gelagert. Die zu erreichende Herzfrequenz sollte 100/min betragen. Für Jugendliche gelten die Algorithmen für Erwachsene.

Die Dosierung von **Adrenalin** beträgt 10 µg/kg KG (max. 1 mg) als Bolus i. v. oder intraossär (i. o.).

Das Legen eines Gefäßzugangs kann im Kindesalter schwierig sein, es sollte bei vitaler Bedrohung frühzeitig ein i. o. Zugang gewählt werden. Als Punktionsstelle wird die proximale Tibia 1–2 cm unterhalb der Tuberositas tibiae an der medialen Seite empfohlen.

Defibrillationen sind bei Kinderreanimationen selten. Defibrilliert wird bei Kammerflimmern und pulsloser VT mit 4 J/kg KG; auch automatische externe Defibrillatoren können bei Kindern eingesetzt werden.

Eltern sollten bei Rettungsmaßnahmen mit der Maßgabe, diese nicht zu behindern, anwesend sein dürfen. Im Fall einer nicht erfolgreichen Reanimation verlaufen die posttraumatischen Komplikationen weniger schwer; das Erlebte kann vermutlich besser verarbeitet werden, wenn die Eltern wissen, dass für ihr Kind alles getan wurde.

LEITLINIEN

- Lebensrettende Maßnahmen beim Kind *(Paediatric Life Support)*. Kapitel 6 der Leitlinien zur Reanimation 2015 des European Resuscitation Council. Notfall Rettungsmed 2015; 18: 932–963.
- Guidelines 2015. SIMCHARACTERS kommentiert Neugeborenen-Reanimation:

  www.guidelines2015.com/SIMCharactersComments_neuInGL2015.html

- GRC-Reanimationsleitlinien 2021:

  www.grc-org.de/wissenschaft/leitlinien

- Flussschema des GRC „Erweiterte Maßnahmen zur Reanimation von Kindern":

  https://www.grc-org.de/downloads/EPALS%20Algo%20GRC%2015.08.2022.pdf

- Flussschema des GRC „Versorgung und Reanimation des Neugeborenen":

  https://www.grc-org.de/downloads/NLS%20Algo%20GRC_10.06.2021.pdf

96.5 SIDS

Auch der **plötzliche Kindstod** (*sudden infant death syndrome,* SIDS) gilt als pädiatrischer (familiärer) Notfall und wird i. d. R. durch den Notarzt begleitet. Der plötzliche Kindstod bedarf keiner Intervention mehr für das Kind, jedoch sehr wohl für die Eltern bzw. die Familie und beinhaltet immer auch eine rechtsmedizinische Obduktion, um die Eltern zu entlasten.

Ein i. d. R. von den Eltern anamnestisch berichtetes **akut lebensbedrohliches Ereignis** (Nahtodereignis, BRUE = *brief resolved unexplained event,* früher ALTE = *apparent life-threatening event*) mit Atemstillstand, Zyanose oder Bewusstlosigkeit muss auch bei zum Untersuchungszeitpunkt völliger Erholung des Kindes stationär abgeklärt werden.

LITERATUR

Farbman KS, Michelson KA. Anaphylaxis in children. Curr Opin Pediatr 2016; 28(3): 294–297.

Fernandez A, Benito J, Mintegi S. Is this child sick? Usefulness of the Pediatric Assessment Triangle in emergency settings. J Pediatr (Rio J) 2017; 93 (Suppl 1): 60–67.

Grabenhenrich LB, Dölle S, Moneret-Vautrin A et al. Anaphylaxis in children and adolescents: The European Anaphylaxis Registry. J Allergy Clin Immunol 2016; 137(4): 1128–1137.

Kaufmann J, Laschar M, Wappaler F. Die präklinische Versorgung von Notfällen im Kindesalter. Anästh Intensivmed 2012; 53: 254–267.

Mathias B, Mira JC, Larson SD. Pediatric sepsis. Curr Opin Pediatr 2016; 28(3): 380–387.

Meyburg J, Bernhard M, Hoffmann GF, Motsch J. Grundlagen für die Behandlung von Notfällen im Kindesalter. Dtsch Arztebl Int 2009; 106(45): 739–748.

Nicolai T, Hoffmann F. Kindernotfall-ABC. 3. A. Berlin, Heidelberg: Springer; 2019.

Petrocheilou A, Kalliopi T, Efthimia K et al. Viral croup: Diagnosis and a treatment algorithm. Pediatr Pulmonol 2014; 49: 421–429.

Plunkett A, Tong J. Sepsis in children. BMJ 2015; 350: h3017.

Pouessel G, Deschildre A. Anaphylaxie de l'enfant: ce que le pédiatre doit savoir. Arch Pediatr 2016; 23(12): 1307–1316.

Prusakowski MK, Chen AP. Pediatric sepsis. Emerg Med Clin North Am 2017; 35(1): 123–138.

Rai B, McDartan F, Kaninde A, Sharif F. Infants with head injuries – do all need hospital admission? Ir J Med Sci 2017; 187(1): 141–143.

Sinnig M, Schriek K. Management von Verbrennungen im Kindesalter. Trauma Berufskrankh 2014; 16 (Suppl 4): 416–424.

Van den Voorde P, Turner NM, Djakow J et al. European Resuscitation Council Guidelines 2021: Paediatric Life Support. Resuscitation 2021; 161: 327–378.

Wing R, James C. Pediatric head injury and concussion. Emerg Med Clin North Am 2013; 31(3): 653–675.

SYSTEMATISCHE REVIEWS

Castro-Rodriguez JA, Rodriguez-Martinez CE, Sossa-Briceño MP. Principal findings of systematic reviews for the management of acute bronchiolitis in children. Paediatr Respir Rev 2015; 16(4): 267–275.

Davis GA, Anderson V, Babl FE et al. What is the difference in concussion management in children as compared with adults? A systematic review. Br J Sports Med 2017; 51(12): 949–957.

van den Bruel A, Haj-Hassan T, Thompson M et al. for the European Research Network on Recognising Serious Infection investigators. Diagnostic value of clinical features at presentation to identify serious infection in children in developed countries: A systematic review. Lancet 2010; 375: 834–845.

van den Bruel A, Thompson M Haj-Hassan T et al. Diagnostic value of laboratory tests in identifying serious infections in febrile children: Systematic review. BJM 2011; 342: d3082.

KAPITEL

97

Elizabeth Mathias

Leichenschau und Totenschein

Etwa die Hälfte der ca. 1 Millionen jährlichen Todesfälle in Deutschland ereignet sich in Pflegeheimen oder in der Häuslichkeit. Ambulant arbeitende Ärzte sind damit für einen erheblichen Teil der Leichenschauen zuständig.

97.1 Rechtlicher Hintergrund und die Pflichten des Arztes

Das Leichenschauwesen wird durch Landesrecht geregelt. Grundsätzlich gilt, dass die **Todesfeststellung** und die **Durchführung der Leichenschau** ärztliche Aufgaben sind. Die Ablehnung einer Aufforderung zur Feststellung des Todes ist laut Gesetz nicht möglich. Die darauffolgende Leichenschau kann nur in bestimmten Fällen abgelehnt werden:

- Notärzte dürfen nach Feststellung des Todes die Leichenschau delegieren, um für einen weiteren Einsatz verfügbar zu sein.
- Der Arzt sieht die Gefahr einer strafrechtlichen Verfolgung von sich selbst oder von familiär nahestehenden Personen (§ 52 StPO).

Im Rahmen der Leichenschau muss zuallererst der Tod sicher festgestellt werden, weiterhin bestimmt der Leichenschauarzt die Todesursache, die Todesart und die Todeszeit. Bei Anhalt für einen nicht natürlichen Tod, eine ungeklärte Todesart (➤ Kap. 97.4.1) oder bei unbekanntem Toten hat der Leichenschauarzt die Pflicht, die Polizei sofort zu informieren. Bis zum Eintreffen der Polizei ist dafür zu sorgen, dass keine Veränderungen am Leichenfundort vorgenommen werden (Leichenschau sofort abbrechen, keine Fenster öffnen usw.). Es folgt ein Todesermittlungsverfahren durch die Polizei, an dessen Ende die Staatsanwaltschaft das weitere Vorgehen bestimmt (z. B. weitere polizeiliche Ermittlung, gerichtliche Obduktion oder Freigabe zur Bestattung).

Die Entscheidung des Leichenschauarztes bezüglich der Todesart stellt somit die Weichen für das weitere Vorgehen; daraus können erhebliche rechtliche sowie für die Angehörigen persönliche oder finanzielle Konsequenzen entstehen. Somit trägt der Leichenschauarzt eine große Verantwortung, die Leichenschau korrekt durchzuführen. Das Nicht-Informieren der Polizei bei Anhalt für einen nicht natürlichen Tod oder das falsche Ausfüllen des Totenscheins stellen Ordnungswidrigkeiten dar.

Des Weiteren besteht für den Leichenschauarzt eine Meldepflicht an das zuständige Gesundheitsamt bei bestimmten Erkrankungen (nach § 6 IfSG) oder an die zuständige Berufsgenossenschaft bei Todesfällen mit einer Berufskrankheit als verdächtigte (Teil-)Ursache.

CAVE

Trotz Übereinstimmung in vielen Punkten bestehen Unterschiede zwischen den Bestattungsgesetzen der Bundesländer. Jeder Arzt ist dafür verantwortlich, sich mit den gesetzlichen Grundlagen seines Bundeslandes vertraut zu machen. Die entsprechenden Landesgesetze sind im Internet zu finden, auch die Webseiten der zuständigen Landesärztekammer oder die lokalen rechtsmedizinischen Einrichtungen können Hilfestellung geben.

97.2 Feststellung des Todes

Der Tod ist bei Vorhandensein von sicheren Todeszeichen (➤ Tab. 97.1) oder nach 30 min vergeblicher Reanimation mit Null-Linien-EKG und Ausschluss reversibler Ursachen des Kreislaufstillstandes festzustellen. Die Todesfeststellung hat unverzüglich

Tab. 97.1 Sichere Todeszeichen

Zeichen	Beschreibung/Ätiologie	Zeit der Entstehung	Auffällige Befunde
Totenflecken (➤ Abb. 97.2)	Rot-violette Flecken in unten liegenden Körperpartieen, entstehen wegen Senkung des Blutes aufgrund des Kreislaufstillstands	• Nach 15–30 min. sichtbar, bis ca. 12 h nach dem Tod (teilweise) umlagerbar • Auf Fingerdruck wegdrückbar für ca. 10 h (Unterscheidung vom Hämatom) • Temperatur*un*abhängig	• Homogen hellrote Totenflecken am Körper und auch an den Nagelbetten sind ein Hinweis auf Kohlenstoffmonoxid- oder Cyanidvergiftung • **Cave:** bei Anhalt für eine Kohlenstoffmonoxidvergiftung ist die Feuerwehr zu alarmieren! • Inhomogen hellrote Totenflecken können aufgrund kalter Temperaturen entstehen (z. B. sind Totenflecken unter der Kleidung dunkler als an unbedeckten Stellen) • Nicht lagegerechte Totenflecken (z. B. Totenflecken im Rückenbereich, Leiche aber in Bauchlage aufgefunden) bedeuten, dass der Leichnam durch Dritte umgelagert wurde
Totenstarre	Versteifung der Muskulatur wegen fehlender ATP-Bildung nach dem Tod	• Stark temperaturabhängig • Bei Zimmertemperatur Eintritt nach ca. 2–4 h, zunächst im Kiefergelenk, vollständig ausgeprägt nach 6–8 h • Bildet sich nach 2–4 d vollständig zurück • Bei kälteren Temperaturen tritt die Totenstarre später ein und hält länger an	Bei schwerer Unterkühlung (Körperkerntemperatur ≤ 30 °C) kann eine Kältestarre auftreten, die nicht mit einer Totenstarre verwechselt werden darf; möglicher Hinweis: fehlende Totenflecken
Fäulnis	Häufig zuerst als grünrote, fleckenförmige Flecken im abdominellen Bereich zu sehen, die durch Verwesungsprozesse entstehen	• Tage nach dem Tod sichtbar • Temperaturabhängig	Bei fortgeschrittenen Fäulnisveränderungen ist eine Identitätsfeststellung nur aufgrund der Leichenschau nicht möglich. Hier ist die Polizei aufgrund ungeklärter Todesart und zur Identitätsfeststellung einzubinden.

zu erfolgen, weil bei fehlenden sicheren Todeszeichen ein potenziell reanimationspflichtiger Zustand vorliegt. Wenn der Tod schon durch einen Arzt festgestellt wurde (z. B. Notarzt) räumen manche Bestattungsgesetze dem Leichenschauarzt eine gewisse Frist ein, mit der Leichenschau zu beginnen (Berlin: innerhalb von 12 h, Mecklenburg-Vorpommern: 8 h, Bremen und Hamburg: 6 h).

Bewusstlosigkeit, Koma, Ausfall der Spontanatmung oder nicht tastbare Pulse gelten als unsichere Todeszeichen. Bei Ertrunkenen oder Intoxikation müssen Reanimationsmaßnahmen länger durchgeführt werden, bis der Tod sicher festgestellt werden kann. Dies gilt ebenfalls bei Unterkühlung. Dem Merkspruch *only a warm body is a dead body* folgend gilt: Weiter reanimieren und mittels notärztlicher bzw. stationärer Behandlung die Körpertemperatur auf 35 °C erhöhen. Der Tod kann auch durch den Hirntod sicher festgestellt werden. Dies kommt vor allem auf Intensivstationen vor einer Organspende infrage und spielt im ambulanten Bereich keine Rolle.

Unterschiede zwischen Rechtslage und Praxis

Hausärzte bzw. Ärzte im kassenärztlichen Notdienst, die über einen Todesfall informiert werden, müssen zunächst anhand der anamnestischen Information über die Dringlichkeit entscheiden. Allein aufgrund der Ausstattung und fehlender Sonderrechte im Verkehr sind ambulante Ärzte für dringende medizinische Notfälle nicht geeignet. Darüber hinaus kann es schwierig sein, eine volle Sprechstunde zu verlassen oder im kassenärztlichen Notdienst eine weite Strecke zum Patienten ohne große Verzögerungen zu fahren. Bei bewusstlosen, intoxikierten, ertrunkenen oder unterkühlten Patienten ist daher der Notarzt zu alarmieren. Nur so kann eine schnellstmögliche medizinische Betreuung sichergestellt werden.

Bei erwarteten Todesfällen (z. B. Palliativpatienten, multimorbide Heimbewohner) kommt es oft zu einem Auseinanderfallen zwischen der Rechtslage, eine Todesfeststellung ohne Verzögerung durchzuführen, und der gängigen Praxis. Nicht selten rufen Angehörige bei erwarteten Todesfällen Stunden nach Todeseintritt an („Wir wollten Sie nicht stören, Frau Doktor"). Oder das Personal des Pflegeheims ruft an, dass ein Patient Stunden vorher in der Nacht verstorben sei. Wird die Wahrscheinlichkeit eines reanimationspflichtigen Zustands als verschwindend gering eingeschätzt, fährt man schnellst*möglich* – häufig nach der Sprechstunde oder während des kassenärztlichen Notdienstes – zum Todesort zur gleichzeitigen Todesfeststellung und Leichenschau.

MERKE

Wer sich auf die Aussage einer dritten Person verlässt, trägt die Verantwortung. Im Zweifelsfall bei Information über einen Todesfall immer sofort hinfahren, um den Tod sicher festzustellen, oder auf den Einsatz eines Notarztes hinwirken.

97.3 Leichenschau

Die Leichenschau ist nach den Bestattungsgesetzen „unverzüglich" nach Erhalt der Information über den Todesfall durchzuführen; in der Praxis bedeutet dies „ohne schuldhaftes Zögern". Eine sofortige Unterbrechung einer gerade stattfindenden Behandlung, Operation oder Sprechstunde ist deswegen nicht erforderlich.

Ärzte im ambulanten Bereich werden im Rahmen des kassenärztlichen Notdienstes oder während der Praxiszeit zur Leichenschau aufgefordert. Bei Aufforderung zur Leichenschau sind folgende Aspekte zu beachten:

1. Ist eine dringliche ärztliche Untersuchung bzw. Betreuung notwendig? Wenn ja, ggf. Notarzt einbinden. Ansonsten besteht ein Zeitfenster für die Durchführung der Leichenschau.
2. Wo ist der Leichenauffindungsort? Muss die Wohnung aufgeschlossen werden? Bei logistischen Fragen (z. B. exponiert liegende Leiche) kann man sich an die Polizei wenden.
3. Wer ist der Verstorbene? Muss eine Auskunftsperson hinzukommen? Falls der Patient nicht zum eigenen Patientenstamm gehört, ggf. den Hausarzt des Patienten zur medizinischen Vorgeschichte anrufen.

MERKE
Der Leichenschauarzt ist dazu berechtigt, den Leichenfundort zu betreten und nach relevanten Papieren (z. B. Entlassbriefe, medizinische Dokumentation, Medikamente) zu durchsuchen. Behandelnde Ärzte sind von der Schweigepflicht befreit und neben Angehörigen dazu verpflichtet, Auskunft über den Verstorbenen zu geben.

Die Leichenschau sollte am Auffindungsort durchgeführt werden. Ist dies nicht möglich, z. B. weil die Leiche in einem engen Raum oder in der Öffentlichkeit liegt, kann nach sicherer Feststellung des Todes und bei fehlenden Hinweisen auf einen nicht natürlichen Tod, der Leichnam an einen geeigneteren Ort transportiert werden. Die Leichenschau findet dann dort statt (z. B. in einem anderen Raum des Hauses oder im Bestattungshaus).

Empfohlene Materialien/Werkzeuge für die Leichenschau

1. Totenscheinformular
2. Arztstempel
3. ICD-10-Handbuch oder als App (z. B. KBV2GO, ➤ Kap. 97.7)
4. Handschuhe
5. Pinzette
6. Ggf. Taschenlampe
7. Kugelschreiber
8. Schutzkittel

Ggf. kann eine Hilfsperson zur Entkleidung und Lagerung des Leichnams hinzugerufen werden (z. B. Praxismitarbeiter, Bestatter).

Durchführung der Leichenschau

MERKE
Es ist zu überprüfen, ob Anhaltspunkte für einen nicht natürlichen Tod oder eine ungeklärte Todesart (➤ Kap. 97.4.2) bestehen. Sollte dies der Fall sein, muss die Leichenschau unterbrochen werden. Der Leichenfundort bleibt unverändert, der Leichenschauarzt muss die Polizei informieren!

0. Angehörige aus dem Raum schicken Das Entkleiden und die Untersuchung des Leichnams kann für Angehörige eine Belastung sein. Darüber hinaus könnte die Anwesenheit der Angehörigen den Leichenschauarzt daran hindern, eine gründliche Untersuchung durchzuführen (z. B. fehlendes Entkleiden der Leiche aus Pietätsgründen).

MERKE
Auf dem Totenschein wird bescheinigt, dass die Leichenschau an der *unbekleideten Leiche* durchgeführt wurde – nur so können mögliche äußerliche Zeichen eines nicht natürlichen Todes beobachtet werden!

1. Auffindungssituation wahrnehmen und Übersicht über den Leichenfundort verschaffen Hinweise auf einen nicht natürlichen Tod können von der Auffindungssituation oder der Umgebung des Leichnams ermittelt werden. Insbesondere soll auf den Ort der Auffindung (z. B. im unbeheizten Wintergarten in der kalten Jahreszeit), die Position des Leichnams und Hinweise auf Substanzgebrauch (z. B. leere Alkoholflaschen und Medikamentenpackungen) in der unmittelbaren Umgebung geachtet werden.

2. Leichnam entkleiden Soweit möglich ohne Schere, um Sachbeschädigung zu vermeiden. Sichere Todeszeichen wahrnehmen (➤ Tab. 97.1).

3. Weitere Merkmale bei entkleidetem Leichnam dokumentieren Z. B. Narben, Herzschrittmacher, Zeichen medizinischer Behandlung, Lage der Extremitäten.

4. Untersuchung des Schädels Durch kräftigen Druck soll eine widernatürliche Beweglichkeit des Schädels überprüft werden.

5. Untersuchung des Kopfes Überprüfung der Augenlider durch das Ektropionieren (➤ Abb. 97.1a). Petechien in der Lid- und/oder Lidbindehaut (➤ Abb. 97.1b) sind ein Hinweis auf einen nicht natürlichen Tod, z. B. durch Hals- oder Brustkorbkompression. Es ist beim Ektropionieren darauf zu achten, dass die Bindehaut hinter dem Tarsus einschließlich der oberen Umschlagfalte einsehbar ist.

Die Mundschleimhaut muss durch Anheben der Ober- und Unterlippe ebenfalls auf Verletzungen oder Petechien untersucht werden. Soweit möglich sollte die Mundhöhle auf Fremdinhalt oder z. B. Zahnabbrüche inspiziert werden. Auf sonstige Verletzungen oder Blut, z. B. in oder hinter den Ohren, muss ebenfalls geachtet werden.

6. Hals untersuchen Durch Bewegung des Kopfes soll der Hals auf Verletzungen, Strangmarken oder Hämatome untersucht werden.

7. Thorax untersuchen Die Symmetrie des Brustkorbs soll überprüft werden. Durch Drücken soll auf eine widernatürliche Beweglichkeit des Brustkorbs untersucht werden – diese kann u. a. durch Reanimation entstehen.

Beim Druck auf den Brustkorb kann Luft geräuschvoll durch die Stimmbänder gedrückt werden („Leichenlaut", Normalbefund).

8. Genitalbereich untersuchen Hier soll das Vorhandensein von Verletzungen oder Fremdkörpern geprüft werden.

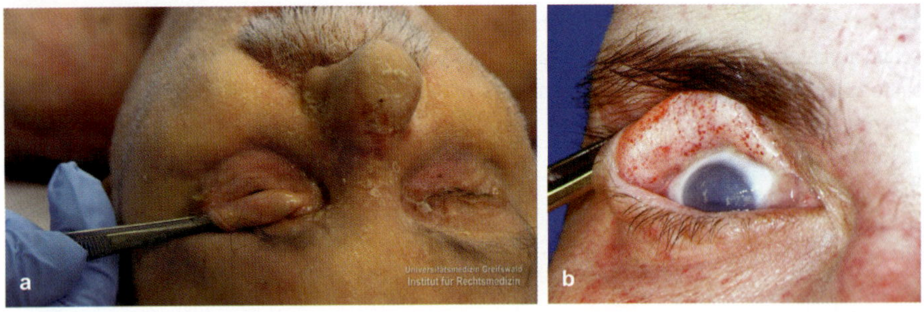

Abb. 97.1 Ektropionieren der Augenlider (a), Petechien in der Lidhaut (b) [T787-001]

9. Extremitäten untersuchen Hier muss ebenfalls auf Verletzungen untersucht werden. Insbesondere müssen die Handflächen (ggf. mit Überwindung der Totenstarre) auf Strommarken untersucht werden.

10. Abdomen untersuchen Hier soll auf das Vorhandensein von Verletzungen sowie Hinweise auf die Grunderkrankung (Aszites, Tumoren) untersucht werden.

11. Rücken untersuchen Hierfür kann die Hilfe einer zweiten Person zum Drehen des Leichnams notwendig sein. Durch Abklopfen soll die Festigkeit des Rückenskeletts überprüft werden. Ebenfalls sollen mögliche Verletzungen ausgeschlossen werden. Bei einer Leiche, die in Rückenlage aufgefunden wurde, sind Totenflecken im Rückenbereich zu erwarten (➤ Abb. 97.2).

12. Afterregion inspizieren Hier sollen durch äußerliche Untersuchung auf Verletzungen und Fremdkörper untersucht werden.

MERKE
Nach Feststellung eines nicht natürlichen oder ungeklärten Todes muss am Leichenfundort auf die Polizei gewartet werden!

97.4 Ausfüllen des Totenscheins

97.4.1 Todesart

Die Todesart ist ein rechtlicher Begriff, der sich auf die zum Tode führenden Umstände bezieht.

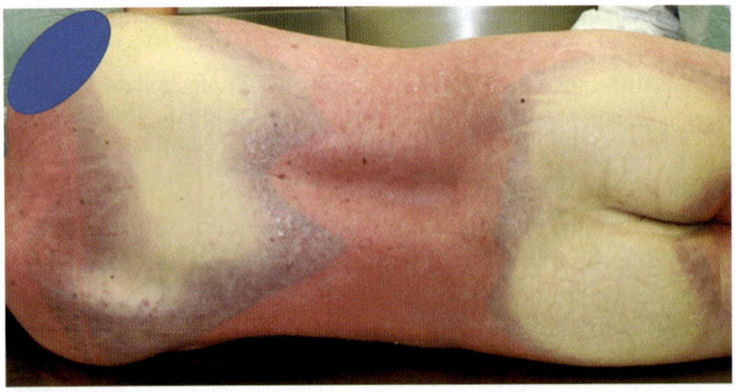

Abb. 97.2 Totenflecken [T787-001]

Ein **nicht natürlicher Tod** bedeutet, dass eine von außen einwirkende Ursache für den Todesfall verantwortlich ist, z. B. Gewalteinwirkungen, Suizid, Tötungsdelikte, Vergiftungen, Unfälle oder medizinische Behandlungsfehler.

MERKE
Anhaltspunkte reichen aus, um einen nicht natürlichen Tod zu bescheinigen. Es ist nicht Aufgabe des Leichenschauarztes, konkrete Beweise vorzulegen.

Mögliche Anhaltspunkte für einen nicht natürlichen Tod sind:
- Anamnestische Auffälligkeiten wie plötzlicher Todeseintritt bei jüngeren Menschen ohne bekannte Vorerkrankung
- Besonderheiten in der Auffindungssituation oder Umgebung wie erkennbare Unfälle oder Hinweise auf Suizid (z. B. Abschiedsbrief vorhanden)
- Auffälligkeiten in der Leichenschau wie Tablettenreste im Mundbereich, Verletzungszeichen, Stauungsblutungen, auffällige Farbe der Totenflecken

MERKE
Ein Todesfall als **Folge eines Unfalls** (auch als späte Folge, z. B. Pneumonie bei immobiler Patientin mit Querschnittlähmung nach Autounfall vor 10 Jahren) gilt als **nicht natürlich,** da der Todesfall möglicherweise nicht eingetreten wäre, wenn es den Unfall nicht gegeben hätte!
Ein Todesfall als **Folge eines Unglücks** (z. B. Wespenstich) gilt ebenfalls als nicht natürlich. Hier kann die Bescheinigung eines nicht natürlichen Todes versicherungstechnische Folgen für die Angehörigen haben (z. B. Auszahlung einer Unfallversicherung).

Ein **natürlicher Tod** hingegen wird durch innere Krankheitsursachen bedingt (z. B. Infektionskrankheiten, Krebserkrankungen).

Bei einer **ungeklärten Todesart** ist nicht klar, ob eine von außen oder innen wirkende Ursache den Tod herbeigeführt hat, z. B. bei Totauffindungen oder „Wohnungsleichen". Nicht alle Bundesländer bieten die Möglichkeit, eine ungeklärte Todesart auf der Todesbescheinigung anzugeben. Bei einer ungeklärten Todesart ist wie bei nicht natürlichem Tod vorzugehen.

MERKE
Bei nicht natürlichen oder ungeklärten Todesarten ist die Polizei **immer** zu informieren!

Tab. 97.2 Angabe der Todesursache nach Empfehlung der WHO und häufige Fehler mit Verbesserungen

	Originalbeispiel	Verbesserung	Todesart
I.	a) unmittelbare Todesursache Herz-Kreislauf-Stillstand (✗)	a) unmittelbare Todesursache Tumorkachexie	Natürliche Todesart (✓)
	b) als Folge von Tumorkachexie	b) als Folge von	
	c) als Folge von (Grundleiden) Neuroendokrines Karzinom der Lunge	c) als Folge von (Grundleiden) Neuroendokrines Karzinom der Lunge	
Kommentare: 1. Die Diagnose Herz-Kreislauf-Stillstand stellt einen Endzustand dar und ist daher in der Todesursachenangabe überflüssig. 2. Sollte keine Zwischenbedingung Ib vom Grundleiden zur unmittelbaren Todesursache bestehen, kann das Feld leer gelassen werden. (Sollte das Grundleiden auch die unmittelbare Todesursache sein, kann auch nur das Feld Ia ausgefüllt werden, z. B. bei metastasierter Krebserkrankung.)			
I.	a) unmittelbare Todesursache Aspirationspneumonie (!!)	a) unmittelbare Todesursache Hypostatische Pneumonie	Natürliche Todesart (✓)
	b) als Folge von	b) als Folge von	
	c) als Folge von (Grundleiden) Parkinson-Syndrom	c) als Folge von (Grundleiden) Parkinson-Syndrom	
Kommentar: 1. Eine Aspirationspneumonie, die ein Bolusgeschehen (z. B. Erbrochenes, Essen) impliziert, ist von einer hypostatischen Pneumonie wegen Immobilität (z. B. bei einer Demenz) zu unterscheiden. Erstere stellt eine nicht natürliche Todesart dar, Letztere eine natürliche Todesursache. 2. Die Unterscheidung erfolgt u. a. anamnestisch: In diesem Fall handelte es sich um einen immobilen Patienten mit fortgeschrittener Parkinson-Demenz, der im Pflegeheim häufige Pneumonien in den letzten Jahren hatte. In den Tagen vor dem Tod bestand laut dem Pflegepersonal Husten und am Tag des Todes hohes Fieber.			

97.4.2 Todesursache

Die **Todesursache** ist die konkrete medizinische Diagnose, die zum Tod geführt hat. Sie ist Grundlage der Todesursachenstatistik. Diese wird auf dem Totenschein nach dem Muster der Weltgesundheitsorganisation (WHO) in Form einer Kaskade vom Grundleiden (Ic) bis zur unmittelbaren Todesursache (Ia) angegeben (➤ Tab. 97.2). Die Dauer der jeweiligen Ursache ist (wenn bekannt) anzugeben.

MERKE

Endzustände wie Atem-/Herz-/Kreislaufstillstand und Asystolie gehören *nicht* auf den Totenschein. Als normale Teile jedes Sterbeprozesses liefern sie weder verlässlichen Kontext für die angegebene Todesart noch wertvolle Informationen für die Todesursachenstatistik.

Eine 100-prozentige Sicherheit bei der Todesursachenerklärung wird vom Leichenschauarzt nicht verlangt und ist auch bei der äußeren Leichenschau objektiv nicht möglich. Sollte die wahrscheinlichste Todesursache nicht anhand der (Fremd-)Anamnese und des Befunds zu eruieren sein, ist dies unbedingt auf der Todesbescheinigung anzumerken. In manchen Bundesländern kann ein Tod unklarer innerer Ursache (ICD-10: R99) bei Angabe des medizinischen Grundleidens angegeben werden, in manchen Bundesländern ist dies aber unzulässig. Der einzige verlässliche Weg, die sichere Todesursache festzulegen, ist die **Obduktion.** Sie dient u. a. ebenfalls zur Qualifikation der Todesart und Validierung der Todesursachenstatistik. Die Obduktionsrate in Deutschland ist mit < 5 % sehr niedrig (z. B. in Dänemark ca. 16 %, Österreich ca. 12 %).

97.4.3 Todeszeitbestimmung

In Leichenschauformularen wird eine genaue Todeszeitbestimmung verlangt, da diese Angabe für die Beurkundung des Sterbefalls in den Standesämtern (Personenstandsgesetz) erforderlich ist. Dies kann bei Todesfällen unter ärztlicher Überwachung oder mit Zeugen eines Todesfalls relativ sicher festgestellt werden. Bei Todesfällen in der Häuslichkeit bzw. Leichen, die aufgefunden werden, ist dies schwierig. Hier besteht die Möglichkeit, auf Grundlage der Ausprägung der sicheren Todeszeichen eine Todeszeit oder ein Todeszeitintervall festzulegen (*„Todeseintritt zwischen … und … Uhr“*). Sollte dies nicht möglich sein, kann auch der Zeitpunkt angegeben werden, an dem die Person zuletzt gelebt hat (Todeszeitangabe: *„Tot aufgefunden am … um… Uhr, zuletzt gelebt am … um … Uhr“*).

Bei unsicherer Todeszeit ist eine gute Dokumentation von Informationen vor Ort (Angaben von Zeugen oder Angehörigen, Zeitpunkt der Leichenauffindung, Fortschreitungsgrad von sicheren Todeszeichen) empfehlenswert. Sollte der genaue Todeszeitpunkt eine erkennbare Rolle spielen (z. B. Erbangelegenheiten bei gemeinsam tot aufgefundenen Eheleuten), sollte die Polizei informiert werden. Dann erfolgt die Todeszeitfeststellung ggf. auf Anforderung der Polizei durch die Rechtsmedizin.

97.5 Verhalten nach der Leichenschau

97.5.1 Verwaltungsaufgaben

Nach Ausfüllen des Totenscheins werden die Blätter getrennt und in die dafür vorgesehenen Briefumschläge eingepackt. Ein Exemplar der Todesbescheinigung ist für den Leichenschauarzt vorgesehen. Bei Angabe eines natürlichen Todes kann anschließend der Bestatter zur Abholung des Leichnams durch die bestattungspflichtigen Personen angerufen und ihnen der Umschlag mit der Todesbescheinigung mitgegeben werden.

97.5.2 Beratung und Betreuung der Angehörigen

Sollte die Familie keinen Bestatter vorher ausgewählt haben und der nächstliegende Bestatter der Region unbekannt sein, kann die Leitungsstelle einen Bestatter vermitteln. Der Bestatter kann im Verlauf des Bestattungsprozesses gewechselt werden. Bei Feuerbestattung findet in den meisten Bundesländern (außer Bayern) eine zweite Leichenschau durch einen durch die Gesundheitsbehörde ermächtigten Arzt (z. B. aus der Rechtsmedizin) statt.

Sind keine Angehörigen vor Ort, sollte geklärt werden, wer diese über den Todesfall benachrichtigt. Bei Angehörigen vor Ort sollte Beileid ausgesprochen werden. Es sollte geklärt werden, ob sie sofort Hilfe benötigen oder ob dies durch den eigenen Hausarzt erfolgt.

97.5.3 Rechnung

Die Abrechnung der Leichenschau inkl. Ausfüllen des Totenscheins im ambulanten Sektor ist eine Privatleistung (➤ Tab. 97.3), denn die Krankenversicherung endet mit dem Tod.

Die Übergabe der Rechnung an die Angehörigen ist der formal korrekte Weg und kann einen Aufwand mit sich bringen. Es kann oft zum Zeitpunkt der Leichenschau nicht geklärt werden, wer die Kosten übernimmt. Häufig bestehen Absprachen mit dem Bestatter, die Rechnung zusammen mit der Todesbescheinigung mitzugeben. So übernimmt der Bestatter die Kosten für die Leichenschau im Voraus und stellt sie den Angehörigen später in Rechnung.

CAVE

Die Übergabe der Rechnung an den Bestatter ist *keine* Selbstverständlichkeit und muss abgesprochen werden! Rechnungsempfänger ist immer die bestattungspflichtige Person, nicht der Bestatter.

97.6 Postmortale Gewebespende

In Deutschland besteht ein hoher Bedarf an Gewebespenden. Eine postmortale Gewebespende z. B. der Augenhornhaut, der Herzklappen oder Knochengewebe ist innerhalb von 72 Stunden nach dem Tod möglich. Voraussetzung ist die Zustimmung zur Gewebespende, z. B. auf einem Organspendeausweis oder von den nächsten Angehörigen des Verstorbenen. Eine Anmeldung bei einer regionalen Gewebebank (häufig an einer Universitätsklinik) erfolgt durch den Arzt. Nach Ausschluss von Kontraindikationen wie Krebs- oder Infektionskrankheiten erfolgt die Gewebeentnahme.

Für den Leichenschauarzt besteht der nachvollziehbare Impuls, die trauernden Angehörigen vor potenziell belastenden Fragen zu schützen. Dennoch ist es im Sinne der Versorgung anderer Patienten in Not, das Thema vorsichtig und empathisch anzusprechen. Wichtige Punkte eines solchen Gesprächs sind:

- Einfühlsame Erklärung, dass eine Gewebespende ausgerechnet jetzt angesprochen wird, weil die Zeit eine wichtige Rolle spielt.
- Frage nach Vorliegen eines Organspendeausweises oder nach dem mutmaßlichen Willen des Verstorbenen.

Tab. 97.3 GOÄ-Abrechnungsziffern für die Abrechnung einer Leichenschau inkl. Ausfüllen des Totenscheins

GOÄ-Nr.	Beschreibung			Steigerungssatz	Betrag
100	Untersuchung eines Toten und Ausstellung einer vorläufigen Todesbescheinigung, mind. 20 min.			1	€ 110,51
100	S. o. – Zeitaufwand mind. 10 min.			0,6	€ 66,31
101	Untersuchung eines Toten einschließlich Feststellung des Todes/Ausstellung eines Leichenschauscheines, mind. 40 min.			1	€ 165,77
101	S. o. – Zeitaufwand mind. 20 min.			0,6	€ 99,46
102	Zuschlag zu den Nummern 100 bzw. 101 bei einem Toten mit einer dem Arzt unbekannten Identität und/oder besonderen Todesumständen (zusätzliche Dauer mind. 10 min.)			1	€ 27,63
Zuschlag F	Leistung von 20 bis 22 Uhr bzw. 6 bis 8 Uhr			1	€ 15,15
Zuschlag G	Leistung von 22 bis 6 Uhr			1	€ 26,23
Zuschlag H	Leistung an Samstagen, Sonntagen oder Feiertagen			1	€ 19,82
Wegegeld	**Luftlinie**	**tags**	**nachts**	1	Siehe Tabelle
	< 2 km	€ 3,58	€ 7,16		
	2–5 km	€ 6,65	€ 10,23		
	5–10 km	€ 10,23	€ 15,34		
	10–25 km	€ 15,34	€ 25,56		
	> 25 km	€ 0,26/km bzw. tatsächliche Kosten (Beleg) zzgl. € 51,15 wegen Abwesenheit bis 8 h			

GOÄ = Gebührenordnung für Ärzte

- Aufklärung, dass nach der Spende eine ästhetische Rekonstruktion des Körpers mit z. B. Ersatz der Knochen mit Prothesen erfolgen würde, sodass keine äußeren Veränderungen des Verstorbenen zu befürchten sind.

Für weitere Fragen zum Vorgehen kann die Gewebebank für ein Angehörigengespräch kontaktiert werden. Bei ungeklärter Todesart oder nicht natürlichem Tod ist vor einer Gewebespende die Freigabe der Staatsanwaltschaft einzuholen.

97.7 Ressourcen für Ärzte

TIPP

KBV2Go-App: ICD-10 als Handy-Applikation zur Unterstützung beim Ausfüllen des Totenscheins in Regionen ohne Internetverbindung:

www.kbv.de/html/kbv2go.php

LEITLINIEN

S1-Leitlinie „Regeln zur Durchführung der ärztlichen Leichenschau". AWMF-Registernummer 054-002:

https://register.awmf.org/de/leitlinien/detail/054-002

LITERATUR

Bockholdt B, et al. Die ärztliche Leichenschau – Schritt für Schritt. Allgemeinmedizin up2date 2022; 03(02): 99–107.

Bundeszentrale für gesundheitliche Aufklärung (BZgA). Die Gewebespende; www.organspende-info.de/gewebespende (letzter Zugriff: 2.4.2024).

Madea B, Schäfer K. Synopse des deutschen Bestattungsrechts: Synoptischer Vergleich der Bestattungsgesetze aller 16 Bundesländer, insbesondere im Umgang mit Verstorbenen und Hinterbliebenen. Regensburg: BoD – Books on Demand; 2022.

Philipp KP. Probleme bei der Leichenschau [Online-Vorlesung]. E-Learning Server des Studiendekanats der Universitätsmedizin Greifswald (2020).

VI Diagnostik und Therapie

KAPITEL

98

Jean-François Chenot, Martin Scherer

Fragebögen und Scores

98.1 Definition und Hintergrund

Unter einem **Fragebogen** werden hier ausformulierte Fragen verstanden, aus denen ein Wert (Summenscore) für ein klinisches Assessment gebildet wird. In Abgrenzung dazu sind **Scores** Messungen von klinischen Parametern und Angaben, aus denen ebenfalls ein Wert abgeleitet wird. Traditionell spielen Fragebögen und Scores eher in der Forschung oder in der Diagnostik bei Spezialisten eine Rolle. In der Praxis gibt es viele Widerstände und auch praktische Probleme beim Einsatz standardisierter Fragebögen. Dazu gehören mangelnde Erfahrung mit der Auswertung und der Integration in den Praxisalltag, der zeitliche Aufwand und eine generelle Skepsis. Fragebögen und Scores werden aber auch in der hausärztlichen klinischen Versorgung zunehmend wichtiger. Sie können Ausdruck von Qualität sowie Professionalität sein und sind teilweise auch vorgeschrieben, z. B. als Teil des geriatrischen Basisassessments (➤ Kap. 88) oder der Gesundheitsuntersuchung (➤ Kap. 6). In vielen Kapiteln dieses Buches werden sie für bestimmte Beratungsanlässe vorgeschlagen und werden deshalb hier noch einmal übergreifend besprochen. Davon abzugrenzen sind Fragebögen, die manche Praxen bei neuen Patienten oder Neuaufnahmen im Pflegeheim nutzen, die primär eine strukturierte Erfassung der Anamnese unterstützen.

MERKE

Ziel von Fragebögen und Scores ist es, eine klinische Verdachtsdiagnose bzw. die Einschätzung des Krankheitsverlaufs objektiver und nachvollziehbarer zu machen.

Optimalerweise verbessern sie als klinische Entscheidungshilfe *(medical decison rule/aid)* die diagnostische Genauigkeit (Messgüte) im Vergleich zur intuitiven Einschätzung und schaffen mit ihren festgelegten Items (Fragen oder Messungen) eine transparente Grundlage für klinische Entscheidungen. Genau wie die körperliche Untersuchung, Laborteste und Bildgebung haben sie eine Sensitivität und Spezifität und können falsch positive und falsch negative Ergebnisse liefern (➤ Kap. 4, ➤ Kap. 99). Gerade Studierende und junge Ärzte ohne klinische Erfahrung schätzen Fragebögen und Scores.

Scores und Fragebögen sollte man nicht unkritisch einsetzen. Für den rationalen Einsatz ist es nützlich, sich zum einen mit ihrer Entwicklung und den wichtigsten Qualitätskriterien zu ihrer Beurteilung auseinanderzusetzen, und zum anderen zu bedenken, dass Testergebnisse von äußeren Faktoren wie z. B. Alter, Bildung und kulturellem Hintergrund und nicht zuletzt von der korrekten Durchführung bzw. Anwendung abhängig sind.

MERKE

Ein Score oder Fragebogen sollte niemals über Ihre klinische Intuition oder andere starke Argumente für eine Diagnose gestellt werden. Es sind Instrumente, die Ärzten bei klinischen Entscheidungen helfen, sie aber nicht absolut festlegen.

Die wichtigsten **Gütekriterien** für Scores und Fragebögen sind, vereinfacht formuliert:

- **Validität** = Der Test misst, was er messen soll.
- **Reliabilität** = Der Test misst zuverlässig, was er messen soll, auch bei Wiederholung.
- **Objektivität** = Der Test misst unabhängig vom Untersucher, was er messen soll.

Das **Setting** (z. B. ambulante Versorgung), in dem die Fragebögen oder Scores entwickelt wurden, ist entscheidend für ihre Anwendung. Aufgrund der unterschiedlichen Patientenpopulationen und Vortestwahrscheinlichkeiten sollten sie möglichst nur in dem Setting eingesetzt werden, in dem sie entwickelt wurden. So wurde der Marburger Herz-Score in Hausarztpraxen entwickelt und ist deshalb in der Notaufnahme im Krankenhaus nicht einsetzbar (➤ Kap. 44).

Bei der Entwicklung von Fragebögen und Scores wird der Zusammenhang **(Assoziation)** erfasster Items (z. B. Pulsfrequenz) mit einem **Endpunkt** (z. B. Lungenentzündung) untersucht. Durch die Kombination mehrerer Items kann die Vorhersagekraft verbessert werden. Aus Praktikabilitätsgründen sollte die Zahl der zu erfassenden Items bzw. Fragen möglichst gering sein. Das spart Zeit und vereinfacht die Auswertung; Patienten ermüden beim Ausfüllen mit zunehmender Länge und geben dann weniger Auskunft. Die Länge eines Fragebogens bzw. die Anzahl der Items hängt aber oft stark mit der Messgenauigkeit zusammen und ist deshalb oftmals ein pragmatischer Kompromiss. Wichtige Maße für die **Validität** sind die Sensitivität und Spezifität eines Tests und die daraus abgeleitete *area under the curve* (AUC, Fläche unter der Kurve) (➤ Kap. 4.3).

Ein Fragebogen oder Score wird mit einer Beobachtungsstudie entwickelt *(derivation cohort)*, die dann möglichst in einer unabhängigen weiteren Beobachtungsstudie *(validation cohort)* überprüft (validiert) wird.

Auch wenn manche Formulierungen oder Fragen in Scores scheinbar nicht passend erscheinen, sollte man diese nicht selbstständig ändern, weil die Ergebnisse nicht mehr sicher interpretiert werden können.

Anwendungsbeispiel

Der Marburger Herz-Score

Für die Entwicklung des Marburger Herz-Scores wurden in über 200 deutschen Hausarztpraxen systematisch die Befunde von 1.249 Patienten ≥ 35 Jahre, die sich mit Brustschmerzen vorstellten, erfasst und nachverfolgt. Daraus wurde ein diagnostischer Score mit 5 Items entwickelt (➤ Kap. 44). In einer weiteren Studie wurde bei 672 Patienten, die mit Brustschmerzen in einer Hausarztpraxis vorstellig wurden, die diagnostische Genauigkeit überprüft. Ein gutes Maß für die Genauigkeit ist die **AUC (Fläche unter der Kurve),** die sich aus der Sensitivität und Spezifität ableiten lässt. Dabei steht eine AUC von 1 für eine perfekte Übereinstimmung. Eine AUC von 0,9–1 gilt als sehr gut, von 0,7–0,89 als gut, von 0,6–0,69 als ausreichend; niedrigere Werte gelten als unzureichend. Die AUC für den Marburger Herz-Score betrug 0,90 (95 %-Konfidenzintervall 0,87–0,93) (Bösner et al. 2010).

98.2 Diagnostische Scores

In ➤ Tab. 98.1 ist eine Auswahl von Scores zusammengestellt, die in diesem Buch beschrieben werden.

98.3 Fragebögen

➤ Tab. 98.2 enthält eine Auswahl häufig in Hausarztpraxen verwendeter Fragebögen. Der **PHQ-D-9** ist ein Beispiel für ein gestuftes Vorgehen (➤ Kap. 78). Der Fragebogen hat eine geringe Sensitivität, aber eine hohe Spezifität. Bei einem gestuften Vorgehen – zunächst Anwendung des PHQ-2 und erst bei positivem PHQ-2 Einsatz des PHQ-D-9 – kann man die diagnostische Genauigkeit verbessern. Der **PHQ-2,** der meist mündlich durchgeführt wird ([1] „Wie oft hatten Sie in den letzten 2 Wochen wenig Interesse oder Freude an Ihren Tätigkeiten?" – [2] „Haben Sie sich niedergeschlagen oder hoffnungslos gefühlt?") hat eine hohe Sensitivität (erkennt fast alle Patienten mit Depression), aber eine geringe Spezifität (bei vielen Gesunden wird fälschlicherweise eine Depression vermutet = erkennt nicht depressive Patienten nicht gut).

Der **Audit-C** hat 3 Fragen und kann Werte von 0 bis 12 (4 pro Frage) annehmen. Er dient dem Erkennen einer Alkoholgebrauchsstörung (Cut-off Männer ≥ 5, Frauen ≥ 4) (➤ Kap. 80). Der Vorteil der Kürze im Vergleich zum AUDIT-Fragebogen mit 10 Fragen wird mit einer geringen Testgüte erkauft. Die Kombination AUDIT-C mit Laborwerten verbessert die Testgüte für schwere Alkoholgebrauchsstörung.

Insbesondere bei Fragebögen, die meist in englischer Sprache entwickelt wurden, muss für eine deutsche Übersetzung die Übertragbarkeit der Güte sichergestellt werden, was einen Aspekt der Validierung darstellt. Alle hier vorgestellten Fragebögen sind auf Deutsch validiert worden. Für manche Fragebögen muss formal eine Lizenzgebühr für die Benutzung gezahlt werden. Die hier vorgestellten Instrumente sind kostenlos zugänglich. Teilweise sind die Instrumente durch Industrieförderung lizenzfrei. Beispiele sind der

Tab. 98.1 Ausgewählte Scores*

Entscheidungsregel	Zweck	Sensitivität (Erkrankungen oder Risiken erkennen)	Spezifität (Gesunde erkennen oder Risiken ausschließen)	Setting	Externe Validierung
arriba© (➤ Kap. 6)	Abschätzung der Wahrscheinlichkeit eines kardiovaskulären Ereignisses in den nächsten 10 Jahren	30–60 %	90–98 %	Hausarztpraxen, (Deutschland)	Validiert in einer deutschen Kohorte
CHADS- und CHADS-VASc-Score (➤ Kap. 68.3.1)	Abschätzung der Wahrscheinlichkeit eines thrombembolischen Ereignisses bei Vorhofflimmern	75 % 83 %	66 % 58 %	Populationsbasierte Studien (international)	Hausarztpraxen (Dänemark) und populationsbasierte Studien international
Centor-Score (alternativ: **FeverPAIN-Score**) (➤ Kap. 26.2.1)	Wahrscheinlichkeit, dass eine Streptokokken-Infektion vorliegt	20–97 %	10–94 %	Notaufnahmen und Hauarztpraxen (international)	Hausarztpraxen (international)
CRB-65 (➤ Kap. 95.4.3)	Abschätzung des Mortalitätsrisikos; Entscheidung, ob eine Lungenentzündung ambulant behandelt werden kann	82 %	75 %	Notaufnahmen und Hauarztpraxen (international)	Hausarztpraxen (Großbritannien)

Tab. 98.1 Ausgewählte Scores* (*Forts.*)

Entscheidungsregel	Zweck	Sensitivität (Erkrankungen oder Risiken erkennen)	Spezifität (Gesunde erkennen oder Risiken ausschließen)	Setting	Externe Validierung
Marburger Herz-Score (➤ Kap. 44.2.2)	Wahrscheinlichkeit, dass bei Brustschmerzen eine KHK vorliegt (in der Hausarztpraxis)	86–91 %	72–78 %	Hausarztpraxen, (Deutschland)	Hausarztpraxen, (Deutschland)
Ottawa Ankle Rules (➤ Kap. 43.5.3)	Abschätzung der Notwendigkeit einer Röntgenaufnahme nach Supinationstrauma des OSG	89–100 %	42–77 %	Notaufnahmen und Hauarztpraxen (international)	Hausarztpraxen (Türkei) und Notaufnahmen
qSOFA (q = quick) (➤ Kap. 95.4.9)	Abschätzung des Risikos, eine Sepsis zu entwickeln	50–69 %%	63–79 %	Notaufnahmen und Krankenhauspatienten international	Nützlichkeit in der Hausarztpraxis noch nicht belegt
Wells-Score (➤ Kap. 42.2.1)	Wahrscheinlichkeit, dass eine Thrombose vorliegt	66–90 %	65–93 %	Notaufnahmen und Krankenhauspatienten international	Hausarztpraxen (international)
	Wahrscheinlichkeit, dass eine Lungenembolie vorliegt	88–96 %	48–53 %	Notaufnahmen und Krankenhauspatienten international	Hausarztpraxen (international)
Glasgow Coma Scale (GCS) (➤ Kap. 95.4.2)	Abschätzung der Schwere eines Schädel-Hirn-Traumas	56–91 %	80–85 %	Notaufnahmen	Nützlichkeit in der Hausarztpraxis noch nicht gut belegt

* Alle Scores sind im Internet frei verfügbar. Die Angaben zu Sensitivität und Spezifität sind Spannweiten und hängen von der Zahl der positiven oder negativen Items ab.

Tab. 98.2 Ausgewählte Fragebögen

Fragebogen	Zweck	Sensitivität	Spezifität	Setting
PHQ-D-9	Depressionsdiagnostik (wird in der NVL als Option genannt)	60–80 %	90–95 %	In Hausarztpraxen international entwickelt und validiert
Mini-Mental-Status-Test (MMST) (➤ Kap. 77.4.1)	Demenzdiagnostik	87–91 %	78–84 %	In Hausarztpraxen international validiert, aber als Screening-Instrument nicht optimal geeignet
AUDIT-C (➤ Kap. 80.2.1)	Erkennen einer Alkoholgebrauchsstörung	60–95 %*	70–90 %*	In Hausarztpraxen international entwickelt und validiert

* Abhängig von Cut-off und untersuchter Population

AUDIT-C, der PHQ-D-9 oder das MNA® (Mini Nutritional Assessment) (➤ Kap. 47).

Weitere Fragebögen, die je nach klinischem Schwerpunkt und Interesse in der Hausarztpraxis eine Rolle spielen können, sind z. B.:

- *International Prostate Symptom Score* (IPSS) zur Erfassung und Verlaufskontrolle von Beschwerden beim Wasserlassen bei Männern (LUTS) (➤ Kap. 84)
- *STOP-Bang* zur Wahrscheinlichkeit des Vorliegens einer obstruktiven Schlafapnoe bei Auswahl von Patienten für das Schlaflabor (➤ Kap. 50).
- … und viele mehr

TIPP

Ein Praxisteam sollte gemeinsam ein Set aus Fragebögen und Scores auswählen und diese in geeigneter Form digital oder in Papierform vorhalten. Viele Instrumente sind auch online als interaktive Masken mit automatisierter Auswertung verfügbar. Der Einsatz von Fragebögen, Scores und (Online-) Beratungstools setzt Übung und teilweise auch eine Schulung voraus.

LITERATUR

Angelow A, Klötzer C, Donner-Banzhoff N, Haasenritter J, et al. Validation of Cardiovascular Risk Prediction by the Arriba Instrument. Dtsch Arztebl Int. 2022; 119(27–28):476–482.

Bösner S, Haasenritter J, Becker A, et al. Ruling out coronary artery disease in primary care: Development and validation of a simple prediction rule. CMAJ 2010; 182: 1295–1300.

Camm CF, Hayward G, Elias TCN, et al. Sepsis recognition tools in acute ambulatory care: Associations with process of care and clinical outcomes in a service evaluation of an emergency multidisciplinary unit in Oxfordshire. BMJ Open 2018; 8: e020497.

Ebell MH. Evidence-Based Diagnosis. A Handbook of Clinical Prediction Rules. New York: Springer; 2001.

White N, Scott A, Woods RT, et al. The limited utility of the Mini-Mental State Examination in screening people over the age of 75 years for dementia in primary care. Br J Gen Pract 2002; 52: 1002–1003.

SYSTEMATISCHE REVIEWS

Beckenkamp PR, Lin CC, Macaskill P, et al. Diagnostic accuracy of the Ottawa Ankle and Midfoot Rules: a systematic review with meta-analysis. Br J Sports Med 2017; 51(6): 504–510.

Hendriksen JM, Geersing GJ, Lucassen WA, et al. Diagnostic prediction models for suspected pulmonary embolism: Systematic review and independent external validation in primary care. BMJ 2015; 351: h4438.

Levis B, Sun Y, He C, et al. Accuracy of the PHQ-2 alone and in combination with the PHQ-9 for screening to detect major depression: Systematic review and meta-analysis. JAMA 2020; 323: 2290–2300.

McNally M, Curtain J, O'Brien KK, et al. Validity of British Thoracic Society guidance (the CRB-65 rule) for predicting the severity of pneumonia in general practice: Systematic review and meta-analysis. Br J Gen Pract 2010; 60: e423–e433.

Pivetta B, Chen L, Nagappa M, et al. Use and Performance of the STOP-Bang Questionnaire for Obstructive Sleep Apnea Screening Across Geographic Regions: A Systematic Review and Meta-Analysis. JAMA Netw Open 2021; 4: e211009.

Willis BH, Coomar D, Baragilly M. Comparison of Centor and McIsaac scores in primary care: A meta-analysis over multiple thresholds. Br J Gen Pract 2020; 70: e245–e254.

KAPITEL

99 Laboruntersuchungen in der Hausarztpraxis

Alexander Laske, Jean-François Chenot

99.1 Einführung

Labormedizinische Untersuchungen sind in der hausärztlichen Versorgung bei vielen Erkrankungen ein bedeutender Baustein für Diagnosestellung und Therapiemonitoring. Das Kapitel gibt einen Überblick über Laboruntersuchungen in der Hausarztpraxis. Grundsätzlich kann zwischen der Erbringung in externen/beauftragten Laboren (Partnerlaboren) und Untersuchungen in der eigenen Praxis, der POCT (Point-of-Care-Testung), unterschieden werden.

99.2 Welche Materialien?

Um eine Laboruntersuchung veranlassen zu können, müssen geeignete Proben genommen werden, wobei Untersuchungen von Blut und Urin am häufigsten sind. Damit das Material zwischen der Probengewinnung und der Auswertung im Labor keine Veränderungen erfährt, die zu einer Beeinflussung des gewünschten Parameters führt, müssen die **Regeln der Präanalytik** eingehalten werden. Diese können zum einen aus den Geräteangaben der einzelnen Hersteller bei der Vor-Ort-Bestimmung von Laborparametern und zum anderen von den beauftragten Partnerlaboren erfragt oder auf den Internetseiten der Labore nachgelesen werden. Vorbereitung, Durchführung, Probenlagerung und Versand erfolgen meist durch MFAs, die daher mit der Präanalytik ebenso vertraut sein sollten wie der Arzt.

99.3 Zusammenarbeit mit einem externen Labor

Im Regelfall schließen Praxen einen Kooperationsvertrag mit einem Labor in ihrer Nähe. Die Praxis fungiert dann als Sammelstelle für die extern zu untersuchenden Proben. Dafür werden mit dem Partnerlabor Zeiten festgelegt, in denen ein Kurier die Proben einsammelt und dann zum Labor transportiert. Nach Eingang im Labor werden die Proben ausgewertet und die Befunde zurück an die Praxis übermittelt. Dies kann manuell (Papier) oder digital direkt in die Praxisverwaltungssoftware erfolgen.

Die überwiegende Anzahl der Labor-Standardparameter wird innerhalb weniger Stunden zur Verfügung gestellt. Für mikrobiologische Kulturen, histologische oder speziellere Untersuchungen können bis zur Ergebnismitteilung aber auch mehrere Tage, selten sogar Wochen (z. B. Pilznachweis) vergehen. Dies sollte bei der Therapieplanung berücksichtigt werden. Da nicht jedes Labor das komplette Leistungsspektrum der möglichen Proben abdeckt, kann es sein, dass eine Praxis auch mit mehreren Einrichtungen kooperiert. Hierbei ist zu bedenken, dass MFAs den Überblick behalten müssen. Eine Probe, die versehentlich zum falschen Labor geschickt wird, kann erheblichen Mehraufwand bedeuten und stellt u. U. eine datentechnische Panne dar.

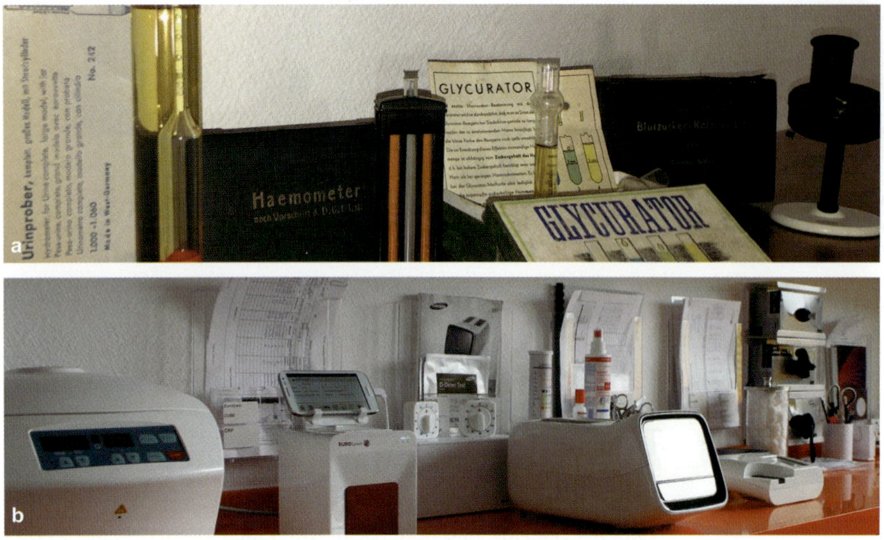

Abb. 99.1 POCT früher (a) und heute (b) [T500]

99.4 Point-of-Care-Testung

POCTs sind keine Erfindung des digitalen Zeitalters. Früher war es für Ärzte selbstverständlich, menschliches Probenmaterial sofort zu analysieren. So gehörten Geräte zur Bestimmung des Blutzuckers, des Hämoglobingehalts im Blut oder der Dichte des Urins zur Grundausstattung jeder Arztpraxis (➤ Abb. 99.1).

Heutzutage gibt es viele Geräte, die dem Behandlungsteam die Diagnosestellung direkt am Patienten erleichtern, indem sie aus den gewonnenen Proben innerhalb von Sekunden bis Minuten (oder auch wenigen Stunden) verwertbare Parameter ermitteln (➤ Tab. 99.1).

Vor der Anschaffung von Geräten sollte gezielt Kontakt mit Laborgeräteherstellern oder entsprechenden Dienstleistern aufgenommen werden; ggf. bietet es sich an, Angebote zu vergleichen. Auch die Probestellung von Geräten kann nützlich sein, um deren Zweckmäßigkeit zu beurteilen. Die Testung der Gerätegenauigkeit erfolgt gemäß der **Richtlinie der Bundesärztekammer zur Qualitätssicherung laboratoriumsmedizinischer Untersuchungen (Rili-BÄK).** Dazu sind bei Nutzung der Geräte regelmäßige Kontrolllösungen einzusetzen (in der Woche der Gerätenutzung ist einmalig zu testen) und das Ergebnis zu dokumentieren. Auch die Teilnahme an Ringversuchen kann beim Einsatz von Laborgeräten notwendig sein – dies ist geräte- bzw. testabhängig und wird durch den Hersteller vorgegeben. Die meisten Geräte, die in einer Hausarztpraxis zum Einsatz kommen, sind so konzipiert, dass keine Pflicht zu Ringversuchen besteht.

99.5 Organisation der Laboruntersuchungen

Wenn ein Vertrag mit einem Partnerlabor vorliegt und festgelegt wurde, welche Laboruntersuchungen selbst und welche durch das Partnerlabor erbracht werden sollen, sieht der Ablauf folgendermaßen aus:

1. **Probengewinnung**
2. **Probenkennzeichnung** (dafür sind meist Laboretiketten des Partnerlabors für die Proben [z. B. Monovetten® für Blut oder Urin] erforderlich; es empfiehlt sich, auch eine eigene Übersicht [z. B. Laborbuch] zu führen; alternativ Order-Entry nutzen [dann ist keine handschriftliche Übersicht erforderlich, da alle Labor Ein- und Ausgänge in der Praxissoftware digital einsehbar sind])
3. **Probenaufbereitung** (z. B. Schwenken/Schütteln, Zentrifugieren, Einfrieren, Lagerung [aufrecht, liegend])
4. **Lagerungszeiten beachten** (dazu bieten die Partnerlabore meist Übersichten an – bei Unsicherheiten helfen die Labore aber auch telefonisch weiter)
5. **Probenversand/-abholung** (über einen Kurier oder per Postversand)
6. **Ergebnismitteilung durch das Labor** (per Kurier, Post oder auch elektronisch, z. B. per Fax, Mail oder direkt in die Praxissoftware): Bei potenziell relevanten Grenzwertabweichungen

Tab. 99.1 Überblick über POCT-Testungen

Einfache Labormessungen (ohne zusätzliche Geräte)	Gerätebasierte Labormessungen
• Blutsenkungsgeschwindigkeit (BSG) • Urinstreifentests (ggf. genauer mit Lesegeräten) • Guajak-Test (z. B. Haemoccult®), heute unüblich • Schnelltestungen (z. B. qualitative Streptokokken-A-, Troponin-, CRP-, β-hCG-Bestimmung) • Drogentests usw.	• Häufige Anwendungen in der Hausarztpraxis: Blutzucker-, INR-, CRP-Bestimmung • Weitere Anwendungsgebiete: z. B. quantitative Troponin-, D-Dimer-, (NT-pro)BNP-, Blutbild-Bestimmungen (Kleingeräte für Einzelparameter und Großgeräte für Komplexauswertungen verfügbar) oder auch Messungen des Säure-Base-Haushalts (SBH)

erfolgen meist automatisch umgehende Informationen durch das Labor (die Grenzwerte können ggf. individuell mit dem Labor festgelegt werden); auf Wunsch (Cito-Vermerk [von lat. *citus* für „eilig, schnell"] auf dem Laborauftrag) bzw. bei der Bestimmung von Notfallparametern (z. B. Troponin, D-Dimer) werden die Ergebnisse aber auch sofort mitgeteilt.

7. **Bewertung/Ergebnismitteilung an den Patienten:**
   - Dafür empfiehlt es sich, eine möglichst kurze Zeit zwischen der Probengewinnung und der Auswertung (persönlich in der Sprechstunde oder auch telefonisch) einzuhalten, da sonst die Aussagekraft von Laborparametern deutlich nachlassen kann. Etwaige Konsequenzen, die sich aus den Parametern ergeben, sollten dem Patienten ebenfalls mitgeteilt werden.
   - Ggf. sind längere Bestimmungszeiten zu beachten (z. B. bei Spezialparametern der klinischen Chemie, Serologien, mikrobiologischen Bestimmungen [bis 3 Wo. und länger] oder Medikamentenspiegeln).
   - Auch sollte eine evtl. notwendige Weiterleitung an den Patienten besprochen werden (wenn beispielsweise Laborwerte für Facharztuntersuchungen bereitzustellen sind, z. B. Kreatinin und TSH für Kontrastmittel-CT bzw. Kreatinin für Kontrastmittel-MRT).
   - Darüber hinaus ist ein strukturierter Ablauf erforderlich, wie mit Befunden umgegangen wird, die den Patienten nicht auf die oben beschriebene Weise erreichen konnten – insbesondere Befunde, aus denen sich Konsequenzen ergeben, müssen dem Patienten nachweislich zugestellt werden (§ 823 Aa BGB).

TIPP

Um den Überblick zu behalten, empfiehlt es sich, Verantwortlichkeiten mit einer Verfahrensanweisung klar festzulegen (z. B. wer für Kontrollen, Verbrauchsmaterialien, Schulungen, Neuanschaffungen usw. verantwortlich ist). Die Probengewinnung erfolgt meist durch die MFAs in der Praxis, daher an Schulungen, Qualifikation und Motivation denken.

Patientenbeispiel

Bei einer Patientin mit chronischen Durchfällen werden Blutuntersuchungen und eine Untersuchung auf Elastase im Stuhl durchgeführt. Als die Patientin anruft, sind nur die Ergebnisse der Blutuntersuchung verfügbar. Das Ergebnis der Stuhlprobe trifft erst später ein und kommt ungeprüft in die Patientenakte. Erst als sich die Patientin 6 Monate später mit anhaltenden Beschwerden vorstellt, wird das Ergebnis, dass keine Elastase nachweisbar war, registriert. Im daraufhin veranlassten Abdomen-CT wird ein Pankreastumor gefunden.

99.6 Materialkosten

Laboruntersuchungen kosten Geld. Die Kosten der Bestimmung medizinisch notwendiger Parameter tragen die jeweiligen Krankenkassen. Da die Materialien zur Probengewinnung aber nicht direkt von den Krankenkassen zur Verfügung gestellt werden, müssen sie von der Praxis selbst besorgt werden. Die meisten Verbrauchsmaterialien werden kostenlos vom Partnerlabor zur Verfügung gestellt (z. B. Blutentnahmesysteme, Blut- und Urinauffangröhrchen [z. B. Monovetten®], Transportbeutel oder -behälter). Einiges kann auch über den Sprechstundenbedarf der eigenen Praxis bestellt werden (d. h. auf Kosten der gesetzlichen Krankenkasse ohne Patientenbezug). Viele Firmen für Praxisbedarf weisen bei der Bestellung schon auf Produkte hin, die über den Sprechstundenbedarf abgerechnet werden können.

Für folgende Materialien muss die Praxis allerdings selbst zahlen, z. B.:
- Urinauffangbecher
- BSG-Ständer/BSG-Röhrchen
- Blutzuckermessstreifen (sind privat zu beziehen!)
- POCT-Verbrauchsmaterial (z. B. Teststreifen für Urinproben oder BZ-Messungen oder Kontrolllösungen, um gemäß Rili-BÄK kontrollieren und nachweisen zu können, dass die Messung korrekt erfolgt ist)
- Schulungen (Näheres regeln die Vorgaben des Herstellers und das Medizinproduktegesetz [MPG]; Schulungen werden teils als kostenloser Service vom Geräteanbieter bzw. entsprechenden Dienstleistern angeboten)
- Wartungskosten

Aus Kostengründen sollte auch auf die Haltbarkeit der Materialien geachtet werden – so sind viele Teststreifen nur 6 bis 12 Monate haltbar. Grundsätzlich sollte daher die Menge an bevorratetem Material die jeweilige Haltbarkeit deutlich unterschreiten.

Jedes Praxisteam muss entscheiden, welche Laborgeräte in die eigene Praxis passen. Dazu empfiehlt sich eine genaue Kosten-Nutzen-Analyse. Es gibt einige Geräte, die als Standard in vielen hausärztlichen Praxen zu finden sind (➤ Tab. 99.1). Während Blutzuckermessgeräte recht günstig sind (ca. 30–100 Euro) und Urinteststreifen auch optisch ohne Geräteunterstützung abgelesen werden können (alternativ sind für ca. 500–1.000 Euro Geräte mit optischer Urinstreifenanalyse verfügbar), liegen die Kosten für INR-Messgeräte, die für die Praxis zugelassen sind, oft um einiges höher (ca. 1.000 Euro). Auch CRP-Messgeräte (ca. 2.000 Euro) und Geräte zur Bestimmung von Troponin und D-Dimer (1.000–5.000 Euro) gehören zu den teureren Anschaffungen. Um im Rahmen von POCT Blutbildparameter zu bestimmen, sind verschiedene Ansätze möglich – angefangen beim einfachen Hb-Messgerät (ca. 350 Euro) über Leukozyten-Differenzialmessgeräte (ca. 2.000 Euro) bis hin zu Komplexgeräten für das gesamte Blutbild (ab ca. 10.000 Euro).

TIPP

Grundsätzlich empfiehlt es sich, die Preise zu vergleichen – hierbei aber darauf zu achten, dass die Firmen ihre Produkte mit hohem Marketingaufwand und viel Werbung in diesen Zukunftsmarkt drücken. In den Verhandlungen mit den Geräteanbietern lassen sich bei Abnahme mehrerer Geräte oftmals Spezialpreise erzielen.

Die POCT mit Großgeräten oder bei Vorhandensein mehrerer Geräte sollte möglichst nicht ohne Servicepartner erfolgen, da diese bei Problemen den Austausch oder die Reparatur oft unkompliziert und teilweise ohne zusätzliche Kosten übernehmen. Aber auch der Blick ins Internet lohnt sich, um sich eine Vorstellung von den Verhandlungsspielräumen zu verschaffen. Einzelne Geräte ohne Wartungs-

bzw. Reparaturvertrag können dort sehr günstig erworben werden. Ob dies dann eine Option ist, muss nach eigener Kosten-Nutzen-Abwägung entschieden werden, wobei der Nutzen auch indirekt sein kein – z. B. durch Zeiteinsparung, Patientenbindung, Zuweisungen, Sicherheit bzgl. der therapeutischen Entscheidung usw. Auch weite Wege zum Partnerlabor oder Insellagen erfordern es möglicherweise, Laborgeräte vorzuhalten. Der mobile Einsatz (z. B. beim Hausbesuch) kann darüber hinaus Vorteile bieten. Unter Umständen bietet es sich auch an, die eigenen Abläufe zunächst einige Zeit zu analysieren oder nach Synergien mit anderen Praxen zu suchen, bevor die Kaufentscheidung gefällt wird.

99.7 Rationale Labordiagnostik und Laborbudget

Die Abrechnung von Laborparametern erfolgt im Allgemeinen durch denjenigen, der sie erbracht hat. Das gilt sowohl für Leistungen der GKV als auch für Privat- und IGeL-Leistungen. POCT-Parameter werden nach dem gleichen Muster direkt von der Praxis in Rechnung gestellt.

In bestimmten Fällen besteht die Möglichkeit, dass die Laborrechnung auch an die beauftragte Praxis gestellt wird, z. B. bei präoperativen Blutentnahmen für die Erbringung von Leistungen nach den Vorgaben für ambulante Operationen gemäß § 115b SGB V (Pseudo-GOP 88115; OP-Vorbereitung bei GKV-Patienten ➤ Kap. 99.8.1).

Eine rationale labormedizinische Diagnostik stellt den Nutzen für den Patienten in den Vordergrund. Sinnvolle labormedizinische Untersuchungen müssen geeignet sein, bestimmte diagnostische Fragestellungen mit möglichst hoher Sicherheit zu beantworten. Aus dem Ergebnis muss eine wirkungsvolle diagnostische oder therapeutische Konsequenz ableitbar sein. Obwohl viele Laborleistungen immer billiger geworden sind, steigen die Laborkosten stetig an – vor allem durch eine Mengenausweitung, die von den die Laboruntersuchung veranlassenden Ärzten ausgeht. Für Laborleistungen wurden 2021 ca. 12 Mrd. Euro ausgegeben. Es gibt Hinweise sowohl auf Über- als auch auf Unterversorgung.

Ein Beispiel sind Schilddrüsenhormonbestimmungen. Das TSH ist als Suchtest und zur Verlaufskontrolle völlig ausreichend, dennoch werden oft routinemäßig fT_3 und fT_4 mitbestimmt. Andererseits werden bei manchen Patienten, die Schilddrüsenhormone einnehmen, über Jahre keine TSH-Kontrollen durchgeführt (Kiel et al. 2020). Unnötige Mehrfachbestimmungen sind häufig, weil die Laborwerte noch nicht digital allen an der Versorgung eines Patienten beteiligten Ärzten zur Verfügung stehen. Als Steuerungsmaßnahme hat jede Fachgruppe ein **Laborbudget** für allgemeine und spezielle Laborleistungen (ca. 3,80 Euro/Patient/Quartal für Hausärzte). Für jeden Fall erhält man pauschal ein Budget. Das Nichteinhalten des Laborbudgets wird nicht direkt bestraft, vielmehr wird für das Einhalten ein **Wirtschaftlichkeitsbonus** gezahlt. Damit dies keinen Anreiz darstellt, notwendige Untersuchungen wie etwa INR-Kontrollen zu unterlassen, gibt es **Ausnahmeziffern,** die dafür sorgen, dass bestimmte Untersuchungen nicht auf das Budget angerechnet werden (➤ Tab. 99.2).

Tab. 99.2 Ausgewählte Ausnahmeziffern für Laborleistungen

32006	Erkrankungen oder Verdacht auf Erkrankungen, bei denen eine gesetzliche Meldepflicht besteht
32015	Blutbild, INR bei oraler Antikoagulation
32014	Untersuchungen (Drogenscreening) bei Substitutionsbehandlung
32022	Blutzucker, HbA_{1c} bei Diabetes

MERKE

Bei jeder Anordnung einer Laboruntersuchung sollte Folgendes geprüft werden:
- Besteht eine ausreichende Indikation für die Untersuchung?
- Ist die Laboruntersuchung schon einmal durchgeführt worden? Wenn ja, ist der Zeitabstand der Wiederholungsmessung angemessen?
- Ist die Laboruntersuchung geeignet, die gewünschte Erkrankung auszuschließen oder zu bestätigen?
- Ist das Ergebnis der Untersuchung ausreichend schnell verfügbar?
- Wird das Ergebnis der Laboruntersuchung das klinische Management überhaupt entscheidend verändern?

99.8 Ausgewählte Beispiele

Die vorhergehenden Angaben zu Laborleistungen sind selbstverständlich nicht abschließend. Einige spezielle Punkte werden im Folgenden vertieft.

99.8.1 OP-Vorbereitung bei GKV-Patienten

Veranlassen ambulant operierende Kollegen die präoperative Vorbereitung und Laboruntersuchungen ihrer Patienten beim Hausarzt (GOPs 31010 bis 31013), gibt es dafür genau festgelegte Voraussetzungen, die den Umfang und die dazugehörigen Laborleistungen definieren. Laborleistungen im Zusammenhang mit ambulanten Operationen werden mit der Pseudo-GOP 88115 gekennzeichnet und beauftragen den Hausarzt, vom Patientenalter abhängige Leistungen zu erbringen. Die im Leistungsinhalt aufgeführten Laboruntersuchungen und/oder GOP 32110–32116 sind dann durch die Praxis selbst zu erbringen, d. h., dass entweder die eigenen Geräte genutzt werden und/oder das Partnerlabor damit beauftragt wird, jedoch ohne dafür Laborleistungsziffern abrechnen zu dürfen (das betrifft die eigene Praxis ebenso wie das Labor). Das Partnerlabor wird dann eine Rechnung an die beauftragende Praxis stellen, die auch durch diese beglichen werden muss, denn die Vergütung dafür ist in der Gesamtvergütung der GOP 31010–31013 enthalten.

TIPP

Damit die Kosten überschaubar bleiben, empfiehlt es sich, mit dem Partnerlabor eine spezielle Vereinbarung (i. d. R. als Laborgemeinschaft bezeichnet) zu unterzeichnen. Dadurch ergibt sich die Möglichkeit, die Laborleistungen meist auf EBM-Niveau und nicht zum deutlich höheren GOÄ-Satz in Rechnung gestellt zu bekommen.

Für den Fall, dass der Operateur über den definierten Leistungsinhalt hinaus Laborparameter anfordert, erfolgt dies wieder auf dem üblichen Wege zulasten der gesetzlichen Krankenkasse.

99.8.2 CRP-Messung in der eigenen Praxis

Ergänzend zu Anamnese und klinischer Befundung kann die Bestimmung des C-reaktiven Proteins (CRP) Möglichkeiten der Akut- und Verlaufsbeurteilung z. B. bei Infektionskrankheiten bieten. Um bereits in der Praxis eine u. U. therapiebestimmende Entscheidung treffen zu können, gibt es entsprechende POCT-Geräte. Diese ermöglichen die Bestimmung innerhalb weniger Minuten, wobei schon geringe Blutmengen ausreichen (meist auch kapillare Entnahme möglich). Der Nutzen solcher Teste für die Entscheidungsfindung sollte zwar nicht überbewertet werden (van den Bruel et al. 2011), ihr Einsatz stellt jedoch eine mögliche Option dar, um Antibiotika zukünftig noch gezielter einsetzen zu können (Köchling et al. 2018).

99.8.3 Qualitative Schnelltests

Spätestens seit der COVID-19-Pandemie kennen sich viele Menschen mit qualitativem Schnelltesten aus. Solche Schnelltests kommen im medizinischen Bereich hauptsächlich zur Diagnostik von Infektionserregern (z. B. Influenza, SARS-CoV-2, RSV, Streptokokken der Gruppe A und B), Schwangerschaften oder Notfallparametern zur Anwendung. Der Stellenwert solcher Testungen hängt von den Konsequenzen ab. Dabei spielen für die Interpretation auch Produktqualität und Präanalytik eine wichtige Rolle.

Die Entscheidung bezüglich der Nutzung qualitativer Schnelltests sollte pragmatisch erfolgen: Bei Kindern oder älteren Patienten in der hausärztlichen Praxis kann der Einsatz von Influenza-Schnelltests in der Infektsaison durchaus die Behandlung optimieren, während ein Frauenarzt sich eher mit Schwangerschafts-Schnelltests bevorratet.

Die Vergütungen dieser Tests erfolgen i. d. R. nicht durch die GKV und sind somit entweder als IGeL-Leistung anzubieten oder werden durch die Praxis selbst als Teil der Gesamtvergütung getragen. Ausnahmen werden vom Bewertungsausschuss definiert, z. B. im Rahmen der Schweineinfluenza-Pandemie im Jahre 2009/2010 oder zuletzt während der COVID-19-Pandemie von 2020 bis 2022.

99.8.4 Bestimmung von Vitaminen zulasten der GKV

Patienten fragen immer wieder an, nicht selten durch die Laienpresse oder Fernsehbeiträge getriggert, ob nicht mal ein „Vitaminstatus" oder Spurenelemente bestimmt werden könnten. Je nach Umfang der Untersuchung kommen rasch dreistellige Laborkosten zusammen. Auch teurere Parameter dürfen zulasten der GKV angefordert werden, wobei auch hier, wie bei allen anderen GKV-finanzierten Leistungen, der Wirtschaftlichkeitsgrundsatz unter Beachtung der medizinischen Notwendigkeit gültig bleibt. Es kann also sein, dass einige Parameter zulasten der GKV und andere wiederum als Privat- bzw. IGeL-Leistung abgerechnet werden.

99.8.5 Spezial- und genetische Untersuchungen

Über den üblichen Rahmen hinaus können auch noch weitere Laborleistungen angeboten werden. So gibt es beispielsweise Labore, die sich auf die Analyse von Stuhlproben zur Bestimmung mikrobieller Fehlbesiedelungen spezialisiert haben und daraus auch Handlungsempfehlungen ableiten. Des Weiteren nehmen die Möglichkeiten und teils auch die Notwendigkeiten genetischer Untersuchungen zu. Das Gendiagnostikgesetz (GenDG) stellt an diese Untersuchungen hohe Anforderungen in Bezug auf Patientenaufklärung, Einwilligung und Schulung der Anfordernden (➤ Kap. 60). Ohne entsprechende Qualifikation dürfen nur noch einzelne Bestimmungen angefordert werden (u. a. die Bestimmung von HLA-B27-Trägern, ➤ Kap. 37.4.1).

99.9 Messgenauigkeit und Interpretation

MERKE
Grundsätzlich sind alle Messungen neben der biologischen Varianz mit einer mehr oder weniger großen Messvarianz behaftet. Ein Laborwert außerhalb des Normbereichs ist deshalb nicht notwendigerweise pathologisch oder ein Messfehler. Nur wenn klinisches Beschwerdebild und Laborwerte zusammenpassen, sollten aus einem Laborergebnis Konsequenzen gezogen werden. Umgekehrt sollte auch bei Laborwerten im Referenzbereich bei entsprechender Klinik eine Diagnose nicht zu schnell verworfen werden.

In dem Wortspiel „Wer viel misst, misst viel Mist" steckt ein wahrer Kern. Auch wenn moderne Geräte die Messungen heute viel präziser und zuverlässiger gemacht haben, gibt es zahlreiche Fehlerquellen, die nicht nur an der Messung (Labor-/Messfehler) selbst liegen (➤ Tab. 99.3). Fast jeder zweite Patient, der in der Hausarztpraxis eine Laboruntersuchung erhält, hat ein auffälliges, außerhalb des Referenzbereichs liegendes Testergebnis (Houben et al. 2010). Die meisten davon sind bedeutungslos und liegen nur knapp außerhalb

Tab. 99.3 Fehlerquellen, die bei der Interpretation von Laborwerten erwogen werden sollten

Präanalytischer Fehler	• Keine ausreichend gute Indikation für die gewählte Laboruntersuchung • Falsche Wahl des Laborparameters • Falsche Probengewinnung • Falsches Medium für die Probe • Falsche Lagerung der Probe • Falscher Patient • Einnahme biotinhaltiger Vitaminpräparate oder anderer, die Laboranalyse oder den Messwert verändernder Medikamente
Intraanalytischer Fehler	• Laborfehler • Messvarianz • Probenverwechslung
Postanalytischer Fehler	• Falsche Referenzwerte • Interpretationsfehler • Biologische Varianz • Falsche Vergleichswerte • Unzureichende Berücksichtigung individueller Faktoren

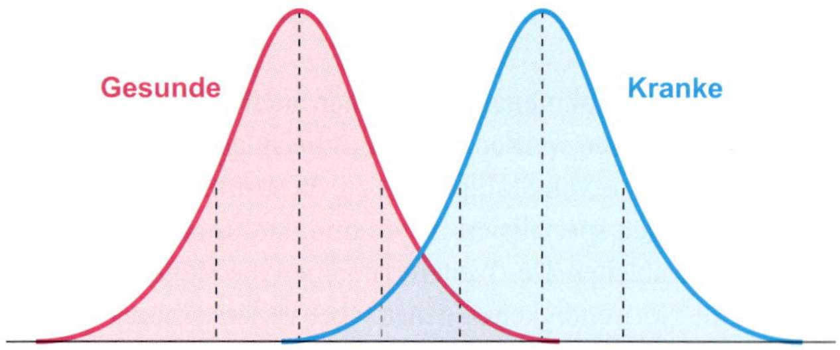

Abb. 99.2 Überschneidung von Referenzbereichen [L141]

der Referenzwerte, sie können aber zum Ausgangspunkt für viele Folgeuntersuchungen werden und Somatisierung fördern. Der **Referenz- oder Normbereich** wird im Regelfall definiert als der Bereich, in dem 95 % der Werte der Gesunden liegen, und die Verteilung der Messwerte in der Referenzwertpopulation muss nicht mit der Verteilung bei den eigenen Patienten übereinstimmen.

Die Möglichkeit, dass mit der Messung oder ihrer Interpretation etwas nicht stimmt, sollte jedoch nicht nur bei nicht plausiblen Messwerten in Erwägung gezogen werden (➤ Abb. 99.2). Insbesondere in der Allgemeinmedizin mit niedrigen Vortestwahrscheinlichkeiten (➤ Kap. 4.3) müssen auffällige Werte sehr viel gründlicher geprüft werden, bevor daraus u. U. für den Patienten weitreichende Entscheidungen abgeleitet werden. Messungen zwischen zwei Laboren lassen sich, wenn sie zur Verlaufskontrolle eingesetzt werden, nicht immer miteinander vergleichen, selbst wenn sie ähnliche Referenzbereiche angeben. Ursache sind unterschiedliche Geräte oder Bestimmungsmethoden. Ein Hinweis darauf sind unterschiedliche Referenzbereiche, die von den Laboren angegeben werden. Messwerte schwanken aufgrund der **biologischen Varianz** immer, auch unabhängig von zirkadianen oder jahreszeitlichen oder anderen Faktoren wie Nahrungsaufnahme oder Hydratation. Das sollte man insbesondere bei Mehrfachmessungen im Vergleich zu Vormessungen neben den technischen Gründen für vorhandene Unterschiede im Kopf behalten. Beim Vergleich zweier Messungen (z. B. HbA_{1c}) im zeitlichen Abstand sollte man sich genau überlegen, ob der gemessene Unterschied klinisch relevant ist *(minimal important difference)*. Rechtfertigt ein HbA_{1c} von 8,0 mg% im Vergleich zu einem vorherigen Messwert von 7,2 mg% die Umstellung der Diabetestherapie (Heinemann et al. 2018)?

Bei der Festlegung des Abstands zwischen zwei Untersuchungen muss auch bedacht werden, wie schnell sich der Wert überhaupt verändern kann. So ist z. B. zwischen zwei TSH-Messungen ein Abstand von mindestens 6 Wochen notwendig. Nur selten lassen sich für Abstände zwischen zwei Labormessungen wissenschaftlich gesicherte oder biologisch plausible Gründe angeben. Im Regelfall handelt es sich um Konventionen oder administrative Regelungen (z. B. DMP). Die Leitlinie „Medikamentenmonitoring" macht Vorschläge für Kontrollintervalle bei der Einnahme bestimmter Medikamente (➤ Kap. 101.8).

Patientenbeispiel

Frau Müller ist an Diabetes erkrankt und hat einen HbA_{1c} von 6,5 mg%. Der wahre HbA_{1c} liegt ungefähr zwischen 6,0 und 7,1 mg% (zulässige Abweichung nach Rili-BÄK beim HbA_{1c} 8 %). Bei der nächsten Messung, 3 Monate später, hat sie einen HbA_{1c} von 8,0 mg% (Bereich, in dem der echte Wert liegt: 7,4–8,6 mg%). Ihre Hausärztin lässt sich so schnell nicht aus der Ruhe bringen. Sie kennt die Messfehler und die Messvarianz und weiß auch, dass ein Unterschied von 1 mg% in diesem Bereich keinen Unterschied für das kardiovaskuläre Risiko oder die Gesamtsterblichkeit macht (Cavero-Redondo et al. 2017). Bei der nächsten Kontrolle liegt der Wert wieder im individuell vereinbarten Zielbereich von 6,5–7,5 mg%.

99.10 Entsorgung von medizinischen Nadeln und anderen spitzen Gegenständen

Während spitze Gegenstände im privaten Bereich im Hausmüll entsorgt werden können, müssen sie im medizinischen Bereich getrennt und gesichert der Entsorgung zugeführt werden. Näheres regelt die TRBA 250 (Technische Regeln für Biologische Arbeitsstoffe – Biologische Arbeitsstoffe im Gesundheitswesen und in der Wohlfahrtspflege), welche vorgibt, dass *„gebrauchte spitze und scharfe medizinische Instrumente einschließlich derer mit Sicherheitsmechanismus [...] unmittelbar nach Gebrauch durch den Anwender in Abfallbehältnissen zu sammeln [sind]"*. Die Anforderungen an das Sammelbehältnis ist in der DIN EN ISO 23907 (Schutz vor Stich- und Schnittverletzungen) geregelt. Es gibt Anbieter (teils bieten dies auch die Partnerlabore mit an), die die entsprechenden Behältnisse und deren Entsorgung organisieren. Die Kosten dafür liegen im überschaubaren Rahmen (ca. 50 bis 200 Euro pro Jahr je nach Verbrauch).

LITERATUR

Heinemann L, Kaiser P, Freckmann G et al. Higher HbA1c measurement quality standards are needed for follow-up and diagnosis: Experience and analyses from Germany. Horm Metab Res 2018; 50(10): 728–734 [published correction appears in Horm Metab Res 2018; 50(10): e5].

Houben PH, Winkens RA, van der Weijden T et al. Reasons for ordering laboratory tests and relationship with frequency of abnormal results. Scand J Prim Health Care 2010; 28(1): 18–23.

KBV – Kassenärztliche Bundesvereinigung. Laborkompendium. 2014; www.kbv.de/media/sp/Laborkompendium_final_web.pdf (letzter Zugriff: 2.4.2024).

Kiel S, Ittermann T, Völzke H et al. Frequency of thyroid function tests and examinations in participants of a population-based study. BMC Health Serv Res 2020; 20(1): 70.

SYSTEMATISCHE REVIEWS

Cavero-Redondo I, Peleteiro B, Álvarez-Bueno C et al. Glycated haemoglobin A_{1c} as a risk factor of cardiovascular outcomes and all-cause mortality in diabetic and non-diabetic populations: A systematic review and meta- analysis. BMJ Open 2017; 7(7): e015949.

Köchling A, Löffler C, Reinsch S et al. Reduction of antibiotic prescriptions for acute respiratory tract infections in primary care: A systematic review. Implement Sci 2018; 13(1): 47.

van den Bruel A, Thompson MJ, Haj-Hassan T et al. Diagnostic value of laboratory tests in identifying serious infections in febrile children: Systematic review. BMJ 2011; 342: d3082.

RICHTLINIE

Richtlinien der Bundesärztekammer zur Qualitätssicherung laboratoriumsmedizinischer Untersuchungen (Rili-BÄK). Dtsch Arztebl 2023; 120: A-994.

KAPITEL

100 Sonografie in der Hausarztpraxis

Gregor Feldmeier

100.1 Einleitung

Die Sonografie stellt eines der wenigen bildgebenden diagnostischen Instrumente in der Hausarztpraxis dar. Sie ermöglicht eine bildhafte Darstellung für unterschiedlichste Fragestellungen aus den verschiedensten fächerübergreifenden Arbeitsbereichen (Schnur 2001). Die Untersuchungsmethode, die in Kliniken, auf Intensivstationen und in diversen Fachdisziplinen etabliert ist, wird in den Hausarztpraxen in Deutschland jedoch nur zu Teilen angewendet. Insbesondere im ländlichen Raum sind Allgemeinmediziner auf eine kurzfristige und sichere Abklärung von unklaren Beratungsanlässen angewiesen. Hier kann die Sonografie im Rahmen sowohl der Sprechstunde als auch im Hausbesuchsdienst mit stationären und/oder mobilen Ultraschallgeräten eine wertvolle diagnostisch-apparative Ergänzung darstellen. Die Anwendung kann in diesem Sinne als Ergänzung zu Anamnese, körperlicher Untersuchung und Labordiagnostik verstanden werden. Allerdings gibt es insbesondere im europäischen Raum eine große Varianz in den Aus- und Weiterbildungsmöglichkeiten zum Erwerb der Fertigkeiten der Sonografie (Mengel-Jørgensen et al. 2016).

Insgesamt besteht eine hohe Variabilität in der Qualität der Sonografie, da die Anzahl der pathologischen Befunde stark von den Untersuchern und deren Vorerfahrung abhängt. Im Umkehrschluss ergibt sich hieraus die Gefahr einer Fehl- und/oder Überversorgung.

Durch gezielten Einsatz bei konkreten Fragestellungen (*Point-of-Care Ultrasound*, POCUS) oder diagnostischer Unsicherheit (➤ Kap. 4) kann die Sonografie jedoch unnötige Krankenhauseinweisungen oder Überweisungen an andere Fachbereiche vermeiden.

Die Bandbreite der jährlich durchgeführten Ultraschalluntersuchungen pro niedergelassenem Hausarzt beträgt zwischen 131 und 601 (Andersen et al. 2019). Die Anzahl der erhobenen pathologischen Befunde in einer allgemeinmedizinischen Konsultation stieg, wenn bei Patienten mit höherem Lebensalter eine Sonografie ergänzend durchgeführt wurde (Siepel et al. 2000).

In Großbritannien konnte gezeigt werden, dass die Durchführung von Ultraschalldiagnostik im hausärztlichen Setting zur Reduktion von Wiederholungsuntersuchungen in Krankenhäusern und Notaufnahmen führte und auch insgesamt zu einer Kostenreduktion im Gesundheitssystem beitrug. Die Patienten zeigten darüber hinaus eine höhere Zufriedenheit, wenn die Sonografie in der Hausarztpraxis durchgeführt wurde und sie nicht zusätzlich zu ärztlichen Kollegen einer anderen Fachgruppe überwiesen werden mussten (Rosenthal et al. 2019, Wordsworth und Scott 2022).

Die Sonografie bleibt jedoch, insbesondere was ihre Anwendung i. S. eines allgemeinen Screenings und speziell des Bauchaortenscreenings (➤ Kap. 6.4) betrifft, kritisch zu betrachten. Die Diagnostik von asymptomatischen Phasen kann bei Patienten neben einer hohen psychischen Belastung auch zu weiteren diagnostischen und therapeutischen Konsequenzen führen und im Verlauf mehr schaden als nützen (Abholz und Lerch 2009).

100.2 Voraussetzung zur fachlichen Befähigung Ultraschall-Abdomen

Die Bundesärztekammer deklariert in der aktuellen Weiterbildungsordnung für den Facharzt für Allgemeinmedizin (Fassung: 29.6.2023) die Ultraschalluntersuchung von Abdomen, Retroperitoneum und Schilddrüse auf der Ebene der Handlungskompetenz ohne festgeschriebene Richtzahlengröße. Als Voraussetzung für die Abrechnungsberechtigung definiert die KBV folgende Optionen:

- **Variante A:** Erwerb der fachlichen Befähigung nach der jeweiligen Weiterbildungsordnung des Fachgebiets (variiert zwischen den Bundesländern) und die selbstständige Durchführung von Ultraschalluntersuchungen unter Anleitung entsprechend qualifizierter und berechtigter Ärzte in der Ultraschalldiagnostik. Hierfür müssen 400 B-Modus-Sonografien nachgewiesen werden.
- **Variante B:** Erwerb durch eine ständige Tätigkeit, indem mindestens 18 Monate in Vollzeit oder entsprechender Teilzeit in einem Fachgebiet mit der Kernkompetenz für Abdomen-Sono-

grafien durchgeführt wurden. Weiterhin müssen unter Anleitung entsprechend qualifizierter und berechtigter Ärzte in der Ultraschalldiagnostik 400 B-Modus-Sonografien durchgeführt werden. Abschließend muss die Teilnahme an einem Kolloquium der jeweiligen KV erfolgen.

- **Variante C:** Erwerb der fachlichen Befähigung durch Ultraschallkurse. Hierzu wird ein dreistufiges zertifiziertes Kurssystem durchlaufen. Die selbstständig durchgeführten Sonografien müssen unter Anleitung entsprechend qualifizierter und berechtigter Ärzte in der Ultraschalldiagnostik erfolgen. Abschließend muss der Nachweis von 400 B-Modus-Sonografien erbracht und die Teilnahme an einem Kolloquium der jeweiligen KV nachgewiesen werden.

Neben der Sonografie des Abdomens/Retroperitoneums einschließlich der Nieren gibt es für praktisch tätige Allgemeinmediziner die Möglichkeit, Sonografien der Schilddrüse, der Weichteile und der Gelenke durchzuführen. Die Berechtigung zur Ultraschalldiagnostik (z. B. Echokardiografie, Gefäßdiagnostik, Urogenitalorgane) unterliegt zudem der Bedarfsplanung der jeweiligen Planungsbereiche der KVen.

100

TIPP

Optimale Lernkurve

Strukturierte Weiterbildungskurse ermöglichen den besten Einstieg in die Sonografie. Während der Weiterbildungszeit zum Facharzt sollten möglichst viele praktische Erfahrungen gesammelt werden. Idealerweise ergibt sich in einem Mentoring-Programm oder in einem spezialisierten Fachgebiet die Möglichkeit, zu fest definierten Zeitpunkten Ultraschalluntersuchungen unter Supervision durchzuführen.

100.3 Vergütung der Sonografie

Entsprechend den Vorgaben des Einheitlichen Bewertungsmaßstabs (EBM, Stand 2024) der gesetzlichen Krankenversicherungen (GKV) sowie der Gebührenordnung der Ärzte (GOÄ, 1-facher Satz) für private Krankenversicherungen (PKV) erfolgt die Vergütung der Leistungen an die Allgemeinmediziner wie in ➤ Tab. 100.1 dargestellt.

Den Vergütungen müssen allerdings auch die Kosten für die Sonografie gegenübergestellt werden. Einstiegsmodelle kosten ca. 5.000 Euro. Günstiger sind Gebrauchtgeräte. Daneben existieren auch Leasingangebote, welche die finanzielle Einstiegshürde senken. Darüber hinaus müssen für die Durchführung abgedunkelte Räumlichkeiten vorgehalten werden, was je nach Verfügbarkeit weitere Umbaukosten mit sich bringen kann.

100.4 Durchführung der Sonografie

In der Regel werden die Indikationen zur sonografischen Diagnostik aus dem differenzialdiagnostischen Arbeitsprozess heraus gestellt. Für die Untersuchung einer vollständigen Abdomensonografie werden – je nach Routine des Untersuchers und Fragestellung – ca. 20 min benötigt.

Für die korrekte Bilddokumentation sind der Name des Patienten, Geschlecht, Geburts- und Tagesdatum festzuhalten. Weiterhin muss der Name des Untersuchers ersichtlich sein, ebenso die Position des Ultraschallkopfes mithilfe des Bodymarkers.

Zeitweise werden während der Untersuchung Atemkommandos und Lagerungswechsel durch den Untersucher ausgesprochen. Die Untersuchung sollte in einem abgedunkelten und ruhigen Raum durchgeführt werden. Die Befunde können wahlweise während der Untersuchung oder im Nachhinein mit dem Patienten besprochen werden. Entscheidend ist eine offene und zugewandte Kommunikation mit dem Patienten. Das aufklärende und auswertende Gespräch ist

Tab. 100.1 Leistungsvergütung Sonografie in der Hausarztpraxis

Anwendungsbereich	Verfahren	Ziffer	Punkte	Vergütung [Euro]
Vergütung nach EBM für GKV-Versicherte				
Abdomen/Retroperitoneum	B-Mode	33042	143	17,07
Schilddrüse	B-Mode	33012	77	9,19
Venen einer Extremität	B-Mode	33076	73	8,71
Bauchaortenscreening	B-Mode	01748	124	14,80
Thoraxorgane	B-Mode	33040	110	13,13
Gelenke/Sehnen/Muskel/Bursae	B-Mode	33050	68	8,12
Haut/Subkutis	B-Mode	33080	63	7,52
Weitere Organe/Organteile	B-Mode	33081	56	6,68
Vergütung nach GOÄ für PKV-Versicherte				
Abdomen ein Organ	B-Mode	410	200	26,82 (2,3-facher Satz)
Abdomen bis zu drei Organen, je Organ abzurechnen	B-Mode	420	80	10,72 (2,3-facher Satz)
Schilddrüse	B-Mode	417	210	28,15 (2,3-facher Satz)

ein zentraler Bestandteil der Untersuchung und ein wichtiger Baustein der Arzt-Patient-Bindung. Die schriftliche Befundung beinhaltet die ursprüngliche Fragestellung sowie eine detaillierte Beschreibung der untersuchten Organe und deren abweichenden Befunderhebungen. Abschließend sollten eine klare therapeutische Konsequenz sowie mögliche Kontroll- und/oder Anschlussuntersuchungen festgehalten werden.

Patientenbeispiel

Ein Patient mit Zufallsbefund Aortenaneurysma

In den Frühjahrsmonaten stellt sich ein 68-jähriger Patient in der Sprechstunde vor. Er beklagt einen ziehenden Schmerz im Bereich des rechten Oberbauchs und zusätzlich Rückenschmerzen im BWS- und LWS-Bereich nach intensiver Gartenarbeit in den vergangenen Tagen. Darüber hinaus gibt er keine weiteren Beschwerden an. In der Anamnese finden sich rezidivierende unkomplizierte Rückenschmerzen in den letzten Jahren. Der Patient nimmt seit 2 Tagen ein NSAR ein, das eine leichte Linderung der Beschwerden bewirkt hat. Bei der körperlichen Untersuchung zeigen sich ein leichter Druckschmerz im Oberbauchbereich sowie ein paravertebraler muskulärer Hartspann im Bereich der BWS und LWS. Lasègue-Test und neurologischer Status sind unauffällig. Zur weiteren Abklärung des ziehenden Oberbauchschmerzes entschließt sich die Hausärztin zur Abdomensonografie. In der vollständig durchgeführten Ultraschalldiagnostik des Abdomens zeigen sich keine Auffälligkeiten im Bereich des rechten Oberbauchs; als Zufallsbefund ergibt sich jedoch ein Aortenaneurysma. In der Sonografie findet sich folgendes Bild (➤ Abb. 100.1):

- Durchmesser der Bauchaorta 4,43 cm im Longitudinalschnitt
- Durchmesser der Bauchaorta 4,69 cm im Transversalschnitt

Als sonografischer Zufallsbefund lässt sich ein kontrollbedürftiges Bauchaortenaneurysma diagnostizieren. Hieraus entsteht – wie beim

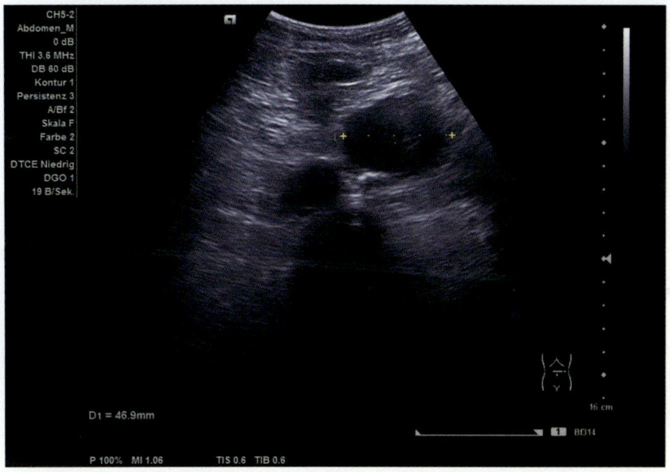

Abb. 100.1 Sonografischer Befund der Aorta abdominalis [M1360]

Bauchaortenscreening – ein ethisches Dilemma. Auf der einen Seite wäre es ohne den Behandlungsanlass und diese Untersuchungsmethode wohl nicht zu dieser Diagnose gekommen. Der Patient hätte seine Therapie erhalten, und mögliche Somatisierungsstörungen durch das Aneurysma hätten vermieden werden können. Demgegenüber steht die Möglichkeit, unter regelmäßigen Kontrollen den Verlauf zu beschreiben und mögliche Interventionen rechtzeitig einzuleiten. Zum jetzigen Zeitpunkt besteht ein spontanes Rupturrisiko von 1 % im folgenden Beobachtungsjahr (Lederle et al. 2002).

100.5 Stellenwert der Sonografie in der Praxis

Eine Übersicht zur Sensitivität und Spezifität der Sonografie bei ausgewählten relevanten Diagnosen gibt ➤ Tab. 100.2.

Tab. 100.2 Übersichtstabelle zu ausgewählten relevanten Diagnosen und der Sensitivität und Spezifität

Krankheitsbild	Sensitivität [%]	Spezifität [%]	Schwierigkeitsgrad
Aortenaneurysma	98	98	2/10
Gallenstein	95	99	4/10
Gallenblasenentzündung	81	83	6/10
Lebermetastasen	71	59	8/10
Freie Flüssigkeit im Bauch (Aszites)	50	96	6/10
Appendizitits (Appendix > 6 mm)	42	70	9/10
Divertikulitis	79	80	9/10
Pleuraerguss	100	97,7	2/10
Zystennieren	95	95	2/10
Schilddrüsenknoten	67	77	3/10

LITERATUR

Abholz H-H, Lerch C. Früherkennung, Screening – Zielsetzung und Gesetzmäßigkeiten. Z Allg Med 2010; 86: 39–47, 53–56.

Lederle FA, Wilson SE, Johnson GR et al. Immediate repair compared with surveillance of small abdominal aortic aneurysms. N Engl J Med 2002; 346(19): 1437–1444.

Mengel-Jørgensen T, Jensen MB. Variation in the use of point-of-care ultrasound in general practice in various European countries. Results of a survey among experts. Eur J Gen Pract 2016; 22(4): 274–277.

Rosenthal TC, Siepel T, Zubler J, Horwitz M. The use of ultrasonography to scan the abdomen of patients presenting for routine physical examinations. J Fam Pract 1994; 38(4): 380–385.

Schnur S. Rationelle Ultraschalldiagnostik. Grundlagen und problemorientierte Anwendung. Heidelberg: Springer 2001.

Siepel T, Clifford DS, James PA, Cowan TM. The ultrasound-assisted physical examination in the periodic health evaluation of the elderly. J Fam Pract 2000; 49(7): 628–632.

Wordsworth S, Scott A. Ultrasound scanning by general practitioners: Is it worthwhile? J Public Health Med 2002; 24(2): 88–94.

SYSTEMATISCHER REVIEW

Andersen CA, Holden S, Vela J et al. Point-of-Care ultrasound in general practice: A systematic review. Ann Fam Med 2019; 17(1): 61–69.

KAPITEL

101

Jean-François Chenot, Guido Schmiemann

Arzneimittelverordnung

101.1 Grundlagen

Die Verordnung von Arzneimitteln ist eine der häufigsten Maßnahmen in der Hausarztpraxis; ca. 75 % aller Arzneimittel in der ambulanten Versorgung werden von Hausärzten verordnet. Die Verordnung eines rezeptpflichtigen Arzneimittels ist ein Privileg von approbierten Ärzten, um die Bevölkerung vor unsachgerechter Anwendung zu schützen. Nicht rezeptpflichtige Arzneimittel, OTC-Präparate *(over the counter)*, unterliegen zum größten Teil der **Apothekenpflicht,** um ein Minimum an fachlicher Beratung und Patientensicherheit zu gewährleisten.

101.2 Auswahl eines Medikaments

Mit der Verordnung übernimmt der Arzt die juristische und meist auch wirtschaftliche Verantwortung. Dies gilt auch, wenn es sich um die Weiterverordnung eines von Spezialisten oder im Krankenhaus empfohlenen Arzneimittels handelt. Folgende Aspekte spielen dabei eine Rolle:

- Rezeptpflichtigkeit
- Verordnungsfähigkeit → Arzneimittel-Richtlinie (AM-RL)
- Preis → Wirtschaftlichkeitsgebot
- Zuzahlung
- Indikationszulassung → Off-Label-Use
- Kontraindikationen/Allergien/Unverträglichkeiten
- Dosis/Applikationsform/Einnahmefrequenz
- Dosisanpassung Niere/Leber/Gewicht/Kinder
- Schwangerschaft/Stillzeit
- Einnahmevorschriften (z. B. mit oder ohne Essen)
- Wechselwirkung
- Aufklärung zu Nebenwirkungen → Patientenrechte
- Medikamentenmonitoring
- Studienlage zur Wirksamkeit/Leitlinienempfehlung
- Medikamentöse/nichtmedikamentöse Alternativen
- Arzneimittelvereinbarung (Medikationskatalog)

Die **Rote Liste** enthält, ohne alle in Deutschland zugelassenen Arzneimittel zu führen, ca. 25.000 verschiedene Präparate, die **Gelbe Liste** sogar über 100.000. Hausärzte verordnen zwischen 800 und 2.000 verschiedene Präparate. Realistisch betrachtet ist es unmöglich, alle o. g. Aspekte für so viele Arzneimittel immer zu berücksichtigen. Schätzungen gehen davon aus, dass ein Arzt ca. 50 Arzneimittel sicher

Tab. 101.1 Auswahl von Arzneimitteln nach Medikationskatalog der Kassenärztlichen Bundesvereinigung (Stand 2023)

Wirkstoff/-gruppe	Standard	Reserve	Nachrangig zu verordnen
Lipidsenker	Simvastatin, Pravastatin, Atorvastatin	Rosuvastatin	Fluvastatin, Lovastatin
Antidepressiva	Citalopram, Sertralin, Amitriptylin, Doxepin	Fluoxetin, Mirtazapin, Venlafaxin	Bupropion, Duloxetin, Agomelatin
Betablocker	Bisoprolol, Metoprolol	Nebivolol	Atenolol
Kalziumkanalblocker	Amlodipin, Nitrendipin	Lercanidipin	Felodipin
ACE-Hemmer und **Angiotensin-Rezeptor-Blocker**	Enalapril, Ramipril, Lisinopril, Losartan, Candesartan	–	Captopril, Perindopril, Irbesartan, Olmesartan
Bisphosphonate	Alendronat, Risedronat	Zolendronat	Ibandronat

beherrscht. Ursache für die hohe Zahl verschiedener Arzneimittel ist neben der großen fachlichen Breite der hausärztlichen Tätigkeit, dass für viele Indikationen mehrere Wirkstoffe einer oder verschiedener Gruppen zur Verfügung stehen. Meistens kann davon ausgegangen werden, dass die Wirkstoffe einer Gruppe alle gleich gut wirken (Gruppeneffekt). Die dem Originalpräparat folgenden Variationen werden als **Me-too-Präparate** oder **Analogpräparate** bezeichnet und stellen nicht notwendigerweise einen Fortschritt dar (➤ Kap. 101.3.1). Gibt es mehrere Wirkstoffgruppen für eine Indikation, sollte man auch hier eine klare Reihenfolge haben. Es ist sinnvoll, sich auf eine **Individualliste** (Hausliste) zu beschränken. Das bedeutet z. B., dass man im Regelfall nur einen Betablocker verschreibt, z. B. Bisoprolol. Wichtigere Kriterien für die Auswahl sind Wirksamkeit, Verträglichkeit, Einnahmefrequenz und Wirtschaftlichkeit. Orientieren kann man sich dabei an den früher so genannten **Leitsubstanzen** einer Arzneimittelgruppe. Diese entsprechen dem Standard in den **Medikationskatalogen** der Kassenärztlichen Bundesvereinigung (KBV), die zu einigen Indikationen vorliegen (www.kbv.de/html/medikationskatalog.php). Diese Kataloge teilen Wirkstoffe in 3 Gruppen ein (➤ Tab. 101.1):

1. Standard
2. Reserve
3. Nachrangig zu verordnende Wirkstoffe

Unabhängig von diesen Empfehlungen kann unter Berücksichtigung individueller Faktoren eine abweichende Verordnung erfolgen.

Ein Problem in der Praxis ist, dass Ärzte in Krankenhäusern die Regelungen der Arzneiverordnung im ambulanten Bereich oft nur unzureichend kennen und bei ihren Medikationsempfehlungen nicht berücksichtigen. Spezialisten möchten oft mit neuen und teuren (und damit meist auch noch nicht ausreichend erprobten) Medikamenten Erfahrungen sammeln oder bestehen auf einem bestimmten Medikament. Die Umstellung des Patienten auf ein Standardpräparat kann dann manchmal schwierig sein.

MERKE

Bei der erstmaligen Verordnung oder Weiterverordnung eines neuen Arzneimittels oder eines persönlich bisher unbekannten Arzneimittels sollte man immer prüfen, ob alle wichtigen Aspekte der sicheren und wirtschaftlichen Verordnung ausreichend berücksichtigt wurden.
Zu Beginn der praktischen ärztlichen Tätigkeit sollten man sich kostenlos bei der Arzneimittelkommission der deutschen Ärzteschaft (AkdÄ) für die Newsletter

- Drug Safety Mail (rote Hand Brief) und
- Neue Arzneimittel

anmelden (www.akdae.de/service/newsletter).

101.3 Rezeptieren

Das Rezeptieren eines Arzneimittels muss bestimmten Formalien entsprechen. Dazu gehören die Angaben, wer (①), wem (②: Name, Adresse, Geburtsdatum), wann (③), was (④) verordnet (➤ Abb. 101.1). Die Verordnung rezeptpflichtiger Medikamente zulasten der GKV muss gemäß der Vordruckvereinbarung auf dem **Muster 16** („rosa Rezept") erfolgen. Kassenrezepte dürfen nur von Vertragsärzten oder „ermächtigten Ärzten" ausgestellt werden. Auf dem Rezept müssen die **Betriebsstättennummer** (BSNR) (⑤) und die **lebenslange Arztnummer** (LANR) (⑥), die man mit Beginn der vertragsärztlichen Tätigkeit erhält, angegeben werden. Ärzte in der ambulanten Weiterbildung verordnen auf ihre LANR mit der BSNR der weiterbildenden Einrichtung.

Auf Kassenrezepten muss die Krankenkasse bzw. der Kostenträger (bei Arbeitsunfällen auch die Berufsgenossenschaft) angegeben werden. Jeder Kostenträger hat eine **Kostenträgerkennung** (⑦) und der Versicherte eine **Versichertennummer** (⑧). Bei der Verordnung mit einem Praxisverwaltungssystem werden diese Daten automatisch auf das Rezept gedruckt. Bei eRezepten, wenn Sie ausgedruckt werden, sind ⑤, ⑥, ⑦, ⑧ in den QR-Code integriert und nicht mehr im Klartext zu lesen.

Bei der händischen Ausstellung, z. B. im kassenärztlichen Notdienst, müssen diese Daten z. B von der Krankenversicherungskarte abgeschrieben werden. Neben Medikamenten können auch Hilfsmit-

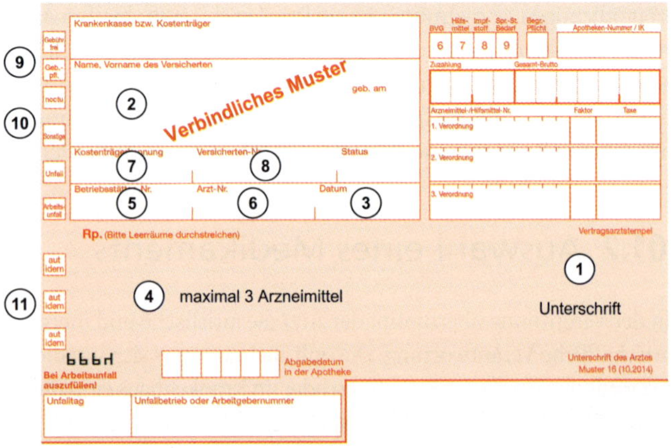

Abb. 101.1 Kassenrezept „Muster 16" nach der Vordruckvereinbarung [W181]

tel auf Muster 16 (➤ Kap. 109) rezeptiert werden. Auf einem Rezept dürfen höchstens 3 Arzneimittel verordnet werden. Zudem dürfen Hilfsmittel (z. B. Blutzuckerteststreifen) und Arzneimittel nicht zusammen auf einem Rezept verordnet werden. Seit 2020 muss auch eine Angabe zur Einnahme (z. B. 1-0-1) auf dem Rezept vermerkt sein. Das soll unnötiges Nachfragen durch die Apotheke vermeiden; schließlich ist die Dosierung ärztliche Aufgabe.

Alle approbierten Ärzte dürfen **Privatrezepte** ausstellen, unabhängig davon, ob sie vertragsärztlich zugelassen sind. Meist wird dies auf blauem Papier auf einem dem Muster 16 nachempfundenen Rezept ausgedruckt. Alternative Gestaltungen des Rezepts sind möglich und erfordern keine Angabe des Kostenträgers. Häufiger Anlass für ein Privatrezept ist die Verordnung von Kontrazeptiva nach Vollendung des 22. Lj. oder die Verordnung rezeptpflichtiger, aber nicht zulasten der GKV verordnungsfähiger Arzneimittel wie z. B. Medikamente zur Behandlung der erektilen Dysfunktion.

Welche Medikamente zulasten der GKV **verordnungsfähig** sind, regelt der Gemeinsame Bundesauschuss (G-BA) (www.g-ba.de), der die **Arzneimittel-Richtlinie** (AM-RL) erlässt (§ 92 SGB V). Diese hat mehrere Anlagen mit Listen von Verordnungsausschlüssen und Ausnahmeregelungen.

Nicht verschreibungspflichtige Arzneimittel (OTC-Präparate) sind bis auf einige Ausnahmen von der Erstattung durch die gesetzlichen Krankenkassen ausgeschlossen, aber auch einige rezeptpflichtige Medikamente fallen unter den **Verordnungsausschluss.** Häufig weist die Praxissoftware schon darauf hin, dass ein Arzneimittel nicht erstattungsfähig ist. Dazu gehören insbesondere:

- **Bagatellarzneimittel** (z. B. Erkältungsmittel, Mittel gegen Verstopfung oder Durchfall, Mittel gegen Pilzerkrankungen) (Anlage I und III der AM-RL)
- **Lifestyle-Arzneimittel** (z. B. Appetitzügler, Haarwuchsmittel, „Potenzmittel", Raucherentwöhnungsmittel) (Anlage II der AM-RL)
- **Nahrungsergänzungsmittel** (Vitamine, Spurenelemente)

Ausnahmen sind Patienten bis zum vollendeten 12. Lj. oder Jugendliche mit Entwicklungsstörungen bis zum 18. Lj. Unter bestimmten Umständen können auch OTC-Präparate verordnungsfähig sein. Diese Ausnahmen sind in der Anlage I der AM-RL festgelegt. Beispiele sind z. B. Kalziumverbindungen bei manifester Osteoporose. Es hat sich in vielen Praxen etabliert, nicht verschreibungspflichtige Arzneimittel wie z. B. Erkältungsmittel auf einem grünen Rezept aufzuschreiben. Es handelt sich dabei um kein offizielles Formular. Alternativ kann auch das blaue Rezept („Privatrezept") verwendet werden.

Manche speziellen oder besonders teuren Arzneimittel (z. B. PCSK9-Antikörper) unterliegen Verordnungsbeschränkungen und können nur bei Vorliegen bestimmter Voraussetzungen oder Qualifikationen verordnet werden.

MERKE

Das **elektronische Rezept** (eRezept, ➤ Kap. 115.1.4) muss seit 2023 als Option verpflichtend angeboten werden. Dazu benötigt man einen Konnektor und einen elektronischen Arztausweis. Ein Ausdruck des Rezepts kann dann oft entfallen. Das Rezept kann von Patienten mit ihrer Krankenkassenkarte in der Apotheke eingelöst werden. Patienten in Pflegeheimen und Patienten, die eine Online-Apotheke nutzen wollen, benötigen zurzeit (Stand: Februar 2024) noch einen Ausdruck mit QR-Code, der auch das Einlesen in ein App erlaubt.

KBV: Erläuterung des Patientenausdrucks zum eRezept:

https://www.kbv.de/media/sp/Patientenausdruck_eRezept_Erl_uterung.pdf

Die Verordnung im Notdienst, die Verordnung Hilfsmitteln und von Betäubungsmitteln und Privatrezepten erfolgt weiterhin auf Papierrezepten.

101.3.1 Zuzahlungen und Festbeträge

Patienten, die das 12. Lj. vollendet haben, müssen für jedes verordnete Arzneimittel eine **Zuzahlung** leisten, wenn sie nicht befreit sind (§ 35 ff. SGB V). Diese beträgt 10 % des Abgabepreises, aber mindestens 5 und höchstens 10 Euro. Liegt eine **Befreiung von der Zuzahlung** vor, die bei der Krankenkasse mit Belegen über die geleisteten Zuzahlungen in einem Kalenderjahr und Einkommensnachweis beantragt werden muss, kann dies auf dem Rezept vermerkt werden (⑨). Patienten mit Befreiung erhalten von Ihrer Krankenkasse eine **Befreiungskarte,** die immer nur für ein Kalenderjahr gültig ist. Voraussetzung für die Befreiung ist das Erreichen bestimmter Belastungsgrenzen. Bei Rezepten, die nachts (noctu ⑩) und an Feiertagen eingelöst werden, kann in der Apotheke eine Notfallgebühr von 2,50 Euro anfallen. Diese Zuzahlung entfällt, wenn das entsprechende Kästchen (aufgrund einer Verordnung im Notdienst) angekreuzt wurde.

Für manche Medikamente wird ein **Festbetrag** bestimmt. Es handelt sich hierbei um einen Höchstpreis, den die GKV für ein Arzneimittel oder eine Arzneimittelgruppe erstatten muss. Die jeweils aktuelle Liste kann von der Webseite des GKV-Spitzenverbandes heruntergeladen werden. Wenn ein Arzneimittel verordnet wird, für das eine Festbetragsregelung gilt und dessen Preis über dem Festbetrag für dieses Arzneimittel oder diese Wirkstoffgruppe liegt, muss der Patient neben der Zuzahlung die Differenz (Aufzahlung) tragen. Ein Beispiel dafür sind Triptane für die Migränetherapie bei Patienten, bei denen z. T. größere Aufzahlungen zu leisten sind. In der Praxis spielt das nur selten eine Rolle, weil bei Einführung eines Festbetrags die meisten Hersteller mit Preissenkungen reagieren.

101.3.2 Off-Label-Use

Die Zulassung eines Arzneimittels erfolgt für einen bestimmten Anwendungsbereich. Unter besonderen Voraussetzungen kann das Präparat über diesen Bereich hinaus angewendet werden (Off-Label-Use). Im Allgemeinen bedeutet ein Off-Label-Use, dass die Verordnung nicht zulasten der GKV erfolgen kann. Zusätzlich liegt das Haftungsrecht beim Verschreibenden; dies erfordert eine umfassende Aufklärung des Patienten sowie seine explizite Zustimmung zum Einsatz außerhalb des zugelassenen Bereichs.

Eine Erstattungsfähigkeit durch die GKV ist trotzdem möglich, wenn:

- der Wirkstoff in der vom G-BA genehmigten offiziellen Ausnahmeliste enthalten ist (Anlage VI der AM-RL; www.g-ba.de/richtlinien/3) (so ist z. B. Tamsulosin zur Behandlung einer Urolithiasis bei Konkrementen > 5 mm zugelassen) und wenn
- es um die Behandlung einer schwerwiegenden Erkrankung geht, für die keine andere Therapie verfügbar ist. In diesen Fällen ist eine vorherige schriftliche Genehmigung durch die Krankenkasse erforderlich.

Ein Beispiel für einen durchaus gerechtfertigten Off-Label-Use ist die Verordnung von Opioiden bei schwerer Luftnot. Manchmal, wie etwa beim Einsatz von Heparinen zum „Bridging", die formal nicht dafür zugelassen sind, wird der bestimmungsgemäße Gebrauch auch vom Hersteller anerkannt.

101.3.3 Aut-idem-Regelung

Kaum eine Regelung der Arzneimittel-Richtlinie führt in der Praxis so häufig zu Diskussionen wie diese Regelung. „Aut idem" bedeutet „oder das Gleiche". Krankenkassen schließen mit Pharmafirmen Rabattverträge, von denen die Apotheken, aber nicht die Ärzte Kenntnis erhalten. Apotheken sind verpflichtet, bei der Abgabe verordneter Arzneimittel das preisgünstigste wirkstoffgleiche Präparat auszuwählen. Dieser Austausch (Substitution) kann durch Markierung des Aut-idem-Feldes (⑪) verhindert werden; dann ist die Apotheke verpflichtet, das auf dem Rezept notierte Präparat herauszugeben. Für den Versicherten hat dies den Vorteil, dass sich die Verpackung, Form und Farbe seiner Medikamente nicht mit jedem Rezept ändert und eine Verwechslungsgefahr dadurch reduziert wird. Die Verschreibenden sind auf der anderen Seite angehalten, soweit möglich rabattierte Arzneimittel zu verordnen.

Bei Nichterreichen der zwischen KVen und Krankenkassen ausgehandelten Zielvereinbarungen (Aut-idem-Quote) drohen hier wirtschaftliche Druckmittel. Diese Regelung gilt nicht für eine Reihe explizit vom Austausch ausgeschlossener Präparate (Substitutionsausschlussliste) (§ 129 Abs. 1 Satz 2 SGB V) wie z. B. Opioidanalgetika, Schilddrüsenhormone und Antiepileptika. Die aktuelle Liste ist als Anlage VII der AM-RL auf der Webseite des G-BA verfügbar.

MERKE

Gültigkeit von Rezepten

- Kassenrezept/eRezept: 1 Monat
- Privatrezept: 3 Monate
- BtM-Rezept: 7 Tage
- Grünes Rezept: unbegrenzt

101.3.4 Dispensierverbot und Ärztemuster

Ärzte dürfen in Deutschland im Regelfall keine Medikamente an Patienten abgeben (**Dispensierverbot** gem. § 47 AMG). Das ist ein Privileg der Apotheken, die eine ordnungsgemäße Lagerung und Abgabe garantieren können. Die Trennung von Arzneimittelabgabe und Verordnung existiert seit dem Mittelalter und sollte ursprünglich unnötige Verordnungen von Ärzten verhindern. Lediglich Impfstoffe, Notfallmedikamente oder Arzneimittel, die in der Praxis verbraucht werden, können als Praxisbedarf verordnet und dann bei Bedarf an Patienten verabreicht werden. Eine Ausnahme wurde während der COVID-19-Pandemie für den Proteaseinhibitor Nirmatrelvir (Paxlovid®) gemacht. Weitere Ausnahmen sind die unverkäuflichen **Ärztemuster,** welche die Pharmaindustrie in geringen Mengen an Ärzte (§ 58 AMG) abgeben darf, die diese dann an Patienten zur „Erprobung" weitergeben dürfen. Annahme und Abgabe dieser Muster sind durchaus problematisch. Der abgebende Arzt muss dann Lagerung und Abgabe genau dokumentieren. Es kommt immer wieder vor, dass Praxen abgelaufene Muster abgeben. Diese Muster werden z. T. zum „Anfüttern" vergeben, und es konnte gezeigt werden, dass sie i. S. der Pharmaindustrie wirken und kostenpflichtige Nachverordnungen auslösen.

Um Patienten z. B. die richtige Handhabung von Inhalatoren zu demonstrieren, können Musterpräparate nützlich sein. Besser geeignet sind aber Demo-Inhalatoren ohne Wirkstoff. Gelegentlich bringen auch Patienten Medikamente in die Praxis, oder es bleiben Medikamente übrig. Die Weitergabe dieser Medikamente ist unzulässig, da keine Garantie für den Inhalt übernommen werden kann.

101.3.5 Individuelle Rezepturen

Rezepturarzneien sind Arzneimittel, die in der Apotheke aufgrund einer Verschreibung für eine einzelne Person hergestellt werden. Dadurch wird eine individuelle medikamentöse Behandlung ermöglicht, wenn keine Fertigpräparate zur Verfügung stehen. Diese Individualrezepturen umfassen u. a. Infusionslösungen, Zytostatika-Zubereitungen sowie – für den hausärztlichen Bereich relevanter – auch individuell angemischte Salben, Cremes und Kapseln.

Für die Rezepturarzneien sollten standardisierte, qualitätsgeprüfte Rezepturen (Magistralrezepturen) bevorzugt werden. Eine anerkannte und für den Praxisalltag sinnvolle Quelle ist der Deutsche Arzneimittel-Codex (DAC)/Neues Rezeptur-Formularium (NRF), das als Nachschlagewerk und Verordnungsvorlage genutzt werden kann.

Beispiele für Magistralrezepturen sind z. B. eine Silbernitratlösung 10 % (NRF 11.99.) zum Touchieren von hypergranulierten Wunden oder Prednicarbatcreme 0,08/0,15/0,25 % mit Octenidindihydrochlorid 0,1 % (NRF 11.145.) zur Behandlung eines superinfizierten Ekzems.

Bei Verordnung einer Rezeptur ist eine genaue Angabe zur Einnahme (z. B. betroffene Stellen 2 ×/d dünn eincremen) erforderlich. Wenn mindestens ein verschreibungspflichtiger Bestandteil (vgl. Anlage 1 AMVV) oder eine Ausnahme in der OTC-Liste der AM-RL enthalten ist, kann eine Verordnung zulasten der GKV erfolgen.

101.3.6 Entsorgung abgelaufener und alter Medikamente

Nach dem aufgedruckten Haltbarkeitsdatum sind nicht verbrauchte Medikamente nicht mehr **verkehrsfähig** und eine Belastung für die Umwelt. Es gibt Kritik an den von der Pharmaindustrie gemachten Angaben zur Mindesthaltbarkeit, viele Medikamente sind sicher länger haltbar, dennoch kann eine Weiterverwendung nicht empfohlen werden. Medikamente in der Praxis und in der Notfalltasche sollten als Teil des Qualitätsmanagements mindestens einmal jährlich auf ihre Haltbarkeit geprüft werden. Auch wenn viele Apotheken Medikamente zurücknehmen, sind sie dazu nicht verpflichtet. Die Vorschriften zur Entsorgung unterscheiden sich regional. Unter https://arzneimittelentsorgung.de kann man sich informieren, ob die Entsorgung von Medikamenten im Hausmüll zulässig ist.

TIPP

Zu Beginn der ambulanten Tätigkeit ist eine vertiefte Beschäftigung mit der Arzneimittel-Richtlinie (AM-RL) und ihren Anhängen empfehlenswert.

101.4 Betäubungsmittelrezepte

Betäubungsmittel (BtM) dürfen ausschließlich auf den dafür vorgesehenen amtlichen Formblättern, den BtM-Rezepten, verordnet werden (➤ Abb. 101.2). Nur in Ausnahmefällen (z. B. Notdienst) darf ein BtM auf Muster 16 mit dem Vermerk „Notfallverschreibung" verordnet werden. Die Verordnung von BtM muss bei der **Bundesopiumstelle,** einer Abteilung des **Bundesinstituts für Arzneimittel und Medizinprodukte (BfArM),** beantragt werden. Diese erteilt die Erlaubnis zur Verschreibung und versendet individuelle BtM-Rezepte. Im Gegensatz zu anderen Rezeptarten werden BtM-Rezepte arztbezogen ausgegeben und sind nur zur persönlichen Verwendung bestimmt. Die Erstanforderung von BtM-Rezepten erfolgt über ein Formular (www.bfarm.de), zusätzlich ist einmalig der Nachweis der Approbation erforderlich. BtM-Rezepte müssen genaue Angaben zur Menge des verschriebenen Arzneimittels (z. B. 20 Tbl. à 10 mg Morphin) sowie zur Dosierung (2 ×/d) enthalten. Auf einem BtM-Rezept können Abführmittel zulasten der GKV mitverordnet werden.

Zusätzliche Buchstaben können in bestimmten Situationen notwendig sein:

- „A" bei Überschreitung der Höchstverordnungsmenge
- „N" beim Nachreichen einer Notfallverordnung
- „S" bei Verschreibung im Rahmen einer Substitutionsbehandlung

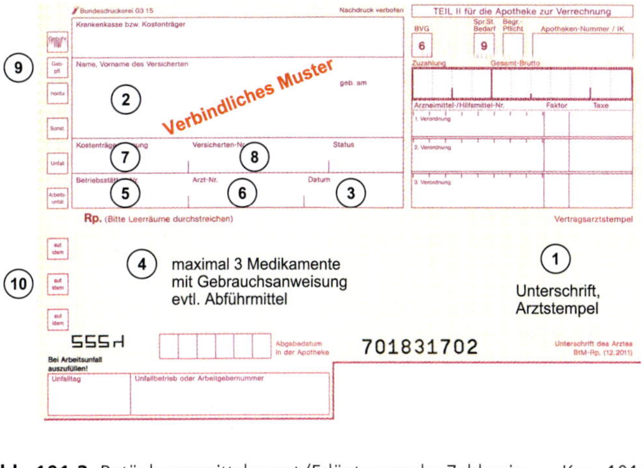

Abb. 101.2 Betäubungsmittelrezept (Erläuterung der Zahlen in ➤ Kap. 101.3) [W329]

Für die Verordnung von Cannabisblüten und cannabinoidhaltigen Zubereitungen sind eigene Rezepturformeln entwickelt worden (s. Neues Rezeptur-Formularium NRF; ➤ Kap. 104).

101.5 Wirtschaftlichkeit

Arzneimittelkosten (50,3 Mrd. Euro in 2021) machen einen großen Anteil (18 %) der Gesundheitskosten der GKV aus und steigen jährlich. Sie liegen im internationalen Vergleich auch relativ hoch. Daher werden regelmäßig Maßnahmen ergriffen, um die Kostensteigerung zu dämpfen. In der Praxis führt das immer wieder zu Problemen (➤ Kap. 101.3.3). Die Diskussion ist hochpolitisch, denn die Kostenentwicklung hängt von zahlreichen, nicht von Ärzten zu verantwortenden Faktoren ab: z. B. demografischer Wandel, medizinischer Fortschritt, Preispolitik der Pharmaunternehmen, politische Rahmenbedingungen. Dennoch ließen sich durch eine wirtschaftlichere Verordnung von Medikamenten (z. B. Verzicht auf Analogpräparate, Einsatz von Generika) jährlich Einsparungen in Milliardenhöhe ohne Abstriche in der Versorgungsqualität erzielen.

Die Verordnung von Medikamenten zulasten der GKV unterliegt dem **Wirtschaftlichkeitsgebot** (§ 12 AM-RL). Der Arzt soll verschreibungspflichtige Arzneimittel nur dann zulasten des Versicherten verordnen, wenn sie zur Behandlung einer Erkrankung medizinisch notwendig, zweckmäßig und ausreichend sind. Es ist daher auch möglich, dass die Verordnung eines verschreibungspflichtigen Arzneimittels als unwirtschaftlich bewertet wird. Das Einhalten des Wirtschaftlichkeitsgebots wird in jedem KV-Bereich durch die **Gemeinsame Prüfstelle** überwacht. Dazu gibt es eine regional mit den GKVen im Rahmen der regionalen **Arzneimittelvereinbarung** verhandelte Prüf- und Zielvereinbarung. Die Regelungen unterliegen einem ständigen Wandel und können regional sehr unterschiedlich sein. Das Arzneimittelbudget oder die Richtgrößenprüfung wurde abgeschafft. Aufgreifkriterien für eine **Wirtschaftlichkeitsprüfung** sind aktuell z. B. Abweichungen von den vereinbarten Quoten für die Verordnung der im Medikationskatalog angegebenen Standardpräparate/Leitsubstanzen.

Für bestimmte Medikamente gibt es **Verordnungshöchstquoten.** So darf z. B. der Anteil von transdermalen Darreichungsformen BtM-pflichtiger Opioide einen bestimmten Anteil nicht überschreiten. Die Zielvereinbarungen werden von den regionalen KVen ihren Mitgliedern zur Verfügung gestellt. Im Regelfall erhält man eine Rückmeldung über Verordnungsverhalten in Ampelfarben (grün: gut, rot: schlecht) mit Hinweisen auf problematische Verordnungen. Auch eine Wirtschaftlichkeitsprüfung ist im Einzelfall möglich. Gründe dafür können z. B. auffällige Verordnungsmengen sein, z. B. bei den Opioiden (Verordnung extrem hoher, nicht plausibler Tagesdosen).

Bevor ein **Regress** ausgesprochen wird, besteht im Regelfall die Möglichkeit, Verordnungen zu begründen, und es wird erst einmal eine Beratung angeboten. Regresse sind selten geworden, können aber wirtschaftlich existenzgefährdend sein, weil manchmal Jahre vergehen, bis ein vermeintlich unwirtschaftliches Handeln auffällt. Haften muss man auf jeden Fall für die Verordnung nicht erstattungsfähiger (Verordnung einer Pilzcreme auf Kassenrezept) oder nicht zulässiger Arzneimittel (Verordnung einer Rotavirusimpfung, die nur im 1. Lj. zugelassen ist, bei einem 2-jährigen Kind). Im Regelfall weist die Praxissoftware oder auch die Apotheke auf solche Fehler hin.

101.6 Aufklärung und Patienteninformation

Patienten müssen, um an ihrer Therapie mitwirken zu können und um Arzneimittelsicherheit zu gewährleisten, über ihre Medikamente möglichst gut Bescheid wissen. Die Aufklärung zu Arzneimitteln ist aus ärztlicher Sicht zweischneidig. Es konnte wiederholt gezeigt werden, dass eine optimistische Information die Wirksamkeit (zusätzlicher günstiger **Placebo-Effekt**) erhöht. Das Gegenteil, eine verringerte Wirksamkeit und häufigere Nebenwirkungen **(Nocebo-Effekt)** durch pessimistische Annahmen und ausführliche Schilderung möglicher unerwünschter Arzneimittelwirkungen (UAW), sind aber ebenfalls gut belegt.

101

Die Arzneimitteltherapie erfordert, wie jeder ärztliche Eingriff, zur Wahrung des Selbstbestimmungsrechts eine für den Patienten verständliche Aufklärung (§ 630e BGB) und Einwilligung (§ 630d BGB). Zur Aufklärung gehören (➢ Kap. 11.5):

- Zweck der Therapie (therapeutische Aufklärung)
- Alternativen
- Risiken (Risikoaufklärung) wie UAW

MERKE
Ein Verweis auf die Packungsbeilage (Patienteninformation), die primär der rechtlichen Absicherung des Pharmaherstellers dient, gilt als nicht ausreichend.

Es ist bekannt, dass nur ca. ein Drittel der Patienten die Packungsbeilage liest und sie dann häufig nicht versteht. Die darin enthaltenen Angaben zu Nebenwirkungen entsprechen entgegen der Annahme der meisten Ärzte und Patienten nicht den durch das Arzneimittel kausal verursachten unerwünschten Wirkungen. Häufig werden in der Placebogruppe Nebenwirkungen im selben Umfang beobachtet, was aber nicht dargestellt wird. Darum sind z. B. Kopfschmerzen, Übelkeit und Durchfall, die häufig auch ohne Medikamente auftreten, bei fast jedem Medikament als UAW aufgeführt. Das Verordnen eines Placebos ist formal aufklärungspflichtig.

Die schriftliche Dokumentation der Aufklärung oder Aufklärungsbögen sind in der Praxis bei Medikamenten – bis auf wenige Ausnahmen – unüblich, teilweise jedoch explizit vorgeschrieben (z. B. orale Retinoide) (➢ Kap. 12.4). Das kann bei Fehlervorwürfen, z. B. beim Auftreten von Komplikationen, zu Problemen führen. Hier weichen die juristischen Anforderungen von der Praxisrealität und dem, was angesichts der Vielzahl der Verordnungen möglich ist, stark voneinander ab.

MERKE
Auf jeden Fall sollten Allergien und die Erfassung von Medikamentenunverträglichkeiten schriftlich dokumentiert werden.

Eine **Dokumentation der Aufklärung** (➢ Kap. 12.4) sollte in folgenden Fällen immer stattfinden:

- Erstverordnung von Medikamenten, welche die Fahrtüchtigkeit oder Bedienung von Maschinen einschränken können (Beispiele: Opioide, Benzodiazepine)
- Medikamente mit Abhängigkeitspotenzial (Beispiele: Opioide, Benzodiazepine)
- Medikamente, welche die Wirkung einer oralen Kontrazeption aufheben können
- Medikamente mit potenziell teratogener Wirkung bei Menschen im fortpflanzungsfähigen Alter (Beispiel: Antikonvulsiva)
- Off-Label-Use
- Schwangere und stillende Frauen
- Notwendige Laborkontrollen
- Medikamente, zu denen es einen „Rote-Hand-Brief“ (➢ Kap. 101.10) gibt
- Impfungen (➢ Kap. 8)

Um die Qualität der Medikationspläne und vor allem die Übertragung der enthaltenen Daten über Schnittstellen der Versorgung zu verbessern, wurde 2016 der einheitliche Medikationsplan (§ 31a SGB V) eingeführt. Patienten, die mehr als 3 Medikamente einnehmen, haben Anspruch auf einen solchen Medikationsplan. Leider sind diese Pläne, selbst wenn sie vorhanden sind, oft unvollständig, und Patienten führen die Pläne, wenn sie sie brauchen, nicht mit sich. Die elektronische Form des Medikationsplans kann auf der Versichertenkarte gespeichert werden und zusätzliche Informationen zur Medikamentenanamnese enthalten. Eine flächendeckende Umsetzung ist bislang aber noch nicht gelungen (➢ Kap. 115.1).

Für einige Medikament gibt es behördlich angeordnetes Schulungsmaterial („Blaue Hand“, ➢ Abb. 101.4).

101.7 Adhärenz

Mit Adhärenz (früher Compliance) wird das Ausmaß der Therapietreue beschrieben. Ärztliche Empfehlungen oder Verordnungen werden zu einem hohen Anteil nicht umgesetzt. Insbesondere in der Dauertherapie chronischer Erkrankungen liegt die Therapietreue nur bei ungefähr 50 %. Die fehlende Adhärenz umfasst dabei das Nichteinlösen der Rezepte ebenso wie eine geringere Einnahmehäufigkeit oder eine geringere Einnahmemenge.

Patienten mit einer hohen Adhärenz haben in Studien oft eine niedrige Sterblichkeit (sowohl in der Placebo- als auch in der Verumgruppe). Dieser Healthy-Adherer-Effekt stützt die Vermutung, dass eine hohe Therapietreue auch mit einem insgesamt gesünderen Lebensstil einhergeht. Vor diesem Hintergrund erscheint es sinnvoll, Patienten mit einer niedrigen Adhärenz zu erfassen, weil sie insgesamt ein höheres Risiko aufweisen.

101.7.1 Maßnahmen zur Verbesserung der Adhärenz

Komplexe Medikamentenanordnungen mit einer Vielzahl unterschiedlicher Einnahmezeitpunkte, schlechter Verträglichkeit und komplizierten Einnahmevorschriften wirken sich ebenso wie Zweifel an der Wirksamkeit negativ auf die Adhärenz aus. Um eine deutliche

Verbesserung zu erreichen, sind zumeist komplexe Interventionen erforderlich, die unterschiedliche Probleme der Adhärenz ansprechen. Im hausärztlichen Alltag umsetzbare Maßnahmen sind u. a.:

- Einsatz von Kombinationspräparaten (Achtung: leider nicht immer wirtschaftlich)
- Verteilung auf möglichst wenige Dosen zu unterschiedlichen Zeitpunkten
- Aufklärung und Einbeziehung der Patienten
- Ggf. unterstützende Maßnahmen durch Hilfsmittel wie Tages- oder Wochendosetten
- Stellung/Gabe der Medikamente durch einen Pflegedienst
- Einbeziehung der Angehörigen

Digitale Technologien wie Erinnerungshilfen durch Apps oder elektronische Dispensiersysteme spielen im hausärztlichen Setting eine immer wichtigere Rolle. Sie erlauben es teilweise, die Medikamente zu fotografieren und melden, wenn der Vorrat zu Ende geht.

101.7.2 Einnahmeempfehlungen: morgens oder abends? Vor oder nach dem Essen?

Die Tageszeit sowie das Verhältnis zum Essen können für die Adhärenz ebenfalls eine große Rolle spielen; idealerweise kann der Einnahmezeitpunkt an die Präferenzen des Patienten angepasst werden. Insbesondere Dauermedikamente sollten immer im gleichen Verhältnis zur Nahrungsaufnahme eingenommen werden.

Die Nahrungsaufnahme kann die **Absorption** verstärken oder verringern. Thyroxin oder Eisenpräparate werden auf nüchternen Magen besser resorbiert. Die Einnahme zum Essen kann allerdings die Verträglichkeit verbessern und dadurch die Adhärenz steigern. Durch eine Steigerung der Dosis oder eine längere Behandlungsdauer könnten die Nachteile der Einnahme zum Essen ausgeglichen werden.

Die zirkadiane Rhythmik von Körperfunktionen führt zu differenzierten Empfehlungen für die Medikamenteneinnahme. So wird für **Statine** aufgrund der tageszeitlich unterschiedlichen Enzymaktivität der HMG-CoA-Reduktase oft die abendliche Einnahme empfohlen. Einem systematischen Review zufolge gibt es jedoch weder einen Hinweis auf relevante Vorteile in Bezug auf die Lipidwerte noch auf eine Beeinflussung kardiovaskulärer Endpunkte.

Der Einnahmezeitpunkt kann auch genutzt werden, um erwartbare Nebenwirkungen zu berücksichtigen. Antidepressiva mit sedierender Komponente (Mirtazapin, Trizyklika) sollten idealerweise zum Abend eingenommen werden, Insomnie verursachende Gruppen wie SSRI eher am Morgen.

TIPP

Details zur korrekten Arzneimitteleinahme sind in der Praxissoftware oder in der Roten Liste nicht hinterlegt. Apotheken führen dazu eine Beratung durch. Eine Zusammenstellung von Einnahmevorschriften und Lebensmittelinteraktionen findet sich in: Krauß J, Müller P, Unterreitmeier D. Arzneimitteleinnahme: Wann – Wie viel – Womit. 3. A. Stuttgart: Wissenschaftliche Verlagsgesellschaft; 2014.

101.8 Medikamentenmonitoring

Unter Medikamenten- oder Drug-Monitoring im weiteren Sinne versteht man die Überwachung der Wirksamkeit sowie die Erfassung von UAW. Häufig besteht das Monitoring bei Dauermedikation in regelmäßigen Kontrollen. Dies kann eine einfache Befragung nach Symptomen oder Messungen wie z. B. Blutdruck, EKG, Laboruntersuchungen oder auch eine Augenuntersuchung sein.

Im Zusammenhang mit einer medikamentösen Therapie können Laboruntersuchungen (therapeutisches Drug-Monitoring) zu unterschiedlichen Zwecken eingesetzt werden:

- Spiegelbestimmung zur Klärung der Frage nach einer therapeutischen Dosis (z. B. Valproat, Lithium, Digitalis)
- Messung der Wirksamkeit (z. B. INR-Bestimmung bei einer Antikoagulation mit Phenprocoumon, TSH-Kontrolle bei Thyroxinsubstitution)
- Kontrolle der Nieren-/Leberfunktion für eine evtl. erforderliche Dosisanpassung
- Erfassung von Nebenwirkungen (z. B. Kaliumkontrolle unter Spironolacton)

Prinzipiell kann jedes Medikament zu jeder Zeit eine Nebenwirkung verursachen. In der Praxis treten Nebenwirkungen gehäuft zu Beginn einer medikamentösen Therapie oder bei Veränderungen (interkurrente Erkrankung, neue Begleittherapie, neue Begleiterkrankung) auf, die anlassbezogene Laborkontrollen notwendig machen. Insbesondere bei älteren Patienten (eingeschränkte Nierenfunktion) und bestehender Multimedikation erscheint es sinnvoll, regelmäßige Laborkontrollen durchzuführen, um im Idealfall unerwünschte Wirkungen zu vermeiden. Umfang und Häufigkeit von regelmäßigen Kontrollen sind allerdings kaum in Studien untersucht worden. Es ist daher überwiegend unklar, ob und in welchem Zeitraum Laborkontrollen – etwa im Rahmen einer diuretischen Therapie – erfolgen sollen und ob sich dadurch Komplikationen vermeiden lassen. Dennoch gibt es für verschiedene Arzneimittel Empfehlungen für periodische Kontrollen. Eine Zusammenstellung der wichtigsten Untersuchungen im Labor gibt die zwar abgelaufene, aber immer noch nützliche S1-Leitlinie Medikamentenmonitoring (Tabelle 1), die eine Auswahl häufig verordneter Wirkstoffe umfasst. Für spezielle Medikamente in der Psychiatrie und in der Rheumatologie gibt es gesonderte Empfehlungen.

LEITLINIEN

- DEGAM-Leitlinie „Medikamentenmonitoring". AWMF Registernummer 053-037:

  https://www.degam.de/files/Inhalte/Leitlinien-Inhalte/Dokumente/DEGAM-S1-Handlungsempfehlung/053-037%20Medikamentenmonitoring/oeffentlich/S1-HE_Medikamentenmonitoring_Langfassung_201406_mit%20Hinweis%20auf%20Aktualisierung.pdf

- Therapieinformationen der Deutschen Gesellschaft für Rheumatologie:

  https://dgrh.de/Start/Versorgung/Therapieinformationen/Therapieinformationsb%C3%B6gen.html

Tab. 101.2 Auswahl von Medikamenten, bei denen regelmäßige Laborkontrollen empfohlen werden (modifiziert nach der Leitlinie Medikamentenmonitoring 2018)

Wirkstoff/-gruppe	Laborwert	Kontrollintervall
ACE-Hemmer/Sartane	Kreatinin, eGFR	1 ×/Jahr
Amiodaron	TSH	Alle 6 Mon.
DOAK (z. B. Apixaban, Dabigatran; ➤ Kap. 102.1)	Blutbild, Leberwerte,	–
Kortikosteroide (> 7,5 mg Prednisolon-Äquivalent)	Blutzucker	Alle 6 Mon.
Lithium	Niere, Elektrolyte, Kreatinin, eGFR, TSH	• Initial 4 Wo. wöchentlich, dann bis zum 6. Mon. monatlich, dann jährlich • Spiegelkontrollen quartalsweise
Methotrexat (➤ Kap. 34)	Blutbild, Leberwerte, Kreatinin, eGFR, Urinstix	Initial monatlich, dann alle 3 Mon.
Phenprocoumon (➤ Kap. 102.1)	INR	Mind. 1 ×/Quartal, üblich ist alle 4–6 Wo.
	Blutbild	½-jährlich

Tab. 101.3 Auswahl von Medikamenten, bei denen besondere Kontrollen notwendig sind

Wirkstoff/-gruppe	Kontrolle/Intervall	Hinweise
Augenarztkontrollen		
Amiodaron	Alle 6 Mon.	Ablagerung Hornhaut (Cornea verticillata), Makulopathie
(Hydroxy-)Chloroquin, z. B. bei kutanem Lupus	Nach 1 Jahr; danach ca. alle 3 Mon.	Ablagerung Hornhaut (Cornea verticillata)
Langzeiteinnahme Glukokortikoide	4 Mon. nach Therapiebeginn, danach jährlich	Erhöhtes Risiko für eine Katarakt und ein Glaukom
Osteoporose-Screening		
Langzeiteinnahme Glukokortikoide (≥ 7,5 mg Prednisolon-Äquivalent > 3 Mon.)	Osteodensitometrie (DXA) zu Beginn der Behandlung	Evtl. antiresorptive Therapie (➤ Kap. 72)
EKG		
Selektive Serotonin-Wiederaufnahmehemmer (SSRI)	QT-Intervall vor Therapie, anlassbezogene Kontrollen	Eine gute Übersicht zu Medikamenten, die zur Verlängerung der QT-Zeit führen, bietet https://crediblemeds.org

In ➤ Tab. 101.2 und ➤ Tab. 101.3 sind ausgewählte Wirkstoffe und sinnvolle Kontrollen zur Verbesserung der Arzneimitteltherapiesicherheit aufgeführt.

Ein wichtiger Teil des Medikamentenmonitorings ist die jährliche Überprüfung der Dauertherapie bei allen Patienten, die dauerhaft Medikamente einnehmen (➤ Kap. 106).

101.9 Arzneimittelinteraktionen

Jede Arzneimittelverordnung kann neben dem therapeutischen Effekt auch unerwünschte Arzneimittelwirkungen (UAW) verursachen. Bis zu 6,5 % aller Krankenhauseinweisungen sind auf eine solche UAW zurückzuführen. Arzneimittelinteraktionen sind eine häufige Ursache für UAW; sie entstehen durch die gleichzeitige Verordnung von 2 oder mehr Wirkstoffen, die sich gegenseitig beeinflussen.

MERKE

In der Praxis ist es nicht möglich, alle relevanten Interaktionen auswendig zu kennen. Wichtiger ist es, den Verordnungsprozess so zu strukturieren, dass eine möglichst hohe Arzneimitteltherapiesicherheit erreicht wird.

Arzneimittelinteraktionen können nach ihrem Schweregrad eingeteilt werden. Insbesondere in Apotheken sowie vielen Praxissystemen wird die **ABDA-Klassifikation** verwendet. Danach werden potenzielle Interaktionen den folgenden Schweregraden zugeordnet:

1. **Kontraindiziert:** Die Interaktionspartner dürfen nicht miteinander kombiniert werden.
2. **Schwerwiegend:** Die Interaktion kann potenziell lebensbedrohlich sein oder zu schwerwiegenden, evtl. irreversiblen Folgen für die betreffende Person führen.
3. **Mittelschwer:** Die Interaktion kann zu therapeutisch relevanten Folgen für die betreffende Person führen.
4. **Gering:** Eine Interaktion hat keine zwingenden therapeutischen Folgen, sollte aber unter Umständen überwacht werden.
5. **Keine Interaktion** zu erwarten.
6. **Produktspezifische Warnmeldung:** Zu einer Interaktion liegen nur spezifische Hinweise eines pharmazeutischen Unternehmers vor.

Die erste Kategorie umfasst ca. 6 % aller möglichen Interaktionen. Beispiele für häufige Arzneimittelinteraktionen sind in ➤ Tab. 101.4 aufgeführt.

Tab. 101.4 Auswahl häufiger Arzneimittelinteraktionen

Wirkstoffe (Indikation)	Interaktion	Empfehlung
Azathioprin (Colitis ulcerosa) und **Allopurinol** (Gichtprophylaxe)	Myelotoxizität, beide wirken auf den Purinstoffwechsel	Vermeiden oder Dosisreduktion
5-Fluorouracil (Darmkrebs) und **Brivudin** (Herpes zoster)	Myelotoxizität, beide wirken auf den Pyrimidinstoffwechsel	Absolut kontraindiziert
Isotretinoin (Aknebehandlung) und **Doxycyclin** (Erythema chronicum migrans)	Hirndrucksteigerung durch additive pharmakodynamische Effekte, gleichzeitige Gabe ist kontraindiziert	Alternatives Antibiotikum (z. B. Amoxicillin)
Sildenafil (erektile Dysfunktion) und **Nitroglycerin** (Angina pectoris)	Additive blutdrucksenkende Wirkung, gleichzeitige Gabe ist kontraindiziert	Kontraindikation aller Nitrate, alternative Behandlung der erektilen Dysfunktion
Simvastatin (KHK) und **Clarithromycin** (Infekt)	Rhabdomyolyse, Myopathie, gleichzeitige Gabe ist kontraindiziert	Pausieren von Simvastatin oder anderes Antibiotikum
Clozapin (Psychose) und **Metamizol** (Schmerzen)	Beide Wirkstoffe können eine Agranulozytose hervorrufen	Analgetische Therapie wechseln
Amiodaron (Vorhofflimmern) und **Clarithromycin** (Infekt)	Kardiotoxische Infekte, Risiko von Torsade-des Pointes-Tachykardien	Austausch des Antibiotikums

Patientenbeispiel

Eine 34-jährige Patientin mit einer bekannten Epilepsie (Behandlung mit Carbamazepin) wird wegen rezidivierender Oberbauchbeschwerden vom Hausarzt zum Gastroenterologen überwiesen. Aufgrund einer dort diagnostizierten *Helicobacter-pylori*-Gastritis erfolgt eine Eradikationstherapie u. a mit Clarithromycin. In den folgenden Tagen kommt es zu ausgeprägten neurologischen Beschwerden (Schwindel, Übelkeit, Vigilanzminderung), die eine Krankenhausaufnahme erforderlich machen. Nach Reduktion des Carbamazepins (Dosisverstärkung durch das Antibiotikum) klingen die Beschwerden ab.

Vor diesem Hintergrund ist es wichtig, in der Praxis strukturierte Abläufe einzuhalten, um relevante Interaktionen, soweit möglich, zu vermeiden. Zu diesen Maßnahmen und Abläufen gehören:

- Beschränkung auf eine möglichst geringe Anzahl unterschiedlicher Wirkstoffe.
- Führen eines elektronischen Medikamentenplans.
- Erfassung aller eingenommenen Medikamente (inkl. der Selbstmedikation).
- Vorhalten einer Interaktionssoftware (mit angepasster Alarmschärfe).
- Recallsysteme für Laborkontrollen.
- Unterschreiben der Rezepte in ruhiger Umgebung und mit Zugriffsmöglichkeiten auf die Patientenakte.
- Zusammenarbeit mit der Apotheke: Im Gegensatz zu Hausarztpraxen sind Apotheken flächendeckend mit einer Interaktionssoftware ausgestattet. Insbesondere Interaktionen, die durch mehrere Verordner oder OTC-Präparate entstehen, werden häufig erst in der Apotheke entdeckt. Allerdings sind dort meist keine Diagnosen und keine Laborwerte bekannt, sodass es zu Rückfragen und Warnungen kommen kann, die aus Sicht der behandelnden Ärzte unnötig sind. Hier empfiehlt sich eine kollegiale Absprache über ein gemeinsames Vorgehen.

101.10 Unerwünschte Arzneimittelwirkungen (UAW)

Es gibt keine zuverlässigen Angaben über die Häufigkeit von UAW in der ambulanten Versorgung. Es wird geschätzt, dass ca. 10 % der Patienten mit Medikamenteneinnahme eine UAW vermuten. Ein zeitlicher Zusammenhang mit der Einnahme eines Arzneimittels ist zwar ein Indiz, aber kein Beweis. Teilweise ist die Abgrenzung zu krankheitsbedingten Beschwerden schwierig. Die UAW reichen von harmlosen Verdauungsproblemen bis zu schwerwiegenden Problemen, die eine Krankenhausbehandlung notwendig machen oder sogar tödlich sind.

MERKE

Bei allen Patienten sollte eine Arzneimittelunverträglichkeit oder Allergie systematisch erfasst und dokumentiert werden.

Angaben der Patienten zu Allergien sind leider nicht sehr zuverlässig. So hat die Mehrzahl der Patienten, die eine Penicillinallergie angeben, keine solche Allergie. Meist handelt es sich um ein als Allergie fehlgedeutetes Exanthem. Eine kutane Testung zum Ausschluss einer Penicillinallergie ist möglich, aber aufwendig. Patienten sollten über typische UAW wie z. B. initiale Übelkeit oder Verstopfung bei Opioidverordnung hingewiesen werden. Tritt dann doch eine UAW auf, ist diese schicksalhaft und kein Behandlungsfehler des verordnenden Arztes. Die am häufigsten von UAW betroffenen Organsysteme sind der Magen-Darm-Trakt und die Haut (➤ Abb. 101.3). In der ambulanten Versorgung sind Antibiotika die Medikamentengruppe, die am meisten Probleme verursacht. Es kommt sowohl zu allergischen Hautreaktionen als auch häufig zu Durchfall.

Für Ärzte besteht formal eine **Meldepflicht bei V. a. UAW** (§ 6 MBO). UAW können entweder dem BfArM oder der Arzneimittelkommission der Deutschen Ärzteschaft (AkdÄ) mitgeteilt werden. Obwohl solche Meldungen für die Pharmakovigilanz wichtig sind und in den letzten Jahren zugenommen haben, erfolgen sie immer noch

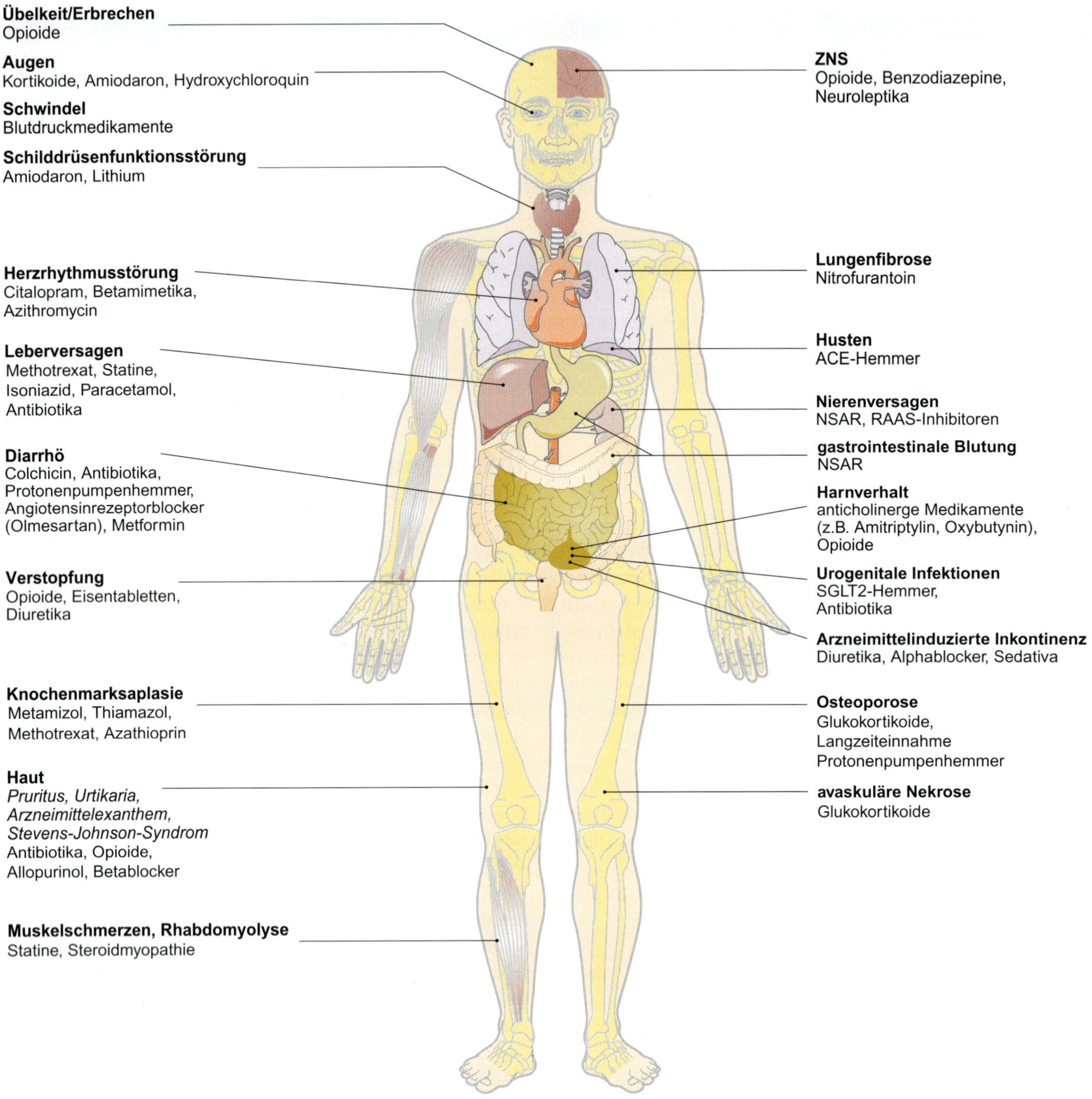

Abb. 101.3 Unerwünschte Arzneimittelwirkungen mit Beispielen [L141, L143]

zu selten. Pharmahersteller sind verpflichtet, UAW zu erfassen und zu melden (§ 63b AMG). Bei Bekanntwerden neuer UAW werden alle Ärzte über einen **Rote-Hand-Brief** informiert (➤ Abb. 101.4). Ein solcher Brief wird auch versendet, wenn Medikamente vom Markt genommen werden. Beispiele in den letzten Jahren waren die Marktrücknahmen von Flupirtin und Tetrazepam.

TIPP

Zu Beginn der ärztlichen Tätigkeit sollte man sich bei der Arzneimittelkommission der Deutschen Ärzteschaft (AkdÄ) unter www.akdae.de für folgende Newsletter anmelden:

- Drug Safety Mail: Hier erhält man zeitnah alle Rote-Hand-Briefe per Mail.
- Neue Arzneimittel: Hier erhält man wesentliche Informationen zu neuen Arzneimitteln.

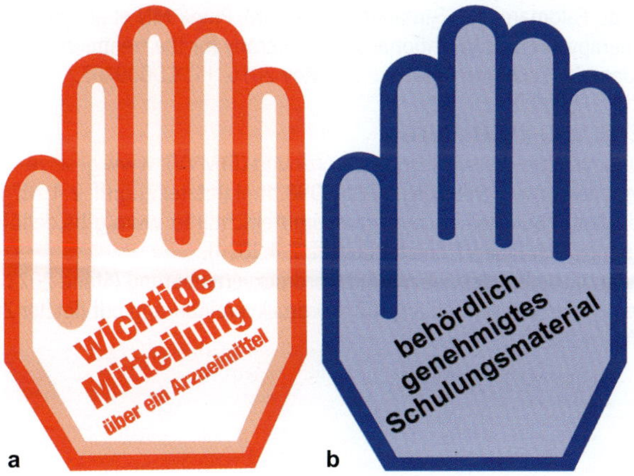

Abb. 101.4 „Rote Hand" für Sicherheitshinweise (a) und „Blaue Hand" für behördlich genehmigtes Schulungsmaterial (b) [W329]

101.11 Medikamentenanpassung in besonderen Situationen

101.11.1 Schwangere und stillende Mütter

Etwa die Hälfte der Schwangerschaften in Deutschland ist ungeplant; daher sollte bei der Verordnung im gebärfähigen Alter prinzipiell der Einfluss auf Kontrazeption und mögliche fruchtschädigende Wirkungen im Falle einer Schwangerschaft bedacht und darüber aufgeklärt werden (➤ Kap. 83). Bei der Verordnung von oralem Isotretinoin muss eine Schwangerschaft regelmäßig ausgeschlossen werden. Bei schwangeren und stillenden Frauen ist aufgrund von Teratogenität oder Übergang von Medikamenten in die Milch eine Überprüfung der Notwendigkeit und möglicher Risiken immer notwendig. Es wird geschätzt, dass ca. 2–4 % aller angeborenen Fehlbildungen auf Medikamente in der Schwangerschaft zurückzuführen sind. Für die Mehrheit der Arzneimittel liegt, da Schwangere regelhaft nicht an Medikamentenstudien teilnehmen, keine Zulassung für die Anwendung in der Schwangerschaft vor, aber auch Schwangere müssen behandelt werden.

In Deutschland ist ein zulassungsüberschreitender Einsatz von Arzneimitteln dann nicht rechtswidrig, wenn ein Arzneimittel mit Gegenanzeige nach dem aktuellen wissenschaftlichen Kenntnisstand in der Schwangerschaft hinreichend wirksam und unbedenklich ist und keine gleichwertige therapeutische Alternative zur Verfügung steht. Eine zuverlässige, frei zugängliche und vom Bundesgesundheitsministerium geförderte Datenbank ist www.embryotox.de, die auch als App zur Verfügung steht.

101.11.2 Chronische Niereninsuffizienz

Ein großer Teil der Medikamente wird renal ausgeschieden (➤ Kap. 70). Bei Zulassungsstudien werden Patienten mit eingeschränkter Nierenfunktion regelmäßig ausgeschlossen, und die meisten Fachinformationen enthalten keine oder nur unzureichende Informationen zu Dosisanpassungen bei Niereninsuffizienz. Bei einer eGFR < 60 ml/min/1,72 m² sollte die Notwendigkeit einer Dosisanpassung bei jeder Neuverordnung geprüft werden. Einmal im Jahr sollten alle Medikamente jedes Patienten (Medikamentenreview) auf den Prüfstand.

TIPP

Eine zuverlässige Informationsquelle und eine Datenbank sind frei zugänglich unter www.dosing.de, die von der Abteilung Klinische Pharmakologie und Pharmakoepidemiologie des Universitätsklinikums Heidelberg zur Verfügung gestellt werden.

101.11.3 Leberfunktionsstörungen

Obwohl ein großer Teil der Medikamente in der Leber verstoffwechselt wird, sind Leberfunktionsstörungen und Medikamente im Vergleich zur Niere kaum untersucht (➤ Kap. 49). Potenziell hepatotoxisch sind viele Medikamente, z. B. auch Diclofenac; dennoch sind Laborkontrollen unüblich. Leberwertkontrollen vor Arzneimitteltherapie und im Verlauf sind z. B. notwendig bei

- oralen Antimykotika (z. B. Terbinafin),
- Immunsuppressiva (Methotrexat, Azathioprin, Cyclophosphamid),
- oralen Retinoiden,
- Agomelatin und
- Antikonvulsiva (Phenytoin, Valproat, Carbamazepin).

Bestehen auffällige Leberwerte vor der Therapie oder kommt es unter Therapie zu einem Anstieg der Leberwerte, müssen Nutzen und Risiko individuell abgewogen werden. Steigerungen der Leberwerte um den Faktor 2–3 können oft toleriert werden.

Bei bekannten Lebererkrankungen mit Leberfunktionsstörung ist unabhängig davon, ob eine hepatische Wirkung bekannt ist, eine sorgfältige klinische Beobachtung empfehlenswert. Phenprocoumon, Östrogene, Lipidsenker, Makrolidantibiotika, Benzodiazepine und Opioide sollten vermieden oder in reduzierter Dosis gegeben werden.

101.12 Doping

Unter Doping wird die Einnahme von unerlaubten Substanzen zur Steigerung der sportlichen Leistungsfähigkeit verstanden. Es ist nicht nur im Leistungssport, sondern auch im Freizeitsport verbreitet. Welche Medikamente als Dopingmittel gelten, kann auf der Webpage der Nationalen Anti Doping Agentur (NADA, www.nada.de) in einer Datenbank geprüft werden. Zu den unerlaubten Medikamenten im Sport gehören nicht nur anabole Steroide, sondern z. B. auch Betablocker (Schießsport), Antiallergika und Asthmamedikamente. Kranke Wettkampfsportler dürfen selbstverständlich behandelt werden. Hier kann ein ärztliches Attest für eine medizinische Ausnahmegenehmigung *(therapeutic use exemption)* notwendig sein.

LITERATUR

Dathe K, Schaefer C. Drug safety in pregnancy: The German Embryotox institute. Eur J Clin Pharmacol 2018; 74: 171–179.

Dubrall D, Schmid M, Alešik E et al. Frequent adverse drug reactions, and medication groups under suspicion – a descriptive analysis based on spontaneous reports to the German Federal Institute for Drugs and Medical Devices from 1978–2016. Dtsch Arztebl Int 2018; 115: 393–400.

Kahl N, Eckert M. Etablierung des elektronischen Rezepts in deutschen Hausarztpraxen. Z Allg Med 2023; 99:15–20.

Ludwig WD, Mühlbauer B, Seifert R (Hrsg.). Arzneiverordnungs-Report 2022. Berlin: Springer; 2022.

Rottenkolber D, Schmiedl S, Rottenkolber M et al. Adverse drug reactions in Germany: Direct costs of internal medicine hospitalizations. Pharmacoepidemiol Drug Saf 2011; 20: 626–634.

Stammschulte T, Weersink R, Suerbruch T et al. Niederländische Empfehlungen zur sicheren Anwendung von Arzneimitteln bei Leberzirrhose. Arzneiverordnung in der Praxis 2020; www.akdae.de/Arzneimitteltherapie/AVP/vorab/20200127-Leberzirrhose.pdf (letzter Zugriff: 2.4.2024).

SYSTEMATISCHER REVIEW

Izquierdo-Palomares JM, Fernandez-Tabera JM, Plana MN et al. Chronotherapy versus conventional statins therapy for the treatment of hyperlipidaemia. Cochrane Database Syst Rev 2016; 11: CD009462.

GESETZE UND RICHTLINIEN

Betäubungsmittel-Verschreibungsverordnung (BtMVV): www.gesetze-im-internet.de/btmvv_1998/BJNR008000998.html (letzter Zugriff: 2.4.2024).

Gemeinsamer Bundesausschuss. Arzneimittelrichtlinie: www.g-ba.de/informationen/richtlinien/3 (letzter Zugriff: 2.4.2024).

Kassenärztliche Bundesvereinigung. Vordruckvereinbarung (Stand 2023): https://www.kbv.de/media/sp/02_Vordruckvereinbarung.pdf (letzter Zugriff: 2.4.2024).

KAPITEL

102

Lisette Warkentin

Orale Antikoagulation und Thrombozytenaggregationshemmung

Die medikamentöse orale Blutgerinnungshemmung umfasst die oralen Antikoagulanzien (OAK), die in das plasmatische Gerinnungssystem eingreifen, sowie die Thrombozytenaggregationshemmer.

Ziel der Einnahme von OAK ist die Behandlung bzw. Prophylaxe venöser oder arterieller Thromboembolien. Zu den Indikationen der langfristigen Einnahme zählen das Vorhofflimmern sowie die tiefe Venenthrombose (TVT) und die Lungen(arterien)embolie (LAE).

Thrombozytenaggregationshemmer werden hauptsächlich zur Behandlung und Prophylaxe arterieller thrombotischer sowie thromboembolischer Ereignisse eingesetzt. Zu den Indikationen der Langzeiteinnahme zählen die Sekundärprophylaxe bei koronarer Herzkrankheit (KHK) und symptomatischer Karotisstenose sowie die periphere arterielle Verschlusskrankheit (pAVK).

102.1 Indikationen der oralen Antikoagulation

102.1.1 Vorhofflimmern

Die dauerhafte orale Antikoagulation kann das Schlaganfallrisiko bei nicht valvulärem[1] Vorhofflimmern (➤ Kap. 68) um mehr als 60 % verringern (Hart, Pearce und Aguilar 2007). Bei der Entscheidung für oder gegen eine Antikoagulationsbehandlung muss zwischen Nutzen (Vorbeugung thromboembolischer Ereignisse) und Risiko (behandlungsbedingte Blutungen) abgewogen werden.

[1] Unter valvulärem Vorhofflimmern wird ausschließlich Vorhofflimmern bei Mitralstenose/mechanischem Herzklappenersatz verstanden. Bei dieser Form besteht gegenüber den nicht valvulären Formen ein deutlich erhöhtes Risiko für thromboembolische Ereignisse.

MERKE

Zur Einschätzung von Nutzen und Risiken der Antikoagulation gibt es Risiko-Scores (➤ Tab. 102.1):
- **CHA_2DS_2-VASc-Score:** Abschätzung des Risikos thromboembolischer Ereignisse
- **HAS-BLED-Risiko-Score:** Abschätzung des Blutungsrisikos.

- Allen männlichen Patienten mit einem CHA_2DS_2-VASc-Score ≥ 2 soll eine OAK angeboten werden.
- Allen weiblichen Patienten mit einem CHA_2DS_2-VASc-Score ≥ 3 soll eine OAK angeboten werden.
- Bei einem CHA_2DS_2-VASc-Score von 1 (Männer) bzw. 2 (Frauen) soll die OAK mit den Patienten im Hinblick auf Nutzen und Schaden sowie ihre Präferenzen erörtert werden.

In mehreren Studien wurde untersucht, welches Blutungs- bzw. Thromboembolierisiko Patienten abhängig von den berechneten Scores haben. Je nach Methodik und Population der Studien unterscheiden sich die berechneten Risiken (Lip et al. 2010, Pisters et al. 2010, van den Ham et al. 2015). In ➤ Tab. 102.2 und ➤ Tab. 102.3 sind für beide Scores Ereignisraten dargestellt, anhand derer man die Risiken abschätzen kann. Der CHA_2DS_2-VASc-Score und der HAS-BLED-Score (➤ Tab. 102.1) basieren auf Risikofaktoren, die sich zum Teil überschneiden. Das heißt, dass Personen mit einem hohen Schlaganfallrisiko meist auch ein erhöhtes Blutungsrisiko aufweisen. Ein HAS-BLED-Score ≥ 3 weist auf ein hohes Blutungsrisiko hin. Das bedeutet nicht, dass eine OAK kontraindiziert ist. Modifizierbare Risikofaktoren sollten aber optimiert werden (z. B. unkontrollierte Hypertonie, Alkoholkonsum, labiler INR, NSAR-Anwendung) und der Patient aufmerksam und engmaschig geführt werden.

Tab. 102.1 Risiko-Scores zur Einschätzung von Nutzen und Risiken der Antikoagulation [F759-002, W854-035]

CHA_2DS_2-VASc-Score		HAS-BLED-Score	
Risikofaktor	**Score**	**Risikofaktor**	**Score**
Chronische Herzinsuffizienz oder linksventrikuläre Dysfunktion	1	–	
Hypertonie (Bluthochdruck)	1	Hypertonie (Bluthochdruck)	1
Alter ≥ 75 Jahre	2	–	
–		Abnorme Nieren- und/ oder Leberfunktion	1–2
Diabetes mellitus	1	–	
Schlaganfall/TIA/Thrombo-embolie	2	Schlaganfall/TIA	1
Vaskuläre Vorerkrankung*	1	–	
–		Blutung	1
–		Labile INR (TTR < 60 %)	1
Alter 65–74 Jahre	1	Alter ab 65 Jahre	1
Weibliches Geschlecht	1	–	
–		Thrombozytenaggregationshemmer/NSAR und/ oder Alkoholabusus	1–2
Maximaler Score	**9**	**Maximaler Score**	**9**

* Vorausgegangener Herzinfarkt, pAVK oder Aortenplaques

Tab. 102.2 Risiko eines ischämischen Schlaganfalls bzw. einer Thromboembolie, abhängig vom CHA_2DS_2-VASc-Score bei Patienten ohne orale Antikoagulation (Ereignisrate pro 100 Personenjahre) (Friberg, Rosenqvist und Lip 2012, Olesen et al. 2011)

CHA_2DS_2-VASc-Score	Ischämischer Schlaganfall	Ischämischer Schlaganfall/TIA/ arterielle Embolie bzw. Thrombose
0	0,2	0,3
1	0,6	0,9
2	2,2	2,9
3	3,2	4,6
4	4,8	6,7
5	7,2	10,0
6	9,7	13,6
7	11,2	15,7
8	10,8	15,2
9	12,2	17,4

Tab. 102.3 Risiko einer schweren Blutung unter VKA, abhängig vom HAS-BLED-Score (Lip et al. 2011, Pisters et al. 2010)

Punkte	Blutungen in %
0	0,9
1	3,4
2	4,1
3	5,8
4	8,9
5	9,1
6–9	Unzureichende Daten (hohes Risiko)

102.1.2 Sekundärprophylaxe bei tiefer Venenthrombose und Lungenarterienembolie

Der zweite große Zulassungsbereich der OAK betrifft die TVT und LAE (➤ Kap. 41, ➤ Kap. 44). Nach abgeschlossener Initial- und Erhaltungsphase (3–6 Mon.) ist zu entscheiden, ob eine (ggf. zeitlich unbefristete) Sekundärprophylaxe aufrechterhalten werden soll. Laut der S2k-Leitlinie „Venenthrombose und Lungenembolie" unterscheiden sich die beiden Indikationen hinsichtlich der Empfehlungen zur Sekundärprophylaxe für die meisten Patienten nicht.

Bei der Entscheidung für oder gegen eine Langzeitprophylaxe spielen neben der Patientenpräferenz das Risiko für ein TVT- oder LAE-Rezidiv und die Risikofaktoren des Patienten für eine Blutung eine Rolle (➤ Abb. 102.1).

LEITLINIEN

- S2k-Leitlinie. „Diagnostik und Therapie der Venenthrombose und Lungenembolie". AWMF-Registernummer 065–002:

  https://register.awmf.org/de/leitlinien/detail/065-002

- AkdÄ – Leitfaden der Arzneimittelkommission der deutschen Ärzteschaft „Orale Antikoagulation bei nicht valvulärem Vorhofflimmern":

  https://www.akdae.de/arzneimitteltherapie/lf/oakvhf

102.1.3 Vitamin-K-Antagonisten und direkte orale Antikoagulanzien

Zu den OAK zählen 2 Medikamentengruppen: **Vitamin-K-Antagonisten** (VKA) und **direkte orale Antikoagulanzien** (DOAK: Dabigatran, Apixaban, Edoxaban, Rivaroxaban).

VKA werden seit den 1950er-Jahren eingesetzt, DOAK, beginnend mit Dabigatran, seit 2010. Als wichtige Vertreter der VKA sind v. a. Phenprocoumon und Warfarin zu nennen. In Deutschland kommt fast ausschließlich Phenprocoumon zur Anwendung. In den USA, Großbritannien und den Beneluxstaaten wird bevorzugt Warfarin eingesetzt. Dieses ist auch das vorherrschende VKA in Studien.

Der Anteil der VKA an allen verordneten oralen Antikoagulanzien lag 2021 in Deutschland nur noch bei etwa 17 %. Seit 2010 sind die Verordnungen von OAK um das 2,6-Fache gestiegen, die Kosten bis 2021 dabei um das 34-Fache. Durch den Anstieg der DOAK-Verordnungen und deren höhere Kosten haben diese allein 2021 Jahrestherapiekosten von fast 2,5 Mrd. Euro verursacht (Wille 2022).

Während der Einnahme von VKA erfolgt ein **regelmäßiges Monitoring** der antikoagulatorischen Wirkung durch Bestimmung der *International Normalized Ratio* (INR), entweder in der Arztpraxis oder durch ein INR-Selbstmanagement. Die anzustrebende Ziel-INR ist abhängig von der Indikation (bei nicht valvulärem Vorhofflimmern 2,0–3,0). Zu

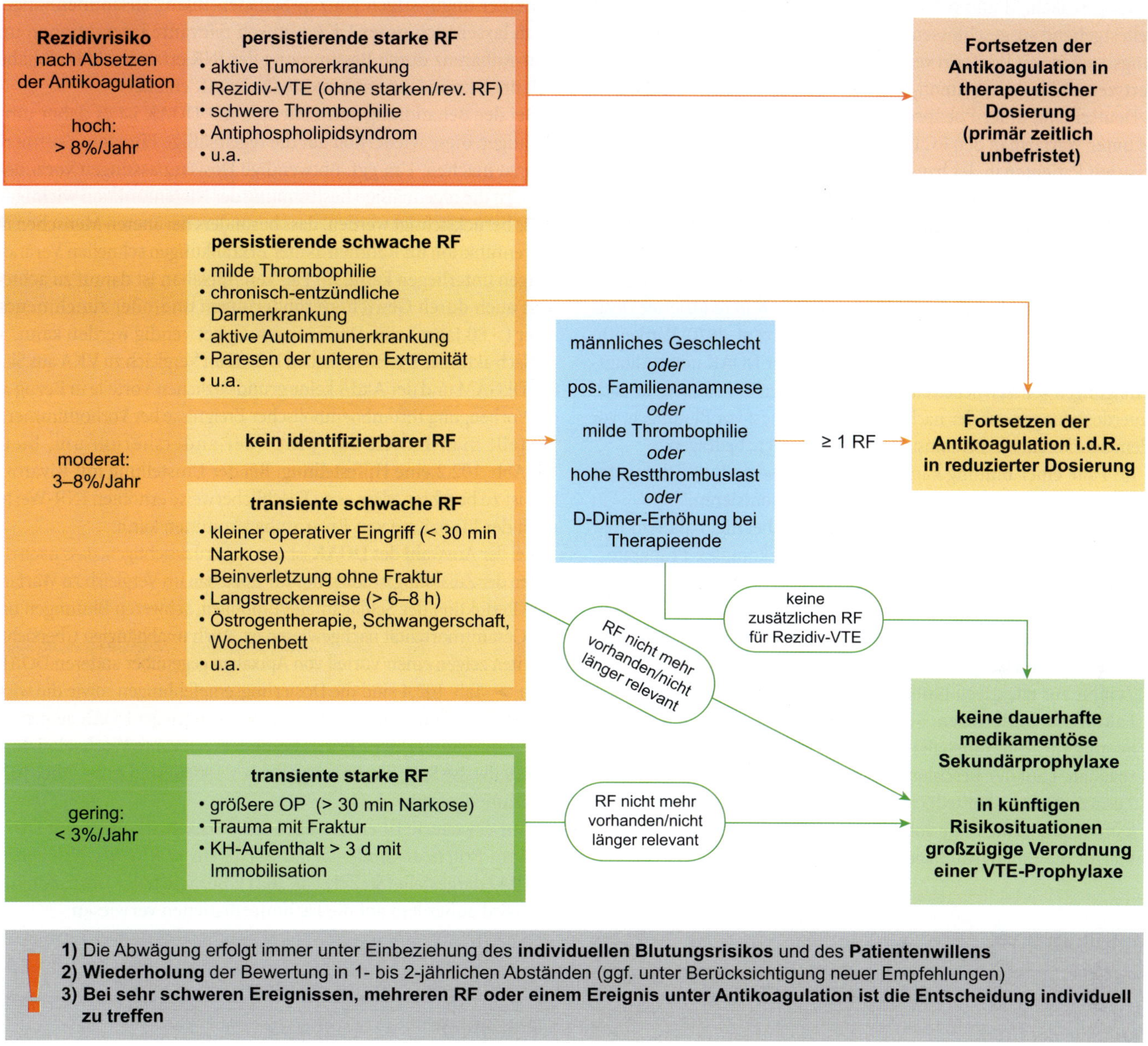

Abb. 102.1 Abschätzung des Rezidivrisikos nach einer Venenthromboembolie (VTE) und Konsequenzen für die medikamentöse Sekundärprophylaxe (in Anlehnung an die der S2k-Leitlinie „Venenthrombose und Lungenembolie") (RF = Risikofaktor) [M1389, L143]

Beginn der Therapie mit VKA erfolgt eine Aufsättigung (Dosierung siehe Fachinformation). Währenddessen liegt das Intervall der INR-Kontrollen bei 1 bis 2 Tagen. Das Intervall wird dann schrittweise auf bis zu 3 bis 4 Wochen verlängert, wenn der Patient stabil eingestellt ist.

MERKE

Für Patienten, die über die nötigen kognitiven Voraussetzungen, feinmotorischen Fähigkeiten und ausreichendes Sehvermögen verfügen, empfiehlt die Arzneimittelkommission der deutschen Ärzteschaft (AkdÄ) das INR-Selbstmanagement (AkdÄ 2019).

Das **Selbstmanagement** der oralen Antikoagulation mit VKA kann im Vergleich zum alleinigen ärztlichen Gerinnungsmanagement zu einer deutlichen Verminderung von Thromboembolien führen (Heneghan et al. 2016). Eine Beobachtungsstudie verglich Patienten mit Vorhofflimmern unter einer Behandlung mit Warfarin mit INR-Selbstmanagement und Patienten mit DOAK. Nach 2,5 Jahren hatte die VKA-Gruppe ein signifikant vermindertes Risiko für Schlaganfälle jeglicher Ursache (Grove et al. 2018).

In den **Zulassungsstudien** der DOAK wurde hinsichtlich des Auftretens thromboembolischer Ereignisse eine Nichtunterlegenheit der DOAK im Vergleich zu Warfarin gezeigt. Hinsichtlich schwerer Blutungen zeigte sich eine (minimale) Reduktion der Hirnblutungen für einzelne DOAK. Erwähnenswert ist, dass diese Studien einige Limitationen aufwiesen: Wie bei vielen randomisiert kontrollierten Studien (RCTs) waren die typischen hausärztlichen Patienten mit

Blutungsrisiken, Multimorbidität, Polypharmazie und höherem Alter weitestgehend ausgeschlossen. Zudem wurden DOAK in allen Zulassungsstudien mit Warfarin verglichen. Dieses hat eine kürzere Halbwertszeit als Phenprocoumon. Es konnte gezeigt werden, dass die INR in Deutschland unter Phenprocoumon häufiger im Zielbereich liegt als unter Warfarin in den RCTs. Eine direkte Übertragung der Ergebnisse auf Patienten in der hausärztlichen Versorgung in Deutschland erscheint daher nicht unbedingt zielführend.

Diese Bedenken werden auch durch die bisherigen, auf Routinedaten basierenden **Real-World-Studien** gestützt. Deren Ergebnisse waren teils sehr heterogen. Insgesamt schnitten die DOAK aber schlechter ab als in den Zulassungsstudien, insbesondere wenn DOAK in reduzierter Dosis verordnet wurden (Mueller et al. 2018, Paschke et al. 2020, Warkentin et al. 2022). Zu der schlechteren Performance der DOAK unter Alltagsbedingungen könnten neben einer unzureichenden Einnahmetreue auch Unterdosierungen aus der nachvollziehbaren Angst vor Blutungen, vor allem bei älteren, oft niereninsuffizienten Patienten, beitragen.

Im Falle einer Blutung kann es notwendig sein, die Wirkung der blutgerinnungshemmenden Therapie zu antagonisieren.

- **VKA:** Im Falle von VKA stehen als Antidot bei nicht akutem Bedarf Vitamin K und im Notfall Prothrombinkomplex-Präparate (PPSB) zur Verfügung.
- **Dabigatran:** Seit 2015 ist Idarucizumab als Antidot für Dabigatran zugelassen. Das monoklonale Antikörperfragment hebt die Wirkung von Dabigatran innerhalb weniger Minuten auf. Die Zeit bis zur effektiven Blutstillung beträgt mehrere Stunden.
- **Faktor-Xa-Inhibitoren:** Seit 2019 gibt es eine bedingte Zulassung für Andexanet alfa als Antidot für Apixaban und Rivaroxaban. Laut der Beschlussfassung des G-BA von 2020 ist ein Zusatznutzen bisher jedoch nicht belegt. Bei schweren Blutungen kann laut ESC die Gabe von PPSB erwogen werden, wobei auch hierfür die Datengrundlage schwach ist (Hindricks et al. 2020).

102

MERKE

Vorteile der DOAK

- Einfaches Dosierungsschema mit fester Dosis ohne Gerinnungskontrollen
- Unkomplizierteres perioperatives/-interventionelles Management

Nachteile der DOAK

- Fehlendes Monitoring (inkl. der Adhärenz) durch einfache, etablierte Labortests
- Antidote kaum erprobt
- Abhängigkeit der Pharmakokinetik von der Nierenfunktion
- Deutlich höhere Arzneimittelkosten
- Zusatznutzen fraglich, insbesondere bei guter INR-Einstellung unter VKA

DOAK werden, abhängig von wenigen Faktoren, entweder in einer Standard- oder reduzierten Dosis gegeben. Eine regelmäßige Kontrolle des antikoagulatorischen Effekts zur Einstellung der Dosis ist laut Fachinformationen nicht notwendig. Dies wird von Ärzten und Patienten oft als Vorteil gesehen. Genauso kann dies aber auch ein Nachteil darstellen. Faktoren wie Nieren- oder Leberinsuffizienz, passagere Begleiterkrankungen und wechselwirkende Medikamente können einen Einfluss auf die Plasmakonzentration haben. Eine Überprüfung der Dosis-Wirkungs-Relation wäre daher sinnvoll, da es wahrscheinlich ist, dass Schwankungen der Plasmakonzentrationen mit einer ungünstigen Nutzen-Schaden-Bilanz zusammenhängen. Auch lassen sich unter VKA klinisch relevante Interaktionen und Non-Adhärenz durch Bestimmung der INR erfassen. Aktuell haben sich noch keine Gerinnungstests für DOAK etabliert.

Bei der Behandlung von Patienten mit DOAK ist es daher umso wichtiger, diese wiederholt auf die regelmäßige Einnahme aufmerksam zu machen. Um ggf. notwendige Dosisanpassungen vorzunehmen, ist die regelmäßige Bestimmung der Nierenfunktion wichtig. Es muss berücksichtigt werden, dass besonders bei älteren Menschen die Nierenfunktion im Rahmen akuter Erkrankungen schnellen Veränderungen unterliegen kann. Im Fall von Apixaban ist darauf zu achten, dass auch durch Gewichtsveränderungen und/oder zunehmendes Alter (> 80 Jahre) eine Dosisanpassung notwendig werden kann.

Nach aktueller Datenlage haben DOAK im Vergleich zu VKA aus Sicht der DEGAM und der AkdÄ keine grundsätzlichen Vorteile in Bezug auf die Vorbeugung thromboembolischer Ereignisse bei Vorhofflimmern.

Stellt man **DOAK auf VKA** oder andersherum um, bietet ➤ Abb. 102.2 eine Hilfestellung. Bei der Umstellung mit Rivaroxaban ist zu beachten, dass es zu fälschlicherweise erhöhten INR-Werten nach der Einnahme von Rivaroxaban kommen kann.

Bei der **Auswahl des DOAK** ist u. a. zu berücksichtigen, dass nach den Daten der Zulassungsstudien nur für Apixaban im Vergleich zu Warfarin eine Reduktion der Schlaganfälle/Embolien, schweren Blutungen und der Gesamtmortalität nachgewiesen ist. Auch unabhängige Übersichtsarbeiten zeigen einen Vorteil von Apixaban gegenüber anderen DOAK.

In ➤ Tab. 102.4 sind die Dosierungsempfehlungen sowie die wichtigsten Kontraindikationen und Nebenwirkungen der DOAK aufgeführt.

Für die hausärztliche Praxis besonders relevante **Wechselwirkungen** (teilweise Spiegelerhöhungen von > 100 %) sind in ➤ Abb. 102.3 zusammengefasst.

Eine erweiterte Übersicht über die Wechselwirkungen mit DOAK sind im *Practical Guide* der *European Heart Rhythm Association* (EHRA) dargestellt (Steffel et al. 2021). Bezüglich der Dosisreduktionen wird außerdem auf die Fachinformationen verwiesen.

Box 102.1

Praxistipps

- Patienten einen Ausweis mit Informationen über Dosis und Indikation, Begleitmedikation und Laborkontrollen aushändigen.
- Patienten immer wieder daran erinnern, dass eine regelmäßige Tabletteneinnahme (insb. der DOAK) besonders wichtig ist, da sonst die Wirkung nicht sichergestellt ist.
- Auf das mögliche Risiko von Interaktionen bei Änderung der Medikation (auch rezeptfreier Medikamente) hinweisen.
- Mindestens jährlich die Nierenfunktion kontrollieren, v. a. unter Therapie mit DOAK:
  - Alter > 75 Jahre: mind. halbjährlich
  - CrCl < 60 ml/min: im Intervall von CrCl/10 in Mon. (z. B. bei CrCl 30 ml/min alle 3 Mon.)
- Mindestens jährlich die Leberwerte kontrollieren.
- Dosierung der DOAK gemäß Fachinformation und keine inadäquate Dosisreduktion (z. B. aus Sorge vor Blutungen) vornehmen.
- Regelmäßig die Dosierung der DOAK überprüfen.

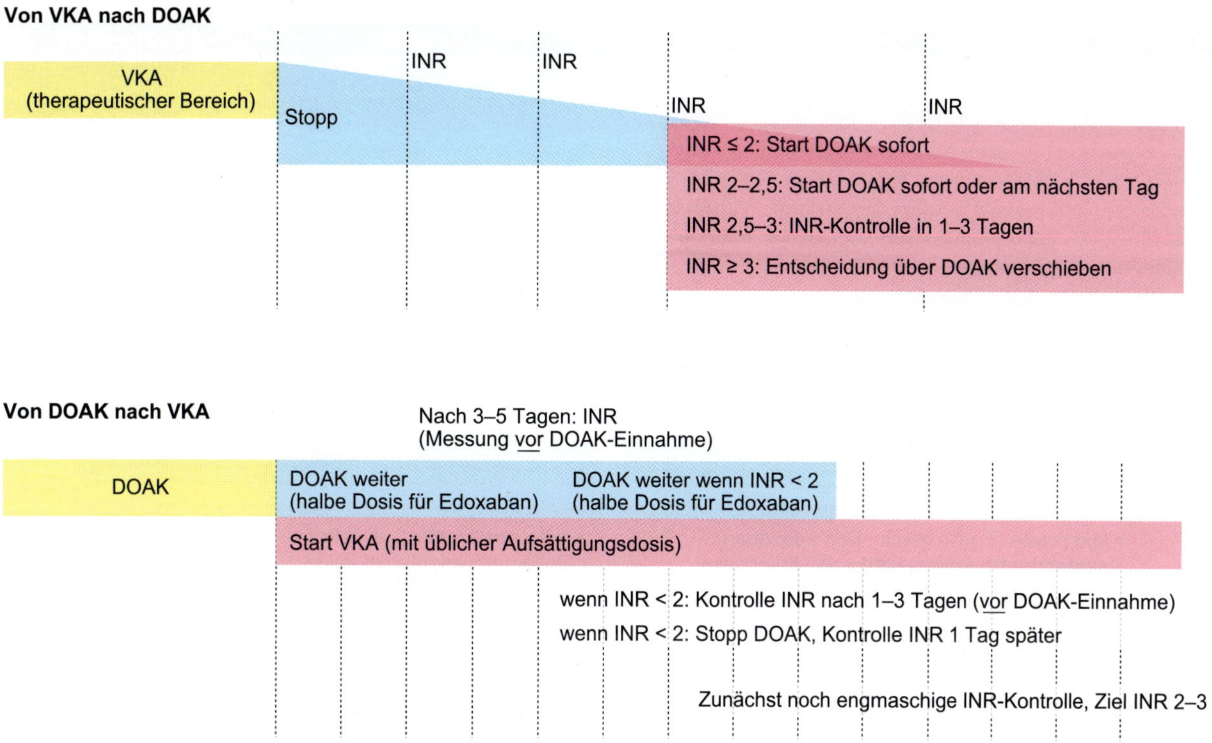

Abb. 102.2 Umstellung von VKA aus DOAK und umgekehrt [F849-011]

Tab. 102.4 Vergleich der DOAK

	Dabigatran	Apixaban	Edoxaban	Rivaroxaban
Standard-Tagesdosis bei Vorhofflimmern	2 x 150 mg	2 x 5 mg	1 x 60 mg	1 x 20 mg
Dosisreduktion bei:	2 x tgl. 110 mg: • ≥ 80 J. *oder* • in Kombination mit Verapamil *oder* zu erwägen bei: • 75–80 J. • CrCl 30–50 ml/min • Gastritis/Ösophagitis/gastroösophagealem Reflux • erhöhtem Blutungsrisiko	2 x tgl. 2,5 mg: • CrCl 15–29 ml/min *oder* • mind. 2/3 Kriterien: • Serum-Kreatinin ≥ 1,5 mg/dl • ≥ 80 J. • KG ≤ 60 kg	1 x tgl. 30 mg: • CrCl 15–50 ml/min *oder* • KG ≤ 60 kg *oder* • Komedikation: Ciclosporin/Dronedaron/Erythromycin/Ketoconazol	1 x tgl. 15 mg: • CrCl 15–50 ml/min
Kontraindikationen/ nicht empfohlen bei:	CrCl < 30 ml/min (Fachinfo, AkdÄ)	• CrCl < 30 ml/min (AkdÄ) • CrCl < 15 ml/min (Fachinfo)	• CrCl < 30 ml/min (AkdÄ) • CrCl < 15 ml/min (Fachinfo) • CrCl > 95 ml/min	• CrCl < 30 ml/min (AkdÄ) • CrCl < 15 ml/min (Fachinfo)
	Akute, klinisch relevante Blutung			
	Lebererkrankung, die Auswirkungen auf das Überleben erwarten lässt.			
	Komedikation mit anderen Antikoagulanzien außer bei Umstellung der Antikoagulationstherapie oder um die Durchgängigkeit eines zentralvenösen oder arteriellen Katheters zu erhalten.			
	Läsionen oder klinische Situationen, falls sie als signifikanter Risikofaktor für eine schwere Blutung angesehen werden*.			
	Schwangerschaft und Stillzeit			
	Valvuläres VHF bzw. künstliche Herzklappen			
	Antiphospholipidsyndrom			
	Komedikation mit Azol-Antimykotika, Ciclosporin oder Dronedaron	Komedikation mit Azol-Antimykotika, Ritonavir	Nicht eingestellte schwere Hypertonie	Komedikation mit Azol-Antimykotika, Ritonavir

Tab. 102.4 Vergleich der DOAK (*Forts.*)

	Dabigatran	Apixaban	Edoxaban	Rivaroxaban
UAW	Blutungen, gastrointestinale Nebenwirkungen, Leberwerterhöhung			
	Myokardinfarktrate erhöht	–	–	Nierenfunktionseinschränkung, Tachykardie
Hinweise	Vor Behandlungsbeginn Nieren- (und Leber-)funktion überprüfen			
	In Originalverpackung aufbewahren, da Wirksamkeitsverlust durch Feuchtigkeit	Enthält Laktose	Aufklärung über fehlendes Antidot	Mit einer Mahlzeit einnehmen

* U. a. akute oder kürzlich aufgetretene gastrointestinale Ulzerationen; maligne Neoplasien mit hohem Blutungsrisiko; kürzlich aufgetretene Hirn- oder Rückenmarksverletzungen; kürzlich durchgeführte chirurgische Eingriffe an Gehirn, Rückenmark oder Augen; kürzlich aufgetretene intrakranielle Blutungen; bekannte oder vermutete Ösophagusvarizen; arteriovenöse Fehlbildungen; vaskuläre Aneurysmen oder größere intraspinale oder intrazerebrale vaskuläre Anomalien

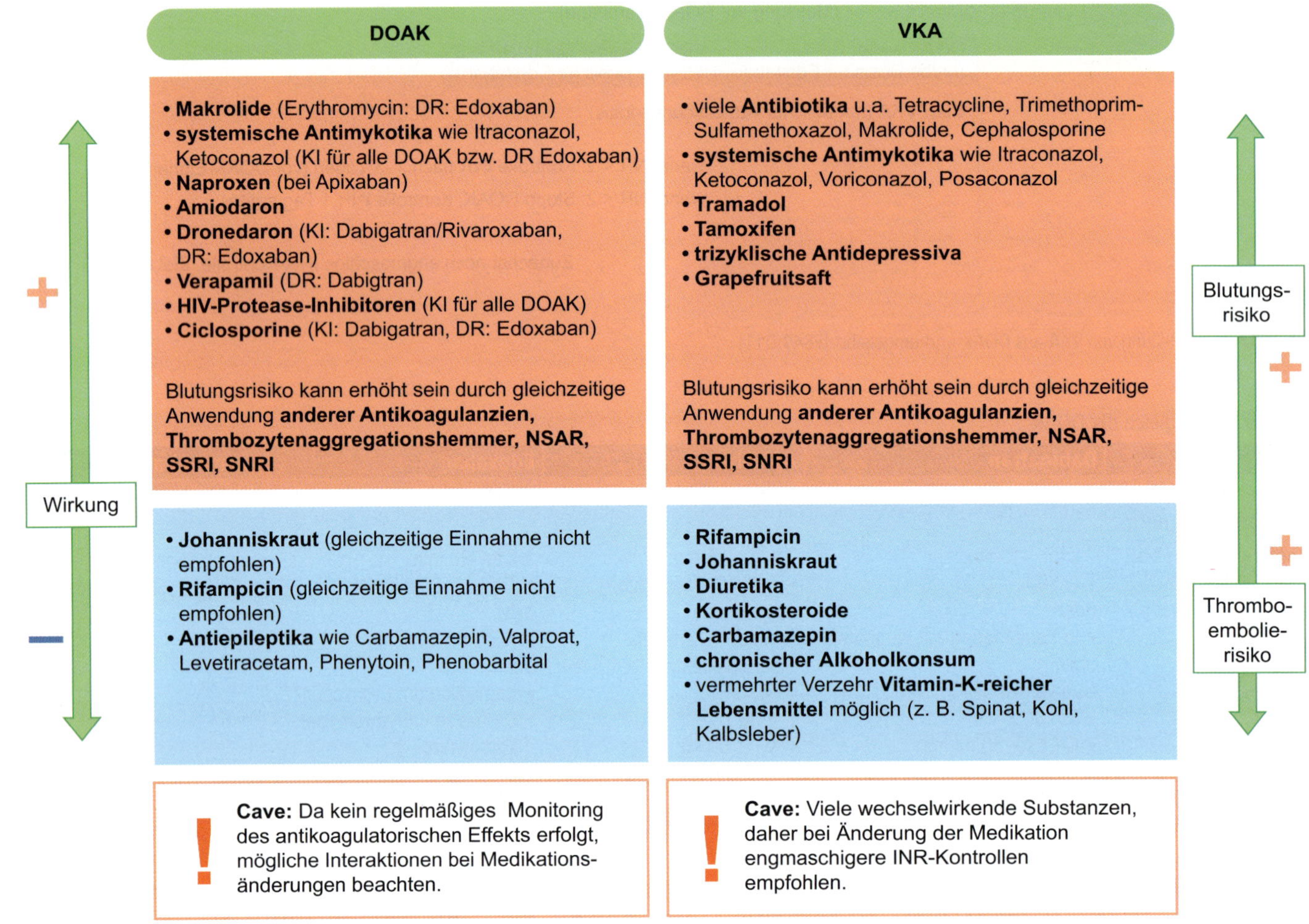

Abb. 102.3 Auswahl an wechselwirkenden Substanzen unter oraler Antikoagulation (DR = Dosisreduktion; KI = Kontraindikation bzw. nicht empfohlen) (modifiziert nach Steffel et al. 2018 und AkdÄ 2019) [L143]

Unterbrechung der OAK

Generell gilt, dass eine periinterventionelle Unterbrechung der OAK (mit und ohne Bridging) risikobehaftet ist und möglichst vermieden werden sollte. Je nach Blutungsrisiko der Intervention kann eine Unterbrechung unvermeidbar sein. Das thromboembolische Risiko bestimmt dann das Vorgehen. Die DEGAM-S1-Handlungsempfehlung „Bridging" zeigt die Einteilung der thromboembolischen Risiken und Empfehlungen zur Unterbrechung auf.

- Bei niedrigem thromboembolischem Risiko kann eine ersatzlose Unterbrechung erwogen werden.
- Bei hohem thromboembolischem Risiko und hohem Blutungsrisiko muss die Unterbrechung von VKA mit Heparin überbrückt werden. Die Unterbrechung von DOAK sollte möglichst kurzgehalten oder ebenfalls durch Heparin überbrückt werden (Bridging).

LEITLINIEN

- DEGAM-S1-Handlungsempfehlung „Bridging" (Leitlinie wird aktualisiert). AWMF-Registernummer 053-027:

  https://www.degam.de/files/Inhalte/Leitlinien-Inhalte/Dokumente/DEGAM-S1-Handlungsempfehlung/053-027%20Bridging/oeffentlich/S1-HE_Bridging_Langfassung_2_Hinweis%20auf%20Aktualisierung.pdf

- S3-Leitlinie „Zahnärztliche Chirurgie unter oraler Antikoagulation/Thrombozytenaggregationshemmung". AWMF-Registernummer 083-018:

  https://register.awmf.org/de/leitlinien/detail/083-018

102.2 Thrombozytenaggregationshemmung

In Deutschland sind vor allem die **Thrombozytenaggregationshemmer** Acetylsalicylsäure (ASS) und die **P2Y$_{12}$-Rezeptorantagonisten** Clopidogrel, Ticagrelor und Prasugrel relevant.

Die drei Hauptanwendungsbereiche der Thrombozytenaggregationshemmung sind die KHK inklusive dem akuten Koronarsyndrom (ACS: instabile Angina, NSTEMI oder STEMI ➤ Kap. 67), die periphere arterielle Verschlusskrankheit (pAVK ➤ Kap. 41.4.2) sowie die symptomatische Karotisstenose (TIA, ischämischer Schlaganfall oder retinale Ischämie).

In der Primärprävention kardiovaskulärer Ereignisse spielt die Thrombozytenaggregationshemmung eine untergeordnete Rolle und wird im Allgemeinen nicht empfohlen. Die Senkung des kardiovaskulären Risikos muss gegen die Nebenwirkungen (insbesondere intrazerebrale und gastrointestinale Blutungen) abgewogen werden. Laut der DEGAM-S3-Leitlinie „Hausärztliche Risikoberatung zur kardiovaskulären Prävention" (➤ Kap. 6.2) sollte aber ab einem kardiovaskulären Risiko von > 20 %/10 Jahre 75–100 mg ASS angeboten werden.

Zur Thrombozytenaggregationshemmung wird am häufigsten ASS eingesetzt. Eine Monotherapie mit P2Y$_{12}$-Rezeptorantagonisten ist nur in wenigen Fällen empfohlen. Es gibt einige Anwendungsfälle, in denen eine duale Plättchenhemmung (DAPT: *dual antiplatelet therapy*) oder eine Triple-Therapie (DAPT + OAK) empfohlen ist. Da die Kombination von mehreren blutgerinnungshemmenden Medikamenten das Blutungsrisiko noch weiter erhöht, ist stets Risiko und Nutzen für den individuellen Patienten zu beachten. Die DAPT und Triple-Therapie sind meist nur für einen begrenzten Zeitraum indiziert. Patienten bzw. deren Angehörige sollten darüber aufgeklärt werden, wann die Therapie zu beenden ist, und das Absetzdatum sollte im Medikamentenplan notiert werden. Die Aktualität der Indikation ist regelmäßig zu überprüfen.

102.2.1 Koronare Herzkrankheit

Zur Sekundärprophylaxe bei stabiler KHK ist eine Dauertherapie mit ASS 100 mg/d Mittel der ersten Wahl und sollte allen Patienten, außer bei bestehender oraler Antikoagulation, angeboten werden.

MERKE

Clopidogrel kann bei ASS-Intoleranz (echte Allergie oder ASS-Asthma) verordnet werden. Gastrointestinale Symptome unter ASS zählen nicht zu den ASS-Intoleranzen. In diesem Fall kann ASS z. B. mit 20 mg Omeprazol kombiniert werden.

Nach einem ACS bzw. nach einer Stentimplantation wird für einen begrenzten Zeitraum eine DAPT durchgeführt, bei Indikation zur OAK nach Abwägung eine Triple-Therapie. Die empfohlene Therapie hängt von der Art des Stents und der Diagnose (ACS vs. stabile KHK) ab. Das Risiko einer Re-Stenose ist bei einem unbeschichteten Stent (BMS) höher, bei beschichteten Stents (DES) hält das Risiko für eine Re-Stenose aber länger an. Daher unterscheidet sich je nach Art des Stents die Therapieempfehlung.

DAPT nach einem akuten Koronarsyndrom

Unabhängig von der Art des ACS (instabile Angina, NSTEMI, STEMI) und der durchgeführten Intervention (koronare Intervention mit oder ohne DES- bzw. BMS-Implantation, Bypass-OP) gelten folgende Empfehlungen:

- ASS 100 mg/d dauerhaft und DAPT mit Ticagrelor 2 x 90 mg/d für 12 Mon.

Nur bei Unverträglichkeit von Ticagrelor:

- Nach koronarer Intervention:
  - Prasugrel 10 mg/d für 12 Mon. bzw.
  - Prasugrel 5 mg/d für 12 Mon. bei Alter > 75 J. und/oder Gewicht < 60 kg
- Nach Bypass-Operation:
  - Monotherapie mit ASS
- Ohne Intervention:
  - Seltener Fall
  - Internationale Leitlinien: 9 bis 12 Mon. DAPT mit Clopidogrel und ASS
  - IQWIG: nach 3 Mon. überwiegt Blutungsrisiko einen möglichen Nutzen

Die Entscheidung zugunsten von Ticagrelor statt Clopidogrel beruht u. a. auf der PLATO-Studie (Wallentin et al. 2009). Hier zeigte sich eine Reduktion der Mortalität (4,5 % vs. 5,9 % mit Clopidogrel). Allerdings war die Rate an schweren, spontanen Blutungen unter Ticagrelor höher (4,5 % vs. 3,8 %).

MERKE

Bei dualer Plättchenhemmung (DAPT) und erhöhtem Ulkusrisiko (z. B. Alter > 70 J./Kortikoideinnahme/Ulkus in der Vorgeschichte): PPI (z. B. Omeprazol 20 mg).

DAPT nach perkutaner Koronarintervention bei stabiler KHK

Eine Therapie mit Clopidogrel 1 x 75 mg/d zusätzlich zur dauerhaften ASS-Einnahme wird empfohlen bei

- Einsatz von unbeschichtetem Stent (BMS): DAPT für 4 Wo. bzw. 2 Wo. bei hohem Blutungsrisiko,
- Einsatz von beschichtetem Stent (DES): DAPT bei stabiler KHK für 6 Mon. (kann auf 3 Mon. bei DES mit Immunsuppressivum [z. B. Everolimus] verkürzt werden),
- Dilatation einer In-Stent-Thrombose ggf. für 24 Mon.

Wenn bei einem Patienten die Indikation zur dauerhaften oralen Antikoagulation besteht, ist diese i. d. R. im Rahmen einer Triple-Therapie fortzuführen (➤ Box 102.2). Im Unterschied zur ESC empfiehlt die DEGAM VKA statt DOAK in der Triple-Therapie.

Box 102.2

Triple-Therapie bei Indikation zur oralen Antikoagulation

- So kurz wie möglich
- Orale Antikoagulation mit VKA (da es Hinweise darauf gibt, dass mit DOAK das Blutungsrisiko steigt)
- INR-Ziel 2,0–2,5
- Planbare Operationen verschieben
- Standard Triple-Therapie: VKA + ASS + Clopidogrel (fehlende Erfahrung zur Triple-Therapie mit Ticagrelor statt Clopidogrel)

Indikationen

- BMS bei stabiler KHK oder ACS: Triple-Therapie für 4 Wo., dann nur OAK weiter
- DES bei stabiler KHK:
  - DES mit Paclitaxel: Triple-Therapie für 6 Mon., dann VKA + Clopidogrel bis 12 Mon., dann nur OAK weiter
  - DES mit Immunsuppressivum (z. B. Everolimus): Triple-Therapie für 1–3 Mon., dann VKA + Clopidogrel bis 12 Mon., dann nur OAK weiter
- DES bei ACS: Triple-Therapie für 6 Mon., dann VKA + Clopidogrel bis 12 Mon., dann nur OAK weiter

102.2.2 Periphere arterielle Verschlusskrankheit

Patienten mit einer *symptomatischen* pAVK soll eine Behandlung mit ASS 100 mg/d angeboten werden. Hinsichtlich der kardialen Ereignisrate hat sich Clopidogrel im Vergleich zu ASS geringfügig überlegen gezeigt, sodass dieses bei einer ausgeprägten pAVK (Claudicatio intermittens bei Gehstrecke < 200 m) bevorzugt eingesetzt werden kann.

Nach einer Bypass-Operation der Beine wird eine Monotherapie mit ASS empfohlen. Nach einem prothetischen Bypass am Unterschenkel kann auch eine dauerhafte DAPT mit Clopidogrel zusätzlich erwogen werden, die Evidenzgrundlage hierfür ist aber eher gering.

Nach Stenting (BMS) an den Beinarterien kann für 4 Wo. eine DAPT mit Clopidogrel zusätzlich zu ASS gegeben werden.

102.2.3 Symptomatische Karotisstenose

Bei Zustand nach einer *symptomatischen* Karotisstenose (ischämischer Schlaganfall [nicht embolisch], TIA, retinale Ischämie) wird eine Sekundärprophylaxe mit ASS 100 mg/d empfohlen.

Die ESC-Leitlinie empfiehlt die ASS-Gabe auch bei asymptomatischer Karotisstenose. Die DEGAM-Leitlinie sieht die Evidenz hierfür als nicht ausreichend an und schlägt stattdessen vor, dass bei einer 50-prozentigen Stenose ASS erwogen werden kann, wenn diese z. B. im Rahmen einer Synkopen- oder Schwindelabklärung detektiert wurde, auch wenn sie nicht kausal für die Symptome verantwortlich ist.

Nach Einsatz eines Karotis-Stents wird Clopidogrel 4 Wo. zusätzlich zu ASS empfohlen.

LEITLINIEN

- DEGAM-S2e-Leitlinie „Neue Thrombozyten-Aggregationshemmer; Einsatz in der Hausarztpraxis". AWMF-Registernummer 053-041:

  https://www.degam.de/files/Inhalte/Leitlinien-Inhalte/Dokumente/DEGAM-S2-Leitlinien/053-041_Neue%20Thrombozytenaggregationshemmer/oeffentlich/LL-Dokumente%20aktuell%202019/053-041k_S2e_Neue-Thrombozyten-Aggregationshemmer-TAH_Kurzfassung.pdf

- S2k-Leitlinie: „Sekundärprophylaxe ischämischer Schlaganfall und transitorische ischämische Attacke – Teil 1: Plättchenhemmer, Vorhofflimmern, Hypercholesterinämie und Hypertonie". AWMF-Registernummer 030-133:

  https://register.awmf.org/assets/guidelines/030-133m_S2k_Sekundaerprophylaxe-ischaemischer-Schlaganfall-transitorische-ischaemische-Attacke-Teil-1_2022-07.pdf

LITERATUR

AkdÄ – Leitfaden der Arzneimittelkommission der deutschen Ärzteschaft. Orale Antikoagulation bei nicht valvulärem Vorhofflimmern; www.akdae.de/arzneimitteltherapie/lf/oakvhf (letzter Zugriff: 2.4.2024).

Friberg L, Rosenqvist M, Lip G Y. Evaluation of risk stratification schemes for ischaemic stroke and bleeding in 182 678 patients with atrial fibrillation: the Swedish Atrial Fibrillation cohort study. Eur Heart J 2012; 33(12): 1500–1510.

Grove E L, Skjøth F, Nielsen P B, Christensen T D, et al.;1; Effectiveness and safety of self-managed oral anticoagulant therapy compared with direct oral anticoagulants in patients with atrial fibrillation. Sci Rep 2018; 8(1): 15805.

Hart R G, Pearce L A, Aguilar M I. Meta-analysis: antithrombotic therapy to prevent stroke in patients who have nonvalvular atrial fibrillation. Ann Intern Med 2007; 146(12): 857–867.

Heneghan C J, Garcia-Alamino J M, Spencer E A, Ward A M, et al. Self-monitoring and self-management of oral anticoagulation. The Cochrane database of systematic reviews 2016; 7(7): Cd003839.

Hindricks G, Potpara T, Dagres N, Arbelo E, et al. 2020 ESC Guidelines for the diagnosis and management of atrial fibrillation developed in collaboration with the European Association of Cardio-Thoracic Surgery (EACTS): The Task Force for the diagnosis and management of atrial fibrillation of the European Society of Cardiology (ESC). Developed with the special con-

tribution of the European Heart Rhythm Association (EHRA) of the ESC. European Heart Journal 2021; 42(5):373–498.
Linnemann, B. et al. Diagnostik und Therapie der tiefen Venenthrombose und Lungenembolie. AWMF-S2k-Leitlinie. Stand: 11.01.2023. Deutsche Gesellschaft für Angiologie - Gesellschaft für Gefäßmedizin e.V. (DGA); https:/register.awmf.org/de/leitlinien/detail/065-002 (letzter Zugriff: 11.6.2024)
Lip G Y, Frison L, Halperin J L, Lane D A. Identifying patients at high risk for stroke despite anticoagulation: a comparison of contemporary stroke risk stratification schemes in an anticoagulated atrial fibrillation cohort. Stroke 2010; 41(12):2731–2738.
Lip G Y, Frison L, Halperin J L, Lane D A. Comparative validation of a novel risk score for predicting bleeding risk in anticoagulated patients with atrial fibrillation: the HAS-BLED (Hypertension, Abnormal Renal/Liver Function, Stroke, Bleeding History or Predisposition, Labile INR, Elderly, Drugs/Alcohol Concomitantly) score. J Am Coll Cardiol 2011; 57(2):173–180.
Mueller S, Groth A, Spitzer S G, Schramm A, et al. Real-world effectiveness and safety of oral anticoagulation strategies in atrial fibrillation: a cohort study based on a German claims dataset. Pragmatic and observational research 2018; 9: 1–10.
Olesen J B, Lip G Y, Hansen M L, Hansen, P R, et al. Validation of risk stratification schemes for predicting stroke and thromboembolism in patients with atrial fibrillation: nationwide cohort study. BMJ 2011; 342: d124.
Paschke L M, Klimke K, Altiner A, von Stillfried D, et al. Comparing stroke prevention therapy of direct oral anticoagulants and vitamin K antagonists in patients with atrial fibrillation: a nationwide retrospective observational study. BMC Medicine 2020; 18(1): 254.
Pisters R, Lane D A, Nieuwlaat R, de Vos C B, et al. A novel user-friendly score (HAS-BLED) to assess 1-year risk of major bleeding in patients with atrial fibrillation: the Euro Heart Survey. Chest 2010; 138(5): 1093–1100.
Steffel J, Verhamme P, Potpara TS, et al. The 2018 European Heart Rhythm Association Practical Guide on the use of non-vitamin K antagonist oral anticoagulants in patients with atrial fibrillation. Eur Heart J 2018; 39:1330–1393.
van den Ham H A, Klungel O H, Singer D E, Leufkens H G M, et al. Comparative Performance of ATRIA, CHADS2, and CHA2DS2-VASc Risk Scores Predicting Stroke in Patients With Atrial Fibrillation: Results From a National Primary Care Database. Journal of the American College of Cardiology 2015; 66(17): 1851–1859.
Wallentin L, Becker R C, Budaj A, Cannon C P, et al. Ticagrelor versus clopidogrel in patients with acute coronary syndromes. N Engl J Med 2009; 361(11): 1045–1057.
Warkentin L, Hueber S, Deiters B, Klohn F, Kühlein T. Vitamin-K-antagonist phenprocoumon versus low-dose direct oral anticoagulants (DOACs) in patients with atrial fibrillation: a real-world analysis of German claims data. Thrombosis Journal 2022; 20(1): 31.
Wille H. Antithrombotische Therapie. In W. Ludwig, B. Mühlbauer, & R. Seifert (Hrsg.), Arzneiverordnungs-Report 2022 (S. 233–263). Berlin, Heidelberg: Springer; 2022.

KAPITEL

103 Dermatika

Fabian Ludwig

Man unterscheidet lokale und systemische Therapiestrategien für die Haut. Das Kapitel beschränkt sich auf **lokal anwendbare Dermatika (Externa)** und soll die Grundlagen vermitteln. Spezielle Empfehlungen werden bei ausgewählten Hautkrankheiten gegeben (➤ Kap. 51).

Die Anwendung von Dermatika ist in vielen Bereichen eine Erfahrungswissenschaft, und es gibt nur wenige kontrollierte Studien. Daher ist es empfehlenswert, sich auf wenige Präparate zu beschränken, um eigene Erfahrungen zu sammeln.

Der Übergang zwischen kosmetischer, hautpflegender und medizinischer Indikation ist fließend. Externa zur Erhöhung der Feuchtigkeit der Haut, z. B. Harnstoffcremes, sind nicht verordnungsfähig. Topische Antimykotika, antibiotische und antiseptische Lokaltherapeutika oder Mittel zur Behandlung von Warzen sind als Bagatellarzneimittel ebenfalls von der Verordnungsfähigkeit ausgeschlossen bzw. nur bis zum vollendeten 12. Lj. verordnungsfähig (➤ Kap. 101). Hydrocortison 0,5 % Creme ist frei verkäuflich.

103.1 Lokaltherapie

Der wichtigste Vorteil der lokalen oder topischen Therapie ist, dass systemische Wirkungen – wenn auch nicht immer – ausgeschlossen oder minimiert werden können. Bei der Lokaltherapie werden je nach Hauterkrankung vor allem Lotionen, Cremes, Salben, Pasten, Puder und Schüttelmixturen gezielt eingesetzt.

- **Cremes:** Emulsionen aus Wasser, fetten Grundstoffen und Emulgatoren, z. B. als Milch (flüssige Öl-Wasser-Emulsion) oder salbenähnlich (Öl-Wasser-Emulsion und Wasser-Öl-Emulsion). Sie haben eine kühlende Eigenschaft, sind flüssigkeits-/sekretaufnehmend, aber auch austrocknend bis leicht fettend, entzündungshemmend und gut abwaschbar. Daher können sie als Kompromissgrundlage für nahezu alle Hautsymptome und Lokalisationen angewandt werden.
- **Salben:** wasserfrei oder gering wasserhaltig. Sie sind vor allem fettend, krusten-/schuppenlösend, hemmend auf Wärme und Feuchtigkeitsabgabe (Okklusivwirkung) und schlecht abwaschbar. Daher kommen sie insbesondere bei chronisch-entzündlichen Dermatosen und bei krustös-keratotischen Hauterscheinungen zur Anwendung.
- **Pasten:** Mischung von Fett- und Pudergrundlage. Sie sind abdeckend, aber noch flüssigkeits-/sekretaufnehmend, kühlend, schlecht abwaschbar und dadurch hautschützend. Sie können bei subakut-chronischen Entzündungen, in intertriginösen Bereichen und in Ulkusumgebung (Mazerationsschutz) angewandt werden.

MERKE

Generell gilt: keine Salben auf akut-entzündliche oder nässende Dermatosen. Nicht im Gesicht, auf der Kopfhaut oder in intertriginösen Bereichen anwenden!

Im „Salbendreieck" ist die Zusammensetzung aus den 3 Komponenten Flüssigkeit, Fett und Feststoffen und ihr Anteil in den verschiedenen Dermatika dargestellt (➤ Abb. 103.1).

MERKE

Benötigte Mengen

- 20 g reichen 1 bis 2 Wochen für Hände, Gesicht, Genitale.
- 50 g reichen 1 Woche für Arme, Beine, Stamm.
- 100 g reichen 1 Woche für den ganzen Körper.

LEITLINIEN

S2k-Leitlinie „Gebrauch von Präparationen zur lokalen Anwendung auf der Haut". AWMF-Registernummer 013-092:

https://register.awmf.org/de/leitlinien/detail/013-092

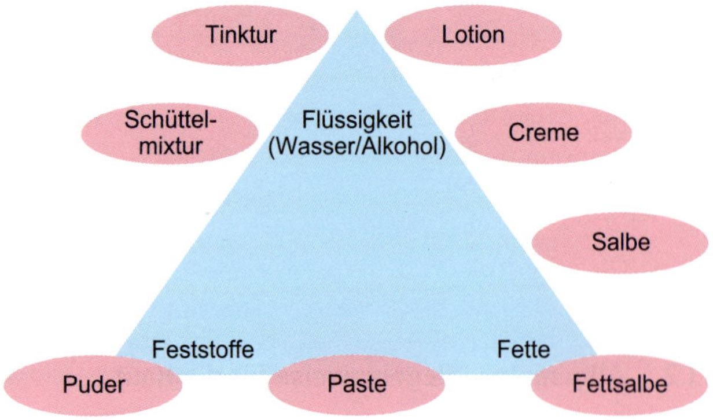

Abb. 103.1 Das Salbendreieck [L141]

103.1.1 Topische Kortikoide

Topische Kortikoide wirken entzündungshemmend, antiproliferativ und juckreizhemmend. Sie gehören zu den am häufigsten verordneten Dermatika (> 50 % in 2019; ➤ Tab. 103.1). Um das Risiko unerwünschter Wirkungen möglichst gering zu halten, werden stark bis sehr stark wirksame Glukokortikoide i. d. R. nur kurzfristig und kleinflächig angewendet. Zu den **unerwünschten Wirkungen** gehören:

- Lokale Irritation (Brennen, Pruritus, Erythem, Trockenheit)
- Atrophische Veränderungen (epidermal und dermal)
- Striae
- Teleangiektasien
- Wundheilungsstörungen
- Hypertrichose
- Rosazeaartige/periorale Dermatitis, Akne und akneiforme Eruptionen
- Hyper- und Hypopigmentierungen
- Reduzierte lokale Infektabwehr mit erhöhtem Risiko für Pyodermien, Mykosen, Viruskrankheiten (Warzen, Mollusca contagiosa, Herpes simplex)
- Allergien (selten)
- Systemische Wirkungen (selten)

MERKE
Alfason® (Hydrocortison-17-butyrat) kann – dünn aufgetragen – bei Säuglingen und Kleinkindern für max. 2 Wochen angewendet werden.

Kontraindiziert sind topische Kortikoide bei Rosazea und perioraler Dermatitis. Falls unter der lokalen Behandlung mit Kortikosteroiden keine Besserung oder gar eine Verschlechterung auftritt, ist die Indikation bzw. die Diagnose infrage zu stellen.

LEITLINIEN
Luger T, Loske KD, Elsner P et al. Topische Dermatotherapie mit Glukokortikoiden –Therapeutischer Index. J Dtsch Dermatol Ges 2004; 2: 629–634.

103.1.2 Rezepturarzneimittel

Neben vorgefertigten Dermatika sind auch heute noch Rezepturarzneitmittel üblich. Das sind Arzneimittel, die in Apotheken für die Patienten individuell auf ärztliche Verordnung hergestellt werden. Handelt es sich dabei um Dermatika auf Grundlage standardisierter und geprüfter (Rezeptur-)Vorschriften, werden diese als **Magistralrezepturen** bezeichnet. Eine Sammlung solcher Rezepturen ist das kostenpflichtige „Neues Rezeptur-Formularium (NRF) – Standardisierte Formelsammlung für Ärzte".

Gründe für eine Individualrezeptur können individuelle Unverträglichkeiten und Lücken im Angebot der Fertigarzneimittel sein. Dabei sollte die Wirtschaftlichkeit im Auge behalten werden (➤ Kap. 101).

Die wichtigsten Standardrezepturen werden in ➤ Kap. 51 angesprochen und sind hier in ➤ Tab. 103.2 aufgeführt.

Patientenbeispiel

Patient mit gerötetem Gesicht

Herr M. leidet seit Jahren an einem zunehmend geröteten Gesicht. Vor 1 bis 2 Monaten sind nun auch Pickel hinzugekommen. Eine „Kortisoncreme" hat anfangs geholfen, nach dem Absetzen der Creme wurde es rasant schlechter. Es handelt sich um eine Rosazea, die nicht mit Kortikoiden behandelt werden sollte. Inadäquater Einsatz von topischen Kortikoiden kommt regelmäßig vor.

Die Empfehlung bei Rosazea ist ein konsequenter Sonnenschutz und die Anwendung von Metronidazol 0,4 zu Ung. emuls. aquos ad 20.

Tab. 103.1 Auswahl von topischen Kortikoiden und ihre Wirkstärke

Klasse	Substanz	Konzentration	Handelsname
I (schwach)	Hydrocortison	0,1–1 %	Hydrocortison HEXAL®
	Prednisolon	0,2–0,4 %	Linola® H
II (mittelstark)	Prednicarbat	0,25 %	Dermatop®
	Desoximethason	0,05 %	Topisolon®
III (stark)	Mometason	0,05 %	Diprosone®
	Betamethason	0,1 %	Betnesol®
	Mometasonfuroat	0,1 %	Ecural®
IV (sehr stark)	Diflucortolon	0,3 %	Nerisona® forte

Tab. 103.2 Standardrezepturen

Inhaltsstoffe (nach Wirkstoff, Packungsgröße, Stärke und Basis sortiert)	Beispielanwendung
Kortikoid	
• Triamcinolonacetonid 0,01 • Weiße Vaseline ad 20,0	–
• Triamcinolonacetonid 0,025 • Weiche Zinkpaste ad 50,0	–
• Triamcinolonacetonid 0,05 • Ungt. emulsif. aquos ad 100,0	Neurodermitis, dyshidrotische Bläschen/Ekzem
Kortikoid + Desinfektion	
• Triamcinolonacetonid 0,01 • Chlorhexidingluconat-Lösung 20 % (m/V) 1,066 • Basiscreme DAC ad 20	–
Kortikoid + Clotrimazol	
• Triamcinolonacetonid 0,01 • Clotrimazol 0,2 • Weiche Zinkpaste ad 10,0	Tinea
• Triamcinolonacetonid 0,02 • Clotrimazol 0,4 • Ungt. emuls. aquos ad 20,0	Tinea
Stärkstes Kortikoid	
• Clobetasol 0,025 • Ungt. emuls. aquos ad 50,0	Psoriasis
Bei Kontraindikationen	
• Metronidazol 0,4 • Ungt. emuls. aquos ad 20,0	Rosazea, periorale Dermatitis
• Metronidazol 1,0 • Ungt. emuls. aquos ad 50,0	Rosazea, periorale Dermatitis

103.2 Allgemeine Pflegehinweise für die Haut

Empfehlungen zur Hautpflege werden oft von Kosmetikherstellern gegeben und müssen kritisch geprüft werden. Die angegebenen Pflegeeigenschaften müssen nicht unbedingt zutreffen.

Die Haut hat einen natürlichen (Säure-)Schutzmantel mit einem leicht sauren pH-Wert von 4,8–5,3, der durch häufiges Waschen (> 2 ×/d im Gesicht, oder > 1 × im restlichen Bereich) mit und ohne Seife gestört werden kann und deswegen vermieden werden sollte. Empfohlen werden pH-neutrale Seifen. Alternativen zu Seifen sind Syndets, die im Vergleich zu Seife einen geringeren pH-Wert haben und aus synthetisch hergestellten Tensiden bestehen. Die beworbene bessere Hautfreundlichkeit ist aber nicht belegt.

Zur Händedesinfektion, wie sie im Gesundheitswesen oft nach jedem Patientenkontakt notwendig ist, sollte keine Seife verwendet werden, da sie die Haut entfettet. Es sollten nur zugelassene Handdesinfektionsmittel benutzt werden.

Die gesunde Haut kann 10–20 % Wasser speichern. Sowohl ein zu hoher als auch ein zu geringer Wassergehalt führen zu einer Störung der Barrierefunktion. Die Haut sollte trocken gehalten werden, weil längere Feuchtigkeit zu Mazerationen führt, die Eintrittsstellen für Bakterien sein können.

Das tägliche Auftragen einer Pflegecreme ist bei normalem Hauttyp nicht notwendig, kann aber bei trockener, schuppiger Haut sinnvoll sein. Für trockene Haut können harnstoffhaltige Cremes empfohlen werden, unabhängig von einer prädisponierenden und zu behandelnden Grunderkrankung der Haut (z. B. Ekzem, Psoriasis). Zusätzlich können Pflegemittel mit Emollienten (z. B. Cetaryl, Stearyl) empfohlen werden.

MERKE

Beispiele für **Hautpflegecremes:**
- Neuroderm® Lipo oder Lotio Pflegecreme
- Dexeryl® Creme (Universalcreme)
- Excipial® U (Urea)
- Eucerin® (Urea) 5–10 %
- Optiderm® (Polydocanol, Urea, Glycerin)
- Excipial® Repair sensitiv (sehr trockene Hände – z. B. Friseure)
- Excipial® Protect (vor der Arbeit)

Zusatzstoffe wie Farbstoffe und Parfüm in Hautpflegeprodukten und Konservierungsmittel (z. B. Parabene) bergen ein potenzielles Allergierisiko und sollten, wenn möglich, vermieden werden. Zum Sonnenschutz wird auf ➤ Kap. 5.4.3 verwiesen.

LEITLINIEN

Augustin M, Wilsmann-Theis D, Körber A et al. Positionspapier: Diagnostik und Therapie der Xerosis cutis. J Dtsch Dermatol Ges 2018; 16 (Suppl 4): 3–35.

LITERATUR

KRINKO. Händehygiene in Einrichtungen des Gesundheitswesens: Empfehlung der Kommission für Krankenhaushygiene und Infektionsprävention (KRINKO) beim Robert Koch-Institut (RKI). Bundesgesundheitsblatt 2016; 59(9): 1189–1220.

Wohlrab J. Grundlagen der topischen Therapie. Hautarzt 2014; 65(3): 169–174.

SYSTEMATISCHER REVIEW

Lichterfeld A, Hauss A, Surber C et al. Evidence-based skin care: A systematic literature review and the development of a basic skin care algorithm. J Wound Ostomy Continence Nurs 2015; 42(5): 501–524.

KAPITEL

104 Medizinischer Gebrauch von Cannabis

Jens Thonack

104.1 Hintergrund

Cannabis und Cannabinoide hatten ihre medizinische Bedeutung schon vor Tausenden von Jahren in vielen Kulturen. Aufgrund der schlechten Steuerbarkeit von Cannabis und Cannabinoiden hinsichtlich ihrer Wirkungen, Nebenwirkungen und auch paradoxer Wirkungen gab es in der Vergangenheit keine sicheren Arzneimittel (Grothenhermen et al. 2012). Erst mit der Isolierung des psychotropen Hauptwirkstoffs Δ^9-Tetrahydrocannabinol (THC) und der Entdeckung des Endocannabinoid-Systems mit seinen Rezeptoren und endogenen Liganden wurden die Grundlagen für eine moderne Arzneimitteltherapie gelegt (Gaoni et al. 1964).

In Deutschland werden zurzeit folgende Cannabis-Produkte am häufigsten zur medizinischen Anwendung verordnet:

1. Dronabinol® – Cannabisrezeptur in Lösung, Kapsel, Blüten
2. Sativex® – Cannabisarzneimittel als Sprühflasche
3. Canemes® – Cannabisarzneimittel als Kapsel

Des Weiteren dürfen

1. Medizinal-Cannabisblüten in pharmazeutischer Qualität und
2. Cannabisextrakt in pharmazeutischer Qualität

auf Rezept verordnet werden. Die Herstellung der Medizinal-Cannabisblüten und Cannabisextrakte erfolgt vorwiegend im Ausland, und sie werden dann nach Deutschland importiert. Es gibt drei Herstellungsorte in Deutschland, wobei zwei von kanadischen Firmen und eine deutsche Firma die Produzenten sind. Die Cannabisagentur des Bundesinstituts für Arzneimittel und Medizinprodukte (BfArM) prüft und überwacht den Anbau von Cannabis in Deutschland durch diese Firmen.

Wirkung von Cannabis/Delta-9-Tetrahydrocannabinol

Die entscheidende Substanz in der Cannabispflanze ist das THC. Sie ist die am stärksten psychogen wirkende Substanz. Wie THC genau wirkt, wird zunehmend besser verstanden, jedoch letztlich und endgültig geklärt ist die Wirkungsweise nicht. Dazu tragen auch die über 400 Verbindungen und mehr als 80 Cannabinoide neben dem THC bei. (Rosenthal 2016)

104.2 Rechtslage und Verordnung

Seit März 2017 ist die gesetzliche Grundlage für die Verordnung von Cannabis und Cannabinoiden im § 31 Absatz 6 SGB V geregelt. Als Voraussetzung zur Verordnung von Cannabis und Cannabinoiden sollten Ärzte Folgendes prüfen (KBV):

A) Ob eine allgemein anerkannte, dem medizinischen Standard entsprechende Leistung
   - nicht zur Verfügung steht oder
   - im Einzelfall nach der begründeten Einschätzung des Arztes unter Abwägung der zu erwartenden Nebenwirkungen und unter Berücksichtigung des Krankheitszustandes des Patienten nicht angewendet werden kann,

B) ob eine nicht ganz entfernt liegende Aussicht auf eine spürbare positive Einwirkung auf den Krankheitsverlauf oder auf schwerwiegende Symptome besteht.

MERKE
Konkrete Indikationen sowie eine Definition von „schwerwiegend" sind im Gesetz nicht verankert. Somit obliegt es dem Arzt, dies zu entscheiden.

Eine S3-Leitlinie soll zum 30.6.2024 bei AWMF mit der Registernummer 076–005 fertiggestellt werden. Aktuell besteht lediglich eine AWMF-Leitlinie zu Cannabis-bezogenen Störungen (Registernummer 076-005; Entwicklungsstufe 2) aus dem Jahr 2006.

Bevor ein Patient Cannabis oder Cannabinoide erhält, muss die Krankenkasse eine Genehmigung erteilen. Ein Problem besteht darin, dass Krankenkassen verschiedene Vorgehensweisen haben. Der Versicherte soll bei seiner Krankenkasse erfragen, wie das Prozedere ist (Vordruck, ärztliche Bescheinigung etc.).

Dies ist nicht notwendig, wenn ein Patient bereits eine Behandlung mit Cannabis oder Cannabinoiden erhalten hat, eine Dosisanpassung des Arzneimittels stattfand oder ein Wechsel zu anderen getrockneten Blüten (➤ Abb. 104.1), Cannabisextrakten oder Arzneimitteln erfolgt.

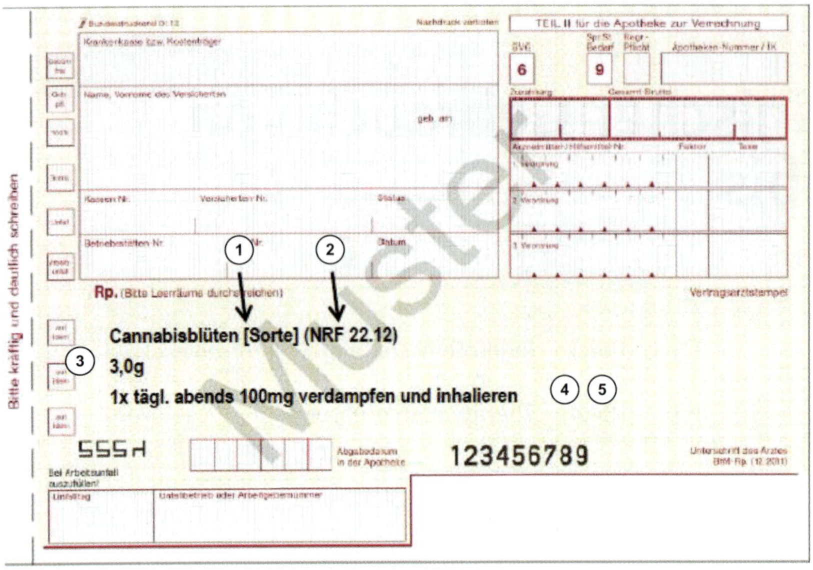

Abb. 104.1 Verordnung von Cannabisblüten zur Inhalation. ①: Die Angabe der Cannabisblüte und der Sorte; ②: NRF 22.12 „Cannabisblüte zur Inhalation"; ③: Verordnungshöchstmenge (100.000 mg innerhalb von 30 Tagen); ④: Patient erhält einen Dosierlöffel; ⑤: Hinweis, dass der Patient eine schriftliche Gebrauchsanweisung erhalten hat. [M1384]

Im März 2023 hat der Gemeinsame Bundesausschuss (G-BA) eine Aufhebung des Genehmigungsvorbehaltes zur Verordnung von Cannabinoiden bei Patienten im Rahmen der spezialisierten ambulanten Palliativversorgung (SAPV) verabschiedet und die Prüffrist der Krankenkassen auf 3 Tage bei Patienten im stationären Bereich und im Bereich der allgemeinen ambulanten Palliativversorgung (AAPV) verkürzt. Seit März 2024 muss die Verordnung nicht mehr auf einem Betäubungsmittelrezept erfolgen.

Tab. 104.1 Cannabis-Produkte: Anwendungsgebiete, Wirkprofile, Symptome

Dronabinol®	A) Symptome: Kachexie, Schmerz, Spastik, Tremor, Übelkeit, Erbrechen, Appetitlosigkeit, Entzündungen, Juckreiz B) Krankheitsbilder: Tumorerkrankungen, multiple Sklerose, Epilepsie, Tourette-Syndrom, Asthma, Glaukom, Demenz
Sativex®	Mittelschwere bis schwere Spastik von multipler Sklerose
Canemes®	Übelkeit, Erbrechen unter Chemotherapie

104.3 Indikationsstellung

Cannabis wurde in einigen Metaanalysen und systematischen Übersichtsarbeiten untersucht (Fitzcharles et al. 2016, Hoch et al. 2017, Petzke et al. 2016, Withing et al. 2017), jedoch gibt es vom Gesetzgeber keine veröffentlichte Indikationsliste. Deshalb steht der Arzt durch seine medizinische Kompetenz im Vordergrund. Ein möglicher Ansatz, um der Indikationsstellung gerecht zu werden, ist die Beantwortung folgender 3 Fragen:

1. Sind die gesetzlichen Voraussetzungen nach § 31 Absatz 6 SGB V (s. o.) erfüllt?
2. Ist der Patient durch einen Spezialisten (Neurologen, Orthopäden, Onkologen, Schmerztherapeuten etc.) umfassend betreut und sind alle alternativen Maßnahmen ausgeschöpft worden (austherapiert?!)?
3. Liegt der zu erwartende Therapieerfolg von Cannabis bei über 80 %?

In diesem Zusammenhang muss man berücksichtigen, dass die Hersteller für Cannabis-Produkte eigene verfasste Anwendungsgebiete/Wirkprofile/Symptome haben (➤ Tab. 104.1).

Veröffentlichte Informationen zu diesem Thema gibt es aus verschiedenen Quellen wie z. B. Vereinigungen der Deutsche Hauptstelle für Suchtfragen, die Informationsbroschüren und Flyer bereitstellt. Weitere Vereinigungen, die sich der Aufklärung widmen, sind die Deutsche Gesellschaft für Schmerzmedizin, die Arbeitsgemeinschaft Cannabis als Medizin und die Deutsche Gesellschaft für Psychiatrie und Psychotherapie, Psychosomatik und Nervenheilkunde.

Häufige **Nebenwirkungen** sind Kopfschmerzen, Unwohlsein und Schwindel. Insbesondere treten unter THC vermehrt Nebenwirkung auf, jedoch in den meisten Fällen nicht schwerwiegend oder nur vorübergehend (Hoch et al. 2017). In höheren Dosen können auch Halluzinationen, Somnolenz, Ängste, kardiovaskuläre Reaktionen und Konzentrationsschwierigkeiten auftreten. Als relative Kontraindikation sind vor allem Suchterkrankungen und psychiatrische Krankheitsbilder zu nennen. Cannabis in der Schwangerschaft und Stillzeit ist ambivalent. Absolute Kontraindikation ist eine Überempfindlichkeit gegen Cannabis.

104.4 Therapiedurchführung

Die Therapie mit Cannabis und Cannabinoiden erfolgt mit niedrigen Anfangsdosen und wird dann kontinuierlich auftitriert. Erfolgt bei der Titration nicht der gewünschte Wirkungseffekt, ist die Umstellung auf Cannabisblüten oder Cannabisextrakt indiziert. Bei Nebenwirkungen, wie z. B. Übelkeit oder Unwohlsein, sollte die Therapie beendet werden. Aufgrund der deutlich umfangreicheren

Anwendungsbereiche von Dronabinol® wird dieses am häufigsten eingesetzt und verordnet.

Der Beginn der Therapie mit Dronabinol® erfolgt häufig in Tropfen. Damit lässt sich das Arzneimittel gut steuern.

Patientenbeispiel

Patient mit starken Schmerzen

Herr M., ein 76-jähriger Rentner, ist seit 4 Jahren in urologischer und onkologischer Betreuung wegen eines Prostatakarzinoms. Der Tumor hat Metastasen in den Knochen gestreut. Im Alltag stehen ständige Schmerzen im Vordergrund. Seine Ehefrau kümmert sich intensiv um ihn. Von der Klinik erhielt der Patient Hydromorphon retardiert 2 mg 1-0-1-0 und Novaminsulfon 500 mg 1-1-1-1 als Dauermedikation, sowie Hydromorphon 1,3 mg alle 4 h und Ibuprofen 400 mg 1-1-1-0 als Bedarfsschmerzmittel.

Beim Hausbesuch wurden die Schmerzen nochmals genau untersucht und anamnestische Daten erhoben. Dabei stellte sich zusätzlich eine neuropathische Schmerzkomponente heraus. Die Medikation wurde geändert, indem Hydromorphon retardiert auf 2 mg 1-1-1-0, Novamin auf 1 g 1-1-1-0 erhöht und Pregabalin über mehrere Tage auf 75 mg 1-0-1-0 auftitriert wurde. Darunter waren die Schmerzen über 2 Monate gut führbar. Schmerzspitzen konnten mit dem Hydromorphon 1,3 mg gut behandelt werden.

Der Allgemeinzustand verschlimmerte sich erheblich. Die Mobilität war stark eingeschränkt. Der Patient konnte nur mit dem Rollstuhl bewegt werden. Die Nahrungsaufnahme wurde weniger, und es trat mehr Müdigkeit am Tag auf. Eine nochmalige Erhöhung seiner Schmerzmedikation von Hydromorphon retardiert auf 4 mg 1-1-0-0 und 8 mg 0-0-0-1 zeigte nur eine kurzzeitige Wirkung, sodass Dronabinol® 4 gtt. 1-0-1-0 eingesetzt wurde. Mit der Hinzunahme von Dronabinol® war der Patient in seiner Schmerzeinstellung für 3 Monate zufrieden. Schmerzspitzen konnten mit den Bedarfsmitteln gut kontrolliert werden. Eine Reduktion der Opiate war hier nicht möglich, was jedoch in anderen Fällen häufig auftritt (Gastmeier et al. 2023). Das Fortschreiten der Tumorerkrankung erforderte dann eine erneute Anpassung der Schmerzmedikation. Eine Erhöhung von Dronabinol® brachte keinen weiteren Nutzen.

Das Hydromorphon retardiert 8 mg 1-1-0-0 und 12 mg 0-0-0-1, Pregabalin 75 mg 1-0-1-0, Novaminsulfon 1 g 1-1-1-0 und Dexamethason 4 mg 1-0-0-0.

Das Dexamethason wurde zur Appetitsteigerung gegeben.

Patientin mit Übelkeit

Frau K., eine 80-jährige Rentnerin, ist seit einem Jahr in gynäkologischer und onkologischer Betreuung wegen eines Ovarialkarzinoms. Das letzte MRT des Abdomens zeigte Lebermetastasen und Metastasen im Peritoneum. Die Lebensqualität ist erheblich eingeschränkt. Die alltäglichen Probleme sind Schmerzen im Abdomen, intensive Übelkeit und Dysphagie. Sie erhält Morphinsulfat retardiert 5 mg 1-1-1-0 subcutan, Ondansetron 8 mg 1-0-1-0 subcutan und Sancuso® Pflaster 3,1 mg alle 7 Tage Wechsel. Alle anderen Medikamente gegen Übelkeit halfen nicht. Der Ehemann pflegt seine Ehefrau mit Unterstützung eines Pflegedienstes.

Der Allgemeinzustand von Frau K. verschlechtert sich erneut deutlich. Es ist keine orale Zufuhr mehr möglich wegen zunehmender Übelkeit und Dysphagie. Die zusätzliche Gabe von Dronabinol® 2 gtt. 1-0-1-0 bringt keine Besserung der Übelkeit und Erbrechen nach 48 h, keine Nebenwirkungen. Es erfolgen die Titration der Gabe von Dronabinol® 2 gtt.-2 gtt.-2 gtt.-2 gtt. und die Verkürzung des Wechsels des Sancuso®-Pflasters auf alle 3 Tage; es treten keine Nebenwirkungen von Dronabinol® auf.

Der Therapierfolg zeigte sich, indem kein Erbrechen mehr auftrat und an 2 bis 3 Tagen der Woche kurzzeitige Übelkeit aufkam.

An beiden Patientenbeispielen wird ersichtlich, dass Dronabinol® die Therapie verbessern kann, allerdings zeigt eine alleinige Gabe von Dronabinol® nicht diese Erfolge.

Spätestens bei einer Ausdosierung von 3 x 15 gtt. Dronabinol® sollte an eine Umstellung auf Cannabisblüten gedacht werden, selbst wenn die maximale Dosis von 3 x 30 gtt. noch nicht erreicht ist.

Auch beim Einsetzen von Ataxie, wie z. B. bei Chorea Huntington oder anderen neurodegenerativen Erkrankungen, wird eine hohe Dosierung von Dronabinol® nicht immer eine Verbesserung der Therapie bewirken.

Patientenbeispiel

Patient mit starker Ataxie bei Chorea Huntington

Bei Herrn D., einem 25-jährigen Studenten, wurde vor 5 Jahren die Diagnose Chorea Huntington gestellt. Seitdem hat der Patient eine Depression, welche unter medikamentöser Therapie stabil ist. Nach mehreren frustranen Versuchen, die Bewegungsstörung durch Arzneimittel zu verbessern, entstehen Panikattacken. Die Ataxie und Koordinationsstörungen schränken den Patienten im Alltag erheblich ein. Der Patient lebt in einer Lebensgemeinschaft. Er erhält Venlafaxin 150 mg 1-0-0-0, Venlafaxin 75 mg 0-1-0-0, Olanzepam 7,5 mg 0-0-0-1, Tiaprid 50 mg 1-0-2-0.

Es erfolgte die Verordnung von Dronabinol® 4 gtt. 1-0-1-0. Nach 3 Tagen kein Wirkungseintritt und keine Nebenwirkungen. Die Erhöhung von Dronabinol® 8 gtt. 1-0-1-0 zeigte nach 3 Tagen einen sehr geringen positiven Effekt der Ataxie, Dyskoordination war nicht so ausgeprägt, jedoch konnte Herr D. immer noch nicht eine Tasse halten. Nebenwirkungen traten nicht auf. Nach nochmaliger Erhöhung von Dronabinol® 8 gtt. 1-1-1-0 kam es zu einer erheblichen Verbesserung der Ataxie. Der Patient kann koordinierte Bewegungen ausführen und eine Tasse mit leichtem Tremor halten. Dieser Zustand war für 2 Monate relativ stabil. Es gab ab und zu eine kurzzeitige Verschlechterung der Ataxie. Bei erneuter Vorstellung hatte Herr D. die Dronabinol®-Dosierung selbstständig erhöht: Dronabinol® 12 gtt. 1-1-1-0. Der Behandlungsanlass war eine Zunahme der Ataxie und des Tremors sowie vereinzelt kurz auftretende Spastik der Armmuskulatur. Es erfolgte eine Umstellung auf Cannabisblüten. Diese wurden über einen Vaporizer verdampft und dann inhaliert. Die Dosis begann mit 50 mg 1-0-1-0 und wurde dann auftitriert auf 50 mg 1-1-1-1. Die Ataxie ist jetzt selten vorhanden, der Tremor ist nicht mehr aufgetreten. Herr D. versucht, in Eigenregie die Dosis zu reduzieren.

Die Umstellung auf Cannabisblüten sollte nur durch Inhalation mittels Vaporizer (nicht rauchen!) erfolgen, weil damit gewährleistet wird, dass die inaktiven sauren Cannabinoide decaboxyliert werden und als neutrale, aktive Cannabinoide zuverlässig abgegeben werden (Lanz et al. 2016).

TIPP

Aus der langjährigen Erfahrung des Autors sind Indikationen für Dronabinol®:

- Schmerzen
- Übelkeit
- Appetitlosigkeit
- Spastik der Muskulatur
- Innere Unruhe

Ein Therapieversuch mit Cannabis macht nicht nur in der Schmerztherapie Sinn, sondern auch bei anderen Symptomen, da aus klinischer Erfahrung Patienten im Einzelfall keine relevante Schmerzreduktion hatten, aber Cannabis sich auf andere Symptome, wie z. B. Verbesserung der Stimmung oder Steigerung des Antriebs, positiv auswirkte (DeVita et al. 2018).

LITERATUR

DeVita MJ, Moskal D, Maisto SA, et al. Association of cannabinoid administration with experimental pain and healthy adults – a systematic review and meta-analysis. JAMA Psychiatry 2018; 75: 1118–127.

Fitzcharles MA, Baerwald C, Ablin J, Häuser W. Efficacy, tolerability, and safety of cannabinoids in chronic pain associated with rheumatic diseases (fibromyalgia syndrome, back pain, osteoarthritis, rheumatoid arthritis). A systematic review of randomized controlled trials. Schmerz 2016; 30: 47–61.

Gaoni Y, Mechoulam R. Isolation, structure and partial synthesis of an active constituent of hashish. J Am Chem Soc 1964; 86, 1646–47.

Gastmeier K, et al. Cannabinoide reduzieren den Opioidverbrauch bei älteren Schmerzpatienten: Eine retrospektive Dreijahresauswertung einer ambulanten kassenärztlichen Praxis. Der Schmerz 2023; 1: 29–37.

Grothenhermen F, Müller-Vahl K. Das therapeutische Potenzial von Cannabis und Cannabinoiden. Deutsches Ärztebl 2012; 109(29–30): 495–501.

Hoch E, Schneider M, Friemel CM, Keller RV, Kabisch BAJ. Cannabis: Potential und Risiken (CaPRis). 2017; www.bundesgesundheitsministerium.de/service/publikationen/details/cannabis-potenzial-und-risiken-capris-kurzbericht.html (letzter Zugriff: 16.3.2024).

Kassenärztliche Bundesvereinigung (KBV). Cannabis – was Ärzte bei der Verordnung wissen müssen. 2020. www.kbv.de/html/cannabis-verordnen.php (letzter Zugriff: 16.3.2024).

Kiefer A, Eckert-Lill C, Bussick D, et al. Cannabis für medizinische Zwecke und seine ärztliche Verordnung. Bundesgesundheitsblatt Gesundheitsforschung Gesundheitsschutz. 2019; 62(7): 811–817.

Lanz C, Mattsson J, Soydaner U, et al. Medicinal cannabis: In vitro validation of vaporizers for the smoke-free inhalation of cannabis. PloS ONE 216; 11: e147286.

Okusanya BO, Asaolu IO, Ehiri JE, et al. Medical cannabis for the reduction of opioid dosage in the treatment of non-cancer chronic pain: a systematic review. Syst Rev 2020; 9(1): 167.

Petzke F, Enax-Krumova EK, Häuser W. Wirksamkeit, Verträglichkeit und Sicherheit von Cannabinoiden bei neuropathischen Schmerzsyndromen. Eine systematische Übersichtsarbeit von randomisierten, kontrollierten Studien. Schmerz 2016; 30: 62–88.

Petzke F, Karst M, Gastmeier K, et al. Ein Positionspapier zu medizinischem Cannabis und cannabisbasierten Medikamenten in der Schmerzmedizin. Schmerz 2019; 33(5): 449–465.

Rosenthal E. Marijuana Growers Handbuch. 2. A. Solothurn: Nachtschatten Verlag; 2016.

Withing PF, Wolff RF, Deshpande S, et al. Cannabinoids for medical use: a systematic review an Meta-analysis. JAMA 2015; 313(24): 2456–2473.

KAPITEL

105

Stefanie Joos, Jan Valentini

Phytotherapie

105.1 Allgemeine Einführung

Phytotherapie beschreibt die Behandlung mit Arzneimitteln pflanzlichen Ursprungs. Bis Ende des 19. Jh. war Phytotherapie die einzige Arzneiform, und in vielen Teilen der Welt haben sich vor dem Hintergrund endemischer Pflanzen eigene Systematiken entwickelt (z. B. China, Indien, Madagaskar). Auch heute noch werden in vielen Ländern pflanzliche Arzneimittel in der Bevölkerung breit angewandt.

Phytotherapeutika sind pharmazeutisch gesehen Vielstoffgemische mit zahlreichen potenziell aktiven Substanzen. Dies ist auch der wesentliche Unterschied zu konventionellen Pharmaka, die zumeist nur einen einzigen Wirkstoff enthalten, dessen Wirkmechanismus größtenteils bekannt ist. Daraus ergibt sich, dass Wirkweise und mögliche Interaktionen von Phytotherapeutika aufgrund der Vielzahl an Substanzen, die sie enthalten, sehr komplex sein können.

105.1.1 Rationale und traditionelle Phytotherapeutika und Verordnungsfähigkeit

Man unterscheidet rationale und traditionelle Phytotherapeutika:

- Die höchsten Ansprüche werden an die **rationalen Phytopharmaka** gestellt. Sie müssen für die Zulassung durch das Bundesinstitut für Arzneimittel und Medizinprodukte (BfArM) identische Kriterien wie ein übliches chemisch-synthetisches Arzneimittel erfüllen, d. h., Qualität, Wirksamkeit und Unbedenklichkeit in randomisierten, kontrollierten Studien (RCTs) belegen. Zudem ist eine kontrollierte Extraktqualität nötig, für die ein standardisierter Herstellungsprozess erforderlich ist. Durch diesen Prozess ist der Inhaltsstoff, der für wirksamkeitsbestimmend gehalten wird, auf eine gleichbleibende Menge festgelegt. Rationale Phytopharmaka haben eine Zulassungsnummer und sind durch die gesetzlichen Krankenkassen bei Patienten bis 12 Jahren erstattungsfähig. Seit dem 1.4.2004 sind bei den übrigen Altersgruppen nur noch vier Phytotherapeutika bei spezifischen Indikationen verordnungsfähig: Johanniskraut bei mittelschwerer Depression, Ginkgo bei Alzheimer-Demenz, Mistel bei Krebserkrankungen in der Palliativtherapie und Flohsamen z. B. bei Obstipation unter Opioidbehandlung. Dies ist über die Arzneimittel-Richtlinie des Gemeinsamen Bundesausschusses (G-BA) geregelt: Anlage I, Zugelassene Ausnahmen zum gesetzlichen Verordnungsausschluss nach § 34 Abs. 1 Satz 2 SGB V (OTC-Übersicht).
- Im Gegensatz dazu wurden **traditionelle Phytotherapeutika** vor dem 2. Arzneimittelgesetz (1976) auf den Markt gebracht. Dazu gehört u. a. auch die Phytotherapie nach Traditioneller Chinesischer Medizin (TCM) und Ayurvedischer Medizin. Ein Wirksamkeitsnachweis muss hier nicht erbracht, sondern nur die Unbedenklichkeit nachgewiesen werden. Der Wirkstoffgehalt traditioneller Phytotherapeutika ist meist geringer und die Qualität der Herstellung häufig niedriger als bei den rationalen Phytopharmaka. Die traditionellen Phytotherapeutika werden zumeist außerhalb von Apotheken vertrieben.

105.1.2 Nebenwirkungen sowie Schwangerschaft und Stillzeit

Pflanzliche Präparate sind keineswegs pauschal nebenwirkungsfrei; nur sind die Nebenwirkungen zumeist milder – u. a., da es Vielstoffgemische sind, deren einzelne Substanzen im Vergleich zu chemischen

Arzneimitteln in niedrigeren Konzentrationen vorliegen. Nicht selten kommen jedoch gastroenterologische Beschwerden und allergische Reaktionen vor. Einige pflanzliche Präparate sind zudem bekannt für Interaktionen mit anderen Wirkstoffen, u. a. durch Induktion bestimmter Enzymsysteme in der Leber. Vor dem Hintergrund der hohen Inanspruchnahme pflanzlicher Mittel sollte man bei unklaren Beschwerden daher auch immer an mögliche Nebenwirkungen oder Interaktionen von Phytopharmaka denken und Patienten direkt darauf ansprechen. Von einer Dauereinnahme von Phytopharmaka wird grundsätzlich abgeraten.

Für die meisten Phytotherapeutika fehlen Studien zur Einnahme während Schwangerschaft und Stillzeit. Hierüber müssen die betreffenden Frauen aufgeklärt werden, und die Einnahme pflanzlicher Mittel vor dem Hintergrund der bestehenden Symptome und der zur Verfügung stehenden nichtmedikamentösen Maßnahmen muss sorgfältig abgewogen werden (Bruno et al. 2018). Zu beachten ist außerdem, dass manche Präparate (z. B. Tinkturen) in Alkohol gelöst und daher für Kinder und Schwangere ungeeignet sind.

105.2 Ausgewählte Indikationen für eine phytotherapeutische Behandlung

Die folgende Zusammenstellung von Indikationen und die Auswahl der Phytotherapeutika (s. a. ➤ Abb. 105.1) orientieren sich an der Erfahrung der Autoren vor dem Hintergrund der vorliegenden Evidenz aus Studien.

105.2.1 Schmerzen

Kopfschmerzen

(➤ Kap. 55). Ergänzend zu nichtmedikamentösen Therapieansätzen wie Entspannungsverfahren kann im Anfangsstadium der Schmerzen ein Versuch mit Pfefferminzöl *(Mentha x piperita*, ➤ Abb. 105.1*)* als äußerliche Anwendung unternommen werden. Hierdurch können im besten Falle Analgetika eingespart und so Nebenwirkungen und medikamenteninduzierte Kopfschmerzen verhindert werden.

105

Studienlage Es gibt einige wenige klinische Untersuchungen zu Pfefferminzöl bei Kopfschmerzen. Eine 2010 publizierte Studie bei 118 Patienten zeigt eine signifikante Überlegenheit im Vergleich zu Placebo hinsichtlich Schmerzreduktion 2 h nach Anwendung von Pfefferminzöl (Borhani et al. 2010).

Wirkmechanismus Pfefferminzöl werden schmerzlindernde und krampflösende Eigenschaften zugeschrieben. Auf der Haut angewendet wirkt es zudem kühlend.

Sicherheit Wechselwirkungen mit anderen Arzneimitteln sind bei der äußerlichen Anwendung nicht bekannt. Pfefferminzöl soll nicht in Kontakt mit Augen, Schleimhäuten, erkrankter Haut oder Wunden kommen; ggf. mit lauwarmem Wasser ausspülen. Es kann in seltenen Fällen zu allergischen Hautreaktionen kommen.

Praktische Anwendungshinweise Wenige Tropfen des Öls werden auf Schläfen, Stirn und/oder im Nacken leicht einmassiert.

Schmerzen bei degenerativen Erkrankungen des Bewegungsapparats

Gelenkschmerzen (➤ Kap. 34) stellen Hausärzte, insbesondere bei älteren Patienten, vor große Herausforderungen. Einerseits geht es gerade bei älteren Patienten darum, Medikamente mit ungünstigem Nebenwirkungsprofil wie NSAR zu vermeiden. Andererseits sind dringend schmerzlindernde Ansätze nötig, um bei älteren Patienten einen selbstständigen Alltag und Teilhabe möglichst lange zu erhalten bzw. wieder zu ermöglichen. Vor diesem Hintergrund kann ein Therapieversuch mit Teufelskralle *(Harpagophytum procumbens)* bei Beschwerden des Bewegungsapparats (Kreuzschmerzen, Gonarthrose, Rhizarthrose) erwogen werden.

Studienlage Für Teufelskralle liegen insgesamt nur wenige Studien vor, darunter die meisten zu unspezifischen Kreuzschmerzen. Diese Studien zeigen zwar signifikante Effekte, sind allerdings methodisch von limitierter Qualität (Oltean et al. 2014).

Wirkmechanismus Teufelskralle werden antiphlogistische und analgetische Eigenschaften zugeschrieben („pflanzliches NSAR"). Ältere Studien lassen vermuten, dass der Inhaltsstoff Harpagosid über eine Hemmung der Eicosanoid-Biosynthese an der Wirkung beteiligt ist.

Sicherheit In den Studien wurden nur milde Nebenwirkungen berichtet, die zumeist den Gastrointestinaltrakt betrafen (Vlachojannis et al. 2008).

Praktische Anwendungshinweise Es stehen verschiedene Fertigpräparate mit unterschiedlichen Teufelskrallenextrakten (Harpagosid) (ethanolisch/wässrig) zur Verfügung, die nur bedingt vergleichbar sind. Entsprechend der Evidenzlage ist eine Dosierung von mindestens 50 mg/d Extrakt erforderlich. Bei arthrosebedingten Schmerzen sollte die Mindestanwendungsdauer 4 bis 8 Wochen betragen.

105.2.2 Chronische venöse Insuffizienz (CVI)

(➤ Kap. 74). Ergänzend zu den nichtmedikamentösen Maßnahmen können Phytotherapeutika mit Rosskastanie *(Aesculus hippocastanum*, ➤ Abb. 105.1) und Weinlaub *(Vitis vinifera)* eingesetzt werden.

Studienlage Zu Rosskastanien-Extrakt liegen zahlreiche RCTs vor, die in einem systematischen Cochrane-Review mit dem Fazit zusammengefasst wurden, dass Rosskastanien-Extrakte eine effektive und sichere Therapiemöglichkeit zur Behandlung von CVI sind (Pittler und Ernst 2012). Deutlich schwächer ist die Studienlage zu Rotem Weinlaub, wenngleich auch hier einige kontrollierte Studien mit positivem Ergebnis existieren (Rabe et al. 2011).

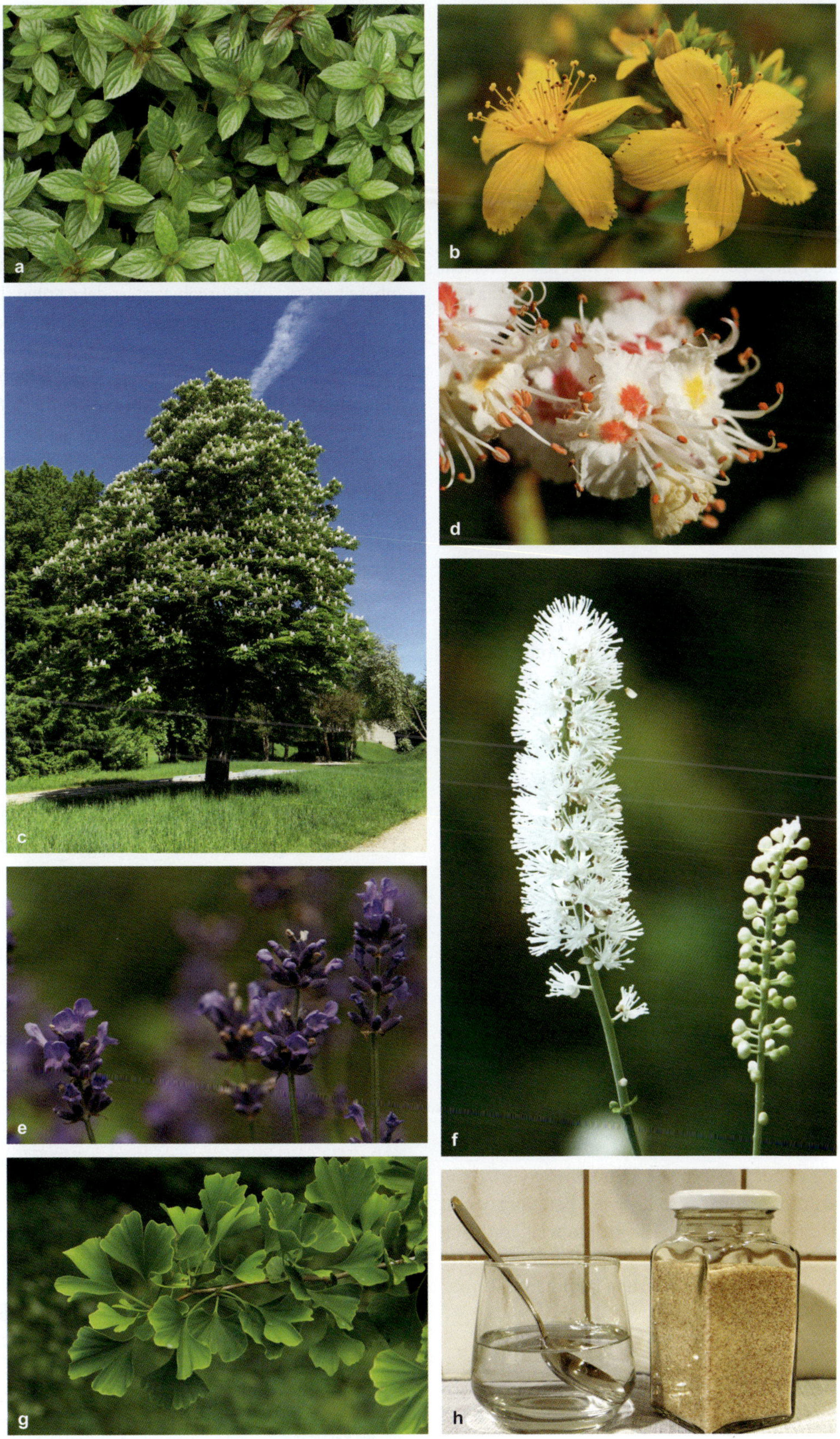

Abb. 105.1 a) Pfefferminze, b) Johanniskraut, c–d) Rosskastanie, e) Lavendel, f) Traubensilberkerze, g) Ginkgo, h) Flohsamenschalen. [a)–f): O562, g)–h): J787]

Wirkmechanismus Die Wirkmechanismen sind nur unzureichend bekannt. Es wurden antiexsudative, gefäßabdichtende, entzündungshemmende und antioxidative Wirkungen in experimentellen Untersuchungen nachgewiesen.

Sicherheit Bei Rosskastanie sind Wechselwirkungen mit Antikoagulanzien wie Phenprocoumon beschrieben.

Praktische Anwendungshinweise Bei der Wahl von Rosskastanienpräparaten sollte eine Tagesdosis von 100 mg Aescin, verteilt auf zwei Einzelgaben, angestrebt werden (z. B. Aescusan® retard 50, Venoplant® retard S, Venostasin® retard).

105.2.3 Wechseljahrsbeschwerden durch hormonelle Veränderungen

(➤ Kap. 82.4). Vor dem Hintergrund möglicher Nebenwirkungen einer Hormonersatztherapie fragen viele Frauen nach pflanzlichen Therapieansätzen. Hier kommt am häufigsten Traubensilberkerze *(Cimicifuga racemosa)* zum Einsatz.

Studienlage Ein 2012 publizierter Cochrane-Review kommt zu dem Schluss, dass die Evidenz für *Cimicifuga* unzureichend sei, wohingegen eine 2017 veröffentlichte Netzwerkanalyse über signifikante Effekte von *Cimicifuga* im Vergleich zu Placebo insbesondere bei Hitzewallungen berichtet (Sarri et al. 2017).

Wirkmechanismus In experimentellen Untersuchungen zeigten sich verschiedene Ansatzpunkte für den Wirkmechanismus von *Cimicifuga,* u. a. eine hemmende Wirkung auf den Hypothalamus und eine mögliche Bindung an Östrogenrezeptoren („phytoöstrogene Wirkung").

Sicherheit In den publizierten Studien waren unerwünschte Wirkungen selten, mild und reversibel. Am häufigsten wurden gastrointestinale Beschwerden, Muskel- und Gelenkbeschwerden berichtet. Ein Zusammenhang zwischen *Cimicifuga* und einem erhöhten Brustkrebsrisiko konnte nicht nachgewiesen werden (Fritz et al. 2013).

Praktische Anwendungshinweise Studien mit Nachweis von Effekten wurden z. B. mit dem Traubensilberkerzen-Extrakt BNO 1055® (Klimadynon®) in der Dosierung 1 Filmtablette (≙ 2,8 mg Trockenextrakt) 2 ×/d durchgeführt. Es sollte in der Beratung darauf hingewiesen werden, dass erste positive Effekte zumeist erst nach 2 bis 4 Wochen zu erwarten sind. Bei längerer Behandlungsdauer kann es zu einer weiteren Beschwerdebesserung kommen.

105.2.4 Infektionen

Infekte der oberen Atemwege

Infektionen der oberen Atemwege (➤ Kap. 25) gehören zu den häufigsten Beratungsanlässen in der hausärztlichen Praxis. Immer noch werden in vielen Fällen unnötig Antibiotika verordnet. Phytotherapeutika können hier aufgrund ihres Potenzials zur Symptomreduktion als hilfreiche „Tools" eingesetzt werden, um die Rate an nicht indizierten Antibiotikaverordnungen zu reduzieren. Hierbei kommt eine Vielzahl pflanzlicher Mittel infrage, die als Mono- oder Kombinationspräparat erhältlich sind. Zu den am häufigsten verwendeten pflanzlichen Mitteln gehören die Kapland-Pelargonie, Eukalyptus, Myrtol, Enzian, Thymian, Efeu und Salbei.

Studienlage Bei Halsschmerzen können Studien zufolge Salbeizubereitungen zum Gurgeln verwendet werden (DEGAM-S3-Leitlinie „Halsschmerzen"). Bei der Behandlung einer akuten Rhinosinusitis gibt es Wirksamkeitshinweise für den patentierten Extrakt BNO 1016® (Zubereitung aus Ampfer, Schlüsselblume, Gelber Enzian, Holunderblüten und Eisenkraut) sowie für definierte Eukalyptusextrakte (DEGAM-S2k-Leitlinie „Rhinosinusitis"). Positive Hinweise zur Symptomlinderung bei Husten gibt es für Myrtol, Thymian, Efeu und Pelargonium (DEGAM-S3-Leitlinie „Husten"). Ein Cochrane-Review von 2013 zu *Pelargonium sidoides* (Extrakt EPs 7630®) beschreibt zudem positive Effekte zur Linderung des gesamten Symptomkomplexes bei grippalen Infekten (Timmer et al. 2013).

Wirkmechanismus Für die o. g. standardisierten Extrakte (EPs 7630® und BNO 1016®) werden auf der Basis experimenteller Studien antivirale, antibakterielle, antiinflammatorische, immunmodulierende und zytoprotektive Wirkungen postuliert (Jund et al. 2015, Roth et al. 2019).

Sicherheit Es gab Meldungen im Hinblick auf ein mögliches hepatotoxisches Potenzial für *Pelargonium sidoides.* Allerdings fehlen bis heute Belege für einen eindeutigen kausalen Zusammenhang (Douros et al. 2016, Teschke et al. 2013). Bei den anderen Präparaten liegen keine Hinweise für schwerwiegende Nebenwirkungen vor.

Praktische Anwendungshinweise Für mehrere der oben beschriebenen Phytotherapeutika gibt es standardisierte Extrakte, die in Deutschland zugelassen und in klinischen Studien untersucht sind, z. B. *Pelargonium sidoides* (Umckaloabo®), BNO 1016® (Sinupret Extract®).

LEITLINIEN

- DEGAM-S3-Leitlinie „Halsschmerzen". AWMF-Registernummer 053-010:
  https://register.awmf.org/de/leitlinien/detail/053-010
- DEGAM-S3-Leitlinie „Husten". AWMF-Registernummer 053-013:
  https://register.awmf.org/de/leitlinien/detail/053-013

- DEGAM-S2k-Leitlinie „Rhinosinusitis". AWMF-Registernummer 017-049:

https://register.awmf.org/de/leitlinien/detail/017-049

Harnwegsinfekte (HWI)

HWI (➤ Kap. 57.3.1) sind insbesondere bei Frauen meist unkompliziert. Sie rezidivieren jedoch häufig. Phytotherapeutisch können Mono- oder Kombinationspräparate sowohl zur Rezidivprophylaxe als auch zur unterstützenden Behandlung bei akuten (rezidivierenden) HWI eingesetzt werden.

Studienlage Für die meisten Präparate liegen trotz der hohen Relevanz in der Versorgung bisher keine hochwertigen RCTs vor. Die DEGAM-S3-Leitlinie „Brennen beim Wasserlassen" spricht für die Behandlung von häufig rezidivierender Zystitis der Frau eine „Kann"-Empfehlung zu den folgenden Phytotherapeutika aus: Präparate aus Bärentraubenblättern, Kapuzinerkressekraut, Meerrettichwurzel. Allerdings liegen aus einer aktuellen, noch nicht publizierten RCT Ergebnisse vor, die darauf hinweisen, dass Bärentraubenblätterextrakte zwar die Einnahme von Antibiotika reduzieren können, jedoch mit einer höheren Symptomlast für die Patientinnen einhergehen (Gágyor et al. 2020). Die Studienlage zur Rezidivprophylaxe von HWI mit Moosbeeren (Cranberrys) ist laut o. g. Leitlinie widersprüchlich, sodass hier keine „Kann"-Empfehlung ausgesprochen wurde (DEGAM-S3-Leitlinie; Jepson et al. 2012).

Wirkmechanismus Es wird angenommen, dass Cranberrys Bakterienadhäsionen an das Urothel insbesondere der Blaseninnenwand durch *E. coli* verhindern (de Llano et al. 2015). Weitere postulierte Erkenntnisse für die hier eingesetzten Phytotherapeutika sind u. a. analgetische, spasmolytische und antiphlogistische Eigenschaften (Naber 2013).

Sicherheit Cranberry-Produkte sind i. d. R. gut verträglich. Kontraindikationen bestehen bei Überempfindlichkeit sowie bei Nieren- und Harnsteinen in der Patientengeschichte. Für den Einsatz in Schwangerschaft und Stillzeit bestehen für einige der o. g. Phytotherapeutika Kontraindikationen (z. B. Bärentraubenblätter und Goldrute), sodass bei schwangeren bzw. stillenden Frauen vom Einsatz dieser Präparate abzuraten ist.

Praktische Anwendungshinweise Es sind zahlreiche Präparate rezeptfrei (OTC-Präparate) erhältlich. Zur Rezidivprophylaxe werden Cranberrys als Saft, als Extrakt in Kapseln, Tee, getrocknete Beeren sowie als Kombinationspräparat aus Kapuzinerkresse und Meerrettich (z. B. Angocin®) angeboten. Zur unterstützenden Behandlung von HWI sind Präparate aus Heidekrautgewächsen (Preiselbeere oder Moorbeere) und Bärentraubenblättern (Cystinol®), Rosmarinblättern, Liebstöckelwurzeln, Tausendgüldenkraut (Canephron®) oder Goldrute (Cystinol long®) erhältlich.

LEITLINIEN

S3-Leitlinie „Epidemiologie, Diagnostik, Therapie, Prävention und Management unkomplizierter, bakterieller, ambulant erworbener Harnwegsinfektionen bei erwachsenen Patienten". AWMF-Registernummer 043-044:

https://register.awmf.org/de/leitlinien/detail/043-044

105.2.5 Psychisch-neurologische Beschwerden

Depressionen

Depressionen und depressive Störungen (➤ Kap. 78.2) gehören zu den häufigsten psychischen Erkrankungen in der Hausarztpraxis. Phytotherapeutisch können bei milden bis mittelschweren Depressionen Johanniskrautextrakte *(Hypericum perforatum)* eingesetzt werden (NVL Depression 201).

Studienlage Johanniskraut (➤ Abb. 105.1) ist eines der bestuntersuchten pflanzlichen Mittel; in einem Cochrane-Review ergab sich gegenüber Placebo eine Überlegenheit von Johanniskraut bei milder und mittelschwerer Depression (Linde et al. 2008) und eine ähnliche Wirksamkeit wie bei herkömmlichen Antidepressiva, wobei weniger Nebenwirkungen auftreten (Ng et al. 2017).

Wirkmechanismus Bioaktive Substanzen im Johanniskraut sind u. a. Hyperforin und Hypericin. Welche exakten Wirkmechanismen für die klinischen Wirkungen von Johanniskraut verantwortlich sind, ist bisher nur unzureichend bekannt.

Sicherheit Johanniskrautpräparate sind i. d. R. gut verträglich und haben ein günstiges Nebenwirkungsprofil (Knuppel und Linde 2004). Am relevantesten sind Wechselwirkungen mit anderen Medikamenten durch Induktion des Cytochrom-P_{450}-Enzymsystems. Daraus kann eine Vielzahl von Interaktionen resultieren, z. B. eine verminderte Wirkung von oralen Kontrazeptiva, Antikoagulanzien (➤ Kap. 102), Immunsuppressiva und Antiepileptika. Unter Johanniskraut kann es zudem zu einer Photosensibilisierung kommen, auch wenn die klinische Relevanz unter therapeutischer Dosierung und Sonneneinwirkung gering zu sein scheint (Schulz et al. 2006, Schauder 2005).

Praktische Anwendungshinweise Es sollten nur Präparate mit standardisiertem Gehalt an Johanniskrautextrakt (rationale Phytotherapeutika) eingesetzt werden. In der S3-Leitlinie wird eine Dosierung von 500–1.000 mg Trockenextrakt am Tag empfohlen. Johanniskrautextrakte sind bei ausreichend hoher Dosierung (z. B. Laif® 900 mg) bei mittelschwerer Depression zulasten der GKV verordnungsfähig.

LEITLINIEN

S3-Leitlinie Nationale VersorgungsLeitlinie "Unipolare Depression". AWMF-Registernummer nvl-005:

https://register.awmf.org/de/leitlinien/detail/nvl-005

Angststörungen

Angststörungen (➤ Kap. 78.1) können phytotherapeutisch versuchsweise mit Lavendel *(Lavandula angustifolia mill.,* ➤ Abb. 105.1) behandelt werden.

Studienlage In systematischen Reviews und Metaanalysen konnte die Wirksamkeit von ätherischem Lavendelöl bei der Behandlung von Angstzuständen nachgewiesen werden (Donelli et al. 2019). Bei generalisierten Angststörungen konnte in RCTs gezeigt werden, dass ein standardisierter Lavendelextrakt (Silexan®) wirksamer ist als Placebo (Kasper et al. 2018). Das Nebenwirkungsprofil war mit Placebo vergleichbar und geringer als bei der aktiven Kontrolle mit Paroxetin (Kasper et al. 2014). Ferner wurde eine signifikante anxiolytische und schlafverbessernde Wirkung ohne gleichzeitig sedierende Effekte nachgewiesen.

Wirkmechanismus Die Hauptbestandteile des Lavendelöls sind Linalylacetat und Licareol. Der molekulare Wirkmechanismus für die anxiolytische Wirkung von Lavendel wird auf eine selektive Hemmung spannungsabhängiger Kalziumkanäle an den Synapsen zurückgeführt (Schuwald et al. 2013).

Sicherheit Schwerwiegende Nebenwirkungen sind nicht beschrieben. Es können sowohl leichtere gastrointestinale Nebenwirkungen als auch allergische Hautreaktionen auftreten. Derzeit gibt es keine Hinweise auf Wechselwirkungen mit anderen Medikamenten. Im Vergleich zu herkömmlichen Anxiolytika und Antidepressiva wurde in den Studien für Lasea® weder ein Sedierungseffekt noch ein Abhängigkeitspotenzial nachgewiesen.

Praktische Anwendungshinweise Das Präparat Lasea® mit dem Wirkstoff Silexan® (WS 1265®) ist in Deutschland zur Behandlung von Unruhezuständen bei ängstlicher Verstimmung zugelassen. Empfohlen wird eine Anwendung von 80(–160) mg/d als Einmaldosis. Die Dauer der Anwendung ist prinzipiell nicht begrenzt; je nach Wirkungseintritt kann die Therapie über 6 bis 10 Wochen notwendig sein.

Demenz und kognitive Störungen

Bei Demenz und kognitiven Störungen (➤ Kap. 77) können phytopharmakologische Extrakte aus den Blättern des Ginkgo-biloba-Baums (➤ Abb. 105.1) eingesetzt werden.

Studienlage Bei Patienten mit leichter bis mittelgradiger Alzheimer-Demenz oder vaskulärer Demenz und nichtpsychotischen Verhaltenssymptomen gibt die S3-Leitlinie „Demenz“ eine „Kann“-Empfehlung für die Behandlung mit einem Ginkgo-biloba-Extrakt EGb 761. Die Frage nach der Wirksamkeit in der Prophylaxe wird derzeit diskutiert.

Wirkmechanismus Für den standardisierten Ginkgo-biloba-Extrakt konnten in verschiedenen In-vitro- und In-vivo-Studien antioxidative und entzündungshemmende Eigenschaften gezeigt werden (Lejri et al. 2019). Ebenso scheint es die zerebrale Durchblutung zu erhöhen und eine protektive Wirkung auf Alterungsprozesse von Gefäßen zu erzielen (Li et al. 2020, Diamond und Bailey 2013).

Sicherheit Mehrere Reviews und Metaanalysen zeigen, dass die Anwendung von Ginkgo-biloba-Extrakten sicher und mit wenigen Nebenwirkungen verbunden ist (Yuan et al. 2017). Bei Alzheimer-Patienten gab es in kontrollierten Studien weniger Fälle von Schwindel, Tinnitus, Angina pectoris und Kopfschmerzen als in der Placebogruppe. Vor Anwendung von Ginkgo-biloba-Präparaten wird jedoch empfohlen, eine Gerinnungsanamnese zu erheben. Es gibt vereinzelt Hinweise für eine erhöhte Blutungsneigung, z. B. bei der gleichzeitigen Einnahme gerinnungshemmender Medikamente (AkdÄ 2002).

Praktische Anwendungshinweise Der Ginkgo-biloba-Extrakt EGb 761 (z. B. enthalten in Tebonin®) ist zur Behandlung der Alzheimer-Demenz zulasten der GKV verordnungsfähig und in einer Dosierung von 240 mg empfohlen.

LEITLINIEN

S3-Leitlinie „Demenzen“. AWMF-Registernummer 038-013:

https://register.awmf.org/de/leitlinien/detail/038-013

105.2.6 Gastroenterologische Beschwerden

Funktionelle Magen-Darm-Beschwerden

Funktionelle Magen-Darm-Beschwerden können sich mit vielfältigen Symptomen manifestieren (➤ Kap. 78.3). Die geäußerten Beschwerden können Schmerzen, Völlegefühl, Meteorismus, Stuhlunregelmäßigkeiten mit Phasen von Obstipation, Durchfall oder Schleimabgang, Übelkeit oder Sodbrennen umfassen. Wenn die Beschwerden chronisch bestehen, der Patient deswegen ärztliche Hilfe aufsucht und eine organische Erkrankung ausgeschlossen wird, kann je nach Beschwerdekombination die Diagnose eines Reizmagens oder Reizdarmsyndroms (RDS) gestellt werden. Unterschiedliche Phytotherapeutika bzw. Kombinationen wie z. B. STW-5/Iberogast®, Flohsamenschalen (➤ Abb. 105.1) und Pfefferminzöl *(Mentha x piperita)* können bei einzelnen Beschwerden sowie beim RDS als pharmakologische Therapieoption erwogen werden (S3-Leitlinie „Reizdarmsyndrom").

Studienlage In der aktualisierten und derzeit in der Konsultationsfassung vorliegenden S3-Leitlinie „Reizdarmsyndrom" haben sich mehrere phytotherapeutische Präparate zur Symptomlinderung als wirksam erwiesen und sollten laut Leitlinie individuell in das Behandlungskonzept integriert werden. Pfefferminzöl erhält für seine spasmolytische Wirkung eine „Soll"-Empfehlung. Weiterhin werden STW-5 und STW-5 II/Iberogast® in der Leitlinie als gängige Therapieschemata aufgeführt (S3-Leitlinie „Reizdarmsyndrom").

Wirkmechanismus Durch den gleichzeitigen Einsatz verschiedener Phytotherapeutika mit unterschiedlichen Wirkmechanismen und Ansatzpunkten im Gastrointestinaltrakt (Multi-Target-Prinzip) sollen synergistische Effekte erzielt werden (Allescher und Abdel-Aziz 2017).

Sicherheit Bei bestehenden oder anamnestischen Lebererkrankungen dürfen schöllkrauthaltige Arzneimittel, wie sie z. B. in STW-5/Iberogast® enthalten sind, nicht eingenommen werden. Es wurden Fälle von Leberschädigungen und Leberversagen beschrieben (Mitteilung BfArM 2018). Die Diskussion, inwiefern bei diesen ein kausaler Zusammenhang mit der Einnahme vorliegt, ist noch nicht abgeschlossen. Von einer dauerhaften Einnahme von STW-5/Iberogast® wird abgeraten. Seit Oktober 2020 ist eine schöllkrautfreie Pflanzenmischung (STW 5-II; Iberogast® N/Advance) erhältlich. Hier fehlen im Vergleich zu STW-5 Schöllkraut, Angelikawurzel und Mariendistel.

Praktische Anwendungshinweise STW-5 und STW 5-II Iberogast® (alkoholische Lösung) sind in Deutschland zur Behandlung von funktionellen und motilitätsbedingten Magen-Darm-Erkrankungen wie RDS zugelassen; empfohlene Dosierung 3 ×/d 20 Tr. Pfefferminzöl soll in Form von magensaftresistenten Kapseln eingenommen werden, z. B. Carmenthin® in Kombination mit Kümmelöl. Verschiedene Präparate sind in der Apotheke erhältlich.

LEITLINIEN

- S3-Leitlinie „Definition, Pathophysiologie, Diagnostik und Therapie des Reizdarmsyndroms". AWMF-Registernummer 021-016:

https://register.awmf.org/de/leitlinien/detail/021-016

Übelkeit und Erbrechen

Übelkeit und Erbrechen (➤ Kap. 19) sind oft Begleitsymptome akuter oder chronischer gastroenterologischer Erkrankungen. Spezielle Formen bzw. eigenständige Krankheitsbilder von Übelkeit und Erbrechen können während der Schwangerschaft (NVP), unter Chemotherapie (CINV) oder postoperativ (PONV) auftreten. Ingwer *(Zingiber officinale)* wird in unterschiedlichen Verabreichungsformen in der europäischen, indischen und chinesischen Phytotherapie als Antiemetikum eingesetzt.

Studienlage Ein Cochrane-Review kam zu dem Schluss, dass Ingwerprodukte bei NVP hilfreich sein können (Matthews et al. 2015). Ähnliche Hinweise zur Wirksamkeit von Ingwer wurden auch in Metaanalysen und systematischen Reviews bei CINV und PONV nachgewiesen (Crichton et al. 2019, Toth et al. 2018).

Wirkmechanismus Die antiemetische Wirkung von Ingwer wird auf bioaktive Pflanzeninhaltsstoffe, insbesondere auf die Scharfstoffe Gingerol und Shogaol, zurückgeführt. In einem Review wurden antiinflammatorische Eigenschaften nachgewiesen. Zudem wurde ein modulierender Effekt auf die gastrointestinale Beweglichkeit und die Magenentleerungsrate gezeigt (Marx et al. 2017). Ebenso wird ein Antagonismus von 5-HT_3-Rezeptoren angenommen (Abdel-Aziz et al. 2016).

Sicherheit Die Anwendung von Ingwer wurde in zahlreichen Studien als sicher und nebenwirkungsarm beschrieben. Zu den potenziellen Nebenwirkungen von Ingwer zählen mögliche gerinnungshemmende Wirkungen. Auch für die Anwendung in der Schwangerschaft fand sich in einem systematischen Review kein erhöhtes Risiko für Nebenwirkungen oder unerwünschte Ereignisse (Viljoen et al. 2014).

Praktische Anwendungshinweise Ingwer kann als Tee oder als Extrakt in Kapselform verabreicht werden. Die Dosierung ist abhängig vom Produkt bzw. von der Zubereitungsform.

Obstipation

Obstipation (➤ Kap. 21) ist ein häufiges gastrointestinales Symptom und kann verschiedene Ursachen haben. Neben allgemeinen Lebensstilmaßnahmen wie z. B. Ernährungsumstellung und Vermeidung von körperlicher Inaktivität kommen phytotherapeutisch Flohsamen und Flohsamenschalen, meist *Plantago ovata,* zum Einsatz.

Studienlage Mehrere Metaanalysen und systematische Reviews weisen auf die Wirksamkeit von Flohsamen hin. Die Wirkstärke wird oft als moderat angegeben und ist laut Studienlage in etwa mit Lactulose vergleichbar (Ramkumar und Rao 2005).

Wirkmechanismus Flohsamen sind pflanzliche Quellmittel, die reich an Ballaststoffen und Fasern sind. Durch ihre Eigenschaft, überschüssiges Wasser im Gastrointestinaltrakt zu binden, regen sie die Peristaltik an. Sie können sowohl bei Verstopfung als auch bei leichtem Durchfall eingesetzt werden (Christodoulides et al. 2016).

Sicherheit Flohsamen sind i. d. R. gut verträglich. Bauchschmerzen, Blähungen und Völlegefühl können als Nebenwirkungen auftreten (Alsalimy et al. 2018, Christodoulides et al. 2016).

Praktische Anwendungshinweise Flohsamen und Flohsamenschalen (z. B. Mucofalk®) sind zur unterstützenden Quellmittelbehandlung bei Morbus Crohn, Kurzdarmsyndrom und HIV-assoziierten Diarrhöen sowie bei gleichzeitiger Opioidtherapie zulasten der GKV verordnungsfähig. Auf eine ausreichende Flüssigkeitszufuhr muss bei der Einnahme von Flohsamen geachtet werden (30 ml Flüssigkeit auf 1 g Flohsamen) (EMA 2013).

LITERATUR

Abdel-Aziz H, Windeck T, Ploch M, Verspohl EJ. Mode of action of gingerols and shogaols on 5-HT3 receptors: Binding studies, cation uptake by the receptor channel and contraction of isolated guinea-pig ileum. Eur J Pharmacol 2006; 530: 136–143.

Allescher HD, Abdel-Aziz H. Mechanism of action of STW 5 in functional dyspepsia and IBS: The origin of multi-target. Dig Dis 2017; 35 (Suppl 1): 18–24.

AkdÄ – Arzneimittelkommission der deutschen Ärzteschaft (Hrsg.). Blutungen unter der Gabe von Ginkgo-biloba-Extrakten. Cave Kombination mit Gerinnungshemmern! (Mitteilungen aus der UAW-Datenbank). Dtsch Arztebl 2002; 99(33): A-2214/B-1886/C-1770.

Arzneimittelkommission der deutschen Ärzteschaft. UAW-Datenbank;

BfArM – Bundesinstitut für Arzneimittel und Medizinprodukte. Risikoinformationen: Schöllkrauthaltige Arzneimittel zur innerlichen Anwendung. 5.10.2018; www.bfarm.de/SharedDocs/Risikoinformationen/Pharmakovigilanz/DE/RV_STP/s-z/schoellkraut.html (letzter Zugriff: 3.4.2024).

Borhani Haghighi A, Motazedian S, Rezaii R, et al. Cutaneous application of menthol 10 % solution as an abortive treatment of migraine without aura: A randomised, double-blind, placebo-controlled, crossed-over study. Int J Clin Pract 2010; 64(4): 451–456.

Bruno LO, Simoes RS, de Jesus Simoes M, et al. Pregnancy and herbal medicines: An unnecessary risk for women's health. A narrative review. Phytother Res 2018; 32(5): 796–810.

de Llano DG, Esteban-Fernandez A, Sanchez-Patan F, et al. Anti-adhesive activity of cranberry phenolic compounds and their microbial-derived metabolites against uropathogenic *Escherichia coli* in bladder epithelial cell cultures. Int J Mol Sci 2015; 16: 12119–12130.

Diamond BJ, Bailey MR. Ginkgo biloba: Indications, mechanisms, and safety. Psychiatr Clin North Am 2013; 36: 73–83.

Douros A, Bronder E, Andersohn F, et al. Herb-induced liver injury in the Berlin case-control surveillance study. Int J Mol Sci 2016; 17(1): 114.

EMA – European Medicines Agency. Community Herbal Monograph on Plantago Afra L. et Plantago Indica L., Semen. Committee on Herbal Medicinal Products (HMPC), EMA/HMPC/599747/2012, 14. Mai 2013; www.ema.europa.eu/en/documents/herbal-monograph/final-community-herbal-monograph-plantago-afra-l-et-plantago-indica-l-semen_en.pdf (letzter Zugriff: 3.4.2024).

105 Gágyor I, Hummers E, Friede T, et al. Reducing antibiotic use for uncomplicated urinary tract infection in general practice by treatment with *Uva ursi* – a comparative effectiveness trial. European Conference of Family Doctors. DEGAM Annual Congress Berlin December 16–19, 2020. Contribution ID: 1260, p. 847; www.woncaeurope.org/file/19c9f9dc-fa5e-428e-997c-37671a6174a0/WONCA%20Berlin_Book%20of%20Abstracts_Index.pdf (letzter Zugriff: 3.4.2024).

Jund R, Mondigler M, Stammer H, et al. Herbal drug BNO 1016 is safe and effective in the treatment of acute viral rhinosinusitis. Acta Otolaryngol 2015; 135: 42–50.

Kasper S, Gastpar M, Muller WE, et al. Lavender oil preparation Silexan is effective in generalized anxiety disorder – a randomized, double-blind comparison to placebo and paroxetine. Int J Neuropsychopharmacol 2014; 17: 859–869.

Kasper S, Muller WE, Volz HP, et al. Silexan in anxiety disorders: Clinical data and pharmacological background. World J Biol Psychiatry 2018; 19: 412–420.

Lejri I, Agapouda A, Grimm A, Eckert A. Mitochondria- and oxidative stress-targeting substances in cognitive decline-related disorders: From molecular mechanisms to clinical evidence. Oxid Med Cell Longev 2019; 2019: 9695412.

Li X, Lu L, Chen J et al. New insight into the mechanisms of Ginkgo biloba extract in vascular aging prevention. Curr Vasc Pharmacol 2020; 18(4): 334–345.

Naber KG. Efficacy and safety of the phytotherapeutic drug Canephron® N in prevention and treatment of urogenital and gestational disease: Review of clinical experience in Eastern Europe and Central Asia. Res Rep Urol 2013; 5: 39–46.

Ottillinger B, Storr M, Malfertheiner P, Allescher HD. STW 5 (Iberogast®) – a safe and effective standard in the treatment of functional gastrointestinal disorders. Wien Med Wochenschr 2013; 163: 65–72.

Rabe E, Stücker M, Esperester A, et al. Efficacy and tolerability of a red-vine-leaf extract in patients suffering from chronic venous insufficiency – results of a double-blind placebo-controlled study. Eur J Vasc Endovasc Surg 2011; 41(4): 540–547.

Roth M, Fang L, Stolz D, Tamm M. *Pelargonium sidoides* radix extract EPs 7630 reduces rhinovirus infection through modulation of viral binding proteins on human bronchial epithelial cells. PloS One 2019; 14: e0210702.

Schauder S. Phototoxische Reaktionen der Haut durch Medikamente. Dtsch Arztebl 2005; 102(34/35): 1851.

Schulz HU, Schurer M, Bassler D, Weiser D. Investigation of the effect on photosensitivity following multiple oral dosing of two different hypericum extracts in healthy men. Arzneimittelforschung 2006; 56: 212–221.

Schuwald AM, Noldner M, Wilmes T, et al. Lavender oil-potent anxiolytic properties via modulating voltage dependent calcium channels. PloS One 2013; 8: e59998.

Teschke R, Schulze J, Schwarzenboeck A, et al. Herbal hepatotoxicity: Suspected cases assessed for alternative causes. Eur J Gastroenterol Hepatol 2013; 25: 1093–1098.

SYSTEMATISCHE REVIEWS

Alsalimy N, Madi L, Awaisu A. Efficacy and safety of laxatives for chronic constipation in long-term care settings: A systematic review. J Clin Pharm Ther 2018; 43: 595–605.

Christodoulides S, Dimidi E, Fragkos KC, et al. Systematic review with meta-analysis: Effect of fibre supplementation on chronic idiopathic constipation in adults. Aliment Pharmacol Ther 2016; 44(2): 103–116.

Crichton M, Marshall S, Marx W, et al. Efficacy of ginger *(Zingiber officinale)* in ameliorating chemotherapy-induced nausea and vomiting and chemotherapy-related outcomes: A systematic review update and meta-analysis. J Acad Nutr Diet 2019; 119: 2055–2068.

Donelli D, Antonelli M, Bellinazzi C, et al. Effects of lavender on anxiety: A systematic review and meta-analysis. Phytomedicine 2019; 65: 153099.

Fritz H, Seely D, McGowan J, et al. Black cohosh and breast cancer: A systematic review. Integr Cancer Ther 2014; 13(1): 12–29.

Jepson RG, Williams G, Craig JC. Cranberries for preventing urinary tract infections. Cochrane Database Syst Rev 2012; 10: CD001321.

Knuppel L, Linde K. Adverse effects of St. John's Wort: A systematic review. J Clin Psychiatry 2004; 65: 1470–1479.

Linde K, Berner MM, Kriston L. St John's wort for major depression. Cochrane Database Syst Rev 2008; 4: CD00044.

Marx W, Ried K, McCarthy AL, et al. Ginger – mechanism of action in chemotherapy-induced nausea and vomiting: A review. Crit Rev Food Sci Nutr 2017; 57: 141–146.

Matthews A, Haas DM, O'Mathúna DP, Dowswell T. Interventions for nausea and vomiting in early pregnancy. Cochrane Database Syst Rev 2015; 9: CD007575.

Ng QX, Venkatanarayanan N, Ho CY. Clinical use of *Hypericum perforatum* (St John's wort) in depression: A meta-analysis. J Affect Disord 2017; 210: 211–221.

Oltean H, Robbins C, van Tulder MW, et al. Herbal medicine for low-back pain. Cochrane Database Syst Rev 2014; 12: CD004504.

Pittler MH, Ernst E. Horse chestnut seed ex-tract for chronic venous insufficiency. Cochrane Database Syst Rev 2012; 11: CD003230.
Ramkumar D, Rao SS. Efficacy and safety of traditional medical therapies for chronic constipation: Systematic review. Am J Gastroenterol 2005; 100(4): 936–971.
Sarri G, Pedder H, Dias S, et al. Vasomotor symptoms resulting from natural menopause: A systematic review and network meta-analysis of treatment effects from the National Institute for Health and Care Excellence guideline on menopause. BJOG 2017; 124(10): 1514–1523.
Timmer A, Guenther J, Motschall E, et al. *Pelargonium sidoides* extract for treating acute respiratory tract infections. Cochrane Database Syst Rev 2013; 10: CD006323.
Toth B, Lantos T, Hegyi P, et al. Ginger *(Zingiber officinale):* An alternative for the prevention of postoperative nausea and vomiting. A meta-analysis. Phytomedicine 2018; 50: 8–18.
Viljoen E, Visser J, Koen N, Musekiwa A. A systematic review and meta-analysis of the effect and safety of ginger in the treatment of pregnancy-associated nausea and vomiting. Nutr J 2014; 13: 20.
Vlachojannis J, Roufogalis BD, Chrubasik S. Systematic review on the safety of Harpagophytum preparations for osteoarthritic and low back pain. Phytother Res 2008; 22: 149–152.
Yuan Q, Wang CW, Shi J, Lin ZX. Effects of Ginkgo biloba on dementia: An overview of systematic reviews. J Ethnopharmacol 2017; 195: 1–9.

KAPITEL

106 Polypharmazie

Saskia Otte, Martin Scherer, Ulrich Thiem

Patientenbeispiel

Von 0 auf 20 in zwei Jahrzehnten: eine typische Polypharmazie-Karriere

Ein 55-jähriger Bankkaufmann ist leicht übergewichtig, raucht Zigaretten, hat keine Beschwerden und fühlt sich gesund. Sein Medikationsplan ist bislang noch leer. Im Alter von 57 Jahren werden erstmals im Rahmen eines Check-ups eine Hyperurikämie, eine arterielle Hypertonie und ein Diabetes mellitus Typ 2 diagnostiziert; hierfür werden ihm Allopurinol, Enalapril und Metformin verschrieben. Mit 60 Jahren erleidet er einen Herzinfarkt (STEMI), erhält einen Stent und wird aus der Klinik mit ASS, Prasugrel, Bisoprolol und Atorvastatin entlassen. Zudem hat man die Diabetesmedikation auf ein Insulin eskaliert. Der Patient wird Frührentner. Bedauerlicherweise entwickelt er im weiteren Verlauf eine symptomatische ischämische Kardiomyopathie mit eingeschränkter Pumpfunktion, sodass die Medikation vom Kardiologen um ein Diuretikum und Spironolacton ergänzt wird. Erstmals zeigen sich Einschränkungen der Nierenfunktion. Des Weiteren entwickelt der mittlerweile 68-Jährige im Rahmen des Diabetes eine schmerzhafte Polyneuropathie mit Kribbelparästhesien, die vom Neurologen zunächst mit Pregabalin behandelt und bei unzureichender Wirksamkeit im Verlauf um ein Opiat ergänzt wird. Bei depressiver Grundstimmung aufgrund der zunehmenden Einschränkungen der Lebensqualität wird 2 Jahre später zudem Amitriptylin verschrieben. Aufgrund einer kardialen Dekompensation kommt es mit 74 Jahren zu einem neuerlichen Klinikaufenthalt, in dem den aktuellen Leitlinien zufolge die Medikation bei HFrEF um Empagliflozin ergänzt und von Enalapril auf Sacubitril/Valsartan gewechselt wird. Bei neu diagnostiziertem Vorhofflimmern wird zudem eine orale Antikoagulation begonnen. Weiterhin erfolgt die Diagnosestellung einer Leberfunktionsstörung im Rahmen einer *Cirrhose cardiaque.*

Im Verlauf der folgenden Monate verschlechtert sich der Allgemeinzustand des Patienten zunehmend. Die Ehefrau berichtet von Kognitionseinbußen und rezidivierenden Stürzen infolge von Schwindel. Es kommt zu Gewichtsverlust und zunehmender Immobilität, weshalb das Ehepaar die Sprechstunde aufsucht. In einer sorgfältigen Arzneimittelanamnese mit Sichtung der vom Ehepaar mitgebrachten Medikamentenpackungen stellt sich heraus, dass es neben der Ihnen bekannten Medikation noch regelmäßige Verschreibungen vom Urologen gibt (Finasterid/Tamsolusin). Zudem werden das in der Apotheke frei erworbene Ginkgo biloba, Vitamin-B_{12}-Trinkfläschchen und Magnesium regelmäßig eingenommen; Ibuprofen und pflanzliche Schlaftabletten bedarfsweise. Die zuverlässige Medikamenteneinnahme wird von der Ehefrau sichergestellt.

Der Medikationsplan des inzwischen 75-jährigen Mannes sieht nun wie folgt aus: Allopurinol, Metformin, Insulin glargin, ASS, Bisoprolol, Atorvastatin, Pregabalin, Tilidin/Naloxon, Amitriptylin, Empagliflozin, Sacubitril/Valsartan, Spironolacton, Torasemid, Apixaban, Finasterid, Tamsolusin, Ginkgo, Vitamin B_{12}, Magnesium, bedarfsweise Ibuprofen und Baldrian.

Das Patientenbeispiel macht deutlich:

1. Multimedikation ist häufig auch eine Folge von Leitlinienadhärenz.
2. Nicht nur die Multimorbidität der Patienten, sondern auch die Vielzahl an Behandlern macht den Medikationsprozess unübersichtlich.
3. Polypharmazie kann zu Einbußen der Lebensqualität führen.

106.1 Problembeschreibung

Polypharmazie und Multimorbidität sind im hausärztlichen Alltag von zunehmender und zentraler Bedeutung. Besonders ältere Patienten nehmen oft viele verschiedene Arzneimittel ein, deren Wechsel- und Nebenwirkungen nur schwer oder gar nicht kalkulierbar sind. Die Medikation auf ein überschaubares Maß zu reduzieren, ist eine anspruchsvolle Aufgabe, die allerdings weder im Klinik- noch im Praxisalltag befriedigend gelöst ist.

Es gibt keine einheitliche Definition von Multimedikation (oder international „Polypharmazie“). Darunter wird i. d. R. die dauerhafte Einnahme von 5 oder mehr Medikamenten verstanden. Nach den Daten der Barmer Ersatzkasse wurden 25 % der Versicherten in Deutschland im Jahr 2016 mindestens 5 Wirkstoffe verordnet. In der Altersgruppe der 65- bis 79- Jährigen stieg die Anzahl sogar auf 50 % (Lappe et al. 2018). Zudem zeigt sich, dass nur etwa 70 % der eingenommenen Medikamente ärztlich verordnet werden (Knopf und Grams 2017) und damit ein beträchtlicher Anteil in den Daten der Krankenkassen nicht erfasst wird.

Bekannt ist, dass Patienten mit Polypharmazie ein hohes Maß an unerwünschten Arzneimittelwirkungen (UAW) aufweisen und oft potenziell inadäquate und riskante Arzneimittel erhalten, obwohl nicht selten jedes einzelne Arzneimittel rein formal diagnosebezogen korrekt ist.

Dieses Feld ist äußerst komplex, und Hausärzte haben einen hohen Bedarf an praktischen und evidenzbasierten Ratschlägen. Im Einzelfall sind diese jedoch schwierig zu geben, da die Evidenzlage über den Nutzen der einzelnen Wirkstoffe im multimorbiden Patientenkollektiv gering ist. Die reine Reduktion der Medikamentenanzahl und das Vermeiden von potenziell inadäquaten Medikamenten birgt immer auch das Risiko einer Verschlechterung der Grunderkrankung und der Symptomkontrolle.

Es gibt kaum Studiendaten und folglich auch fast keine evidenzbasierten Leitlinien für den Umgang mit Multimedikation. Darüber hinaus fehlt es vor allem an Studien, die auch ältere Menschen über 80 Jahren einschließen, bei denen Arzneimittel wegen der veränderten Stoffwechselsituation häufig problematische Effekte, mehr UAW und wegen zusätzlich vorliegender Erkrankungen weniger Hauptwirkung entfalten können. Entsprechend schlecht ist es um die Arzneimittelsicherheit bei diesen Patientengruppen bestellt.

MERKE

Polypharmazie beschreibt die dauerhafte Einnahme von 5 oder mehr Wirkstoffen. Die Prävalenz beträgt mit zunehmendem Alter in Deutschland bis zu 50 %. Die Evidenz für den prognostischen Nutzen von Arzneimitteln für multimorbide Patienten ist aufgrund der Studienlage gering.

Eine Kombination vieler Wirkstoffe ist aus pharmakologischer Sicht nicht ungefährlich: So liegt das Risiko von UAW bei weniger als 5 parallel eingenommenen Medikamenten bei etwa 4 %, steigt mit der Zahl der Arzneimittel aber exponentiell stark auf etwa 25 % bei mehr als 6 verschiedenen Substanzen an.

Auch Fehler bei der Einnahme (z. B. Verwechslungen) und Einbußen der Adhärenz sind mit der Zahl der verordneten Medikamente eng assoziiert.

Nicht wenige Medikamente werden bei Menschen mit Multimorbidität aus prognostischen Gründen gegeben, d. h. zur Reduktion des Morbiditäts- und Mortalitätsrisikos in den kommenden Jahren. Diese Indikation gründet aber oft auf Daten, die an jüngeren und weniger kranken Patienten gewonnen wurden und nicht ohne Weiteres auf multimorbide Patienten übertragbar sind. Eine Hilfestellung bei der Einschätzung des **prognostischen Nutzens von Arzneimitteln** können die *Number needed to treat/harm*-Daten geben, die teils in nationalen Versorgungsleitlinien (z. B. Herzinsuffizienz) veröffentlicht und von der NNT-Arbeitsgruppe (www.theNNT.com) berechnet werden.

Es gibt viele Daten, die schädliche Effekte von Polypharmazie belegen können. Jedoch gibt es kaum Untersuchungen, in denen die Auswirkungen des Reduzierens oder Absetzens von Medikamenten über einen längeren Zeitraum verfolgt werden.

Schätzungen gehen davon aus, dass etwa 6,5 % aller stationären Aufnahmen auf unerwünschte Arzneimittelereignisse zurückzuführen sind. Bis zu 10 % aller Heimbewohner leiden unter Arzneimittelnebenwirkungen. Dabei handelt es sich v. a. um Herz-Kreislauf-Beschwerden, eine allgemeine Hinfälligkeit, Magen-Darm-Probleme, Schwindel und Stürze sowie kognitive Einschränkungen. Ein erheblicher Anteil der Stürze könnte z. B. auf eine solche UAW zurückzuführen sein. Das Nicht-Erkennen der UAW kann schnell zu einer weiteren Medikamentenverordnung führen, was als **Verordnungskaskade** bezeichnet wird.

Trotzdem erhöht Multimedikation zugleich in paradoxer Weise das Risiko für Untertherapie, d. h., dass relevante Gesundheitsprobleme bei den meist älteren und symptombelasteten Patienten unbehandelt bleiben.

MERKE

- Bei Polypharmazie ist nicht selten jedes einzelne Arzneimittel rein formal diagnosebezogen korrekt.
- Trotzdem liegen viele Daten zu schädlichen Effekten vor.
- Allerdings gibt es kaum belastbare Empfehlungen zum Nicht-Verordnen oder Absetzen eines Medikaments.
- Dabei ist die Frage nach einer realistisch einzuschätzenden, zumindest potenziellen Verschlechterung der Grunderkrankung, Symptomkontrolle und der Prognose ungelöst.

106.2 Beratungsanlass Multimedikation

MERKE

Es ist nicht möglich, den Problemen der Polypharmazie, den gängigen Behandlungsstrategien der einzelnen Erkrankungen und den Wünschen und Bedürfnissen der meist älteren und multimorbiden Menschen mit den bisherigen Instrumenten krankheitsspezifischer Leitlinien zu begegnen. Trotz erheblicher Fortschritte in den Bereichen technischer Unterstützung, EDV und Digitalisierung ist es sehr wahrscheinlich, dass diese Probleme auf absehbare Zeit nur im persönlichen Gespräch zwischen Arzt und Patient sinnvoll behandelt werden können. Die DEGAM-S3-Leitlinie „Multimorbidität“ widmet sich ausführlich dem Problem komplexer Entscheidungssituationen bei multimorbiden Patienten.

Eine wesentliche Voraussetzung für die Bewältigung komplexer Problemlagen bei Multimorbidität ist genügend Zeit für die Kommunikation zwischen Arzt und Patient zwecks gemeinsamer Entscheidungsfindung. Dazu gehören Rahmenbedingungen, bei denen die nötige Zeit dafür gegeben ist. Es bedarf einer vertrauensvollen Atmosphäre, um Themen wie Lebensqualität und Lebenslänge, Ziele und Erwartungen der oft älteren und gebrechlichen Menschen anzusprechen.

Dies gilt auch für die Verordnung neuer Medikamente, die – wie das obige Patientenbeispiel zeigt – weder „einfach routinemäßig" erfolgen noch kritiklos übernommen werden sollte. In der hausärztlichen Leitlinie „Multimedikation" wird ein **Medikationsprozess** beschrieben, der folgende Schritte enthält: Bestandsaufnahme – Medikationsbewertung – Erfassung und Abstimmung der Therapieziele – Verordnungsvorschlag – Kommunikation – Arzneimittelabgabe – Arzneimittelanwendung – Monitoring, wobei das Monitoring wieder eine erneute Bestandsaufnahme darstellt und der Prozess somit erneut durchlaufen wird (➤ Abb. 106.1).

In der DEGAM-Leitlinie „Multimorbidität" werden außerdem ganz klar die **veränderten Therapieziele** thematisiert. Im Vordergrund stehen nicht mehr die Empfehlungen krankheitsspezifischer Einzelleitlinien und deren additive Anwendung, sondern Patientenpräferenz, Symptomlast und Erhalt der Autonomie. Diese Priorisierung ist eine Hilfe beim Entscheidungsprozess mit dem Patienten und kann auch in juristischer Hinsicht Sicherheit beim Absetzen ansonsten („leitliniengerecht") empfohlener Medikamente geben.

LEITLINIEN

- DEGAM-S3-Leitlinie „Multimorbidität". AWMF-Registernummer 053-047:

  https://register.awmf.org/de/leitlinien/detail/053-047

- Hausärztliche Leitlinie „Multimedikation". Empfehlungen zum Umgang mit Multimedikation bei Erwachsenen und geriatrischen Patienten. AWMF-Registernummer 053-043:

  https://register.awmf.org/assets/guidelines/053-043l_S3_Multimedikation_2021-08.pdf

106.2.1 Medikationsüberprüfung

Entsprechend der 2021 überarbeiteten Leitlinie „Multimedikation" sollte bei jedem Patienten mit Multimorbidität und Polypharmazie mindestens einmal jährlich eine systematische Medikationsüberprüfung erfolgen. Diese sollte anlassbezogen bei neu aufgetretenen Symptomen (z. B. Stürzen) oder nach Krankenhausaufenthalten wiederholt werden. Die Struktur sollte im praxisinternen Qualitätsmanagementsystem hinterlegt werden.

Ein Medikationsmanagement mit dem gezielten Absetzen (Deprescribing) ist eine komplexe Intervention, die nur durch eine gute Kommunikation zwischen Arzt und Patient gelingen kann. Sie muss alle Ebenen der hausärztlichen Arzt-Patient-Beziehung berücksichtigen: Patientenpräferenzen, Therapiebelastung, soziales Umfeld, Lebenserwartung und Komorbiditäten ebenso wie die (externe und interne) Evidenz zur Medikation. Dabei ist eine gute Zusammenarbeit zwischen Hausärzten, Spezialisten und anderen Gesundheitsprofessionen hilfreich, ebenso das Wissen der Patienten über ihre Krankheiten (Metaalgorithmus, ➤ Kap. 91.3.1).

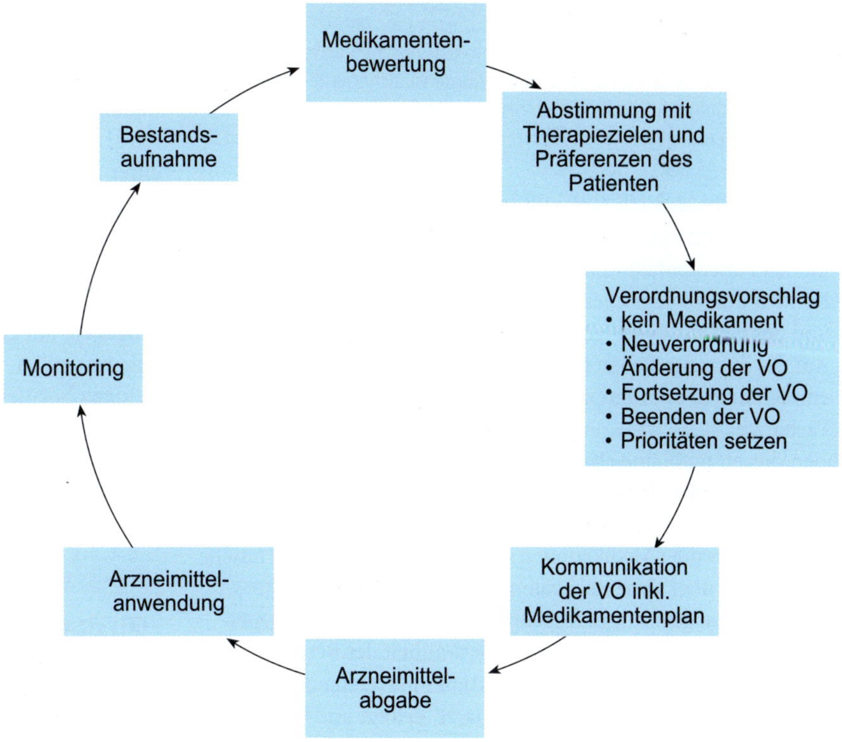

Abb. 106.1 Medikationsprozess (gemäß Leitlinie Multimedikation; VO = Verordnung) [F430-003]

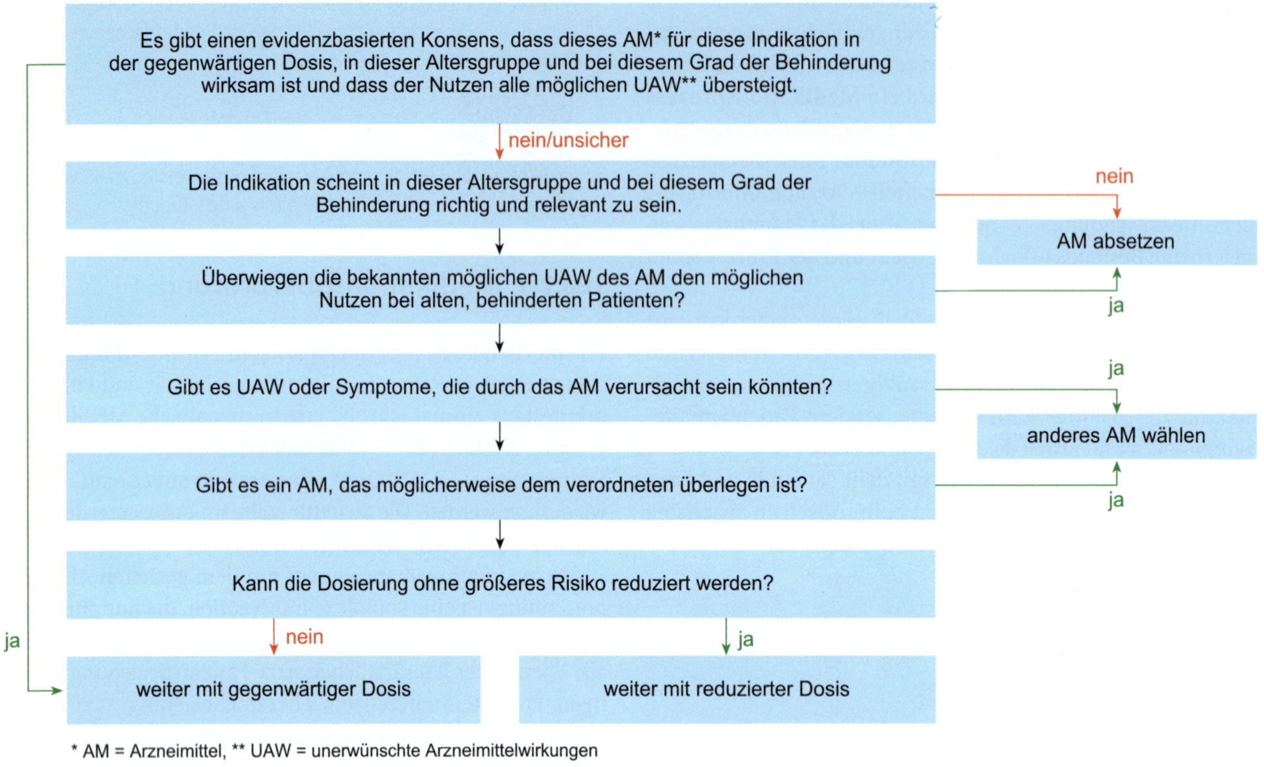

Abb. 106.2 Algorithmus zum Absetzen von Arzneimitteln (*Good Palliative/Good Geriatric Practice*-Algorithmus nach Garfinkel und Mangin 2010) [H190-001]

MERKE

- Es gibt somit genügend Gründe, Polypharmazie mit den Betroffenen selbst, den Angehörigen und auch dem Pflegepersonal zu problematisieren, um gemeinsam zu guten Entscheidungen zu kommen und schließlich die Medikamentenlast zu reduzieren (➤ Abb. 106.2).
- Eine mit einem individualisierten, patientenspezifischen Ansatz erreichte Reduktion unangemessener Polypharmazie ist sicher und gerade für ältere und multimorbide Patienten hilfreich, und sie kann zu verbesserten klinischen Ergebnissen führen.

Allerdings gibt es auch **Gründe, die Zurückhaltung beim Deprescribing** nahelegen:

- Zu den Patientenfaktoren zählt die individuelle Abwägung im Kontext des (biologischen) Alters, der Präferenzen und Werte und der vielleicht geringen Symptomlast und guten Fitness.
- Auf der Arztseite stehen nicht selten explizite positive Leitlinienempfehlungen oder Empfehlungen vonseiten spezialisierter Fachärzte.

Neben diesen medizinischen und eher rationalen Gründen gibt es **aber auch irrationale Gründe** wie (juristische) Ängste und Unwissenheit über die (oft geringen) prognostischen Effekte bestimmter lebensverlängernder Medikationen sowie falsche Anreize und falsche Vorstellungen über Patientenpräferenzen:

- Die Patienten selbst, ihre Angehörigen und auch das Pflegepersonal befürchten Nachteile für die Gesundheit der Betroffenen.
- Die Reduktion wird als Kostenreduktion missverstanden.
- Die Verordnung sei durch den „Facharzt“ erfolgt und könne nur von diesem abgesetzt werden.
- Bei Ärzten:
  - Die Medikation sei doch leitliniengerecht.
  - Unsicherheit und Befürchtung negativer Folgen.
  - Fehlende Anreize und Zeitmangel („Verordnen geht schneller“).
  - Juristische „Ängste“.

Zusätzlich zu dieser Vorgehensweise, bei der jedes einzelne Medikament diese Prüfung durchläuft, gibt es bestimmte Arzneimittel(gruppen), Umstände und Komorbiditäten, die grundsätzlich einer erhöhten Aufmerksamkeit bedürfen und immer Anlass zur kritischen Hinterfragung der Medikation sein sollten (Red-Flags-Patient ➤ Kap. 106.2.3).

Ziel aus pharmakologischer wie auch aus Patientensicht muss es letztlich sein, die Zahl der gleichzeitig eingenommenen Arzneimittel möglichst auf ein Minimum zu senken. Ärzte, die sich diesem Ziel nähern wollen, können sich allerdings kaum auf wissenschaftliche Evidenz berufen. Es gibt lediglich einzelne kanadische Leitlinien zum Deprescribing bestimmter Medikamentengruppen (derzeit Antidiabetika, Antipsychotika, Benzodiazepine, Protonenpumpen-Inhibitoren und Cholinesterase-Hemmer).

LEITLINIEN

deprescribing.org: Deprescribing Guidelines and Algorithms:

https://deprescribing.org/resources/deprescribing-guidelines-algorithms

Listen problematischer Arzneimittel (z. B. PRISCUS-Liste, STOP-Kriterien) oder Bewertungen üblicher Arzneimittel bzgl. des Gebrauchs bei multimorbiden Patienten (z. B. FORTA-Liste, ➤ Kap. 91.4) können hilfreich sein.

Letztlich kann nur der Hausarzt im Gespräch klären, was dem Patienten wichtig ist. Zu berücksichtigen sind dabei sowohl die Lebensqualität als auch eine sinnvolle Priorisierung der therapeutischen Notwendigkeiten sowie eine Diskussion nicht pharmakologischer Alternativen.

Patientenbeispiel

Die Unruhe und kognitive Störung einer 90-jährigen Patientin können durch ein Spasmolytikum hervorgerufen sein, das ihre Harninkontinenz behandelt. Um diese Unruhezustände zu beseitigen, ist nicht zwangsläufig eine neurologisch-fachärztliche Expertise erforderlich. Denn u. U. würde die Patientin das Tragen von Inkontinenzvorlagen weniger stören als die Einnahme eines weiteren Medikaments mit entsprechendem Nebenwirkungsprofil.

Wichtig ist in erster Linie, dass der Patient gemeinsam mit dem Hausarzt seine aktuellen Gesundheitsziele definiert und über die möglichen Folgen eines Absetzens seiner Medikamente aufgeklärt wird. Nach hausärztlicher Erfahrung fühlen sich selbst ausgesprochen „tablettengläubige" Patienten i. d. R. erheblich wohler, wenn sie die Zahl ihrer täglichen Medikamente auf ein überschaubares Maß reduzieren dürfen und es ihnen dabei evtl. auch noch subjektiv besser geht.

106.2.2 Welche Ziele hat der Patient, und wie möchte er leben?

Die Lösung für das Problem der Multimedikation hat neben der fachlichen auch eine ethische Dimension: Welche Ziele hat der Patient, welche Pläne? Was ist ihm wichtig? Eher die Lebensqualität oder die Lebenslänge? Die Prioritäten müssen gegeneinander abgewogen werden: Ein 55-jähriger Patient mit Bluthochdruck hat möglicherweise ein anderes Verhältnis zum Therapieziel „Lebenslänge" als ein hochbetagter Mensch. Der Jüngere wird dafür eher eine unerwünschte Wirkung in Kauf nehmen als sein 90-jähriger Leidensgenosse. Es mag Aufgabe von Spezialisten sein, gemäß Indikationsstellung Therapieempfehlungen abzugeben. Doch es ist Aufgabe des Hausarztes, diese Empfehlungen in gemeinsamer Entscheidungsfindung in Einklang mit der Lebenswirklichkeit des Patienten zu bringen, den er über viele Jahre kennt (➤ Tab. 106.1, ➤ Tab. 106.2).

106.2.3 Pragmatische Deprescribing-Empfehlungen

Eine eher pragmatische Absetzroutine im klinischen Alltag kann sich zunächst dringliche Beratungsanlässe vornehmen, die als **„Aufgreifkriterium"** gelten bzw. als Red Flags angesehen werden können (➤ Abb. 106.3).

CAVE

Red Flags beim Patienten

- Demenz und delirante Zustände
- Frailty[1], geringes Körpergewicht, Hypotonie (besonders im Stehen!)
- Vermehrte Stürze
- Lebensende
- Niereninsuffizienz (GFR < 50 ml/min)
- Risiko von Überdosierungen (kognitive Einschränkungen, Non-Adhärenz, problematische bzw. fehlende Betreuung)

[1] „Frailty" beschreibt den Zustand erhöhter Vulnerabilität mit gesteigertem Risiko für ein ungünstiges gesundheitliches Outcome und schließt – im höheren Lebensalter häufiger – Stürze, akute Verwirrtheit (Delir) und Einschränkungen funktionaler Kompetenz (= alltagsrelevante Behinderung) ein.

Dies sollte immer Anlass sein, eine komplette Bestandsaufnahme aller verordneten und eingenommenen Arzneimittel zu machen; u. U. muss dies auch ermittelt werden und an einem gesonderten Termin erfolgen, zu dem der Patient (ggf. eine Bezugsperson) alle Arzneimittel (inkl. Selbstmedikation) und Packungsbeilagen vorlegt („Brown-Bag-Methode").

Tab. 106.1 Hilfen zur Präferenzsetzung von symptom- und funktionsverbessernden Medikamenten* (Leitlinie Multimedikation) [F430-003]

Frage	Informationsgewinnung
Welche Beschwerden haben Sie?	Z. B. Schmerzen, Schwindel, Müdigkeit, Abgeschlagenheit, Ohrensausen, Vergesslichkeit, Inkontinenz, Verstopfung, Appetitlosigkeit, Gangstörungen, Sturzneigung, trockener Mund, trockene Haut/Juckreiz, Kältegefühl, Schlafstörung
Welche Bedeutung haben die Beschwerden für Sie? Können Sie damit leben? Wie stark sind Sie beeinträchtigt?	Hinweise auf Beeinträchtigung im täglichen Leben, über Kompensationsmöglichkeiten, psychosoziale Belastungen
Welche ist Ihre stärkste Beschwerde?	Hinweise auf vorrangige Belastungen und Therapieziele
Welche Beschwerden schränken Sie im Alltag/Kontakt ein?	Eine Einschränkung von sozialen Kontakten sollte rechtzeitig festgestellt werden
Was trauen Sie sich nicht mehr zu? Wobei fühlen Sie sich stark eingeschränkt? Was möchten Sie gern wieder können?	Hilft, die Relevanz von Beschwerden einzuordnen und die Kompetenz zu den Aktivitäten des täglichen Lebens zu überprüfen; Stellenwert für unabhängige Lebensführung
Haben Sie sich im vergangenen Monat oft niedergeschlagen oder hoffnungslos gefühlt? Hatten Sie im letzten Monat häufig wenig Freude bei den Dingen, die Sie tun?	Überprüft die psychosoziale Aktivität, gibt Hinweise zur Abklärung einer Depression
Wobei benötigen Sie Fremdhilfe? Fehlen Ihnen Menschen, denen Sie vertrauen und auf deren Hilfe Sie zählen können?	Überprüft die psychosoziale Kompetenz, aber auch die Einbindung in ein soziales Netzwerk

* Nicht alle Symptome werden unmittelbar vom Patienten selbst wahrgenommen, z. B. psychosoziale Einschränkungen.

Tab. 106.2 Hilfen zur Präferenzsetzung von prognoseverbessernden Medikamenten (Leitlinie Multimedikation) [F430-003]

Information	Frage an Patienten
Das Medikament kann Ihr Leben verlängern.	Welche Bedeutung hat das für Sie? Glauben Sie, dass das auch für Sie zutrifft? Welche Nebenwirkung sind Sie bereit, dafür zu akzeptieren? Welche Risiken sind Sie bereit zu akzeptieren?
Dieses Medikament kann folgende Komplikationen … vermeiden.	Welche Bedeutung hat das für Sie? Welche Nebenwirkung sind Sie bereit, dafür zu akzeptieren? Welche Risiken sind Sie bereit zu akzeptieren?
Ggf. prüfen: Liegen für die Alters- oder Zielgruppe zuverlässige Informationen vor, ob das Medikament das Leben verlängert oder Komplikationen verhindert?	Wollen Sie das Medikament trotzdem versuchen, auch wenn für Ihre Altersgruppe keine sichere Aussage möglich ist?

In einem zweiten Schritt können u. U. bereits jetzt besonders riskante Arzneimittel, die bei dem aktuell vorliegenden Gesamtbild des Patienten ein besonders ungünstiges Nutzen-Schaden-Verhältnis aufweisen, abgesetzt werden.

CAVE

Red-Flags-Arzneimittel

- Antikoagulanzien und Thrombozytenaggregationshemmer
- Blutzuckersenkende Medikation
- Kaliumspiegel und QT-Zeit beeinflussende Medikation
- Potenziell inadäquate Medikation (PRISCUS-Liste, ➤ Kap. 91.4)
- Psychopharmaka
- Substanzen mit anticholinerger Wirkung
- Arzneimittel mit geringer therapeutischer Breite
- Frühere UAW
- > 8 Medikamente

Diese hier als „Red-Flags"-Arzneimittel aufgeführten Substanzen können ihrerseits selbst als Aufgreifkriterium angesehen werden, da sie generell einer erhöhten Aufmerksamkeit bedürfen. Sie führen besonders häufig bei älteren und multimorbiden Patienten zu schwerwiegenden UAW, oft durch Fehldosierungen oder bei einem ungünstigen Nutzen-Schaden-Verhältnis.

Grundsätzlich sollte auch ein Medikamentenplan, der **mehr als 5 Substanzen** aufführt, immer wieder Anlass sein, gemeinsam mit dem Patienten (ggf. unter Einbeziehung seiner Angehörigen oder des Pflegepersonals) einen kompletten Review durchzuführen.

MERKE

Anlass für einen kompletten Medikamentenreview sind:

- Red-Flags-Patient
- Red-Flags-Arzneimittel
- Multimedikation mit mehr als 5 Arzneimitteln (mind. 1 x/Jahr)

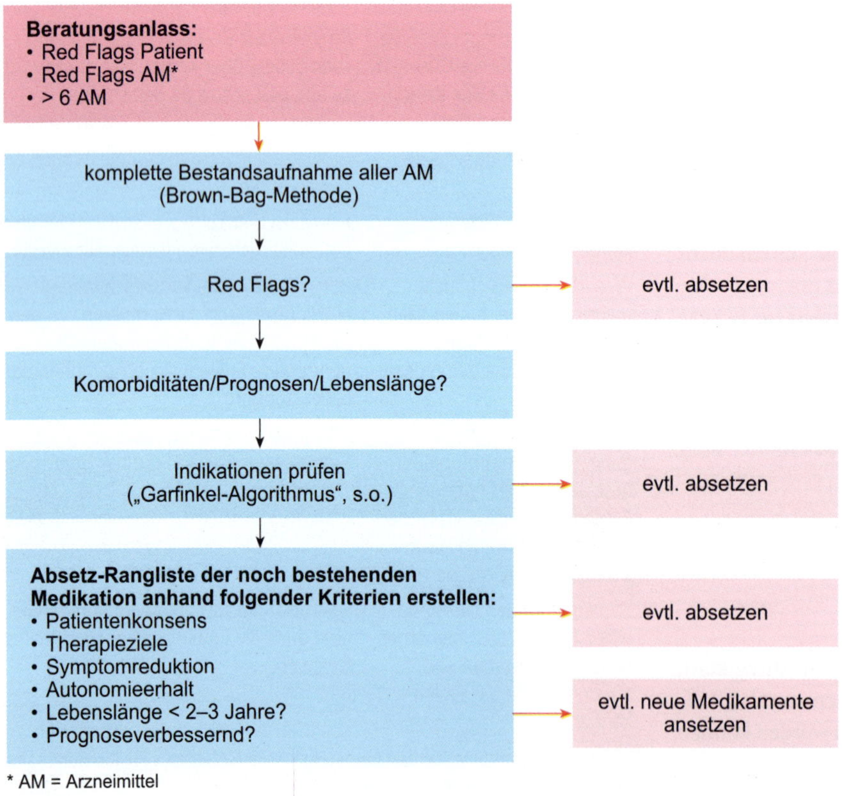

Abb. 106.3 Pragmatische Absetzroutine für den Praxisalltag [L141]

Bei Multimedikation und Multimorbidität sollte grundsätzlich immer der Gruppe der riskanten Arzneimittel besondere Aufmerksamkeit geschenkt werden. Die Indikation für deren Verordnung sollte darüber hinaus immer wieder neu anhand ihres potenziellen Nutzens und Schadens bewertet werden. Außerdem sollten sie einem engmaschigen Monitoring unterworfen werden (➤ Kap. 101).

Eine Entscheidungshilfe stellt auch die Abschätzung der Prognose im Kontext aller Begleiterkrankungen des Patienten dar.

In einem weiteren Schritt können die wichtigen bzw. die von Arzt und Patient als unverzichtbar angesehenen Medikamente festgelegt werden. Dabei sollten im Konsens aller Beteiligten die Therapieziele unter Abwägung einer Symptomreduzierung und des Autonomieerhalts besprochen werden. Ferner muss thematisiert werden, wie mit Arzneimitteln umgegangen werden soll, die lediglich die Prognose verbessern (also das Leben verlängern) und dabei u. U. unerwünschte Wirkungen und eine Erhöhung der Symptomlast verursachen (➤ Tab. 106.1).

Manchmal ist es hilfreich, eine Absetzliste in umgekehrter Reihenfolge zu erstellen, also das Arzneimittel zuerst anzugeben, auf das am ehesten verzichtet werden kann. Eine Hilfestellung bei der Priorisierung der Medikamente ist online erhältlich (http://medstopper.com).

106.2.4 Weitere Empfehlungen für den Praxisalltag

- Ermitteln Sie immer alle vom Patienten eingenommenen Arzneimittel, führen Sie einen genauen Medikamentenplan mit Dosierungen und kontrollieren Sie die Folgeverordnungen.
- **Ziele definieren:** Welche Therapieziele haben oberste Priorität für den Patienten, und welche Medikamente sind hierfür unabdingbar?
- **Strategie festlegen:** Hinterfragen Sie jedes einzelne Arzneimittel. Medikamente, die nicht als zwingend erforderlich angesehen werden, versuchsweise absetzen.
- **Folgen abschätzen:** Verzichtbare Medikamente immer einzeln absetzen, damit die therapeutischen Konsequenzen klar erkennbar sind.
- **Geduld haben:** Es kann unter Umständen ein Jahr dauern, bis der Patient seinen Medikamentenverbrauch auf 5 bis 6 verschiedene Präparate reduziert hat.
- **Rückschlage in Kauf nehmen:** Mit jedem stationären Aufenthalt kann das „Spiel" wieder von Neuem beginnen, weil der Patient im Krankenhaus wieder auf neue Medikamente eingestellt bzw. oft nur umgestellt wird, deren Nutzen vom Hausarzt gemeinsam mit dem Patienten erst wieder neu bewertet werden muss.
- **Zeit haben:** Derartig verantwortungsvolle Entscheidungen benötigen ausreichend Zeit für gemeinsame Gespräche.
- „Mut" zum Absetzen haben und den Patienten aufmerksam beobachten.
- Daran denken, dass der Patient auch von Untertherapie betroffen sein könnte.

MERKE

Eine große Hilfe sind **Qualitätszirkel** oder spezielle **Pharmakotherapie-Zirkel.** Optimalerweise werden solche Qualitätszirkel auch zusammen mit Pharmakologen und Krankenhausärzten durchgeführt. Hier kann die hausärztliche Sicht vermittelt, gemeinsam über Fälle mit problematischer Multimedikation diskutiert und auch einmal eine Entscheidung auf mehrere Schultern verteilt werden.

106.3 Schlussbemerkungen

Die Kommunikation mit dem Patienten und ggf. seinen Angehörigen oder dem Pflegepersonal hat eine ganz zentrale Bedeutung. Hier geht es um die Priorisierung von Leiden, und die durch Wertevorstellungen geprägten Lebensziele können angesprochen werden. In der Leitlinie „Multimorbidität" wird beschrieben, wie hierbei die diagnosezentrierte Sicht und die Empfehlungen in den einzelnen Leitlinien in den Hintergrund treten können.

Das oft diskutierte Haftungsrisiko beim gezielten Absetzen oder bei der Nicht-Verordnung von Medikamenten ist dann minimal, wenn die gemeinsame und sauber dokumentierte Entscheidungsfindung im Konsens mit allen Beteiligten erfolgt. In jedem Fall aber ist es deutlich geringer als für die unreflektiert fortgeführte Polypharmazie. Denn der Hausarzt ist letztlich für jedes von ihm unterschriebene Rezept allein verantwortlich, auch wenn es vom Krankenhaus oder Spezialisten empfohlen wurde. Und nur er hat den Überblick über alle Krankheiten und die komplette Medikation seines Patienten.

Eine strukturierte Medikamentenüberprüfung, die Umsetzung einer rationalen Pharmakotherapie und die dafür notwendige Koordination und Kommunikation sind extrem zeitaufwendig und kaum delegierbar. „Einfacher" und schneller ist es, Medikamentenpläne des Krankenhauses oder der beteiligten Spezialisten fortzuführen, auch wenn es sich dann schnell auf 10 und mehr Medikamente aufsummiert. Aus diesem Grund wären diesen Umstand wertschätzende Honorarstrukturen zielführend.

Die Entschleunigung in der Arzt-Patient-Beratung und pharmakotherapeutische Kompetenz auf dem Boden einer evidenzbasierten Medizin sind der Schlüssel zum Erfolg. Denn die Frage, die schon 1988 im renommierten Fachjournal *The Lancet* aufgeworfen wurde, hat auch heute nichts von ihrer Brisanz verloren: *„Need we poison the elderly so often?"*
Aber auch:

„Most studies show that deprescribing and cessation of long-term use seem safe; ***however, there is a risk of relapse of symptoms. More research is needed to advise physicians in making evidence-based decisions about deprescribing in primary care settings.***"

Thio et al. (2018)

LITERATUR

Budnitz DS, Lovegrove MC, Shebab N, Richards CL. Emergency hospitalizations for adverse drug events in older Americans. N Engl J Med 2011; 365: 2002–2012.

Dreischulte T, Donnan P, Grant A et al. Safer prescribing – A trial of education, informatics, and financial incentives. N Engl J Med 2016; 374: 1053–1064.

Garfinkel D, Mangin D. Feasibility study of a systematic approach for discontinuation of multiple medications in older adults: Addressing polypharmacy. Arch Intern Med 2010; 170: 1648–1654.

Hansen H, Pohontsch N, van den Bussche H et al. Reasons for disagreement regarding illnesses between older patients with multimorbidity and their GPs – a qualitative study. BMC Fam Pract 2015; 16: 68.

Holmes HM, Todd A. The role of patient preferences in deprescribing. Clin Geriatr Med 2017; 33(2): 165–175.

Lappe V, Ihle P, Schubert S et al. Komplexität der Arzneimitteltherapie als Ursache vermeidbarer Risiken: Hinweise aus Routinedaten. Arzneiverordnung in der Praxis 2018: 45(4): 34.

Kim J, Parish AL. Polypharmacy and medication management in older adults. Nurs Clin North Am 2017; 52(3): 457–468.

Knopf H, Grams D. Arzneimittelanwendung von Erwachsenen in Deutschland- Ergebnisse der Studie zur Gesundheit Erwachsener in Deutschland (DEGS1). Bundesgesundheitsbl 2013; 56: 868–877.

Luymes CH, Poortvliet RKE, van Geloven N. Deprescribing preventive cardiovascular medication in patients with predicted low cardiovascular disease risk in general practice – the ECSTATIC study: A cluster randomised non-inferiority trial. BMC Med 2018; 16: 5.

Onder G, Petrovic M, Tangiisuran B et al. Development and validation of a score to assess risk of adverse drug reactions among in-hospital patients 65 years or older – The GerontoNet ADR Risk Score. Arch Intern Med 2010; 170(13): 1142–1148.

Scott I, Anderson K, Freeman C. Review of structured guides for deprescribing. Eur J Hosp Pharm 2017; 24: 51–57.

Wagner HO. Vergiften oder heilen? Die Last der Polypharmazie. KVH-Journal 2013; (1): 5–10.

SYSTEMATISCHE REVIEWS

Amy T, Clifford RM, Potter K et al. The feasibility and effect of deprescribing in older adults on mortality and health: A systematic review and meta-analysis. Br J Clin Pharmacol 2016; 82: 583–623.

Johansson T, Abuzahra ME, Keller S et al. Impact of strategies to reduce polypharmacy on clinically relevant endpoints – a systematic review and meta-analysis. Br J Clin Pharmacol 2016; 82: 532–548.

Masnoon N, Shakib S, Kalisch-Ellett L, Caughey GE. What is polypharmacy? A systematic review of definitions. BMC Geriatr 2017; 17(1): 230.

Thio SL, Nam J, van Driel ML. Effects of discontinuation of chronic medication in primary care: A systematic review of deprescribing trials. Br J Gen Pract 2018; 68(675): e663–e672.

KAPITEL

107 Wundversorgung

Stephan Fuchs, Fabian Ludwig

107.1 Grundlagen

Akute, chronische und schwer heilende Wunden kommen in Hausarztpraxen häufig vor; die häufigsten stellen wir in diesem Kapitel vor. Bei jeder Wundversorgung ist unter anderem auf die Dokumentation von Begleitverletzungen zu achten. Der Tetanusschutz muss ggf. aufgefrischt werden (➤ Kap. 8.3.2). Ziel ist im Allgemeinen eine an die Wunde angepasste Wundversorgung. Die Verbandwechsel sollen für jede Wunde und Wundphase individuell festgelegt werden.

Studien zeigen, dass in Abhängigkeit vom Patientenspektrum (z. B. Anzahl der Pflegeheimpatienten, ländlicher Praxisstandort) die Anzahl der betreuten Patienten mit chronischen und schwer heilenden Wunden stark variiert. Das Durchschnittsalter der Patienten liegt in der 7. und 8. Lebensdekade.

In der hausärztlichen Versorgung sieht man beinahe jede Art von Wunden:

- Risswunden am Unterschenkel („bei der Gartenarbeit am Nagel eines Zauns hängen geblieben")
- Bisswunde durch die Hauskatze in die Hohlhand oder in den ventralen distalen Unterarm
- Kontaktverbrennung beim Kleinkind, das an die Herdplatte gefasst hat
- Verbrühung auf dem Fußrücken eines Seniors, der sich Wasser mit dem Wasserkocher in eine Tasse einschenkt
- Schnittwunde durch einen Trennschleifer auf dem Handrücken oder dem ventralen Unterarm (➤ Abb. 107.1)
- Infizierte Wunden
- Schürfwunden an Handflächen und Handrücken nach einem Sturz in der Häuslichkeit

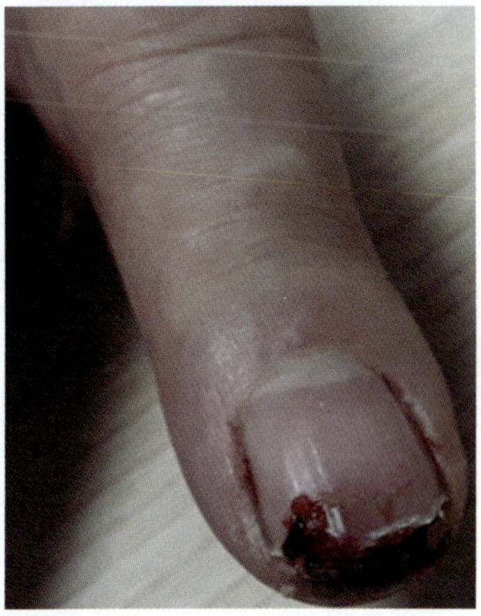

Abb. 107.1 Schnittverletzung durch stumpfes Sägeblatt einer Kreissäge. Vorstellung in der Hausarztpraxis 12 Stunden nach Trauma. [M1359]

107.1.1 Akute Wunden

Akute Wunden können innerhalb von 6 Stunden primär verschlossen werden. Für die hautschichtengerechte anatomische Reposition der Wundränder bieten sich mehrere Möglichkeiten an:

- SteriStrip® (Nachteil: nur für unbewegliche Körperregionen anwendbar, schlechte Klebeleistung auf fettiger und/oder feuchter Haut)
- Wundnaht (Nachteil: benötigt je nach Übung Zeit. Vorteil: Materialien können über Sprechstundenbedarf verordnet werden, stabile Wundversorgung in zahlreichen Körperregionen möglich)
- Fibrinkleber (Vorteil: benötigt wenig Zeit. Nachteil: teuer, Patienten müssen kooperativ sein)

107.1.2 Chronische bzw. schwer heilende Wunden

Chronische bzw. schwer heilende Wunden haben die Eigenschaft, dass sie meist innerhalb von 8 bis 12 Wochen nicht abheilen. Häufig sind es Wunden, die sekundär abheilen.

In Hausarztpraxen kommen häufig chronische bzw. schwer heilende Wunden an den Beinen (z. B. Ulcus cruris venosum, Ulcus cruris arteriosum, diabetisches Fußsyndrom) vor. Eine andere große Gruppe chronischer bzw. schwer heilender Wunden bilden z. B. Wunden nach Abszessspaltung/-exzision oder auch Schürfwunden sowie thermische Verletzungen. Bei Patienten mit neurologischen Erkrankungen oder bei immobilisierten Patienten (z. B. in einer Pflegeeinrichtung) treten häufig Druckstellen oder Druckgeschwüre auf (> Kap. 107.9.2).

Zur grundlegenden Diagnostik gehören die Evaluation der peripheren Motorik, Durchblutung, Sensibilität sowie die metabolische Abklärung (z. B. Diabetes mellitus) und der Hautstatus.

Die AMWF-S3-Leitlinie empfiehlt zusätzlich die farbkodierte Doppler-Duplex-Sonografie (FKDS). Das ist im Versorgungsalltag schwer umsetzbar. Die FKDS kann sinnvoll sein, wenn eine gefäßmedizinische Intervention erfolgen soll.

LEITLINIEN

- S3-Leitlinie „Lokaltherapie schwerheilender und/oder chronischer Wunden aufgrund von peripherer arterieller Verschlusskrankheit, Diabetes mellitus oder chronischer venöser Insuffizienz". AWMF-Registernummer 091-001:

  https://register.awmf.org/de/leitlinien/detail/091-001
- S2k-Leitlinie „Diagnostik und Therapie des Ulcus cruris venosum". AWMF-Registernummer 037-009:

  https://register.awmf.org/de/leitlinien/detail/037-009

Betrachtet man die Ursache einer chronischen bzw. schwer heilenden Wunde, finden sich häufig Durchblutungsstörungen durch Druck bzw. als Ursache einer arteriellen, venösen oder mikroangiopathischen Durchblutungsstörung und Mangelernährung. Daraus resultierend erfolgt als Kausaltherapie z. B. die Druckentlastung oder Verbesserung/Wiederherstellung der Durchblutung.

MERKE

Nicht heilende Wunden

Bei nicht heilenden Wunden sollten folgende Aspekte erwogen werden:
- Mangelernährung
- Wundinfektion
- Tumor
- Unzureichende Durchblutung
- Störung der Wundheilung durch Medikamente (z. B. MTX, Prednisolon, Antidementiva, Antiepileptika)

107.2 Wundspülung

Zahlreiche Materialien zur Wundversorgung können zulasten der Krankenkasse patientengebunden verordnet werden: Zur Wundspülung bietet sich bei akuten und chronischen bzw. schwer heilenden Wunden NaCl 0,9 % (z. B. 500 ml bei entsprechender Wundgröße) gemäß Anlage V Arzneimittel-Richtlinie an.

Antiseptika (z. B. Octenidin, jodhaltige Salben bzw. Spüllösungen) können nicht zulasten der Krankenkasse verordnet werden, da keine nachgewiesene Wirksamkeit (i. S. einer schnellen Wundheilung durch strukturierte Anwendungen) vorliegt. Antiseptika haben gerade bei chronischen bzw. schwer heilenden Wunden den Nachteil, die Wundheilung negativ zu beeinflussen bzw. zu verlangsamen. Die aktuelle Leitlinie gibt lediglich eine „Kann-Empfehlung" zum Einsatz bei einer Wundinfektion.

Die **Wundspülung mit 0,5 Liter NaCl** – auch bei kleineren Wunden – hat 2 Vorteile:
1. großer Verdünnungseffekt bei ausreichender Spülung und
2. kontinuierliches Herausspülen noch nekrotischer bzw. avitaler Gewebeanteile.

Wegen Komplikationen nach Wundspülungen mit Octenisept® wurde ein Rote-Hand-Brief verschickt. Eine Spülung von Wundhöhlen mit Octenisept® wird nicht mehr empfohlen. Auch Wundspülungen mit H_2O_2, Jod, Rivanol®, Lavasept® und ähnlichen Produkten sind nicht mehr empfohlen.

107.3 Wunddébridement

Als Wunddébridement (Wundreinigung) bezeichnet man das Entfernen bzw. Abtragen von Nekrosen, Belägen und Fremdkörpern. Hierdurch soll die Wundheilung optimiert werden. In der Hausarztpraxis kommen hierfür unterschiedliche Materialien (z. B. „scharfer Löffel", Schere, Pinzette, Skalpell, kochsalzgetränkte Kompresse) zum Einsatz. Die Nutzung der Instrumente hängt besonders von den Erfahrungen des Anwenders und der Lokalität der chronischen bzw. schwer heilenden Wunde ab. Ausdrücklich wird kein Débridement durch enzymatische Salben oder ein „abwartendes Vorgehen" empfohlen.

Das Wunddébridement kann durch ärztliche und/oder nicht ärztliche Praxismitarbeiter durchgeführt werden. Aus hygienischen Gründen bietet sich ein Verbandwechsel im Hausbesuch an. Dadurch werden außerdem häufig vorkommende multiresistente Keime (z. B. MRSA, MRGN) nicht unabsichtlich auf Oberflächen in der Praxis übertragen.

Eine **Antibiose** wird zur Eradikation multiresistenter Erreger bei Hochrisikopatienten (z. B. Katheterträger) empfohlen.

Lokal aufgetragene oder in den Wundgrund injizierte **Analgetika** haben wegen dem sauren pH-Wert einer chronischen bzw. schwer heilenden Wunde meist keinen oder nur einen geringen schmerzstillenden Effekt. Systemisch verabreichte Antibiotika sind ausdrücklich empfohlen bei systemischen Infektionszeichen (z. B. Fieber). Zur Schmerztherapie kann beispielsweise Novaminsulfon (oral 500 oder 1.000 mg oder 20–40 Tr.) eingesetzt werden. Die Wirkung tritt meist nach 20–30 min ein.

Bei stärkeren Schmerzen kann auch eine systemische Analgesie, z. B. mit Morphin (5–10 mg subcutan), erfolgen. Beispielsweise kann die Analgesie vor dem Arzthausbesuch auch durch eine MFA oder VeraH erfolgen.

Die Erstversorgung einer chronischen bzw. schwer heilenden Wunde erfolgt mit Materialien aus dem Sprechstundenbedarf (Morphin zur Analgesie, NaCl zur Wundspülung, Kochsalzkompressen für das mechanische Débridement, Wundauflagen zur Wundabdeckung). Ab dem zweiten Verbandwechsel werden alle Materialien zu Lasten des Patienten verordnet.

107.4 Wundauflagen

Wundauflagen haben zwei wichtige Funktionen: sterile Wundabdeckung und Aufnahme von Wundsekret. Von diesen Eigenschaften hängen u. a. die Verschreibungsfähigkeit und somit die Verordnungsfähigkeit zu Lasten der gesetzlichen Krankenkassen ab. Seit Ende 2023 sind „nicht formstabile" Materialien (z. B. Gele, Salben, Pasten, Sprays) nicht mehr zu Lasten der gesetzlichen Krankenversicherung verordnungsfähig.

Zur Wundabdeckung kommen verschiedene Arten von Wundauflagen in Betracht (➤ Abb. 107.2).

Entscheidend für die Auswahl von Wundauflagen sind u. a. das Wundstadium, die Lokalität der Wunde, Exsudatmenge, Wirtschaftlichkeit und vorhandene Evidenz. Es kommen bei chronischen bzw. schwer heilenden Wunden u. a. Schaumverbände, Hydrogel, Silber- und Kohle-Wundauflagen, Folienverbände, Kompressen, Fett- und Silikongazen zur Anwendung (➤ Tab. 107.1).

Pragmatisch können 2 Kriterien

- „überwiegende Farbe" des Wundgrundes,
- Sekretmenge

zur Auswahl einer Wundauflage genutzt werden (➤ Abb. 107.3).

Häufig werden von extern Wünsche bzgl. bestimmter (mitunter sehr kostenintensiver) Wundauflagen an die Arztpraxis herangetragen. Die von Arztpraxen ausgestellten Verordnungen (Rezepte) zu Wundauflagen müssen ausreichend, zweckmäßig und wirtschaftlich sein. Hierzu bieten die Krankenkassen und Kassenärztlichen Vereinigungen kostenfrei Preisinformationsmaterialien auf ihren Onlineportalen an.

107.5 Verbandwechsel

Verbandwechsel können regelmäßig durch das Praxisteam oder Pflegedienste (Verordnung auf Muster 12) durchgeführt werden. Der Arzt legt die Intervalle für die Verbandwechsel fest. Die Erst- und Folgeverordnung darf nur für maximal 4 Wochen erfolgen. Zusätzlich werden als ärztliche Anordnung Materialien zur Wundspülung (z. B. NaCl 0,9 %) und Wundauflage (z. B. Schaumverband) auf der HKP-Verordnung (Muster 12) dokumentiert. Jeder Verbandwechsel traumatisiert den Wundrand und den Wundgrund. Dabei sollte beachtet werden, dass die Fibroblasten im Wundgrund proliferieren und das Wundbett schaffen. Zusätzlich wachsen die Keratinozyten vom Wundrand in Richtung Wundmitte. Dieser vulnerable Prozess kann durch zahlreiche Einflüsse gestört werden. Ein großer Einflussfaktor ist die Häufigkeit der Verbandwechsel. Bei sekundär heilenden Wunden kann z. B. das Intervall, je nach Fortschritt der Wundheilung, erhöht werden (2 Tage → 3 Tage → 4 Tage → …).

Wie bereits in ➤ Kap. 107.3 beschrieben, kann ein Verbandwechsel sowohl in der Hausarztpraxis als auch während eines Hausbesuchs durchgeführt werden. Aus hygienischen Gründen wird aktuell eher die Häuslichkeit favorisiert (➤ Abb. 107.4).

107.6 Wundrandpflege

Bei ausgetrocknetem Wundrand (schuppige Hautareale) kann z. B. eine Wundrandpflege mit Vaseline oder Dexpanthenol regelmäßig erfolgen. Bei einem mazerierten Wundrand (feucht, weißlich) lässt sich mit Zinksalbe eine Verbesserung erreichen. Ziel ist es, alle toxischen oder irritativen Stoffe vom Wundrand fernzuhalten.

Bei Kontaktdermatitis des Wundrandes durch die Klebefläche des Wundverbands (➤ Abb. 107.5) kann der Wundrand mit einer fetthaltigen, sehr kurzzeitig ggf. auch mit einer kortikoidhaltigen Pflegecreme, versorgt werden.

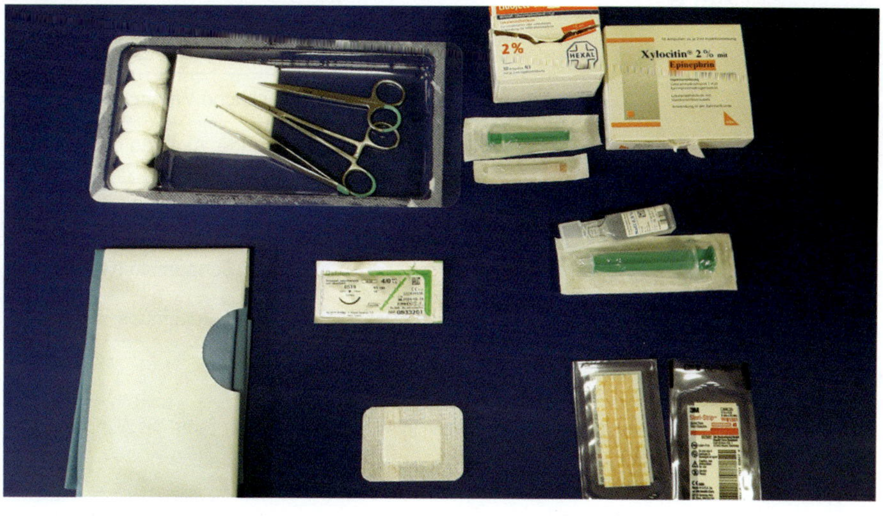

Abb. 107.2 Materialien für eine primäre Wundversorgung im hausärztlichen Setting [M1359]

Tab. 107.1 Übersicht über Wundauflagen

Wundauflagen	Anwendungen	Besonderheiten	Bemerkungen
Schaumverband	Sekretaufnahme, Polsterung, Schutz	Liegezeit: 1 bis 7 d (je nach Wundsekretion)	Alle Wunden mit Wundsekret (z. B. thermische Wunden, Ulcus cruris)
Gaze	Trennschicht zur Verhinderung des Verklebens von Wundauflage mit dem Wundgrund/Wundrand	–	Postoperative Wunden
Gele	Anfeuchten eines Wundgrundes	Hydrogele, Achtung: Verordnungsfähigkeit	Achtung: Verordnungsfähigkeit zu Lasten der GKV beachten
Kompressen	Sekretaufnahme, Polsterung, Wundabdeckung	Wirtschaftlich verordnungsfähig	–
Saugkompressen	Aufnahme größerer Sekretmengen	Z. B. Stauungsdermatitis, stark nässende Wunden	Sehr stark sezernierende Wunden bei Ulcus cruris
Supraabsorber	Sekretaufnahme, Polsterung, Schutz	Kostenintensiv	Sehr stark sezernierende Wunden bei Ulcus cruris
Alginat	Wundreinigung, „Wundfüller"	Applikation in Wundhöhlen	Z. B. sekundärheilende Abszesswunden
(semipermeable) Wundfolien	Abdeckung der Wunden (z. B. beim Duschen), Wundrandschutz vor Klebstoffresten, Hautverschluss	Kein Sekretmanagement	Wundverschluss bei Fingeramputationen oder Amputationen der Fingerkuppen
Wundauflagen mit Aktivfolien	Hohe Kapazität zur Geruch- und Sekretbindung,	Karzinomassoziierte Wunden	Tumordurchbruch durch die Haut, Hautfisteln bei darunter liegenden Tumoren (z. B. ulzerierende Lymphknoten)
Silber-Wundauflagen	Wundinfektionen	Keine ausreichende Evidenz, mögliches Schadenspotenzial	Sehr kurzzeitiger Einsatz bei Wundinfektionen
Hydrokolloidverbände	Schutz der trockenen Wundumgebung vor Klebstoffresten	–	Ulcus cruris, Verbrennungen

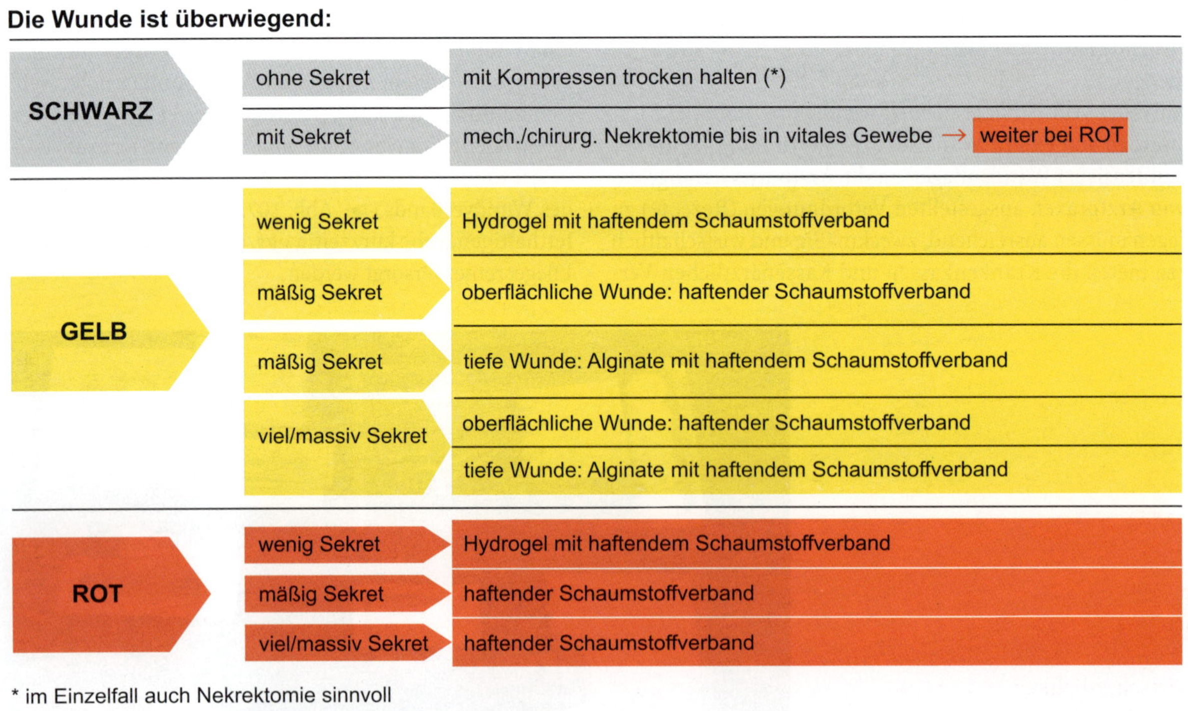

Abb. 107.3 Vorschlag zur Auswahl von Wundauflagen in Abhängigkeit von der Farbe des Wundgrundes und der Menge des Wundsekretes [L143]

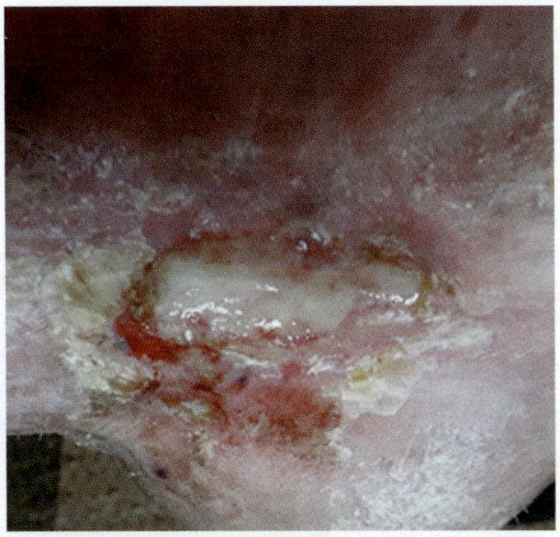

Abb. 107.4 Ein seit 8 Wochen bestehendes Ulcus cruris an der Innenseite des linken Knöchels nach Abnahme des Verbands und vor dem folgenden Débridement. Der Verbandwechsel wird in der Häuslichkeit und anfangs alle 2 Tage durchgeführt. [M1359]

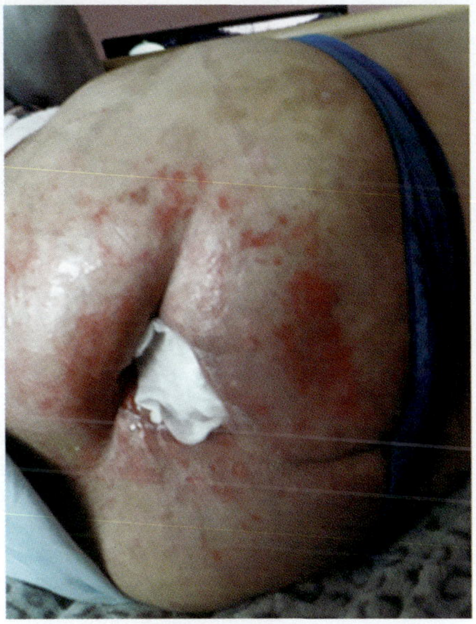

Abb. 107.5 Kontaktdermatitis des Wundrandes durch die Klebefläche des Wundverbands [M1359]

107.7 Sprechstundenbedarf

Bestimmte Materialien zur Erstversorgung von Wunden können über Sprechstundenbedarf bestellt und abgerechnet werden. Materialien, die für nachfolgende Wundversorgungen (ab dem zweiten Mal) benötigt werden, können auf Muster 16 zulasten der Krankenkasse auf den Patientennamen verordnet werden.

Dabei sind die lokalen Vereinbarungen der Kassenärztlichen Vereinigungen zum Sprechstundenbedarf zu beachten.

107.8 Wundexperten

Wundexperten/-manager/-therapeuten sind zur Beratung qualifiziert. Sie können z. B. Anregungen zur Wundversorgung geben. Die juristische Haftung verbleibt dennoch beim Arzt. Auch die Haftung für die Wirtschaftlichkeit (§ 12 SGB V, Wirtschaftlichkeitsgebot) liegt ausschließlich beim verordnenden Arzt. Daher sollte man den Vorschlägen der oft von bestimmten Herstellerfirmen geschulten Wundpfleger nur aus Bequemlichkeit nicht immer folgen. Auch sollten nicht alle Wundkontrollen delegiert werden.

107.9 Spezielle Krankheitsbilder

107.9.1 Ulcus cruris

Für die Versorgung des Ulcus cruris wird auf ➤ Kap. 74.3 verwiesen.

107.9.2 Dekubitus

In Deutschland entwickeln ca. 400.000 Personen ein behandlungsbedürftiges Druckgeschwür. Betroffen sind v. a. immobile und bettlägerige, zumeist ältere Menschen in ambulanter oder stationärer Pflege oder nach einem längeren Krankenausaufenthalt. Am häufigsten entstehen Druckgeschwüre an den Fersen oder am Steißbein. Sie werden in vier Stadien eingeteilt (➤ Tab. 107.2).

Andere „eher ungewöhnliche" Stellen sind der Hinterkopf (bettlägerige Patienten), die Nasenflügel (bei Patienten mit COPD mit dauerhafter Sauerstoffinhalation durch eine O_2-Brille), die Harnröhre oder die Oberschenkel (durch Blasenkatheter).

Wichtigste Ursache ist ein lang einwirkender lokaler Druck, der zu einer Störung der Mikrodurchblutung und zu Sauerstoffmangel im Hautgewebe und in benachbarten Strukturen führt. Für die Entstehung eines Dekubitus müssen meist mehrere Faktoren zusammentreffen:

- Druckeinwirkung
- Einwirkung von Druck in Verbindung mit Scherkräften (z. B. beim Mobilisieren oder Umlagern des Patienten)
- Kachektischer Habitus
- Verminderte (Eigen-)Mobilität (z. B. durch Opioide, Sedativa, Psychopharmaka, Antiepileptika, Antidepressiva)
- Neurologische/psychische Erkrankungen, die eine Schmerzempfindung reduzieren/aufheben oder eine Selbstlagerung des Patienten erschweren
- Hautreizung und Mazeration durch Kot und Urin

Grundsätzlich kommen immer präventive und therapeutische Maßnahmen in Betracht.

Präventive Maßnahmen

Zu den präventiven Maßnahmen gehören:

- Optimierung des Medikamentenplans, um dekubitusfördernde Medikamente zu erkennen
- Durchführung eines regelmäßigen Risikoassessments (z. B. Waterloo-Skala, Braden-Skala, Norton-Skala)
- Präventive Hautpflege:
  - Konsequente Entlastung von Hautregionen mit Erythemen
  - Bei Inkontinenzsituationen: umgehende Reinigung der betroffenen Hautregionen
- Schutz der Haut vor übermäßiger Feuchtigkeit (z. B. bei Urininkontinenz)
- Verzicht auf Massagen oder Einreibungen wegen der Gefahr von Gewebeschädigungen mit nachfolgenden Entzündungsreaktionen
- Hautreinigung mit pH-neutralen Hautreinigungsmitteln

Tab. 107.2 Übersicht über spezifische Dekubitus-Pathologien (Stadien) und Red Flags, die auf sie hinweisen können (Fotos: [E441-005])

Stadium 1	Es besteht eine intakte Haut. Die Rötung kann durch den Untersucher nicht weggedrückt werden. Vorkommen meist an Knochenvorsprüngen (Trochanter major, Kreuzbein, Ferse). Häufig können Schmerzen erfragt oder bei der Untersuchung provoziert werden (Hinweis: möglicherweise verminderte oder aufgehobene Schmerzwahrnehmung bei NSAR oder Opioidmedikation). Die Änderung der Hauttemperatur und/oder Hautelastizität kann ebenfalls ein Hinweis auf einen (beginnenden) Dekubitus sein.	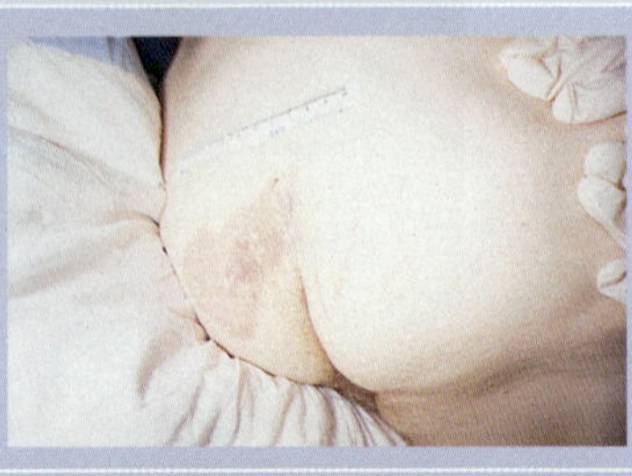
Stadium 2	Es kommt zu einer Teilzerstörung der Haut. Charakteristisch ist ein flaches offenes Ulkus. Der Wundgrund ist meist rot bis rosa. Wundbeläge sind nicht erkennbar. Eine rupturierte oder intakte Hautblase kann bei einer typischen Hautlokalisation und einschlägigen Patientencharakteristika auch ein Hinweis für einen Dekubitus sein. Eine livide Verfärbung des Wundgrundes ist ein Hinweis für einen tiefergehenden Dekubitus.	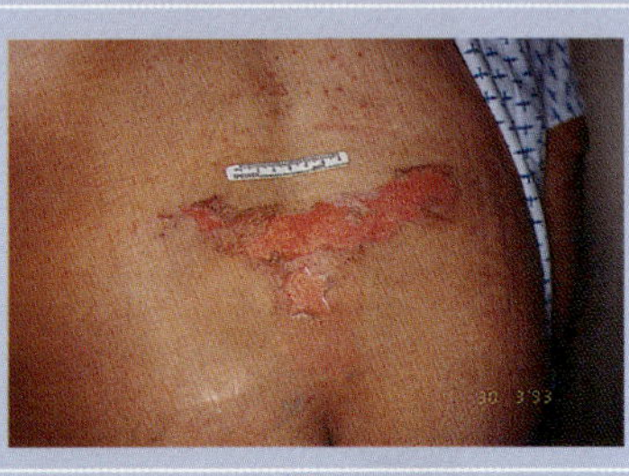
Stadium 3	Es kommt zu einem vollständigen Verlust der Haut. Alle Hautschichten sind geschädigt. Darunter liegende Strukturen wie Muskel, Sehnen oder Knochen liegen aber nicht frei. Je weniger subkutanes Fettgewebe vorhanden ist, desto schneller werden die Haut und die darunter liegenden Strukturen geschädigt.	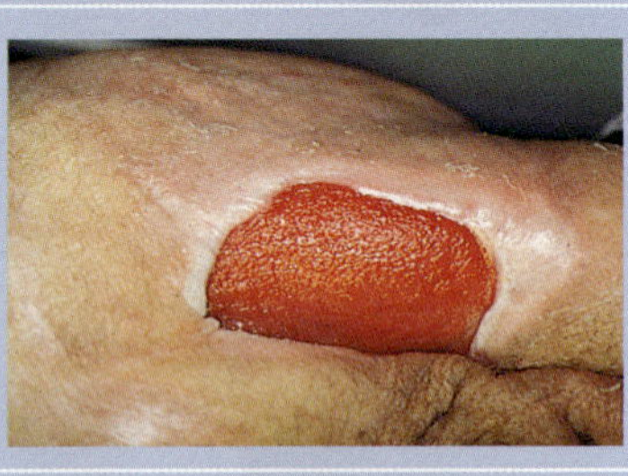
Stadium 4	Es liegen Knochen, Sehnen oder Muskeln im Wundgrund frei.	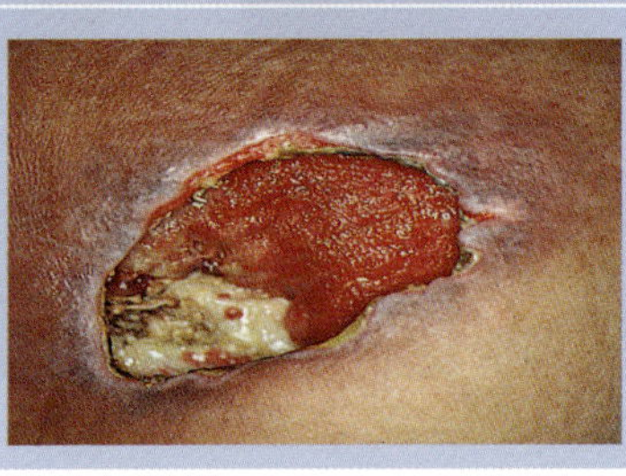

- Keine Anwendung von Heizgeräten (z. B. Wärmflaschen, Heizkissen) in den entsprechenden Risikogruppen
- Verwendung prophylaktischer Verbandmaterialien (z. B. mit ausreichender Saugkapazität oder guten Polstereigenschaften)
- Regelmäßige Lage- und Positionsänderungen, z. B. mit speziellen Techniken für das schonendere Umlagern
- Bei Bedarf Verordnung spezieller Antidekubitusmatratzen, Sitzauflagen und druckverteilender Hilfsmittel (➤ Kap. 109)

Therapeutische Maßnahmen

Bei einem vorliegenden Dekubitus konzentrieren sich die Maßnahmen auf Druckentlastung, Débridement und Begleitung der Wundheilung.

- Prüfung und ggf. Optimierung des Medikamentenplans bzgl. dekubitusfördernder Medikamente, z. B.:
  - Prednisolon
  - Antirheumatika (z. B. MTX, Azathioprin)
  - Antiepileptika
  - Antidementiva
  - u. v. m. …
- **Druckentlastung:**
  - Regelmäßige Umlagerung (gemäß Pflegestandard: alle 2 h, auch bei Muster 12 „Verordnung häuslicher Krankenpflege" beachten)
  - Mobilisation in den Rollstuhl
  - Verordnung von Physiotherapie (vorrangiges Heilmittel: z. B. Krankengymnastik) und/oder Ergotherapie (vorrangiges Heilmittel: z. B. motorisch-funktionelle Behandlung)
- **Chirurgisches Wunddébridement** bei Nekrosen, sekundäre Wundheilung oder primär chirurgisches Vorgehen mit Primärverschluss in Abhängigkeit von Lokalisation und Patientenpräferenzen:
  - Verbandwechsel nach Notwendigkeit
  - Beratung, Motivation und Aufklärung der Pflegefachkräfte bzw. Familienangehörigen
  - Immobilisierende Medikamente (z. B. Antiepileptika, Neuroleptika, Sedativa) reduzieren oder absetzen

  - Schmerzstillende Medikation (z. B. Opioide) kritisch hinterfragen, reduzieren oder absetzen
- **Wundheilung:**
  - Die Wundheilung kann anhand bestimmter Kriterien eingeschätzt und bzgl. ihres Verlaufs beurteilt werden: Wundstadium, Größe, betroffene Gewebetypen, Farbe des Wundgrundes und Wundrandes, Geruch, Exsudatmenge, Fistelgänge, Tunnelbildung.
  - Als Verbandmaterial zum Aufsaugen von Sekreten und zum Polstern sind z. B. Schaumverbände möglich. Zum Ausfüllen von Wundhöhlen eignen sich Alginate oder sterile, NaCl-getränkte Kompressen.

LEITLINIEN

S1-Leitlinie „Querschnittspezifische Dekubitusbehandlung und -prävention". AWMF-Registernummer 179-008:

https://register.awmf.org/de/leitlinien/detail/179-008

LITERATUR

Leffmann C, Anders J, Heinemann A, et al. Dekubitus. Gesundheitsberichterstattung des Bundes. Heft 12; https://edoc.rki.de/bitstream/handle/176904/3161/21UhfXFULTx2_61.pdf?sequence=1&isAllowed=y (letzter Zugriff: 3.4.2024).

Scheel-Sailera A, Plattner C, Flückiger B, et al. Dekubitus – ein Update. Schweizerisches Medizin-Forum 2016; 16: 489–498.

RICHTLINIEN

G-BA – Gemeinsamer Bundesausschuss. Arzneimittelrichtlinie/Anlage 5; www.g-ba.de/beschluesse/747 (letzter Zugriff: 3.4.2024).

G-BA – Gemeinsamer Bundesausschuss. Häusliche Krankenpflege-Richtlinie: Versorgung von chronischen und schwer heilenden Wunden; www.g-ba.de/beschluesse/3943 (letzter Zugriff: 4.3.2024).

KAPITEL

108

Marco Roos, Luca Frank

Heilmittel und Heilmittelverordnung

108.1 Definition von Heilmitteln

Spricht man im Deutschen von einem „Heilmittel“, so kann darunter jedes Mittel, das zum Zwecke einer Heilung angewendet wird, verstanden werden. Abweichend vom allgemeinen Sprachgebrauch fasst die deutsche Sozialgesetzgebung den Begriff des „Heilmittels“ deutlich enger und grenzt ihn im Sozialgesetzbuch (SGB) Fünftes Buch (V) z. B. von den Arznei- oder Hilfsmitteln ab. Nach dieser Definition gehören zu den Heilmitteln neben der Physiotherapie auch die Stimm-, Sprech- und Sprachtherapie, die Ergotherapie, die Podologie und die Ernährungstherapie (§ 124 SGB V).

Die Heilmittel-Richtlinie (HeilM-RL) des Gemeinsamen Bundesausschusses (G-BA) regelt die Verordnung und Durchführung von Heilmittelbehandlungen. *„Heilmittel sind persönlich zu erbringende medizinische Leistungen“* (HeilM-RL in der Fassung vom 19.5.2011, zuletzt geändert am 28.5.2020). Sie dürfen nur von staatlich geprüften und zugelassenen Fachkräften wie z. B. Physiotherapeuten oder Logopäden erbracht werden (§ 124 SGB V). Vorher bedarf es aber einer Verordnung durch einen Vertragsarzt. Den gesetzlichen Rahmen für die Ausbildung der einzelnen Fachberufe regeln Bundesgesetze wie das Masseur- und Physiotherapeutengesetz (MPhG). Die HeilM-RL ordnet die verschiedenen Leistungen insgesamt fünf Bereichen zu. Sie unterscheidet Maßnahmen der Physikalischen Therapie, der Podologischen Therapie, der Stimm-, Sprech- und Sprachtherapie, der Ergotherapie und der Ernährungstherapie.

108.1.1 Physiotherapie und Physikalische Therapie

Die Maßnahmen der Physiotherapie und Physikalischen Therapie stellen den größten und vielfältigsten Bereich der Heilmittel dar. Sie wirken überwiegend durch *„von außen vermittelte kinetische, mechanische, elektrische und thermische Energie“* (HeilM-RL vom 28.5.2020). Dabei macht man sich das **Reiz-Reaktions-Prinzip** zunutze. Ein von außen kommender Reiz löst im Körper eine therapeutisch nutzbare physiologische Reaktion aus (➤ Kap. 110.3). Es kann zu unmittelbaren Wirkungen durch den Reiz, zu einer gegenregulatorischen Reaktion sowie langfristigen Anpassungsvorgängen (Adaptation) kommen. Klassische Beispiele sind Gewebewachstum der Muskulatur als Effekt von Muskeltraining oder eine Blutdrucknormalisierung durch Ausdauertraining.

Das Arbeitsfeld der Physiotherapeuten, die **Physiotherapie,** deckt den Großteil der Maßnahmen der Physikalischen Therapie ab. Hierzu rechnet man nicht nur die Bewegungstherapie, die man am häufigsten mit Physiotherapie verbindet, sondern auch Massagetherapie, Traktionsbehandlung, Elektrotherapie, Thermotherapie sowie Hydro- und Balneotherapie (➤ Kap. 110.4). Während die Bewegungstherapie den Physiotherapeuten vorbehalten ist, zählen die weiteren Bereiche auch zum Arbeitsfeld der Masseure und medizinischen Bademeister.

Unter der **Bewegungstherapie** sammeln sich Verfahren zum Erhalt, zur Förderung und zur Wiederherstellung von Funktionen der Bewegungsorgane. Der Großteil der Maßnahmen richtet sich an Funktionsstörungen des Stütz- und Bewegungsapparats. Vordergründiges Ziel der Behandlung sollte stets das *„Erlernen von Eigenübungsprogrammen“* (HeilM-RL vom 28. Mai 2020) sein.

Das am häufigste eingesetzte Heilmittel ist dabei die **Krankengymnastik (KG).** Sie bedient sich zur Behandlung aktiver (z. B. assistiert oder gegen Widerstand) und passiver (z. B. Mobilisation, Lagerungs- oder Zugtechniken) Bewegungsverfahren. Hierbei können auch Hilfsmittel wie Gummibänder, Gymnastikbälle, Gehhilfen etc. unterstützend eingesetzt werden.

- Die *gerätegestützte Krankengymnastik,* auch als KG-Gerät oder Medizinische Trainingstherapie (MTT) bezeichnet, stellt eine Sonderform dar. Sie findet explizit an medizinischen Trainingsgeräten statt, die u. a. Hebel- und Seilzugmechanismen nutzen. Die Behandlungszeit ist mit einem Richtwert von 60 min vergleichsweise lang. Die allgemeine krankengymnastische Einzelbehandlung hat im Vergleich einen Richtwert von 15–25 min.
- Es gibt noch weitere Sonderformen der Krankengymnastik. Die *KG im Bewegungsbad* nutzt den Auftrieb des Wassers zur Gelenkentlastung. Zusätzliche Wirkung entfalten die Wärme und der dynamische Widerstand bei Bewegung im Wasser. Wichtigste Kontraindikation ist eine nicht ausreichende Herz-Kreislauf-Stabilität.
- Die *KG bei Atemtherapie* dient der Verbesserung der Atemfunktion und der Sekretlösung.
- Davon abzugrenzen ist die *KG-Mukoviszidose,* die sich durch eine intensivierte Anleitung und eine deutlich längere Behandlungsdauer mit einem Richtwert von 60 min von der normalen KG bei Atemtherapie unterscheidet. Im Übrigen kann die KG-Mukoviszidose auch bei anderen Lungenerkrankungen mit vergleichbarer pulmonaler Schädigung verordnet werden.
- Die *Krankengymnastik-ZNS/-ZNS-Kinder* zielt mit neurophysiologischen Behandlungskonzepten auf zentrale Bewegungsstörungen wie nach Schlaganfall oder bei infantiler Zerebralparese. Zu den anerkannten Behandlungsmethoden gehören die Konzepte nach Bobath und nach Vojta sowie die Propriozeptive Neuromuskuläre Fazilitation nach Kott/Kabat (PNF).

Neben der Krankengymnastik gibt es noch weitere Heilmittel der Bewegungstherapie. Die **Übungsbehandlung** bedient sich, ähnlich wie die KG, aktiver und passiver Verfahren, hat aber eine kürzere Behandlungsdauer und wird nur gering entlohnt. Ihr sollte die KG in den meisten Fällen vorgezogen werden. Die *Chirogymnastik* ist eine spezielle Wirbelsäulengymnastik, die im Liegen durchgeführt wird. Sie ist nicht zu verwechseln mit der Chirotherapie. Die *Manuelle Therapie* nutzt passive Verfahren aus der Manuellen Medizin zur Behandlung von reversiblen Funktionseinschränkungen der Gelenke. Anders als in der Manuellen Medizin bzw. Chirotherapie (Zusatzbezeichnung für Ärzte) werden zur Mobilisation nur impulslose Techniken eingesetzt (➤ Kap. 111).

Bei der **Traktionsbehandlung** wird mittels gezielten mechanischen apparativen Zugs die Wirbelsäule z. B. bei neuroforaminaler Enge entlastet. Die Techniken zur Entlastung einzelner Körperteile, z. B. mittels Schlingentisch, können aber auch unterstützend bei anderen Behandlungen eingesetzt werden.

Die **manuelle Lymphdrainage** (MLD) unterstützt mittels spezieller Handgriffe den Abtransport der Flüssigkeit bei Lymphödemen. In jedem Fall sollte im Anschluss an die Behandlung eine Kompressionsbandagierung erfolgen. Die Behandlungsdauer ist je nach Schwere des Lymphödems und Anzahl der betroffenen Körperteile unterschiedlich und reicht von 30 bis 60 min (➤ Kap. 110.4.2).

Die weiteren Verfahren der Physikalischen Therapie wie Massagetherapie, Elektrotherapie, Balneo- und Hydrotherapie, Inhalationstherapie und Thermotherapie werden in ➤ Kap. 110 behandelt.

108.1.2 Ergotherapie

Der Deutsche Verband der Ergotherapeuten (DVE) definiert die Ergotherapie folgendermaßen:

„Ergotherapie unterstützt und begleitet Menschen jeden Alters, die in ihrer Handlungsfähigkeit eingeschränkt oder von Einschränkung bedroht sind. Ziel ist, sie bei der Durchführung für sie bedeutungsvoller Betätigungen in den Bereichen Selbstversorgung, Produktivität und Freizeit in ihrer persönlichen Umwelt zu stärken. Hierbei dienen spezifische Aktivitäten, Umweltanpassung und Beratung dazu, dem Menschen Handlungsfähigkeit im Alltag, gesellschaftliche Teilhabe und eine Verbesserung seiner Lebensqualität zu ermöglichen."

Der Einsatz von Ergotherapie wird vorwiegend bei Erkrankungen des Stütz- und Bewegungssystems sowie des Nervensystems und der Psyche angewandt. In der vertragsärztlichen Versorgung wird die Ergotherapie in unterschiedliche **Anwendungsformen** unterteilt:

- *Motorisch-funktionelle Behandlung* (z. B. Entwicklung von Grob- und Feinmotorik nach Operationen)
- *Psychisch-funktionelle Behandlung* (z. B. Stärkung sozioemotionaler Kompetenzen, Kontakt-, Interaktions- und Kommunikationsfähigkeit nach Schädel-Hirn-Trauma)
- *Sensomotorisch-perzeptive Behandlung* (z. B. Verbesserung der Koordination, Umsetzung und Integration von Sinneswahrnehmungen nach Schlaganfall)
- *Neuropsychologisch-orientierte Behandlung/Hirnleistungstraining* (z. B. Verbesserung von Merkfähigkeit, Kurz- und Langzeitgedächtnis sowie Merkspanne bei ADHS)

Die Behandlung lässt sich je nach Indikation mit Verfahren der Thermotherapie (➤ Kap. 110.4.6) ergänzen. Ergotherapeuten unterscheiden in ihrer Arbeitsweise 4 unterschiedliche **Methoden:**

- Bei der *funktionsorientierten* Arbeitsmethode ist die Wiederherstellung, die Verbesserung oder der Erhalt von motorischen Funktionen zielführend. Die Indikationen für diese Methode liegen meist in orthopädischen, traumatologischen, rheumatologischen und neurodegenerativen Erkrankungen.
- Mit der *kompetenzorientierten* Methode werden Übungen mit dem Patienten praktiziert, die seine individuelle Lebenssituation verbessern sollen. Es werden wichtige Aktivitäten des täglichen Lebens trainiert. Durch den Einsatz von Übungen aus dem lebenspraktischen Bereich wird die Geschicklichkeit geübt.
- Zur Besserung der psychischen Stabilität von Patienten wird die *ausdruckzentrierte* Methode angewendet. Durch kreative und gestalterische Übungen soll der individuelle Ausdruck der Patienten gestärkt werden (z. B. Kunsttherapie). Mit interaktionellen Methoden wie dem Rollenspiel werden in gruppendynamischen Prozessen die Auseinandersetzung und Wege zum Miteinander in Gruppen geübt.

MERKE

Ergotherapie und Physiotherapie weisen in vielen Fällen eine Überschneidung der angewendeten Verfahren auf und können sich dadurch gut ergänzen. Eine Verordnung von Physiotherapie und Ergotherapie ist dahingehend in vielen Fällen sinnvoll und mit einem höheren Therapieeffekt aufseiten der Patienten verbunden.

108.1.3 Podologische Therapie

Die **Podologische Therapie** zielt auf Wiederherstellung, Verbesserung und Erhalt der physiologischen Funktion der Haut und der Zehennägel des Fußes ab (➤ Kap. 52). Mit Änderung der HeilM-RL ist eine Verordnung podologischer Therapie bei unterschiedlichen Störungen möglich. Unter der Diagnosegruppe DF lässt sich das Heilmittel bei Patienten mit diabetischem Fußsyndrom bereits im Stadium Wagner 0 verordnen. Ergänzt wurde die HeilM-RL um die neuen Diagnosegruppen NF und QF. Darunter fallen jetzt auch krankhafte Schädigungen am Fuß, die nicht Folge eines Diabetes mellitus sind, sondern z. B. durch eine sensible oder sensomotorische Neuropathie oder ein Querschnittsyndrom bedingt sind. Für alle Diagnosegruppen besteht die podologische Behandlung aus Maßnahmen zur Hornhautabtragung, Nagelbearbeitung und podologischen Komplexbehandlung. Damit soll Läsionen mit schlechter Wundheilungstendenz vorgebeugt werden.

108.1.4 Stimm-, Sprech-, Sprach- und Schlucktherapie

„Maßnahmen der Stimm-, Sprech- und Sprachtherapie entfalten ihre Wirkung auf phoniatrischen und neurophysiologischen Grundlagen und dienen dazu, die Kommunikationsfähigkeit, die Stimmgebung, das Sprechen, die Sprache und den Schluckakt bei krankheitsbedingten Störungen wiederherzustellen, zu verbessern oder eine Verschlimmerung zu vermeiden."

HeilM-RL vom 28. Mai 2020

Verordnungsfähig sind Maßnahmen der Stimm-, Sprech- und Sprachtherapie in Abhängigkeit vom Störungsbild und von der Belastbarkeit als 30-, 45- oder 60-minütige Behandlungen. Sie können einzeln oder in Gruppen verordnet werden. Die 4 aufgeführten und aktuell verordnungsfähigen Therapieformen unterscheiden sich wie folgt:

- **Stimmtherapie:** Diese Therapieform zielt auf Wiederherstellung, Besserung und Erhalt der Stimmfunktion ab. Sie beübt also die stimmliche Kommunikationsfähigkeit (Atmung, Phonation, Artikulation) und den Schluckakt. Dazu werden Mechanismen zur Kompensation erlernt (z. B. Bildung einer Ersatzstimme, Gebrauch elektronischer Sprechhilfen).
- Die Therapieform der **Sprechtherapie** dient der Wiederherstellung, Besserung und Erhaltung der koordinierten motorischen und sensorischen Sprechleistung sowie des Schluckvorgangs. Hierbei werden Artikulation, Sprechgeschwindigkeit und koordinative Leistungen beim Sprechen beübt. Zusätzlich werden neurophysiologische Verbindungen der motorischen und sensorischen Sprechregionen gefördert.
- Ziele der **Sprachtherapie** sind die Wiederherstellung, die Besserung und der Erhalt der sprachlichen und kommunikativen Fähigkeiten sowie des Schluckvorgangs. Sie dient insbesondere der Laut- und Lautverbindungsbildung, der Anbahnung sprachlicher Äußerung und dem Aufbau eines Sprachverständnisses, der Ausbildung einer Lautsprache und der Verbesserung der Artikulation oder der Schaffung nonverbaler Kommunikationsmöglichkeiten. Zusätzlich werden die auditive Wahrnehmung, Dysfunktionen von Kehlkopf- und Zungenmuskulatur sowie der Schluckvorgang verbessert.
  Maßnahmen der Sprachtherapie dürfen bei einer auditiven Wahrnehmungsstörung mit Krankheitswert nur aufgrund neuropsychologischer Untersuchung und zentraler Hördiagnostik mit entsprechender Dokumentation verordnet werden.
- Mit der aktuellen HeilM-RL wird die **Schlucktherapie** als eigenständiges Heilmittel verordnungsfähig. Ziele dieses Heilmittels sind die Verbesserung bzw. Normalisierung des Schluckaktes und ggf. die Erarbeitung von Kompensationsstrategien zur Ermöglichung der oralen Nahrungsaufnahme.

108.1.5 Ernährungstherapie

Seit dem 1.1.2018 sieht die HeilM-RL eine Verordnung von **Ernährungstherapie** bei seltenen angeborenen Stoffwechselerkrankungen (z. B. Harnstoffzyklusdefekte oder Phenylketonurie) und Mukoviszidose vor. Bei diesen Erkrankungen sollen durch eine angepasste Ernährung eine verbesserte Lebenserwartung erreicht und eine altersgemäße körperliche und geistige Entwicklung unterstützt werden. Gemäß HeilM-RL soll die Ernährungstherapie von Vertragsärzten verordnet werden, die auf die Versorgung von Patienten mit seltenen angeborenen Stoffwechselerkrankungen oder Mukoviszidose spezialisiert sind, i. d. R. Gebietsärzte. Eine Verordnung durch hausärztliche Vertragsärzte ist daher selten und nur in Kooperation möglich (➤ Kap. 112).

108.2 Grundlagen der Heilmittelverordnung

Die Verordnung von Heilmitteln ist durch den Heilmittelkatalog geregelt. In ihm sind Indikationsgebiete mit Heilmitteln und Verordnungsmöglichkeiten verbunden.

108.2.1 Die Systematik des Heilmittelkatalogs

Ein wesentlicher Bestandteil der HeilM-RL ist der im zweiten Teil aufgeführte Heilmittelkatalog. Darin wird festgelegt, welche Heilmittel in welchen Mengen bei welchen Diagnosen (Diagnosegruppen) zu einer medizinisch angemessenen und wirtschaftlichen Versorgung führen. Der Heilmittelkatalog wird vom G-BA beschlossen und veröffentlicht.

108.2.2 Verordnungsfall

Unter den Begriff **Verordnungsfall** fallen alle Heilmittelbehandlungen aus einem Heilmittelbereich für einen Patienten, die aufgrund seiner Diagnose notwendig sind. Jeder Verordnungsfall wird also auf einen durch die ersten 3 Stellen festgelegten ICD-10-Code bezogen. Sind aufgrund derselben nach ICD-10-kodierten Diagnose unterschiedliche Heilmittelbereiche zur Behandlung indiziert, werden formal separate Verordnungsfälle angelegt und auf separaten Mustern verordnet. So kann z. B. nach der Operation eines Karpaltunnelsyndroms sowohl Physiotherapie als auch Ergotherapie verordnungsfähig sein. Es müssen jedoch 2 separate Verordnungen für den Heilmittelbereich Physiotherapie (Diagnosegruppe EX) und den Bereich Ergotherapie (Diagnosegruppe SB1) ausgestellt werden.

Ein Verordnungsfall hält an, solange die letzte Verordnung zur indizierenden Diagnose 6 Monate nicht überschreitet. Oder anders gesagt: Das Ausstellen einer Verordnung nach Ablauf von 6 Monaten nach dem Ausstellungsdatum der letzten Verordnung, auch unter Begründung derselben ICD-10-kodierten Diagnose, löst einen neuen Verordnungsfall aus. Ein Verordnungsfall ist lediglich auf einen verordnenden Vertragsarzt bezogen. Es müssen keine Informationen zu anderen Verordnenden erhoben werden.

108.2.3 Heilmittelbereiche und dazugehörige Diagnosegruppen

Im Heilmittelkatalog sind für die jeweiligen Heilmittelbereiche (Physiotherapie, Podologische Therapie, Stimm-, Sprech-, Sprach- und Schlucktherapie, Ergotherapie und Ernährungstherapie) unterschiedliche **Diagnosegruppen** angelegt. In der Physiotherapie gibt es 13 Diagnosegruppen (z. B. WS oder LY). Für Maßnahmen der Ergotherapie sind 10 Diagnosegruppen vorhanden (z. B. SB1, EN1), in der Stimm-, Sprech-, Sprach- und Schlucktherapie (z. B. ST1, SP1) sind es 14. Für die Podologie wurden neue Indikationsgebiete festgelegt, sodass nun 3 Diagnosegruppen (DF, PF und NF) zur Verfügung stehen. In der Ernährungstherapie gibt es die Bereiche „Seltene angeborene Stoffwechselerkrankungen" und „Mukoviszidose".

Jede Diagnosegruppe wurde mit Beispieldiagnosen versehen. Diese dienen als Orientierungshilfe für verordnungsfähige Diagnosen. Die aufgeführten Diagnosen stellen eine Auflistung häufiger Gründe dar und schließen weitere Diagnosen, die der Leitsymptomatik der Diagnosegruppe folgen, nicht aus. Ebenso sind verschiedene Leitsymptomatiken (a, b, c) hinterlegt und gruppiert. Diese vorformulierten Beschwerdeausprägungen dienen als Orientierungshilfe und werden auf der Verordnung zusätzlich zur Diagnosegruppe angegeben.

Weiterhin definiert der Heilmittelkatalog in jeder Diagnosegruppe die verordnungsfähigen Heilmittel und die Höchstmengen je Verordnungsfall. Für die Heilmittelbereiche Physiotherapie, Ergotherapie sowie Stimm-, Sprech-, Sprach- und Schlucktherapie schlägt der Heilmittelkatalog eine **orientierende Behandlungsmenge** vor, die den Verordnenden als Hilfe zur Einschätzung des Bedarfs dienen soll. Die Bemessung stellt einen Schätzwert für die Menge an Behandlungen dar, damit eine Behandlung erfolgreich abgeschlossen werden kann. Reicht die orientierende Behandlungsmenge für das Erreichen des Therapieziels im Einzelfall nicht aus, können die Verordnenden weitere Verordnungen ohne gesonderte Begründung ausstellen. Dies gilt, bis das angestrebte Therapieziel erreicht wurde. Es bedarf dafür keiner gesonderten Genehmigung der zuständigen Krankenkasse. Therapieunterbrechungen werden damit vermieden. Für die Bereiche der Podologie und Ernährungstherapie sind keine orientierenden Behandlungsmengen vorgegeben, da sich diese i. d. R. durch eine dauerhafte Behandlung darstellen.

In der aktuellen Fassung der HeilM-RL ist die feste Zuordnung eines Heilmittels zu einer Leitsymptomatik aufgehoben. Es werden lediglich pro Diagnosegruppe vorrangige und ergänzende Heilmittel unterschieden. Bei jeder Verordnung muss mindestens ein vorrangiges Heilmittel ausgewählt werden.

108.2.4 Hinweise zur Heilmittelverordnung

Mehrere vorrangige Heilmittel in der Verordnung Es können in einer Verordnung auch mehrere vorrangige Heilmittel genutzt werden. So können in den Heilmittelbereichen der Physiotherapie oder Ergotherapie bis maximal 3 unterschiedliche vorrangige Heilmittel verordnet werden, soweit der Heilmittelkatalog in der Diagnosegruppe mehrere vorrangige Heilmittel vorsieht. Für die Stimm-, Sprech-, Sprach- und Schlucktherapie lassen sich bis zu 3 verschiedene Behandlungszeiten oder Einzel- und Gruppenbehandlungen miteinander kombinieren.

Verordnung von Doppelbehandlungen In medizinisch begründeten individuellen Patientenfällen kann ein Heilmittel auch als direkt aufeinanderfolgende Behandlung (Doppelbehandlung) verordnet werden. Dafür ist hinter dem zu verordnenden Heilmittel dann z. B. handschriftlich „als Doppelbehandlung" zu ergänzen. Nicht zulässig sind Doppelbehandlungen für ergänzende Heilmittel, standardisierte Heilmittelkombinationen, Maßnahmen der Podologie und der Ernährungstherapie. Zu beachten ist, dass sich durch die Verordnung von Doppelbehandlungen keine Änderung der Höchstmenge an Behandlungseinheiten je Verordnung sowie der orientierenden Behandlungsmenge ergibt. Sind im Feld „Verordnungsmenge" z. B. 6 Einheiten angegeben, können nur bis zu 3 Doppelbehandlungen durchgeführt werden.

Verordnung einer standardisierten Heilmittelkombination (Maßnahme der Physiotherapie) In den Diagnosegruppen WS und EX der Physiotherapie lassen sich standardisierte Heilmittelkombinationen verordnen. Im Muster 13 ist in der ersten Zeile „Heilmittel" der Text „Standardisierte Heilmittelkombination" einzufügen. Nachfolgend bedarf es der Spezifikation von mindestens 3 zur Auswahl stehenden vorrangigen und/oder ergänzenden Heilmitteln der jeweiligen Diagnosegruppe. Diese kann der Leistungserbringer frei kombinieren, z. B. „Standardisierte Heilmittelkombination (MT, KG, KMT, Wärmetherapie)". Solche Kombinationen sind beispielsweise bei komplexen Krankheitsbildern wie rheumatoider Arthritis sinnvoll einsetzbar.

Verordnung von manueller Lymphdrainage (MLD) Zunächst gilt es, die Dauer der MLD festzulegen: 30, 45 bzw. 60 min. Als Faustregel gilt: Ist nur ein Bereich (z. B. ein Bein oder ein Arm oder der Kopf mit Hals) betroffen, ist MLD-30 zu verordnen. Bei 2 Körperbereichen (z. B. beide Beine) mit leichtem Lymphödem ist MLD-45 zu verordnen, bei schwerem Lymphödem mit Beteiligung zweier Körperbereiche ist MLD-60 zu verordnen.

Bei der Verordnung von Lymphdrainage kann eine Kompressionsbandagierung sinnvoll sein, sofern keine anderen Hilfsmittel zur Kompressionstherapie (z. B. Kompressionsstrümpfe Klasse 2) vorhanden sind. Diese zusätzliche Leistung muss in der Heilmittelzeile angegeben werden (z. B. „MLD-45 + Kompressionsbandagierung").

Ergänzendes Heilmittel In seltenen Patientenfällen kann es sinnvoll sein, zu einem vorrangigen Heilmittel maximal ein im Heilmittelkatalog genanntes ergänzendes Heilmittel zu verordnen. Im Heilmittelbereich Physiotherapie können, wenn es medizinisch sinnvoll erscheint, Elektrotherapie oder Elektrostimulation oder Ultraschall-Wärmetherapie auch isoliert verordnet werden (ohne Verordnung eines vorrangigen Heilmittels). Es kann jedoch nicht mehr als ein ergänzendes Heilmittel je Verordnung isoliert verordnet werden.

Besonderer Versorgungsbedarf und langfristiger Heilmittelbedarf Für spezifische chronische Erkrankungen oder spezielle Krankheitsepisoden gibt es in der Verordnung von Heilmitteln besondere Versorgungs- und langfristige Heilmittelbedarfe. Für diese Verordnungssituationen gibt es Diagnoselisten, die regelmäßig aktualisiert werden. Für diese Diagnosen können Heilmittel aus unterschiedlichen Diagnosegruppen losgelöst von Verordnungsfällen, orientierenden Behandlungsmengen und Höchstmengen dauerhaft oder für definierte Zeiträume verordnet werden.

Verordnung von Behandlungseinheiten für ein Quartal Heilmittel, die unter einen langfristigen Heilmittelbedarf nach § 8 HeilM-RL oder einen besonderen Verordnungsbedarf nach § 106b Abs. 2 Satz 4 SGB V fallen, können für einen Zeitraum von 12 Wochen verordnet werden. Die verordnete Höchstmenge entspricht dann je nach Therapiefrequenz dem Produkt aus 12 Wochen Verordnungsdauer und z. B. 1–3 Anwendungen pro Woche. Die orientierende Behandlungsmenge gemäß Heilmittelkatalog ist nicht zu berücksichtigen. Soweit verordnete Behandlungseinheiten innerhalb des 12-Wochen-Zeitraums nicht vollständig erbracht wurden, behält die Verordnung ihre Gültigkeit. Beispiel: Bei Vorliegen eines Lymphödems im Stadium 2 (ICD-10: I89.04) soll eine Behandlungseinheit pro Woche stattfinden; dann darf zum Quartalsbeginn eine Verordnung über 12 Behandlungen (1 ×/Wo. × 12 Wochen für das Quartal) verordnet werden.

108.3 Therapiestrategie

108.3.1 Verordnung von Heilmitteln auf dem Muster 13

Mit den seit Oktober 2020 geltenden Änderungen der Heilmittelverordnung wird das Verordnen von Heilmitteln für vertragsärztliche Leistungserbringer stark vereinfacht. Alle Heilmittel werden ab Oktober 2020 mit dem **Muster 13** verordnet (➤ Abb. 108.1). Vor der erstmaligen Verordnung von Heilmitteln ist immer eine Eingangsdiagnostik notwendig. Vor weiteren Verordnungen ist zu prüfen, ob eine erneute schädigungsabhängige Erhebung des aktuellen Befunds erforderlich ist.

- **Auswahl des Heilmittelbereichs:** Neben den Stammdaten zum Patienten und den Identitätsziffern der Praxis und des vertragsärztlichen Leitungserbringers ist zuerst der **Heilmittelbereich** anzugeben: ① in ➤ Abb. 108.1. Zur Auswahl stehen die bereits erläuterten Maßnahmen der Physiotherapie, Podologischen Therapie, Stimm-, Sprech-, Sprach- und Schlucktherapie, Ergotherapie und Ernährungstherapie. Es darf nur ein Heilmittelbereich ausgewählt (nur ein Kreuz gesetzt) werden. Sollten aufgrund derselben Diagnose unterschiedliche Heilmittelbereiche notwendig sein, müssen getrennte Verordnungen auf separaten Mustern erfolgen.
- **Behandlungsrelevante Diagnosen:** Zur Erbringung eines Heilmittels muss eine behandlungsrelevante Diagnose angegeben werden: ②. Die therapierelevante Diagnose ist hier als ICD-10-GM-Code (mindestens die ersten 3 Stellen) anzugeben. Das Eintragen der Diagnose erfolgt i. d. R. mit Unterstützung der Praxisverwaltungssoftware. Damit ist oft der standardmäßig in den elektronischen Programmen nach § 73 Abs. 10 SGB V ICD-10-Klartext hinterlegt; ggf. kann aber auch ein ergänzender Freitext neben der Spalte für den ICD-10-Code auf dem Formular eingetragen werden. Hier ist auch die Verordnung von besonderen Verordnungsbedarfen oder langfristigen Heilmittelbedarfen zu berücksichtigen.
- **Diagnosegruppe:** Unter ③ ist eine Diagnosegruppe nach Maßgabe des Heilmittelkatalogs anzugeben. Diese sind nicht mit den ICD-10-GM-Diagnosen gleichzusetzen, sondern stellen Gruppen von Krankheitsbildern mit ähnlichem Heilmittelbedarf dar.
- **Leitsymptomatik gemäß Heilmittelkatalog:** Im Feld ④ ist die für die Verordnung zugrunde liegende Leitsymptomatik zu benennen. Im Heilmittelkatalog werden innerhalb der verschiedenen Diagnosegruppen buchstabenkodierte Leitsymptomatiken (a, b, c) vorgeschlagen. Diese werden oft von der Praxisverwaltungssoftware bei der Auswahl automatisch ergänzt. Alternativ kann eine patientenindividuelle Leitsymptomatik ergänzt oder ersetzt werden, die für die Heilmittelbehandlung des Patienten handlungsleitend ist. Dabei muss die patientenindividuelle Leitsymptomatik der jeweiligen Diagnosegruppe zugeordnet werden können und mit den im Heilmittelkatalog aufgeführten Regelbeispielen vergleichbar sein.
- **Verordnungsfähige Heilmittel:** Unter ⑤ wird das verordnungsfähige Heilmittel nach den Vorgaben des Heilmittelkatalogs festgelegt. Die damit verbundenen Behandlungsziele werden für jedes Heilmittel in den Abschnitten D–H der HeilM-RL erläutert.

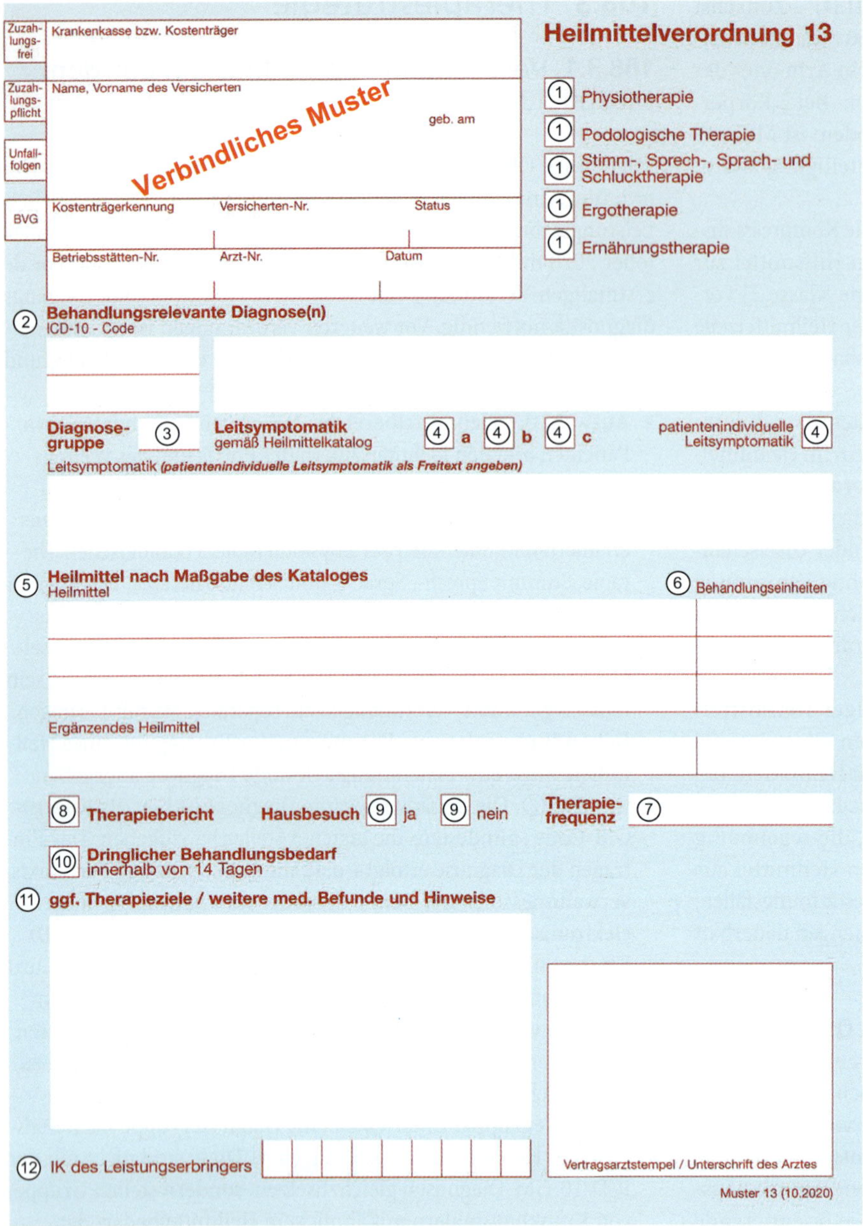

Zuzahlungsfrei | Krankenkasse bzw. Kostenträger

Zuzahlungspflicht | Name, Vorname des Versicherten | geb. am

Unfallfolgen

BVG | Kostenträgerkennung | Versicherten-Nr. | Status

Betriebsstätten-Nr. | Arzt-Nr. | Datum

Verbindliches Muster

Heilmittelverordnung 13

(1) Physiotherapie
(1) Podologische Therapie
(1) Stimm-, Sprech-, Sprach- und Schlucktherapie
(1) Ergotherapie
(1) Ernährungstherapie

(2) **Behandlungsrelevante Diagnose(n)**
ICD-10 - Code

Diagnosegruppe (3) | **Leitsymptomatik** gemäß Heilmittelkatalog (4) a (4) b (4) c | patientenindividuelle Leitsymptomatik (4)

Leitsymptomatik *(patientenindividuelle Leitsymptomatik als Freitext angeben)*

(5) **Heilmittel nach Maßgabe des Kataloges**
Heilmittel | (6) Behandlungseinheiten

Ergänzendes Heilmittel

(8) **Therapiebericht** | **Hausbesuch** (9) ja (9) nein | **Therapiefrequenz** (7)

(10) **Dringlicher Behandlungsbedarf** innerhalb von 14 Tagen

(11) **ggf. Therapieziele / weitere med. Befunde und Hinweise**

(12) IK des Leistungserbringers

Vertragsarztstempel / Unterschrift des Arztes

Muster 13 (10.2020)

Abb. 108.1 Muster 13: Heilmittelverordnung [W181]

Generell gilt, dass Heilmittel als Gruppentherapie zu verordnen sind, wenn eine Einzeltherapie medizinisch nicht zwingend geboten ist. Die HeilM-RL bestimmt jedoch auch Abweichungen, wie z. B. die podologische Behandlung, die ausschließlich als Einzeltherapie erfolgt.

- **Behandlungseinheiten:** Unter ⑥ wird die verordnete Menge an Behandlungseinheiten eingetragen. Die Anzahl der Behandlungseinheiten darf den Wert der Höchstmenge je Verordnung gemäß HeilM-RL nicht überschreiten. Die Verordnungsmenge richtet sich nach dem medizinischen Erfordernis des Einzelfalls. Der Heilmittelkatalog gibt hier eine orientierende Behandlungsmenge und eine Höchstverordnungsmenge vor, die nicht in jedem Verordnungsfall ausgeschöpft werden muss.
- **Besonderheiten bei der Verordnung von Heilmitteln und Behandlungseinheiten:** Bei den Heilmitteln der Physiotherapie und Ergotherapie können die Behandlungseinheiten auf maximal 3 unterschiedliche vorrangige Heilmittel aufgeteilt werden. Die Aufteilung der Behandlungseinheiten auf die jeweiligen vorrangingen Heilmittel muss auf dem Muster 13 genau spezifiziert werden. Bei Maßnahmen der Stimm-, Sprech-, Sprach- und Schlucktherapie können die Behandlungseinheiten pro Verordnung auf maximal 3 verschiedene Behandlungszeiten oder Einzel- und Gruppenbehandlungen aufgeteilt werden.
- **Therapiefrequenz:** Unter ⑦ wird die Therapiefrequenz angegeben. Eine Angabe ist auch als Frequenzspanne möglich, z. B. 1–3 ×/Woche. Die Therapiefrequenz wird durch den Schwe-

regrad der Erkrankung (etwa funktionelle/strukturelle Schädigung), das Therapieziel und die Belastbarkeit des Patienten bestimmt. Der Heilmittelkatalog gibt für jede Diagnosegruppe Empfehlungen zur Therapiefrequenz und dient zur Orientierung. Der Verordnende kann in medizinisch begründeten Fällen von der Empfehlung des Heilmittelkatalogs abweichen. Allerdings ist der Heilmittelerbringende an diese Angabe gebunden. Änderungen bedürfen der Abstimmung mit dem verordnenden Arzt und müssen durch seine Unterschrift kenntlich gemacht werden. Auch vor diesem Hintergrund empfiehlt sich die Angabe einer Spanne für die Therapiefrequenz.

- **Therapiebericht:** Das Feld ⑧ kann angekreuzt werden, wenn ein Therapiebericht gewünscht wird. Insgesamt stellt der Therapiebericht neben der eigenen ärztlichen Dokumentation eine weitere Möglichkeit dar, den Therapieverlauf und -erfolg nachzuvollziehen.
- **Hausbesuch ja/nein:** Unter ⑨ ist das Feld „ja" nur dann anzukreuzen, wenn medizinische Gründe vorliegen, warum der Patient den Heilmittelerbringer nicht aufsuchen kann oder der Hausbesuch aus medizinischen Gründen zwingend notwendig ist. Ansonsten ist das Kästchen „nein" anzukreuzen.
- **Dringlicher Behandlungsbedarf innerhalb von 14 Tagen:** Ab Oktober 2020 muss die Behandlung innerhalb von 28 Kalendertagen nach der Verordnung beginnen. Das Feld ⑩ ist anzukreuzen, wenn die Behandlung aus medizinischen Gründen spätestens innerhalb von 14 Kalendertagen beginnen muss. Nach Ablauf der genannten Zeiträume verliert die Verordnung ihre Gültigkeit und muss ggf. neu ausgestellt werden.
- **Ggf. Therapieziele/weitere medizinische Befunde und Hinweise:** Unter ⑪ kann das Therapieziel spezifiziert werden. Zudem lassen sich hier therapierelevante Befundergebnisse oder patientenindividuelle Hinweise angeben.

Die bei der Heilmittelverordnung zu beachtenden Aspekte sind in Form einer Checkliste in ➤ Box 108.1 zusammengefasst.

Box 108.1

Checkliste zur Verordnung von Heilmitteln auf dem Muster 13

Alle Heilmittel werden auf dem Muster 13 (➤ Abb. 108.1) verordnet. Üblicherweise unterstützt die Praxisverwaltungssoftware das Ausfüllen und weist auf Fehleingaben hin. Bei der Verordnung ist unter den jeweiligen Ziffern Folgendes zu beachten:

①: Neben den Patientenstammdaten ist der Heilmittelbereich auszuwählen.
②: Behandlungsrelevante Diagnose eintragen (erste 3 Ziffern des ICD-10-Codes legen Verordnungsfall fest). Bitte prüfen, ob ein langfristiger Heilmittelbedarf oder ein besonderer Versorgungsbedarf vorliegt.
③: Diagnosegruppe gemäß Heilmittelkatalog auswählen.
④: Leitsymptomatik a, b, c aus Heilmittelkatalog übernehmen und ggf. mit individueller Leitsymptomatik ergänzen oder ersetzen.
⑤: Vorrangiges Heilmittel auswählen und ggf. ergänzendes Heilmittel hinzufügen.
⑥: Menge an Behandlungseinheiten festlegen.
⑦ Therapiefrequenz angeben. Es empfiehlt sich hier eine Spanne von 1–3 ×/Woche.
⑧: Im Feld Therapiebericht empfiehlt es sich, „ja" anzukreuzen. Der Therapiebericht ist ein Teil der ärztlichen Dokumentation des Therapieverlaufs.
⑨: Hausbesuch „ja" oder „nein". Nur bei zwingenden Gründen hier „ja" ankreuzen.
⑩: Sollte ein dringender Behandlungsbedarf mit einem Therapiestart in den nächsten 14 Tagen vorliegen, bitte ankreuzen.
⑪: Hier können ggf. weitere Therapieziele und/oder Befunde erläutert werden.
⑫: Unterschrift nicht vergessen!

108.3.2 Reha-Sport

Eine weitere Möglichkeit, Patienten ein durch physiotherapeutische Maßnahmen begleitetes Körpertraining zu verordnen, stellt das Muster 56 „Antrag auf Kostenübernahme für **Rehabilitationssport/ Funktionstraining**" dar. Seit 2011 ist gemäß § 44 Abs. 1 Nr. 3 und 4 SGB IX die Verordnung von ergänzenden Leistungen möglich. Die Verordnung kann für Patienten mit einer Behinderung oder für von einer Behinderung bedrohte Patienten ausgestellt werden. Zur Gruppe der bedrohten Menschen zählen auch solche mit chronischen Erkrankungen, bei denen eine Beeinträchtigung der gesellschaftlichen Teilhabe zwar noch nicht besteht, aber zu erwarten ist (z. B. bei chronisch rezidivierenden Kreuzschmerzen). In der Rahmenvereinbarung der KBV ist als Ziel definiert:

„Rehasport und Funktionstraining kommt für behinderte und von Behinderung bedrohte Menschen in Betracht, um sie unter Beachtung der spezifischen Aufgaben des jeweiligen Rehabilitationsträgers möglichst auf Dauer in die Gesellschaft und das Arbeitsleben einzugliedern. Insbesondere kann Funktionstraining bei Erkrankungen oder Funktionseinschränkungen der Stütz- und Bewegungsorgane angezeigt sein."

Unter **Reha-Sport** werden Maßnahmen verstanden, die im Anschluss von Maßnahmen der Rehabilitation als Nachsorge dienen. Sie werden i. d. R. von den Krankenkassen getragen. Reha-Sport arbeitet mit den Mitteln des Sports und mit Sportspielen und zielt auf die Verbesserung von Ausdauer, Kraft, Koordination und Flexibilität der Patienten. In Ergänzung dazu versteht man unter **Funktionstraining** besondere Mittel der Krankengymnastik und/oder der Ergotherapie, um gezielt auf spezielle körperliche Strukturen wie Muskeln oder Gelenke einzuwirken. Ziele sind u. a. der Erhalt und die Verbesserung von Funktionen einzelner Organsysteme oder Körperteile und das Hinauszögern von Funktionsverlusten. Beide Formen werden in Gruppen durchgeführt und sollen die Patienten nach Abschluss der Maßnahme in die Lage versetzen, das Training selbstständig fortzuführen. Dabei gilt es zu beachten, dass die Verordnung einen Antrag auf Kostenübernahme darstellt und der vorherigen Genehmigung durch die Krankenkasse unterliegt. Während einer laufenden Maßnahme des Reha-Sports oder eines Funktionstrainings lassen sich parallel weitere Heilmittel verordnen.

Patientenbeispiel

Patientin mit nichtspezifischen Nackenschmerzen

Frau G. (28) ist seit 14 Monaten Mutter eines gesunden Sohnes. Sie stellt sich bei Ihnen mit seit mehr als 4 Wochen bestehenden starken einseitigen Nackenschmerzen vor (➤ Kap. 38). Am Anfang habe sie gedacht, sie habe sich nur verrissen, und es würde mit ein wenig Ibuprofen und Yoga vergehen. Aber leider hätten die eigenen Maßnahmen nur wenig Linderung gebracht. Neben den Schmerzen und dem Gefühl, verspannt zu sein, habe sie keine weiteren Symptome. Auf Nachfragen erfahren Sie, dass die Schmerzen immer rechts auftreten, also die Seite betreffen, auf der sie nahezu ständig ihren Sohn auf dem Arm hält. In der körperlichen Untersuchung finden Sie außer einem paravertebralen Hartspann auf der rechten Seite der HWS keine weiteren Hinweise auf einen abwendbar gefährlichen Verlauf. Sie entscheiden sich, Frau G. mit einer Verordnung für Physiotherapie zu helfen.

Nehmen Sie sich kurz einen Moment und überlegen Sie, wie die Verordnung aussehen könnte.

In diesem Fall könnten Sie wie folgt vorgehen: Sie verschlüsseln die Diagnose „Pannikulitis in der Nacken- und Rückenregion: Zervikalbereich" (ICD-10: M54.02). Dann verordnen Sie Physiotherapie aus der Diagnosegruppe WS, Leitsymptomatik b und wählen als vorrangiges Heilmittel die Manuelle Therapie (MT) gemäß der DEGAM-Leitlinie „Nackenschmerz". Sie wählen die empfohlene Behandlungsmenge von 6 Anwendungen und tragen eine Frequenzempfehlung von 1–3 ×/Woche ein. Natürlich fordern Sie einen Therapiebericht an.

Patient mit COPD

Herr S. (63) ist seit Langem wegen einer chronisch-obstruktiven Lungenerkrankung in Ihrer Behandlung. Sie behandeln gemäß NVL COPD mit schnell- und langwirksamen inhalativen Bronchodilatatoren. Herr S. ist jedoch wegen starker Verschleimung aktuell unzufrieden. Ansonsten gehe es ihm gut, sein Peak-Flow sei stabil. Ihnen erscheint eine medikamentöse Eskalation der Therapie nicht sinnvoll. Sie schlagen eine Atemtherapie vor.

Nehmen Sie sich kurz einen Moment und überlegen Sie, wie die Verordnung aussehen könnte.

Sie verordnen in diesem Fall bei der Diagnose „COPD ($FEV_1 \geq 50\,\%$ und $< 70\,\%$ des Sollwerts)" (ICD-10: J44.2) 6 Sitzungen zur Atemtherapie, also Diagnosegruppe AT, und die Leitsymptomgruppe a. Als vorrangiges Heilmittel wählen Sie „KG (Atemtherapie)" und als ergänzendes Heilmittel „Wärmetherapie (insb. heiße Rolle)" zur Mukolyse aus. Wie immer fordern Sie einen Therapiebericht an.

Patient mit rezidivierenden Rückenschmerzen

Herr W., ein 56-jähriger Busfahrer, stellt sich bei Ihnen mit den Worten vor: „Es ist mal wieder soweit!" Sie kennen Herrn W. schon und wissen sofort, was er meint. Der Patient ist schon mehrfach mit unspezifischen Rückenschmerzen im Bereich der LWS vorstellig geworden. Sie haben ihn auch schon mehrfach darüber aufgeklärt, dass er das Auftreten der Kreuzschmerzen (➤ Kap. 37) durch regelmäßige selbstgesteuerte Übungen verringern könnte. Es fällt ihm jedoch schwer, ein Übungsprogramm in seinen Alltag einzubauen.

Sie überlegen, ob Sie nun schon wieder eine Arbeitsunfähigkeit attestieren und eine Verordnung für Physiotherapie ausstellen sollen, anscheinend bringt es ja nichts mehr. Daher schlagen Sie Herrn W. die Möglichkeit von Funktionstraining vor. Sie klären ihn auf, dass der Ansatz einer regelmäßigen Beübung in der Gruppe unter physiotherapeutischer Anleitung aus Ihrer Sicht den größeren Erfolg habe. Herr W. ist aufgeschlossen. Sie erklären, dass Sie ihm 50 Einheiten für einen Zeitraum von bis zu 18 Monaten verordnen möchten. Er könne nach der Genehmigung durch seine Krankenkasse wöchentlich an einer Gruppe teilnehmen. Der Patient stimmt zu.

Nehmen Sie sich kurz einen Moment und überlegen Sie, wie die Verordnung aussehen könnte.

Sie stellen das Muster 56 „Rehabilitationssport/Funktionstraining" aus. Als Diagnose tragen Sie „Pannikulitis in der Nacken- und Rückenregion: Lumbosakralbereich" (ICD-10: M54.07) ein und beschreiben im Feld „Beschädigung der Körperfunktion" das rezidivierende Geschehen mit Schmerzen und Einschränkung der Leistungsfähigkeit. Unter Ziele tragen Sie „Erhalt der Leistungsfähigkeit und Prävention von Arbeitsunfähigkeit" ein. Herr W. freut sich darauf und geht mit der Verordnung gleich in die Niederlassung seiner Krankenkasse.

Patientin nach Hüftprothesen-OP

Frau M. (75) stellt sich bei Ihnen nach erfolgter Operation der rechten Hüfte bei schwerer Koxarthrose vor (➤ Kap. 39). Sie erhielt eine Totalendoprothese. Der postoperative Verlauf war komplikationslos, und die Patientin konnte in der anschließenden Rehabilitationsmaßnahme bereits gute Fortschritte machen. Sie beklagt kaum Schmerzen, aber das rechte Bein sei noch geschwollen und das Gehen nur an Unterarm-Gehstützen möglich. Sie möchte gern weiter eine physiotherapeutische Beübung, der Sie zustimmen.

Nehmen Sie sich kurz einen Moment und überlegen Sie, wie die Verordnung aussehen könnte.

Sie könnten Frau M. bis zu 3 verschiedene Verordnungen vorschlagen: eine Verordnung zur physiotherapeutischen (Diagnosegruppe EX) und/oder zur ergotherapeutischen (Diagnosegruppe SB2) Beübung der Hüfte rechts und eine Verordnung zur Lymphdrainage (Diagnosegruppe LY, MLD-30) des rechten Beins. Im vorliegenden Fall liegt ein besonderer Versorgungsbedarf vor, der mit den *beiden* Diagnosen „Vorhandensein einer Hüftgelenkprothese" (ICD-10: Z96.64) und „Sonstige näher bezeichnete Zustände nach chirurgischen Eingriffen" (ICD-10: Z98.8) kodiert wird; Leitsymptomatik a. Sie müssen sich im Fall eines besonderen Versorgungsbedarfs nicht an eine orientierende Behandlungsmenge oder eine Höchstmenge halten. Der besondere Versorgungsbedarf gilt für 6 Monate ab dem Datum der Ausstellung Ihrer Verordnung.

Patientin mit Hornhaut an den Füßen

Frau H. (62) stellt sich in Ihrer Praxis vor, da sie sehr stark unter Missempfindungen der Füße leide. Bei Frau H. liegt seit einer Chemotherapie wegen eines Mammakarzinoms eine periphere Polyneuropathie vor (➤ Kap. 89). Bei der körperlichen Untersuchung finden sich neben einer deutlich verminderten Tiefensensibilität im Stimmgabelvibrationstest starke Hyperkeratosen, die teilweise Rhagaden zeigen. Sie befürchten, dass sich dadurch absehbar Ulzerationen bilden können. Sie schlagen daher Frau H. eine podologische Behandlung vor.

Nehmen Sie sich einen kurzen Moment und überlegen Sie, wie die Verordnung aussehen könnte.

Unter der Diagnose „Polyneuropathie durch sonstige toxische Agenzien" (ICD-10-Code: G62.2) verordnen Sie Podologische Therapie mit der Diagnosegruppe NF und der Leitsymptomatik a. Alle 4 Wochen (Therapiefrequenz) soll die Hornhaut fachmännisch abgetragen werden. Sie verordnen zunächst 6 Sitzungen (Verordnungsmenge) und möchten in einem Therapiebericht über das Ergebnis informiert werden.

LITERATUR

Gutenbrunner C, Glaesener J-J. Rehabilitation, Physikalische Medizin und Naturheilverfahren. Heidelberg: Springer 2007.

Ranker A, Lemhöfer C. Heilmittel und Heilmittelverordnungen. Das Wichtigste für Ärzte aller Fachrichtungen. München: Elsevier Urban & Fischer 2019.

Sozialgesetzbuch (SGB) Fünftes Buch (V) – Gesetzliche Krankenversicherung; www.gesetze-im-internet.de/sgb_5/ (letzter Zugriff: 3.4.2024).

RICHTLINIE

G-BA – Gemeinsamer Bundesausschuss. Richtlinie über die Verordnung von Heilmitteln in der vertragsärztlichen Versorgung (Heilmittel-Richtlinie/HeilM-RL); www.g-ba.de/richtlinien/12/ (letzter Zugriff: 3.4.2024).

INTERNETQUELLEN

Deutscher Verband der Ergotherapeuten. Definition Ergotherapie; https://dve.info/ergotherapie/definition (letzter Zugriff: 3.4.2024).

Deutscher Verband für Physiotherapie (ZVK) e.V. Glossar: Definition Physiotherapie; www.physio-deutschland.de/patienten-interessierte/service/glossar.html?tx_contagged%5Bsource%5D=default&tx_contagged%5Buid%5D=65&cHash=08987c2bbff960e21f893692dce054f5 (letzter Zugriff: 3.4.2024).

Deutscher Verband für Physiotherapie (ZVK) e.V. Leitliniengestützte Versorgungsqualität; https://physio-deutschland.de/fachkreise/beruf-und-bildung/leitlinien.html (letzter Zugriff: 3.4.2024).

GKV Spitzenverband. GKV-Heilmittel-Informationsportal; https://gkv-heilmittel.de (letzter Zugriff: 3.4.2024).

KBV – Kassenärztliche Bundesvereinigung. Rahmenvereinbarung über den Rehabilitationssport und Funktionstraining; www.kbv.de/media/sp/Rahmenvereinbarung_Rehasport.pdf (letzter Zugriff: 3.4.2024).

KAPITEL

109

Kristin Runge

Hilfsmittelverordnung

109.1 Allgemeines

Neben Arznei- und Verbandmitteln sowie Heilmitteln kann der Hausarzt in der Patientenversorgung Hilfsmittel verordnen, die ihrer Definition nach den Heilungs- und Therapieprozess unterstützen, Behinderungen ausgleichen oder verhindern sollen. Hilfsmittelverordnungen machen etwa 4 % der Ausgaben der GKV aus; das entsprach 2022 ca. 10 Mrd. Euro.

Bei der Hilfsmittelversorgung wird zwischen allgemeinen Hilfsmitteln sowie Seh- und Hörhilfen unterschieden. Bei Hörgeräten muss die Indikation durch einen Facharzt für Hals-Nasen-Ohrenheilkunde gestellt werden. Eine audiometrische Untersuchung ist Voraussetzung. Sehhilfen werden durch Fachärzte für Augenheilkunde verordnet.

Für den Hausarzt relevant ist die Verordnung allgemeiner Hilfsmittel; dazu gehören u. a. Kompressionsstrümpfe, Gehhilfen, Blutzuckermessgeräte, Inhalationsgeräte, Prothesen, Perücken, Rollstühle, orthopädische Maßschuhe oder Einlagen.

MERKE

Dokumentiert werden sollten im Rahmen der Hilfsmittelverordnung der Bedarf, die Fähigkeit zur Nutzung, die Prognose und das Behandlungsziel.

109.1.1 Hilfsmittel-Richtlinie (HilfsM-RL)

Diese vom G-BA beschlossene und regelmäßig aktualisierte Richtlinie regelt allgemein Grundsätze zur Verordnung von Hilfsmitteln. Sie ist dabei verbindlich für Patient, Krankenkassen und Vertragsärzte.

Hilfsmittel von geringem oder umstrittenem Nutzen, geringem Abgabepreis oder Kosten der Instandhaltung müssen nicht erstattet werden.

109.1.2 Hilfsmittelverzeichnis

Der GKV-Spitzenverband erstellt und aktualisiert nach § 139 SGB V ein Hilfsmittelverzeichnis, das über Art und Qualität der gelisteten Produkte und die Leistungspflicht der Krankenkassen informiert. Dieses Verzeichnis ist im Gegensatz zur HilfsM-RL nicht rechtlich bindend. Die GKV erstattet jedoch die aktuell ca. 44.000 im Hilfsmittelverzeichnis gelisteten Produkte. Die Aufnahme in das Hilfsmittelverzeichnis muss vom Hersteller des Produkts beantragt werden.

TIPP

GKV-Spitzenverband. Hilfsmittelverzeichnis online:

https://hilfsmittel.gkv-spitzenverband.de/home/verzeichnis/63261f49-ab98-405c-9246-aaf90fd6ed47

Die Einteilung im Hilfsmittelverzeichnis erfolgt nach Produktgruppen, Anwendungsort, Untergruppen, Produktart mit Beschreibung und Indikation sowie der Produktliste mit einer genauen Produktbeschreibung des Herstellers.

Blutzuckermessgeräte z. B. gehören zur Produktgruppe 30 (Hilfsmittel zum Glukosemanagement), Anwendungsort 34 (Blut/Blutbildende Organe), Untergruppe 02 (Blutzuckermessgeräte) (➤ Abb. 109.1).

Das Hilfsmittelverzeichnis wird im Sinne der Qualitätssicherung kontinuierlich überprüft. Produkte werden nach Bedarf und müssen spätestens nach 5 Jahren bzw. 3 Jahren bei Pflegehilfsmitteln fortgeschrieben werden. Fortlaufend werden veraltete Produkte gelöscht, neue versorgungsrelevante Produkte aufgenommen und Produkteinträge aktualisiert. In den letzten 5 Jahren wurden 17.000 neue Hilfsmittel in das Hilfsmittelverzeichnis aufgenommen.

Derzeit werden besonders zahlreiche neue Hilfsmittel aufgenommen, insbesondere digitale Hilfsmittel und Assistenzsysteme sowie

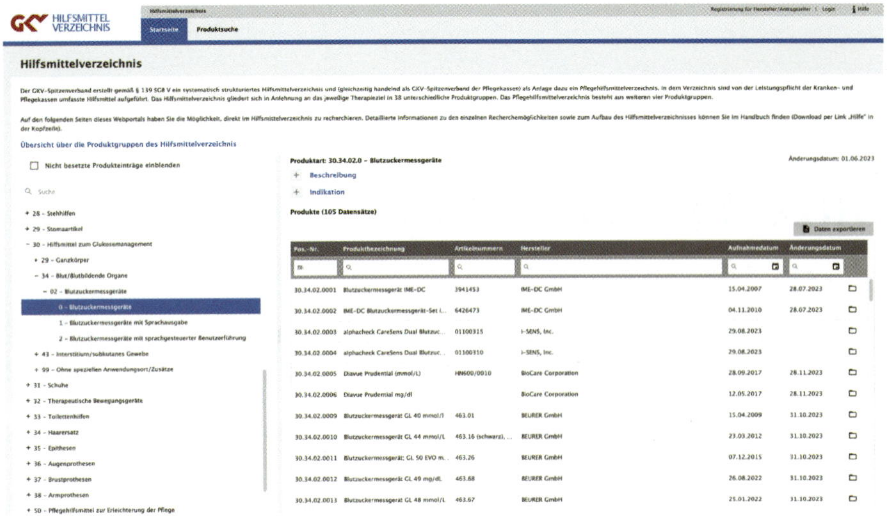

Abb. 109.1 Screenshot Hilfsmittelverzeichnis: Blutzuckermessgerät [P786]

Innovationen im Bereich der Insulintherapie und Blutzuckermessung. Es ist aufgrund der hohen Änderungsrate sinnvoll, sich bei der Verordnung an dem Online-Webportal (s. o. Tipp) zu orientieren. Über den Download einer XML-Datei kann das Hilfsmittelverzeichnis in Abrechnungssysteme integriert werden.

Für nicht im Hilfsmittelverzeichnis gelistete Produkte kann im Vorfeld des Kaufs ein formloser Antrag auf Kostenübernahme an die Krankenversicherung gestellt werden, wenn der Artikel das genannte Behandlungsziel positiv unterstützt.

109.1.3 Pflegehilfsmittel

Pflegehilfsmittel werden ebenfalls im Hilfsmittelverzeichnis gesondert aufgeführt und von der Pflegekasse übernommen, wenn ein Pflegegrad vorliegt. Zum einen sollen sie die Beschwerden des zu pflegenden Menschen lindern und seine Selbstständigkeit fördern und zum anderen der Pflegeperson die Pflege erleichtern. Zu den Pflegehilfsmitteln gehören technische Pflegehilfsmittel (z. B. Pflegebett, mobile Patientenlifter) und zum Verbrauch bestimmte Pflegehilfsmittel wie Inkontinenzartikel, Hygieneartikel oder auch Einmalhandschuhe. Manche Hilfsmittel können sowohl von der Krankenkasse als Hilfsmittel als auch von der Pflegekasse als Pflegehilfsmittel erstattet werden; dies regeln ggf. die Versicherungen untereinander.

MERKE

Unabhängigkeit der Hilfsmittelverordnung

Bezüglich der Hilfsmittelverordnung gibt es ein Depotverbot, ein Beteiligungsverbot, ein Zuwendungsverbot sowie ein iGeL-Verbot. Das soll verhindern, dass Ärzte Hilfsmittel in der Praxis lagern, um etwa Daumenorthesen direkt an die Patienten abzugeben.

Hilfsmittelerstattung bei privater Krankenversicherung

Das Hilfsmittelverzeichnis regelt die Leistungspflicht der GKV. Umfang und Anzahl der erstattungsfähigen Heil- und Hilfsmittel sind bei der PKV als spezifische Gesundheitsleistung je nach Tarif unterschiedlich ohne einheitliche Gebührenordnung.

109.2 Formular und Verordnung

Die Verordnung allgemeiner Hilfsmittel erfolgt wie die Arzneimittelverordnung auf dem Formular 16 (➤ Abb. 109.2). Dabei sollen Hilfsmittel und Arzneimittel separat verordnet werden (keine Mischrezepte). Die elektronische Verordnung äquivalent dem eRezept für verschreibungspflichtige Arzneimittel (➤ Kap. 115.1.4) ist derzeit noch nicht möglich.

Folgende Angaben sind dabei nötig:

- Kreuz bei ⑦ Hilfsmittel
- Kopffeld und Vertragsarztstempel (entsprechend den regionalen Vorgaben) wie bei Arzneimitteln ausfüllen

Verordnungsfeld:

- Bezeichnung bzw. Produktart entsprechend dem Hilfsmittelverzeichnis oder die 7-stellige Positionsnummer
- Hinweise
- Diagnose für das benötigte Hilfsmittel muss angegeben werden
- Datum

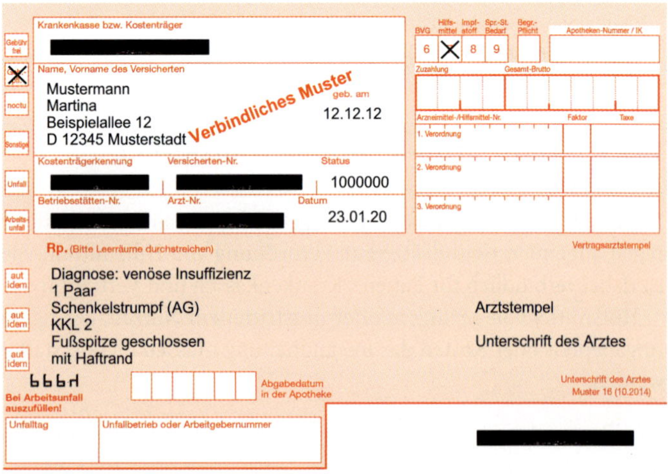
Gebühr frei | noctu | Sonstige | Unfall | Arbeitsunfall
Krankenkasse bzw. Kostenträger
[redacted]
Name, Vorname des Versicherten
Mustermann
Martina
Beispielallee 12
D 12345 Musterstadt
geb. am 12.12.12
Verbindliches Muster
Kostenträgerkennung | Versicherten-Nr. | Status
[redacted] | [redacted] | 1000000
Betriebsstätten-Nr. | Arzt-Nr. | Datum
[redacted] | [redacted] | 23.01.20
BVG | Hilfsmittel | Impfstoff | Spr.-St. Bedarf | Begr.-Pflicht | Apotheken-Nummer / IK
6 | X | 8 | 9
Zuzahlung | Gesamt-Brutto
Arzneimittel-/Hilfsmittel-Nr. | Faktor | Taxe
1. Verordnung
2. Verordnung
3. Verordnung
Rp. (Bitte Leerräume durchstreichen)
Vertragsarztstempel
aut idem
Diagnose: venöse Insuffizienz
1 Paar
Schenkelstrumpf (AG)
KKL 2
Fußspitze geschlossen
mit Haftrand
Arztstempel
Unterschrift des Arztes
Bei Arbeitsunfall auszufüllen!
Abgabedatum in der Apotheke
Unterschrift des Arztes
Muster 16 (10.2014)
Unfalltag | Unfallbetrieb oder Arbeitgebernummer
[redacted]

Abb. 109.2 Rezeptbeispiel Hilfsmittelverordnung [W181]

Die Angabe der Diagnose erleichtert die Entscheidung für oder gegen eine Kostenübernahme bei der Krankenkasse. Die Verordnung ist 28 Tage gültig.

Das durch die 10-stellige Positionsnummer bezeichnete Einzelprodukt wird vom Leistungserbringer nach Maßgabe der mit den Krankenkassen abgeschlossenen Verträge zur wirtschaftlichen Versorgung ausgewählt. Auch der Arzt kann eine spezifische Einzelproduktverordnung durchführen, wenn er ein spezielles Hilfsmittel für notwendig erachtet, indem er die 10-stellige Positionsnummer angibt.

MERKE

Zuzahlungsmodalitäten und Wirtschaftlichkeit

- Es gibt keine Richtgrößen; bei der Verordnung gilt jedoch das grundsätzliche Wirtschaftlichkeitsgebot. Einzelfallprüfungen und Regresse sind möglich.
- Wie bei Arzneimitteln gibt es eine gesetzliche Zuzahlung für den Patienten zwischen 5 und 10 Euro, bei Verbrauchsmaterialien von 10 Euro monatlich.
- Auch das Verleihen von Hilfsmitteln ist möglich; gebräuchlich ist dies z. B. bei Rollstühlen, Beatmungsgeräten, Babywaagen oder Milchpumpen.
- Es besteht der Anspruch auf mehrkostenfreie Hilfsmittelversorgung. Leistungserbringer müssen GKV-Versicherten prinzipiell mehrkostenfreie Hilfsmittel anbieten bzw. ausdrücklich auf Mehrkosten hinweisen.

109.3 Hilfsmittelverordnung in der Hausarztpraxis

Die Verordnung von Hilfsmitteln gehört häufig zum Aufgabengebiet der MFA. Für Kompressionsstrümpfe gibt es Hinweise zu den notwendigen Angaben in der Leitlinie zur medizinischen Kompressionstherapie sowie leicht zugängliche Vorlagen durch Produktanbieter. Auch für andere häufig verordnete Hilfsmittel wie Gehhilfen oder Blutzuckermessgeräte ist die Verordnung alltäglich und unproblematisch. Gleichzeitige Mehrfachverordnungen, z. B. bei Kompressionsstrümpfen, sind möglich (➤ Abb. 109.2).

LEITLINIEN

S2k-Leitlinie „Medizinische Kompressionstherapie der Extremitäten mit Medizinischem Kompressionsstrumpf (MKS), Phlebologischem Kompressionsverband (PKV) und Medizinischen adaptiven Kompressionssystemen (MAK)“. AWMF-Registernummer 037-005.

https://register.awmf.org/de/leitlinien/detail/037-005

Sich in die Komplexität der korrekten Verordnung sämtlicher verfügbaren Hilfsmittel umfassend einzuarbeiten, ist durch die stetigen Änderungen und Neuerungen sowie die z. T. notwendigen fachlichen Hintergründe, wie z. B. bei orthopädischen Einlagen, nicht zu realisieren. Die vertrauensvolle Zusammenarbeit mit den Sanitätshäusern ist daher für eine sinnvolle Hilfsmittelversorgung unerlässlich, insbesondere bei komplexen Fragestellungen.

Die Sanitätshäuser beraten den Patienten hinsichtlich der Zuzahlungen und Möglichkeiten der verschiedenen Qualitätsstufen der verfügbaren Hilfsmittel. Auch die individuelle Anpassung durch das Sanitätshaus ist notwendig. Eine Empfehlung der Verordnung mit genauer Deklaration muss dann vom Hausarzt auf Plausibilität geprüft werden. Grundsätzlich steht die Abgabe von Hilfsmitteln unter Genehmigungsvorbehalt der Kassen. Diese müssen spätestens innerhalb von 3 Wochen entscheiden. Da die Krankenkassen für bestimmte Hilfsmittel Leistungsverträge (z. B. elektrische Rollstühle) abschließen mussten, sollten Patienten darauf hingewiesen werden, sich zuerst bei ihrer Krankenkasse zu erkundigen, ob sie sich an einen bestimmten Leistungserbringer wenden müssen. Das betrifft akut notwendige und kleinere Hilfsmittel im Regelfall nicht. Bei nicht nachvollziehbaren oder fehlerhaften Verordnungen ist es aber schon zu Regressen gekommen.

TIPP

Die KBV hat für Ärzte in einer Broschüre einen kompakten Überblick zur Hilfsmittelversorgung veröffentlicht: Hilfsmittel – Hinweise zur Verordnung:

www.kbv.de/media/sp/PraxisWissen_Hilfsmittel.pdf

RICHTLINIE

Gemeinsamer Bundesausschuss. Hilfsmittel-Richtlinie/HilfsM-RL: www.g-ba.de/downloads/62-492-2467/HilfsM-RL_2021-03-18_iK-2021-04-01.pdf (letzter Zugriff: 3.4.2024).

KAPITEL

110

Rebekka Preuß

Physikalische Therapie

110.1 Definition und Konzepte

Die Physikalische Therapie beschreibt die befundorientierte Anwendung kinetischer, mechanischer, thermischer, elektrischer, aktinischer und physikochemischer Wirkmechanismen. Ihre Wirkung beruht auf physikalischen Gesetzen und physiologischen Reaktionen sowie der Adaptation (Anpassung) des Organismus an Umweltreize.

Physikalische Therapien weisen ein gutes Sicherheits- und Verträglichkeitsprofil sowie eine jahrhundertelange Anwendung und Erfahrung auf. Ein wissenschaftlich belegter Nutzen existiert jedoch nur für einzelne Anwendungen und Krankheitsbilder. Die Übergänge zur Naturheilkunde sind fließend. Gemeinsam mit der Physiotherapie umfasst die Physikalische Therapie folgende Teilgebiete, Methoden und Techniken (Schöps 2013):

- Aktive und passive Bewegungstherapie (früher: Krankengymnastik)
- Massage, Hydro-, Wärme- und Kältetherapie
- Elektrotherapie, Ultraschall
- Medikomechanik, Sport- und Ergotherapie

Als wichtiger Teil der nicht pharmakologischen Schmerztherapie werden physikalische Therapien vor allem in Rehabilitations- und Schmerzkliniken eingesetzt. Sie können aber auch im ambulanten Bereich von Praxen für Physiotherapie durchgeführt werden. Einzelne physikalische Maßnahmen wie z. B. Elektrotherapie und Ultraschall können auch in Hausarztpraxen angeboten werden. Hierfür sind keine speziellen Genehmigungen oder Qualifikationen notwendig, es müssen lediglich die entsprechenden Geräte vorgehalten werden. Passive Maßnahmen, wie z. B. Massagen, sollten möglichst nur in Kombination mit aktiven Maßnahmen eingesetzt werden. Die Kosten übernimmt bei gesetzlich Versicherten i. d. R. die Krankenkasse. Zuzahlungspflichtige Versicherte müssen einen Eigenanteil leisten.

110.2 Krankheitsbilder

Beratungsanlässe, die zur Verordnung von Physiotherapie oder Physikalischer Medizin führen, sind in der hausärztlichen Praxis sehr häufig und basieren i. d. R. auf akuten, subakuten oder chronischen Beschwerden, Schmerzproblemen und/oder Funktionseinschränkungen.

Schwerpunkt in der Diagnostik ist die Untersuchung des Bewegungsapparats. Diese ist auf Körperfunktionen und biomechanische Zusammenhänge ausgerichtet. Zusätzlich werden zentralnervöse Prozesse und psychosoziale Einflussfaktoren einbezogen (Egan 2015).

Die Physikalische Therapie als Behandlungsform wird generell zur Behandlung aller Krankheitsbilder eingesetzt, die zu Funktionseinschränkungen und Behinderungen führen können. Dazu gehören Schmerzen und Funktionseinschränkungen im Bereich der Stütz- und Bewegungsorgane (Arthrosen, Erkrankungen des rheumatischen Formenkreises, muskuläre Verspannungen) sowie einige Hauterkrankungen und das Post- bzw. Long-Covid-Syndrom. Insbesondere in den Fachgebieten Orthopädie und Unfallchirurgie sowie Rheumatologie kommen häufig Behandlungsmaßnahmen aus dem Bereich der Physikalischen Therapie zur Anwendung. Die Behandlungen können als Einzeltherapie, aber auch kombiniert verordnet und durchgeführt werden.

MERKE

Indikationskatalog Maßnahmen der Physikalischen Therapie (lt. Heilmittelkatalog)

1. Erkrankungen der Stütz- und Bewegungsorgane
2. Erkrankungen des Nervensystems
3. Erkrankungen der inneren Organe
4. Sonstige Erkrankungen

Die beste Evidenz für Physikalische Therapie gibt es bei **Arthrose.** Hier gelten positive Effekte in Bezug auf eine Verbesserung von Schmerz und Funktion als gesichert. Außerdem führt die Thermotherapie neben intraartikulären Temperaturveränderungen zu einer Senkung der Schmerzschwelle. Weitere positive Effekte konnten für verschiedene Verfahren der Elektrotherapie, einschließlich der Ultraschallanwendung, nachgewiesen werden (Kladny 2005, Diehl et al. 2013).

Bei der Behandlung der **rheumatoiden Arthritis** führt die Kryotherapie sowohl in lokaler Anwendung als auch als Ganzkörperapplikation (Kältekammer) zu einer kurzfristigen Reduktion von Schmerzen und Entzündungsaktivität (Lange und Müller-Ladner 2008, Guillot et al. 2014, Mau 2016).

Das **Fibromyalgiesyndrom** kann am besten mit aerobem Ausdauertraining und zeitlich befristeter Verwendung von Ganzkörperwärmetherapie sowie Balneo- bzw. Spa-Therapie behandelt werden (Schiltenwolf et al. 2008, Winkelmann et al. 2012).

Für die Reflexzonenmassage gibt es ausschließlich in der Behandlung urologischer Symptome bei **multipler Sklerose** (MS) einen nachgewiesenen Effekt (Wang et al. 2008).

Darüber hinaus liegt Evidenz für die Wirksamkeit von Physikalischer Therapie bei folgenden Krankheitsbildern vor: subakuter und chronischer Kreuzschmerz, Zervikalsyndrom, Schulterarthropathien, postmenopausale Osteoporose, ankylosierende Spondylitis und Arthritis psoriatica.

LEITLINIEN

- Nationale VersorgungsLeitlinie „Kreuzschmerz". AWMF-Registernummer nvl-007:

  https://register.awmf.org/de/leitlinien/detail/nvl-007
- S3-Leitlinie „Behandlung der Polymyalgia rheumatica". AWMF-Registernummer 060-006:

  https://register.awmf.org/de/leitlinien/detail/060-006
- S3-Leitlinie „Definition, Pathophysiologie, Diagnostik und Therapie des Fibromyalgiesyndroms". AWMF-Registernummer 145-004:

  https://register.awmf.org/de/leitlinien/detail/145-004
- S2k-Leitlinie „Koxarthrose". AWMF-Registernummer 187-049:

  https://register.awmf.org/de/leitlinien/detail/187-049
- S2k-Leitlinie „COVID-19 und (Früh-) Rehabilitation". AWMF-Registernummer 080-008:

  https://register.awmf.org/de/leitlinien/detail/080-008

110.3 Wirkungsweisen und Ansätze in der Physikalischen Therapie

Die Maßnahmen der Physikalischen Therapie entfalten ihre Wirkung nach physikalisch-biologischen Prinzipien durch überwiegend von außen vermittelte kinetische, mechanische, elektrische und thermische Energie. Bei Bädern und Inhalationen spielen zudem chemische Inhaltsstoffe eine Rolle. Die Wirkprinzipien hängen von der jeweils gewählten Therapieform ab. Nebenwirkungen sind selten.

MERKE

Arndt-Schulz-Regel

Schwache Reize fachen die Lebensfähigkeit an, mittlere fördern sie, stärkere hemmen sie, und stärkste heben sie auf.

Im Allgemeinen lassen sich Wirkung und Wirksamkeit der Physikalischen Therapie mit dem **Reiz-Reaktions-Prinzip** erklären (Fähigkeit des Organismus, auf äußere Reize mit physiologischen Reaktionen

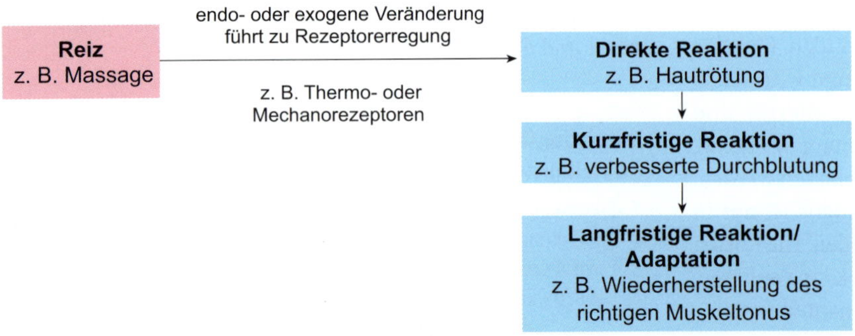

Abb. 110.1 Reiz-Reaktions-Prinzip [P786]

zu antworten; ➤ Abb. 110.1). Dabei erfolgen als Reaktionsform auf einen Reiz zunächst eine direkte Wirkung (z. B. Hautrötung), dann eine Gegenregulation oder Adaptation (z. B. Verringerung von Schmerzen) und schließlich eine langfristige Anpassung und Konditionierung (z. B. Kräftigung der Muskulatur oder Wiederherstellung des richtigen Muskeltonus bei Verspannungen). Ein adäquater Reiz ist ein Reiz, der mit der geringstmöglichen Intensität einen bestimmten Rezeptor erregen kann. Die therapeutische Reizstärke ist abhängig von Reizintensität, Reizdauer, Reizfläche, Reizserie und Dosierung. Diese bleibt dabei immer im physiologischen Bereich.
Es werden folgende **Reizformen** unterschieden:

- Thermisch
- Kinetisch
- Mechanisch
- Elektrisch
- Feuchte Nebel
- Aktinisch

Außer bei der Bewegungstherapie sollte bei allen Therapieformen nach 4 bis 6 Wochen eine Reizpause von ca. 2 bis 3 Monaten eingelegt werden.

Maßnahmen der Physikalischen Therapie beeinflussen nicht nur Haut, Muskulatur und Bindegewebe durch von Schmerzlinderung, muskeltonisierende und aktivierende Verfahren, sondern wirken auch positiv auf innere Organe und die Psyche.

MERKE

Wilders Ausgangswertgesetz

Je stärker die Erregung der vegetativen Nerven, desto geringer ist ihre Erregbarkeit für fördernde und desto stärker ihre Ansprechbarkeit für hemmende Reize.

Weitere Wirkprinzipien

- Entlastung und Schonung
- Bettruhe, Ruhigstellung, Gefahr der Deadaptation
- Hemmung und Bahnung, Habituation
- Inhibition, Fazilitation, Dämpfung
- Sensomotorische Adaptation
- Funktionelle Adaptation
- Normalisierung, Mitreaktionen, Therapiekrisen
- Trophische und plastische Adaptation
- Wachstumsprozesse von Geweben (Myofibrillen, Erythropoese)
- Neuroplastizität
- Adaptive Veränderungen des Nervensystems
- Psychische und Verhaltensänderung
- Lernprozesse

110.4 Physikalische Therapieformen

Die Abgrenzung der Physikalischen Therapie von anderen Therapieformen ist teilweise schwierig oder umstritten. Behandlungen wie z. B. Physiotherapie, Ergotherapie, Logopädie, Podologie, Sporttherapie, Manuelle Medizin, Neuraltherapie, Naturheilverfahren, Akupunktur und Inhalationstherapie gehören zur Physikalischen Therapie oder werden mit ihr kombiniert.

Zudem sind die Indikationsstellung, Einsatzplanung und Verordnung von Hilfsmitteln wie Bandagen, Orthesen, Prothesen, Gehhilfen oder sonstigen Hilfen zur Aufrechterhaltung von Mobilität und Selbstständigkeit sowie Mittel zur Pflege oder zur Aufrechterhaltung der Kommunikation Teil der Physikalischen Therapie.

Die Wirksamkeit verschiedener physikalischer Therapieformen wird zunehmend durch neuere Studien belegt (Mau 2016). Deutsche S3-Leitlinien enthalten aktuell Empfehlungen zur Physikalischen Therapie und zur koordinierten multiprofessionellen und rehabilitativen Versorgung (➤ Kap. 110.2, Leitlinien-Kasten).

MERKE

Physikalische Maßnahmen haben einen direkten Einfluss auf spezielle Körperfunktionen. Gerade bei älteren und chronisch kranken Patienten ist daher besondere Vorsicht geboten, da diese i. d. R. eine verminderte Belastbarkeit des Herz-Kreislauf-Systems sowie eine nachlassende Elastizität von Haut, Bindegewebe und Gefäßen aufweisen. Die Folge kann eine mangelnde Durchblutung im trainierten Gebiet oder eine Herz-Kreislauf-Dysregulation sein, weshalb vor Beginn der Therapie eine gute Kenntnis der Begleiterkrankungen sowie ein individuell angepasstes und langsames Training wichtig sind.

CAVE

Injektionen/Infiltrationen

Injektionstherapien mit Lokalanästhetika, Schmerzmitteln, Steroiden und anderen Substanzen bei unspezifischen Rücken- und Nackenschmerzen sind weit verbreitet. Da der Nutzen wissenschaftlich unzureichend belegt ist, werden sie von Leitlinien nicht empfohlen. Schwere Komplikationen sind selten, aber beschrieben. Wegen Aufklärungsmängeln und weil es weniger gefährliche und belegte wirksame Alternativen gibt, stellen sie ein forensisches Risiko dar.

110.4.1 Heilmittelkatalog

Zu den in der Praxis verordnungsfähigen Maßnahmen der Physikalischen Therapie gehören die in §§ 18–25 der Heilmittel-Richtlinie (HeilM-RL) genannten Heilmittel bei Vorliegen der entsprechenden Indikation (➤ Kap. 108). Nicht verordnungsfähig sind die in Anlage 1 genannten Maßnahmen, deren therapeutischer Nutzen nicht nachgewiesen ist oder die der persönlichen Lebensführung zuzuordnen sind.

TIPP

Aktuelle Version des Heilmittelkatalogs (Teil II der HeilM-RL):

https://www.g-ba.de/downloads/17-98-3064/HeilM-RL_2023-01-19_Heilmittelkatalog.pdf

Standardisierte Kombinationen von Maßnahmen der Physikalischen Therapie („standardisierte Heilmittelkombinationen")

Die „standardisierten Heilmittelkombinationen" aus den einzelnen Maßnahmen können nach Maßgabe des Heilmittelkatalogs nur dann verordnet werden,

- wenn komplexe Schädigungsbilder vorliegen und die therapeutisch erforderliche Kombination von drei oder mehr Maßnahmen synergistisch sinnvoll ist,
- wenn die Erbringung dieser Maßnahmen in einem direkten zeitlichen und örtlichen Zusammenhang erfolgt und
- wenn der Patient aus medizinischer Sicht geeignet ist.

Soweit die Verordnung nicht näher spezifiziert wird, kann der Therapeut über die bei der jeweiligen Behandlung einzusetzenden Maßnahmen entscheiden.

110.4.2 Massagetherapie

Die Massage einzelner oder mehrerer Körperteile erfolgt in Ruhelage des Patienten und erfolgt über eine mechanische Reizung von Haut, Unterhaut, Muskeln, Sehnen und Bindegewebe einschließlich von deren Nerven, Lymph- und Blutgefäßen. Spezielle Grifftechniken führen je nach Massagetechnik zur Stimulation der Propriozeptoren, Aktivierung von Durchblutung und Lymphfluss, Tonisierung oder Detonisierung, Entstauung und Schmerzlinderung. Indirekt kann eine therapeutische Beeinflussung innerer Organe über kutiviszerale Reflexe erzielt werden.

Indikation für diese Therapieformen sind lokalisierbare schmerzhafte Tonusänderungen der Muskulatur und ausgedehnte Wassereinlagerungen (Verquellungsbezirke) im Unterhaut-Bindegewebe mit mangelhafter Verschiebbarkeit der Schichten.

Zur Massagetherapie gehören:

- Verfahren der klassischen Massage
- Reflexzonenmassage
- Lymphdrainage

Klassische Massage

Ziel der klassischen Massagetherapie (KMT) ist eine verbesserte Durchblutung der Muskeln zur Verminderung von Schmerzen und Muskelverspannungen und zur Lockerung verkürzter Muskelfasern. Dies wird durch spezielle Techniken wie z. B. Kneten, Streichen, Klopfen oder Vibrieren erreicht.

Eine Sonderform der KMT ist die **Unterwasserdruckstrahlmassage.** Unterstützt vom entspannenden Effekt der Wassertemperatur und von der Auftriebskraft des Wassers führt diese zur verbesserten Rückstromförderung und Mehrdurchblutung, Schmerzlinderung sowie Detonisierung der Muskulatur.

Massageformen, die über nervös-reflektorische Wege über segmentale Regulations-mechanismen zur Beeinflussung innerer Organe und peripherer Durchblutungsstörungen wirken, sind die **Bindegewebsmassage,** die **Segmentmassage,** die **Periostmassage** und die **Kolonmassage.** Letztere ist nur bei entzündlichen Darmerkrankungen und neurogenen Darmlähmungen verordnungsfähig.

MERKE

Der Wunsch von Patienten nach Verordnung einer Massage ist ein häufiger Konfliktpunkt in der Praxis. Massage wird von vielen als angenehm empfunden, und teilweise verschwimmt die Grenze zwischen Wellness und Therapie. Studien zeigen, dass Massage i. d. R. nur kurz anhaltende Effekte hat, also nicht nachhaltig ist. Da sie den Bewegungsmangel, der den Beschwerden oftmals zugrunde liegt, nicht adressiert, nehmen Experten an, dass sie als passive Maßnahme (Patient lässt sich die Schmerzen „wegmassieren") insgesamt eher ungünstig wirkt. Zudem unterliegen die Verordnungen von Massagen in der ambulanten Versorgung dem Heilmittelbudget und können zu Regressforderungen führen. Daher sollten Massagen nur in Ausnahmefällen verordnet werden. Massagen haben als medizinische Leistung am ehesten in Kombination mit aktivierenden Maßnahmen ihre Berechtigung.

Manuelle Lymphdrainage

Ziele der manuellen Lymphdrainage (MLD) sind Entstauung und Schmerzlinderung. Eine anschließende Kompressionsbandagierung (lymphologischer Kompressionsverband) kann zusätzlich verordnet werden und erfolgt im Anschluss an die MLD, um ein Wiederauftreten der Ödeme zu verhindern bzw. zu verlangsamen. Die notwendigen Kompressionsbinden sind gesondert als Verbandmittel zu verordnen, sofern keine Hilfsmittel zur Kompressionstherapie vorhanden sind. Die häufigsten Indikationen in der Hausarztpraxis sind Lymphödeme der Beine und Lymphödeme am Arm nach Brustkrebstherapie.

Folgende Therapien sind verordnungsfähig:

- **MLD-30:** 30 min Therapiezeit (Teilbehandlung) bei *leichtgradigen Lymphödemen, Ödemen oder Schwellungen* zur Behandlung eines Körperteils (z. B. ein Arm oder Bein, Rücken, Kopf, Hals oder Rumpf)
- **MLD-45:** 45 min Therapiezeit (Großbehandlung) bei *Lymphödemen und phlebolymphostatischen Ödemen* zur Behandlung von zwei Körperteilen (z. B. beide Beine, beide Arme, ein Bein und ein Arm, Kopf und Hals)
- **MLD-60:** 60 min Therapiezeit (Ganzbehandlung) bei *schwergradigen Lymphödemen* zur Behandlung von zwei Körperteilen (z. B. beide Beine, beide Arme, ein Bein und ein Arm, Kopf und Hals) oder bei *schwergradigen Lymphödemen mit Komplikationen durch Strahlenschädigungen* (mit z. B. Schultersteife, Hüftsteife oder Plexusschädigung) zur Behandlung eines Körperteils (z. B. ein Arm oder Bein, Rücken, Kopf, Hals, Rumpf).

110.4.3 Elektrotherapie

Die Elektrotherapie nutzt verschiedene Formen elektrischen Stroms (galvanischer Gleichstrom, nieder-/mittel- oder hochfrequente Reizströme), um Heilungsvorgänge im Körper zu aktivieren (➤ Tab. 110.1). Dabei soll die elektrische Energie die Schmerzfortleitung zum Gehirn hemmen (Verdeckungseffekt), eine Stimulierung schmerzhemmender Endorphine im Thalamus bewirken oder die Schmerzempfindung verändern. Die Erregbarkeit des stromdurch-

Tab. 110.1 Übersicht Elektrotherapie

	Beispiele	Wirkung/Besonderheiten	Indikation
Niederfrequenzbereich 0–1.000 Hz	Galvanisation	Hyperämisierend, analgetisch, Anwendung 10–20 min.	Akute Schmerzen (LWS mit radikulärer Ausstrahlung, Gesicht, pAVK, PNP)
	Iontophorese	Mit Analgetika (Diclofenac, Salicylsäure unter Kathode), Anwendung mind. 30 min.	Oberflächliche Schmerzen (Kniegelenk, Patella, Epikondylitis)
	Reizstrom nach Träbert	Analgetisch und muskeldetonisierend (tetanische Erregung, keine Muskelkontraktion)	Schmerzen der Wirbelsäule, degenerative Gelenkerkrankungen mit Myogelosen
	Diadynamischer Strom nach Bernard	Sensible Reizung wegen galvanischer Komponente, gut analgetisch	Schmerzen der Wirbelsäule, radikuläre Schmerzen, frische Extremitätenverletzungen mit Hämatom, pAVK IIa
	TENS	Haus- und Langzeitanwendung möglich, variable Elektrodenlage	Chronisches Schmerzsyndrom, (pseudo-)radikuläre Schmerzen, Arthralgien, Neuralgien, Stumpfschmerzen, postoperative Schmerzen
	Exponentialstrom	Verhinderung von Atrophie und bindegewebiger Umwandlung der Muskulatur	Bei peripher denervierter Muskulatur
	Hydrogalvanische Bäder (2- und 4-Zellen-Bad, Stangerbad)	Galvanischer Strom kombiniert mit Wärmetherapie des Wassers (Stangerbad = Vollbad)	PNP, rheumatische Erkrankungen, Fibromyalgie, vegetative Dysregulationen, Tumorschmerz bei Knochenmetastasierung
Mittelfrequenzbereich 1–100 kHz	Interferenzstrom	Sympathikusdämpfung und Analgesie	Morbus Raynaud, Trigeminusneuralgie, Herpes zoster, Schmerzen des Bewegungsapparats (Lumbalgie, Ischialgie etc.)
	Amplitudenmodulierte Ströme	Mittelfrequenten Basisströmen wird ein niederfrequenter Wirkmechanismus aufgeprägt (moduliert)	Reflektorische Muskelverspannungen, rheumatische Beschwerden, Verletzungsfolgen (Ödem, Kontraktur, Atrophie), partiell denervierte Muskeln, zentrale Lähmungen
Hochfrequenzbereich > 300 kHz	Kurzwelle (11,06 m)	Muskelerwärmung	Verspannungen, Myogelosen
	Dezimeterwelle (69 cm)	Durchblutungssteigerung, Muskeldetonisierung, Schmerzlinderung, Verbesserung der Gelenkbeweglichkeit	Kontrakturen Dosierung nach Schliephake
	Mikrowelle (12,25 cm)		
Ultraschall 800 kHz – 1 MHz	Wärmetherapie mittels Ultraschall	Analgetisch, hyperämisierend, muskelrelaxierend (Mikromassage), Phonophorese mit Medikament	Rheumatische Erkrankungen, Arthrose, Hauterkrankungen, Muskelzerrungen, Tendinosen, Distorsionen, Gelenkkontrakturen, Morbus Bechterew, Fibrosen, Narben, Weichteilverletzungen, Schultersteife, Epikondylitis, Phantomschmerz, pAVK, Morbus Sudeck

flossenen Nervs wird verringert und damit die Schmerzschwelle erhöht. Dadurch lassen sich eine Verbesserung der Durchblutung, eine Tonisierung und Detonisierung der Muskulatur sowie entzündungshemmende und resorptionsfördernde Wirkungen erzielen. Elektrotherapie kann mit Wasserbehandlungen kombiniert werden. Die Evidenz für die Wirksamkeit und Nachhaltigkeit ist gering.

Indikationen für die Elektrotherapie sind akute oder chronische Schmerzen, Muskelaufbau bei Lähmungen, Harninkontinenz oder Ohrgeräusche (Tinnitus):

- **Gleichstrom** wird eingesetzt zur Durchführung galvanischer Strombehandlungen und der Iontophorese, die häufig zur Behandlung bei Arthrosen der großen Gelenke genutzt wird.
- **Niederfrequente Stromformen** finden sich beim faradischen Strom, Schwellstrom, TENS, Exponentialstrom, diadynamischen Strom und Ultrareizstrom. Insbesondere die **transkutane elektrische Nervenstimulation (TENS)** ist ein etabliertes Verfahren in der Schmerztherapie und soll eine Überdeckung der aus den Außenbereichen des Körpers in Richtung Rückenmark und Gehirn führenden Schmerzreize bewirken (➤ Abb. 110.2).

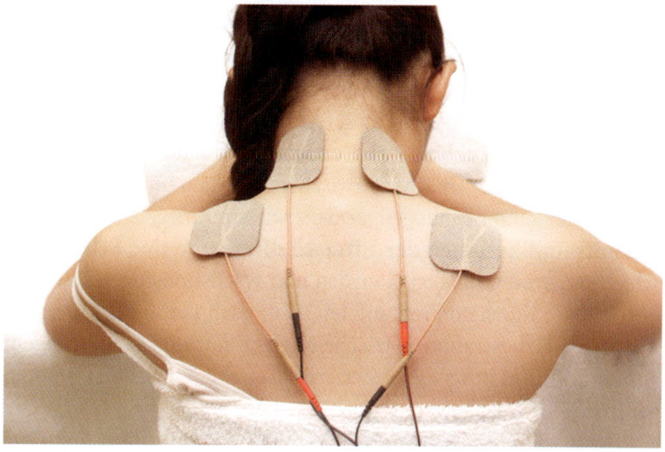

Abb. 110.2 TENS-Gerät zur Schmerzlinderung, für die Anwendung in der Häuslichkeit geeignet. [J787–114]

Exponentialstrom findet Anwendung bei Lähmungen, z. B. bei Fußheberschwäche. Der Schwellstrom hingegen wird zur Stimulierung geschwächter Muskeln eingesetzt, z. B. nachdem einzelne Körperteile infolge einer Operation oder eines Unfalls längere Zeit ruhiggestellt werden mussten.

- **Mittel- und hochfrequente Ströme** kommen i. d. R. zur Verbesserung der Durchblutung und zur Schmerzlinderung zur Anwendung (z. B. Interferenzstrom, Kurz- und Mikrowelle).

CAVE

Kontraindikationen Elektrotherapie

- **Relative KI:** gutartige Tumoren, Sensibilitätsstörungen, Schwangerschaft, Thrombosen, Metallimplantate, Ekzeme, offene Hautstellen, Verbrennungen, Epiphysenfugen bei Jugendlichen
- **Absolute KI:** metastasierende Tumoren, Krankheiten des hämatopoetischen Systems, schwere Arteriosklerose, hochakute fieberhafte Krankheitsprozesse, Herzrhythmusstörungen, Herzschrittmacher

Bei der Elektrotherapie darf keine direkte Durchströmung des Herzens erfolgen. Elektroden dürfen nicht auf offene Wunden und im Bereich frischer Thrombosen aufgelegt werden. Vorsicht ist beim Einsatz in Bereichen geboten, in denen der Patient an einer gestörten Oberflächensensibilität leidet.

Folgende Therapien sind verordnungsfähig:

- **Elektrotherapie unter Verwendung konstanter galvanischer Ströme oder unter Verwendung von Stromimpulsen** (z. B. diadynamische Ströme, mittelfrequente Wechselströme, Interferenzströme)
- **Elektrostimulation unter Verwendung von Reizströmen mit definierten Einzelimpulsen nach Bestimmung von Reizparametern** (nur zur Behandlung von Lähmungen bei prognostisch reversibler Nervenschädigung)
- **Hydroelektrisches Teilbad oder Vollbad (Stangerbad)**
- **Kohlensäure- und Kohlensäuregasbäder (Voll- oder Teilbäder)** wirken durchblutungsfördernd und stoffwechselstimulierend, wenn eine standardisierte Konzentration von Kohlendioxid (CO_2) auf die Haut einwirkt.

Die **Ultraschallbehandlung** ist keine eigentliche Elektrotherapie, sondern gehört zur Wärmetherapie (➤ Kap. 110.4.6). Sie wird häufig in Kombination mit anderen Elektrotherapieformen (z. B. Reizstrom) eingesetzt und ist besonders wirksam bei Reizzuständen und Schmerzen am Übergang zwischen Knochen und Sehnen, z. B. am Schulter- und Ellenbogengelenk sowie am Kniegelenk.

Kontraindikationen der Ultraschalltherapie sind Schwangerschaft, die Anwendung an Gonaden und Wachstumsfugen sowie im Bereich von Kunststoffimplantaten, Z. n. nach Laminektomie oder Röntgen-Reizbestrahlung, frische Narben, floride Entzündungen, Tumoren, Thrombosen, anästhesiertes Gewebe. Vorsicht ist geboten bei Herzschrittmachern und über Metallen.

110.4.4 Hydrotherapie

Bei der Hydrotherapie wird warmes und kaltes Wasser als Heilmittel genutzt. Dies geschieht oft in Verbindung mit anderen physiotherapeutischen Maßnahmen, z. B. mit der Elektrotherapie. Zu den Verfahren der Hydrotherapie zählen Bäder (z. B. Kneipp-Bad), Güsse, Packungen, Waschungen und Wickel. Die Hydrotherapie kann Schmerzen lindern, entspannen und das Kreislaufsystem aktivieren.

Dies geschieht durch eine reflexbedingte Sofortreaktion auf Wärme- oder Kältereize und die anschließende Selbstregulation des Körpers (Änderung der vegetativen Ausgangslage). Hydrotherapie führt zu Entspannung der Muskulatur, Schmerzlinderung und Förderung der Durchblutung. Eine erhöhte Rechtsherzbelastung ist als Nebenwirkung zu berücksichtigen.

Die Verfahren der Hydrotherapie werden fast ausschließlich im Kur- und Reha-Bereich angewendet und sind im ambulanten Bereich nicht verordnungsfähig.

110.4.5 Balneologie und Klimatologie

Der Begriff **Balneologie** ist aus dem Griechischen („Bad, Badeanstalt" + „-logie" = Bäderheilkunde) abgeleitet und meint die Lehre der therapeutischen Anwendung von natürlichen Heilquellen, Heilgasen und Peloiden in Form von Bädern (➤ Kap. 110.3), Tinkturen und Inhalationen. Zur Balneologie gehören die Balneotherapie (Bädertherapie), die Balneotechnik, die Balneochemie und die Balneophysik.

Klimatherapie

Die **Klimatherapie** beschreibt eine Behandlung mit den physikalischen und chemischen Wirkungen der freien Atmosphäre. Sie nutzt die biopositiven Auswirkungen von Klima und Wetter. Ziel der Klimatherapie ist eine Adaptation des Organismus an natürliche Umweltfaktoren und Entlastung gegenüber bisherigen Einflüssen (z. B. Luftverunreinigung, Lärm, psychosozialer Stress, Fehlernährung etc.).

Gesundheitsfördernde Faktoren des Klimas sollen durch Thermoregulationstraining, durch Kühle und Wind sowie Sonnenstrahlung (UV-B führt zu einer Hyperplasie der Epidermis und Vitamin-D-Bildung) bedingt sein und dadurch zu einer Verbesserung des Immunsystems sowie zu einer Steigerung der Ausdauerleistungsfähigkeit führen. Das sichtbare Licht soll bei der Synchronisation des Tagesrhythmus eine antidepressive Wirkung entfalten. Luftreinheit und Allergenreduktion sollen zu einer Entlastung und Verminderung der Hyperreagibilität von Haut und Atemwegen bei Allergikern führen. Meerwasseraerosole und Meerwasserbäder sollen die bronchopulmonale Clearance verbessern und Entzündungsprozesse der Haut (in Kombination mit UV-Strahlung) hemmen. Sauerstoffmangel soll die Erythropoese anregen und so zu einer Vertiefung der Atmung sowie vegetativer Reizwirkung (inkl. Blutdrucknormalisierung) führen.

- Das **Seeklima (Nord- und Ostseeküste)** wird als schonend und entlastend angesehen, da es Luftreinheit und Allergenfreiheit (nur Pollen) aufweist. Es soll die Kälteadaptation verbessern und zu einer Steigerung der körperlichen Leistungsfähigkeit führen. Durch die relativ hohe UV-Strahlung sowie den Wind und die Aerosole des Meerwassers (Salz + Jod) wird es auch als Reizklima bezeichnet. Das Seeklima wird als geeignet zur Prävention von Erkältungskrankheiten („Abhärtung") sowie zur Heilung von nicht allergischen Atemwegs- und Hauterkrankungen, Atopien und Erkrankungen im Kindesalter angesehen. Eine relative Kontraindikation besteht bei saisonaler und „echter" Depression aufgrund der wochenlangen Ostseenebel im Winter.

- Das **Mittelgebirgs- oder Waldklima** erreicht man in ca. 300–1.000 m Höhe. Durch die natürliche Filterfunktion der Laub- und Nadelwälder entsteht ein schonendes und entlastendes Klima mit reiner Luft und hoher Luftfeuchte. Die Wärmebelastung ist gering. Durch erhöhte UV-Strahlung und niedrigere Temperaturen gilt es als reizstark. Das Mittelgebirgs- oder Waldklima soll für die Rekonvaleszenz, bei Herz- und Gefäßerkrankungen, Trainingsmangel, nicht allergischen Atemwegserkrankungen sowie für hohes oder Kleinkindalter geeignet sein.
- Das **Hochgebirgsklima** befindet sich in ca. 1.000–3.000 m Höhe. Wegen der Luftreinheit und Allergenreduktion sowie der geringen Luftfeuchtigkeit gilt es als schonend und entlastend. Über 1.200 m (außerdem in der Wüste und am Toten Meer) gibt es fast keine Hausstaubmilben. Durch eine erhöhte UV-Strahlung und Windgeschwindigkeit sowie einen geringeren pO_2 und eine geringere Lufttemperatur gilt es als reizstarkes Klima. Das Hochgebirgsklima soll besonders bei Atopien (Neurodermitis, Asthma, Heuschnupfen) und nicht allergischen Haut- (Psoriasis) und Atemwegserkrankungen, Osteoporose, Trainingsmangel und saisonaler Depression geeignet sein.

Diese Annahmen sind wissenschaftlich nicht gut belegt. Zulasten der GKV ist eine Klimatherapie nur im Rahmen einer Rehabilitation oder als **ambulante Vorsorgekur** verordnungsfähig (➤ Box 110.1).

Box 110.1

Ambulante Vorsorgekur und Zusatzbezeichnung „Balneologie"

Als „Kur" bezeichnet wird i. d. R. die **ambulante Vorsorgekur.** Diese ist von der Rehabilitation abzugrenzen. Sie kommt infrage, wenn keine Rehabilitation indiziert ist, aber eine vorsorgefähige Belastung (Stress, Schichtarbeit, chronische Erkrankung) vorliegt und die ambulanten Maßnahmen vor Ort ausgeschöpft sind. Der Antrag besteht aus 2 Teilen:

1. Formular für den Versicherten (von der Krankenkasse),
2. „Anregung einer ambulanten Vorsorgeleistung in anerkannten Kurorten" gemäß § 23 (2) SGB V, das durch den Vertragsarzt auszufüllen ist **(Muster 25).**

Wird die Kur genehmigt, erhält man einen Zuschuss von 16 Euro/Tag für Unterkunft und Verpflegung und eine Überweisung zu einem „Bade- oder Kurarzt". Dieser kann dann vor Ort nach einer Eingangsuntersuchung individuelle Kurmaßnahmen verordnen. Im Regelfall sind auch hier Zuzahlungen notwendig. Die Kur dauert längstens 3 Wochen.

Ärzte, die in einem amtlich anerkannten Kurort tätig sind, können in einigen Bundesländern die Bezeichnung **„Badearzt"** oder **„Kurarzt"** führen. Dazu ist eine spezielle Qualifikation notwendig, die über einen Kurs „Balneologie und Medizinische Klimatologie" erworben werden kann (www.badeaerzteverband.de).

Insgesamt ist sowohl die Anzahl der Kurärzte als auch die Anzahl der durchgeführten Vorsorgeleistungen rückläufig.

Spezielle Kurformen, die in manchen Reha-Kliniken angeboten werden, sind darüber hinaus z. B. Thalasso, Trinkkur, Terrainkur, Bäderkur und Klimakur. Eine Reizserienbehandlung im veränderten Milieu, d. h. am Kurort (nicht am Wohnort), wird aufgrund der Anregung adaptiver Prozesse empfohlen.

Inhalationstherapie

Bei Atemwegserkrankungen wie Asthma, Mukoviszidose oder Lungenentzündung ist die Inhalationstherapie Mittel der Wahl. Die Inhalationstherapie wird ausschließlich als Einzeltherapie mit einem Gerät (z. B. Ultraschallvernebler) angewendet, mit dem eine alveolengängige Teilchengröße erreicht wird. Zur längerfristigen Behandlung sind Inhalationen als Heilmittel nur verordnungsfähig, wenn eine Eigenbehandlung mit verordnungsfähigen, als Arzneimittel zugelassenen Inhalaten, ggf. in Verbindung mit zusätzlich notwendigen Geräten, nicht möglich ist.

110.4.6 Thermotherapie (Wärme-/Kältetherapie)

Sowohl Wärme- als auch Kälteanwendungen gelten als schmerzlindernd. Sie beeinflussen den Muskeltonus und wirken reflektorisch auf innere Organe. Kälteanwendungen wirken zusätzlich entzündungshemmend. Einige Therapien (z. B. Ultraschall) können von Praxen selbst angeboten und abgerechnet werden.

Kältetherapie (Kryotherapie)

Kryotherapie beschreibt die therapeutische Nutzung einer lokalen Kälteapplikation mit dem Ziel des Wärmeentzugs. Dadurch wird die Nervenaktivität herabgesetzt, und Schmerzen werden gehemmt. Gleichzeitig wirkt die Kryotherapie über eine Verlangsamung des Stoffwechsels abschwellend und entzündungshemmend; es kommt zu Ödem- und Hämatomreduktion. Je nach Anwendungsdauer kann eine Muskeltonisierung oder -detonisierung erzielt werden. Krankhaft erhöhte Muskelspannungen (Spastizität) und Lähmungen können positiv beeinflusst werden. Mittel der Wahl sind Eiskompressen, Kaltgas, Kaltluft und Eismassagen.

Indikationen

- Sportverletzungen (PECH-Schema)
- Rheumatische Erkrankungen (Kältekammer)
- Neurologische Erkrankungen (tonussenkende Wirkung)

Kältetherapie kann im ambulanten Bereich nicht zulasten der GKV verordnet werden. Manche Kliniken oder Reha-Einrichtungen verfügen über Kältekammern, bei denen die Kälteanwendungen dann Teil der Behandlung sind.

Wärmetherapie

Wärmetherapie beschreibt die gezielte therapeutische Anwendung von Wärme zur Muskelentspannung, Stoffwechselaktivierung,

Tab. 110.2 Angenommene Wirkmechanismen der Wärmetherapie

Positive Wirkung	Negative Wirkung
• Schmerzlinderung • Entzündungshemmung (chronische Entzündungen) • Muskeldetonisierung • Bindegewebsdehnung • Durchblutungserhöhung • Stimulation der Phagozytose • Stimulation der Diffusion • Verbesserung der Synovialviskosität • Kutiviszerale Reflexe	• Ödemverstärkung • Blutungsverstärkung • Senkung der Muskeldurchblutung • Aktivierung kollagenolytischer Enzyme • Mögliche Entzündungsverstärkung • Belastung des Herz-Kreislauf-Systems

Schmerzreduktion, Lösung von Adhäsionen u. v. m. (➤ Tab. 110.2). Bei falscher Anwendung kann sie jedoch auch negative Auswirkungen haben. Besonders bei herzkranken Patienten sollte die Wärmetherapie mit Vorsicht angewendet werden.

Anwendungsformen der Wärmetherapie

- Wärmetherapie mittels **Heißluft** als strahlende und geleitete Wärme zur Muskeldetonisierung und Schmerzlinderung (z. B. Sauna bis 100 °C)
- Wärmetherapie mittels **heißer Rolle,** zur lokalen Hyperämisierung mit spasmolytischer, sedierender, schmerzlindernder und reflektorischer Wirkung auf innere Organe
- Wärmetherapie mittels **Ultraschall** zur Verbesserung der Durchblutung und des Stoffwechsels und zur Erwärmung tiefergelegener Gewebsschichten
- Wärmetherapie mittels **Warmpackungen** mit Peloiden (z. B. Fango), Paraffin oder Paraffin-Peloid-Gemischen, Schlick oder Moor zur Applikation intensiver Wärme
- Wärmetherapie mittels **Voll- und Teilbädern** mit Peloiden/Paraffin (bis 48 °C).

Typische Indikationen

- Chronische Arthritiden, Arthrose
- Chronische Irritations-, Vertebralsyndrome
- Chronische Periarthropathien
- Längere Zeit nach Trauma
- Osteoporose
- Morgensteifigkeit bei RA

Kontraindikationen

- Ischämie, Blutungsneigung, Phlebitis, Malignome, Sensibilitätsstörungen, Ödeme
- Akute traumatische und entzündliche Situationen

Die Wärmetherapie kann mit Ausnahme der Ultraschallwärmetherapie nur als therapeutisch erforderliche Ergänzung in Kombination mit Krankengymnastik, Manueller Therapie, Übungsbehandlung, Chirogymnastik oder Massagetherapie verordnet werden, es sei denn, im Heilmittelkatalog ist indikationsbezogen etwas anderes bestimmt.

LITERATUR

Arbeitskreis Traumarehabilitation der Deutschen Gesellschaft für Orthopädie und Unfallchirurgie (DGOU). Nachbehandlungsempfehlungen 2023. 9. A. 2023; https://dgou.de/fileadmin/dgou/dgou/Dokumente/Gremien/Sektionen/Rehabilitation/NBE_2023_web.pdf (letzter Zugriff: 3.4.2024).

Chenot JF. Injektionstherapien bei Rücken- und Nackenschmerzen. Tägliche Praxis 2017; 59: 89–94.

Diehl P, Gerdesmeyer L, Schauwecker J, et al. Konservative Therapie der Gonarthrose. CME 2013; 10: 63–74.

DIMDI – Deutsches Institut für medizinische Dokumentation und Information. ICF Version 2005. Internationale Klassifikation der Funktionsfähigkeit, Behinderung und Gesundheit. Neu-Isenburg: MMI Medizinische Medien Information GmbH 2006.

Drexel H, Hildebrandt G, Schlegel KF, Weinmann G. Physikalische Medizin. Bd. 1: Physiologische Grundlagen, Thermo- und Hydrotherapie, Balneologie und Medizinische Klimatologie. Stuttgart: Hippokrates; 1990.

Drexel H, Hildebrandt G, Schlegel KF, Weinmann G. Physikalische Medizin. Bd. 4: Elektro- und Lichttherapie. Stuttgart: Hippokrates; 1990.

Egan M, Seeger D, Schöps P. Physiotherapie und physikalische Therapie in der Schmerzmedizin. Schmerz 2015; 29: 562–568.

Kladny B. Physikalische Therapie der Arthrose. Z Rheumatol 2005; 64: 448–455.

Lange U, Müller-Ladner U. Evidenz zu physikalisch-medizinischen Therapieoptionen bei muskuloskelettalen Schmerzen. Z Rheumatol 2008; 67: 658–664.

Mau W. Evidenzbasierte physikalische Therapie bei rheumatischen Krankheiten. Dtsch Med Wochenschr 2016; 141: 1470–1472.

Schöps P. Physiotherapeutische und physikalisch-medizinische Verfahren. in: Baron R, Koppert W, Strumpf M, Willweber-Strumpf A (Hrsg.). Praktische Schmerzmedizin. Berlin, Heidelberg: Springer 2013, S. 163–171.

Weinschenk S, Neuraltherapie – die Therapie mit Lokalanästhetika: Der aktuelle Stand des Wissens. Dtsch Z Akupunkt 2013; 56: 6–9.

SYSTEMATISCHE REVIEWS

Guillot X, Tordi N, Mourot L, et al. Cryotherapy in inflammatory rheumatic diseases: a systematic review. Expert Review of Clinical Immunology 2014; 10(2): 281–294.

Schiltenwolf M, Häuser W, Felde E, et al. Physiotherapie, medizinische Trainingstherapie und physikalische Therapie beim Fibromyalgiesyndrom. Schmerz 2008; 22: 303.

Wang MY, Tsai PS, Lee PH, et al. The efficacy of reflexology: Systematic review. J Adv Nurs 2008; 62(5): 512–520.

Winkelmann A, Häuser W, Friedel E, et al. Physiotherapie und physikalische Verfahren beim Fibromyalgiesyndrom. Schmerz 2012; 26: 276–286.

RICHTLINIEN

Gemeinsamer Bundesausschuss. Richtlinie über die Verordnung von Heilmitteln in der vertragsärztlichen Versorgung (Heilmittel-Richtlinie/HeilM-RL) in der Fassung vom 19. Mai 2011, veröffentlicht im Bundesanzeiger Nr. 96 (S. 2247) vom 30. Juni 2011 in Kraft getreten am 1. Juli 2011, zuletzt geändert am 19. Januar 2023, veröffentlicht im Bundesanzeiger BAnz AT 11.04.2023 B1, in Kraft getreten am 12. April 2023; www.g-ba.de/downloads/62-492-3109/HeilM-RL_2023-01-19_iK-2023-04-12.pdf (letzter Zugriff: 3.4.2024).

Gemeinsamer Bundesausschuss. Richtlinie über die Verordnung von Heilmitteln in der vertragsärztlichen Versorgung – Zweiter Teil – Zuordnung der Heilmittel zu Indikationen (Heilmittelkatalog); www.g-ba.de/downloads/17-98-3064/HeilM-RL_2021-01-01_Heilmittelkatalog.pdf (letzter Zugriff: 3.4.2024).

KAPITEL

111

Jost Steinhäuser

Manuelle Medizin

111.1 Definition und Epidemiologie

Unter Manueller Medizin wird die Erkennung und Behandlung reversibler Funktionsstörungen des Bewegungssystems mittels manueller Untersuchungs- und Behandlungstechniken verstanden.

Manuelle Medizin ist eine Zusatzbezeichnung, für die eine Facharztanerkennung in einem Gebiet der unmittelbaren Patientenversorgung sowie 320 Stunden Kurs-Weiterbildung notwendig sind.

Unter Manueller Medizin werden unterschiedliche Techniken subsumiert. Zudem gibt es mit Physiotherapeuten und Heilpraktikern Berufsgruppen, die ebenfalls manuelle Untersuchungs- und Behandlungstechniken anbieten. Daher sollten die häufig fälschlicherweise synonym verwendeten Begriffe korrekt zugeordnet werden können:

- **Chirotherapie:** Dieser Begriff war bis 2003 die gängige Bezeichnung für die ärztliche Zusatzbezeichnung. Danach konnte gewählt werden, welche Bezeichnung man führen möchte. Der Hintergrund für das Einführen des Begriffs Manuelle Medizin war, dass weitere „weiche" Techniken (z. B. aus der Osteopathie) eingeflossen sind.
- **Manuelle Therapie:** Manuelle Therapie wird auf Anordnung bzw. Verordnung des Arztes von Physiotherapeuten mit einer speziellen Weiterbildung in Manueller Therapie durchgeführt; sie beinhaltet Befunderhebung und Behandlungstechniken.
- **Osteopathie:** Die Osteopathie ist in einigen Ländern als eigenständige Berufsbezeichnung anerkannt. Von der Deutschen Gesellschaft für Manuelle Medizin wird sie als Bestandteil und Erweiterung der Manuellen Medizin gesehen. Sie bezieht auch viszerale Techniken mit ein. Sie wird eingeteilt in die viszerale und parietale Osteopathie sowie die kraniosakrale Therapie. Für Letztere liegen allerdings nach einer Bewertung der Bundesärztekammer nur sehr eingeschränkt Wirksamkeitshinweise nach den Kriterien der evidenzbasierten Medizin vor.

Mit über 21.000 Ärzten, die eine Zusatzbezeichnung Manuelle Medizin haben, ist sie eine der häufigsten Zusatzbezeichnung in Deutschland. Auch unter Allgemeinärzten ist sie weitverbreitet. Manuelle Medizin gehört zu den vier am häufigsten angewendeten komplementärmedizinischen Verfahren in der Hausarztpraxis. Dies ist daher gut verständlich, da auch Beratungsanlässe zum Bewegungsapparat häufig sind. Es wird geschätzt, dass rund 25 % der nichtspezifischen Kreuzschmerzen von einem Iliosakralgelenk-Syndrom verursacht werden, welches einer Therapie mit Manueller Medizin zugänglich ist.

TIPP

Beispiel-Video: Vibrationstraktion bei Iliosakralgelenk-Syndrom (ISG-Syndrom):

www.youtube.com/watch?v=WcT0vu9NyhU&ab_channel=IfaLuebeck

Manuelle Medizin ist eine Kassenleistung. Hierbei wird der Eingriff an der Wirbelsäule (EBM 30201) von dem an Extremitätengelenken (EBM 30200) unterschieden. Die beiden Gebührenordnungspositionen sind nicht zeitgleich berechnungsfähig. Im Behandlungsfall sind die Ziffern jeweils zweimal berechnungsfähig.

111.1.1 Die Arztsicht

Die spezifische Effektstärke der Manuellen Medizin bei muskuloskelettalen Schmerzen über die Spontanheilung hinaus ist geringer, als der in der Praxis erlebte Effekt. Manuelle Medizin ist in mehrere Leitlinien aufgenommen worden. Die Empfehlungsgrade sind dabei unterschiedlich, je nach Indikation. So wird Manueller Medizin in der aktuell in der Überarbeitung befindlichen DEGAM-Leitlinie Nackenschmerzen noch eine moderate Evidenz für kurz und mittelfristige Schmerzlinderung zuerkannt, in der Nationalen VersorgungsLeitlinie Kreuzschmerz ist Manuelle Medizin hingegen lediglich als Option aufgeführt.

Die Wahrscheinlichkeit, dass Patienten von einer manualmedizinischen Intervention profitieren, war Gegenstand von Studien vor gut 15 Jahren. Diese ergaben eine intuitiv überzeugende Regel, die in der Folge allerdings nicht validiert werden konnte. Die ehemaligen Kriterien waren:

- Dauer der Beschwerden < 16 Tage (eher akute Beschwerden)
- Keine distal über das Knie ausstrahlenden Beschwerden (als Surrogat für fehlende radikuläre Reizung)
- Geringe Tendenz zu ängstlich gefärbtem Vermeidungsverhalten
- Mindestens ein blockiertes Segment
- Beweglichkeit in der Hüfte von > 35° bei Innenrotation (als Surrogat für Beweglichkeit)

Unabhängig von den differenziert zu betrachtenden Effektstärken erfreut sich diese Art der Medizin einer großen Beliebtheit unter Ärzten. Gründe hierfür liegen im unmittelbaren Zugang zum Patienten, dem Behandeln in seiner wortwörtlichen Form, der Zugang auch zu psychischen Zusammenhängen, der so ermöglicht wird, die Unabhängigkeit von Medikamenten und der Aspekt, aktiv Linderung bringen zu können.

Beratungsanlässe zum Bewegungsapparat sind in der Praxis sehr häufig. Je nach individuellem Weiterbildungsweg wird dies allerdings erst in der Praxis selbst erlebt. Nicht selten werden in dieser Situation Kurse in Manueller Medizin belegt, um die identifizierten Defizite bei der Untersuchung des Bewegungsapparats zu schließen.

LEITLINIEN

- DEGAM-S1-Leitlinie „Nackenschmerzen". AWMF-Registernummer 053-007:

  https://register.awmf.org/de/leitlinien/detail/053-007

- Nationale VersorgungsLeitlinie „Kreuzschmerz". AWMF-Registernummer nvl-007:

  https://register.awmf.org/de/leitlinien/detail/nvl-007

111.1.2 Die Patientenperspektive

Der Eindruck, dass Manuelle Medizin geholfen hat, ist im Vergleich mit anderen komplementärmedizinischen Verfahren mit am höchsten. Aufseiten der Patienten sollten Vorerfahrungen mit dem gelegentlich beim Behandeln auftretenden **Knackgeräusch** erhoben werden. Einige Patienten haben das teilweise als sehr beängstigendes Erlebnis in Erinnerung, andere können kaum glauben, dass die Effektivität der Behandlung nicht mit diesem Geräusch zusammenhängt. Das Knackgeräusch wird allgemein folgendermaßen erklärt: Die Gelenkflächen, die durch einen dünnen Film aus Gelenkflüssigkeit miteinander verhaftet sind, werden bei einer Impulstherapie plötzlich voneinander getrennt. Hierbei entsteht ein Unterdruck, der zu einer Gasblase führt, die das Geräusch verursacht.

111.2 Indikation und Durchführung

Indikationen für Manuelle Medizin sind insbesondere Schmerzen des Bewegungsapparats, die durch eine Blockierung hervorgerufen werden. Als **Blockierung** werden reversibel gestörte Gelenkfunktionen mit eingeschränkter Funktion (segmentale Dysfunktion) bezeichnet. Eine Blockierung beinhaltet biomechanische, neurophysiologische und algetische Aspekte: Das Gelenk ist in seiner physiologischen Gelenkbahn in mindestens einer Richtung eingeschränkt. Die Muskulatur ist in der gestörten Richtung im Tonus erhöht, und es bestehen Schmerzen.

Die sich an die Diagnostik anschließende Intervention ist vom Befund, von den Begleiterkrankungen des Patienten und vom Erfahrungsschatz des Behandlers abhängig. Eingesetzt werden Weichteiltechniken, Mobilisationen und Manipulationen:

- Zu den **Weichteiltechniken** gehört die postisometrische Relaxation. Hierbei wird nach der Anspannung (von Agonisten oder Antagonisten) ein Bewegungsgewinn des Gelenks angestrebt.
- **Mobilisationen** sollen schmerzfrei in die gestörte Gelenkspielrichtung mit geringer Geschwindigkeit und zunehmenden Amplituden durchgeführt werden. Sollten dabei Schmerzen auftreten, wird zunächst in die freie Richtung mobilisiert, bis auch in die blockierte Richtung mobilisiert werden kann.
- **Manipulationen** erfolgen in die freie Richtung des Gelenks. Zuvor empfehlen einige Schulen einen „Probezug". Hierbei wird mit der Manipulationshand in die Manipulationsrichtung eine Vorspannung aufgebaut und das Bewegungsausmaß der geplanten Manipulation getestet. Wenn hierbei neue Symptome auftreten oder sich die vorhandenen Symptome verschlechtern, wird keine Manipulation durchgeführt.

MERKE

Als „mobilisierend" wird eine Behandlung bezeichnet, welche die Beweglichkeit durch sanfte und wiederholte Dehnungsbewegungen wiederherstellt, als „manipulierend" hingegen eine Behandlung, die mit einer schnell durchgeführten kurzen Bewegung mit wenig Kraft erfolgt („Impulstherapie"). Zusätzlich gibt es noch Weichteiltechniken, die mit Muskel(ent-)spannung arbeiten.

111.3 Kontraindikationen und aufklärungspflichtige Risiken

Vor der Behandlung mit Manueller Medizin sind klinisch, d. h. durch Anamnese und körperliche Untersuchung, ein akutes Trauma (Fraktur, Luxation), eine schwere Osteoporose, entzündliche Prozesse der Wirbelsäule (Spondylodiszitis), ein aktives Malignom oder ein Bandscheibenvorfall auszuschließen. Eine weiterführende Röntgendiagnostik ist, sofern die Anamnese oder die körperliche Untersuchung Hinweise auf das Vorliegen einer durch Röntgen auszuschließenden (Red Flags) Erkrankung ergeben haben, indiziert. Da Kontraindikationen wie die Dissektion der hirnzuführenden Arterien oder Nervenwurzelirritationen ohne knöcherne Veränderungen in einer Röntgenuntersuchung nicht gesehen werden können, wird das Röntgenbild vor Behandlung nicht mehr als obligat gesehen. Allerdings gilt bereits der Hinweis auf eine Anomalie der A. vertebralis in der Eigen- oder Familienanamnese als Kontraindikation gegen den Einsatz von Manueller Medizin.

Manuelle Medizin ist ein ärztlicher Heileingriff, der mit aufklärungspflichtigen Risiken einhergeht („unblutige Chirurgie"). Eine vorübergehende Verschlechterung der Beschwerden oder ein 1–5 min nach Manipulation anhaltender Schwindel sind hierbei die harmloseren Entitäten. Frakturen von Rippen oder Wirbelkörpern, insbesondere bei nicht bekannter Osteoporose, können auftreten. Nach heutigem Kenntnisstand kann eine nach den Regeln der Kunst durchgeführte Manipulation keine Bandscheibenschädigung und keine Dissektion gesunder hirnversorgender Halsgefäße primär verursachen. Ein stummer Bandscheibenvorfall kann allerdings symptomatisch werden. Ferner muss vor einer Manipulation an der Halswirbelsäule über das bei ca. 1 : 1 Mio. Fällen liegende Risiko einer Dissektion aufgeklärt werden.

Patientenbeispiel

Ein Patient mit Brustschmerzen

Ein 42-jähriger Berufsschullehrer erlebte beim Autofahren plötzlich bewegungsabhängige thorakale Schmerzen. Er alarmierte den Rettungsdienst, der ihn zum Ausschluss eines akuten Koronarsyndroms (ACS) in eine Klinik mitnimmt. Nachdem ein ACS ausgeschlossen und ein Langzeit-EKG durchgeführt wurde, wird dem Patienten mitgeteilt, dass seine Beschwerden „wahrscheinlich nicht vom Herzen herkommen", und empfohlen, sich bei einem Orthopäden vorzustellen. Dort wird er informiert, dass sich dieser Orthopäde „nur um Knochen kümmere". Mit persistierenden Beschwerden und verunsichert stellt sich der Patient beim Allgemeinarzt vor. Dieser kann, nachdem Red Flags bereits durch die Klinik ausgeschlossen wurden, eine Blockierung der Kostotransversalgelenke 4–6 links feststellen und behandeln. Der Patient ist daraufhin beschwerdefrei. Die Verunsicherung, eventuell doch „was am Herzen zu haben", begleitet den Patienten nach dem Erlebten dennoch für weitere 6 Wochen.

LITERATUR

BÄK – Bundesärztekammer. Musterweiterbildungsordnung 2018; www.bundesaerztekammer.de/fileadmin/user_upload/BAEK/Themen/Aus-Fort-Weiterbildung/Weiterbildung/20230629_MWBO-2018.pdf (letzter Zugriff: 3.4.2024).

Childs JD, Fritz JM, Flynn TW et al. A clinical prediction rule to identify patients with low back pain most likely to benefit from spinal manipulation: A validation study. Ann Intern Med 2004; 141(12): 920–928.

Informationssystem der Gesundheitsberichterstattung des Bundes: www.gbe-bund.de (letzter Zugriff: 3.4.2024).

Joos S, Musselmann B, Szecsenyi J. Integration of complementary and alternative medicine into family practices in Germany: Results of a national survey. Evid Based Complement Alternat Med 2011; 2011: 495813.

KBV – Kassenärztliche Bundesvereinigung. Einheitlicher Bewertungsmaßstab (EBM). www.kbv.de/html/online-ebm.php (letzter Zugriff: 3.4.2024).

Linde K, Buitkamp M, Schneider A et al. Naturheilverfahren, komplementäre und alternative Therapien. In: Böcken J, Braun B, Repschläger U (Hrsg.). Gesundheitsmonitor 2012. Gütersloh: Verlag Bertelsmann Stiftung; 2013.

Steinhäuser J, Oser A, Götz K, Joos S. Manuelle Medizin in Deutschland. Eine deskriptive Analyse. Orthopäde 2011; 40: 339–343.

von Heymann W. Stufenschema der Diagnostik vor Stellung der Indikation einer Röntgendiagnostik. Man Med 2015; 53: 213–217.

SYSTEMATISCHE REVIEWS

BÄK – Bundesärztekammer. Wissenschaftliche Bewertung osteopathischer Verfahren. Dtsch Arztebl 2009; 106(46): A-2325/B-1997/C-1941.

Gross A, Langevin P, Burnie SJ et al. Manipulation and mobilisation for neck pain contrasted against an inactive control or another active treatment. Cochrane Database Syst Rev 2015; 9: CD004249.

Paige NM, Miake-Lye IM, Booth MS et al. Association of spinal manipulative therapy with clinical benefit and harm for acute low back pain: Systematic review and meta-analysis. JAMA 2017; 317(14): 1451–1460.

Rubinstein SM, de Zoete A, van Middelkoop M et al. Benefits and harms of spinal manipulative therapy for the treatment of chronic low back pain: Systematic review and meta-analysis of randomised controlled trials. BMJ Clin Res 2019; 364(2): l689.

Walsh ME, French HP, Wallace E et al. Existing validated clinical prediction rules for predicting response to physiotherapy interventions for musculoskeletal conditions have limited clinical value: A systematic review. J Clin Epidemiol. 2021; 135:90–102.

KAPITEL

112 Ernährungsberatung und -therapie

Julia Truthmann, Simone Gärtner

112.1 Definition

Eine gesunde Ernährung dient einer ausreichenden Nährstoffzufuhr und beugt ernährungsassoziierten Erkrankungen vor. Bei einer bestehenden Krankheit kann die Ernährung die Entstehung von Komplikationen, den Verlauf der Genesung und die Lebensqualität wesentlich mitbeeinflussen. Laut der Global-Burden-of-Disease-Studie ist in Europa etwa die Hälfte der durch kardiovaskuläre Erkrankungen bedingten Todesfälle und ein Drittel der Todesfälle aufgrund eines Typ-2-Diabetes mit ernährungsbedingten Risikofaktoren assoziiert. Der bedeutendste Risikofaktor ist ein zu geringer Konsum an Ballaststoffen. Ernährungsassoziierte Erkrankungen verursachen in Deutschland direkte Kosten von 16,8 Mrd. Euro pro Jahr. Die Verbesserung des Ernährungsverhaltens ist somit eine wichtige Präventionsmaßnahme und kann u. a. durch Ernährungsberatung und Ernährungstherapie ermöglicht werden:

- **Ernährungsberatung:** Die Zielgruppe der Ernährungsberatung sind Gesunde oder Personengruppen mit besonderen Anforderungen wie z. B. Senioren, Schwangere oder Eltern von Kleinkindern. Ernährungsberatung hat das Ziel, ernährungsassoziierte Beschwerden und Erkrankungen zu vermeiden (Primärprävention): Mangel- und Fehlernährung sowie Unverträglichkeiten sollen vermieden und Übergewicht reduziert werden.
- **Ernährungstherapie:** Die Zielgruppe der Ernährungstherapie sind Patienten mit Risikofaktoren oder Vorerkrankungen wie z. B. Typ-2-Diabetes oder Adipositas. Das Ziel der Ernährungstherapie ist es, das Fortschreiten einer bereits bestehenden Erkrankung (Sekundärprävention) oder Komplikationen zu verhindern (Tertiärprävention).

MERKE

Strategien zur Verbesserung des Ernährungsverhaltens

Ernährungsberatung und Ernährungstherapie sind individuelle Ansätze zur Verbesserung des Ernährungsverhaltens. Die große Zahl von Personen, die von einer Änderung ihres Ernährungsverhaltens profitieren würde, übersteigt jedoch die Kapazität der Beratung durch Ernährungsberater und Ernährungsmediziner. Um eine gesamtgesellschaftliche Veränderung des Ernährungsverhaltens zu erreichen, sind weiterhin nationale Public-Health-Strategien notwendig, die u. a. Maßnahmen wie soziale Marketingkampagnen, Werbebeschränkungen für ungesunde Lebensmittel oder Preisstrategien für gesunde und ungesunde Lebensmittel (Subventionierung/Besteuerung) beinhalten könnten.

Die Ernährungsberatung und -therapie besteht aus 5 Schritten:

1. Die individuelle Ernährungs- und Lebenssituation erfassen.
2. Ernährungsprobleme und ggf. Störfaktoren der Lebenssituation eruieren.
3. Gemeinsam Ziele festlegen.
4. Maßnahmen zur Ernährungsumstellung umsetzen, begleitet durch den Berater.
5. Wirksamkeit der Maßnahmen auswerten.

Für den Erfolg einer Beratung sind u. a. spezielle Beratereigenschaften (z. B. Empathie), die Beratungswilligkeit des Patienten und der Einsatz geeigneter Gesprächstechniken entscheidend. Beratungsprozesse leben von der sozialen Interaktion und sind daher nicht das ausschließliche Bereitstellen von Informationen. Die Anwendung geeigneter Gesprächstechniken ist deshalb ebenso wichtig wie die fachliche Kompetenz des Beraters.

Die Berufsbezeichnung „Ernährungsberater" ist in Deutschland nicht geschützt. Die Ernährungsberatung kann daher auch ohne die nötige Qualifikation angeboten werden. Eine anerkannte Qualifizierung der Fachgesellschaften weist auf die erforderliche methodische Kompetenz und wissenschaftliche Fundierung hin. Weiterhin ist der Nachweis der Qualifikation Grundlage für eine Kostenbeteiligung der gesetzlichen Krankenkassen. Im Idealfall sollte die Ernährungsberatung durch eine qualifizierte Fachkraft und unter ärztlicher Mitwirkung erfolgen. Auch Hausärzte können als Ernährungsmediziner spezialisiert sein und ihren Patienten eine Beratung anbieten, diese aber nicht abrechnen.

112.2 Ernährungsempfehlungen

Einzelne ernährungsepidemiologische Studien berichten oft widersprüchliche Ergebnisse zum Zusammenhang von Ernährungsverhalten und Krankheiten. Dies kann bei Patienten zu einer großen Verunsicherung führen. Ursachen für die Widersprüche und die Entstehung von Ernährungsmythen sind meist in der methodischen Qualität der einzelnen Studien und der Vergleichbarkeit der Studiendesigns begründet. Für die Ableitung allgemeingültiger Ernährungsempfehlungen werden deshalb Studien mit möglichst hochwertiger methodischer Qualität herangezogen. Dazu wird die Qualität der einzelnen Studien systematisch bewertet. Für die Beratung von Patienten empfehlen sich lebensmittelbasierte Ernährungsempfehlungen, da die Aussagen über längere Zeiträume bestehen bleiben.

MERKE

Ernährungsmythen

- **Eier** sind reich an Cholesterin, deshalb wurde die Verzehrempfehlung lange auf wenige Eier pro Woche begrenzt. Ein Zusammenhang zwischen der Verzehrmenge und dem Auftreten kardiovaskulärer Erkrankungen ist jedoch nicht belegt.
- **Superfoods** (z. B. Chiasamen, Goji-Beeren, Quinoa) enthalten viele Nährstoffe und werden mit einem besonderen Gesundheitswert beworben. Es handelt sich jedoch nur um einen Marketingbegriff für nährstoffreiche Lebensmittel, deren ernährungsphysiologische Vorteile meist unzureichend belegt sind. Die Erzeugung von Superfoods bringt nicht selten ökologische Nachteile mit sich, damit im Zusammenhang stehen auch z. T. hohe Pestizidrückstände. Heimische Nahrungsmittel weisen mitunter ähnliche Gehalte vorteilhafter Nährstoffe auf (z. B. Leinsamen als Alternative zu Chiasamen).
- Der Konsum von **Kaffee** wurde lange Zeit mit einer Belastung des Wasserhaushalts und einer Blutdruckerhöhung in Verbindung gebracht. Die aktuelle Evidenz zeigt für einen moderaten Kaffeekonsum (3–4 Tassen/Tag) jedoch einen positiven Effekt auf Blutdruck, kardiovaskuläre Erkrankungen und Diabetes.

Die **vollwertige Ernährung** ist als Therapieform für die Behandlung und Begleitung von Erkrankungen und als Ernährungsweise für gesunde Erwachsene geeignet. Die Deutsche Gesellschaft für Ernährung (DGE) hat 10 Regeln formuliert (➤ Tab. 112.1), die das Erreichen einer vollwertigen Ernährung ermöglichen sollen. Die Regeln berücksichtigen sowohl Erkenntnisse zum Nährstoffbedarf als auch psychologische und soziokulturelle Faktoren. Aufgrund des hohen Ballaststoff- und Rohkostanteils der Vollwerternährung bietet sich eine schrittweise Umstellung der Ernährungsweise an, um eine bessere Verträglichkeit und damit auch eine bessere Adhärenz der Patienten zu gewährleisten.

Eine Sonderform der vollwertigen Ernährung ist die traditionelle **mediterrane Ernährungsweise.** Systematische Übersichtsarbeiten von Interventions- und Kohortenstudien belegen die Wirksamkeit dieser Kostform zur Prävention und Therapie von kardiovaskulären Erkrankungen, Typ-2-Diabetes, Adipositas, metabolischem Syndrom und entzündlich-rheumatischen Erkrankungen. Die traditionelle mediterrane Ernährung ist charakterisiert durch

- Bevorzugung pflanzlicher Lebensmittel (Gemüse, Obst, Vollkorngetreide, Hülsenfrüchte, Nüsse und Samen, Kräuter),
- Reichlichen Verzehr von frischen, teilweise roh oder gering verarbeiteten Lebensmitteln,
- Bevorzugung von Ölen als Hauptfettquelle, z. B. Oliven-, Raps-, Lein- oder Walnussöl,
- mäßigen Verzehr von Fisch, Geflügel und Milchprodukten,
- geringen Verzehr von Fleisch, Eiern, Süßwaren und verarbeiteten Produkten.

Neben der Vollwerternährung existieren weitere **alternative Kostformen,** die sich vom kulturell üblichen Ernährungsmuster abgrenzen.

Tab. 112.1 10 Regeln der Deutschen Gesellschaft für Ernährung (DGE)

1	Lebensmittelvielfalt genießen	Nutzen Sie die Lebensmittelvielfalt und essen Sie abwechslungsreich. Wählen Sie überwiegend pflanzliche Lebensmittel.
2	Gemüse und Obst – nimm „5 am Tag"	Genießen Sie mindestens 3 Portionen Gemüse und 2 Portionen Obst am Tag. Zur bunten Auswahl gehören auch Hülsenfrüchte wie Linsen, Kichererbsen und Bohnen sowie (ungesalzene) Nüsse.
3	Vollkorn wählen	Bei Getreideprodukten wie Brot, Nudeln, Reis und Mehl ist die Vollkornvariante die beste Wahl für Ihre Gesundheit.
4	Mit tierischen Lebensmitteln die Auswahl ergänzen	Essen Sie Milch und Milchprodukte wie Joghurt und Käse täglich, Fisch ein- bis zweimal pro Woche. Wenn Sie Fleisch essen, dann nicht mehr als 300–600 g pro Woche.
5	Gesundheitsfördernde Fette nutzen	Bevorzugen Sie pflanzliche Öle wie z. B. Rapsöl und daraus hergestellte Streichfette. Vermeiden Sie versteckte Fette. Fett steckt oft „unsichtbar" in verarbeiteten Lebensmitteln wie Wurst, Gebäck, Süßwaren, Fast Food und Fertigprodukten.
6	Zucker und Salz einsparen	Mit Zucker gesüßte Lebensmittel und Getränke sind nicht empfehlenswert. Vermeiden Sie diese möglichst und setzen Sie Zucker sparsam ein. Sparen Sie Salz und reduzieren Sie den Anteil salzreicher Lebensmittel. Würzen Sie kreativ mit Kräutern und Gewürzen.
7	Am besten Wasser trinken	Trinken Sie rund 1,5 Liter jeden Tag, am besten Wasser oder andere kalorienfreie Getränke wie ungesüßten Tee. Zuckergesüßte sowie alkoholische Getränke (➤ Kap. 80) sind nicht empfehlenswert.
8	Schonend zubereiten	Garen Sie Lebensmittel so lange wie nötig und so kurz wie möglich, mit wenig Wasser und wenig Fett. Vermeiden Sie beim Braten, Grillen, Backen und Frittieren das Verbrennen von Lebensmitteln.
9	Achtsam essen und genießen	Gönnen Sie sich eine Pause für Ihre Mahlzeiten und lassen Sie sich Zeit beim Essen.
10	Auf das Gewicht achten und in Bewegung bleiben	Vollwertige Ernährung und körperliche Aktivität gehören zusammen. Dabei ist nicht nur regelmäßiger Sport hilfreich, sondern auch ein aktiver Alltag, indem Sie z. B. öfter zu Fuß gehen oder Fahrrad fahren.

Dazu gehören z. B.: ayurvedische Ernährungsweise, Ernährung in der Traditionellen Chinesischen Medizin (TCM), vegetarische/vegane Ernährung, Rohkosternährung und Steinzeiternährung (Paleo-Diät). Alternative Ernährungsweisen beinhalten neben gesundheitlichen Vorteilen gegenüber der gesellschaftlich üblichen Ernährung aber auch Risiken. Bei einigen alternativen Kostformen ist ein umfangreiches Ernährungswissen erforderlich, um eine einseitige Ernährung mit ihren Mangelerscheinungen zu vermeiden.

Angesichts der zunehmenden Häufigkeit von Hitzewellen, Ernteausfällen und Infektionskrankheiten ist der Klimawandel langfristig ein großes Gesundheitsrisiko für den Menschen. In Deutschland entstehen etwa ein Viertel aller klimawirksamen Emissionen durch die Lebensmittelerzeugung. Die **Planetary Health Diet** der *Eat-Lancet Commission on Food, Planet, Health* ist geeignet, sowohl den individuellen gesundheitlichen Bedürfnissen als auch den ökologischen Herausforderungen gerecht zu werden. Die Empfehlung beinhaltet insbesondere die Reduktion von rotem Fleisch und Zucker um ca. 50 %. Gemüse, Vollkornprodukte, Obst, Nüsse und Hülsenfrüchte sollten den Hauptanteil der Nahrung ausmachen. Entgegen der traditionellen mediterranen Ernährung legt die *Planetary Health Diet* einen größeren Fokus auf die Regionalität der Ernährungsweise. Wie die traditionelle mediterrane Ernährungsweise hat die Empfehlung das Potenzial, das Risiko für Typ-2-Diabetes und kardiovaskuläre Erkrankungen zu verringern.

Der **Nutri-Score** ist eine Skala zur vereinfachten Kennzeichnung der Nährwertqualität von Lebensmitteln und kann von den Lebensmittelherstellern seit November 2020 freiwillig genutzt werden. Ziel des Scores ist es, die Verbraucher bei der Kaufentscheidung zum Gesundheitswert eines Produkts zu informieren. Die Ermittlung des Scores erfolgt auf Basis der Inhaltsstoffe. Bei einem hohen Energiegehalt und hohem Anteil an Zucker, gesättigten Fettsäuren und hohem Salz- bzw. Natriumgehalt und wenn die Nahrungsbestandteile stark industriell verarbeitet wurden, erhöht sich der Score. Bei einem höheren Gehalt an Proteinen, Ballaststoffen, Obst, Gemüse oder Nüssen verringert sich der Score. Der Gesamtscore wird in 5 Kategorien eingeteilt (A, B, C, D, E), die Farbabstufung der Skala unterstützt die Interpretation (➤ Abb. 112.1). Der Nutri-Score ist insbesondere für den Vergleich von Produkten innerhalb einer Produktkategorie (Tiefkühlpizzen, Müslis oder Joghurts) geeignet. Langfristig soll durch die Kennzeichnung für die Hersteller ein Anreiz geschaffen werden, die Lebensmittelrezepturen hinsichtlich der berücksichtigten Nährstoffe zu optimieren.

112.3 Vorgehen in der Hausarztpraxis

Häufige ernährungsassoziierte Erkrankungen in der hausärztlichen Versorgung sind Adipositas (➤ Kap. 73), Diabetes mellitus, chronisch-entzündliche Erkrankungen, Gicht, Herz-Kreislauf-Erkrankungen, Krebs, Nahrungsmittelunverträglichkeiten (➤ Kap. 23) und Mangelernährung (➤ Kap. 47). Die Ernährungsberatung und -therapie spielt in der Praxis jedoch nur eine untergeordnete Rolle. Gründe dafür sind die unzureichende Qualifizierung der Ärzte, der hohe Zeitaufwand, der für eine erfolgreiche Ernährungsberatung erforderlich ist, und die fehlende Honorierung ernährungsmedizinischer Maßnahmen. Da eine Ernährungsumstellung eine hohe intrinsische Motivation erfordert, muss jeder Patient die Entscheidung, die eigene Ernährungsweise zu verbessern, individuell treffen. Ärzte können die Patienten jedoch über die Bedeutung der Ernährung für die Prävention informieren und im Entscheidungsprozess unterstützen. Eine Möglichkeit, um zu einer Ernährungsumstellung anzuregen, bieten beispielsweise die Gesundheits-Check-ups für Erwachsene. Durch eine motivierende Gesprächsführung kann die intrinsische Motivation der Patienten gestärkt werden (➤ Box 112.1).

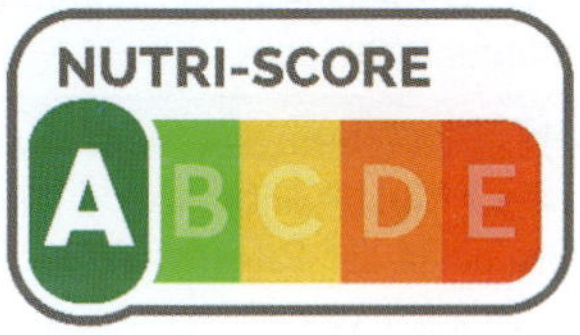

Abb. 112.1 Nutri-Score [H409]

Box 112.1

Techniken der motivierenden Beratung

- **Empathie zeigen:** Einnehmen einer patientenzentrierten, akzeptierenden Haltung. Durch aktives Zuhören die Situation aus Sicht des Patienten betrachten.
- **Diskrepanz erzeugen:** Mithilfe von offenen Fragen dem Patienten helfen, Argumente für eine Änderung zu entwickeln. Wenn dem Patienten deutlich wird, dass sein Verhalten im Widerspruch zu den Zielen und Vorstellungen für seine Zukunft steht (kognitive Dissonanz), kann dies die Veränderungsbereitschaft stärken.
- **Selbstwirksamkeit stärken:** Den Patienten in der Zuversicht bestärken, dass er Veränderungen erreichen kann.
- **Beweisführung vermeiden:** Problemverhalten nicht anhand von Fakten nachweisen, um damit einhergehenden Widerstand zu vermeiden.

Ärzte können gesetzlich versicherten Patienten eine **Ernährungsberatung** als Präventionsleistung empfehlen (Empfehlung zur verhaltensbezogenen Primärprävention, Muster 36). Mit der Empfehlung kann sich der Patient an seine Krankenversicherung wenden und eine Ernährungsberatung oder Zuschüsse für zertifizierte Kurse zur verhaltensbezogenen Prävention beantragen. Die Höhe des Zuschusses legt die jeweilige Krankenkasse fest. Versicherte können diese auch ohne Präventionsempfehlung beantragen. Einige Krankenversicherungen bieten selbst Präventionskurse an.

Eine **Ernährungstherapie** kann i. d. R. nicht als eigene Leistung verordnet werden. Ausnahme ist die Verordnung als Heilmittel für Patienten mit einer seltenen angeborenen Stoffwechselerkrankung oder Mukoviszidose (Muster 18). Bei anderen Erkrankungen kann dem Patienten die Notwendigkeit einer Ernährungstherapie formlos bescheinigt werden. Entsprechende Vordrucke für eine ärztliche Notwendigkeitsbescheinigung sind z. B. beim BerufsVerband Oecotrophologie erhältlich (https://www.vdoe.de/medien/materialien). Die Patienten sollten sich vor Beginn der Therapie bei ihrer Kranken-

Tab. 112.2 Vorgehensweise zur Verordnung und Inanspruchnahme einer Ernährungstherapie

Arzt	Patient
Übergabe der Notwendigkeitsbescheinigung an den Patienten	Kontaktaufnahme mit Krankenversicherung und Ernährungsberater
Ggf. Übergabe von Kopien aktueller Laborparameter, des Medikationsplans und des Befundberichts	Klärung der Finanzierung bzw. Bezuschussung der verordneten Maßnahme (ggf. Kostenvoranschlag Ernährungsberater erforderlich)
Verordnung ist extrabudgetär	Terminvereinbarung zur Durchführung der Intervention

versicherung über Zuschüsse informieren (➤ Tab. 112.2). Darüber hinaus kann eine Ernährungstherapie auch Teil einer medizinischen Rehabilitation oder eines Disease-Management-Programms (➤ Kap. 63) der GKV sein.

Entscheidend für die Wirksamkeit einer Ernährungsumstellung ist die **Adhärenz** des Patienten. Da diese jedoch von den persönlichen Vorlieben abhängig ist, kann die gleiche Ernährungsempfehlung bei unterschiedlichen Personen auch unterschiedlich wirksam sein. Das Ziel einer Ernährungsberatung und -therapie ist es daher, die optimale Lösung für den jeweiligen Patienten zu finden. Auch das soziokulturelle Umfeld des Patienten muss dabei berücksichtigt werden. Durch den regelmäßigen Kontakt zum Berater und die kontinuierliche Unterstützung während der Ernährungsumstellung lässt sich die Adhärenz erhöhen. Zusätzlich kann sich ein regelmäßiger Austausch zwischen behandelndem Arzt und Ernährungsberater positiv auf die Effektivität der Beratung auswirken.

TIPP

Suche nach einem qualifizierten Ernährungsberater

Die Krankenversicherungen übernehmen die Kosten einer Ernährungsberatung oder -therapie nur, wenn sie von qualifizierten Fachkräften durchgeführt wird. Mithilfe der Berufsverbände und Fachgesellschaften können Patienten einen qualifizierten Ansprechpartner finden:

- BerufsVerband Oecotrophologie: www.vdoe.de/experten-suche.html
- Deutsche Gesellschaft für Ernährung: www.dge.de/beratung
- Verband für Ernährung und Diätetik: www.vfed.de/de/fachkräfte-suche/fachkräfte-suche
- Verband der Diätassistenten – Deutscher Bundesverband: www.vdd.de/diaetassistenten/umkreissuche

Neben der Empfehlung für eine Ernährungsberatung oder -therapie können auch Broschüren oder andere Informationsmaterialien die Verhaltensänderung beim Patienten unterstützen. Informationsbroschüren werden u. a. von der DGE, vom Bundeszentrum für Ernährung (BZfE) oder von den gesetzlichen Krankenkassen zur Verfügung gestellt.

TIPP

Die DEGAM hat, basierend auf den DGE-Empfehlungen und der traditionell mediterranen Ernährungsweise, eine Patientenbroschüre mit dem Titel „(Herz) Gesunde Ernährung" erarbeitet, die einen ersten Überblick zur Thematik bietet:

https://www.degam.de/files/Inhalte/Leitlinien-Inhalte/Dokumente/DEGAM-S3-Leitlinien/053-024_Risikoberatung%20kardiovaskul.%20Praevention/oeffentlich/Patienteninformation/053-024PI_Ern%C3%A4hrung_A4.pdf

Eine ausschließliche Bereitstellung von Patienteninformationen ohne Beratungsgespräche hat allerdings den Nachteil, dass die individuelle Situation des Patienten nicht ausreichend Berücksichtigung findet.

LITERATUR

Afshin A, Sur PJ, Fay KA et al. Health effects of dietary risks in 195 countries, 1990–2017: A systematic analysis for the Global Burden of Disease Study 2017. Lancet 2019; 393(10184): 1958–1972.

Deutsche Gesellschaft für Ernährung e. V. Gut essen und trinken – die DGE-Empfehlungen. Bonn 2017; www.dge.de/gesunde-ernaehrung/gut-essen-und-trinken/dge-empfehlungen (letzter Zugriff: 2.3.2024).

Kassenärztliche Bundesvereinigung (KBV). PraxisWissen Ernährung. Möglichkeiten der Beratung und Therapie, Tipps für die Praxis und Beispiele. 2020; www.kbv.de/media/sp/PraxisWissen_Ernaehrung.pdf (letzter Zugriff: 2.3.2024).

Kuchheuser P, Jost S, Birringer M. Superfoods im Fokus: Ein kritischer Blick auf Chiasamen und Co. Aktuel Ernahrungsmed 2021; 46: 36–40.

Maschkowski G. Planetary Health Diet. Herausforderung und Chance für eine nachhaltige Transformation unseres Ernährungssystems. Ernährung im Fokus 2020; 1: 14–22.

Schwingshackl L, Schlesinger S, Devleesschauwer B et al. Generating the evidence for risk reduction: A contribution to the future of food-based dietary guidelines. Proc Nutr Soc 2018; 77(4): 432–444.

Segal L, Opie RS. A nutrition strategy to reduce the burden of diet related disease: Access to dietician services must complement population health approaches. Front Pharmacol 2015; 6: 160.

Stange R, Leitzmann C. Ernährung und Fasten als Therapie. Heidelberg: Springer; 2018.

Willett W, Rockström J, Loken B et al. Food in the anthropocene: The EAT-Lancet Commission on healthy diets from sustainable food systems. Lancet 2019; 393(10170): 447–492.

SYSTEMATISCHE REVIEWS

Chrysant SG. The impact of coffee consumption on blood pressure, cardiovascular disease and diabetes mellitus. Expert Rev Cardiovasc Ther 2017; 15(3): 151–156.

Thompson RL, Summerbell CD, Hooper L et al. Dietary advice given by a dietitian versus other health professional or self-help resources to reduce blood cholesterol. Cochrane Database Syst Rev 2003; 3: CD001366.

KAPITEL

113 Psychosomatische Grundversorgung

Olaf Reddemann, Markus Herrmann, Iris Veit

Psychosomatische Grundversorgung in der Allgemeinarztpraxis gibt Patienten einen sicheren Raum zum Innehalten in Situationen der Belastung oder der Verunsicherung durch Krankheiten und Lebensereignisse. Sie beschreibt eine allgemeinärztliche Haltung, die nicht additiv, sondern konstitutiv für die hausärztliche Arbeit sein soll. Sie ist Teil hausärztlicher Identität (DEGAM 2014).

113.1 Epidemiologie und Definition

Patienten konsultieren Hausärzte vornehmlich wegen körperlicher und vegetativer Beschwerden wie Schmerzen oder Funktionseinschränkungen, Müdigkeit und Erschöpfung, mit nicht spezifischen Körperbeschwerden und als – nicht selten multipel – chronisch Kranke. Die Betroffenen schreiben ihren Beschwerden dabei je eigene Bedeutungen zu und ordnen sie gemäß eigener Krankheitskonzepte ein. Ärzte stellt das vor teils beträchtliche Herausforderungen in Kommunikation und Beziehungsgestaltung.

113.1.1 Epidemiologie

Psychosomatische Grundversorgung ist ein konstitutives Element hausärztlicher Tätigkeit. Insofern finden sich psychosomatische Versorgungsaspekte in nahezu allen Kontakten von Hausärzten mit ihren Patienten. Je nach Definition des „psychosomatischen Beratungsanlasses" lässt sich die Zahl psychosomatischer Beratungsanlässe also lediglich schätzen.

Immerhin 20–50 % der Beratungsanlässe in der hausärztlichen Praxis gehören in den Bereich funktioneller Körperbeschwerden. Neben chronischen somatischen Erkrankungen besteht eine hohe Komorbidität von psychischen Störungen (am häufigsten Angststörungen 23 %, Depressionen 21 %, somatoforme Störungen 15 %), die mit der Anzahl somatischer Erkrankungen oder Beschwerden steigt (➤ Abb. 113.1). Dabei können körperliche Symptome in gleicher Weise Ausdruck psychischer Störungen sein (➤ Abb. 113.2), wie psychische Störungen Folge körperliche Beschwerden sein können. Gerade im Falle chronischer Verläufe zeigt sich, dass es hier um komplexe Wechselbeziehungen und nicht um einfache Kausalität geht, die sich in Komorbiditätsraten z. B. für Depression von 70 % bei Patienten mit chronischem Schmerz, von 25 % für solche mit Diabetes mellitus oder von 15 % bei Vorliegen einer KHK und sogar 30 % nach Schlaganfall widerspiegelt.

MERKE

Einfache kausale Modelle sind also für eine angemessene Versorgung ebenso ungeeignet wie eine einfache dualistische Trennung in somatische und psychische Probleme.

113.1.2 Definition

Das Positionspapier der Deutschen Gesellschaft für Allgemeinmedizin und Familienmedizin (DEGAM 2014) beschreibt psychosomatische Grundversorgung als eine Arbeitsweise in der hausärztlichen Tätigkeit sowie die dazu nötigen, in Aus- und Weiterbildung zu vermittelnden **Kompetenzen:**

- Kommunikative Kompetenz (nonverbale und verbale Kommunikation)

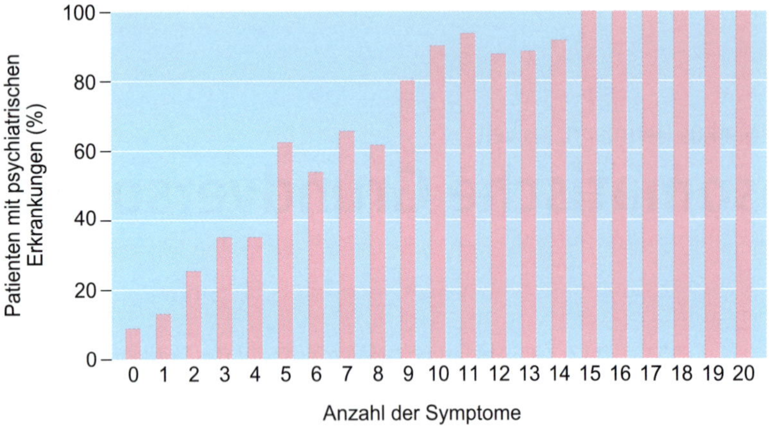

Abb. 113.1 Assoziation zwischen der Anzahl der Symptome und dem Vorliegen einer psychischen Erkrankung (Angsterkrankung, Depression) in der Primärversorgung [L141]

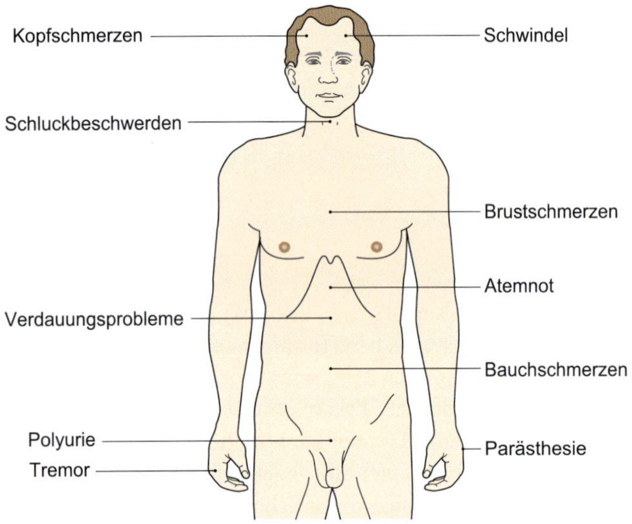

Abb. 113.2 Häufige Symptome bei Angst [L141]

- Differenzialdiagnostische Kompetenz zur Klärung komplexer Krankheitsbilder psychosomatischer und psychiatrischer Fachgebiete
- Kompetenz zur Selbstreflexion
- Kompetenz zur Selbstfürsorge
- Kompetenz zur interdisziplinären und interprofessionellen Kooperation

Dabei sind folgende Aspekte zentral:

- Biopsychosoziales Verstehen und prozessorientiertes Intervenieren innerhalb der longitudinalen Patient-Arzt-Beziehung.
- Psychosomatische Grundversorgung bezieht sich demnach auf alle Beratungsanlässe der hausärztlichen Praxis und verlässt einen dualistischen Standpunkt mit Trennung von Soma und Psyche. Eine solche Trennung findet sich konzeptionell und strukturell in der Versorgung zwar nach wie vor häufig, ist aber weder naturwissenschaftlich noch philosophisch haltbar. Der Verzicht auf die Trennung von Soma und Psyche entspricht der hermeneutischen hausärztlichen Arbeits- und Herangehensweise. Als hermeneutische Fallaufnahme werden die Interpretation von Symptomen und Befunden, die Patienten, ihre Krankheitskonzepte, ihr Umfeld und ihre Geschichte gewürdigt.
- Psychosomatische Grundversorgung arbeitet einerseits mit begrenzteren Behandlungsmethoden als die wissenschaftliche Psychotherapie, andererseits mit einem erweiterten Spektrum von Interventionen, wie z. B. körperliche Untersuchung, medikamentöse Behandlung, psychosoziale Interventionen und insbesondere in der hausärztlichen Versorgung mit der erlebten Anamnese und dem familiären und nachbarschaftlichen Umfeld.
- Psychosomatische Grundversorgung beinhaltet bestimmte hilfreiche ärztliche Haltungen gegenüber den Patienten wie Respekt, Verstehen-Wollen, salutogenetische Orientierung und Partizipation. ➤ Tab. 113.1 fasst wesentliche Aspekte der Arbeit in der psychosomatischen Grundversorgung zusammen.

Psychosomatische Grundversorgung ist nicht die Anwendung einer Krankheitslehre. Vielmehr ist sie ein in der Patient-Arzt-Beziehung verortetes gemeinsames Ringen um Entschlüsselung und Passung. Insofern ist psychosomatische Grundversorgung vor allem **beziehungsorientierte Medizin.**

Eine Expertise der Bundesärztekammer von 2014 benennt die psychosomatische Grundversorgung als wesentliche **zweite Versorgungsebene** in der psychosomatisch-psychotherapeutischen Versorgung i. S. einer personalisierten Medizin:

- Erste Versorgungsebene: psychotherapeutische Grundkenntnisse, die alle Ärzte während des Studiums erwerben
- Zweite Versorgungsebene: psychosomatische Grundversorgung
- Dritte Versorgungsebene: fachgebundene Psychotherapie der primär somatisch tätigen Ärzte
- Vierte Versorgungsebene: Richtlinienpsychotherapie der psychosomatischen und psychiatrischen Fachärzte

Aktuell ist die 80 h (inkl. 30 h Balint-Gruppen) umfassende Qualifizierung zur Psychosomatischen Grundversorgung fester Bestandteil in folgenden Weiterbildungen und Zusatzweiterbildungen: Allgemeinmedizin, Gynäkologie und Geburtshilfe, spezielle Schmerztherapie und Sexualmedizin. Die Qualifizierung muss dabei dem 2018 von der BÄK verabschiedeten *Kursbuch Psychosomatische Grundversorgung* folgen. Die Psychotherapie-Richtlinie des (G-BA) ist die Grundlage für die Vergütung der psychosomatischen Grundversorgung im Rahmen des Einheitlichen Bewertungsmaßstabs (EBM).

Tab. 113.1 Wichtige Aspekte der Arbeit in der psychosomatischen Grundversorgung

Hilfreiche Haltung(en)/Hypothesen	Ergeben Erleben oder Handlung(en)	Mit dem/den Ziel(en)	Dazu nützliche Technik(en)/Werkzeuge	Weitere Hilfe(n)
• Offenheit • Neugier • Wunsch zu verstehen • Aufrichtigkeit • Transparenz • Demut • Beharrlichkeit • Lösungsorientierung und Bereitschaft zur Partizipation (Patient bestimmt [maßgeblich] den Inhalt) • Anerkennung der Patientenautonomie • Ressourcenorientierung • Empathie, Mitgefühl und Selbstmitgefühl • Eigene Gefühle sind diagnostisch besonders wichtig • Der Arzt bestimmt die Form • Eigene Grenzen dürfen sich verändern • Echtheit • Bedingungslose Wertschätzung • Innehalten, Geduld haben, abwarten	• Glaubwürdigkeit • Vertrauen • Würdigung des Leides • Wertschätzende Bemerkungen und Lob • Angebote, Hypothesen, keine Wahrheiten • Selbstbeobachtung • Biografische Exploration • Bemühen um Klärung und Klarheit • Containing	• Biopsychosoziales/ganzheitliches Verstehen • Gemeinsame Erweiterung des Krankheitskonzepts/-modells • Erkennen dysfunktionaler Muster • Ausbildung von Alternativen • Mehr Wahlfreiheit • Erhöhung der Selbstwirksamkeit • Neue Beziehungserfahrungen • Professionelle Distanz, aber auch sich Einlassen • Wissen um Verstricktsein • Psychohygiene	• Offene Fragen • Pausen • Aktives Zuhören • Spiegeln • Wiederholen • Zusammenfassen • Vereinbarungen treffen • *Keep it short and simple* • WWSZ • NURSE • Lösungsorientierte Techniken: Skalen, Zukunftsprojektionen [...] • Gegenübertragung wahrnehmen und nutzen • Bilder, Metaphern • Grafiken	• Balintarbeit • Intervision • Supervision • Qualitätszirkel • Selbsterfahrung • Coaching

NURSE = *Naming, Understanding, Respecting, Supporting, Exploring;* WWSZ = Warten, Wiederholen, Spiegeln, Zusammenfassen

113.2 Wirksamkeit psychosomatischer Grundversorgung

Die **Wirkfaktoren** in der psychosomatischen Grundversorgung sind:

1. die Beziehung zwischen Arzt und Patient als heilsame Beziehung und Möglichkeit einer korrigierenden Beziehungserfahrung,
2. die Information des Patienten durch den Arzt als Experten,
3. die gemeinsame Problemaushandlung und Formulierung individueller Gesundheitsziele sowie die Einbeziehung des Patienten in die Entscheidung über den Plan der Diagnostik und Therapie,
4. die Erhöhung der Selbstwirksamkeit des Patienten,
5. die Erfahrung von Anteilnahme und Annehmen des Leids, Ermutigung und Fürsorge.

Die externe Evidenz für niederschwellige Interventionen im Rahmen funktioneller Körperbeschwerden wird immer umfangreicher. Eine günstige Wirkung psychosomatischer Grundversorgung auf die Schwere und das Ausmaß von Symptomentwicklung wird in mehreren Studien gezeigt. Außerdem liegen Ergebnisse zur Verbesserung des Krankheitsverständnisses und zur Verbesserung der Behandlungszufriedenheit vor.

Immer wieder wird bei nahezu allen Versorgungsfragen, insbesondere aber auch bei Vorliegen psychischer Störungen, die Schlüsselfunktion des Hausarztes als Generalist betont. Sie wird umso besser erfüllt, je mehr der Hausarzt im Rahmen longitudinaler Begleitung Beziehungsmuster seiner Patienten versteht, reflektiert und gestaltet. Insofern bestehen faktisch derzeit keine Zweifel am Nutzen und an der großen Bedeutung der psychosomatischen Grundversorgung für eine gute medizinische Versorgung.

LEITLINIEN

Roenneberg C, Sattel H, Schaefert R et al. Clinical practice guideline: Functional somatic symptoms. Dtsch Arztebl Int 2019; 116: 553–560:

www.aerzteblatt.de/int/archive/article/209399

113.3 Diagnostische Strategie

Wie bereits erwähnt (➤ Kap. 113.1.1), begegnen dem Hausarzt selten Patienten mit einer definierten psychischen Störung. Zu ihm kommen Menschen mit körperlichen und vegetativen Beschwerden wie Schmerzen, Müdigkeit und Erschöpfung, mit nicht spezifischen Körperbeschwerden sowie chronisch kranke Menschen, die eine jeweils andere Sicht auf sich selbst und unterschiedliche Beziehungserwartungen haben. Er hat es z. B. mit Patienten mit Angst zu tun, die sich selbst als schwach erleben und einen katastrophalen Ausgang ihrer Beschwerden erwarten. Diese Patienten vermeiden Belastungen und erwarten vom Arzt Sicherheit. Andere Patienten, die ein ungestilltes Bedürfnis nach Versorgung und Anerkennung haben, wollen dieses Bedürfnis auch ärztlicherseits versorgt erleben. Ein ängstlicher Patient mit Diabetes z. B. wird möglicherweise wenig Selbstwertgefühl haben, in seiner Krankheit eine Ungerechtigkeit sehen und seine Kompetenzen in der Krankheitsbewältigung mit unsicheren Gefühlen einschätzen. Dies hat Folgen für die ärztlichen Interventionen. Nur ein Teil dieser Patienten – aber längst nicht alle – wird die Kriterien einer ICD-10-Diagnose wie z. B. einer unipolaren Depression erfüllen.

113.3.1 Anamnese und körperliche Untersuchung

Zentrale diagnostische Werkzeuge in der psychosomatischen Grundversorgung sind die **Anamnese** und die **körperliche Untersuchung.** Letztere ist nicht nur von diagnostischer und differenzialdiagnostischer Bedeutung, sondern außerdem wesentlicher Bestandteil einer gelingenden Beziehungsgestaltung in der Patient-Arzt-Beziehung.

MERKE

Im Rahmen der psychosomatischen Grundversorgung diagnostiziert der Arzt **nicht** entweder eine psychische oder eine körperliche Störung, sondern das je unterschiedliche Ausmaß psychosozialer Beteiligung. Insofern findet – unterschiedlich je nach Setting und vitaler Bedrohung – fast immer auch eine psychosoziale Anamnese und auch bei fehlender vitaler Bedrohung meistens eine körperliche Untersuchung statt.

Berücksichtigt werden nonverbale Kommunikation, äußeres Erscheinungsbild, Physiognomie, Mimik und Sprachfluss des Patienten. Die erlebte Anamnese aufgrund der Kenntnis von Angehörigen, Nachbarn und sozialen Bezügen oder auch Fragebögen, Mitteilungen der Vorbehandelnden oder aus dem Team ist wichtig, ersetzt aber niemals die Aufgabe des Hausarztes, die subjektive Sichtweise seines Patienten zu erfragen. Darüber hinaus hilft die biografische Anamnese, Ressourcen des Patienten zu erkennen, um später darauf zurückzugreifen.

Der Hausarzt sollte Bedingungen schaffen, die es ihm ermöglichen, konzentriert zuzuhören und die Stimmung seines Patienten zu erfassen. Er sollte für eine ruhige Gesprächsatmosphäre sorgen und Unterbrechungen durch das Telefon vermeiden. Immer sollte er mit dem jeweiligen Patienten auch allein – ohne Anwesenheit von Angehörigen – in Ruhe und ohne Zeitdruck sprechen.

Die Anamnese ist bereits eine beziehungsgestaltende Intervention, die Halt, Sicherheit und Transparenz vermittelt. Die folgenden Ziele und Grundprinzipien sind dabei wesentlich.

Passung

Passung ist das Resultat eines gemeinsamen Entschlüsselungsvorgangs. Die Anamnese entschlüsselt hierbei die Wirklichkeit des Patienten mit dem Ziel, gemeinsam besser zu verstehen.

Fritzsche (2016) nennt folgende Grundprinzipien bewährter bzw. hilfreicher Kommunikation in der psychosomatischen Grundversorgung:

- **Empathie** i. S. von Carl R. Rogers (1983,) verstanden als *„sich in den Bezugsrahmen des anderen einzufühlen, als wäre es der eigene"*. Demnach bedeutet Empathie, das Warum zu verstehen, bzw. aufrichtiges Interesse am Verstehen. Es bedeutet ferner, Mitgefühl zu empfinden, aber nicht mitzuleiden. Formulierungsbeispiele, um Empathie zu bekunden, könnten demnach z. B. sein: „Das möchte ich gerne näher verstehen", „Was verbinden Sie damit?" oder „Können Sie mir erklären …?"
- **Echtheit,** verstanden als professionelle Haltung, die der eigenen Persönlichkeit gerecht wird.
- **Bedingungslose Wertschätzung,** verstanden als eine Haltung, die das Gegenüber als Person in all ihren Schwächen respektiert, einschließlich ihrer Überzeugungen und ihres Verhaltens, die wir nicht gutheißen, indem die Gründe respektiert und verstanden werden wollen. (Wertschätzung der Person bedeutet nicht Einverstanden-sein-Müssen mit dem Verhalten oder den Überzeugungen dieser Person.)
- **Innehalten, Geduld haben, abwarten,** verstanden als die aktive Selbstverordnung von Pausen und das Gebot, den Patienten im Regelfall nicht zu unterbrechen und zu seinem eigenen Narrativ zu ermutigen, auch aber als Ermutigung zu Gesprächsbeginn, eine vollständige Agenda zu entwickeln („Gibt es sonst noch etwas?").
- Die **Kunst des Zuhörens,** verstanden als aktives Zuhören mit entsprechenden verbalen und nonverbalen Signalen und dem Wahrnehmen der thematischen Angebote des Patienten.
- **Fragen,** bevorzugt offen und bezugnehmend auf die vom Gegenüber angebotenen Themen und als fragendes Spiegeln auch seiner Emotionen (z. B.: „Was meinen Sie genau, wenn Sie sagen, dass … Zu XY würde ich gerne noch mehr erfahren … Habe ich Sie richtig verstanden, dass …? Nehme ich richtig wahr, dass …? Ich habe den Eindruck, dass …? Helfen Sie mir bitte, noch besser zu verstehen, was Sie gerade gesagt haben … Mich beschäftigt noch etwas, das Sie eben gesagt haben …").

Die Person des Arztes als diagnostisches Instrument und als Medikament

- **Das eigene Krankheitskonzept erfragen:** Eigene Ideen und Erklärungen, aber auch damit verbundene spezifische Sorgen des Patienten gilt es für jeden Beratungsanlass zu erfragen, z. B.: „Welche Erklärung haben Sie für Ihre Beschwerden? … Gibt es etwas, das Ihnen Sorgen daran bereitet?"
- **Die Bedeutung von Emotionen verstehen und ansprechen:** Emotionen bestimmen die gegenwärtige Wirklichkeit eines Individuums durch die Körperreaktionen, mit denen sie einhergehen, sowie durch die Beeinflussung von Wahrnehmung, Körpererleben, Gedächtnisfunktionen und Verhalten. Die Emotionen des Patienten zu erkennen und durch einen Austausch darüber zu verstehen, ist also einer der wesentlichen Schlüssel zu seiner Wirklichkeit. Allerdings beschreibt der Begriff der Emotion ein uneinheitlich verstandenes Konstrukt, das sich aus objektiv sichtbaren Körperreaktionen und subjektiven Gefühlen zusammensetzt. Insofern ist es sehr hilfreich, Emotionen anzusprechen, doch sie stets als Vorschlag und nicht als objektiven Befund vorzubringen. Empirisch gut abgesichert sind folgende

Basisemotionen: Freude, Überraschung, Traurigkeit, Furcht, Ekel, Wut, Interesse und Begeisterung, Verzweiflung, Scham und Schuld.

MERKE

Emotionen auch auf ärztlicher Seite beeinflussen das diagnostische und therapeutische Handeln maßgeblich.

Ressourcen und Salutogenese

Um Patienten im Rahmen der psychosomatischen Grundversorgung zu unterstützen, sollten Hausärzte sich auf die Stärken **(Ressourcen)** ihrer Patienten konzentrieren. Patienten sind Experten ihres Lösungsweges. Einen solchen Weg zu finden, können Hausärzte durch ihre Fragen anregen, z. B.:

- „Wann ist Ihnen schonmal etwas (Vergleichbares) gelungen?"
- „Wann ist es Ihnen schon einmal gelungen, etwas zu verändern?"
- „Wer oder was hat Ihnen dabei geholfen?"
- „Wann waren Sie einmal mutig?"
- „Was haben Sie dazu gebraucht?"
- „Wer und was kann Ihnen heute helfen?"

Wahrnehmung, Bewusstmachung, Förderung und Stärkung von Ressourcen können so gefördert werden. Außerdem bewährt es sich i. S. der **Lösungsorientierung,** auch das salutogenetische Wahrnehmen und Denken der Patienten zu fördern und ihre Resilienz zu stärken. Insofern sollten so viele Gespräche wie möglich auch diese Aspekte berühren.

Das Konzept der **Salutogenese** wurde erstmals von Aaron Antonovsky formuliert und beschäftigt sich mit der Frage, was Menschen gesund hält. Antonovsky (1997) versteht als zentrales salutogenes Moment das **Kohärenzgefühl,** verstanden als das Erleben und die Überzeugung eines sinnvollen Zusammenhangs der Erlebnisse im Leben, der zugänglich und gestaltbar ist und sich auszeichnet durch

- Verstehbarkeit (Dinge entwickeln sich erklärbar, kognitiv verarbeitbar),
- Machbarkeit (Ressourcen sind vorhanden, Schwierigkeiten sind lösbar) sowie
- Bedeutsamkeit und Sinnhaftigkeit. (Lebensereignisse stellen eine Herausforderung dar, für die sich Engagement lohnt.)

113.3.2 Simultandiagnostik

In aller Regel soll die Anamnese allen (auch apparativen und laborchemischen) diagnostischen Tests vorausgehen. Die **anlassunabhängige,** immer auch **psychosoziale Begleitanamnese** beinhaltet neben den erwähnten Haltungen und Vorgehensweisen außerdem:

- Erfragen der Auslösesituation der Symptome (z. B.: „Wann haben Ihre Beschwerden angefangen …? Was ist geschehen …? Gibt es aus Ihrer Sicht mögliche Auslöser?")
- Erfragen der lebensgeschichtlichen Veränderungen und Anpassungsleistungen im zeitlichen Zusammenhang mit der Symptomentstehung (z. B.: „Wie sah Ihr Leben denn zu diesem Zeitpunkt sonst so aus?")
- Erfragen der derzeitigen Beziehungssituation (hier können auch zirkuläre Fragen hilfreich sein (z. B.: „Was meinen denn Ihre Kinder/Ihre Ehefrau/Ihre Kollegen dazu?")
- Klärung der Erwartungen des Patienten und zukunftsorientierter Fragen (z. B.: „Was wäre, wenn …?" „Was wäre aus Ihrer Sicht ein gutes Ergebnis dieser Konsultation/unserer Zusammenarbeit …?")
- Biografische Anamnese (Herkunftsfamilie, zurückliegende personale und soziale Konflikte und Belastungen, Lebensleistungen)
- Klärung der subjektiven Ätiologie („Was, denken Sie, sind die Ursachen Ihrer Beschwerden? Wodurch werden sie unterhalten? Was verstärkt sie, was lässt sie weniger werden?")

Zunächst geht es nicht um eine vertiefende Exploration. Schon im ersten – auch kürzeren – Kontakt kann und sollte aber mindestens Interesse bekundet werden. Das ärztliche Interesse lenkt das Patienteninteresse und verschiebt die unbewussten Gewichtungen in deren eigenem Narrativ. Ein breit gestreutes Interesse erweitert monokausale Vorstellungen in Richtung komplexerer Krankheitskonzepte. Sehr belastende oder als beschämend erlebte Erfahrungen werden größtenteils erst auf behutsame Nachfrage berichtet (S3-Leitlinie Posttraumatische Belastungsstörung, Schäfer et al. 2019). Das ärztliche Interesse lenkt auch das Interesse und die Bedeutungszuschreibung der Patienten.

Die eher kurzen (ca. 15 min), aber regelmäßigeren Termine im Rahmen der psychosomatischen Grundversorgung erlauben dann eine Vertiefung wichtiger anamnestischer Aspekte im Verlauf des longitudinalen Prozesses. Das dabei jedes Mal breit psychosozial aufgespannte Interesse trainiert eine verbreiterte Patientenperspektive und -aufmerksamkeit im Umgang mit dem Gesund- und dem Kranksein.

TIPP

Eine umfassendere Darstellung zum anamnestischen Erstgespräch bietet die entsprechende Praxisempfehlung der DEGAM:

https://www.degam.de/files/Inhalte/Leitlinien-Inhalte/Dokumente/DEGAM-Praxisempfehlungen/Das%20anamnestische%20Erstgespraech/oeffentlich/DEGAM%20PE%20anam.%20Erstgespr%C3%A4ch%202022.pdf

113.3.3 Abklärung bei Verdacht auf das Vorliegen einer psychischen Störung

Wenn sich im Rahmen der Anamnese und Beziehungsaufnahme Hinweise auf eine manifeste psychische Störung wie z. B. eine Depression, Angststörung, Anpassungsstörung oder Suchterkrankung zeigen, wird auf Empfehlungen entsprechender Leitlinien zurückgegriffen (➤ Kap. 78, ➤ Kap. 90).

LEITLINIEN

- S3-Leitlinie „Behandlung von Angststörungen". AWMF-Registernummer 051-028:

  https://register.awmf.org/de/leitlinien/detail/051-028

- S3-Leitlinie Nationale VersorgungsLeitlinie „Unipolare Depression". AWMF-Registernummer nvl-005:

  https://register.awmf.org/de/leitlinien/detail/nvl-005

Als dritte Säule neben der hausärztlichen Basisdiagnostik und Basistherapie gehört zur psychosomatischen Grundversorgung die Kooperation mit dem psychosozialen Versorgungssystem: die Vorbereitung und Überweisung zu einer psychotherapeutischen Behandlung oder psychiatrischen Mitbehandlung, die Indikationsstellung für eine stationäre psychosomatische Therapie, die Veranlassung einer psychosomatischen Rehabilitation oder Mutter/Vater-Kind-Kur oder weitere ambulante Angebote anderer Gesundheitsberufe. Auch der Selbsthilfe und psychosozialen Beratungsstellen kommt eine wachsende Bedeutung in der Kooperation zu (➤ Kap. 90).

CAVE

Anmerkungen zur Kodierung

Bei der Diagnosekodierung soll umsichtig vorgegangen werden (➤ Kap. 12, ➤ Kap. 114).

113.4 Therapeutische Strategie

Interventionen im Rahmen der psychosomatischen Grundversorgung haben ein breites Einsatzgebiet. Es reicht von akuten psychosozialen Krisen ohne Krankheitswert bei stabilen und gesunden Menschen (z. B. akuter Trauerfall) mit sehr günstiger Prognose über das gemeinsame Entwickeln eines komplexeren biopsychosozialen Krankheitskonzepts bei primär somatischen Beschwerden wie z. B. Rückenschmerz oder Schwindel bis hin zur Begleitung multipel und komplex chronisch körperlich und psychisch erkrankter Menschen mit langen und letztlich unheilbaren Verläufen, die dann oft als „austherapiert" bezeichnet werden und in zahlreichen Versorgungskontexten auch nicht mehr behandelt werden (können). Psychosomatische Grundversorgung steht insofern nicht nur am Anfang diagnostischer und therapeutischer Algorithmen, sondern ist in allen Phasen der hausärztlichen Begleitung relevant.

Ergebnisse neuerer psychodynamischer Theorien betonen das intersubjektive Geschehen zwischen Patient und Arzt. Die Säuglingsforschung hat Belege geliefert, dass sich Körper und Geist von Anfang an im kommunikativen Austausch mit den Eltern entwickeln. Die Bindungsforschung zeigt, dass sich bereits im 1. Lj. ein Bindungsmuster entwickelt, das für das weitere Leben relativ konstant bleibt und als Muster die Beziehungsgestaltung zu anderen Menschen bestimmt. Auch zwischen Arzt und Patient wird dieses Muster wahrnehmbar. Es werden Wahrnehmungen ausgetauscht, ohne dass ein Gewahrwerden oder gar ein sprachlich formuliertes Bewusstsein davon entstehen muss. Der Therapeut fungiert als Container, der die nicht verbale und die nicht wahrgenommene Kommunikation des Patienten aufnimmt und einer Transformation unterzieht. Damit wird neben Deutung und Beziehung zunehmend das Prinzip des Handlungsdialogs (Enactment) als eine Abfolge wechselseitigen Handelns und Behandelns zwischen Therapeut und Patient bedeutsam. Damit eröffnet diese Perspektive die Möglichkeit, das interaktionelle Feld der hausärztlichen „Begegnung" auch miteinzubeziehen und dysfunktionale Muster der Interaktion zu reflektieren. Dem Patienten unbewusst bleibende Beziehungsmuster können seitens des Arztes in vielfältigen Szenen wahrgenommen und als solche verstanden werden.

Es kann aber auch in der ärztlichen Rolle zu konfligierenden Aufgaben kommen, z. B. bei der Bescheinigung von Arbeitsunfähigkeit (AU) bei Patienten mit psychischen Beschwerden. Die Attestierung von AU hat neben der gutachterlichen Rolle die Funktion einer Entlastung, Schonung oder Regeneration (➤ Kap. 114); eine längere AU (i. d. R. mehr als 4 Wo.) ist hingegen ein die Prognose belastender und chronifizierender Faktor (Yellow Flag). Der Reflexion im Rahmen der psychosomatischen Grundversorgung, einerseits dem Begehren des Patienten nach Schonung und Vermeidung belastender Konflikte am Arbeitsplatz nachkommen zu wollen, andererseits damit der Chronifizierung eines seelischen Leidens Vorschub zu leisten, kommt wachsende Bedeutung zu.

Hausärzte müssen, bezogen auf den Einzelfall, Handlungsoptionen gegeneinander abwägen, ohne deren Auswirkungen/Nebenwirkungen gänzlich zu kennen. Professionelles ärztliches Handeln ist immer auch Handeln unter Unsicherheit, da das theoretisch erworbene nosologische Fachwissen nie bruchfrei auf den spezifischen Einzelfall angewendet werden kann. Dies gilt im besonderen Maße für hausärztliches Handeln. Durch die Differenzierung von medizinischen Spezialisten werden Eindeutigkeiten generiert, die sich nicht in der hausärztlichen Tätigkeit wiederfinden. Zum einen wird im hausärztlichen Verstehen über ein hermeneutisches Fallverständnis der Sinn einer Krankheit immer im unbestimmten Dazwischen eines biopsychosozialen Kontextes platziert; zum anderen stehen Hausärzte meist am Anfang der medizinischen Handlungskette und haben deswegen ein größeres Spektrum an Wahlmöglichkeiten als Spezialisten.

113.4.1 Haltungen und Vorgehensweisen

Beziehungsorientierung

Gesund- und Kranksein werden maßgeblich durch Beziehungsgestaltung und -erleben mitbeeinflusst. Körperliches Erleben, Denken, Ausdruck und Verhalten werden durch frühere Beziehungserfahrungen und daraus resultierende Beziehungsmuster mitgeprägt.

Patient-Arzt-Beziehung

Die Patient-Arzt-Beziehung, die sich auch in der Beziehung zum gesamten Wirkraum des Arztes widerspiegelt, ist asymmetrisch. Die Asymmetrie gründet in den der Arztrolle innewohnenden elternähnlichen Eigenschaften, die sich in Form von **Übertragungsphänomenen** selbst bei sehr auf Partizipation und gute Information ausgerichteten Kommunikationsstrategien immer noch bzw. immer auch finden.

Psychosomatische Grundversorgung bedeutet, sich der Gleichzeitigkeit unterschiedlicher Ebenen in der Beziehung stets bewusst zu sein:

1. **Patient-Experten-Ebene,** auf der sich durch gute Informations- und Wissensvermittlung im besten Fall – ganz i. S. der evidenzbasierten Medizin – gut informierte gemeinsame Entscheidungen treffen lassen.
2. **Eltern-Übertragungs-Ebene,** auf der unbewusst der Wunsch nach einem guten Elternteil auf den Arzt übertragen wird (Idealisierung) und in der das hohe suggestive Potenzial jeder ärztlichen Intervention maßgeblich mitgründet (Beachte: Placebowirkung, Vorsicht: Nocebowirkung).
3. **Ebene übertragener Beziehungsmuster,** auf der dysfunktionale Muster der Beziehungsgestaltung patientenseitig unbewusst angeboten bzw. übertragen und arztseitig als Gegenübertragung entweder bewusst beobachtet und therapeutisch genutzt oder dysfunktional (mit-)agiert werden.

Selbstbeobachtung und szenisches Verstehen, Reflexion eigener Haltungen

Eine zentrale Kompetenz für die Arbeit in der psychosomatischen Grundversorgung ist die Fähigkeit zur **Selbstbeobachtung** und zur Beobachtung der interaktiven Szene zwischen Patient und Arzt. Auch andere Akteure wie Angehörige oder Teammitglieder können als Beteiligte an der Interaktion relevant sein. Beobachtet werden außerdem die Gefühle, die für den Arzt spürbar werden. Ausgang aller Bemühungen um Verstehen und die Auswahl geeigneter Interventionen sind die eigenen Haltungen, die sich aus der Selbstbeobachtung und deren **Reflexion** erschließen.

Haltungen bestimmen unser Handeln und ermöglichen oder verunmöglichen uns, hilfreich zu werden. Zugleich bestimmen Handlungen unsere Erfahrungen und diese wiederum unsere Haltung.

Nehmen wir z. B. an, einem Arzt fiele es schwer, jungen Menschen ohne pathologischen Organbefund Verständnis, Mitgefühl oder gar Lob zum Ausdruck zu bringen. In diesem Fall könnte eine Veränderung der eigenen Haltung oder Hypothesen hilfreich sein. Die Haltung „Ich verstehe noch nicht, aber ich möchte gerne verstehen" könnte anstelle von Zurückweisung Interesse und das Bedürfnis nach Verstehen hervorbringen.

Arbeiten wir mit der Hypothese, dass sich in der aktuellen Patient-Arzt-Szene eine typische Beziehungserfahrung des Patienten widerspiegelt, so bietet sich dem Patienten die Chance, eine neue Beziehungserfahrung zu machen. Das ärztliche Unbehagen z. B. über eine geforderte Krankschreibung könnte in dieser von Interesse getragenen Beziehung dann als Sorge erlebt werden, nämlich als Sorge, dem Patienten mit einer AU zu schaden. Dies könnte den Weg bahnen zu einem Dialog über Selbstüberzeugungen und -konzepte (Glaubenssätze, z. B.: „Ich bekomme doch sowieso nichts wirklich hin!") und ihre biografischen Hintergründe („Das haben meine Eltern und Lehrer auch schon immer gesagt!").

Hilfreich ist auch die Wahrnehmung von **Gegenübertragungsgefühlen.** Hierunter sind alle ärztlichen Gefühle in der gemeinsamen Situation und Begegnung zu verstehen. Im dargestellten Beispiel könnte sich zeigen, dass zwar einerseits eigene Überzeugungen und Haltungen Gefühle der Abneigung hervorbringen, dass im ärztlichen „Gefühlsknäuel" auch Gefühle von Selbstverachtung, unterdrückter Wut o. Ä. enthalten sind, die dem Patienten zugehörig sind. Im Gegenübertragungsgefühl erhalten Hausärzte somit einen Einblick in die Gefühlswirklichkeit ihrer Patienten. Sich bewusst zu machen, wie schmerzvoll oder unangenehm diese (unbewusst bestimmte) Wirklichkeit ist, kann helfen, einen Zugang zum eigenen Mitgefühl zu finden.

Die Arbeit mit Selbstbeobachtung, Gegenübertragung und dem Konzept des szenischen Verstehens hilft außerdem, die an uns herangetragenen Zuschreibungen und Erwartungen weniger persönlich zu nehmen, und wirkt dadurch i. S. guter ärztlicher Psychohygiene.

In einigen Fällen erschließen sich aus der szenischen Beobachtung typische dysfunktionale Beziehungsmuster oder Beziehungsmodi, die dann helfen können, die eigenen Interventionen zielgerichteter und besser abgestimmt zu gestalten. Beispielhaft findet sich dieses Vorgehen in ➤ Kap. 78 dargestellt.

Lösungsorientierung

Lösungsorientierung beschreibt eine Haltung und Vorgehensweise, die den Fokus der Interventionen auf die Lösung statt auf das Problem legt. Gemeint sind damit allerdings nicht ärztliche Lösungsvorschläge, sondern die Lösungsideen des Patienten und die gemeinsam erarbeiteten Lösungen.

Psychotherapie ist erfolgreicher, wenn sie die Lösungen, Ressourcen und Kompetenzen des Patienten versteht, ausbaut, dadurch die Selbstheilungskräfte aktiviert und die **Selbstwirksamkeit** fördert. Für die psychosomatische Grundversorgung darf das Gleiche angenommen werden. Wichtigste Voraussetzung für dieses Vorgehen ist zunächst ein aufrichtiges bzw. echtes **Anerkennen und Würdigen des Leidens.** Erst nachdem also die Klage des Patienten angehört und die damit verbundene Wirklichkeit verstanden und anerkannt wurde, können **ressourcenorientierte Interventionen** wirkungsvoll erfolgen.

Dabei können verschiedene Techniken zum Einsatz kommen (s. u. Gesprächsbeispiele):

- Heute dysfunktionale Verhaltensmuster werden unter Einbeziehung der biografischen Anamnese als ehemals funktionale Muster identifiziert und damit als dysfunktionaler Lösungsversuch umgedeutet **(Reframing).**
- Die Stärken, Leistungen und Lösungsansätze werden aus dem Bericht des Patienten herausgefiltert und benannt, und es werden dafür **Wertschätzung und Lob** ausgedrückt.
- Durch Werkzeuge wie ein Freudetagebuch oder andere **Beobachtungsaufgaben** werden Patienten eingeladen, stärker Freude und angenehme Erfahrungen in ihrem Leben zu fokussieren.

- Durch **Zukunftsprojektionen** werden eine kognitive Selbstermächtigung und Fokussierung auf die eigenen Lösungen und Bedürfnisse gefördert.
- Durch Einsatz von **Skalen und Skalenfragen** können Bewegungen im Verlauf sichtbar gemacht werden.

Patientenbeispiel

Gesprächsbeispiel 1: Arzt (A) und Herr B., 52 Jahre (P)

Herr B. kommt seit 12 Jahren in die Praxis, ist etwas übergewichtig, selten mal AU wegen Infekten, regelmäßig alle 2 bis 3 Jahre Gesundheitsuntersuchungen (GU), seit 2 Jahren mit Ramipril 5 mg behandelte arterielle Hypertonie, einmal Reiseimpfberatung, letzter persönlicher Kontakt GU vor 8 Monaten. Herr B. ist Verwaltungsangestellter, verheiratet, 2 Kinder im Alter von 14 und 16 Jahren (in Klammern Benennung der Gesprächstechniken).

A: „Guten Tag, Herr B., was führt Sie zu mir?" (offene Frage)

P: „Mich schmerzt seit Monaten der Rücken ..."

A: „Hm ..." (aktives Zuhören)

P: „... also immer wieder... das kommt und geht. Dann nehme ich mal eine Schmerztablette ... schleppe mich zur Arbeit ... dann kommt das wieder... nach ein paar Tagen oder einer Woche ... jetzt meint meine Frau auch schon, irgendwas stimmt doch da nicht, geh mal zum Arzt."

A: „Sie haben also Rückenschmerzen, und Ihre Frau macht sich deshalb Sorgen ..." (Wiederholen)

P: „Genau, weil es schon so lange geht und immer wieder kommt. Vielleicht muss man das doch mal genauer untersuchen, außerdem brauche ich vielleicht mal eine Pause ..."

A: „Eine Pause ...?" (Wiederholen)

P: „Ja, von der Arbeit ..."

A: (guckt fragend, sagt nichts) (Warten)

P: „Ist gerade sehr viel dort ... Die Abteilung wird umstrukturiert ... mehr Arbeit für weniger Leute ... mit dem neuen Chef komme ich auch schlecht zurecht ..."

A: „Das ist offensichtlich eine ordentliche Last, die Sie da zu tragen haben. Dann verstehe ich, warum Sie so erschöpft auf mich wirken. Ich werde also gleich Ihren Rücken untersuchen, wir reden über die Krankschreibung und vielleicht aber auch über andere Möglichkeiten, die es gibt, um am Arbeitsplatz etwas zu verändern?" (Spiegeln, Verstehen Strategie vorschlagen)

P: „Ja, das klingt gut."

A: „Gibt es denn sonst noch was?" (Agenda vervollständigen)

P: „Nein, sonst ist eigentlich alles ganz gut ..."

A: „Eigentlich?" (Angebot aufnehmen)

Herr A. berichtet nun von Konflikten mit seiner Frau, ausgelöst durch das Verhalten der pubertierenden Kinder. Die körperliche Untersuchung ergibt ebenso wie die symptombezogene Anamnese keine Red Flags für einen komplizierten Rückenschmerz. Der Patient ist beruhigt.

Es lässt sich schnell Einigkeit darüber herstellen, dass die Konflikte für die Schmerzentwicklung eine Rolle spielen, dass Bewegung und symptomatische Therapie mit Wärme und ggf. NSAR ausreichen bzw. hilfreich sind. Die Nachteile einer Krankschreibung werden besprochen. Es wird eine AU für 2 Tage bescheinigt. Ein zeitnaher Termin wird vereinbart, um Strategien am Arbeitsplatz und in den Konfliktsituationen zu Hause zu besprechen.

Bereits beim Folgetermin berichtet Herr A., er habe mit seinem Chef und seiner Ehefrau gesprochen, sei dabei einige wichtige Dinge losgeworden und habe auch den Ärger seiner Frau nun besser verstehen können. Der Arzt lobt diese Vorgehensweise und erfragt den Einfluss auf die Rückenbeschwerden, die zunächst nicht verschwunden sind, aber abgeschwächt vorliegen. Beim Abholen des nächsten Ramipril-Rezepts mit Blutdruckkontrolle erfährt der Arzt vom Patienten, er bewege sich nun mehr, und der Rücken mache kaum noch Probleme.

Gesprächsbeispiel 2: Ärztin (Ä), Frau C., 38 Jahre (P)

Frau C. kommt seit 12 Jahren in die Praxis. Sie arbeitet halbtags als Verkäuferin, ist seit 7 Jahren geschieden und alleinerziehende Mutter eines jetzt 14-jährigen Kindes. Sie leidet seit 8 Jahren an chronischen Schmerzen, die als Fibromyalgie diagnostiziert wurden. Sie nimmt 25 mg Amitriptylin ein, hat bereits zwei Mutter-Kind-Kuren, zwei Psychotherapien und eine medizinische Rehabilitation hinter sich. Die Schmerzen sind diffus über den Körper verteilt und schwanken auf einer Schmerzskala von 0–10 zwischen 3 und 8. Es finden regelmäßige Termine alle 4 bis 6 Wochen in der hausärztlichen Sprechstunde statt, in denen einerseits ressourcen- und lösungsorientiert die gegenwärtige Alltagsgestaltung und Schmerzbewältigung besprochen und andererseits neue wertvolle Details der biografischen Anamnese deutlich werden.

Ä: „Sie hatten sich ja das letzte Mal einige Dinge vorgenommen. Was ist Ihnen gut gelungen?" (Fokus auf Lösungen statt Probleme)

P: „Ich habe mich tatsächlich in einem Yoga-Kurs angemeldet ..."

Ä: ... (Pause/Warten)

P: „Im Moment habe ich auch weniger Schmerzen."

Ä: „Das freut mich ... Ich erlebe Sie jetzt schon länger auch entspannter als früher ... Ich finde, Sie haben bereits eine Menge erreicht ... Denken Sie denn, dass das Yoga einen Anteil an dieser Verbesserung hat?" (Anerkennung, Lob, Spiegeln, Arbeit am Krankheitskonzept)

P: „Ja, das kann ich mir vorstellen."

Ä: „Auf einer Skala von 0 ‚kein Leben' bis 10 ‚ein Leben, in dem ich alle meine Ziele erreicht habe und vollkommen zufrieden bin', wo stehen Sie da gerade?" (Skalenfrage)

P: „Nun ja ... die Schmerzen sind aktuell bei 3–4, aber trotzdem: Immerhin bei 6, denke ich."

Ä: „Und in dieser 6, was ist da derzeit alles enthalten?"

Die Patientin listet zahlreiche Dinge auf, die ihr Leben gerade lebenswert machen. Die Ärztin erinnert sich noch an einige aus den letzten Gesprächen und fragt, ob sie sie noch ergänzen will.

P: „... vielleicht bin ich dann ja sogar bei 6,5 ..." (lacht)

Ä: „Nehmen wir mal an, Sie wären das nächste Mal bei 7. Was hätte sich dann noch verändert?" (Zukunftsprojektion)

Des Weiteren fragt die Ärztin unterschiedliche Aspekte des Erlebens ab: „Was machen Sie dann?" – „Was spüren Sie dann?" – „Was machen die anderen dann?"

Patientenorientierung oder -zentrierung

Patientenorientierung oder Patientenzentrierung bedeutet, dem Patienten stets das Recht auf seine eigene Wirklichkeit und Entscheidung zuzugestehen und damit seine Autonomie zu achten. Entscheidungen zu und in der Wirklichkeit des Patienten können nur von ihm selbst getroffen werden. Patientenorientierung bedeutet jedoch nicht, dass die Initiative im Gespräch allein dem Patienten überlassen wird. Ebenso wenig bedeutet es, auf Fürsorge zu verzichten und ihm bei Entscheidungen nicht zur Seite zu stehen.

113.4.2 Weitere Interventionen

Gesprächstechniken und Modelle

Viele der angesprochenen Aspekte finden sich auch in der WWSZ-Technik (Warten, Wiederholen, Spiegeln, Zusammenfassen) und dem NURSE-Modell *(Naming, Understanding, Respecting, Supporting, Exploring)* wieder (➤ Kap. 2.2).

Psychoedukation

Psychoedukation umfasst alle Interventionen, die dem Patienten helfen, seine Symptomatik oder Krankheit, die Prognose und die Rationalen für die vorgeschlagenen Interventionen zu verstehen und den Umgang damit zu erleichtern (z. B. Stressmodelle, biopsychosoziales Schmerzmodell, Informationen über die Verarbeitung von traumatischen Erfahrungen, ICD-Kriterien, Wirkmechanismen von Arzneimitteln usw.). Wenn sich Psychoedukation nicht allein auf die Vermittlung allgemeinen Sachwissens konzentriert, entlastet sie den Patienten emotional, fördert Akzeptanz und Motivation sowie Behandlungsbereitschaft und die Entwicklung von Bewältigungsstrategien (➤ Kap. 78).

Containing

Gerade Patienten in schweren akuten Krisen und mit schweren frühen Belastungen benötigen zunächst vor allem ein ärztliches Gegenüber, das bereit ist, die Last unangenehmer Gefühle, Erfahrungen und Erlebenswirklichkeiten aufzunehmen und mit ihnen zu ertragen. Manchmal ist dies allein schon sehr wirksam und enthält bereits die wesentliche neue Beziehungserfahrung, sich mit alldem nicht zurückgewiesen, sondern verstanden zu fühlen.

Behandlungsauftrag und Vereinbarung konkreter Ziele

Therapieziele sollten gemeinsam vereinbart und im Verlauf angepasst werden. **Bilanzierende Gespräche** sind dafür ein ausgezeichnetes Werkzeug. Sie sollten regelmäßig, z. B. einmal im Jahr bei chronischen Krankheiten im Rahmen eines Disease-Management-Programms durchgeführt werden, und immer dann, wenn Unbehagen oder Hilflosigkeit in der Beziehung spürbar sind. Sie stellen einen Rahmen dar, in dem beide, Arzt und Patient, das bisher Erreichte bilanzieren, modifizieren oder neue Ziele vereinbaren.

113.5 Psychosomatische Grundversorgung in Praxisorganisation und Praxisalltag

Psychosomatische Grundversorgung ist eine **Teamaufgabe.** Sie erfordert, dass

- eine Vergabe von Terminen möglich ist, die nicht beschwerdegesteuert sind,
- dass eine personale Zuordnung zwischen einem Arzt und seinem Patienten gewährleistet ist,
- gemeinsame Haltungen, Regeln und Abläufe besprochen und regelmäßig überprüft und auch dem Patienten transparent gemacht werden,
- Teamgespräche über herausfordernde, als schwierig erlebte Behandlungs- und Versorgungssituationen stattfinden,
- Fortbildungen des Teams zu Themen der psychosomatischen Grundversorgung stattfinden.

Selbstbeobachtung hilft dem Arzt, eine professionelle Distanz zu den eigenen negativen Emotionen zu schaffen, mehr noch: sie für das Verstehen des anderen zu nutzen. Klare, einvernehmlich abgestimmte und transparent kommunizierte Regeln helfen dem Arzt, seinen Patienten, aber auch sich selbst Grenzen in Situationen zu setzen, in denen sie zu Überengagement neigen. „Schwierige Gespräche" sollen eben nicht in Randzeiten liegen. Lieber häufiger 15 min unter Berücksichtigung der oben besprochenen Prinzipien als 60 min am Ende der Sprechstunde. Wann immer dieser Rahmen nicht ausreichend erscheint, sollte die Indikation für Psychotherapie bzw. die Hinzuziehung anderer Fachkollegen erwogen werden.

LITERATUR

BÄK – Bundesärztekammer. (Muster-)Kursbuch Psychosomatische Grundversorgung. 2. A. Berlin, 2022.

DEGAM – Deutsche Gesellschaft für Allgemeinmedizin und Familienmedizin. Positionspapier Psychosomatische Grundversorgung in der Allgemeinmedizin. Ziele, Kompetenzen, Methoden (12/2014); www.degam.de/files/inhalt/pdf/positionspapiere_stellungnahmen/positionspapiere-altes-verzeichnis/DEGAM_Positionspapier_Psychosomatische_Grundversorgung_final.pdf (letzter Zugriff: 3.4.2024).

Fritzsche K, Geigges W, Richter D, Wirsching M (Hrsg.). Psychosomatische Grundversorgung. 2.A. Berlin, Heidelberg: Springer; 2016.

Schäfer I, Gast U, Hofmann A, Knaevelsrud C et al. S3-Leitlinie Posttraumatische Belastungsstörung. Berlin: Springer; 2019, S. 95.

Veit I. Praxis der Psychosomatischen Grundversorgung. Die Beziehung zwischen Arzt und Patient. 2. A. Stuttgart: Kohlhammer; 2018.

KAPITEL

114 Arbeitsunfähigkeit

Ruben Bernau, Martin Scherer, Jean-François Chenot

114.1 Einführung

Die Arbeitsunfähigkeitsbescheinigung (AU-Bescheinigung) gehört zu den am häufigsten in der hausärztlichen Sprechstunde ausgestellten Formularen. Ärzte befinden sich hier in einer Doppelrolle zwischen Anwalt des Patienten und Sozialgutachter. Sie haben eine **Garantenstellung** und **Notarfunktion** gegenüber Arbeitgebern und den Trägern des sozialen Sicherungssystems.

Die **Fehltage** von Erwerbspersonen aufgrund von Arbeitsunfähigkeit steigen seit dem Jahr 2000 kontinuierlich an. Im Durchschnitt waren deutsche Arbeitnehmer im Jahr 2023 20 Tage arbeitsunfähig. Psychische Erkrankungen, Atemwegserkrankungen und Krankheiten des Bewegungsapparats sind die häufigsten Gründe. Am längsten ist die AU-Dauer bei psychischen Erkrankungen. Im Jahr 2021 wurden ca. 16,61 Mrd. Euro Krankengeld ausgezahlt.

In Norwegen wurden erfolgreich erweiterte Eigenmeldungsregelungen und ein breiteres Repertoire an Krankschreibungsmöglichkeiten eingeführt. Dies könnte eine Möglichkeit sein, die hohe Zahl der Arztkontakte nur zur AU-Bescheinigung in Deutschland zu reduzieren (Herrmann et al. 2015).

114.2 Beurteilung der Arbeitsunfähigkeit

Arbeitsunfähigkeit liegt vor, wenn

- die aktuelle Tätigkeit (erfragen und dokumentieren) nicht mehr ausgeübt werden kann oder wenn
- die Krankheit sich durch die Arbeit verschlimmern würde.

Es gilt in der Regel das **Alles-oder-nichts-Prinzip**, eine teilweise Krankschreibung für bestimmte Tätigkeiten ist nicht möglich. Es gibt keine anerkannte Liste, die vorgibt, wie lange ein Arbeitnehmer durch eine Krankheit voraussichtlich arbeitsunfähig sein wird. Es obliegt dem Arzt, eine partizipative Entscheidung unter Berücksichtigung der **Arbeitsunfähigkeits-Richtlinie (AU-RL)** zu treffen. Sie regelt die Umstände und definiert den Entscheidungsspielraum. Das Vorliegen von Arbeitsunfähigkeit ist regelmäßig zu überprüfen. Gute Kenntnisse dieser Richtlinie sind für Vertragsärzte wichtig für die tägliche Arbeit sowie für Patienten- und Selbstschutz. Unkenntnis der Regelungen und die Not oder die Anspruchshaltung mancher Patienten können dazu führen, dass es manchmal nicht so genau genommen wird oder Regeln gebogen werden. Eine AU-Bescheinigung sollte für max. 2 Wochen ausgestellt werden. Bei Bedarf kann eine Arbeitsunfähigkeit für max. 1 Monat bescheinigt oder verlängert werden. Wird eine AU-Bescheinigung verlängert, ist dies zu vermerken (➤ Abb. 114.1).

Krankenkasse bzw. Kostenträger
AOK Rheinland/Hamburg 03
Name, Vorname des Versicherten
Königsstein geb. am
Ludger 22.06.1935
Musterstr. 1
10623 Berlin

Kostenträgerkennung	Versicherten-Nr.	Status
104212059	X234567890	1 00 00 00
Betriebsstätten-Nr.	**Arzt-Nr.**	**Datum**
031234567	838382202	03.02.2020

Arbeitsunfähigkeits-bescheinigung 1

① ☐ Erstbescheinigung
① ☒ Folgebescheinigung

② ☐ Arbeitsunfall, Arbeitsunfall-folgen, Berufskrankheit
② ☐ dem Durchgangsarzt zugewiesen

arbeitsunfähig seit ③ ______
voraussichtlich arbeitsunfähig bis einschließlich oder letzter Tag der Arbeitsunfähigkeit ④ 28.02.2020
festgestellt am ⑤ 03.02.2020

Hausarztpraxis Dr. Topp-Glücklich
031234567
Musterstr. 2
10623 Berlin
Tel: 0301234567
Dr. med. Hans Topp-Glücklich
Hausarzt
838382202
Vertragsarztstempel / Unterschrift des Arztes

Ausfertigung für Versicherte

AU-begründende Diagnose(n) *(ICD-10)* ⑥

ICD-10 - Code	ICD-10 - Code	ICD-10 - Code
E10.20 G	N08.3 G	S42.3 G L
S82.28 G R	Q01.9 V	S22.32 Z

Ein sehr kranker Patient

⑦ ☐ sonstiger Unfall, Unfallfolgen
⑧ ☐ Versorgungsleiden (z.B. BVG)

Es wird die Einleitung folgender besonderer Maßnahmen für erforderlich gehalten
⑨ ☐ Leistungen zur medizinischen Rehabilitation
⑨ ☐ stufenweise Wiedereingliederung
⑨ ☐ Sonstige

Im Krankengeldfall ⑩ ☒ ab 7. AU-Woche oder sonstiger Krankengeldfall ⑪ ☒ Endbescheinigung

Hinweis für Versicherte zum Kranken- und Verletztengeld

*Achten Sie bei fortbestehender Arbeitsunfähigkeit auf eine lückenlose ärztliche Feststellung, da sonst ein Krankengeldverlust droht. Hierfür ist es erforderlich, dass Sie sich spätestens an dem Werktag, der auf den letzten Tag der aktuellen Arbeitsunfähigkeitsbescheinigung folgt, bei Ihrem Arzt oder Ihrer Ärztin die fortbestehende Arbeitsunfähigkeit bestätigen lassen. Legen Sie immer ihre **aktuell gültige** Versichertenkarte vor, um Probleme bei der Zahlung von Kranken- oder Verletztengeld zu vermeiden. Weitere Informationen erhalten Sie bei Ihrer Krankenkasse.*

Dokumentenversion: 1.0.2
Dokumententyp: e010

PRF.NR. KBV-Pruefnummer
08b97c0c-6b65-4f33-a985-66ffd6fb2322

Muster

Abb. 114.1 Die Arbeitsunfähigkeitsbescheinigung, eAU Muster. ①: AU-Erst-/Folgebescheinigung; ②: prüfen, ob ein Arbeitsunfall vorliegt; ③: AU seit … (Tag des Unfalls bzw. Tag, an dem eine ärztliche Inanspruchnahme erfolgte); ④: laut AU-RL nicht länger als 2 Wochen! ⑤: festgestellt am … (Untersuchungsdatum, entspricht dem Druckdatum); ⑥: Begründung in Form einer ICD-10-Kodierung; das Freitextfeld, in das z. B. „Entlassung nach Krankenhausbehandlung" eingetragen werden kann, wird meist nicht ausgefüllt; ⑦–⑧ sind anzukreuzen, wenn ein anderer Kostenträger als die Krankenkasse zuständig ist; ⑨: auch bei einer Wiedereingliederung besteht eine AU; ⑩ setzt die Praxissoftware meist automatisch ab der 7. AU-Woche; ⑪: bei Ende der AU, um unnötige Anfragen zu vermeiden. [W181]

Problematisch wird es, wenn die ärztliche Einschätzung der AU-Dauer von der des Patienten abweicht. Ein Richtig oder Falsch gibt es nicht, und am Ende ist man auf die wahrheitsgetreuen Angaben seiner Patienten angewiesen. Hat ein Arbeitgeber Zweifel an der Berechtigung einer AU-Bescheinigung, kann er dies durch den Medizinischen Dienst der Krankenkassen (MDK) überprüfen lassen. Eine unsachgerecht ausgestellte AU-Bescheinigung kann zu einer Schadensersatzpflicht gegenüber dem Arbeitgeber oder der Krankenkasse führen.

Patientenbeispiel

Herr T. (42) bittet seine Hausärztin um eine AU-Bescheinigung. Er sei zwar arbeitsfähig, würde aber auf der Arbeit gemobbt. Er habe einen Vorstellungstermin. Sein Chef gebe ihm keinen Urlaub, nicht mal unbezahlten. Um seinen Arbeitsplatz zu wechseln, müsse er aber diesen Vorstellungstermin dringend wahrnehmen.

114

- **Möglichkeit 1:** Die Hausärztin bedankt sich für das ihr entgegengebrachte Vertrauen und lehnt eine AU-Bescheinigung ab. Die Kriterien einer Arbeitsunfähigkeit seien nicht erfüllt.
- **Möglichkeit 2:** Die Hausärztin dokumentiert „Kontaktanlässe mit Bezug auf das Berufsleben (Z56 ICD-10)“ und stellt auf dieser Basis eine AU-Bescheinigung aus. Auf eine F-Diagnose (ICD F43), bei der das Mobbing als manifeste „Reaktionen auf schwere Belastungen“ gewertet wird, verzichtet sie.

114.3 Elektronische AU-Bescheinigung (eAU)

Seit 1.1.2023 wird die Meldung der AU des Patienten an die Krankenkasse vom behandelnden Hausarzt ausschließlich papierlos mit dem elektronischen Arztausweis signiert und übermittelt. Dazu wird das erste Formular (= **Muster e01**) in der Vereinbarung über Vordrucke für die vertragsärztliche Versorgung verwendet, die im **Bundesmantelvertrag** festgelegt ist. Ein Papierdurchschlag für den Arbeitgeber muss nicht mehr ausgedruckt werden. Die Krankenkassen stellen die eAU elektronisch für den Arbeitgeber bereit (➤ Abb. 114.2). Das bereitet manchen Betrieben noch Probleme. **Durchschläge des Musters e01 (Stylesheet)** für Patienten müssen nur noch auf Verlangen des Patienten ausgedruckt werden. Die PVS (Praxisverwaltungssoftware) kann den Service anbieten, die eAU auf eine App des Patienten zu überspielen, damit der Patient z. B. die Dauer der AU überprüfen kann. Versicherte sind nicht mehr verpflichtet, ihrem Arbeitgeber eine AU-Bescheinigung vorzulegen, sie müssen ihn aber z. B. telefonisch informieren. Das ausgedruckte Stylesheet für Patienten enthält die Diagnosen und sollte deswegen nicht an den Arbeitgeber als Ersatz für die Ausfertigung zur Vorlage beim Arbeitgeber verwendet werden.

MERKE

Bei der Auswahl der die Arbeitsunfähigkeit begründenden ICD-Kodierung sollte man an die möglichen Folgen denken. Die Begründung muss stimmen, die AU rechtfertigen und einer Überprüfung standhalten. Vorsichtig sollte man mit Diagnosen aus dem F-Kapitel „Psychische Erkrankungen“ sein. Patienten, die später eine Lebensversicherung abschließen oder zur Privaten Krankenversicherung (PKV) wechseln möchten, müssen oft ihre Diagnosen offenlegen. Eine solche Diagnose kann zu Aufschlägen bei den Versicherungsprämien führen. Eine einmal gestellte Diagnose lässt sich nur extrem schwer aus den Daten der Krankenkasse löschen.

114.4 Formen der Arbeitsunfähigkeit

114.4.1 Rückwirkende AU-Bescheinigung

Die rückwirkende AU-Bescheinigung ist ein häufiges Problem und kann zu Konflikten führen. Arbeitnehmer sind verpflichtet, ihrem Arbeitgeber die Arbeitsunfähigkeit und deren voraussichtliche Dauer unverzüglich mitzuteilen. Üblicherweise wird für die ersten 3 Tage keine eAU- benötigt, es sei denn, der Arbeitgeber besteht darauf ab dem ersten Tag. Am vierten Tag der Arbeitsunfähigkeit benötigt der Arbeitnehmer in jedem Fall eine eAU. Daher ist es bei gründlicher Prüfung möglich, die Arbeitsunfähigkeit bis zu 3 Tage rückwirkend zu bescheinigen. Die rückwirkende AU-Bescheinigung sollte nur besonderen Situationen vorbehalten bleiben und eine Begründung in Feld ⑥ (➤ Abb. 114.1) notiert werden.

114

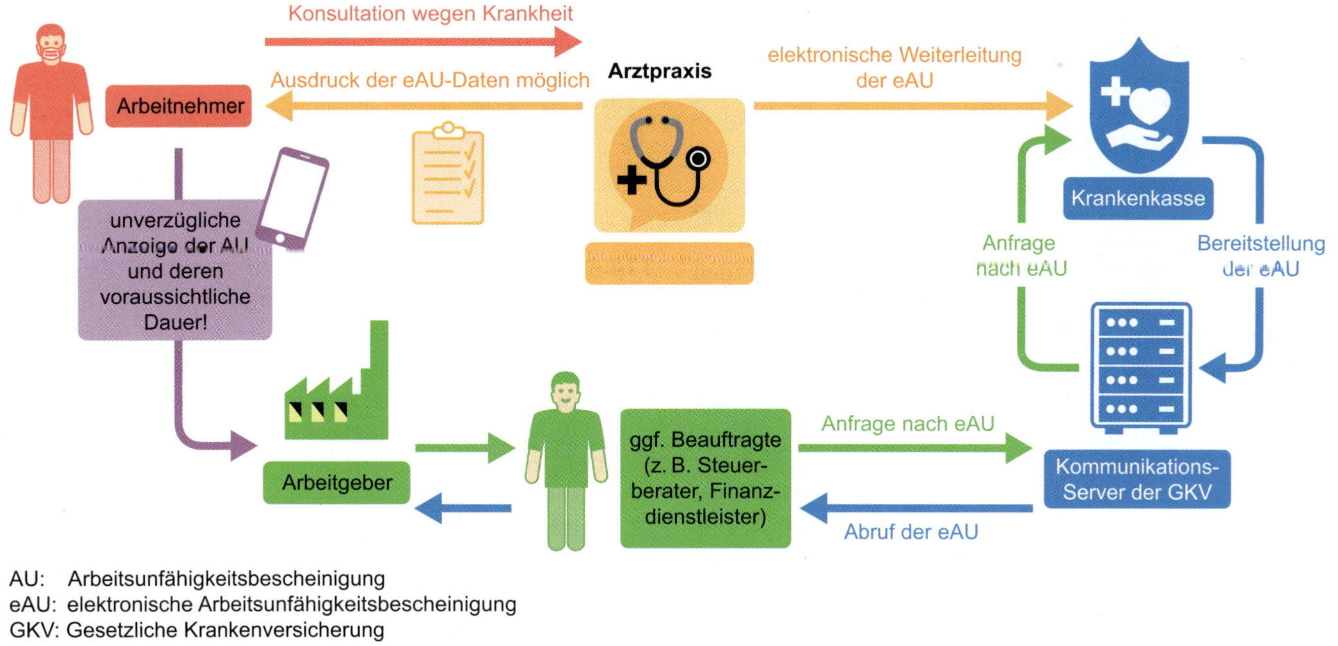

Abb. 114.2 Vorgehen elektronische AU-Bescheinigung (eAU) [L143]

MERKE

Warum manche Arbeitgeber auf eine AU-Bescheinigung am ersten Tag bestehen

Arbeitgeber mit weniger als 30 Mitarbeitern sind verpflichtet, am **Umlageverfahren** (Umlage 1) teilzunehmen. Sie zahlen eine monatliche Umlage an die jeweilige gesetzliche Krankenkasse des Beschäftigten. Im Gegenzug erstattet diese bei Krankheit des Beschäftigten einen prozentualen Anteil des fortgezahlten Arbeitsentgelts. Das Umlageverfahren soll verhindern, dass kleinere Betriebe durch die Erfüllung der Entgeltfortzahlungsansprüche ihrer Arbeitnehmer finanziell überlastet werden. Eine AU-Bescheinigung am ersten Tag senkt die Lohnausgaben im Krankheitsfall.

114.4.2 „Nachträgliche" AU-Bescheinigung

Es kann vorkommen, dass Patienten nach ärztlicher Konsultation eine AU-Bescheinigung zunächst ablehnen, ihre Meinung aber im Nachhinein ändern. In diesem Fall kann eine AU-Bescheinigung nachträglich ausgestellt werden. Die Begründung ergibt sich aus der Behandlungsdokumentation. Allein das Druckdatum darf niemals verändert werden! Eine Begründung sollte in Feld ⑥ (➤ Abb. 114.1) angegeben werden.

114.4.3 Arbeitsunfähigkeit im Rahmen der gesetzlichen Unfallversicherung

Einem Patienten, der sich in der Sprechstunde nach einem Arbeitsunfall vorstellt, kann eine AU-Bescheinigung ausschließlich für den Unfalltag ausgestellt werden (➤ Kap. 13). Das Vorliegen eines Arbeitsunfalls muss auf dem Muster 1 vermerkt werden (➤ Abb. 114.1, Feld ②). Eine Folgebescheinigung wird vom D-Arzt ausgestellt (Feld ①). Wenn der D-Arzt eine Allgemeine Heilbehandlung durch einen anderen Arzt bestimmt, kann der Hausarzt bis zum Datum der Nachschau eine AU-Folgebescheinigung ausstellen. Die Abrechnung dafür erfolgt zulasten des Unfallversicherungsträgers nach der UV-GOÄ.

114.4.4 Schüleratteste

Schüleratteste können eine große Herausforderung sein. Schule und Lehrer kennen die sozialrechtlichen Regelungen oft nicht und verlangen Atteste, die keine Leistung der GKV sind. Eltern, Schüler und Ärzte werden unter Druck gesetzt, teilweise dubiose Sachlagen zu bescheinigen (Befreiung vom Schulsport etc.). Attestpflichten sind im jeweiligen Landesgesetz geregelt. Das Muster 1 darf dafür nicht verwendet werden. Ein übliches, aber nicht vorgeschriebenes Formular ist in ➤ Abb. 114.3 dargestellt. Normalerweise wird ein Schulversäumnis von den Erziehungsberechtigten schriftlich bestätigt. Nur in begründeten Ausnahmefällen darf die Schule ein ärztliches Attest fordern. Ein ärztliches Attest muss nach GOÄ (Ziffer 70) in Rechnung gestellt werden. Da die Schüler nur teilweise geschäftsfähig sind, kann das zu Folgeproblemen führen, wofür Eltern oft kein Verständnis haben. Das Ausstellen eines kostenlosen ärztlichen Attests stellt einen

Ärztliche Bescheinigung

Name: ______

Vorname: ______

☐ war von ______ bis ______ Uhr in meiner Praxis

☐ ist zur Zeit frei von ansteckenden Krankheiten

☐ kann voraussichtlich/konnte vom ______ bis ______

☐ die Schule nicht besuchen

☐ am Sportunterricht nicht teilnehmen

☐ ______

Datum/Unterschrift/Praxisstempel

Abb. 114.3 Beispiel für ein Schulattest (kein offizielles Muster) [T500]

Verstoß gegen die Berufsordnung dar (➤ Kap. 11). Auch Probleme mit der Schweigepflicht sollten bedacht werden. Vor Gefälligkeitsbescheinigungen, z. B. vor Ferienbeginn für günstigere Flüge, kann nur gewarnt werden.

TIPP

Das ärztliche Attest sollte von einem Erziehungsberechtigten mitunterzeichnet werden!

114.4.5 Arbeitsunfähigkeit im Rahmen der Privaten Krankenversicherung

Für Privatversicherte gilt das Arbeitsrecht ebenso wie für GKV-Versicherte. Die AU-RL und die Regeln der Musterverordnung gelten nicht. Die AU privatversicherter Patienten wird auf einem freien Attest ausgestellt und liquidiert (Ziffer 70 GOÄ). Es gibt Vordrucke, die man benutzen kann. Eine eAU ist zurzeit nicht möglich. Anders als gesetzlich Versicherte können Privatversicherte ihr Krankengeld frei mit der Versicherung vereinbaren; dies liegt nicht in der hausärztlichen Zuständigkeit.

114.4.6 Arbeitsunfähigkeit bei Arbeitssuchenden oder Bürgergeld-Empfängern

Das Ausstellen einer AU-Bescheinigung kann auch bei Arbeitslosen notwendig sein, wenn sie Arbeitsangebote oder Termine der Agentur für Arbeit krankheitsbedingt nicht an- bzw. wahrnehmen können. In der AU-RL sind Bewertungsmaßstäbe für die Beurteilung der AU von Bürgergeld-Empfängern (früher Arbeitslosengeld) festgelegt. Erwerbsfähige Bürgergeld-Empfänger sind arbeitsunfähig, wenn sie krankheitsbedingt nicht in der Lage sind, mindestens 3 Stunden täglich zu arbeiten oder an einer Eingliederungsmaßnahme teilzunehmen.

Die Agentur für Arbeit kann die AU im begründeten Fall anzweifeln. Dies kommt z. B. vor, wenn Arbeitslose Terminen im Jobcenter regelmäßig fernbleiben oder nachträglich eine AU-Bescheinigung beibringen. Eine unsachgerecht ausgestellte AU-Bescheinigung kann zivil- und strafrechtliche Folgen haben.

114.4.7 „Kinder-AU": ärztliche Bescheinigung für den Bezug von Krankengeld bei Erkrankung des Kindes (Muster 21)

Erkrankt ein Kind, kann ein Elternteil die Betreuung zu Hause übernehmen. Berufstätige Eltern können für diese Tage unter bestimmten Voraussetzungen Krankengeld (ca. 90 % des Nettoarbeitsentgelts) durch die GKV erhalten (§ 45 SGB V; ➤ Kap. 85.10).

Die Bescheinigung auf Muster 21 wird dem **erkrankten Kind** nach ärztlicher Inanspruchnahme ausgestellt (➤ Abb. 114.4). Sie kann noch nicht elektronisch übermittelt werden. Der Arbeitgeber muss dem Arbeitnehmer dann keine Lohnfortzahlung gewähren; vielmehr erhält der Elternteil Krankengeld (KG). Da dieses niedriger als das Gehalt ist, ist das für Eltern nicht immer attraktiv. Die Ausstellung einer AU-Bescheinigung für den anderen Elternteil ist unzulässig. Das Muster kann noch nicht elektronisch übermittelt werden.

Bei schwerst- oder todkranken Kindern wird unbegrenzt KG gezahlt. Es kann gleichzeitig auch ein Pflegegeldanspruch bestehen.

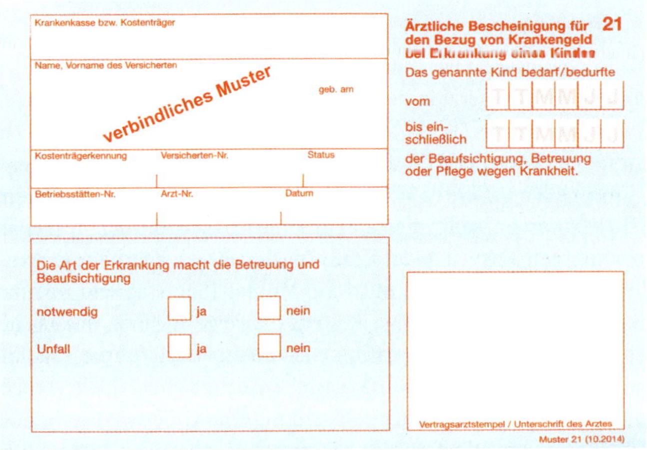
Krankenkasse bzw. Kostenträger
Name, Vorname des Versicherten
verbindliches Muster
geb. am
Kostenträgerkennung | Versicherten-Nr. | Status
Betriebsstätten-Nr. | Arzt-Nr. | Datum

Die Art der Erkrankung macht die Betreuung und Beaufsichtigung
notwendig ☐ ja ☐ nein
Unfall ☐ ja ☐ nein

Ärztliche Bescheinigung für den Bezug von Krankengeld bei Erkrankung eines Kindes 21
Das genannte Kind bedarf/bedurfte
vom T T M M J J
bis einschließlich T T M M J J
der Beaufsichtigung, Betreuung oder Pflege wegen Krankheit.

Vertragsarztstempel / Unterschrift des Arztes
Muster 21 (10.2014)

Abb. 114.4 Krankengeld bei Erkrankung eines Kindes: Muster 21 [W181]

Nach Wege- oder Arbeitsunfällen des Kindes kann die Unfallversicherung ein Verletztengeld zahlen.

Seit Dezember 2023 ist die **telefonische Kinder-AU** bis zu 5 Tagen möglich. Die Regeln sind identisch zur Telefon-AU bei Arbeitnehmern (➤ Kap. 114.4.9).

Wenn die Mutter z. B. stationär im Krankenhaus behandelt wird und der berufstätige Ehemann zu Hause die Betreuung der Kinder übernimmt, besteht kein Grund für eine AU oder Kinder-KG. In der Regel werden auf Nachfrage bei der GKV Kinder-KG oder die Kosten für eine Haushalts- oder Kinderbetreuung bezahlt. Das Muster 21 oder eine eAU kommen also nicht infrage. Für die Haushalts- und/oder Kinderbetreuung gibt es kein vereinbartes Formular. Dies kann frei formuliert werden, oder die GKV hält einen Vordruck bereit. Die Attestkosten sind vom Anfordernden zu begleichen.

114.4.8 Betreuung und Pflege eines Familienangehörigen

Die Pflegezeit ist für gesetzlich Versicherte, die sich kurzfristig um die Pflege naher Angehöriger kümmern müssen, eine gute Alternative (➤ Tab. 114.1). In diesem Fall kann für den Pflegenden keine AU attestiert werden.

TIPP

Vorlage zur Bescheinigung einer akuten Pflegebedürftigkeit eines Angehörigen:

www.wege-zur-pflege.de/fileadmin/daten/Ank%C3%BCndigungsschreiben_und_Checkliste/%C3%84rztliche_Bescheinigung_kurzzeitige_Arbeitsverhinderung.pdf

114.4.9 „Video"- und „Telefon"-AU

Eine telefonisch ausgestellte AU-Bescheinigung ohne direkten Patientenkontakt war in der Anfangszeit der SARS-CoV-2-Pandemie zeitlich begrenzt möglich. Nach Protesten der Hausärzteschaft (www.blanke-bedenken.org) und Interventionen der DEGAM und des Hausärzteverbandes wurde diese bis dahin unzulässige Möglichkeit der AU-Bescheinigung immer weiter verlängert. Durch diese Maßnahme wurde die ambulante hausärztliche Versorgung entlastet und ein wichtiger Beitrag zur Eindämmung der Pandemie geleistet (➤ Kap. 94).

Seit Juli 2020 ist eine Video-AU möglich. In diesem Rahmen kann der Arzt Patienten bei „videotauglichen" Erkrankungen im Rahmen einer definierten Videosprechstunde eine AU ausstellen. Zuvor unbekannte Patienten dürfen bis zu 3 und bekannte Patienten bis zu 7 Tage arbeitsunfähig geschrieben werden. AU-Folgebescheinigungen dürfen nur nach einem unmittelbaren Arzt-Patient-Kontakt (uAPK) ausgestellt werden.

MERKE

Video- und Telefon-AU stellen in Deutschland ein Novum in der bisherigen Denkweise hinsichtlich Arbeitsunfähigkeit dar. Damit ist es erstmals möglich, eine AU ohne physischen Kontakt zu attestieren.

Tab. 114.1 Formen der Pflegezeit

	Arbeitsverhinderung	Pflegezeit	Familienpflegezeit
Rechtliche Grundlage	§§ 1–2, 5–8 PflegeZG	§§ 1, 4–8 PflegeZG	Familienpflegezeitgesetz (FPfZG)
Maximale Dauer	10 Arbeitstage ohne Ankündigungsfrist	6 Mon. (max. 3 Mon. in der letzten Lebensphase)	24 Mon.
Zweck	Akute und weiterführende Pflegemaßnahmen gewährleisten	Pflege eines Angehörigen in der häuslichen Umgebung	Pflege eines Angehörigen in der häuslichen Umgebung
Art der Freistellung	Vollständig	Vollständig oder teilweise	Teilweise, Stundenreduzierung auf > 15 h/Wo. möglich
Lohnfortzahlung	Nein (Pflegeunterstützungsgeld, bei der Pflegekasse des Angehörigen zu beantragen)	Nein bzw. teilweise + zinsloses Darlehen (beim Bundesamt für Familie und zivilgesellschaftliche Aufgaben [BAFzA] zu beantragen)	Ja, für > 15 h/Wo. + zinsloses Darlehen (beim BAFzA zu beantragen)
Kündigungsschutz	Ja, Kündigungsschutz besteht von der Ankündigung bis zum Ende der Auszeit	Ja, Kündigungsschutz besteht von der Ankündigung bis zum Ende der Auszeit	Ja, Kündigungsschutz besteht von der Ankündigung bis zum Ende der Auszeit
Sozialversicherung	Familienversicherung über Ehepartner oder freiwillige Versicherung, wenn nicht verheiratet	• Bis 450 Euro Gesamteinkommen Familienversicherung bzw. freiwillige Versicherung, wenn nicht verheiratet • Über 450 Euro als gesetzliche Pflichtversicherung	• Bis 450 Euro Gesamteinkommen Familienversicherung bzw. freiwillige Versicherung, wenn nicht verheiratet • Über 450 Euro als gesetzliche Pflichtversicherung

Quelle: BMG, Online-Ratgeber Pflege
PflegeZG = Pflegezeitgesetz

114

114.5 Finanzielle Unterstützung

114.5.1 Lohnfortzahlung in der Arbeitsunfähigkeit

Für 6 Wochen AU aufgrund derselben Erkrankung erhalten kranke Arbeitnehmer volle **Lohnfortzahlung** durch den Arbeitgeber (Entgeltfortzahlungsgesetz). Anschließend wird **Krankengeld** (KG) durch die GKV gezahlt. In den ersten 4 Wochen der Anstellung (Probezeit) erfolgt durch den Arbeitgeber keine Lohnfortzahlung. Es wird gleich Krankengeld gezahlt.

114.5.2 Krankengeld und Krankengeldbescheinigung in der GKV

Nach 6 Wochen AU endet die Lohnfortzahlung des Arbeitgebers. Nun zahlt die GKV Krankengeld. Das Krankengeld beträgt ca. 70 % des letzten beitragspflichtigen Arbeitsentgelts, höchstens jedoch 90 % des Nettolohns. Bei Besserverdienenden mit Einkommen über der Beitragsgrenze sind die Einbußen höher. Das Krankengeld wird für 72 Wochen bei **derselben Krankheit** (➤ Box 114.1) innerhalb von 3 Jahren immer rückwirkend ausgezahlt.

Box 114.1

Exkurs: dieselbe oder die gleiche Erkrankung?

- **Beispiel „gleiche Krankheit“:** 7 Wochen AU aufgrund wiederholter grippaler Infekte innerhalb eines Jahres führt nicht zu Krankengeld. Es handelt sich hier um die gleichen Infekte, aber nicht um dieselbe Erkrankung!
- **Beispiel „dieselbe Krankheit“:** Ein Patient stellt sich mit Hüftschmerzen vor. Diese Schmerzen führen zur AU. Weiterführende Diagnostik zeigt ursächlich eine fortgeschrittene Hüftarthrose aufgrund einer Hüftdysplasie. Es folgt eine OP mit Hüft-TEP mit einem komplizierten Heilungsverlauf: Lungenarterienembolie auf dem Boden einer tiefen Venenthrombose im operierten Bein. Insgesamt beträgt die AU 6 Monate bei ein und derselben Erkrankung. Es besteht somit Anspruch auf KG.

Die Praxissoftware weist im Regelfall auf das Ende der Entgeltfortzahlung hin und setzt in der eAU automatisch ein Kreuz im unteren Teil des Formulars (Feld ⑩, ➤ Abb. 114.1). Die GKV ist für das Zusammenrechnen der AU-Tage des Patienten zuständig, nicht der Arzt. Da nicht allen Patienten klar ist, dass sie nach 6 Wochen AU weniger Geld bekommen, sollte man dies ansprechen. Die AU muss lückenlos sein, um den Anspruch auf Krankengeld aufrechtzuerhalten. Wenn die AU am Freitag endet, muss am Montag (Samstag und Sonntag sind dann ausgenommen) spätestens die Folge-AU bzw. das KG bescheinigt werden. Erfolgt das nicht, kann dies dazu führen, dass die Zahlung des KG beendet wird. Nach 72 Wochen endet die Verpflichtung der GKV zur Krankengeldzahlung. Die GKV ist verpflichtet, Patienten rechtzeitig darüber zu informieren; aber auch Ärzte sollten dies ansprechen. Mit dem Wegfall des Krankengeldanspruchs endet grundsätzlich auch die Mitgliedschaft in der Kranken- und Pflegeversicherung. Das wird umgangssprachlich auch „aussteuern" genannt.

Wer über den Zeitraum des Krankengelds hinaus arbeitsunfähig ist, sollte einen Antrag auf Erwerbsminderungsrente stellen (auch zeitlich begrenzt möglich) und sich trotz laufenden Arbeitsvertrags bei der Agentur für Arbeit arbeitssuchend melden. Solange der Antrag auf Erwerbsminderungsrente bearbeitet wird, besteht Anspruch auf Arbeitslosengeld, und damit ist der Betroffene weiter kranken- und pflegeversichert. Dies wird **Nahtlosigkeitsregelung** genannt.

Das Krankengeld endet mit der einzigen Gesundschreibung, die in der GKV vorgesehen ist. Das voraussichtliche oder endgültige Ende des KG wird durch Setzen des Kreuzes in Feld ⑪ (➤ Abb. 114.1) vermerkt.

MERKE

Selbstständige (z. B. niedergelassene Ärzte) erhalten keine Lohnfortzahlung durch den Arbeitgeber und haben, auch wenn sie gesetzlich versichert sind, keinen Anspruch auf Krankengeld. Da im Falle einer Krankheit private Kosten sowie Kosten für Praxis und Personal weiterlaufen, muss dieses individuelle Risiko mit einer Krankentagegeld- und/oder Praxisausfallversicherung abgesichert werden.

114.6 Stufenweise Wiedereingliederung in das Erwerbsleben: das „Hamburger Modell"

Patienten, die längere Zeit arbeitsunfähig sind und Krankengeld erhalten, können versuchen, im Rahmen einer Wiedereingliederung (WE) in ihren Beruf zurückzukehren. Dem müssen Krankenkasse, Arbeitgeber, Arbeitnehmer und behandelnder Hausarzt zustimmen. Eine Empfehlung zur WE wird oft nach der Rehabilitation (➤ Kap. 14) gegeben oder von der Krankenkasse empfohlen. Der Arbeitnehmer ist während der WE formal arbeitsunfähig und benötigt weiter eine AU-Bescheinigung. Gemeinsam mit dem Patienten wird das **Muster 20** ausgefüllt. Üblich ist es, mit 4 h Arbeitszeit zu beginnen und 14-täglich um 2 h zu steigern, bis die volle Arbeitszeit erreicht ist. Es ist auch möglich, die Art der auszuübenden Tätigkeit aus medizinischer Sicht zu definieren oder einzuschränken. Dies wird z. B. nach operiertem Bandscheibenvorfall nötig, wenn die Arbeit Zwangshaltungen wie Überkopfarbeiten oder schweres Heben ausschließen muss. Der WE-Plan kann jederzeit der Leistungsfähigkeit des Arbeitnehmers angepasst und verlängert werden. Der Arbeitgeber kann die Arbeitsleistung als Lohn entschädigen, ist aber nicht dazu verpflichtet. Die GKV zahlt während der WE weiter bis zu 72 Wochen Krankengeld.

TIPP

Weitere wichtige Formulare

- Muster 11: Bericht für den MDK
- Muster 52: Bericht für die Krankenkasse bei Fortbestehen der Arbeitsunfähigkeit
- Muster 53: Anfrage zum Zusammenhang von AU-Zeiten

Der Umgang mit diesen Anfragen ist in den Erläuterungen zur Vereinbarung über Vordrucke für die Vertragsärztliche Versorgung geregelt.

LITERATUR

Badura B, Ducki A, Schröder H et al. (Hrsg.). Fehlzeiten-Report 2022. Berlin, Heidelberg: Springer; 2022.

BMFSFJ – Bundesministerium für Familien, Senioren, Frauen und Jugend. Fragen und Antworten zu Kinderkrankentagen und zum Kinderkrankengeld. 2024. www.bundesgesundheitsministerium.de/themen/praevention/kindergesundheit/faq-kinderkrankengeld (letzter Zugriff: 3.4.2024).

BMG – Bundesministerium für Gesundheit, Online-Ratgeber Pflege; www.bundesgesundheitsministerium.de/themen/pflege/online-ratgeber-pflege.html (letzter Zugriff: 3.4.2024).

Herrmann WJ, Haarmann A, Bærheim A. Arbeitsunfähigkeitsregelungen als Faktor für Inanspruchnahme ärztlicher Versorgung in Deutschland. Z Evid Fortbild Qual Gesundhwes 2015; 109(8): 552–559.

BESCHLÜSSE UND RICHTLINIEN

G-BA – Gemeinsamer Bundesausschuss. Ärztliche Fernbehandlung, elektronische Bescheinigung und Ergänzung Ausnahmetatbestände. 2020; www.g-ba.de/beschluesse/4384 (letzter Zugriff: 3.4.2024).

G-BA – Gemeinsamer Bundesausschuss. Arbeitsunfähigkeits-Richtlinie https://www.g-ba.de/downloads/62-492-3008/AU-RL_2022-11-17_iK-2022-12-01.pdf (letzter Zugriff: 20.3.2024).

KBV – Kassenärztliche Bundesvereinigung. Vordruckvereinbarung (Stand 2024); www.kbv.de/media/sp/02_Vordruckvereinbarung.pdf (letzter Zugriff: 20.3.2024).

KAPITEL

115

Eva Blozik, Martin Scherer, Pascal Nohl-Deryk

Digitalisierung und Telemedizin in der Hausarztpraxis

Internetzugang und Smartphone-Nutzung sind für die Bevölkerung – Ärzte und Patienten – selbstverständlich geworden. Die technologischen Grundlagen für einen breiten Zugang zu digitalen Gesundheitsangeboten sind heute in Deutschland fast überall gegeben. Nutzung und Nachfrage nach digitalen Angeboten sowie die Zahl von Anbietern solcher Services im Zusammenhang mit gesundheitlichen Themen nehmen laufend zu. Digitalisierung und Telemedizin können in der Hausarztmedizin Mehrwert bieten, indem sie Vereinfachungen und Verbesserungen bzgl. Qualität und Prozessen ermöglichen oder unterstützen.

MERKE

- **Digitale Medizin** bedeutet die computergestützte Auswertung und Nutzung von Informationen in der Medizin sowie die Anwendung von nichtanalogen Kommunikationstechnologien (z. B. E-Mail, Messengerdienste, Telefonanschluss) für die Organisation der Versorgung und für medizinische Leistungen.
- Eine Teilmenge davon ist die **Telemedizin** – ein Sammelbegriff für verschiedenartige ärztliche Versorgungskonzepte, die als Gemeinsamkeit den grundsätzlichen Ansatz zeigen, dass diagnostische, therapeutische, rehabilitative oder beratende Leistungen der Gesundheitsversorgung über räumliche Entfernungen oder zeitversetzt erbracht werden. Dafür werden Informations- und Kommunikationstechnologien eingesetzt. (Nohl-Deryk et al. 2018)

115.1 Vorzüge der Digitalisierung in der Hausarztpraxis

In einer Hausarztpraxis gibt es eine große Anzahl verschiedenster Abläufe: von der Dokumentation und Archivierung der Krankengeschichte über Terminkoordination, Erfassung von Rezepten und Verschreibungen, Ablage von Untersuchungsergebnissen, Überweisungen und Arztbriefen bis hin zur Leistungsabrechnung. Heute nutzen viele Praxen für einen Teil dieser Aufgaben einzelne IT-Lösungen. Eine vollständige Digitalisierung und Vereinheitlichung sämtlicher Abläufe werden allerdings bisher nur in wenigen Praxen umgesetzt.

Die traditionelle Form der Dokumentation auf Papier ermöglicht zwar rasche und unkomplizierte Notizen. Beim Transfer von Informationen, beim Monitoring oder bei Überweisungen erweist sich dies jedoch als fehleranfällig und ineffizient. Die Digitalisierung kann und soll die tägliche Arbeit in einer Hausarztpraxis erleichtern, sei es bei der Diagnose, der Kommunikation mit Kollegen oder der Verwaltung.

Das deutsche Gesundheitswesen ist im Vergleich zu anderen Gesundheitswesen nur zu einem geringen Grad digitalisiert (Thiel et al. 2018). Daher gibt es seit vielen Jahren politische Bemühungen um eine stärkere Digitalisierung. Die politischen Zielsetzungen sind in der Vergangenheit oft nicht erfüllt worden. Seit der Legislaturperiode 2017 gibt es wieder stärkere politische Bemühungen.

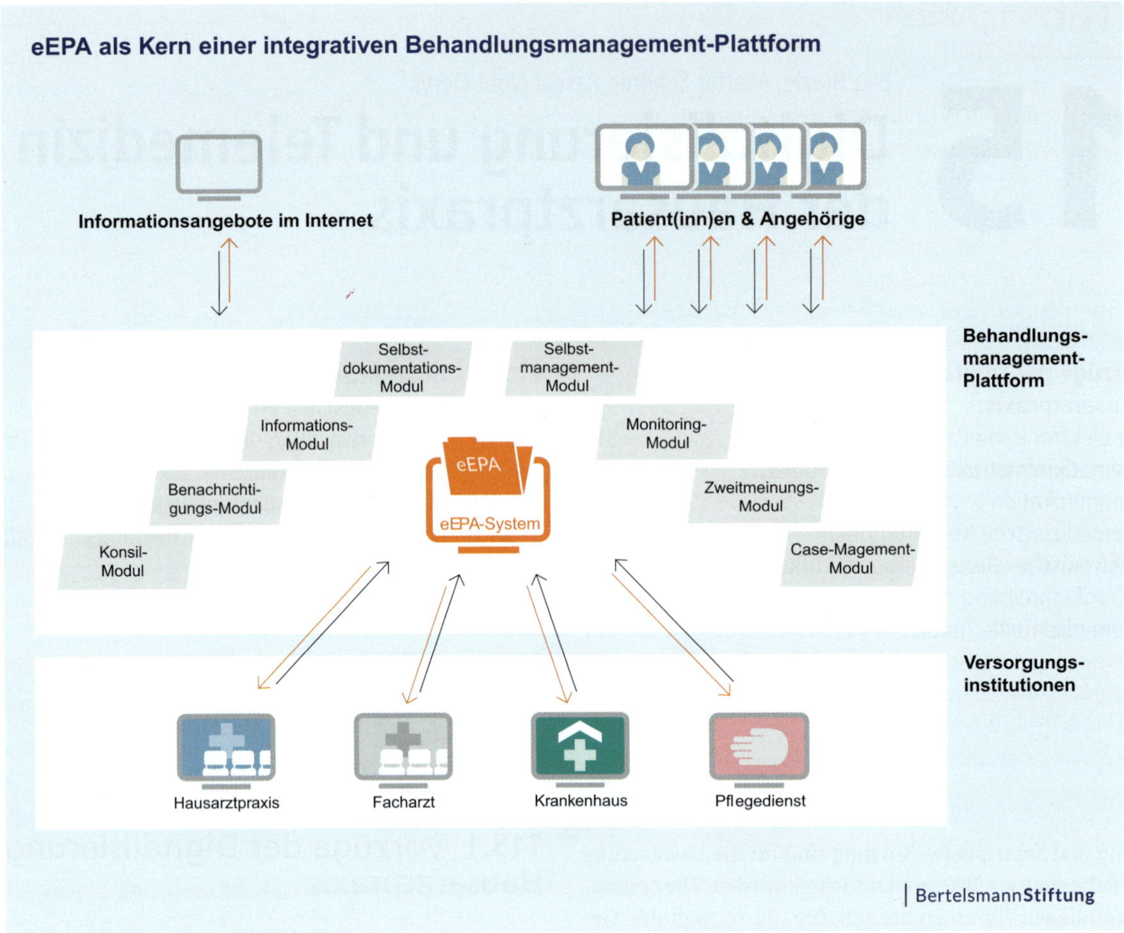

Abb. 115.1 Die ePA als Kern einer integrativen Behandlungsmanagement-Plattform [W1157]

MERKE

Die Umsetzung der Digitalisierung wird im Moment stark vorangetrieben. Aktuelle Informationen finden sich auf der Webseite des BMG:

www.bundesgesundheitsministerium.de/e-health-initiative.html

115.1.1 Die elektronische Patientenakte (ePA)

Die gesetzlichen Krankenkassen müssen ihren Versicherten seit 2021 eine ePA zur Verfügung stellen. Die ePA ist eine patientengeführte elektronische Dokumentation, sie ersetzt nicht die eigene ärztliche Dokumentation in der Praxis. Ab Anfang 2025 wird für alle Versicherten eine ePA eingerichtet, sofern nicht widersprochen wird; derzeit ist die Nutzung der ePA freiwillig. Mit Stand Anfang 2024 können zum einen einzelne PDF-Dokumente durch den Arzt aus seinem eigenen Praxisverwaltungssystem auf Wunsch des Patienten in die Akte kopiert werden, zum anderen kann der Patient auch eigene Daten in die ePA hochladen. Nach Erteilung der Zugriffsrechte an den Arzt können die ePA-Befunde auch ohne Anwesenheit des Patienten ergänzt oder gelesen werden. Die durch den Patienten erteilten Zugriffsrechte können jederzeit widerrufen werden.

Der Nutzen einer elektronischen Patientenakte ist hoch – sowohl für den Patienten als auch für die in seine Versorgung involvierten Leistungserbringer (➤ Abb. 115.1). Dies zeigen Analysen aus Ländern wie Dänemark oder Israel, in denen schon vor Jahren ePAs im Gesundheitssystem eingeführt wurden (Thiel et al. 2018). Beispielsweise konnten so Doppeluntersuchungen reduziert werden, da die medizinischen Informationen des Patienten durch eine bessere Dokumentation systematisch und standardisiert vorhanden und einsehbar sind.

MERKE

Im Ergebnis verbessert die ePA nicht nur die Qualität und die Kosteneffizienz der Gesundheitsversorgung, sondern erhöht auch die Patientensicherheit und reduziert patientenseitige Belastungen. Diesen Vorteilen stehen die Sicherheitsbedenken gegenüber, dass hochsensible Gesundheitsinformationen nicht sicher genug vor unberechtigtem Zugriff geschützt werden können.

115.1.2 Telematikinfrastruktur und elektronische Kommunikation

Die Telematikinfrastruktur (TI) ist die Basis für die digitale Vernetzung des deutschen Gesundheitswesens. Sie ermöglicht als Plattform u. a. Kommunikationswege (dieser Abschnitt), Verordnungen und Krankschreibungen (➤ Kap. 115.1.4).

Auf diese Weise kann ein Austausch zwischen verschiedenen Akteuren erfolgen. Zum Beispiel zwischen Arztpraxis und Krankenkasse für eine eAU (➤ Kap. 115.1.4), zwischen Krankenhaus und Pflegeheim für einen Entlassbrief oder zwischen Apotheke und Arztpraxis für ein eRezept (➤ Kap. 115.1.4)

Diese Infrastruktur ermöglicht außerdem zwei Arten der digitalen Kommunikation.

Der TI-Messenger bietet eine Möglichkeit, zwischen Heilberufen in Echtzeit Kurznachrichten – analog zu SMS, Signal oder WhatsApp – auszutauschen.

KIM steht für **Kommunikation im Medizinwesen** und ist ein E-Mail-ähnlicher Standard zur Übertragung von Informationen und Dokumenten. Darüber können seit 2021 Arztbriefe oder Befunde statt per Brief oder Fax verschickt werden. Ein digitales Adressbuch sorgt dafür, dass das Dokument an den richtigen Empfänger geht, und die Befunde können aufgrund strukturierter Daten automatisch dem richtigen Patienten zugeordnet werden.

115.1.3 Telemedizinische Konsultationen

Eine Telekonsultation ist eine ärztliche Behandlung, bei der Arzt und Patient sich nicht physisch, sondern mithilfe von Informationstechnologie begegnen. Eine telemedizinische State-of-the-Art-Konsultation setzt geschultes medizinisches Fachpersonal mit klinischer Erfahrung voraus.

Bei der **Telefonkonsultation** kann der Patient aktiv in die Befunderhebung einbezogen werden, z. B. indem er aufgefordert wird, seinen Rachen zu inspizieren oder Hautläsionen abzufotografieren und einzusenden. Eine **Videokonsultation** ermöglicht durch die Bildübertragung einen optischen Eindruck vom Zustand des Patienten sowie die Möglichkeit, aktive Untersuchungen durchzuführen (z. B. Bewegungsprüfungen oder koordinative Tests). Zusätzlich lassen sich telemedizinische Geräte einsetzen, mit denen entweder der Patient selbst, seine Angehörigen oder in die Versorgung involvierte Fachpersonen (z. B. ambulante Pflege) Befunde übermitteln (Blutdruck, Puls, otoskopischer Befund). Ein Beispiel ist der ärztliche Bereitschafts- und Sprechstundendienst für Allgemeinmedizin im Justizvollzug. Hierbei steht per Video jederzeit primärärztliche Versorgung zur Verfügung, und es lassen sich personalaufwendige Ausfahrten von Häftlingen vermeiden. Das Personal in den Justizvollzugsanstalten stellt den ärztlichen Arm vor Ort dar und legt z. B. ein elektronisches Stethoskop an (Joos et al. 2020).

Ausschlaggebend für alle Formen der Telekonsultation ist eine zeitnahe und standardisierte Dokumentation. Hierbei ist insbesondere darzulegen, wann bzw. bei welchen Symptomen der Patient wieder vorgestellt werden soll. Grundlage hierfür ist ein für alle Teilnehmer zugängliches Dokumentationssystem (➤ Kap. 115.1.1).

Sofern im Rahmen einer Telekonsultation eine Verordnung oder Arbeitsunfähigkeitsbescheinigung ausgestellt werden soll (➤ Kap. 115.1.4), sind anschließende digitale Versorgungsprozesse erforderlich.

MERKE

Studienergebnisse legen insgesamt den Schluss nahe, dass telemedizinische Konsultationen bei entsprechender Qualifikation des Personals sicher sind, die Effizienz im Gesundheitswesen steigern und zur Kostenoptimierung beitragen können (AHRQ 2020).

115.1.4 Elektronisches Rezept (eRezept) und e-Krankschreibung (eAU)

Die Digitalisierung ermöglicht auch den papierlosen Transfer von Rezepten (➤ Abb. 115.2, ➤ Kap. 101) oder Krankschreibungen bzw. Arbeitsunfähigkeitsbescheinigungen (AU). Neben dem eRezept für verschreibungspflichtige Arzneimittel sollen zukünftig auch alle anderen Leistungen wie etwa Heilmittel, Hilfsmittel oder häusliche Krankenpflege elektronisch verordnet werden können.

Das eRezept ermöglicht zukünftig weitere, neue digitale Anwendungen: von Medikations-Erinnerungssystemen bis hin zum Medikationsplan mit integriertem Wechselwirkungs-Checker. Die elektronische AU (eAU) wurde seit 2022 schrittweise in Deutschland eingeführt (➤ Kap. 114).

Die elektronische Verordnung bzw. Krankschreibung stellt eine notwendige Voraussetzung für die vollwertige Integration von telemedizinischen Konsultationen in die Gesundheitsversorgung dar. Andernfalls käme es zu Versorgungsbrüchen, wenn man z. B. trotz Videosprechstunde ein Rezept weiter vor Ort abholen müsste (BMG 2020).

115.1.5 Telemedizinische Triage

Häufig kontaktieren Patienten Einrichtungen des Gesundheitswesens vorab telefonisch. Hierbei erfolgt vonseiten des ausgebildeten Fach-

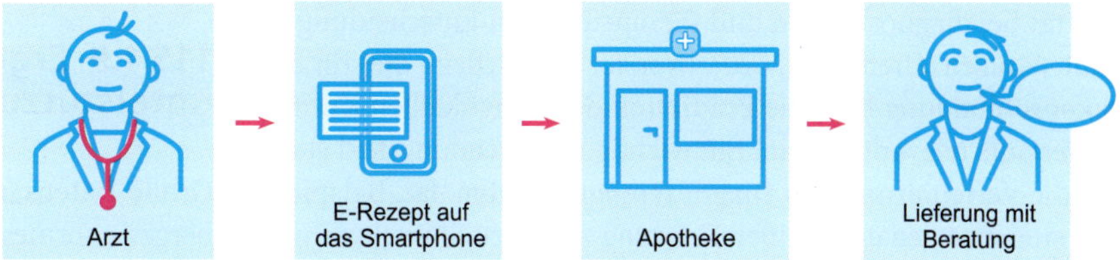

Abb. 115.2 Der Weg des eRezepts [L141]

personals, z. T. auch unbewusst, eine Triage, d. h. eine Einschätzung der Dringlichkeit der genannten Symptome. In Hausarztpraxen findet im Rahmen der Terminvergabe i. d. R. eine telefonische Triage statt (Meer et al. 2011). Zur Einschätzung ist die Kenntnis von Anzeichen einer unmittelbaren Lebensbedrohung und von Alarmsymptomen (Red Flags) notwendig (z. B. Schaufelberger et al. 2013). Bei der Triage wird einerseits die zeitliche Dringlichkeit (vom Alarmieren des Notarztes bis hin zum Arztbesuch innerhalb von mehreren Tagen oder Wochen), andererseits der angemessene Ort bzw. der angemessene Leistungserbringer (Notfallambulanz, Hausarztpraxis, mitbehandelnder Kollege) beurteilt.

In Deutschland existiert, z. B. für unklare Beratungsanlässe, ein Beratungsservice im Rahmen der Bereitschaftsdienstnummer 116117 der KVen. Dort erhalten Patienten über die Zentrale per Telefon, per Chat oder per Videokonferenz eine erste Beratung und sollen dann an die richtige Versorgungsebene weitergeleitet werden.

Zunehmende Bedeutung kommt der **digitalen Terminvergabe** zu. Dadurch bieten sich auch für Arztpraxen Möglichkeiten zur Effizienzsteigerung und als Werbeinstrument. Dass die meisten Praxen ausschließlich per Telefon und nur während ihrer Sprechstundenzeiten erreichbar sind, empfinden viele Patienten als nicht mehr zeitgemäß (Prinz und Rashid 2015).

In der Schweiz haben sich seit dem Jahr 2000 einige kommerzielle Anbieter von medizinischen Callcentern etabliert und profiliert. Die entsprechenden Triage-Dienstleistungen werden von krankenversicherten Personen in Anspruch genommen, die sich für ein **alternatives Versicherungsmodell** entschieden haben, um niedrigere Krankenversicherungsprämien zu bezahlen. Dafür verpflichten sie sich, im Krankheitsfall zuerst eine telefonische Beratung einzuholen. Die telemedizinische Triage ist zu einem breit akzeptierten Bestandteil des Versorgungssystems geworden.

115.1.6 Unterstützung im diagnostisch-therapeutischen Prozess

Neben dem digitalen Check von Wechselwirkungen zwischen Medikamenten mithilfe einer ePA oder eines elektronischen Verordnungssystems bietet die Digitalisierung prinzipiell Unterstützung im diagnostisch-therapeutischen Prozess. So können Befunde, Verordnungen und Überweisungen einfacher übermittelt und eingesehen werden, was die Informationsgewinnung erleichtert und das Risiko von Missverständnissen und Doppelverordnungen reduziert.

Die Übertragung von Befunden wie „medizinischen Bilddaten" (z. B. Röntgenbilder), aber auch von Bildern von Hauteffloreszenzen, anderen Diagnosedaten wie EKG oder EEG erleichtert es, die Expertise von Fachspezialisten bzw. spezialisierten Zentren einzuholen.

Künstliche Intelligenz (KI) verspricht, mithilfe von Algorithmen den Arzt bei diagnostischen und therapeutischen Entscheidungen zu unterstützen (Oren et al. 2020). In erster Linie scheint dies für die Risikoprofilbildung bzw. die Prädiktion des individuellen Krankheitsverlaufs relevant zu sein. Ein wichtiges Anwendungsfeld stellt auch die Verfeinerung von Diagnosemöglichkeiten dar. Beispiele dafür sind eine genauere Differenzierung zwischen Sinusrhythmus und Vorhofflimmern oder eine Interpretation von radiologischen Bildern mithilfe von KI.

115.1.7 Fernüberwachung und Unterstützung der Patienten im Umgang mit chronischen Erkrankungen

Patientendaten wie Hautveränderungen oder Blutzuckerwerte können per Computer oder Smartphone an den Arzt übermittelt und von diesem auf dem gleichen Weg kommentiert werden. Programme, bei denen telemedizinische Teams Patienten betreuen, Therapieempfehlungen erarbeiten und für den Informationsaustausch mit Leistungserbringern (insb. dem behandelnden Hausarzt) sorgen, wurden bereits in der Versorgungspraxis angewendet und konnten dort auch Akzeptanz und Wirksamkeit demonstrieren (Bethke et al. 2012). Eine breite Umsetzung solcher Programme ist bisher allerdings noch nicht systematisch erfolgt.

115.1.8 Medizinisches Patientenwissen

Informationen zu fast allen medizinischen Themen sind heute im Internet frei und mühelos erhältlich. Patienten benötigen daher dringend Unterstützung, um diese Informationen richtig einzuordnen und zu beurteilen.

In Deutschland beschäftigen sich mehrere Stellen mit der Vermittlung von Gesundheitswissen. Die Bundeszentrale für gesundheitliche Aufklärung (BzgA) erstellt v. a. Aufklärungskampagnen, das Institut für Qualität und Wirtschaftlichkeit im Gesundheitswesen (IQWiG) betreibt die Informationsplattform Gesundheitsinformation.de, das Bundesministerium für Gesundheit (BMG) das Webportal gesund.bund.de.

Die DEGAM fertigt für die von ihr herausgegebenen hausärztlichen Leitlinien Patientenversionen an, sodass die ärztliche Entscheidungsgrundlage Patienten öffentlich zugänglich ist und im Rahmen einer Konsultation an Patienten abgegeben werden kann.

Das Harding-Zentrum für Risikokompetenz entwickelt Faktenboxen zu Gesundheitsthemen, die sich sowohl an die allgemeine Bevölkerung als auch an Ärzte richten und evidenzbasierte Zahlen zu Vor- und Nachteilen von z. B. Screeninguntersuchungen zur Verfügung stellen.

MERKE

Das Auffinden seriöser Gesundheitsinformation in einer Flut verfügbarer Quellen bleibt eine Herausforderung. Selbst wenn valide Informationen aufgefunden wurden, bleibt die Einordnung und Interpretation der Informationen für die individuelle Patientensituation eine hausärztliche Aufgabe.

115.1.9 Ergebnistransparenz, Entscheidungsunterstützung

Große Datensammlungen mit Bezug zur Gesundheitsversorgung bergen enormes Potenzial, die Ergebnistransparenz im Gesundheitswesen zu verstärken, und zwar nicht nur auf einer übergeordneten

Ebene für Gesundheitspolitik oder Kostenträger, sondern auch ganz konkret für die Ärzte selbst. Dashboards, die Qualitätsindikatoren für einzelne Praxen oder Versorgungsnetzwerke aufzeigen, dienen Ärzten dazu, sich zu orientieren, wie ihre Behandlungsergebnisse im Vergleich zu anderen Ärzten liegen oder wo sich Qualitätssicherungsmaßnahmen lohnen (McKinsey 2019). Zugleich verstärken Kostenträger ihre Bemühungen, mithilfe von KI unrechtmäßige Ansprüche und Rechnungstellungen aufzudecken.

115.2 Herausforderungen

- **Datenschutz und Datensicherheit** sind heikle und emotional besetzte Themen, denn Gesundheitsdaten sind besonders schützenswerte personenbezogene Daten. Patientendaten sollen vor dem Zugriff durch Dritte gesichert sein. Insbesondere die sichere Datenübermittlung ist heute noch keine Selbstverständlichkeit, denn auch etablierte Kommunikationswege im Gesundheitswesen sind fehleranfällig wie z. B. der Versand per Fax.
- **Wirksamkeits- und Effizienznachweise digitaler Gesundheitsangebote:** Insbesondere im diagnostisch-therapeutischen Bereich sind Nutzen und Schaden der Services noch unzureichend evaluiert. Auch digitale Services unterliegen prinzipiell den gleichen Ansprüchen der Orientierung an der medizinischen Evidenz im Hinblick auf patientenseitigen Nutzen und potenzielle Risiken. Digitale Angebote in der Hausarztmedizin werden sich nur dann durchsetzen, wenn sie einen klaren Vorteil für den Arzt und seinen Patienten bieten.
- **Mangelnde Transparenz:** Insbesondere der Einsatz von automatisierten Prozessen kann zu unklaren Verantwortlichkeiten führen, da sich die Zuordnung, wie eine bestimmte Entscheidung, die z. B. mit KI-Algorithmen unterstützt wurde, zustande kam, nicht mehr einfach zurückverfolgen lässt.
- **Abhängigkeit von Internet und IT:** Telemedizin und Digitalisierung sind nur bei zuverlässiger Anbindung an das Internet und Vorhandensein funktionsfähiger IT-Infrastruktur möglich. Die Voraussetzungen dafür sind aktuell noch nicht in allen Regionen und Bevölkerungsgruppen gleich gut.

115.3 Ausblick und Fazit

Digitalisierung und Telemedizin bieten Möglichkeiten, die durch den demografischen Wandel hervorgerufenen Herausforderungen für unser Gesundheitssystem zu bewältigen und Hausärzte bei ihrer Arbeit zu unterstützen. In erster Linie zu nennen sind:

- Elektronische Dokumentation, Terminvereinbarung und Dokumentenaustausch
- Online-Interaktionen über Telefon, Video oder Fernüberwachung, ohne selbst Wegstrecken zu überbrücken, sowohl zwischen Ärzten oder anderen Behandlern und Patienten als auch zwischen Behandlern im Sinne eines Konsils
- Ergebnistransparenz, Entscheidungsunterstützung, Überblick über Prozess- und Ergebnisqualität
- Patientenbefähigung und Patientenunterstützung durch valide Gesundheitsinformationen
- Evidenzbasierte Programme zur Erhöhung der Patientenkompetenz

Die Analyse großer, komplexer Datensammlungen mit gesundheitsbezogenen Informationen besitzt riesiges Potenzial, um Forschung und Medizin interdisziplinär bzw. sektorenübergreifend voranzubringen. Künstliche Intelligenz verspricht, den Arzt mithilfe verfügbarer Algorithmen bei diagnostischen und therapeutischen Entscheidungen zu unterstützen. KI wird bestimmte Fachgebiete stärker verändern als andere. Insbesondere bei der Auswertung bildgebender Verfahren kann eine KI bereits heute adäquat unterstützen und Arbeitsabläufe verändern (Oren et al. 2020). Textbasierte KI hat ein Potenzial, bei der Erstellung aufwendiger Textdokumente (z. B. Arztbriefe) zu unterstützen.

Aber auch in Zukunft wird es primär die Aufgabe des Arztes sein, die von Algorithmen generierten Ergebnisse zu interpretieren und sie dem Patienten zu erläutern. Denn Algorithmen liefern größtenteils Wahrscheinlichkeitsangaben, die nicht immer einfach zu verstehen sind. Das bisherige Wissensmonopol der Ärzteschaft schrumpft durch weithin verfügbare Gesundheitsinformationen und algorithmenbasierte Diagnostik. Gleichzeitig wird die Notwendigkeit zunehmen, diese frei verfügbaren Informationen und automatisierten Ergebnisse für den individuellen Patienten einzuordnen. Kommunikative Fähigkeiten werden künftig noch mehr zu einer Kernkompetenz ärztlicher Tätigkeit. Relevanz für den individuellen Patienten zu klären und damit informierte Entscheidungen zu erarbeiten, ist und bleibt eine äußerst anspruchsvolle hausärztliche Tätigkeit.

LITERATUR

AHRQ – Agency for Healthcare Research and Quality. The Evidence Base for Telehealth: Reassurance in the Face of Rapid Expansion during the COVID-19 Pandemic. A White Paper Commentary on an AHRQ Evidence Report. May 14, 2020; https://effectivehealthcare.ahrq.gov/products/telehealth-expansion/white-paper (letzter Zugriff: 3.4.2024).

Bethke M, Piroviono, Gillmann G et al. Telebiometrie und telefonische Kurzschulungen bei arterieller Hypertonie. Z Allg Med 2012; 88(1): 11–17.

Joos S, Koch R, Colombo M. Fernbehandlung in JVA. 2020; www.medizin.uni-tuebingen.de/de/das-klinikum/einrichtungen/institute/allgemeinmedizin/forschung/forschungsprojekte/fernbehandlung-in-jva (letzter Zugriff: 3.4.2024).

McKinsey. Digitalisierung im Gesundheitswesen: die 34-Milliarden-Euro-Chance für Deutschland. 26.9.2018; www.mckinsey.de/news/presse/2018-09-27-digitalisierung-im-gesundheitswesen# (letzter Zugriff: 3.4.2024).

Meer A, Gwerder T, Zimmermann H. Ist die medizinische Triage am Telefon sicher? Schweizerische Ärztezeitung 2011; 92(37): 1428–1431.

Nohl-Deryk P, Brinkmann JK, Gerlach FM, Schreyögg J et al. Hürden bei der Digitalisierung der Medizin in Deutschland – eine Expertenbefragung. Gesundheitswesen 2018; 80(11): 939–945.

Oren O, Gersh BJ, Bhatt DL. Artificial intelligence in medical imaging: switching from radiographic pathological data to clinically meaningful endpoints. The Lancet Digital Health 2020; 2(9): e486–e488.

Prinz S, Rashid A. Online-Terminmanagement: Viele Potenziale für Arztpraxen. Dtsch Arztebl 2015; 112(15): [8].

Schaufelberger M, Furger P, Derkx HP et al. Red Flags – Alarmsymptome der Medizin. Neuhausen am Rheinfall: Editions D&F GmbH; 2013.

Thiel R, Deimel L, Schmidtmann D et al. #SmartHealthSystems. Digitalisierungsstrategien im internationalen Vergleich. Bertelsmann Stiftung; 2018, S. 201.

Register

I

T